dtv

Dieses moderne ›Wörterbuch Medizin‹ ist ein zuverlässiges Informationsmittel, das Begriffe aus allen Gebieten der Medizin verständlich und genau erklärt. Aktuell und auf dem neuesten Stand der Forschung wird es dem Wunsch nach Aufklärung von Laien ebenso gerecht wie den Ansprüchen von Ärzten, Medizinstudenten und allen in Heil- und Pflegeberufen Tätigen, die sich schnell und unkompliziert einer Sache vergewissern, etwas überprüfen oder einfach nachschlagen wollen. Die farbigen Abbildungen und Tabellen bereichern dieses umfassende Nachschlagewerk mit zusätzlichen Informationen und erleichtern das Verständnis auch komplizierter medizinischer Zusammenhänge.

Wörterbuch Medizin

Über 22 000 Begriffe von A bis Z
aus allen medizinischen Gebieten

Mit über 500 farbigen Abbildungen
und 80 Tabellen

Neubearbeitete und
erweiterte Auflage

Deutscher Taschenbuch Verlag

Titel der Originalausgabe: Hexal Taschenlexikon Medizin, bearbeitet von Renate Jäckle und dem Lektorat des Verlages Urban & Fischer. © 2000 Urban & Fischer.

Leitung:
Dr. Stefan Dierkes

Mitarbeiter:
Sieglinde Bogensberger
Dr. med. Norbert Boss
Dr. med. Renate Jäckle
Gabriele Meier
Rita Pilsinger
Hans Tiroch
Dr. med. Günter Wangerin

Abbildungen:
Michael Budowick
Mary Anna Barratt-Dimes
Jonathan Dimes
Rüdiger Himmelhan
Lob + Partner
Jörg Mair
Otto Nehren
Siri Mills
Henriette Rintelen

Datenbankentwicklung (Database Publishing):
Florian Pürner,
KOPFteam GmbH

Februar 2000
Ungekürzte Ausgabe der 2. neubearbeiteten und erweiterten Auflage des Verlages Urban & Fischer
Deutscher Taschenbuch Verlag GmbH & Co. KG, München

ISBN 3-437-15010-3
Umschlagkonzept: Balk & Brumshagen
Umschlagabbildung: Arterien des menschlichen Körpers (Sonja Klebe)
Satz: Typodata, München
Druck und Bindung: Stürtz, Würzburg
Printed in Germany · ISBN 3-423-32505-4

Vorwort

Die Halbwertszeit medizinischen Wissens verkürzt sich zunehmend. Um dieser Tatsache Rechnung zu tragen, wurde der gesamte Inhalt dieses Wörterbuches gründlich überarbeitet und dem aktuellen Stand angepasst. Viele Stichwörter, Abbildungen und Tabellen wurden neu aufgenommen; das Layout präsentiert sich in moderner, didaktisch optimierter Form.

Dieses Wörterbuch erklärt über 22000 Stichwörter der Medizin. Es soll der schnellen Orientierung dienen und kurz und kompakt das für den medizinischen Alltag Wichtige darstellen. Wir hoffen, diesem Anspruch gerecht zu werden und freuen uns über Anregung und Kritik.

Dr. Stefan Dierkes
Urban & Fischer Verlag

Hinweise

Alphabetische Ordnung. Umlaute werden wie die entsprechenden zwei Einzelvokale behandelt (ä wie ae, ö wie oe, ü wie ue).
Symbole, Ziffern und griechische Buchstaben werden nicht berücksichtigt (z. B. L-3,4-Dihydroxyphenylalanin, γ-Amino-n-Buttersäure), soweit sie nicht ausgeschrieben sind (z. B. Alpharezeptoren).
Personennamen (»Eponym-Begriffe«) sind vor gleichlautenden Begriffen eingeordnet.
Aus mehreren Wörtern zusammengesetzte Begriffe sind meist beim Substantiv eingeordnet und häufig in Stichwortblöcken mit abgekürztem Hauptstichwort zusammengefaßt. Feststehende oder durch das Adjektiv geprägte Begriffe (z. B. akutes Abdomen, Multiple Sklerose) sind im Alphabet beim Adjektiv zu finden.

Schreibweisen. Eingedeutschte Formen der Wörter sind mit k bzw. z statt mit c und mit ä bzw. ö statt ae bzw. oe geschrieben (z. B. Zäkumfistel).
Chemische Substanzen sind meist mit c aufgeführt, wenn der Wortstamm aus dem Lateinischen ableitbar ist (z. B. Glucose, Lactose); bei griechischem Wortstamm (z. B. Glykosid, Galaktose) wird das k bevorzugt.

Personennamen (»Eponym-Begriffe«) sind durch ein Sternchen (*) gekennzeichnet, das für -s, -sche, -scher, -sches steht und gleichzeitig die Autorenschaft anzeigt. Im Text sind Personennamen in Kapitälchen (Großbuchstaben) gesetzt. Doppelnamen sind mit einem //-Zeichen verbunden (z. B. BROWN//SÉQUARD* Syndrom).

Verweise zu anderen Stichwörtern. ↗ bzw. s. (»siehe«) und s. u. (»siehe unter«) bedeuten, daß der Begriff an der verwiesenen Stelle abgehandelt wird; s. a. (»siehe auch«) weist auf bestehende Beziehungen hin; vgl. (»vergleiche«) kennzeichnet gegensätzliche oder ähnliche Begriffe.

Quellen der Abbildungen, Schemata und Tabellen sind durch Zahlen in eckigen Klammern genannt, die über das Quellenverzeichnis zugeordnet werden können.

A

A: Kurzzeichen für **A**rteria **(A.)**, **A**mpere, **A**node, **A**tomgewicht (oder Massenzahl), Antigen **A** (des AB0-Systems).

α, A: der griechische Buchstabe Alpha; Kurzzeichen für alpha-ständig, Alpha-Teilchen, Anti-A (= α_1; der Isoantikörper in Blutseren der Blutgruppe B oder 0 im ↗AB0-System). – s.a. Alpha...

Å, ÅE: Kurzzeichen für ↗**Å**ngström(-**E**inheit).

Aa.: Arteriae (Arterien, Mehrzahl von ↗Arteria).

āā: ↗ana partes aequales.

abakteriell: nicht durch Bakterien hervorgerufen.

Abarognosis, Baragnosis: Störung des Gewichtsschätzvermögens.

Abasia, Abasie: psychisch oder organisch (z.B. bei Lähmungen) bedingte Gehunfähigkeit; meist mit ↗Astasie kombiniert.

abbildendes System des Auges: die bei Entstehung des Netzhautbildes optisch wirksamen Teile des Auges: Hornhaut, Linse, Glaskörper u. Kammerwasser sowie die Regenbogenhaut als Blende.

Abbinden: künstliches Drosseln der Blutzufuhr zur Peripherie (v.a. an Gliedmaßen) durch Druckverband, z.B. (maximal für 2 Std.!) als »Erste Hilfe« bei stark blutender Verletzung. Das straffe Umschnüren der Extremitäten gilt als obsolet.

Abbruchblutung: Blutung aus der Gebärmutterschleimhaut infolge Östrogen- oder Progesteronentzugs (z.B. nach Stopp entsprechender Hormongaben [Entzugsblutung]).

ABCD-Regel: s.u. Melanom, malignes.

ABC-Maßnahmen: Sofortmaßnahmen zur Wiederbelebung (↗Reanimation) in der Reihenfolge »**A**irway«, »**B**reathing« u. »**C**irculation«, d.h. Freimachen der **A**temwege, **B**eatmung u. Wiederherstellung der Funktion des Kreislaufs (**C**irculation).

ABC-Waffen: **a**tomare, **b**iologische u. **c**hemische Waffen.

Abderhalden*-Fanconi*(-Kaufmann*-Lignac*) Syndrom, A.*-F.* Amin(osäuren)diabetes: infantile »maligne« ↗Cystinose).

Abdomen: der Bauch; der Abschnitt zwischen Brustkorb u. Becken; enthält die Baucheingeweide. – **A., akutes:** ↗akutes A.

Abdomenübersicht(saufnahme): Röntgenaufnahme des Bauchraums (v.a. Verdauungstrakt, Urogenitalsystem) ohne Kontrastmittel (»Leeraufnahme«); u.a. zur Darstellung von Flüssigkeitsspiegeln u. pathologischen Gas-/Luftansammlungen (wichtige Indikation: akutes Abdomen).

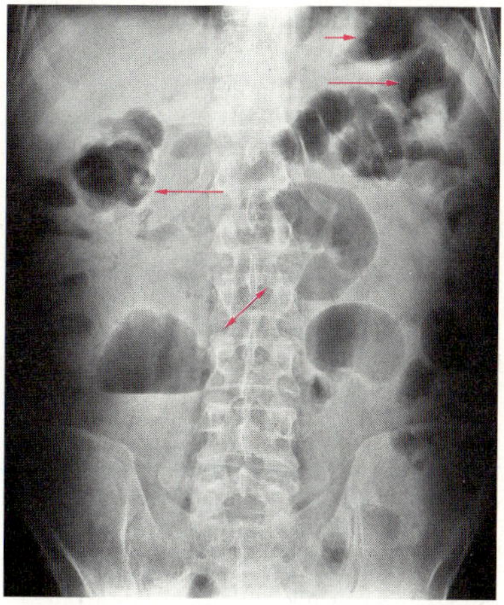

Abdomenübersichtsaufnahme. Befund: Luft im Magen (→), Dünn- u. Dickdarm (←). Im Dickdarm zusätzlich Flüssigkeitsspiegel ⟷ [250]

abdominal, abdominell: zum Bauch (Abdomen) gehörend, im Bauchraum (= intraabdominell); *chir* mit Zugang durch die Bauchdecke (vgl. Laparotomie).

Abdominalsyndrom, Pseudoperitonitis: akute Bauch-, v.a. Appendizitis-Symptome (↗Pseudoappendizitis) z.B. bei Coma diabeticum; evtl. mit Pleuritis u. Karditis kombiniert.

Abducens: ↗Nervus abducens; s.a. Abduzens...

abducens: (latein.) seitwärts wegführend (= abduzierend; ↗Abduktion).

Abductio, Abduktion: 1) das Seitwärtswegführen eines Körperteils von der Körper- bzw. von der Gliedmaßenlängsachse. **2)** das Auswärtswenden des Augapfels (durch den M. rectus lateralis; ↗Augenmuskeln).

Abduktorlähmung: Lähmung abduzierender Muskeln (M. abductor), i.e.S. die des M. cricoarytenoideus posterior (↗Postikuslähmung).

Abduzenslähmung, -parese: totaler bzw. teilweiser Ausfall des ↗Nervus abducens mit Ausfall des äußeren geraden Augenmuskels (M. rectus lateralis). Führt zu Doppelbildern u. zu Schielen (Strabismus convergens bzw. Esophorie).

aberrans: (latein.) mit ungewöhnlichem Verlauf vom Hauptstamm eines Gefäßes abgehend, »aberrierend« (Vas aberrans), an eine atypische Stelle verlagert, atypisch gebildet (↗Aberration).

Aberratio, Aberration: Abirrung, Abweichung. **1)** ↗Chromosomenaberration. **2)** fetale Verlagerung von Keimgewebe (= A. loci) als Entwicklungsstörung; vgl. Dystopie, Ektopie. – **A. mammae:** überzählige (= akzessorische) ↗Mamma an atypischer Stelle. **3)** optischer Abbildungsfehler.

Abführmittel, Laxanzien, Laxativa: Mittel zur Beseitigung der Stuhlverstopfung (Obstipation) durch Auslösung des Defäkationsreflexes u. durch verminderte Eindickung des Stuhles. **1) Quellmittel:** kolloidale Polysaccharide, z.B. Leinsamen, Psyllium, Agar Agar, getrocknete Gallerte; erfordern Einnahme mit reichlich Flüssigkeit! **2) osmotisch wirksame Abführmittel:** a) Zucker u. Zuckeralkohole, z.B. Lactulose. b) salinische Abführmittel, z.B. Natriumsulfat (Glaubersalz), Magnesiumsulfat (Bittersalz). **3) antiabsorptiv u. sekretagog wirkende Mittel:** a) Anthrachinonpräparate mit Anthraglykosiden (z.B. Aloe, Sennesblätter, Faulbaumrinde); reizen die Dickdarmschleimhaut, zur Dauerbehandlung ungeeignet; eine mögliche kanzerogene Wirkung wird diskutiert. b) andere diphenolische Verbindungen (z.B. Bisacodyl u. Natriumpicosulfat). c) Rizinusöl (zuverlässig, aber wenig beliebt). **4) Gleitmittel:** z.B. Docusat oder Paraffin (cave: Hypovitaminose, Fremdkörperreaktion). **5) rektale (lokale) Mittel:** z.B. Bisacodyl oder Glycerin (Suppositorien) sowie Sorbit oder Phosphatlösungen (Klysma).

Abhängigkeit: unwiderstehlicher Drang, ein Suchtmittel einzunehmen, um entweder ein Gefühl des Wohlbefindens zu erzielen, oder um Mißempfindungen auszuschalten; die Bez. A. sollte nach Empfehlung der WHO den Begriff »Sucht« ersetzen. Folgende Stoffgruppen können zu einer A. führen: Morphine, Barbiturate u. Alkohol, Kokain, Cannabis, Amphetamine, Kat (Khat), Halluzinogene, Schnüffelstoffe; Benzodiazepine etc. Es wird zwischen körperlicher (Symptome variieren je nach Droge) u. seelischer A. unterschieden; zur A. gehören Toleranzsteigerung u. körperliche Entzugssymptome beim Absetzen sowie ein gesteigertes Verlangen mit zentriertem Denken, das vorwiegend um die Droge kreist. Die Übergänge zwischen Mißbrauch u. A. sind fließend.

Abkapselung: Ausbildung einer abgrenzenden Bindegewebsschicht um einen Fremdkörper, Abszeß etc.

Abklatschgeschwür, Kontaktgeschwür: das bei engem Kontakt zwischen 2 gegenüberliegenden Organwänden von einer auf die andere Wand übergreifende Geschwür, z.B. bei ↗Ulcus pepticum des Magens, syphilitischem Primäraffekt (als Abklatschschanker).

Abklatschkarzinom, -metastase: Tumormetastase auf der einem Primärtumor gegenüberliegenden Organwand, u. zwar als Folge unmittelbarer Absiedlung (Inokulations-, Kontaktkarzinom); z.B. beim ↗Vulvakarzinom.

Abklatschung: Abklatschen des Rückens, des Gesäßes u./oder der Beine (auch als Selbstbehandlung) mit dosierten Schlägen (schnell kreisende Bewegungen) mit einem ausgewrungenen oder triefend nassen, zu einem Streifen zusammengelegten Handtuch.

Abklatschzytologie: diagnostisches Verfahren, bei dem während der Operation von einem tumorverdächtigen Gewebestück durch Abklatsch Zellmaterial auf einen Objektträger übertragen, fixiert u. gefärbt wird. Kann die ↗Schnellschnittdiagnostik ergänzen, kontrollieren oder ersetzen.

Abklingquote: Wirkungsverlust (in %) eines verabfolgten Heilmittels, i.e.S. eines Herzglykosids, während 24 Std. durch Ausscheidung u. Verstoffwechslung (z.B. bei Digitoxin 7%, Strophanthin 40%!).

Ablaktation, Ablactatio, Abstillen: Entwöhnen des Säuglings von der Ernährung an der Mutterbrust.

Ablatio: (latein.) **1)** operative Abtragung, Entfernung, *chir* ↗Amputation. **2)** Abhebung. – **A. mammae:** ↗Mammaamputation. – **A. placentae,** Abruptio placentae: totale oder teilweise »vorzeitige ↗Plazentalösung« bei normalem Plazentasitz. – **A. retinae,** Amotio retinae: Netzhautablösung; teilweise oder totale Abhebung der geschädigten Netzhaut; z.B. durch Verletzung, Tumor.

ablative Hormontherapie: s.u. Hormontherapie.

Abnabelung, Omphalotomie: die – aseptische – Durchtrennung der Nabelschnur.

AB0-Blutgruppensystem: *(spr. a-be-null)* das an die Erythrozytenmembran gebundene, »klassische«, nach den MENDEL* Gesetzen vererbte ↗Blutgruppen-System des Menschen; es umfaßt 4 verschiedene Gruppen, nämlich A, B, AB u. 0, bei denen die Antigenkonstellationen A, B oder deren Kombination (AB) vorhanden sind oder fehlen (0). »Natürliche« IgM-Antikörper gegen die individuell fehlenden Merkmale (Antigene) des Systems sind bereits beim Neugeborenen nachweisbar. Ihre Reaktion mit dem Antigen führt zu Verklumpung (Agglutination) der Erythrozyten u. zur Auflösung (↗Hämolyse). Die Blutgruppensubstanzen (Glykoproteine) sind auch in Zellen anderer Organsysteme nachweisbar, bei ↗Sekretoren auch im Speichel, Schweiß, Harn. Der Nachweis der Gruppen erfolgt mit Hilfe von Testseren (die die Antikörper Anti-A oder Anti-B oder beide Antikörper enthalten; aus dem Auftreten bzw. Fehlen einer sichtbaren Verklumpung läßt sich die Blutgruppe ermitteln; ↗Abb.).

AB0-Inkompatibilität: *(spr. a-be-null)* die Unverträglichkeit im AB0-Blutgruppensystem; führt bei Bluttransfusion zu Erythrozytenverklumpung u. Hämolyse (Auflösung).

aboral: im Verdauungstrakt after- = analwärts.

Abort, Abortus: 1) die vorzeitige Beendigung einer Schwangerschaft; d.h. der Verlust des Schwangerschaftsproduktes vor Eintritt der extrauterinen Lebensfähigkeit (also vor Ende der 28. Woche; s.a. Fehlgeburt); spontan (evtl. als habitueller A.), oder aber künstlich herbeigeführt, d.h. als A. im Sinne des ↗Schwangerschaftsabbruches. **2) A. Bang*:** ↗Brucellosen.

abortiv, abortivus: 1) unfertig, abgekürzt, gemildert (z.B. abortiver Krankheitsverlauf). **2)** einen Abort betreffend.

Abort(iv)ei: entwicklungsunfähiges Schwangerschaftsprodukt; wird bis zur 8. Woche ausgestoßen (= ovulärer Abort).

Abortivum: 1) Abortifaciens: **a)** »Abtreibemit-

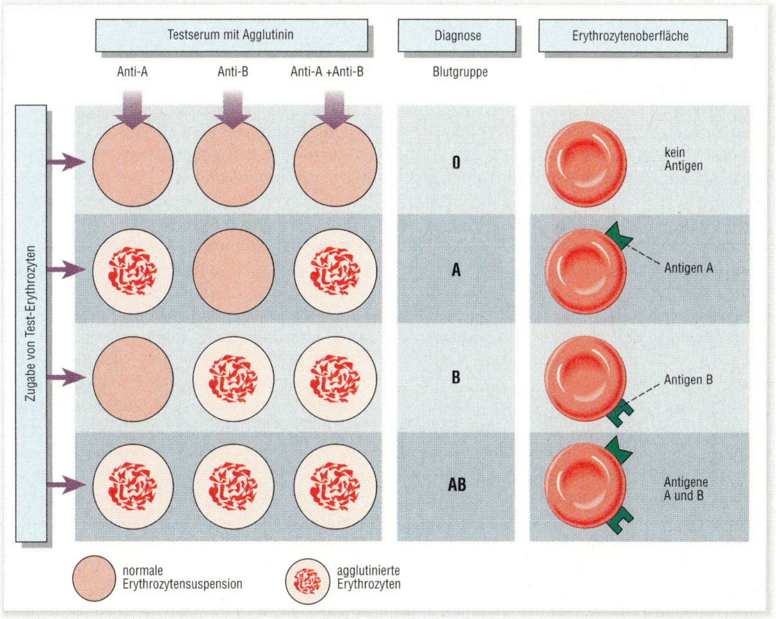

Schema zur Ermittlung der Blutgruppe im **AB0-Blutgruppensystem.** Auf ein Glas werden drei Testseren aufgebracht. In jedes Serum wird eine Probe des zu testenden Blutes gegeben. Aus dem Agglutinationsverhalten der Erythrozyten kann man auf die Blutgruppe schließen [156]

tel« (z.B. Pflanzenabsude, Mutterkorn, Chinin) als wehenerzeugende, sicher die Frucht u. die Kindesmutter schädigende Mittel zur Erzielung eines Abortes. **b)** Antigestagene (Antiprogesteron) oder Prostaglandine (PGE_2) als Mittel für den ↗Schwangerschaftsabbruch. **2)** einen Krankheitsverlauf kupierendes Mittel.

ABPM, allergische **b**roncho**p**ulmonale **M**ykose: Kombination von Typ-I- u. Typ-III-Allergie bei intrabronchialer Besiedlung mit Schimmelpilzen auf dem Boden eines jahrzehntelang bestehenden Asthma bronchiale.

Abrasio, Abrasion: Abschabung, Ausschabung. – **A. uteri:** die stumpfe oder scharfe ↗Kürettage der Gebärmutterschleimhaut zur Gewinnung von **Abrasionsmaterial,** z.B. bei Tumorverdacht, Blutungsanomalien. – Als therapeutische A. z.B. die A. bei Abortausräumung.

Absaugmethode: ↗Saugkürettage.

Abscessus: ↗Abszeß. – **A. calidus, A. frigidus:** heißer bzw. kalter ↗Abszeß. – **A. pulmonalis:** ↗Lungenabszeß.

Abscheidungsthrombus: trocken-brüchiger, »weißer« bis »grauer« ↗Thrombus an geschädigter Intima der Blutgefäße oder am Endokard.

Abschlußplatte: die hyalinknorpelige »Deck-« u. »Grundplatte« als obere bzw. untere Wirbelkörperabschlußplatte.

Abschuppung: ↗Desquamation.

Absence, Absentia mentalis, Absenz: (französ.) sekundenlange Bewußtseinstrübung bei ↗Epilepsie.

Absiedlung: ↗Metastase.

Absinth: ↗Artemisia absinthium.

absolut, absolutus, abs.: losgelöst, vollkommen, unbedingt, reinst; z.B. absoluter Alkohol (s.u. Äthanol), abs. ↗Arrhythmie. – **a. Temperatur:** die ab dem abs. Nullpunkt (= –273,16 °C) in Kelvin gemessene Temperatur.

Absorption: 1) Lösung von Gasen in Flüssigkeiten u. in festen Stoffen. – Ferner Schwächung von Wellen-, Korpuskularstrahlung beim Durchgang durch Materie. **2)** Aufnahme von Stoffen durch die Haut/Schleimhaut; ↗Resorption.

Absorptionsspektrum: Spektrum einer elektromagnetischen Strahlung (Infrarot, sichtbares Licht, Ultraviolett, Röntgenstrahlen) nach dem unter Energieverlust (↗Absorption) erfolgenden Durchdringen einer absorbierenden Schicht.

Abspreizzeichen: s.u. ORTOLANI* Phänomen.

absteigend: ↗descendens.

Abstilldyspepsie: beim **Abstillen** auftretende Ernährungsstörung des Säuglings (meist leichter Durchfall), häufig durch zusätzliche Infektion gefördert.

Abstinentia, Abstinenz: Enthaltung (auch die entziehungsbedingte) von gewohnten Genuß-, Heilmitteln.

Abstinenzsyndrom: ↗Entzugssyndrom.

Abstoßungsreaktion: ↗Transplantatabstoßung (= Host-versus-graft-Reaktion).

Abstrich: die zu diagnostischen Zwecken (↗Zytodiagnostik; bakteriolog. Diagnostik) erfolgende Entnahme von Untersuchungsmaterial von der Haut-, Schleimhautoberfläche. – s.a. PAPANICOLAOU* Abstrich.

Abszeß, Abscessus: abgekapselte Eiteransammlung; häufig bakteriell bedingt (durch Staphylo- u. Streptokokken, Colibakterien). Symptome: allgemeine u. örtliche Zeichen der Entzündung, Weichteilschwellung (evtl. mit ↗Fluktuation), auch Druckschäden an Nachbargebilden. Nach der Intensität der Entzündung unterschieden als heißer bzw. kalter A. (= Abscessus acutus s. calidus bzw. A. frigidus); letzterer meist tuberkulös-käsig. – **A., subphrenischer:** A. unter dem Zwerchfell; Symptome: »akuter Bauch«, Atembehinderung, evtl. ↗Spiegelbildung.

Abt*-Letterer*-Siwe* Syndrom: akute, schwere Systemerkrankung im Säuglings- u. Kleinkindalter aus dem Formenkreis der ↗Histiocytosis X mit generalisierter Lymphknotenschwellung, Milz- u. Lebervergrößerung, Anämie, Hautveränderungen, Knochendefekte (osteolytische Herde).

Abtreibung: ↗Schwangerschaftsabbruch.

Abtreibungspille: umgangssprachl. Bez. für ↗Mifepriston (RU 486).

Abtropfmetastasen: über den Liquor verbreitete Metastasen eines Tumors.

Abusus: mißbräuchliche Anw.; z.B. als Arzneimittelmißbrauch, Alkohol-, Nicotinabusus.

Abwehr: 1) spezifische (↗Immunabwehr) oder unspezifische (↗Resistenz) Abwehrreaktion; s.a. Infektionsabwehr. **2)** im Dienste der Selbstbehauptung erfolgende abwehrende Reaktionen auf körperliche u. seelische Leiden; erfolgt z.B. als Verdrängung, Isolierung, Intro-, Projektion, Regression.

Abwehrapparat: s.u. Immunsystem.

Abwehrschwäche: ↗Immundefekt.

Abwehrspannung: reflektorische Anspannung der Bauchdeckenmuskulatur (evtl. »bretthart«) infolge Reizung des Bauchfells durch einen entzündlichen Prozeß.

Ac: **1)** **A**c**tinium. **2)** **Ac.:** **Ac**idum.
Ac...: s.a. Ak..., Az...
a.c.: **a**nte **c**ibos, **a**nte **c**enam (»vor dem Essen«).
Acanthosis: ↗Akanthose.
Acarida: Unterklasse »Milben« der Spinnentiere (= Arachnida); Krankheitserreger oder -überträger (↗Acaridosis); z.T. blutsaugend (z.B. ↗Ixodidae) oder sich in die Haut eingrabend.

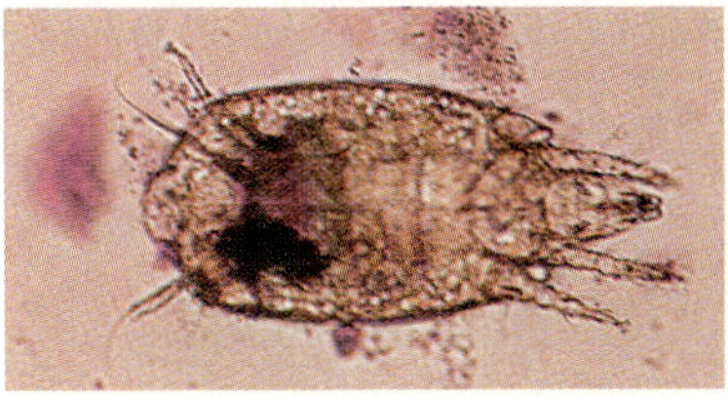

Acarida (Milbe) [173]

Acaridosis, Acarinosis, Acariasis: Hauterkrankung durch Milben (↗Acarida) oder deren Larven; z.B. die ↗Skabies, Trombidiose.
ACB-Test: immunologischer Nachweis antikörperbeladener Bakterien (engl. = **a**ntibody **c**oated **b**acteria) im Urin.
Acc...: s.a. Akz...; s.a. Akzeler...
Accretio: Verwachsung als Entzündungsfolge. – **A. pericardii** s. **cordis:** Verwachsung des äußeren Herzbeutelblattes mit der Umgebung als narbiges Ausheilungsstadium einer akuten Perikarditis; von Bedeutung v.a. bei gleichzeitiger ↗Concretio pericardii.
ACD-Stabilisator: gerinnungshemmende Lösung als Konservierungszusatz zu Nativblut (1+7) für Blutkonserven; enthält Acidum citricum purum 2,5%, Dextrose 2,34% u. Natrium citricum 2,16%.
ACE: (engl.) ↗**A**ngiotensin **c**onverting **e**nzyme.
Acebutolol: ein ↗Betarezeptorenblocker.
ACE-Inhibitor, -Hemmer: Inhibitoren des ↗**A**ngiotensin **c**onverting **e**nzyme, das Angiotensin I in Angiotensin II überführt. Vertreter sind z.B. Captopril, Enalapril, Lisinopril u. Perindopril, Ramipril; bewirken Blutdrucksenkung.
Acephalus: schwere Fehlbildung mit nicht vorhandenem oder nur rudimentär ausgebildetem Kopf.
Acervulus (cerebri): der weißgelb-bräunliche, oft maulbeerförmige »Hirnsand«; v.a. in der Epiphyse (↗Corpus pineale) u. im Plexus choroideus.
Acet...: Wortteil »Essig«.
Acetabulum, Azetabulum: **1)** die napfförmige Vertiefung des Hüftbeins als »Pfanne« des »Hüftgelenks« (Articulatio coxae). **2)** der Saugnapf des Bandwurmkopfes (Scolex).
Acetaldehyd, Äthanal: ein Metabolit im Intermediärstoffwechsel, gebildet durch Decarboxylierung von Brenztraubensäure bei der Glykolyse.
Acetat, Azetat: Salz der Essigsäure; s.a. Acetyl-Coenzym A.
Acetessigsäure: eine natürliche, unbeständige (Zerfall in CO_2 u. Aceton) β-Carbonsäure; entsteht im Intermediärstoffwechsel aus ketoplastischen Aminosäuren u. im Fettstoffwechsel; vermehrt u.a. bei Diabetes mellitus.
Aceton, Azeton, Dimethylketon: das chemisch einfachste Keton; wird im Intermediärstoffwechsel aus Acetoacetat gebildet u. über den Citratzyklus abgebaut. Tritt vermehrt auf z.B. bei Fasten, Hungern, Stoffwechselstörungen der Kohlenhydrate (Diabetes mellitus), u. zwar zusammen mit ↗Acetessigsäure u. β-Hydroxybuttersäure (»Ketonkörper«).
Acetonämie: erhöhter Gehalt an Ketonkörpern im Blut.
Acetonurie, Ketonurie: das Auftreten übernormaler Mengen von Ketonkörpern (s.u. Aceton) im Harn, z.B. bei Diabetes mellitus.
Acetyl-: der Essigsäurerest CH_3CO-; s.a. Acetyl-Coenzym A.
Acetylcholin: der sog. »Vaguswirkstoff«; ein enzymatisch reguliertes Gewebshormon (aus Cholin u. Acetyl-CoA) im menschlichen Körper; ist als ↗Neurotransmitter wirksam an cholinergen Synapsen (des Parasympathikus u. aller präganglionären Sympathikusfasern) u. an den motorischen Endplatten; wirkt u.a. blutdrucksenkend (Gefäßerweiterung), steigert die Drüsensekretion, verengt die Bronchien, erhöht die Darmperistaltik.
Acetylcholinesterase, ACHE: das die Spaltung von ↗Acetylcholin zu Cholin u. Acetat katalysierende Enzym.
Acetylcholinesterase-Hemmer, (Cholin-) Esterasehemmer: Substanzen, die die Wirkung der Acetylcholinesterase hemmen (»indirekte Parasympathomimetika«). Als Typ A (Acetylcholin-ähnlich) Verbindungen mit quartärem Stickstoff (Carbaminsäureester); z.B. Physostigmin (Eserin), Neostigmin (Prostigmin®); als Typ B (Phosphorsäureester, irreversibel wirkend) Insektizide, z.B. TEPP, Nitrostigmin (E 605®).
Acetyl-Coenzym A, -CoA: die wichtigste Coenzym-A-Verbindung mit zentraler Stellung im Kohlenhydrat-Stoffwechsel (wirksam im

Treffpunkt des KH-, Fett-, Proteinstoffwechsels, d.h. im Citratzyklus). Verbindung aus Essigsäure u. Coenzym A, wird in den Mitochondrien gebildet. Wird wegen des hohen Übertragungspotentials (energiereicher als ATP) auch als »aktivierte Essigsäure« = »aktiviertes Acetat« bezeichnet.

Acetylcystein: ein Hustenmittel (Expektorans), dessen aktiver Metabolit Cystein das zähe Bronchialsekret verflüssigt; Anw. auch als Antidot bei Paracetamol-Vergiftung.

Acetylsalicylsäure, ASS: Antipyretikum, -rheumatikum, Analgetikum; ein ↗Prostaglandinsynthesehemmer; ferner *therap* Anw. als ↗Thrombozytenaggregationshemmer z.B. bei ↗Thromboseneigung. – Nebenwirkungen s.u. Salicylsäure.

Achalasie: Funktionsstörung von Hohlorganen (v.a. des Verdauungstraktes) i.S. der fehlenden Erschlaffung der glatten Muskulatur.

ACHE, AchE: ↗**A**cetyl**ch**olin**e**sterase.

Achenbach* Syndrom, Fingerapoplexie: v.a. bei Frauen anfallsweise u. unter heftigen Schmerzen auftretende kleine Hämatome der Fingergreifflächen; Blutgerinnung normal.

Achillea millefolium: die Schafgarbe [Compositae]; Kraut u. Blüten (Herba bzw. Flores Millefolii) enthalten ätherisches Öl, Proazulene, Gerb- u. Bitterstoffe.

Achillessehne, Tendo Achillis: ↗Tendo calcaneus.

Achillessehnenreflex, ASR: Beugung (Plantarflexion) des Fußes durch Verkürzung der Wadenmuskulatur nach Beklopfen der – zuvor passiv angespannten – Achillessehne; der gesteigerte Reflex (↗Fußklonus) gilt als Pyramidenbahnzeichen.

Achillobursitis, ALBERT* Krankheit: die – v.a. mechanisch ausgelöste – Entzündung der Achillessehnenschleimbeutel.

Achillodynie: v.a. bei Belastung des Beines auftretender »Fersenschmerz« (mit Beteiligung der Achillessehne u. der Schleimbeutel).

Achlorhydrie: die auch nach Pentagastringabe (früher Histamingabe) fehlende Absonderung von Salzsäure (HCl) durch die Magenschleimhaut = »pentagastrinrefraktäre Anazidität«.

Acholie: mangelhafte oder fehlende Galleausscheidung in den Darm infolge intra- oder extrahepatischen Gallestaus (↗Cholestase); führt zu Gelbsucht (↗Ikterus), tonfarbenen (»acholischen«) Stühlen, die unverdautes Nahrungsfett enthalten (↗Steatorrhö).

Achondroplasie, Chondrodystrophia fetalis: autosomal-dominant erbliche generalisierte Störung der Knorpelbildung (enchondrale Ossifikation); klinisches Bild mit Kleinwuchs bei normalem Rumpf u. kurzen Extremitäten. Mutation eines Gens auf Chromosom 4p, das einen Fibroblasten-Wachstumsfaktor-Rezeptor kodiert.

Achromasie: Farbenfehlsichtigkeit bei erblicher Zapfenblindheit; s.a. Achromatopsie.

achromatisch: 1) nicht anfärbbar. **2)** ohne »Farbfehler« (= ohne chromatische Aberration). – **a. Linsensystem,** Achromat: System von Linsen entgegengesetzter Farbabweichung.

Achromatopsie: die »totale Farbenblindheit«, d.h. die Wahrnehmung nur farbloser Bilder (wie vom Normalsichtigen im Dämmerlicht).

Achse: ↗Axis.

Achseldrüsen: 1) Achsellymphknoten (= Nodi lymphatici axillares). **2)** ↗Glandulae sudoriferae axillares; s.a. Schweißdrüsen...

Achselhöhle, Achselgrube: ↗Fossa axillaris, Axilla.

Achselvenensperre, akute, PAGET*-v. SCHROETTER* Syndrom: durch Thrombose verursachte Abflußbehinderung in der Vena axillaris oder V. subclavia; Symptome: plötzliche Armschwellung (»akuter Armstau«) mit venöser Stauung u. Zyanose, Schweregefühl, krampfartigen Schmerzen.

Achsenhyperopie: angeborene »Übersichtigkeit« (↗Hyperopie) als Folge relativer Kürze der Augenachse im Verhältnis zur Brechkraft; der Brennpunkt parallel einfallender Lichtstrahlen liegt hinter der Netzhaut. – Geringgradige A. ist durch Akkommodation korrigierbar **(= latente A.).**

Achsenmyopie: angeborene u. bis zum 20 Lj. fortschreitende Kurzsichtigkeit, bei der die Augenachse im Verhältnis zur Brechkraft zu lang ist: Der Brennpunkt parallel einfallender Strahlen liegt vor der Netzhaut. – Die hochgradige = **maligne A.** ist mit Gefahr von Konusbildung, Netzhautablösung u. Macula-lutea-Schaden verbunden.

Achsenzylinder: Axon (↗Neurit).

Achylia, Achylie, Apepsie: Fehlen der Verdauungssäfte. – **A. gastrica:** i.e.S. die fehlende Magensekretion mit Fehlen der Salzsäure (= absolute ↗Achlorhydrie), der Verdauungsenzyme des Magens u. des »Intrinsic Factor«; z.B. bei der chronischen Gastritis mit Schleimhautatrophie, perniziöser Anämie, evtl. Magenkarzinom. – **A. pancreatica:** fehlende Bauchspeichelabsonderung (= exkretorische Pankreasinsuffizienz).

Aciclovir: Virostatikum; wirkt hemmend auf

die Virusvermehrung in den infizierten Körperzellen, ohne die Zellen selbst zu beeinflussen. Therapeutische Anw. v.a. bei Herpes-simplex- u. Herpes-Zoster-Infektionen; auch zur Infektionsprophylaxe bei ↗AIDS.

Acid...: s.a. Azid..., Wortteil mit der Bedeutung sauer.

Acidum, Acid., Ac.: (latein.) Säure. – **Ac. salicylicum:** ↗Salicylsäure.

Acinetobacter: Bakteriengattung gramnegativer, der Gattung Neisseria ähnlicher aerober Erreger; bei Sepsis (z.B. nach Verbrennung) u. Meningitis isoliert.

Acinus: das beerenförm. Endstück von Drüsen; z.B. der Lungen-, Leberazinus.

Acne: ↗Akne.

acquired immunodeficiency syndrome: ↗AIDS.

Acro...: s.a. Akro... (z.B. Acrodermatitis = ↗Akrodermatitis).

Acromion, Akromion: das Dach des Schultergelenks (»Schulterhöhe«).

ACTH: **a**dreno**c**ortico**t**ropes **H**ormon, ↗Corticotropin.

ACTH-Test: klinische Funktionsprüfung der Nebennierenrinde durch Verabfolgung von ACTH-Präparaten (meist i.v.) u. Bestimmung der Corticoide in Plasma u./oder Urin (v.a. als Serum-Cortisol).

Actin: flächige Eiweißkörper des Protoplasmas in Muskelfasern; wirken mit Myosin bei der Muskelkontraktion zusammen (↗Actomyosin).

Actinium, Aktinium, Ac: radioaktives metallisches Element; β- u. α-Strahler.

Actinobacillus: eine Bakteriengattung; polymorphe, gramnegative (fakultativ) anaerobe Stäbchen. – **A. actinomycetem comitans:** ein Begleitkeim bei ↗Aktinomykose. – **A. mallei:** Pseudomonas mallei, der Erreger von Rotz (↗Malleus).

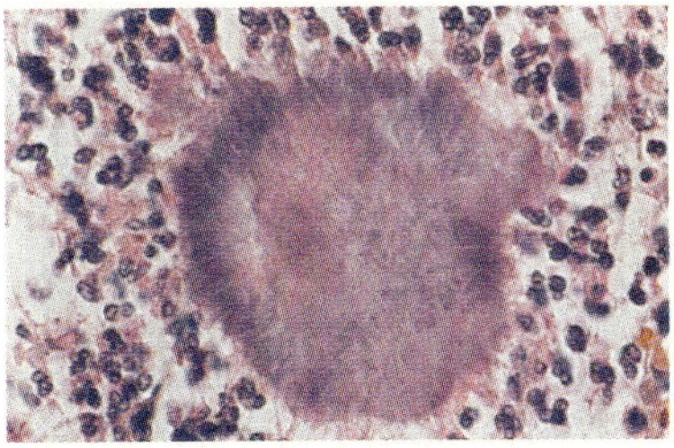

Actinomyces israelii: von Granulozyten umgebene Actinomycesdruse aus aktinomykotischem Eiter (Histologie) [169]

Actinomyces: Gattung unregelmäßig geformter, asporogener grampositiver Stäbchenbakterien; »Strahlenpilze« (mit strahlenartigem Myzelgeflecht in Drusen; ↗Abb.); häufige ↗Kommensalen der Mundhöhle. – **A. bovis:** Erreger der Rinder-Aktinomykose. – **A. israelii:** v.a. als ↗Kommensale in Mund u. Rachen; Erreger der ↗Aktinomykose beim Menschen (nur unter anaeroben Bedingungen u. bei Mischinfektion, z.B. mit Actinobacillus actinomycetemcomitans, Staphylokokken, E. coli, deren gewebsaufschließende Enzyme obligat sind für die Pathogenese).

Actinomycine: zytostatische (u. immunsuppressive) Antibiotika aus Streptomyces-Stämmen; z.B. **Actinomycin D** (Dactinomycin).

Actinomycosis: ↗Aktinomykose.

Actomyosin: der kontraktionsfähige Muskeleiweißkörper der ↗Myofibrille der quergestreiften Muskulatur aus Actin- u. Myosinfilamenten in Gegenwart von SH-Gruppen.

acuminatus: (latein.) spitz; z.B. Condyloma acuminatum.

acusticus: (latein.) das Hören bzw. Gehör betreffend; z.B. ↗Nervus acusticus (»Acusticus«; s.a. Akustikus...).

Acy...: s.u. Azy...

Acylaminopenicilline: v.a. bei Infektionen mit gramnegativen »Problemkeimen« (z.B. Pseudomonas aeruginosa) angewandte Penicillinderivate mit erweitertem Wirkungsspektrum (»Breitspektrum-Penicilline«): Azlocillin, Mezlocillin, Piperacillin.

ad: (latein.) zu, nach; z.B. **ad 100** (»bis 100 ml«), **ad libitum** (»nach Belieben«).

Adaktylie: das angeborene Fehlen von Fingern, Zehen.

Adamantin: ↗Zahnschmelz.

Adamantinom: 1) ↗Ameloblastom (des Kiefers). **2)** A. der langen Röhrenknochen: ↗Knochentumor unbekannten Ursprungsgewebes (mit unsicherer Dignität), vorwiegend an der Tibia (bei Jugendlichen u. jungen Erwachsenen) lokalisiert; bei unvollständiger Entfernung Rezidiv.

Adams*-Stokes* Syndrom, ASA: herzbedingte, lebensbedrohliche Anfälle von Bewußtlosigkeit (Synkope; evtl. mit Krämpfen) durch Sauerstoffmangel des Gehirns (Hirnanämie) infolge längerdauernder Minderung der Herzleistung durch Herzrhythmusstörung (Asystolie, extreme Bradykardie [z.B. bei AV-Block], Kammerflimmern).

Adaptatio, Adaptation: Anpassung. **1)** Anpassung eines Organismus/Organs an veränderte Bedingungen oder Reize (z.B. Streß). – **A. des**

Auges: die Anpassung des Gesichtssinnes an verschiedene Leuchtdichteverhältnisse (als Sofort- u. als Dauer-A.), vollzogen durch Änderung der Pupillenweite, Übergang vom Zapfensehen auf das Stäbchensehen u. umgekehrt. **2)** das anpassend-ausgleichende Aneinanderbringen von Wundrändern; auch das anatomiegerechte Aneinanderlagern von Knochenfragmenten bei der stabilen ↗Osteosynthese (»Adaptationsosteosynthese«).

adaptiert: durch ↗Adaptation bewirkt; angepaßt (auch qualitativ; z.B. adapt. Milch).

adde, add.: (latein.) »füge hinzu!«

Addis*(-Hamburger*) Count: (engl.) quantitative Abschätzung der zellulären Bestandteile (v.a. Leukozyten) des Harnsediments einer bestimmten Sammelperiode; z.B. bei Harnwegsinfekten.

Addison* Anämie: perniziöse ↗Anämie. – **A.* Krankheit:** primäre Nebennierenrinden-Insuffizienz mit Ausfall der Cortisol- u. Aldosteronsekretion u. folgender Hypersekretion von ACTH, verbunden mit einer Aktivierung des Renin-Angiotensin-Systems; meist als Autoimmunkrankheit (Immunadrenalitis); weitere Ursachen: Zerstörung des Organs durch Infektionen, Medikamente, Blutungen, Metastasen etc. – Symptome: u.a. Schwäche, Abmagerung (bis Kachexie), bräunliche Pigmentierung der Haut u. Schleimhäute, Elektrolytmangelzustände, Anämie, Hypoglykämie, Hypotonie. Evtl. als lebensbedrohliche, schockartige **»A.* Krise«**.

additiv: zusätzlich.

Adductor, Adduktor: ↗Adduktion bewirkender Muskel, ↗Musculus adductor; v.a. die Muskeln der »Adduktorengruppe des Beines« (↗Abb.).

Adduktion: Heranführen eines Körperteils an die Körper- bzw. Gliedmaßenachse.

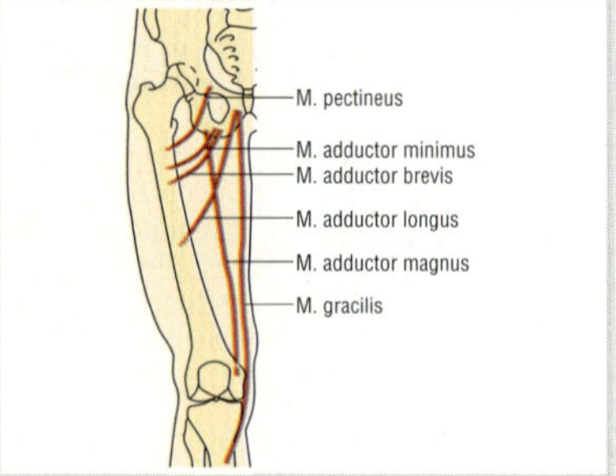

Adductor: Adduktorengruppe des Beines [447]

Adduktorenkanal: ↗Canalis adductorius.

Adduktorenlähmung: Lähmung adduzierender Muskeln (Adductor); *laryng* Ausfall der Stimmritzen- = Glottisschließmuskeln. Führt zu anhaltender Inspirationsstellung der Stimmritze, Stimmschwäche, Unmöglichkeit des Pressens.

Adduktorenreflex: ↗Adduktion nach Schlag gegen den medialen Epikondylus des Femurs bzw. Humerus; am Bein evtl. auch »gekreuzt« (BALDUZZI* Reflex; ein Pyramidenbahnzeichen).

Adduktorenspasmus: vermehrte anhaltende Spannung der Beinadduktoren (↗Musculus adductor), meist als Folge perinataler Hirnschädigung (↗LITTLE* Krankheit); aneinandergepreßte Knie u. Oberschenkel (evtl. sogar Überkreuzung), Innenrotation der Beine.

Adenin: Purinbase; Baustein des Nucleosids ↗Adenosin (u. damit der ↗Nucleinsäuren).

Adenitis: »Drüsenentzündung«.

Adenohypophyse: der ↗Hypophysenvorderlappen.

adenoid: drüsenähnlich; i.w.S. lymphknotenähnlich.

Adenoide, adenoide Vegetationen: ↗Rachenmandelhyperplasie.

Adenokankroid: Karzinom (z.B. des Endometriums) mit zylinderzelligen (drüsigen) u. plattenepithelialen (manchmal verhornenden) Tumoranteilen.

Adenokarzinom, Carcinoma adenomatosum, Adenocarcinoma: Karzinom des drüsenbildenden Gewebes, u.a. des Gastrointestinaltraktes (z.B. ↗Magen-, Gallen-, Darmkarzinome), Korpuskarzinom; je nach vorherrschenden Strukturen als alveoläres, papilläres, tubuläres, schleimbildendes, anaplastisches Ca.; als Lungenkarzinom das ↗Alveolarzellenkarzinom.

Adenokystom: ↗Cystadenoma.

Adenom(a): gutartiger Tumor mit Ursprung in Drüsengewebe (drüsenbildendem Epithel). – **A., autonomes:** gutartige, hormonbildende Geschwulst der Schilddrüse; ohne Zeichen der Überfunktion = kompensiertes A., mit Zeichen der Überfunktion: ↗A. toxicum. – **A., hepatozelluläres:** Leberzelladenom; gutartiger Tumor, wird mit der langjährigen Einnahme von Östrogenen oder Anabolica in Verbindung gebracht. – **A., kolorektales:** ↗Dickdarmadenom. – **A. sebaceum (senile),** Naevus PRINGLE: ein in Vielzahl vorkommendes Fibroadenom mit zahlreichen Talgdrüsen im Nasen-Lippenfalten-Bereich als rötlich-gelbe Papeln. – **A. toxicum:** dekompensiertes autonomes Adenom der Schilddrüse; zeigt bei der Szintigraphie vermehrte Radiojod-Speicherung u. ist Ursache einer ↗Hyperthyreose.

adenomatös: drüsenepithelähnlich; z.B. a. ↗Hyperplasie.

Adenomatose: das – in der Regel gutartige – krankhaft überschüssige Wachstum von Drüsengewebe; auch die Entwicklung mehrerer Adenome, z.B. als multiple endokrine A. (↗MEN). – **Adenomatosis coli:** **f**amiliäre **a**denomatöse **P**olypose (FAP) mit Ausbildung zahlreicher Dickdarmpolypen; neoplastisches Syndrom, tritt familiär gehäuft auf (dominant erblich).

Adenomyom(a): seltene, gutart. drüsig-glattmuskuläre Mischgeschwulst, z.B. als **A. der Gebärmutter** oder als **A. der Prostata** (s.u. Prostatahyperplasie, benigne).

Adenomyorhabdosarkom der Niere: ↗WILMS* Tumor.

Adenopathie: **1)** Erkrankung endo- oder exokriner Drüsen. **2)** ↗Lymphadenopathie, Lymphadenose. – **A., multiple endokrine,** multiple endokrine Adenomatose: ↗MEN.

Adenosin: Ribonucleosid aus Adenin u. dem Zucker Ribose. – Seine Phosphorsäureester (= Adenosin-di-, -mono- u. -triphosphat) sind Energiespeicher u. -überträger.

Adenosin-5-triphosphat, Adenosintriphosphorsäure, ATP: der wichtigste Energiespeicher u. -überträger des Intermediärstoffwechsels u. ein gruppenübertragendes ↗Coenzym. Wird bei allen energiebedürftigen Prozessen verbraucht (bei der Aktivierung des Fettsäure-, Eiweiß- u. Nucleinsäure-Stoffwechsels, bei Synthesen, zellulären Abläufen).

Adenotomie: operative Entfernung von Adenoiden der Rachenmandel mittels **Adenotom** (eines Ring-, Fenstermessers).

adenotrop: ↗glandotrop.

Adenoviren, Adenoviridae, ARD-, AD-, APC-Viren: weltweit verbreitete Familie geometrischer (ikosaedrischer) DNS-Viren; z.Z. 31 Serotypen beim Menschen differenzierbar. Erreger von Krankheiten der Atmungsorgane sowie des Pharyngokonjunktivalfiebers, der epidem. Keratokonjunktivitis, der Gastroenteritis mit Atemwegsinfekt, selten auch einer Enzephalitis; ferner Exanthemerreger u. onkogene (Tumorbildung anregende) Typen.

Adeps: (latein.) Fett, Schmalz. – **A. lanae anhydricus:** »Wollfett« (aus Schafwolle). – **A. lanae hydrosus:** ↗Lanolin.

Ader: Blutgefäß, insbes. ↗Vene (im Gegensatz zu »Schlagader« = ↗Arterie).

Aderhaut: die ↗Choroidea.

Aderlaß: therapeutische Blutentnahme (400–1000 ml) meist aus einer Vene mittels weitlumiger Kanüle; Indikation: Kreislaufentlastung bei Linksherzinsuffizienz (Lungenstauung), akutes Hirnödem, maligner Hochdruck, Eklampsie, Polyzythämie; auch als ↗Naturheilverfahren zur Reiz- u. Umstimmungstherapie.

ADH: **1)** **a**nti**d**iuretisches **H**ormon, ↗Vasopressin. **2)** ↗**A**lkohol-**Deh**ydrogenase.

adhärent: anklebend, verwachsen.

Adhärenz: das Haftenbleiben (↗Adhäsion). **1) Immunadhärenz:** Anhaften von Antigen-Antikörper-Komplexen (↗Immunkomplexe) an Zellmembranen. **2) Margination:** das Haftenbleiben der Leukozyten u. Thrombozyten an den Gefäßwänden. **3)** Haften von Mikroorganismen an Glykoproteinen der Oberflächenmembran von Zellen.

Adhaesio, Adhäsion: **1)** das Aneinanderhaften von Molekülen; bewirkt ↗Adsorption. **2)** die entzündlich bedingte, nach Verklebung durch Fibrin entstandene bindegewebige Verwachsung aneinanderliegender, Serosa-überzogener Organabschnitte. **3)** ↗Thrombozytenadhäsion.

ADH-Methode: enzymatische Alkohol-Bestimmung im – enteiweißten – Blut (oder Urin) mit Hilfe von ADH (2).

Adiadochokinese, Dysdiadochokinese: Unfähigkeit, rasch alternierende Willkürbewegungen rhythmisch schnell u. koordiniert durchzuführen; v.a. bei Kleinhirnerkrankungen.

Adipositas: Fettleibigkeit; die generalisierte Vermehrung des Fettgewebes infolge positiver Energiebilanz; meist unterschieden als reine Folge übermäßiger Nahrungsaufnahme, als psychosomatisches Symptom, sowie bei Stoffwechselerkrankungen (CUSHING* Syndrom) u. seltenen angeborenen Syndromen. – **A. dolorosa,** DERCUM* Krankheit: schmerzhafte Fettwülste (knotenähnlich) des Unterhautfettgewebes an Stamm u. Extremitäten; v.a. bei Frauen in der Menopause.

adiposus, adipös: (latein.) fettreich, verfettet (↗Lipomatose), fettleibig (↗Adipositas).

Adipozele: Eingeweidebruch mit Fettgewebe als alleinigem Bruchinhalt.

Adiuretin: ↗Vasopressin.

ADI-Wert: (engl. **a**cceptable **d**aily **i**ntake = duldbare tägliche Aufnahmemenge); Menge eines Stoffes in mg/kg Körpergewicht, die gerade noch ohne ein erkennbares Gesundheitsrisiko täglich aufgenommen werden kann; Begriff aus der Umweltmedizin.

Adjuvans: **1)** in Arzneimittelpräparaten ein

selbst unwirksamer, aber die Wirkung der anderen Komponenten fördernder Bestandteil. **2)** eine die immunogene (sensibilisierende) Wirkung eines Antigens verstärkende Substanz.

adjuvant: unterstützend. – **a. Therapie:** i.e.S. alle tumorwirksamen Maßnahmen, die zusätzlich zu den falltypischen Krebsoperationen zur Anw. kommen (z.B. Chemo-, Hormon-, Strahlentherapie); Ziel ist die Vernichtung von Mikrometastasen, die sich wegen ihrer Kleinheit der Diagnostik entziehen, jedoch statistisch wahrscheinlich sind (z.B. beim ↗Mammakarzinom).

Adnexa, Adnexe: Anhangsgebilde. – A., männliche: Hoden, Nebenhoden, Samenleiter, Samenbläschen, Prostata bzw. – klinisch als Adnexe i.e.S. – die weiblichen A.: Eileiter, Eierstock, Epoophoron einschließl. ihrer Bänder u. Peritoneumanteile.

Adnexektomie, Adnektomie: die ein- oder beidseitige operative Entfernung der weiblichen Adnexe. – **A., pelviskopische:** A. als Eingriff unter Anw. der ↗Pelviskopie.

Adnexitis: ein- oder beidseitige Entzündung der weiblichen ↗Adnexe; meist durch aufsteigende bakterielle Infektion, z.B. durch Chlamydien; als spezifische A. insbesondere die Adnextuberkulose.

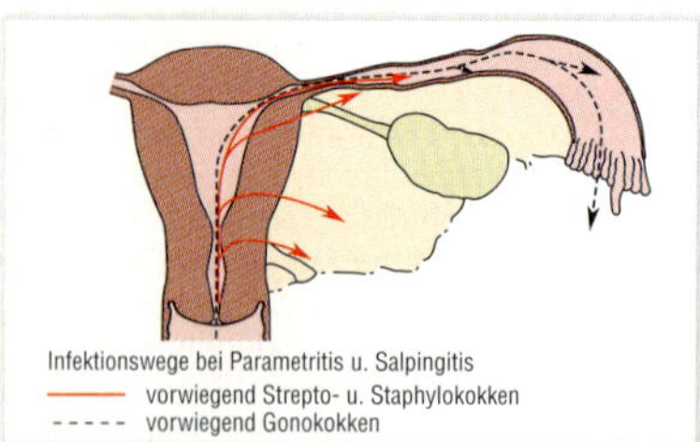

Adnexitis [151]

Adnextumor: geschwulstartige Vergrößerung der weiblichen Adnexe; entzündlich bedingt, aber auch bei Endometriose, Neoplasma.

Adoleszentenkyphose: ↗SCHEUERMANN* Krankheit.

Adoleszentenskoliose: Wirbelsäulenverkrümmung (↗Skoliose), die zwischen der Pubertät u. dem Ende des Skelettwachstums auftritt; wird vorwiegend bei Mädchen beobachtet.

Adoleszentenstruma: in der ↗Adoleszenz auftretende Schilddrüsenvergrößerung (euthyreote ↗Struma diffusa); meist infolge Jodmangels.

Adoleszenz: Lebensphase des Heranwachsens, das »Jugendalter« zwischen Pubertätsbeginn u. Erwachsenenalter (männl. 14.–25., weibl. 12.–21. Lebensjahr).

Adonisröschen, Adonis vernalis: ein Hahnenkrautgewächs [Ranunculaceae], dessen Kraut (= Herba Adonidis vern.) über 20 herzwirksame Glykoside enthält (z.B. Adonidin, Adonitoxin, Cymarin). Anw. bei Herzinsuffizienz leichten Grades (NYHA I–II).

adrenal: die Nebenniere betreffend.

Adrenalektomie, Epinephrektomie: ein- oder beidseitige operative Nebennierenentfernung bei Nebennierenadenom, -karzinom. – **A., chemische** oder **unblutige:** die Drosselung der Nebennierenfunktion durch hochdosierte Cortison- oder Prednisongaben (die ACTH-Hemmung u. NNR-Atrophie bewirken).

Adrenalin, Epinephrin: Nervenbotenstoff (Neurotransmitter); Sympathikuswirkstoff; Hormon des Nebennierenmarks. Ist wie das in kleineren Mengen (1 : 4) gebildete ↗Noradrenalin ein gefäßwirksames (vasokonstriktives) ↗Catecholamin; steigert u.a. Herzaktion, Grundumsatz, Glykogenabbau; vermindert die Darmperistaltik, erschlafft die Bronchialmuskulatur. – Anw. *therap* (stark verdünnt!) als Mittel der Wahl beim Herz-Kreislauf-Stillstand sowie bei anaphylaktoiden u. anaphylaktischen Reaktionen mit Schocksymptomatik. – s.a. Sympathomimetika.

Adrenalin

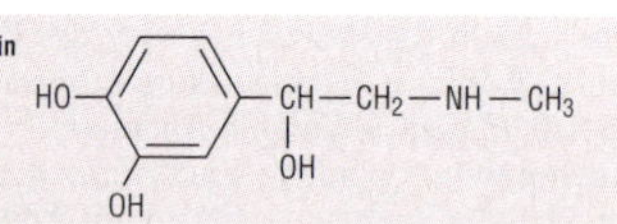

adrenerg(isch): **1)** durch Freisetzung des Neurotransmitters Adrenalin wirkend. **2)** auf die ↗Catecholamine Noradrenalin u. Adrenalin reagierend. – **a. Rezeptoren:** die ↗Catecholamine Adrenalin u. Noradrenalin bindende ↗Membranrezeptoren der Erfolgsorgane des vegetativen Nervensystems, unterschieden als ↗Alpharezeptoren (α_1 u. α_2) u. ↗Betarezeptoren (β_1 u. β_2). – **a. System:** die Gesamtheit der vegetativen Nervenfasern (v.a. postganglionäre F. des Sympathikus), die ↗Noradrenalin, ↗Adrenalin als Neurotransmitter freisetzen.

adrenocorticotropes Hormon: ACTH, ↗Corticotropin.

adrenogenital: Nebennieren u. Keimdrüsen betreffend. – **a. Syndrom, AGS:** Gruppe autosomal-rezessiv vererbter Störungen der Cortisolbiosynthese der Nebennierenrinde (NNR): es kommt über eine vermehrte (hypothalamohypophysäre) Stimulation zu einer gesteigerten Steroidproduktion vor dem jeweiligen Enzymdefekt u. zu einer NNR-Hyperplasie. Die Einteilung erfolgt in AGS Typ 1–5.

Adriamycin: ↑Doxorubicin.

Adsorbat-Impfstoff: ein an ein Adsorbens (meist Aluminiumhydroxid) gebundener Impfstoff (Vakzine); wird langsamer resorbiert u. bewirkt stärkere Antikörperbildung.

Adsorbentia, Adsorbenzien (Ez. **Adsorbens**): Stoffe, Präparate in Pulver- oder Granulatform, die Gase u. gelöste Stoffe physikalisch binden (↑Adsorption); z.B. Kohle (↑Carbo medicinalis), Talkum, Kieselgur, Kaolin.

Adsorption: die Anreicherung von Gasen, Dämpfen oder gelösten Stoffen an der – äußeren u. inneren – Oberfläche (Grenzschicht) fester oder flüssiger Stoffe. – *serol* die A. von Antigenen bzw. Antikörpern an genormte Teilchen, z.B. Latexpartikeln, Siliconpolymere (ermöglicht z.B. Standardisierung von Agglutinationsreaktionen).

Adstringentia, Adstringenzien: äußerliche Mittel, die an Wunden u. Schleimhäuten durch Eiweißfällung oder -fixierung Membranen bilden u. dadurch entzündungswidrig, desinfizierend, austrocknend u. blutstillend wirken; v.a. Metallsalz-Lösungen, verdünnte Säuren, Formaldehyd, Gerbstoffe (Tannin).

adult respiratory distress syndrome: (engl.) ↑ARDS.

adultus: (latein.) erwachsen.

Adventitia: *(latein. adventicius = äußerer)* **1)** die ↑Tunica adventitia (= Außenschicht der Eingeweide). **2)** die Tunica externa = Außenschicht der Blutgefäßwand.

Adynamia, Adynamie: Kraftlosigkeit, krankhafte (Muskel-)Schwäche, z.B. bei ADDISON* Syndrom, Muskeldystrophien.

Aedes: eine Stechmücken-Gattung [Culicidae]. – **A. aegypti:** Überträger des Gelb- u. Denguefiebers. – **A. polynesiensis, A. togoi:** 2 Überträger von Wuchereria bancrofti.

AEDL: Abk. für Aktivitäten u. existentielle Erfahrungen des Lebens; ↑Pflegemodell aus dem deutschsprachigen Raum; entwickelt von MONIKA KROHWINKEL; die AEDL dienen wie die ↑ATL als Einschätzung der Pflegebedürftigkeit eines Patienten.

Äquatorialplatte: die Anordnung der Chromosomen in der Mitte der (Teilungs-)Spindel (vgl. Spindelapparat) in der Metaphase der Mitose u. Meiose.

Äquivalentdosis, Dq: s.u. Dosisäquivalent.

Äquivalentgewicht: das dem einwertigen Wasserstoffatom (Atomgewicht 1,008) gleichwertige (»äquivalente«) Reaktionsgewicht chemischer Elemente, Radikale u. Verbindungen. Ä. in g = Grammäquivalent oder val; dieses gelöst in 1 Liter ergibt die »Normallösung«. – Als Milliäquivalentgewicht (= mEq, mval) 10^{-3} val.

aer...: *(sprich: a-e-r)* Wortteil »Luft«, »Gas«, »Sauerstoff«, »Luftfahrt«.

Aeroallergene, Inhalationsallergene: Allergene, die über die Luft mit dem Menschen in Kontakt kommen, z.B. aus Pollen, Schimmelpilzsporen, Tierepithelien, Hausstaubmilben; können bei allergischen Personen Krankheitssymptome auslösen (z.B. als Rhinokonjunktivitis, Asthma bronchiale, atopisches Ekzem).

aerob: auf das Vorhandensein von Sauerstoff angewiesen.

Aerobier: die tierischen u. pflanzlichen Organismen, deren Stoffwechsel Luftsauerstoff benötigt, u. zwar immer u. unbedingt oder nur unter bestimmten Bedingungen **(obligate** bzw. **fakultative A.**).

Aeroembolismus: Bildung von Gasbläschen (v.a. Stickstoffbläschen) im Blut (»Aerämie«) u. in den Geweben bei der ↑Druckfallkrankheit.

aerogen: 1) gasbildend. **2)** aus der Luft stammend; mit der Luft übertragbar.

Aeromonas: Bakteriengattung (der Vibrionaceae); pathogen z.B. **A. hydrophila**: wird aus Wasser, Erde oder Nahrungsmitteln, selten auch aus dem Verdauungstrakt des Menschen isoliert (z.B. bei Patienten, deren Abwehr stark geschwächt ist); kann gelegentlich eine Diarrhö verursachen.

Aerosol: Dispersionssystem feinst in Gas verteilter fester oder flüssiger Teilchen. Als **künstliches A.** ein aus Heil- oder Desinfektionsmitteln mittels eines unter Druck stehenden Gases als Treibmittel erzeugtes A. Anw. für ↑Aero(sol)therapie bzw. Aerosol-Raumluftdesinfektion.

Aerosoltherapie: Inhalationstherapie mit Anw. künstlicher, wirkstoffhaltiger Aerosole; z.B. bei Erkrankungen der oberen Atemwege.

Aescin: aus Samen der Roßkastanie (Aesculus hippocastanum) isolierbare Stoffe (Triterpenglykoside), die als Ödemprotektiva in Venenmitteln angeboten werden.

Aesculapius, Äskulap: latinisierter bzw. deutscher Name des griechischen Heilgottes Asklepios. – Der von der Schlange (?) umwundene Äskulapstab ist Symbol des Arztes u. Arzttums.

Aesculus hippocastanum: die Roßkastanie; bildet u.a. ↗Aescin, Cumarine (Aesculin), Flavone.

...ästhesie: Wortteil »Gefühl«, »Wahrnehmung«.

Äth...: s.a. Eth...

Äthanol, Ethanol, Äthylalkohol, Alcohol s. Spiritus aethylicus: »Äthylalkohol«; der gewöhnliche Alkohol. Ist als **»absoluter Alkohol«** (dehydriert = wasserarm; Konzentration ca. 99,5 Vol.-%) sehr wasseranziehend (hygroskopisch); Anw. u.a. äußerlich für Einreibungen, Umschläge, Händedesinfektion.

Äther, Aether, Ether: organisch-chemische Verbindungsklasse der allgemeinen Formel R_1-O-R_2; die Bildung erfolgt aus 2 Molekülen Alkohol unter Wasseraustritt; meist flüchtige, brennbare, hydrophobe Flüssigkeiten. – **Ae. pro narcosi:** »Narkose-Äther«; gemäß Arzneibuch gereinigter Diäthyläther (Ae. aethylicus); in Industriestaaten nur noch historisch interessant.

Äthernarkose: Allgemeinnarkose durch Inhalieren von Dämpfen des ↗Aether pro narcosi; weitgehend durch ↗Inhalationsnarkotika ersetzt.

Äthinyl...: ältere Schreibweise für die neue internationale Schreibweise »Ethinyl...«.

Äthinylnortestosteron, Norethisteron: oral wirksames, synthetisches ↗Gestagen (Steroid).

Äthinylöstradiol: ein oral wirksames synthetisches Östrogen; biologisch weit aktiver als natürliches Östradiol.

Äthylalkohol: ↗Äthanol.

Äthylendiamintetraessigsäure: ↗EDTA (1).

Ätiologie: Lehre von den Ursachen der Krankheiten.

Ätzmittel, Kaustika: Ätzalkalien, Mineralsäuren, Schwermetallsalze etc. als Mittel zur gezielten Zerstörung krankhaften Körpergewebes durch Eiweißdenaturierung; z.B. zur Entfernung von wucherndem Granulationsgewebe (»wildes Fleisch«), zur Blutstillung ($FeCl_3$). Anw. als Ätzpaste, -stifte (z.B. ↗Argentum nitricum).

A-Fasern: markhaltige Nervenfasern mit hoher Leitungsgeschwindigkeit.

afebril(is): fieberfrei.

Afermentie: erblicher Enzymdefekt (↗Enzymopathie) oder erworbener Ausfall eines Enzym(system)s; i.e.S. das Fehlen von Fermenten in den Verdauungssäften.

Affekt: *(latein. affectus = Gemütszustand)* relativ kurz dauerndes u. abgrenzbares, stark ausgeprägtes Gefühl (»Gefühlswallung«); z.B. Freude, Angst, Scham.

Affektkrämpfe: Steigerung affektiver Reaktionen zu Lach-, Wein-, Schreikrämpfen etc. – **A., respiratorische:** bei Kindern (zwischen Ende des 1. Lj. u. dem 4. Lj.) vorkommende Krämpfe im Gefolge einer zornigen Erregung mit »Schreiweinen«, gefolgt von einem exspiratorischen Atemstillstand, verbunden mit kurzer Bewußtlosigkeit.

Affenhand: Handform bei ↗Medianuslähmung.

afferens, afferent: (latein.) zuführend; dem ZNS Impulse zuleitend (s.a. Afferenz).

Afferenz: dem Zentralnervensystem (ZNS) zuströmende Erregung; auch die entsprechende Nervenleitungsbahn vom peripheren nervösen Empfindungsorgan (↗Rezeptor) zum ZNS.

Affinität: *(latein.: [durch Heirat entstandene] Verwandtschaft)* Neigung von Stoffen, sich anzulagern oder zu verbinden, z.B. *chem* von Atomen, Molekülen, *immun* einem Antigen u. dem spezif. Antikörper, *histol* von Farbstoffen u. bestimmten Geweben, *pharm* von Arzneimitteln u. Membranrezeptoren.

affixus: (latein.) angeheftet.

affiziert: krankhaft befallen (u. verändert).

AFI: ↗Amnionauffüllung.

Afibrinogen(äm)ie: ein Eiweißbildungsfehler (Defektproteinämie) mit Fehlen des Fibrinogens (Faktor I der Blutgerinnung) im Blut, klinisch manifestiert als Hämophilie-ähnliche Blutungsneigung mit stark verzögerter bis aufgehobener Blutgerinnung (»Minuskoagulopathie«).

Aflatoxine: Gifte des Pilzes Aspergillus flavus (in verschimmelten Speisen); starke potentielle ↗Karzinogene.

AFP: **A**lpha-**F**eto**p**rotein; ein Eiweißkörper (Glykoprotein); ein ↗Tumormarker; wird fetal gebildet in Dottersack, Leber, Magen-Darm-Trakt (hier auch beim Erwachsenen). Physiologische Blutspiegelerhöhung bei Schwangeren u. Kindern im 1. Lj., pathologisch erhöht bei Tumoren; leicht erhöhte Serumkonzentrationen bei allen Zuständen mit vermehrter Zellproliferation möglich (z.B. chron. Lebererkrankungen, Hämochromatose).

After: ↗Anus. – **A., künstlicher:** ↗Anus praeternaturalis.

Afterjucken: ↗Pruritus ani.

Afterload: *(engl. = Nachlast, -belastung)* die (gegen den Gefäßwiderstand) bei der Herzkammerentleerung (Austreibungsperiode) von der Ventrikelwand zu erbringende Kraft. – vgl. Preload (= Füllungsdruck).

Afterloading: ↗Nachladetechnik.

Ag: *chem* **Ag**entum (= Silber), *immun* **A**ntigen.

A(ga)laktie, Agalasie: das Fehlen der Milchsekretion in der Stillperiode (↗Laktation).

Agammaglobulinämie: teilweiser (i.e.S. als ↗Hypogammaglobulinämie) oder vollständiger Mangel an Gammaglobulin (↗Immunglobuline; s.a. Immundefekt), der zur Störung der Immunabwehr führen kann; entweder erworben (sekundäre A.) oder als angeborene Störung der B-Lymphozyten- bzw. Plasmazellen-Reihe.

Agar(-Agar): (malaiisch) getrockneter, in Fäden geschnittener Schleim aus roten Meeresalgen [Rhodophyceae]; Anw. als Abführ- u. Füllmittel, Arzneiträger, Nährboden (Nähragar zur Züchtung von Mikroorganismen).

Agenesia, Agenesis: fehlende Anlage (u. Entwicklung) eines Körperteils; vgl. Aplasie.

Agens: (Pl.: Agentia, Agenzien) wirkendes Mittel, wirksames Prinzip; auch Krankheitserreger, krankheitserregender Stoff/Wirkung.

Agglomeration, Aggregation: Zusammenballung. – **A. der Erythrozyten:** reversible Zusammenballung der roten Blutkörperchen durch relative (Flüssigkeitsverlust) oder absolute Zunahme v.a. größerer Eiweißkörper des Blutes. Führt in vivo zu beeinträchtigter Blutströmung (s.a. Sludge-Phänomen). In vitro: Fehlerquelle bei der Blutgruppenbestimmung (↗»Geldrollenagglutination«); Mechanismus der ↗Blutkörperchensenkungsgeschwindigkeit. – **A. der Thrombozyten:** ↗Thrombozytenaggregation.

Agglutination: Verklebung antigentragender Teilchen (Erythrozyten, Bakterien bzw. – bei **passiver = indirekter A.** – Latex-, Polystyrolpartikel) durch entsprechende ↗Agglutinine.

Agglutinine: Stoffe, die durch Reaktion mit bestimmten Strukturen (»Agglutinogene«, »Oberflächenantigene«, »Membranrezeptoren«) auf Zellen (z.B. Blutzellen, Bakterien) oder Partikeln ↗Agglutination hervorrufen: z.B. agglutinierende ↗Antikörper (s.a. Hämagglutinine).

Aggravatio, Aggravation: (latein.) Erschwerung, Verschlimmerung.

Aggregation: ↗Agglomeration.

Aggregatzustand: Erscheinungsform der Materie. Wird nach klassischer Einteilung bezeichnet als fest, flüssig, gasförmig, nach der molekularkinetischen als kristallin, amorph, gasförmig.

agitans: (latein.) sich heftig bewegend, hastig, unruhig (»agitiert«).

Agitatio, Agitation; Agitiertheit: motorische (u. affektive) Unruhe.

Agnosie, agnostische Störung: die Störung des Erkennens trotz intakter Wahrnehmung. – **A., akustische:** »Seelentaubheit«, d.h. die Unfähigkeit, Gehörwahrnehmungen mit dem akustischen Erinnerungsgut zu identifizieren. – **A., optische:** die »Seelenblindheit«, d.h. die Unfähigkeit, Sichtwahrnehmungen mit dem optischen Erinnerungsgut zu identifizieren. – **A., taktile:** die Unfähigkeit, Objekte in ihrer stofflichen Qualität oder in ihrer mehrdimensionalen räumlichen Struktur zu erkennen.

-agogum: Wortteil (Suffix) »treibendes Mittel«.

Agonadismus: der völlige Funktionsausfall, i.e.S. aber das Fehlen der Keimdrüsen (Gonaden).

agonal: die ↗Agonie betreffend.

Agonie: der »Todeskampf«; der Zustand zunehmender Einschränkung der lebenswichtigen Körperfunktionen, aus dem es keine spontane Erholung gibt.

Agonist: 1) Muskel, der im Zusammenspiel (Synergismus) mit seinem Gegenspieler (Antagonist) eine definierte Funktion bewirkt. **2)** Substanzen (z.B. Arzneimittel), die sich an einen Rezeptor binden, ihn stimulieren u. dadurch eine Wirkung auslösen.

Agoraphobie, Platzangst: zwanghafte Angst davor, allein über leere Plätze, Straßen zu gehen.

agranulär: arm an Körnchen (Granula).

Agranulozytose: schwere, medikamentös induzierte Erkrankung (Immungranulozytopenie) mit plötzlicher Zerstörung aller weißen Blutkörperchen (Granulozyten) im peripheren Blut; v.a. durch Analgetika, Antipyretika, Thyreostatika u. Sulfonamide (↗Tab. S. 14). Einteilung in 2 Formen: Typ I: rasch auftretend, bedingt durch eine Immunreaktion; Typ II: dosisabhängig u. meist allmählich einsetzend, als medikamentös-toxische Knochenmarkschädigung.

Agraphie: als »Aphasie der Hand« die Schreibunfähigkeit trotz Intaktheit der Motorik u. des Intellektes.

AGS: ↗**a**drenogenitales **S**yndrom.

Agyrie, Agyrismus: das Fehlen der Großhirnwindungen (↗Gyrus).

AHB: ↗Anschlußheilbehandlung.

Ahornsirup(harn)-Krankheit, Valin-Leucin-Isoleucinurie: autosomal-rezessiv erbliche Aminosäuren-Stoffwechselkrankheit (Enzy-

Substanzen, die mit einer medikamentös induzierten **Agranulozytose** in Zusammenhang gebracht werden (Auswahl); nach NERL in [490]

Analgetika, Antipyretika u. Antirheumatika	Aminopyrin, Metamizol, Phenacetin, Phenylbutazon, Indometacin, Ibuprofen, Goldsalze, Penicillamin, Acetylsalicylsäure
Phenothiazine u. andere Neuroleptika	Chlorpromazin, Promazin, Thioridazin, Imipramin, Diazepam u.a.
Antiepileptika	Carbamazepin, Phenytoin, Primidon, Trimethadion
Thyreostatika	Carbimazol, Methimazol, Thiouracil u. Derivate, Clozapin
Antibiotika u. Sulfonamide	Penicilline, Cephalosporine, Chloramphenicol, Sulfamethoxazol, Sulfasalazin, Vancomycin, Metronidazol, Norfloxacin
Antidiabetika	Chlorpropamid, Tolbutamid
Antihypertensiva	Captopril, Diazoxid, Hydralazin, Methyldopa, Propranolol
Parkinson-Mittel	L-Dopa
Andere	Cimetidin, Levamisol, Barbiturate, Antihistaminika, H_2-Rezeptorenblocker (Ranitidin, Cimetidin)

mopathie); eine Abbaustörung von Valin, Leucin u. Isoleucin, die sich im frühesten Säuglingsalter manifestiert; infolge Mangels an α-Ketosäuredecarboxylase (»verzweigtkettige Ketosäurendecarboxylasen«). Symptome: Trinkschwäche, Muskelsteifheit, klonische Krämpfe, Ernährungs-, Entwicklungsstörung. Charakteristisch der Geruch des Harns nach Karamel bzw. Ahornsirup.

AI: **a**rtifizielle (= künstliche) ↗**I**nsemination.

AID: **a**rtifizielle **I**nsemination durch **D**onor; die Samenspende durch einen Dritten (i.d.R. Fremden) bei der künstlichen Befruchtung.

AIDS: *(engl. Akronym »acquired immunodeficiency syndrome«)* durch Virusinfektion mit ↗HIV (Typ 1 oder 2) erworbenes »Immundefekt-Syndrom« mit Störung des zellulären Immunsystems u. ausgeprägter Verminderung (bis Fehlen) der T-Helferzellen. Das Krankheitsbild ist charakterisiert durch Auftreten von persistierenden oder rezidivierenden Krankheiten, welche auf Defekte im zellulären Immunsystem hinweisen. – *Infektionswege* des HIV: 1) Geschlechtsverkehr (homo- u. heterosexuell); 2) bei Drogenabhängigen (»Fixern«) Benutzung infizierter Injektionsbestecke (Nadeln, Spritzen); 3) über HIV-haltiges Blut bzw. Blutprodukte (durch Vorsorgemaßnahmen der Blutspendezentralen weitgehend geschützt); 4) prä- (über die Placenta auf den Feten), peri- (auf Neugeborene HIV-infizierter Mütter) u. postnatal (durch Stillen). – *Klinischer Verlauf in 3 Phasen*: **A)** Nach der Infektion zunächst asymptomatisch oder mit Frühsymptomen ähnlich der infektiösen Mononukleose; HIV-spezifische Antikörper meist 3–12 Wochen nach der Inokulation nachweisbar (selten Latenz bis zu 12 Monaten). Während eines Zeitraums von Monaten bis zu 10 Jahren bleibt die HIV-Infektion klinisch stumm (klinische Latenzphase), aber infektiös (Virusausscheider); Lymphknoten u. Milz sind meist vergrößert (»persistierende generalisierte Lymphadenopathie«, PGL, oder »Lymphadenopathie-Syndrom«, LAS). **B)** Typische »HIV-assoziierte Erkrankungen« (↗Tab.) sowie unspezifische Symptome wie Fieber(schübe), Nachtschweiß, Diarrhöen (ARC = **A**IDS-**r**elated **c**omplex). **C)** Das Vollbild von AIDS, gekennzeichnet durch »AIDS-definierende Erkrankungen« (↗Tab.): opportunistische Infektionen, die atypisch schwer verlaufen u. rezidivieren, Malignome, HIV-Enzephalopathie u. ↗Wasting-Syndrom. – *Therapie:* Behandlung u. Prophylaxe der Sekundärkrankheiten; ↗antiretrovirale Substanzen, evtl. in Kombination mit Proteaseinhibitoren; versuchsweise Immunmodulatoren sowie alternative Verfahren. – *Diagnostik*: als Screening-Test v.a. der Anti-HIV-EIA bzw. -ELISA; positive Proben bedürfen der Bestätigung über die Immunfluoreszenz, den

AIDS [154]

HIV-assoziierte Erkrankungen
oropharyngeale Candidiasis
vulvovaginale Candidiasis (> 4 Wochen, therapierefraktär)
zervikale Dysplasien u. Karzinome in situ
konstitutionelle Symptome: Fieber > 38,5 °C, Diarrhöen > 4 Wochen, ungewollter Gewichtsverlust von 5–10% des Ausgangsgewichts
orale Haarzelleukoplakie
Herpes zoster (mit Befall mehrerer Dermatome oder Rezidive)
idiopathische thrombozytopenische Purpura (ITP)
Polyneuropathie (peripher-symmetrisch)
bazilläre Angiomatose
Listeriose

AIDS [154]

AIDS-definierende Erkrankungen (= opportunistische Erkrankungen u. Tumoren)
Pneumocystis-carinii-Pneumonie (PcP)
Toxoplasmose-Enzephalitis (= zerebrale Toxoplasmose)
Soor-Ösophagitis
Candida-Bronchitis, Candida-Pneumonie, Candida-Tracheitis
chronische Herpes-simplex-Ulzerationen bzw. Herpes-Bronchitis, -Pneumonie, -Ösophagitis
Zytomegalievirus(CMV)-Retinitis
CMV-Infektionen (ohne Leber/Milz)
Salmonellen-Septikämie (rezidivierend)
extrapulmonale Kryptokokkose
rezidivierende Pneumonien (< 1 Jahr)
chronische intestinale Kryptosporidiose
chronische intestinale Isospora-belli-Infektion
disseminierte oder extrapulmonale Histoplasmose
Tuberkulose
atypische Mykobakteriose (M.-avium-Komplex, M. kansasii; disseminiert oder extrapulmonal)
KAPOSI* Sarkom
maligne Lymphome (BURKITT* immunoblastisches, primäres zerebrales Lymphom)
invasives Zervixkarzinom
HIV-Enzephalopathie
progressive multifokale Leukenzephalopathie
Wasting-Syndrom

Immunoblot (Western-Blot) oder den Radioimmunopräzipitations-Assay = RIPA.

AIDS-Embryopathie: fragliche Embryopathie, ausgelöst durch transplazentare Übertragung von HIV auf den Fetus. Die beschriebenen Symptome sind evtl. durch andere Noxen bedingt.

AIDS-Enzephalopathie, AIDS-related dementia complex, ARDC: subakute Gehirnentzündung (Enzephalitis); häufigste neurologische Manifestation einer ↗HIV-Infektion. Schleichender Beginn; im weiteren Verlauf Verminderung der intellektuellen Leistungsfähigkeit bis zur Demenz s.a. AIDS.

AIDS-related complex, ARC: (engl.) s.u. AIDS.

AIH: künstliche homologe ↗Insemination.

Air-block-Technik: bei der Krampfadernverödung die Vorinjektion einer kleinen Menge Luft oder Schaum als »Bremspfropf«.

Ajmalin: ein Rauwolfia-Alkaloid mit antiadrenergischer, am Herzen mit chinidinähnlicher Wirksamkeit. – s.a. Antiarrhythmika.

AK, Ak: ↗Antikörper.

Akanth...: Wortteil mit der Bedeutung Stachel.

Akantho(kerato)lysis: der Verlust des Zusammenhaltes der Stachelzellen der Haut; führt zu Blasenbildung in der Epidermis, z.B. bei Pemphigus.

Akanthokeratose: Verdickung der Stachelzell- u. Hornschicht der Haut. – **A., präkanzeröse, Akanthokeratom:** ↗Keratosis actinica (senilis).

Akanthom, Acanthoma: gutartiger Hauttumor (der Stachelzellen).

Akanthose, Acanthosis: zu Epidermisverbreiterung führende Verdickung des Stratum spinosum der Haut. – **Acanthosis nigricans:** schmutzigbraune bis -graue Hautveränderungen. – Als **A. n. benigna** unregelmäßig dominant erblich mit Beginn in der Kindheit bis Pubertät. – Als **A. n. maligna** mit starker Pigmentierung als paraneoplastisches Syndrom bei malignen Tumoren.

Akanthozyt: ↗Stechapfelform des Erythrozyten.

Akarinose: ↗Acaridosis.

Akarizide: gegen Milben (Acarida) wirksame Mittel (Pestizide); z.B. Chlorbenzylat.

Akathisie: Unfähigkeit zu ruhigem Sitzenbleiben, (Früh-)Symptom bei PARKINSON* Krankheit u. als frühe ↗Neuroleptika-induzierte extrapyramidal-motorische Störungen.

Akinesia, Akinesie, Akinese: hochgradige Bewegungsarmut bis Bewegungslosigkeit; meist als extrapyramidale Störung (z.B. beim PARKINSON* Syndrom); häufige Nebenwirkung hochpotenter ↗Neuroleptica.

akinetisch: bewegungslos, -arm (↗Akinesie).

Akkommodation: die funktionelle Anpassung eines Organismus oder Organs an die jeweilige Aufgabe. – **A. des Auges:** Anpassung des dioptrischen Apparates des Auges für das scharfe Sehen von Objekten in der Ferne bzw. Nähe durch Änderungen der Linsenwölbung u. des Linsenbrechwertes (Verschieben von Linsenfasern) = **extra-** bzw. **intrakapsuläre A.** – **A. des Nervs:** Anpassung der Nervenmembran an einen elektrischen Dauerreiz.

Akkommodationslähmung: Unfähigkeit des dioptrisch normalen Auges, nahe Objekte scharf auf der Netzhaut abzubilden.

Akme: Höhe-, Kulminationspunkt; z.B. Phase des höchsten Fiebers.

Akne, Acne, Hautfinnen(ausschlag): Sammelbezeichnung für mit Knötchen-, Knotenbildung einhergehende Erkrankungen des

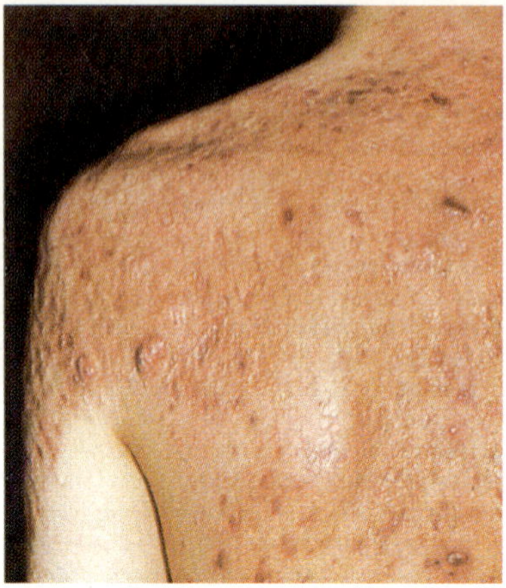

Akne conglobata [393]

Talgdrüsenapparates u. der Haarfollikel, z.T. durch Hormone (z.B. als Steroidakne), berufliche Aknegene (Gewerbe-A.); ferner z.B. als Neugeborenen-, Schwangerschaftsakne. – I.e.S. die A. vulgaris. – Ferner Bezeichnung für andere Hautkrankheiten (z.B. Akne rosacea). – **A. comedonica, conglobata:** s.u. A. vulgaris. – **A. professionalis:** ↗Gewerbeakne. – **A. rosaceae:** ↗Rosacea. – **A. vulgaris,** A. simplex: Hautkrankheit des Pubertätsalters auf der Grundlage einer Seborrhö (vermehrte Talgabsonderung) u. einer zu Talgstau führenden Verhornungsstörung (Hyperkeratose) der Haarfollikel u. der Talgdrüsenausführungsgänge, die zu Bildung von »Mitessern« führt *(A. comedonica)*; evtl. mit sekundärer perifollikulärer Entzündung u. Papelbildung *(= A. papulosa)*. Eine schwere Verlaufsform hat die *A. conglobata* (eine nicht an die Pubertät gebundene A. mit der Bildung von Doppel- u. Gruppenkomedonen, großen, abszedierenden u. konfluierenden Knoten, Narben; ↗Abb.).

akral, acralis: die Körper-, Gliedmaßenenden (↗Akren) betreffend.

Akranie: angeb. Fehlen des Schädeldaches.

Akren, Acra: *(griech. akron = äußerstes Ende)* die Körperenden, v.a. die Enden der Gliedmaßen (i.e.S. Finger-, Zehenendglieder) sowie Nase, Kinn, Ohrmuscheln.

Akrinie: fehlende Absonderung (Sekretion) von Drüsenprodukten.

Akroasphyxie: anfallsweise Blässe u. Kälte der Finger u. Zehen, kombiniert mit Mißempfindungen, infolge örtlicher Verkrampfung der Arteriolen; u.a. als ↗RAYNAUD* Krankheit, als Preßluftschaden.

Akrocyanosis, Akrozyanose: blaurote Verfärbung der ↗Akren (= Körperenden).

Akrodermatitis: entzündliche Hauterkrankung der Körperenden (↗Akren). – **A. chronica atrophicans:** chron. Spätstadium der ↗Lyme-Krankheit; eine die Gliedmaßenstreckseiten bevorzugende A. mit Ödem u. weinrotem Erythem u. mit nachfolgender Hautatrophie (Schwund des Unterhautfettgewebes).

Akrodynie: die ↗FEER* Krankheit.

Akrognosie: die Fähigkeit, »spitz« u. »stumpf« zu unterscheiden. Aufgehoben (= Akroagnosie) bei Rückenmark- u. peripheren Nervenschäden.

Akromegalie: selektive Größenzunahme der Akren (Nase, Ohren, Kinn, Hände, Füße) nach Abschluß des Wachstumsalters infolge vermehrter Produktion von Wachstumshormon (hGH = human Growth Hormone = somatotropes Hormon = STH, meist verursacht durch ein somatotropes Adenom des Hypophysenvorderlappens (HVL). – Bei Erkrankung des HVL in der Kindheit erfolgt akromegaler Hochwuchs.

Akromelalgie: ↗Erythromelalgie.

Akromion: ↗Acromion.

Akroosteolyse, progressive (familiäre): schubweise verlaufende Knochenerkrankung (↗Osteopathie) im Kindes- oder frühen Erwachsenenalter. Symptome: reaktionslose Knochenauflösungen (Osteolysen) an Zehen- u. Mittelfußknochen.

Akroparästhesie: Mißempfindung (Kribbeln, Taubheits-, Pelzigkeitsgefühl) an den Händen u. Füßen infolge peripherer Nervenschädigung oder infolge vasomotorischer Störungen (z.B. bei Zervikal-, Skalenussyndrom).

Akrosklerose: milde Verlaufsform der fortschreitenden ↗Sklerodermie; mit Veränderungen an Fingern (»Sklerodaktylie«) u. Gesicht.

Akrosom, Acrosoma; Galea acrosomatica: das kappenförmige, den »Apikalkörper« des Spermienkerns überdeckende Gebilde. Seine Enzyme bewirken das Durchbrechen der Schutzhülle der Eizelle.

Akrotie, Akrotismus: ↗Pulslosigkeit.

Akrozyanose: ↗Akrocyanosis.

Aktin: ↗Actin.

aktinisch: Strahlung, d.h. Licht (insbes. UV), i.w.S. auch ionisierende Strahlung betreffend.

Aktinium: ↗Actinium.

Aktino...: s.a. Actino...

Aktinomykose, Actinomycosis: die sog. Strahlenpilzkrankheit; meist chronische Infektionskrankheit durch ↗Actinomyces israelii u. verwandte Arten, jedoch stets als Mischinfekt mit anderen aeroben u. anaeroben Krankheitskeimen. Die Diagnose erfolgt durch Erregernachweis (kulturell; mikroskopisch, u.a. anhand des Nachweises von ↗Drusen), durch Intrakutanprobe.

Aktinomyosin: ↗Actomyosin.

Aktionspotential, AP: die der Signalfortleitung z.B. am Nerv dienende kurzzeitige Änderung des ↗Membranpotentials.

Aktionsstrom: der bei Erregung von Muskel- oder Nervenfasern auftretende bioelektrische Strom (bzw. Potentialdifferenz), der abhängig ist vom ↗Aktionspotential sowie vom Membranwiderstand.

Aktivität: Tätigkeit, Wirksamkeit. – **A., bioelektrische:** Vorhandensein von elektrischen Potentialschwankungen in Geweben. – **A., enzymatische:** das biokatalytische Wirkungsvermögen eines Enzyms; definierbar durch die ↗Enzymeinheit. – **A., insulinähnliche:** Stoffwechselwirkungen, z.B. bestimmter Peptide, die die Glucoseaufnahme der Muskulatur u. des Fettgewebes steigern u. Insulin-Wirkungen simulieren; ferner die ↗NSILA. – **A., katalytische:** s.u. Enzymeinheit. – **A., optische:** die Fähigkeit bestimmter Kristalle u. Flüssigkeiten zu spezifischer Drehung der Polarisationsebene polarisierten Lichtes, i.w.S. auch die lichtbrechende Eigenschaft einer Linse. – **A., radioaktive:** physikalische Größe, proportional der Zahl der pro Zeiteinheit zerfallenden Atomkerne eines radioaktiven Stoffes; SI-Einheit ist das ↗Becquerel (früher: Curie).

Aktivitäten des täglichen Lebens: ↗ATL.

Aktivitätsindex: s.u. Allgemeinbefinden, KARNOFSKY* Index.

Aktomyosin: ↗Actomyosin.

Akupressur: die Fingerdruckmassage als Variante der Akupunktur, wobei Druck oder Reibung auf Akupunkturpunkte u. -meridiane ausgeübt wird.

Akupunktur: *(lat. acus = Nadel, pungere = stechen)*; bekannteste Methode der ↗Traditionellen Chinesischen Medizin, bei der mit dünnen Nadeln (v.a. aus Stahl) in genau festgelegte Punkte der Körperoberfläche gestochen wird. Die klassischen 361 Akupunkturpunkte liegen auf Organen zugeordneten Leitbahnen, den Meridianen (12 symmetrisch angelegte Hauptmeridiane u. 2 auf der Mittellinie), durch die nach traditioneller Vorstellung die energetische Vitalkraft »Qi« fließt. Anw. in der westlichen Medizin v.a. in der Schmerztherapie als **Akupunktur-Analgesie**; auch als Elektrostimulationsanalgesie (Verstärkung der Reizwirkung durch schwache elektrische Impulse über die Nadeln). Sonderformen: ↗Ohr-A. (»Aurikulotherapie«), Elektro-, Laser-A.

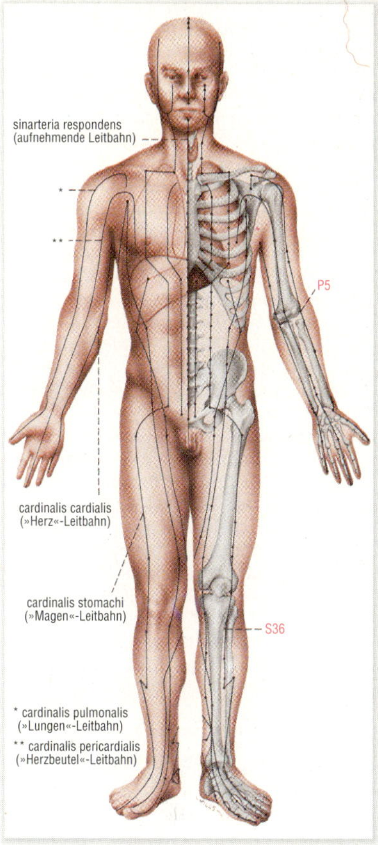

Akupunktur: Darstellung der Hauptleitbahnen mit 2 Beispielen von Akupunkturpunkten (foramina); P5: »Moorsee am Fußpunkt«, Leitbahn: Lungen-Meridian (cardinalis pulmonalis); S36: »Dritter Weiler am Fuß«, Leitbahn: Magen-Meridian (cardinalis stomachi) [nach HEMPEN]

Akustikus: Nervus (stato)acusticus, ↗Nervus vestibulocochlearis.

Akustikusneurinom: Tumor des 8. Gehirnnervs; ein vom Nervus vestibulocochlearis ausgehendes Neurinom als häufigster ↗Kleinhirnbrückenwinkeltumor mit typ. einseitiger Hörstörung, Gleichgewichtsstörungen.

akustisch: das Hören (Gehör) betreffend, mit dem Gehör zusammenhängend.

akut, acutus: plötzlich einsetzend, heftig u. von meist kürzerer Dauer.

akute Galle: hochakut an der Gallenblase auftretende entzündliche Veränderungen: akute ↗Cholezystitis, Gallenblasenempyem, gedeckte bzw. freie Gallenblasenperforation.

Akute-Phase-Proteine: das in akuten Entzündungsphasen diagnostisch nutzbare komplexe Spektrum von Plasmaproteinen, bei dem 3 Gruppen unterschieden werden; darunter u.a. das Coeruloplasmin (α_2-C.), das (saure) α_1-Glykoprotein sowie als klassisches A.-Ph.-Pr. das C-reaktive Protein (CRP).

akutes Abdomen: plötzlich einsetzendes, zunehmend bedrohliches u. eine sofortige diagnostische Abklärung erforderndes Krankheitsbild mit den Kardinalsymptomen Leibschmerz, Erbrechen u. Meteorismus (»großes Abdomen« infolge Darmmotilitätsstörung; s.a. Ileus), Bauchdeckenspannung (↗Abwehrspannung) u. Zeichen akuter Kreislaufstörung (evtl. Schock). Meist begleitet von Leukozytose, Temperaturanstieg. Im allgemeinen Zeichen einer chirurgisch zu behandelnden Grundkrankheit; Differentialdiagnose ↗Tab.

akutes Abdomen: Differentialdiagnosen [22]

Intraabdominelle Ursachen	**Extraabdominelle Ursachen**
Aneurysma der Bauchaorta Appendizitis Bauchtrauma Cholezysto- u. Cholangiopathien Gynäkologische Erkrankungen Ileus Inkarzerierte Leistenhernie Leberruptur Mesenterialinfarkt Pankreatitis Peritonitis Sigmadivertikulitis Tumoren Ulkusperforation	*Pulmonal:* Pleuritis Pneumonie Pneumothorax Lungenembolie *Kardiovaskulär:* Myokardinfarkt Herzinsuffizienz Aneurysma der thorakalen Aorta Perikarditis *Metabolisch u. endokrin:* Diabetes mellitus Urämie Porphyrie Hyperparathyreoidismus Intoxikationen

Akz...: s.a. Acc...

Akzeleration: Beschleunigung; *physiol* der adäquate Reiz für das Gleichgewichtsorgan; *anthrop* beschleunigtes u. vermehrtes Größenwachstum (Wachstums-A.) mit Vorverlegung der körperlichen Reife.

akzessorisch, accessorius: zusätzlich, *anat* überzählig.

Akzessoriuslähmung: Lähmung des ↗N. accessorius; führt zu Ausfall des M. sternocleidomastoideus (Kopfneigung zur gesunden, Kinndrehung zur kranken Seite).

akzidentell: zufällig (hinzukommend), unbedeutend. – **a. Geräusch:** s.u. Herzgeräusch.

Al: 1) ↗**Al**uminium. **2)** AL: **a**kute ↗**L**eukämie.

Ala: 1) Symbol für ↗Alanin. **2)** (latein.) Flügel, flügelähnliches Gebilde. – **A. major, A. minor ossis sphenoidalis:** der beidseitige große bzw. kleine Keilbeinflügel des Schädels. – **A. ossis ilii:** die »Darmbein-« oder »Beckenschaufel« (des Hüftbeins).

Alaktasie: ↗Lactasemangel.

Alalia, Alalie: Unfähigkeit zu sprachgerechter (artikulierter) Lautbildung, i.e.S. bei Störung an den Sprechwerkzeugen.

Alanin, Ala, A, Aminopropionsäure: eine natürlich vorkommende, nichtessentielle ↗Aminosäure; als L- oder α-A. rechtsdrehend, glukoplastisch, in allen Eiweißen; als β-A. Baustein der Pantothensäure.

Alaninaminotransferase, Glutamat-Pyruvat-Transaminase, ALAT, GPT: Enzym; ist in hoher Konzentration im Leberparenchym enthalten; im Serum (S-GPT) stark vermehrt bei akuter Hepatitis; ferner anfangs beim Myokardinfarkt.

Alastrim, weiße Pocken: ↗Variola minor.

ALAT: ↗**Al**anin**a**mino**t**ransferase.

Alaun, Alumen: Doppelsalze aus Aluminium- (oder gleichwertigem Metall-) u. aus einem Alkali-Sulfat; i.e.S. der Kali-A. (wirksam als Adstringens [äußerlich; 1–5%ig]; als **gebrannter A.** = Alumen ustum ein mildes Ätzmittel, Hämostyptikum).

Albinismus(-Syndrom), Weißsucht: zu Mangel an Pigment führende Störung der Melaninbildung infolge eines erblichen Stoffwechselblocks (Tyrosinase-Mangel; Fehlfunktion der Glutathion-peroxidase). – **A. partialis, A. circumscriptus,** Leukismus: einfach-dominant erbliche Form des A. mit Weißscheckung der Haut u. mit Bildung einer weißen Stirnlocke (= Poliosis circumscripta). – **A. totalis, A. universalis,** Alphodermie: der autosomal-rezessiv erbliche A. mit vollständigem Fehlen des Pigments in Haut, Haaren u. Augen.

Albino: *(span. = Weißling)* Mensch mit – totalem – ↗Albinismus.

Albumin: Eiweißkörper; als Serumalbumin (50–60% der Serumproteine u. damit deren Hauptfraktion) ist es Hauptträger des kolloidosmotischen (onkotischen) Druckes im Gefäßsystem u. Trägerstoff (Vehikel) für zahlreiche Stoffe (u.a. Fettsäuren, Kationen [Mg^{2+}, Ca^{2+}], Spurenelemente, Vitamine, Metaboliten/Pharmaka, tox. Stoffe).

Albumin-Globulin-Quotient, Eiweißquotient: das Albumin-Globulin-Verhältnis im Blutserum oder Liquor.

Albuminurie: ↗Proteinurie.

albus, alb.: (latein.) weiß.

Aldehyd: sehr reaktionsfreudiges Oxidationsprodukt primärer Alkohole (»**Al**cohol **dehyd**rogenatus«); mit der charakteristischen »Aldehydgruppe« R-CHO.

Aldehyd

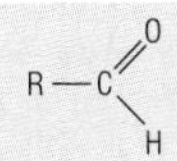

Aldolase, ALD: Schlüsselenzym der Glykolyse. – Der A.-Blutspiegel ist ein Diagnostikum für Muskel- u. Lebererkrankungen.

Aldosteron: in der Nebennierenrinde (Zona glomerulosa) produziertes Hormon (Mineralocorticoid), dessen Bildung v.a. durch das Renin-Angiotensin-System angeregt wird. Hauptwirkung: Austausch von Kalium- u. Wasserstoffionen (H^+) gegen Natriumionen im distalen Tubulus der Niere, ferner geringer Glucocorticoid-Effekt. Die Wirksamkeit wird gehemmt durch **Aldosteron-Antagonisten** wie Spironolacton u. Canrenoat.

Aldosteronismus, Hyperaldosteronismus: Zustand bei Überproduktion von Aldosteron. – **A., primärer,** CONN* Syndrom: A. bei autonomer Mehrproduktion des Hormons durch ein Nebennierenrinden-Adenom (= Aldosteronom) oder bei bilateraler NNR-Hyperplasie. – **A., sekundärer:** A. durch Störungen des Renin-Angiotensin-Systems z.B. infolge Nierenmangeldurchblutung (z.B. Nierenarterienstenose, Nephrosklerose).

Aldosteron-stimulierendes Hormon, ASH: Angiotensin II (= Hypertensin).

Aleppobeule: ↗Hautleishmaniase.

aleukämisch: zellarmer (im peripheren Blut) Verlauf akuter Leukämien; s.a. Leukämie.

Alexia, Alexie: Leseunvermögen. – **A. literale:** Leseunfähigkeit als optische ↗Agnosie mit Unfähigkeit, trotz erhaltenen Sehvermögens Buchstaben (bzw. – als **verbale A.** – Buchstabengruppen = Wörter) zu erkennen. – **A., sensorische:** »Lesestörung bei sensorischer Aphasie«; A. durch Verlust der Wortklangerinnerung; als Temporallappen-Symptom.

Alfentanil: synthetisches Opioid; starkes Analgetikum, das in Kombination mit einem Neuroleptikum (s.a. Neuroleptanalgesie) v.a. bei kürzeren operativen Eingriffen zur Anw. gelangt.

Algesia, Algesie: Schmerzhaftigkeit; auch ↗Hyperalgesie.

-algia, -algie: Wortteil »Schmerz(haftigkeit)«.

Algodystrophie-Syndrom: idiopathische oder sekundäre, neuro-vasotrophische Gewebsschädigung umschriebener Extremitätenabschnitte (am häufigsten Arm-Hand) mit zunächst schmerzhafter Schwellung (Stadium I), dann Atrophie der Haut u. Weichteile (Stadium II), Knochenstörungen bis Versteifung der Gelenke (Stadium II–III). Überschneidend, z.T. synonym gebrauchte Bez. sind: neurodystrophisches Syndrom, Reflexdystrophie, Algoneurodystrophie (der oberen Extremitäten = Schulter-Hand-Syndrom), dystrophische Pseudoarthritis, ↗SUDECK* Dystrophie, transiente (transitorische) Osteoporose.

Alienie: das angeborene Fehlen der Milz.

alimentär, alimentarius: mit der Ernährung zusammenhängend.

Alkali: *(arab.: al-qali = sich basisch lösende Asche)* jedes Oxid (Hydroxid) eines Alkali- u. Erdalkalimetalls (sowie das in wäßriger Lsg. stark alkalisch [= basisch] reagierende Ammoniak).

Alkal(i)ämie: Alkalivermehrung im Blut über die Norm (arterielles pH > 7,41; ist gleichbedeutend mit Erhöhung der Alkalireserve = Säuredefizit). Sie ist atmungs- oder stoffwechselbedingt (bei respiratorischer bzw. metabolischer ↗Alkalose).

Alkalireserve, Standard-Bicarbonat: die basische Bindungskapazität des arteriellen Blutes, die dem ionisch (überwiegend als Bicarbonat) gebundenen CO_2 entspricht; Teil des den Blut-pH-Wert konstant (arteriell ca. 7,41) haltenden Puffersystems. Die Angabe erfolgt in Volumprozent (Norm: 55–65) oder mval (22–30/l).

alkalisch: mit laugenhafter (»basischer«), Lackmus bläuender aktueller Reaktion (pH 7–14). – **a. Phosphatase:** ↗Phosphatase, alkalische.

Alkaliurie: Ausscheidung alkalischen Harns.

Alkaloide: basische (»alkaliähnliche«) Pflanzenstoffe, die Stickstoff enthalten u. salzartig an pflanzl. Säuren gebunden sind. Allgemein mit starker, meist sehr spezifischer Wirkung auf den Organismus; z.B. Atropin, Morphin, Colchicin.

Alkalose: Zustand krankhafter Alkalivermehrung in Blut (= Alkaliämie) u. Geweben; als Störung des Säure-Basen-Haushaltes. – **A., hypochlorämische:** A. infolge starker H^+-Ionenverluste, z.B. bei anhaltendem Erbrechen oder Diarrhö. – **A., metabolische:** A. im Zusammenhang mit Stoffwechselstörungen, d.h. als Folge starker Ionenausscheidung u. dadurch erhöhter Bicarbonatresorption in der Niere (z.B. als Diuretika-Effekt), bei extrarenalen Säureverlusten (hypochlorämische A. durch Erbrechen); ferner bei Einnahme von Alkalisalzen (z.B. Natriumcarbonat). – **A., respiratorische:** A. als Folge einer Hyperventilation.

Alkaptonurie: eine angeborene erbliche Enzymopathie mit Störung des Phenylalanin-Tyrosin-Stoffwechsels. Krankheitszeichen: Alkaptonurie (Ausscheidung an der Luft schwarzbraun werdender Abbauprodukte von Tyrosin u. Phenylalanin), Arthritis, degenerative Veränderungen.

Alkohol, Alcohol: Bez. für Kohlenwasserstoffe (aliphatisch, aromatisch usw.), deren H-Atome durch Hydroxylgruppe(n) = »-OH« ersetzt sind. – I.e.S. Bez. für den – genießbaren – Äthylalkohol (↗Äthanol [Ethanol]).

Alkoholabusus: Alkoholmißbrauch.

Alkoholbestimmung: Bestimmung des ↗Blutalkohols; ↗ADH-Methode.

Alkoholblockade: Injektion hochprozentigen Alkohols an/in Nervenwurzeln oder Ganglien zu deren selektiver Dauerausschaltung (z.B. bei Tumorschmerzen).

Alkoholdehydrogenase, Alkoholase, ADH: Enzym (Oxidoreductase); ist als L-ADH in der Leber am Alkoholabbau beteiligt, die ADH der Hefe an der alkoholischen Gärung.

Alkoholdelir, Delirium tremens: Alkoholpsychose durch chronischen Alkoholmißbrauch. Symptome: örtliche u. zeitliche Desorientiertheit, psychomotorische Unruhe (Bewegungsdrang), Halluzinationen, Zittern (Alkoholtremor), Ataxie, vegetative Störungen (Schwitzen, Tachykardie, Temperaturerhöhung); lebensbedrohlicher Zustand (Gefahr des Herz-Kreislauf-Versagens).

Alkoholembryopathie: Störung der Entwicklung der Leibesfrucht bei Alkoholismus der Schwangeren.

Alkoholismus: i.e.S. ständiger oder periodischer Alkoholmißbrauch ohne oder mit ↗Abhängigkeit. Führt häufig zu sozialem Abgleiten u. seelischen Schäden u. zu chron. körperlichen Giftwirkungen, z.B. Leberschäden, Polyneuropathie, Gastritis, Alkoholdelir.

Alkoholleber: Sammelbegriff für durch Alkoholmißbrauch verursachte Erkrankungen der Leber: **1)** alkoholische Fettleber. **2)** alkoholische Hepatitis. **3)** alkoholische Leberzirrhose. Die Übergänge zwischen 1–3 sind fließend.

Alkoholpolyneuropathie: Nervenschäden bei chronischem Alkoholismus.

Alkoholspiegel im Blut: ↗Blutalkohol.

Alkyl: Bez. für aliphatische Radikale, z.B. für die Methyl-, Äthyl-Gruppe.

Alkylanzien, alkylierende Substanzen: Stoffe, die mit ihren aktiven Gruppen mit zahlreichen Makromolekülen im Zellplasma u. Zellkern reagieren (diese **alkylieren** = Alkylgruppen einführen). Dadurch werden der Zellmetabolismus gestört u. die Verdoppelung der DNS behindert. Werden als ↗Zytostatika eingesetzt (u.a. Busulfan, Chlorambucil, Cyclophosphamid, Estramustin, Melphalan).

ALL: **a**kute **l**ymphatische ↗**L**eukämie.

Allantois: embryonaler Harnsack; Ausstülpung des hinteren Darmendes; dient u.a. der Sammlung des Urnierenharns.

Allel: einander entsprechende Gene auf homologen (mütterlichen u. väterlichen) Chromosomen, die zu leichten Unterschieden, z.B. bei der Haarfarbe führen können (↗homo-, heterozygot).

Allergen: ↗Allergie auslösender Stoff, der vom Immunsystem als fremd erkannt wird u. dadurch eine Überempfindlichkeit des Körpers verursacht. Je nach Herkunft als tierische, pflanzliche u. chemische A; zu den häufigsten gehören ↗Aeroallergene, Nahrungsmittel- oder Kontaktallergene.

Allergenkarenz: Meidung, Ausschaltung von Allergenen, z.B. Eliminationsdiät, Aufenthalt in allergenfreier Umgebung.

Allergie: (PIRQUET 1906) spezifische Änderung der Immunitätslage im Sinne einer krankmachenden Überempfindlichkeit, meist gegen exogene, nicht-infektiöse Stoffe (oft unschädliche Umweltstoffe), die von außen mit dem Körper in Kontakt treten (↗Allergen); kann sich in nahezu allen Organen manifestieren, am häufigsten betroffen sind jedoch Haut u. Schleimhäute. Verschiedene klinische Zustandsbilder sind z.B. anaphylaktischer Schock, allergische Rhinokonjunktivitis, Urtikaria, Serumkrankheit, allergische Vaskulitis u. Alveolitis, Kontaktekzem, allergisches Asthma, Arzneimittelallergien. Einteilung nach COOMBS u. GELL in 4 Typen: IgE-vermittelte Soforttypreaktion (Typ I); zytotoxische Reaktion (Typ II); Immunkomplexreaktion

(Typ III); zelluläre Überempfindlichkeit (Typ IV).

Allergiepaß: Unterlage nach abgeschlossener Allergiediagnostik, z.B. zur Dokumentation von gesichert positiven Epikutantest-Reaktionen u. Arzneimittel-Unverträglichkeiten.

Allergietestung: Diagnostik zum Nachweis einer Allergie durch In-vivo- oder In-vitro-(Labor-)Methoden; z. B. Hauttestungen (Prick-, Intrakutan-, Epikutantest), Nachweis von IgE-Antikörpern (PRIST, RAST), Provokationstestungen.

allergisch: i.S. der Allergie »überempfindlich«, durch ↗Allergie bedingt.

Allgemeinbefinden, Allgemeinzustand: wichtiger Parameter zur Beurteilung des Patientenbefindens; die Einstufung erfolgt anhand von Bewertungstabellen: am gebräuchlichsten sind der ↗KARNOFSKY* (Aktivitäts-)Index sowie die Beurteilungskriterien der WHO (↗WHO-Skala des Allgemeinbefindens).

Allgemeinnarkose: ↗Narkose durch Anw. von Mitteln, die zu allgemeiner Betäubung führen; vgl. Lokalanästhesie.

Allium sativum: ↗Knoblauch.

allo...: Wortteil »anders«, »fremd«.

allogen, allogen(et)isch: von einem genetisch differenten Individuum derselben Art (Species); unterschiedliche Antigene des HLA-Systems.

Allopathie: nach S. HAHNEMANN die der Homöopathie entgegengesetzte(n) Heilmethode(n) der Schulmedizin.

Alloplastik: plastische Operation unter Einpflanzung körperfremden, aber gewebefreundlichen, nichtbiologischen Materials (Metall, Kunststoff).

Allopurinol: ein Pyrazolopyrimidin-Derivat. Anw. zur Gichtbehandlung (als Xanthinoxidasehemmer).

Allo(r)rhythmie: eine Herzrhythmusstörung (↗Arrhythmie) mit regelmäßig wiederkehrenden Extrasystolen.

Aloe: *(sprich A-lo-e)* der eingetrocknete Saft der Blätter tropischer Aloe-Arten, enthält Aloin; Anw. z.B. als ↗Abführmittel.

Alopecia, Alopezie, Calvities, Effluvium capillorum: Zustand der Haarlosigkeit (im Gegensatz zum dynamischen Vorgang des ↗Haarausfalls); unterschieden in herdförmige, diffuse u. totale A. Selten angeboren, häufig erworben. – **A. actinica:** strahlenbedingte A. – **A. areata,** A. circumscripta, Area Celsi, Pelade: plötzlich einsetzender, ursächlich unklarer (idiopathischer) kreisrunder bis ovaler Ausfall der Kopfhaare.

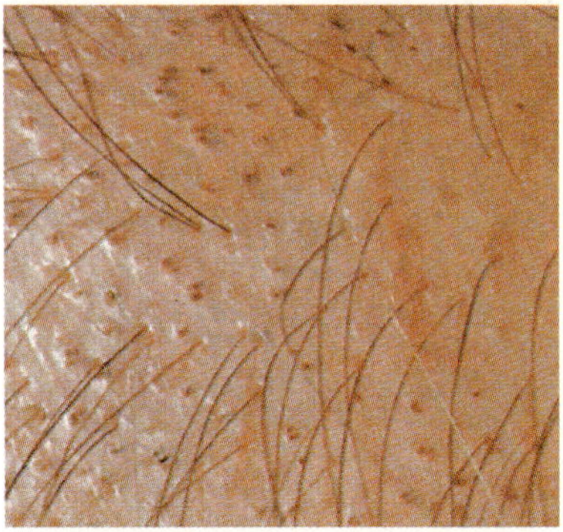

Alopecia areata: zwischen einzelnen Haaren sind die Haarfollikel zu erkennen [393]

Alphafasern: die Aα-Nervenfasergruppe (schnellstleitend [ca. 100 m/sec]).

Alpha-1-Fetoprotein: ↗AFP.

Alphalipoproteine: s.u. Lipoproteine.

Alpharezeptoren, α-Adrenozeptoren, α-Rezeptoren: Rezeptoren an den Zielorganen für Catecholamine (Adrenalin, Noradrenalin); vermitteln in den meisten Organen die Wirkung des Sympathikus; unterschieden als α_1- u. α_2-Adrenozeptoren; über α_1-R. erfolgt Gefäßkonstriktion (Arteriolen, Venen des Körperkreislaufs), über α_2-R. dagegen Gefäßdilatation, ferner u.a. Motilitäts- u. Tonusabnahme im Magen-Darm-Trakt.

Alphastrahlen: Korpuskularstrahlen mit α-Teilchen (aus 2 Protonen u. 2 Neutronen bestehender, doppelt positiv geladener Kern des Heliumatoms) als Energieträger.

Alphaviren: Viren der Togaviridae (früher Arbo-A) mit ca. 20 verschiedenen RNA-Viren; verursachen beim Menschen i.d.R. gutartig verlaufende fieberhafte Infektionen.

Alphawellen: die langsame Wellenform des normalen EEG (Frequenz 8–13/sec).

Alphazerfall: radioaktiver Zerfall unter Aussenden von ↗Alphastrahlen.

ALS: **1)** **a**myotrophische ↗**L**ateral**s**klerose. **2)** δ-**A**mino**l**ävulin**s**äure. **3)** **A**nti**l**ymphozyten**s**erum.

Alteration: krankhafte Veränderung von Zellen, Geweben; *psych* Gemütserregung, Aufregung.

Alternans: der regelmäßige Wechsel zwischen einem kräftigen u. einem schwachen Pulsschlag (Pulsus alternans i.e.S.).

Alternativmedizin: Sammelbegriff für eine nicht einheitlich definierte Richtung der Medizin mit zahlreichen Synonymen (u.a. Ganzheitsmedizin, holistische Medizin, sanfte Medizin, Erfahrungsheilkunde, biologische Medizin, Komplementärmedizin). Zur A. gerechnet werden u.a. Naturheilverfahren, Neuraltherapie, ausleitende Verfahren (z.B. Schröpfen), Phytotherapie, Homöopathie, anthroposophische Medizin, traditionelle chinesische Medizin (Akupunktur). Die Grenzen zur eher naturwissenschaftlich orientierten sog. »Schulmedizin« sind fließend.

Altersdiabetes: Diabetes mellitus mit Manifestation etwa im 5. Ljz.; meist als nicht-Insulin-abhängiger Diabetes u. meist auf Sulfonylharnstoffe gut ansprechend (Übergang in Insulin-empfindlichen Typ aber möglich).

Altersflecke, Lentigo senilis: Pigmentvermehrung der degenerativ-atrophischen Altershaut, bevorzugt an lichtexponierten Stellen.

Alterspemphigus: ↗Pemphigoid, bullöses.

Alterspigment: ↗Lipofuscin.

Alterssichtigkeit, Presbyopie: altersbedingter Verlust der Fähigkeit zu Nahakkommodation (↗Akkommodation des Auges).

Alterswarze, Verruca senilis s. seborrhoica, seborrhoische Warze: im späten Lebensalter auftretendes, gelbliches bis schwarzes harmloses Hautgebilde in Form einer Warze.

Althaea officinalis: »Eibisch« [Malvaceae]. Anw. der Wurzel (= Radix Althaeae) als Tee, Abkochung etc. bei Erkrankungen der Luftwege, Nieren, des Darmkanals; enthält Schleimstoffe (Glukane).

Altinsulin: s.u. Insulin-Präparate.

Alumen: (latein.) ↗Alaun. – **A. kalicum:** Kalium-Aluminiumsulfat; ein Adstringens, z.B. als Ätzstift.

Aluminium, Al: ein in Säuren u. Laugen lösliches Leichtmetall (Erdmetall). Im Organismus als noch wenig erforschtes Spurenelement vorhanden. – Dient in Pulverform als Wundbehandlungsmittel. – **A. aceticum:** basisches Aluminiumacetat; **A. aceticum solutum** = ↗essigsaure Tonerde.

Aluminium(staub)lunge, Aluminose, Aluminosis pulmonum: Erkrankung der tiefen Luftwege u. der Lunge durch chronisches Einatmen von Aluminiumstaub.

alveolär, alveolar(is): zu einer Alveole (Lungenbläschen) gehörend, ↗Alveolen betreffend.

Alveolarektasie: Erweiterung der Lungenbläschen als Pathomechanismus des alveolären Lungenemphysems.

Alveolarfortsatz: ↗Processus alveolaris maxillae bzw. Pars alveolaris (des Unterkiefers).

Alveolarzell(en)karzinom, maligne Lungenadenomatose: seltener Lungentumor aus schleimproduzierendem, hoch differenziertem Zylinderepithel; s.a. Bronchialkarzinom.

Alveolen, Alveoli: 1) A. dentales: die vom knöchernen Parodontium begrenzten »Zahnfächer« im Ober- u. Unterkiefer. **2) A. pulmonis:** die dünnwandigen »Lungenbläschen«, in denen der Luftaustausch stattfindet.

Alveolitis: Entzündung der Lungenbläschen (Alveoli). – **A., exogen allergische,** Hypersensitivitätspneumonitis: allergische Typ-III-Reaktion am Schockorgan »Lunge« aufgrund im Serum zirkulierender IgG-Antikörper.

Alzheimer* Krankheit, präsenile ALZHEIMER* Demenz, Demenz vom ALZHEIMER* Typ: multifaktoriell erbliche, im 5.–6. Ljz. auftretende, unaufhaltsam fortschreitende Großhirnrindenatrophie; häufiger Frauen betreffend. Beginn mit Nachlassen der geistigen Leistungsfähigkeit, schneller Ermüdbarkeit, schließlich fortschreitende Störungen des Gedächtnisses, der Orientierung bis zur ↗Demenz.

Amalgam: Legierung aus Quecksilber u. anderen Metallen; Verw. zu Zahnfüllungen.

Amanita: Pilz-Gattung [Amanitaceae] mit sehr giftigen Arten. – **A. muscaria:** der Fliegenpilz; enthält neben Muscarin die hochtoxische Ibotensäure u. deren Derivat Muscimol; bewirkt 1–2 Std. nach Pilzverzehr Vergiftung: Gastroenteritis, dann Symptome seitens des Zentralnervensystems ähnlich denen der Atropin-Vergiftung. – **A. pantherina:** der Pantherpilz; seine Wirkungen sind ähnlich denen des Fliegenpilzes. – **A. phalloides:** der grüne Knollenblätterpilz; enthält Amanitine, Muscarin u. Phallotoxine; ruft Vergiftung hervor: nach 8–24 Std. Erbrechen, choleraartige Durchfälle, Leberschädigung, Hämolyse, Kreislaufschwäche u. metabolische Azidose (> 50% Letalität); wird mit Silibinin (s.u. Silymarin) behandelt.

Amantadin: Anti-Parkinson-Mittel u. Virostatikum.

Amaurose, Amaurosis: die totale Erblindung (»schwarzer Star«), d.h. das Fehlen jeglicher Lichtempfindung (auch Unterscheidung von Tag u. Nacht nicht möglich).

amaurotisch: blind, erblindet (↗Amaurose). – **a. Katzenauge:** weißlich-gelber oder -grüner Lichtreflex des blinden Auges, z.B. bei ↗Retinoblastom.

Ambivalenz: Doppelwertigkeit. – **A., affektive:** das gleichzeitige Bestehen zweier entgegengesetzter Gefühle (z.B. Haßliebe), Willensrichtungen etc.

Amblyopia, Amblyop(s)ie: angeborene oder erworbene Schwachsichtigkeit, i.e.S. die ohne organischen Augenbefund.

Amboß: ↗Incus (Gehörknöchelchen).

Ambulanz: **1)** Krankenhausabteilung für die ambulante, d.h. für nichtstationäre ärztliche Versorgung; ↗Ambulatorium. **2)** Kurzform für Ambulanz- = Krankentransportwagen.

Ambulatorium: selbständige oder krankenhausgebundene Einrichtung zur ärztlichen Untersuchung u. Behandlung Geh- u. Transportfähiger (s.a. Ambulanz).

Ameisenlaufen: Empfindungsstörung (Par- bzw. Dysästhesie) in Form von Kribbeln; bei Neuritis, vasomotorischen Störungen.

amelanotisch: ohne Melanin. – **a. Tumor:** ein nicht pigmentierter Tumor des pigmentbildenden Zellsystems; meist eine Variante des – bösartigen – Melanoms.

Amelie: *(griech. melos = Glied)* angeborenes Fehlen einer oder mehrerer Extremitäten; z.B. bei Thalidomid-Embryopathie.

Ameloblastom, Adamantinom: fehlbildungsbedingte (= dysontogenetische) Kiefergeschwulst, ausgehend von Resten des undifferenzierten Schmelzorgans.

Amenorrhö, Amenorrhoea: das Nichteintreten (primäre A.) oder Ausbleiben (sekundäre A. = Menostase) der Regelblutung bei der geschlechtsreifen Frau.

Amentia, amentielles Syndrom: als symptomatische Psychose oder als Psychosyndrom vorkommende akute halluzinatorische Verwirrtheit.

Amerikanischer Hakenwurm: ↗Necator americanus.

Ames-Test: Verfahren zur Prüfung der Erbgut schädigenden (mutagenen) oder kanzerogenen Wirkung versch. Substanzen; wird an Mikroorganismen bzw. Zellkulturen durchgeführt.

Ametropie: Fehlsichtigkeit infolge Brechungs- = Refraktionsanomalie des Auges, so daß parallel einfallende Lichtstrahlen bei entspannter Akkommodation nicht punktuell auf der Netzhaut vereinigt werden; u. zwar als Achsen-A. oder als Brechungs-A. (= Krümmungs-, Index-A.).

AMG: ↗**A**rznei**m**ittel**g**esetz.

Amikrobiose, intestinale: Fehlen der normalen Darmflora nach Einnahme von Antibiotika.

Amilorid: ein kaliumsparendes (= antikaliuretisches) Diuretikum.

Amimie: mimische Unbewegtheit infolge Beeinträchtigung der extrapyramidalen Motorik (= **motorische** = **ataktische A.;** z.B. als »Maskengesicht« beim PARKINSON* Syndrom).

Amindiabetes: ↗ABDERHALDEN*-FANCONI* Syndrom.

Amine: basische, Stickstoff enthaltende Verbindungen, ableitbar vom Ammoniak (NH_3) durch Ersatz von H-Atomen durch Alkyl- oder/u. Arylgruppen. Unterschieden als primäre ($R{\cdot}NH_2$; »Amidbasen«), sekundäre ($R_1R_2{=}NH$; »Imidbasen«) u. tertiäre Amine ($R_1R_2R_3{\equiv}N$; »Nitrilbasen«). A. kommen bei Pflanzen, Tieren u. dem Menschen natürlich vor (= **biogene A.**); sie besitzen große physiologische Bedeutung (z.B. Adrenalin, Dopamin, Histamin, Serotonin) als Drüsen- u. Gewebshormone, Transmethylierungspartner, Transmitter, als Vitamin-, Phosphatid-, Coenzym-A-Bestandteile. – Synthetische oder bei starkem Erhitzen von eiweißhaltigen Lebensmitteln entstehende **aromatische A.** bzw. deren Folgeprodukte können als ↗Karzinogene wirken (s.a. Aminokrebs).

Amino...: die Aminogruppe »-NH_2« in organisch-chemischen Verbindungen.

Aminoazidurie: ↗Hyperaminoazidurie.

4-Aminobenzoesäure, Paraaminobenzoesäure, PAB: *(sprich ...ben-zo-e...)* verbreiteter Naturstoff, der als Folsäurebaustein Wachstumsfaktor vieler Mikroorganismen ist. Ausgangsstoff für Lokalanästhetika (z.B. Procain), Arzneimittel, Lichtschutzstoffe (Ester).

8-Aminochinoline: Malariamittel, z.B. Primaquin.

Aminoglykosid-Antibiotika: Antibiotika, die als gemeinsamen Bestandteil Streptamin oder Streptamin-Derivate enthalten; besitzen ein breites Wirkungsspektrum; zu den A. gehören z.B. Streptomycin, Neomycin, Kanamycin, Gentamicin. Durch selektive Anreicherung im Innenohr u. in der Nierenrinde sind A. bei systemischer Anw. oto- u. nephrotoxisch.

p-Aminohippursäure, Paraaminohippursäure, PAH: Clearance-Substanz zur funktionellen Nierendiagnostik.

Aminokrebs: ↗Urothelkarzinom (v.a. der Harnblase, aber auch als Harnleiter- oder Nierenbeckenkarzinom) durch ggf. langjährige berufsbedingte Einwirkung aromatischer Amine (z.B. 4-Aminobiphenyl, Benzidin, β-Naphthylamin).

δ-Aminolävulinsäure, ALA: ein Intermediärprodukt im Aminosäurenstoffwechsel u. im Citratzyklus; Vorstufe des Porphobilinogens. Vermehrte Ausscheidung im Harn **(= δ-Aminolävulinazidurie)** ist empfindlichster Indikator der Bleivergiftung sowie der akuten intermittierenden Porphyrie.

Aminopenicilline: Penicillinderivate mit erweitertem Wirkungsspektrum (auch gegen gramnegative Bakterien wirksam): z.B. Ampicillin, Amoxicillin.
Aminopeptidase: Enzym. **1)** eine Tripeptide spaltende Hydrolase. Vermehrte Aktivität nachweisbar in der Gelenkschmiere bei Arthropathien. **2)** eine Polypeptidase, die Di-, Tri- u. Polypeptide (u. Proteine) vom freien Amino-Ende her spaltet.
Aminopterin: ein zytostatisch wirksamer Folsäure-Antagonist.
Aminopurine: NH_2-Derivate der Purine, z.B. ↗Adenin u. ↗Guanin.
Aminosäuren, AS: wichtigste Bausteine der Eiweiße (Proteine); Carbonsäuren, bei denen ein Wasserstoffatom durch eine Aminogruppe (NH_2) ersetzt ist. Die natürlichen A. tragen die Aminogruppe meist an dem der endständigen Carboxylgruppe nächsten C-Atom, dem »α-C-Atom« (= α-Aminosäuren, ↗Tab.). Nach Stoffwechselbesonderheiten werden unterschieden **ketoplastische** (Ketokörper bildend) bzw. aketoplastische A. sowie **glukoplastische,** d.h. in Zucker umwandelbare = metabolisierbare bzw. aglukoplastische A.; nach Biosynthese-Aspekten nichtessentielle u. **essentielle A.** (letztere sind die unentbehrlichen, da nicht durch körpereigene Biosynthese ersetzbaren).

α-Aminosäuren als Bausteine der Proteine (einschl. Code-Abkürzungen)

Alanin	(Ala; A)	Leucin	(Leu; L)
Arginin	(Arg; R)	Lysin	(Lys; K)
Asparagin	(Asn; N)	Methionin	(Met; M)
Aspartat	(Asp; D)	Phenylalanin	(Phe; F)
Cystein	(Cys; C)	Prolin	(Pro; P)
Glutamin	(Gln; Q)	Serin	(Ser; S)
Glutamat	(Glu; E)	Threonin	(Thr; T)
Glycin	(Gly; G)	Tryptophan	(Try; Trp; W)
Histidin	(His; H)	Tyrosin	(Tyr; Y)
Isoleucin	(Ile[u]; I)	Valin	(Val; V)

Aminosäurendiabetes: ↗ABDERHALDEN*-FANCONI* Syndrom.
Aminosäurensequenz: Primärstruktur der Eiweiße (Proteine); die Aufeinanderfolge der miteinander durch ↗Peptidbindungen verknüpften Aminosäuren (bzw. deren Reste).
p-Aminosalicylsäure, Paraaminosalizylsäure, **PAS:** ein perorales ↗Antituberculoticum.
Aminozucker: ↗Monosaccharide mit einer – meist acetylierten – Aminogruppe als Ersatz einer Hydroxylgruppe, z.B. Glucosamin, Galaktosamin, Neuraminsäure.
AML: **a**kute **m**yeloische ↗**L**eukämie = **a. My**eloblasten**l**eukämie.
AMML: **a**kute **m**yelo**m**onozytäre ↗**L**eukämie.
Ammoniak: NH_3; farbloses, stechend riechendes, Tränenfluß u. Schleimhautreizung auslösendes, in hoher Konzentration tödliches Gas (krampfauslösendes Zellgift). – Kommt beim Menschen in geringer Konzentration als Produkt des Intermediärstoffwechsels vor (v.a. Abbau der Aminosäuren). Die Entgiftung erfolgt in der Leber durch Bildung von Harnstoff.
ammoniakalisch: Ammoniak betreffend, nach Ammoniak riechend, basisch reagierend. – **a. Enzephalopathie:** ↗hepatozerebrales Syndrom.
Ammonium: das beim Lösen von ↗Ammoniak (NH_3) in Wasser entstehende NH_4^+-Ion **»Ammon-«.** – **A. chloratum:** »Salmiak«, NH_4Cl; Anw. als schleimlösendes Expektorans.
Amnesia, Amnesie: zeitlich begrenzte, teilweise bis totale Erinnerungslücke. – **A., anterograde:** A. für die erste Zeit nach Rückkehr des Bewußtseins. – **A., retrograde:** A. für einen Zeitabschnitt vor dem auslösenden Ereignis (z.B. vor Commotio u. Contusio cerebri, einem epileptischen Anfall).
amnestisch: auf ↗Amnesie bezüglich. – **a. Syndrom:** ↗KORSAKOW* Syndrom.
Amnion: die innere Eihaut, die den Embryo umgibt u. das Fruchtwasser absondert.
Amnionauffüllung: (engl: amniotic fluid instillation = AFI) Instillation einer Elektrolytlösung in die Fruchtblase bei Verminderung des Fruchtwassers.
Amnionflüssigkeit: vom Amnion gebildetes Fruchtwasser; eine alkalische, gelbliche, klare, später durch »Fruchtschmiere« u. Haare trübe Flüssigkeit (bis zu 2 l), die der Leibesfrucht Schutz u. freie Entfaltungsmöglichkeit in der Gebärmutter bietet u. dem extraplazentaren Kreislauf dient.
Amnionitis: Amnionentzündung als infektiöses Geschehen, v.a. bei vorzeitigem Blasensprung u. sich lang hinziehender Entbindung.
Amnioskopie: die Betrachtung (»Spiegelung«) des Fruchtwassers durch die intakten Eihäute in der Spätphase einer Risikoschwangerschaft mittels eines durch den Zervikalkanal der Gebärmutter eingeführten Amnioskops (= zystoskopartiges Gerät); hierbei ist z.B. bei Anoxie Mekonium,

bei Erythroblastose eine Grünfärbung erkennbar.

Amniozentese: Punktion der Fruchtblase; erfolgt unter Ultraschallkontrolle durch die Bauchdecken oder aber durch das hintere Scheidengewölbe (= posterofornikale A.) bzw. – mittels Amnioskops – vom Gebärmutterhalskanal aus; dient zur Fruchtwasserentnahme für die ↗Fruchtwasserdiagnostik; vgl. Chorionbiopsie.

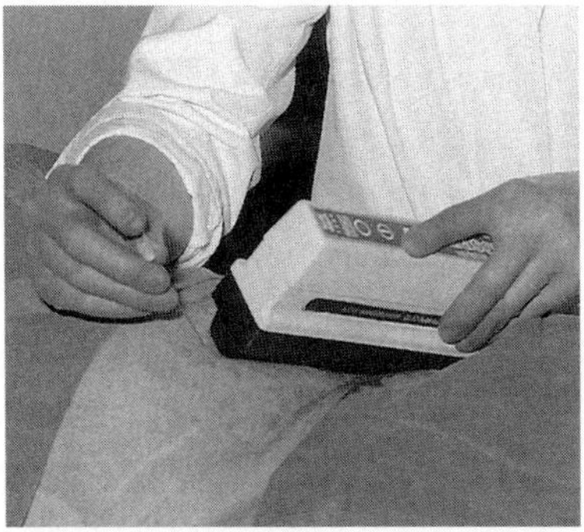

Ultraschallkontrollierte **Amniozentese.** Mit der einen Hand wird der Ultraschallapplikator fixiert u. mit der anderen Hand die Punktionskanüle geführt [263]

Amoeba, Amöbe: einzelliger Parasit (↗Protozoen), gekennzeichnet durch Zellplasmaausstülpungen (»Scheinfüßchen« = Pseudopodien); meist apathogen, z.T. aber auch krankheitserregend (z.B. ↗Entamoeba histolytica).

Amöbenruhr, Amöbendysenterie: durch ↗Entamoeba histolytica verursachte Dickdarmerkrankung (als intestinale ↗Amöbiasis), als (sub)akute oder als chronisch rezidivierende Durchfallerkrankung.

Amöbiasis: in (Sub-)Tropen vorkommende Infektion durch ↗Entamoeba histolytica; zunächst symptomenarme Darminfektion, unter bestimmten Bedingungen (schlechter Ernährungszustand, Begleitinfektion, Resistenzschwäche) jedoch extraintestinale Krankheitsbilder (z.B. als Amöbenabszeß, -hepatitis, -ruhr, Amöbom bzw. als Amöbenmeningoenzephalitis).

amorph: gestaltlos; *chem* nicht kristallin.

Amotio: Ablösung. – **A. retinae:** Netzhautablösung, ↗Ablatio retinae.

Amoxicillin: Antibiotikum; ein – nach oraler Gabe – gut resorbierbares Ampicillin-Derivat.

Ampere, Amp., **A:** SI-Einheit der elektrischen Stromstärke.

Amphetamine: Stoffe, die sich von den Catecholaminen bzw. vom Ephedrin ableiten, zentralerregend wirken (z.B. die Leistungsfähigkeit steigern) u. rasch zu Abhängigkeit führen können; unterstehen dem Betäubungsmittelgesetz.

Amphiarthrose: bänderstraffes Gelenk mit geringer Beweglichkeit (»Wackelgelenk«).

amphorisches Atmen: das wie beim Blasen in einen Krug hohl klingende Atemgeräusch über einer großen Lungenkaverne oder -abszeßhöhle.

amphoter: zweisinnig, nach beiden Seiten.

Amphotericin B: antibiotische Substanz aus Streptomyces nodosus; fungistatisch wirksam gegen humanpathogene Pilze.

Ampicillin: Breitband-Antibiotikum (Penicillin), wirksam gegen grampositive u. gramnegative Keime.

Ampulla, Ampulle: **1) A. vitrea:** das »Einschmelzglas« für zur Injektion bestimmte sterile Arzneimittel; aber auch z.B. als Brech-A. **2)** bauchige Erweiterung eines Hohlorgans. – **A. hepatopancreatica,** VATER* Ampulle: das nach Einmündung des Pankreasgangs erweiterte Endstück des Ductus choledochus. – **Ampullae membranaceae** u. **osseae:** die Anfangsteile der 3 häutigen, mit Cristae ampullares ausgestatteten Bogengänge des Innenohres bzw. deren Lager im knöchernen Labyrinth. – **A. recti:** der oberhalb der KOHLRAUSCH* Falte gelegene Anfangsteil des Mastdarms (Rectum).

Amputatio, Amputation, Ablatio: i.e.S. das operative Abtrennen eines Körper- oder Organabschnittes; z.B. als das außerhalb von Gelenken (= »extraartikulär«) erfolgende Absetzen einer Gliedmaße. – **A., traumatische:** unfallbedingte Amputation.

Amputationsneurom: druckschmerzhafte Nervenstumpfverdickung im Narbenbereich nach Gliedmaßenamputation.

Amygdalae, Mandeln: **1)** reife Samen von Prunus amygdalus [Rosaceae]. – Die bittere Sorte enthält – wie auch die Pfirsich-, Aprikosenkerne etc. – das bis zu Blausäure aufschließbare Glykosid Amygdalin. **2)** Mandelkerne (↗Corpus amygdaloideum).

Amylasen, Diastasen: Verdauungsenzyme, d.h. Hydrolasen, die Stärke u. Glykogen abbauen. – **α-Amylase:** eine im Bauchspeichel sowie im Mundspeichel, Blutserum u. Harn, in der Leber u. Plazenta nachweisbare A.; ein Parameter der Pankreasdiagnostik.

Amylnitrit: Inhalation bewirkt eine momentane kurzdauernde Blutdrucksenkung, ggf. eine Kupierung stenokardischer u. asthmatischer Anfälle; auch als inhalative Testsubstanz verwendet.
Amyloid: krankhafter niedermolekularer Eiweißkörper (Paraprotein = Amyloidprotein A), der sich bei ↗Amyloidose unter Bildung grauweißer, speck- oder wachsartiger Massen in Organen ablagert.
Amyloidose, amyloide Degeneration: Oberbegriff für Krankheiten mit Einlagerung von ↗Amyloid in die Grundsubstanz des Bindegewebes; die neue (noch nicht abgeschlossene) Nomenklatur definiert nach der chemischen Struktur der Amyloidfibrillenproteine 7 Typen; z.B. **AL-A** (früher: primäre A.); **AA-A** (früher: sekundäre A.), z.B. bei Bronchiektasen, Tuberkulose, bösartigen Tumoren. – s.a. Paraamyloidose.
Amylum: das von besonderen pflanzlichen Zellorganellen (= Amyloplasten) durch Assimilation gebildete Polysaccharid »Stärke«; stellt die wichtigste Kohlenhydratquelle der Nahrung dar.
Amyotonie: ↗Myatonie.
Amyotrophie: ↗Muskelatrophie.
ANA: **a**nti**n**ukleäre(r) **A**ntikörper (↗antinukleäre Faktoren).
anabol, anabolisch: aufbauend, den ↗Anabolismus betreffend (Gegensatz: katabol).
Anabolica, -bolika: ↗Androgen-Derivate mit ausgeprägter Wirkung auf den ↗Anabolismus (v.a. die Eiweiß-Biosynthese aus zugeführten Nahrungsproteinen), aber gezielt reduzierten geschlechtsspezifischen (virilisierenden) Effekten. – Anw. bei Kachexie, Knochen- u. Muskelkrankheiten; ferner als unzulässige ↗Doping-Mittel.
Anabolismus, Anabolie: der »Aufbaustoffwechsel«; i.e.S. die – im Wachstumsalter besonders intensive – Umwandlung von Nahrungsstoffen im Zwischen- = Intermediärstoffwechsel in körpereigene Substanz (Gegensatz: ↗Katabolismus).
Anämie, Anaemia: »Blutarmut«; die Verminderung des roten Blutfarbstoffs (↗Hämoglobin) oder des Anteils der roten Blutkörperchen (↗Hämatokrit) im Vollblut unter den unteren Normwert einer vergleichbaren Bevölkerungsgruppe. Verursacht v.a. eine Störung des Sauerstoff-Transports u. eine Verminderung der Sauerstoff-abhängigen Leistungen; Symptome u.a.: reduzierte Leistungsfähigkeit, Schwindel, Kopfschmerzen, Herzklopfen, Belastungs- bzw. Ruhedyspnoe

Anämie [84a]

Anämiesymptome
Beschwerden – reduzierte körperliche und geistige Leistungsfähigkeit, Schwindel, Kopfschmerzen – Belastungsdyspnoe, Ruhedyspnoe – Herzklopfen, Ohrensausen
Befunde – Blässe der Haut (unzuverlässig!) und der Schleimhäute – Tachykardie, weite Blutdruckamplitude, funktionelle Herzgeräusche

(Atemnot), Ohrensausen; ↗Tab. – Tritt auf als primäre oder symptomatische (= sekundäre; z.B. Infekt-, Tumoranämie) Erkrankung, sowie akut oder chronisch; läßt sich nur unbefriedigend nach Ursachen, Morphologie (z.B. makro-, mikrozytär), Farbstoffgehalt (z.B. hyper-, hypochrom) etc. systematisieren. – **A., achylische:** A. infolge gestörter oder – nach totaler oder teilweiser Magenentfernung – nicht stattfindender (= agastrische A.) Magensekretion. – **A., akute:** A. als Folge akuten Blutverlustes durch Blutung (↗Blutungsanämie), hämolytische Krise (bei chronischer hämolytischer Anämie; bei Infektionskrankheiten, Leukämie) oder als Effekt hämolytischer Immunantikörper. – **A., aplastische:** A. infolge Störung der Blutbildung (Erythropoese); z.B. bei ↗Panmyelopathie. – **A., hämolytische:** A. durch krankhaft gesteigerten Blutabbau (Erythrozytenzerfall) u. nach mechanischer Ery-Schädigung, z.B. an künstl. Herzklappen. – **A., hyperchrome:** A. mit vermehrtem Hämoglobingehalt der Erythrozyten (auf den Einzel-Ery bezogen). – **A., hypochrome:** A. mit vermindertem Hämoglobingehalt der Erythrozyten (auf den einzelnen Ery bezogen). – **A., makrozytäre:** A. mit großen Erythrozyten (Megalo- bzw. Makrozyten) im Blut; aber ohne Megaloblasten im Knochenmark; z.B. bei Leberzirrhose, Hämochromatose. – **A., megaloblastische:** hyperchrome A. mit ↗Megaloblasten im Knochenmark u. mit Megalozyten **(= megalozytäre A.),** evtl. auch Megaloblasten im peripheren Blut; meist infolge Vitamin-B_{12}- bzw. Folsäuremangels. – **A., normochrome:** A. mit normalem ↗Färbeindex u. normalem ↗Hb_E-Wert; v.a. die akute ↗Blutungsanämie u. die aplastischen u. die meisten hämolytischen Anämien. – **A., perniziöse,** Perniziosa: megaloblastische A. als häufigste Folge eines Mangels an Vitamin B_{12} (verminderte oder fehlende Sekretion von ↗Intrinsic-Faktor). – **A., si-**

deroachrestische: A. infolge Verwertungsstörung resorbierten Eisens (u. Störung der Häm- bzw. Hämoglobinsynthese); allg. mit Auftreten von Ringsideroblasten (s.u. Sideroblasten = **»sideroblastische A.«**). – **A., sideropenische:** ↗Eisenmangelanämie.

anämisch: auf Blutleere (↗Ischämie) oder Blutarmut (↗Anämie) bezüglich; blutleer bzw. blutarm.

anaerob: ohne Vorhandensein bzw. ohne Verbrauch von Sauerstoff. – **a. Phase:** die nicht Luft-O_2-bedürftige Phase eines Stoffwechselvorgangs, z.B. die ↗Glykolyse.

Anaerobier: Mikroorganismen, die nur bei Abwesenheit von Luftsauerstoff entwicklungsfähig sind. – **A., fakultative:** Erreger, die sowohl mit als auch ohne Sauerstoff auskommen. – **A., obligate:** unbedingt ohne Sauerstoff lebende A.; u.a. Clostridium-Arten, bestimmte Staphylo- u. Streptokokken.

Anästhesie: Unempfindlichkeit gegenüber Schmerz-, Temperatur-, Berührungsreizen; als Erkrankungsfolge oder aber infolge Schmerzausschaltung (↗Lokalanästhesie, Narkose).

Anaesthetica, -ästhetika: zur Ausschaltung der Schmerzleitung bzw. -empfindung geeignete Mittel.

Anagenhaar: das Haar in seiner Wachstumsphase.

Anakusis: angeborener oder erworbener Gehörverlust, i.e.S. infolge Schädigung des Hörnervs oder des CORTI* Organs.

anal, analis: zum After (↗Anus) gehörend, den After betreffend.

Analatresie, Atresia ani: angeb. Fehlen der Afteröffnung.

Analekzem: akute oder chron. Erkrankung der Epidermis der Analregion, oft mit Juckreiz; z.B. bei Hämorrhoiden, Pilzinfektion, Diabetes mellitus, aber auch als Kontaktallergie.

Analeptica, -tika: *(griech. analeptikos = verbessernd)* Arzneimittel mit anregender Wirkung (v.a. auf das Atem-, Kreislaufzentrum, Reflexzentren). Sie wirken direkt zentral erregend (z.B. Coffein), reflektorisch (z.B. Riechsalz), zentral u. peripher erregend (z.B. Amphetamin, Adrenalin, Ephedrin) oder durch direkte Stoffwechselbeeinflussung.

Analfissur: schmerzhafter Haut-Schleimhaut-Einriß der Aftergegend, der bis an den inneren Analsphinkter reicht.

Analfistel: Fistel mit Ursprung im After- = Analkanal oder der Mastdarmampulle; Vorkommen v.a. nach Periproktitis, Abszeß, Tbk.

Analgesia, Analgesie, Analgie: Aufhebung der Schmerzempfindung als Folge einer Schädigung der Schmerzleitung oder aber durch künstliche Leitungsblockade der Schmerzbahn bzw. durch Ausschaltung der Schmerzzentren. – **patientenkontrollierte A.:** ↗PCA.

Analgetica, -tika: Arzneimittel, die schmerzlindernd oder -stillend wirken; werden z.B. gemäß ihrer Wirkstärke eingeteilt: *Stufe 1:* sog. schwach wirksame A. (peripher wirksame A., Nicht-Opiate, nichtsteroidale antiinflammatorische Substanzen = NSAIS); z.B. Paracetamol, Salicylsäure-Derivate. *Stufe 2:* sog. schwach zentral wirksame A. (niederpotente, agonistisch wirksame Opiate, synthetische Opioide); z.B. Codein, Tramadol, Tilidin. *Stufe 3:* sog. stark zentral wirksame A. (hochpotente Opiate bzw. Opioide); z.B. Morphin, Buprenorphin, Levomethadon.

Analgetikanephropathie, Phenazetinniere: Nierenerkrankung (chron. interstitielle Nephritis) nach langdauernder exzessiver Einnahme analgetisch wirkender Mischpräparate; eine der häufigsten Ursachen der chron. Niereninsuffizienz. Bei ca. 10% der Patienten entwickeln sich Harnwegstumoren (v.a. ↗Blasenkarzinome).

Analkrebs: bösartiger Tumor im Analbereich; Symptomatik s.u. Rektumkarzinom.

Analoginsulin: s.u. Insulinpräparate.

Analprolaps: das Herausgleiten der Analschleimhaut aus dem After; oft mit Hämorrhoiden kombiniert.

Analrhagade: oberflächlicher, schmerzender (»brennender«) Epitheldefekt (nicht zu ver-

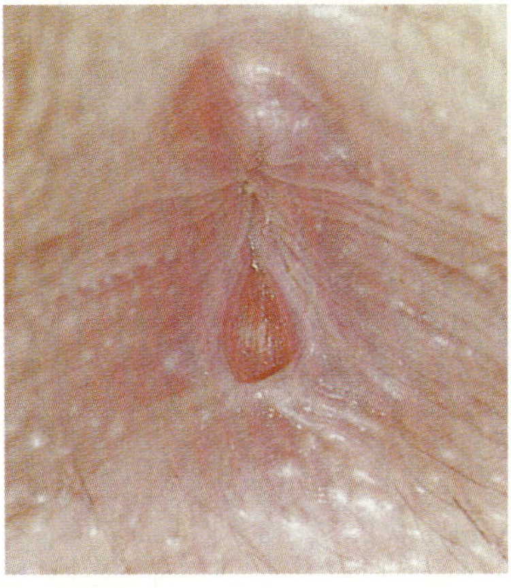

Analfissur [393]

wechseln mit ↗Analfissur); häufig kombiniert mit Analekzem, Hämorrhoiden, Analsoor.

Analyse: i.e.S. ↗Psychoanalyse.

Anamnese: die Vorgeschichte (Krankheiten, aber auch familiäres, berufliches, soziales Umfeld) des Kranken; die Eigenanamnese betrifft die Angaben des Patienten selbst, die Fremdanamnese Angaben anderer Personen (z.B. Familienangehörige) über den Patienten.

Anankasmus: innere, zwanghafte Nichtunterdrückbarkeit bestimmter Handlungen oder Vorstellungen, z.B. als Zählzwang.

ana partes aequales, āā: lateinische Rezepturanweisung »zu gleichen Teilen«.

Anaphase: Längsteilung der Chromosomen in der ↗Mitose.

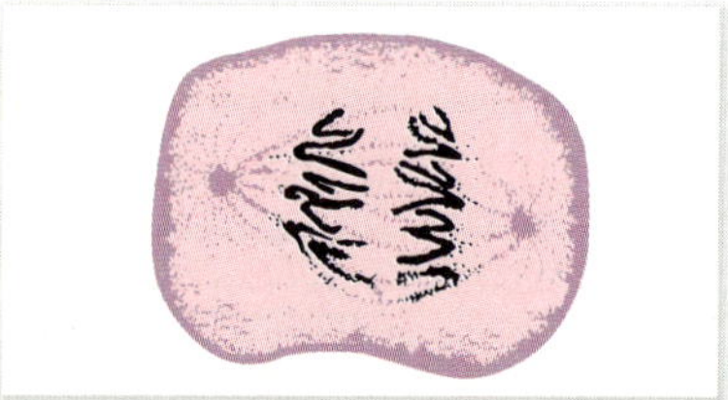

Anaphase

anaphylaktisch: auf die ↗Anaphylaxie bezüglich; z.B. anaphylaktischer Schock.

Anaphylaxie: immunologisch bedingte, akute Maximalvariante einer allergischen Allgemeinreaktion, die den ganzen Organismus umfaßt u. mit typischen Symptomen einhergeht. I.e.S. auf die IgE-vermittelte Soforttypreaktion beschränkt (↗Allergie); Symptome umfassen vornehmlich Haut (Flush, Urtikaria), Mundhöhle, Respirationstrakt (Rhinorrhö, Bronchospasmus, Atemstillstand), Gastrointestinaltrakt (Nausea, Krämpfe), Herz-Kreislauf-System (Tachykardie, Blutdruckschwankungen, Rhythmusstörungen, Schock, Herzstillstand). Die häufigsten Auslöser sind Arzneimittel, Insektengifte u. Nahrungsmittel.

Anaplasie: rückläufige, zu Verlust der Differenziertheit führende Umwandlung von Zellen; physiologisch bei Keimzellen, pathologisch bei Tumorzellen (charakterisiert u.a. durch Kerngröße, Zell- u. Kernpolymorphie, Mitoserate, Nukleolenvergrößerung); ist ein Zeichen für den Grad der Malignität (s.a. Grading, Atypie).

Anasarka, Hydrops ana sarca: nicht-entzündliches Ödem (Wassereinlagerung) der Unterhaut, wobei die Haut glatt, dünn u. dystrophiegefährdet ist. Meist infolge Herz-Kreislauf-Dekompensation.

Anastomose: angeborene oder erworbene (v.a. operativ angelegte) Verbindung zweier Hohlorganlichtungen; vgl. Fistel, Shunt, Bypass. – **A., arteriovenöse:** ein Nebenschluß zwischen Arterie u. Vene, physiologisch z.B. zwischen Arteriolen u. Venolen, operativ angelegt, z.B. zwischen Aorta u. Pulmonalis bei der FALLOT* Tetralogie oder als SCRIBNER* Shunt für die Dialyse. – **A., portokavale:** der operative ↗Shunt zwischen der Pfortader u. der unteren Hohlvene als Maßnahme bei Pfortaderhypertonie.

Anazidität: das Fehlen freier Salzsäure im Magensaft, ↗Achlorhydrie.

Ancy...: s.a. Anky...

Ancylostoma: blutsaugende Dünndarmparasiten (z.B. die bei Bergleuten als sog. »Grubenwürmer« vorkommenden Hakenwürmer A. duodenale u. Necator americanus [= »amerikan.« A.]). – **A. caninum:** ein Dünndarmparasit des Hundes; ruft beim Menschen Ancylostoma-Dermatitis hervor. – **A. duodenale:** eine ↗Ancylostomiasis hervorrufende Hakenwurmart.

Ancylostomiasis, -stomatosis: chronisch verlaufende Wurmkrankheit durch ↗Ancylostoma duodenale u. Necator americanus. Bevorzugt in südlichen Breiten u. bei Gruben- u. Ziegeleiarbeitern. Nach uncharakteristischen Magen-Darm-Symptomen (u.a. okkulte Darmblutung) v.a. bei schweren Fällen Entwicklung einer Eisenmangelanämie, später einer Herzinsuffizienz. Beweisend ist der Wurmeiernachweis im frischen Stuhl.

Androgene: die männlichen ↗Geschlechtshormone. Meist C_{19}-Steroide, gebildet in den LEYDIG* Zwischenzellen des Hodens (↗Testosteron), der Nebennierenrinde u. im Eierstock. Fördern den ↗Anabolismus u. wirken bei ♂♂ geschlechtsspezifisch (Geschlechtsentwicklung u. Sexualfunktion). Bei ♀♀ führen sie im Überangebot zur ↗Virilisierung. *therap* Anw. bei Androgenmangel u. zur gegengeschlechtl. Hormonbehandlung (z.B. beim Mammakarzinom), ferner spezielle A.-Derivate als ↗Anabolika.

Andrologie: die »Männerheilkunde«; die Lehre vom Bau u. von der Funktion der männlichen Geschlechtsorgane (einschl. der Zeugungsfähigkeit u. ihrer Störungen) sowie von den einschlägigen Erkrankungen.

Androsteron: das erste kristallin aus männlichem Harn isolierte ↗Androgen; ein C_{19}-Steroid. Ist zusammen mit α-Ätianolon der Hauptmetabolit u. die Ausscheidungsform des ↗Testosterons.

Androtropie, -tropismus: »Knabenwendigkeit«; das bevorzugte Auftreten von Krankheiten beim männlichen Geschlecht.

Anenzephalie: schwere angeb. Fehlbildung; Fehlen der Großhirnhemisphären, der Neurohypophyse u. des Zwischenhirns sowie des Schädeldaches.

Anergie: das Nichtreagieren auf ein Antigen (Allergen) bei herabgesetzter Immunlage.

ANE-Syndrom: Abk. für **A**norexie, **N**ausea, **E**mesis (Abmagerung, Übelkeit, Erbrechen), die nahezu unvermeidbaren Nebenwirkungen einer Zytostatikatherapie, die aber durch Kombination verschiedener Pharmaka (z.B. Antiemetika), Entspannungsverfahren, diätetische Maßnahmen usw. gelindert werden können.

Aneurysma: umschriebene, meist asymmetrische, dauerhafte krankhafte Wandausbuchtung eines vorgeschädigten arteriellen Blutgefäßes oder der Herzwand; s.a. Aneurysma, echtes. – **A., angeborenes:** meist an den basalen Hirnarterien (Circulus arteriosus Willisii) gelegene Fehlbildung. – **A. cordis,** Herzwandaneurysma: Ausbuchtung der Wand der linken Herzkammer als Spätfolge eines Myokardinfarktes. – **A. dissecans:** meist in der Tunica media gelegene Spaltbildung der Arterienwand; ausgehend von einem Intimaeinriß kommt es durch Wühlblutung zur Ausbildung eines mehr oder weniger langen Falschkanals. Häufigste Lokalisation ist die Aorta (↗Aortenaneurysma dissecans). – **A., echtes,** A. verum: A. durch örtliche Aufdehnung aller Wandschichten des Gefäßes; ist angeboren oder Folge einer Gefäßwandschädigung (z.B. nach Entzündung, Degeneration, Arteriosklerose, Embolie) oder eines Narbenzuges; Folgen: örtliche Wirbelbildungen, Thrombosierung (u.U. zu Embolie führend); bei Einriß Gefahr einer rasant verlaufenden u. lebensbedrohlichen (»foudroyanten«) Blutung. – **A., falsches,** A. spurium: ein gefäßwandnaher Bluterguß (= periarterielles Hämatom), der mit der Lichtung eines eingerissenen Gefäßes in offener Verbindung steht u. von einer »organisierten« Fibrinmembran umgeben ist.

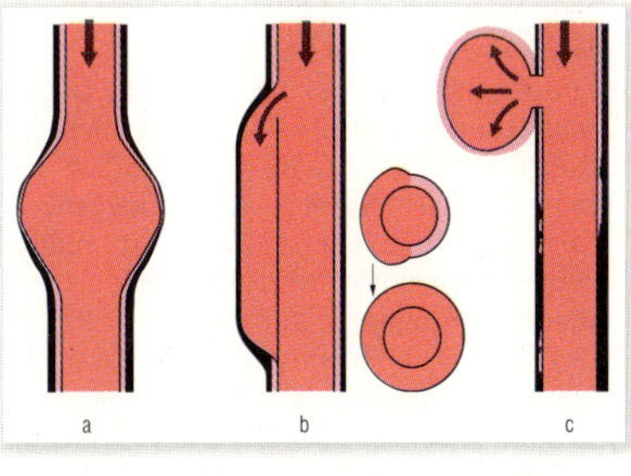

Aneurysma: a) Aneurysma verum; b) Aneurysma dissecans; c) Aneurysma spurium [186]

ANF: **1)** **a**trialer **n**atriuretischer **F**aktor; s.u. atrial. **2)** ↗**anti****n**ukleärer **F**aktor, v.a. als ↗LE-Faktor.

Anfallsleiden: ↗Epilepsie.

Anfrischung: die ↗Wundtoilette.

Angelhakenform (des Magens): der beim Stehenden physiologisch hakenförmig durchhängende Magen im Röntgenbild.

Angiektasie: Erweiterung von Blut- oder Lymphgefäßen; s.a. Teleangiektasie, KASABACH*-MERRITT* Syndrom.

Angiektomie: operative Gefäß- bzw. Gefäßwandentfernung.

Angiitis: Wandentzündung eines Blut- oder Lymphgefäßes.

Angina: Krankheit mit Verengungs-, Beengtheitszustand, Beengungsgefühl. **1)** die »Halsentzündung« (Angina i.e.S.) als Entzündung des lymphatischen Rachenrings (oft als ↗Streptokokken-A.). Symptome: Schluckschmerzen, anhaltender Rachenschmerz, Rachen- u. Mandel- = Tonsillenrötung, Tonsillenschwellung, Druckschmerz u. Schwellung der regionalen Halslymphknoten (am Kieferwinkel), Fieber, gestörtes Allgemeinbefinden. – s.a. Tonsillitis palatina. **2)** Engegefühl bei Gefäßkrankheiten mit Verengungszuständen. – **A. abdominalis,** Dysbasia intestinalis: teils kolikartige, teils mit Vernichtungsgefühl einhergehende, evtl. intermittierende Leibschmerzen mit Symptomen des akuten Bauches infolge einer – v.a. arteriosklerotischen – Ischämie im Bereich der Mesenterialgefäße; Manifestation eines aortalen ↗Anzapfsyndroms. **3) A. pectoris,** Stenokardie, Herzbräune: Syndrom mit ischämisch bedingtem, meist anfallsweisem, in der Herzgegend (retrosternal bzw. präkordial) auftretendem Schmerz (Kardialgie), der dumpf, drückend, krampfartig oder bohrend u. verbunden ist mit einem charakteristischen Beengungs- u. Vernichtungsgefühl, oft auch mit typischen Ausstrahlungen (↗Abb.), evtl. in Form von Parästhesien; pathognomonisch: der meist

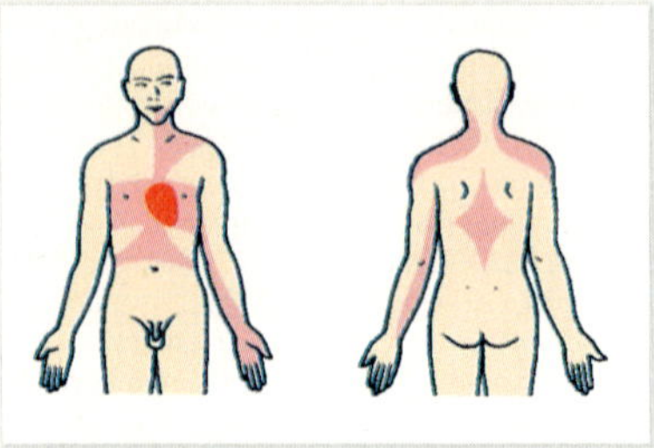

Schmerzzonen bei **Angina pectoris** [321]

bestehende Zusammenhang der Symptome mit körperlicher Belastung (»Belastungs-A.«; vgl. Ruheangina), evtl. auch Kälte (!), ferner das lytische Abklingen in Ruhe sowie typische EKG-Zeichen (im Anfall oft ST-Senkung, T-Abflachung, spitz-negatives T); s.a. koronare Herzerkrankung. – Als **A. p. gravis** mit gehäuften Anfällen (von > 30 Min. Dauer); meist als Manifestation eines rudimentären Innenschichtinfarktes (»Präinfarkt«); auch z.T. bezeichnet als »drohender Myokardinfarkt« (mit typischen Änderungen der ST-Strecke im EKG, erhöhten SGOT-, CPK- u. Myoglobin-Werten).

anginös: in Form einer ↗Angina, durch Angina bedingt.

Angio...: Wortteil »Gefäß«.

Angioblastom: von der Gefäßwand ausgehendes Neoplasma mit echter Gefäßneubildung; im ZNS in Vielzahl vorkommend beim Hippel*-Lindau* Syndrom.

Angiographie: Gefäßdarstellung durch Injektion eines Röntgenkontrastmittels u. anschließende Anfertigung schneller, programmierter Aufnahmeserien (Angiogramme); i.e.S. als ↗Arteriographie (z.B. als Aorto-, Angiokardiographie); ferner als ↗Phlebo- u. ↗Lymphographie.

Angiohämophilie: ↗v. Willebrand*-Jürgens* Syndrom.

Angiokardiographie: Röntgendarstellung der großen Herzgefäße u. der Herzbinnenräume durch Injektion eines wasserlöslichen positiven Kontrastmittels (i.v. oder – mittels eines venös eingeführten Herzkatheters – in ein herznahes Gefäß oder in eine Herzhöhle) mit nachfolgender – kinephotographischer – Anfertigung einer Bildserie (vgl. Angiographie); die Teile der Serie werden unterschieden als Dextrokardiogramm u. Lävokardiogramm (letzteres einschl. der Aorta). – **A., retrograde:** A. mittels retrograder Kathetereinführung durch eine periphere Arterie (↗Seldinger* Technik).

Angiokardiopathie: Herzfehler mit Anomalie der großen herznahen Gefäße.

Angiokeratom(a), Blutwarze: Gefäßerweiterungen (Teleangiektasien) oder Angiome in Kombination mit warzenförmigen Hyperkeratosen.

Angiologie: medizinisches Teilgebiet, befaßt mit der Lehre der Blut- u. Lymphgefäße.

Angiolopathie: Erkrankungen der Blutgefäße der Endstrombahn; z.B. ↗Akrocyanosis, Erythralgie, hämorrhagische Diathese, Kälteschäden.

angiolytisch: Gefäßverkrampfungen (Angiospasmen) lösend.

Angiom, Angioma, Aneurysma spongiosum: geschwulstartige Gefäßneubildung (↗Hämangiom, Lymphangiom) bzw. Gefäßfehlbildung (↗Kavernom, ↗Angiektasie). – **A. arteriale racemosum,** A. arteriale plexiforme: Rankenangiom; Knäuel geschlängelter, erweiterter Arterien v.a. im Kopfbereich.

Angiomatosis, Angiomatose: angeborene multiple ↗Angiome.

Angioneurose, Angioneuropathie: ältere Bez. für nervale funktionelle Störungen der Gefäßregulation.

angioneurotisches Ödem, hereditäres: die erbliche Form des ↗Quincke* Ödems.

Angioödem: Schwellungen tieferer Gewebe der Haut u. der Schleimhäute ohne Rötung u. Juckreiz; s.a. Quincke* Ödem.

Angiopathia, Angiopathie: Gefäßerkrankung. – **A. diabetica:** A. als – häufigste – Komplikation eines länger bestehenden Diabetes mellitus; als ↗Makroangiopathie eine generalisierte Arteriosklerose mit bevorzugter Beteiligung des Gehirns, des Herzens, der Nieren u. der peripheren Gefäße; als ↗Mikroangiopathie mit Manifestation als Retinopathia diabetica, Nephropathia diabetica (↗Kimmelstiel*-Wilson* Syndrom), als Hautgangrän, diabetische Polyneuropathie.

Angioplastie: geschlossene perkutane (= perkutane transluminale [= PTA]) oder offene intraoperative Aufdehnung von Gefäßen mit Hilfe koaxialer Katheter (ursprüngliche = Dotter* Technik) oder – heute meist – mittels Ballonkatheters (Grüntzig). – Auch als perkutane transluminale koronare A. (↗PTCA) zur Dehnung von Stenosen der Herzkranzgefäße (= Koronarangioplastie). – Neuerdings auch mit Laser- u. diversen anderen Techniken möglich.

Angiosarkom, Angioma sarcomatodes: von

Blut- oder Lymphgefäßen ausgehender maligner Tumor; ↗Hämangio- u. Lymphangiosarkom, Perithelium.

Angiosklerose: Verdickung u. Verhärtung der Gefäßwand, meist als ↗Arteriosklerose.

Angiospasmus: reflektorisch oder durch örtlichen Reiz ausgelöster Gefäßkrampf.

Angioszintigraphie: Darstellung der Gehirngefäße nach intraarterieller – meist im Anschluß an eine direkte Karotisangiographie durchgeführter – Verabfolgung eines geeigneten Radiopharmakons in die rechte oder linke Arteria carotis interna, z.B. für die Beurteilung von Angiomen u. anderer Tumoren.

Angiotensin, Angiotonin: Gewebshormon; wird im Blut gebildet unter Einfluß des Nierenenzyms ↗Renin aus der inaktiven Vorstufe Angiotensinogen, u. zwar zunächst als – bereits blutdrucksteigerndes (hypertensives) – **Angiotensin I,** dann – nach Abspaltung von 2 Aminosäuren durch das sog. »converting enzyme« (= **A.-converting enzyme** = ACE; eine Peptidyldipeptidase; durch sog. ACE-Hemmer therapeutisch blockierbar) – als **Angiotensin II** (auch synthetisch als Präparat herstellbar). A. II wirkt stark vasokonstriktorisch sowie antinatriuretisch u. somit blutdrucksteigernd; ist wichtigster Stimulator der Aldosteronsekretion der Nebennierenrinde; löst im Hypothalamus den Durstmechanismus aus u. erhöht den Salzappetit.

Angst: unangenehmer, oft als quälend empfundener Spannungszustand mit Gefühlen der Beengtheit u. Bedrohung; häufig verbunden mit vegetativen Körperreaktionen (z.B. Zittern, Herzklopfen, Schweißausbruch), Schlaflosigkeit, Übererregbarkeit (evtl. Panik). A. kann eine Reaktion auf äußere Gefahren- oder Bedrohungssituationen sein, aber auch als Reaktion auf seelische Konflikte entstehen. Die Übergänge von »normalen« zu krankhaften Angstreaktionen sind fließend; Angsterkrankungen werden heute z.B. in paroxysmal episodische Angst u. generalisierte Angststörungen eingeteilt.

angstlösende Medikamente: Anxiolytica, z.B. ↗Tranquilizer.

Ångström(-Einheit), Å, ÅE: die Längeneinheit 10^{-10} m (= 10^{-1} nm).

angularis: (latein.) winkelig.

Angulus: (latein.) Winkel. – **A. infectiosus (oris),** Faulecke, Perlèche: Mundwinkelrhagaden z.B. infolge Trockenheit, Infektionen (z.B. Candida-albicans, Herpes-Virus), Stoffwechselstörungen (z.B. Diabetes mellitus, Eisenmangel, megalozytäre Anämie, Ariboflavinose). – **A. iridocornealis:** der »Kammerwinkel«, die »Kammerbucht« der vorderen Augenkammer. – **A. venosus:** der von den Venae jugularis interna u. subclavia eingeschlossene »Venenwinkel«; links als Mündungsort des ↗Ductus thoracicus.

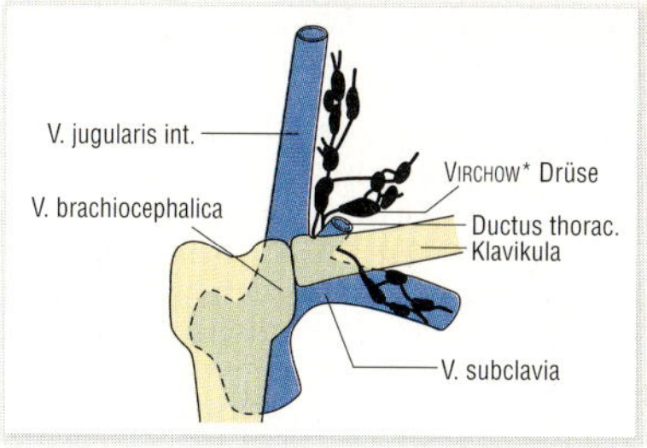

Angulus venosus

An(h)idrose, Anhidrosis: verminderte bis fehlende Schweißbildung; meist symptomatisch.

anikterisch: ohne Gelbsucht (Ikterus); z.B. a. ↗Hepatitis.

Anilin: das einfachste aromat. Amin (Aminobenzol); Ausgangsprodukt für Arzneimittel u. Farbstoffe.

Anilinkrebs: ↗Aminokrebs.

Anion: ein- oder mehrfach negativ geladenes Ion, wandert im elektrischen Feld zur Anode. Anionen sind z.B. alle Säurereste u. OH-Ionen; Kennzeichen: »-« (z.B. Cl^-, OH^-).

Anis: ↗Pimpinella anisum.

Anisakiasis: Heringswurm-Krankheit; Darmkoliken, Fieber u. eosinophile Abszesse, ausgelöst durch die – nach Genuß roher Fische – in die Ileumwand eingewanderten Larven des Askariden **Anisakis marina**.

Anisochromie: unterschiedliche Farbdichte der roten Blutkörperchen durch Unterschiede des Hb_E u. der Erythrozytendicke als Symptom vieler Anämien.

Anisokaryose: ungleiche Kerngröße atypischer (pathologisch veränderter) Zellen; s.a. Atypie.

Anisokorie: ungleiche Weite der Pupillen beider Augen.

Anisometropie, Anisometrie: ungleiche optische Brechkraft beider Augen.

Anisozytose: ungleiche Größe vergleichbarer Zellen, z.B. *hämat* als A. der Erythrozyten (praktisch bei jeder stark ausgeprägten Anämie).

Ankyloblepharon: angeborene, zu Verkürzung der Lidspalte führende Verwachsung der Lidränder.

Ankylodaktylie: angeborene Finger- oder Zehenversteifung in Beugestellung.

ankylosans, ankylopoeticus: versteifend, »ankylosierend« (zu ↗Ankylose führend).

Ankylose, Ankylosis: die durch Krankheitsprozesse im Gelenkinneren bedingte vollständige Gelenksteife (= Lötsteife).

Ankylostomiase: ↗Ancylostomiasis.

Anlaufschmerz: Gelenkschmerzen bei den ersten Bewegungen (Schritten) nach Ruhe.

ANLL: **a**kute **n**icht-**l**ymphatische (= myeloische) ↗**L**eukämie.

Ann-Arbor-Klassifizierung: Stadieneinteilung der malignen Lymphome (maligne ↗Lymphogranulomatose, Non-HODGKIN* Lymphome).

Anneliden: die Ringel- oder Gliederwürmer als Unterstamm der Artikulaten; Klassen: Oligo- u. Polychäten, Hirudineen (↗Hirudo).

Anode: die positive Elektrode, zu der die Anionen bzw. Elektronen hinwandern. – In Röntgenröhren als Fest- oder Drehanode gleichzeitig der Ort, an dem die Bremsstrahlung erzeugt wird.

Anodontia, Anodontie: völlige Zahnlosigkeit.

Anonychie, Anonychosis: angeborenes oder erworbenes (z.B. durch Verbrennung), vollständiges oder teilweises Fehlen der Finger- u. Zehennägel.

Anonyma: die »namenlose« Arterie bzw. Vene, der ↗Truncus brachiocephalicus bzw. die Vena brachiocephalica.

Anopheles, Malaria-, Gabelmücke: eine Stechmücken-Gattung [Culicidae]; Vektor für Malaria-Erreger; s.a. Malariazyklus. – Auch wichtig als Überträger von Filarien (z.B. Wuchereria bancrofti, Brugia malayi) u. von Viren (Dengue).

Anophthalmie, Anophthalmus: das angeborene oder erworbene, ein- oder beidseitige Fehlen des Augapfels.

Anopie, Anopsie: Funktionsausfall der Augen bzw. des Gesichtssinnes; s.a. Hemianopsie.

Anoplura: die Ordnung »echte Läuse«; blutsaugende, permanente, streng wirtsspezifische Ektoparasiten an Mensch u. Säugern; ↗Pediculus, Phthirus. Wichtig als Überträger (z.B. von Flecktyphus, Wolhynischem Fieber).

Anorch(id)ie: das angeborene Fehlen der Hoden (= Hodenagenesie).

anorektal: den After u. den Mastdarm (Anus bzw. Rektum) betreffend. – **a. Syndrom:** Vitaminmangel-Syndrom durch Störung der Darmflora (↗Dysbiose) nach Antibiotika-Verabfolgung.

Anorexia, Anorexie: Appetitlosigkeit, Magersucht. – **A. nervosa, Pubertätsmagersucht:** zu den Eßstörungen gehörende, durch extremen, selbst herbeigeführten Gewichtsverlust, Körperschemastörungen u. massive Furcht vor Gewichtszunahme geprägte A., die fast ausschließlich junge Frauen betrifft. Kann kombiniert mit ↗Bulimia nervosa auftreten.

Anorgasmie: das Nichtauftreten/Nichterleben eines Orgasmus.

Anosmie: hochgradige Minderung bis Aufhebung der Geruchswahrnehmung.

anovulatorischer Zyklus: Genitalzyklus ohne Eisprung (Ovulation) als Folge kurzfristiger ↗Follikelpersistenz u. fehlender Gelbkörperbildung; gilt als wichtige Sterilitätsursache.

Anoxämie: völlig unzureichende Sauerstoffsättigung des Blutes, d.h. eine hochgradige Hypoxämie.

Anoxie: völlig unzureichende, unter dem physiolog. Bedarf liegende Sauerstoffkonzentration im Gewebe.

Ansa: (latein.) Schlinge, Nervenschlinge, Schleife.

Anschlußheilbehandlung, AHB: stationäre Leistungen zur Rehabilitation, die sich unmittelbar oder in engem zeitlichen Zusammenhang an eine Krankenhausbehandlung anschließen.

Anschoppung: das 1. Stadium (1. bis 2. Tag) der Lungenentzündung (klassische kruppöse Pneumonie); gekennzeichnet durch Hyperämie u. seröse Exsudation (mit vereinzelten Ery, Leuko, Alveolarepithelien) in die Lungenalveolen.

Anspannungston: der – dumpfe u. längere – 1. ↗Herzton als Phänomen während der isometrischen Myokardanspannung.

Anspannungszeit: die Phase der isovolumetrischen Kontraktion des Herzmuskels als erster Teil der mechanischen Kammersystole (zu Beginn des Herzzyklus, bis zur Öffnung der Semilunarklappen), sog. Verschlußzeit; ihr entspricht im EKG die Q-Zacke u. der aufsteigende R-Schenkel.

Antacida, Antazida: Magensäure bindende (neutralisierende) Mittel, die möglichst weder das Säure-Basen-Gleichgewicht des Blutes stören noch selbst oder in Form ihrer Reaktionsprodukte als Säurelocker wirken; z.B. Magnesium- u. Aluminium-Verbindungen.

Antagonismus: gegensinnige Wirkung bzw. Wirkungsweise von 2 miteinander verknüpften Struktur- oder Wirkstoffpaaren (z.B. Nerven, Muskeln, Arzneimittel).

Antagonist: der Gegenspieler des ↗Agonisten; z.B. innerhalb der typischen Paare Sympathikus/Parasympathikus, Extensoren/Flexoren,

Insulin/Glucagon. – Ferner als **pharmakologischer A.** ein Arzneimittel mit Wirkung i.S. des *pharm* ↗Antagonismus.

Antazida: ↗Antacida.

ante: (latein.) vor. – **a. cenam, a. cibum,** a. c.: »vor der Mahlzeit«.

Antebrachium: der Vorder- = Unterarm.

Anteflexio uteri: die natürliche, normale Haltung der Gebärmutter mit nach vorn offenem, stumpfem Winkel zwischen der Achse des Halsteils u. des Gebärmutterkörpers.

Antemetica remedia: ↗Antiemetika.

Antepositio: 1) atypische »Ventrallage« = ventrale Verlagerung eines Organes. – *chir* Vorlagerung. – **A. uteri:** die »In-toto-Vorverlagerung« der Gebärmutter; physiologisch bei starker Füllung der Mastdarmampulle, pathologisch z.B. infolge Verdrängung durch einen retrouterinen Tumor. **2)** Gebißvorstand.

anterior, anterius: (latein.) vordere(r) bzw. vorderes.

anteroposterior, a.p.: (latein.) von vorn nach hinten (am Rumpf = ventrodorsal) als Bez. des Strahlenganges bei sagittalen Röntgenaufnahmen.

Antetorsio, -torsion: (latein.) Verdrehung nach vorn, z.B. als A. des Schenkelhalses bei angeborener Hüftluxation.

Anteversio uteri: die physiologische Neigung der Gebärmutter nach vorn unter Bildung eines nach vorn offenen Winkels (fast 90°) zwischen der Gebärmutterkörper- u. der Scheidenachse (↗Abb.).

Anthelix: der dem Ohrmuschelrand (Helix) etwa parallele Bogenwulst als vordere Begrenzung der Ohrmuschel.

Anthelminthica, -thika: Mittel gegen endoparasitäre Würmer, v.a. gegen Eingeweidewürmer; als spezifisch wirkende u. wenig giftige synthetische Stoffe z.B. Piperazin, Hexylresorcin, Phenothiazine, Mebendazol, Thiabendazol, Albendazol.

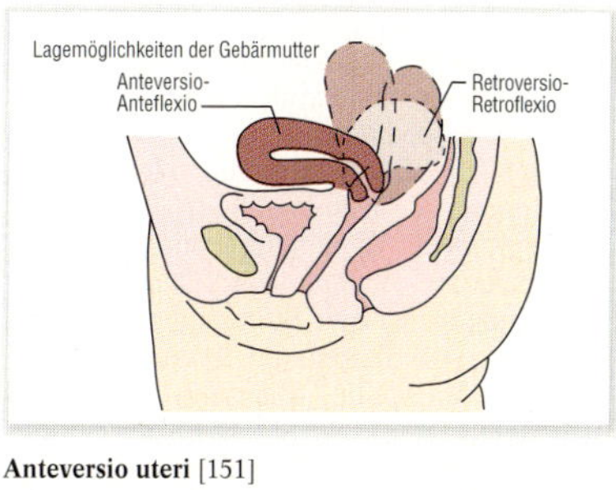

Anteversio uteri [151]

Anthidrotica, -tika: ↗Antihidrotika.

Anthrachinon: Oxidationsprodukt des Anthracens; ein haut- u. schleimhautreizender Stoff; Ausgangssubstanz für synthetische Farbstoffe (z.B. Alizarin), Therapeutika (z.B. Anthra- u. Chrysarobin) u. Grundkörper natürlicher Pigmente u. pflanzlicher Wirkstoffe (**Anthrachinone;** antiabsorptive u. sekretagoge ↗Abführmittel, enthalten z.B. in Aloe, Rhabarber-Rhizomen, Folia Sennae, Cascara Sagrada; eine mögliche kanzerogene Wirkung wird diskutiert).

Anthracycline: zytostatisch wirkende ↗Antibiotika, deren klinische Bedeutung durch herzschädigende Nebenwirkungen eingeschränkt wird; z.B. Daunorubicin, Doxorubicin, Epirubicin.

Anthrakose: 1) exogene Pigmentierung durch Kohleteilchen (z.B. der Haut). **2) A. pulmonum:** als Anthrakose i.e.S. die Staublungenerkrankung infolge Ablagerung reinen (kieselsäurefreien = unspezifischen) Kohlenstaubs in den Lungenalveolen u. im Lungeninterstitium (perivaskulär u. -bronchial) sowie in den Lymphbahnen u. -knoten.

Anthra(ko)silikose: Staublungenerkrankung durch Einatmen kieselsäurehaltigen Kohlenstaubs, »Mischstaublunge« mit Silikosecharakter; relativ häufig kompliziert durch Lungentuberkulose; anzeigepflichtige Berufskrankheit.

Anthrax: ↗Milzbrand.

anthroposophische Medizin: von dem Philosophen, Pädagogen u. Naturwissenschaftler Rudolf Steiner (1861–1925) u. der Ärztin Ita Wegmann (1876–1943) entwickelte Richtung der Medizin, deren Grundlage die philosophisch-religiöse anthroposophische Menschen- u. Naturerkenntnis darstellt. Neben objektivierbaren Krankheitsbefunden werden die Lebensgeschichte des Patienten, seine soziale u. kulturelle Umwelt etc. sowie die Selbstheilungskräfte des Körpers einbezogen. In der Therapie sind u.a. von Bedeutung: Medikamente aus Pflanzen (z.B. die Mistel, ↗Viscum album), Tieren u. Tierprodukten, Metallen; Ernährung; künstlerische Methoden (Malen, Musiktherapie etc.); Körper- u. Gesprächstherapien.

Anthropozoonose: Bez. für bei Mensch u. Tieren vorkommende Infektionskrankheit.

Anti-: Präfix »Antikörper« (AK). Ist durch das Symbol des zugehörigen Antigens ergänzt (z.B. Anti-A u. Anti-B, Anti-D im AB0-Blutgruppensystem bzw. im Rhesussystem).

anti: (griech.) gegen, entgegen, gegenüber.

Antiallergica, -allergika: Arzneimittel gegen Allergie bzw. deren Symptome; z.B. ↗Antihistaminika, Cromoglicinsäure, Glucocorticoide sowie Präparate zur ↗Desensibilisierung.

antianämisch: gegen Anämie gerichtet. – **a. Vitamin:** ↗Vitamin B_{12}, ↗Folsäure.

Antiandrogene: Heilmittel mit Wirkung gegen natürliche Androgene; v.a. synthetische Steroide.

Antiarrhythmica, -arrhythmika: Mittel zur Behandlung von Herzrhythmusstörungen. Nach ihren elektrophysiologischen Wirkungsmechanismen werden die A. in 4 verschiedene Klassen eingeteilt:

Klasse-I-Antiarrhythmika: die sog. Natriumantagonisten oder Membranstabilisatoren mit den Untergruppen IA bis IC. – **Klasse-II-Antiarrhythmika:** die ↗Betarezeptorenblocker. – **Klasse-III-Antiarrhythmika:** Hauptsubstanzen sind Amiodaron u. Sotalol (Betablocker mit Klasse-III-Wirkung). – **Klasse-IV-Antiarrhythmika:** ↗Calciumantagonisten mit antiarrhythmischen Eigenschaften.

Antiasthmatica, -tika: Mittel zur Behandlung des Asthma bronchiale; v.a. β_2-Sympathomimetika, Theophyllin-Präparate, Parasympatholytika, Glucocorticoide, Prophylaktika (Cromoglicinsäure, Nedocromil); z.T. angewandt als Dosieraerosole.

Anti-Atelektasefaktor: ↗Surfactant-Faktor.

Antibabypille: die oral anwendbaren ↗Ovulationshemmer als empfängnisverhütendes Mittel (↗Kontrazeptiva).

Antibiogramm: Befund der Empfindlichkeitsprüfung von Bakterien gegenüber Chemotherapeutika (s.a. Antibiotika) aufgrund der Resistenzbestimmung z.B. mittels Hemmhoftests (s.a. Blättchentest).

Antibiotica, -tika: die mit dem Penicillin (Fleming 1928; Florey u. Chain 1940) erstmals unter dieser Bezeichnung in die Behandlung infektiöser Krankheiten eingeführten natürlichen Stoffwechselprodukte (u. deren halb- u. vollsynthetische Nachbildungen) von Bakterien, Aktinomyzeten, Pilzen, Flechten, Algen u. höheren Pflanzen (↗Tab.). A. besitzen ein mehr oder weniger spezifisches Wirkungsspektrum gegen krankheitserregende Mikroorganismen, die sie abtöten (↗Bakterizidie) oder im Wachstum hemmen (↗Bakteriostase); ihre Wirksamkeit wird evtl. beeinträchtigt durch die Resistenz der Erreger. – **A., zytostatisch wirksame:** wegen ihrer toxischen Eigenschaften nicht zur Therapie von Infektionen einsetzbare A., die als ↗Zytostatika verwendet werden; z.B. Actinomycine, Anthracycline, Bleomycin, Mitomycine, Mitoxanthron.

Antibiotika-Gruppen

Aminoglykosid-Antibiotika (z.B. Streptomycin, Gentamicin, Sisomycin, Tobramycin, Amikacin)
Ansamycine (z.B. Rifampicin)
Antimykotika *Polyenantibiotika* (z.B. Nystatin, Natamycin, Amphotericin B, Pecilocin) *Benzofuranderivate* (Griseofulvin)
β-Lactam-Antibiotika *Penicilline* (Benzylpenicillin u. seine Derivate, Oralpenicilline, penicillinasefeste Penicilline, Breitspektrum-Penicilline, gegen Proteus u. Pseudomonas wirksame Penicilline) *Cephalosporine* (z.B. Cefalotin, Cefaloridin, Cefalexin, Cefazolin, Cefotiam)
Fluorochinolone/Gyrasehemmer (Ofloxacin)
Chloramphenicol-Gruppe (Chloramphenicol, Thiamphenicol, Azidamphenicol)
Linosamide (Lincomycin, Clindamycin)
Makrolid-Antibiotika (z.B. Erythromycin, Oleandomycin, Spiramycin)
Peptid-, Peptolid-, Polypeptid-Antibiotika (z.B. Polymyxin B u. E, Bacitracin, Tyrothricin, Capreomycin, Vancomycin)
Tetracycline (z.B. Tetracyclin, Oxytetracyclin, Minocyclin, Doxycyclin)
Chinolone (Nalidixin, Cinoxazin u. Pipemidsäure; Ciprofloxacin, Norfloxacin, Pefloxacin, Ofloxacin, Fleroxacin u. Enoxacin)
weitere Antibiotika (Azalide, Streptogramine, Fosfomycin, Fusidinsäure)

Antibiotikaresistenz: Unempfindlichkeit von Bakterien gegen ein Antibiotikum (oder mehrere).

Anticholinergica, -ergika: ↗Parasympatholytica.

Anticonvulsiva, -konvulsiva: Heilmittel mit hemmender u. mildernder Wirkung gegenüber zentral bedingten – v.a. epileptischen – Krämpfen; z.B. Barbiturate, Hydantoine, Succinimide, Oxazolidine, Benzodiazepine.

Antidepressiva, Thymo(ana)leptica: Psychopharmaka zur Therapie von ↗Depressionen. Einteilung erfolgt nach Stoffgruppen: **1)** trizyklische A. (z.B. Imipramin); **2)** tetrazyklische A.: (z.B. Maprotilin, Mianserin); **3)** unterschiedliche A.: (z.B. Serotonin-Wiederaufnahmehemmer; **4)** MAO-Hemmer; **5)** i.w.S.

Lithiumsalze (Langzeittherapie, »Lithiumprophylaxe«), Neuroleptica u. Sedativa.

Antidiabetica, -tika: Mittel, die den Blutzucker senken u. damit zur Behandlung des Diabetes mellitus geeignet sind; u. zwar – die nur parenteral wirksamen – ↑Insulinpräparate sowie orale Antidiabetika. – **A., orale:** synthetische Verbindungen, die die Freisetzung des Insulins aus den B-Zellen der Pankreasinseln bzw. – im Blut – aus inaktiven Plasmaproteinbindungen begünstigen; v.a. Sulfonyl- u. Sulfanilylharnstoff-Derivate (z.B. Tolbutamid, Glibenclamid). Ferner Acarbose u. Biguanide.

Antidiarrhoica, -diarrhoika: Mittel gegen Durchfallerkrankungen; peristaltikhemmende Mittel (Opioide wie Loperamid, Diphenoxylat), Adsorbenzien (wie Carbo medicinalis), Adstringenzien (z.B. Tannin-Derivate), Hefe-Lyophilisate; Hydroxychinolin-Präparate sind obsolet.

Anti-D-Immunglobulin, Anti-Rh-Ig: gegen den Faktor »D« = »Rh« des Rhesussystems gerichtetes Immunglobulin als Mittel zur Prophylaxe der ↑Rhesus-Sensibilisierung bei rh-negativen Müttern.

Antidiuretica, -tika: Substanzen, die die Wasserausscheidung durch die Niere hemmen, d.h. mit Wirkung i.S. der Harnkonzentration (»Antidiurese«).

antidiuretisches Hormon, ADH: ↑Vasopressin.

Antidot: Gegenmittel, i.e.S. Gegengift, das die Toxizität von Giften aufhebt oder vermindert, z.B. Chelatbildner bei Schwermetallvergiftungen. Ferner als Antiserum bzw. Antitoxin (↑Immunserum, z.B. gegen Schlangengifte, Bakterientoxine). Als *Lokal-A.* macht es das Gift vor Resorption unschädlich.

antidrom: entgegen der natürlichen Richtung leitend, verlaufend.

Ant(i)emetica, -tika: Mittel gegen Erbrechen u. Übelkeit bei Kinetosen, Hyperemesis gravidarum, Tumortherapie etc.; z.B. Antihistaminika, Neuroleptica (Phenothiazinderivate), Anticholinergica.

Antiepileptica, -tika: Mittel zur Epilepsiebehandlung, ↑Anticonvulsiva.

Antifaktoren: die physiologischen u. die reaktiv gebildeten Hemmfaktoren der Blutgerinnung; z.B. Antithrombin I u. III (= Heparin-Cofaktor), α-Heparin, die Inhibitoren der aktivierten Gerinnungsfaktoren (d.h. der ↑Faktoren VI, VII, IX, XII) bzw. Immunantikörper gegen Gerinnungsfaktoren.

Antifibrillanzien: Mittel zur Behandlung des Vorhof- u. Kammerflimmerns (s.a. Antiarrhythmika).

Antifibrinolysin, AFL, Antiplasmin: spezifisch gegen die ↑Fibrinolyse wirksame ↑Antifaktoren (Hemmung des vollaktivierten Fibrinolysins im menschlichen Plasma); z.B. als »Sofort-A.« das Interalpha- u. das Alpha-2-Antiplasmin bzw. als langsamer wirkendes A. (= »Progressiv-A.«) das Alpha-1-Antitrypsin u. das -Antiplasmin.

Antigen, AG, Ag: Bezeichnung für jede Substanz, die vom ↑Immunsystem als fremd (»not self«) erkannt wird. Löst meist eine ↑Immunreaktion aus, die zur Immunität führt (= »Immunogen«); im Fall der Allergie (»Allergen«) bzw. Atopie (»Atopigen«) ist diese übersteigert. Das AG löst eine humorale (↑Antigen-Antikörper-Reaktion) u./oder zellvermittelte Abwehrreaktion (s.u. Immunität) aus. – **AG, onkofetales; AG, onkoplazentares:** s.u. Tumorantigene. – **Antigen A; AG B:** Antigene des AB0-Blutgruppensystems. – **AG C; AG D; AG E:** Antigene des Rhesus-Systems.

Antigen-Antikörper-Komplex: ↑Immunkomplex.

Antigen-Antikörper-Reaktion, AAR: Verbindung eines Antigens (AG) mit dem spezifischen, gegen dieses AG gerichteten Antikörper (AK) zum Antigen-Antikörper-Komplex (= Immunkomplex); dient als humorale ↑Immunreaktion im menschlichen Organismus (»in vivo«) dem Unschädlichmachen der Antigene u. ist häufig von klinisch faßbaren Symptomen gefolgt. Im Labor, als In-vitro-Reaktion, läuft sie unter definierten Bedingungen ab u. ist daher z.B. als Präzipitations-, Agglutinations-, Agglutinationshemmungs-, Komplementbindungs- oder Neutralisationsreaktion sowie – bei Anw. markierter Antikörper – als Liganden-Assay (z.B. als ↑RIA mit radioaktiv markierten AK, als ELISA), Immunfluoreszenz.

Antigestagen: eine Substanz, die das natürliche Progesteron von seinen Rezeptoren verdrängt, z.B. ↑Mifepriston.

Antiglobulin-Test: ↑COOMBS* Test.

Antigonadotropine: ↑GnRH-Analoga.

antihämorrhagisches Vitamin: ↑Vitamin K.

Antihidrotica, -tika: Mittel gegen übermäßige Schweiß-Absonderung; z.B. Aluminiumsalze, Tannin, Hexamethylentetramin sowie Anticholinergika (v.a. Propanthelinbromid).

Antihistaminica, -histaminika: Substanzen, die die Histaminwirkung durch reversible Blockierung der spezifischen Geweberezeptoren (= H_1- bzw. H_2-Rezeptoren) hemmen. Anw. der H_1-Antagonisten (H_1-Rezeptorenblocker) bei allergischen Erkrankungen, Juckreiz; Einteilung in ältere sedierende (z.B. Clemastin) u. neuere nicht-sedierende (z.B. Terfenadin) Substanzen. – Anw. der H_2-Antagonisten = H_2-Rezeptorenblocker zur Hemmung der Salzsäurebildung in der Magenschleimhaut (bei Hyperazidität, Ulcus duodeni; z.B. als Cimetidin, Ranitidin).

Anti-HIV-ELISA: ↗Enzym-Immunoassay zum Nachweis von Antikörpern gegen ↗HIV.

Antihormone: Hormonantagonisten (Hormonhemmstoffe), u. zwar natürliche Hormone oder synthetische Verbindungen (z.B. Cyproteron, Antiöstrogene).

Antihyaluronidase-Test, AHT: Nachweisverfahren für **Antihyaluronidase** (ein gegen die Hyaluronidase hämolysierender Streptokokken gebildeter Antikörper).

Antihypertensiva, -hypertonica: Mittel zur symptomatischen Behandlung der ↗Hypertonie; wirken durch ihre Angriffspunkte am Nerven- u. Herz-Kreislauf-System, durch Beeinflussung der Nierenfunktion u. des Wasser-Elektrolyt-Haushaltes, aber auch enzymatisch. Als **»A. erster Wahl«** gelten: Diuretika (v.a. Benzothiadiazin-D.), Vasodilatatoren (z.B. Hydralazin, Dihydralazin, Minoxidil), Calciumantagonisten (»Calciumkanalblokker«, z.B. Nifedipin, Verapamil), Antisympathotonika u. Alpharezeptorenblocker (Guanethidin, Reserpin, Guanfacin, Methyldopa), ACE-Hemmer (z.B. Captopril), Angiotensin-Rezeptor-Antagonisten, Betarezeptorenblocker.

Antikoagulanzien: Substanzen, die die ↗Blutgerinnung hemmen. **1)** i.e.S. die zur ↗Thromboseprophylaxe angewandten Arzneimittel: Vitamin-K-Antagonisten (↗Cumarin-Derivate) oder ↗Heparin bzw. Heparinoide. **2)** i.w.S. Substanzen, die Blutproben (zur Gewinnung von ↗Blutplasma bzw. zur Untersuchung der Blutzellen) oder ↗Blutkonserven ungerinnbar machen; z.B. Heparin (bzw. Heparinoide) oder Substanzen, die Calcium-Ionen binden (Citrat, EDTA, Fluoride, Oxalat).

Antikoagulation: die Hemmung der Blutgerinnung mit ↗Antikoagulanzien.

Antikörper, AK, Ak: vom Immunsystem (B-Lymphozyten u. Plasmazellen) als Reaktion auf ein ↗Antigen (AG) gebildete Y-förmige Eiweißkörper, die ↗Immunglobuline. Besitzen die Fähigkeit zu spezifischer Bindung des AG (Antigen-Antikörper-Reaktion) u. lösen die humorale ↗Immunreaktion aus. – **AK, antinukleäre,** ANA: ↗antinukleäre Faktoren. – **AK, monoklonale:** AK, die von einem ↗Klon von Plasmazellen produziert werden u. nur gegen eine der zahlreichen Determinanten eines Antigens gerichtet sind. Anw. u.a. zur Diagnostik von Immunopathien u. von Krankheiten, bei denen vermehrt krankhafte Eiweißkörper gebildet werden (Paraproteine), zur Diagnostik (z.B. Immunszintigraphie) u. Behandlung von Tumoren u. anderer proliferativer Erkrankungen.

Antikörpermangel: angeborener oder erworbener ↗Immundefekt; als **A.-Syndrom** mit klinischen Zeichen (z.B. Infektneigung); s.a. Agammaglobulinämie.

Antikörpersuchtest, AKT: indirekter COOMBS* Test mit Testerythrozyten (meist 2 Proben); fällt positiv aus, z.B. nach ↗Rhesus-Sensibilisierung (durch Schwangerschaft oder Bluttransfusion) rh-negativer Personen.

Antikonvulsiva: ↗Anticonvulsiva.

Antikonzeption: ↗Konzeptionsverhütung; s.a. Kontrazeptiva.

Antilymphozytenserum, ALS: tierisches ↗Immun- bis Hyperimmunserum, gewonnen nach Immunisierung geeigneter Tiere durch gereinigte Lymphozyten des Menschen; es bewirkt beim Empfänger eine Abnahme der Lymphozytenzahl (↗Lymphozytopenie). Die Anw. erfolgt z.B. zur Hemmung der zellulären Transplantatabstoßung.

Antimetaboliten: zytostatisch wirksame Substanzen, die nach dem Prinzip der kompetitiven Hemmung in den Nukleinsäure- oder Eiweißstoffwechsel (der Krebszellen) eingreifen; z.B. Cytarabin, Fluorouracil, Mercaptopurin, Methotrexat, Thioguanin.

Antimitotica, -tika: ↗Mitosehemmer.

Antimon, Stibium, Sb: Arsen-ähnliches »halbmetallisches« Element; Anw. der organ. Verbindungen bei Leishmaniase.

Antimutagene: Stoffe bzw. physikalische Faktoren, die spontane oder induzierte Mutationsraten herabsetzen.

Antimykotica, -tika: Mittel (Fungizide, Fungistatika) zur Behandlung systemischer u./oder lokaler Pilzerkrankungen (↗Mykosen); nach Substanzgruppen unterschieden als Polyen-A., Azol-A., Morpholin-A., Squalen-Epoxidase-Hemmer sowie die Einzelsubstanzen Flucytosin u. Griseofulvin. Viele sind wegen ihrer Toxizität nur äußerlich anwendbar.

Antineoplastica, -tika, antineoplastische Chemotherapeutika: umfassendere u. korrektere Bez. für den inzwischen weitgehend üblichen Begriff ↗Zytostatika.

Antineuralgica, -algika: ↗Analgetika.

antinukleäre Faktoren, ANF: Antikörper bzw. Autoantikörper (γ-Globuline) gegen Zellkernbestandteile; z.B. bei Lupus erythematodes, rheumatoider Arthritis, Poly- u. Dermatomyositis, Virushepatitis, Panarteriitis.

Antiöstrogene: Stoffe mit Hemmwirkung gegenüber Östrogenen; v.a. Hormone mit gegenregulatorischer Wirksamkeit, z.B. Tamoxifen, Clomifen.

Antioxidanzien: Stoffe, die die ↗Oxidation hemmen; als Nahrungsmittel-Zusatzstoffe Ascorbinsäure(derivate), Tocopherole, Gullate, Butylhydroxyanisol u. Butylhydroxytoluol; *therap* z.B. Ascorbinsäure, Tocopherol, β-Carotin (sollen die Bildung freier Radikale eindämmen u. damit evtl. vor malignen Erkrankungen schützen); i.w.S. *physiol* Glutathionperoxidasen u. Superoxiddismutasen.

Antiparkinsonica, -ika: Mittel zur Therapie der Symptomatik bei der ↗PARKINSON* Krankheit u. des Parkinsonismus; v.a. synthetische Stoffe wie Trihexyphenidyl(derivate), Benzatropin, L-Dopa, Amantadin, Bromocriptin; früher v.a. Atropin-Präparate.

Antiperistaltik: rückläufige, der physiolog. Richtung entgegengesetzte Peristaltik, z.B. vor Stenosen.

Antiperniziosa-Faktor: das ↗Vitamin B_{12}, das als »extrinsic factor« Teilfaktor des **»Antiperniziosa-Prinzips«** ist, d.h. des – gemeinsam mit dem »intrinsic factor« gebildeten – Wirkprinzips für die normale Blutbildung (Fehlen des »intrinsic factor« führt zu Vitamin-B_{12}-Resorptionsstörung u. dadurch zu megaloblastischer Anämie).

Antiphlogistica, -tika: Mittel, welche Entzündungen örtlich oder über die Blutbahn entgegenwirken; s.a. Antirheumatica.

Antiplasmin: s.u. Antifibrinolysin.

antiproliferativ: dem Wachstum u. der Teilung (↗Proliferation) der Zellen oder Organismen entgegenwirkend; z.B. Mitosegifte, ionisierende Strahlen oder – die Virusvermehrung betreffend – die ↗Interferone.

Antipruriginosa: Mittel gegen Juckreiz.

Antipyrese: Anw. fiebersenkender Maßnahmen; z.B. »antipyretische« Bäder (Abkühlungsbad) u. Mittel (**»Antipyretika«**).

antirachitisches Vitamin: ↗Vitamin D.

antiretrovirale Substanzen: Substanzen, die bei der Behandlung von ↗AIDS eingesetzt werden, da sie die reverse Transcriptase des ↗HIV hemmen (»RT-Hemmer« Azidothymidin = AZT = Zidovudin, Didesoxyinosin = Didanosin = DDI, Didesoxycytidin = DDC = Zalcitabin u. Stavudin = D4T) u. mit diesen zusammen eingesetzte ↗Proteasenhemmer.

Antirheumatica, -rheumatika: Mittel zur Behandlung rheumatischer Krankheiten. **1)** als **Basistherapeutika** Mittel, die in die Pathogenese der Krankheitserscheinungen eingreifen: Goldpräparate, D-Penicillamin, Sulfasalazin, Chloroquin(derivate), Immunsuppressiva, Immunstimulanzien, Methotrexat. **2) kausale A.:** Penicillin (Mittel der Wahl beim akuten rheumatischen Fieber infolge Streptokokkeninfektion) u. Erythromycin. **3) symptomatische A.: a)** *nichtsteroidale A.* (NSAR, NSAID); z.B. Salizylate (Acetylsalicylsäure), Essigsäurederivate (z.B. Indometacin, Diclofenac), Anthranilsäurederivate (z.B. Flufenaminsäure), Propionsäurederivate (z.B. Ibuprofen), Pyrazolone (z.B. Phenylbutazon), Oxikame (Piroxicam, Tenoxicam); **b)** *steroidale A.:* ↗Glucocorticoide (als symptomatische A. u. zugleich Basistherapeutika).

Antisepsis: Maßnahmen zur Erzielung eines Zustandes bedingter Keimfreiheit (»Keimarmut«) an Körperteilen, z.B. im Operationsgebiet, an Händen des Operationsteams (»Händedesinfektion«).

Antiseptica, -tika: Substanzen, die möglichst breit im Sinne der ↗Antisepsis wirken u. auf Haut u. Schleimhäuten sowie auf Wunden angewandt werden können. Meist Derivate derselben chemischen Stoffklassen wie die ↗Desinfektionsmittel (die nicht am Körper angewandt werden); z.B. Phenole, Halogene, Alkohole sowie Detergenzien mit antiseptischen Eigenschaften.

Antiserum: ↗Immunserum.

Antiskabiosa: Mittel gegen Krätze (Skabies); z.B. Benzylbenzoat, Mesulfen, γ-Hexachlorcyclohexan.

Antispasmodica, -dika: Mittel gegen Krämpfe der glatten Muskulatur; ↗Spasmo-, Parasympatholytika.

Antistreptokinase, ASK: Antikörper, der die ↗Streptokinase unschädlich macht.

Antistreptolysin, ASL: Antikörper (γ-Globulin), der das Streptolysin O der β-hämolysierenden Streptokokken der Gruppen A, C u. G neutralisiert; ist erhöht bei/nach Streptokokkeninfekten, z.B. bei akutem rheumatischem Fieber; wird bestimmt mittels **Antistreptolysin-Reaktion** (ASR) bzw. **-Test** (AST).

Antisympathotonica, -tonika: v.a. als ↗Antihypertonika angewandte Substanzen; z.B. ↗Reserpin, Guanethidin, Clonidin, Methyldopa.

Antithelminthika: ↗Anthelminthica.

Antithrombin, AT: gegen Thrombin (u. damit gerinnungshemmend) gerichtete Aktivität des Blutplasmas.

Antithrombotica, -tika: Mittel zur ↗Thromboseprophylaxe.

Antitoxin: als »Gegengift« jeder neutralisierende ↗Antikörper.

antitoxisches Serum: ↗Immunserum; v.a. als Serum gegen Tetanus-, Botulinustoxine.

α_1-Antitrypsin: ein Eiweißkörper (Glykoprotein) im menschlichen Serum (↗Plasmaproteine), wirksam als Antienzym des Trypsins u. Chymotrypsins. Sein Blutspiegel steigt bei Entzündung an.

Antituberculotica, -tuberkulotika, Tuberculostatica, Tuberkulostatika: Chemotherapeutika zur Behandlung der Tuberkulose (Tbk). Unterschieden werden: **1)** »*A. der 1. Wahl*« = »*Basisstoffe*«: Isoniacid (INH), Pyrazinamid (PZA), Ethambutol (EMB), Rifampicin (RMP), Streptomycin (SM); **2)** »*A. der 2. Wahl*« (»Reservestoffe« bei Unverträglichkeit oder Erregerresistenz): Terizidon (ein Cycloserinderivat), p-Aminosalicylsäure (PAS), Capreomycin, Amikacin, Gyrasehemmer, Makrolide. – Die Therapie mit A. wird gewöhnlich in 3 Phasen vorgenommen (Kombinationstherapie mit 3 bzw. 2 A. in den Phasen 1 u. 2; anschließend Sicherungsphase zur Rezidivprophylaxe bis zu 2 Jahren).

Antituberculotica (Therapieschemata) zur Behandlung der unkomplizierten Lungentuberkulose (Abkürzungen s. Text; 2–3 = 2–3mal wöchentlich) [490]

6-Monats-Behandlung (Standard-Kurzzeit-Regime)	
Initialphase 2(–3) Monate	Fortsetzungsphase (4 Monate)
INH + RMP + PZA (+ EMB oder SM) oder INH + RMP + PZA (+ EMB oder SM)	INH + RMP täglich INH_{2-3} + RMP_{2-3}
9(–12)-Monats-Regime	
Initialphase 2(–3) Monate	Fortsetzungsphase 7(–10) Monate
INH + RMP + EMB täglich oder INH + RMP + SM täglich oder INH + RMP + EMB oder SM tägl. INH_{2-3} + RMP_{2-3}	INH + RMP täglich INH + RMP täglich

Antitussiva: das Hustenzentrum dämpfende, den Hustenreflex hemmende Mittel; v.a. Codein u. dessen natürl. u. synthet. Derivate (insbes. die nichtnarkotischen). – vgl. Expectorantia.

antiviral: gegen Viren gerichtet (↗virustatisch).

Antivitamine: ↗Vitamin-Antagonisten.

Antizipation: Vorverlegung, Vorwegnahme; z.B. A. des Manifestationsalters erblicher Krankheitsbilder von Generation zu Generation.

Antritis: ↗Mastoiditis (des Säuglingsalters).

Antrotomie: operative Eröffnung eines Antrums; i.e.S. *otol* die op. Eröffnung des Antrum mastoideum; s.a. Mastoidektomie.

Antrum: (latein.) Höhle, Hohlraum. – **A. cardiacum:** der kurze, ampullenförmige, unterhalb des Zwerchfells gelegene Abschnitt der Speiseröhre vor der Kardia. – **A. mastoideum:** die größte Warzenfortsatzzelle: verbindet das pneumatische System des Warzenfortsatzes mit der Paukenhöhle. – **A. pyloricum:** der Anfangsteil des Pförtner- = pylorischen Teils des Magens.

anular(is), an(n)ulär, a(n)nuliert: (latein.) ringförmig; einen Anulus betreffend.

Anulus: kleiner Ring. – **A. femoralis:** der innere Schenkelring. – **A. fibrocartilagineus:** der faserknorpelige Randwulst des Trommelfells. – **A. fibrosus:** der kollagen-faserknorpelige Randteil der Bandscheibe um den Nucleus pulposus. – **A. inguinalis:** der Leistenring. – **A. umbilicalis:** der Nabelring.

Anurie: fehlende oder auf maximal 100 ml/24 h verminderte Absonderung des Harns. – **A., echte:** nierenbedingte Störungen, z.B. Nierengewebeschädigungen, Nierenbeckenentzündung. – **A., falsche,** Harnsperre: A. infolge Abflußhindernisses unterhalb des Ureters (z.B. bei Harnröhrenverschluß).

Anus: der ↗After; der vom Analring umgrenzte unterste Mastdarmabschnitt. – **A. praeter(naturalis):** i.e.S. der künstliche Darmausgang (Stoma), der chirurgisch angelegte Kunstafter (A. artificialis), als komplette Ausleitung des Dickdarms oder – selten u. kurzzeitig – des Dünndarms zur Körperoberfläche; wird als entlastender bzw. die Darmentleerung sichernder Eingriff vor großen Darmoperationen angelegt; die künstliche Darmöffnung wird nach Erfüllung ihres Zweckes wieder verschlossen (»Rückverlagerung«), oder aber sie bleibt als Dauerzustand (z.B. nach Tumorop.) erhalten (temporärer bzw. definitiver A. pr.); – s.a. Stomatherapeut.

Anxiolytica, -tika: angstlösende Mittel, z.B. ↗Tranquilizer (v.a. ↗Benzodiazepine), Neuroleptica, Antidepressiva.

Anzapfsyndrom: Symptomatik durch Blutentzug (»Steal-Effekt«) infolge einer örtlichen Blutströmungsumkehr; z.B. als Aorten-Anzapfsyndrom, Subklavia-steal-Syndrom; auch nach Shunt-Op.

AO: **A**rbeitsgemeinschaft ↗**O**steosynthese.

Aorta: die von der linken Herzhälfte abgehende Hauptschlagader als Stammgefäß des großen Kreislaufs. Beginnt als **A. ascendens** (= aufsteigender Teil) über der durch die Aortenklappe verschließbaren Öffnung (Ostium aortae) der linken Herzkammer; von diesem Teil gehen die Herzkranzgefäße (Aa. coronariae) ab. Es folgen der Aortenbogen (Arcus aortae) u. der absteigende Teil (die **A. descendens**), bis zum Aortenschlitz des Zwerchfells als Brustaorta **(A. thoracica)** u. nachfolgend als Bauchaorta **(A. abdominalis)**. – **A., reitende:** die bei »hoher Rechtslage« über einem hohen Septumdefekt beginnende, aus beiden Herzkammern Blut erhaltende A. ascendens; z.B. bei FALLOT* Tetralogie.

aortal: die Aorta betreffend, von der Aorta aus.

Aortenaneurysma: Aussackung (Aneurysma verum oder Aneurysma dissecans) der Aorta; u. zwar als **arteriosklerotisches** = **atherosklerotisches A.** (95% an der infrarenalen Bauchaorta); als **luetisches** = **syphilitisches A.** (meist in der Aorta ascendens als Folge einer Mesaortitis luetica); als **A. dissecans** z.B. bei Medianecrosis aortae, ↗GSELL*-ERDHEIM* Syndrom, ↗Atherosklerose, ↗MARFAN* Syndrom.

Aortenbifurkationssyndrom: das Krankheitsbild bei Verlegung der Endaufgabelung der Aorta, z.B. bei Sattelembolie, Arteriitis oder Atherosklerose mit Thrombosierung. Symptome: Sexualstörungen, Beinmuskulaturatrophie, Blässe der Beine, MARBURG* Zeichen, Beinschmerzen (Claudicatio intermittens). Bedarf der operativen Behandlung (Embolektomie bzw. Thrombendarteriektomie, Gefäßplastik).

Aortenbogen: ↗Arcus aortae; s.a. Aorta.

Aortenbogensyndrom, pulseless disease: »Pulslos-Krankheit« durch Verschluß oder Teilverschluß eines oder mehrerer vom Aortenbogen (↗Arcus aortae) abgehender großer Kopf- u. Armgefäße. Symptome: typische Blutdruckdifferenz zwischen den oberen u. den unteren Gliedmaßen (Hypotonie oben, Hypertonie unten), Folgen des zu niedrigen Blutdrucks in den entsprechenden Versorgungsbereichen (v.a. Kleinhirn- u. Halbseiten-Symptome, Synkopen, Sehstörungen).

Aortendissektion: s.u. Aortenaneurysma.

Aortenherz: die typische Form des Herzens (= »Aortenkonfiguration«; sog. Enten-, Schuhform) bei Hypertrophie u. Dilatation des li. Ventrikels; mit kräftig gerundetem (»betontem«) li. unterem Herzbogen (evtl. auch mit Linksvergrößerung des Herzens) bei ausgeprägter Herztaille.

Aorteninsuffizienz: ↗Aortenklappeninsuffizienz.

Aortenisthmusstenose, Coarctatio aortae i.e.S.: angeborene Verengung bis Atresie des ↗Isthmus aortae; verschiedene Formen u. Typen zeigt die Abb. **1) A., infantile,** Koarktation mit offenem Ductus arteriosus A. mit Enge oberhalb des Ductus arteriosus; ist meist mit einer Herzfehlbildung kombiniert. **2) A., infraduktale** oder **postduktale:** Koarktation mit geschlossenem Ductus arteriosus; A. mit Enge jenseits des Aortenisthmus, der allmählich zu Stauungsinsuffizienz führende »Erwachsenentyp der A.«. – **A., umgekehrte:** ↗Aortenbogensyndrom.

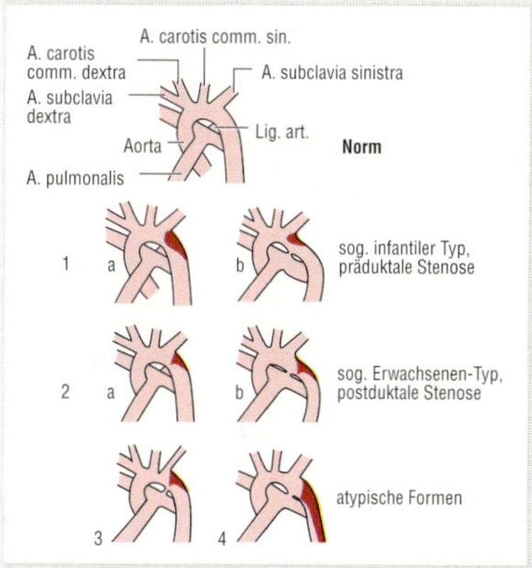

Verschiedene Formen u. Typen der **Aortenisthmusstenose:**
1a) Isthmusstenose proximal vom Lig. arteriosum; 1b) präduktale Isthmusstenose; 2a) Isthmusstenose distal vom Lig. arteriosum; 2b) postduktale Isthmusstenose; 3) Isthmusstenose über der Duktuseinmündung mit Hypoplasie der A. subclavia sinistra; 4) ausgedehntere Aortenstenose distal vom Lig. arteriosum [307]

Aortenklappeninsuffizienz, Aorteninsuffizienz: angeborene oder – meist – erworbene (endokarditische, syphilitische, rheumatische) Schlußunfähigkeit der Aortenklappe (↗Valva aortae) mit Blutrückstrom aus der Aorta in die linke Herzkammer. – Bis zum Eintreten der Links- u. der sekundären Rechtsherzinsuffizienz besteht allgemein gute

Leistungsfähigkeit. Die Behandlung erfolgt bei schweren Fällen operativ (Herzklappenersatz).

Aortenklappenstenose, valvuläre Aortenstenose: Verengung der Öffnung der Aortenklappe (↗Valva aortae) durch Verdickung, evtl. auch Verkalkung ihrer Semilunarklappen (↗Valvulae semilunares) sowie durch Verwachsungen im Bereich der Klappenkommissuren, meist infolge rheumatischer oder bakterieller Endokarditis, seltener als angeborene Klappenfehlbildung (meist kombiniert mit anderen Herzfehlbildungen). – Die Behandlung – soweit nicht symptomatisch – erfolgt operativ (Kommissurotomie, Klappendébridement, Klappenersatz).

Aortenruptur: der fast stets tödliche Einriß der – vorgeschädigten – Aortenwand infolge plötzlichen Blutdruckanstiegs, z.B. bei Aortensklerose, -aneurysma, bei (Verkehrs-)Unfällen (Dezelerationstrauma).

Aortenstenose: die angeborene oder erworbene Verengung der Aorta bzw. der Aortenklappe (= **A., valvuläre,** ↗Aortenklappenstenose); i.e.S. die supravalvuläre A. **1) A., kongenitale** = **Coarctatio aortae:** zu 98% Lokalisation am Isthmus aortae (↗Aortenisthmusstenose). **2) A., infra-** oder **subvalvuläre,** Konusstenose: Enge der Ausflußbahn der linken Herzkammer infolge – meist ringförmiger – fibrösmuskulärer Endokardleisten; als angeborene Form die sog. idiopathische hypertroph. subaortale Stenose (= IHSS; Subaortenstenose). **3) A., supravalvuläre:** als Aortenstenose i.e.S. die Aortenverengung dicht oberhalb der Aortenklappe. Die Enge kann durch Längsinzision u. Patch-Plastik behoben werden.

Aortensyphilis: die Mesaortitis syphilitica als im Stadium III der Syphilis auftretende Folge der oft lange latenten spezifischen Entzündung.

Aortenton, A: Herztöne seitens der Aortenklappe; der erste (A_1), als Klappenöffnungston (allg. nur im Phonokardiogramm nachweisbar); der zweite (A_2) durch Schluß der Aortenklappe u. als Teil des 2. Herztones (zus. mit P_2). Punctum maximum ist der 2. ICR links.

Aortenvitium: Aortenklappenfehler (↗Aortenklappeninsuffizienz, ↗Aortenklappenstenose). – **A., kombiniertes:** A. mit Verengung u. zugleich Schlußunfähigkeit der Aortenklappe.

Aortitis: Entzündung der Aortenwand; unspezifisch v.a. als **A. rheumatica** (meist der Bauchaorta) bei akuten oder chronischen Rheumaformen; spezifisch z.B. als **A. syphilitica**.

aortofemoraler Bypass: operative Verbindung der Schenkelarterien mit dem infrarenalen Bauchaortenteil über eine Gefäßprothese bei hochgradiger Enge der unteren Bauchaorta u. der Femoralarterien infolge Arteriosklerose.

Aortographie: Röntgenkontrastdarstellung der Aorta u. ihrer Äste unter Einbringen des positiven Kontrastmittels zur Erfassung von Form, Lage, Wandveränderungen.

aortokoronarer Venen-Bypass (ACVB): koronarchirurgische Überbrückung einer koronaren Gefäßverengung bzw. eines Verschlusses durch Interposition eines homologen Venenstückes zwischen Aorta ascendens u. dem distalen Koronarsegment; s.a. Koronarchirurgie.

AP: **a**lkalische ↗**P**hosphatase.

a.p.: **1) a**nte **p**artum (= vor der Geburt). **2) a**nterior-**p**osterior.

apallisches Syndrom: schwere Gehirnschädigung, z.B. nach Unfall, Zustand bei Funktionsausfall des »Großhirnmantels«, Palliums (Neocortex). Symptome: Fehlen jeglicher Ansprechbarkeit; Hirnstammfunktionen (vegetative Funktionen) sind jedoch erhalten, so die Spontanatmung u. entsprechende Reflexe; ferner bestehen Akinesie (Dezerebrationsstarre) mit extrapyramidaler Motorik, Wiederauftreten phylogenetisch alter Reflexe (z.B. Greif- u. Saugreflex).

Apathie: Teilnahmslosigkeit, mangelnde Gefühlsansprechbarkeit.

APC: Abkürzung für Apexkardiogramm.

APC-Viren: **A**denoidal-**P**haryngeal-**C**onjunctival-Viren; ↗Adenoviren.

Aperistalsis, Aperistaltik: Kontraktionsmangel (oder -schwäche) z.B. des Darmes (bei paralytischem Ileus bzw. Megacolon congenitum), der Speiseröhre (**A. oesophagi** = »kardianahe Achalasie«, ↗Kardiospasmus), des Harnleiters (↗Megaureter).

Apertura: Öffnung eines Körperhohlraums.

Apex: (latein.) Kuppe, Spitze. – **A. cordis:** die – runde – Herzspitze, gebildet von der linken Kammer. – **A. pulmonis:** die das Schlüsselbein überragende Lungenspitze.

Apexkardiogramm, APK, APC: das über der Herzspitze »geschriebene« ↗Mechanokardiogramm.

Apfelsinenhaut: orangenschalenähnliche Hautstrukturierung (Poreneinziehung infolge Lymphstauung), z.B. bei PAGET* Krebs u. Mammakarzinom (↗Abb.).

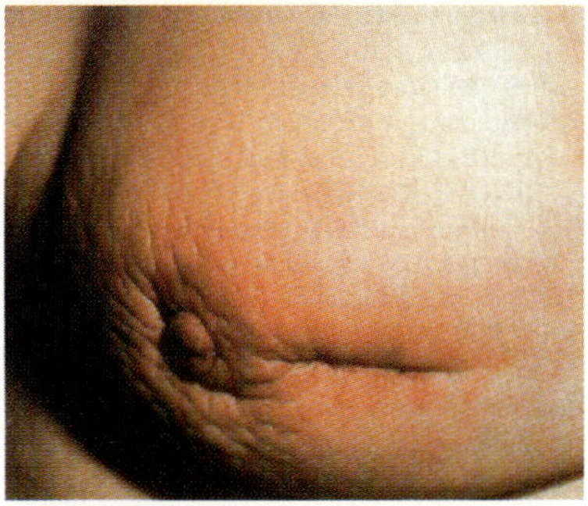

Apfelsinenhaut (Peau d'orange) [437]

Apgar* Index: Punktesystem zur Vitalitätsbeurteilung des Neugeborenen anhand bestimmter Befunde (**A**tmung, **P**uls, **G**rundtonus der Muskulatur, **A**ussehen, **R**eflexe) 1, 5 u. 10 Min. nach der Geburt; ↗Tab.

APh: **a**lkalische ↗**Ph**osphatase.

Aphagie: die Unfähigkeit zu essen oder zu schlucken.

Aphakie: das Fehlen der Augenlinse.

Aphaniptera, Siphonaptera: die Ordnung »Flöhe«; als blutsaugende Ektoparasiten (z.B. Pulex irritans, Ctenocephalides) sind sie z.T. wichtige Krankheitserreger (z.B. einer Purpura pulicosa) u. -überträger (z.B. der Pest, des Fleckfiebers).

Aphasia, Aphasie: jede nicht durch eine Störung der Sprachlautbildung (Artikulation) bedingte Sprachstörung (d.h. als Störung der erworbenen Sprache). – **A., kortikale: 1) A., kortikale motorische,** Broca* Aphasie: Sprachversagen infolge Schädigung des motorischen Sprachzentrums; Spontansprache, Reihen- u. Nachsprechen sind aufgehoben; das Sprachverständnis ist gestört wegen Störung der »inneren Sprache«. **2) A., kortikale sensorische,** Bastian*-Wernicke*-Kussmaul* Aphasie: Beeinträchtigung der »inneren Sprache«, des Leseverständnisses u. des Schreibens mit Unfähigkeit zum Nachsprechen; Verlust der Kontrolle der Spontansprache u. des Redeflusses; bei Schädigung im sensorischen Sprachzentrum.

Apgar* Index

Nach 60 Sekunden:				
	Bewertung	**0**	**1**	**2**
Herzschlag	....	fehlt	unter 100	über 100
Atmung	....	fehlt	langsam, unregelmäßig	gut (Schreien)
Muskeltonus	....	schlaff	Extremitätentonus	aktive Bewegung
Reflexe (Reaktion auf Nasenkatheter)	....	keine	Grimassieren	Husten oder Niesen
Hautfarbe	....	blaß	Rumpf rosig, Akren zyanot.	rosig
Apgar* Index:	═══	(Gesamtpunktzahl; normal: 8–10)		

Aphonie: die Stimmlosigkeit, u. zwar als Lähmungsfolge bei Tumoren oder Krampfzuständen (↗Dysphonie) der Sprechorgane sowie als rein funktionelle Störung (plötzlich u. ohne organische Ursache eintretend, z.B. bei heftiger Emotion) bzw. in Konfliktsituationen.

Aphrodisiaka: Mittel zur Anregung u. Stärkung des Geschlechtstriebs u. der Potenz.

Aphthen: entzündliche, schmerzhafte Schleimhautveränderung im Mund, evtl. auch an den äußeren Geschlechtsorganen; A. treten zahlreich als Begleitsymptom von Allgemeinerkrankungen auf (= Aphthosis; z.B. bei Viruskrankheiten) oder aber solitär, z.B. bei bestimmten Infektionskrankheiten (z.B. Typhus) u. als **habituelle nichtinfektiöse A.** (chronisch rezidivierend) z.B. bei Verdauungs- oder Menstruationsstörungen.

apikal, apicalis: an der Spitze (↗Apex) eines Organs. – **a. Granulom:** Wurzelspitzengranulom. – **a. Infarkt:** Myokardinfarkt vorn im Bereich der Herzspitze; mit Infarktzeichen in den EKG-Ableitungen II, V_6. – **a. Thorax-Syndrom:** ↗Pancoast* Syndrom.

Aplasia, Aplasie: das Ausbleiben der Entwicklung eines Körperteils aus der embryonalen Organanlage.

aplastisch: nicht bildend, nicht gebildet (↗Aplasie); z.B. *hämat* a. ↗Anämie (evtl. mit a. Krise).

Apley*-Grinding* Test: Test zur Diagnostik einer Kreuzbandverletzung des Kniegelenks.

Apnoe: Atemstillstand infolge Lähmung oder Unreife des Atemzentrums, z.B. bei Verletzungsschaden des Hirnstammes, im toxischen Stadium einer Inhalationsnarkose bzw. beim Frühgeborenen (s.a. Asphyxie).

apnoisch: durch ↗Apnoe bedingt; auf A. bezüglich.

apo...: Präfix »ab«, »weg«, »los«, »zurück«.

Apoenzym: der Proteinanteil eines ↗Enzyms (Apoenzym + Coenzym = ↗Holoenzym).

Apoferritin: ein in der Leber gebildeter eisenfreier Eiweißkörper, aus dem bei der Eisenresorption in der Darmschleimhaut ↗Ferritin wird.

apokrine Drüsen: s.u. Drüse.

Apolipoproteine, Apo: Eiweißkomponenten als Unterfraktionen der ↗Lipoproteine. Die Hauptklassen werden bezeichnet als »Apo« A bis E.

Apomorphinum hydrochloricum: salzsaures **Apomorphin;** Morphin-Derivat ohne schmerzlindernde u. euphorisierende Wirkung, das das Brech- u. Atemzentrum erregt. Anw. als Brechmittel (verbunden mit Gefahr des Kreislaufkollapses).

Aponeurosis, Aponeurose: dünne, breitflächige Sehnenplatte eines oder mehrerer Muskeln. – **A. palmaris,** Palmaraponeurose: A. als Produkt der Verschmelzung der Palmaris-longus-Sehne mit der Subkutanfaszie der Hohlhand; bedeckt die Hohlhandmuskeln, -gefäße, -nerven; schrumpft bei der ↗DUPUYTREN* Kontraktur.

Apophyse, Apophysis: v.a. als Sehnenansatz dienender Knochenauswuchs; auch als Gelenkfortsatz des Wirbels.

Apophyseo(osteo)nekrose: aseptische Knochennekrose einer Apophyse; s.a. Epiphysennekrose.

apoplektiform: apoplexieartig.

apoplektisch: in Form einer ↗Apoplexie, durch eine (Hirn-)Apoplexie bedingt.

Apoplexia, Apoplexie: im engeren, ursprünglichen Sinne der Schlaganfall (= Apoplexia cerebri); i.w.S. auch plötzliche Durchblutungsstörung (Blutung oder Ischämie) in einem Organ oder einer Körperhöhle. – **A. cerebelli:** Kleinhirnapoplexie, meist infolge Thrombose der hinteren oberen Kleinhirnarterie. – **A. cerebri,** zerebraler oder apoplektischer Insult, Schlaganfall, Gehirnschlag: klinisches Syndrom, gekennzeichnet durch ein neurologisches Defizit (z.B. Bewußtlosigkeit, Lähmungen [↗Hemiplegie], Aphasie), das aus einer Hirndurchblutungsstörung resultiert, u. zwar aus einem thrombotischen oder embolischen Gefäßverschluß (mit oder ohne manifesten ↗Hirninfarkt) oder aber aus einer spontanen Gefäßruptur mit nachfolgender intrazerebraler oder subarachnoidaler Blutung (↗Hirnblutung). Es können frühzeitig verschiedene – bezüglich Therapie u. Prognose relevante – Typen unterschieden werden: **1)** transitorisch-ischämische **A**ttacke (»TIA«) = passagere Attacke; eine flüchtige ↗Hirnischämie, deren Symptomatik (neurologisches Defizit) sich spätestens innerhalb von 24 Stunden zurückbildet; **2) p**rolongiertes **r**eversibles **i**schämisches **n**eurologisches **D**efizit (PRIND) bzw. **r**eversibles **i**schämisches **neu**rolog. **D**efizit (RIND); eine länger als 24 Std. anhaltende neurologische Symptomatik, die sich nur langsam, schließlich aber vollständig zurückbildet; **3) p**artiell **r**eversible **i**schämische **n**eurolog. **S**ymptomatik (PRINS); progredient oder progressiv fortschreitend sich entwickelnder Insult, charakterisiert durch neurolog. Symptome mit inkompletter oder fehlender Rückbildungstendenz; **4)** persistierender kompletter ↗Hirninfarkt, gekennzeichnet durch eine neurolog. Symptomatik, die sich sehr inkomplett oder gar nicht zurückbildet bzw. zum Tode führt.

Apoptose: der sog. programmierte Zelltod; eine Zellzerstörung, die aktiv durch die Zelle selbst ausgelöst wird; spielt eine wichtige Rolle im Rahmen der Embryonalentwicklung u. bei der Regulation der physiologischen Regeneration (z.B. Entsorgung alter Zellen, Rückbildung eines Tumors); eine gestörte (aufgehobene) A. wird mit dem Malignomwachstum in Verbindung gebracht.

Appendektomie: operative Entfernung des Wurmfortsatzes (Appendix vermiformis), die sog. »Blinddarm-Operation«; neuerdings auch als laparoskopische A. über das Endoskop.

Appendicitis, Appendizitis, Wurmfortsatz-,

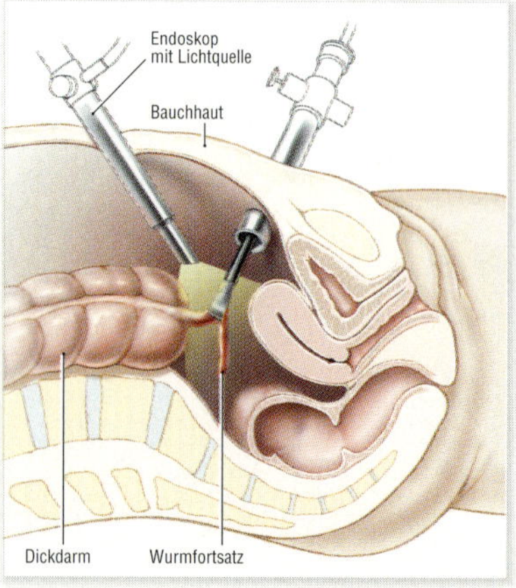

Appendektomie über das Endoskop [1]

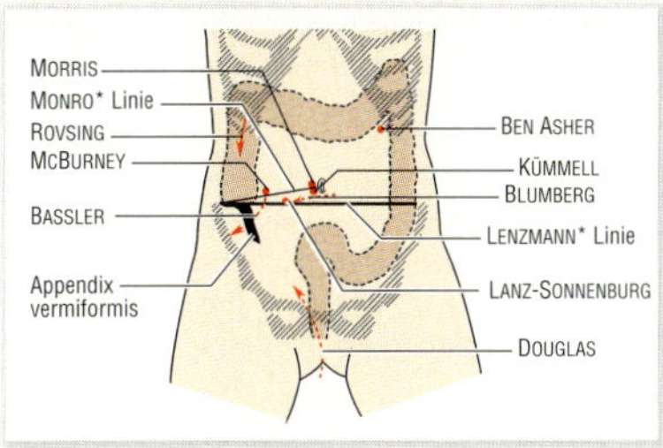

Appendizitisschmerzpunkte [162]

»Blinddarmentzündung«: die meist durch örtlich vorhandene Darmkeime ausgelöste (= enterogene) Entzündung des Wurmfortsatzes (Appendix vermiformis). Beginnt als **akute A.** mit uncharakteristischen Beschwerden (Übelkeit, Appetitverlust, Erbrechen, diffuse Leibschmerzen) u. entwickelt – meist nach kürzerem, symptomärmerem Intervall – die typischen, allgemein rechtsseitigen Symptome: Unterbauchschmerzen mit charakteristischen Appendizitisschmerzpunkten (↗Abb.) u. Appendizitiszeichen sowie Abwehrspannung der Bauchmuskeln, Temperaturanstieg (axillo-rektale Differenz!), Leukozytose, erhöhte BSG. – **A., chronische:** A. in Form einer meist rezidivierenden Entzündung als Folge eines mild verlaufenden (= subakuten), nicht operativ behandelten Krankheitsschubes.

Appendicopathia: jede nichtentzündliche Erkrankung des Wurmfortsatzes. – **A. oxyurica:** A. bei Madenwurmbefall (Oxyuriasis); meist mit klinischen Zeichen der chronischen Appendizitis.

Appendix: (latein.) Anhangsgebilde; auch Kurzbez. der Appendix vermiformis. – **A. vermiformis,** Processus vermiformis: der bis 20 cm lange u. 0,5–2 cm dicke »Wurmfortsatz« am unteren Zäkum- = Blinddarmpol; reich an lymphatischem Gewebe (= »Darmtonsille«).

Appetitzügler, Anorectica: synthetische Substanzen, angewandt v.a. zur Gewichtsreduktion mit der Gefahr erheblicher Nebenwirkungen (Suchtpotential, Schlafstörungen etc.). Meist indirekt wirkende Sympathomimetika; wirksam durch zentrale Anregung des Stoffwechsels u. des Energieverbrauchs, z.T. auch durch Hemmung des Hunger- u. Sättigungszentrums.

Applikation: Anwendung, z.B. einer physikalischen Maßnahme bzw. eines Arzneimittels.

Apraxia, Apraxie: Unfähigkeit zur Ausführung erlernter zweckmäßiger Bewegungen oder Handlungen trotz erhaltener Wahrnehmungs- u. Bewegungsfähigkeit.

Apudom: von Zellen des ↗APUD-Zellsystems gebildete neuroendokrine Tumoren, die i.d.R. langsam wachsen, aber durch die Sekretion biologisch aktiver Hormone klinische Symptome verursachen; z. B. als ↗Gastrinom, Insulinom.

APUD-Zellsystem, Helle-Zellen-System, disseminierte endokrine Zellen: die Gesamtheit verstreut liegender Einzelzellen mit endokriner Funktion im Epithelverband verschiedener Organe; besteht aus lichtoptisch fast leeren Zellen mit großem, rundem, basalständigem Kern mit gemeinsamer APUD-Zellen-Charakteristik, d.h. der Fähigkeit, Amine bzw. deren Vorstufen aufzunehmen u. zu decarboxylieren (»**a**mine **p**recursor **u**ptake and **d**ecarboxylation«), d.h. Polypeptidhormone zu bilden.

apyretisch: ohne Fieber (verlaufend).

Aqua, Aq.: (latein.) Wasser, Flüssigkeit, wäßrige Lösung. – **Aq. Amygdalarum amararum:** Bittermandelwasser; Anw. z.B. gegen Hustenreiz, zur Magen-, Darm-Beruhigung. – **Aq. destillata,** Aq. dest.: aus Trinkwasser einfach abdestilliertes Wasser; als zweimal destilliertes Wasser = Aq. bidestillata. – Als Aq. ad injectionem steril u. pyrogenfrei.

Aquaeductus: *(latein. = Wasserleitung)* Verbindungskanal zwischen flüssigkeitsgefüllten Räumen. – **A. cerebri,** A. mesencephali: die liquorhaltige Verbindung zwischen dem III. u. IV. ↗Hirnventrikel. – **A. vestibuli:** ein Gang im Felsenbein für den Endolymphe enthaltenden, zur Felsenbeinrückseite ziehenden Ductus endolymphaticus.

Aquäduktsyndrom: Symptomatik bei Krankheitsprozessen in Nähe des Aquaeductus cerebri (z.B. Sehstörungen).

Ar: **1)** ↗Argon. **2)** *immun* Abkürzung für **A**bstoßungs**r**eaktion (↗Transplantatabstoßung).

Arabinose: ein als Aldopentose vorkommender natürlicher Zucker.

Arachidonsäure: eine essentielle ↗Fettsäure (vierfach ungesättigte C_{20}-Polyenfettsäure) in tierischen Fetten (z.B. im Waltran).

Arachnitis, Arachnoiditis: Entzündung der ↗Arachnoidea des Gehirns oder Rückenmarks. Symptome: Reizzustände der Hirnnerven bzw. Spinalnervenwurzeln (↗Radikulitis), Querschnittslähmung, Liquorblockade.

Arachnodaktylie: »Spinnenfingrigkeit«, ↗MARFAN* Syndrom.

Arachnoidea, Spinnengewebshaut: Kurzbez. für die zarte, gefäßarme, bindegewebige, beidseits endothelbedeckte mittlere Gehirn- u. Rückenmarkshaut (= **A. mater cranialis** bzw. **A. mater spinalis**). Liegt der sie bedeckenden Dura mater eng an (jedoch kann der trennende kapilläre Spalt [= Spatium subdurale = Subduralraum] bei Blutungen sehr erweitert sein) u. ist von der unter ihr gelegenen Pia mater getrennt durch den den Liquor cerebrospinalis enthaltenden, Trabekeldurchzogenen Subarachnoidalraum (= Cavitas subarachnoidea). – Bildet mit der Pia mater die Leptomeninx.

Arbeitsplatzkonzentration, maximale, MAK: die höchstzulässige Konzentration eines Arbeitsstoffes als Gas, Dampf oder Schwebstoff in der Luft am Arbeitsplatz, die nach dem gegenwärtigen Stand der Kenntnis auch bei wiederholter u. langfristiger, in der Regel tägl. 8stündiger Exposition (40-Std.-Woche; bei 4-Schicht-Betrieb 42 Std./Wo.) im allgemeinen die Gesundheit der Beschäftigten nicht beeinträchtigt u. diese nicht unangemessen belästigt. – Nicht erfaßt sind krebserzeugende (u. erbgutändernde) Stoffe, da für sie keine als unbedenklich geltenden Grenzwerte festgelegt werden können; hier gelten die ↗TRK.

Arbeitsschutz: Sammelbegriff für alle Maßnahmen zur menschengerechten Gestaltung der Arbeit; schließt sowohl Maßnahmen zur Verhinderung von Arbeitsunfällen als auch solche zur Vorbeugung chronischer Schäden durch Lärm u. Arbeitsstoffe ein.

Arbeitsstättenverordnung: gesetzliche Richtlinien zur Gestaltung von Arbeitsplätzen; enthalten eine Vielzahl von Vorschriften (von der nutzergerechten Anordnung von Computerausrüstungen über Sicherheitseinrichtungen bis zur Luftqualität des Arbeitsplatzes).

Arbeitstherapie: Teilbereich der ↗Ergotherapie.

Arbeitsunfähigkeit, AU: Zustand, bei dem ein Versicherter überhaupt nicht oder nur auf die Gefahr hin, seinen Zustand zu verschlimmern, fähig ist, seiner bisher ausgeübten Erwerbstätigkeit nachzugehen.

ARBO-Viren, Arboviren, arthropod-**bo**rne viruses: die artenreiche (> 250) Gruppe der »von Insekten (= Arthropoden) übertragenen« u. in diesen sowie in Wirbeltieren vermehrungsfähigen Viren (Überträger sind Stechmücken oder Zecken); jetzt zugeordnet den Togaviridae, Bunyaviridae, z.T. auch den Rhabdoviridae, Reoviridae.

ARC: **A**IDS-**r**elated **c**omplex, das Lymphadenopathie-Syndrom bei ↗AIDS.

Archetypen: nach C. G. JUNG die seit Urzeiten dem »kollektiven Unbewußten« angehörenden Bilder bestimmten Bedeutungsgehaltes, die sich z.B. in Träumen zeigen u. in Mythen enthalten sind.

Archicerebellum, Archeocerebellum, Vestibulocerebellum: die entwicklungs- oder stammesgeschichtlich ältesten Teile des Kleinhirns als »Urkleinhirn«.

Archipallium: ältester Teil des Hirnmantels (↗Pallium); mit nur einer Schicht von Neuronen.

arcuatus: (latein.) bogenförmig.

Arcus: (latein.) Bogen, Bogenteil. – **A. alveolaris:** der freie Rand des Alveolarfortsatzes des Unter- u. Oberkiefers. – **A. aortae:** der Aortenbogen, der schräg nach links hinten gestellte, über die Wurzel der li. Lunge verlaufende Teil der ↗Aorta zwischen Aorta ascendens u. descendens; von ihm gehen ab der ↗Truncus brachiocephalicus u. die Arteriae carotis communis u. subclavia sinistra. – **A. palmaris:** 2 Hohlhandbögen zwischen Endbereichen der Arteriae radialis u. ulnaris. Der oberflächliche **(= A. p. superficialis)** von der Palmaraponeurose bedeckt, von Fingernerven begleitet, jeweils 2 Fingerschlagadern pro Finger abgebend; der tiefe **(= A. p. profundus)** unter den Beugesehnen der Finger- u. unter den Spulenmuskeln gelegen, von motorischen Ästen des Nervus ulnaris begleitet. – **A. pubis:** der stumpfwinklige Schambogen des weibl. Beckens, gebildet von den unteren Schambeinästen u. der Symphyse. – **A. senilis (corneae):** durch Lipoideinlagerung bedingter schmaler, grauweißer, vom Hornhautlimbus abgesetzter Trübungsring der bradytrophen Kornea des Auges des alten Menschen. – **A. vertebrae** s. **vertebralis:** ↗Wirbelbogen.

Ardor: (latein.) Hitze, Brennen.

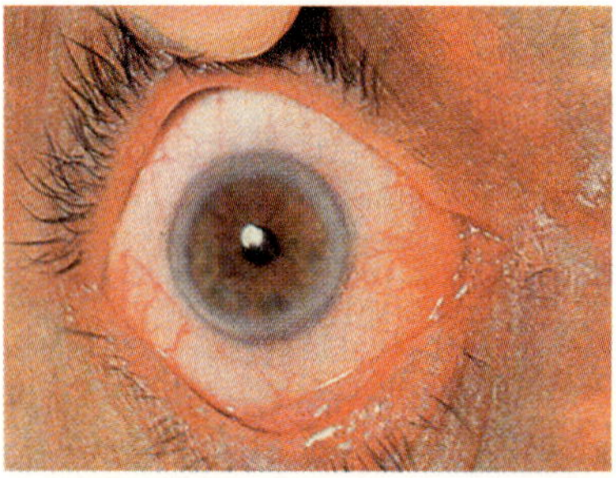

Arcus senilis (corneae) [337]

ARDS: (engl.) **a**dult **r**espiratory **d**istress **s**yndrome, akute respiratorische Insuffizienz bzw. akutes Lungenversagen; früher als Schocklunge bezeichnetes Krankheitsbild mit drastischem Abfall des arteriellen Sauerstoff-Partialdrucks unter den altersmäßigen Normwert; tritt am häufigsten auf im Rahmen von Sepsis, Trauma u. Schock, kann aber auch den Verlauf anderer Erkrankungen komplizieren. Therapie: u.a. die frühzeitige maschinelle Beatmung mit positiv endexspiratorischem Druck (↗PEEP).

ARD-Viren: **A**cute **R**espiratory **D**istress-Viren, ↗Adenoviren.

Area: (latein.) Grundfläche, freier Platz, *derm* kahle Fläche (z.B. ↗Alopecia areata), *anat* Hirnrindenfeld. – **A. precentralis** CAMPBELL: die A. 4 n. BRODMANN; das motorische, vor dem Sulcus centralis befindliche Scheitelhirnfeld als Zentrum für die Auslösung bestimmter Bewegungen. – **A. striata:** die A. 17 n. BRODMANN; das primäre optische Rindenfeld an der Fissura calcarina.

Areflexie: Fehlen der normalen Reflexe (Eigenreflexe); z.B. bei Polyneuropathie, Radikulitis.

Areola mammae: der Warzenhof der Brustwarze.

Areolitis: Entzündung des Warzenhofes.

argentaffine Zellen: Zellen, deren zytoplasmatische Granula sich mit Silbersalzen schwärzen oder bräunen (z.B. ↗enterochromaffine Zellen).

Argentum, Ag: (latein.) ↗Silber. – **A. foliatum:** Blattsilber, Silberfolie. – **A. nitricum:** Silbernitrat; Anw. in Form leicht löslicher Kristalle oder gegossener Stifte (»Höllenstein«).

Arginin, Arg, R: Als L(+)-Arginin eine natürliche essentielle (nicht für Erwachsene) Aminosäure; beteiligt an der Synthese von Harnstoff.

Argon, Ar: ein Edelgas.

Argyrie: zu grau-schiefriger Verfärbung führende Silbereinlagerung in Haut u. Schleimhäuten nach langdauernder Einnahme silberhaltiger Präparate.

Arh...: ↗Arrh...

Armlösung: Eingriff (Manualhilfe) während der Geburt zur Schulter-, Armentwicklung bei Beckenendlagen.

Armödem, Armlymphödem: einseitige, i.d.R. allmählich aufgetretene, schmerzlose Schwellung (↗Lymphödem) eines Armes, meist als Folge einer Schädigung der Lymphabflußwege nach radikaler ↗Mastektomie u./oder Bestrahlung wegen Mammakarzinoms.

Armplexusanästhesie: ↗Plexusanästhesie.

Armplexuslähmung: neurologische Ausfälle (motorisch, sensibel u. vegetativ) im Schultergürtel-Arm-Bereich infolge Schädigung des **Armplexus** (↗Plexus brachialis). – **A., obere,** DUCHENNE*-ERB* Lähmung: A. bei Schädigung der C5/C6-Anteile des Armplexus. – **A., untere,** DÉJERINE/KLUMPKE* Lähmung: A. bei Schädigung der C8/Th1-Anteile des Armplexus.

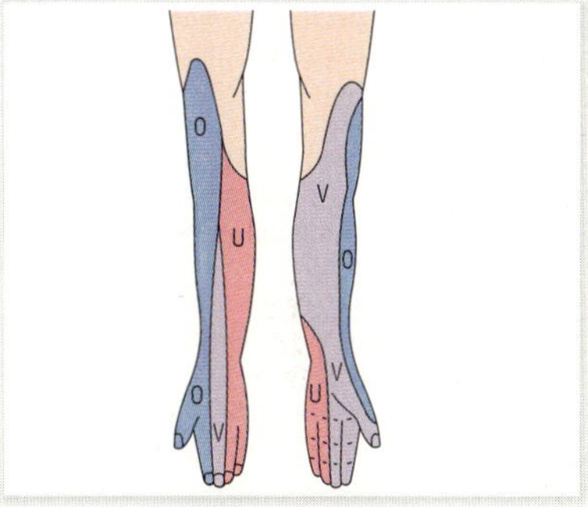

Sensibilitätsstörung bei oberer (O), unterer (U) u. vollständiger (V) **Armplexuslähmung** (O + U + V) [65]

Armvorfall: das Vorfallen von Hand u. Arm **(= vollständiger A.)** oder nur der Hand **(= unvollständiger A.** = Handvorfall) aus dem Geburtskanal nach dem Blasensprung, u. zwar bei Schädel-, Quer- u. Schräglage.

Arnica montana: Korbblütlergattung; Anw. wegen antiphlogistischer Wirkung als Arnika-Tinktur (hergestellt aus Blüten).

Aromastoffe: natürliche, z.T. appetitanregende Geruchs- u. Geschmacksstoffe in – v.a. pflanzlichen – Lebensmitteln; i.w.S. auch künstliche Aromen. – s.a. aromatisch.

Aromat: ringförmige, vom ↗Benzol abgeleitete Verbindung.

Aromatherapie: therapeutische Anw. von natürlichen Duftstoffen (v.a. ätherische Öle); ihr Einsatz in der Krankenpflege wird i.d.R. als Aromatologie oder Aromapflege bezeichnet.

aromatisch: **1)** wohlriechend; *pharm* wohlriechende ätherische Öle als Aromastoffe enthaltend (z.B. – als »**Aromatika**« – a. Tinkturen, Wässer oder Drogen). **2)** ein ↗Aromat betreffend; z.B. a. ↗Amine; s.a. zyklisch.

Arrhythmia, A(r)rhythmie: i.e.S. die Störung der regelmäßigen Herzschlagfolge bei Reizbildungs- oder Reizleitungsstörung (z.B. Allorrhythmie, Block, Sinusarrhythmie, Vorhofflimmern u. -flattern, WENCKEBACH* Periode, Extra-, Ersatzsystole, Pararhythmie, -systolie, Erregungsleitungsstörung) oder aber als respiratorische A. – s.a. Herzrhythmusstörung. – **A. absoluta; A. perpetua:** regellose Schlagfolge der Herzkammern ohne einen erkennbaren Grundrhythmus (im EKG meist Vorhofflimmern); als langsame Form (Kammerfrequenz < 100/Min.) oder als schnelle Form (Kammerfrequenz 100–180/Min.). – **A., respiratorische:** die physiologische, vegetativ bedingte Sinusarrhythmie mit Frequenzzunahme bei Einatmung u. -abnahme bei Ausatmung.

Arrosion: »Annagen«; die Zerstörung von Organen, insbes. von Blutgefäßen u. Knochen, z.B. durch Entzündung, Geschwüre, Aneurysmapulsationen.

Arsen, As: Halbmetall; ist in jeder Form giftig u. wirkt als Kapillar-, Enzymgift, gilt als kanzerogen; bei der akuten Vergiftung choleraähnliche Durchfälle oder Verwirrtheit, Krämpfe, Kreislaufstörungen (bis tödliches Kreislaufversagen); später Leber-, Nierenschäden. – Die chronische (meist gewerbliche) Vergiftung führt zu »Arsenschäden« wie Arsenausschlag, ↗Arsenhyperkeratose u. -melanose, Rumpfhautbasaliome (↗Basaliom), Haarausfall, Konjunktivitis, Polyneuropathie; ggf. entschädigungspflichtige Berufskrankheit.

Arsen(hyper)keratose: chronischer Arsenschaden als Rauhigkeit, Rissigkeit, Trockenheit, gelbliche Verfärbung der Haut.

Arsenkrebs: bösartiger epithelialer Tumor v.a. der Bronchien, Leber, Haut (letztere v.a. als Basaliom, als BOWEN* Krankheit nach Arsenhyperkeratose).

Artefakt: Kunstprodukt; absichtlich oder unabsichtlich herbeigeführte (= »artifizielle«) Veränderung, z.B. als Selbstverstümmelung bzw. an histologischen Präparaten. Bei der Registrierung von biologischen Vorgängen sind *apparative A.* (durch das Registriergerät bedingte, z.B. Wechselstromüberlagerungen) von *biologischen A.* (z.B. Lid-Bulbus-, Schwitz-, Muskel-A. im EEG) zu unterscheiden.

Artemisia absinthium: Wermut, Absinth [Compositae]. Das Gerb- u. Bitterstoffe enthaltende Kraut dient als aromatische Bitterdroge bei Magen-Darm-, Leber-Galle-Beschwerden u. als Tonikum.

Arteria, Arterie, Schlagader, A., a.: (Mz.: **Arteriae** = **Aa.,** aa.) in der Regel pulsierendes Blutgefäß mit typischem dreischichtigem Wandaufbau aus den ↗Tunicae intima (Intima), media (Media) u. externa (sog. Adventitia). Als A. des großen oder Systemkreislaufs führt sie »arterialisiertes« = sauerstoffreiches u. hellrotes Blut, das systolisch aus der li. Herzkammer ausgeworfen wird, zu den diesem Kreislaufbereich angeschlossenen Organen. Als Lungenarterie (↗Truncus pulmonalis) u. deren dem kleinen = Lungenkreislauf zugehörige Äste führt sie dagegen venöses = sauerstoffärmeres u. dunkleres Blut aus dem re. Herzventrikel der Lunge zu. Die großen, herznahen Arterien sind vom »elastischen Typ« **(A. elastotypica),** d.h. ihre Media besteht aus wechselnden Lagen von elastischen Membranen u. glatter Muskulatur, die die Grundlage ihrer »Windkesselfunktion« bilden; die mittleren, bis in den Bereich der ↗Arteriolen, sind vom »muskulären Typ« **(A. myotypica).** – **A. alveolaris:** Zahnfächer-A.; versorgt mit 3 Ästen Unter- u. Oberkiefer, Zähne u. Zahnfleisch. – **A. angularis:** Augenwinkel-A. – **A. anonyma:** ↗Truncus brachiocephalicus. – **A. appendicularis:** Wurmfortsatzarterie. – **A. arcuata:** Bogenarterie (aus der A. dorsalis pedis); ihre Äste als dorsale Zehenarterien. – **A. ascendens:** der aufsteigende Ast der A. mesenterica superior zum Colon ascendens. – **A. auricularis:** Ohr(muschel)arterie. – **A. axillaris:** Achsel-A. – **A. basilaris:** Basis-A. des Hirnstammes (Unterseite), aus der Vereinigung der beidseitigen A. vertebralis hervorgehend. Ihre Äste versorgen das Kleinhirn; Endast: A. cerebri posterior; Mangeldurchblutung manifestiert sich als **A.-basilaris-Syndrom** (Schwindel, Nackenkopfschmerz, Kleinhirn- u. Hirnnervensymptome) oder – im Falle einer Thrombose – als **A.-basilaris-Thrombose-Syndrom** (akute Ischämie-Zustände [↗Apoplexia cerebri] mit sich wiederholenden plötzlichen Hirnnervenausfällen). – **A. brachialis:** Oberarm-A.; versorgt den Humerus, die Mm. biceps u. brachialis, das Ellenbogengefäßnetz. – **Aa. bronch(i)ales:** Bronchial-Arterien. – **A. calcarina:** klinische Bez. des Rindenastes der A. cerebri posterior im Sulcus calcarinus. Verschluß führt zu Quadranten-Hemianopsie (»Calcarina-Syndrom«). – **A. carotis communis, Karotis:** die paarige (= beidseitige) gemeinsame Kopf-A. im Halsbereich; die re. aus dem Truncus brachiocephalicus, die li. aus dem Aortenbogen; verläuft – ohne Ästeabgabe – neben Luftröhre u. Kehlkopf zum oberen Schildknorpelrand, wo sie sich teilt (»Karo-

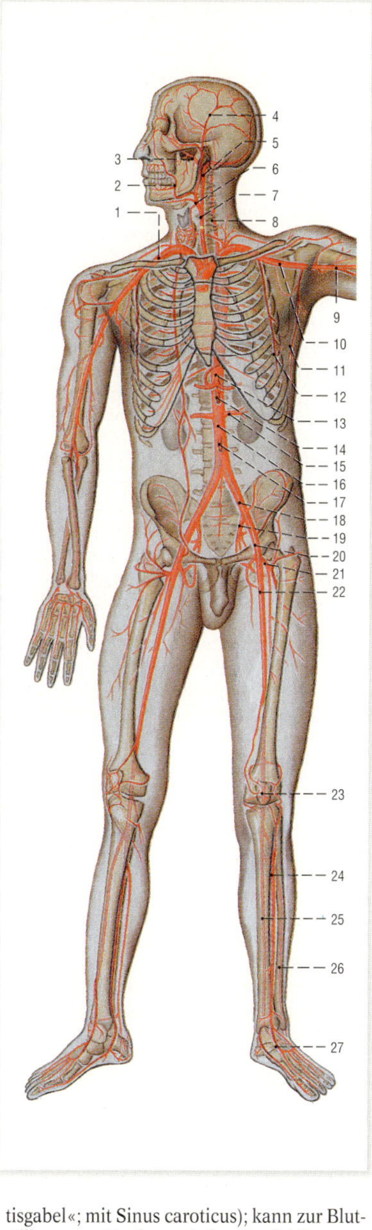

Arterien des menschlichen Körpers [28]
1 = A. subclavia, 2 = A. facialis, 3 = A. maxillaris, 4 = A. temporalis, 5 = A. carotis int., 6 = A. carotis ext., 7 = A. carotis comm., 8 = A. vertebralis, 9 = A. brachialis, 10 = A. axillaris, 11 = A. thoracodorsalis, 12 = A. thoracica lateralis, 13 = Truncus coeliacus, 14 = A. mesenterica superior, 15 = A. renalis, 16 = Aorta abdominalis, 17 = A. mesenterica inferior, 18 = A. iliaca communis, 19 = A. iliaca interna, 20 = A. iliaca externa, 21 = A. profunda femoris, 22 = A. femoralis, 23 = A. poplitea, 24 = A. tibialis anterior, 25 = A. tibialis posterior, 26 = A. fibularis, 27 = A. dorsalis pedis

tisgabel«; mit Sinus caroticus); kann zur Blutstillung am Vorderrand des Kopfnickermuskels durch Druck gegen die Wirbelsäule abgedrückt werden. Ihr vorderer Ast, die **A. c. externa,** versorgt den Schädel (nebst Weichteilen) u. Teile von Kehlkopf u. Schilddrüse. Die **A. c. interna,** der hintere Ast der »Communis«, versorgt das Gehirn u. das Auge; Mangeldurchblutung (v.a. Thrombose) führt zu Karotis- = DENNY/BROWN* Syndrom, Halbseitenlähmung der Gegenseite, im Falle der dominanten Hirnhälfte auch zu Aphasie. – **A. centralis retinae:** zentrale Netzhaut-A. – **A. cerebelli:** Kleinhirn-A. – **A. cerebri:** Großhirn-A. – **A. c. anterior:** der schwächere Endast der inneren Karotis; Zirkulationsstörungen führen zu **A.-cerebri-anterior-Syndrom** (fehlende Initiative, Orientierungsstörungen; evtl. aber Bewußtseinsverlust, Lähmung des Beins der Gegenseite, Blasenstörungen, Apraxie). – **A. c. media:** der stärkere Endast der A. carotis interna; Zirkulationsstörungen führen zum **A.-cerebri-media-Syndrom** (Halbseitenlähmung; insgesamt das häufigste Syndrom infolge zerebralen Insultes [↗Apoplexia cerebri]). – **A. c. posterior:** ein Endast der A. basilaris; ist über die A. communicans posterior mit der A. carotis interna verbunden (u. bildet so den hinteren Teil des Circulus arteriosus cerebri); Zirkulationsstörungen führen zum **A.-cerebri-posterior-Syndrom** (homonyme Hemianopsie zur Gegenseite oder untere Quadrantenhemianopsie). – **A. cervicalis:** Halsarterie. – **A. c. ascendens:** entsendet Halsmuskel-, Spinaläste (letztere durch Zwischenwirbellöcher an die Wirbel u. das Rückenmark u. dessen Häute). – **A. c. profunda:** verläuft hinter Halswirbel-Querfortsätzen, liefert Nackenmuskel- u. Spinaläste. – **A. chor(i)oidea:** Ast der A. carotis interna; Mangeldurchblutung (↗Hirnischämie) führt zu **A.-choroidea-Syndrom** (gleichseitige Empfindungsstörung im Arm, kontralaterale spastische Hemiplegie u. -anästhesie, Blicklähmung u. homonyme Hemianopsie zur Gegenseite). – **Aa. ciliares:** die Ziliarkörperarterien. – **A. circumflexa:** Kranz-A. (mit bogenförmigem Verlauf); vgl. aber A. coronaria. – **A. circ. femoris lateralis:** Ast der A. profunda femoris oder A. femoralis; versorgt Mm. sartorius u. quadriceps femoris, Femur, Haut der Oberschenkelbeugeseite. – **A. circ. fem. medialis:** A. gleicher Herkunft wie vorangehende; Hauptgefäß der Adduktoren u. der am Sitzbein entspringenden Muskeln. – **A. circ. humeri anterior:** Ast der A. axillaris. – **A. circ. scapulae:** Hauptast der A. subscapularis in der Achselhöhle. – **A. colica:** Grimmdarm- = Kolon-A. – **A. collateralis:** Neben-A. – **A. communicans:** Verbindungs-A.; als Teile des Circulus arteriosus cerebri die **A. comm. anterior** u. die **A. comm. posterior.** – **A. coronaria cordis dextra** u. **sinistra:** die re. u. die li. Herzkranzarterie (»Koronararterie«); entstammen dem Sinus aortae im Bereich der re. bzw. li. Taschenklappe der Aorta; ↗Koronararterie. – **A. cremasterica:** Ast der A. epigastrica inferior für den Musculus cremaster u. den Samenstrang. – **A. cystica:** die Gallenblasen-A. – **A. digitalis:** Finger- bzw. Zehenarterie. – **A. dorsalis nasi:** Nasenrücken-A.; klinisch wichtig ist ihre Anastomose zur ↗A. angularis. – **A. dorsalis pedis:** Fußrückenarterie. – **A. dorsalis penis:** Ruten-A.; medial des M. bulbospongiosus auf den Penisrücken, zur Glans penis u. an die Vorhaut; Ästchen an die Schwellkörper. – **A. ductus deferentis:** Samenleiter-A. – **A. epigastrica:** Bauchdecken-A. – **A. ethmoidalis:** Siebbein-A. – **A. facialis:** Gesichts-A.; der 3. Ast der A. carotis externa aus dem Trigonum caroticum; über den Unterkiefer-Vorderrand (»Ort der Wahl« zum blutstillenden Abdrücken) u. unter der mimischen Muskulatur zum inneren Augenwinkel, endet dort als A. angularis; Versorgungsbereich: Gaumenbögen (Schlundmuskeln; evtl. auch Gaumenmandeln), Mundboden (einschl. Muskeln), Unterkieferspeicheldrüse, Lippen. – **A. femoralis:** Oberschenkel-A. – **A. gastrica:** Magen-A. – **Aa. gastrici breves:** Äste der A. lienalis zum Magenfundus entlang der großen Kurvatur. – **A. g. dextra:** Ast der A. hepatica communis über dem Pylorus u. im Ligamentum hepatoduodenale entlang der kleinen Magenkurvatur mit Ästchen an den Magen; anastomosiert mit der **A. g. sinistra,** einer Arterie des Truncus coeliacus für Kardia, untere Speiseröhre, kleine Kurvatur. – **A. gastroduodenalis:** Magen-Zwölffingerdarm-A. – **A. gastro-epiploica:** Magen-Netz-A. – **A. genus:** Knie-A. – **A. glutealis** (glutaea): Gesäß-A. – **A. haemorrhoidalis:** s.u. Arteria rectalis. – **Aa. helicinae:** »Rankenarterien«; Äste der Aa. profunda penis u. dorsalis penis für Schwellkörper; öffnen sich bei Erektionsreiz. – **A. hepatica:** Leber-A. – **A. hep. communis:** Ast des Truncus coeliacus; sie setzt sich fort als **A. hep. propria,** die sich in einen rechten (mit A. cystica) u. einen linken Ast für die bd. Leberlappen aufzweigt. – **Aa. ilei:** Krummdarm-Arterien. – **A. iliaca communis:** gemeinsame Hüftarterie; der beidseits schräg abwärts verlaufende Ast aus der Aufspaltung der Bauchaorta (in Höhe 4.–5. LWK); teilt sich bald in die **A. il. externa** u. **interna** auf. – **A. iliolumbalis:** Hüft-Lenden-Arterie. – **A. infraorbitalis:** unter der Augenhöhle (Foramen infraorbitale) austretender Endast der A. maxillaris für den Oberkiefer (Aa. alveolares sup. ant.) u. die Wange; anastomosiert mit A. facialis. – **Aa. intercostales posteriores:** die hinteren Ursprünge der Zwischenrippenarterien; segmentale Äste der Brustaorta für die Interkostalräume III–XI; versorgen auch Rückenhaut u. -muskeln, das Rückenmark (durch die Zwischenwirbellöcher); die ersten bd. Interkostalräume werden versorgt durch die **A. intercostalis suprema,** einen Ast des Truncus costocervicalis. – **Aa. interlobares renis:** Äste der Nierenarterie (↗A. renalis) für die Nierensegmente. – **Aa. interlobulares (hepatis):** die die Pfortaderästchen begleitenden Zwischenläppchenäste der A. hepatica in den Portalfeldern der Leber. – **Aa. interlobulares renis:** die radiär in die Nierenrinde aufsteigenden Äste der Aa. arcuatae; liefern die Vasa afferentia der Glomerula; s.a. Aa. renis. – **A. interossea communis:** die Zwischenknochen-A. des Unterarms aus der A. ulnaris. – **Aa. jejunales:** Leerdarm-Arterien. – **A. labyrinthina:** neben dem Nervus vestibulocochlearis verlaufende Labyrinth-A. im inneren Gehörgang. – **A. lacrimalis:** Tränendrüsen-A. – **Aa. laryngea inferior** u. **superior:** die untere u. obere Kehlkopf-A. – **A. lienalis:** Milz-A. – **A. lingualis:** Zungen-A. – **Aa. lumbales:** Lendenarterien; beidseits 4 Äste der Bauchaorta. – **A. lusoria:** atypisch aus der Aorta descendens statt aus dem Truncus brachiocephalicus hervorgehende u. hinter (seltener vor) der Speiseröhre nach re. aufsteigende A. subclavia dextra. – **A. mammaria interna:** ↗A. thoracica interna. – **A. masseterica:** Kaumuskel-A. – **A. maxillaris:** Kiefer-A. – **A. meningea:** Hirnhaut-A. – **A. mentalis:** Kinn-A. – **A. mesenterica:** Gekröse-A. – **A. musculophrenica:** Endast der A. thoracica interna unter dem Rippenbogen. – **A. nasalis:**

Nasenarterie. – **A. nutriens:** Ast zahlreicher Arterien als »Ernährungsgefäß« für Knochen (einschließlich Knochenmark). – **A. obturatoria:** Hüftbeinloch-A. – **A. occipitalis:** Hinterhauptast der A. carotis ext. – **A. ophthalmica:** Augen-A.; beidseits 1. Ast der A. carotis interna; verläuft mit dem Sehnerv im Canalis opticus in die Augenhöhle. – **A. ovarica:** Eierstock-A.; beidseits ein Bauchaortenast (unterhalb der Nierenarterie). – **A. palatina:** Gaumen-A. – **Aa. pancreatica dorsalis, inferior** u. **magna:** die Bauchspeicheldrüsenarterien; Äste der ↗A. lienalis. – **A.-parietalis-anterior-Syndrom:** Zustand bei Mangeldurchblutung des zum Gyrus pr(a)ecentralis ziehenden vorderen »parietalen« Astes der A. cerebri media. Sensibilitätsstörungen der anderen Körperhälfte, evtl. auch sensible Jackson* Anfälle. – **A.-parieto-occipitalis-Syndrom:** Sehstörungen, evtl. auch epileptische Anfälle bei Ischämie der Sehrinde. – **Aa. perforantes:** 3 starke Äste der A. profunda femoris, die unter Abgabe von Muskelästen die Adduktoren durchdringen u. dorsal um den Femur (Vasa nutricia) zu den Unterschenkelbeugern des Oberschenkels ziehen. – **A. perinealis:** Damm-A. – **A. peronea** s. **fibularis:** Wadenbein-A. – **A. pharyngea ascendens:** die aufsteigende Schlund-A.; Ast der A. carotis externa medial neben der Karotis zur Schädelbasis. – **A. phrenica inferioris; Aa. phrenicae superiores:** Ast der Bauchaorta bzw. Äste der Brustaorta für das Zwerchfell. – **A. plantaris:** Fußsohlenarterie. – **A. poplitea:** Kniekehlen-A. – **A. profunda brachii:** tiefe Oberarm-Arterie. – **A. profunda femoris:** tiefe Oberschenkel-A. – **A. profunda linguae:** tiefe Zungen-A. – **A. pudenda interna:** innere Scham-A. – **Aa. pudendae externae:** äußere Scham-Arterien. – **A. pulmonalis dextra** u. **sinistra:** die Lungenarterien; der re. bzw. li. Ast des Truncus pulmonalis; die re. verläuft hinter der Aorta ascendens u. der V. cava inferior, die li. vor der Aorta descendens u. dem li. Hauptbronchus zum Lungenhilus; Äste gehen an die Lungensegmente. – **A. radialis:** Speichen-A.; zur Handwurzel ziehender verlaufsfortsetzender Gabelungsast der A. brachialis. – **A. rectalis:** Mastdarm-A. – **A. rect. inferior,** A. haemorrhoidalis: Ast der A. pudenda interna durch die Fossa ischiorectalis zu den Mm. levator ani u. sphincter ani externus u. zur Afterhaut. – **A. rect. media:** Ast der A. iliaca interna oder A. pudenda int. subperitoneal zur hinteren Mastdarmfläche. – **A. rect. superior:** unpaarer Endast der A. mesenterica inferior subperitoneal in der Kreuzbeinhöhlung hinten an den Mastdarm (als dessen Hauptarterie). – **A. renalis:** Nieren-A.; beidseits ein (oft doppelter) Ast der Bauchaorta (in Höhe 1. LWK), der unter Abgabe der Nebennierenarterie (A. suprarenalis) u. mehrerer Harnleiteräste quer (re. die V. cava inferior unterkreuzend) zum Nierenhilus ver-

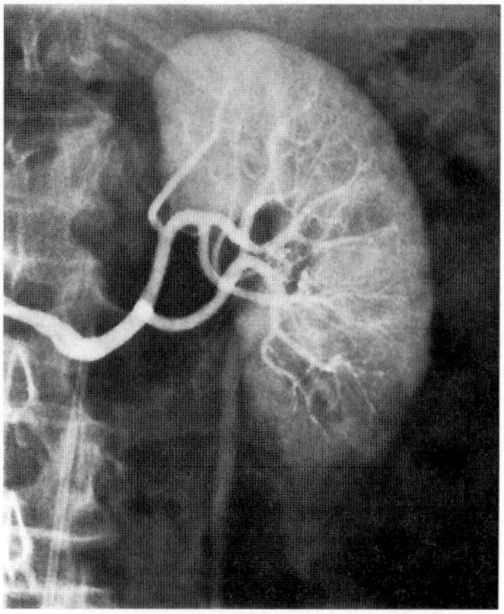

Selektive Angiographie der **Arteria renalis** [510]

läuft; dort Aufteilung in mehrere **Aa. renis,** aus denen in der Niere die ↗Aa. interlobares u. arcuatae, die Arteriolae rectae medullares u. die Aa. interlobulares hervorgehen; ↗Abb. – **Aa. sacrales laterales:** seitliche Kreuzbeinarterien; Anastomosen zur **A. sacralis mediana** (dünne Fortsetzung der Aorta über dem 5. LWK zum Steißbein). – **Aa. sigmoideae:** Äste der A. mesenterica inferior für das Colon sigmoideum; bilden im Mesocolon sigmoideum Arkaden. – **A. spermatica: 1) A. sp. externa:** ↗A. cremasterica. **2) A. sp. interna:** ↗A. testicularis. – **A. spinalis:** Rückenmarkarterie. – **A. spin. anterior:** vordere Rückenmarkarterie; Verschluß (Terminalgefäß!) führt zu einem **A.-spinalis-anterior-Syndrom** (»radikuläre«, v.a. aber akute, meist abdominelle kolikartige Schmerzen [Differentialdiagnose: Myokardinfarkt, Gallenkoliken, akute Pankreaserkrankung], spastische Paraparese u. dissoziierte Empfindungsstörungen beidseits bei erhaltener Hinterstrangfunktion [Tiefensensibilität]; evtl. Blasenstörungen). – **A. spin. posterior:** hintere Rückenmark-A. – **A.**

stylomastoidea: versorgt Mastoidfortsatz, hintere Paukenhöhle, Steigbügel. – **A. subclavia:** Unterschlüsselbein-A.; die re. als Ast des Truncus brachiocephalicus (s.a. A. lusoria); die li. geht vom Aortenbogen ab. Beide ziehen über die Pleurakuppel ihrer Seite, dann durch die Skalenuslücke u. zwischen Schlüsselbein u. 1. Rippe armwärts. Fortsetzung ist die ↗A. axillaris. Große Äste: A. vertebralis (s.a. Anzapfsyndrom), der Truncus thyreocervicalis, Aa. transversa colli u. thoracica interna, Truncus costocervicalis. – **A. subcostalis:** die unterste Interkostalarterie; Ast der Brustaorta unterhalb der 12. Rippe für Rücken- u. Bauchmuskeln. – **A. sublingualis:** Ast der A. lingualis unter dem M. mylohyoideus an die Glandula submandibularis; versorgt auch Mundbodenmuskeln, untere Zungen- u. Mundschleimhaut, Zahnfleisch (lingual). – **A. subscapularis:** Ast der A. axillaris auf dem M. subscapularis (den sie versorgt). – **A. supraorbitalis:** der äußere Endast der A. ophthalmica. – **A. suprarenalis:** Nebennieren-A. – **A. temporalis: 1)** Schläfen-A. **2)** klinische Bez. der Schläfenhirnäste der Aa. cerebri media u. posterior. – **A. testicularis:** Hoden-A. – **A. thoracica interna:** innere Brustkorb-A. – **A. thoracica lateralis:** seitliche Brustkorb-A. – **A. thoraco-acromialis:** Brust-Schulter-A. – **A. thoracodorsalis:** die hintere Brustwand-A. – **A. thyroidea:** Schilddrüsen-A. – **A. thyr. ima:** inkonstanter Ast des Truncus brachiocephalicus oder des Aortenbogens; vor der Luftröhre zum Schilddrüsenisthmus. – **A. thyr. inferior:** Ast des Truncus thyreocervicalis an die Rückseite der Schilddrüse; ihr unterer Ast kreuzt den N. laryngeus recurrens (Gefahr der Rekurrenslähmung bei Ligatur!). – **A. thyr. superior:** 1. Ast der ↗A. carotis externa. – **A. tibialis:** Schienbein-A. – **A. tib. anterior:** einer der Teilungsäste der A. poplitea; endet als A. dorsalis pedis auf dem Fußrücken. – **A. tib. posterior:** der stärkere, richtungsfortsetzende Teilungsast der A. poplitea. – **A. transversa colli:** quere Hals-A. – **A. transv. faciei:** quere Gesichts-A. – **A. tympanica:** Paukenhöhlen-A. – **A. ulnaris:** Ellen-A.; der Ellenast der A. brachialis. – **A. umbilicalis:** die paarige Nabelarterie als 1. Ast der A. iliaca interna; zunächst als Gefäß des Allantoiskreislaufs, später – in den Trophoblasten einwachsend – des ↗Plazentakreislaufs; an der Seitenwand des kleinen Beckens, dann – in Höhe des Blasenscheitels – in der Medianlinie u. in die Nabelschnur; nach der Geburt erfolgt die Umwandlung in das Ligamentum umbilicale mediale. – **A. urethralis:** Harnröhren-A. – **A. uterina:** Gebärmutter-A. – **A. vaginalis:** Scheiden-A. – **A. vertebralis:** Wirbel-A.; der 1. u. stärkste Ast der A. subclavia. – **A. vesicalis:** Harnblasen-A.

Arterialisation: die Umwandlung des sauerstoffarmen »venösen« Blutes während der Lungenpassage (oder im Oxygenator) in sauerstoffreicheres, heller rotes »arterielles« Blut.

Arterie: ↗Arteria.

Arteriektasie: nicht fest umgrenzte (= diffuse) Ausweitung einer Arterie (im Gegensatz zur umschriebenen des ↗Aneurysmas).

arteriell: auf Arterien bezüglich. – **a. Schenkel des Kreislaufs:** die Abschnitte des Kreislaufsystems, die sauerstoffreiches (= arterialisiertes) Blut führen: die Lungenkapillaren, -venolen u. -venen, die li. Herzhälfte, die Aorta u. die nachfolgenden Arterien, Arteriolen u. Kapillaren. – **a. Verschlußkrankheit:** s.u. Verschlußkrankheit.

Arterienverkalkung: ↗Arteriosklerose.

Arterienverschluß: Unterbrechung des arteriellen Blutstromes durch Verlegung des Lumens (Embolie, Thrombose), stenosierende Wandveränderungen (z.B. Arteriosklerose) oder Kompression von außen (Tumor, Knochenfragmente oder Hämatome nach Trauma). Wegen völlig unterschiedlicher Symptomatologie, Therapie u. Prognose wird klinisch zwischen akutem A. (s.u.) u. chronischer arterieller ↗Verschlußkrankheit unterschieden. – **A., akuter:** i.e.S. der akute Verschluß der Extremitätenarterien; Ursache bei ca. 60–70% eine Embolie u. bei ca. 20% eine Thrombose (meist bei Arteriosklerose). Symptome sind plötzlich beginnender, heftiger Schmerz (»peitschenhiebartig«), Abblassen u. Kälte der betroffenen Extremität; zusätzlicher Sensibilitätsverlust u. Lähmungen kennzeichnen das komplette Ischämiesyndrom (FONTAINE*), das zur Erhaltung von Extremität u. Leben eine prompte Therapie innerhalb weniger Stunden erfordert.

Arteriitis: Entzündung einzelner bis aller Schichten der Arterienwand; z.B. bei Sepsis, lokaler Eiterung, Tbk, Syphilis, Fleckfieber (Endarteriitis), allergisch-hyperergischem Prozeß (z.B. **A. rheumatica**), Kollagenosen (↗Periarteriitis nodosa), als Endangiitis obliterans, arterielle ↗Verschlußkrankheit. – **A. temporalis; A. cranialis; A. gigantocellularis; A. granulomatosa,** Riesenzellarteriitis, HORTON* Syndrom: vermutlich allergisch-hyperergische A. der äußeren Kopf-, v.a. der

Schläfenarterien, aber auch der Arteria centralis retinae (Erblindungsgefahr!), Arteria subclavia etc.

Arteriographie: gezielte Röntgenkontrastdarstellung von Arterien u. deren Ästen (s.a. Angiographie) nach Injektion eines röntgenpositiven wasserlöslichen Röntgenkontrastmittels in das Gefäß mittels Arterienpunktion oder Arterienkatheterismus (↗SELDINGER* Technik).

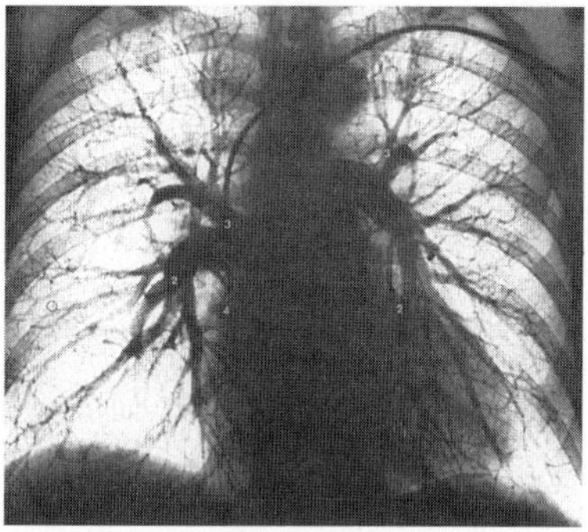

Arteriographie der A. pulmonalis: normaler Befund [349]

Arteriola, Arteriole: das kleinste, sich in Kapillaren aufspaltende arterielle Blutgefäß. Steuerung v.a. durch den Sympathikus.

Arteriolosklerose: zu Einengung der Gefäßlichtung führende Veränderungen der Arteriolenwand im Rahmen der Arteriosklerose; z.B. in entsprechenden Herzkranz-, Netzhaut-, Nierengefäßen (↗Nephrosklerose).

Arteriosclerosis, -sklerose: »Arterienverkalkung«; häufigste Systemerkrankung der Arterien als chronisch fortschreitende Degeneration (Atheromatose) mit produktiven Veränderungen der Gefäßwand (Atherosklerose). Als ursächlich bedeutsam gelten neben konstitutionellen u. Alternsfaktoren u.a. die Lebensweise (z.B. lipidreiche Ernährung), toxische Einflüsse (Nicotin), Hypertonie, Stoffwechselleiden (z.B. Fettstoffwechselstörungen, Diabetes) u. chronische, z.B. rheumatische Entzündungen. Untersuchungen deuten auf einen Zusammenhang zwischen einer Infektion durch Chlamydia pneumoniae u. der Entstehung einer A. hin. – Die Gefäßeinengungen bis -verschlüsse **(A. obliterans)** der Arterien führen zu vielfältiger Symptomatik wie Abmagerung, geistige u. körperliche Leistungsschwäche bzw. Infarkte u. Malazien (v.a. an Gehirn u. Herzmuskel), Gangrän der Gliedmaßen, atrophische Schrumpfung (z.B. Schrumpfniere), Diapedeseblutung u./oder Gefäßeinrisse (↗Apoplexia cerebri), Aneurysmen, Embolien.

Arteriospasmus: Engstellung arterieller Gefäße durch Gefäßwandverkrampfung.

Arteriotomie: Schnitteröffnung einer Arterie.

arteriovenös, a.v.: eine Arterie u. Vene bzw. einen entsprechenden gemeinsamen Kreislaufabschnitt betreffend. – **a.v. Fistel:** angeborene oder erworbene (z.B. verletzungsbedingte) Kurzschlußverbindung zwischen einer Arterie u. der Begleitvene; häufig kompliziert durch ein a.v. ↗Aneurysma.

Arthralgia, Arthralgie: Gelenkschmerz.

Arthrectomia, -ektomie: operative Gelenkentfernung; evtl. nur als Teilresektion, z.B. der Synovialis **(A. synovialis),** der Gelenkflächen bestimmter Gelenkkapselteile; u.a. bei Gelenkplastik, Arthrodese.

Arthritis: akute oder chronische Gelenkentzündung aus vielfältiger Ursache (z.B. infektiös, rheumatisch, stoffwechselbedingt, Blutkrankheiten); s.a. Arthropathia. – **A. gonorrhoica:** A. bei Gonorrhö; meist als Monarthritis (z.B. Knie-, Hand-, Hüftgelenk). – **A., juvenile, chronische:** Sammelbez. für chron.-rheumat. Erkrankungen im Kindes- u. Jugendalter. – **A. mutilans:** die verstümmelnde Form (z.B. »Fernrohrfinger«) der primär chronischen ↗Polyarthritis u. der ↗Arthropathia psoriatica. – **A. psoriatica:** s.u. Arthropathia. – **A., reaktive:** immunologisch bzw. allergisch bedingte Gelenkbeteiligungen bei Infektionskrankheiten, bei denen sich i.d.R. die Erreger nicht im Gelenk finden. – **A., rheumatoide:** primär chronische ↗Polyarthritis. – **A. urica,** Arthropathia urica, Gelenkgicht, Harnsäuregicht: anfallsweise, monoartikuläre, schmerzhafte (sub)akute A. (↗Podagra) im Verlauf der ↗Gicht, u. zwar v.a. an den Hand-, Fuß-, Knie- u. Ellenbogengelenken; weitere Manifestationen: Tophi (Gichtknoten), Gichtnephropathie.

Arthrodese: operative Gelenkversteifung.

arthrogen: vom Gelenk ausgehend, gelenkbedingt.

Arthrographie: Röntgenkontrastdarstellung einer Gelenkhöhle; das Kontrastbild wird als **Arthrogramm** bezeichnet. Durch moderne bildgebende Verfahren u. Arthroskopie weitgehend abgelöst.

Arthrolyse: operative Mobilisierung eines fibrös versteiften Gelenks durch Entfernung intra- oder extraartikulären Gewebes.

Arthrom (Baker*): aus Keimen der – bei der Gelenkentwicklung nicht verbrauchten – Synovialisanlage hervorgehendes »Ganglion«. – s.a. BAKER* Zyste.

Arthropathia, -pathie: Gelenkerkrankungen mit sekundär entzündlichen u. nichtentzündlichen Vorgängen als Folge metabolischer, endokriner, koagulopathischer (z.B. Hämophilie, Blutergelenk), hämatologischer (Leukosen), neurologischer Störungen mit Beteiligung der Gelenkstrukturen (Synovialis, Knorpel). – **A. psoriatica,** Arthritis psoriatica, **Psoriasisarthritis:** die vor oder während einer Psoriasis vulgaris (»Psoriasis arthropathica«) vorkommende, chronisch verlaufende Polyarthritis. – **A. urica:** ↗Arthritis urica.

Arthroplastik: Gelenkplastik zur Wiederherstellung der Beweglichkeit.

Arthropoda: »Gliederfüßer«; umfaßt Krebs- u. Spinnentiere, Insekten u. Tausendfüßler. – Vielfach als Krankheitsüberträger sowie Verursacher schwerer Vergiftungen durch Toxine.

Arthrose: vorwiegend degenerative Gelenkerkrankung verschiedenster Ursache. – **A. deformans,** Arthritis deformans, Arthropathia def., Osteoarthrosis def.: chronische, schmerzhafte, zunehmend funktionsbehindernde Gelenkveränderung infolge eines Mißverhältnisses von Tragfähigkeit u. Belastung.

Arthroskopie: Betrachtung (Endoskopie) der Gelenkhöhle mittels Arthroskops (spezielles Endoskop), das nach vorangehender Punktion (mittels Trokars) u. Flüssigkeitsinstillation in die Gelenkhöhle eingeführt wird.

Arthrosonographie: Gelenkuntersuchungen mit Ultraschall-Verfahren.

Arthrotomie: die operative Eröffnung eines Gelenks für diagnostische oder therapeutische Zwecke.

Arthus* Reaktion, Phänomen: die Immunreaktion Typ III als schwere, evtl. nekrotisierende Entzündungsreaktion am Verabfolgungsort (Haut, Schleimhaut) eines Antigens bei bestehender, aktiv oder passiv erfolgter Sensibilisierung (↗Allergie).

articularis: (latein.) zu einem Gelenk gehörend, ein Gelenk betreffend.

Articulatio, Articulus: Gelenk (Mehrzahl: **Articulationes**); von den Enden benachbarter Knochen gebildete Verbindung als Voraussetzung der Skelettbeweglichkeit. – **Art. atlantoaxialis:** das 2. oder untere Kopfgelenk zwischen dem 1. u. dem 2. Halswirbel für Drehbewegungen des Kopfes. – **Art. atlanto-occipitalis:** das 1. oder obere Kopfgelenk; ermög-

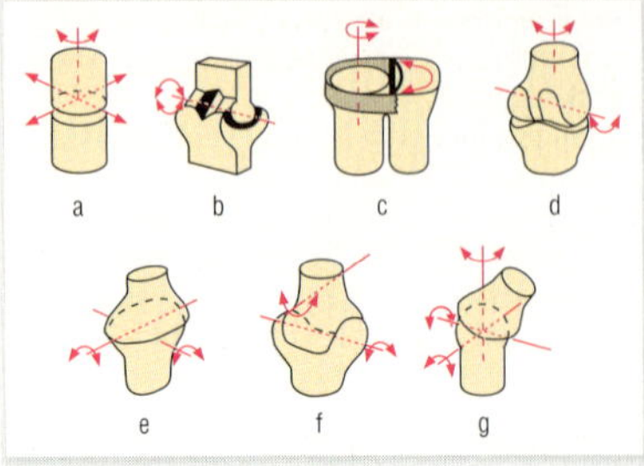

Articulatio: a) Art. plana = ebenes Gelenk; b) Art. cylindroidea = Scharnier-, Zylindergelenk; c) Art. trochoidea = Radgelenk; d) Art. condylaris = Kondylengelenk; e) Art. ellipsoidea = Ellipsoidgelenk; f) Art. sellaris = Sattelgelenk; g) Art. sphaeroidea = Kugelgelenk [26]

licht Vor- u. Rückneigen (Nickbewegung) sowie Seitneigen des Kopfes. – **Art. coxae:** das Hüftgelenk, gebildet vom Femurkopf u. der Hüftpfanne (Acetabulum). – **Art. cubiti:** das dreiteilige Ellenbogengelenk. – **Art. genus:** das Kniegelenk; Drehwinkelgelenk zwischen den Femurkondylen u. den 2 flachen Pfannen des Tibiakopfes, ergänzt durch die Kniescheibe (als Sesambein, in der Sehne des M. quadriceps femoris); mit 2 Menisken, 2 Kreuzbändern als Innenbänder u. 2 kapselverstärkenden Seitenbändern als Außenbänder. – **Art. humeri:** das Schultergelenk; Kugelgelenk zwischen der Pfanne des Schulterblattes u. dem Oberarmkopf. – **Art. sacroiliaca:** das Iliosakralgelenk zwischen Kreuzbein u. Hüftbein. – **Art. subtalaris:** das sog. »hintere Sprunggelenk«. – **Art. talocalcaneonavicularis:** das »vordere Sprunggelenk«. – **Art. talocruralis:** das »obere Sprunggelenk«.

artificialis, artifiziell: (latein.) als Kunstprodukt, künstlich.

Artikulation: 1) gelenkige Verbindung, ↗Articulatio. **2)** die gleitenden Bewegungen (= Wechsel der Okklusion) beider Zahnreihen aufeinander beim Kauakt. **3)** die Formung der Sprachlaute.

ARV: AIDS-**r**elated **v**irus, Erreger von ↗AIDS.

Aryknorpel: ↗Cartilago arytenoidea.

Arzneimittelallergie: immunologisch bedingte Unverträglichkeitsreaktionen auf Medikamente; äußern sich als allerg. Sofortreaktion (u.a. anaphylaktischer Schock, Bronchospasmen, Erytheme, Urtikaria); als Allergie vom Immunkomplextyp bzw. ARTHUS* Reaktion (mit Fieber, Gelenkschmerzen, Lymphknotenschwellungen, Exanthemen bzw. Vaskulitis); als Spättypreaktion (Exanthem, Ekzem); als zytotoxische Reaktionen (z.B. Thrombo-, Leukozytopenie, Anämie).

Arzneimittelgesetz, AMG: Gesetz zur Regelung des Verkehrs mit Arzneimitteln; enthält Bestimmungen, die die Qualität, Wirksamkeit sowie Prüfung, Zulassung u. Verschreibung betreffen; berücksichtigt sind auch Vorschriften zum Schutz von Versuchspersonen, die sich einer klinischen Arzneimittelprüfung unterziehen.

As: Symbol für *chem* **Ar**sen, *ophth* **As**tigmatismus, *physik* **A**mpere**s**ekunde.

Asbest, Alumen plumosum: ein bis > 1000 °C thermisch stabiles, spinn- u. webbares Fasermineral (v.a. Magnesium-, z.T. auch Calciumsilicat).

Asbestkrebs: s.u. Asbestose.

Asbestose, Asbestosis pulmonum, Bergflachslunge: eine Staublungenkrankheit (↗Pneumokoniose) durch eingeatmeten Asbeststaub; auch nach Expositionsbeendigung gelegentlich fortschreitende u. zu Lungeninsuffizienz führende Lungenfibrose mit Atemnot, Reizhusten, zähem Auswurf, Hinfälligkeit. Sehr spät erfolgt evtl. eine bösartige Entartung (»Asbestkrebs« der Lunge u. Pleura, evtl. auch des Peritoneums; v.a. als Mesotheliom). – Entschädigungspflichtige Berufskrankheit.

A-Scan: s.u. Ultraschalldiagnostik.

Ascariasis, Ascaridosis, Askaridiasis, Askaridosis: Befall mit Spulwürmern (Ascaris lumbricoides) nach Aufnahme von Wurmeiern mit dem Trinkwasser oder mit Nahrungsmitteln (evtl. aber als embryonale Infektion). Im Stadium der Larvenwanderung treten flüchtige, oft multiple eosinophile Lungeninfiltrate auf, bei Sekundärinfektion auch Pneumonie. Diagnose durch Nachweis von Würmern oder Wurmeiern im Stuhl.

Ascaris lumbricoides: der die ↗Ascariasis hervorrufende Spulwurm.

ascendens, aszendierend: (latein.) aufsteigend, kopf- bzw. zentralwärts verlaufend (z.B. Aorta asc.) bzw. leitend.

Aschheim*-Zondek* Reaktion, AZR: Frühschwangerschaftstest (ab 14. Tag in 99% positiv) durch indirekten Nachweis von Choriongonadotropin im Harn.

Aschoff* Knötchen: ↗Rheumaknötchen. – **A.*-Tawara* Knoten:** ↗Atrioventrikularknoten.

Ascites: Bauchwasser(sucht), ↗Aszites.

Ascomycetes, Askomyzeten: die Klasse »Schlauchpilze« der echten Pilze.

L(+)-Ascorbinsäure, Acidum ascorbi(ni)cum: das natürliche (z.B. in Frischgemüse, Zitrusfrüchten enthaltene) u. synthetisierbare »antiskorbutische« Vitamin C; wichtig als Redoxsubstanz aller Körperzellen, Gefäßschutzstoff (Endothelschutz für die Kapillarenabdichtung), biochemischer Teilfaktor der Kollagen- u. damit Narbenbildung.

ASD: (engl.) **a**trio**s**eptal **d**efect, ↗Vorhofseptumdefekt.

-ase: Endung zur Kennzeichnung der Enzyme.

Asepsis: die Gesamtheit der Maßnahmen zur Erzielung von Keimfreiheit, d.h. zur Verhütung des Eindringens bzw. Einschleppens von Erregern in den Organismus, z.B. bei Operationen.

aseptisch: keimfrei (↗Asepsis), ohne Beteiligung von Erregern. – **a. Knochennekrose:** ↗Epiphysennekrose (aseptische). – **a. Meningitis:** abakterielle ↗Meningitis. – **a. Operation:** Op. in nicht-infiziertem Gewebe u. unter Einhaltung der Grundsätze der ↗Asepsis. – **a. Station:** Krankenhausstation, die – i.S. der Vorschriften der ↗Asepsis – nicht durch Patienten mit infektiösen, eitrigen Prozessen belegt wird.

Askari...: s.a. Ascari...

Askaridenileus: Darmverschluß (Wurmileus) bei Ascariasis (d.h. bei massivem Darmbefall mit Spulwürmern).

Asken: Sporenschläuche der Ascomyceten (Schlauchpilze).

Askorbinsäure: ↗Ascorbinsäure.

ASL: ↗**A**nti**s**trepto**l**ysin.

Asomnia, Asomnie: ↗Schlaflosigkeit.

L-Asparagin: eine nicht-essentielle Aminosäure, das Halbamid der ↗Asparaginsäure.

Asparaginase: Enzym, das spezifisch L-Asparagin in L-Asparaginsäure u. Ammoniak spaltet. – Wird als Zytostatikum angewendet.

L(+)-Asparaginsäure: Aminobernsteinsäure; eine nichtessentielle Aminosäure; ein wichtiges Glied im Harnstoffzyklus.

Aspartat-Amino-Transferase, ASAT, Glutamat-Oxalacetat-Transaminase, GOT: ein v.a. in Leberzellen reichlich vorhandenes Enzym. Der Serumwert (»S-GOT«) ist ein wichtiger Parameter für die Diagnostik u. Verlaufskontrolle bei Myokardinfarkt u. bei Leber- u. Skelettmuskelerkrankungen.

Aspergillose: eine meist durch ↗Aspergillus fumigatus bedingte Schimmelpilzinfektion, bei der vorwiegend Lungenerscheinungen auftreten; ferner Haut-, Ohren- u. Nasennebenhöhlenbefall; kann auch septisch-pyämisch mit Metastasierung v.a. in den Herz-

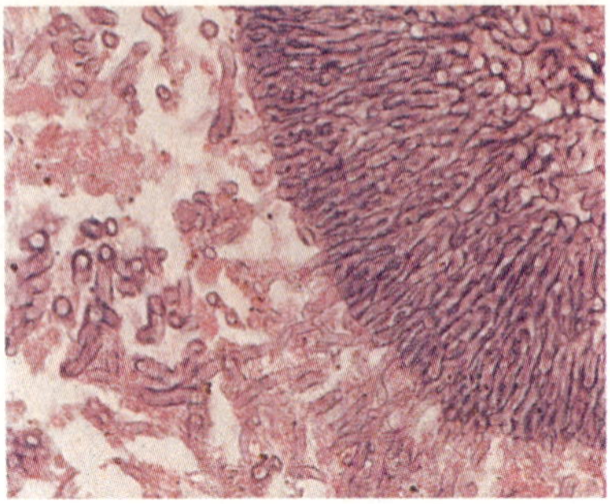

Aspergillose der Lunge (Histologie): konzentrisch angeordnete Pilzfäden [169]

muskel, das Zentralnervensystem u. die Nieren verlaufen, z.B. als Komplikation von ↗AIDS.

Aspergillus: Gießkannen-, Kolbenschimmel. Einzelne Arten bilden z.T. Antibiotika u. kommen meist als Schmarotzer (Saprophyten), z.T. aber auch als Krankheitserreger vor (↗Aspergillose). – **A. flavus:** Erreger zahlreicher Mykosen; bildet in verschimmelten Speisen ↗Aflatoxine. – **A. fumigatus:** »rauchgrauer« A., der häufigste Erreger der ↗Aspergillose.

Aspermatie, Aspermatismus: Fehlen des Sperma- = Samenergusses (evtl. bei Normalität von Erektion u. Orgasmus) als Folge einer mangelhaften Spermabildung (↗Aspermie) oder Störung der Ejakulation (z.B. bei Verschluß der Samenwege).

Aspermie: das Fehlen zellulärer Elemente im Samen (↗Sperma).

asphyktisch: pulslos (↗Asphyxie).

Asphyxia, Asphyxie: »Pulslosigkeit«; Bezeichnung für die mit Pulsschwäche u. Atemdepression bis Atemlosigkeit (↗Apnoe) einhergehenden Zustände mit Hypoxie u. Hyperkapnie, Zyanose u. Bewußtlosigkeit, als Folge eines Herz-Kreislaufversagens, einer zentralen oder peripheren Atemlähmung oder einer Verlegung der Atemwege. Lebensgefährlicher Zustand, der sofortige ↗Reanimation erfordert. – **A., fetale,** fetal distress: intrauterine A. infolge ungenügender Sauerstoffzufuhr durch die Nabelvene (z.B. bei Plazentainsuffizienz, vorzeitiger Plazentalösung, Nabelschnurkompression, Anämie oder Herzkrankheit der Mutter, nach narkosebedingter Hypoxie, bei wehenmittelbedingten Dauerwehen ohne Geburtsfortgang) oder infolge Hirnfunktionsstörung. Symptome: Verschlechterung der kindlichen Herztöne, Mekoniumabgang ins Fruchtwasser. – Erfordert Geburtseinleitung bzw. -beschleunigung. – **A. neonatorum:** Erstickungszustand des Neugeborenen infolge zentraler Atemlähmung bei Unreife des Atemzentrums oder bei dessen Schädigung, oder aber infolge einer Behinderung der Sauerstoffaufnahme, z.B. bei Verlegung der Atemwege, mangelhafter Lungenentfaltung, Membransyndrom, Fruchtwasseraspiration.

Aspiration: **1)** das Ansaugen fester, flüssiger oder gasförm. Stoffe durch die Wirkung negativen Drucks (allgemein als Einatmungssog); s.a. Saug... **2)** Fremdstoffeinatmung (auch als ↗Fremdkörperaspiration); s.a. Aspirations...

Aspirationsbiopsie: ↗Saugbiopsie (mittels Sonde, »Feinnadel«).

Aspirationskürettage: ↗Saugkürettage.

Aspirationspneumonie: Lungenentzündung (Bronchopneumonie) infolge einatmungsbedingter ↗Aspiration von Blut, Erbrochenem, Fremdkörpern etc. in die Atemwege, z.B. bei Schlucklähmung, bei Erbrechen im Zusammenhang mit Inhalationsnarkose, beim Ertrinken, bei Bewußtlosigkeit.

Aspirations(thromb)embolektomie: eine Absaug-Methode zur Entfernung thromboembolischen Materials aus dem betroffenen Blutgefäß.

Aspirator: Gerät zur Flüssigkeitsabsaugung, z.B. zur Saugdrainage.

ASR: **1)** ↗**A**nti**s**treptolysin-**R**eaktion. **2)** ↗**A**chilles**s**ehnen**r**eflex.

ASS: Abk. für ↗**A**cetyl**s**alicyl**s**äure.

Assay: *(engl. = »Ansatz«)* Test, Nachweisverfahren; z.B. ↗RIA, ELISA.

Assimilation, -lierung: Angleichung. **1)** die Umsetzung der – z.T. erst nach Aufschluß im Darm – in den Organismus aufgenommenen anorganischen u. organischen Stoffe in körpereigene Substanzen. **2)** Formangleichung eines Skelettelementes an ein benachbartes (evtl. unter Verschmelzung); z.B. als Assimilationsbecken oder als Assimilationswirbel.

assistiert: gestützt. – **ass. Atmung:** künstliche Atemhilfe mittels Einblasung eines Gasgemisches (Luft, O_2, Narkosegas) durch Kompression eines Reservoirs (z.B. Atembeutel) von Hand bei verminderter Spontanatmung, z.B. in Narkose, bei Vergiftungen, Schädelverletzung.

Assoziationsfelder: Rindengebiete im Stirn-, Schläfen-, Scheitel- u. Hinterhauptslappen des Gehirns, die aufgrund von Verbindungen zu anderen Rindenfeldern u. den Assoziationskernen im Thalamus wahrscheinlich höheren geistigen u. seelischen Funktionen (sinnvolle Verknüpfung von Bewußtseinselementen) dienen.

AST: **A**nti**s**treptolysin-**T**est bzw. -**T**iter.

Astasie: Unfähigkeit zu stehen oder mangelnde Festigkeit des Stehens. Meist kombiniert mit Gehstörung **(= A.-Abasie-Syndrom).**

Astereognosie, -gnosis: ↗Agnosie, taktile.

Asthenia, Asthenie: Kraftlosigkeit; allgemeine körperliche Schwäche u. Ermüdbarkeit.

Astheniker, Leptosomer: der magere, blaßschmalgesichtige »asthenische« Konstitutionstyp.

Asthenopie: subjektive Augenbeschwerden infolge Überbeanspruchung; u. zwar als Verschwommensehen, verbunden mit Kopfschmerzen, evtl. auch mit Migräne, Tränenträufeln, Lichtscheu.

Astheno(zoo)spermie: verminderte Beweglichkeit (u. Vitalität) der Spermien im Ejakulat; s.a. Spermatogramm.

Asthma: *(griech. = erschwertes Atmen)* anfallsweise hochgradige Atemnot; i.e.S. als Asthma bronchiale. – **A. bronchiale,** Bronchialasthma: anfallsweise Atemnot durch Atemwegsobstruktion auf dem Boden eines hyperreaktiven Bronchialsystems, ausgelöst durch exogene oder endogene Reize. Reversible obstruktive Ventilationsstörung mit Enge der Atemwege infolge von Bronchospasmus, Schleimhautödem u. Hypersekretion eines zähen Schleims. Manifestation einer Allergie auf exogene Allergene (= Extrinsic-Asthma) aber auch als nicht-allergisches Intrinsic-Asthma unter Mitwirkung von chemisch oder physikalisch irritativen Provokationsfaktoren, Infektionen, Anstrengung und emotionalen Faktoren; (häufig) Mischformen von beiden. – **A. cardiale,** Herzasthma: Atemnot infolge vermehrter Stauung im kleinen Kreislauf bei ↗Linksherzinsuffizienz; Anfälle meist nachts im Liegen, d.h. bei Zunahme des venösen Rückflusses bzw. des zentralen Blutvolumens.

Astigmatismus: die Zerr- oder Stabsichtigkeit, d.h. die nicht-punktuelle Abbildung durch das dioptrische = abbildende System des Auges infolge Hornhautverkrümmung.

Astrozyt, Sternzelle: Makrogliazelle des ZNS mit strahlenförmigen Fortsätzen.

Astrozytom(e): von Astrozyten gebildete Tumoren des Zentralnervensystems, v.a. des Gehirns (intrakranielle Tumoren, bevorzugte Lokalisation: Großhirn); kommen in allen Malignitätsgraden zwischen 1 u. 4 vor (das A. Grad 4 wird häufig als ↗Glioblastom bezeichnet. Symptome entsprechend der Lokalisation u.a. (bei oft langer Anamnese): funktionelle Störungen, Kopfschmerzen, Wesensveränderungen, epileptische Anfälle! Diagnose mit Computer-, Kernspintomographie, Hirnszintigraphie, -angiographie.

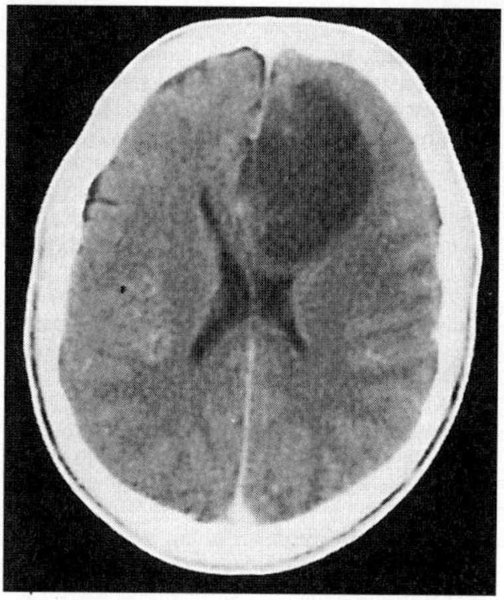

Computertomographie eines **Astrozytoms** [39]

Astrup* Methode: Meßmethode zur Bestimmung des pH u. des Kohlendioxids im Arterien- u. Kapillarblut mittels einer speziellen Apparatur (ermöglicht die Ermittlung auch weiterer Säure-Basen-Meßgrößen).

asymptomatisch: ohne – erkennbare – Krankheitszeichen.

asynchron: ungleichzeitig. – vgl. synchron.

Asystolie: Ausbleiben der Herzkontraktion (Systole) infolge von Vagusreflexen, Reizbildungs-, Reizleitungsstörungen, bei Arbeitsmyokardschaden.

Aszendenz: Verwandtschaft in aufsteigender Linie (= Ahnenreihe).

aszendierend, ascendens: aufsteigend; bedeutet im Harn-, Verdauungstrakt entgegen der physiologischen Inhaltsbewegung, d.h. retrograd.

Aszites, Bauchwassersucht: Ansammlung klarer seröser Flüssigkeit in der Bauchhöhle infolge kardialer u./oder portaler Stauung (bei Herzinsuffizienz; Leberzirrhose, Pfortaderthrombose, Leberkarzinom, -metastasen), bei Hypalbuminämie (Albuminmangel im Blut vermindert den onkotischen Druck) sowie infolge einer Natrium- u. nachfolgenden Wasserretention im Organismus. – **A. haemorrhagicus:** blutiger Aszites bei entzündlichem oder tumorösem Bauchfellprozeß, z.B. bei Tbk, Karzinom.

AT, A.T.: 1) Alttuberculin. **2)** ↗Aortenton. **3)** ↗Antithrombin. **4)** ↗Autogenes Training.

Ataktilie: Fehlen der Tastempfindung.

ataktisch: ungeordnet, unkoordiniert; ↗Ataxie betreffend.

Atavismus: Auftreten von Ahnenmerkmalen, die ansonsten nur aus der stammesgeschichtlichen Entwicklung (Phylogenese) bekannt sind; z.B. als überzählige Brustwarzen.

Ataxia, Ataxie: *(griech. ataxia = Unordnung)* das Auftreten unzweckmäßiger Bewegungen infolge gestörter funktioneller Abstimmung der entsprechenden Muskelgruppen; z.B. bei Kleinhirnerkrankungen.

Atelektase: Zustand verminderten bis fehlenden Luftgehaltes der Lungenbläschen (mit entsprechend mangelhafter bis fehlender Entfaltung des entsprechenden Lungenbereiches). – **A., fetale:** A. der Lunge als der physiologische Zustand vor dem 1. Atemzug; kann als angeborene **primäre A.** zumindest teilweise fortbestehen, z.B. als Folge einer Aspiration unter der Geburt sowie bei Nichtentfaltung der Lunge, u.a. infolge Schädigung des Atemzentrums oder bei Mangel an Surfactant-Faktor (↗Membransyndrom). – **A., sekundäre:** A. durch Bronchienverstopfung oder -kompression, durch Lungenkollaps oder durch Bronchusspastik (z.B. als postoperative Kontraktionsatelektase).

Atemanhalteversuch: Bestimmung der maximal möglichen willkürlichen Atemanhaltezeit als Herz-Kreislauf-Test.

Atembeutel: Gummibeutel (z.B. Ambu-Beutel) zur Handbeatmung.

Atemdepression: die zentralnervös (evtl. reflektorisch) bedingte Abflachung der Atemzüge (bis hin zum Atemstillstand) als Ausdruck mangelnder Leistung des Atemzentrums, z.B. bei Barbiturat- u. Opioidvergiftung, bzw. Fentanylüberhang nach ↗Neuroleptanalgesie.

Atemfrequenz: die Zahl der Atemzüge pro Minute.

Atemgeräusch: die über der Lunge hörbaren (↗Auskultation), durch das Ein- u. Ausströmen der Atemluft ausgelösten Geräusche.

Atemgrenzwert, AGW: die maximale Luftmenge, die durch willkürliche Steigerung der Atmung (↗Hyperventilation) pro Minute ein- u. ausgeatmet (= ventiliert) werden kann (= maximales Atemminutenvolumen).

Atemgymnastik: s.u. Atemtherapie.

Ateminsuffizienz: ungenügende Gasaustauschleistung der Lunge.

Atemkalk: Barium- oder Natronkalk für die chemische Bindung von Kohlendioxid (unter Wärmefreisetzung!) in Absorbern von Grundumsatz- u. Narkosegeräten mit Rückatmung.

Atemlähmung: Ausfall der Atemtätigkeit; als **zentrale A.** durch Lähmung der Atemzentren, z.B. durch Atemgifte (z.B. Opiate u. Barbiturate, hohe Kohlendioxid- oder extrem hohe Sauerstoffkonzentration), durch Hypoxie, Verletzung oder – bulbäre – Erkrankung; als **periphere A.** infolge Störung der Funktion der Atemmuskulatur bzw. der Motoneuronen oder der neuromuskulären Endplatte (z.B. durch spinale Lähmung infolge Aufsteigens bei Myasthenie, Poliomyelitis, Rückenmarkverletzung im Bereich C1–C4, durch Muskelrelaxanzien).

Atemminutenvolumen, AMV: das in einer Minute ein- u. ausgeatmete (ventilierte) Luftvolumen, das »Atemzeitvolumen« als Produkt aus Atemzugvolumen u. Atemfrequenz.

Atemmuskulatur: die an der äußeren Atmung durch Herbeiführung einer Volumenänderung des Thoraxraumes beteiligten Muskeln u. Hilfsmuskeln (= auxiliäre Atemmuskeln; ↗Tab.).

Atemnot: ↗Dyspnoe.

Atemnotsyndrom: 1) A. der Neugeborenen: ↗Respiratory-distress-Syndrom. **2) A. der Erwachsenen,** Schocklunge ↗ARDS.

Atemstillstand: ↗Apnoe.

Atemmuskulatur

inspir. Atemmuskeln	inspir. Hilfsmuskeln
Diaphragma	M. sternocleidomastoideus
Mm. intercostales externi	Mm. scaleni anterior, medius et posterior
Mm. intercostales interni (parasternaler Teil = Mm. intercartilaginei)	M. pectoralis major
	M. pectoralis minor
	M. serratus posterior superior
	M. serratus anterior
exspir. Atemmuskeln	**exspir. Hilfsmuskeln**
Mm. intercostales interni	M. rectus abdominis
	M. transversus abdominis
	M. obliquus externus abd.
M. transversus thoracis	M. obliquus internus abd.
	M. erector spinae
	M. quadratus lumborum
Mm. subcostales	M. serratus posterior inferior

Atemstoßtest nach Tiffeneau: Bestimmung der Luftmenge, die nach tiefer Inspiration stoßartig ausgeatmet werden kann.

Atemtherapie: passive u. aktive Atemgymnastik **(Atemtraining),** Sprechübungen (Atemphasentraining) sowie Erlernen u. Anw. von Entspannungstechniken als unterstützende Maßnahmen z.B. bei Lungen- u. Bronchialerkrankungen, nach Operationen, zur Geburtsvorbereitung, bei vegetativen Störungen.

Atemvolumen: i.e.S. das durch einen Atemzug eingeatmete Luftvolumen (= Atemzugvolumen); beim Erwachsenen normal ca. 0,5 l. – **A., maximales:** die ↗Vitalkapazität.

Atemwege: Nasen- bzw. Mundhöhle, Rachen, Kehlkopf, Luftröhre u. Bronchien als die nicht dem Gasaustausch, sondern der Zuleitung der Luft in den Alveolarraum dienenden Hohlorgane; in ihnen wird die Luft angewärmt, filtriert u. angefeuchtet. Ihr Volumen wird als Totraum bezeichnet.

Atemwegserkrankungen: s.u. Bronchitis, Asthma bronchiale, Bronchopneumonie, Pneumonie.

Atemwegswiderstand: ↗Resistance.

Atemzeitquotient: der Quotient aus Inspirations- u. Exspirationsdauer; normal ca. 0,6–0,8, vermindert z.B. bei Asthma bronchiale (infolge verlängerter Exspiration).

Atemzeitvolumen: ↗Atemminutenvolumen.

Atemzentrum: das der Atemregulation dienende Nervengewebe in der Formatio reticularis der Medulla oblongata; Ausfall bedeutet Atemlähmung.

Atemzugvolumen: s.u. Atemvolumen.

Atenolol: ↗Betarezeptorenblocker mit selektiver Wirkung auf die β_1-Rezeptoren; Anw. als Klasse-II-Antiarrhythmikum, Antihypertensivum u. Koronartherapeutikum.

atherogener Index: Verhältnis der Menge der Lipoproteine niedriger Dichte (LDL) zu Lipoproteinen hoher Dichte (HDL) im Serum; der Index gilt als Maß für das Arteriosklerose-Risiko. Eine Erhöhung des LDL-Anteiles scheint mit einem erhöhten, hohe HDL-Werte mit einem verminderten Arteriosklerose-Risiko einherzugehen.

Atherom(a): 1) A., echtes, Epidermoid kugelig-glattes, prall-elastisches, gelbliches, oft in der Vielzahl vorkommendes Gebilde der Haut (u. Unterhaut) als erbliche Epidermiszyste; Vorkommen v.a. am Hodensack u. im Kopfhaarbereich. **2) A., falsches,** Follikelzyste: Talgretentionszyste mit punktförmiger Follikelmündung, äußerlich ähnlich dem echten Atherom.

Atheromatose, Atherosis: die degenerativ-nekrotisierenden Veränderungen der Innenschicht (Intima) der Arterien bei Atherosklerose.

Atherosklerose: die der ↗Arteriosklerose zugrundeliegenden, chronisch fortschreitenden, herdförmigen (= Plaques) Veränderungen der Innenschicht (Intima) u. der inneren Schichten der Media der Arterienwand.

Athetose, Athetosis: akute oder chron., einseitige (= Hemiathetose) oder beidseitige Störung des extrapyramidalen Systems (EPS), als Haltungs-, Tonus- u. Bewegungsstörung. Äußert sich in unwillkürlichen, langsamen, »athetotischen« Spreiz-, Streck- u. Beugebewegungen bes. der Hände, Finger u. Füße.

Athyrie: das angeborene Fehlen der Schilddrüse.

ATL: Abk. für »**A**ktivitäten des **t**äglichen **L**ebens«; ↗Pflegemodell aus dem deutschsprachigen Raum; entwickelt von Liliane Juchli; die ATL entsprechen Grundbedürfnissen des menschlichen Lebens, dazu gehören: 1) Ruhen u. Schlafen; 2) sich bewegen; 3) sich waschen u. kleiden; 4) Essen u. Trinken; 5) Ausscheiden; 6) Regulieren der Körpertemperatur; 7) Atmen; 8) für Sicherheit sorgen; 9) Raum u. Zeit gestalten; 10) kommunizieren; 11) Sinn finden; 12) Kind, Frau, Mann sein. – s.a. Pflege...

Atlas: der 1. – wirbelkörperlose – Halswirbel.

Atmen: 1) ↗Atmung. **2)** Atemgeräusch; die beim Abhorchen der Lunge (↗Auskultation) feststellbaren Geräusche. Als normales A. das vesikuläre. – vgl. Rasselgeräusche. – **A., bronchiales,** Bronchialatmen**:** das Atemgeräusch mit Ursprung im Bronchialbaum; es ist hell u. etwa gleichlaut, -lang u. -scharf bei der Ein- u. Ausatmung hörbar, u. zwar direkt über den großen Bronchien sowie – *path* charakteristisch – über verdichtetem Lungengewebe, d.h. über Infiltraten, Atelektasen, Verdichtungsbereichen, Neoplasmen. – **A., vesikuläres,** Bläschenatmen, Vesikuläratmen**:** das normale Atemgeräusch mit Ursprung in den Lungenalveolen; ist tief, brausend u. während der Alveolenentfaltung beim Einatmen besonders deutlich; verstärkt hörbar bei tiefer Atmung u. Bronchitis, abgeschwächt bei Emphysem.

Atmung: 1) A., äußere: Lungenatmung; die vom Atemzentrum gesteuerte Belüftung der Lungenbläschen u. der in den Alveolen erfolgende Gasaustausch durch die alveolokapillare Membran mit anschließender Bindung von Sauerstoff an ↗Hämoglobin im Blut der

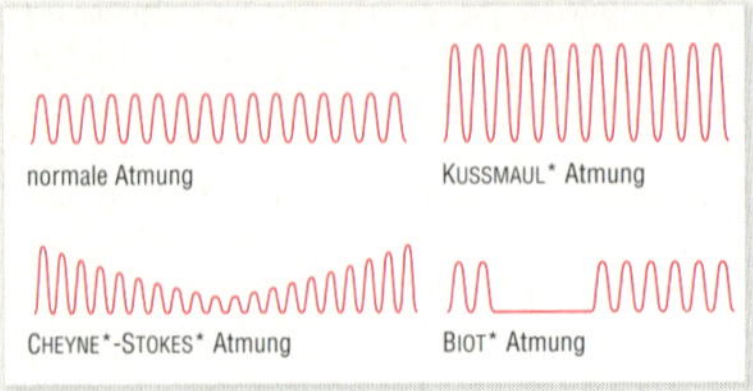

Typen der **Atmung** [166]

Lungenkapillaren bzw. mit Abgabe von Kohlendioxid (CO_2) in die Alveolarluft. **2) A., innere:** Zellatmung; Energiefreisetzung in der Zelle aus energiereichen chemischen Verbindungen; ist geknüpft an die ↗Atmungskette; es wird – je nach Oxidationsmittel – unterschieden zwischen aerober u. anaerober A. (d.h. sie erfolgt mit Sauerstoff bzw. mit organischen Verbindungen [z.B. Milchsäure] als Wasserstoff-Akzeptor). – **A., aerobe:** s.u. Atmung (2). – **A., anaerobe:** s.u. Atmung (2). – **A., große,** KUSSMAUL* Atmung: die rhythmische, sehr tiefe u. geräuschvolle, normal schnelle bis beschleunigte A. bei Azidose, z.B. im diabet. Koma. – **A., intermittierende,** BIOT* Atmung: gleichmäßige, ausreichend tiefe A. mit plötzlichen Pausen; bei Meningitis, Hirnerkrankungen. – **A., paradoxe,** CZERNY* Atmung: krankhafter Atmungstyp mit fast ausschließlicher Bauchatmung, z.B. bei Thoraxinstabilität infolge zahlreicher Rippenbrüche. – **A., periodische,** CHEYNE*-STOKES* Atmung: Atmen mit abwechselnd an- u. absteigender Tiefe u. mit »apnoischen Pausen«; natürlich im Schlaf u. beim Säugling, krankhaft bei Apoplexie, Kreislaufkollaps. **3) A., künstliche:** ↗Beatmung.

Atmungsenzyme, -fermente: die vorwiegend an der ↗Atmungskette beteiligten Enzyme (samt ihren Cofaktoren; ↗Cytochrome). – **Atmungsferment, gelbes:** ↗Cytochromoxidase.

Atmungsinsuffizienz: ↗respiratorische Insuffizienz.

Atmungskette: das räumlich u. funktionell eng mit dem Zitronensäurezyklus (↗Citratzyklus) verknüpfte »Multienzym-System« der Zellatmung (innere Atmung); mit seiner Hilfe wird aus der Vereinigung von Wasserstoff mit dem durch äußere Atmung herangeführten Sauerstoff (»Verbrennung« zu Wasser) Energie gewonnen.

Atom: das mit chemischen Mitteln nicht mehr teilbare kleinste Teilchen eines chem. Elementes; besteht aus Atomhülle u. Atomkern; enthält 3 Arten von Elementarteilchen: Protonen, Neutronen, Elektronen.

Atomabsorptions-Spektrometrie, AAS: aus der Flammenspektrometrie entwickeltes Verfahren, bei dem das Phänomen der Resonanzabsorption genutzt wird (d.h. die Absorption eines durch ein angeregtes Atom emittierten Lichtquants durch ein nicht-angeregtes Atom des gleichen Elements); eignet sich zur Bestimmung von Substanzmengen im Nanogrammbereich.

Atomgewicht: 1) A., absolutes: auf das Gramm bezogene »absolute Atommasse«, das Grammatom. **2) A., relatives:** dimensionsloser, auf das ^{12}C-Atom als Standard-Atom bezogener Zahlenwert für die Atommasse (die

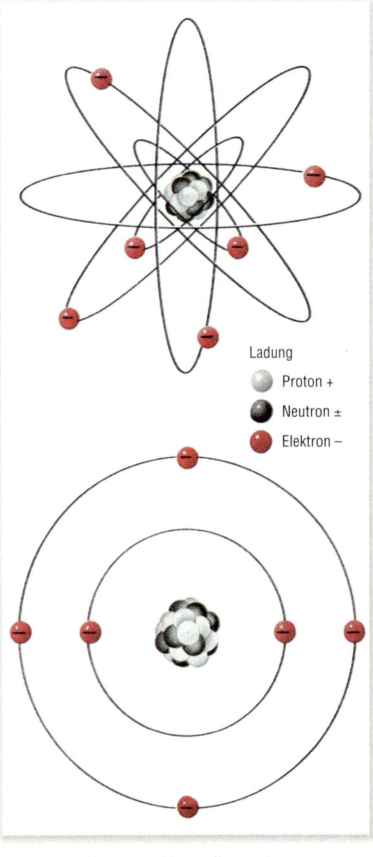

Atom: Modell eines Kohlenstoffatoms [15]

Zahl gibt an, wievielmal größer die Masse des jeweil. Atoms ist als 1/12 der Masse des als Maßstab geltenden Kohlenstoff-Isotops).

Atonie: Schlaffheit, d.h. fehlender oder mangelhafter Spannungszustand (Tonus) eines Gewebes bzw. Organs.

Atopie: familiär auftretende Überempfindlichkeit von Haut u. Schleimhäuten gegen Umweltstoffe, assoziiert mit erhöhter IgE-Bildung u./oder veränderter pharmakologischer Reaktivität. Als klassische klinische Manifestationen der Atopie bzw. atopische Erkrankungen gelten das allergische Asthma bronchiale, die allergische Rhinokonjunktivitis u. das atopische Ekzem.

atopisches Ekzem: ↗Ekzema atopicum.

ATP: ↗**A**denosin**trip**hosphorsäure.

atraumatisch: ohne – oder mit nur sehr geringer – Verletzung von Körpergewebe einhergehend (z.B. bei der chirurgischen Naht mit sehr feinen, »atraumatischen« Nadeln).

Atresia, Atresie: das Fehlen der natürlichen Mündung (Blindendatresie) oder Lichtung eines Hohlorgans. – **A. ani:** ↗Analatresie.

atretisch: nicht durchgängig, durch ↗Atresie bedingt. – **a. Follikel:** ↗Follikelatresie.

Atrial...: Wortteil Vorhof (= Atrium), v.a. »Herzvorhof«; s.a. Atrio...

atrial: den Vorhof betreffend. – **a. natriuretisches Hormon** oder **Peptid** oder **Faktor,** ANP, ANF: in Vorhofmyokardzellen u. anderen Geweben wie zentrales u. peripheres Nervensystem sowie in der Niere gebildetes Polypeptid, wirkt natri- u. diuretisch (»ANP-Mechanismus«)! Entfaltet seine vaskuläre Wirkung v.a. durch Dilatation arterieller Gefäße; vgl. Vasopressin.

atrioventrikulär, atrioventrikular, atrioventricularis, av., av-, AV-: den Herzabschnitt zwischen Vorhof u. Kammer betreffend, i.e.S. die entsprechende Strecke des spezifischen Reiz- = Erregungsleitungssystems des Herzens einschließlich des ASCHOFF*-TAWARA* Knotens. – **av. Bündel:** ↗Fasciculus atrioventricularis. – **av. Extrasystole:** Extrasystole mit Ursprung im Atrioventrikularknoten (Knoten-E). – **av. Reizleitungsstörung:** als erstgradige av. Reizleitungsstörung die Störung der Erregungsleitung des Herzens ohne Leitungsausfälle; die zweitgradige R. mit teilweisem (= »partiellem«) ↗Block; die drittgradige R. mit totalem Block.

Atrioventrikularklappe: ↗Valva atrioventricularis.

Atrioventrikularknoten, AV-Knoten, ASCHOFF*-TAWARA* Knoten: Gebilde aus spezifischen Muskelfasern als Teil des Reizleitungssystems des Herzens am Übergang des rechten Vorhofs zur Herzscheidewand; Ausgangspunkt des HIS* Bündels. Wird über die Vorhofmuskulatur im Rhythmus des Sinusknotens erregt; wird bei Sinusknotenausfall zum Schrittmacher des Herzens (»Knotenrhythmus«); s.a. ADAMS*-STOKES* Anfall.

Atrium: (latein.) Vorhof. – **A. cordis:** der rechte bzw. linke ↗Vorhof des Herzens.

Atropa Belladonna: die Tollkirsche; Blütenpflanze [Solanaceae] mit giftigen Alkaloiden, v.a. L-Hyoscyamin, Atropin, L-Scopolamin.

Atrophia, Atrophie: Gewebsschwund infolge Mangelernährung der Gewebe. Entweder als **einfache A.,** d.h. Größenminderung der Zellen bei gleichbleibender Zellzahl oder – weitgehend – als **numerische A.,** d.h. als Abnahme der Zellzahl infolge ungenügenden Zellersatzes. – **A. blanche:** Vaskulitis kleiner Hautgefäße bei chronisch-venöser Insuffizienz.

atrophicus, atrophisch: i.S. der ↗Atrophie verändert, rückgebildet.

Atropin: ein sehr giftiges, aber auch als Heilmittel genutztes Alkaloid in Nachtschattengewächsen [Solanaceae] wie Stechapfel (Datura stramonium), Tollkirsche (Atropa Belladonna), Bilsenkraut (Hyoscyamus niger). – **Atropinum sulfuricum:** Atropinsulfat; Atropinsalz mit schneller Wirkung; ein kompetitiver Antagonist des Neurotransmitters ↗Acetylcholin. – Anw. als Spasmolytikum (bei Krämpfen des Verdauungstraktes, der Harnblase, der Bronchien), Mydriatikum, Gegenmittel (Antidot) bei Vergiftung mit Alkylphosphaten (z.B. E 605) sowie bei Überdosierung von Parasympathomimetika.

Attacke: kurzzeitiges Anfallsgeschehen. – **A., transitorisch-ischämische** oder **zerebrale,** TIA: leichteste, flüchtige Form der Mangeldurchblutung des Gehirns (Hirnischämie) mit – von der Lokalisation abhängiger – neurologischer Symptomatik; s.a. Apoplexia cerebri.

Attenuierung: künstliche Abschwächung der Virulenz von Krankheitserregern unter Erhaltung der Immunogenität u. der Fähigkeit zur Vermehrung; z.B. zur Herstellung von ↗Lebendimpfstoffen.

Atypie: i.e.S. die Zell- u. Gewebsatypie, d.h. die Abweichung der Zellen u. Gewebe von normaler Form u. inneren Strukturen; diagnostisch v.a. von Bedeutung für die Unterscheidung maligner von benignen Tumoren u. zur Beurteilung des Malignitätsgrades (s.a. Grading); Merkmale für A. sind z.B. Zellpolymorphie (Vielfalt von Zellgröße u. -form), Anisonukleose (Auftreten unterschiedlich großer Kerne), Kernpolymorphie (unterschiedl. Kernformen); s.a. Anaplasie.

atypische Mykobakterien: s.u. Mycobacterium.

Au: Kurzzeichen für ↗Gold (latein.: **au**rum).

Au-Antigen: **Au**stralia-Antigen (s.u. Hepatitis-B-Antigene).

Audiometrie: Hörprüfung, bei der der Proband die jeweils eben noch wahrgenommene Tonintensität anzuzeigen hat (Reintonaudiometrie), wobei die subjektiven Meßwerte als **Audiogramm** erfaßt werden. Dient zur Diagnostik von Hörstörungen, zur Beurteilung möglicher hörverbessernder Operationen, zur Hörgeräteanpassung etc.

auditiv(us), auditorius: das Gehör (Auditus) betreffend.

Auer* Stäbchen: Zellorganellen (azurophile Granula) im Zytoplasma weißer blastärer Vorstufen von Blutzellen der myeloischen Reihe (Myeloblasten, Promyelozyten) bei akuter myeloischer Leukämie u. myelodysplastischen Syndromen (sind Anhalt für den myeloischen Ursprung der Blasten).

Auerbach* Plexus: ↗Plexus myentericus.

Aufbaustoffwechsel: ↗Anabolismus.

Aufbrauchperniziosa: megaloblastische ↗Anämie bei bösartigen Tumoren der Blutbildungsgewebe oder während der Schwangerschaft; ist vermutlich Folge eines Mangels an Vitamin B_{12} u. Folsäure.

Auffrisch(ungs)impfung: erneute Impfung mit dem spezifischen Antigen zur Erzielung eines Wiederanstiegs des Antikörpertiters; ↗Booster-Effekt.

Aufhellung: vermehrt strahlendurchlässiger Bezirk, der sich im Positivbild (z.B. Schirmbild) relativ hell, im Negativbild (Film) aber relativ dunkel darstellt. – vgl. Verschattung.

Aufklärungspflicht: die ethische u. rechtliche Verpflichtung des Arztes zur Aufklärung des Patienten über diagnostische u. therapeutische Maßnahmen u. deren Risiko.

Auflichtmikroskopie: Mikroskopie, bei der das – meist undurchsichtige – Objekt von der Beobachtungsseite her beleuchtet wird; v.a. zur Untersuchung von Oberflächenstrukturen, z.B. der Haut (Dermatoskopie); u.a. als Fluoreszenzmikroskopie (Beleuchtung mit UV-Licht), ↗Kolposkopie.

Aufpfropfgestose: ↗Pfropfgestose.

Aufschwemmung: ↗Suspension.

Auge, Oculus**:** das Sehorgan; wird vom Augapfel (Bulbus oculi), dem Sehnerv (Nervus opticus) u. den Hilfs- u. Schutzorganen (Augenmuskeln, Augenlider, Bindehaut, Tränenapparat) gebildet; liegt in der Augenhöhle (↗Orbita). Der Augapfel ist ein annähernd kugeliges Gebilde (∅ ca. 24 mm) mit mehrschichtiger Wand, die – von außen nach innen – gebildet wird von der Lederhaut (↗Sclera), die vorn in die Hornhaut (↗Cornea) übergeht, von der Aderhaut (↗Choroidea), die sich vorn zum Strahlenkörper (↗Corpus ciliare) verdickt u. deren vorderer Teil die die Pupille begrenzende Regenbogenhaut (Iris) bildet, sowie von der Netzhaut (↗Retina); wird größtenteils ausgefüllt vom gallertigen Glaskörper (↗Corpus vitreum), vor dem – u. zwar hinter der Pupille – die ↗Augenlinse gelegen ist. Der optische Apparat, d.h. das ↗abbildende System, wird funktionell ergänzt durch den Akkommodationsapparat (Ziliarmuskel; mit Wirkung an der Linse) u. durch das Reizaufnahme- = Rezeptionsorgan Netzhaut (deren Photorezeptoren = Stäbchen u. Zapfen).

Augenbank: Einrichtung, die Hornhaut als Spendermaterial für Hornhauttransplantation (↗Keratoplastik) zur Verfügung hält.

Augenbinnendruck: der Druck im Auge als Resultante des Zu- u. Abflusses (Sekretion bzw. Resorption) des ↗Kammerwassers; dauernde Erhöhung besteht bei Glaukom, Senkung im diabetischen Koma, nach schwerer intraokulärer Entzündung (Vorstufe der Bulbusatrophie); Bestimmung erfolgt indirekt durch ↗Tonometrie.

Augendiagnose: Diagnose einer Organkrankheit mittels »Irisdiagnostik«, d.h. anhand von Veränderungen bestimmter »Irisfäserchen«. Schulmedizinisch umstritten.

Augendruck: ↗Augenbinnendruck.

Augenflimmern: anfallsweise Sehstörung in Form schnell wechselnder Lichterscheinungen; v.a. bei Netz-, Aderhautentzündung, Netzhautablösung, Myopie. In Kombination mit gleichzeitigen Verdunkelungen u. Halbseitenkopfschmerz als Frühsymptom des Glaukoms. – vgl. Augenmigräne.

Augenhintergrund, Fundus oculi**:** die mit dem Augenspiegel einsehbare Innenfläche des Augapfels: die im Normalfall durchsichtige Netzhaut, Netzhautgefäße, Sehnervpapille (Macula lutea, Choroidea; ↗Abb.). Veränderungen z.T. typisch für bestimmte Augenleiden u. Allgemeinerkrankungen (z.B. Arteriosklerose, Diabetes mellitus) sowie für Hirndruck. – s.a. Fundus.

Augenhintergrund-Betrachtung: ↗Ophthalmoskopie.

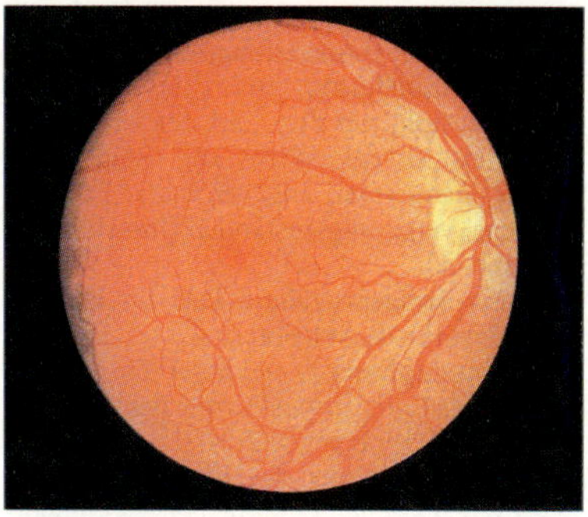

Normaler **Augenhintergrund** (rechtes Auge) [416]

Augenhöhle: ↗Orbita.

Augenkammer: die als Sammelbecken des – für den Stoffwechsel des Auges nötigen – ↗Kammerwassers fungierenden Hohlräume des Augapfels (= hintere u. vordere A.).

Augenlid: ↗Lid; s.a. Blephar...

Augenlinse, Lens (crystallina)**:** die durchsichtige, ca. 4 mm dicke, gefäßfreie, bikonvexe (vorn schwächer als hinten gewölbte), vorn vom – ernährenden – Kammerwasser umspülte Linse (∅ ca. 9 mm) des menschlichen Auges zwischen Glaskörper u. Regenbogenhaut. – Linsentrübung: ↗Cataracta.

Augenmigräne: heftige, meist einseitige, oft mit Flimmerskotom beginnende Attacken von »Augenkopfschmerzen« als Teilerscheinung einer ↗Migräne, aber auch bei Zervikalsyndrom.

Augenmuskeln: 1) A., äußere, Musculi bulbi: 6 quergestreifte, von der Augenhöhle zum Augapfel ziehende Muskeln für die aktiven Augenbewegungen; 4 gerade (Musculus rectus superior, inferior, lateralis u. medialis) u. 2 schräge (M. obliquus superior u. inferior). **2) A., innere:** 3 glatte Muskeln in der Aderhaut; der M. ciliaris als Akkommodationsmuskel; in der Iris die Mm. sphincter u. dilatator pupillae.

Augenspiegel: ↗Ophthalmoskop.

Augenzittern: ↗Nystagmus.

Augmentationsplastik: die plastisch-operative Vergrößerung eines Körperorgans (z.B. als ↗Mammaplastik).

AUL: **a**kute **u**ndifferenzierte ↗**L**eukämie.

Aura: *(latein. [griech.] = Lufthauch, Schein)* kurze Zeit währende sensorische Anfangs- = Initialsymptome. – **A., epileptische:** die meist nur Sekunden dauernden »Vorboten« eines generalisierten epileptischen Krampfanfalls; z.B. akustische oder optische Halluzinationen, Mißempfindungen.

aural: das Ohr (Auris) betreffend.

Auricula, Aurikel**:** *(lat. = kleines Ohr; Auris)* **1)** die aus elastischem Knorpel u. Haut bestehende Ohrmuschel. **2) A. atrii:** das Herzohr als Teil der Herzvorhöfe (= Vorhofsohr).

auricularis, aurikulär: die Ohrmuschel, ↗Auricula (aber auch das Ohr allgemein) betreffend.

Aurikularanhänge: Höcker-, Wulst- oder Läppchenbildung aus normaler Haut (evtl. mit Knorpeleinlage) an oder neben der Ohrmuschel.

Aurikulotherapie: ↗Ohrakupunktur.

Auris: das Ohr. **1) A. externa:** das äußere Ohr, bestehend aus Ohrmuschel (Auricula) u. äußerem Gehörgang (Meatus acusticus externus); der äußere schalleitende Teil des Hörorgans. **2) A. interna:** das Innenohr; das im Felsenbein gelegene Labyrinth, u. zwar **a)** die knöcherne Schnecke (Cochlea) mit dem häutigen, das CORTI* Organ enthaltenden Schneckengang (Ductus cochlearis) u. den begleitenden Scalae vestibuli u. tympani als akustischer Teil sowie **b)** der knöcherne Vorhof (Vestibulum) mit dem zum häutigen Labyrinth gehörigen Utriculus u. Sacculus u. die knöchernen u. häutigen Bogengänge (Canalis bzw. Ductus semicirculares; mit Makula- u. Kupulaorgan) als Teile des Vestibularapparates (= Raumsinnesorgans). **3) A. media:** das Mittelohr; der den Schall vom äußeren Ohr dem Innenohr zuleitende Teil des Hörorgans, ↗Cavitas tympanica (↗Abb.).

Auro...: 1) Wortteil »Gold« (latein.: aurum). **2)** Wortteil »Ohr« (latein.: auris).

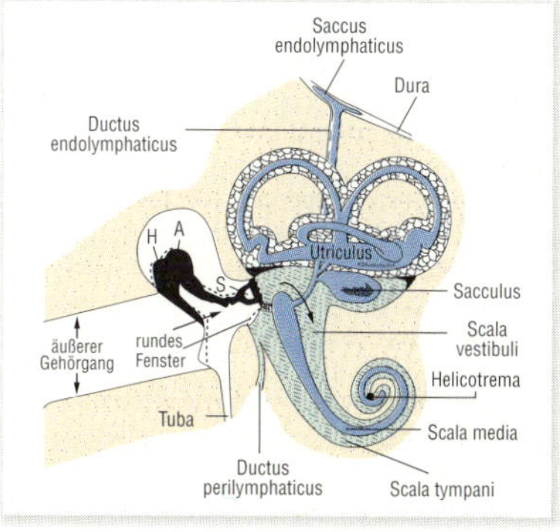

Auris interna: Schema des Mittel- u. Innenohres (H = Hammer = Malleus; A = Amboß = Incus; S = Steigbügel = Stapes) [140]

Aurum: ↗Gold. – **A. foliatum:** Blattgold; u.a. zum Vergolden von Pillen.
Ausatmung: ↗Exspiration.
Ausflockung: ↗Koagulation; s.a. Flockungs...
Ausfluß: ↗Fluor, ↗Harnröhrenausfluß.
Ausgußstein: ein das Nierenhohlsystem ausfüllendes Harnkonkrement.
Au-SH-Antigen: **Au**stralia-SH-Antigen (s.u. Hepatitis-B-Antigene).
Ausheberung: ↗Magenausheberung.
Auskratzung: ↗Kürettage, i.e.S. als ↗Abrasio uteri.
Auskultation: das diagnostische Abhorchen von Organen auf Schallphänomene, insbes. auf Herztöne u. -geräusche (= Herzauskultation), Atemgeräusche, Reibegeräusche, Darmgeräusche (Plätschergeräusche, Gurren [↗Borborygmus]). Erfolgt direkt mit dem Ohr oder aber indirekt mittels Stethoskops, evtl. apparativ (↗Phonokardiographie).
ausleitende Verfahren: i.e.S. zu den ↗Naturheilverfahren gehörende Behandlungsmethoden als Maßnahme einer Reiz- u. Umstimmungstherapie; z.B. ↗Aderlaß, Blutegeltherapie, Schröpfen.
Auslösewert: Alarmauslösekonzentration; die Konzentration von SO_2, NO_2 und CO an einer bestimmten Anzahl von Meßstellen in einem Smoggebiet, bei der für das ganze Smoggebiet Smogalarm ausgelöst wird.
Aussaat: ↗Metastasierung, Streuung, Generalisierung.
Aussatz: ↗Lepra. – **A., Italienischer:** ↗Pellagra.
Ausschabung: ↗Abrasio.
Ausschälung: ↗Desobliteration.
Ausscheider: Person, die zeitweilig oder dauernd (↗Dauerausscheider) in Stuhl, Harn oder Auswurf Krankheitserreger ausscheidet, ohne krank oder krankheitsverdächtig zu sein.
Ausscheidungsurographie: Röntgenkontrastdarstellung der ableitenden Harnwege nach i.v. Gabe eines röntgenpositiven Kontrastmittels; evtl. als Ausscheidungsuroskopie, d.h. unter fortlaufender Röntgendurchleuchtung u. mit Anfertigung gezielter Aufnahmen bzw. mit ↗Kinematographie.
Ausschlag: ↗Exanthem.
Ausschwemmung: der Übertritt von (unreifen) Blutzellen aus dem Knochenmark ins periphere Blut.
Ausstrich(präparat): auf einem Objektträger in dünner Schicht zur mikroskopischen Untersuchung ausgestrichenes natives oder gefärbtes biologisches Material (z.B. Blut, Eiter, Sediment, Organabstrich), insbes. für die Zelldiagnostik (**»Ausstrichzytologie«**).
Austauschtransfusion: große Blutübertragung (↗Transfusion) mit dem Ziel des weitgehenden Ersatzes des Blutes des Empfängers durch Spenderblut; z.B. bei fetaler Erythroblastose, Vergiftungszuständen, Transfusionszwischenfall.
Australia-Antigen: frühere Bez. für HBsAG (s.u. Hepatitis-B-Antigene).
Austreibungsphase: **1)** die unter Zusammenziehen der Kammermuskulatur (isotonischer Kontraktion) erfolgende 2. Hälfte der Systole des Herzens, in der das Blut ausgeworfen wird; d.h. zwischen Öffnung der Aortenklappen bis zum Beginn des 2. Herztons. **2)** die Austreibungsperiode, die Zeit vom Durchtritt des Kopfes durch den äußeren Muttermund bis zur Geburt des Kindes.
Austreibungston, Ejection click**:** heller, frühsystolischer Extraton zu Beginn der Austreibungsphase (0,05–0,09 Sek. nach 1. Herzton).
Auswurf: ↗Sputum.
Auswurfvolumen: ↗Herzschlagvolumen.
Autismus: das Sichabsondern von der Außenwelt unter Einkapselung in die eigene Gedanken- u. Vorstellungswelt. – **A., frühkindlicher:** eine im frühen Lebensalter erkennbare Kontaktstörung, charakterisiert durch das Fehlen jeglicher Reaktion auf Zuwendung der Umgebung, durch in die Ferne gerichteten Blick, zwanghafte Spielgewohnheiten u. übermäßige Bindung an Einzelobjekte; Schmerzunempfindlichkeit, Sprachentwicklungsstörung (bei Sprachverständnis), Echolalie (zwanghaftes Nachsprechen).
autistisch: auf ↗Autismus bezüglich.
Autoagglutinine, Autohämagglutinine**:** Autoantikörper, die körpereigene Erythrozyten zusammenballen; meist als Kältehämagglutinin.
Autoaggressionskrankheit: ↗Autoimmunkrankheit.
Autoantigen: vom Immunsystem des Körpers nicht als »körpereigen« (»self«) akzeptierte körpereigene, bestimmten Zellen oder Zellstrukturen (z.B. dem Zellkern) entstammende Substanz, die zu ↗Autosensibilisierung führt, d.h. zu Bildung gegen sie gerichteter Antikörper (AK) = Autoantikörper (als Voraussetzung für eine ↗Autoimmunkrankheit).
Autoantikörper: durch ein Autoantigen hervorgerufene (gegen körpereigene Substanzen gerichtete) Antikörper, die bei der Entstehung von ↗Autoimmunkrankheiten u. wahrscheinlich von Tumorerkrankungen eine wichtige Rolle spielen.

autochthon: an Ort u. Stelle bzw. von selbst (also ohne Fremdwirkung) entstanden (Gegensatz: allochthon). – **a. Rückenmuskeln:** die »primären« oder »genuinen«, Wirbelsäulen-eigenen (nicht zu den Extremitäten gehörenden) Muskeln (Erector trunci).

Autodigestion: ↗Autolyse.

autogen: von selbst entstehend, im Körper entstehend; selbst erzeugend. – **a. Training:** zu den ↗Entspannungsverfahren gehörende psychotherapeutische Methode, bei der der Patient – zunächst unter Anleitung – durch autosuggestive Vorstellungen (Wärme- u. Schwereerlebnis) zu »konzentrativer Selbstentspannung« u. – in einem hypnoseähnlichen Zustand – zur angestrebten »Umschaltung« des vegetativen Systems gelangen soll.

autogen(et)isch, autolog: vom selben Individuum stammend (z.B. als a. Transplantat).

Autohypnose: Hypnose durch ↗Autosuggestion.

Autoimmunkrankheit, Autoimmunopathie: Krankheit, die ganz oder teilweise auf die Bildung von ↗Autoantikörpern u. deren schädigende Einwirkung auf den Gesamtorganismus bzw. Organsysteme, d.h. auf »Autoaggression« zurückzuführen ist. Typisch z.B. als HASHIMOTO* Thyreoiditis, Lupus erythematodes disseminatus, Dermatomyositis u. Sklerodermie.

Autointoxikation: die Selbstvergiftung, verursacht durch körpereigene krankhafte oder aber durch physiologische, jedoch aus Krankheitsgründen nicht ausgeschiedene Stoffwechselprodukte, z.B. bei Minderfunktion der Leber, bei Fieber, Urämie.

Autoklav: Spezialgefäß für die Anw. von Überdruck u. erhöhter Temperatur, z.B. für die Sterilisation mit »gespanntem Dampf«.

autolog: übereinstimmend; s.a. Transplantation. – **a. Bluttransfusion:** ↗Transfusion, autologe.

Autolyse: die Selbstverdauung (Autodigestion) abgestorbener bzw. absterbender Zellen durch die aus Lysosomen freiwerdenden Enzyme ohne Mitwirkung von Bakterien.

Autolysin: gegen körpereigene Zellen gerichtetes Lysin (Antikörper, v.a. als Autohämolysin).

Automatie: stereotyper, evtl. rhythmischer, unbewußter, vom Willen oder von äußeren Reizen unabhängiger Ablauf innerer Lebensvorgänge; z.B. *urol* als ↗Blasenautomatie oder *kard* als Autorrhythmie die rhythmische Erregungsbildung im Herzen.

Automatismen: allgemeine Bez. für unbewußt (bei herabgesetzter oder fehlender Selbstkontrolle) ausgeführte komplexe Handlungen; z.B. Nesteln, Laufen, Kau- u. Schluckbewegungen.

autonom: unabhängig, selbständig, nach eigenen Gesetzmäßigkeiten erfolgend/ablaufend. – **a. Blase:** ↗Blasenautonomie. – **a. Nervensystem:** ↗vegetatives Nervensystem.

Autophagie: der enzymgesteuerte partielle Eiweißabbau in Körperzellen (Proteolyse) bis zur Stufe der Aminosäuren; z.B. in Makrophagen.

Autoplastik: plastische Operation unter Verwendung körpereigenen Gewebes als ↗Transplantat. – vgl. Allo-, Xenoplastik.

Autopoiese: das Grundprinzip lebender, aus verschiedenen Zellverbänden aufgebauter Strukturen, sich selbst weiterzuentwickeln u. zu erhalten.

Autopsie: ↗Obduktion.

Autoradiographie: Nachweis radioaktiver Substanzen im Gewebe nach dessen Markierung mit Hilfe eines darin selektiv gespeicherten Radionuclids; Anw. für Stoffwechseluntersuchungen; kombiniert mit Densitometrie auch für Durchblutungsuntersuchungen.

Autosensibilisierung, Autoimmunisierung: Sensibilisierung gegen körpereigenes Gewebe, d.h. Auslösung einer Reaktion immunkompetenter Lymphozyten durch Autoantigene u. Bildung von Autoantikörpern; s.a. Autoimmunkrankheit.

Autoskopie: direkte Kehlkopfuntersuchung (Laryngoskopie) mit Hilfe eines durch die Mundhöhle an den Kehlkopfeingang eingeführten Endoskops.

Autosom(a): Bez. für alle Chromosomen, die nicht an der Geschlechtsbestimmung beteiligt sind; beim Menschen 22 Autosomenpaare u. 2 Geschlechtschromosome (↗Gonosom).

Autosuggestion: unbewußte oder bewußte Beeinflussung (Suggestion) eigener Vorstellung oder des eigenen Willens; z.B. als Autosuggestivtherapie zur gezielten Beeinflussung von Krankheitserscheinungen.

Autotransfusion: i.e.S. die Reinfusion des bei einer Operation gesammelten Blutes; ↗Transfusion, autologe.

Autovakzine, Eigenimpfstoffe: Verfahren, bei dem dem Patienten Blut entnommen u. in kleinsten Mengen wieder zugeführt wird, um die Abwehrkräfte zu stärken; Wirkung umstritten.

autumnal, -nalis: (latein.) im Herbst vorkommend; z.B. Autumnalkatarrh als Pollinose.

auxiliär: helfend, unterstützend.

Auxiliaratmung: die durch Funktion der Atemhilfsmuskeln (auxiliäre ↗Atemmuskeln) forcierte Atmung bei hochgradiger Atemnot; vom Kranken gefördert z.B. durch Aufsetzen, Aufstützen.

AV-, Av-, av., av-: ↗atrioventrikulär.

a.v.: ↗arteriovenös.

Avalvulie: Klappenmangel; i.e.S. Venenklappenmangel.

AV-Block: ↗Block, atrioventrikulärer.

average daily dose, ADD: (engl.) die durchschnittliche Menge eines Schadstoffes, die der Körper täglich aus der Umwelt aufnimmt; Angabe in mg/kg Körpergewicht.

Averagering: (engl.) Mittelwertermittlung; i.e.S. die elektronisch mittels eines speziellen Gerätes (= Averager) erfolgende Mittelwertermittlung für bioelektrische Signale.

aVF: (engl.) Abkürzung für **a**ugmented **V**olt **f**oot im EKG (= eine ↗GOLDBERGER* Ableitung).

A-V-Fistel: angeborene oder erworbene pathologische Kurzschlußverbindung zwischen einer Arterie u. einer Vene.

Avidität: »Gier«; d.h. Anziehungs-, Bindungskraft; z.B. ↗Jodavidität.

avirulent: ohne Virulenz, mit verlorener Ansteckungsfähigkeit; vgl. Attenuierung.

Avitaminose: ↗Vitaminmangelkrankheit.

AVK: Abk. für arterielle ↗Verschlußkrankheit.

aVL: (engl.) Abkürzung für **a**ugmented **V**olt **l**eft im EKG (= eine ↗GOLDBERGER* Ableitung).

aVR: (engl.) Abkürzung für **a**ugmented **V**olt **r**ight im EKG (= eine ↗GOLDBERGER* Ableitung).

AV-Rhythmus: ↗Knotenrhythmus.

axial, axialis: in Richtung einer Achse (Körper-, Gliedmaßen-, Organachse), eine Achse betreffend.

Axilla: die Achselhöhle; enthält die Gefäße u. Nerven für den Arm u. die Achselhöhlenwand (Regio axillaris) u. Schulter sowie die Achsellymphknoten (Nodi lymphatici axillares).

Axilladissektion: operative Entfernung (Exstirpation) von Lymphknoten der Achselhöhle (Axilla) für diagnostische Zwecke (↗Staging).

Axillarabszeß: Schweißdrüsenabszeß der Achselhöhle.

Axillaris: Kurzbezeichnung für Arteria, Vena bzw. Nervus axillaris.

Axis: 1) der 2. Halswirbel als »Drehachse« für den ↗Atlas (1. Halswirbel) einschließlich des Kopfes. **2)** Achse, z.B. Körper-, Gelenk-, Organachse. – **A. opticus:** die leicht von der Augapfelachse (Axis bulbi) abweichende optische Augenachse (= Sehachse).

Axolemm: Zellmembran der Nervenfaser (Axon), die das Zellplasma (= Axoplasma) umhüllt.

Axon: ↗Neurit.

Axonreflex: das von einer Nervenfaser (Axon) über Kollateralen ausgelöste, ohne synaptische Impulsübertragung erfolgende Geschehen (also kein Reflex i.e.S.); z.B. als Dermographismus durch Impulsübertragung von einem afferenten sensiblen Neuron auf Gefäße in der Nähe der rezeptiven Nervenendigungen (s.a. Abb.).

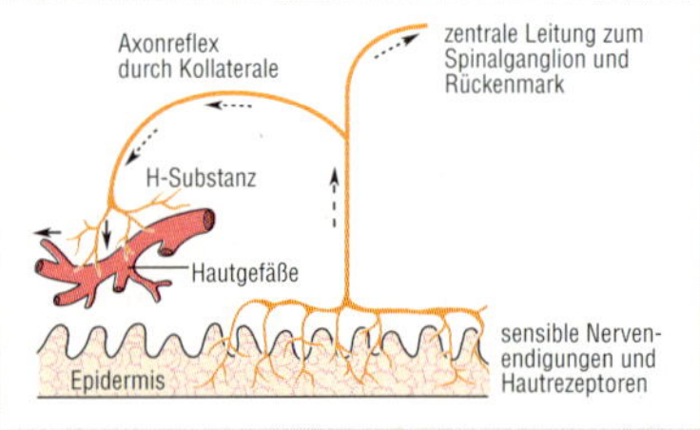

Schema des **Axonreflexes.** Impulse der Schmerzrezeptoren der Haut werden neben der normalen zentralen Leitung zum Spinalganglion u. Rückenmark antidrom durch eine Kollaterale zu den Blutgefäßen geleitet [239]

ayurvedische Medizin: alte indische Heilkunde »**Ayurveda**« (»Wissenschaft vom langen Leben«), die den Menschen als ganzheitliches, komplexes Wesen in seiner Beziehung zur Umwelt betrachtet. In der ärztlichen Behandlung überwiegt die »grüne Kraft« pflanzlicher Präparate (gemäß dem Ziel der »Ayurveda«, die Selbstheilungskräfte zu stimulieren u. unterstützend in die natürlichen Abläufe des Heilungsprozesses einzugreifen).

AZ: **A**llgemein**z**ustand.

Azathioprin: Zytostatikum, wirkt als ↗Antimetabolit (Purin-Metabolit!).

A-Zellen, Alpha-Zellen: im LANGERHANS* Inselorgan des Pankreas Zellen des ↗APUD-Systems; die Variante A_2 (die wahrscheinlich auch im Magen vorkommt) bildet das Hormon Glucagon.

Azephal...: ↗Acephal...

Azet...: s.u. Acet...

Azid...: Wortteil »sauer«, »Säure«.

Azidität: die saure Eigenschaft einer Flüssigkeit; der Säuregrad. – **A. des Magensaftes:** als

1) aktuelle A. der für den Verdauungsprozeß entscheidende Gehalt des Magensaftes an freier Salzsäure; als **2) gebundene A.** die insgesamt im Magensaft vorhandenen, an Eiweiß u. anderes organisches Material gebundenen Wasserstoff- = H^+-Ionen von HCl u. von organischen Säuren (Milch-, Butter-, Essigsäure). – Die **Aziditätsbestimmung** erfolgt automatisch mittels pH-Meters oder aber konventionell – unter Anw. eines Indikatorfarbstoffs – durch Titration mit $^n/_{10}$ Natronlauge.

Azidogenese: die im distalen Teil des Nierentubulus erfolgende Ausscheidung von Wasserstoff- = H^+-Ionen u. von Säureäquivalenten im Austausch gegen Basen. Ist ein wesentlicher Faktor des Säure-Basen-Gleichgewichts.

azidophil: 1) auf sauren Nährböden gut wachsend (z.B. Lactobazillen). **2)** durch saure Farbstoffe anfärbbar (↗Azidophilie). – **a. Zellen:** die A- oder Alpha-Zellen des Hypophysenvorderlappens mit eosinophilen, sich kräftig rot färbenden, zytoplasmatischen Körnchen; bilden ↗STH.

Azidophilie: Färbbarkeit von Zellen oder Zellbestandteilen, die basische Stickstoffverbindungen enthalten, mit sauren Farbstoffen, z.B. mit Eosin (»Eosinophilie«), Azokarmin.

Azidose, Azidämie**:** Störung des Säure-Basen-Gleichgewichts im Blut durch Zunahme saurer Stoffwechselprodukte; stoffwechsel- oder atmungsbedingt (metabolisch bzw. respiratorisch), kompensiert oder dekompensiert. – vgl. Alkalose. – **A., dekompensierte:** A. infolge Erschöpfung der Kompensationsmöglichkeiten. – **A., diabetische:** metabolische A. bei Diabetes mellitus; es bestehen hierbei Glucosurie, Dehydratation, KUSSMAUL* Atmung, Präkoma bis Koma. – **A., kompensierte:** eine nur relative, durch vermehrte Ausscheidung saurer Valenzen u. mit Hilfe der Alkalireserve teilweise ausgeglichene Azidose. – **A., metabolische:** stoffwechselbedingte A. (z.B. bei Störungen des Kohlenhydratstoffwechsels). – **A., renale tubuläre:** nierenbedingte Azidose; als primäre A. angeboren, mit Kleinwuchs einhergehend, als sekundäre A. bei entzündlichen, schockbedingten, erblichen etc. ↗Tubulopathien. – **A., respiratorische:** die lungen- bzw. atmungsbedingte A. infolge von Gasaustausch- bzw. – kreislaufbedingt – Gastransportstörungen, bei Stenoseatmung, Störungen der Atemmechanik sowie des Atemzentrums.

Azidothymidin, AZT**:** ↗Zidovudin.

Azidurie: Ausscheiden sauren Harnes; ist ab einem pH-Wert < 6 krankhaft.

azinös: beerenförmig; einen Azinus betreffend.

Azinus: ↗Acinus; s.a. Leber-, Lungenazinus.

Azoospermie: das Fehlen beweglicher, reifer Spermien im Ejakulat (Vorstufen jedoch vorhanden).

Azotämie: Vermehrung stickstoffhaltiger Endprodukte des Eiweißstoffwechsels im Blut infolge Minderausscheidung harnpflichtiger Stoffe.

Azulene: pflanzliche, entzündungshemmende Kohlenwasserstoffe mit zahlreichen – blauen u. violetten – Derivaten, darunter das Chamazulen der Kamille (auch synthetisch = Azulen SN).

Azygos: *(griech. = unpaar)* Kurzbezeichnung der Vena azygos.

azyklisch: 1) ohne einen bzw. unabhängig von einem Zyklus (z.B. Entwicklungs-, Menstruationszyklus). **2)** mit offener, kettenförmiger Struktur.

Azystie: Bez. für das angeborene Fehlen der Harnblase.

B

B: Kurzzeichen u.a. für **B**or, Antigen B (im ↗AB0-System), Vitamin B.

β, B: der griechische Buchstabe Beta; Kurzzeichen u.a. für beta-ständig (z.B. β-Aminosäuren), für Anti-B (s.u. AB0-System), ↗Betarezeptoren(blocker), ↗Betastrahlung.

Ba: Kurzzeichen für **Ba**rium.

Baastrup* Syndrom, Diarthrosis interspinosa**:** Neugelenkbildungen (Nearthrosen) zwischen den sich berührenden (»kissing spine«) Dornfortsätzen der Lendenwirbelsäule infolge Hyperlordose.

Babcock* Operation: ↗Venenstripping.

Babinski* Reflex, Großzehenreflex**:** träge Streckung (Dorsalflexion) der Großzehe nach druckvollem Bestreichen des seitlichen Fußsohlenrandes; ein ↗Pyramiden(bahn)zeichen (im 1. Lj. noch physiologisch).

Bach* Blütentherapie: Behandlung mit Extrakten aus Blüten wildwachsender Pflanzen; in einem (moralisch wertenden) Bezugssystem werden 38 definierte Charaktereigenschaften bzw. Gemütszuständen, die verschiedenen Krankheitsbildern entsprechen sollen, ebenso vielen Blütenmitteln zugeordnet.

Bacill...: s.a. Bazill...

Bacillaceae: Familie grampositiver, sporenbildender Stäbchenbakterien; u.a. Bacillus, Clostridium.

Bacilli: 1) Bazillen (↗Bacillus). **2) B. medicati:** Arzneizubereitung in Stäbchenform zum Einführen in Körperhöhlen.

Bacillus, Bazillus**:** *(latein. = Stäbchen)* Bakteriengattung grampositiver, meist beweglicher u. Endosporen bildender Stäbchen. – **B. anthracis:** der Erreger des ↗Milzbrandes (Anthrax). – **B. bifidus:** ↗Bifidobacterium bifidum. – **B. Calmette*-Guérin*:** s.u. BCG.

Bacitracin, Bazitrazin**:** Antibiotikum aus Bacillus subtilis; wirksam gegen grampositive Bakterien, Gono- u. Meningokokken, Entamoeba histolytica. Nur äußerlich u. enteral (wird nicht resorbiert) anwendbar; parenteral nierenschädigend.

Bacterium: Bakterie als Einzahl von ↗Bakterien.

Bacteroides: Bakteriengattung der Familie Bacteroidaceae; anaerobe, sporenlose, z.T. begeißelte Stäbchenbakterien; Besiedler (Saprophyten) des Atem- u. Verdauungstraktes sowie des weibl. Genitales.

Bad: 1) Kurort (Heilbad), Badeanstalt. **2)** das therapeutische Eintauchen des Körpers (= Halb-, Dreiviertel-, Vollbad) oder einzelner Körperteile (= Teilbad, z.B. Sitz-, Arm-, Fußbad) in ein Bademittel. **3)** als **abdominelles B.** Begriff der Strahlentherapie: großvolumige Bestrahlung zur Behandlung maligner Erkrankungen im Bauchraum. – **B., medizinisches:** Bad unter Nutzung therapeutisch wirksamer Zusätze.

Bäckerallergie: Allergie gegen die im Mehl vorhandenen Eiweißkörper u. Mehlverbesserungsmittel; v.a. als **Bäckerasthma;** ferner als Dermatitis.

Bäderheilkunde, -lehre: ↗Balneologie.

Bädertherapie: ↗Balneotherapie.

Bäfverstedt* Syndrom, Lymphadenosis cutis benigna**:** vereinzelte oder zahlreiche knotige oder flächenhafte (evtl. geschwürige), bläuliche, gutartige lymphozytäre Hautinfiltrate; z.B. nach Zeckenbiß; s.a. Lyme-Krankheit.

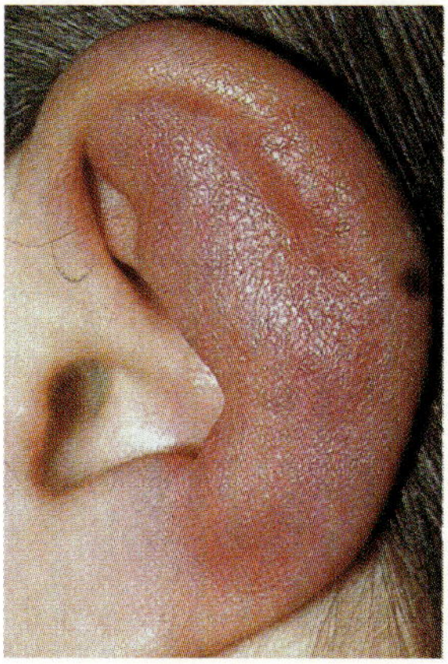

Hautinfiltrat bei **Bäfverstedt* Syndrom** (Lymphadenosis cutis benigna) [393]

Bändelung: operative Gefäßeinengung.
Bänderriß: die teilweise bis vollständige Zerreißung eines Gelenkbandes.
Bagassosis: eine meist gutartige Staublungenerkrankung nach Einatmung des von Aktinomyzeten durchsetzten Staubs von Extraktionsrückständen des Zuckerrohrs (»Bagasse«).
Bagdad-Beule: ↗Hautleishmaniase.
Baker* Zyste: Zystenbildung (↗Hygrom) an der Innenseite der Kniekehle.
Bakteriämie: das – zeitweilige – Kreisen von Bakterien im Blut aus eitrig-entzündlichen Krankheitsherden. – vgl. Pyämie, Sepsis.
Bakterid: ein »Ausschlag« (Exanthem) als Ausdruck einer allergisch bedingten Hautreaktion gegen Bakterien u. deren Produkte.
bakteriell: Bakterien betreffend, durch Bakterien verursacht.
Bakterien: einzellige Mikroorganismen ohne echten Zellkern (Prokaryonten, niedere Protisten), die zahlreiche Krankheiten verursachen können; B. sind z.B. kugelig, stäbchenförmig oder schraubig (Kokken bzw. Spirillen).
Bakterienfärbung: färberische Darstellung der Bakterien für die mikroskopische Diagnostik; z.B. mit Methylenblau, als GRAM*, NEISSER*, ZIEHL*-NEELSEN*, Fluoreszenz-, Kapsel-, Geißelfärbung.
Bakterienflora: die dauernd oder vorübergehend als Lebensgemeinschaft einen Ort besiedelnden Bakterien; beim Menschen als Mund-, Haut-, Darm-, Scheidenflora.
Bakterienproteine: die für die einzelnen Bakterienarten typischen, als Antigene wirksamen Eiweißsubstanzen der Bakterien.
Bakterienruhr: schwere, infektiöse, mit Lymphfollikelschwellungen einhergehende Dickdarmerkrankung, hervorgerufen durch verschiedene ↗Shigella-Arten; blutig-schleimige Stühle, Fieber, Kreislaufschwäche, Körperwasserverluste (Exsikkose).
Bakterienzylinder: Pseudozylinder aus Bakterienhaufen; im Harnsediment bei Pyelonephritis nachweisbar. – vgl. Harnzylinder.
Bakteriocholie: das Vorkommen von Bakterien in den Gallenwegen.
Bakteriolyse: die Auflösung von Bakterien, z.B. durch spezifische Antikörper **(Bakteriolysin)**.
Bakteriophagen, Phagen: Viren, die sich in Bakterienzellen vermehren. Sie bestehen aus Nucleinsäure u. einer umgebenden Proteinhülle (↗Abb.).
Bakteriostase: Hemmung der Vermehrung von Bakterien durch **Bakteriostatika** = **bakteriostatische Antiinfektiva** (z.B. Antibiotikum); vgl. Bakterizidie.

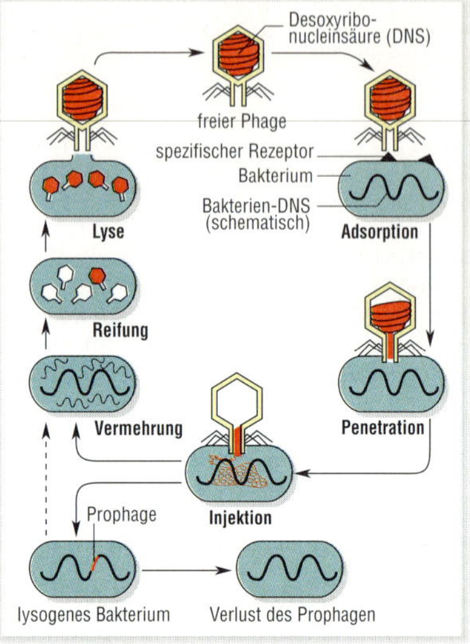

Bakteriophagen: Kreislauf eines Virus in einem Bakterium

Bakteriotoxine: bakterielle Giftstoffe, ↗Ekto- u. Endotoxine.
Bakteriurie: Ausscheidung von Bakterien im Harn.
Bakterizidie: eine den Zelltod herbeiführende Schädigung der Bakterienzelle durch ein **Bakterizid** = **bakterizides Antiinfektivum** (z.B. Antibiotikum) oder ein Desinfektionsmittel; vgl. Bakteriostase.
balanced anesthesia: ein Narkosezustand, der charakterisiert ist durch Ausschaltung von Schmerz u. Bewußtsein u. Stabilisierung autonomer Reflexe.
Balanitis: die Entzündung der Eichel (Glans penis), fast stets mit Beteiligung des inneren Vorhautblattes (= Balanoposthitis); wird ausgelöst oder begünstigt z.B. durch Phimose, Veränderung der örtlichen Bakterienflora, Pilze (= **B. mycotica**; evtl. durch Geschlechtsverkehr übertragen). Die chronisch-rezidivierende B. (z.B. bei Phimose, Diabetes mellitus) gilt als begünstigender Faktor eines ↗Peniskarzinoms.
Balanolith, Postholith, Präputialstein: eine Steinbildung (Konkrement) aus Smegma u. Harnsalzen unter der Vorhaut.

Balanoposthitis: gleichzeitiges Vorkommen einer Balanitis u. Posthitis (= Eichel-Vorhaut-Katarrh).

Balantidiasis, -diosis: durch das Protozoon Balantidium coli hervorgerufene, häufig auch vom Schwein u. Hund übertragene, oft symptomlose, Amöbenruhr-ähnliche Darmentzündung (Enterokolitis) v.a. in warmen Ländern.

Balaties, Balbuties: ↗Stottern.

Baldrian: ↗Valeriana officinalis.

Balint* Gruppe: berufsbezogener Kreis sich regelmäßig treffender Personen (z.B. Ärzte, Pflegepersonal, Angehörige weiterer sozialer Berufe), die unter Leitung eines Psychotherapeuten berufliche Probleme u. Konflikte diskutieren u. so z.B. dynamische Zusammenhänge zwischen Patienten u. med. Personal aufzuhellen versuchen.

Balken: ↗Corpus callosum.

Balkenblase: Harnblase mit verdickter Blasenwandmuskulatur; bei chronischer mechan. oder nerval bedingter Harnabflußstörung (z.B. bei Prostatahypertrophie, Tabes dorsalis).

Ballaststoffe: eine Vielzahl verschiedener Kohlenhydrate pflanzlichen Ursprungs, die im Dünndarm nicht verdaut werden, z.B. Cellulose, Hemicellulose, Lignin u. Pektin; wirken verdauungsfördernd u. beugen Obstipation vor; sind besonders in Vollwertkost, Obst, Gemüse enthalten; begünstigen die Darmperistaltik.

Ballenhohlfuß: ↗Hohlfuß mit zusätzlicher stärkerer Abknickung der medialen Vorfußanteile zur Sohle hin; meist auch Hallux valgus (Ballenzehe) u. Krallenzehen.

Ballismus, ballistisches Syndrom: blitzartig schnelle, wuchtig-schleudernde, spontane Extremitätenbewegungen als Bewegungsstörung bei Schädigung v.a. des Nucleus subthalamicus (Teil des extrapyramidal-motorischen Systems).

Ballistokardiographie, BKG: Methode zur Ableitung u. Registrierung der mechanischen Herzleistung.

Ballondilatation: ↗Angioplastie.

Ballonierung: Aufblähung, i.e.S. die der Lunge (= akutes Lungenemphysem).

Ballonkatheter: Gummi- oder Kunststoffkatheter mit – meist – endständigem, durch Luft oder Flüssigkeit entfaltbarem Ballon, z.B. als Embolektomie-Katheter (n. FOGARTY), Angioplastie-Katheter (n. GRÜNTZIG), selbsthaltender Harnröhren-Dauerkatheter, Herzkatheter, Bronchusblocker.

Ballonsonde: v.a. für die Anw. im Magen-, Darmbereich gebräuchliche Sonde mit durch Luft (oder Flüssigkeit) entfaltbarem Ballon (bzw. Ballons, z.B. als Doppelballonsonde); gebräuchlich die MILLER*-ABBOTT*, LINTON*, BLAKEMORE*-SENGSTAKEN*, BARTELHEIMER* Sonde.

Ballontamponade: Tamponade eines Hohlorgans mittels Ballonkatheter oder -sonde, insbes. zur Kompression blutender Ösophagusvarizen.

Ballonvalvuloplastie: Dilatation (»Sprengung«) einer stenosierten Herzklappe mit Hilfe eines Ballonkatheters; s.a. Herzklappensprengung.

Ballottement: das durch Stoß oder ruckartige Bewegung ausgelöste »Schaukeln« eines festen Körpers in einer eingeschlossenen Flüssigkeit; z.B. das »Tanzen« der Kniescheibe (Patella).

Balneologie: Lehre von der Entstehung, Gewinnung u. therapeutischen Anw. (»Bäderheilkunde«) ortsgebundener Kurmittel (Heilquellen, -sedimente, -gase).

Balneotherapie: die nach einem festgelegten Heilplan erfolgende Anw. ortsgebundener natürlicher Heilmittel (Heilquellen, -peloide u. -gase) u.a. in Form von Bädern, Trinkkuren u. Inhalationen; allgemein unter gleichzeitiger Nutzung von Klima, Diät etc.

Balsam(um): dickflüssig-sirupöses, häufig wohlriechendes (»balsamisches«) Pflanzensekret bzw. dessen künstl. Nachahmung; z.B. **B. canadense** (Kanada-B.); Anw. als mikroskopisches Klebe-Einschlußmittel; **B. peruvianum** (der nach Vanille riechende Peru-B.; Anw. v.a. antiseptisch bei Wunden, Hautkrankheiten).

Bambusstabwirbelsäule: Bild der osteoporotischen Wirbelsäule im Endstadium der ↗Spondylarthritis ankylopoetica.

Bancroft* Filarie: ↗Wuchereria bancrofti; der Erreger der ↗Filariose.

Band: ↗Ligamentum.

Bandage: (französ.) Verband oder Mieder aus elastischem oder halbsteifem Material.

Band-EKG: ↗Elektrokardiogramm, das auf ein Band aufgezeichnet wird.

Banding: (engl.) **1)** ↗Bändelung. **2)** Darstellung der Chromosomenbänder.

Bandl* Kontraktionsring: die unter der Geburt durch die Bauchdecken tastbare starke Einziehung der Gebärmutter an der Isthmus-Korpus-Grenze; s.a. Uterusruptur.

Bandscheibe: ↗Discus intervertebralis.

Bandscheibendegeneration: die Alterungsvorgänge der Bandscheibe, bedingt v.a. durch Entquellung u. Elastizitätsverlust des Knorpels (Chondrose) sowie durch die nachfolgenden (Zermürbungs-)Risse u. Absprengung (Sequestrationen) des äußeren Faserringes bzw. des Bandscheibenkerns; schränkt den funktionellen Wert der Bandscheibe ein (= Bandscheibenschaden).

Bandscheibenoperation: die operative Entfernung des Bandscheibenkerns (Nucleus pulposus) bei Bandscheibenvorfall; man unterscheidet Verfahren, bei denen der Bandscheibenkern nicht ersetzt wird, von solchen, bei denen zur Dekompression des Nervengewebes die der betreffenden Bandscheibe zugehörigen Wirbelkörper über einen Knochenspan miteinander verblockt werden. Neuerdings kann der Bandscheibenkern auch endoskopisch abgeräumt, evtl. abgesaugt oder mittels Laser entfernt werden (sog. perkutane ↗Nukleotomie).

Bandscheibenprolaps, -vorfall, -hernie: Vortreten des Bandscheibenkerns (Nucleus pulposus) durch den Bandscheibenfaserring als Folge der Bandscheibendegeneration, u. zwar zeitweilig (»pendelnd«) oder als Dauerprolaps (**»sequestrierter«** bzw. **»freier« B.**). Folgen: je nach Prolapsrichtung u. Höhenlokalisation radikuläre Symptome (Schmerzen, Reflexausfälle, Paresen) sowie ↗Bandscheibensyndrom).

Bandscheibenprotrusion: Vorwölbung der degenerierten, in der äußeren Faserschicht aber noch intakten Bandscheibe aus ihrem Bett (inkompletter Bandscheibenprolaps).

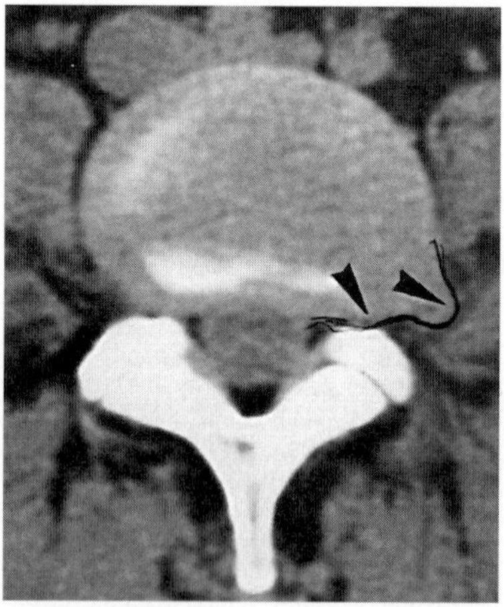

Bandscheibenprolaps im Computertomogramm [39]

Bandscheibensyndrom, Pulposus(-Prolaps)-Syndrom: die durch ↗Bandscheibenprolaps oder -protrusion ausgelöste Symptomatik: lokaler, oft durch Husten, Niesen oder Jugularvenenkompression verstärkter »Spontanschmerz« im Bereich der Wirbelsäule mit Einschränkung der Beweglichkeit (evtl. mit Schmerzskoliose) u. mit – meist lumbaler – Strecksteife u. neurologischen Symptomen durch Reizung des Rückenmarks bzw. der Wurzeln der Spinalnerven.

Bandscheibenvorfall: ↗Bandscheibenprolaps.

Bandwürmer: ↗Cestoda.

Bang* Krankheit: ↗Brucellose.

BAO: (engl.) **b**asal **a**cid **o**utput; die Säuresekretion(swerte; mval/l/h) des Magens vor der Stimulation.

Bar, b: Einheit des Druckes.

Barästhesie: der Hautsinn für die Wahrnehmung von Druckänderungen.

Barba: (latein.) Bart.

Barbiturate, Barbitale: hypnotisch u. sedativ wirksame Abkömmlinge der Barbitursäure.

Barbitursäure, Acidum barbituricum: ein wenig lösliches Kristallpulver, das als Ausgangssubstanz der Barbiturate u. als Laborchemikalie dient.

Barium, Ba: ein dem Calcium ähnliches Erdalkalimetall; in Form lösl. Salze sehr giftig. – **B. sulfuricum:** das unlösliche u. daher ungiftige Bariumsulfat; als **B. s. purissimum** zur Herstellung von ↗Bariumbrei.

Bariumbrei: Röntgenkontrastmittel aus Barium sulfuricum purissimum u. Wasser für die Darstellung des Verdauungstraktes.

Bariumstaublunge: ↗Barytosis pulmonum.

Baro...: Wortteil »Druck« (Luftdruck, Blutdruck, mechanischer Druck).

Barorezeptoren: die im Dienste der Blutdruckregelung tätigen Druck- u. Volumenrezeptoren; in den Wänden von Aortenbogen u. Carotissinus gelegen.

Barotrauma: jede als Folge schneller bis plötzlicher Luftdruckzunahme oder -abnahme auftretende Gesundheitsstörung (bei Fliegern, Bergsteigern, Tauchern).

Barr* Körper: der im Zellkern nahe der Membran gelegene »Chromatinkörper«, nachweisbar u.a. in Mund-, Nasen-, Vaginalschleimhaut, Haarwurzelzellen; entspricht einem inaktivierten X-Chromosom in weiblich determinierten Zellen (↗Abb. S. 71).

Barre: quere Wulstbildung am Harnblasenausgang als Hindernis der normalen Harnentleerung.

Barrett* Hernie: eine Zwerchfellhernie

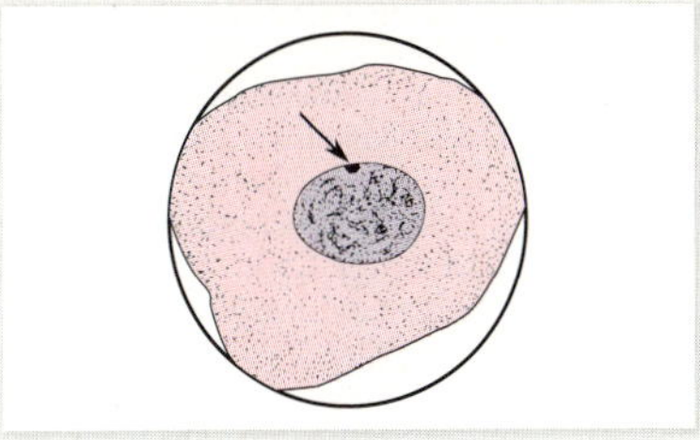

Zelle mit **Barr* Kernkörperchen** [153]

(↗Hiatushernie) mit Verlagerung des Bauchteils der Speiseröhre u. des Mageneingangteils in den Brustraum. – **B.* Syndrom, B.* Ösophagus:** Symptomatik im Zusammenhang mit Epithelanomalien des unteren Speiseröhrenteils i.S. des Endobrachyösophagus (Zylinderepithelauskleidung wie im Magen): Stadium IV der ↗Refluxösophagitis u. Geschwürsbildung (**B.* Ulkus**) mit nachfolgenden Schrumpfungsprozessen; gilt als Präkanzerose des Ösophaguskarzinoms.

Barriere: die – wechselnd dicke – Haut (einschl. ↗Säuremantel) als Hindernis für Strahlen u. für chemische Substanzen.

Bartfinne, -flechte: chronisch entzündliche Hautausschläge mit Ekzematisation im Bartbereich; ↗Folliculitis; Trichophytie.

Bartholin* Drüse: ↗Glandula vestibularis major; vgl. Bartholinitis.

Bartholinitis: die – u.a. gonorrhoische – Entzündung der Bartholin* Drüse (Glandula vestibularis major); meist mit Verschluß des Drüsenausführungsganges u. Sekretverhaltung (Bildung einer Retentionszyste) u. mit Entzündung des Zysteninhalts (klinisch als bis faustgroßer, sehr schmerzhafter Pseudoabszeß = »Bartholini-Abszeß«).

Bartonella: Bakteriengattung [Rickettsiales]. – **B. bacilliformis:** Erreger der ↗Bartonellosis.

Bartonellosis: in Südamerika vorkommende Infektionskrankheit mit lang anhaltendem Fieber (»Oroya-Fieber«), makrozytärer Anämie u. Skelettschmerzen, evtl. Hautausschlag an Gesicht u. Extremitäten (= Verruga peruviana = Peruwarze).

Bartpilzflechte: ↗Trichophytia barbae.

Barytosis pulmonum: Schwerspat-Staublunge durch Baryt- = Bariumsulfatstaub.

basal: an der Basis (z.B. des Gehirns); Grund...

basal acid output: (engl.) ↗BAO.

Basale Stimulation: Kommunikationskonzept zur Förderung wahrnehmungsgestörter Menschen, in den 70er Jahren von dem Sonderpädagogen Andreas Fröhlich entwickelt; Grundlage ist die Vermittlung positiver Reize, wobei Hautkontakt u. angemessene Berührungen (z.B. Massage, atemstimulierende Einreibungen etc.) eine wesentliche Rolle spielen; wird inzwischen auch in der Pflege von Früh- u. Neugeborenen angewendet. – s.a. Kinästhetik.

Basalfrequenz, Basisfrequenz: die Grundfrequenz der kindl. Herztöne zwischen den Wehen; normal: 120–160/Min. – vgl. Kardiotokographie.

Basalganglien, Nuclei basales: eine Gruppe grauer, paariger, dem extrapyramidal-motor. System zugehöriger Endhirn- u. Zwischenhirnkerne mit wichtigen Aufgaben bei der Gestaltung der Bewegungsabläufe.

Basaliom(a), Basalzellenkrebs, Epithelioma basocellulare: Hauttumor; von den basalen Zellagen der Epidermis ausgehend, örtlich infiltrierend u. destruierend wachsend, aber extrem selten metastasierend (»semimaligne«); v.a. an lichtexponierter Haut (Gesicht = 80%, Hals, Nacken, Ohren, Unterschenkel); Therapie: möglichst frühzeitig Exzision mit ausreichendem Sicherheitsabstand; Röntgentherapie. – **B., initiales:** klinisch sehr unterschiedlich; z.B. kaum linsengroße, grauweiße Induration mit einzelnen Teleangiektasien (kleine, durch Verletzung wegen Rasieren oder Kratzen immer wieder auftretende Blutkruste gilt als klin. Leitsymptom). – **B. sklerodermiformis:** schwer erkennbares B. vor allem an Nase, Stirn, Wangen; wachs- oder elfenbeinartige, flache, schlecht abgrenzbare Infiltratplatte. – **B. solidum,** knotiges (noduläres) B.: häufigstes B.; hautfarbenes, wächsern-glasiges, derbes, schmerzloses Knötchen mit feinen Teleangiektasien

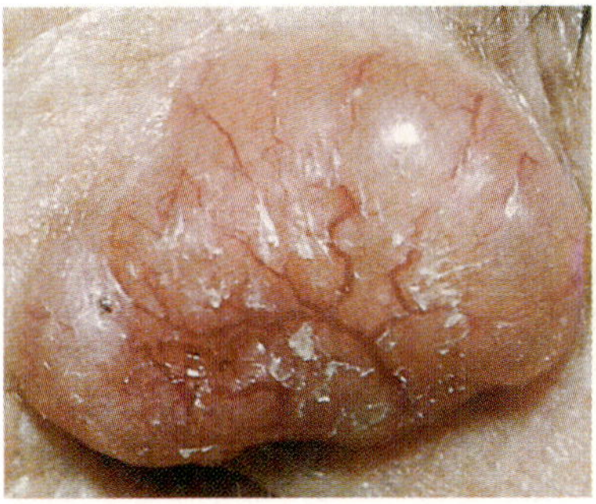

Knotiges (noduläres) **Basaliom** [393]

(↗Abb.); infolge zentraler Einsenkung u. Atrophie entsteht der typische perlartige Randsaum; Neigung zu zentraler Ulzeration mit hämorrhagischer Verkrustung (↗Ulcus rodens). – **B. terebrans:** ↗Ulcus terebrans. – **Rumpfhautbasaliome:** multiple B. an nichtlichtexponierten Stellen; Auftreten z.B. Jahrzehnte nach Arsenzufuhr.

Basalis: ↗Stratum basale endometrii.

Basalmembran, Basilemm(a), Membrana basalis: Grenzschicht (Lamelle) aus Gitterfasern u. Mucopolysaccharid-haltiger Kittsubstanz zwischen Bindegewebe u. nicht-bindegewebigen Bestandteilen, z.B. Epithelien, Muskelfasern.

Basalsekretion: die zur Erhaltung des Basal- = Grundstoffwechsels erforderliche Hormonabsonderung bzw. die sog. Nüchternsekretion der exkretorischen Drüsen (z.B. als ↗BAO des Magens).

Basaltemperatur: die morgens nach dem Aufwachen 5 Min. lang – oral oder vaginal – gemessene Körpertemperatur als Hinweis auf die Eierstockfunktion; ↗Abb.

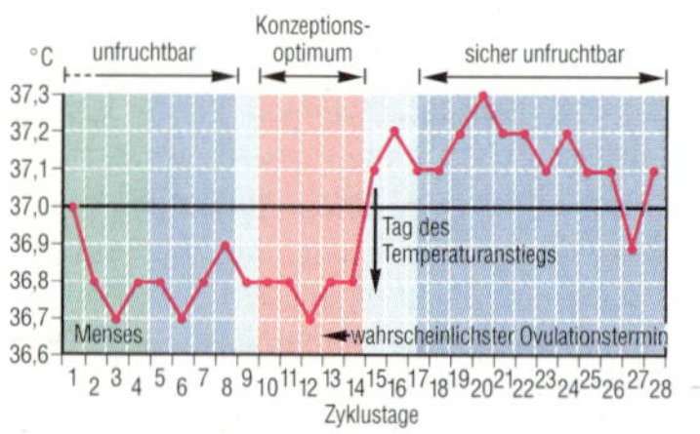

Typische **Basaltemperaturkurve** einer geschlechtsreifen Frau. Follikelphase mit niedrigen, Gelbkörperphase mit hohen Werten (»hypertherme Phase«) [96]

Basalzellen: die schmalen, zylindrischen Zellen des ↗Stratum basale der Haut.

Basedow* Krankheit: zu den Autoimmunerkrankungen gehörende Schilddrüsenfunktionsstörung (Hyperthyreose) mit den als »Merseburger Trias« bezeichneten Hauptsymptomen Kropf (Struma basedowiana), Exophthalmus (Vortreten der Augäpfel) u. Tachykardie.

Basedow-Krise: ↗thyreotoxische Krise.

Basen: 1) Laugen: alkalisch reagierende (pH > 7), in wäßriger Lsg. OH-Ionen abspaltende Verbindungen, die unter Salzbildung durch Säuren neutralisiert werden. **2)** ↗Nucleinbasen.

Basenpaarung: bei der DNS-Verdoppelung erfolgende Verbindung der zueinander passenden = komplementären ↗Nucleinbasen Adenin/Thymin bzw. Cytosin/Guanin.

Basensequenz: die Reihenfolge der 4 Nucleinbasen Adenin, Guanin, Cytosin u. Thymin bzw. Uracil in der Nucleotidkette der DNS u. RNS; Grundlage der genetischen Information des Gens (vgl. Codon) für die Aminosäuresequenz bei der Eiweißbiosynthese.

Basentriplett: s.u. Codon.

Basenüberschuß, Basenexzeß, BE: die übermäßige Basen-Konzentration im Blut bei pH 7,38 u. einem CO_2-Partialdruck von 30 mmHg.

Basidiomycetes: »Ständerpilze« (Eumycetes), die sexuelle Sporen **(Basidiosporen)** bilden. Darunter viele Speisepilze (Champignon), Antibiotika-Bildner, Giftpilze.

basilär, basilar, basilaris: die Schädel- bzw. Hirnbasis betreffend; z.B. **basiläre Impression**.

Basilaris-Insuffizienz: s.u. Arteria-basilaris-Thrombose-Syndrom.

Basis: (griech.) Sockel, Fundament, Grundstock, -lage; *pharmaz* indifferenter Träger (Vehikel) einer Arznei; *anat* die untere = Grundfläche bzw. der untere Teil eines Organs, z.B. **B. cordis** (Herzbasis mit Abgang bzw. Mündung der großen Gefäße); **B. cranii** (die Schädelbasis).

Basisaktivität: die ionisierende, aus natürlichen Quellen stammende Strahlung der Umwelt.

basisch: ↗alkalisch.

Basiseinheit: s.u. SI-Einheiten.

Basisimpfung: die Erstimpfung als Anregung zur Bildung spezifischer Antikörper, deren Spiegel nachfolgend durch Auffrischimpfungen (Booster-Effekt) auf einer bestimmten Höhe gehalten werden kann.

Basistherapeutika: s.u. Antirheumatika.

basophil: mit Neigung zu ↗Basophilie (2) bzw. aus Zellen mit Neigung zu Basophilie bestehend; z.B. **b.** ↗**Granulozyt** (»Basophiler«), **b. Tüpfelung** in roten Blutkörperchen, z.B. bei Bleiintoxikation. – **b. Zellen:** ↗B-Zellen.

Basophilie: 1) vermehrtes Vorkommen der basophilen ↗Granulozyten im peripheren Blut u./oder Knochenmark, z.B. bei chronisch-myeloischer Leukämie. **2)** Eigenschaft insbes. saurer Zellen, Gewebe (z.B. Kollagen, Knorpel), sich mit basischen Farbstoffen anzufärben.

Bassini* Operation: Standardmethode zur Op. eines Leistenbruches (↗Herniotomie).

Batavia-Fieber, Reisfeldfieber: akute fieberhafte Krankheit mit grippeähnlicher Symptomatik, hervorgerufen durch ↗Leptospira interrogans.

bathmotrop: die Reizschwelle (z.B. des Herzens) verändernd; **positiv b.** wirkende Arzneistoffe steigern die Erregbarkeit, **negativ b.** wirkende Arzneistoffe verringern sie.

Bathophobie: sog. Höhenangst.

Battarismus: Stottern durch überstürzte Sprechweise.

Battered-child-Syndrom: *(engl. = geschlagenes Kind)* Symptomatik bei Kindesmißhandlung.

Bauch: ↗Abdomen; i.w.S. auch die Bauchregionen. – **B., akuter:** ↗akutes Abdomen. – **B., brettharter:** s.u. Bauchdeckenspannung.

Bauchaorta: s.u. Aorta.

Bauchatmung: ↗Zwerchfellatmung.

Bauchdeckenabszeß: abszedierende Eiterung in der Bauchdecke, z.B. nach offener Verletzung, bei Hämatom, eitrigen Hautprozessen.

Bauchdeckenreflex, BDR: Bauchmuskelkontraktion als Reaktion auf eine passive Dehnung (Eigenreflex), z.B. durch Schlag gegen den Rippenbogen oder ein dem Bauch flach aufgelegtes Lineal.

Bauchdeckenschnitt: die – nach Möglichkeit Bauchdeckennerven-schonende – Schnittführung zur Eröffnung der Bauchhöhle.

Bauchdeckenspannung: durch Reizung des Bauchfells ausgelöste Zunahme des Spannungszustandes der Bauchdeckenmuskulatur.

Bauchfell: ↗Peritoneum.

Bauchfellentzündung: ↗Peritonitis.

Bauchhautreflex, BHR: reflektorische Anspannung der Bauchmuskeln durch eine mechan. Reizung der Bauchhaut. Das Fehlen oder die Abschwächung ist ein Hinweis auf Pyramidenbahnläsion.

Bauchhöhle: ↗Cavitas abdominalis.

Bauchhöhlenschwangerschaft: eine extrauterine ↗Gravidität mit Ansiedlung des Eies in der Bauchhöhle.

Bauchmuskeln: die Muskeln der Bauchdecke, i.w.S. auch die sie ergänzende Rumpfmuskulatur des lumbalen Rumpfbereichs: Mm. rectus abdominis, obliquus externus u. internus abdominis, transversus abdominis u. der M. quadratus lumborum.

Bauchpresse: die durch Anspannung der Muskeln der Bauchdecke u. des Beckenbodens sowie des Zwerchfells erfolgende Druckausübung auf die in der Bauchhöhle gelegenen Baucheingeweide; z.B. bei der Stuhlabsetzung.

Bauchpunktion: die diagnostische oder therapeutische P. der Bauchhöhle, u. zwar in der Regel im li. Unterbauch am dortigen ↗MONRO* Punkt; erfolgt mittels Kanüle oder Trokar zur Entleerung eines krankhaften Inhaltes (Aszites), zur Lufteinblasung, Peritonealwäsche etc.

B

Bauchschnitt: ↗Laparotomie; s.a. Bauchdeckenschnitt.

Bauchspeichel: Sekret der Bauchspeicheldrüse; s.u. Pankreassaft.

Bauchspeicheldrüse: ↗Pancreas.

Bauchspeicheldrüsenkrebs: ↗Pankreaskarzinom.

Bauchspiegelung: ↗Laparoskopie.

Bauchtyphus: ↗Typhus abdominalis.

Bauchwandableitung: Ableitung des fetalen EKG von der Bauchwand der Schwangeren.

Bauch(wand)hernie: Eingeweidebruch durch eine in der weichen Bauchdecke bzw. der Bauchwand gelegene Bruchpforte; s.a. Rektusdiastase, Nabelschnurbruch.

Bauchwassersucht: ↗Aszites.

Bauhin* Klappe: ↗Valva ileocaecalis.

Baunscheidtismus: vom Bonner Stellmacher CARL BAUNSCHEIDT (1809–1874) 1851 angegebene »Heilmethode« durch örtl. Hautreizung mit einem Nadelinstrument (»Lebenswecker«) u. anschließ. Einreiben mit sog. **Baunscheidt* Öl** als ↗Naturheilverfahren zur Reiz- u. Umstimmungstherapie.

Bazill...: s.a. Bacill...

Bazillämie: ↗Bakteriämie.

Bazillen: Bacilli, s.u. Bacillus. – Auch inkorrekte Bez. für Bakterien.

Bazillenträger: ↗Keimträger; vgl. Ausscheider.

bazilliform: stäbchenförmig, Bazillen-ähnlich.

Bazillurie: ↗Bakteriurie.

BB: 1) Becken**b**oden. **2) B**lut**b**ild.

BCG: 1) ↗**B**allisto**k**ardio**g**ramm. **2) B**acille **C**almette-**G**uérin; apathogene Variante des Tuberkulose-Erregers (boviner Typ des Mycobacterium tuberculosis); zur Herstellung des **BCG-Impfstoffes** zur Tbk-Schutzimpfung im Kindesalter. – BCG wird als ↗Immuntherapie bei verschiedenen Malignomen angewendet.

BE: 1) Brot**e**inheit (↗Weißbroteinheit). **2)** ↗**B**ecken**e**ndlage. **3) B**ase **e**xcess (↗Basenüberschuß).

Be: ↗**Be**ryllium.

Beatmung: die Lungenbelüftung (↗Ventilation); i.e.S. die künstliche Belüftung der Lunge als Wiederbelebungsmaßnahme (Reanimation); bei Narkosen sowie bei allen Erkrankungen, Unfallfolgen oder Vergiftungen, die mit Atmungsinsuffizienz einhergehen.

Beatmungsgerät: technische Einrichtung zur

künstlichen Beatmung. **1)** Handbeatmungsgerät, bestehend aus einem Beutel als Frischgasreservoir, dem Atemventil u. Maske bzw. Adapter. **2)** Apparat zur maschinellen, künstlichen Beatmung bei allen Formen des Sauerstoffmangelzustandes (Respirator); verwendbar für die Langzeitbeatmung.

Beau*-Reil* Furchen, Linien: Querfurchen an Fingernägeln im Zusammenhang mit schweren Krankheiten oder bestehenden Vergiftungen.

Becherzelle: schleimbildende Drüsenzelle.

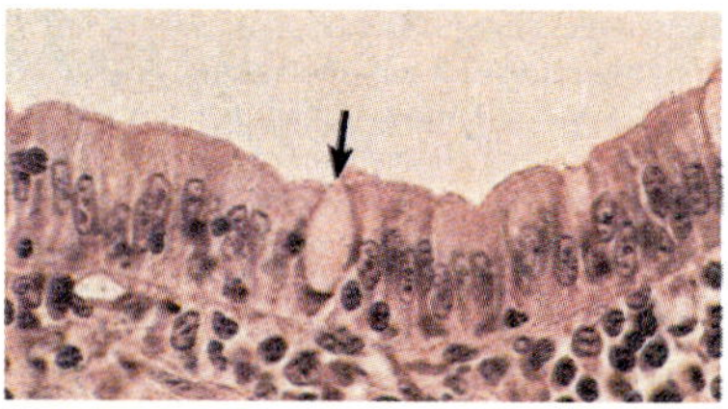

Becherzelle (Histologie) [472]

v. Bechterew* Krankheit: ↗Spondylarthritis ankylopoetica.

Becken, Pelvis: der Körperteil zwischen Bauch (Abdomen) u. den unteren Extremitäten; i.e.S. das knöcherne Becken als »Beckengürtel« aus bd. Hüftbeinen (Os coxae), den Verschmelzungsprodukten aus Darm-, Scham- u. Sitzbein (Os ilium, Os pubis, Os ischii) sowie dem Kreuzbein (Os sacrum) u. Steißbein (Os coccygis); wird durch die Linea terminalis in ein »großes« u. »kleines« Becken unterteilt (letzteres mit Beckeneingang, -höhle u. -ausgang wesentlich als Geburtskanal). – **B., ankylotisches:** B. mit Versteifung (Ankylose) eines oder bd. Iliosakralgelenke. – **B., enges:** im Verhältnis zur Größe des kindlichen Kopfes funktionell zu enges B.; es bedingt eine Geburtsverzögerung oder -unmöglichkeit.

Beckenboden, BB: ↗Diaphragma pelvis u. D. urogenitale als Weichteilverschluß des Beckenausgangs; mit Durchtrittsöffnung für Mastdarm, Harnröhre u. Scheide.

Beckenbodenplastik: operative Verengung des ausgeweiteten Beckenbodens.

Beckenbodentraining: Gymnastik zur Kräftigung der Beckenbodenmuskulatur; wird prophylaktisch u. therapeutisch bei Streß- u. Dranginkontinenz angewendet.

Beckenbruch: ↗Beckenfraktur.

Beckenebenen: gedachte Ebenen in verschiedener Höhe am bzw. im kleinen Becken bei der Frau; geburtsmed. von Bedeutung.

Beckenendlage: Kindslage bei der Geburt mit vorangehendem Beckenende als Steiß-, Fuß- oder Knielage (↗Tab.); erfordert allgemein »Kunsthilfe«.

Einteilung der **Beckenendlage** nach Haltung der Beine mit Angabe der relativen Häufigkeit u. des geburtsmechanisch wirksamen Umfangs der Frucht (Zusammenstellung von Daten aus MARTIUS u. GIMOVSKY u. PAUL in [264])

		Häufigkeit	geburtsmechanisch wirksamer Umfang
reine Steißlage	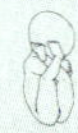	60–70%	28 cm
unvollkommene Steißfußlage	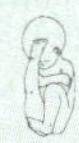	10%	30 cm
vollkommene Steißfußlage	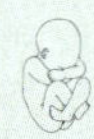	4%	33 cm
unvollkommene Knielage	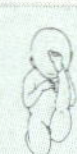	1%	27 cm
vollkommene Knielage	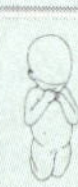	0,1%	25 cm
unvollkommene Fußlage	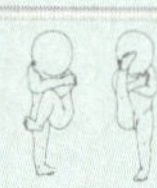	10–14%	27 cm
vollkommene Fußlage	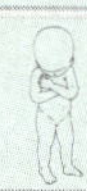	15–20%	25 cm

Beckenfraktur: Bruch des knöchernen Beckens; als Beckenringbruch, Fraktur des Beckenrandes oder der Hüftpfanne (↗Abb. S. 75).

Beckenhochlagerung: Rückenlage unter Anhebung des Beckens über das Niveau der Schultern; z.B. als Untersuchungslage (s.a. Knie-Ellenbogen-Lage), als Op.-Lagerung; als **extreme B.** in der Geburtshilfe.

Beckenkammpunktion, Kristapunktion: Knochen- u./oder Knochenmarkbiopsie im Be-

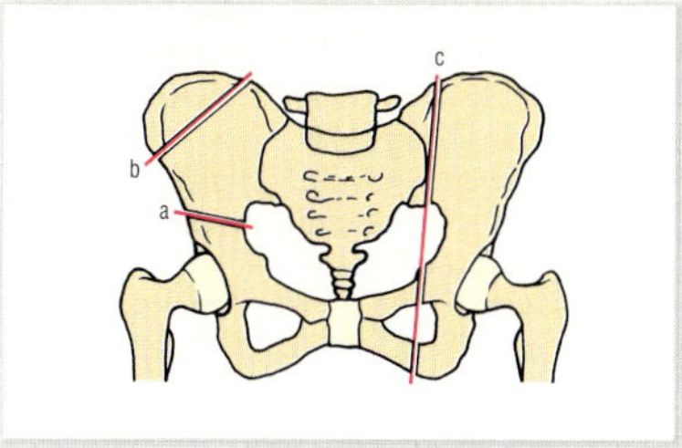

Beckenfrakturen: a) DUVERNEY* Fraktur, b) schräge Darmbeinschaufelfraktur, c) MALGAIGNE* Fraktur [511]

reich der Crista iliaca bei Erkrankungen des Knochenmarks (s.a. Sternalpunktion) sowie bei Systemerkrankungen oder örtlichen Neoplasien des Knochengewebes; erfolgt mittels Stanzkanüle oder Hohlfräse.

Beckenringlockerung: die während der Schwangerschaft physiologische Lockerung der natürlichen Straffheit des Bandapparates der Iliosakralgelenke u./oder der Symphyse.

Beckenspreizgips: Beckengips in Spreizstellung der Oberschenkel bei der Behandlung der angeborenen Hüftluxation.

Becken(venen)thrombose: Thrombosierung tiefer Beckenvenen; führt zu gleichseitiger venöser Stauung; z.B. nach Bein- u. Becken-Op. u. Entbindung. – s.a. Venenthrombose, tiefe.

Becker* Höschen: Kunststoffspreizhöschen zur ↗Spreizbehandlung der angeborenen Hüftgelenkdysplasie beim Säugling.

Becquerel: SI-Einheit der Radioaktivität; 1 Bq = 1 s^{-1} = 1 Zerfall pro Sekunde.

Bednar Aphthen: flache »Sauggeschwüre« bds. an Gaumen- u. Wangenschleimhaut des Säuglings.

Bedside teaching: med. Unterricht am Krankenbett.

Befruchtung, Fertilisatio(n): Vereinigung der Keimzellen (Ei- u. Samenzelle) mit Verschmelzung der Zellkerne; daraus wird die Zygote. – **B., extrakorporale:** s.u. Embryotransfer. – **B., künstliche:** s.u. Insemination.

Begleitdepression: depressives Syndrom im Rahmen einer organischen Erkrankung.

Begleitkeime: Mikroorganismen, die neben dem Erreger einer Krankheit auftreten; können unschädlich sein, aber auch weitere Erkrankungen verursachen.

Behaarung: Haarkleid der Körperhaut als ↗Lanugo bzw. ↗Terminalhaar. – vgl. Hyper-, Hypotrichosis, Hirsutismus.

Behandlungsfehler: ↗Kunstfehler.

Behaviorismus: amerikan. Richtung der Psychologie, in welcher Umweltfaktoren u. die bestmögliche Anpassung an diese von wesentlicher Bedeutung sind.

B

Behçet* Krankheit: chronisch-rezidivierende, entzündliche Erkrankung, charakterisiert v.a. durch Augenveränderungen (Hypopyon-Iritis, meist zu Erblindung führend), Aphthen der Mund- u. Genitalschleimhaut u. Hautknoten an den Unterschenkeln.

Behinderung: nach §§ 1 bis 5 der Eingliederungs-Verordnung (EHVO) »ein von der Norm abweichender Zustand von mehr als sechsmonatiger Dauer, der die Eingliederung in die Gesellschaft infolge körperlicher Regelwidrigkeit, Schwäche der geistigen Kräfte oder seelischer Störungen in erheblichem Umfang beeinträchtigt oder zu beeinträchtigen droht«.

Behinderungsgrad: s.u. Erwerbsfähigkeit.

BEI: ↗**b**utanol **e**xtractable **i**odine.

Beikost: die zur Deckung des Vitamin- u. Mineralbedarfs beim Säugling notwendige Ergänzungsnahrung.

Beingeschwür: ↗Ulcus cruris.

Beinödem: meist an den Knöcheln beginnende u. dann nach oben fortschreitende Wassereinlagerung (Ödem) z.B. als Folge von Herzinsuffizienz, Nieren- u. Lebererkrankungen, bei Störungen des Wasserhaushalts (Beri-Beri, Eiweißmangel) oder des örtlichen Kreislaufs (z.B. Phlebitis, Phlebothrombose, Varikose).

Beinvenenthrombose: ↗Venenthrombose.

Beißblock: Hartgummikeil (evtl. nur Mullbinde) zum Einschieben zwischen die Zahnreihen bei Narkosen.

BEJ: ↗**B**utanol-**e**xtrahierbares **J**od.

Belag: Auflagerung (v.a. Bakterien, Epithelzellen, Fibrin) an freien Organoberflächen, z.B. als Zungen-, Tonsillen-, Wundbelag.

Belastungsdyspnoe: Atemnot bei körperlicher Belastung. – vgl. Ruhedyspnoe.

Belastungsechokardiographie: sonographische Methode zur Diagnostik der koronaren Herzkrankheit (s.a. Ultraschall-[Echo]kardiographie).

Belastungselektrokardiogramm: das beim Herz-Kreislauf-Kranken nach leichterer körperlicher Belastung (mehrmaliges Aufsitzen, Kniebeugen, leichte Ergometerarbeit, Treppensteigen, Laufbandbelastung) geschriebene EKG. Bedeutsam der Befund unmittelbar u. 3–5 Min. nach Belastung.

Belastungsurographie: Röntgenuntersuchung

(↗Ausscheidungsurographie), bei der das Kontrastmittel durch Flüssigkeitseinfuhr schneller aus der gesunden Niere ausgewaschen wird, während die Ausscheidung auf der kranken Seite deutlich verzögert verläuft.

Belegknochen: ↗Bindegewebsknochen.

Belegzellen: Drüsenzellen der Magenschleimhaut (im Fundus, Corpus); bilden die Salzsäure (0,1 n HCl) des Magens.

Bell* Lähmung: einseitige periphere ↗Fazialislähmung.

Belladonna: ↗Atropa Belladonna.

Belloc(q)* Tamponade: die »hintere« Nasentamponade bei Blutung aus hinteren oberen Nasenbereichen, Choanen u. Epipharynx. Ein mit einem Faden versehener, in die Mundhöhle eingeführter Tampon wird mit Hilfe eines **B.* Röhrchens** (Tamponführer mit flexibler Öhrsonde) an dem durch die Nase herausgezogenen Faden in die hinteren Nasenpartien gezogen u. dort fixiert.

Bence//Jones* Eiweißkörper: ein bei ↗Plasmozytomen **(= B.//J.* Krankheit)** im Urin in Zylinderform vorkommendes ↗Paraprotein, das aus Leichtketten (κ- oder λ-Typ) der Immunglobuline besteht.

bends: (engl.) heftige, stechende Glieder- u. Gelenkschmerzen bei ↗Druckfallkrankheit.

benigne: gutartig; z.B. b. ↗Prostatahyperplasie (BPH).

Benignität: die Gutartigkeit einer Krankheit oder eines Krankheitsverlaufes bei Neoplasmen (v.a. ohne Metastasierung).

Béniqué: Maßeinheit für Katheterkaliber (u. ↗Béniqué* Sonden). 1 B entspricht einem äußeren Durchmesser von ⅙ mm (= ½ Charrière).

Béniqué* Sonde: eine entsprechend der natürlichen Krümmung des prostatischen Teils der männl. Harnröhre gebogene Metallsonde zur Dehnung von Harnröhrenstrikturen.

Benzathin-Penicillin G: schwerlösliches, nach i.m. Injektion ca. 3–4 Wochen wirksames Depotpenicillin.

Benzidin: eine dem Anilin ähnliche – karzinogene – organ. Base (s.a. Aminokrebs).

Benzidinprobe: chem. Blutnachweis (in Urin, Stuhl, Liquor) durch Zusetzen von Benzidin (blaugrüne bis blaue Verfärbung).

Benzodiazepine: Wirkstoffe mit sedativer u. – dosisabhängig – hypnotischer sowie angst- u. spannungslösender (»anxiolytischer«), aber auch muskelrelaxierender u. antikonvulsiver Wirkung. Anw. als ↗Tranquilizer (Anxiolytika), ferner zur Prämedikation in der Anästhesiologie, zur Sedierung, bei Muskelspasmen u. Myalgien sowie bei Epilepsie. Bei längerer Anw. besteht die Gefahr der Gewöhnung (psychische Abhängigkeit).

Benzoe: *(sprich ben-zo-e)* aromatisches Harz mit antiseptischer, desinfizierender, antiparasitärer u. konservierender Wirkung.

Benzoesäure: eine organisch-aromatische Säure; Anw. als Lebensmittelkonservierungsmittel, Antiseptikum, Desinfiziens. – Salze (Ester): Benzoate.

Benzol, Benzenum: C_6H_6 (Benzolring), der einfachste aromatische Kohlenwasserstoff; Inhalations- u. Kontaktgift; wirkt karzinogen; s.a. Benzolvergiftung.

Benzolring

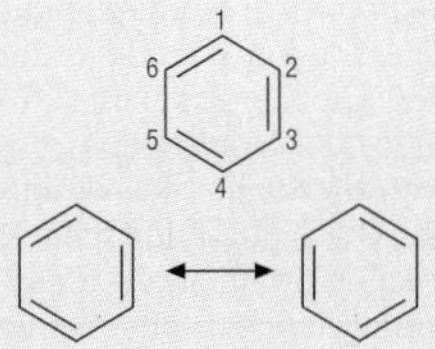

Benzolvergiftung: Vergiftung durch Aufnahme von Benzol in den Verdauungstrakt oder durch Inhalation von Benzoldämpfen; akut: Haut-, Schleimhautreizung, Übelkeit, Erbrechen, Rauschzustand, Narkose (u.U. Tod durch Kreislaufschwäche oder Atemlähmung; evtl. Spätschäden); chronisch: unauffällige Allgemeinsymptome; Leber-, Nieren-, Gefäßschäden (Haut- u. Schleimhautblutungen), v.a. Knochenmarksschädigung (Benzolmyelopathie bis zu Leukämie).

Benzothiadiazin-Derivate: von den Sulfonamiden abgeleitete harntreibende Mittel (Saluretika).

1,2-Benzpyren, 3,4-B., Benz(o)[a]pyren: ein polyzyklischer aromat. Kohlenwasserstoff in Holz- u. Steinkohlenteer, Ruß, Tabakrauch, Großstadtluft (klimaabhängig) etc.; Prototyp der Karzinogene des Teers (bekannt u.a. als Auslöser von Hodenkrebs der Schornsteinfeger).

Benzylpenicillin: ↗Penicillin G. Als Benzylhydrylamin schwerlöslich (Depotwirkung).

Bereichspflege, Zimmerpflege, Gruppenpflege: patientenzugeteilte Pflege; stationäres Pflegesystem unter ganzheitlichem Aspekt, bei dem jeweils ein/e Mitarbeiter/in des Pflegepersonals bei einer Gruppe von Patienten alle erforderlichen Pflegetätigkeiten durchführt; vgl. Funktionspflege.

Bergmannskrankheiten: berufstypische Schädigungen im Bergbau, z.B. Bergmannslunge (Pneumokoniosen, mit – oder unabhängig davon – Emphysembronchitis = Bergmannsasthma), Abnutzungserscheinungen an den Schleimbeuteln (Bursitiden, v.a. als Bergmannsellenbogen), Bergmannsknie (als Meniskopathie), »Augenzittern« (= Bergarbeiternystagmus), Hauterkrankungen (Furunkulose, Fußmykosen), Wurmbefall (Ancylostomiasis); im Pechblende-Bergbau auch Lungentumoren (Schneeberger Lungenkrankheit) u.a. Strahlenschäden.

Beriberi: *(singhales. = große Schwäche)* Avitaminose bei Mangel an Vitamin B_1 (Thiamin); kommt v.a. als Krankheit in Asien vor bei Verwendung von geschältem oder poliertem Reis; Symptome: u.a. schwere Nervenstörungen, Wassersucht, Herzinsuffizienz, zerebrale Schäden.

Berkow* Tabelle: T. zur Berechnung der prozentualen Ausdehnung von Brandwunden bei Kindern (↗Tab.).

Berkow* Tabelle [284]

Körperteil	Neugeborenes	1 Jahr	5 Jahre	10 Jahre
Kopf	19	17	13	11
Nacken	2	2	2	2
Bauch-, Brustwand bzw. Rücken	13	13	13	13
beide Gesäßbacken	5	5	5	5
Genitale	1	1	1	1
beide Oberarme, Unterarme	8 6	8 6	8 6	8 6
beide Hände	5	5	5	5
beide O'schenkel, U'schenkel	11 10	13 10	16 11	17 12
beide Füße	7	7	7	7

Berliner-Blau-Reaktion: R. zum Nachweis von Eisen in Zellen oder Geweben anhand der Blaufärbung mit Kaliumferrocyanid.

Berloque-Dermatitis: ↗Lichtdermatose.

Berührungssinn: das Haut-Schleimhaut-Sinnes-System für die Reiz-Submodalität »Berührung« der Oberflächensensibilität.

Berufsasthma: das Asthma bronchiale als Berufskrankheit, v.a. als Inhalationsallergie gegen Mehl (Müller-, Bäckerasthma), Menschen- u. Tierhaare, Insekten, Proteasen, Chemikalien (z.B. Isocyanate) u.a.m.

Berufsdermatose: jede als Berufskrankheit einzustufende Hauterkrankung, z.B. ↗Hyperkeratose, Hautkrebs, bestimmte Mykosen, Akne professionalis, Tuberculosis cutis verrucosa, Erysipeloid, Berufsekzem.

Berufsekzem: Ekzem als ↗Berufsdermatose, u. zwar als Abnutzungsschaden (z.B. durch Lösungsmittel, Kalk, Zement) oder infolge einer allergischen Sensibilisierung (z.B. Chrom, Nickel, Terpentin).

Berufsgenossenschaft, BG: Pflichtvereinigung der Unternehmer gleichartiger Gewerbezweige als Träger der gesetzlichen Unfallversicherung gegen Arbeitsunfälle u. Berufskrankheiten aller in unselbständiger Arbeit Stehenden.

Berufskarzinogen: s.u. Karzinogen, chemisches.

Berufskrankheit, BK: durch schädigende Einwirkungen (physik., chem. etc.) des Berufs bedingte – meist chronische – Erkrankung, i.e.S. eine solche, welcher der Gesetzgeber wegen der Gefahr der Erwerbs- oder Berufsunfähigkeit einen Versicherungsschutz gewährt, d.h. die als »anzeige- u. entschädigungspflichtige« Erkrankung gemäß gültiger **Berufskrankheiten-Verordnung** gilt; ↗Tab. im Anhang.

Berufskrebs: v.a. durch chem. ↗Karzinogene ausgelöste, als ↗Berufskrankheiten eingestufte bösartige Erkrankungen (z.B. Mesotheliom durch Asbest, Urothelkarzinome durch aromatische Amine); s.a. TRK, vgl. Arbeitsplatzkonzentration, maximale (MAK).

Berufsunfähigkeit, BU: Unfähigkeit zur weiteren Ausübung des bisherigen Berufs. Rentenanspruch (⅔ der Vollrente) besteht nach erfüllter Wartezeit, wenn »Erwerbsfähigkeit infolge einer Krankheit oder anderer Gebrechen oder einer Schwäche der körperlichen oder geistigen Kräfte auf weniger als die Hälfte derjenigen eines Gesunden mit ähnl. Ausbildung u. gleichwertigen Kenntnissen u. Fähigkeiten herabgesunken ist«. – vgl. Erwerbsunfähigkeit.

Beruhigungsmittel: ↗Sedativa; s.a. Hypnotika, Psychopharmaka, Tranquilizer.

Beryll(i)ose: ↗Berylliumkrankheit.

Berylliosis pulmonum: granulomatöse Staublungenerkrankung (Pneumokoniose) durch Berylliumstaub (Berylliumgranulomatose).

Beryllium, Be: Erdalkalimetall, als Spurenelement im menschl. Körper vorkommend (mit Neigung zu Ablagerung in Leber, Knochen; vgl. Berylliumkrankheit).

Berylliumkrankheit: Erkrankungen nach Inhalation oder Kontakteinwirkung von Beryllium-Verbindungen. Akut als schwere Allgemeinvergiftung, als kurzdauernde fieberhafte Erkrankung oder als Berylliumpneumonie. Chronisch als ↗Berylliosis pulmonum u./oder als Berylliumgranulomatose.

Beschäftigungsneuritis: lokale Nervenschädigung mit motorischer Schwäche (bis zu totaler schlaffer Lähmung), ausgelöst durch mechanische Faktoren sowie durch Überbeanspruchung im Zusammenhang mit einer gewohnheitsmäßigen Tätigkeit.

Beschäftigungstherapie: Teilbereich der ↗Ergotherapie.

Beschneidung: die aus rituellen oder hygienisch-krebsprophylaktischen Gründen meist beim männlichen Säugling vorgenommene Teilentfernung der Vorhaut (s.a. Zirkumzision) bzw. bei weibl. Personen die (verstümmelnde) Ausschneidung der kleinen Schamlippen oder des Kitzlers.

beschützende Werkstätte: handwerklicher Betrieb als Einrichtung für die Arbeitstherapie in psychiatrischen Anstalten (u. ähnlich in Rehabilitationszentren für Behinderte).

Besenreiservarizen: feinverzweigte oberflächl. Venenerweiterung (Phlebektasien), v.a. am Bein der Frau.

Besiedelung: ↗Kolonisation.

Besnier* Boeck*-Schaumann* Krankheit, Lymphogranulomatosis benigna: eine chronische ↗Granulomatose (»Sarkoidose«) v.a. der Lunge (↗Lungensarkoidose), der Haut, der Lymphknoten u. des Skeletts (↗PERTHES*-JÜNGLING* Krankh.), seltener der Augen u. der Parotis (= Uveo-Parotis-Syndrom).

Bestrahlung, Radiation: die der Behandlung dienende Anw. von Dezimeter- u. Zentimeterwellen (Mikrowellen), Wärmestrahlen, sichtbarem u. UV-Licht sowie – als ↗Strahlentherapie – die Anw. von Röntgen- u. von Gamma-, Alpha-, Beta- u. Neutronenstrahlen.

Bestrahlungsprotokoll: das bei Strahlentherapie zu führende Protokoll nach DIN 6827, aus dem die Bestrahlung in allen Merkmalen reproduziert werden kann. Enthält den Bestrahlungsplan u. Bestrahlungsnachweise.

BET: Abk. für ↗brusterhaltende Therapie.

Betablocker: ↗Betarezeptorenblocker.

Betacholesterin, LDL-Cholesterin, LDL-Chol: s.u. Lipoproteine.

Betäubung: ↗Anästhesie; i.w.S. auch der rauschähnliche Zustand (mit Halluzinationen) durch Betäubungsmittel.

Betäubungsmittel, BtM: dem ↗Betäubungsmittelgesetz (BtMG) unterliegende Wirkstoffe, die zur ↗Abhängigkeit führen können; sind in 3 Anlagen zum BtMG einzeln aufgeführt: **Anlage I**: nicht verkehrsfähige u. daher nicht verschreibbare Stoffe (z.B. Diamorphin [Heroin], Lysergid [LSD], Mescalin u. die Wirkstoffe des Haschisch [Cannabinole]). **Anlage II**: verkehrsfähige Stoffe, die aber nicht als Reinsubstanzen verschrieben werden dürfen (z.B. Codein, Dihydrocodein). In Arzneimittelzubereitungen (mit gesetzlich festgelegter Dosis- bzw. Konzentrationsbegrenzung) unterstehen sie dagegen nicht der ↗Betäubungsmittel-Verschreibungsverordnung (BtMVV), sondern können wie andere normale Arzneimittel (ohne BtM-Rezept) verschrieben werden. **Anlage III**: Stoffe, die nach den Regeln der BtMVV als BtM verschreibungsfähig sind; ist weiter in 3 Teile untergliedert. **Teil A**: neben »klassischen BtM« (z.B. Morphin, Hydromorphon, Levomethadon, Pethidin, Tilidin, Buprenorphin, Cocain; s.a. Opioide) auch zentral erregende Stoffe (»Psychoanaleptica«) wie Amphetamin, Metamphetamin, Phenmetrazin u. Methylphenidat. **Teile B u. C**: als »psychotrope Stoffe« v.a. Schlaf- u. Beruhigungsmittel (z.B. Barbiturate, Benzodiazepine), die unterhalb angegebener Konzentrationen wie andere verschreibungspflichtige Arzneimittel gehandhabt werden können.

Betäubungsmittelgesetz, BtMG: in der Bundesrepublik Deutschland das Gesetz, das die Ein-, Durch- u. Ausfuhr, die Herstellung, Verarbeitung u. Aufbewahrung sowie ärztliche Verordnung, Abgabe, Erwerb u. Vernichtung von Betäubungsmitteln regelt, sofern diese nicht mehr verkehrsfähig sind; aktualisiert durch Betäubungsmittelrechts-Änderungsverordnungen.

Betäubungsmittel-Verschreibungsverordnung, BtMVV: Verordnung (u. Änderungsverordnungen) über die ärztliche Verschreibung von ↗Betäubungsmitteln; enthält Bestimmungen über Form (dreiteiliges amtliches Formblatt = **Betäubungsmittelrezept** des Bundesinstituts f. Arzneimittel u. Medizinprodukte) u. Inhalt der ärztlichen Verschreibung (Einhaltung der gesetzlich festgelegten Verschreibungshöchstmengen u.a.) für den Bedarf eines Patienten oder den Praxisbedarf bzw. den **Betäubungsmittelanforderungsschein** für den Vorrat einer Station oder eines Rettungsdienstes.

Betaglobulin, β-Globulin: ↗Plasmaproteine mit einer Wanderungsgeschwindigkeit bei der Eiweißelektrophorese, die zwischen der der α- u. γ-Globuline liegt.

Betahämolyse: die für Streptokokken der β-Gruppe u. für Staphylokokken typische vollständige Hämolyse auf Blutagar.

Betalactam-Antibiotika; Betalactamasen: ↗β-Lactam-Antibiotica.

Betalipoproteine, -lipoproteide: ↗Lipoproteine geringer Dichte (LDL_2 bzw. LDL_3).

Betaoxidation: enzym. Fettsäureabbau.

Betarezeptoren, β-adrenergische Rezeptoren: ↗Membranrezeptoren, die auf Botenstoffe (Transmitter) des sympathischen Nervensystems (Adrenalin, Noradrenalin) u. auf adrenerge arzneiliche Stoffe ansprechen, jedoch mit unterschiedlicher Spezifität in verschiedenen Organsystemen. Adrenalin-Wirkungen, u.a. Steigerung des Stoffwechsels u. der Herzleistung; Bronchiendilatation. Werden – je nach ausgelöstem Effekt – als β_1- u. β_2-Rezeptoren unterschieden; ↗Tab.

Durch **β-Rezeptoren**-Subtypen an bestimmten Organen vorwiegend hervorgerufene unterschiedliche Wirkungen [55]

	Organ	Rezeptorfunktion
β_1-Typ	Herz	Frequenz, Kontraktilitätssteigerung, Leitungsgeschwindigkeitserhöhung
β_1-Typ	Niere	Reninfreisetzung vermehrt
β_1-Typ	Fettgewebe	Lipolysesteigerung
β_2-Typ	Bronchialtrakt, Gefäße, Uterus	Tonusminderung glatter Muskulatur
β_2-Typ	Pankreas (β-Zellen)	Steigerung der Insulinfreisetzung
β_2-Typ	Leber, Skelettmuskel	Steigerung der Glykogenolyse
β_2-Typ	Fettgewebe	Lipolysesteigerung

Betarezeptorenblocker: β-Rezeptoren blockierende Substanzen; hemmen die Wirkung von β-Sympathomimetika (Catecholamine); z.B. Atenolol, Metoprolol (kardioselektiv v.a. an β_1-Rezeptoren wirksam), Propranolol u. Pindolol (beide β_1- u. β_2-wirksam). Anw. z.B. bei koronarer Herzkrankheit, Herzrhythmusstörungen, Hypertonie.

Betastrahlung: bei ↗Betazerfall bestimmter radioaktiver Isotope (»Betastrahler«) entstehende Korpuskularstrahlung (Elektronen bzw. Positronen).

Betateilchen: s.u. Beta-Zerfall.

Betatrontherapie: ↗Elektronentherapie mit durch das **Betatron** (einem Elektronenkreisbeschleuniger) beschleunigten Elektronen.

Betawellen: im EEG relativ schnelle Wellen (14–30/Sek.) mit Amplituden von 10–30 µV (meist < 50% der Amplituden der Alphawellen).

Betaxolol: ein ↗Betarezeptorenblocker; Klasse-II-Antiarrhythmikum, s.u. Antiarrhythmika.

Betazelle: 1) ↗B-Zellen. **2)** künstliches ↗Pankreas.

Beta-Zerfall: radioaktiver Zerfall mit spontaner Emission eines negativen oder positiven Elektrons (»β-Teilchen«) aus einem Atomkern (= β^-- bzw. β^+-Zerfall).

Betreuung: Das seit dem 1. 1. 1992 gültige Betreuungsgesetz löste das Vormundschafts- (mit Entmündigung) u. Pflegeschaftsrecht (mit Pflegeschaft) für Erwachsene ab. Ein Volljähriger kann aufgrund einer psychischen Krankheit oder einer körperlichen, geistigen oder seelischen Behinderung auf Bestellung des Vormundschaftsgerichts einen Betreuer erhalten, wenn er seine Angelegenheiten ganz oder teilweise nicht besorgen kann. Die B. steht erst an letzter Stelle der Hilfen, wenn ambulante u. rehabilitierende Maßnahmen nicht mehr ausreichen. Der Betreuer ist verpflichtet, den Hilfsbedürftigen im erforderlichen Umfang persönlich zu betreuen.

Betriebsarzt: ↗Werksarzt.

Betriebsunfall: Arbeitsunfall. Die Behandlung erfolgt unter Beachtung der berufsgenossenschaftlichen Richtlinien.

Bett: s.u. Krankenbett.

Bettnässen: ↗Enuresis.

Beugekontraktur: die Teil- bis Vollversteifung eines Gelenkes in Beugestellung.

Beuger: ↗Musculi flexores.

Beugereflex, Beugersynergie: Abwehr- bzw. Fluchtreflex als tonische Muskelkontraktion der Beuger einer oder mehrerer Extremitäten, evtl. kombiniert mit einer Streckreaktion der Gegenseite; als pathologisch **enthemmter B.** bei Pyramidenbahnschädigung.

Beulenpest: ↗Bubonenpest.

Beweglichkeit: ↗Mobilität, Motilität.

Bewegung: die Lageänderung der Gliedmaßen(teile) oder des Körpers; als **passive B.** durch Wirkungen von außen (z.B. bei Bewegungsübung); als **aktive B.** infolge Aktivierung von motorischen Nervenzellen (↗Motoneuronen).

Bewegungsapparat: Sammelbegriff für Knochen, Gelenke, Bänder **(= passiver B.)** u. Skelettmuskeln **(= aktiver B.)**; heute auch als Bewegungsorgane zusammengefaßt.

Bewegungsbad: Methode der physikalischen Therapie, bei welcher der Patient gemeinsam mit dem Therapeuten gymnastische Übungen im Wasser durchführt. Ziel ist die Erhaltung oder Wiedererlangung der Steh- u. Gehfähigkeit.

Bewegungsbestrahlung: Form der Röntgen-, Gamma- u. Elektronen-Teletherapie, bei der die Strahlenquelle oder der Patient so bewegt werden, daß nur der Krankheitsherd ständig den Strahlen ausgesetzt ist.

Bewegungskrankheit: ↑Kinetose.

Bewegungsorgane: ↑Bewegungsapparat.

Bewegungssegment: die für die Bewegungsvorgänge zwischen 2 Wirbeln zuständige Funktionseinheit der Wirbelsäule, bestehend aus der Bandscheibe, den Wirbelgelenken, Bändern u. Zwischenwirbellöchern.

Bewegungssinn: die Empfindungsqualität der Tiefensensibilität für die Bewegungsempfindung (einschl. Schwingung, Kraft, Druck).

Bewegungsstörung: die gelenk-, muskulatur- oder nervenbedingte Störung normaler Bewegungsabläufe.

Bewegungstherapie, Kinesitherapie: die Beeinflussung von gestörten Bewegungsabläufen u. von Krankheitsprozessen durch zielgerichtete, adäquat dosierte, wiederholt durchgeführte passive u./oder aktive Übungsbehandlungen; umfaßt ↑Krankengymnastik, i.w.S. ↑Ergotherapie; – s.a. physikalische Therapie. – **B., konzentrative,** KBT: psychotherapeutisches ↑Entspannungsverfahren, bei dem man lernt, seinen Körper u. dessen Bewegungsabläufe bewußt wahrzunehmen, um schließlich, darauf aufbauend, auch sich selbst, die eigene Lebenshaltung u. das eigene Handeln bewußt wahrzunehmen.

Bewußtlosigkeit: die Ausschaltung des Bewußtseins.

Bewußtsein: das Gesamt der seelischen Vorgänge, verbunden mit dem Wissen über die Subjekthaftigkeit des Erlebens (»ich bin es, der wahrnimmt«).

Bewußtseinslücke: die Erinnerungslosigkeit für alle oder bestimmte Erlebnisinhalte nach einer – meist plötzlichen – Unterbrechung des Bewußtseins; v.a. bei organischen Hirnschädigungen (s.a. Amnesie).

Bewußtseinsstörung: Sammelbezeichnung für Störungen des Wachheitsgrades (↑Vigilanz) u. der Bewußtseinsinhalte. Unterschieden als Bewußtseinstrübung leichten (Benommenheit), schweren (zusätzliche Schläfrigkeit; ↑Somnolenz) u. schwersten Grades (letztere als leichte Bewußtlosigkeit oder als ↑Sopor, d.h. mit völliger Reaktionslosigkeit, oder als ↑Coma).

Bezafibrat: ↑Lipidsenker zur Therapie schwerer Hypertriglyceridämien, Hypercholesterinämien u. kombinierter Fettstoffwechselstörungen.

Bezoar: »Haarball«; kugeliges Gebilde aus verschluckten Haaren oder Pflanzenfasern (Tricho- bzw. Phytobezoar); evtl. inkrustiert **(Bezoarstein)**.

Bezold* Mastoiditis: eitrige Entzündung des Warzenfortsatzes mit Bildung eines unter die seitl. Hals- u. Nackenmuskulatur durchbrechenden Senkungsabszesses (mit schmerzhaftem Schiefhals).

Bezold*-Jarisch* Reflex: Verlangsamung der Herzfrequenz (Bradykardie) u. Weitstellung der Blutgefäße mit Blutdruckabfall infolge eines Depressorreflexes (»Schonreflex« des Herzens); z.B. bei Myokardinfarkt, Myokarditis.

B-Fasern: dünne Nervenfasern.

BG: ↑**B**erufs**g**enossenschaft.

BGA: Bundes**g**esundheits**a**mt.

B-Galle: ↑**B**lasengalle.

Bi: Symbol für Wismut (**Bi**smutum).

bi...: *(latein.: bis = 2mal)* Wortteil »zweifach«, »doppelt«.

Bibernelle: ↑Pimpinella (major, saxifraga).

Bicarbonat, Hydrogencarbonat: Salz der Kohlensäure. – Auch Bez. für das – stets einem Puffersystem zugeordnete – HCO_3^--Ion in Körperflüssigkeiten.

Bicarbonatpuffer: ↑Puffersystem aus Bicarbonat u. Kohlensäure, wirksam i.S. der Erhaltung des Säure-Basen-Gleichgewichts.

biceps: (latein.) zweiköpfig; z.B. ↑Musculus biceps.

Bichat* Fettpfropf, Corpus adiposum buccae: der rundliche Wangen-Fettpfropf; verhindert beim Saugen das Einfallen der Wange, erhöht so die Saugkraft.

bicuspidalis: (latein.) zweizipflig, z.B. Valva bic. (= Zweisegelklappe, die Mitralklappe); vgl. Bikuspidalität.

bidestillatus: (latein.) doppelt destilliert, z.B. ↑Aqua bidestillata.

Bienengift: enthält Histamin, Phospholipase A, Hyaluronidase u. mehrere Eiweißfraktionen (u.a. hämolysierendes Melittin); bei **Bienengiftallergie** können bereits nach einem Stich lebensbedrohliche Allgemeinsymptome u. ein allerg. Schock auftreten.

Bierhefe, Brauereihefe: abgepreßt, ausgewaschen u. entbittert wird sie als ↑Faex medicinalis verwendet.

Bifidobacterium: eine Bakteriengattung unregelmäßig geformter, grampositiver, asporogener Stäbchen; u.a. mit der Art **B. bifidum** (Bacillus bifidus = Lactobacillus bifidus); bildet Milch- u. Essigsäure; wird z.B. im Stuhl natürlich ernährter Säuglinge u. im Erwachsenenstuhl nachgewiesen.

Bifidus-Flora: die Bakterienflora des Darms des Frauenmilch-ernährten Säuglings.

Bifokalglas: Brillenglas aus 2 Linsen verschiedener Brennweite (obere für Fern-, untere für Nahsehen).

Bifurkation: Gabelung; z.B. **Bifurcatio aortae** (Teilung des Bauchteils der Aorta), **B. trunci pulmonalis** (s.u. Truncus pulmonalis), **B. tracheae** (Luftröhrengabelung in die beiden Hauptbronchen).

Bigeminie: »doppelschlägiger Puls« bei Extrasystolie.

Biguanide: synthetische Verbindungen mit blutzuckersenkender Wirkung; wegen der erheblichen Nebenwirkungen bis auf Metformin aus dem Handel gezogen.

Bikarbonat...: ↗Bicarbonat...

Bikonkavglas: Zerstreuungslinse mit konkaver Krümmung der Vorder- u. Hinterfläche. Analog das Bikonvexglas (als Sammellinse).

Bikuspidalität: Fehlbildung der Aorten- oder Pulmonalklappe.

Bilanzierung: Ausgleich des Wasser-Elektrolyt-Haushaltes unter exakter Berechnung von Einfuhr/Ausfuhr aus dem Körper. Notwendig z.B. bei vermehrten Verlusten infolge von Erbrechen, Durchfällen, Sekretverlusten, z.B. nach Operationen oder Traumen (vermehrte Substitution). Ausscheidungsstörungen, z.B. bei Herzinsuffizienz, nephrotischem Syndrom u.a. dagegen erfordern eine Herabsetzung der Wasser- bzw. Elektrolytzufuhr.

bilateral(is): (latein.) zwei-, doppelseitig, auf bd. Seiten, seitensymmetrisch.

Bilderleben, katathymes: ↗katathymes Bilderleben.

bildgebende Verfahren: Oberbegriff für Diagnostikmethoden, die Aufnahmen aus dem Körperinneren liefern; z.B. – als ältestes Verfahren – die »konventionelle« Röntgendiagnostik (Nativaufnahmen; Kontrastmitteldarstellungen, konventionelle Tomographie). Als neuere b. V. z.B. die Ultraschall-Diagnostik, Computertomographie, Kernspintomographie, Szintigraphie, Subtraktionsangiographie u. Endoskopie (mit Fernsehaufzeichnung).

Bilharzia: ↗Schistosoma.

Bilharziose, -ase: die ↗Schistosomiasis.

bili...: Wortteil »Galle«.

biliär, biliaris: (latein.) gallig, Galle betreffend.

biliös, biliosus: (latein.) gallig, mit Gelbsucht (Ikterus) verbunden; z.B. die **bi. Pneumonie,** das **bi. Typhoid**.

Bilirubin: ein gelbbrauner Gallenfarbstoff, der als Bestandteil des Blutes dem Serum gelbe Farbe verleiht; Abbauprodukt des Hämoglobins. – **B., direktes;** sekundäres oder konjugiertes B.: das in den Leberzellen aus dem indirekten = primären B. als Bilirubinglucuronid oder -sulfat gebildete wasserlösliche u. nierengängige B. – **B., freies:** das indirekte B. – **B., gesamtes,** Gesamtbilirubin, Serumbilirubin: das gesamte direkte u. indirekte B. des Blutes. – **B., indirektes,** primäres, unkonjugiertes, freies oder prähepatisches B.: das v.a. im retikulohistiozytären System gebildete wasserunlösliche, proteingebundene B., das erst bei Serumwerten > 2 mg/dl im Harn auftritt.

Bilirubinämie: das Vorhandensein von Bilirubin im Serum; i.e.S. die ↗Hyperbilirubinämie. – Als **physiologische B.** (= Neugeborenen-B.) der ↗Icterus neonatorum simplex.

Bilirubinenzephalopathie: ↗Kernikterus.

Bilirubinurie: die Ausscheidung von Bilirubin im Harn.

Biliverdin: Vorstufe des Bilirubins beim Hämoglobinabbau. Pathologisch (bis 2 mg/dl) im Serum bei Galleausscheidungsstörung, Leberzirrhose, Hepatitis.

Billings* Methode: die »Ovulationsmethode« der ↗Konzeptionsverhütung.

Billroth* Operation: typ. Operationsverfahren zur Teilentfernung des Magens. **I)** als »Billroth I« eine Magenresektion mit Antrum-Pylorus-Resektion u. End-zu-End-Vereinigung des Magenstumpfes mit dem Duodenum. **II)** als »Billroth II« Magenresektion mit Entfernung des Pylorus u. des präpylorischen

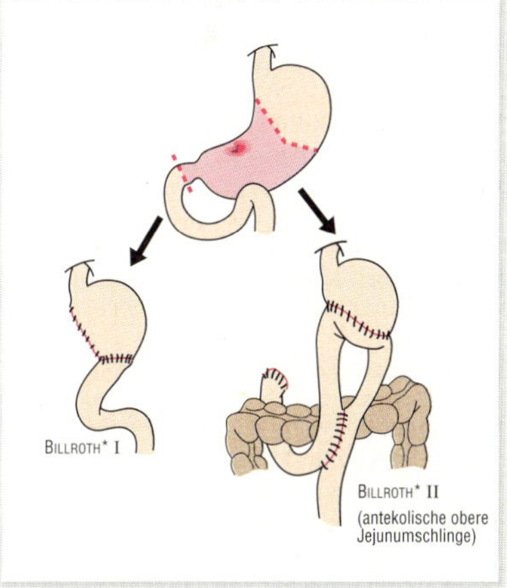

Magenresektion nach **Billroth*** I u. II [39]

Magenanteils unter Blindverschluß des Magen- u. des Duodenalstumpfes, gefolgt von der End-zu-Seit-Vereinigung der Magenvorderwand mit der oberen Jejunumschlinge.

Bilobektomie: die op. Entfernung zweier Lungenlappen.

bimanuell: beidhändig.

Bindegewebe: das aus Bindegewebszellen u. aus Interzellularsubstanz bestehende Gewebe; als Füllgewebe organfreier Räume, als Hüllgewebe (in Organkapseln), Gleitgewebe, Leitgewebe organeigener Gefäße u. Nerven, Gerüstgewebe der Organe (Stroma), als Speichergewebe (Fettgewebe) sowie als Muttergewebe der Stützgewebe (Knochen-, Knorpelgewebe).

Bindegewebsknochen, Belegknochen: Knochen, die aus der Knochenbildung aus embryonalem Bindegewebe (endermale Ossifikation) hervorgehen; z.B. die Schädeldachknochen, die meisten Gesichtsknochen, die Schuppe u. das Tympanum des Schläfenbeins, Teile des Schlüsselbeins.

Bindegewebskrankheit: ↗Kollagenose.

Bindegewebsmassage: eine ↗Reflexzonenmassage mit langsamem Durchstreichen der Haut u. Unterhaut ohne wesentl. Druckwirkung der massierenden Fingerkuppe auf tiefere Gewebe.

Bindegewebsschwäche: eine konstitutionsbedingte Schwäche der Stützgewebe, die z.B. zu Krampfaderbildung, Hämorrhoiden, Hernien, Ptosen innerer Organe, Senkspreizfuß, Arthrosen prädisponiert.

Bindegewebszelle: i.e.S. der Fibrozyt (-blast); i.w.S. alle im Bindegewebe vorkommenden Zellen.

Bindehaut: ↗Tunica conjunctiva, s.a. Konjunktiv(al)...

Bindehautentzündung, -katarrh: ↗Conjunctivitis, Keratoconjunctivitis.

Binephrektomie: op. Entfernung beider Nieren bei bilateralem Nierenkarzinom, wenn eine Organerhaltung nicht möglich ist.

Binet* Klassifikation: klinische Stadieneinteilung der chronischen lymphatischen ↗Leukämie.

Binoculus: ein beide Augen bedeckender Bindenverband.

binokular: 1) mit 2 Okularen versehen, z.B. Binokularlupe für Mikrochirurgie. **2)** beidäugig, beide Augen betreffend. – **b. Sehen:** das beidäugige Einfachsehen (Simultansehen); gestört beim Schielen.

Bioakkumulation: (lat. accumulare = anhäufen) die Anreicherung chemischer Stoffe im Körper bzw. Körperorganen, z.B. bei Vergiftungen (Schwermetalle, Kadmium etc.) oder nach Applikation radioaktiver Substanzen zur Diagnostik (z.B. Anreicherung von radioaktivem Jod in der Schilddrüse); s.a. Szintigraphie.

Biochemie: Chemie der Lebensvorgänge u. der lebenden Organismen.

Bioenergetik: s.u. Körpertherapien.

Biofeedback: (engl.) Rückmeldung biologischer Signale; psychotherap. ↗Entspannungsverfahren, bei dem physiologische Parameter (z.B. Atmung, Blutdruck, Herzfrequenz, Muskelspannung) mit elektronischen Sensoren gemessen u. die Daten in optische u./oder akustische Signale umgesetzt u. damit »sichtbar« gemacht werden.

Bioflavonoide: die als Vitamin P bezeichneten pflanzlichen chemischen Verbindungen.

biogen: 1) von organischer Substanz bzw. von Organismen abstammend (z.B. biog. ↗Amin). **2)** wichtige Lebensstoffe aufbauend.

Bioindikatoren: lebende Organismen, auch bestimmte Zellstrukturen (z.B. Chromosomen), die auf Einflüsse von außen (Schadstoffe, Strahlung etc.) sehr empfindlich reagieren.

Biokatalysatoren: Enzyme, i.w.S. auch – unrichtig – Hormone, Vitamine, Spurenelemente u.ä. »Wirkfaktoren« im Organismus. – s.a. Katalysator.

Bioklimatologie: die Wissenschaft von den physiologischen u. pathologischen Wirkungen der verschiedenen Klimate (einschl. der künstlichen) auf Lebewesen, als = **medizinische B.** mit der Wirkung auf den Menschen befaßt (letztere ist Grundlage der Klimaheilkunde).

Biolumineszenz: Emission sichtbaren Lichtes, z.B. bei Leuchtbakterien, dem Leuchtkäfer, Cyperidina-, Muschelkrebsen, Aequora-Quallen.

Biomagnetismus: magnetische Erscheinungen mit Ursprung im menschlichen Körper.

Biomembran: die Grenzschicht eines definierten biologischen Milieus; i.e.S. als Elementarmembran.

Biometrie: 1) Anw. statistischer u. mathemat. Methoden in den biolog. u. medizin. Wissenschaften. **2)** Größenbestimmung am Lebenden; z.B. *geburtsh* auch als Ultraschall-B. der Leibesfrucht.

Biomodulationstherapien: s.u. Immuntherapie.

Bioprothese: aus natürlichem Gewebe bestehende bzw. gefertigte Prothese, z.B. als überbrückendes Gefäßtransplantat bzw. als Herzklappenersatz.

Biopsie: die Entnahme einer dem lebenden Organismus entnommenen Gewebeprobe zur feingeweblichen (histo- u. zytologischen) Untersuchung; nach der Entnahmetechnik bezeichnet als Nadel-, Saug-, Stanz-, Exzisions-, Feinnadelbiopsie, Kürettage etc.; Bez. auch nach dem Organ, z.B. als Knochen-, Leber-, Lungen-B.

Biorhythmik: ↗Chronobiologie.

Biosensor: Meßfühler für die – in vivo – Bestimmung von veränderlichen Kenngrößen; z.B. als Glucosesensor.

Biosynthese: der Auf- u. Umbau körpereigener Stoffe (Kohlenhydrate, Fette, Eiweißkörper) im lebenden Organismus. – Wird auch technisch genutzt (z.B. zur biologischen Teil- oder Vollsynthese von Antibiotika etc. mit Hilfe von Mikroorganismen).

Biot* Atmung: die intermittierende Atmung; gleichmäßige, ausreichend tiefe Atmung mit plötzlichen Pausen; z.B. bei Meningitis.

Biotechnologie: Wissenschaftsgebiet, das mit mikrobiologischen, biochem., gentechnologischen etc. Methoden Mikroorganismen, Zellkulturen, Enzyme usw. verändert, deren stoffwechselphysiologische Leistungen neu herstellt u. nutzbar macht. – s.a. Gentechnologie.

Biotin: das sog. Vitamin H; wirksam als Wachstumsfaktor sowie als Coenzym im Tricarbonsäurezyklus u. bei Fettsäuresynthese. Mangel führt zu einer Hypovitaminose in Form von Dermatitis, Seborrhö.

Biotransformation: die biochemische Wandlung eines Stoffes mit Hilfe lebender Organismen oder durch Enzyme.

Biotropie: Wirksamkeit auf Lebensvorgänge; z.B. die Wirksamkeit der Umweltfaktoren (Klima, Wetter, geophysikal. Einflüsse etc.), die sich bei entsprechender Intensität, Vielfalt, Schwankung etc. u.U. krankheitsfördernd auswirken können.

Biovar(ietas), Biotyp: eine Erreger-Kategorie innerhalb einer Bakterienart (Unterart, Stamm), die sich durch konstante morphologische, biolog. oder serolog. Merkmale auszeichnet; s.a. Serovar.

Bioverfügbarkeit: Kenngröße, die Geschwindigkeit u. Ausmaß beschreibt, in dem ein Wirkstoff aus einer Arzneimittelzubereitung resorbiert wird u. am Wirkort zur Verfügung steht; gemessen wird z.B. die Plasmakonzentration zu verschiedenen Zeitpunkten nach oraler Gabe. Die **absolute B.** ist der Anteil in % im Vergleich zur i.v. Gabe (definitionsgemäß 100%); die **relative B.** ergibt sich durch den Vergleich mit einem Referenzpräparat.

biparietal(is): (latein.) beide Scheitelbeine betreffend; z.B. Diameter biparietalis.

bipartitus: (latein.) zweigeteilt, doppelt.

Biperiden: Antiparkinsonmittel, zentrales Anticholinergikum.

biphasisch: mit 2 Phasen; z.B. Genitalzyklus der geschlechtsreifen Frau mit ↗Proliferations- u. ↗Sekretionsphase (vgl. anovulatorisch).

Biphenyle, polychlorierte: ↗PCB.

bipolar(is): (latein.) zweipolig, an 2 Polen, mit 2 polaren Ausprägungen.

Bircher//Benner* Diät: auf den Prinzipien des ↗Vegetarismus begründete Kostform (laktovegetabile Kost), wobei mindestens die Hälfte der Nahrung aus Rohkost (z.B. Obst u. Gemüse, Salate, Rohsäfte, Vollkornschrotbrei) bestehen sollte.

bis...: (latein.) Wortteil »zweifach«, »doppelt«. – **bis in die:** latein. Rezepturanweisung »2mal täglich«.

Bisexualität: sexuelle Anziehung durch Männer u. Frauen.

Bismutismus, Bismutose: Wismutvergiftung.

Bismutum, Bi: das metallische Element Wismut.

Biß: das Zusammentreffen der Ober- u. Unterkieferzähne. Als **geschlossener B.** zeichnet er sich durch weitgehenden Kontakt der meisten Zahnberührungsflächen aus, während bei Bißanomalien ein Schlußbißkontakt nur bestimmter Zahngruppen besteht, z.B. bei der vertikalen Anomalie (»**offener B.**«) ein Kontaktmangel im Front- oder Seitenzahngebiet (↗Abb.), bei der vertikalen (u. sagittalen) Bißanomalie (»**tiefer B.**«) ein Kontaktmangel im Vorder- oder Seitenzahnbereich infolge zu tiefen Zusammenbisses (Deckbiß, d.h. frontaler Überbiß mit Vorragen der Oberkieferfrontzähne um > 2–3 mm).

bitemporal(is): beide Schläfen(seiten) betreffend.

Bitot* Flecke: weißliche, eingetrocknet er-

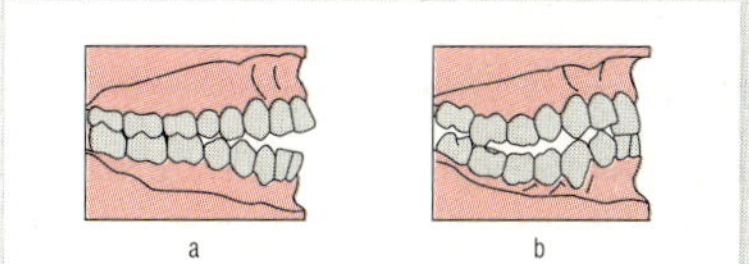

Offener Biß im Front- u. Seitenzahnbereich (a bzw. b)

scheinende Flecke im Lidspaltenbereich der Bindehaut des Auges (Conjunctiva bulbi); Frühsymptom des Vitamin-A-Mangels.

Bittersalz: Abführmittel; ↗Magnesium sulfuricum.

Bitterstoffe: intensiv bitter schmeckende Substanzen; regen die Sekretion von Speichel u. Magensaft an; Anw. – als »Amara« – bei Anorexie, Dyspepsie sowie zur Geschmacksprüfung.

Biuretreaktion: sog. allg. Eiweißreaktion; Nachweisreaktion (z.B. für Proteine u. deren Abbaustufen, Diamide, synthet. Polypeptide, Histidin, Urobilin, Porphobilinogen). Der Proben-Lsg. wird Kalilauge u. Kupfersulfatlösung zugesetzt; bei Anwesenheit von Albuminen entsteht eine blauviolette, bei Peptonen eine rosarote Verfärbung.

bivalent: bindungsfähig für 2 H-Atome (oder entsprechende Äquivalenzen); *serol* mit 2 Bindungsstellen ausgestattet, z.B. ↗Antikörper.

Bizeps: Kurzbez. des ↗Musculus biceps.

Bizeps(sehnen)reflex, BSR: die – evtl. zu Unterarmbeugung führende – Kontraktion des Armbizeps auf Beklopfen seiner Sehne; ein Eigenreflex, der bei Pyramidenbahnläsionen gesteigert, bei Störung im peripheren Neuron abgeschwächt bis aufgehoben ist.

BK: ↗**B**erufs**k**rankheit.

BKG: ↗**B**allisto**k**ardio**g**ramm.

BKS: ↗**B**lut**k**örperchen**s**enkung(sgeschwindigkeit).

BKVO: **B**erufs**k**rankheiten**v**er**o**rdnung.

Blackout: (engl.) **1)** plötzlicher Ausfall der Hirntätigkeit (EEG: Verlust der α-Wellen). **2)** plötzliches Versagen sprachlicher u. kognitiver Leistungen in emotionalen Spannungszuständen (z.B. Vortrag).

Blähung: ↗Flatus, Meteorismus.

Bläschen: ↗Vesicula.

Bläschenatmen: vesikuläres ↗Atmen.

Bläschenausschlag: ↗Herpes.

Blässe: Fehlen des normalen Hautkolorits infolge Mangeldurchblutung, Anämie oder Pigmentmangels. – **B., periorale:** das Mund-Kinn-Dreieck als Scharlach-Symptom.

Blättchentest: Agar-Diffusionstest zur orientierenden Bestimmung der Antibiotika-Resistenz von Krankheitserregern (s.a. Antibiogramm).

Blakemore*-Sengstaken* Sonde: dreiläufige Doppelballonsonde zum Einlegen in die Speiseröhre u. den oberen Magenteil zur Kompression blutender Ösophagusvarizen.

Blalock*-Taussig* Anastomose: »künstlicher Ductus arteriosus Botalli« bei angeb. Herzfehlern (FALLOT* Tetralogie) durch End-zu-Seit-Anastomosierung der Arteria subclavia mit einem Lungenarterienast jenseits der Pulmonalstenose.

bland: mild, reizlos, nicht infiziert.

Bland*-White*-Garland* Syndrom: angeb. Herzgefäßfehlbildung (Koronararterienanomalie) mit Myokardschädigung bereits in den ersten Monaten nach der Geburt.

Blase: 1) ↗Bulla. **2)** Kurzbez. der Harnblase (↗Vesica urinaria; s.a. Zysto...), i.w.S. auch der Gallen-, Fruchtblase.

Blasenatonie: Minderung bis Aufhebung des Spannungszustandes der Harnblasenmuskulatur. Symptome: spärliche Miktion u. Restharnzunahme.

Blasenautomatie: »Rückenmarksblase«, sog. normale Querschnittsblase (= obere Blasenlähmung) bei Querschnittsverletzung des Rückenmarks oberhalb des – intakt bleibenden – spinalen Reflexbogens (Th_{11}) u. bei Hirnverletzung, -erkrankung (sowie physiologisch beim Säugling). Blasenentleerung erfolgt bei einem bestimmten – trainierbaren – Füllungszustand reflektorisch; mit wenig Restharn.

Blasenautonomie: Zustand bei »unterer Blasenlähmung«, d.h. bei Ausfall des Blasenzentrums des Rückenmarks bzw. bei Isolierung der Harnblase von allen nervalen Impulsen, z.B. bei Myelomeningozele, Sakralmarkverletzung. Die Harnentleerung erfolgt (durch Bauchpresse u. manuellen Druck) alle 10–20 Min.; große Restharnmenge.

Blasendivertikel: sackartige Ausstülpung (Divertikel) der – muskelschwachen – Harnblasenwand. Meist mit örtlicher Harnstauung, Steinbildung u. sekundärer Infektion (Pyurie), evtl. mit Perforation.

Blasenekstrophie, -exstrophie: Defektfehlbildung der Harnblase als Teilbild der Bauchdeckenspalte.

Blasenektopie: angeborene Vorverlagerung der geschlossenen Harnblase durch klaffende Bauchdecken.

Blasenentleerung: ↗Miktion; s.a. Blasenpunktion, Katheterismus.

Blasenentzündung: ↗Zystitis.

Blasenfistel: F. zwischen der Harnblase u. Nachbarorganen **(= innere B.)** oder der Körperoberfläche **(= äußere B.)**. – **B., künstliche:** eine operative B. bei Harnentleerungsstörungen, allg. als Trokarfistel mit eingelegtem (Dauer-)Katheter; s.a. Blasenpunktion.

Blasengalle: die in der Gallenblase angesammelte u. konzentrierte, dunkle Lebergalle; wird bei der Duodenalsondierung als »B-Galle« gewonnen.

Blasengeschwür: Schleimhautgeschwür bei Blasenentzündung.

Blasenhals: der Übergang der Harnblase in die hintere Harnröhre.

Blasenhalssklerose: Fibrose u. Starre des ↗Blasenhalses, z.B. infolge chronischer Prostatitis.

Blasenhalsstenose: abflußbehindernde Einengung des ↗Blasenhalses, z.B. durch Urethralklappen, ↗Blasenhalssklerose, bei Frauen als Striktur, Tumorstenose.

Blasenhernie, Hernia vesicalis: der teilweise Durchtritt eines Harnblasenwandteils durch eine Bruchpforte (z.B. Leisten-, Schenkelkanal, Damm); vgl. Zystozele.

Blaseninkontinenz: ↗Harninkontinenz.

Blasenkapazität: das Fassungsvermögen der Harnblase (beim Erwachsenen 200–400 [–800] ml).

Blasenkarzinom: Blasenkrebs; das primäre, v.a. bei Männern im höheren Lebensalter auftretende Karzinom der Harnblasenwand; in ca. 90% der Fälle als ↗Urothelkarzinom unterschiedlicher histologischer Differenzierung. Klinisch wichtig ist die Unterscheidung in das oberflächliche u. invasive B. Risikofaktoren u.a: Industriekarzinogene (z.B. aromatische Amine: »Aminokrebs«); Analgetika-Nephropathie; chron. Zystitis (Bilharziose; mit Plattenepithelkarzinom assoziiert); Rauchen; Blasenpapillomatose (= obligate Präkanzerose). Symptome u.a.: Hämaturie (meist schmerzlos!), »Reizblase«, Zystitisbeschwerden, Pollakis- u. Dysurie.

Blasenkatheter: starrer Metall-, Glas-, (elastischer) Seidengespinst-, Gummi- oder Kunststoffkatheter (auch als Einweg-K.) für Harnblasenkatheterismus; s.a. Ballon-, Dauerkatheter.

Blasenkeim: ↗Blastozyste.

Blasenkrebs: ↗Blasenkarzinom.

Blasenlähmung: vollständige oder teilweise Lähmung der Harnblasenmuskulatur, meist als Folge einer Rückenmarkschädigung; ↗Blasenatonie, -automatie, -autonomie.

Blasenmole: Fehlbildung der Chorionzotten der Plazenta. Fakultative Präkanzerose eines Chorionkarzinoms (↗Chorionepitheliom). Es besteht Übergröße der Plazenta mit Zotten aus traubenförmig angeordneten wasserklaren Blasen; die Zotten dringen evtl. kontinuierlich bis ins Myometrium vor, bilden gelegentlich sogar Metastasen (= **destruierende B.** = maligne B. = Mola hydatidosa). – s.a. Trophoblasterkrankungen, gestationsbedingte (GTE).

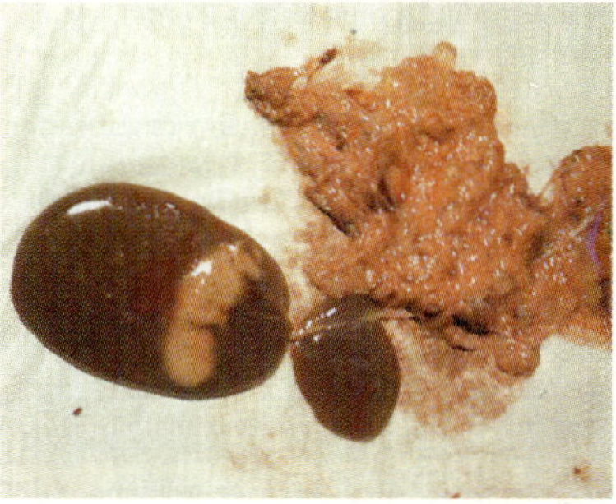

Blasenmole mit einem Fetus in der Fruchtblase [275]

Blasenpapillom: zottig-papillärer Tumor der Harnblasenschleimhaut mit einem maximal 6 Zellreihen dicken Epithel (bei mehr als 7 Zellreihen = G1-Urothelkarzinom).

Blasenpapillomatose: Bildung zahlreicher Fibroepitheliome der Harnblase (vgl. Blasenpapillom); große Rezidivneigung; gilt als Übergangsform zum ↗Blasenkarzinom.

Blasenpunktion: Punktion der Harnblase (mittels Kanüle oder Trokart) oberhalb der Symphyse als Palliativmaßnahme bei Harnverhaltungen; vgl. Blasenfistel.

Blasenruptur: Einriß der Harnblasenwand, gefolgt von Harnaustritt in die freie Bauchhöhle bzw. ins Beckenbindegewebe; z.B. nach Bauchquetschung, bei Beckenfraktur, Blaseninfarkt, nekrotisierender Divertikulitis. Symptome: Schock, schmerzhafter Harndrang, Hämaturie, evtl. Urinphlegmone.

Blasen-Scheidenfistel: innere – zu Harninkontinenz führende – ↗Blasenfistel zwischen Harnblase u. Vagina; als Strahlenschaden, infolge Verletzung (einschl. Op.), Tumorzerfall, Abszeßperforation, pessarbedingter Drucknekrose. Hauptsymptom: Harninkontinenz.

Blasenspiegelung: ↗Zystoskopie.

Blasensprengung: die Eröffnung der Fruchtblase während der Wehe zur Geburtseinleitung, -beschleunigung u. vor einem erforderlichen intrauterinen Eingriff.

Blasensprung: der spontane, zu Abgang von Fruchtwasser führende Einriß der Fruchtblase; normal als rechtzeitiger B. zwischen Ende der Eröffnungs- u. Anfang der Austreibungsperiode (Minuten vor bis nach Beginn der Preßwehen). – **B., frühzeitiger:** B. zwischen Wehenbeginn u. der vollständigen Muttermunderöffnung (mindestens 20 Min. vor Beginn der Preßwehen).

Blasenspülung: Spülung der Harnblase; als Eiswasserspülung nach Prostataresektion (gegen Nachblutung).

Blasenstein: Harnstein im Harnblaseninneren; Symptome: schmerzhafter Harndrang, v.a. nach der Miktion, Dys- u. Pollakisurie, (Bewegungs-)Hämaturie.

Blasentamponade: die massive Auffüllung der Harnblase mit Blut(gerinnseln) bei Blasenblutung. Symptome: schmerzhafter Harndrang, Kollaps, »akuter Bauch«.

Blasentraining: das Einüben des spontanen Wasserlassens (↗Miktion) beim Querschnittsgelähmten.

Blasentumor: Geschwulst der Harnblasenwand, v.a. als ↗Blasenpapillom u. -karzinom. Typische Symptome sind v.a. Harnblutungen, schmerzhafter Harndrang, Harnverhaltung.

Blasenwurm: ↗Echinococcus, Cysticercus, Coenurus.

...blast: Wortteil »Keim«, »junge, nicht endgültig differenzierte, sich teilend vermehrende Zelle«.

Blastenleukämie: akute ↗Leukämie mit gehäuftem Auftreten der Leukozytenvorstufen (»**Blasten**«).

Blasto...: Wortteil »Sproß«, »Keim«, »Blastula«.

Blastogenese: die Keimesentwicklung; beim Menschen die Entwicklung ab der erfolgten Befruchtung der Eizelle bis zum 1. Herzschlag.

Blastom(a): 1) echter Tumor (Neoplasma); als **autochthones B.** von körpereigenem Gewebe, als **heterochthones** (= teratogenes) **B.** von einem Zweitorganismus (Parasit) ausgehend. – Als **dysontogenetisches B.** ein auf dem Boden einer lokalen Entwicklungsstörung sich entwickelndes B. **2)** Bez. für wenig bzw. entdifferenzierten malignen Tumor.

Blastomatose: Krankheit mit Bildung zahlreicher echter Tumoren.

Blastomeren: die durch ↗Furchung des befruchteten Eies (Zygote) entstandenen Furchungszellen (Einz.: **Blastomer**). – Sie sind im Experiment in andere Keimbezirke oder einen anderen Keimling verpflanzbar (= Blastomerentranslokation, -transplantation).

Blastomyces: eine Pilzgattung (Hefen oder hefeart. Organismen). – **B. brasiliensis, B. dermatitidis:** Erreger der Süd- bzw. Nordamerikanischen ↗Blastomykose.

Blastomykose: chron., oft schwer verlaufende Pilzerkrankung durch Hefen oder hefeart. Organismen, deren Sproßformen im Gewebe nachweisbar sind (»Sproßformmykosen«); typisch als Nordamerikanische ↗B. u. als Südamerikanische B. (↗Parakokzidioidomykose; i.w.S. auch die Kokzidioidomykose u. die ↗Kryptokokkose (**= Europäische B.**). – **B., Nordamerikanische,** GILCHRIST*(-RIXFORD*) Krankheit: chron. Infektionskrankheit nach Einatmen von ↗Blastomyces dermatitidis; beginnt als schleichende Bronchopneumonie auf die – als systemische B. – eine Erkr. der Haut sowie verschiedener Organe folgt (Leber, Milz, Knochen, Niere, Prostata u. Gehirn).

Blastozyste, Keimbläschen: der frühembryonale Säugerkeim (↗Abb.); entstanden aus der Morula, mit flüssigkeitsgefülltem Hohlraum; die äußere Wand bilden Zellen des ↗Trophoblasten, dem innen der Embryoblast anliegt.

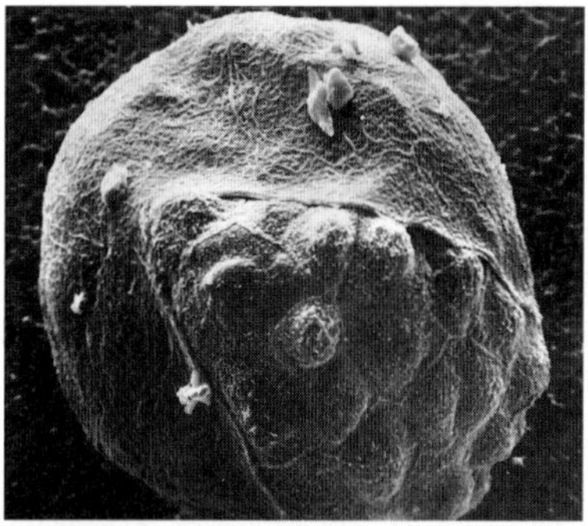

Rasterelektronenmikroskopische Darstellung einer **Blastozyste,** die aus der Zona pellucida »schlüpft«. (Original: M. MOLLS, München) [27]

Blatter(n): Pocke(n); ↗Variola.

Blattpetersilie: ↗Petroselinum sativum.

blauer Fleck: ↗Sugillation, Suffusion, Hämatom.

Blaulichtbestrahlung: Lichttherapie bei ↗Icterus neonatorum (gravis) des Säuglings.

Blausäure, Acidum hydrocyanicum: Cyanwasserstoff, HCN; farblose, mit Wasser u. Äthanol mischbare Flüssigkeit oder als **Blausäuregas** mit Bittermandelgeruch; toxisch (↗Blausäurevergiftung). – Salze: Cyanide.

Blausäurevergiftung: Vergiftung durch Blausäure oder Cyanide, u. zwar infolge Einatmens (z.B. bei Schwelbränden, wenn stickstoffhaltiges Material wie Wolle, Seide, Kunstfaser verbrennt), Eindringens durch die Haut oder über den Verdauungstrakt (letzteres u.a. nach Genuß bitterer Mandeln u. der Samen anderer Prunusarten, deren Glykoside gebundene Blausäure enthalten). Symptome u.a.: heftige Krämpfe, rosiges Aussehen, Bewußtlosigkeit, Atemlähmung, Bittermandelgeruch.

Blausucht: ausgeprägte (»generalisierte«) ↗Zyanose v.a. bei angeborenen Herzfehlern (»blue baby«).

Blei, Plumbum, Pb: Schwermetall; ist ebenso wie seine Salze u. Abkömmlinge giftig; ↗Bleivergiftung.

Bleianämie: normochrome ↗Anämie bei Bleivergiftung durch Störung der Blutfarbstoff- u. Erythrozytenbildung (↗Bleitüpfelung); ist – in Verbindung mit den bleitoxischen Gefäßkrämpfen – Ursache der als »Bleikolorit« bezeichneten aschgrauen Hautblässe.

Bleichsucht: ↗Chlorosis.

Bleikolorit: s.u. Bleianämie.

Bleisaum: blau-schwarzgraue Ablagerung von Bleisulfid im Zahnfleischrand (u. in der Lippenschleimhaut) bei Bleivergiftung.

Bleistiftkot: dünne Kotsäule bei Krankheitsprozessen, die eine Einengung im Mastdarm-After-Bereich zur Folge haben.

Bleitetraäthyl: farblose ölige Flüssigkeit; früher als »Antiklopfmittel« für Benzin (»Verbleiung«). Bei Vergiftung Kreislaufschwäche, Verwirrtheit, Delirium, motorische Unruhe u. Krämpfe, Koma.

Bleitüpfelung, -punktierung: die basophile Tüpfelung der Erythrozyten als obligates Frühsymptom der Bleivergiftung.

Bleivergiftung, Saturni(ali)smus: meist chronische, gewerbl. Vergiftung. Symptome: ↗Bleianämie; Störungen des Nervensystems (Bleienzephalopathie, -lähmung), des peripheren Kreislaufs (Bleikolorit; evtl. Gangrän), des Skeletts (Gelenkschmerzen als sog. »Bleigicht« u. Bleiosteosklerose), des Verdauungstraktes (Bleisaum, -kolik) u. der Niere (Bleischrumpfniere); schließlich ↗Kachexie.

Blenno...: Wortteil »Schleim«, »Schleimhaut«, »schleimiger Eiter«.

Blennorrhö: reichliche Absonderung von Eiter seitens einer Schleimhaut; i.e.S. die B. der Augenbindehaut (Blepharoblennorrhö); s.a. Gonoblennorrhö.

Blennorrhoea umbilici, »nässender Nabel«: Eiterabsonderung aus der Nabelwunde; meist infolge einer Infektion durch harmlose Stuhlkeime; häufig als Symptom einer Nabelanomalie (offener Ductus omphaloentericus, Urachusfistel).

Bleomycin: als Zytostatikum angew. Antibiotikum aus Kulturen von Streptomyces verticillus.

Blepharitis: Augenlidentzündung als Lidhaut- oder – v.a. – als Lidrandentzündung; oft in Kombination mit Konjunktivitis (= Blepharokonjunktivitis).

Blepharon: ↗Lid.

Blepharophimosis: Lidspaltenverengung.

Blepharoplegie: »Lidlähmung«.

Blepharospasmus: der Lidkrampf.

Blickfeld: der allein durch Blickbewegungen optisch erfaßbare Teil des Raumes.

Blickkrampf, Schauanfall: anfallsartige, rhythmische, u.U. lang anhaltende Dauerbewegung der Augen, z.B. nach Enzephalitis, u. als Komplikation der Behandlung mit Neuroleptika.

Blindbiopsie: Entnahme des Biopsiematerials ohne direkte, endoskop. oder röntgenolog. Sichtkontrolle.

Blinddarm: ↗Caecum (volkstümlich aber der Wurmfortsatz, ↗Appendix vermiformis).

Blinddarmentzündung: ↗Typhlitis (volkstümlich aber die ↗Appendicitis).

Blindenhilfe: die einem Blinden nach dem Schwerbehindertengesetz zustehenden Hilfen; z.B. Schwerbehindertenausweis u. Anspruch auf kostenlose Benutzung öffentlicher Verkehrsmittel mit Begleitperson. Weitere Hilfen stehen dem Betroffenen über die Sozialhilfe zu u. hängen vom jeweiligen Grad der Behinderung ab.

Blindenschrift: als BRAILLE* B. eine Schrift, deren Buchstaben aus 1–5 zu ertastenden Punkten in 6-Punkte-Anordnung bestehen.

blinder Fleck: der Bereich des Sehnervs (↗Discus nervi optici) im Auge; entspricht einer Gesichtsfeldlücke (Skotom), bedingt durch das Fehlen der Sinneszellen.

Blindheit: die angeborene oder erworbene hochgradige Minderung des Sehvermögens, i.e.S. der völlige (beidäugige) Sehverlust (↗Amaurose).

Blindsack-Syndrom: Beschwerdenkomplex als Folge einer chronischen Stauung des Darminhaltes im blinden Ende einer zur Seit-zu-Seit-Darmanastomose herangezogenen Darmschlinge oder in einem Darmdivertikel: u.a. Verdauungsstörungen, Schleimhautreizungen (einschl. Geschwürsbildung), Völle- u. Druckgefühl, Durchfälle u. (latente) Anämie.

Blindversuch: Wirkungsprüfung, bei der die Versuchsperson (= einfacher B.) bzw. auch der Arzt u. Versuchshelfer (= Doppel-B.)

nicht erfahren, ob das verabreichte Präparat echt oder ein Placebo ist.

Blitzguß, -dusche: die thermisch u. mechanisch wirksame KNEIPP* »Anwendung« mittels eines Gießschlauches, der mit einem speziellen, sich verjüngenden »Blitzgußkopf« versehen ist; z.B. als Knie-, Vollblitz (u. zwar als kalte, heiße oder wechselwarme Anw.). – (s.a. Guß, Hydrotherapie).

Blitz(-Nick-Salaam)-Krämpfe, BNS-Krämpfe: generalisierte Epilepsie-Manifestation beim Kleinkind; häufig durch perinatale Schädigung; typisch ist ein blitzartiges Zusammenfahren des Körpers mit Nachvorneschleudern der Arme u. Beine (Blitzkrampf), Vorbeugen des Rumpfes (Propulsiv-Petit-Mal), Kopfneigung u. Zusammenführen der Arme vor dem Brustkorb (Salaam-Krampf) oder nickende Kopfbewegung (Nick-Krampf).

Block: die spontane oder künstliche (↗Blockade) Unterbrechung einer Leitung bzw. eines Leitungs- oder Austauschvorganges; z.B. an Nerven, motorischen Nervenendplatten (neuromuskuläre Blockade), in Stoffwechselabläufen (Enzymblock).

Blockade: **1)** i.e.S. künstliche, meist nur zeitweilige Unterbrechung einer (Leitungs-) Funktion, z.B. als ↗Ganglien-, ↗Nerven-, ↗Paravertebralblockade. **2)** das nicht vom Auftreten eines Ersatzrhythmus gefolgte Verschwinden eines definierten EEG-Rhythmus bei Auftreten äußerer oder innerer Reizung; z.B. der sog. Augenöffnungseffekt. **3)** die Gelenkblockierung; ↗Arthrodese.

Block der venösen Leberstrombahn: die zu Pfortaderhochdruck (↗Hypertonie, portale) führenden Strömungsbehinderungen im Bereich der Pfortader oder der Lebervenen.

Blocker: **1)** blockierendes Instrument, z.B. Bronchusblocker. **2)** Rezeptoren-blockierende Substanz (Antagonist), z.B. Ganglien-, Betarezeptorenblocker.

Blockierung: **1)** reversible Funktionsstörungen an Gelenken (Bewegungshemmung, die ohne ersichtliche morphologische Veränderung des Gelenks auftritt); Schlüsselbegriff der ↗Chirotherapie. **2)** ↗Blockade (3).

Block, kardialer: der Herzblock, d.h. die Verzögerung oder Unterbrechung der Erregungsausbreitung im Erregungsleitungssystem des Herzens; z.B. als – **a) Bl., atrioventrikulärer,** AV-Block: Herzblock als teilweise oder totale Störung der atrioventrikulären (zwischen Herzvorhöfen u. -kammern) Überleitung. – **b) Bl., intraventrikulärer:** Herzblock infolge Leitungs- bzw. Ausbreitungsstörung im spezifischen (= leitenden) Muskelsystem der Kammern; im EKG als QRS-Verbreiterung ohne das typ. Bild des ↗Links- oder ↗Rechtsschenkelblockes.

Blockwirbel: die teilweise bis völlige, angeborene oder erworbene (v.a. entzündliche) Verschmelzung von 2 oder mehr Wirbelkörpern.

Blotting: (engl.) Untersuchungsverfahren, bei dem das Material – nach Auftrennung z.B. mittels Elektrophorese – auf eine Membran aus Nylon, Nitrocellulose o.ä. übertragen wird.

Blount* Armschlinge: sog. collar and cuff; Ruhigstellung einer suprakondylären Humerusfraktur bei angewinkeltem Unterarm, wobei die Fixationsschlinge im Nacken u. Handgelenk gelegt wird. Dabei erfolgt die Schienung der Fraktur durch die lange Trizepssehne, die als Zuggurtung wirkt; ↗Abb. – **B.* Klammer:** krampenartig spitze Knochenklammer, v.a. für Epiphysenklammerung.

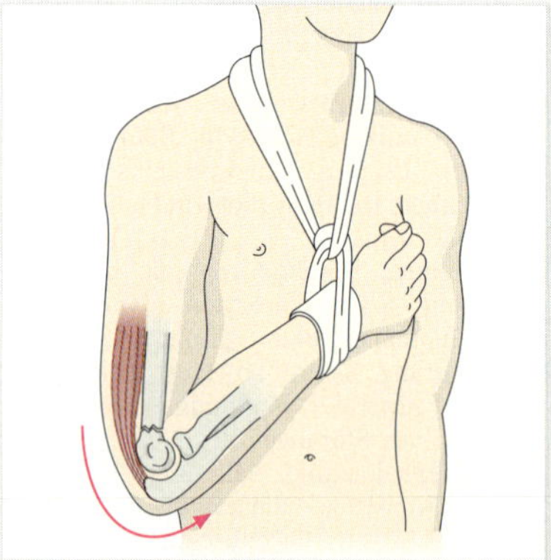

Blount* Armschlinge [39]

blue baby: (engl.) der blausücht. (eine schwere ↗Zyanose aufweisende) Säugling bei bestimmten angeborenen Herzfehlern (v.a. ↗FALLOT* Tetralogie) oder bei der Methämoglobinämie.

Blumberg* Zeichen: Loslaßschmerz (als Erschütterungsschmerz) im re. Unterbauch als Appendizitis-Zeichen.

Blut, Sanguis: das im Blutkreislauf bewegte, gerinnbare »flüssige Organ« mit zahlreichen Transport- u. Verknüpfungsfunktionen (z.B. für Gase, Nährstoffe, Wärme, Intermediär- u.

Abbauprodukte, Abwehrstoffe, Hormone); setzt sich aus einem flüssigen u. einem korpuskulären Anteil zusammen, d.h. aus ↗Blutplasma u. aus Blutzellen (↗Erythrozyten, Leukozyten, Thrombozyten). – **B., arterielles:** das nach Sauerstoffaufnahme in der Lunge hellere, in den Arterien des großen Kreislaufs (u. in Lungenvenen) zirkulierende Blut. – **B., okkultes:** eine mit dem bloßen Auge nicht wahrnehmbare Blutbeimengung im Harn (↗Mikrohämaturie) oder Stuhl; Nachweis z.B. mit ↗Haemoccult®-Test; s.a. Blutstuhl; Blutung (gastrointestinale). – **B., venöses:** das sauerstoffärmere, aber CO_2-reichere Blut im Venensystem (u. in Lungenarterien).

Blutalkohol(konzentration), BAK: der Äthylalkohol- = Äthanolgehalt (meist in ‰) des menschlichen Blutes zum Zeitpunkt der Blutprobenentnahme oder aber – aus dem Analyseergebnis als Blutspiegel errechnet – zu einem vorherigen relevanten Zeitpunkt.

Blutarmut: ↗Anämie.

Blutausstrich: gleichmäßige, dünne Verteilung (mit einem Deckglas) eines Tropfens frischen Kapillarblutes auf einem Objektträger zur mikroskopischen Untersuchung auf Parasiten, gefärbt zur Differenzierung der Blutzellen. – s.a. dicker Tropfen; vgl. Blutbild.

Blutaustausch: ↗Austauschtransfusion.

Blutbank: Einrichtung des Blutspendedienstes, die Blutkonserven für Bedarfsfälle lagert.

Blutbild, Bb, BB: die qualitative u. quantitative Zusammensetzung des Blutes; i.e.S. die Befunde des peripheren Blutes bzgl. seiner korpuskulären Elemente (↗Differential-B.), unterschieden als rotes u. als weißes B. (Erythrozyten- u. Hämoglobin- bzw. Leukozytenbefunde); s.a. Hämatomyelogramm **(= zentrales B.)**.

Blutbildung: die Bildung der Blutkörperchen (s.a. Erythropoese, Granulozytopoese). Erfolgt nach der Embryonalphase ausschließlich im Knochenmark u. den lymphatischen Organen. Die Ahnenreihe der Blutzellen im Knochenmark beginnt mit sog. pluripotenten Stammzellen, CFU (= colony forming units); ↗Abb.

Blutderivat: ein aus Vollblut(konserven) ge-

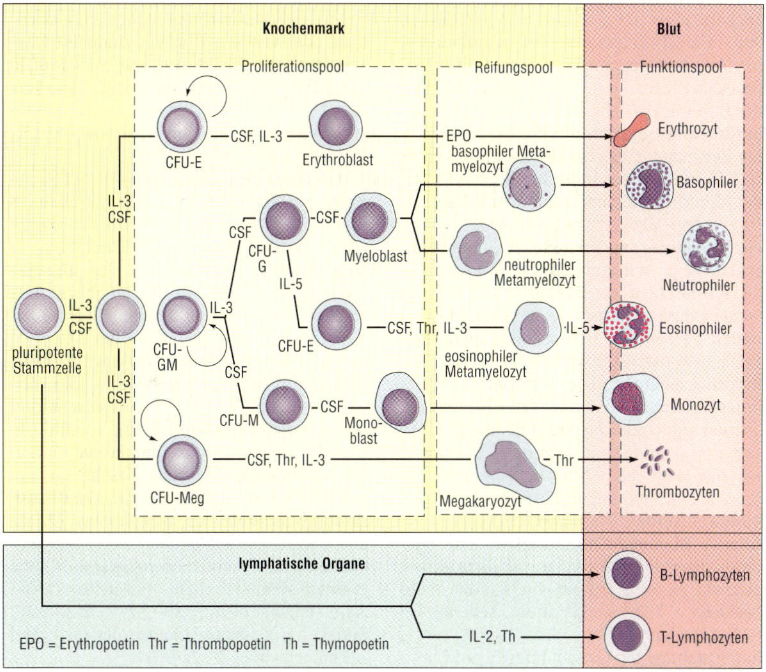

Schematische Darstellung der **Blutbildung.** Aus Gründen der Übersichtlichkeit sind nicht alle Differenzierungsstufen dargestellt [91]

sunder ↗Blutspender hergestelltes Präparat für den Ersatz spezieller Blutbestandteile, z.B. als Plasma-, Serumkonserve, Erythro-, Leuko-, Thrombozytenkonzentrat.

Blutdialyse: ↗Hämodialyse.

Blutdruck: der in den Gefäßen des Körper- u. Lungenkreislaufs herrschende (= intravasale) Druck; i.e.S. der arterielle Bl., der von der Herzleistung u. dem – durch den Gefäßwandtonus u. die Wandelastizität bestimmten – Gefäßwiderstand u. der Blutviskosität abhängt u. die treibende = »hämodynamische« Kraft für die Blutzirkulation darstellt. – **Bl., diastolischer:** der minimale Bl. während der Herzdiastole; beträgt normal um 80 mmHg (≙ 10,7 kPa). – **Bl., systolischer:** der aus der Herzsystole resultierende Höchstwert des Blutdrucks; beträgt normal etwa 120 mmHg (≙ 16 kPa), ist aber im Alter durch Verminderung der Gefäßelastizität höher (vgl. Hypertonie).

Blutdruckkrankheit: die arterielle ↗Hypertonie.

Blutdruckkrise, -anfall: eine abrupte, anfallsartige Erhöhung des systolischen Blutdrucks als Folge einer plötzl. massiven Ausschüttung von ↗Catecholaminen in den Kreislauf v.a. bei Phäochromozytom; i.w.S. auch die Blutdruckabfallkrise, d.h. das plötzl. Absinken des Blutdrucks (↗Hypotonie).

Blutdruckmessung: als **direkte Bl.** (»blutige«) die Bestimmung des Blutdrucks mittels eines Gefäßkatheters; die **indirekte Bl.** erfolgt mit dem Blutdruckapparat (nach Riva/Rocci* = RR), einem Meßgerät mit aufblasbarer u. an ein Manometer angeschlossener Gummimanschette (evtl. mit eingebautem Mikrophon); der systolische u. der diastolische Druckwert werden auskultatorisch (↗Auskultation) ermittelt oder mittels Ultraschall-Doppler-Methode bzw. oszillatorisch.

Blutdrucksenkung: ↗Hypotension.

Blutegeltherapie: das v.a. bei Thrombose, Thrombophlebitis, Hypertonie übliche Ansetzen von Blutegeln (↗Hirudo medicinalis) auf die Haut; als ↗Naturheilverfahren zur Reiz- u. Umstimmungstherapie.

Bluteiweißstoffe: ↗Plasmaproteine.

blutende Mamma: Entleerung von Blut oder bluthaltiger Flüssigkeit aus der Brustdrüse; evtl. ein Hinweis auf ein – u.U. noch nicht tastbares – ↗Mammakarzinom; seltener bei ↗Mastopathie.

Blutentnahme: die Gewinnung von Blut mittels Saugpipette nach Hauteinstich oder -schnitt mit einer Einweglanzette (an Fingerbeere, Ohrläppchen; beim Säugling an Ferse, Großzehe) bzw. – in größeren Mengen – mittels Injektionsspritze oder Venüle nach Venenpunktion.

Bluter: i.e.S. von der ↗Hämophilie (»Bluterkrankheit«) betroffene Person.

Bluterbrechen: ↗Hämatemesis.

Blutergelenk: chronisches Gelenkleiden (v.a. Knie, Ellenbogen) des Bluters, charakterisiert durch degenerative Knochendefekte (Usuren) u. Ablagerung von Hämosiderin als Folge wiederholter Gelenkblutungen.

Bluterguß: ↗Hämatom.

Bluterkrankheit: ↗Hämophilie.

Blutersatz(flüssigkeit): wäßrige Lösung anorganischer oder organischer Stoffe (physiologische NaCl-, Ringer*, Tyrode* Lsg. bzw. Polyvinylpyrrolidon, Dextran etc.) als Volumenersatzmittel.

Blutfarbstoff: ↗Hämoglobin.

Blutfette: ↗Gesamtlipide; s.a. Hyperlipoproteinämie.

Blutfleck: ↗Hämatom, Petechie, Sugillation, Suffusion, Vibices, Purpura (»Blutfleckenkrankheit«).

Blutgasanalyse: die Bestimmung der im arteriellen oder venösen Blut vorhandenen Gase Sauerstoff u. Kohlendioxid, evtl. Stickstoff, in bes. Fällen auch Kohlenmonoxid, Blausäure etc.

Blutgefäße: ↗Arteria, Vena, Arteriola, Venula, Vas capillare.

Blutgerinnsel: sog. Blutcoagulum, Masse geronnenen Blutes; ein Fibrinnetz mit reichlich Erythrozyten sowie mit Leuko- u. Thrombozyten; s.a. Blutgerinnung; vgl. Thrombus.

Blutgerinnung: das Erstarren des flüssigen Blutes als komplexer, in Phasen ablaufender Mechanismus v.a. der Blutstillung bei Verletzung (u. gleichzeitig als Faktor der Wundheilung u. Infektionsabwehr; aber auch pathologisch); wird (in Zusammenwirken mit Calciumionen) vom Thrombin (aus Prothrombin) katalysiert und führt zur Bildung von unlöslichem Fibrin aus dem im Blutplasma vorhandenen Fibrinogen. An dem Geschehen sind ca. 30 Faktoren beteiligt, darunter die **Blutgerinnungsfaktoren** des Blutplasmas (↗Faktor I bis XIII) u. zahlreiche ↗Thrombozytenfaktoren (s.a. Thrombozytenaggregation), die in einem inneren u. einem – schneller wirksamen – äußeren (↗Intrinsic- bzw. ↗Extrinsic-) System am Zustandekommen der Gerinnsel zusammenwirke; ↗Abb. S. 91.

Blutgerinnungszeit: Zeitspanne zwischen der Blutentnahme u. dem spontanen Eintritt der

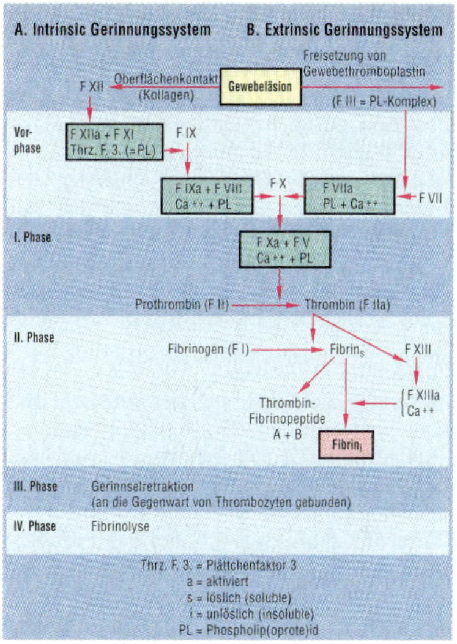

Blutgerinnung: Aktivierungskette der Gerinnungssysteme [197]

Blutgerinnung (d.h. der Bildung festen Fibrins); Bestimmung erfolgt z.B. nach LEE-WHITE.

Blutgeschwulst: ↗Hämangiom, Angiom; i.w.S. auch das ↗Hämatom.

Blut-Gewebe-Schranke: der Schrankeneffekt gegen den Übertritt bestimmter Stoffe aus der Blutbahn in das umgebende Gewebe; u.a. als Blut-Leber-, Blut-Liquor-, Liquor-Hirn-, Plazentarschranke.

Blutgruppen: die die »Blutgruppenindividualität« jedes Menschen prägenden, erblichen Merkmale, die durch Makromoleküle mit spezifisch antigenen Eigenschaften (Blutgruppenantigene) repräsentiert werden, welche in Körperzellen u. somit auch in Blutzellen (Erythrozyten) nachweisbar sind. Von klinischem Interesse ersten Ranges sind die Blutgruppen des ↗AB0-Blutgruppensystems. – Weitere Gruppen bzw. Systeme: DUFFY-, KELL-CELLANO-, KIDD-, LEWIS-, LUTHERAN-, MNSs-, P-, Rhesus-S. – Die Bestimmung der Blutgruppen erfolgt mit Testseren, die gruppenspezifisch markiert sind u. mit Hilfe von Testerythrozyten.

Blutgruppenantikörper: Immunglobuline, die in Verbindung mit dem jeweils spezifischen Blutgruppenantigen zur Agglutination (vgl. Geldrollenagglutination) bzw. Präzipitation führen.

Blutgruppenbestimmung: s.u. Blutgruppen.

Blutgruppeninkompatibilität: Unverträglichkeit von Blutgruppen; ↗AB0-, Rhesusinkompatibilität.

Blutharnen: ↗Hämaturie; s.a. Hämoglobinurie.

Blut-Hirn-Schranke: der Schrankeneffekt der die Blutgefäße im Gehirn umgebenden Glia u. des Kapillarendothels für bestimmte Stoffe (d.h. für nicht lipoidlösliche Substanzen, Proteine). Die Schranke wird bei Vergiftungen, Hypoxidose u. im Tumorbereich durchbrochen. – s.a. Blut-Liquor-Schranke.

Bluthochdruck: die arterielle ↗Hypertonie.

Bluthusten: ↗Hämoptoe, Hämoptysis.

blutig: ↗hämorrhagisch. – **bl. Schweiß:** ↗Hämhidrosis.

Blutkörperchen: die ↗Erythro-, Leuko- u. Thrombozyten (= rote bzw. weiße B. bzw. Blutplättchen) einschl. ihrer Vorstufen u. pathologischen Formen; s.a. Blutbildung (Abb.).

Blut(körperchen)senkungsgeschwindigkeit, -reaktion, BSG, BKS, BSR, ESR, »Senkung«: die Bestimmung der Absinkgeschwindigkeit der Blutkörperchen in einer ungerinnbar gemachten Blutprobe (allgemein in Citratblut), wobei im Glasröhrchen der 1- u. 2-Stunden-Wert in mm abgelesen wird. Normalwerte beim Mann 3–8 bzw. 5–18 mm, bei der Frau 6–11 bzw. 6–20 mm; höhere Werte (»BSG-Beschleunigung«) z.B. bei Entzündungen, Tumoren, Dys- u. Paraproteinämie; verminderte Werte z.B. bei Lebererkrankungen, Polyglobulien.

Blutkörperchenzylinder: ↗Erythro-, Leukozytenzylinder.

Blutkonserve: unter sterilen Bedingungen von gesunden ↗Blutspendern gewonnenes u. in einem Spezialgefäß (Kunststoffbeutel) aufbewahrtes Blut für Transfusionszwecke; als Vollblutkonserve (flüssiges Blut mit Zusatz eines Stabilisators, z.B. ↗ACD; s.a. Frischblutkonserve) oder als ↗Blutderivat.

Blutkrankheit: ↗Hämopathie.

Blutkrebs: i.e.S. ↗Leukämie.

Blutkreislauf: der Blutumlauf (Blutzirkulation); i.e.S. das kardiovaskuläre System als Transportsystem (mit den Blutgefäßen als Transportwegen), in dem das Blut (Transportmittel) vom Herzen (Pumpe) in einem Kreislauf bewegt wird (geschlossenes System). Wichtigste Aufgaben: Versorgung der Körperzellen mit den erforderlichen Stoffen, Abtransport der Stoffwechselprodukte der Zellen u. der Wärmetransport. Unterschieden **1)**

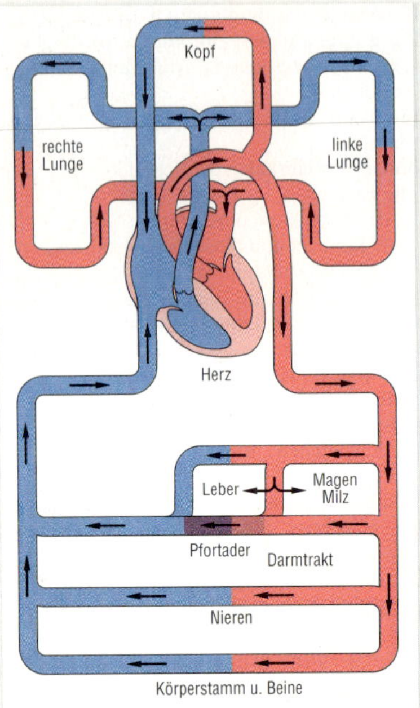

Schema des **Blutkreislaufes** [349]

als ↗Körperkreislauf; **2)** als ↗Lungenkreislauf.

Blutkuchen: ↗Cruor (sanguinis).

Blutkultur: Bakterienzüchtungsversuch (↗Kultur) zum Nachweis im Blut vorhandener Infektionserreger.

Blutleere: die krankhaft bedingte bzw. – i.e.S. – die künstlich herbeigeführte ↗Ischämie; die künstliche B. v.a. als Vorwegmaßnahme zur Verminderung des Blutverlustes bei Operationen, z.B. an Gliedmaßen (nach ↗ESMARCH herbeigeführt).

Blutlipide: ↗Gesamtlipide; s.a. Hyperlipoproteinämie.

Blut-Liquor-Schranke: der in den Kapillarbereichen der Plexus choroidei u. der Hirnhäute vorhandene Schrankeneffekt zwischen den Blutgefäßen u. dem Liquorraum als wesentlicher Faktor für die Liquorzusammensetzung. Der Wirkungsgrad liegt unter dem der ↗Blut-(Hirn-)Schranke.

Blutmauserung: der natürliche Abbau der Erythrozyten in Kombination mit der Ery-Bildung (↗Erythropoese) als Teilfunktion der Blutregeneration.

Blutpfropf: ↗Embolus, Thrombus.

Blut-pH: aktuelle Reaktion (↗pH) des Blutes, die bei normalem Stoffwechsel schwach alkalisch ist (normaler pH-Wert im arteriellen Blut 7,40 ± 0,03, im venösen Blut ca. 7,37).

Blutplättchen: ↗Thrombozyt.

Blutplasma: der flüssige, nach Entfernen der Blutkörperchen (durch Zentrifugieren) verbleibende Anteil des ungerinnbar gemachten Blutes (ca. 55%); klare, leicht gelbliche Flüssigkeit mit ca. 7–8% Eiweiß (einschl. der Gerinnungsfaktoren, im Gegensatz zu ↗Blutserum).

Blutpunkte: ↗Petechien.

Blutschorf: die Kruste aus geronnenem Blut über einer Haut- oder Schleimhautwunde.

Blutschwamm: ↗Haemangioma cavernosum.

Blutsenkung(sreaktion): Kurzbezeichnung der ↗Blutkörperchensenkungsreaktion.

Blutserum: der flüssige, nach erfolgter Blutgerinnung verbleibende Teil des Blutes, im Gegensatz zum ↗Blutplasma ohne Fibrinogen.

Blutspender: Person, die Blut für klinische Zwecke (↗Blutkonserve, Forschung) oder für die industrielle Verwertung (Gewinnung von ↗Blutderivaten, Testseren) spendet. Auswahl u. Zulassung als B. unterliegen regelmäßig überprüften Richtlinien, die v.a. das Risiko der Infektionsübertragung minimieren; s.a. Tab.

Blutspiegel: die im Blut vorhandene bzw. nachweisbare Konzentration einer körpereigenen oder -fremden Substanz (z.B. Blutzuckerspiegel bzw. der Sp. eines Heilmittels).

Blutspucken: ↗Hämoptoe.

Blutstammzelle: die unreifste, »undeterminierte« oder aber bereits »determinierte« (auf eine best. Weiterentwicklung festgelegte) Stammzelle der ↗Blutbildung.

Blutstammzellentransplantation: ↗Stammzellentransplantation.

Blutstillung: 1) das zur Beendigung einer Blutung führende Zusammenspiel von Gefäßkontraktion u. -retraktion, Thrombozytenaggregation u. Blutgerinnung; s.a. Hämostase. **2)** die den Stillstand einer Blutung fördernden therapeutischen Maßnahmen, u. zwar die unmittelbare oder mittelbare Kompression von Blutgefäßen (↗Abb.), der Druckverband, *chir* das Abklemmen, Unterbinden (Ligatur) oder Umstechen von Gefäßen, die Gefäß- oder Wundflächenkoagulation durch Elektrokauterisation, Diathermie oder Laser-Anw., das Aufsteppen von Gewebe (Netz, Muskelstückchen, die Tamponade); ferner *geburtsh* die kombinierten Handgriffe nach

Kriterien zur Beurteilung der Spendertauglichkeit von potentiellen **Blutspendern** (Auswahl) [236]

Prüfkriterium	**Forderung**
Spenderidentifikation Name, Vorname, Wohnort	Bestätigung durch gültige Personalpapiere
Anamnese Befragung auf Organ-, Infektions- u. Suchtkrankheiten	Ausschluß von: – akut Erkrankten (z.B. Lues, Tuberkulose, Typhus) – Risikogruppen für HIV-Infektionen – Suchtkrankheiten – chronischen Krankheiten – Empfängern von Cornea- u. Hirnhauttransplantaten – Personen, die mit Wachstumshormonen aus Hirnanhangsdrüsen behandelt wurden
Ärztliche Untersuchungen Erkennung von Krankheitssymptomen Kontrolle von Körpergewicht, Blutdruck, Puls, ggf. Körpertemperatur etc.	nur gesund erscheinende Personen dürfen spenden
Laboruntersuchungen bei Plasmaspenden Hämoglobin bzw. Hämatokrit Gesamteiweiß	> 12,5 g/dl bzw. > 0,38 l/l > 6 g/dl
Blutkörperchensenkungsgeschwindigkeit Leukozytenzahl Elektrophorese Urinstatus	unauffällig

Fritsch, Zweifel, deLee, Riszmann u.a. zur Stillung atonischer Nachblutungen. Die Maßnahmen können evtl. unterstützt werden durch Verabfolgung von unmittelbar oder mittelbar blutstillend (= hämostyptisch) wirkenden Substanzen (z.B. von Vitamin K, Adstringenzien, Thrombin, hochmolekularen Kolloiden, Fibrinschaum) sowie durch Frischbluttransfusion, Substitution von Gerinnungsfaktoren, örtl. Unterkühlung oder heiße Tücher.

Blutstuhl: Stuhl mit sichtbaren oder nur mikroskopisch oder chemisch nachweisbaren (»okkulten«) Blutbeimengungen; z.B. bei blutenden Geschwüren oder Krebs des Darmtraktes, Hämorrhoiden, Verschlußikterus; schwärzlich (↗Melaena) bei Blutung aus den oberen Darmabschnitten, rötlich (evtl. nur als Auflagerung) bei Blutung aus unteren bis untersten Darmabschnitten; s.a. Blutung, gastrointestinale; Haemoccult®-Test.

Blutsturz: massive, nach außen tretende Organblutung; i.e.S. die arterielle Lungenblutung (sprudelnd, hellrot, schaumig), z.B. bei Lungen-Tbk.

Blutthrombokinase, -thromboplastin, Prothrombinase: die Aktivität der Blutgerinnung, die als Prothrombinase im Milieu des Blutplasmas (Intrinsic-System) Prothrombin in Thrombin umwandelt.

Bluttransfusion: die Übertragung von Vollblut oder Blutbestandteilen (z.B. Erythrozyten-, Leukozyten-, Thrombozytenkonzentrat) eines Blutspenders auf einen Empfänger; ihre Durchführung ist obligat abhängig v.a. von einer Blutgruppengleichheit zwischen Empfänger u. Spender (ausnahmsweise möglich ist die Übertragung von »Universalspenderblut« der Blutgruppe 0) u. von der in einer vorangegangenen ↗Kreuzprobe festgestellten Verträglichkeit. – **Bl., autologe:** ↗Eigenbluttransfusion. – **Bl., intrauterine:** die – evtl. wiederholte – Übertragung rh-negativen Blutes der Gruppe 0 (als Ery-Konzentrat) in die Bauchhöhle des Feten bei schwerem Morbus hae-

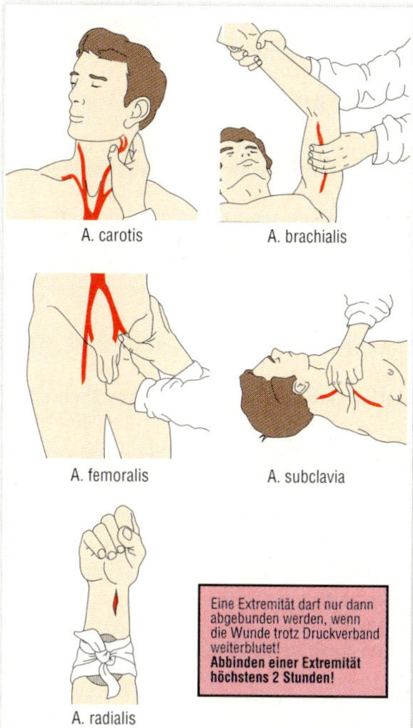

Blutstillung: Kompressionspunkte großer Gefäße

molyticus (diagnostiziert durch spektralanalyt. Fruchtwasseruntersuchung).

Blutung, Hämorrhagie: der Austritt von Blut aus seiner Gefäßstrombahn als Folge einer Verletzung oder eines Gefäßprozesses, in bd. Fällen evtl. begünstigt durch Störungen der Blutgerinnung (↗Koagulopathie). – **Bl., gastrointestinale:** Magen-, Darmblutung, entweder als okkultes ↗Blut oder als ↗Blutstuhl, Melaena; unterschieden als obere u. untere gastrointestinale Bl.; verursacht u.a. durch Varizen, Ulzera, Polyp, Karzinom, Divertikel. – **Bl., gynäkologische:** Sammelbegriff für die verschiedenen Blutungen aus dem weibl. Genitale, i.e.S. die aus der Gebärmutterhöhle (einschließlich der geburtshilflichen); z.B. als **azyklische Bl.** (↗Metrorrhagie); **funktionelle Bl.** (atypische, durch den klin. Organbefund nicht begründbare, daher durch Probeabrasio abzuklärende Bl.); **zyklische Bl.** (↗Menstruation; vgl. Menorrhagie). – **Bl., intrakranielle:** als ↗Hirnblutung, in Form eines epiduralen bzw. subduralen ↗Hämatoms oder einer subarachnoidalen Bl.; als **intraokuläre Bl.** (infolge Zerreißung oder intraoperativer Verletzung größerer Choroideagefäße); als **subaponeurotische Bl.** (unter die Kopfschwarte des Neugeborenen).

Blutungsanämie: normochrome, bei nachfolgendem Eisenmangel hypochrome ↗Anämie als Folge eines akuten oder chron. Blutverlustes. Die Verluste an Hämoglobin u. Erythrozyten werden nach 24–48 Std. sicher erkennbar; Blutverluste von > 1000 ml führen infolge Volumenmangels u. Sauerstoffmangels zu Schocksymptomen sowie zu psychot. Erscheinungen, Entblutungskrämpfen, Fieber u. Azotämie.

Blutungsbereitschaft: hämorrhagische ↗Diathese.

Blutungsschock: hämorrhagischer ↗Schock.

Blutungszeit: die von der Thrombozytenfunktion, von Gefäßkomponenten u. der Blutgerinnung abhängige Dauer einer künstlich gesetzten Blutung (Stich mittels Lanzette); beträgt als **primäre** B. normal 2–5 Min.

Blutverdünnung: ↗Hämodilution, s.a. Hydrämie.

Blutvergiftung: ↗Sepsis, s.a. Lymphangitis, Perilymphangitis.

Blutviskosität: die Zähigkeit des Blutes; hängt ab v.a. vom Erythrozytengehalt (d.h., sie nimmt mit ansteigendem Hämatokritwert zu).

Blutvolumen: die Gesamtblutmenge des Organismus; beträgt beim Erwachsenen 4–6 l.

Blutwäsche: ↗Hämodialyse.

Blutzellen: ↗Blutkörperchen.

Blutzirkulation: ↗Blutkreislauf.

Blutzucker: der Glucose-Gehalt des Blutes; die Regulation, d.h. die Einstellung auf einen den Stoffwechselbedürfnissen entsprechenden Pegel (»Blutzuckerspiegel«), erfolgt durch einen nervös-hormonalen Synergismus (Zusammenspiel des Insulins mit zahlreichen weiteren Faktoren).

Blutzuckerbelastung(sprobe): Funktionsprüfung des Kohlenhydrat-Stoffwechsels durch Verabfolgung von Traubenzucker oder anderen Kohlenhydraten; v.a. als ↗Glucosetoleranztest (GTT).

B-Lymphozyt, »B-Zelle«: s.u. Lymphozyten (1).

BMI: Abk. für ↗Body-Mass-Index.

BNS-Krämpfe: ↗**B**litz-**N**ick-**S**alaam-Krämpfe.

Bobath* Methode: eine konservative neurophysiologische Therapiemethode, z.B. bei Hemiplegie, nach Apoplex oder bei der infantilen Zerebralparese; Ziel ist es, erlernte Funktionen wieder zu automatisieren, damit der Patient sich wieder bewegen kann, ohne zu denken.

Body-Mass-Index (BMI): Meßzahl zur Bestimmung des Normalgewichts; ergibt sich aus dem Quotienten des Körpergewichts einer Person in Kilogramm u. dem Quadrat der Körpergröße in Metern (Gewicht/Größe^2 [kg/m^2]). Die Bestimmung erfolgt z.B. mit einem Body-Mass-Nomogramm (↗Abb.). Als

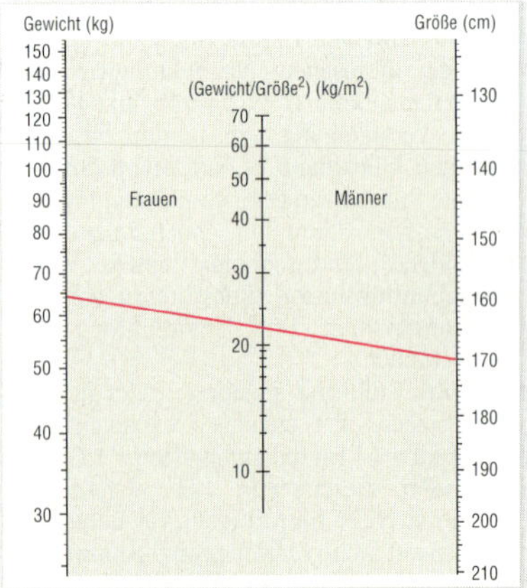

Body-Mass-Nomogramm [258]
Vergleich mit der Skala:
Untergewicht: 15–18,9 Übergewicht: 25–29,9
Normalgewicht: 19–24,9 Fettsucht: 30–39,9

normal gilt bei Männern ein Wert zwischen 20 u. 25, bei Frauen zwischen 18 u. 24.

Boeck* Krankheit: B.* Lupoid, Sarkoidose: die ↗BESNIER*-BOECK*-SCHAUMANN* Krankheit. – Als B.*-JÜNGLING* Krankheit (↗PERTHES*-JÜNGLING* Krankheit) deren ostitische Form.

bösartig: ↗maligne, perniziös.

Bogengangsapparat: Teil des Gleichgewichtsorgans des Innenohres; besteht aus den knöchernen u. häutigen Bogengängen (= Canales bzw. Ductus semicirculares) des Labyrinths.

Bogengangsfensterung: Bildung eines Knochenfensters (»Fenestra novovalis«) als hörverbessernde Maßnahme bei Mittelohrerkrankungen (otosklerotische Stapesankylose, Adhäsivprozeß); v.a. bei Tympanoplastik.

Bogenspalte: Spaltbildung im Wirbelbogen; s. Spina bifida, Spondylolysis.

Bohr* Effekt: die Abhängigkeit der Sauerstoff-Aufnahme u. -Abgabe des Blutes (bei einem bestimmten O_2-Partialdruck) vom Partialdruck des Kohlendioxids; begünstigt die O_2-Aufnahme in der Lunge u. O_2-Abgabe an die Gewebe.

Bohrdraht: ein mittels Bohrmaschine durch bzw. in einen Knochen einzuführender rostfreier Stahldraht, u.a. als Extensionsdraht (↗Drahtextension), als Führungsdraht für Schenkelhalsnägel oder zur Fixierung (z.B. ↗KIRSCHNER* Draht).

Bolus: (latein.) Bissen. – **B. alba:** *pharm* weißes, knetbares Aluminiumsilicat, das als trocknender Wund- u. Hautpuder, Badezusatz (z.B. bei Ekzem), Adsorbens (bei Darm-Erkrankungen) u. als Pillenmasse verwendet wird.

Bolustod: Erstickungs- oder Schocktod bei Atemwegs-, i.e.S. bei Kehlkopf-Verlegung durch einen kompakten Fremdkörper.

Booster-Effekt: (engl.) die lebhaftere Antwort des Organismus auf einen Wiederholungskontakt mit einem Antigen (»Auffrischimpfung« in einem größeren zeitlichen Abstand zur Basisimpfung als Grundimmunisierung).

Bor, Borium, B: Nichtmetall-Element großer Härte; beim Menschen treten bei Bormangel allerg. Symptome auf; in höherer Konzentration u. in organisch gebundener Form wirkt B. toxisch (Borvergiftung).

Borane: Borwasserstoffe; sehr giftig.

Borax: Natriumtetraborat; borsaures Natrium.

Borborygmus: kollerndes, gurrendes Geräusch im Darm; das Fehlen bei Auskultation gilt als Hinweis auf paralytischen Ileus.

Borderline-Syndrom: *(engl. »borderline« = Grenzlinie)* i.w.S. eine Persönlichkeitsstörung im Grenzbereich zwischen Neurose u. Psychose.

Borderline-Tumor: epithelialer Tumor an der Grenze zur Bösartigkeit (etwa i.S. der ↗Präkanzerose, des ↗Carcinoma in situ).

Bordetella: Bakteriengattung gramnegativer Stäbchen. – **B. bronchiseptica, B. parapertussis:** Erreger einer keuchhustenähnlichen Erkr. beim Menschen. – **B. pertussis:** Erreger des ↗Keuchhustens (Tussis convulsiva = Pertussis).

Borkenflechte: ↗Impetigo contagiosa.

Bornholmer Krankheit, Myalgia acuta epidemica: fieberhafte Krankheit, v.a. in Nordeuropa u. den USA durch Coxsackie-Viren Typ B mit Brustfellschmerzhaftigkeit (»Pleurodynie«), Pseudoappendizitis oder als »Muskelkaterkrankheit« (Pseudoparesen); oft durch Meningitis kompliziert.

Borrelia: Bakteriengattung der Familie Spirochaetaceae; flache, unregelmäßig spiralige, in Fäden auslaufende Stäbchen. Endoparasiten v.a. von Arthropoden. – **B. burgdorferi:** v.a. durch Zecken übertragene B., Erreger z.B. der ↗Lyme-Krankheit. – **B. recurrentis,** B. obermeieri: der durch die Laus Pediculus humanus übertragene Erreger des epidem. ↗Rückfallfiebers. – **B. vincentii,** Treponema vincentii: im Respirationstrakt vorkommende apathogene B.; wird bei ↗PLAUT*-VINCENT* Angina zusammen mit Fusobacterium fusiforme gefunden.

Borreliose: durch ↗Borrelien hervorgerufene Krankheiten, insbes. die ↗Lyme-Krankheit u. das ↗Rückfallfieber.

Bothriocephalosis: die durch den Fischbandwurm Diphyllobothrium latum (Bothriocephalus latus) verursachte Infektion: Magen-Darm-Beschwerden, eine Perniziosa-ähnliche Anämie (infolge B_{12}-Verbrauch) u. – durch Finnen – lokale Schwellungen u. Entzündungen in der Bauchhöhle u. Muskulatur.

Botulinustoxine: stark wirksame, hitzeempfindliche ↗Ektotoxine des Clostridium botulinum (»Botulinusbazillus«), die unter anaeroben Bedingungen in unzureichend konserviertem Fleisch, Fisch u. Gemüse gebildet werden; zerstörbar durch 5–10 Min. Kochen.

Botulismus: schwere Lebensmittelvergiftung durch ↗Botulinustoxine: Akkommodationslähmung, Mydriasis, Doppeltsehen, Ptosis, Sprach- u. Schluckstörungen, Aufhören der Speichelsekretion, Heiserkeit, Sprechstörung, Muskelschwäche, Atemnot, Krämpfe;

evtl. symmetrische Extremitätenlähmung (= **rein motorischer B.;** »Botulinus-Polyneuropathie«). Hohe Letalität: bei Typ A (USA) ca. 50%, bei Typ B (Europa) geringer.

Bougierung: Stenosenaufdehnung mittels eines stabförmigen Instrumentes (Bougie).

Bouillon: flüssiger ↗Nährboden.

bovin(us): das Rind betreffend; z.B. Typus bovinus (Rindertyp) des ↗Mycobacterium tuberculosis.

bovine spongiforme Enzephalopathie: ↗BSE.

Bowen*(-Darier*) Dermatose: eine meist solitäre intra-epidermale, oberflächlich schuppende, chron. ↗Präkanzerose der Haut (v.a. am Stamm). Kommt auch im Bereich von Schleimhäuten als sog. ↗Erythroplasie (QUEYRAT) vor.

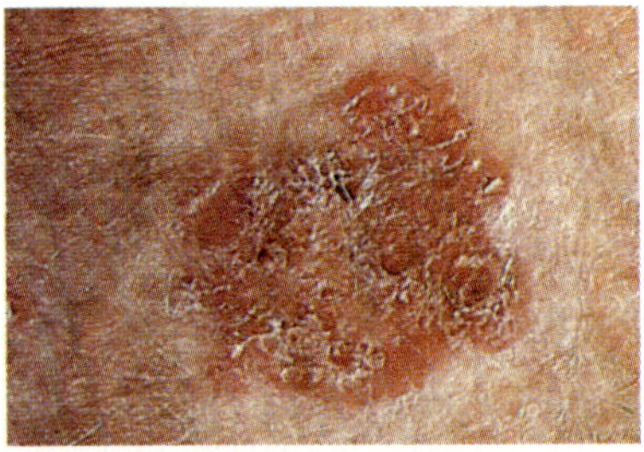

Bowen*(-Darier*) Dermatose (Handrücken) [169]

Bowman* Drüsen: ↗Glandulae olfactoriae. – **B.*(-Müller*) Kapsel:** ↗Capsula glomerularis. – **B.* Sonde:** zweiendige, geknöpfte Tränensacksonde (Silber; Stärken 0–6).

BPH: Abk. für **b**enigne ↗**P**rostata**h**yperplasie.

Bq: ↗**B**ec**q**uerel.

Br: Symbol für ↗**Br**om.

Brachialgia, Brachialgie: Armschmerz, Armneuralgie bei Irritation des Plexus brachialis (s.a. Schulter-Arm-Syndrom).

brachialis: (latein.) zum (Ober-)Arm gehörend; z.B. Plexus br. (↗Armplexus...).

Brachium: 1) der Arm (i.e.S. der Oberarm). **2) B. cerebelli:** der »Bindearm« des Kleinhirns zum Gehirn, der ↗Pedunculus cerebellaris superior.

Bracht* Handgriff: *geburtsh* H. zur »Entwicklung« des Kindes bei normaler Beckenendlage (↗Abb.).

Brachy...: Wortteil »kurz«.

Brachybasie: kleinschrittiger Gang als extrapyramidale Bewegungsstörung bei Parkinsonismus u. im Greisenalter.

Brachydaktylie: Kurzfingrigkeit bzw. -zehigkeit.

Brachygnathie: ↗Mikrognathie.

Brachyösophagus: abnorme Kürze der Speiseröhre als angeborene Entwicklungsstörung oder – häufiger – als Folge einer entzündl. Fixierung eines Gleitbruchs.

Brachyphalangie: abnorme Kürze der Finger- bzw. Zehenglieder.

Brachyrrhachie: abnorme Kürze der Wirbelsäule.

Brachytherapie: Strahlentherapie, bei der sich die Strahlenquelle im oder direkt am Tumorgewebe befindet; heute meist als ferngesteuerte Afterloading-Behandlung (↗Nachladetechnik).

Brachyzephalie, -kephalie: die »Rund-« oder »Breitköpfigkeit« als Entwicklungsmerkmal des menschl. Schädels ab dem Neolithikum.

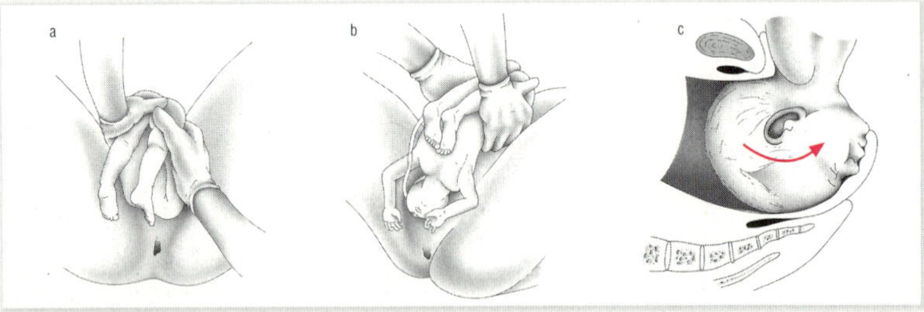

Bracht* Handgriff:
a) nach dem Herausfallen der Beine wird der Steiß um die Symphyse der Mutter in Richtung auf die Bauchdecke geleitet
b) durch kontinuierliche Abbiegung des Rumpfes werden die Arme ohne Hilfeleistung über den Damm geboren
c) nach Geburt der Schultern dreht sich der Nacken unter die Symphyse; die kindliche Nackenhaargrenze ist das Hypomochlion, das sich in den Schambogen einlegt. Der Kopf wird vom Kinn über das Gesicht u. die Stirn zum Hinterhaupt geboren, (nach MARTIUS) in [264]

brady...: Wortteil »langsam«.

Bradyarrhythmie: langsame totale Arrhythmie (< 50/Sek.) bei Vorhofflimmern oder -flattern.

Bradyarthrie: ↑Bradylalie.

Bradykardie: langsame – regelmäßige oder unregelmäßige – Herzschlagfolge (< 60/Min.). Physiologisch bei der konstitutionellen Vagotonie u. bei trainierten Sportlern; krankhaft bei Störung der autonomen Reizbildung des Herzens oder bei Irritationen des autonomen Nervensystems. – **B. fetale:** Herzaktion des Feten mit Basisfrequenz < 120/Min.

Bradykardie-Tachykardie-Syndrom, alternierendes: ↑Sick-Sinus-Syndrom.

Bradykinesie: Verlangsamung der Bewegungsabläufe als Folge organischer Hirnerkrankungen (z.B. das **bradykinetische Syndrom** bei Parkinsonismus).

Bradykinin: ein Gewebshormon (↑Kinin), das an glatten Muskeln eine langsame Kontraktion auslöst, das aber auch den Blutdruck senkt u. die Kapillarpermeabilität steigert.

Bradylalie, -arthrie, -glossie: verlangsamtes Sprechtempo; v.a. bei Multipler Sklerose.

Bradypnoe: verminderte Atemfrequenz (beim Erwachsenen < 16/Min.); physiologisch im Schlaf; krankhaft zentral bedingt, als große, periodische, intermittierende ↑Atmung.

Bradyteleokinese: unwillkürliche Verlangsamung von Zielbewegungen kurz vor Erreichen des Ziels; »Bremsungsphänomen« bei Erkrankung des Kleinhirns (u. zugeordneter Strukturen); nachweisbar z.B. beim Finger-Nase-Versuch.

bradytroph: mit mäßiger Trophik, verlangsamtem, herabgesetztem Stoffwechsel; z.B. **brad. Gewebe** (Gewebe mit nur geringer Kapillarversorgung u. mit Stoffaustausch v.a. durch Diffusion; z.B. Knorpel, Hornhaut, Linse, Gefäßwände).

Bräune: volkstümliche Bez. für Zustände, Krankheiten, die mit Engegefühl einhergehen; ursprünglich Bez. für die mit einer bräunl. Schleimhautverfärbung einhergehende Rachen-B. (↑Krupp, Angina, Diphtherie). – Als »Brustbräune« die ↑Angina pectoris.

Bragard* Zeichen: 1) Ischiasschmerz durch passive Dorsalflexion im Fuß- bzw. Großzehengrundgelenk bei gleichzeitig im Hüftgelenk gebeugten u. im Knie gestreckten Bein; z.B. bei Bandscheibenerkrankung. **2)** durch Beugung (»Bragard I«) bzw. zusätzl. Auswärtsdrehung des Unterschenkels nach der Verletzungsseite (»Br. II«) gesteigerte Druckschmerzhaftigkeit am vord. Kniegelenkspalt als Zeichen einer Meniskusschädigung.

Braille* Schrift: s.u. Blindenschrift.

branchiogen: von einem Kiemenbogen(gebilde) bzw. einer Schlundtasche ausgehend.

Brand: ↑Gangrän. – **B., emphysematöser:** ↑Gasödem.

Brandblase: Blasenbildung durch seröses Exsudat zwischen Korium u. Epidermis bei Verbrennung 2. Grades.

Brandnarbenkarzinom: ein spinozelluläres oder ein Plattenepithelkarzinom in einer geschwürigen verbrennungsbedingten Narbe.

Brandwunde: s.u. Verbrennung.

Braun* Anastomose: Seit-zu-Seit-Anastomose zwischen zu- u. abführendem Schenkel der Jejunumschlinge bei der vorderen antekolischen ↑Gastroenterostomie; zur Verhütung des »Syndroms der zuführenden Schlinge«.

Braun* Schiene: in der Länge verstellbares Metallstangengestell; zur Lagerung des Beines in leichter Kniebeugestellung.

brauner Tumor: eine gutartige Resorptionsgeschwulst des Knochens bei ↑Osteodystrophia fibrosa cystica generalisata; i.w.S. die lokalisierte Form der Osteodystrophie sowie Riesenzelltumoren anderer Genese (soweit durch Hämosiderinablagerung braun).

braunes Pigment: Sammelbez. der autochthonen (im Gewebe gebildeten) dunklen Pigmente mit Eiweißcharakter, z.B. Melanin, Lipofuscin.

BRCA: sog. »Brustkrebsgene« aus der Gruppe der ↑Tumor-Suppressor-Gene, deren Aufgabe im Schutz der Zelle vor maligner Entartung liegt; lokalisiert auf Chromosom 17 (BRCA 1) u. Chromosom 13 (BRCA 2); Alterationen eines der beiden Gene mit der Folge eines Funktionsverlustes markieren ein hohes Risiko, an einem ↑Mammakarzinom zu erkranken. Die praktisch-klinische Relevanz ist in der Diskussion.

Brechdurchfall: umgangssprachliche Bez. für mit Erbrechen u. Durchfall einhergehende Krankheiten wie unspezifische Gastroenteritis, Virusenteritis, akute Nahrungsmittelvergiftung, Cholera nostras, Säuglingsdyspepsie.

Brechkraft: Kehrwert der Brennweite (vgl. Brennpunkt) eines abbildenden Systems; Maßeinheit ist die ↑Dioptrie. – s.a. Refraktion (= B. des Auges).

Brechmittel, Emetika: Stoffe, die reflektorisch oder direkt zentralnervös Erbrechen bewirken (u. in kleinen Dosen auch als ↑Expektoranzien dienen).

Brechung: *ophth* ↗Refraktion.
Brechungsfehler: ↗Ametropie; s.a. Brechungshyperopie, -myopie.
Brechungshyperopie: Weitsichtigkeit (↗Hyperopie) infolge zu geringer Brechkraft des – normal langen – Auges.
Brechungsmyopie: Kurzsichtigkeit (↗Myopie) infolge zu starker Brechkraft des – normal langen – Auges; bei Keratokonus, -globus sowie als Linsenmyopie (z.B. bei Diabetes mellitus, Cataracta incipiens).
Brechwurz: Radix Ipecacuanhae (s.u. Uragoga ipecacuanha).
Breikost: 1) als Bestandteil der Säuglingskost der »Löffelbrei« als Zusatz zur oder als Ersatz für die Flaschenmahlzeit. Ab etwa dem 5. Monat Gemüse, ab 5.–6. Monat Milchbrei. **2)** Schonkost für Kaubehinderte u. Magen-Darm-Kranke.
Breipassage: die ↗Magen-Darm-Passage mit Bariumbrei als Röntgenkontrastmittel.
Breitband-, Breitspektrumantibiotikum: Antibiotikum, dessen Wirkungsspektrum die Mehrzahl der grampositiven u. gramneg. Keime, Rickettsien, Chlamydien, Protozoen u. Spirochäten erfaßt, z.B. Chloramphenicol, Tetracycline. Entsprechend gebraucht z.B. als Breitspektrumantiinfektivum, -chemotherapeutikum, -antimykotikum. Als **Breitspektrumpenicilline** z.B. Amino-, Acylamino-, Carboxyl-Penicilline mit erweitertem Wirkungsspektrum (im Vergleich zu ↗Penicillin G).
Breite, therapeutische: s.u. therapeutisch.
Bremsstrahlung: die durch Abbremsung schneller Elektronen entstehende Röntgenstrahlung.
Bremstherapie: Suppressionstherapie (s.u. Suppression).
brennende Füße: ↗Burning-feet-Syndrom.
Brennessel: ↗Urtica (2).
Brennfleck, Fokus: in der Röntgenröhre derjenige Abschnitt des – zur Röhrenachse geneigten – Anodenspiegels, auf den die Masse der Elektronen auftrifft **(elektronischer B.)** bzw. von dem die Röntgenstrahlen ausgehen **(thermischer B.)**.
Brennpunkt: der Vereinigungspunkt achsenparalleler Lichtstrahlen nach deren Brechung durch eine sphärische Linse oder nach Reflexion an einem sphärischen Hohlspiegel.
Brennweite: Entfernung des Brennpunktes vom Mittelpunkt einer Linse oder eines Spiegels. Der reziproke Wert ist die ↗Brechkraft.
Brennwert: Kalorienwert. – **B., physiologischer:** der Energiegehalt von Kohlenhydraten, Fett, Eiweiß. Angaben in kJ pro g (früher in kcal/g; kcal × 4,1868 = kJ [Kilo-Joule]); s.a. Nährstoffe.
Brenzcatechin: bildet mit o-Chinon ein Redoxsystem u. steht mit der Atmungskette in Verbindung. Einige Derivate (z.B. Methyldopa) sind pharmakologisch wirksam; s.a. Catecholamine (= Brenzcatechinamine).
Brenztraubensäure: die einfachste Ketosäure: CH_3-CO-COOH (= Acetylameisensäure). Ein v.a. in Form ihrer Salze (= Pyruvate) wichtiges Stoffwechselprodukt (Metabolit) v.a. im aeroben u. anaeroben Stoffwechsel der Kohlenhydrate. – Als charakteristischer Metabolit wird es als Phenyl-B. bei unbehandelter ↗Phenylketonurie mit dem Harn ausgeschieden.
Breslow* Level: histometrisch (am histologischen Präparat) zu bestimmende Tumordicke des malignen ↗Melanoms; gilt als wichtigster prognostischer Faktor; wird i.d.R. gemeinsam mit dem ↗CLARK* Level (Eindringtiefe) bestimmt.
brettharter Bauch: extreme ↗Abwehrspannung der Bauchdecken; s.a. Peritonitis.
Brett-Symptom: das »Mitgehen« des Rumpfes bei passivem Anheben der gestreckten Beine des Liegenden als typisches Zeichen der Hüft-Lenden-Strecksteife.
brevi...: Wortteil »kurz«; vgl. brachy...
Bridenileus: *(französ. brider = zusammenbinden)* Darmverschluß (Ileus) durch entzündliche (evtl. postoperative) bindegewebige Verwachsungsstränge **(Briden)** in der Bauchhöhle.
bridging: (engl.) Überbrückung; die kurzfristige (stunden-, tageweise) Unterstützung eines irreversibel geschädigten Herzens durch ein außerhalb des Körpers liegendes Pumpensystem. Anw. bei Patienten, denen eine Herztransplantation unmittelbar bevorsteht.
Brill* Krankheit, BR.*-ZINSSER* **Krankheit:** das Spätrezidiv des epidemischen ↗Fleckfiebers (die Latenz beträgt bis zu 40 J.). – **B.*-Symmers* Syndrom,** großfollikuläres Lymphoblastom: eine allgemeine Lymphknotenerkrankung (Lymphadenopathie); wird als »zentroblastisch-zentrozyt. Lymphom« (B-Zellen) in die ↗Non-HODGKIN-Lymphome eingeordnet.
Brillenhämatom: Bluterguß in die Augenlider bei einfachen Augenhöhlen- u. Lidblutungen sowie – typisch – bei Schädelbasisfraktur. – vgl. Monokelhämatom (als einseitiges Hämatom).
Brisement: *(französ. = Brechen)* **1) B. forcé:** die »gewaltsame Mobilisierung« eines fibrös versteiften Gelenkes (mit anschließender

Übungsbehandlung!). **2) B. modéré:** vorsichtige Gelenkmobilisierung in Narkose durch Dehnungen ohne Anw. grober Kraft; vgl. Quengeln.

brittle diabetes: (engl.) s.u. Diabetes mellitus, labiler.

broad-beta disease: (engl.) s.u. Hyperlipoproteinämie.

Broca* Aphasie: totale (kortikale) motorische Sprachstörung (↗Aphasie) bei Schäden des in der unteren Stirnhirnwindung gelegenen BR.* Sprachzentrums. – **B.* Formel:** Faustregel zur Bestg. des Normalgewichts (in kg) als Differenz aus Körpergröße (in cm) minus 100.

Brocklehurst* Skala: Risikoeinschätz-Tabelle zur Prophylaxe von Dekubitusschäden. Das persönliche Risiko des Patienten wird mittels einer individuellen Punktebewertung eingeschätzt; berücksichtigt werden Faktoren wie Allgemeinbefinden, zerebrale Funktion, Aktivität, Mobilität u. Inkontinenz; s.a. Dekubitus.

Brodie* Abszeß: ein gut begrenzter chronisch-osteomyelitischer Herd in der Metaphyse eines langen Röhrenknochens (v.a. Tibia), meist bei jüngeren Menschen.

Brom, Bromum, Br: Nichtmetall-Element (Flüssigkeit) der Halogen-Gruppe. Wurde früher (als KBr oder NaBr) zur Sedierung verwandt; die chron. Vergiftung führt zu Konzentrationsschwäche, Halluzinationen, Schlaflosigkeit, evtl. zu Bromakne, Kachexie.

brom...: Wortteil **1)** »Brom«; **2)** »Gestank«.

Bromakne, Bromfinnen: akneartige Knötchen als Folge einer Langzeitbehandlung mit Brom.

Bromat: Salz der Bromsäure $HBrO_3$; *pharmaz* lateinische Bezeichnung: »bromicus, -um«.

Brom(h)idrosis: Absonderung übelriechenden Schweißes, bedingt durch bakterielle Zersetzung seiner organischen Bestandteile; oft als Hyperhidrosis.

Bromide: Salze der Bromwasserstoffsäure (Acidum hydrobromicum, HBr).

Bromismus: die chron. Bromvergiftung (s.u. Brom).

Bromocriptin: Substanz mit dopaminergen Effekten; ein halbsynthetisches ↗Mutterkornalkaloid, Prolactinhemmer.

Bromoderm(a), -dermie: krankhafte Arzneimittelreaktion der Haut auf Brom-Präparate; als ↗Bromakne, Brompemphigus (Blasenbildung; **B. bullosum**) sowie als **B. tuberosum** s. **vegetans**.

Bromsulfaleinretentionsprobe: Prüfung der Leberfunktion durch Bestimmung der Clearance des Bromsulfaleins (BSP), d.h. der BSP-Konzentration im Serum 45 oder 60 Min. nach Injektion von 5 mg BSP/kg Körpergewicht.

Bronce...: ↗Bronze...

Bronche: ↗Bronchus; s.a. Bronchialbaum.

bronchial(is): einen ↗Bronchus bzw. das Bronchialsystem betreffend.

Bronchialabsaugung: das gezielte (endoskopische) oder ungezielte Absaugen von Bronchialsekret mittels eines Bronchialkatheters u. einer angeschlossenen Saugvorrichtung; z.B. für die Zytodiagnostik oder als ↗Bronchialtoilette.

Bronchialadenom: gutartiger, von den serösen u. mukösen bronchialen Schleimdrüsenanteilen ausgehender Tumor.

Bronchialasthma: ↗Asthma bronchiale.

Bronchialatmen: bronchiales ↗Atmen.

Bronchialbaum, Arbor bronchialis: die Gesamtheit der sich peripherwärts fortschreitend gabelnden (dichotom verzweigenden) Bronchen (Bronchus principalis dexter et sinister, Bronchi lobares et segmentales, Rami bronchiales segmentorum).

Bronchialfremitus: ↗Stimmfremitus.

Bronchialkarzinom, Lungenkrebs: ein Lungenkarzinom mit Ursprung im Epithel der Bronchien; häufigstes Malignom in westli-

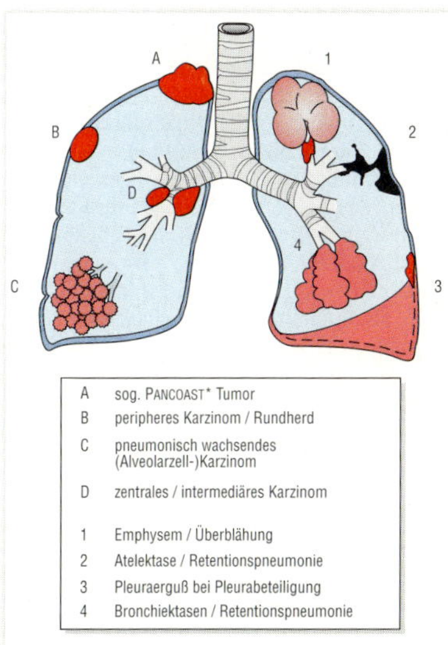

Schematische Darstellung von Topographie (rechte Lunge A–D) u. Komplikationen (linke Lunge 1–4) bösartiger Lungentumoren [53]

chen Ländern; der Altersgipfel liegt zwischen dem 55. u. 65. Lebensjahr. *Risikofaktoren* u.a.: Inhalationsrauchen, Luftverunreinigung durch industrielle, gewerbliche u. sonstige Schadstoffe (v.a. polyzyklische Kohlenwasserstoffe, Verbrennungsrückstände), Berufskarzinogene (u.a. Uran, Asbest, Teer), familiäre Disposition. Aufgrund der therapeutischen Konsequenzen wird histologisch u.a. zwischen **kleinzelligem B.** (KZBK bzw. SCLC = small cell lung cancer) u. **nichtkleinzelligem B.** (NKZBK bzw. NSCLC = non-small cell lung cancer) unterschieden. *Symptome* eher unspezifisch: bei Husten, Atemnot (Dyspnoe), Brustschmerz, Bluthusten (Hämoptyse), Gewichtsverlust, Mattigkeit, Pleuraerguß, Atelektasen, Pneumonie sollte ein B. differentialdiagnostisch einbezogen werden; s.a. Abb. *Diagnostik*: u.a. Thoraxröntgenbilder in 2 Ebenen, Tomographie, Sputumzytologie, Bronchoskopie (mit Fiberoptik), Computertomographie, evtl. perthorakale Punktion mit Feinnadel, Thorakoskopie, ggf. diagnostische Thorakotomie.

Bronchialkatheter: K. zur Einführung in den Bronchialbaum durch die Nase, den Mund (auch durch einen liegenden Beatmungstubus), u. zwar v.a. zur ↗Bronchialabsaugung, Bronchographie; z.B. der MÉTRAS* Katheter.

Bronchialsystem, hyperreagibles: die für allergisches Asthma bronchiale typische Überempfindlichkeit der Atemwege gegenüber scheinbar harmlosen Umweltreizen wie z.B. Zigarettenrauch, starken Gerüchen, kalter Luft oder körperlicher Belastung.

Bronchialtoilette, Bronchiallavage: das Absaugen des Sekrets aus der Trachea u. den Hauptbronchen mittels eines Tracheal- oder ↗Bronchialkatheters bzw. Bronchoskops während der Narkose oder Reanimation; evtl. auch als Spülung des Bronchialbaumes mit isotoner Kochsalzlösung (↗bronchoalveoläre Lavage).

Bronchiektas(i)e: die dauerhafte(n) Erweiterung(en) von Bronchialästen; angeboren (infolge Entwicklungs-, Differenzierungsstörung) oder erworben (z.B. bei stenosierender Bronchitis, Tbk, Silikose, Mukoviszidose).

Bronchien: s.u. Bronchus.

Bronchiolen, Bronchioli: die feineren knorpellosen Verzweigungen der Segmentbronchen, ausgestattet mit glatter Muskulatur u. mit Flimmerepithel.

Bronchiolitis: die Entzündung der Bronchiolen; schwere, akute Erkrankung v.a. des Kindes- u. Greisenalters (bei Masern, Pertussis, Grippe). Symptome: akute, lebensbedrohl. Atemnot **(suffokative B.),** beschleunigte Herzaktion, Husten, feinblasige Rasselgeräusche u. »miliarer« Röntgenbefund (vgl. Miliartuberkulose).

Bronchitis: die akute oder chronische, unspezifische oder spezifische (v.a. tuberkulöse) Entzündung der Bronchien (Bronchialschleimhaut; evtl. auch tiefere Wandschichten); evtl. mit nachfolgender absteigender Erkrankung der Bronchiolen (↗Bronchiolitis); durch Infektion (z.B. Influenza-, Parainfluenza-, RS-, Adeno-Viren), Allergene, Tabakrauchen, chemische Schädlichkeiten, physikalische Faktoren (z.B. Fremdkörper); ferner als Teilerscheinung einer Herzerkrankung (Stauungsbronchitis) bzw. als Begleitkrankheit von Infektionskrankheiten, Pneumokoniosen etc. Symptome: Husten, Auswurf (je nach Art der Erkrankung), örtl. Schmerzen, feuchte, nichtklingende Rasselgeräusche (Giemen, Brummen, Pfeifen), verlängertes Exspirium (v.a. bei Spastik).

Broncho...: Wortteil »Bronchus«; s.a. Bronchial...

bronchoalveoläre Lavage, BAL: Spülung einzelner Lungenabschnitte mit etwa 200 ml isotonischer Kochsalzlösung durch das eingeführte Bronchoskop. Die Zellen in der erhaltenen Spülflüssigkeit können zur ↗Zytodiagnostik verwendet werden; die Zellverteilung gibt Aufschluß über die entzündliche Aktivität einer Alveolitis (z.B. bei Lungenfibrose, Sarkoidose oder exogen-allergischer Alveolitis), ferner Hinweise zur Differentialdiagnose u. Therapie-Indikation.

Bronchodilatator, Bronchospasmolytikum: Medikament (β-Sympathomimetikum, Parasympatholytikum bzw. Theophyllinderivat), das eine Erweiterung spastisch verengter Bronchien u. Bronchiolen herbeiführt, die Lungenbelüftung verbessert u. die Gefahr der respiratorischen Insuffizienz vermindert.

bronchogen: von den Bronchen ausgehend.

Bronchographie: die Darstellung des Bronchialbaums nach Einbringen eines – meist wasserlöslichen – Röntgenkontrastmittels in den Bronchialbaum mittels eines ↗Bronchialkatheters oder der lenkbaren STRNAD* Sonde bzw. mittels der Inhalation des Kontrastmittels (»Zerstäubungs-B.«).

Bronchokonstriktion: ↗Bronchospasmus.

Broncholith, Bronchialstein: eine in der Bronchiallichtung befindliche Inkrustation nekrotischen Gewebes oder eines anderen Substrates.

Bronchophonie, Bronchialstimme: die fortgeleitete Stimme des Untersuchten, hörbar bei der ↗Auskultation über luftleeren (infiltrierten) Lungenabschnitten.

Bronchopneumonie, Herdpneumonie: eine herdförmige, ohne Bezug zu anatomischen Lungengrenzen ablaufende Lungenentzündung (»Pneumonie«; häufiger als die klassische lobäre ↗Pneumonie).

bronchopulmonale Dysplasie: bei maschinell beatmeten Frühgeborenen (v.a. bei hohem Sauerstoffpartialdruck) vorkommender irreversibler Umbau des Lungenparenchyms unter weitgehender Destruktion der Lungenbläschen (Alveolen). Kombination mit Retinopathie möglich.

Bronchoskopie: die instrumentelle Betrachtung (↗Endoskopie) der Lichtung der Luftröhre (= Tracheoskopie) u. des Bronchialbaums mit dem Bronchoskop, einem starren Rohr mit – meist endständiger – Lichtquelle, Betrachtungslupe u. zusätzlicher Staboptik bzw. einem biegbaren Fiberbronchoskop.

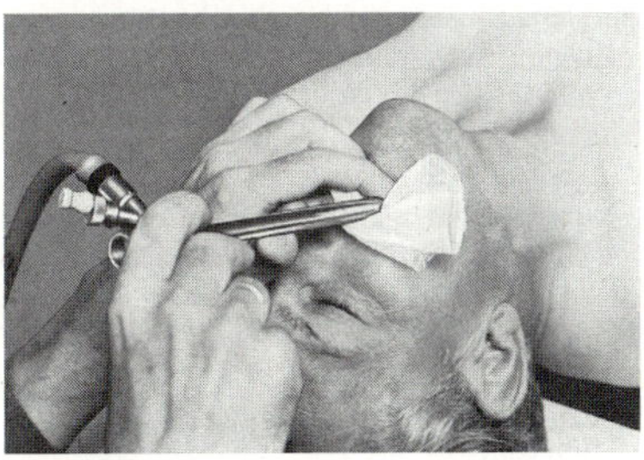

Bronchoskopie (1): Einführung des Bronchoskops in die Trachea [15]

Bronchospasmolyticum, -lytikum: ↗Bronchodilatator.

Bronchospasmus: Krampfzustand der Bronchialmuskulatur (bis zur lebensbedrohlichen Atemnot), u.a. bei Bronchialasthma.

Bronchospirometrie: die unter Verwendung eines Doppellumentubus (z.B. nach CARLENS) erfolgende getrennte ↗Spirometrie beider Lungenflügel unter Ballonabdichtung jeweils des anderen Flügels; z.B. als Voruntersuchung vor Lungenresektionen.

Bronchotomie: die operative Eröffnung oder Durchtrennung eines Bronchus.

Bronchotomographie: ↗Bronchographie im ↗Schichtaufnahmeverfahren.

bronchovesikulär: die Bronchien u. Lungenbläschen (Alveolen) betreffend; s.a. Atemgeräusch.

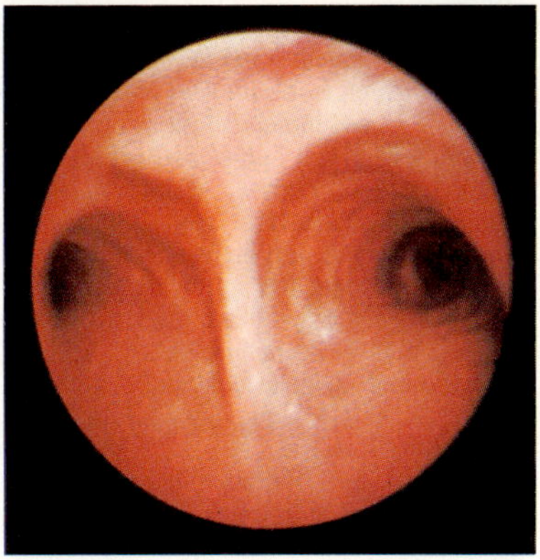

Bronchoskopie (2): bronchoskopische Aufnahme der Teilung der Luftröhre in die beiden Hauptbronchien [15]

Bronchus: die in Fortsetzung der Luftröhre der Atemluftleitung dienenden Hohlorgane der Lunge als Stämme des Bronchialbaumes; setzen sich in Aufzweigungen allmählich abnehmender lichter Weite in die – hilusnahen – Lappenbronchen sowie in die Segmentbron-

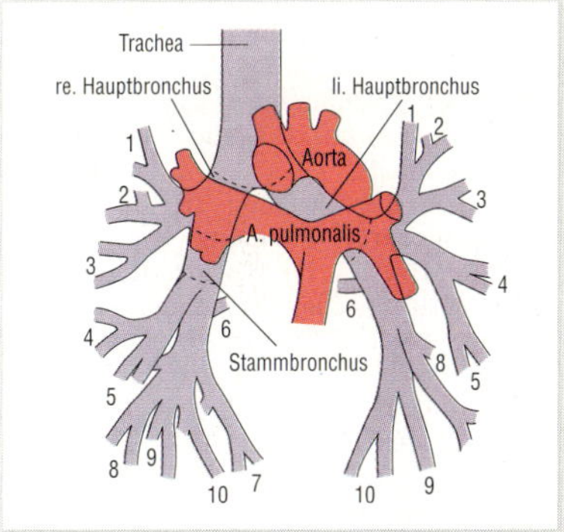

Segmentbronchen a) der rechten Lunge: **Oberlappen:** 1 = Bronchus (B.) segmentalis apicalis, 2 = B. segm. posterior, 3 = B. segm. anterior, **Mittellappen:** 4 = B. segm. lateralis, 5 = B. segm. medialis, **Unterlappen:** 6 = B. segm. apicalis (= superior), 7 = B. segm. basalis medialis (= cardiacus), 8 = B. segm. basalis anterior, 9 = B. segm. basalis lateralis, 10 = B. segm. basalis posterior; b) der linken Lunge: **Oberlappen:** 1 u. 2 = B. segm. apicoposterior, 3 = B. segm. anterior, 4 = B. lingularis superior, 5 = B. lingularis inferior, **Unterlappen:** 6 = B. segm. apicalis (= sup.), 8 = B. segm. basalis anterior, 9 = B. segm. basalis lateralis, 10 = B. segm. basalis posterior

chen **(B. segmentales)** u. deren Äste (= Rami bronchiales segmentorum) fort, auf die dann die ↗Bronchiolen folgen. Der Wandaufbau entspricht im wesentlichen – bis zu den Bronchiolen – dem der Luftröhre (mehrzeiliges Flimmerepithel, Drüsen, Knorpelspangen bzw. -stücke, glatte Muskelringe).

Bronchusadenom: ↗Bronchialadenom.

Bronchusblockade: der luftdichte Abschluß eines Bronchus gegen das übrige Bronchialsystem mittels ↗Bronchusblocker zur Prophylaxe einer Keimverschleppung während einer Lungen-Op. bzw. im Rahmen der ↗Bronchospirometrie.

Bronchusblocker: Ballonkatheter für die ↗Bronchusblockade; besitzt einen Zentralkanal, über den während der Blockade eine evtl. nötige Sekretabsaugung erfolgen kann.

Bronchuskarzinom: ↗Bronchialkarzinom.

Bronchusruptur: komplette oder inkomplette, allgemein unfallbedingte Bronchuszerreißung; Gefahr des Mediastinalemphysems.

Bronze-Baby: grau-braune Hautverfärbung bei Neugeborenen, die wegen Hyperbilirubinämie mit Phototherapie behandelt wurden.

Bronzediabetes: ein evtl. schwer einstellbarer ↗Diabetes mellitus als Spätkomplikation einer zu Pankreas- u. Leberzirrhose führenden ↗Hämochromatose. Leitsymptom ist das bronzefarbene Hautkolorit.

Bronzehaut: die bräunliche Pigmentierung der Haut bei der Addison* Krankheit **(= Bronzehautkrankheit)**.

Broteinheit, BE: ↗Weißbroteinheit.

Brown//Séquard* Lähmung: die typische Symptomatik bei Halbseitenverletzung des Rückenmarks: völlige Empfindungslosigkeit im zugehörigen Dermatom, gleichseitige spastische motorische Lähmung (Muskulaturausfall), Ausfall des Berührungs- u. Vibrationsempfindens, des Lagegefühls, Schmerz- u. Temperaturunempfindlichkeit auf der Gegenseite u. unterschiedliche Störungen des Berührungssinns.

Brucella: Gattung kurzer, unbeweglicher, aerober, gramneg. ellipsoider Stäbchenbakterien. – **B. abortus:** der Bang* Bazillus; Erreger der Bang* Krankheit (↗Brucellose). – **B. melitensis:** der Erreger der als »Maltafieber« (↗Mittelmeerfieber) bezeichneten Sonderform der Brucellose.

Brucellose, Brucellosis, Bruzellose: Oberbegriff für die durch die verschiedenen Brucella-Biotypen verursachten, epidemiologisch nahe verwandten Erkrankungen von Mensch u. Tieren (Anthropozoonosen), d.h. die Bang* Krankheit, das Maltafieber (↗Mittelmeerfieber) u. die Schweinepest; charakterisiert durch wellenförmiges Fieber (↗Febris undulans, daher als Synonym), Organmanifestationen an Milz u. Leber.

Bruch: 1) ↗Hernie (Eingeweidebruch). **2)** ↗Fraktur.

Bruchband, Bracherium: mechanisches Hilfsmittel zur Bedeckung der Bruchpforte von Leistenbrüchen.

Brucheinklemmung: die unter charakteristischer Symptomatik (↗Incarceratio) erfolgende Einklemmung einer Hernie (Bruchsack samt Inhalt) in der entsprechenden Bruchpforte.

Bruchoperation: ↗Herniotomie, -plastik.

Bruchpforte: eine angeborene oder erworbene, ringförmige oder kanalartige (durch Bruchringe begrenzte) Lücke in der Wandung einer Körperhöhle als Austrittsstelle eines Eingeweidebruches (↗Hernie).

Bruchsack: die Ausstülpung einer Körperhöhlenauskleidung als typische, sackartige Hülle um die durch eine ↗Bruchpforte anläßlich einer Bruchbildung (Herniation) ausgetretenen Eingeweide.

Brudzinski* Zeichen: Sammelbegriff für die Reflexe bei meningealer Reizung; z.B. als **B.* Nackenzeichen** die Beugung der Beine in den Hüft- u. Kniegelenken nach passiver Kopfbeugung (Folge der Dehnung der hint. Rückenmarkswurzeln).

Brücke: 1) ↗Pons. **2)** ein fester (zementierter) Zahnersatz.

Brückenkallus: überschießender (»luxurierender«) Knochenkallus als Brücke zwischen Knochenbruchbereichen benachbarter Knochen bzw. – bei Gelenkfrakturen – als paraartikuläre Spange.

Brückenlappen(plastik): Plastik mittels eines Haut- oder Schleimhautlappens, der primär beidseits gestielt ist (Payr) oder aber durch Vereinigung zweier einstieliger Lappen zu einem brückenartigen Gebilde geformt wurde.

Brugia malayi, Wuchereria mal.: ein Wurm (Nematode [Filariidae]), der im Lymphsystem von Mensch u. Säugetieren parasitiert; der Erreger der malayischen ↗Filariose (Brugiasis). – s.a. Microfilaria.

Bruit: (französ.) Geräusch.

Brust: 1) der obere Teil des Rumpfes (zwischen Hals u. Bauch); ↗Thorax. **2)** Pectus: die Thoraxvorderwand (im Ggs. zum Rücken). **3)** die Brustdrüse, ↗Mamma, Glandula mammaria.

Brustamputation: ↗Mammaamputation.

Brustatmung: ↗Thorakalatmung.
Brustbein: ↗Sternum; s.a. Sternal...
Brustbräune: ↗Angina pectoris.
Brustdrüse: ↗Glandula mammaria; i.w.S. auch die ↗Mamma u. das ↗Corpus mammae.
Brustdrüsenentzündung: ↗Mastitis.
Brustenge: ↗Angina pectoris.
brusterhaltende Therapie, BET: operative *brusterhaltende* Entfernung eines ↗Mammakarzinoms u. der Achsellymphknoten (axilläre Lymphonodektomie) mit nachfolgender Bestrahlung der Mamma; wird (unter streng definierten Voraussetzungen) zunehmend angewendet. – Verfahren: Tumorexstirpation (↗Lumpektomie), Quadrantektomie.
Brustfell: ↗Pleura.
Brustimplantat: ↗Mammaprothese; s.a. Brustrekonstruktion.
Brustkorb: Thorax, s.a. Thorako...
Brustkrebs: ↗Mammakarzinom, PAGET* Krebs.
Brustkrebsgen: ↗BRCA.
Brustmuskeln: die Muskeln des Brustkorbs, i.e.S. die Musculi pectorales.
Brustprothese: ↗Mammaprothese.
Brustrekonstruktion: Operationsverfahren zur Wiederherstellung einer kosmetisch befriedigenden äußeren Form der weiblichen Brust nach Entfernung der Brust (Mastektomie) wegen eines Tumors. Zwei Methoden werden angewendet: die Implantation künstlicher Körper, v.a. Silikon- oder kochsalzhaltiger Prothesen (s.a. Mammaprothese) nach Vordehnung mit einem Dehnkörper oder die Verlagerung körpereigenen Muskelgewebes (z.B. Latissimus-dorsi-Plastik, Rectus-abdominis-Plastik) in die Brustregion.
Brustumfang: der Brustkorbumfang bei hängenden Armen u. ruhiger Atmung bzw. bei extremer In- u. Exspiration; Bezugspunkte der Messung sind die Punkte unterhalb der unt. Schulterblattwinkel u. über der Schwertfortsatzbasis.
Brustwandableitung: die mittels Saug- oder – seltener – Nadelelektroden erfolgende Ableitung des EKG von der äußeren Brustwand von Punkten, die etwa der Projektion einer durch die Herzmitte gelegten hypothet. Ebene entsprechen, i.w.S. auch die hierbei gewonnene Aufzeichnung (Brustwand-EKG); ↗Abb. Als typische Ableitungen v.a. die unipolaren WILSON* Abltgn. V_1–V_6 u. Vr_3, Vr_4 sowie die bipolaren NEHB* Abltgn. von den Punkten A, D, I des Schemas. – s.a. Mapping.
Brustwarze: die ↗Papilla mammae (s.a. Mamillar..., Mamillen...).

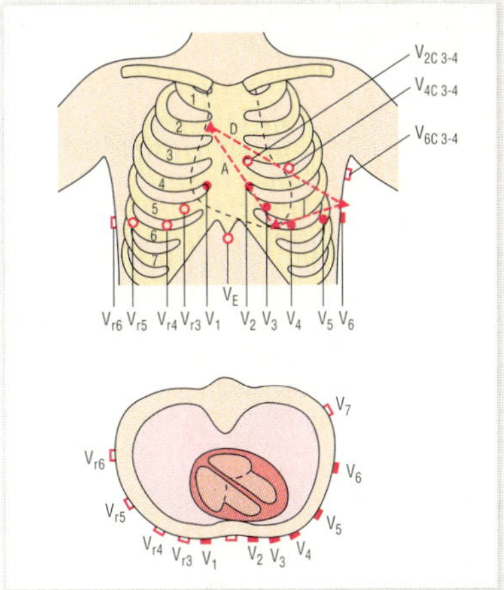

Brustwandableitung [217]

Brustwarzenentzündung, Thelitis: s.u. Mastitis.
Brustwarzenhütchen: über die Brustwarze zu stülpendes Gummi- oder Plastikhütchen als Stillhilfsmittel bei Flach- u. Hohlwarze sowie auch bei örtl. Entzündung (Rhagaden, Mastitis).
Brustwirbelsäule, BWS: der längste, normalerweise aus 12 Brustwirbeln bestehende mittlere Abschnitt der Wirbelsäule, der eine natürliche Rückwärtskrümmung (Kyphose) aufweist u. den hinteren Teil des Brustkorbs (= knöcherner Thorax) darstellt. – Die Wirbel werden mit dem Symbol Th (Th_1–Th_{12}) bezeichnet.
Brutapparat: ↗Inkubator.
Brutschrank: **1)** Wärmeschrank mit thermostatischer Regulation. **2)** ↗Inkubator.
Bruzellose: ↗Brucellose.
B-Scan: s.u. Ultraschalldiagnostik.
BSE: die **b**ovine **s**pongiforme **E**nzephalopathie (BSE), auch Rinderwahn; Infektionskrankheit des Rindes durch ↗Prionen; eine Beziehung zur ↗CREUTZFELDT*-JAKOB* Krankheit wird angenommen.
BSG: **1)** ↗**B**lut(körperchen)**s**enkungs**ge**schwindigkeit. **2)** **B**undes**s**euchen**g**esetz. **3)** **B**undes**s**ozial**g**ericht.
BSHG: **B**undes**s**ozial**h**ilfe**g**esetz.
BSR: ↗**B**lut(körperchen)**s**enkungs**r**eaktion.
BST: ↗**B**asal**t**emperatur.
BT: ↗**B**asal**t**emperatur, B-T°, Bt.
BTM: ↗**B**etäubungs**m**ittel.

BtmVVO: ↗**B**e**t**äubungs**m**ittel-**V**erschreibungs**v**er**o**rdnung.
BU: ↗**B**erufs**u**nfähigkeit.
Bubo: eine sicht- oder tastbare Lymphknotenschwellung; i.e.S. als Leistenbubo (**= B. inguinalis**); z.B. bei Gonorrhö, Syphilis, Ulcus molle, Lymphopathia venerea; ferner bei Leukämie, Herpes genitalis, Prurigo. – **B., schankröser,** virulenter B.: druckschmerzhafter Leistenbubo bei Ulcus molle (mit Neigung zu Geschwürsbildung). – **B., syphilitischer:** derbe, nicht schmerzhafte, gut abgrenzbare u. verschiebliche Lymphknotenschwellung der Leiste als Teil des syphilitischen Primärkomplexes. – **B., tropischer,** klimatischer B.: der fast schmerzlose Leistenbubo bei Lymphopathia venerea.
Bubonenpest, Beulen-, Drüsenpest: die häufigste Form der ↗Pest nach Eindringen der Erreger (↗Yersinia pestis) durch die Haut, d.h. 2–5 Tage nach Biß von Nagerflöhen: Bildung schmerzhafter, abszedierender, bis gänseeigroßer Bubonen (↗Bubo) im Bereich der regionalen Lymphknoten, mit Fieber u. Benommenheit (vgl. Pestis minor) sowie – präfinal – mit ausgedehnten petechialen Blutungen (»Schwarzer Tod«).
Bucca, Mala: die Wange, Backe.
buccalis: (latein.) zur Wange gehörend, wangenwärts.
Buccinator: Kurzbez. des Musculus buccinator (des »Bläsermuskels« der Wange).
Buckel: umgangssprachliche Bez. für ↗Kyphos(kolios)e, ↗Gibbus.
Budd*-Chiari* Syndrom: schweres Krankheitsbild bei Verschluß der Lebervenen, z.B. bei Thrombose, Tumor, Echinokokkus; akut mit Symptomen des akuten Bauches, evtl. auch Bluterbrechen u. Übergang in ein Leberkoma; chronisch mit Oberbauchschmerzen, Hepato(spleno)megalie, Aszites, Leberfunktionsstörungen.
Budesonid: ein topisches ↗Glucocorticoid; Anw. z.B. als Bronchialspray bei Asthma bronchiale; neuerdings auch als Klysma bei Colitis ulcerosa.
Budin* Regel: Bei künstl. Ernährung des gesunden Säuglings soll der Kuhmilchanteil 100 g je kg Körpergewicht u. Tag (= 10% des Körpergew. = **B.* Zahl**), jedoch höchstens 600 g betragen.
Buelau* Drainage: eine Drainage nach dem Heberprinzip zur Absaugung eines Pleuraempyems, eines Hämato- (Blut) oder Pneumothorax (Luft); der Drainageschlauch wird mittels eines kräft. B.* Trokars luftdicht zwischen den Rippen in die Pleurahöhle eingelegt; Blut, Eiter oder Luft sammeln sich in einer zwischengeschalteten Flasche an.
Bürette: kalibrierte (eichfähige) Glasröhre zur exakt dosierbaren Abgabe von Flüssigkeitsmengen.
Buerger* Gangrän: ↗Gangrän der Beine bei ↗Endangiitis obliterans (WINIWARTER*-B.* Krankheit).
Bürstenabstrich: Gewinnung von Biopsie-Material mittels einer Bürsten-armierten Sonde.
Bürstensaum: an der Epitheloberfläche des Darmes, der Hauptstücke der Nierenkanälchen, der Plazentarzotten u. des Peritoneums der von parallelen Zellenausstülpungen (= ↗Mikrovilli) gebildete Saum, durch den die Resorptionsoberfläche der Zellen wesentlich vergrößert wird.
Buffy-coat-Konserve: das aus »buffy-coat« (= Leukozytenmanschette) gewonnene Granulozytenkonzentrat als Spezialblutkonserve; ist reich an Thrombo- u. Erythrozyten.
Buformin: Butylbiguanid-HCl; ein Antidiabetikum.
bukkal: ↗buccalis.
bulbär, bulbaris: einen Bulbus betreffend, i.e.S. den Bulbus medullae cerebri (= ↗Medulla oblongata), s.a. Bulbär...
Bulbärparalyse: Ausfall motorischer Hirnnervenkerne im Bereich der ↗Medulla oblongata (= Bulbus medullae), i.e.S. bei der bulbären Form der myatrophischen ↗Lateralsklerose, ferner als **chronische progressive B.** (↗DUCHENNE* Syndrom). Symptome: z.B. die Bulbärsprache (verlangsamte, verwaschene, kloßig-nasale Sprache), Schluck-, Kau-, evtl. auch Atemstörungen, Kehlkopflähmung.
Bulbus: (latein.) Zwiebel, Knolle; knollenförmiges Organ(teil). – **B. medullae spinalis:** ↗Medulla oblongata; s.a. Bulbär..., bulbär. – **B. oculi:** der Augapfel (s.u. Auge). – **B. olfactorius:** der Riechkolben; der vordere (= rostrale) verdickte Teil des Riechlappens auf der Lamina cribrosa des Siebbeins, der die Riechnerven aufnimmt u. die – das 2. Riechbahn-Neuron bildenden – Mitralzellen enthält. – **B. pili:** die Haarzwiebel; das verdickte, die Haarpapille umfassende Ende der Haarscheide, dessen Epithelzellen fortlaufend das Haar bilden.
Bulimie: die sog. Freßsucht; übermäßiges Eßbedürfnis, bei dem das Hungergefühl fehlen kann. – **B. nervosa:** zu den ↗Eßstörungen gehörende, häufig auftretende Phasen exzessiver hochkalorischer Nahrungsaufnahme

(»Freßattacken«) mit anschließendem – selbst herbeigeführtem – Erbrechen oder Laxanzienabusus bei häufig geringen Schwankungen des Körpergewichts. Kann isoliert oder als ↗Anorexia nervosa mit bulimischen Störungen auftreten.

Bulla: seröse Flüssigkeit enthaltende erbs- bis eigroße Blase mit Ursprung (u. Lage) unter der Hornschicht, d.h. subkorneal **(= keratolytische B.)** in oder unter der ↗Epidermis = intraepidermal bzw. subepidermal **(= akantholytische** bzw. **epidermolytische B.)**. – **B. repens** s. **rodens:** eine langsam »weiterkriechende«, nicht reißende Blase an Finger, Nagelwall (»Umlauf«), Handteller oder Fußsohle als ↗Strepto-, seltener als Staphylodermie.

bullös, bullosus: mit Bildung von Blasen (↗Bulla), großblasig.

Bullosis: eine mit Blasenbildung (↗Bulla) einhergehende Hautkrankheit. – **B. actinica:** B. durch Lichteinwirkung; v.a. bei ↗Porphyrien.

Bundesgesundheitsamt: ehem. Oberbehörde (in Berlin), deren Aufgaben v.a. durch das Bundesinstitut für Arzneimittel u. Medizinprodukte, das Bundesinstitut für gesundheitlichen Verbraucherschutz u. Veterinärmedizin u. das Paul-Ehrlich-Institut (Sera u. Impfstoffe) übernommen worden sind.

Bundesseuchengesetz: in Deutschland das »Gesetz zur Verhütung u. Bekämpfung übertragbarer Krankheiten« beim Menschen (vgl. Meldepflicht).

Bundessozialhilfegesetz: Gesetzeswerk, das u.a. die Ansprüche körperlich, geistig u. psychisch Behinderter auf Eingliederungshilfe regelt.

Bunsen* Brenner: Laboratoriums-Gasbrenner mit getrennter Leuchtgas- u. Luftzuleitung; Temperatur der nichtleuchtenden Flamme 1200–1500 °C.

bunte Reihe: eine Serie flüssiger Nährsubstrate, die verschiedene Kohlenhydrate, niedere Alkohole u. Glykoside sowie einen Indikatorfarbstoff enthalten; zur Anw. für »kulturelle Erregerdiagnostik« v.a. der Enterobacteriaceae anhand des Vergärungstyps.

Buphenin: gefäßerweiterndes (= vasodilatorisches) Sympathomimetikum.

Buphthalmus: ↗Hydrophthalmus.

Bupivacain: ein Lokalanästhetikum mit lang anhaltender Wirkung; Anw. auch zur Spinal- u. Periduralanästhesie.

Buprenorphin: stark wirksames Analgetikum (Betäubungsmittel); wird auch zur periduralen Opiatanalgesie verwendet.

Burkitt* Lymphom: ein ↗»Non-Hodgkin-Lymphom« hoher Malignität; wird wahrscheinlich ausgelöst durch das Epstein*-Barr* Virus.

Burnett* Syndrom, Milch-Alkali-Syndrom: eine Kalkstoffwechselstörung infolge Überangebotes an leicht resorbierbaren Alkalien (Calciumcarbonat, Milch), in dessen Folge es zu Übelkeit u. Erbrechen mit Verlust an sauren Valenzen kommt.

B

Burning-feet-Syndrom: (engl.) nächtliche (bei Bettwärme auftretende, durch Kühlung linderbare) Anfälle schmerzhaften Brennens der Füße. Vermutlich Folge einer Hypovitaminose (Pantothensäure-, Nicotinsäure-, Aneurinmangel) oder eines Mangels an Mineralien (z.B. Magnesium).

burnout-Syndrom: Phänomen des »Ausgebranntsein« mit physischer u. psychischer Erschöpfung, Abstumpfung u. Gefühlen persönlicher Inkompetenz, v.a. bei sozialen Berufen als Reaktion auf emotionale Überbeanspruchung, Daueranspannung u. berufliche Situationen, in denen begrenzte Handlungsmöglichkeiten als besonders belastend erlebt werden (z.B. Onkologie-, Intensiv-, Dialysestationen, Sozialarbeiter).

Bursa: (latein.) Beutel, Tasche; meist der Schleimbeutel; aber auch z.B. die Kloakentasche (die **B. Fabricii** der Vögel; der Ort der Lymphozytendifferenzierung zu B-Zellen; vgl. Bursaäquivalent). – **B. omentalis:** die größte Bauchfelltasche hinter dem Magen. – **B. synovialis** s. **mucosa:** ein mit »Gelenkschmiere« (= Synovia) gefüllter Schleimbeutel.

Bursa-Äquivalent: die beim Menschen anstelle der ↗Bursa Fabricii für die B-Lymphozyten-Determinierung zuständigen lymphatischen Organe, z.B. die lymphatischen Gewebe des Darmtraktes.

Bursektomie: operative Entfernung eines Schleimbeutels (= Bursa).

Bursitis: die akute oder chron. Entzündung eines Schleimbeutels (Bursa). – **B. praepatellaris:** die B. des Knieschleimbeutels, meist chronisch-rezidivierend.

Buserelin, LHRH-Antagonist: Hormonpräparat zur Anw. bei Endometriose u. in der Tumortherapie (z.B. Prostata-Ca.).

Busulfan: Zytostatikum; s.a. Alkylanzien.

Butanol-extractable iodine, BEI: (engl.) die aus dem Serum mittels **Butanol** (Butylalkohol) **extrahierbare Jodfraktion,** die die hormonaktiven, jodhaltigen organ. Substanzen (v.a. Thyroxin) angereichert enthält u. aus der sich die biologisch inaktiven Jodverbindungen (anorgan. Stoffe, Tyrosin-Derivate) abtrennen lassen.

n-Buttersäure, Acidum butyricum: eine ranzig riechende Monocarbonsäure in tierischen Sekreten u. Fetten (z.B. als Triglycerid), beim Menschen in den Ausscheidungen u. im Darm- u. Magensaft.

Butyrum: *(latein. = Butter)* Substanz mit butterähnlicher Konsistenz. – **B. Cacao:** Kakaobutter (Oleum Cacao).

B-Virus: **1)** das biologisch u. serologisch mit dem Herpes-simplex-Virus verwandte »Herpesvirus simiae«. **2)** ↗Hepatitisvirus B. **3)** ↗Influenzavirus B.

BWS: ↗**B**rust**w**irbel**s**äule.

BWS-Syndrom: ↗Thorakalsyndrom.

Bypass: (engl.) Umgehungsanastomose; i.e.S. der künstliche, vorübergehende oder auf Dauer angelegte Umgehungs- = Kollateralkreislauf, z.B. **aortokoronarer, femoropoplitealer, portokavaler** oder **splenorenaler B.** Wird angelegt bei krankheitsverursachten oder künstlichen Unterbrechungen des Blutkreislaufs, z.B. bei Gefäßsklerose bzw. bei intraop. Abklemmung großer Gefäße. – **B., aortokoronarer:** s.u. Koronarchirurgie.

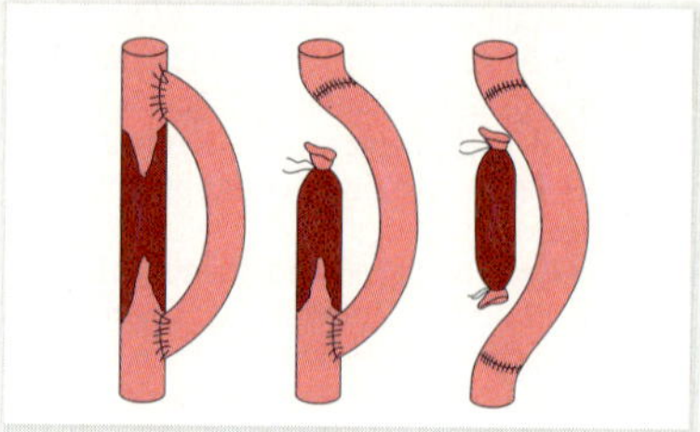

Bypass [21]

Bypass-Chirurgie: s.u. Koronarchirurgie.

Byssinose, Baumwollfieber: eine Staublungenerkrankung durch das Einatmen von pflanzlichen Verunreinigungen des Roh-Baumwoll-(Flachs- oder Hanf-)Staubs.

B-Zellen, Beta-Zellen: **1)** eine Zellgruppe im Inselorgan des Pankreas; bilden das Hormon Insulin. **2) künstliche B-Zelle:** künstliches ↗Pankreas. **3)** basophile Zellen des Hypophysenvorderlappens, bilden z.B. ↗TSH u. die ↗gonadotropen Hormone. **4)** B-Lymphozyten s.u. Lymphozyten (1).

C

C: 1) Kurzzeichen u.a. für **C**ompliance, Kohlenstoff (**C**arboneum); Antigen C des Rhesussystems, Brustwandableitung (aus engl. **c**hestwall) bzw. Ramus **c**ircumflexus der li. Koronararterie. – Ferner **°C** für Grad **C**elsius, **C'** für Komplement, $\mathbf{C_1}$ bis $\mathbf{C_7}$ für Halswirbel, **C 1, C 2, C 3...** für **C**entesimalpotenz (s.u. Potenz). **2)** lateinische Ziffer »hundert« (**c**entum).

CA: Abkürzung für (engl.) **C**arbohydrate **A**ntigen (auch **C**ancer **A**ntigen), ↗Tumorantigene, z.B. CA19-9; Tumor- oder Karzinom-assoziierte, durch monoklonale Antikörper nachweisbare Tumormarker.

Ca: Zeichen für ↗**Ca**lcium, ↗**Ca**rcinoma **(Ca.).**

CAD: (engl.) **c**oronary **a**rtery **d**isease = ↗koronare Herzkrankheit.

Cadaverin: eine Fäulnisbase (biogenes Amin), die bei bakterieller Eiweißzersetzung aus Lysin entsteht, u.a. als Leichengift.

Cadmium, Kadmium, Cd: Metall; u.a. im menschlichen Körper als Spurenelement; ist in allen chemischen Verbindungen u. Zustandsformen giftig; in der chron. Form infolge Ablagerung in den Organen (z.B. in den Nieren = Cadmium-Nephropathie); Karzinogen; gilt ggf. als entschädigungspflichtige Berufskrankheit.

caducus: (latein.) hinfällig; z.B. Dens caducus (= Milchzahn).

Caec...: s.a. Zäk..., Zök...

Caecum, Zäkum, Blinddarm: der sackförmige Anfangsteil des Dickdarms re. im großen Becken, in den der Dünndarm an der BAUHIN* Klappe (Valva ileocaecalis) einmündet; an seinem unteren Ende befindet sich die Appendix vermiformis (der Wurmfortsatz, der sog. »Blinddarm« des Volksmundes). – **C. mobile:** ein infolge fehlender Fixierung an der hint. Bauchwand übermäßig bewegliches C.; Neigung zu Obstipation u. zu rezidivierenden Koliken **(»Caecum m. dolorosum«, »C.-m.-Syndrom«).**

Cäsium, Caesium, Cs: Alkalimetall; von seinen 18 Isotopen besonders wichtig das in uranbetriebenen (^{235}U)-Reaktoren als Spaltprodukt anfallende ^{137}Cs (Zerfallsart: β^- u. γ), das in der Isotopenmedizin angewandt wird.

Café-au-lait-Fleck: milchkaffeefarbener Hautfleck, der in der Ein- oder Mehrzahl bereits bei der Geburt vorhanden ist oder kurz danach auftritt; oft Teilerscheinung der ↗Neurofibromatose RECKLINGHAUSEN.

Caissonkrankheit: bei Arbeiten im **Caisson** (Senkkasten, Taucherglocke) oder unter ähnlichen Bedingungen auftretende ↗Druckfallkrankheit.

Calabar-Beule, Kamerun-Schwellung: flüchtiges, schmerzloses Hautödem mit Rötung, Juckreiz als häufigstes Symptom einer durch Loa loa verursachten ↗Filariose.

Cal, cal: Kurzzeichen für Kilo- bzw. Grammkalorie (s.u. Kalorie).

calcanearis: (latein.) zur Ferse bzw. zum Fersenbein (↗Calcaneus) gehörend.

Calcaneus, Kalkaneus: das mit dem Sprungbein (Talus) u. Würfelbein (»Kuboid«) gelenkig verbundene Fersenbein; hat am hinteren Ende einen massiven Höcker (Tuber calcanei) als Ansatz der Achillessehne.

Calcaria: Kalk, Calcium. – **C. chlorata:** Bleich-, Chlorkalk; enthält 25–36% lose gebundenes Chlor; wirkt bleichend, desodorierend, desinfizierend (von IGNAZ SEMMELWEIS als Desinfiziens eingeführt).

Calcarina: Fissura calcarina, ↗Sulcus calcarinus. – **C.-Syndrom:** s.u. Arteria calcarina.

calci...: s.a. kalzi...

Calcidiol; Calciferol: s.u. Vitamin D.

calcificans: (latein.) kalkbildend, verkalkend.

Calcinosis, Kalzinose: krankhafte Ablagerung von Calciumsalzen (Ca-Phosphat, -Carbonat) in Geweben.

Calcitonin, Kalzitonin, CT, Thyreocalcitonin: in den C-Zellen (vgl. APUD...) der Schilddrüse (u. Nebenschilddrüse) gebildetes Hormon; Gegenspieler (Antagonist) des ↗Parathormons mit kalziumregulierender Wirkung; senkt den Blutcalciumspiegel durch Hemmung der Calciumfreisetzung aus den Knochen u. durch gesteigerte Calcium-Ausscheidung im Urin.

Calcium, Kalzium, Ca: Erdalkalimetall; für den Menschen unabdingbar nötiges 2wertiges Element (↗Calciumstoffwechsel); seine radioaktiven Isotope werden für Knochen-Szintigraphie u. Ca-Stoffwechseluntersuchung genutzt. – Seine Salze finden Anw. z.B. bei Tetanie; hohe i.v. Gaben können zu Vergiftung führen.

Calciumantagonisten, Calcium(kanal)blocker, CB: Wirkstoffe, die den Einstrom von Calciumionen durch den sog. langsamen Calciumkanal verringern u. dadurch u.a. die Herzarbeit u. den Blutdruck senken u. die Gefäße erweitern. Unterschieden werden C. vom Nifedipin-, Verapamil- u. Diltiazem-Typ. Anw. u.a. bei koronarer Herzkrankheit, Hypertonie, Herzrhythmusstörungen.

Calciumstoffwechsel: der sog. »Kalkstoffwechsel«. Calcium (Ca) wird – unter Beeinflussung durch Vitamin D u. Parathormon – im Darm resorbiert durch das Calcium-bindende Protein (CaBP); der Gesamtbestand (1,5–2,2% des Körpergewichtes) ist zu 95% im Skelett, zu 5% in Körperflüssigkeiten (z.B. als Plasma-Calcium) enthalten.

Calculus: (latein.) kleines (Kalk-)Steinchen, (Kalk-)Konkrement. – **C. biliaris:** Gallenstein (↗Gallenkonkrement). – **C. dentis:** Zahnstein. – **C. renalis:** Nierenstein (s.u. Nephrolithiasis).

Calendula officinalis: ↗Ringelblume.

Calices renales: die Nierenkelche als 1. Abschnitt der ableitenden Harnwege; 8–10 markwärts gerichtete Ausstülpungen des Nierenbeckens, in die die Nierenpyramiden hineinragen.

Caliculus: (latein.) kleiner Kelch. – **C. gustatorius,** Porus g.: die »Geschmacksknospe« als Sinnesorgan; kommt vereinzelt vor im Schleimhautepithel der Gaumenbögen, des unt. Schlundbereichs u. des Kehldeckels, zahlreich in den Wall- u. Blattpapillen der Zunge (↗Papillae).

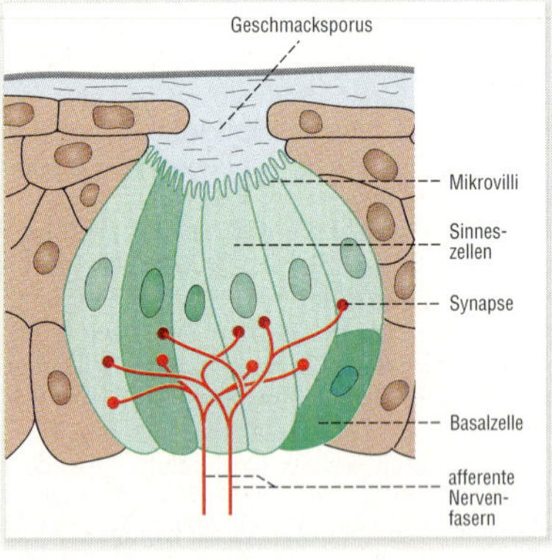

Caliculus gustatorius: Schema einer menschlichen Geschmacksknospe [156]

Callositas: ↗Hornschwiele.

callosus: (latein.) verdickt, schwielig, kallös.

Callus, Kallus: **1)** ↗Knochenkallus. **2)** ↗Hornschwiele.

Calmette*-Guerin* Bazillus: ↗BCG (2).

Calor: (latein.) Wärme, Hitze; z.B. örtliche Hautwärme als klassisches Zeichen der Entzündung.

Calva, Calvaria: Schädeldach (= »Hirnschale«, »Kalotte«).

Calyces renales: ↗Calices renales.

Calymmatobacterium granulomatis, Donovania gran.: aerobe Stäbchenbakterien; der schwer anzüchtbare Erreger der ↗Donovaniosis.

Camera: (latein.) Kammer. – **C. anterior** u. **posterior bulbi:** die vordere u. hintere ↗Augenkammer. – **C. vitrea bulbi:** der vom Glaskörper (Corpus vitreum) eingenommene Raum des Augapfels.

Camphora, Kampfer: im ätherischen Öl zahlreicher Pflanzen enthalten.

Campylobacter: gramnegative Stäbchenbakterien mit Hakenform. – **C. fetus** u. **C. jejuni** gelten als Erreger fieberhafter (mit Gelenkschmerzen einhergehender) Enterokolitiden beim Menschen. – **C. pylori:** ↗Helicobacter pylori.

Canaliculus: kleiner Kanal (Mehrzahl: **Canaliculi** = **Cc.**). – **Cc. biliferi:** die nur von Leberzellen begrenzten Gallenkapillaren. – **C. chordae tympani:** Kanälchen vom Fazialiskanal zur Paukenhöhle.

Canalis: Kanal (Mehrzahl: **Canales** = **Cc.**). – **C. adductorius:** der »Adduktorenkanal«, zieht von der Leiste zur Kniekehle, enthält die Arteria femoralis (mit Begleitvene). – **C. carpi:** Handwurzelkanal, gebildet von Handwurzelknochen u. dem Retinaculum flexorum; enthält die Sehnen der Fingerbeuger u. den Nervus medianus. – **C. centralis: 1)** der Zentralkanal des Rückenmarks (beim Erwachsenen streckenweise verödet); **2)** ↗HAVERS* Kanal. – **C. femoralis:** der bei der Bildung einer typischen = medialen ↗Schenkelhernie entstehende »Schenkelkanal«. – **C. infraorbitalis:** Kanal im Boden der Augenhöhle für die gleichnamige Arterie u. ihre Begleitvene u. gleichnamigen Nerv. – **C. inguinalis:** der »Leistenkanal«; durchsetzt schräg die vordere Bauchwand; der Durchtrittsort des Samenstrangs bzw. des Ligamentum teres uteri der Frau; der typ. Bruchkanal der indirekten Leistenhernien. – **C. obturatorius:** der Kanal am Foramen obturatum; darin – gleichnamig – Arterie, Vene u. Nerv aus dem Becken zum Bein. – **C. opticus:** der »Sehnervkanal« im kleinen Keilbeinflügel; enthält den Nervus opticus u. die A. ophthalmica. – **C. vertebralis,** C. spinalis: der von den Wirbellöchern (Foramina vertebralia) gebildete, von den Wirbelbögen u. -körpern, Bandscheiben u. Ligamenta flava begrenzte Rückenmarks-, Spinal- oder Wirbelkanal; enthält das Rückenmark u. dessen Häute.

Cancer: (latein.) Krebs, ↗Carcinoma. – **C. aquaticus:** ↗Noma. – **cancer en cuirasse:** (französ.) ein den Brustkorb panzerförmig umgebendes, die Haut infiltrierendes ↗Mammakarzinom.

Cancroid: verhornendes ↗Plattenepithelkarzinom.

Candela, cd: die »neue Kerze« als SI-Einheit der Lichtstärke.

Candida: eine Gattung asporogener Sproßpilze (Hefen); mit zahlreichen fakultativ pathogenen Arten; Charakteristika: Bildung von Sproßzellen, Myzel oder Pseudomyzel. – Als med. bedeutendste Art **C. albicans** (der Soorpilz); weitere Arten: **C. guilliermondii, C. krusei, C. parapsilosis, C. pseudotropicalis, C. pulcherrima, C. stellatoidea, C. tropicalis** als Erreger der ↗Candidamycosis.

Candidamycosis, Kandidamykose, Candidiasis, Candidosis, Soor: durch ↗Candida-Arten (meist Candida albicans) hervorgerufene Pilzerkrankung (opportunistische ↗Mykose) mit Befall der Haut, der Schleimhäute (Mund, Genitalien, Verdauungsorgane) oder – bei Minderung der körpereigenen Abwehr – der inneren Organe (z.B. als Endokarditis, Sepsis; ferner Endophthalmitis, ZNS-Erkrankung). – Langdauernde Verabfolgung von Antibiotika u. Immunsuppressiva, aber auch Diabetes mellitus, konsumierende Grundkrankheiten (z.B. AIDS) u. Störungen des physiologischen Milieus (z.B. Hautfeuchtigkeit, pH-Erhöhung in der Scheide) können das Auftreten einer C. fördern.

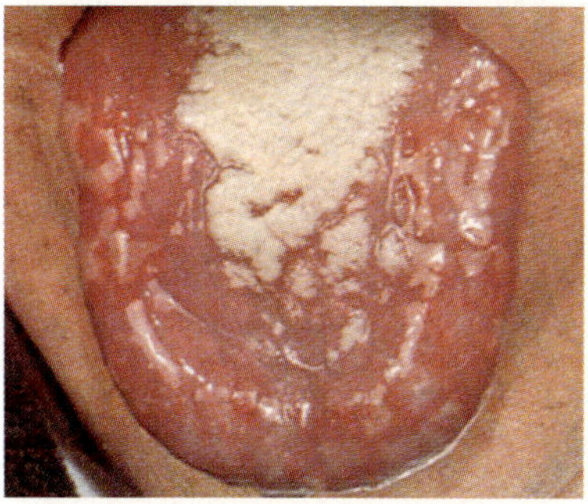

Candidamycosis: Soorbelag der Zunge [79]

Canicola-Fieber: ↗Leptospirosis canicola (Stuttgarter Hundeseuche).

Canities: Grau-, Weißhaarigkeit.

Cannabiosis, Hanf-, Hechelfieber, Hanfstaublunge: eine Byssinose-ähnliche ↗Pneumokoniose der Hanfarbeiter.

Cannabis sativa var. indica: der Indische Hanf; Wild- u. Kulturpflanze in Süd- u. Osteuropa, Amerika, Asien; aus der Pflanze wird ↗Haschisch u. ↗Marihuana gewonnen.

Capillar...: s.a. Kapillar...

capillaris: (latein.) haarartig; z.B. Vas capillare (Blutkapillare).

Capilli: die Kopfhaare.

Capillitium: die behaarte Kopfhaut.

Capistrum: als »Halfterverband« ein »Kornährenverband« für Gesichts- u. Kopfverletzungen.

capitatus: (latein.) mit einem Kopf(teil) versehen; z.B. Os capitatum.

Capitulum: 1) mit einer Gelenkfläche versehenes »Köpfchen« eines Knochens. **2)** die Kopfplatte im Halsteil des Spermiums.

Capronsäure, Acidum capro(n)icum s. capronatum, Butylessigsäure: eine höhere gesättigte Fettsäure in tierischen u. pflanzlichen Ölen u. Fetten.

Capsicum annuum: der Paprikastrauch [Solanaceae]; die getrockneten Früchte (enthalten u.a. Capsaicin) finden Anw. in hautreizenden Tinkturen, Salben, Pflastern etc., z.B. als antirheumatische Einreibungen (nicht auf entzündeter oder verletzter Haut!). – Frische Früchte sind reich an Vitamin C u. P, Carotinoiden.

Capsid; Capsomeren: ↗Kapsid.

Capsula: (latein.) kleine Kapsel. **1) C. medicinalis:** »Arzneikapsel«. **2)** Organkapsel. – **C. adiposa renis:** die aus lockerem Baufett bestehende Fettkapsel der Niere u. Nebenniere. – **C. articularis:** die Gelenkkapsel; mit derbem äußeren u. Synovialflüssigkeit bildendem inneren Anteil; vielfach verstärkt durch Bänder, z.B. Ligamenta collateralia. – **C. externa:** die weiße Hirnsubstanz zwischen Linsenkern u. Claustrum. – **C. fibrosa:** die kollagen-bindegewebige Kapsel verschiedener Organe. – **C. glomerularis:** die becherförmige

BOWMAN* Kapsel des Nierenkörperchens; besteht aus einem inneren = viszeralen Blatt, das den von der Kapsel eingeschlossenen Knäuelkapillaren anliegt, u. einem äußeren = parietalen Epithelblatt. – **C. interna:** die »innere Kapsel« des Gehirns; die schalenförmige Ausbreitung der markhaltigen Projektionsfasern zwischen Nucleus caudatus u. Thalamus medial u. Nucleus lentiformis lateral.

Captopril: hemmt kompetitiv das »Converting Enzyme« (↗ACE-Inhibitor); hat blutdrucksenkende (antihypertensive) Wirkung.

Captopriltest: Screening-Test zum Nachweis einer renalen Hypertonie; dabei wird die Plasmareninaktivität vor u. nach Gabe von Captopril bestimmt.

Caput: (latein.) Kopf, v.a. Gelenk- bzw. Muskelkopf, Haupt. – **C. femoris:** der Femur-, Hüft- oder Schenkelkopf. – **C. fibulae,** Capitulum fibulae: das Wadenbeinköpfchen. – **C. humeri:** der Oberarmkopf. – **C. medusae: a)** Varicomphalus: sichtbare Erweiterung u. Schlängelung der Bauchdeckenvenen als Strahlenhaupt; in der Umgebung des Nabels als Kollateralkreislauf bei Behinderung des Pfortaderabflusses (Leberzirrhose oder Thrombose); **b)** erweiterte episklerale Gefäße als Strahlenhaupt beim akuten Glaukom. – **C. pancreatis:** der vom Zwölffingerdarm umfaßte Pankreaskopf.

Cara(a)te: (indian./span.) ↗Pinta.

Carbamazepin: ein Antiepileptikum; wird auch zur Behandlung der Trigeminusneuralgie eingesetzt.

Carbenoxolon: ein Derivat des Glykosids Glycyrrhizin, Anw. in der Behandlung von Ulcera ventriculi; erhöht die Menge u. Viskosität des Magenschleims.

Carbo: (latein.) Kohle; z.B. **C. medicinalis** (Arzneikohle; Anw. als Adsorbens bei Darm-Erkrankungen, Meteorismus, Flatulenz, Vergiftungen).

Carboanhydrasehemmer, -inhibitoren: Substanzen, die die Carbonatdehydratase blockieren u. damit die tubuläre Rückresorption von Natrium- u. Bicarbonationen in der Niere hemmen; führen eine verstärkte Diurese herbei; vermindern die Bildung Bicarbonat-haltigen ↗Kammerwassers u. werden daher zur Glaukombehandlung eingesetzt. – Als stärkster C. das Acetazolamid.

Carbochromen: ein Koronardilatator; Anw. zur Therapie der koronaren Herzkrankheit.

Carbonat, Karbonat: Salz der Kohlensäure; Bi- oder Hydrogencarbonat oder neutrales Carbonat.

Carboneum: (latein.) ↗Kohlenstoff.

Carbunculus: ↗Karbunkel.

carcino...: s.a. karzino...

carcinoembryonales Antigen, karzinoembryonales Antigen, KEA, CEA: einer der wichtigsten ↗Tumormarker (tumorassoziiertes Antigen); ein Glykoprotein; erhöhte Werte auch bei zahlreichen gutartigen Erkrankungen des Gastrointestinaltraktes; bei Rauchern, Alkoholikern.

carcinofetale Antigene: z.B. das Alpha-Fetoprotein (↗AFP) u. das carcinoembryonale Antigen.

Carcinoma, Ca., Cancer, Karzinom: bösartiger, allgemein als »Krebs« bezeichneter Tumor epithelialer Herkunft; Ca. machen 80% aller malignen Tumoren aus u. werden nach verschiedenen Gesichtspunkten klassifiziert: u.a. Wuchsformen (z.B. exophytisch, endophytisch); Klassifikation nach dem Phänotyp (z.B. Plattenepithel-, Übergangsepithel-, Adeno-, undifferenziertes Karzinom, Mischtypen); s.a. Krebs..., Karzino..., Tumor... sowie unter den einzelnen Organtumoren.

Als **Ca. in situ** (CIS, Ca. praeinvasivum, präinvasives Karzinom, intraepitheliale Neoplasie, Ca. endoepidermale, Oberflächenkarzinom) ein Karzinom im Frühstadium; eine histologisch nachweisbare Proliferation atypischer Zellen, die im Epithelverband (intraepithelial) bzw. im ursprünglichen Gewebskompartiment (in situ) liegen, die zytologischen Merkmale der Malignität (z.B. Zellpolymorphie, verschobene Kern-Plasma-Relation) u. gewebliche Differenzierungsstörungen zeigen. Ein Ca. in situ kommt vor z.B. an Portio (s.a. CIN, Kollumkarzinom), Kehlkopf, Glans penis; als duktales bzw. lobuläres Ca. in situ der Mamma (↗CDIS, CLIS); als intratubuläre Neoplasie des Hodens (↗TIN); als vulväre intraepitheliale Neoplasie (↗VIN); als typische Plattenepithel-Dysplasien z.B. die BOWEN* Krankheit u. die Erythroplasie QUEYRAT. – s.a. Präkanzerosen, Neoplasie, Frühkarzinom. – **Ca. ductale:** häufigster Typ des Mammakarzinoms, ausgehend vom Epithel der Milchgänge. – **Ca. ductale in situ:** ↗CDIS. – **Ca. endometriale:** Endometrium-Ca.; als ↗Korpuskarzinom, ↗Zervix- oder Kollumkarzinom. – **Ca. fibrosum:** ↗Skirrhus. – **Ca. hepatocellulare:** ↗Leberzellkarzinom. – **Ca. lobulare in situ:** ↗CLIS. – **Ca. scirrhosum:** ↗Skirrhus. – **Ca. in situ,** CIS, Ca. praeinvasivum: s. Haupttext Ca. – **Ca. solidum:** die einfachste gewebliche Form des Karzinoms ohne besondere Differenzierung; unterschieden als Ca. solidum simplex, medullare u. scirrhosum. – **Ca. spinocellulare,** Stachelzellkrebs, Spinaliom: ↗Plattenepithelkarzinom. – **Ca. villosum,** Ca. papilliferum s. papillare: der »Zottenkrebs« der Haut u. Schleimhäute (z.B. der Harnblase; anfangs relativ langsam wachsend).

Cardalgia: ↗Kardialgie.

Cardia: ursprüngliche Bez. für das Herz; seit GALEN Bez. für den »Magenmund« (Pars cardiaca ventriculi; ↗Kardia...).

cardiacus: (latein.) **1)** das Herz betreffend. **2)** die ↗Kardia betreffend.

cardialis, kardial: (latein.) das Herz betreffend.

cardio...: Wortteil **1)** »Herz« bzw. **2)** »Kardia«; s.a. kardio...

Cardiolipin: ein aus dem Herzmuskel isoliertes Phospholipid; dient – als Laborpräparat – als Antigen in der Syphilis-Serodiagnostik für die **C.-Reaktion,** den **C.-Flockungstest** (CFT), der qualitativ u. quantitativ in Serum u. Liquor ausführbar ist u. angesetzt wird im Röhrchen oder – meist – auf dem Objektträger als **C.-Mikroflockungstest** (CMFT; ↗V.D.R.L.-Test).

Cardiomegalia: ↗Kardiomegalie.

Cardiomyopathia: ↗Kardiomyopathie.

Caries: *(latein. = Fäulnis)* **1)** ↗Zahnkaries. **2)** ↗Knochenkaries.

Carina: *(latein. = Schiffskiel)* schiffskielartige Leiste; auch Kurzbez. der **C. tracheae** (Bifurkationssporn zwischen den Abgängen beider Hauptbronchien in die Luftröhre).

Carlens* Tubus: ein doppellumiger Ballontubus mit Karinasporn (als Widerlager für die ↗Carina tracheae) für die Intubation des li. Hauptbronchus.

Carminativa (remedia): Mittel gegen Blähungen aus pflanzlichen Drogen; wirken verdauungsfördernd u. spasmolytisch.

Carnegie-Stadien: Einteilung der Entwicklung des menschl. Embryos von der Befruchtung bis zum Ende der Embryonalperiode in 23 Stadien; s.a. Embryogenese.

Carnificatio: ↗Karnifikation.

Carnitin, Vitamin B_T: ein in allen Geweben (v.a. in quergestreifter Muskulatur) vorkommendes, von Wirbeltieren biosynthetisiertes Trimethylbetain; ist beteiligt an Fettsäurentransport, mitochondrialer Fettsäureoxidation, Transmethylierung u. Thyroxinwirkung; wirkt appetit- u. gewichtsfördernd.

Caro luxurians: »wildes Fleisch«; überschießend wucherndes Granulationsgewebe in heilenden Hautwunden.

caroticus: (latein.) zur Arteria carotis gehörend.

Carotin, Provitamin A: Hauptgruppe der pflanzlichen Carotinoide; werden mit der Nahrung aufgenommen u. bei Resorption u. in der Leber durch das Enzym **Carotinase** in ↗Vitamin A aufgespalten; werden im Fettgewebe gespeichert.

Carotinikterus: Gelbfärbung der Haut (= Aurantiasis cutis), aber kaum der Skleren durch reichliche Verfütterung von Karottensaft im 1. Lebensjahr; diese Verfärbung wird begünstigt durch gleichzeitige Milchgaben (Carotin ist fettlöslich).

Carotis: *(griech. kara = Kopf, Leben)* ↗Arteria carotis; s.a. Karotis...

Carpale; Carpalia: der bzw. die Handwurzelknochen (Ossa carpi).

Carpus: die aus den 8 gelenkig verbundenen Handwurzelknochen (= Ossa carpi) bestehende Handwurzel.

Carrier: (engl.) Träger. **1)** das am aktiven Transport durch die Zellmembran beteiligte »Trägermolekül«. **2)** Infektionsüberträger.

Cartilago: ↗Knorpel. **1)** Knorpel als anatomisches Gebilde (Plural: **Cartilagines** [nachfolgend = **Cc.**]), z.B.: **C. arytaenoidea:** der kleine, paarige Ary- oder Gießbeckenknorpel des Kehlkopfs. – **C. cricoidea:** Ringknorpel des Kehlkopfs. – **C. epiglottica:** der herzförmige, elast. Kehldeckelknorpel. – **C. thyroidea:** der Schildknorpel als größter Kehlkopfknorpel. – **Cc. tracheales:** die 16–20 hufeisenförmig nach hinten offenen, hyalinen Luftröhren- oder Trachealknorpel, welche die Luftröhrenlichtung gewährleisten. **2)** Knorpel als Gewebeart (Textus cartilagineus), u. zwar als **C. elastica, fibrosa** u. **hyalina** (= der elastische, Faser- bzw. hyaline Knorpel).

Carum carvi: der (Feld- oder Wiesen-)Kümmel [Umbelliferae], dessen Früchte (Inhaltsstoffe: u.a. ätherisches Öl mit Carvon u. weiteren Terpenen) als Gewürz sowie *pharmaz* als Magen-Darm-Mittel (wirkt karminativ u. spasmolytisch) u. in Badezusätzen angewendet werden.

Caruncula: warzenförmiges Weichteilhöckerchen.

Carus: *(griech.: karos = Betäubung, Totenschlaf)* extrem tiefes Koma (= Coma carus).

Caryo...: ↗Karyo...

Casein, Kasein: der Käsestoff als Hauptanteil des Milcheiweißes; wird z.B. durch ↗Trypsin abgebaut; diätetisch wertvoll (als Quark, Käse oder als »aufgeschlossenes Milcheiweiß«; Zusatz in Brot, Wurst, Teigwaren, Kindernahrung).

caseosus: (latein.) käsig; z.B. käsige ↗Pneumonie.

Cassia: Gattung tropischer Leguminosen, z.B. **C. acutifolia** (die Blätter = Folia Sennae Alexandrinae) u. **C. angustifolia** (Blätter = Folia Sennae Tinnevelly; Früchte = Folliculi Sennae); *pharmaz* beide als laxierende Drogen (Abführmittel).

Castellani* Lösung: Lsg. zur Behandlung mikrobieller u. ekzematöser Hauterkrankungen; enthält basische Fuchsin-Lsg., Phenol, Borsäure, Aceton u. Resorcin.

Castoröl, Oleum Ricini: s.u. Ricinus.

Casus: (latein.) Fall, Krankheitsfall; s.a. Kasuistik.

Cat...: s.a. Kat...

Catalepsia: ↗Katalepsie.

Cataracta, Katarakt: die auch als »grauer Star« bezeichnete Linsentrübung. **1)** als häufigste Form die **C. senilis,** der Altersstar; ↗Abb. **2)** durch äußere Einwirkungen oder als Folgegeschehen entstandene Kataraktformen; z.B.: – **C. calorica:** K. infolge langdauernder Einwirkung starker Wärmestrahlung; v.a. als Berufskrankheit bei Gießern, Glasbläsern. – **C. complicata:** K. als Folge einer Augenerkrankung. – **C. diabetica:** juvenile K. bei Diabetes mellitus. – **C. e radiatione:** K. durch ionisierende Strahlung (Strahlenkatarakt). – **C. secundaria:** K. nach extrakapsulärer Staroperation oder nach Resorption einer traumatischen K. – **C. traumatica:** K. nach Augenverletzung, z.B. nach Contusio bulbi, Perforation (als »Wundkatarakt«). **3)** angeborene Linsentrübungen **(C. congenita),** die meist nach Form u. Lage der Trübung in der Linse benannt werden.

Catarrhus: ↗Katarrh.

Catecholamine, (Brenz-)Catechinamine: Gruppenbez. für die aromatischen Amine ↗Noradrenalin, Dopamin (als »primäre C.«) u. ↗Adrenalin sowie deren Derivate. – s.a. Sympathomimetika. – **C., freie:** Sammelbez. für ↗Adrenalin u. Noradrenalin, die bei Gesunden zu etwa 1% unverändert mit dem Harn ausgeschieden werden (dagegen 80–85% als ↗Vanillinmandelsäure, 15% als ↗Metanephrine). – Vermehrt v.a. beim Phäochromozytom.

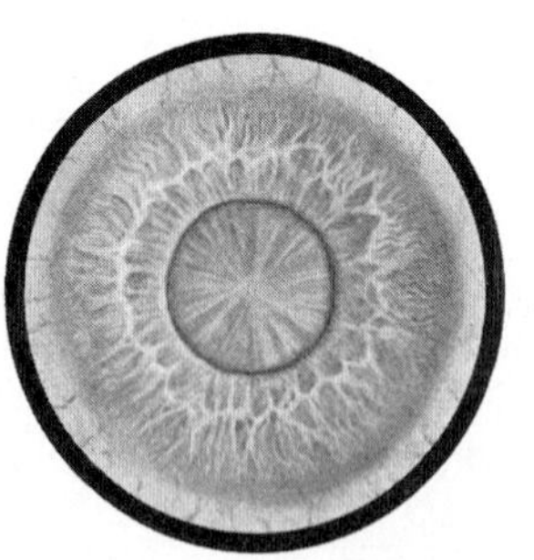

Cataracta senilis mit radiärer Rindentrübung [314]

Catgut: Nahtmaterial bei Operationen; ein aus der Serosa des Rindes hergestelltes resorbierbares chirurgisches Naht- u. Unterbindungsmaterial (z.B. Nr. 6/0 = ca. 0,1 mm, Nr. 6 = ca. 0,8 mm ∅). Als Chrom-C. mit verlängerter Resorptionszeit.

Cauda: (latein.) Schwanz, Schweif. – **C. equina:** das pferdeschweifförmige Nervenfaserbündel am Ende des Rückenmarks.

caudalis, kaudal: schwanz- bzw. steißwärts (als Richtungsbez. an Rumpf, Hals).

Cauda-Syndrom: ↗Kaudasyndrom.

Causa: (latein.) Ursache.

Cava: Kurzbez. der ↗Vena cava; s.a. Kava...

cave: (latein.) hüte dich vor, beachte!

Caverna: (latein.) Hohlraum, Höhle (z.B. die **Cavernae** = Höhlen der Schwellkörper). – *path* ↗Kaverne.

Cavernitis: ↗Kavernitis. – **C. fibrosa:** ↗Induratio penis plastica.

Cavernoma: ↗Kavernom.

cavernosus, kavernös: (latein.) mit Hohlraum-, Kavernenbildung.

Cavitas: (latein.) Höhle, Höhlung. – **C. abdominalis:** »Bauchhöhle«. – **C. articularis:** die spaltförm., von der Gelenkkapsel (Capsula articul.) u. den Gelenkkörpern begrenzte Gelenkhöhle. – **C. epiduralis,** Cavum epidurale: der Epiduralraum zwischen Duralsack des Rückenmarks u. Periost des Wirbelkanals. – **C. medullaris:** »Markhöhle«, der fast spongiosafreie, nur das Knochenmark enthaltende Raum in der Diaphyse der Röhrenknochen. – **C. peritonealis:** »Bauchfellhöhle«; der in der Bauchhöhle befindliche Spaltraum zwischen dem parietalen u. dem viszeralen Peritoneum. – **C. pleuralis:** »Pleurahöhle« = »Interpleuralraum«; der kapilläre Spaltraum zwischen Pleura parietalis u. pulmonalis, gefüllt mit einer serösen Flüssigkeit als Gleitschicht. – **C. subarachnoidea:** der den Liquor cerebrospinalis enthaltende Raum zwischen den weichen Hirn- u. Rückenmarkshäuten (der ↗Arachnoidea u. ↗Pia mater). – **C. tympanica:** Paukenhöhle des Mittelohres; enthält die Gehörknöchelchen. – **C. uteri:** »Gebärmutterhöhle«.

Cavum: (latein.) Höhle (s.a. Cavitas), Hohlraum, *path* Kaverne. – **C. Douglasi:** ↗Excavatio rectouterina. – **C. mediastinale:** der »Mediastinalraum«, ↗Mediastinum.

cavus: (latein.) hohl; z.B. Vena cava.

CCK: **C**hole**c**ysto**k**inin; s.u. Cholezysto…

CD: Abk. für (engl.) **c**luster of **d**ifferentiation; Bez. für Oberflächenmoleküle (Antigene) von Leukozyten, Thrombozyten u. anderen Zellen, die systematisch in Gruppen (clusters) erfaßt u. funktionell, biochemisch u. genetisch aufgeschlüsselt werden (CD-Nomenklatur mit weit über hundert CD). Diagnostische Bedeutung z.B. der CD4-(T-Helfer-) u. der CD8-(T-Suppressor-)Zellen bei ↗AIDS (neben der absoluten Zahl pro µl oder l auch als **CD4/CD8-Ratio = -Quotient = -Verhältnis**).

Cd: Kurzzeichen für ↗**C**a**d**mium.

CDE-System: das Rhesus-System mit den Teilfaktoren C, c, D, d u. E, e.

CDIS: Abk. für **C**arcinoma **d**uctale **i**n **s**itu; prämaligne Mammaveränderung, gilt als echte Präkanzerose; pathognomonisch sind unregelmäßig begrenzte, strahlenförmige, gruppierte Mikroverkalkungen in der Mammographie. – s.a. Mammakarzinom, vgl. CLIS.

Ce: Kurzzeichen für ↗**Ce**rium.

CEA: ↗**c**arcino-**e**mbryonales **A**ntigen (s.a. Tumorantigene).

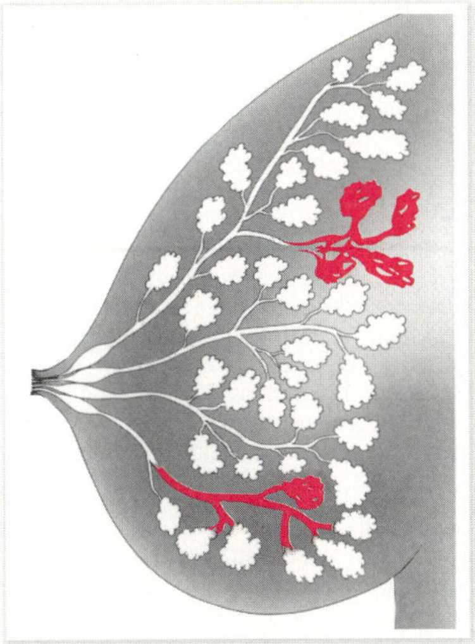

CDIS: CDIS (Carcinoma ductale in situ) im unteren Quadranten der Brust (↗CLIS im oberen Quadranten); nach BASTERT, in [114]

CEE: Zentraleuropäische Enzephalitis (**C**entral **E**uropean **E**ncephalitis); ↗Frühjahr-Sommer-Enzephalitis.

celer: (latein.) schnell.

Celestin* **Pulsionstubus, C.*** **Rohr:** Kunststoffrohr als Speiseröhrenprothese zur palliativen Anastomosierung des Ösophagus u. Magens bei inoperablem Kardiakarzinom.

Cell…: s.a. Zell…

Cellano-Faktor: ein Erythrozytenantigen (↗Kell-Cellano-System).

Cellula: *(latein. = kleine Kammer)* die ↗Zelle (Mehrzahl: **Cellulae;** Symbol = **Cc.**) als Element der Gewebe sowie als Hohlraum. – **Cc. ethmoidales,** Sinus ethmoidalis: die lufthaltigen »Siebbeinzellen«, die miteinander in Verbindung stehen (= Nasennebenhöhlen). – **Cc. mastoideae:** die lufthaltigen »Warzenfortsatzzellen« der Pars mastoidea des Schläfenbeins.

Cellulitis, Zellulitis: v.a. bei jüngeren Frauen besonders im Oberschenkel- u. Gesäßbereich auftretende, nichtentzündliche (!) Veränderung des subkutanen Fettgewebes (umschriebene Adipositas); beim Zusammenschieben der Haut entsteht das »Orangenhautphänomen«. Als Prophylaxe empfohlen: Gewichtsreduktion, Sport (Laufen, Radfahren), Massagen.

Cellulose: pflanzliches Polysaccharid aus Cellobiose- bzw. Glucose-Molekülen; technisch gewonnen als ↗Zellstoff.

Cementum: die knochenähnliche Hartsubstanz des Zahnes.

Centesimalpotenzen: s.u. Potenz (2).

Centromer, -som, -sphäre: s.u. Zentro…

Centrum: (latein.) Mittelpunkt, Zentrum (z.B. Reflexzentrum). – **C. ciliospinale:** das sympathische BUDGE* Zentrum im unteren Hals- u. oberen Brustmark; Schädigung führt zu ↗HORNER* Syndrom. – **C. tendineum,** Ligamentum cordiforme: die herzförmige Sehnenplatte des Zwerchfells.

cephal…: s.a. kephal…, zephal…

Cephalaea, Cephal(al)gia, Kephal(a)ea: hartnäckige, diffuse oder örtlich begrenzte ↗Kopfschmerzen. – vgl. Migräne.

Cephalocele: s.u. Enzephalozele.

Cephalosporin(e): den Penicillinen chemisch verwandte Antibiotika (»β-Lactam-Antibiotika«) gegen zahlreiche Bakterien. Je nach Verabfolgung bezeichnet als Oral-C. (z.B. Cefalexin) bzw. als Parenteral-C., z.B. – vorwiegend gegen gram-pos. Erreger – Cefalotin oder als Lactamase-stabile C. das Cefamandol u. Cefotaxim.

Cephalus: *(latein.; aus griech. »kephale«)* der Kopf; s.a. Kephal..., Zephal...

Cer...: s.a. Zer..., Ker...

Cera: ↗Wachs.

Ceramid, Zeramid**:** das einfachste ↗Sphingolipid.

Cerata, Zerate**:** wasserfreie Wachs-Fett-Gemische, sog. Wachssalben.

Cerato...: ↗Kerato...

Cercaria, Zerkarie**:** »Schwanzlarve«; infektiöses Entwicklungsstadium der Trematoden, das sich in Binnengewässern lebenden Schnecken (Zwischenwirt!) entwickelt u. Mensch u. Tier durch Penetration durch die Haut infiziert. Verursacht die Schistosomendermatitis.

Cerclage: (französ.) operatives Anlegen eines Ringes, Reifens, z.B. *gyn* als Umschlingung des Muttermundes (Cervix uteri = Zervixcerclage), *chir* als C. von Knochenfragmenten (mit Draht oder Kunststoffaden) oder als Afterumschlingung.

Cere...: s.a. Zere...

Cerealien, Zerealien**:** Körner liefernde Getreidearten.

cerebellaris, zerebellar**:** (latein.) das ↗Cerebellum betreffend, zum Kleinhirn gehörend.

Cerebellum: das Kleinhirn; als Teil des ↗Metencephalon in der hint. Schädelgrube gelegen. Ein an der Oberfläche dünne, blattart. Windungen aufweisendes Organ aus 2 Hemisphären u. dem Wurm (Vermis). Koordinationszentrum für Bewegungen sowie Muskeltonus- u. Gleichgewichtszentrum. Ausfälle – z.T. durch Großhirnrinde u. Thalamus kompensierbar – führen zu organtypischen Erscheinungen (↗Kleinhirnzeichen, Kleinhirnsyndrom).

cerebralis, zerebral**:** (latein.) das Gehirn (i.e.S. das ↗Cerebrum) betreffend, zum Gehirn gehörend.

Cerebrose: ↗D-Galaktose.

Cerebrosid, Zerebrosid**:** fettartige Substanzen aus Ceramid, die vor allem im Gehirn (weiße Hirnsubstanz) u. Nervengewebe vorkommen; gehören zu den ↗Sphingolipiden.

Cerebrosidose, Cerebrosidlipidose, Cerebrosidosis: Speicherkrankheit, ↗Sphingolipoidose mit Cerebrosid-Speicherung; ↗GAUCHER* Syndrom.

cerebrospinalis: (latein.) das Gehirn (↗Cerebrum) u. Rückenmark (Medulla spinalis) betreffend.

Cerebrum: der von den Großhirnhemisphären u. deren Kommissuren (als größte der Balken) gebildete Teil des Groß- oder Endhirns (↗Telencephalon). – I.w.S. klinische Bez. für das Gehirn (Encephalon) schlechthin.

cereus: (latein.) aus Wachs (Cera), wachshaltig, wächsern (z.B. Flexibilitas cerea).

Cerium, Zer, Cer, Ce**:** Element der Lanthanidengruppe; hemmt die Blutgerinnung (Prothrombinfällung); in Staubform inhaliertes radioaktives $^{144}CeF_3$ wird in den Lymphknoten der Lunge gespeichert u. wirkt kanzerogen.

Ceroidlipofuscinose, BATTEN*-SPIELMEYER*-VOGT* Syndrom**:** familiäre Gangliosidose als Speicherkrankheit mit Ablagerung des Gangliosids Ceroidlipofuscin, z.B. in Nervenzellen, Eingeweideparenchym, Muskulatur. Anfallsleiden mit Ataxie u. geistiger Retardierung.

Cerumen: das »Ohrenschmalz«, ↗Zerumen.

Cervicale, Zervikale**: 1)** Spitze des Dornfortsatzes des 7. Halswirbels als somatometrischer Punkt. **2)** Zervikalsegment des Rückenmarks (C_1–C_7).

cervicalis: (latein.) den Hals (auch den Knochen-, Gebärmutter-, Zahnhals) betreffend; s.a. Zervikal...

Cervicitis: Entzündung der Schleimhaut der Cervix uteri (s.a. Endometritis cervicis).

Cervix: Hals; s.a. Collum, Isthmus. – **C. uteri,** Collum uteri**:** der Gebärmutterhals mit dem axial verlaufenden Zervikalkanal. Fungiert während der Geburt als passiver Abschnitt des Geburtskanals u. ist das wesentliche physiologische Geburtshindernis. – s.a. Kollum..., Zervix..., Zervikal...

Cestoda, Zestoden**:** eine Klasse ubiquitär verbreiteter parasitärer Bandwürmer [Plathelminthes]; bestehen aus einem Kopf (Skolex) u. einer als Strobila bezeichneten Kette von einer Länge bis 15 m. Befallen bei günstigen Bedingungen den Menschen u. Tiere (Wirtswechsel, als Mensch-Tier- bzw. Tier-Mensch-Übertragung vorkommend).

Cetaceum: Walrat; Anw. u.a. zu Wachssalben (Cerata), als Kosmetika-Zusatz.

C-Fasern: 1) marklose Nervenfasergruppe (s.u. Fasergruppe). **2)** Kohlenstoff-(= **C**arboneum-)Faser als Implantationsmaterial für Bandersatz.

CFS: (engl.) Abk. für **c**hronic **f**atigue **s**yndrome (↗Müdigkeitssyndrom, chronisches).

CFT: ↗**C**ardiolipin-**F**lockungs**t**est.

CFU: (engl.) Abk. für **C**olony **F**orming **U**nit; die pluripotente Blutstammzelle. – Analog die **CFC** (**c**olony **f**orming **c**ell) oder **CFUc** als granulopoetische Stammzelle; s.a. Blutbildung.

Chagas*(-Cruz*) Krankheit, Südamerikanische Trypanosomiasis: durch ↗Trypanosoma cruzi verursachte, von Wanzen übertragene Krankheit. Symptome: Hautreaktion (sog. **Chagom**), Schwellung der regionären Lymphknoten; generalisierte Lymphadenitis, Milz- u. Lebervergrößerung; chron.: v.a. Herz u. Gefäße (Myokarditis, Arteriitis chagasica), ZNS (Enzephalitis) u. Endokrinium (NNR-Insuffizienz, Myxödem).

Chalasia, Chalasie: Entspannung bzw. Schlaffheit eines Schließmuskels (Sphinkter).

Chalazion, Hagelkorn: durch chronische granulierende Entzündung der Meibom* Drüsen hervorgerufene, erbsgroße Schwellung unter der Lidhaut.

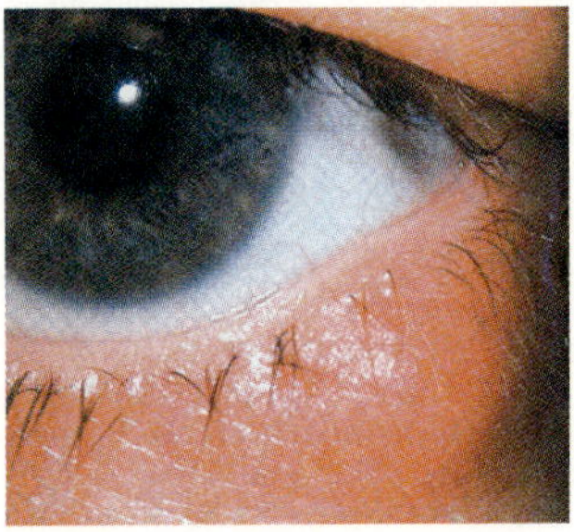

Chalazion [373]

Chalcosis, Chalkose: Ablagerung von Kupfer(salzen) in Körpergeweben. – **Ch. bulbi:** Ch. der Hornhaut u. des Glaskörpers, v.a. bei Kupferarbeitern durch ins Auge eingedrungene Fremdkörper; insbes. aber als **Ch. lentis** (»Kupferstar«).

Chalicosis: Ablagerung von Kalksalzen in Körpergeweben. – **Ch. pulmonum** s. **lapidarum:** die Kalkstaublunge als »Chalikose« schlechthin; ↗Pneumokoniose durch Einatmen von Kalk-, Kreide- oder Gipsstaub.

Chalodermie (Ketly*): die runzlige Faltenhaut als Folge einer spontan oder nach einem ödematös-entzündlichen Vorstadium auftretenden atrophischen Erschlaffung; sog. Lappenelephantiasis.

Chalone, Statine, Mitosehemmstoffe: physiologische Glykoproteine, die unspezifisch die Teilungstätigkeit der Mutterzellen von Geweben hemmen; sind wesentlich für die Konstanz (Homöostase) u. Regeneration der Gewebe; von Bedeutung bei Tumorwachstum.

Chamomilla recutita L.: echte ↗Kamille.

Charcot*-Leyden* Kristalle: spindelförm., leicht gelbl. Kristalle als Sekretions- oder Auskristallisationsprodukte eosinophiler Leukozyten im Blut, Sputum oder Stuhl, z.B. bei Allergosen, Asthma (»Asthmakristalle«), Colica mucosa.

Charrière* Scheibe, Skala: Metallscheibe mit 30 Löchern, deren Durchmesser ($\frac{1}{3}$–10 mm) als Maßeinheit für die Dicke urologischer Katheter u. Bougies sowie Tubusarten in der Anästhesie dient. 1 **Charrière** (Charr = Ch. [= Fr. = French]) entspricht einem äußeren Durchmesser von $\frac{1}{3}$ mm.

Chassaignac* Lähmung, Syndrom: »schmerzhafte Armlähmung« (Pseudoparese) bei Kleinkindern infolge Armzerrung (z.B. durch Hochreißen des fallenden Kindes).

CHD: (engl.) Abkürzung für **C**oronary **H**eart **D**isease = ↗koronare Herzkrankheit.

Check-up: (engl.) die gesamten Untersuchungen im Rahmen einer systematisierten Diagnostik.

Cheil-: Wortteil Lippe, Rand.

Cheilitis: die Lippenentzündung, u.a. als Teilerscheinung einer Stomatitis sowie z.B. bei Herpes, Ekzem, Psoriasis, Sonnenbrand. Zahlreiche, z.T. kaum zu klassifizierende Formen. – **Ch. actinica:** klein- u. großblasige Entzündung der Unterlippe nach Lichteinwirkung; als **Ch. actinica chronica** bei langjähriger Lichtexposition mit Atrophie, Erosionen, Keratosen; beginnende palpable Infiltration gilt als Hinweis für maligne Entartung (↗Lippenkarzinom). – **Ch. vulgaris:** häufigste Ch. in Form der »aufgesprungenen Lippen«.

Cheilognatho(palato)schisis: angeborene ↗Lippen-Kiefer(-Gaumen)-Spalte.

Cheiloschisis: ↗Lippenspalte.

Cheilosis: schmerzhafte Rötung u. Schwellung der Lippen mit Schuppung u. Rhagadenbildung z.B. bei Ariboflavinose (Vitamin-B_2-Mangel); oft v.a. auch im Mundwinkelbereich.

Cheim(a)...: Wortteil »Kälte«.

cheir...: Wortteil »Hand«.

Ch(e)iragra: Gicht-bedingte Schmerzen im Bereich der Hand.

Ch(e)iralgia paraesthetica: schmerzhafte Mißempfindungen am Daumen u. radial am Handrücken (Versorgungsgebiet des Ramus superfic. des Nervus radialis); ein Engpaßsyndrom; auch infolge mechanischer Irritation des Nervs z.B. durch ein Uhrarmband.

Chelatbildner, Chelone: organische (u. anorgan.) Verbindungen, die mit Metallen stabile ringförmige Komplexe, sog. Chelate, bilden.

Chelidonium majus: das »Schöllkraut« [Papaveraceae]; der Milchsaft enthält ca. 20 Alkaloide (u.a. Chelidonin); angewandte Pflanzenteile: Herba Chelidonii (Schöllkraut), Radix Chelidonii (Schöllkrautwurzel); wirkt schwach sedativ, cholagogen u. spasmolytisch.

Chemikalienüberempfindlichkeit, multiple: ↗Multiple-Chemical-Sensitivity-Syndrome.

Chemokoagulation: therapeutische ↗Koagulation (z.B. von Blasentumoren) durch Einsatz chemischer Mittel (z.B. Ätzung mittels Trichloressigsäure).

Chemolitholyse: Auflösung der Mineralsubstanz von Konkrementen (z.B. Harn-, Gallensteine) bestimmter Zusammensetzung durch innerliche Anw. chemischer Substanzen; s.a. Cholelitholyse.

Chemolyse: Auflösung organischer Substanz mit chemischen Mitteln; z.B. *therap* als Chemolitholyse (durch Dauerspülung).

Chemonukleolyse, Nukleolyse: Behandlung von (LWS-)Bandscheibenschäden (v.a. des Bandscheibenvorfalls) durch Injektion von Papain (Chymopapain; proteolytisches Enzym aus dem Latex der Papaya) in den Bandscheibenkern. Bewirkt Auflösung des Bandscheibenkerns (Nucleus pulposus); dadurch dekompressiver Effekt.

Chemoprophylaxe: Infektionsprophylaxe durch Verabfolgung von ↗Chemotherapeutika.

Chemoresistenz: Unempfindlichkeit (Resistenz) von Krankheitserregern gegenüber ↗Chemotherapeutika.

Chemo(re)zeptor: durch chemische Stoffe erregbarer ↗Rezeptor, z.B. als Sinnesrezeptor des Geschmacks- u. Geruchsorgans oder für den Atmungsantrieb.

Chemosis: Ödem der Bindehaut bei stärkerer Entzündung der Konjunktiva oder bei entzündlichen Prozessen der Nachbarschaft; z.B. infolge Lymphabflußstörung oder Stauung, bei allergischen Reaktionen, nach toxischer Gefäßschädigung der Bindehaut.

Chemotaxis: die durch einen chem. Reiz ausgelöste positive oder negative, in Richtung auf den Reiz hin bzw. von ihm fort erfolgende Bewegungsreaktion beweglicher Organismen sowie – als Leukotaxis – bestimmter Blutzellen (Makrophagen u. polymorphkernige neutrophile Granulozyten).

Chemotherapeutica, -tika: (synthetische) Wirkstoffe sehr unterschiedlicher Struktur, die Krankheitserreger (pathogene Keime, Protozoen) oder Zellen von Neoplasmen möglichst selektiv im Wachstum hemmen oder abtöten (v.a. Antiinfectiva, Zytostatika). Wichtige Gruppen: Sulfonamide, Antituberculotica, metallorganische Therapeutika, Antibiotika, Antimetabolite, bestimmte Alkaloide, polyfunktionale Alkylanzien.

Chemotherapie: die Behandlung mit ↗Chemotherapeutika (solitär oder kombiniert: Mono- bzw. Poly-Ch.); heute oft gleichbedeutend mit Zytostatikatherapie (bei malignen Erkrankungen). – **Ch., adjuvante:** systemische Behandlung mit ↗Zytostatika in Ergänzung einer potentiell kurativen Operation u./oder Bestrahlung eines Tumors, wobei Tumormassen nicht (mehr) nachweisbar sind (also Behandlung von Mikrometastasen); s.a. adjuvante Therapie. – **Ch., intrakavitäre:** lokale (topische) Zytostatikabehandlung in einem Hohlorgan; z.B. als Installationstherapie in der Harnblase nach Entfernung (transurethrale Elektroresektion) eines oberflächlichen Urothelkarzinoms. – **Ch., lokoregionale:** Einbringen der Zytostatika in die einen Tumor versorgenden Blutgefäße, um eine höhere lokale Konzentration (bei möglichst geringer systemischer Toxizität) zu erreichen. – **Ch., neoadjuvante:** systemische Behandlung mit Zytostatika mit dem Ziel, eine Metastasierung vor einem potentiell kurativen Eingriff zu verhüten; s.a. Induktionschemotherapie. – **Ch., regionale:** ↗Ch., lokoregionale.

C-Hepatitis: s.u. Virushepatitis C.

Cheyne*-Stokes* Atmung, periodische Atmung: periodisch ab- u. zunehmende Atemtiefe, evtl. sogar zu einer Atempause führend infolge einer Störung des Atemzentrums; aber auch physiologisch im Schlaf.

Chiasma: 1) die Überkreuzungsfigur der Tochterchromosomen in der Prophase der ↗Meiose als morphologische Grundlage des Crossing-over. **2)** die Überkreuzung von Nerven-

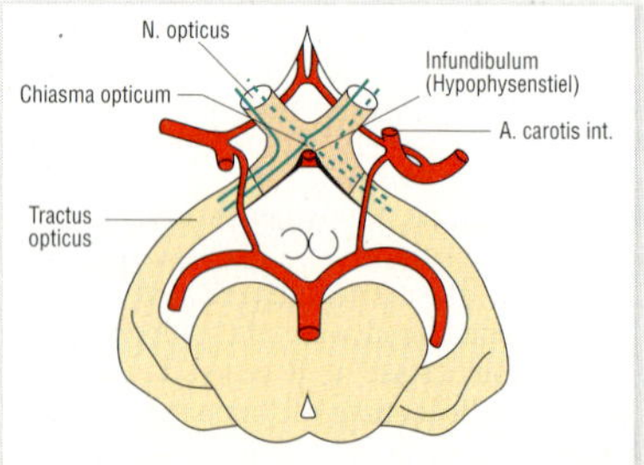

Chiasma opticum [492]

bzw. Sehnenfasern. – **Ch. opticum:** die von der Arteria carotis interna u. dem Sinus cavernosus flankierte Sehnervenkreuzung im Zentrum der mittl. Schädelgrube (↗Abb.).

Chiasmasyndrom: charakteristische Sehstörung bei raumbeengendem Prozeß am Chiasma opticum (z.B. bei Hypophysentumor, Sella-Meningiom, Arachnitis optico-chiasmatica). Symptome: bitemporale Hemianopsie (»Scheuklappenempfindung«), Abnahme der Sehkraft.

Child*-Pugh* Klassifikation: Punkteskala zur Abschätzung des Schweregrades der Leberzirrhose.

Chimäre: Organismus, der aus genetisch verschiedenen Geweben zusammengesetzt ist, z.B. gentechnologisch produziert.

Chinarestaurant-Syndrom: 10–20 Min. nach Genuß bestimmter fernöstl. Speisen auftretende Gesichtsmuskelstarre, Nackensteifigkeit, Armschmerz mit Lähmungsgefühl, allg. Schwäche, kurzzeitiger Schweißausbruch, (Schläfen-)Kopfschmerz u. Herzsensationen. Vermutlich als toxische Wirkung des Geschmackskorrigens Mononatrium-L-glutamat.

Chinidin: ein Alkaloid aus Chinarinde, ein rechtsdrehendes Stereoisomeres des Chinins. Anw. v.a. bei Herzarrhythmien, Vorhofflimmern u. -flattern.

Chinin: das Hauptalkaloid der Chinarinde; wirkt analgetisch, lokalanästhetisch, antipyretisch, die Skelettmuskulatur erschlaffend, die Uterusmuskulatur erregend. Anw. als Reservemittel zur Chemotherapie der Malaria.

Chinolon-Antibiotika, 4-Chinolone: i.e.S. heterozyklische Carbonsäuren, die das bakterielle Enzym ↗Gyrase hemmen u. damit als Chemotherapeutika bakterizid wirken. I.w.S. auch Gyrasehemmer anderer chem. Grundstruktur. Ältere Vertreter: Nalidixin, Cinoxazin u. Pipemidsäure (v.a. wirksam gegen Enterobakterien u. Gonokokken, werden v.a. bei akuten Harnwegsinfektionen eingesetzt; schnelle Resistenzentwicklung). Neuere Vertreter: Ciprofloxacin, Norfloxacin, Pefloxacin, Ofloxacin, Fleroxacin u. Enoxacin (besitzen ein breiteres Wirkungsspektrum, aber ebenfalls schnelle Entwicklung von Resistenz u. Kreuzresistenz). Nebenwirkungen aller 4-Chinolone: Schädigung des wachsenden Knorpelgewebes, daher keine Anw. in Schwangerschaft, Stillperiode u. Wachstumsphase.

Chion(o)ablepsia: Schneeblindheit (↗Conjunctivitis nivalis).

Chir...: Wortteil »Hand«, s.a. Cheir..., Chiro...

Chiragra: durch Gicht bedingte Schmerzen im Bereich der Hand.

Chiralgia: Schmerzen in der Hand; s.a. Cheiralgia.

Chirologie: Hand- u. Fingersprache der Taubstummen.

Chirotherapie, Manuelle Medizin, Manualtherapie, Osteopathie, Chiropraktik: Diagnostik u. Therapie (Schmerzlinderung, Muskelentspannung, Mobilisierung) von reversiblen funktionellen Störungen am Stütz- u. Bewegungsapparat mit Hilfe von Handgriffen; unterschieden werden drei Behandlungstechniken: Weichteiltechniken (osteopathische Technik), Mobilisationstechniken (aktiv u. passiv, s.a. Mobilisationstherapie), Manipulationstechniken (chirotherapeutische Technik); ein Schlüsselbegriff ist die ↗Blockierung. – Seit 1976 gültige Zusatzbezeichnung für Ärzte.

Chirurgie: *(Handwirkung)* Spezialgebiet der Medizin, befaßt mit der Erkennung (Diagnostik) u. operativen Behandlung von Krankheiten, von Unfallfolgen u. von Fehlbildungen einschließlich der entsprechenden Voruntersuchungen, mit entsprechenden konservativen Behandlungsverfahren u. mit der zugehörigen Nachsorge. – **Ch., endoskopische:** ↗minimal invasive Chirurgie. – **Ch., kleine:** Bez. für die mit geringem techn. Aufwand v.a. in Lokalanästhesie oder Kurznarkose ausführbaren Eingriffe. – **Ch., kosmetische:** Ch., die durch plastische Maßnahmen v.a. angeborene oder erworbene Entstellungen – auch unter Verwendung von Ersatzstücken – zu korrigieren bemüht ist. – **Ch., minimal invasive:** ↗minimal invasive Chirurgie. – **Ch., plastische:** Ch., die außer der kosmetischen Ch. Eingriffe umfaßt i.S. der operativen Reparation u. Rekonstruktion sowie der Schaffung von Ersatzorganen bzw. des Teilersatzes von Organen, u. die somit auf die Beseitigung von Defekten, Funktionsausfällen (»Wiederherstellungs-Ch.«) konzentriert ist, u. zwar u.a. durch Anw. von Ana-, Auto-, Allo- u. Xenoplastiken, Replantationen.

Chlamydia, Chlamydie, PLT-Gruppe, TPL-Gruppe: obligat intrazelluläre, kleine Bakterien mit 3 Hauptgruppen: **1. Ch. psittaci** oder **Ch. ornithosis,** Erreger der ↗Ornithose; **2. Ch. trachomatis** mit den TRIC-Erregern (↗Trachom, ↗Einschlußkonjunktivitis) u. den Erregern der ↗Lymphopathia venerea (= Lymphogranuloma venereum = LGV) mit mehreren Serotypen. **3. Ch. pneumoniae** als Erreger akuter Atemwegserkrankungen; Zusammenhang mit der Atherosklerose wird vermutet.

Chlamydosporen: am Luft- oder am vegetativen Myzel der meisten Pilze vorkommende Dauersporen; sind gegen ungünstige Umweltbedingungen resistent (u. überdauern sie).

Chloasma: erworbene gelbbräunliche Farbänderungen der Haut durch Pigmentverschiebung. – **Ch. uterinum** s. gravidarum: hellgelbe bis dunkelbraune, schmetterlingsförm. »Mutterflecken« an der Stirn, am Nasenrücken u. Kinn sowie andernorts, z.B. als Linea fusca, physiolog. während Schwangerschaft u. Laktation infolge verstärkter Ausscheidung Melanozyten-stimulierenden Hormons; nach der Entbindung spontane Rückbildung.

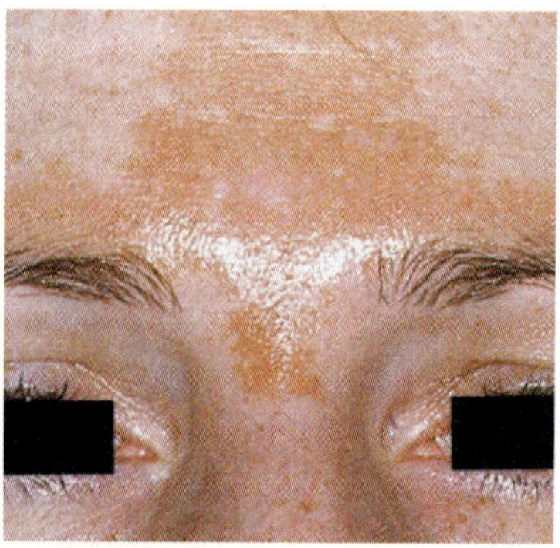

Chloasma uterinum [393]

Chlor, Cl: ein den Halogenen zugehöriges Element; Anw. als Desinfektionsmittel zur Wasserentkeimung (↗Chlorung). Das Ion Cl^- (↗Chlorid) ist für die meisten Organismen lebenswichtig.

Chlorakne, Akne chlorica: eine chronische Hautkrankheit mit Akne-artiger Manifestation durch intensiven, meist äußerl. Kontakt mit chlorierten Naphthalinen (Perna-Krankh.), Diphenylen, Phenolen u.a. Aromaten; durch Verunreinigung mit Dioxinen verursacht.

Chloralhydrat: Sedativum u. Hypnotikum.

Chloramphenicol: bakteriostatisches Breitbandantibiotikum; Anw. bei Typhus u.a. Salmonellosen, bei Shigellosen, Proteus-Infektionen, Rickettsiosen, Meningitis. Nebenwirkungen: kardiovaskulärer Kollaps bei Neu-, insbes. Frühgeborenen (↗Grey-Syndrom), Hämopathien (schwere Knochenmarkschäden).

Chlorhexidin: ein zur Haut- u. Schleimhautdesinfektion geeignetes Biguanid-Derivat mit bakterizider Wirkung. Anw. ferner als Konservierungsmittel zu flüssigen Arzneimitteln (z.B. Augentropfen).

Chlorid: 1) Salz der Salzsäure (Acidum hydrochloricum), z.B. als Natriumchlorid (NaCl, Natrium chloratum). **2)** Laborbez. für die Gesamtheit des überwiegend als freies Chlorid-Ion (Cl^-) im Körper enthaltenen Chlors; ein lebensnotwendiger, insbes. mit Natrium (Na^+) korrespondierender Elektrolyt.

Chlorkohlenwasserstoffe: s.u. Halogenkohlenwasserstoffe.

Chloroform: Trichlormethan; Anw. früher für Chloroformnarkose.

Chlorom, Chlorosarkom: Oberbegriff für die seltenen, meist sehr bösartigen, grün gefärbten (Farbe verschwindet bei Zutritt von Luft u. Licht) »Geschwülste« im Rahmen einer Systemhyperplasie der blutbildenden Parenchyme; häufig bei Chloroleukämie.

Chlorophenot(h)an(um technicum), Penticidum: der chlorierte zyklische Kohlenwasserstoff **D**ichlor**d**iphenyl**t**richloraethanum = DDT®; ein starkes, lipidlösliches, sich v.a. auf Fettdepots verteilendes Kontaktinsektizid; Anw. in der BRD nicht mehr erlaubt; gilt als Promotor der Karzinogenese.

Chloroquin: ein schizontozides Malariamittel (Therapie u. Prophylaxe aller Malariaformen); Anw. ferner bei Amöbenruhr, Hautkrankheiten, Polyarthritis rheumatica. Bei langzeitiger Anw. besteht (wie auch bei anderen Chinolin-Abkömmlingen) Gefahr der Netzhautschädigung (irreversible Retinopathie).

Chlorosis, Chlorose: die – früher relativ häufige – »Bleichsucht« der Mädchen u. jungen Frauen; wahrscheinlich eine Eisenmangelanämie sehr komplexer Genese.

Chlorpromazin: ein ↗Neuroleptikum der Phenothiazin-Reihe. Bei Überdosierung (aber auch als Nebenwirkung) u.a. extrapyramidale Bewegungsstörungen, Leberschäden (**»Chlorpromazinikterus«**).

Chlortalidon: ein natriuretisches ↗Diuretikum (»Saluretikum«) aus der Gruppe Benzothiadiazide.

Chlorung: Desinfektion von Trink-, Bade- u. Abwasser durch Einleiten von Chlorgas oder durch Zusatz anorganischer oder organischer chlorhaltiger Verbindungen (z.B. Chlorkalk, Hypochlorite, Chloramin).

Choanae, Choanen: die paarige hintere Nasenöffnung zum Nasenrachen.

Choanalatresie: angeborener, membranöser oder knöcherner Verschluß der hinteren Nasenöffnung.

Chokes: *(engl. choke = ersticken)* die durch Gasembolien (Stickstoffbläschen) in den Lungenarterien verursachten Symptome bei der Druckfallkrankheit: brennende, stechende Schmerzen in der Brust, Beklemmung, Dys- u. Tachypnoe, Reizhusten, evtl. auch Kreislaufkollaps.

chol...: Wortteil »Galle«.

Cholämie: Erhöhung des Gallenfarbstoff- u. Gallensäurenspiegels im Blut; bei Verschluß der ableitenden Gallenwege (z.B. bei Gallensteinen) oder infolge Leberzellenschadens.

Cholagoga: »galletreibende Mittel«, ↗Cholekinetika, ↗Choleretika.

Cholangiographie: Röntgenkontrastdarstellung der Gallengänge; meist als **indirekte Ch.** (s.a. Cholezystocholangiographie) 12 bzw. 2 Std. nach peroraler Gabe bzw. i.v. Verabfolgung eines »lebergängigen« Kontrastmittels; mittels nicht-lebergängiger Kontrastmittel als **direkte Ch.,** d.h. nach Punktion bzw. Katheterismus der Gallenwege anläßlich einer Laparoskopie (Bauchspiegelung) bzw. einer op. Baucheröffnung (Laparotomie); oder als **endoskopisch-retrograde Ch.** = ERC; ↗Duodenoskopie; auch als **perkutane transhepatische Ch.** (»PTC«), d.h. mittels Leberpunktion durch die Bauchdecken unter Rö.-Fernsehkontrolle.

Cholangiolitis: Entzündung der feinsten Verzweigungen der Gallengänge (einschl. der Gallenkapillaren).

Cholangiom: 1) malignes Ch., Carcinoma cholangiocellulare, Gallengangskarzinom: von den intrahepatischen Gallengängen ausgehender bösartiger Tumor. **2) benignes Ch.:** das (gutartige) intrahepatische Gallengangsadenom.

Cholangiomanometrie: intraoperative oder endoskopische Druckmessung in den Gallenwegen.

Cholangioradiomanometrie: intraoperative, unter Eröffnung des ↗Choledochus erfolgende Cholangiographie mit gleichzeitiger Druckmessung in den Gallengängen.

Cholangioskopie: Endoskopie der Gallenwege mittels Choledochoskop.

Cholangitis: Entzündung der extra- u./oder intrahepatischen Gallengänge.

Cholecalciferol, Calciol: ↗Vitamin D_3.

Choledocholithiasis: Gallensteine (↗Cholelithiasis) mit Steinsitz im Hauptgallengang (Ductus choledochus).

Choledochoskop: Endoskop für die intraoperative Inspektion **(Choledochoskopie)** des Hauptgallenganges (Ductus choledochus).

Choledochotomie: die operative Eröffnung des Hauptgallenganges (Ductus choledochus).

Choledochus: *(latein. = Galle aufnehmend)* Kurzbezeichnung des Hauptgallenganges (↗Ductus choledochus).

Cholekalziferol: ↗Vitamin D_3.

Cholekinetica, -tika, Cholecystagoga: Mittel, die durch Kontraktion der Gallenblase u. Gallenwege die Galleentleerung fördern; v.a. Cholezystokinin, Vasopressin, Parasympathomimetika.

Cholelithiasis: das »Gallensteinleiden«; das Vorhandensein eines oder mehrerer ↗Gallenkonkremente in den Gallenwegen (Choledocholithiasis) oder in der Gallenblase (Cholezystolithiasis); Vork. v.a. bei Frauen, oft in Kombination mit Adipositas u. Diabetes mellitus. Verläuft entweder mit typischen Gallenkoliken oder aber »maskiert« (indifferente rechtsseit. Oberbauchbeschwerden), nicht selten völlig symptomlos (»schlummernde Gallensteine«).

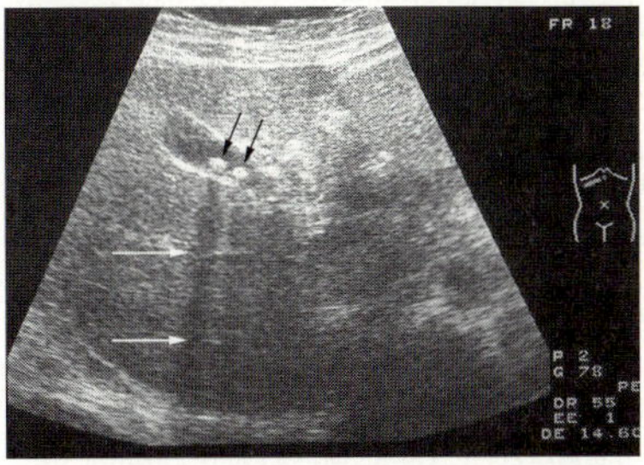

Cholelithiasis (Oberbauchsonographie rechts): mit Aufhellung (schwarze Pfeile) in der flüssigkeitsgefüllten Gallenblase u. Schallschatten (weiße Pfeile), typisch für Stein [250]

Cholelitholyse: die medikamentös innerhalb der Gallenwege in Gang gesetzte, jedoch nur bei Gallensteinen bestimmter chemischer Zusammensetzung (Cholesterol-Steine) mögliche Steinauflösung.

Cholelithotripsie: Zertrümmerung von Gallensteinen mittels extrakorporaler ↗Stoßwellenlithotripsie (ESWL).

Cholemesis: ↗Galleerbrechen.

Cholera: mit Durchfällen u. Erbrechen einhergehende, schwere Darmerkrankung mit Dehydratation, Krämpfen, Koma. Als Ch. i.e.S. die primär den Dünndarm befallende **Ch. asiatica** (s. **indica** s. **orientalis** s. **epidemica**) als ansteckende akute Infektionskrankheit (»infektiöse Vergiftungsenteritis«); wird verursacht durch den spezifisch menschenpathogenen Vibrio cholerae (Biovare = Biotypen cholerae u. eltor); Infektion erfolgt fast nur peroral durch mit dem Kot ausgeschiedene Erreger, u. zwar entweder nach Kontakt von Mensch zu Mensch oder durch verunreinigtes Wasser u. Nahrung. Inkubationszeit beträgt wenige Std. bis 4 Tage. – **Ch. infantum:** akute »Sommerdiarrhö« bei Kleinkindern; s.a. Säuglingsintoxikation. – **Ch. nostras, Ch. Europaea:** die »Brechruhr«; eine meist durch Salmonellen oder deren Toxine hervorgerufene Krankheit; häufig als »Sommercholera« = **Ch. aestiva**.

Cholerese: Bildung der Galle als sekretorische u. exkretorische Leistung der Leberzelle.

Choleretica, -tika: Mittel, die die Gallesekretion der Leberzellen steigern; choleretisch wirken v.a. Gallensäuren, Fette, Fettsäuren.

Cholestase, Cholostase: »Gallestauung«; Stauung der Gallenflüssigkeit in den Gallenwegen; führt zu Lebervergrößerung, -zellschäden, Bilirubinämie, Gelbsucht (Ikterus).

Cholesteatose, -steatosis: Ablagerung von Cholesterinestern im Gewebe; i.e.S. als Ch. der Gallenblase (**Ch. vesicularis;** sog. Stippchengallenblase).

Cholesterin, Cholesterol: ein Lipoid (fettähnliche Substanz), das im ges. menschl. Organismus frei u. in Form von Cholesterinestern vorkommt; stellt die Vorstufe der Gallensäuren u. der Steroidhormone dar, ein wesentlicher Bestandteil der Zellmembran u. der Myelinscheide; bes. angereichert in Nebennieren, Hirn, Haut, Milz, Ovar, Serum, Erythrozyten. – Ist krankhaft vermehrt in verfetteten Organen, Atheroskleroseherden, Gallensteinen u. – bei Cholesterinstoffwechselstörungen – im Blut. – s.a. Lipoproteine.

Cholesterin

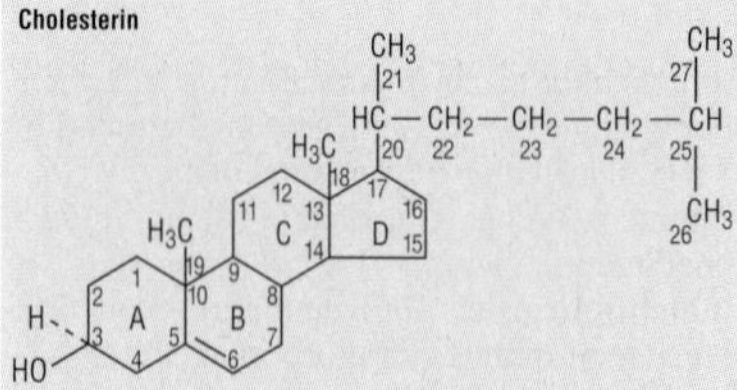

Cholesterinämie: die ↗Hypercholesterinämie.

Cholesterinspeicherkrankheit: das ↗HAND*-SCHÜLLER*-CHRISTIAN* Syndrom.

Cholesterinstein: Gallenstein aus 98–99% Cholesterin.

Cholezyst...: Wortteil Gallenblase (= Cholecystis = ↗Vesica fellea); s.a. Cholezysto...

Cholezystangiographie: ↗Cholezystocholangiographie.

Cholezystektasie: Ausweitung der Gallenblase, z.B. bei Abflußbehinderung durch Steinverschluß.

Cholezystektomie: operative oder – neuerdings – laparoskopische Entfernung der Gallenblase. Erfolgt meist wegen Steinbildung (Cholelithiasis) u./oder Entzündung (Cholezystitis) sowie bei Gallenblasentumor.

Cholezystitis, Cholecystitis: »Gallenblasenentzündung«. – **Ch., akute:** meist durch Einklemmung eines Gallensteins plötzlich ausgelöste Ch., verbunden mit der Gefahr der Durchwanderung, Perforation, Entwicklung eines ↗Gallenblasenempyems. – **Ch., chronische:** langwierige, fast stets im Zusammenhang mit Gallenblasensteinen (↗Cholelithiasis), aber auch als Restzustand der akuten Ch. vorkommende Ch., die evtl. in Schüben verläuft.

Cholezyst(o)cholangiographie; -gramm: die gleichzeitige Röntgenkontrastdarstellung der Gallenblase u. der – größeren – Gallengänge (↗Cholangiographie) nach peroraler u./oder i.v. Verabfolgung eines lebergängigen Kontrastmittels bzw. das entsprechende Röntgenkontrastbild.

Cholezystographie: Röntgenkontrastdarstellung der Gallenblase, meist im Rahmen einer ↗Cholezystocholangiographie, evtl. – intraoperativ – auch nach Punktion der Gallenblase.

Cholezystokinin, Cholecystokinin, CCK: ein dem Sekretin ähnliches, mit Pankreozymin identisches, aglanduläres Hormon, gebildet von den I-Zellen des APUD-Systems von der Darmschleimhaut (Duodenum; Jejunum); bewirkt Kontraktion der Gallenblase (Galleentleerung), v.a. Pankreassaftausschüttung, ferner Steigerung der Darmmotilität.

Cholezystolithiasis: die Cholelithiasis der Gallenblase (»Steingallenblase«).

Cholezystopathie: Sammelbegriff für funktionelle Störungen u. organische, z.B. degenerative Veränderungen der Gallenblase.

Cholezystotomie: die op. Eröffnung der Gallenblase; als alleinige Maßnahme (mit nachfolgendem Verschluß) v.a. zur Entfernung von Steinen. – **Ch., laparoskopische:** LCT, Eröffnung der Gallenblase während einer Bauchspiegelung (Laparoskopie).

Cholin: wichtiges biogenes Amin; stellt die Grundsubstanz des Acetylcholins dar (wirkt selbst aber nicht cholinergisch!); ist Baustein für Lecithin u. Plasmalogene; insbes. als lipotroper Leberschutzstoff, Methylgruppen-Donator.

cholinerg, -ergisch: durch ↗Acetylcholin (als dem wesentl. parasympathischen Überträgerstoff) wirksam; auf Acetylcholin ansprechend; vgl. adrenergisch. – **ch. Agonisten:** ↗Parasympathomimetica. – **ch. Antagonisten:** ↗Parasympatholytica. – **ch. System:** Funktionssystem, umfassend die vegetativen Nervenfasern, an deren Endigungen Acetylcholin gebildet u. als Überträgerstoff freigesetzt wird (v.a. alle prä- u. postganglionären Fasern des Parasympathikus u. die präganglionären u. einige postganglionäre [Innervation von Schweißdrüsen u. Uterus] Fasern des Sympathikus).

Cholinesterase: ↗Acetylcholinesterase.

Cholinesterase-Hemmer: s.u. Acetylcholinesterase-Hemmer.

Cholsäure: eine ↗Gallensäure.

chondral, chondralis: den Knorpel betreffend, knorpelig.

Chondritis: Knorpelentzündung, meist in Form einer ↗Osteochondritis.

Chondroblastom, Codman* Tumor: gutartige Geschwulst (mit unreifen u. reifen Knorpelzellen) der Knochenepiphyse.

Chondroblast, -plast: bildet die Zwischenzell- = Interzellularsubstanz des Knorpels.

Chondrodysplasia, -plasie: Störung der Knorpelbildung; s.a. Chondrodystrophie.

Chondrodystrophia, -dystrophie, Chondralloplasie: die v.a. genetisch bedingten (endogenen) Störungen der enchondralen Knochenbildung u. damit des Längenwachstums des Knochens (Dickenwachstum ungestört). – **Ch. fetalis** Kaufmann: ↗Achondroplasie.

chondrogen, chondri(o)gen: **1)** knorpelbildend. **2)** vom Knorpel ausgehend.

Chondroitinschwefelsäure, -sulfat: saure Mucopolysaccharide in Knorpel-, Knochengewebe. – Beim Pfaundler*-Hurler* Syndrom erfolgt krankhafte Ausscheidung der Ch. im Harn (Chondroitinurie).

Chondrokalzinose: Ablagerung von Kalzium(-pyrophosphat) im Faserknorpel (Menisken, Bandscheiben) u. Gelenkknorpel.

Chondroklasten: »Knorpelfreßzellen«; Zellen, die im Rahmen der physiologischen Knochenbildung Knorpelgewebe abbauen.

Chondrom(a), Chondroblastom: ein meist gutartiger, langsam wachsender Tumor des Knorpelgewebes; s.a. Ekchondrom, Enchondrom.

Chondromalacia, -malazie: krankhafte Erweichung der Knorpelgrundsubstanz als Folge einer übergeordneten Stoffwechselstörung, einer Entzündung in der Nachbarschaft oder einer chron. Überbelastung.

Chondromatose: das Auftreten zahlreicher Chondrome in den Knochen (= Osteochondromatose) oder an deren Gelenkenden (Gelenkchondromatose), z.B. in der Synovialmembran.

Chondropathia, -pathie: degenerative Erkrankung des Knorpels. – **Ch. patellae:** isolierte Degeneration des Gelenkknorpels der Kniescheibe infolge mechanischer Schädigung oder bei anlagebedingter Gelenkdysplasie; die Erkrankung ist meist Vorstufe einer Arthrose.

Chondroprotectiva: die Knorpeldegeneration hemmende Stoffe, z.B. Hyaluronsäure.

Chondrosarkom, Enchondroma malignum: bösartiger Tumor des Knorpelgewebes, gelegentlich zahlreich auftretend (»**Chondrosarkomatose**«); nach dem Osteosarkom der häufigste maligne ↗Knochentumor, vorwiegend im Erwachsenenalter.

Chondrozyt: reife Knorpelzelle.

Chorangiom(a), Plazentahämangiom: kapilläres ↗Hämangiom in den Plazentazotten.

Chorda: *(latein. = Saite) anat* Strang, strangförm. Gebilde. – **Ch. dorsalis,** Ch. vertebralis: »Rückensaite«; Achsenorgan des Embryo, aus dem sich die Wirbelsäule entwickelt; bildet sich bis auf die Bandscheibenkerne (Nucleus pulposus) zurück. – **Ch. spinalis:** das Rückenmark. – **Chordae tendineae:** Sehnenfäden, die von den freien Enden der Papillarmuskeln des Herzens zu den Segelklappen ziehen. – **Ch. tympani,** Paukensaite: Teil des – parasympath. – Nervus intermedius, der die Paukenhöhle durchzieht u. sich dem Nervus lingualis anschließt.

Chordektomie: die op. Entfernung des Ligamentum vocale (= Chorda vocalis), z.B. bei umschriebenem Stimmbandkarzinom.

Chorditis (vocalis): Entzündung eines oder beider Stimmbänder, meist im Rahmen einer Laryngitis.

Chordom(a): seltene Geschwulst an der Schädelbasis (v.a. an Sella turcica, Clivus) oder in der Kreuz- u. Steißbeingegend, hervorgegangen aus Resten der Chorda dorsalis.

Chordotomie: die operative Durchtrennung der Schmerzbahn (↗Tractus spinothalamicus) im Vorderseitenstrang des Hals- oder Brustteils des Rückenmarks zur Ausschaltung unbeeinflußbarer (therapieresistenter) Schmerzen.

Chordozentese: Punktion der Nabelschnurgefäße ab der Mitte des II. Trimenons der Schwangerschaft zur Gewinnung fetalen Blutes; erlaubt Aussagen über den Phänotyp des Chromosomensatzes; wird u.a. bei Verdacht auf Hydrops fetalis, zur Infektionsdiagnostik u. bei Blutgruppeninkompatibilität vorgenommen.

Chorea: eine Gruppe extrapyramidaler Bewegungsstörungen mit unwillkürlichen, arrhythmischen, schnellen Kontraktionen von Muskel(gruppe)n in fast allen Körperregionen (= choreatische Hyperkinese), verbunden mit Muskeltonusverminderungen (= choreatische Hypotonie), evtl. auch mit Reflexabschwächungen. Als Hauptformen (erblich) die Ch. HUNTINGTON u. die Ch. minor.

Choreoathetose: Bewegungsunruhe (↗Hyperkinese) in Form serienweise auftretender zuckender u. bizarr geschraubter Bewegungen (vgl. Athetose).

Chorioallantois(membran), CAM: die äußerste, der weißen Schalenhaut anliegende dünne, dreischicht., gefäßreiche Haut des bebrüteten Hühnereies. – Wird in der Mikrobiologie benutzt als Substrat zur Kultivierung von Viren.

Chorioidea: ↗Choroidea.

Chorioideremie: erbliche, fortschreitende beidseitige Degeneration der Aderhaut (↗Choroidea), die meist in der Kindheit beginnt. Symptome: Nachtblindheit u. Sehkraftminderung (evtl. Erblindung).

Chor(i)oiditis: Entzündung der Aderhaut (Choroidea) des Auges; verläuft stets unter Mitbeteiligung der zugehör. Anteile der Netzhaut, d.h. als Chorioretinitis, u. mit nachfolgender Atrophie.

Choriomeningitis: Hirnhautentzündung (↗Meningitis) mit Beteiligung der ↗Plexus choroidei in Form einer lymphozytären Infiltration; i.e.S. die **lymphozytäre Ch.,** die durch das LCM-Virus hervorgerufen wird; mit grippeähnlichen Symptomen.

Chorion: Zottenhaut, die mittlere Eihaut, die den Embryo umgibt. Sie entwickelt sich zur »Zottenhaut« **(= Ch. villosum),** einem Organ mit Nähr-, Atmungs- u. endokriner Funktion. Im Kontaktbereich mit der Uterusschleimhaut bildet sie als das durch Wucherung der Zotten (↗Chorionzotten) charakterisierte **Ch. frondosum** den fetalen Anteil der ↗Placenta.

Chorionbiopsie: bereits in der 7.–11. Woche der Schwangerschaft ausführbare Biopsie mit Probenentnahme aus Chorionzotten zur ↗pränatalen Diagnostik. Auswertung – im Gegensatz zur notwendigen Zellkultur bei ↗Fruchtwasserdiagnostik – sofort möglich.

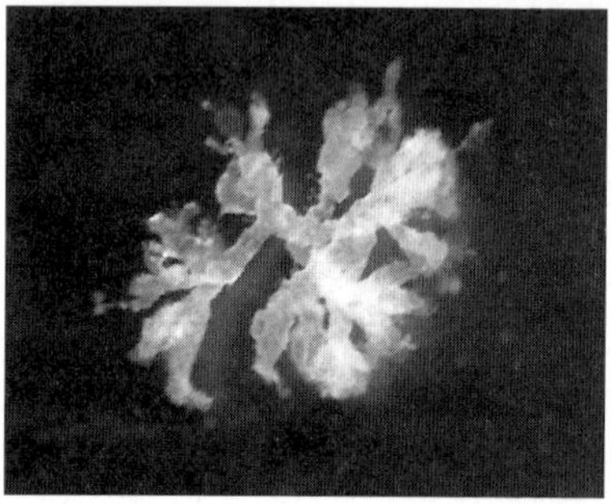

Chorionbiopsie: mikroskopische Ansicht eines typischen Chorionzottenpräparates bei zehnfacher Vergrößerung [263]

Chorionepitheliom(a), Chorionkarzinom: die bösartige, invasive Form der ↗Blasenmole als hormonal stark aktiver Tumor des Epithels des ↗Chorions.

Choriongonadotropin, Human chorionic gonadotrophin, HCG: s.u. Gonadotropine; s.a. Schwangerschaftstest.

Chorionzotten: die sich im Bereiche des Chorion frondosum ab der 3. Schwangerschaftswoche entwickelnden Zotten, welche mit der Decidua basalis die ↗Placenta bilden.

Chorionzottenbiopsie: ↗Chorionbiopsie.

Chorioretinitis: Aderhautentzündung (↗Chorioiditis) mit sekundärer Beteiligung der Netzhaut (Retina).

Choroidea, Chorioidea: die »Aderhaut« des Auges, der gefäß- u. pigmentreiche, das Pigmentepithel u. die Stäbchen-Zapfen-Schicht der Netzhaut versorgende hintere Abschnitt der Tunica vasculosa bulbi (= Uvea).

Christmas-Faktor: der Faktor IX der ↗Blutgerinnung, sein Fehlen führt zu ↗Hämophilie B.

Chrom, Cr: ein sehr hartes, chemisch beständiges Metall; ein Bioelement, das beim Menschen physiologisch in geringen Mengen im

Serum u. Gehirn, pathologisch in Krebsgewebe (Leber, Lunge, Niere) vorkommt (s.a. Chromatkrebs, Chromstaublunge).

Chromatid, Chromatide: die funktionelle Untereinheit (Längshälfte) des ↗Chromosoms (= »Halbchromosom«).

Chromatin: das spezifisch anfärbbare Material des Zellkerns; i.e.S. das genetische Material (v.a. aus DNA, RNA u. Kernproteinen). – **Ch.körper:** ↗BARR* Körper.

Chromatlunge: ↗Chromstaublunge.

Chromat(lungen)krebs: bösartiger Lungentumor infolge meist langjähriger Chromateinwirkung auf die Bronchialschleimhaut.

chromato...: Wortteil »Farbe«, »Farbstoff«, »Färbung«.

Chromatographie: physikalisch-chemische Methode zur Anreicherung u. Trennung löslicher Stoffe für analytische u. präparative Zwecke. Nach der angewandten Methodik unterschieden als Dünnschicht-, Gas-, Gel-, Flüssigkeits-, Papier- u. Säulenchromatographie, nach der Wahl des Trennprinzips als Affinitäts-, Adsorptions- u. Ionenaustausch-Chromatographie. Die optische (photometrische) Aufzeichnung der Ch. ergibt das **Chromatogramm.**

chrom(at)ophil: »farbliebend«, leicht färbbar.

Chromatophor: Zelle mit schwarzen, gelben oder roten Körnern (= Melano-, Xantho- bzw. Erythrophor); als »Pigmentzellen« im Bindegewebe des Menschen.

Chrom(at)opsie: ↗Chromopsie.

Chromatosis: Farbveränderung der Haut (»Pigmentanomalie«) infolge stärkerer Melanineinlagerung (z.B. ↗Melanose), Melaninschwunds (z.B. Vitiligo), Hämosiderinablagerung (z.B. bei Purpura) oder durch Fremdpigmente (z.B. Arsen, Silber, Gold, Carotin).

Chrom(h)idrosis, Chromokrinie: Ausscheidung farbigen Schweißes.

Chromomykose, Chromoblastomykose: Pilzerkrankung (granulomatöse Mykose) der Haut u. des Unterhautgewebes durch »Schwärzepilze« z.B. der Gattung Phialophora; v.a. in tropischen Gegenden.

chromophob: ohne Affinität zu Farbstoffen; schwer anfärbbar.

Chromopsie, Chromatopsie: »Farbigsehen« (alle Objekte werden in einer bestimmten Farbe gesehen).

Chromosomen: die Träger des Erbgutes im Zellkern, d.h. der genetischen Information, die auf der Doppelhelix der ↗Desoxyribonucleinsäure (= DNS, DNA) festgelegt ist (s.a. Gen, Chromosomensatz); ↗Abb. S. 124 – **Ch., homologe:** weitestgehend identische Chromosome in den Körperzellen (entsprechen jeweils dem väterlichen u. mütterlichen Chromosom). Sie enthalten die gleichen Gene, die aber etwas unterschiedlich aufgebaut sein können (↗Allel).

Chromosomenaberration: jede Änderung bezüglich Struktur (z.B. Chromosomenbrüche = strukturelle Aberration) oder Zahl (z.B. Trisomie = numerische Aberration) der Chromosomen.

Chromosomenanalyse: Bestimmung der Zahl, Größe, Form u. Längsgliederung (Chromosomenbänder) der Chromosomen; ergibt in schematischer Anordnung das ↗Karyogramm; s.a. Chromosomensatz.

Chromosomendeletion, Deletion: der Verlust eines Chromosomenstücks.

Chromosomenduplikation: die Verdoppelung eines Chromosomenabschnittes infolge irregulären ↗Crossovers.

Chromosomenkarten: graphische Darstellung der Anordnung der ↗Gene auf dem Chromosom.

Chromosomenmarker: ↗Markierungsgen.

Chromosomenmutation: spontane oder durch ↗Mutagene verursachte Erbgutänderung von Chromosomen.

Chromosomensatz: der einfache (haploide, monoploide) Chromosomenbestand (z.B. beim Menschen 23) in der Zelle, in dem jedes Chromosom einmal vertreten ist. Er findet sich bei höheren Organismen nur in den Keimzellen. – I.w.S. auch Bez. für den doppelten = diploiden Bestand in den Körperzellen (beim Menschen 46; u. zwar 22 Paare von Autosomen u. 1 Paar von Geschlechtschromosomen = Gonosomen). – vgl. Karyogramm.

Chrom(staub)lunge, Chrom(sider)ose, Chromatlunge: Staublungenerkrankung durch Inhalation von Chromdämpfen oder -staub. Symptome: Bronchitis, chronische Hilusverdichtung; initial häufig Pneumonien; maligne Entartung möglich (↗Chromatlungenkrebs).

chronicus, chronisch: langsam sich entwickelnd, schleichend, von langer Dauer (im Ggs. zu »akut«). – **ch.-venöse Insuffizienz:** ↗Insuffizienz, chronische venöse.

Chronobiologie: Wissenschaft von den tagesrhythmischen Schwankungen von Körperfunktionen bzw. deren Parametern; z.B. Blutdruck, Herzfrequenz, Lungenfunktion, Körpertemperatur, Hormon- u. Elektrolytspiegel.

chronotrop: den zeitlichen Ablauf beeinflussend.

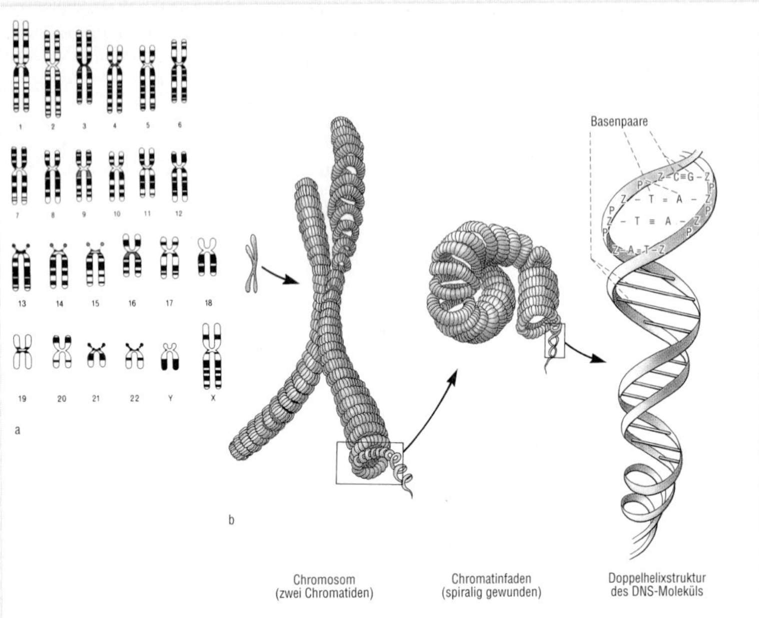

Chromosomen: Chromosomensatz des Menschen (a) u. Aufbau eines Chromosoms (b). a: Chromosomensatz: Anordnung u. Numerierung der Autosomen (Nicht-Geschlechtschromosomen) nach abnehmender Größe. In den Körperzellen sind die Chromosomen 1–22 doppelt vorhanden. X, Y: Geschlechtschromosomen. b: Aufbau eines Chromosoms aus gewundenen Strängen der Desoxyribonucleinsäure (DNS); P = Phosphorsäure, Z = Zucker, C = Cytosin, G = Guanin, T = Thymin, A = Adenin [475]

Chrysosis: ↗Pigmentatio aurosa. – **Ch. corneae,** Chrysiasis corneae: feinste, glänzende Ablagerungen von Gold(-kolloid, -sulfit) in der Hornhaut des Auges nach längerer parenteraler Goldtherapie.

Chyl...: Wortteil Saft, Milchsaft.

chylös: aus ↗Chylus bestehend, dem Chylus ähnlich (d.h. durch emulgierte Fette milchig getrübt); z.B. chyl. Aszites (= Chylaskos).

Chylomikronämie, Chylämie: Vermehrung des Chylus u. damit der ↗Chylomikronen im Blut.

Chylomikronen, Lipomikronen, Chyluskörner: tropfenförmige Lipid-Protein-Partikel als physiologische, nach Nahrungsaufnahme vorkommende »Transportform« der meisten Nahrungsfette in der Lymphe u. im Blut sowie als pathologisches Phänomen bei bestimmten ↗Hyperlipidämien.

Chyloperitoneum, Chylaskos, -aszites: Ansammlung von ↗Chylus in der freien Bauchhöhle.

Chylothorax: Ansammlung von ↗Chylus in der Pleurahöhle; meist nach verletzungsbedingtem Riß, operativer Verletzung oder nach Arrosion (bei Tumor, Tbk) des Ductus thoracicus.

Chylurie, Chylolipurie: unter dem Bilde milchiger Harntrübung erfolgende Ausscheidung von Chylus im Harn.

Chylus, Milchsaft: die Darmlymphe; die von den Dünndarmzotten aus der Darmlichtung aufgenommene Flüssigkeit, die durch ihren Gehalt an Fetten (↗Chylomikronen) milchigtrübe ist; sie wird im Truncus intestinalis u. weiter im Ductus thoracicus gesammelt u. von dort weitergeleitet (gelangt am li. Angulus venosus in die Blutbahn in Form einer langsamen, postprandialen Fettinfusion).

Chymotrypsin, ChTr: eine labähnlich wirksame Endopeptidase, die – als inaktives **Chymotrypsinogen** (ChG) im Pankreas gebildet – als Enzymvorstufe in den Darm abgesondert u. dort durch Trypsin in aktives ChTr umgewandelt wird. Spaltet Proteine in Peptide.

Chymus: der durch Einwirkung der Verdauungssäfte aus den Speisen entstehende breiig-homogenisierte Mageninhalt vor dem Weitertransport in den Dünndarm.

Ci: ↗Curie.

Cicatrix: die »Narbe« als Endzustand der Wundheilung.

Ciclosporin A, Cyclosporin A, CyA**:** immunsuppressiv wirkende Substanz, die die Aktivität der Killer-T-Zellen u. der T-Helferzellen unterdrückt. Klinische Anw. z.B. bei Organtransplantationen, Autoimmunkrankheiten.

Cilia, Zilien: **a)** die Augenwimpern; **b)** die feinen Haare des Flimmerepithels; **c) C. acustica:** die »Hörhaare«, die Fortsätze der Hör- u. der Gleichgewichtszellen des Innenohres; **d) C. olfactoria:** die »Riechhaare« oder »-stiftchen«, die Fortsätze der ↗Riechzellen.

Ciliar...: ↗Ziliar...

Cilium: (latein.) Wimper, Zilie; s.u. Cilia.

Cimetidin: eine die Histaminrezeptoren (H_2-Rezeptoren) der Magenschleimhaut blockierende u. dadurch die Säuresekretion hemmende Substanz; z.B. zur Therapie von Magengeschwüren.

Cimex: i.e.S. die »gemeine Bettwanze« **C. lectularius,** deren Stiche beim Menschen oft starke Reaktionen zeigen (**»Cimicosis«, »Cimiciasis«;** u. zwar Urticaria cimicina mit Kratzeffekten).

Cimino* Fistel: künstlicher venös-arterieller Dauer-Shunt für die Blutwäsche (↗Hämodialyse) in Form einer arterialisierten (= mit einer Arterie anastomosierten) Unterarmvene, die bei Bedarf punktiert wird (vgl. SCRIBNER* Shunt).

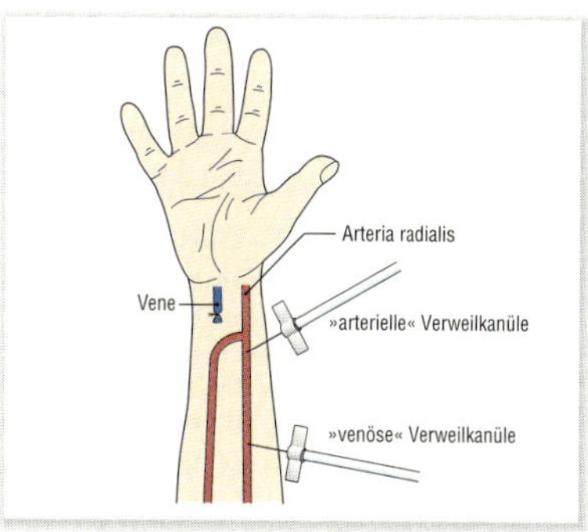

Cimino* Fistel

CIN: **c**ervikale **i**ntraepitheliale **N**eoplasie, Zervixdysplasie; international übliche Bez. für Zellveränderungen (Epithelatypien) im Plattenepithel des Gebärmutterhalses (↗Cervix uteri). Unterschieden werden 3 Grade: CIN 1, CIN 2, CIN 3 (leichte, mittelschwere bzw. schwere Epitheldysplasie; letztere als ↗Carcinoma in situ). Bedeutung als präkanzeröse Veränderungen. Eine Zuordnung der mit CIN I–III korrelierenden zytologischen Befunde (↗PAPANICOLAOU* Abstrich) zeigt die Tab.; s.a. Kollumkarzinom.

CIN: Terminologie der verschiedenen Epithelveränderungen u. der Zuordnung der häufigsten damit korrelierenden zytologischen Befunde [438]

Zervikale intraepitheliale Neoplasie (CIN)			**Plattenepithelkarzinom**
CIN I leichte Dysplasie	CIN II mittelschwere Dysplasie	CIN III schwere Dysplasie u. Ca in situ	
Pap III D*		Pap IVa*	Pap V*
		Pap IV b*	
* siehe PAPANICOLAOU* Abstrich			

Cine...: ↗Kine...

Cingulum: (latein.) Gürtel. **1)** gürtelförmiger Verband; **2)** gürtelförmiges Gebilde; **a) C. cerebri:** dem Balken im Gehirn aufliegender markhalt. Nervenfaserzug; **b) C. membri inferioris:** der »Beckengürtel«, gebildet von den bd. Hüftbeinen u. dem Kreuzbein; **c) C. membri superioris:** der »Schultergürtel«, gebildet von Schulterblättern u. den mit ihnen sowie dem Brustkorb gelenkig verbundenen Schlüsselbeinen.

Cinnamomum camphora: der »Kampferbaum«, aus dessen Holz Kampfer (↗Camphora) gewonnen wird.

Circ...: s.a. Zirk...

circinatus, zirzinär: (latein.) kreisförmig.

Circulus: (latein.) Kreis, Ring, Gefäßkranz. – **C. arteriosus cerebri,** C. a. Willisii: der die Basis des Zwischenhirns umfassende Schlagadernkranz als Anastomosensystem.

Circumcisio: Umschneidung, ↗Zirkumzision.

circumflexus: (latein.) herumgebogen, herumbiegend.

circumscriptus, zirkumskript: (latein.) umschrieben, auf einen Bereich beschränkt u. mehr oder minder scharf begrenzt.

Cirrh...: s.a. Zirrh...

Cirrhosis, Zirrhose: fortschreitendes, komplexes, zu Organverhärtung u. -schrumpfung führendes Krankheitsgeschehen mit Bindegewebsvermehrung u. Untergang des Organgewebes. – I.e.S. Kurzbezeichnung der ↗Leberzirrhose.

Cisterna: »Zisterne«, Flüssigkeitsreservoir. – **Cisternae subarachnoidales:** mit Liquor cerebrospinalis gefüllte Erweiterungen des Subarachnoidalraumes.

Citochol-Reaktion: eine Schnellreaktion (Flockungsreaktion) in Serum u. Liquor zur Serodiagnostik der Syphilis.

cito; citissime: lateinische Rezepturanweisung: »schnell« bzw. »schnellstens« (sofort)!

Citratblut: mit Natriumcitrat (3,8%ige isotone Lösung) versetztes, infolge Calciumionenbindung ungerinnbares Vollblut. Verwendet für Blutkörperchensenkungsreaktion, Gerinnungsproben, Transfusion (als Frisch- oder Konservenblut).

Citratzyklus, Zitronensäure-, KREBS* Zyklus: bei allen sauerstoffverbrauchenden Lebewesen mit der Atmungskette verbundener Zyklus im Zentrum des Stoffwechsels für den unter Wasser- u. CO_2-Bildung erfolgenden, energieliefernden Abbau zugeführter Kohlenhydrate, Fette u. Eiweiße, der direkt oder indirekt mit Ab-, Um-, Aufbauwegen aller Stoffgruppen zusammenhängt.

Citrobacter, Escherichia freundii: aerobe, gramneg., bewegl. Bakterienstäbchen; ubiquitär im Verdauungstrakt; bedingt pathogen.

Citrullin: eine pflanzliche u. tierische Aminosäure (in hoher Konzentration enthalten in der – namengebenden – Wassermelone **Citrullus vulgaris**). Zwischenprodukt im Harnstoffzyklus.

CK: ↗**C**reatin**k**inase.

Cl: Kurzzeichen für **Chl**or, **Cl**earance (z.B. Cl_{In}, Cl_u = Inulin- bzw. Harnstoff-Clearance).

Clark* Level: Eindringtiefe (Invasionslevel) des malignen ↗Melanoms; wird i.d.R. gemeinsam mit dem ↗BRESLOW* Level (Tumordicke) bestimmt.

Claudicatio: (latein.) »Hinken«; die Unregelmäßigkeit des Gehens bzw. – i.w.S. – einer anderen Körperfunktion. – **Cl. intermittens,** CHARCOT* Syndrom I: das als FONTAINE* Stadium II der arteriellen Durchblutungsstörung oder Verschlußkrankheit des Beines (vgl. Endangitis obliterans) definierte, zu Gehpausen zwingende, vorübergehende = »intermittierende« Hinken infolge der durch Sauerstoffnot (Hypoxie) bedingten Muskelschmerzen des Beines.

Claviceps purpurea: ein v.a. auf Roggen(blüten) parasitierender Pilz, dessen sporenbildende Dauerform, das sog. Mutterkorn, therapeutische Anw. findet (↗Secale cornutum).

Clavicula, Klavikel: das Schlüsselbein; der beidseitige, zum Schultergürtel gehörende S-förmige Knochen mit endständigen Gelenkflächen für Brustbein u. Schulterblatt (Articulatio sterno- bzw. acromioclavicularis). – s.a. Klavikul…

Clavus, Klavus, Hühnerauge, Leichdorn: durch chronischen Druck auf knochennahe Haut bedingte, umschriebene, meist schmerzhafte Hornschichtverdickung (Hyperkeratose) einer Zehe mit zentralem, von der Verhornung in die Tiefe gerichtetem Sporn (im Gegensatz zur einfachen Schwiele).

clean: Bez. für drogenfrei.

Clearance: *(engl. = Klärung, Reinigung)* i.e.S. Entfernung einer Substanz aus dem Blut als spezifische Leistung eines Ausscheidungsorgans. – **Cl., renale:** Clearance als Nierenleistung; i.e.S. der entsprechende »Klärwert«, definiert als dasjenige Blutplasma-Volumen (in ml), das pro Min. durch die Nierenfunktion von einer bestimmten harnfähigen Substanz vollständig befreit wird (= »Volumenklärrate«).

Cleido…: *(griech. kleis, kleidos = Schlüssel)* Wortteil »Schlüsselbein« (↗Clavicula).

Click: *(engl. = Knacken)* i.e.S. jeder hochfrequente kurze, scharfe Extraton am Herzen; z.B. der frühsystolische »ejection click« (↗Austreibungston); z.B. beim Mitralklappenprolapssyndrom.

Climacter, Climacterium, Climax: ↗Klimakterium.

Clindamycin: ein Antibiotikum der ↗Lincomycin-Gruppe; Anw. v.a. gegen Anaerobier, Staphylokokken u. Streptokokken.

Clinistix®: Teststäbchen zum Glucose-Schnellnachweis im Harn.

Clinitest®: Testtabletten zur halbquantitativen Schnellbestimmung von Harnzucker (bis 0,25%).

Clip, Klipp: Klemme, Klammer; z.B. Nasen-, Katheter-, Tuch-, Zangen-, Kava-Cl. sowie – als Clip i.e.S. – der Silber(draht)klipp (für Blutgefäßabklemmung).

CLIS, LCIS: **C**arcinoma **l**obulare **i**n **s**itu; intraazinäre Epithelzellproliferation der Brustdrüse mit zellulären u. nukleären Atypien, jedoch ohne Stromainvasion. Wird heute (im Gegensatz zum ↗CDIS) nicht mehr als Präkanzerose aufgefaßt, sondern als Hinweis auf ein erhöhtes Karzinom-Risiko (ohne lokalisatorische Beziehung zum CLIS).

Clitoris: der »Kitzler« als der dem Penis entsprechende erektile Teil der weibl. Scham.

Clivus: (latein.) Hügel, Abhang; z.B. der **Cl. Blumenbachii** der hinteren Schädelgrube.

Clivuskantensyndrom: Augenmuskelstörungen durch Kompression des N. oculomotorius unmittelbar nach dessen Austritt aus dem Hirnstamm; Symptome: v.a. Weitstellung der Pupille (Mydriasis) auf der Kompressionsseite; Ursache: häufig Tumoren.

Clofibrat: ein ↗Lipidsenker; zur Anw. kommen meist neuere Derivate mit geringeren Nebenwirkungen.

Clomethiazol: Medikament (Thiazol-Derivat), das v.a. zur Kurzzeit-Therapie der Entzugserscheinungen bei stationärer Alkoholismus-Therapie dient; Anw. auch bei Erregungszuständen. Gefahr körperlicher Abhängigkeit.

Clonidin: blutdrucksenkendes Mittel; ein Antisympathotonikum; senkt den peripheren Sympathikus-Tonus (Haupteffekt des Cl.).

Clonorchiasis, Clonorch(i)osis: Befall der Gallengänge, seltener der Gallenblase u. Pankreasgänge, durch den Chines. Leberegel Opisthorchis s. **Clonorchis sinensis**.

Clonus: ↗Klonus. – **Cl. uteri:** in dichter Folge auftretende Krampfwehen unter der Geburt, z.B. nach Wehenmittelüberdosierung.

Clostridium: eine anaerobe, grampos., sporenbildende Bakteriengattung [Bacillaceae]; Vorkommen: ubiquitär im Erdreich, Verdauungstrakt von Mensch u. Tieren. – **Cl. botulinum,** Bacillus botulinus: Erreger des ↗Botulismus; die Gifte (Ektotoxine) lassen sich jeweils nur durch das spezif. Antitoxin neutralisieren. – **Cl. difficile:** ein Cl., das bei Antibiotikatherapie die anderen Darmkeime überwuchern u. eine pseudomembranöse ↗Enterokolitis auslösen kann. – **Cl. perfringens:** Typ A (= Bacillus perfringens, Bacterium welchii) ist der klassische Gasbranderreger. – **Cl. tetani,** Tetanus-Bazillus: Erreger des Wundstarrkrampfes (↗Tetanus).

Clotrimazol: Antimykotikum mit breitem Wirkungsspektrum; auch wirksam gegen Dermatophyten, Hefen u. Schimmelpilze.

clue cells: (engl.) sog. Schlüssel- oder Hinweiszellen; Epithelzellen des Vaginalsekrets mit dichtem Bakterienrasen u. fehlenden Zellgrenzen im Nativpräparat; typisch für das Vorliegen einer bakteriellen Scheideninfektion durch z.B. Chlamydien, Gardnerella vaginalis oder Anaerobier.

Clunes: (latein.) Hinterbacken, Gesäß.

Cluster: *(engl. = Gruppe, Traube)* **1)** ungeordneter Zellhaufen, speziell beim infiltrativen Krebswachstum. **2)** anfallsweise auftretende Symptomatik, z.B. **Cl. headache** (phasenhaft verlaufende Kopfschmerzanfälle einer Gesichtshälfte). **3)** Cluster of differentiation: ↗CD.

CML: **c**hronisch **m**yeloische ↗**L**eukämie.

CO: ↗Kohlenmonoxid.

Co: Symbol für **1)** ↗Kobalt (**Co**baltum), **2)** für die Steißwirbel (Wirbel des Os **co**ccygis), **3)** **Co**enzym.

CO_2: ↗Kohlendioxid; s.a. Kohlensäure.

Coagulum: (latein.) das Gerinnsel, i.e.S. das ↗Blutgerinnsel.

Coalitio: (latein.) Verschmelzung.

Coarctatio: (latein.) die Lichtungseinengung (bis Verschluß) durch Kompression oder Striktur; i.e.S. die **C. aortae** (COA, ↗Aortenisthmusstenose).

Cobalamine, Kobalamine: Sammelbez. für Substanzen mit ↗Vitamin-B_{12}-Wirkung.

Cobalt, Cobaltum (metallicum), Co: ein Schwermetall der Eisengruppe; lebensnotwendiges (= essentielles) Spurenelement für bestimmte Enzymreaktionen; ferner als Zentralatom im Vitamin B_{12}. Einatmen bzw. Verschlucken von Cobaltoxidstaub bzw. Cobaltverbindungen führt zu Verätzungen, Leber-, Nierenschädigung; als chronische Schäden sind bekannt Kontaktekzeme (Co in Zement, Glas), Myokardiopathie, Polyglobulie. – Von den **radioaktiven Cobaltisotopen** (= Radiocobalt) finden z.B. ^{57}Co u. ^{58}Co in Form des markierten Cyanocobalamins Anw. in der Hämatologie (↗SCHILLING* Test), ^{60}Co; Anw. in der Strahlentherapie.

Cocain, Kokain: ein Coca-Alkaloid (aus Kokapflanzen-Blättern) mit starker lokalanästhetischer u. vasokonstriktorischer Wirksamkeit. Besitzt nach Einnahme durch Inhalation oder Injektion starke euphorisierende Wirkung. Erstes bedeutendes Lokalanästhetikum, das aber inzwischen nicht mehr verwendet wird.

Coccidia, Kokzidien: weitverbreitete Ordnung intrazellulärer Parasiten (↗Sporozoa); darunter die Gattungen ↗Plasmodium, ↗Toxoplasma, ↗Isospora (i.e.S. als Erreger der ↗Kokzidiose).

Coccidiosis: ↗Kokzidiose.

Coccy...: *(griech kokkyx = Kuckuck)* Wortteil »Steißbein«; s.a. Kokzy...

Cochlea: die »Gehörgangsschnecke«, die knöcherne (Innenohr-)Schnecke im Felsenbein des Schläfenbeins; Teil des Hörorgans.

Cochleare: der »Löffel« als Mengengabe in der Rezepturanweisung; z.B. **C. infantum** (= Kinderlöffel), **C. parvum** (= Teelöffel).

Cochlear Implant: (engl.) elektronische Pro-

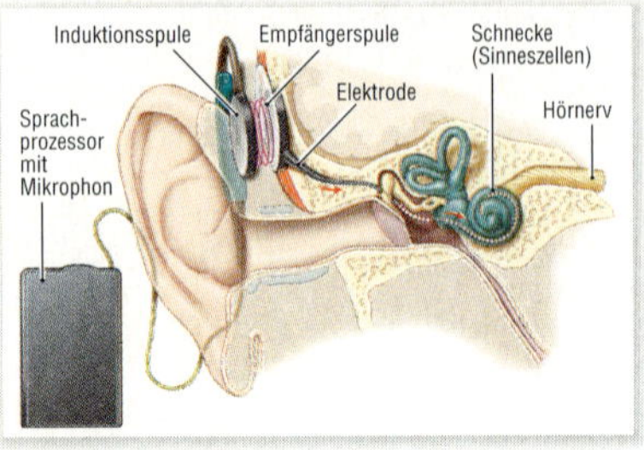

Cochlear Implant [1]

these zur Korrektur der Innenohrschwerhörigkeit bei Innenohrertaubten mit intaktem Hörnerv u. intakter Hörbahn. Besteht aus einem äußerlich tragbaren Sprachprozessor, einem am Ohr zu tragenden Mikrophon mit Induktionsspule u. einem Empfänger-Stimulator-Teil samt Elektroden (dieser wird – nach spezieller Mastoidektomie – in ein Knochenbett in der Schädelkalotte hinter dem Mastoid implantiert).

cochlearis: (latein.) zur ↗Cochlea gehörend.

Cockett* Venen: 3 bis 6 ↗Venae perforantes der Vena saphena magna (V. s. m.) unten an der Wadeninnenseite; Insuffizienz ihrer Klappen spielt in der Pathogenese des ↗Ulcus cruris eine wesentliche Rolle.

Cocktail, lytischer: stark sedierende Mischung aus Phenothiazinen (ursprünglich Megaphen® = Chlorpromazin u. Atosil® = Promethazin) u. aus Dolantin® (Pethidin).

Code, genetischer: die »Informationsschrift« des Erbmaterials; die Beziehung zwischen der Reihenfolge der 4 verschiedenen Grundbausteine der DNS (Nucleotide) u. der Reihenfolge der 20 Aminosäuren in den Eiweißen (Proteinen). Dabei wird jede Aminosäure von 3 hintereinanderliegenden Nucleotiden (Triplett = Codon) festgelegt.

Codein, Kodein: im Opium vorkommendes u. (halb)synthetisch herstellbares (Umwandlung von natürlichem Morphin) Alkaloid; wirkt zentral hustendämpfend; findet Anw. als ↗Antitussivum u. in analgetischen Kombinationspräparaten (für C. gelten – wie auch für seine Salze – erleichterte Betäubungsmittel-Bestimmungen).

Codon: eine Gruppe aus 3 aufeinanderfolgenden ↗Nucleotiden in der DNS (bzw. RNS), die eine Aminosäure bzw. Beginn oder Ende einer Aminosäurenkette festlegt (= Basentriplett).

Coeli..., Coelo...: *(griech. koilia = Höhle)* Wortteil »Bauch«, »Bauchhöhle«; z.B. **coeliacus** (zur Bauchhöhle gehörig; s.a. Zöliak...).

Coenzym, Koenzym: organische Verbindung, die als »Wirkgruppe« zusätzlich zur katalytischen Wirksamkeit des Enzyms (als »Transportmetabolit« zur Übertragung von Gruppen, Wasserstoff, Elektronen) benötigt wird, die aber auch – als prosthetische Gruppe – mit dem Enzymprotein (dem Apoenzym) zum Gesamtenzym (= Holoenzym) fest verbunden ist, z.B. das Flavin-, Häm-Coenzym. Einige Coenzyme werden aus Vitaminen gebildet. – **Co I:** ↗Nicotinamid-adenin-dinucleotid (NAD). – **CoA, CoA-SH:** das in jeder lebenden Zelle vorhandene – Nucleotid-ähnliche – Co. der Acylgruppen-Übertragung (insbes. Acetylierung) u. des Fettsäurestoffwechsels. – **Co B_{12}:** das ↗Vitamin B_{12} als Coenzym.

Coeruloplasmin, Ferrioxidase I: kupferhaltiges, bläuliches Eiweiß der α_2-Globulinfraktion des Blutplasmas sowie in der Leber u. Niere; wirkt als Kupferspeicher, -transportprotein. Erhöhte Serumwerte werden gefunden bei schweren Infektionskrankheiten (»akute Phase-Protein«) u. in der Schwangerschaft, erniedrigte bei WILSON* Krankheit **(»Coeruloplasmose«).**

Cofaktor, Kofaktor: Sammelbezeichnung für Substanzen, deren Anwesenheit für enzymatische Reaktionen erforderlich ist, d.h. für ↗Coenzyme sowie enzymatische u. anorganische (z.B. Metallionen) Komplemente. – **C. V:** ↗Faktor V (der Blutgerinnung).

Coferment: ↗Coenzym.

Coffein, Coffeinum, Koffein: eine Purinbase in Kaffeebohnen, Teeblättern, Kolanüssen u. Mateblättern. Wirkt erregend auf Großhirnrinde, Atem- u. Kreislaufzentrum, bewirkt Erweiterung der Blutgefäße u. Diurese; therap. Anw. als Tonikum, Psychoanaleptikum, Diuretikum u. in Kombinationspräparaten mit Antipyretika (verstärkt deren analgetische Wirkung).

Coitus: ↗Koitus. – **C. interruptus:** C. mit Zurückziehen des Penis vor Eintritt der Ejakulation; die Quote der Konzeptionsverhütung liegt nur bei ca. 90% (da oft zuvor unbemerkter Samenabgang).

Colchicin, Kolchizin: Hauptalkaloid der Herbstzeitlose **(Colchicum autumnale),** v.a. in den Samen. Ein Kapillar-, Zell- u. Mitosegift (Erscheinungen erst nach 4–6 Std.). – Therapeut. Anw. im akuten Gichtanfall u. als Zytostatikum.

COLD: Abk. für (engl.) **c**hronic **o**bstructive **l**ung **d**isease; die chronische obstruktive Lungenerkrankung, i.e.S. das chronische ↗Asthma bronchiale.

Cold-pressure-Test, Cold-Pressor-, CP-Test: *(engl. = Kälte-Druck-Test)* klinische Prüfung der Kreislaufregulation durch Blutdruckkontrollen während u. nach Eintauchen einer Hand in Eiswasser (1 Min.).

Cold-punch-Methode: *(engl. = kalte Stanze)* transurethrale Prostataresektion durch Stanzung. Die postoperative Gewebsreaktion ist geringer als nach Elektroresektion.

Cole* Tubus: ein Endotrachealtubus für Säuglinge u. Kleinstkinder.

Coli(bakterium), Coli-Bazillus: Kurzbez. für ↗Escherichia coli.

Coli-Dyspepsie, -Enteritis, Escherichiose: epidemische, sehr ansteckende (»hochkontagiöse«), akute Darmentzündung (↗Enteritis) bei Säuglingen u. Kleinkindern, v.a. bei Früh- u. Neugeborenen evtl. als ↗Säuglingstoxikose. Hervorgerufen durch enteropathogene Stämme von Escherichia coli (sog. »Dyspepsiecoli«); ferner durch »EHEC« (enterohämorrhagische ↗Escherichia coli); wird in zunehmendem Maße auch bei Erwachsenen beobachtet.

Colitis, Kolitis: akute oder chron. Schleimhautentzündung des Dickdarms (Colon). – **C. antibiotikaassoziierte:** ↗Enterokolitis, pseudomembranöse. – **C. (granulomatosa) regionalis:** unspezifische, auf einen Abschnitt (meist Colon ascendens) beschränkte akute oder chron. Kolitis; meist zusammen mit der granulomatösen ↗Enteritis regionalis (= CROHN* Krankheit); von der C. ulcerosa klinisch oft nicht zu unterscheiden. – **C. ulcerosa:** chronisch entzündliche Erkrankung der Dickdarmschleimhaut; Ätiologie weitgehend ungeklärt (Autoimmunkrankheit? Mitwirkung psychischer Faktoren?); evtl. den ganzen Dickdarm befallend; Symptome u.a.: rektale Blutung, Diarrhö, Schmerzen (↗Tab.); je nach Dauer u. Ausdehnung der C. steigt das Risiko der Entwicklung eines kolorektalen Karzinoms.

Klinische Symptome der **Colitis ulcerosa** [3]

rektale Blutung
häufige Stuhlentleerung
ständiger Stuhldrang
nächtliche Stuhlentleerung
Bauchschmerzen
Tenesmen
Obstipation

Colla: (latein.) Leim.

Collagen: ↗Kollagen.

collateralis: (latein.) seitlich benachbart, nebenständig; s.a. Kollateral...

Colliculitis: Entzündung des ↗Colliculus seminalis.

Colliculus: (latein.) kleiner Hügel; *anat* kleiner Vorsprung. – **C. seminalis,** Caruncula urethralis: der längliche »Samenhügel« in der Mitte der Crista urethralis des prostatischen Teils der männlichen Harnröhre; mit den Mündungsschlitzen der Ductus ejaculatorii u. des Utriculus prostaticus.

Collip* Einheit: die biologisch definierte Einheit des Parathormons (**»C.* Hormon«**).

Collodium, Kollodium: Anw. als Wundverschlußmittel, Arzneivehikel. – **C. salicylatum:** C. mit 4% Salicylsäure; ↗Keratolytikum bei Hühneraugen u. Hornhautschwielen.

Collum: (latein.) Hals; halsförmig verjüngter Organabschnitt (s.a. Cervix, Kollum...). – **C. anatomicum:** das relativ dünne, rumpfnahe Endstück des Oberarmknochens (Humerus) zwischen Schaft u. Kopf. – **C. chirurgicum:** der dünne Abschnitt des Oberarmknochens unterhalb der Tubercula; Prädilektionsstelle für die subkapitale Humerusfraktur. – **C. ossis femoris:** der zwischen Schaft u. Kopf des Oberschenkelknochens (Femur) gelegene Schenkelhals. – **C. uteri:** Gebärmutterhals, ↗Cervix uteri; s.a. Kollum...

Colon: der beidseits seitlich u. oben im Darmbauch liegende »Grimmdarm«; der längste Teil des Dickdarms; unterteilt in **C. ascendens** (vom Zäkum bis zur re. Kolonflexur aufsteigend), **C. transversum** (»Quergrimmdarm«; im Oberbauch zwischen der re. u. li. Kolonflexur), **C. descendens** (ab der li. Flexur absteigend) u. **C. sigmoideum** (das »Sigma«; eine S-förmige Schleife; geht in den Mastdarm, ↗Rektum, über); s.a. Dickdarm..., Kolo... – **C. irritabile** s. **spasticum:** »Reizkolon«; Anfälligkeit des Dickdarms gegenüber verschiedensten Schädlichkeiten (infektiös, allergisch, psychisch); Symptome: hartnäckige funktionelle Störungen mit Schmerzen, Völlegefühl, Rumoren, Blähungen, Störungen des Stuhlgangs (Wechsel Durchfälle/Obstipation). – **C. migrans** s. **mobile:** abnorme Beweglichkeit des ↗Colon ascendens u. der Flexura hepatica. Symptome: lageabhängige Schmerzen im re. Oberbauch.

Colp(o)...: Wortteil »weibliche Scheide«, ↗Kolp(o...).

Columella-Effekt: der bei hörverbessernder Op. ausgenützte Effekt der Schallübertragung über ein einziges Gehörknöchelchen (in Analogie zur **Columella auris** der Vögel).

Columna: *(latein. = Säule)* säulenförmiges Gebilde (Mehrzahl: **Columnae** [nachfolgend **Cc.**]). – **Cc. anales,** Cc. rectales Morgagnii: 5–8 Längsfalten der Mastdarmschleimhaut innerhalb des Afterkanals (Canalis analis). – **C. anterior, C. posterior:** s.u. Columnae griseae. – **Cc. griseae (medullae spinalis):** die säulenartig nach vorn u. hinten vorspringenden Anteile der grauen Substanz des Rückenmarks (RM); als Columna anterior die »Vordersäule« (mit multipolaren motor. Zellen); als C. lateralis die »Seitensäule« (mit vegetativen Kerngebieten); als C. posterior die »Hintersäule« (mit sensiblen Zellen u. dem Nucleus dorsalis). – Entsprechend dem im anatom. Querschnitt sich bietenden Bild sämtlich auch als Horn (= Cornu ventrale bzw. lat. bzw. dorsale) bezeichnet. – **C. lateralis, C. posterior:** s.u. Columnae griseae. – **Cc. renales,** »Bertin* Säulen«: die die Markpyramiden der Niere hülsenförmig umschließenden Rindenanteile. – **C. vertebralis:** die Wirbelsäule (WS), bestehend aus 7 Hals-, 12 Brust- u. 5 Lendenwirbeln sowie dem Kreuz- u. dem Steißbein (beide letzteren als Gebilde aus 5 bzw. 3–5 Wirbeln); s.a. Vertebrae (deren Symbole: C, Th, L, S u. Co). Zwischen den Wirbelkörpern befinden sich Bandscheiben (als Elemente des ↑Bewegungssegmentes).

Coma, Koma: Stadium tiefer Bewußtlosigkeit mit Fehlen jeglicher Reaktion auf Anruf, allgemein auch auf stärkere Schmerzreize (vgl. Sopor). Als Zustand bei traumatischer Schädigung, organischer Erkrankung des Gehirns (= C. cerebrale), z.B. bei Stoffwechselentgleisung (z.B. **C. acidoticum,** ↑C. diabeticum; oder als ↑C. basedowicum), bei Vergiftung, bei – durch ↑Hirnischämie, -embolie, -blutung bedingtem – zerebralem Insult (↑Apoplexia cerebri = **C. apoplecticum**) sowie nach Hirnkontusion, bei Hirntumor, -abszeß oder -druck, bei Meningoenzephalitis, Epilepsie, Hypophyseninsuffizienz (»hypophysäres K.«). – **C. basedowicum:** Koma infolge Stoffwechselentgleisung bei Schilddrüsenüberfunktion im Endstadium der ↑thyreotoxischen Krise. – **C. diabeticum,** C. hyperglycaemicum s. acidoticum: schwerste Form der akuten diabetischen Stoffwechselentgleisung; Koma infolge Stoffwechselzusammenbruchs im Gefolge eines Insulinmangels beim Diabetiker. – **C. uraemicum:** Koma im dekompensierten Endstadium der Niereninsuffizienz mit Verhaltung der harnpflichtigen Substanzen (Harnstoff, -säure, Creatinin; Anstieg des ↑Rest-N) u. Störung des Elektrolythaushaltes.

Combustio: ↑Verbrennung.

Comedo, Comedones: *(latein. = Schlemmer)* Mitesser, ↑Komedo.

comitans, concomitans: (latein.) begleitend.

Commissura, Kommissur: *(latein. = Verbindung)* verbindende Struktur; s.a. Kommissur… – **C. alba:** die Brücke weißer Substanz des Rückenmarks; verbindet die Vorderstränge (Columna ventralis). – **C. anterior:** kurzer runder Strang in der Vorderwand des III. Hirnventrikels, bd. Großhirnhälften verbindend; wird von markhaltigen Fasern des Schläfen- u. Riechlappens gebildet. – **C. epithalamica:** die »hintere Kommissur« des Gehirns quer am Hinterende des III. Ventrikels. – **C. posterior:** ↑C. epithalamica. – **Commissurae supraopticae:** weiße Kommissuren in Nähe der Sehnervenkreuzung (↑Chiasma opticum).

Common-Cold-Viren, CC-Viren: die ↑Rhinoviren als Erreger der »banalen Erkältungsinfekte« (engl. = »common cold«).

Commotio, Kommotion: Erschütterung (Stoß, Druck) einer Körperregion oder eines Organs; vgl. Contusio. – Auch Kurzbezeichnung der ↑C. cerebri. – **C. cerebri,** Kommotionssyndrom: die »Gehirnerschütterung« als rückbildungsfähige Hirnschädigung infolge stumpfer Gewalteinwirkung auf den Schädel u. – übertragen – das Hirn (Schädel-Hirn-Trauma I. Grades); mit kurzem Bewußtseinsverlust, Atem- u. Kreislaufstörungen (Schockfragmente), Übelkeit, Brechreiz oder Erbrechen, ↑Amnesie. – **C. cordis:** als »Herzerschütterung« die reversiblen funktionellen Folgeerscheinungen nach stumpfer Gewalteinwirkung auf das Herz mit Extrasystolen, Brachy- oder Tachykardie; von der Contusio cordis klinisch oft nicht eindeutig abzugrenzen.

communicans: (latein.) verbindend, mit bestehender Verbindung (z.B. Hydrocephalus communicans).

communis: (latein.) gemeinsam, allgemein.

comp…: s.a. Komp…

Compacta: 1) die ↑Kompakta des Knochens. **2)** die festere Teilschicht der ↑Funktionalis des Endometriums.

Compliance: (engl.) **1)** die Volumen-»Dehnbarkeit« des Thorax-Lungen-Systems. **2)** Bereitschaft des Patienten, bei diagnostischen u. therapeutischen Maßnahmen mitzuwirken.

composite-graft: (engl.) freies Haut-Knorpel-Transplantat, v.a. angewandt in der plastischen Gesichtschirurgie.

Compressio: *(latein. = Druck, Zusammendrücken)* Quetschung einer Körperregion oder eines Organs samt den Folgeerscheinungen. – **C. cerebri:** die »Hirnquetschung« als lebensbedrohliche Folge eines erhöhten intrakraniellen Drucks (↗Hirndruck) z.B. bei raumforderndem Hirnprozeß (Tumor, Entzündung) oder als »geschlossene Schädel-Hirnverletzung II. Grades«; insbes. aber bei ↗Contusio cerebri, wobei es nach freiem Intervall, d.h. nach einem »stummen Stadium« mit Bewußtseinsaufhellung, zu erneuter Bewußtlosigkeit infolge Hirnödems kommt. – **C. thoracis:** Brustkorbquetschung, v.a. bei Verkehrs- u. Betriebsunfällen; meist mit zahlreichen äußeren u. inneren Verletzungen.

Computer-Tomographie, CT: bildgebendes (röntgendiagnostisches) Verfahren, bei dem der menschliche Körper Schicht für Schicht durchstrahlt u. zum Bildaufbau ein Computer eingesetzt wird; die Ergebnisse sind auf dem Computerbildschirm sichtbar; ermöglicht die Darstellung minimaler Dichteunterschiede (z.B. Gewebeveränderungen, Tumoren); Anw. u.a. zur Diagnostik von Gehirnerkrankungen, Veränderungen im Bereich des Abdomens, Thorax, Bewegungsapparates.

Concha: *(latein. = Muschel)* **1) C. auricularis:** die eigentl. »Ohrmuschel«. **2) Conchae nasales:** Nasenmuscheln; von Schleimhaut überzogene, etwa horizontale, knöcherne Vorragungen der seitl. Nasenwand, die die innere Nasenoberfläche vergrößern (Anwärmung der Atemluft).

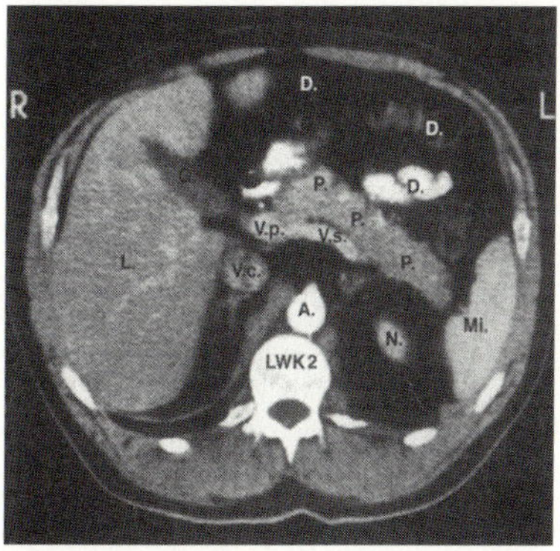

Computertomogramm des Oberbauches. Blick von unten kopfwärts: abgebildet ist die Ebene des 2. Lendenwirbels (LWK 2) [14]

A = Aorta, D = Darmschlingen, L = Leber mit Gallenblase (G), Mi = Milz, N = oberer Pol der linken Niere, P = Pankreas, Vc = untere Hohlvene (V. cava inferior), Vp = Pfortader (Vena portae) mit Einmündung der Milzvene (Vena splenica, Vs)

concomitans: (latein.) begleitend.

Concretio: (latein.) die flächenhafte »Verwachsung« benachbarter Häute. – **C. pericardii,** C. cordis: Verwachsung des Herzbeutels zwischen Epi- u. Perikard; meist Folge einer akuten Perikarditis (»Pericarditis adhaesiva interna«). – **C. praeputii:** Verwachsung des inneren Vorhautblattes mit der Eichel.

Condyloma, Kondylom: **1) C. acuminatum,** Feigwarze, spitze Kondylome: eine an intertriginöse Milieubedingungen (Feuchtigkeit, Mazeration, Epitheldefekte) gebundene Abart der vulgären Warze in der After-/Geschlechtsgegend (↗Abb.) u. in feuchten Körperfalten, hervorgerufen durch ein Virus der Papilloma-Gruppe; häufig durch Geschlechtsverkehr übertragen. **2) C. latum** s. **syphiliticum:** das »breite Kondylom«; durch mechanische Reizung u. Mazeration gewuchertes papulöses ↗Syphilid (meist schmierig belegt; hochinfektiös!), v.a. in der After-/Geschlechtsgegend.

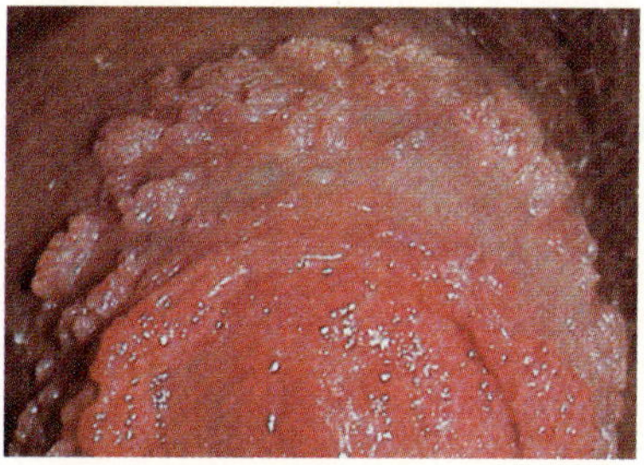

Condylomata acuminata [393]

Condylus, Kondylus: sphärischer Gelenkkörper = Gelenkknorren; vgl. Epicondylus.

Congelatio: (latein.) die ↗Erfrierung (unterschieden als **C. erythematosa** bzw. **bullosa** bzw. **gangraenosa** s. **escharotica** = Erfrierung I., II., bzw. III. Grades).

congenital(is), congenitus, kongenital: (latein.) »angeboren«, d.h. bei der Geburt bereits vorhanden u. erkennbar.

Congestio: (latein.) ↗Kongestion.

Conjugata: *(latein. coniugare = zum Paar vereinigen)* »gerader Beckendurchmesser«; die lichte Weite des Beckeneingangs in der

Sagittalebene wie auch andere Beckenmaße von geburtshilflicher Bedeutung.

Conjunctiva, Konjunktiva: ↗Tunica conjunctiva (Bindehaut des Auges, der Lider).

Conjunctivitis, Konjunktivitis: Bindehautentzündung = Entzündung der ↗Tunica conjunctiva (»Conjunctiva«), oft unter Beteiligung der Lidränder (= Blepharokonjunktivitis). – **C. allergica,** allergische Konjunktivitis: allergische Entzündung der Augenbindehaut; oft Teilsymptom der allergischen ↗Rhinokonjunktivitis (Heuschnupfen). – **C. epidemica:** ↗Keratoconjunctivitis epidemica. – **C. gonorrhoica:** ↗Gonoblennorrhö. – **C. granulosa:** ↗Trachom. – **C. nivalis:** die »Schneeblindheit« als akute Form der C. photoelectrica durch UV-Licht; meist als Keratokonjunktivitis. – **C. sicca:** chronische C. mit nur spärlichem, zähem, fadenförm. Sekret u. – häufig – mit Störung der Tränenbildung, kombiniert mit atrophischer Rhinitis; oft als Symptom des ↗SJÖGREN* Syndroms. – **C. trachomatosa:** ↗Trachom.

Conn* Syndrom: primärer ↗Aldosteronismus.

connatalis, konnatal: (latein.) »angeboren«, d.h. intrauterin oder aber unter der Geburt erworben (z.B. bei Infektion der Mutter bzw. infolge Geburtsverletzung oder Schädigung unter der Geburt).

Connectivitis: entzündliches Geschehen des Bindegewebes, i.e.S. in der Skelettmuskulatur.

Constrictio pericardii s. **cordis:** schwielig-schrumpfende, einschnürende (»konstriktive«) Herzbeutelentzündung (Perikarditis) mit teilweiser bis weitgehender Verwachsung des Epi- u. Perikards, evtl. auch mit Verkalkung (»Panzerherz«).

Consumptio: (latein.) Aufzehrung, *path* Auszehrung; ↗Konsumption.

contagiosus, kontagiös: (latein.) ansteckend, übertragbar.

Contergan®: s.u. Thalidomid-Embryopathie.

Continua: *(latein. continuus = ununterbrochen)* ↗Febris continua.

Continuitas: (latein.) Zusammenhang, ↗Kontinuität; s.a. per continuitatem.

contra, cont.: (latein.) gegen, entgegengesetzt; s.a. kontra...

Contractura: (latein.) die Zusammenziehung, ↗Kontraktur. – **C. palmaris:** ↗DUPUYTREN* Kontraktur.

contractus, kontrakt: (latein.) zusammengezogen (z.B. verkrampft).

Contusio, Kontusion: *(latein. = das Nieder-, Zerschlagen)* die Prellung als stumpfe Organverletzung mit sichtbaren Folgen (im Gegensatz zur ↗Commotio); u. mit fließendem Übergang zur Quetschung, ↗Compressio. – **C. bulbi:** Prellungsverletzung des Augapfels. – **C. cerebri,** Hirnkontusion, -prellung: gedeckte Hirnverletzung bei stumpfem Schädeltrauma. Symptome: u.a. Schock, Bewußtlosigkeit, motorische Unruhe, vegetative Störungen, retrograde ↗Amnesie; bei zunehmendem Hirndruck, z.B. durch Blutung, Hirnödem, kann es zu ↗Compressio cerebri kommen.

contusus, cont(us).: zerquetscht.

Conus, Konus: *(latein. = Kegel)* **1)** sichel- oder ringförmiger, unmittelbar der Sehnervpapille angrenzender heller Bezirk der Netzhaut. **2)** kegelförmiges Gebilde.

Convallaria majalis: das »Maiglöckchen« [Liliaceae], dessen Blätter, Blüten u. Wurzeln als Herzmittel verwendet werden. Das Hauptglykosid (vgl. Herzglykoside) ist das **Convallatoxin** (k-Strophanthidin-L-rhamnosid; das stärkste bisher bekannte Herzgift).

Convulsio: ↗Konvulsion.

Coombs*(-Mourant*-Race*) Test, Antiglobulin-Test: Nachweis inkompletter (blockierender), gegen Erythrozyten des Menschen gerichteter Antikörper durch ein gegen γ-Globulin u. Komplementfaktoren gerichtetes Antiserum (**Coombs*-Serum,** als Anti-Humanglobulin-Serum = AHG-Serum).

Coping: (engl.) seelische Verarbeitung von Belastungen, die z.B. durch schwere (v.a. chron.) körperliche u. seelische Krankheiten (z.B. Malignome, schwere chirurg. Eingriffe, Depression) hervorgerufen werden.

COPP: Abk. für ↗Polychemotherapie mit den Zytostatika **C**yclophosphamid, Vincristin (**O**ncovin®), **P**rocarbazin u. **P**rednison.

Cor: das ↗Herz. – Auch Bez. für Herzfehlbildungen u. krankhafte Herzveränderungen (siehe folgende Begriffe). – **C. adiposum:** ↗Lipomatosis cordis, ↗Fettherz. – **C. bovinum:** extrem vergrößertes Herz, v.a. bei ↗Aorteninsuffizienz u. Mehrklappenfehlern. – **C. hypertonicum:** ↗Hypertonikerherz. – **C. mitrale:** Mitralherz (↗Mitralkonfiguration). – **C. pulmonale:** Rechtsherzhypertrophie infolge übermäßiger Druckbelastung bei Erkrankungen, die primär die Funktion u./oder Struktur der Lunge verändern; als **C. p. chronicum** (C.-p.-Syndrom) z.B. Folge eines Hochdrucks im kleinen Kreislauf (pulmonaler Hochdruck) u. bei chronischen Lungenkrankheiten. – Als **C. p. acutum** ein akutes lebensbedrohliches Geschehen durch plötzliche Widerstandserhöhung im kleinen Kreislauf, meist infolge Lungenembolie.

Core-Protein: ↗Kernprotein.

Corium: ↗Dermis; s.a. Korium...; vgl. Haut.

Cornea, Kornea: die »Hornhaut« des Auges (s.a. Hornhaut..., Kornea...); der rel. stärker gekrümmte, durchsichtige Abschnitt der Augapfelhülle (Tunica fibrosa bulbi) vor der Pupille.

Cornet* Pinzette: Standardtyp der Objektträger-Faßzange mit gekreuzten Branchen.

Cornu: *(latein. = Horn)* **1) C. cutaneum:** ↗Hauthorn. **2)** hornartiges Gebilde. – **C. posterius, C. laterale** u. **C. anterius:** das Hinter-, Seiten- u. Vorderhorn der grauen Substanz (↗Substantia grisea) als auf dem Querschnitt des Rückenmarks hervortretende Gebilde; identisch mit den gleichnamigen Säulen des Rückenmarks (= Columna anterior; lateralis u. posterior).

Corona: *(latein. = Kranz, Krone)* kranz-, kronenförmiges Gebilde. – **C. ciliaris:** am Auge der »Strahlenkranz« des vorderen Abschnittes des Ziliarkörpers (↗Corpus ciliare), bestehend aus den 70–80 meridional angeordneten Fortsätzen des Strahlenkörpers (Processus ciliares). – **C. glandis:** der »Eichelkranz«; der wulstartige Rand der Peniseichel (↗Glans). – **C. mortis,** Arcus m.: eine abnorm stark ausgebildete Anastomose zwischen der Arteria epigastrica inferior u. der A. obturatoria. – **C. radiata: 1)** der »Stabkranz« des Gehirns, d.h. die zwischen Capsula interna u. Hirnrinde strahlig ausgebreitete Masse der Projektionsfasern jeder Großhirnhemisphäre. **2)** C. rad. folliculi ovarii: eine mehrreihige Schicht Follikelepithels auf der ↗Zona pellucida der Eizelle. – **C. veneris,** Cingulum Veneris: das »Stirnband der Venus«, gebildet von papulösen oder pustulösen Sekundärsyphiliden an der Haargrenze.

coronarius: (latein.) kronen-, kranzförmig; z.B. Arteria coronaria; s.a. Koronar...

Corona-Viren, Coronaviridae: große RNS-Viren; z.B. – humanpathogen – IBV-like-Viren (Erreger fieberfrei verlaufender Erkältungskrankheiten), das Virus der infektiösen Bronchitis der Hühner (IBV), das Mäusehepatitisvirus (MHV).

Corpus: (latein.) Körper (Mehrzahl **»Corpora«;** nachfolgend = **Cc.**). – **C. adiposum buccae:** ↗»Bichat* Fettpfropf«. – **C. albicans:** der weißliche Narbenkörper, den der zurückgebildete Gelbkörper im Eierstock hinterläßt. – **C. amygdaloideum,** Nucleus amygdalae: »Mandelkern«; grauer Hirnkern als Teil des limbischen Systems. – **C. callosum:** Commissura magna cerebri, »Balken«; die beiden Großhirnhemisphären verbindenden markhaltigen, quer verlaufenden Nervenfasern. – **C. cavernosum:** »Schwellkörper«; blutreiche schwammige Gebilde des Geschlechtstraktes. – **C. ciliare:** der »Ziliar-« oder »Strahlenkörper« des Auges; besteht aus einem hinteren planen (Orbiculus ciliaris) u. einem vorderen, durch seine Fortsätze (»Ziliarfortsätze«) strahlenförmigen Teil (↗Corona ciliaris). Enthält den Ziliarmuskel (↗Musculus ciliaris), der gemeinsam mit der ↗Zonula ciliaris im Dienste der Akkommodation steht (die Naheinstellung des Auges ermöglicht). – **C. luteum:** der »Gelbkörper« des Eierstocks; eine innersekretorische Drüse, deren Granulosa-Luteinzellen das Hormon Progesteron **(C. l.-Hormon),** deren Theka-Luteinzellen Östrogene (↗Follikelhormon) bilden. – s.a. Gelbkörper..., Lutein..., Luteal... – **C. luteum-Insuffizienz:** Gelbkörperinsuffizienz: ↗Lutealinsuffizienz. – **C. mammae:** der »Brustdrüsenkörper«; die Brustdrüse (Glandula mammaria) der Frau einschl. des umhüllenden Fettpolsters; ist mit der Faszie des M. pectoralis major locker verwachsen. – **Cc. oryzoidea:** die von Synovia(lzotten) abstammenden »Reiskörperchen« als freie Körper in Gelenkhöhlen u. Sehnenscheiden bei chronischer nicht-eitr. Entzündung. – **C. penis:** der »Penisschaft«. – **C. pineale,** Epiphysis s. Apophysis cerebri, Glandula pinealis: die von einer Bindegewebskapsel umhüllte »Zirbel(drüse)«; endokrines Organ im ZNS an der Hinterwand des III. Ventrikels; bestehend aus Pineal- u. Gliazellen, Glia- u. Nervenfasern; enthält Hirnsand (Acervulus). Bildet das Hormon ↗Melatonin (fast nur nachts), steuert weitgehend den zirkadianen Rhythmus. – **C. spongiosum penis:** C. cavernosum urethrae, der »Harnröhrenschwellkörper«. – **C. sterni:** der »Brustbeinkörper«; enthält bis ins hohe Alter rotes Knochenmark. – **C. striatum:** der »Streifenkörper, -hügel«; in der Basis jeder Großhirnhälfte seitl. des Thalamus liegendes ↗Basalganglion. – **C. uteri:** der »Gebärmutterkörper«; der muskelreiche, die Gebärmutterhöhle (Cavum uteri) enthaltende, etwas abgeflacht-birnenförmige Hauptteil der Gebärmutter, an dessen Seitenkanten die Eileiter münden u. die Gefäß-Nerven-Platten des Beckenbindegewebes abgehen. – **C. ventriculare,** C. gastricum, C. ventriculi: der »Magenkörper«; der Hauptteil des Magens zwischen dessen Fundus u. Pars pylorica; er bildet den Magenkanal (Canalis ventriculi). – **C. vertebrae:** der kurzzylindrische »Wirbelkörper« (s.a. Vertebra); besteht weitgehend aus spongiösem, an rotem Knochenmark reichem Knochengewebe. – **C. vitreum:** der »Glaskörper« des Auges; ein durchsichtiges, gallertig-weiches Gebilde; sein Quellungsdruck hält die Form des Augapfels aufrecht.

Corpuscula: (latein.) Körperchen (Einzahl: **Corpusculum**). – **C. lamellosa,** Vater*-Pacini* **Körperchen:** Nervenendkörperchen in der Haut u. Bindehaut, Schleimhäuten innerer Organe, Peritoneum u. Herz sowie in Gefäßnähe; Vibrations- u. Beschleunigungsdetektor. – **C. nervosa terminalia:** die in der Form vielfältigen, rundlichen oder ovalen »Terminal-« oder »Nervenendkörperchen« als Endorgane im Dienste der ↗Sensibilität. – **C. renalia:** die sog. Malpighi* Körperchen der Niere = Nierenkörperchen (beim Menschen ca. 1 Mio.; vgl. Nephron). Bestehen aus einer Kapsel (Capsula glomeruli), die den in sie eingestülpten Glomerulus sowie das die Kapillaren des Glomerulus umgebende Mesangium umgibt. In sie wird das ↗Glomerulusfiltrat (»Vorharn«) abgesondert. – **C. tactus,** Meissner* **Tastscheiben:** Tastkörperchen im Korium (an den Bindegewebspapillen); Rezeptoren für Berührungsempfindungen; ↗Abb.

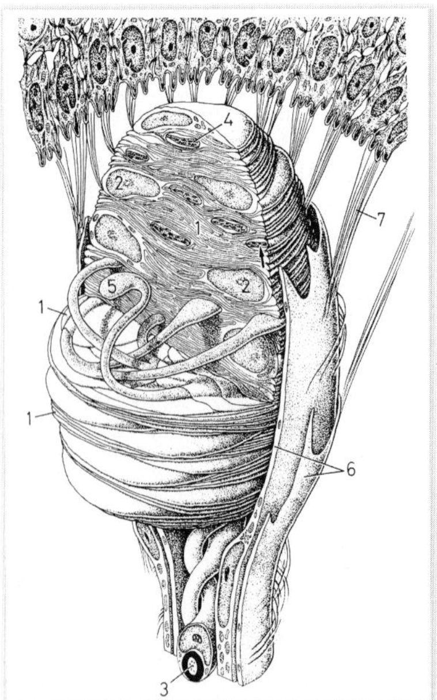

Corpusculum tactus: räumliche Darstellung eines Meissner* Körperchens aus der Fingerhaut des Menschen. 1 = zytoplasmatische Lamellen der terminalen Schwann* Zellen, 2 = Zellkerne der terminalen Schwann* Zellen, 3 = markhaltiges Axon, 4 u. 5 = Verdickungen der terminalen Axonverzweigungen. Die perineuralen Zellen umhüllen das Körperchen nur basal (6). 7 = kollagene Mikrofibrillen zwischen dem Körperchen u. den Wurzelfüßchen der basalen Epithelzellen [281]

Corrigentia, Korrigenzien: *pharm* arzneilich indifferente Stoffe (z.B. Auszüge aus aromatischen Drogen, Fruchtsirupe) als »Geschmackskorrigenzien« (ggf. auch den Geruch, das Aussehen von Arzneien verbessernd).

Cortex, Kortex: (latein.) Rinde. **1)** Pflanzenrinde, i.w.S. auch Fruchtschalen; v.a. Teedrogen. **2)** Rindenschicht eines Organs. – **C. cerebellaris:** die sehr schmale, die Marksubstanz (Corpus medullare) des Kleinhirns umfassende Kleinhirnrinde. – **C. cerebralis,** Pallium: die – graue, Nervenzellen u. Nervenfasern enthaltende – »Großhirnrinde«, die in verschiedene Rindengebiete mit unterschiedlichen Funktionen unterteilt werden kann. – **C. glandulae suprarenalis:** die etwa ⅘ des Nebennierengewichts ausmachende ↗»Nebennierenrinde« (NNR). – **C. renalis:** die »Nierenrinde«; der 5–7 mm dicke, aus Nierenkörperchen u. Harnkanälchen bestehende Filterteil der Niere (= ↗Ren) zwischen deren Kapsel u. Mark.

Corti* Organ: das Hörorgan der häutigen Schnecke (Labyrinthus cochlearis; s.a. Cochlea); enthält in seinem von der Membrana tectoria **(C.* Membran)** bedeckten Epithelhügel innere u. äußere **C.* Haarzellen** (= Sinneszellen); diese wandeln die ihnen zugeleiteten Schallwellen in Impulse um, die von den Bipolarzellen des Ganglion cochleare übernommen werden.

corticalis: (latein.) zur Rinde (↗Cortex) gehörend.

Corticosteroide, Kortikoide: die ca. 50 in der Nebennierenrinde (NNR) aus Cholesterin (über Pregnenolon u. Progesteron) gebildeten Steroidhormone; Einteilung in 3 Gruppen: **1.** die in der Zona glomerulosa der NNR synthetisierten Mineralocorticoide (Hauptvertreter ↗Aldosteron); **2.** die in der Zona fasciculata der NNR produzierten Glucocorticoide (Hauptvertreter ↗Cortisol); **3.** die in der Zona reticularis produzierten Androgene (Hauptvertreter Dehydroepiandrosteron) u. Östrogene.

Corticotrophin(um), Corticotropin, corticotropes Hormon, Adrenokortikotropin,

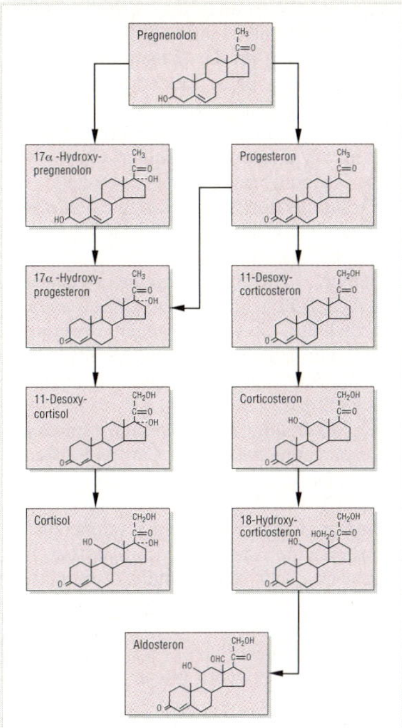

Corticosteroide: Biosynthese

ACTH: im Hypophysenvorderlappen gebildetes Hormon, das Synthese u. Ausschüttung der Nebennierenrindenhormone (↗Glucocorticoide) kontrolliert, Einfluß auf das Immunsystem u. indirekt (über Corticosteroidkonzentration) auf zahlreiche Stoffwechselvorgänge nimmt.

Cortisol, Hydrocortison, Kortisol**:** Hauptvertreter der Glucocorticoide; ein Steroidhormon, wird synthetisiert in der Zona fasciculata der Nebennierenrinde (NNR) (s.a. Corticosteroide); Hauptwirkungen sind die Gluconeogenese mit Hyperglykämie u. Proteinabbau. Die Sekretion wird angeregt durch Corticotropin (ACTH); sie ist z.B. erhöht bei CUSHING* Syndrom, NNR-Adenomen, -Karzinomen, vermindert bei ADDISON* Krankheit.

Cortison, Kortison**:** Nebennierenrinden-Hormon vom Glucocorticoid-Typ, gebildet in der Zona fasciculata; ist intermediär u. pharmakodynamisch eng mit ↗Cortisol = Hydrocortison verknüpft.

Cortisonismus, Hypercortisolismus**:** zusammenfassender Begriff für die Krankheitserscheinungen nach langdauernder – auch niedrig dosierter – Verabfolgung von ↗Glucocorticoiden.

Corynebacterium: Bakteriengattung teils aerober, teils anaerober, grampositiver, kurzer Stäbchen, häufig mit keulenartig verdickten Enden u. metachromen Granula (BABES*-ERNST* Körperchen). – **C. diphtheriae,** C. ulcerans, (KLEBS*-)LOEFFLER* Bazillus**:** Erreger der ↗Diphtherie des Menschen.

Coryza: »Schnupfen«; i.e.S. der Virusschnupfen als akute, im allg. afebrile Infektionskrankheit durch Rhino-, Influenza-, Adeno-, RS-, Entero- u. andere Viren. – **C. syphilitica** s. **neonatorum:** der beide Nasengänge befallende, anfangs trockene, später blutige Schnupfen des Neugeborenen als häufigstes Schleimhautsymptom der angeborenen Syphilis.

Costae: die Rippen I–XII.

costalis: zur Rippe (Costa) gehörend.

Co-trimoxazol: Antibiotikum aus Trimethoprim u. Sulfamethoxazol.

Cotton-wool-Herde: *(engl. cotton = Baumwolle)* kleine, helle, wolk. Exsudatherde am Augenhintergrund, z.B. bei Retinitis angiospastica, Periphlebitis, Retinopathia diabetica, Schwangerschaftstoxikose.

Cotyledo, Kotyledon**: 1)** Gelenkpfanne. **2)** das Zottenbüschel des Chorions als – von Plazentarsepten umgebener – Lappen der Plazenta.

Coudé-Katheter: (französ.) an der Spitze »gekrümmter« Blasenkatheter (Gummi) mit seitl. Öffnung zur Blasenentleerung bei benigner Prostatahyperplasie.

Coulomb: SI-Einheit der Elektrizitätsmenge u. der elektr. Ladung; 1 C = 1 As (Amperesekunde).

Councilman* Körper: rundliche, hyaline, eosinophile Körperchen im Zytoplasma degenerierter Leberzellen bei Gelbfieber u. bei Virushepatitis A u. B.

Counter: (engl.) Zähler, Zählgerät.

Couperose, Erythrosis facialis, Kupferfinnen**:** (französ.) dauerhafte Wangenröte mit zahlreichen fadenförm. Teleangiektasien, entweder im Status seborrhoicus oder als 1. Stadium der Rosazea.

Courvoisier* Zeichen: eine über längere Zeit bestehende schmerzlose Vergrößerung der Gallenblase als Hinweis auf (extrahepatischen biliären) Verschluß durch Tumor (v.a. Gallengangs-, Pankreaskarzinom).

Couveuse: *(französ. = Bruthenne)* »Wärmebettchen« (geschlossene oder offene Bauform, beheizte Liegefläche, Anschlußmöglichkeit für Sauerstoffzufuhr) zur Betreuung u. Pflege Frühgeborener u. atrophischer Säuglinge; s.a. Inkubator.

Cowper* Drüse: ↗Glandula bulbourethralis. – vgl. Cowperitis.

Cowperitis: chronische, häufig gonorrhoische Entzündung der COWPER* Drüsen (Primärherd ist meist in der Prostata), oft unter Beteiligung der hinteren Harnröhre (evtl. mit deren Verengung = **Cowper*-Striktur**) u. des Harnröhrenschwellkörpers (Corpus spongiosum).

Coxa: Hüfte als Körperregion; i.w.S. auch das »Hüftbein« (Os coxae) bzw. -gelenk (Articulatio coxae). – **C. plana:** Hüftgelenkdeformität durch Abflachung des Femurkopfes u. – sekundär – des Azetabulums. – **C. valga:** abnorme – nur beim Neugeborenen physiologische – Steilstellung des Schenkelhalses. – **C. v. luxans:** als Folge einer angeborenen ↗Hüftluxation sich entwickelnde C. valga. – **C. vara,** C. adducta s. flexa: Verbiegung des Schenkelhalses; ein- oder beidseitig vorkommend.

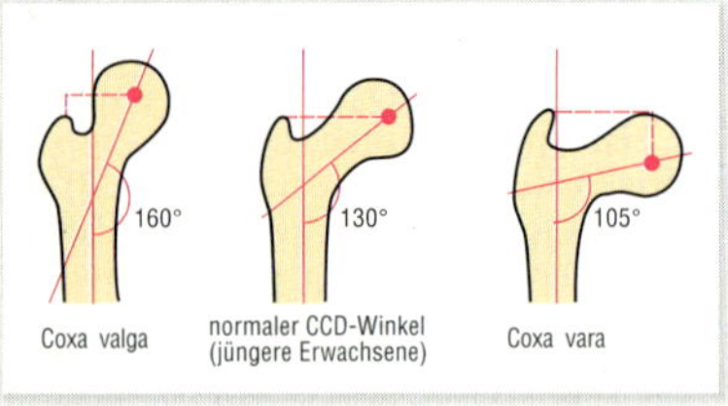

Coxa valga, Coxa vara: Variationen des Schenkelhals-Schaftwinkels (bei Coxa valga steht der Trochanter major tiefer, bei Coxa vara höher als normal) [385]

Coxalgia, Koxalgie: Hüft(gelenk)schmerzen.

Coxarthritis: Hüftgelenkentzündung, ↗Coxitis.

Coxarthrosis: ↗Koxarthrose.

Coxiella burneti: Bakterienart; der stäbchen- oder kokkenförmige, intrazellulär wachsende, gramneg. Erreger des Q-Fiebers.

Coxitis, Kox(arthr)itis: die akute oder chronische »Hüftgelenkentzündung«; s.a. Säuglingskoxitis.

Coxsackie-Viren, C-Viren: Untergruppe der Picorna-Viren; rufen außer katarrhalischem Erkältungssyndrom (u.a. auch »Sommergrippe«) v.a. septische abakterielle Meningitis, Bornholmer Krankheit, Myokarditis, Herpangina, Orchitis, Exantheme a) vom Boston-Typ (generalisiert oder Röteln-ähnlich) sowie b) das Hand-Fuß-Mund-Exanthem hervor.

CP: Abkürzung für **1)** ↗**C**reatin**p**hosphat. **2)** (engl.) **C**erebral **p**alsy (Zerebralparese). **3) cP:** **c**hronische **P**olyarthritis.

CPAP: (engl.) Abkürzung für **c**ontinuous **p**ositive **a**irway **p**ressure (kontinuierliche Atmung bzw. Beatmung gegen erhöhten Druck).

CPD-Stabilisator: Stabilisator für Blutkonserven als modifizierter ACD-Stabilisator, d.h. zusätzlich mit **P**hosphatpuffer.

C-Peptid: »**c**onnecting peptide«; verknüpft die A- u. B-Kette des ↗Proinsulins; ist verantwortlich für die immunogenen Reaktionen der Insulin-Handelspräparate. Dient als Marker (Indikator) der Sekretion der Beta-Zellen des Pankreas.

CPK: Abkürzung für **1) C**reatin**p**hospho**k**inase (↗Creatinkinase), **2) C**arotis-**P**uls**k**urve (↗Karotis...).

Cr: Zeichen für ↗Chrom.

Crampus, Krampus: (latein.) schmerzhafter Muskelkrampf; auch als Cr.-Syndrom (anfallsweise, sehr schmerzhafte Kontraktion von Muskelgruppen, v.a. an den Gliedmaßen).

cranialis, kranial: (latein.) **1)** zum Schädel gehörend. **2)** kopfwärts gelegen (= superior = oberer).

Cranium, Kranium: der knöcherne Schädel.

Crataegus oxyacantha: »Hagedorn«, »zweigriffliger Weißdorn« [Rosaceae]; enthält u.a. Flavonoide, Cholin, Acetylcholin, Gerbstoffe; Anw. als Kardiotonikum (z.B. bei funktionellen Herzbeschwerden, leichter Herzinsuffizienz) u. Antihypertonikum.

Craurosis: ↗Kraurosis.

C-reaktives Protein, CRP: ein Akute-Phase-Protein; wird bei den meisten entzündlichen u. neoplastischen Erkrankungen neu gebildet u. im Serum nachweisbar (CRP-Test).

Creatin: *(griech. kreas = Fleisch)* ein Zwischenprodukt des intermediären Stoffwechsels, das in nahezu konstanter Menge in der Leber gebildet wird aus Glycin, Arginin u. Methionin. Der Abbau erfolgt zu Creatinin, das mit dem Harn ausgeschieden wird.

Creatinin: ein harnpflichtiges, stark basisches Stoffwechselprodukt, das im Muskelgewebe irreversibel als Anhydrid (Lactam) des Creatins entsteht. Die Ausscheidung mit dem Harn erfolgt ziemlich konstant (1,0–1,5 g/24 h), größtenteils glomerulär (↗Creatinin-Clearance).

Creatinin-Clearance: Messung der Ausscheidung (Clearance) des Creatinins durch die

Nieren; Normalwert: 160–180 ml/Min. – Geeignet z.B. zum Nachweis einer beginnenden Niereninsuffizienz.

Creatinkinase, Creatinphosphokinase, CK, CPK: wichtiges Enzym (Kinase); unterteilt sich in 3 Isozyme mit unterschiedlicher Beweglichkeit bei der Elektrophorese; sie bestehen aus den Untereinheiten B u. M (BB-Typ = CK I = Gehirn-, MB-Typ [engl.: **m**uscle-**b**rain type] = CK II = Herzmuskel-, MM-Typ = CK III = Muskeltyp); der MB-Typ ist diagnostisches Leitenzym für Myokardinfarkt (Normwerte: ≦ 10 U/l bzw. ≦ 6% der CK, Anstieg nach 4–8 Std. mit einem Maximum nach 12–18 Std. nach Infarkt), der MM-Typ für die infantile Form der progressiven Muskeldystrophie.

Creatinphosphat, Phosphagen, CP: Creatinphosphorsäure als jederzeit verfügbarer Energiespeicher für energiereiche Phosphatverbindungen im Muskel.

Credé* Handgriff: manuelle Plazentaexpression in der Nachgeburtsperiode. – **Cr.* Prophylaxe:** das Einbringen je eines Tropfens 1(–2)%iger Argentum-nitricum-Lsg. beidseits in den Bindehautsack des Neugeborenen zur Prophylaxe einer – evtl. in den Geburtswegen erfolgten – gonorrhoischen Augeninfektion (↗Gonoblennorrhö). Wird heute nicht mehr generell empfohlen.

Creeping eruption oder **disease:** ↗Larva migrans.

Cremaster: ↗Musculus cremaster; s.a. Kremaster...

crepitans: (latein.) knarrend; z.B. Tendovaginitis crep.; s.a. Crepitatio.

Crepitatio, Crepitus, Krepitation: knarrendes oder knisterndes Reibegeräusch, z.B. durch Knochenbruchenden, entzündete Pleurablätter, Sehnenscheidensynovialis (»Schneeballknistern«).

Crescendogeräusch: kontinuierlich an Intensität zunehmendes Herzgeräusch; v.a. präsystolisch bei Mitral- u. Trikuspidalstenose.

CREST-Syndrom: Akronym aus **C**alcinosis cutis, **R**AYNAUD*-Phänomen, Motilitätsstörungen des Ösophagus (engl. **e**sophagus), **S**klerodaktylie u. **T**eleangiektasien; eine Sonderform der progressiven systemischen Sklerose (↗Sklerodermie).

Creutzfeldt*-Jakob* Krankheit, CJK, CJD: subakute präsenile spongiöse Enzephalopathie; wahrscheinlich ausgelöst durch ↗Prionen; seltene Erkrankung des zentralen Nervensystems mit fortschreitender Demenz; tritt v.a. im 40. bis 70. Lebensjahrzehnt auf. Ist offenbar durch Gewebetransplantationen übertragbar (Cornea- u. Dura-mater-Transplantationen); eine Beziehung zur bovinen spongiformen Enzephalopathie (BSE) scheint zu bestehen.

Cri: (französ.) Schrei. – **C. du chat:** ↗Katzenschrei(syndrom).

Crib death: *(engl. = Krippentod [Tod in der Wiege])* ↗Kindstod, plötzlicher.

cribriformis, cribrosus: (latein.) siebartig durchlöchert.

cricoideus: (latein.) ringförmig; z.B. Cartilago cricoidea (Ringknorpel).

Crinis: (latein.) ↗Haar. – **C. capitis:** das Haupthaar (Kopfhaare). – **C. pubis:** Schamhaar.

Crisis, Crise: ↗Krise.

Crista: (latein.) Kamm, Leiste. – **Cr. ampullaris:** C. der Bogengangampulle des ↗Vestibularapparates; bedeckt von Sinnes- = Neuroepithel: Haarzellen als »Gleichgewichtszellen«.

Crohn*(-Ginsburg*-Oppenheimer*) Krankheit: ↗Enteritis regionalis.

Cromoglicinsäure: Anw. zur Asthmaprophylaxe u. bei allergisch bedingten Konjunktivitiden u. Rhinitiden (v.a. bei Pollenallergien).

Crosse: *(französ. = Bischofskrummstab)* hirtenstabartig gebogenes Mündungssegment der Vena saphena magna. – s.a. Crossektomie.

Crossektomie: Krampfaderoperation; Entfernung einer ↗Crosse unmittelbar an der Einmündung zur Sanierung einer Stammvarikose. Statt dessen heute meist Saphenektomie (↗Venenstripping).

Crossing-over: ↗Crossover.

Cross-matching: (engl.) ↗Kreuzprobe; auch als Kreuzprobe im HLA-System (Test auf Gewebeverträglichkeit vor Transplantationen).

Crossover, Crossing-over: (engl.) der Austausch genetischer Information bei der Paarung der homologen elterlichen Chromosomen in der ↗Meiose.

Crotonöl, Krotonöl: fettes Öl aus den Samen von Croton tiglium; starkes Abführmittel (Drastikum; obsolet), Hautreizmittel; wirkt cocarcinogen.

Croup: ↗Krupp.

Croup-associated-Virus, CA-Virus: (engl.) ↗Parainfluenza-Virus Typ 2 (verursacht bei kleineren Kindern relativ häufig Krupp-Syndrom).

cruciatus: (latein.) gekreuzt.

cruentus: blutig, mit Blut vermischt, blutrot; vgl. Cruor.

Cruor (sanguinis): Kruorgerinnsel, Blutkuchen; der aus einem Fibrinnetz mit überwiegend roten Blutkörperchen bestehende Teil des Blutgerinnsels.

cruralis: (latein.) einen Schenkel (↗Crus) betreffend.

Crus: (latein.) Schenkel (Mehrzahl: **Crura**). **1)** der Unterschenkel (auch als Region = Regio cruralis). – **Cr. valgum:** die Einwärtskrümmung des U'schenkels, meist als angeborene Fehlbildung; vgl. Genu valgum. – **Cr. varum:** Auswärtskrümmung des U'schenkels i.S. des O-Beins; angeboren oder – häufiger – nach Knochen-Erkr. (z.B. Rachitis); beim Säugling u. Kleinkind physiologisch; vgl. Genu varum. **2)** Schenkelteil eines anatom. Gebildes.

Crush-Syndrom, -Niere, Quetschungs-, Verschüttungs-, Muskelzerfalls-, myorenales, tubulovaskuläres Syndrom: (engl.) durch Zerfall größerer Muskelmassen infolge schwerer Verletzung (**»crush injury«**) auftretende akute, lebensbedrohliche Niereninsuffizienz, meist kombiniert mit Leberparenchymnekrosen (Ikterus), begleitet von brettharter, entzündl. Schwellung der betroffenen Muskeln u. Schocksymptomen.

Crusta: 1) (latein.) Borke, ↗Kruste. **2)** im Harnblasenepithel des Menschen eine intrazelluläre Verdichtung an der Oberfläche der Deckzellen.

Cryptae tonsillares: die Blindenden der Einsenkungen des Mundhöhlenepithels in die Gaumen- u. Rachenmandel (= Fossulae tonsillares); bei starker Zerklüftung evtl. mit Speiseteilchen u. Bakterien gefüllt (mögl. Urs. von Tonsillitis u. schlechtem Mundgeruch).

Cryptococcosis: ↗Kryptokokkose (= Europäische Blastomykose).

Cryptococcus: Pilze; Gattung imperfekter Hefen. – **Cr. neoformans,** Saccharomyces s. Blastomyces: der Erreger der ↗Kryptokokkose.

Cryptosporidium: Gattung opportunistischer Parasiten (Protozoen); Erreger der ↗Kryptosporidiose.

Cs: Zeichen für ↗**Cä**sium.

CT: ↗**C**omputer-**T**omographie.

CTG: Cardio**t**oko**g**raphie (s.u. Kardio...).

Cu: Zeichen für ↗Kupfer (= **Cu**prum).

cubitalis: (latein.) zum Ellenbogen gehörend.

Cubitus: der »Ellenbogen«; der Bereich des Übergangs vom Ober- zum Unterarm; mit Regio cubiti anterior (mit Ellengrube = Fossa cubitalis) u. posterior sowie dem Ellenbogengelenk in der Tiefe.

cuboide(u)s: (latein.) würfelförmig; z.B. Os cuboideum (Würfelbein).

Cucurbita pepo: Kürbis [Cucurbitaceae]; die Samen (Cucurbitae Semen) enthalten u.a. Phytosterole, β- u. γ-Tocopherol, Cucurbitin, Selen, Eiweiß, fettes Öl. Anw. bei Miktionsbeschwerden (Reizblase, benigne Prostatahyperplasie Stadium I–II), früher auch als Wurmmittel.

Cumarin, Kumarin: ein in vielen Pflanzen als Glykosid vorhandenes α-Pyronderivat. – Dient als Baustein synthetischer Hemmstoffe der Blutgerinnung (Antikoagulanzien) (↗Cumarin-Derivate), Antibiotika.

Cumarin-Derivate, Antikoagulanzien vom Cumarin-Typ: vom ↗Cumarin abgeleitete Hemmstoffe der Blutgerinnung. Die gerinnungshemmende Wirkung basiert auf Strukturähnlichkeit mit dem ↗Vitamin K u. ihre Verabfolgung (z.B. nach Herzinfarkt). Typische »C(o)umarine« dieser Art: Phenoprocoumon, Acenocoumarolum, ↗Warfarin.

Cumulus oophorus: der die Eizelle enthaltende »Eihügel« des Follikelepithels, der als Vorwölbung in den Bläschenfollikel ragt.

cuneiformis: (latein.) keilförmig; z.B. Os cuneiforme (Keilbein des Fußes).

Cunnilingus: orale Stimulation der weibl. Scham.

Cunnus, Vulva: die weibl. Scham.

Cuprum, Cu: ↗Kupfer. – **C. aceticum:** Kupferacetat. – **C. sulfuricum:** Kupfersulfat.

Cupula: *(latein. = Kuppel)* kuppelförmiges Gebilde. – **C. ampullaris:** die C. des häutigen Bogengangs (= »Ampullenkuppel«). – **C. pleurae:** die 3–4 cm über die 1. Rippe hinausragende »Pleurakuppel«.

Curare, Kurare: Sammelbez. für verschiedene Pfeilgifte. Wirkt als »stabilisierendes« = nichtdepolarisierendes peripheres Muskelrelaxans (Anw. während der Narkose u. bei Dauerbeatmung).

Curcuma zanthorrhica: ↗Gelbwurz, javanische.

Curettage: (französ.) ↗Kürettage.

Curie, Ci: Einheit der Radioaktivität; 1 Ci entspricht $3{,}7 \times 10^{10}$ Zerfallsakten pro Sek.; neuerdings ersetzt durch die SI-Einheit ↗Becquerel (1 Ci = $3{,}7 \times 10^{10}$ Bq [= 37 GBq]).

Curschmann* Spiralen: bei Asthma bronchiale, gelegentlich auch bei chronischer Bronchiolitis u. spastischer Bronchitis im Auswurf vorkommende Schleimspiralen.

Curvatura, Kurvatur: die Krümmung, Wölbung; i.e.S. die Magenkurvatur, u. zwar als **C. gastrica major** s. **ventriculi major** die größere, linksseitige u. auch nach unten gerichtete konvexe Magenwölbung, die ein bevorzugter

Sitz der Magenkarzinome ist; als **C. gastrica minor** s. **ventriculi minor** die kleinere, rechtsseitige Magenwölbung, die bevorzugt der Sitz von peptischen Magengeschwüren ist.

Cushing* Syndrom: Krankheitsbild durch ein Überangebot von ↗Glucocorticoiden; ↗Abb. Symptome: gerötetes rundes Gesicht (»Vollmondgesicht«), Steroidakne, Stammfettsucht, Hautstreifen (Striae rubrae), arterielle Hypertonie, allgemeine Leistungsschwäche, endokrines Psychosyndrom, Osteoporose, Diabetes mellitus, Impotenz, Oligo- bis Amenorrhö (evtl. Hypertrichose bis Hirsutismus), bei Kindern Wachstumsstörungen, Eosinopenie. – Häufigste Ursache ist die chronische Glucocorticoid-Pharmakotherapie, z.B. bei Asthma bronchiale oder bei chronischer Polyarthritis.

Cuspis: (latein.) Spitze, Stachel. – **C. anterior, C. posterior** u. **C. septalis:** die »Segel« einer Atrioventrikularklappe des Herzens.

cutaneus, kutan: (latein.) die Haut (Cutis) betreffend; s.a. Kutan...

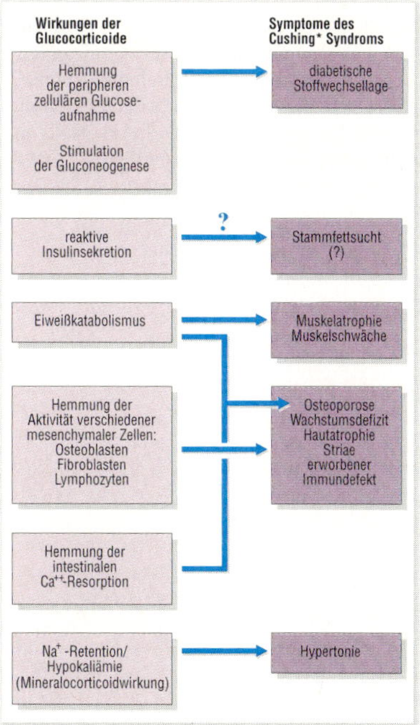

Glucocorticoidwirkungen u. ihre Beziehungen zu den Symptomen des **Cushing* Syndroms** [282]

Cuticula: ein der Oberfläche von Epithelien (bes. der Epidermis) aufliegendes »Oberhäutchen« als feste Zellausscheidung, die dem mechanischen Schutz u. der Abschirmung des inn. Milieus dient.

Cutis: Oberhaut (= Epidermis) u. Lederhaut (= Dermis, Corium) der ↗Haut; s.a. Kutis... – **C. anserina:** die durch Kältereiz, psychische Alteration, Adrenalingabe etc. ausgelöste »Gänsehaut«.

CVI: **c**hronische **v**enöse ↗**I**nsuffizienz.

Cyan...: Präfix zur Kennzeichnung von – v.a. organischen – Verbindungen mit CN-Gruppe. – s.a. Zyan(o)...

Cyanocobalamin(um): ↗Vitamin B_{12}.

Cyanosis: (latein.) ↗Zyanose.

Cyanvergiftung: Blausäurevergiftung.

Cyclamate: Salze der Cyclohexansulfaminsäure; s.a. Natriumcyclamat (ein Süßstoff).

Cyclitis, Zyklitis: akute oder chron. Entzündung des Ziliarkörpers (Corpus ciliare), meist mit Beteiligung der Iris = Regenbogenhaut (als Iridozyklitis) u. der Chorioideae (= Uveitis).

Cyclosporin A: ↗Ciclosporin A.

Cyproteronacetat: ein Progesteron-Derivat (↗Antiandrogen), das neben der antiandrogenen auch eine gestagene Wirkung besitzt; Anw. bei ♂♂ als Hormonpräparat zur Tumortherapie (metastasierendes Prostatakarzinom) sowie zur Triebdämpfung (Sexualdelikte) in geeigneten Fällen (nach psychiatr. Abklärung); bei ♀♀ in Kombination mit Östrogenen bei Hirsutismus, schweren Akneformen, Seborrhö u. zur hormonalen Kontrazeption; Anw. auch bei Knaben mit Pubertas praecox.

Cyst...: Wortteil »Zyste«, »Blase«; s.a. Zyst...

Cystadenocarcinoma, Zystadenokarzinom: ↗Adenokarzinom mit zystischer Ausweitung der atypischen Drüsenschläuche; häufigste Form des ↗Ovarialkarzinoms.

Cystadenoma, Kystadenom: gutartiges, von exkretorischen oder inkretorischen Drüsen ausgehendes ↗Adenom mit fortschreitender Ausweitung der Drüsenlichtungen (durch Sekretstauung u. flächenhafte Proliferation) zu sog. Kugel- oder Spaltzysten; Vorkommen v.a. in Ovar, Mamma, Niere, Lunge, Schilddrüse u. Hoden.

Cystein, Zystein, Cys, C: schwefelhaltige Aminosäure.

Cysticercus, Zystizerkus: der »Blasenwurm« als Typ der Bandwurmfinne (bei Taenia, Taeniarhynchus, Hydatigera). Für Mensch u. Tiere pathogen (↗Zystizerkose) sind z.B. **C. bovis** (= C. inermis; die Finne des Rinderbandwurms ↗Taenia saginata), **C. cellulosae** (die große Finne des Schweinebandwurms, ↗Taenia solium; relativ häufig in Auge u. Großhirn vorkommend als **C. racemosus** s. **multilocularis**).

cysticus: (latein.) blasenartig = zystisch bzw. eine Blase, i.e.S. die Gallenblase betreffend (z.B. Ductus cysticus; s.a. Zystikus...).

L-Cystin, Zystin, Dicystein, Cys, Cys-S-: eine schwefelhaltige Aminosäure.

Cystinose, Cystinspeicherkrankheit: (autosomal-rezessiv) erbliche Speicherkrankheit mit intrazellulärer Anreicherung von Cystin in fast allen Geweben (infolge Blockierung des Cystinabbaus). Beginnt in der 2. Hälfte des ersten Lebensjahres mit Polydipsie u. -urie, metabolischer Azidose, Dehydratation, hypophosphatämischer Rachitis u. führt zu terminaler Niereninsuffizienz im frühen Schulalter; Intelligenz normal. Als **infantile Form** (= maligne Form; nephropathischer Typ) mit fortschreitender Nierenschädigung (führt zu der Symptomatik des DEBRÉ-DE-TONI*-FANCONI* Syndroms); als **juvenile Form** (= intermediäre Form) ebenfalls nephropathisch (aber weniger stark ausgeprägt); als **benigne Form** (= Erwachsenenform) ohne Nierenfunktionsstörung u. ohne Pigmentanomalie der Retina u. mit normaler Lebenserwartung.

Cystis: (latein.) ↗Zyste, Blase, *anat* blasenförmiges Hohlorgan (↗Vesica).

cystische Fibrose, CF: ↗Mukoviszidose.

Cystitis: Entzündung der Harnblase (↗Zystitis).

Cysto...: s.a. Zysto...

Cystocarcinoma papilliferum: häufigster maligner Ovarialtumor (↗Ovarialkarzinom); oft mit kugelförmigen Konkrementbildungen im Stroma (= **Cystocarcinoma psammosum** = Psammokarzinom).

Cystoma, Kystom, Zystom: zystischer Tumor; i.e.S. das ↗Cystadenoma.

Cytarabin, Cytosinarabinosid: zu den ↗Antimetaboliten gehörendes Zytostatikum.

Cyto...: s.a. Zyto...

Cytochrom, Zytochrom: in den Zellen aller O_2-verbrauchenden Organismen vorkommende Eisenporphyrin-Proteine (Hämoproteine, »Häminenzyme«) als partikelgebundene Redoxkatalysatoren der biologischen Oxidation (»Coenzyme Elektronen-übertragender Enzyme«).

Cytochrom(-c-)oxidase: ein kupferhaltiges Cytochrom. – Das letzte Glied der ↗Atmungskette.

Cytosin: ist als Pyrimidin-Base Baustein der Nucleinsäuren.

...cyt, ...zyt: Wortteil »Zelle«.

C-Zellen-Karzinom: von den C-Zellen der Schilddrüse (die das Calcitonin produzieren) ausgehendes medulläres Karzinom (↗Schilddrüsenkarzinom). Charakterisiert durch hohe Calcitonin-Spiegel (je nach Tumor-Stadium; Calcitonin [hCT] daher Tumormarker dieses Neoplasmas).

D

D: Kurzzeichen u.a. für **D**euterium, **D**ichte, **D**osis, **D**ezimalpotenz, **D**a, **D**etur, **D**ivide, Antigen **D** des Rhesussystems. – Ferner römisches Zahlenzeichen 500.

δ, Δ: Delta, der 4. Buchstabe des griech. Alphabets.

Da, D., d.: lateinische Rezepturanweisung »gib!«.

DAB: 1) Deutsches **A**rznei**b**uch. **2) D**uctus **a**rteriosus BOTALLI.

Dachziegelverband: 1) dachziegelartig übereinandergeklebte Heftpflasterstreifen zur Hemmung der Atemexkursionen u. zur Stabilisierung einer Brustkorbhälfte bei Rippenbrüchen. **2)** BAYNTON* Verband; dachziegelartig angeordneter Zinkleimverband am Unterschenkel bei ↗Ulcus cruris.

Da Costa* Syndrom: eine meist spontan (psychogen) u. – im Gegensatz zur Angina pectoris – belastungsunabhängig auftretende Symptomatik seitens des Herzens u. der Atmung mit Beklemmung oder Stichen in der Herzgegend, Tachykardie (Herzjagen), Extrasystolie (Herzstolpern), Müdigkeit, Schwindelgefühl.

Dacron®: eine biologisch gut verträgliche sterilisierbare Polyesterfaser, dient v.a. als chirurgisches Nahtmaterial u. zur Herstellung von Gefäßprothesen.

dacry...: Wortteil »Tränen«; ↗Dakry...

Dactinomycin, Actinomycin D, DACT, ACTD: zytostatisch wirksames ↗Antibiotikum.

dactyl(o)...: Wortteil »Finger« bzw. »Zehe«, ↗Daktyl...

Dämmerzustand: Bez. für vorübergehende (stunden- bis tagelange) Bewußtseinseinengung.

Dämpfung: i.e.S. verkürzter, leiser, hoher Klopfschall (»Schenkelschall«) über luftarmen oder -leeren Organen bzw. Körperteilen.

DAH: Abk. für ↗Deutsche AIDS-Hilfe e.V.

Dakryoadenitis: Entzündung der Tränendrüse.

Dakryocystitis, Dakryozystitis: die unspezifische oder spezif. (bei Tbk evtl. als Primärkomplex) Tränensackentzündung.

Dakryolith: Steinbildung in den Tränenwegen.

Dakryorrhö, -rhysis: ungewöhnlich starker, evtl. anfallsweiser Tränenfluß (Epiphora).

dakryozyst...: Wortteil »Tränensack«.

daktyl...: Wortteil »Finger« bzw. »Zehe«.

Daktyloskopie: das »Fingerabdruckverfahren« zur identifizierenden Auswertung der individuell-charakteristischen, durch den Papillarkörper der Haut bedingten Hautleistenmuster der Fingerbeere, d.h. anhand der Fingerabdrücke **(Daktylogramm)**.

Damm: ↗Perineum.

Dammnaht: Wundnaht zur Versorgung eines Dammrisses bzw. einer ↗Episiotomie während der Geburt.

Dammriß: das Einreißen des Dammes u. meist auch des vorderen Scheidendrittels während der Geburt, als Folge der die Elastizität der Gewebe übersteigenden Aufdehnung beim Durchtritt des kindlichen Kopfes oder bei der op. Entbindung. Eine Einteilung der Schweregrade zeigt die Tab.

Dammriß: Einteilungen nach MARTIUS bzw. WILLIAMS [264]

Einteilung nach Martius	
Grad I	Zerreißungen der hinteren Vaginalhaut, Einrisse an der Dammhaut
Grad II	Verletzungen des M. bulbocavernosus, partielle Sphinkterrisse (sog. Anrisse)
Grad III	vollständiger Durchriß des M. sphincter ani, mit oder ohne Beteiligung der Rektumschleimhaut
Einteilung nach Williams	
Grad I	Zerreißung der hinteren Vaginalhaut, Einrisse an der Dammhaut (wie Grad I nach MARTIUS)
Grad II	weiterreichende Einrisse des perinealen Gewebes ohne Beteiligung des Sphincter ani
Grad III	alle Sphinkterverletzungen ohne Beteiligung der Rektumschleimhaut
Grad IV	Verletzung von Sphinkter und Rektumschleimhaut

Dammschnitt: ↗Episiotomie.

Dampfbad: das Baden in einer mit Wasserdampf gesättigten Luft von 35–50 °C; bewirkt starkes Schwitzen mit sekundärer Stoffwechselsteigerung u. örtlicher Mehrdurchblutung (s.a. Wärmetherapie); u.U. herz-kreislaufbelastend.

Dampfresistenz: die Widerstandsfähigkeit von Krankheitserregern gegenüber Wasserdampf; definiert als Zeitspanne des Überlebens bei Dampfeinwirkung von 100 bzw. 120 °C.

Dampfsterilisation: die im Autoklaven erfolgende Sterilisation mittels gespannten Dampfes (105 bis 134 °C, 1,3 bis 3 atü); führt zur Vernichtung auch thermoresistenter Sporen der Stufe III an Verbandstoffen, chirurgischen Instrumenten, Spritzen, Gummigegenständen etc.

Dane* Partikel: Bez. für das ↗Hepatitisvirus B; ist immunfluoreszenzmikroskopisch im Lebergewebe nachweisbar.

Daniels* Biopsie: ↗Skalenusbiopsie.

Dapson: Mittel zur Leprabehandlung (Chemotherapeutikum); wird auch bei blasenbildenden Hautkrankheiten u. als Antirheumatikum angewendet.

Darier* Krankheit, (Dys-)Keratosis follicularis (vegetans)**:** erbliche, therapieresistente Verhornungsstörung der Haut (v.a. talgdrüsenreicher Bereiche); mit Bildung bräunlicher, sekundär infektiös krustöser, bis linsengroßer Knötchen, meist symmetrisch an Schläfen, behaarter Kopfhaut, in den Kinn-, Nasen-, Gelenkfalten, in der vorderen u. hinteren Schweißrinne.

Darm, Intestinum: der vom Magenausgang bis an den After reichende Abschnitt des Verdauungstraktes, unterteilt in Dünndarm (Duodenum, Jejunum, Ileum) u. Dickdarm (Caecum, Colon ascendens, transversum, descendens u. sigmoideum, Rectum [Mastdarm]; mit Anschluß an den Afterkanal [Canalis analis]).

Darmamöben: als Parasiten bzw. Kommensalen des menschl. Darmes Entamoeba histolytica, Dientamoeba fragilis, Endolimax nana, Entamoeba coli u. E. hartmanni, Jodamoeba bütschlii.

Darmatonie: das Fehlen oder die starke Herabsetzung des Spannungszustandes (Tonus) u. der Kontraktionsfähigkeit der Darmmuskulatur aufgrund gestörter Nervenversorgung (Innervation); führt zu Weitstellung der betroffenen Abschnitte u. zur Verzögerung oder zum Stillstand der Passage; meist erworben, bei toxischer oder mechanischer Schädigung (↗Ileus), d.h. bei Vergiftung, Verletzung, nach Operationen.

Darmatresie: das angeborene Fehlen der Darmlichtung.

Darmausgang, künstlicher: ↗Anus praeter.

Darmbakterien: ↗Darmflora.

Darmbein: ↗Os ilium.

Darmbilharziose: ↗Schistosomiasis intestinalis.

Darmblutung: örtliche oder flächenhafte Blutungen aus der Darmlichtung, die zu ↗Blutstuhl (Hämatochezie) oder ↗Teerstuhl (Melaena) führen oder als mikroskopisch nicht sichtbare (okkultes ↗Blut) Blutungen auftreten; erfordert differentialdiagnostische Abklärung.

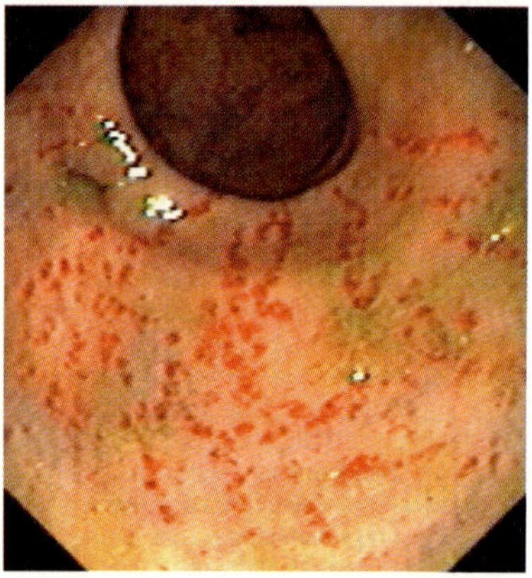

Darmblutung: Rektumschleimhaut bei oraler Einnahme von Acetylsalicylsäure [85]

Darmbrand: ↗Gangrän der Darmwand als Folge einer örtl. Durchblutungsstörung; i.e.S. die ↗Enteritis necroticans.

Darmdekontamination: s.u. Darmentkeimung.

Darmdivertikel: ↗Dünndarm-, Dickdarm-, MECKEL* Divertikel, Divertikulose.

Darmdurchbruch: s.u. Darmwandperforation.

Darmegel: im Darm schmarotzende, den ↗Trematoden zugehörige Würmer (z.B. Fasciolopsis buski).

Darmeinklemmung: die ↗Inkarzeration eines Darmabschnitts.

Darmeinlauf: ↗Klistier.

Darmemphysem: Gaszystenbildung in der Darmwand u. im Gekröse sowie deren Lymphsystem.

Darmentkeimung: das gezielte Abtöten der normalen, physiologisch auch fakultative Krankheitserreger enthaltenden ↗Darmflora durch Verabfolgung von Antibiotika, z.B. vor einer Dickdarm-Op.

Darmentleerung: ↗Defäkation. – **D., künstliche:** intraoperative D. mittels Darmeröffnung (Enterotomie) u. Darmabsaugrohr; oder aber D. mittels Reinigungseinlauf (vgl. Darmspülung, Klistier).

Darmentzündung: ↗Enteritis.

Darmfistel: angeborene oder erworbene, von der Darmlichtung ausgehende Verbindung zur Körperoberfläche oder zu anderen Organen; entzündungsbedingt bei ↗Enteritis regionalis (CROHN) u. ↗Ileitis terminalis. Gefahr von Flüssigkeits- u. Elektrolytverlusten, Resorptionsstörungen (Fett, Proteine, Vitamine), Passagebehinderung, lokaler u. allg. Infektion.

Darmflora: die physiologisch v.a. im menschlichen Dickdarm vorkommenden Mikroorganismen, z.B. Coli(bazillen), Enterokokken, Bacillus acidophilus u. bifidus sowie Anaerobier der Bacteroides-Gruppe; s.a. Darmhefen. Entgleisungen (Dysbakterie) kommen vor bei Darminfektion u. nach ↗Darmentkeimung (»Darmsterilisation«) sowie bei verschiedenen Allgemeinkrankheiten.

Darmgeräusch, Darmgurren: ↗Borborygmus. – Das Fehlen dieser Geräusche (»Darmstille«) ist ein Symptom des paralytischen ↗Ileus.

Darmgeschwür: ↗Ulcus pepticum des Duodenums oder Jejunums sowie geschwürige Prozesse bei Ileitis u. Colitis ulcerosa, Bauchtyphus, Ileozäkal-Tbk.

Darmgrippe: enteraler Virusinfekt mit akutem Brechdurchfall u. grippeähnlichen Allgemeinsymptomen; s.a. Virusenteritis.

Darmhefen: die als »Passanten« oder »Symbionten« in der ↗Darmflora auftretenden, der Nahrung entstammenden, unverdaulichen, perfekten oder imperfekten Hefen; z.T. fakultativ pathogen (z.B. Candida albicans, C. krusei), u.a. als Erreger einer ↗Dyspepsie (insbes. nach antibiotischer Behandlung).

Darminkontinenz: ↗Stuhlinkontinenz.

Darmkarzinom: Darmkrebs; häufigster bösartiger Tumor im Gastrointestinaltrakt. *Ursachen:* u.a. Ernährungsgewohnheiten, Karzinogene, genetische Bereitschaft, Risikoerkrankungen (z.B. familiäre adenomatöse Polypose). *Symptome:* je nach Lokalisation (am häufigsten im Dickdarmbereich) z.B. Blut/Schleim im Stuhl, Gewichtsverlust, unklare Abdominalschmerzen, Änderung der Stuhlgewohnheiten (Wechsel von Obstipation u. Durchfall), zunehmende Lichtungseinengung (Darmstenose) bis -verlegung. *Diagnose:* okkulter Blutnachweis, rektale digitale Untersuchung, ↗Rektosigmoidoskopie, totale ↗Koloskopie; *Therapie:* Operation (radikale Tumorentfernung), bei Metastasierung Chemotherapie. Einteilung nach ↗TNM-System bzw. nach DUKES. – s.a. Rektumkarzinom, Analkrebs.

Darmkatarrh: ↗Enteritis, Colitis.

Darmkolik: akute, krampf- oder wehenartige Schmerzen im Darmbereich, begleitet von vegetativen Symptomen.

Darmkrebs: ↗Darmkarzinom.

Darmlähmung: Funktionsverlust der Darmmuskulatur mit nachfolgender Weitstellung des Darmes (Darmatonie) u. Aufhören der ↗Darmperistaltik (s.a. Ileus).

Darmparasiten: im Darmtrakt schmarotzende Darmprotozoen u. Würmer (z.B. Amöben, Giardia lamblia, Zestoden, Askariden, Oxyuren, Ancylostoma, Trichinella spiralis).

Darmpassage: der Transport der Nahrung bzw. des ↗Chymus durch den Darm; vgl. *röntg* Magen-Darm-Passage.

Darmpech: ↗Mekonium.

Darmperforation: ↗Darmwandperforation.

Darmperistaltik: rhythmische, mit Erschlaffungswellen abwechselnde Kontraktionswellen der Längs- u. Ringmuskulatur des Darms, durch die der Speisebrei (Chymus) afterwärts fortbewegt u. durchmischt wird.

Darmpolyp: von der Darmwand aus in die Darmlichtung ragende, gestielte, knotige oder breitbasig aufsitzende u. meist zottige Bildung unterschiedlicher Dignität; als **neoplastischer D.** (Schleimhautadenom) wichtige Präkanzerosen; ↗Dickdarmadenom, -polyp.

Darmprolaps: ↗Darmvorfall.

Darmreinigung: Entleeren des Darmes mittels Abführmitteln oder Einläufen.

Darmresektion: die operative Entfernung eines Darmabschnittes mit nachfolgender Verbindung der freien Darmenden (Darmanastomose) oder mit Bildung eines Kunstafters (↗Anus praeternaturalis).

Darmsonde: ein- oder doppelläufiger Gummi- oder Kunststoffschlauch als Mittel für diagnostische Darmsaft- u. Gallegewinnung, für Dauerabsaugung, künstliche Ernährung, Darmdialyse. Die Einführung erfolgt durch Nase, Mund oder durch ein Gastro- bzw. Enterostoma.

Darmspiegel: ↗Flüssigkeitsspiegel im Dünn- u./oder Dickdarm bei Darmverschluß (Ileus).

Darmspülung: Reinigungsspülung allgemein des unteren Dickdarms.

Darmstenose: eine die Darmpassage behindernde Einengung der Darmlichtung, z.B. bei Verwachsungssträngen, Tumoren, chron. Entzündungen.

Darmträgheit: Trägheit der fortbewegenden Darmperistaltik; s.a. Obstipation.
Darmverschlingung: ↗Volvulus.
Darmverschluß: **1)** ↗Ileus. **2)** der Nahtverschluß (Darmnaht) des quer durchtrennten oder nur eröffneten Darmes.
Darmvorfall: ↗Anal-, Rektumprolaps.
Darmwandbruch, -hernie: ↗Hernie mit Eintritt (u. Einklemmung) nur eines umschriebenen Darmwandteils in die Bruchpforte.
Darm(wand)perforation: örtlich begrenzte Zerstörung der Darmwand als »Durchbruch« eines entzündlichen, v.a. geschwürigen oder gangränösen Prozesses; gefolgt von Austritt des Darminhalts in die freie Bauchhöhle oder einer Abdeckung der Durchbruchstelle durch Nachbarorgane (= »freie« bzw. »gedeckte Perforation«). Typische Symptome: Perforationsschmerz, evtl. mit Schocksymptomatik, Peritonitis.
Darmzotten: ↗Villi intestinales.
D-Arzt: ↗Durchgangsarzt.
Dauerausscheider: eine klinisch gesunde Person, die nach Überstehen einer manifesten oder larvierten Infektionskrankheit (z.B. Typhus, Diphtherie, Zytomegalie) für kürzere oder längere Zeit **(= temporärer** bzw. **permanenter D.)** Krankheitskeime ausscheidet (z.B. mit Galle, Harn, Stuhl, Speichel; auch aus Tonsillen) u. so mit ihren Ausscheidungen andere Personen infizieren kann.
Dauerbeatmung: assistierte oder kontrollierte Beatmung als evtl. wochenlange Maßnahme bei respiratorischer Insuffizienz oder bei Atemlähmung.
Dauerblutung: eine über 10 Tage andauernde genitale Blutung (Metrorrhagie); z.B. bei Endometritis, bösartigem Tumor, Myom.
Dauerdialyse: langzeitige ↗Hämodialyse.
Dauerdrainage: langzeitige Ableitung im Übermaß gebildeter physiologischer oder pathologischer Körperflüssigkeiten aus einer Körperhöhle (z.B. Empyemdrainage), aus dem Unterhautzellgewebe (z.B. Docht- = Seidenfadendrainage), aus dem Hirnventrikelsystem (Umgehungsdrainage bei Hydrocephalus) oder aus den Gallenwegen.
Dauerfraktur: Knochenbruch als Folge einer Materialermüdung, d.h. infolge einer mehrmaligen außergewöhnlich hohen oder einer häufigen Dauerbeanspruchung.
Dauerkatheter: ein bei Harnabflußstörung aus der Niere oder Harnblase über längere Zeit im Nierenbecken bzw. der Blase belassener Katheter. Erfordert wegen der Gefahr der Sekundärinfektion häufiges Spülen u. Auswechseln.
Dauertropf: ↗Infusion.
Daumen: ↗Pollex.
Daumenersatz: der plastische Ersatz des 1. Fingers zur Wiedererlangung der Fähigkeit zum »Zangengriff«.
Daunorubicin: Medikament zur Behandlung von malignen Erkrankungen (zytostatisch wirksames Antibiotikum).
Dawn phenomenon: *(engl. = »Morgenphänomen«)* der steigende Insulinbedarf in den frühen Morgenstunden; wichtig bei der Programmierung von Insulinpumpen.
dB, db: ↗**D**ezi**b**el.
DCA: **1)** (engl.) Abkürzung für **d**etectable **c**ortical **a**ctivity, die Ableitbarkeit von Potentialschwankungen im EEG (Gegensatz: »no DCA«, die hirnelektrische Inaktivität als Zeichen für ↗Hirntod). **2)** Abk. für **d**irectional **c**oronary **a**therectomy, die direkte koronare Atherektomie; ein Verfahren zur Rekanalisation stenosierter Koronararterien.
DD: ↗**D**ifferential**d**iagnose.
DDT®: **D**ichlor**d**iphenyl**t**richloräthan (= ↗Chlorophenotan).
Debré*-de Toni*-Fanconi* Syndrom: Nierenerkrankung; angeborene oder erworbene Rückresorptionsstörung der Nierentubuli für verschiedene Substanzen. Symptome: u.a. Vitamin-D-resistente Rachitis bei bestehendem Phosphoglucoaminosäure-Diabetes (= Hyperaminoazidurie, Hyperphosphaturie, Glucosurie), Azidose u. allgemeiner Schwäche.
Débridement: *(französ. = Abzäumen)* **1)** die Durchtrennung abschnürender strangförmiger Verwachsungen (Briden). **2)** die Abtragung oberflächlicher Nekrosen i.S. der ↗Wundtoilette. – **D., enzymatisches:** D. als »Abdauungsbehandlung« von Wunden (Ablösung von Fibrinbelägen u. Nekrosen) durch örtliche Anw. fibrinolytischer (z.B. Streptokinase) oder tryptischer Enzyme.
deca...: s.a. deka...
Decarboxylierung: Abspaltung von Kohlendioxid aus organischen Verbindungen durch Enzyme (Decarboxylasen); bedeutsame Stoffwechselreaktion, z.B. die D. von Aminosäuren zu biogenen Aminen, die oxidative D. von Brenztraubensäure zu Acetyl-CoA.
deci...: s.a. dezi...
Decidua: die vor der Menstruation u. in der Schwangerschaft (= D. menstrualis bzw. graviditatis) unter Hormoneinwirkung durch Zunahme ihrer Höhe, der Drüsensekretion u.

Blutfülle umgewandelte Gebärmutterschleimhaut (↗Funktionalis); wird bei der Menstruation abgestoßen bzw. entwickelt sich zu der die Eihöhle bildenden, das Ei umgebenden u. ernährenden, entgiftend wirkenden Schwangerschaftsdezidua (= D. graviditatis).

decidualis: (latein.) die Decidua betreffend.

Deckglas: 0,15–0,2 mm starke Glasplatte zum Abdecken des auf dem Objektträger befindlichen mikroskopischen Untersuchungsmaterials.

Deckknochen: die ↗Bindegewebsknochen des Hirn- u. Gesichtsschädels.

Deckverband: Schutzverband, i.e.S. der ↗Okklusiv- u. *ophth* der ↗Uhrglasverband.

Deckzellen: **1)** Zellen des ↗Mesothels. **2)** Podozyten: die den Kapillarschlingen der Nierenglomeruli aufliegenden Zellen des viszeralen Blattes der BOWMAN* Kapsel. **3)** die Zellen des Übergangsepithels der Harnwege.

Decoctum, Decoctio, Dct.: Drogenauszug; i.d.R. frisch zubereitet durch Ansetzen zerkleinerter Pflanzenteile mit kaltem Wasser, ½- bis 1stündiges Erhitzen im Wasserbad, Abpressen vom Rückstand im noch warmen Zustand u. Seihen durch Mull.

Décollement: flächenhafte Hautablederung durch eine stumpfe, abscherende Gewalteinwirkung.

Decrescendo(geräusch): ein kontinuierlich an Intensität abnehmendes Herzgeräusch (z.B. bei Mitralstenose, Aorteninsuffizienz).

Decubitus: ↗Dekubitus.

Dedifferenzierungsmodell: Modell zur Beschreibung der Veränderungen kognitiver Funktionen im Alter mit Unterscheidung von 2 Dimensionen der intellektuellen Leistungsfähigkeit: »kristallisierte«, bis ins hohe Alter trainierbare Leistungen (z.B. Wortverständnis) u. »flüssige«, einem alterskorrelierten Abbau unterliegende kognitive Grundfunktionen (Geschwindigkeit des Denkens, flexible u. rasche Informationsverarbeitung).

Deep-brain-Stimulation: ein Verfahren zur Behandlung zentraler Schmerzzustände, bei welchem mittels eines stereotaktischen Zielapparates Elektroden in Strukturen des schmerzhemmenden Systems des Gehirns eingebracht werden.

Defäkation: die Stuhlentleerung; nach stuhlbedingtem Dehnungsreiz erfolgende, weitgehend über höhere Abschnitte des Zentralnervensystems beeinflußbare Entleerung des Mastdarms.

Defectio, Defekt: das primäre Fehlen (↗Agenesie, Aplasie) bzw. der Verlust eines Körperteils (Organs, Gewebes) oder einer natürlichen Fähigkeit (= D. functionalis).

deferens: (latein.) forttragend, herabführend; z.B. ↗Ductus deferens (»Deferens«).

Deferentitis: Entzündung des Samenleiters (Ductus deferens).

Defibrillation: Beseitigung des Kammerflimmerns oder -flatterns durch Verabfolgung entsprechender Antiarrhythmika (z.B. Ajmalin, Procainamid) u./oder durch Elektroschock (mittels »Defibrillator«); s.a. Elektrokonversion, -defibrillation.

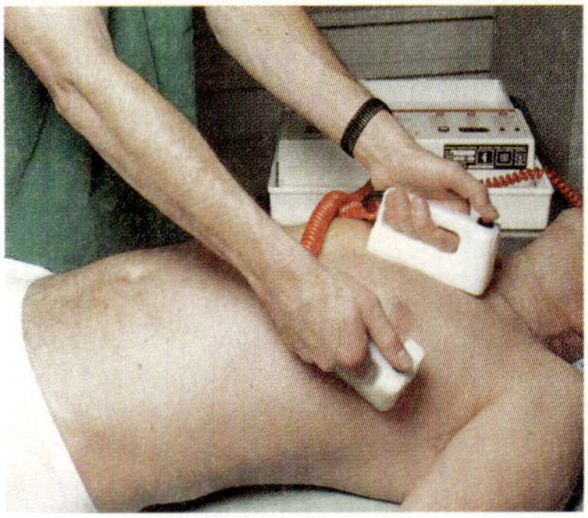

Defibrillation: Auflegen der Elektroden [1]

Defibrinationssyndrom: eine Blutungsneigung (hämorrhagische Diathese) durch Mangel an Fibrinogen.

Defibrinieren: Entfernen von Fibrinogen aus Blut oder Plasma durch Überführen in Fibrin.

Defizienz: Mangelzustand, -funktion.

Defizit, neurologisches: neurologische Ausfallserscheinungen, z.B. – flüchtig, fortschreitend oder persistierend – bei Schlaganfall (Apoplexia cerebri).

Deflexionshaltung: Streckstellung des Kopfes des Kindes unter der Geburt.

Defloration: der i.d.R. beim ersten Geschlechtsverkehr erfolgende Einriß des Jungfernhäutchens (Hymen).

Defluvium capillitii: ↗Haarausfall.

Degeneratio, Degeneration: qualitative Teilschäden der Zelle als Ergebnis zellulärer u. geweblicher Stoffwechselstörungen. – **D., fettige:** »Fett«-Ablagerung in die Organzellen (insbes. in Leber, Herz, Niere) als Folge einer ↗Hypoxie (»hypoxämische Verfettung«), z.B. bei chronischen Anämien, Vergiftungen.

degenerativ: durch Degeneration bedingt bzw. mit Degeneration einhergehend.

Degranulation: das Schwinden natürlich vorhandener Körnchen aus dem Zellplasma.

Degranulationstest: Antikörpernachweis anhand des Schwundes der Körnchen der Mastzellen.

Dehiszenz: Auseinanderklaffen z.B. von Wundrändern.

Dehnung: ↗Dilatation, Bougierung, Angioplastie.

Dehnungslähmung: Lähmung infolge Nerven-, Nervenplexusüberdehnung; v.a. als Geburtstrauma, Schaden durch Lagerungsfehler in Narkose.

Dehnungslagerung: Methode der physikalischen Therapie zur Behandlung von Patienten mit chron. Atemwegserkrankungen.

Dehnungsrezeptoren: Mechanorezeptoren, die auf Dehnungsreiz als den ihnen adäquaten Reiz ansprechen; Vork. in Muskeln, Lunge, Magen-Darm-Trakt, Herzvorhöfen u. in den sog. vasosensiblen Zonen (s.u. Pressorezeptoren).

Dehydration, Dehydratation: Mangel an Körperwasser, d.h. der generelle, absolute oder relative Flüssigkeitsmangel im Extra- u. Intrazellularraum (EZR; IZR) als Folge einer Störung des Wasser-Elektrolyt-Haushaltes (s.a. Exsikkose).

Dehydro...: Präfix für »wasserstoffärmere« Verbindungen.

7-Dehydrocholesterin: das Provitamin D_3, das durch UV-Bestrahlung zu Vitamin D_3 (Cholecalciferol) »aktiviert« wird.

Dehydrocholsäure: natürl. Gallensäure (in Rindergalle); Anw. als Cholagogum, Choleretikum, Testsubstanz.

Déjà-entendu-, Déjà-vécu-, Déjà-vu-Erlebnis: Gedächtnistäuschung, in der eine neue Situation als bereits bekannt erlebt wird; kommt vor u.a. im Traum, bei Erschöpfung u. bei Intoxikation, beginnender Psychose (Dämmerattacke), hirnorganischem Schaden.

Deka..., da-: bei Maßeinheiten (auch im SI-System) Präfix mit der Bedeutung »Zehnfaches«. – s.a. Deca...

Dekalzifikation: die Verminderung der Mineralstoffe in Knochen u. Zähnen, z.B. bei Osteomalazie, Osteoporose.

Dekanülierung, Décanulement: Kanülenentfernung, v.a. die – endgültige – Entfernung einer ↗Trachealkanüle.

Dekapsulation: die operative (Teil-)Entfernung einer Organkapsel.

Dekarb...: s.u. Decarb...

Dekokt: ↗Decoctum.

Dekompensation: das Versagen bzw. die Entgleisung der autonomen Kompensationsmechanismen; i.w.S. das daraus resultierende Krankheitsbild, z.B. die **kardiale D.** (die Herz-D.; s.a. Schock), die **renale D.** (die Niereninsuffizienz, das Nierenversagen), die **vaskuläre D.** (das Erliegen der örtlichen Gefäßregulation bei Durchblutungsstörung).

dekompensiert: nicht ausgeglichen, entgleist, durch Dekompensation bedingt.

Dekompression: **1)** Druckfall, Drucksturz. **2)** Maßnahmen zur Senkung eines krankhaft erhöhten Druckes.

Dekontamination: i.e.S. die Beseitigung einer radioaktiven Verunreinigung (das Entfernen radioaktiver Substanzen vom Organismus u. von Gegenständen; sog. »Entstrahlung«); die Beseitigung von Giften (Detoxikation), Krankheitserregern (Desinfektion).

Dekorporation: Ausscheidung eines Stoffes (z.B. Gift) aus dem Körper; i.w.S. auch die diese Ausscheidung fördernden Maßnahmen.

Dekreszendo...: ↗Decrescendo...

Dekubitus, Decubitus: die – meist superinfizierte – Nekrosen- u. Geschwürbildung der Haut oder der Schleimhaut als Folge chronischer örtlicher Druckwirkung u. Mangeldurchblutung, begünstigt durch Auszehrung, Mangel- u. Fehlernährung etc.; z.B. bei Bettlägerigkeit (als »Wundliegen«; ↗Abb.), als Effekt eines schlechten Sitzes von Hilfsmitteln (Prothese, Bruchband etc.). Beurteilung der Risikofaktoren durch Risikoeinschätztabellen (z.B. NORTON* Skala). Die Stadieneintei-

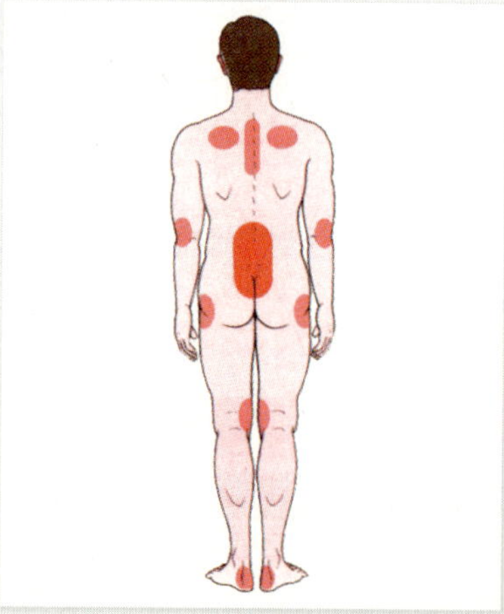

Dekubitus: gefährdete Körperpartien [349]

lung zeigt die Tab. Wichtigste prophylaktische Maßnahmen: vollständige Druckentlastung (Umlagerung, Lagerungshilfsmittel, aktivierende Betreuung) sowie die Behandlung sekundärer Dekubitusfaktoren (Ernährung, Flüssigkeitszufuhr, Körperpflege, Mobilisierung).

Deletion: ↗Chromosomendeletion. – In der Gentechnologie: das Herausschneiden von sog. »beweglichen« Genen aus Plasmiden.

Delirium, Delir: rückbildungsfähige (symptomatische) Psychose, charakterisiert durch »abgesunkenes« Bewußtsein, örtliche u. zeitliche Desorientierung, illusionäre oder wahnhafte Verkennung der Umgebung, optische, akustische, sensible (»haptische«) u. andere Halluzinationen, psychomotorische Unruhe. – **D. tremens:** das Alkoholdelir.

Dellwarze: ↗Molluscum contagiosum.

Delta, δ, Δ: 1) der 4. Buchstabe des griech. Alphabets. **2)** deltaförmiges Gebilde.

Delta-Aktivität: in der Elektroenzephalographie Bez. für eine Folge vielgestaltiger Wellen (Delta-Wellen) mit niedriger Frequenz (0,5–3,5/Sek.). Sie treten auf im Tiefschlaf u. beim Kleinkind sowie bei Koma, Hirndruck, Hirndurchblutungsstörung oder aber als schwere umschriebene Dysrhythmie, sog. »Delta-Fokus«, z.B. bei Hirntumor, -abszeß.

Delta-Hepatitis: ↗Virushepatitis durch ein defektes RNS-Virus (HDV), das für seine Replikation u. die Übertragung der Hilfe des Hepatitis-B-Virus bedarf.

Delta-Zellen: die D-Zellen 1) des Hypophysenvorderlappens bzw. 2) des Inselorgans des Pankreas.

deltoide(u)s: (latein.) deltaförmig; z.B. Musculus deltoideus.

Demand-Schrittmacher: ein EKG-gekoppelter ↗Herzschrittmacher.

Dementia, Demenz, chronische Verwirrtheit: der Verlust erworbener intellektueller Fähigkeiten, v.a. des Gedächtnisses u. Persönlichkeitsveränderungen als Folge einer hirnorganischen Erkrankung; z.B. primär kortikal-degenerative Form vom ALZHEIMER* Typ u. vaskuläre Demenz. Ist in höherem Alter die häufigste Ursache von Pflegebedürftigkeit.

demi...: Wortteil »halb«; s.a. »semi...«.

Demineralisation: Verarmung des Organismus an anorganischen Bestandteilen; i.e.S. als ↗Dekalzifikation des Knochengewebes.

Demodicosis: Befall des Menschen durch Milben der Art Demodex folliculorum; meist ohne Krankheitswert.

Demyelinisierung: ↗Entmarkung.

denaturiert: vergällt, für den menschl. Gebrauch untauglich gemacht.

Denaturierung: die im allg. nicht umkehrbare, den ursprünglichen (»nativen«) Zustand zerstörende Strukturveränderung von Eiweißkörpern.

Dendrit: der relativ kurze, sich peripher stark verzweigende u. meist mehrfach vorhandene Ausläufer der bi- u. multipolaren Nervenzellen; dient der zellulipetalen (= afferenten = zellkörperwärts gerichteten) Leitung der über Synapsen aufgenommenen Erregungen u. der

Dekubitus: überarbeitete NORTON* Skala (nach BIENSTEIN) zur Einschätzung des Dekubitusrisikos. Richtlinien zum Gebrauch der Tabelle: Patientenbeschreibung wählen, Ergebnis addieren. Dekubitusgefahr besteht bei 25 Punkten u. weniger [258]

Motivation, Kooperationsbereitschaft	Alter	Hautzustand	Zusatzerkrankungen	Körperlicher Zustand	Geistiger Zustand	Aktivität	Beweglichkeit	Inkontinenz
voll **4**	unter 10 **4**	normal **4**	keine **4**	gut **4**	klar **4**	geht ohne Hilfe **4**	voll **4**	keine **4**
wenig **3**	unter 30 **3**	schuppig trocken **3**	Fieber Diabetes Anämie **3**	leidlich **3**	apathisch teilnahmslos **3**	geht mit Hilfe **3**	kaum eingeschränkt **3**	manchmal **3**
teilweise **2**	unter 60 **2**	feucht **2**	multiple Sklerose Kachexie Adipositas **2**	schlecht **2**	verwirrt **2**	rollstuhlbedürftig **2**	sehr eingeschränkt **2**	meistens Urin **2**
keine **1**	über 60 **1**	Allergie Risse **1**	arterielle Verschlußkrankheit **1**	sehr schlecht **1**	stuporös (stumpfsinnig) **1**	bettlägerig **1**	voll eingeschränkt **1**	Urin u. Stuhl **1**

Ernährung der Zelle. Besitzt in seinem Hauptstamm stets NISSL* Schollen.

dendriticus, dendritisch: verzweigt, auf ↗Dendriten bezüglich. – **d. Zellen:** Zellen des Immunsystems mit bäumchenartigen Zellausläufern, mit denen sie Lymphozyten umfassen u. Antigen-Antikörper-Komplexe präsentieren. Vorkommen u. a. in den lymphatischen Organen sowie als ↗LANGERHANS* Zellen in der Haut.

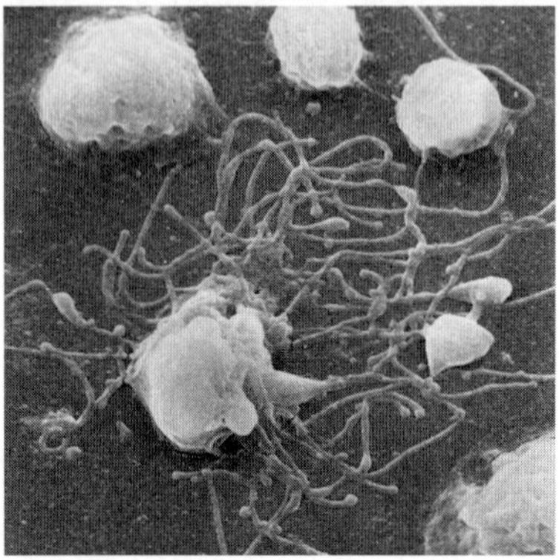

Dendritische Zellen aus einem Lymphknoten der Maus mit gelapptem Kern u. baumartigen Zytoplasmafortsätzen (rasterelektron. mikrosk. Bild) [488]

Denervierung, Denervation: die »Entnervung« (»Enervation«), d.h. die teilweise oder totale Trennung eines Organ(system)s oder Großhirn(kern)gebietes von seinen nervalen Verbindungen durch gezielte Unterbrechung der entsprechenden Nerven oder der zentralen Leitungsbahnen bzw. Assoziationsfasern (Deafferenzierung); z.B. bei medikamentös unbeeinflußbaren chronischen Schmerzzuständen.

Denkverlangsamung: nachlassende Gedächtnisleistung mit reduziertem Tempo der Informationsaufnahme u. -verarbeitung; z. B. altersbedingt, kann aber auch Hinweis auf eine PARKINSON* Krankheit, Depression oder beginnende Hirnleistungsstörung sein.

Dens: 1) der »Zahn« als Teil des Gebisses. **2) D. (axis):** der kopfwärts gerichtete zapfenförm. Fortsatz (Apophyse) des 2. Halswirbels (= »Axis«).

densus: (latein.) dicht.

dental: die Zähne betreffend, von den Zähnen ausgehend (= dentogen).

Dentalfluorose: Störung der Zahnbildung infolge Fluor-Vergiftung (bei Langzeitzufuhr > 2 mg/Tag) während der Zahnentwicklung. Mangelhafte Schmelzbildung, später gelbbräunliche, fleckige Schmelzverfärbung u. Entkalkung (»Denti scritti«).

Dentalgia, -algie: Zahnschmerz.

dentatus: (latein.) mit Zähnen versehen, gezähnt; z.B. Nucleus dentatus.

Dentes: die Zähne.

Dentin, Dentinum, Ebur: das Zahnbein; durch ihren Mineralgehalt (u.a. Hydroxylapatit, Fluor, Kalkosphärit) knochenähnliche, gelblich-weiße Substanz.

Dentitio, Dentition: das »Zahnen«; der Durchbruch des Milchgebisses u. des bleibenden Gebisses (= 1. bzw. 2. D.).

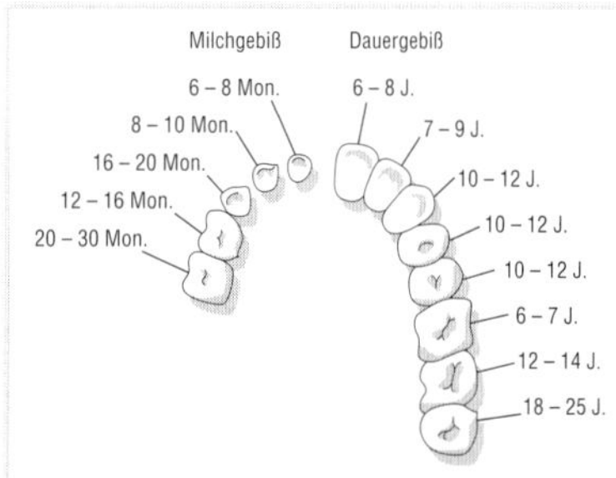

Zeitlicher Ablauf der **Dentitionen**

dentogen: von den Zähnen ausgehend.

Denver-Klassifikation: internationale Einteilung der menschlichen Chromosomen.

Depersonalisation: die »Entpersönlichung«. Das Gefühl der Fremdheit des eigenen »Ich« infolge Abspaltens des Ich-Bewußtseins vom Erleben; z.B. bei Erschöpfung, Schizophrenie, Borderline-Syndrom.

Depigmentierung: angeborener (↗Albinismus) oder erworbener, allgemeiner oder örtlicher Pigmentmangel oder -schwund der Haut.

Depolarisation, Depolarisierung: die Verminderung (Aufhebung; evtl. auch Umkehr = »Overshoot«) des Membranpotentials einer Muskel- oder Nervenzelle als Folge einer – natürlich oder künstlich (z.B. durch Transmitter bzw. Muskelrelaxanzien) herbeigeführten – Änderung der Eigenschaften der Zellmembran.

Depot: Speicher; z.B. *physiol* als Eisendepot, Fettdepot, Blutspeicher.

Depotinsulin: ↗Insulin als Depotpräparat, dessen Wirkung durch die Kombination mit

Resorptionsverzögerern (z.B. Protamin), durch chemische Abwandlung (»Isocyanatinsulin«) oder durch Mikrokristallform verzögert ist.

Depotpräparate: Arzneimittel mit gezielt verlängerter Wirkweise als Ersatz für mehrere kleine Einzeldosen.

Depression: Bez. für eine Form der psychischen Störung unterschiedlicher Ursachen mit zahlreichen, auch körperlichen Symptomen: u.a. traurige Verstimmung, gedrückte, pessimistische Stimmungslage, Niedergeschlagenheit, Verzagtheit, Antriebsminderung, leichte Ermüdbarkeit, Schlafstörungen, evtl. Angst und Selbsttötungsneigung. Der Begriff D. wird umgangssprachlich u. teilweise auch in der Fachsprache in weitem Sinn, für fast jedes Gefühl von Deprimiertheit oder Verzweiflung verwendet. – **D., endogene:** Bez. für eine Form der D., die nicht durch erkennbare körperl. Erkrankungen (= exogene D.) oder äußeren seelischen Anlaß (= psychogene D.) begründbar zu sein scheint. – **D., organische:** D. in der Folge körperlicher Krankheiten (z.B. Hirntumor, chron. Krankheiten, medikamentöse Nebenwirkungen).

depressiv: mit einer ↑Depression einhergehend, an Depression leidend. – **d. Reaktion,** reaktive Depression: traurige Verstimmung als Antwort auf eine tiefe psych. Erschütterung; klingt in der Regel nach Fortfall der Ursache von selbst ab. Durch (stützende) Psychotherapie meist gut beeinflußbar. – **d. Syndrom:** Bez. für die depressive Symptomatik ohne Aussage über deren Ursache.

Depressor: (latein.) Herabdrücker. Nervenfasern als der zentralwärts leitende (»afferente«) Schenkel des blutdruckzügelnden Depressorreflexes; i.e.S. aber der Nervus depressor als der eigentliche Depressornerv.

depressorisch: hemmend, blutdrucksenkend (↑Depressor).

Deprivation: Beraubung, völl. Ausschaltung; Entbehrung.

Deprivationssyndrom: Bez. für schwere körperlich-seelische Entwicklungsstörungen bei Kleinkindern; z.B. wegen eines längeren Heimaufenthaltes ohne emotionale Bindung an eine Bezugsperson.

depuratus: (latein.) gereinigt.

Depur(g)antia: ↑Abführmittel.

Dermabrasion: die Entfernung der obersten Haut- = Kutisschichten durch Abschleifen, z.B. mittels rotierender Fräse; vgl. Peeling.

dermal: die ↑Haut (Derma) betreffend (s.a. kutan), in der Haut (s.a. intradermal).

Dermatica, -tika: die Hautmittel. I.e.S. Mittel zur äußerlichen Behandlung der Haut, z.B. Cremes, Salben, Puder, Lotio, Pasten als Grundlagen, die ggf. Arznei- u. Wirkstoffe (z.B. Salicylsäure, Harnstoff, Teere, Glucocorticoide) enthalten.

Dermatitis: i.e.S. akute, nichtinfektiöse, entzündliche Reaktion der Haut (mit Rötung, Schwellung, Bläschenbildung, Nässen, Krusten); entweder toxisch (durch hautschädigende Noxen) oder v.a. allergisch bedingt. Übergänge zu eher chronischen Verlaufsformen (↑Ekzem) sind fließend. – **D. actinica:** akute D. durch Wirkung von Licht-, UV- oder ionisierenden Strahlen, z.B. als ↑Dermatitis solaris, Lichturtikaria. – Ferner chronische, entzündliche Hautveränderungen infolge chron. Sonneneinwirkung, auf denen sich evtl. ein Hautkrebs (Basaliom, Plattenepithelkarzinom) entwickeln kann; typisch z.B. in lichtexponierten Berufen. – **D., atopische:** ↑Ekzem, atopisches. – **D. bullosa:** ↑Wiesengräserdermatitis. – **D. exfoliativa:** D. mit großlamellöser Schuppung; z.B. als toxischer Quecksilber-, Goldeffekt. – **D. e. neonatorum** (RITTER V. RITTERSHAIN) durch Staphylococcus aureus hervorgerufene ↑Epidermolysis acuta toxica bei Neugeborenen. – **D. herpetiformis** DUHRING-BROCQ: eine chronisch rezidivierende Hautkrankheit mit herpetiform gruppierten Bläschen u. mit heftigem Jucken, Brennen. Meist Kindes- oder frühes Erwachsenenalter in Assoziation mit einer glutensensitiven Enteropathie. – **D. perioralis:** ↑Rosazea-artige Dermatitis. – **D. photoallergica:** eine »photodynamische«, durch Lichteinwirkung u. ein – meist exogenes – Allergen (z.B. Sulfonamid, Phenothiazin) bedingte entzündlich-allergische Hautreaktion. – **D. phototoxica:** D. als durch UV-Strahlen bedingte photodynamische Hautreaktion (vgl. D. photoallergica) mit Erythem, Pigmentierung, evtl. Blasenbildung; z.B. als ↑Berloque-D. – **D. seborrhoica** s. **seborrhoides:** das seborrhoische ↑Ekzem. – **D. sicca,** Pulpitis sicca: Minimalvariante des atopischen ↑Ekzems; v.a. bei Kindern an Fingern, Zehen, Fußsohle, Ferse; Gefahr der Verwechslung mit Mykose; ↑Abb. – **D. solaris:** der »Sonnenbrand«; Entzündungsreaktion der Haut, gekennzeichnet durch Rötung u. ggf. Blasenbildung wenige Stunden nach einer Überdosis an Sonnenbestrahlung oder künstlichem UV-Licht.

dermatogen: von der Haut ausgehend.

Dermatologie: Fachgebiet der Medizin, befaßt

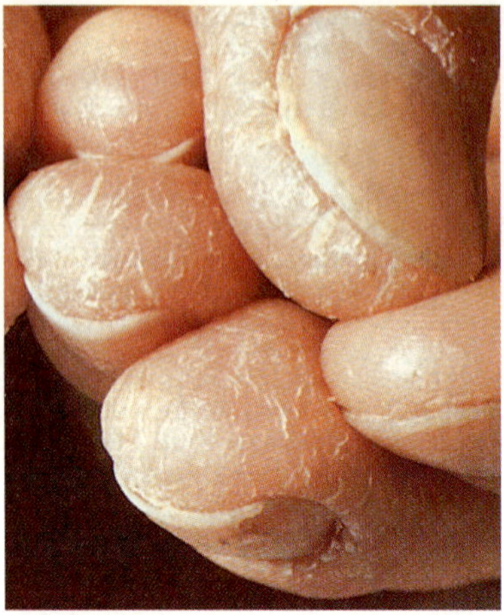

Dermatitis sicca (Minimalvariante des endogenen Ekzems) [393]

mit der Diagnostik u. Behandlung der Haut- u. Geschlechtskrankheiten.

Dermatom: **1)** der primär von einer hinteren Spinalnervenwurzel »sensibel« innervierte Hautbezirk; vgl. HEAD* Zone. **2)** Schneidinstrument zur Gewinnung gleichmäßig dicker Hautlappen für freie Transplantation.

Dermatomyiasis: Hautbefall durch Fliegenlarven; s.u. Larva migrans.

Dermatomykose, Dermatomycosis: durch Pilze verursachte Erkrankung der Haut u. ihrer Anhangsgebilde. **1)** epidermale u. follikuläre Mykosen, hervorgerufen durch: a) Dermatophyten (»Fadenpilze«; vgl. Tinea, Trichophytie, Mikrosporie, Favus); b) Hefe- oder Sproßpilze (vgl. Candidamykose, Pityriasis versicolor); c) Schimmelpilze (vgl. Onychomykose, Tinea nigra). **2)** dermale (tiefe, subkutane) Mykosen: vgl. Chromomykose; Sporotrichose; Myzetom. **3)** Systemmykosen mit (häufig erster Hinweis) Hauterscheinungen; vgl. Kryptokokkose, Blastomykose, Parakokzidioidomykose, Histoplasmose.

Dermatomyositis: ↗Polymyositis.

Dermatophytie: Hautpilzerkrankung (Dermatomykose) durch Dermatophyten; vgl. Tinea, Trichophytie, Mikrosporie, Favus.

Dermatose, Dermatosis: krankhafte Hautveränderung jeglicher Art, u. zwar einschl. der ↗Dermatitis (wird teilweise synonym gebraucht).

Dermatosklerose: die straffe Hautatrophie mit

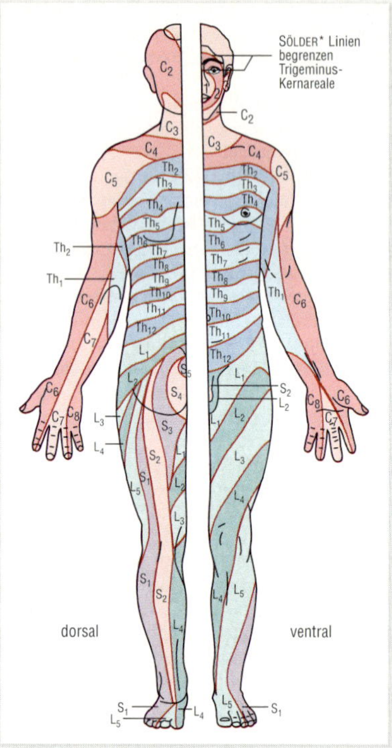

Dermatome der Haut [65]

Streckung u. Massenzunahme der einzelnen Fasern, z.B. bei Sklerodermie.

dermatotrop: ↗dermotrop.

Dermis, Corium: die derbe, kollagen-bindegewebige »Lederhaut«, die unter der Epidermis gelegene Schicht der Haut (»Cutis«), unterteilt in Stratum reticulare u. Str. papillare.

Dermographia, Dermographie, Dermographismus: die »Hautschrift«; als Reaktion auf eine mechanische Reizung der Haut (Bestreichen nach Art des Schreibens) auftretende örtliche Gefäßreaktion der Haut als Ausdruck eines Axonreflexes. – **D. alba:** weiße D. infolge Gefäßverkrampfungen (Vasokonstriktion); z.B. beim atopischen Ekzem u. beim Scharlacherythem. – **D. erythematosa,** D. rubra: rote D. infolge Gefäßweitstellung (Vasodilatation).

Dermoid(zyste): weiche, von Epidermis ausgekleidete Zyste, die Talg, Keratin u. auch Hautanhangsgebilde (Haare) enthalten kann. **1)** D. der Haut. **2)** D. des Hodens bzw. Ovars:

Keimzelltumor (zystisches Teratom). Enthält neben Hautanhangsgebilden auch andere – meist reife – Gewebsstrukturen (Zähne, Nervengewebe, Gewebe anderer Organe usw.). Selten maligne Entartung (Plattenepithelkarzinom). – s.a. Hoden-, Ovarialtumoren.

Dermolyse: die blasige Abhebung der Ober- u. Lederhaut.

dermotrop, dermatotrop: mit – selektiver – Affinität für die Haut u. Wirksamkeit auf die Haut (u. die Halbschleimhäute).

DES: Abk. für ↗Diethylstilbestrol.

Desaminierung: die Abspaltung der Aminogruppe »-NH_2« aus organischen Aminoverbindungen durch Desaminasen.

Desault* Verband: Verband zur zeitweiligen Ruhigstellung des Schultergürtels (v.a. bei Schlüsselbeinfraktur).

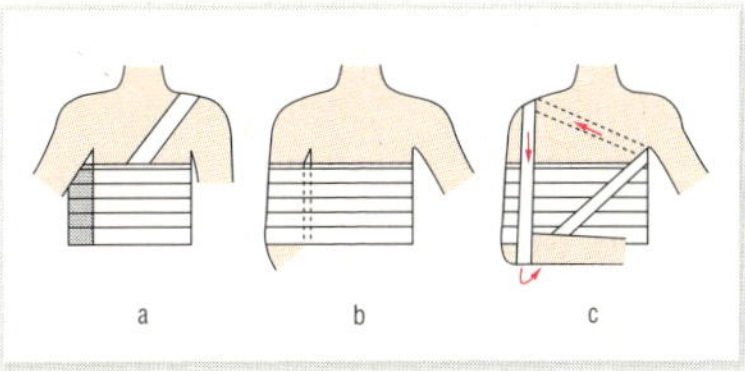

Bindetouren a) über Wattekissen in der Achselhöhle, b) über angelegten Arm, c) durch bzw. über **A**chsel-**Sch**ulter-**E**llenbogen (»Asche«) [511]

descendens: (latein.) absteigend (vom Zentrum peripher- oder kaudalwärts); z.B. ↗Colon descendens (= »Deszendens«).

Descensus, Deszensus: *(latein. = Abstieg)* **1)** die physiologisch in der Embryonal- oder Fetalperiode erfolgende Abwärts- = Kaudalverlagerung eines Organs. **2)** die durch Bindegewebsschwäche bedingte »Senkung« eines Organs, d.h. dessen Abgleiten aus seinem natürl. Lager (z.B. Descensus uteri, vaginae). – **D. testis:** der D. des Hodens; zunächst als nur scheinbarer D. von der Bauchwand bis an den inneren Leistenring, ab 7. Mon. dann als echter D. entlang dem Processus vaginalis peritonei u. weiter durch den Leistenkanal entlang dem Gubernaculum testis in den Hodensack; evtl. inkomplett oder abweichend (↗Maldescensus testis).

Deschamps* Nadel: Instrument für die umstechende Gefäßunterbindung.

Desensibilisierung: ↗Hyposensibilisierung.

Desikkation: Wasserentzug.

Desinfektion, Entkeimung: Abtötung oder Inaktivierung aller Krankheitserreger (Bakterien, Viren, Protozoen); erfolgt durch chemische Mittel (↗Desinfektionsmittel) oder mittels physikalischer Verfahren dort, wo ↗Sterilisation nicht möglich (z.B. Hände-, Hautdesinfektion) oder sinnvoll ist. Als **»laufende D.«** die D. von Auswurf, Stuhl, Harn u. anderen Absonderungen am Krankenbett.

Desinfektionsmittel, Desinficientia: zur ↗Desinfektion geeignete Mittel; v.a. chemische Stoffe: Chlor, Jod u. deren Verbindungen (z.B. Chlorkalk, Tosylchloramin, Polyvidon-Jod), Äthyl- u. Propylalkohol, Form- u. Glutaraldehyd, Benzoe- u. Undecylensäure, Phenolderivate (Thymol, Kresole, Chlorphenole, Hexachlorophen), Invertseifen (Benzylalkonium), Schwermetalle (Sublimat, Phenylmercuriborat, Merbromin, Silbernitrat), Chlorhexidin.

desm(o)...: Wortteil »Bänder«, »Bindegewebe«, »Verband« bzw. »fest gebunden«.

Desmoid: ein langsam progressiv wachsender, nicht metastasierender Bindegewebstumor (heute den Fibromatosen zugeordnet).

Desmosom: elektronenmikroskopisch erkennbare Zellmembranverdichtung mit sog. Tonofilamenten entlang interzellulären Spalten von Epithelien.

Desobliteration: Wiederherstellung der Passierbarkeit eines innen verlegten (= obliterierten) Gefäßabschnittes durch Ausräumung des Hindernisses, d.h. durch Thromb- bzw. Embolektomie.

Desodorantia: Mittel zur Beseitigung bzw. Überdeckung schlechter u. störender Gerüche (»Desodorisierung«).

Desorientiertheit: mangelhafte bis fehlende Fähigkeit, sich in Raum u./oder Zeit (= räumliche bzw. zeitliche D.) zu orientieren; v.a. bei Bewußtseinstrübung, auch bei Psychosen.

De(s)oxy...: Präfix »sauerstoffärmer«. Kurzzeichen: D-, d-.

Desoxycholsäure: eine natürliche ↗Gallensäure.

Desoxyribonucleinsäure, DNS, DNA: das genetische Material in den Chromosomen. Ein Grundtyp der Nucleinsäuren; besteht aus ↗Nucleotiden mit den Basen Adenin, Thymin, Guanin u. Cytosin. Das Molekül enthält 2 zu einer Doppelhelix verdrillte Polynucleotidketten, wobei die Basenfolge (Sequenz) der einen Kette die Basensequenz der anderen bestimmt. Die D. ist wirksam als genetischer Code für die Eiweißbiosynthese u. damit funktionell für die Erbmerkmale (↗Abb.).

Desquamatio, Desquamation, Abschuppung: die Abstoßung der obersten, verhornten

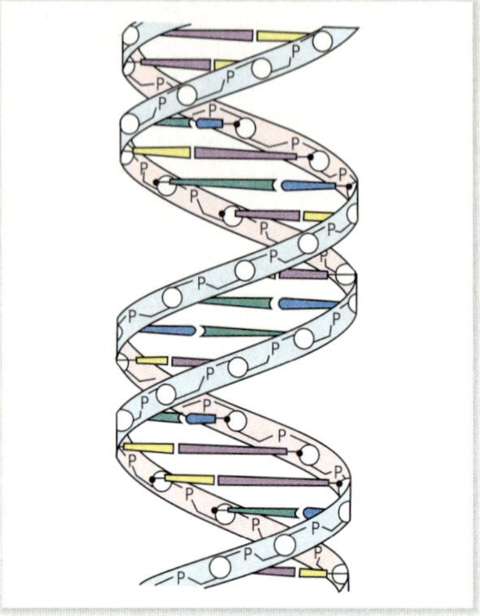

Das WATSON*-CRICK* Modell der **Desoxyribonucleinsäure** (Ringfiguren = Zucker [Desoxyribose]; P = Phosphorsäure; lange Balken = Purinblasen [Adenin, Guanin]; kurze Balken = Pyrimidinbasen [Cytosin, Thymin]) [247]

Schichten der Haut unter Bildung von Hautschuppen.

Desquamationsphase: Phase des weiblichen Zyklus (allgemein vom 26. bis 30. Tag), in der die Abstoßung der ↗Funktionalis der Gebärmutterschleimhaut u. nachfolgend die menstruelle Blutung erfolgt (bei Nichtbefruchtung).

Destillation: Trennung u. Reinigung flüchtiger Flüssigkeiten u. Gemische durch Verdampfen im Destillierkolben, nachfolgende Dampfkondensation im Kühler u. Auffangen des flüssigen Destillats; im Rückstand verbleiben feste u. schwerflüchtige Stoffe.

destilliertes Wasser: ↗Aqua destillata.

destroyed lung: durch Tuberkuloseherde weitgehend zerstörter u. funktionsloser Lungenanteil. Indikation zur operativen Entfernung eines Lungenflügels.

Destruktion: die Zerstörung von Geweben oder Organen durch Verletzung, Entzündung.

destruktiv: zerstörend. – **d. Wachstum:** das infiltrierende Wachstum mit schwerer Gewebs-, Zellschädigung; eine charakteristische Eigenschaft bösartiger Tumoren.

Deszendenten: Nachkommen, Verwandte in absteigender Linie.

deszendierend: absteigend.

Deszensus: ↗Descensus.

Detektor: ↗Strahlendetektor.

Detergenzien, Benetzungsmittel: Substanzen, die die Oberflächenspannung von Wasser u. anderen Flüssigkeiten herabsetzen (dadurch bessere Benetzung u. Durchdringung des behandelten Materials); neben natürlichen (Saponine) v.a. synthetische D. (z.B. Invertseifen).

Determinante: der Teil des Antigen-Moleküls, der mit dem spezifischen Antikörper reagiert.

Determination: Zeitraum, in dem sich die Organe des Embryos entwickeln.

determiniert: auf eine bestimmte Entwicklung festgelegt (z.B. die d. ↗Blutstammzelle).

Detorsionseinlage: Einlage (mit Supinationskeil u. Abstützung des äußeren Fußrandes) zur Korrektur des Knick-Spreiz-Senkfußes; s.a. orthopädische (Schuh-)Einlage.

Detritus: breiige oder krümelige Überreste zerfallener Gewebs- u. Zellteile; z.B. in Nekrosen, als Abszeßinhalt.

Detrusor: Kurzbez. eines Musculus detrusor, i.e.S. des M. d. vesicae, des »Harnaustreibers«; Schwäche des D. nach chronischer Harnblasenüberdehnung hat eine kraftlose u. verzögerte Harnentleerung zur Folge; ein Reizzustand führt zu Krämpfen **(= Detrusorspasmen)** mit starkem Harndrang, erschwerter Miktion (↗Dysurie).

Detumeszenz: Abschwellung.

Detur, D.: lateinische Rezepturanweisung »es ist zu geben«.

deut...: Wortteil »zweit-« *(griech. = deuteros)*, »minder-«.

Deuteranomal(op)ie: die betonte »Grünschwäche« (= relative Rotsichtigkeit) als häufigere Form der Rot-Grün-Dichromasie (↗Deuteranopsie).

Deuteranop(s)ie: als sog. Grünblindheit die Rot-Grün-Dichromasie mit starker Störung der Grünempfindung.

Deuterium: »schwerer Wasserstoff«; Anw. u.a. zur Markierung (»Deuterisieren«) chemischer Verbindungen.

Deutsche AIDS-Hilfe, DAH: Bundesverband von rund 130 regionalen Mitgliedsorganisationen; eine Organisation der Selbsthilfe von Betroffenen u. der Zusammenarbeit mit Fachleuten.

Deutsches Institut für medizinische Dokumentation u. Information: ↗DIMDI.

Deviatio, Deviation: (latein.) Abweichung vom geraden Verlauf.

Devitalisation: 1) Zellschädigung bis hin zum

Verlust der Teilungsfähigkeit (bei Neoplasmen gleichbedeutend mit Hemmung der Rezidiv- u. Metastasenbildung). **2)** das Abtöten der nicht mehr zu erhaltenden Zahnpulpa.

Dexamethason: ein stark wirksames synthet. ↑Glucocorticoid mit geringen Mineralocorticoid-Eigenschaften.

Dextran: Flüssigkeitsersatzmittel (Plasmaexpander) in physiologischer Kochsalz- bzw. anderer Elektrolyt-Lsg.; ein wasserlösliches Polysaccharid; kann anaphylaktoide Unverträglichkeitsreaktionen auslösen. Verwendung ferner als Osmotherapeutikum (vgl. Diurese), zur Behandlung des Hirnödems u. des Schlaganfalls sowie als Zusatz für Röntgenkontrastmittel.

dextro...: Wortteil »rechts«.

Dextroangiokardiographie: die ↑Angiokardiographie (Kontrastdarstellung) der rechten Herzhälfte einschließlich der Hohlvene u. der Arteria pulmonalis u. deren Äste; erfolgt durch i.v. Verabfolgung des Röntgenkontrastmittels in eine Ellenbogenvene oder – via Herzkatheter – in die Hohlvene.

Dextrogramm: 1) die Röntgenbildserie der Dextroangiokardio- bzw. Dextrokardiographie. **2)** die »Rechtsform« des EKG.

Dextropositio(n): die Rechtsverlagerung eines natürlich linksseitigen Organes.

Dextrose: ↑Glucose.

Dextroversio(n): die Lage- oder Richtungsänderung nach rechts; *ophth* die Blickwendung nach rechts.

Dezeleration: Verlangsamung, Geschwindigkeitsabnahme in der Zeiteinheit; z.B. während der Geburt die Verlangsamung der Herzschlagfrequenz des Kindes unter den Wehen; ↑Dip.

Dezerebration: Ausfall des Großhirns als Folge einer Blutung, Verletzung, Tumorbildung mit Unterbrechung der Hirnrinden-Hirnstamm-Verbindung; bietet das Bild der ↑Enthirnungsstarre **(Dezerebrationsstarre)** sowie einen Zustand mit Hirnstamm-gesteuertem primitivem Schlaf-Wach-Rhythmus.

Dezi...: Präfix (bei Maßeinheiten) »das 10^{-1}fache«.

Dezibel, dB, db: dimensionslose Größe zur Definition einer Dämpfung oder Verstärkung um den 10^{-1}fachen Wert des Bel; unter Bezug auf die Schallintensität 10^{-16} W/cm² bzw. den Schalldruck $2 \cdot 10^{-4}$ µbar (= Schwellenwert des Ohres bei 1000 Hz) ist 1 dB der Intensitätsunterschied, den das menschl. Ohr eben noch wahrnimmt (u. damit = 1 Phon).

Dezidua: ↑Decidua.

Deziduazellen: vergrößerte, kohlenhydrat- u. fettreiche Zellen der Gebärmutterschleimhaut (Decidua). Nachweis im Abrasionsmaterial spricht für Schwangerschaft.

Dezimalpotenz, -verdünnung: s.u. Potenz.

Dezimeterwellen: elektromagnetische Wellenlängen im Dezimeterbereich. – Ihre *therap* Anw. als »Ultrakurzwellen« bewirkt durch die im Gewebe erfolgende Absorption der Strahlungsenergie Erwärmung.

D-Faktor: das Antigen D des Rhesus-Systems.

DHS: Abk. für Deutsche Hauptstelle gegen Suchtgefahren.

D

Diabetes: *(griech. = Hindurchgehenlassen)* »Harnruhr«. Bezeichnung für Krankheiten mit vermehrter bzw. krankhaft gesteigerter Ausscheidung von Flüssigkeit u./oder bestimmten Stoffwechselprodukten durch die Niere; z.B. Amin-D. (↑ABDERHALDEN*-FANCONI* Syndrom), ↑Phosphat-D. sowie – *endokrin* i.e.S. – der Diabetes mellitus u. der D. insipidus. – **D. insipidus,** D. spurius: »Wasserharnruhr«; Störung des Wasserstoffwechsels mit vermehrter Wasserausscheidung (Polyurie) u. entsprechend gesteigertem Durstgefühl (Polydipsie) bei mangelnder Konzentrationsfähigkeit der Nieren (spezifisches Gewicht des Harns < 1012). – Als **D. i. neurohormonalis** s. **centralis** bedingt durch eine Störung der Synthese oder Sekretion von antidiuretischem Hormon (ADH). – Als **D. i. renalis** = »Adiuretin- oder Vasopressin-resistenter D. i.« eine erbliche angeborene Erkrankung aufgrund fehlender Ansprechbarkeit der Tubuli auf ADH; eine sog. Pseudoendokrinopathie, bei der ADH-Gaben wirkungslos sind. – **Diabetes mellitus,** D. verus: die »Zuckerkrankheit«; chronische Hyperglykämie (Erhöhung des Blutzuckerspiegels) mit daraus folgender Störung anderer Stoffwechselprozesse u. Organschäden. Nach der Entstehungsursache werden unterschieden: *Typ-I-Diabetes* mit absolutem Insulinmangel (fehlende oder verminderte Insulinsekretion); meist bei Kindern u. Jugendlichen; wird den Autoimmunerkrankungen zugeordnet. *Typ-II-Diabetes* mit relativem Insulinmangel (verminderte Insulinwirkung an den Zielgeweben); beginnt meist erst im höheren Lebensalter; als wichtigster Faktor gilt die Adipositas bzw. die zugrundeliegende Lebensweise. Folgeerkrankungen v. a. durch Gefäßveränderungen (Mikro- u. Makroangiopathie): diabetische Retinopathie, Nierenerkrankungen, Neuropathie, diabetisches Fußsyndrom (↑Abb.), kardiovaskuläre Kompli-

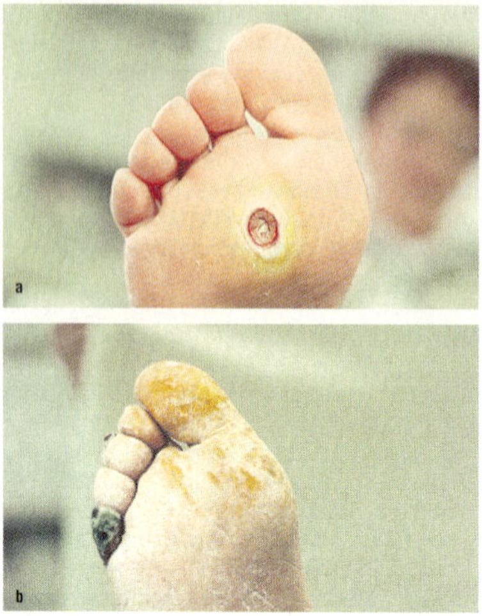

Komplikationen bei **Diabetes mellitus:** a) mikroangiopathisches Ulkus der Fußsohle; b) mikroangiopathische Zehengangrän [85]

kationen. – Therapie: Aufklärung des Patienten, Diät, Reduzierung von Risikofaktoren, orale Antidiabetika, Insulin parenteral (v.a. beim Typ I). – **D. renalis,** primäre renale Glucosurie: autosomal-rezessiv vererbte Nierenfunktionsstörung; (Störung der proximal-tubulären Glucosereabsorption) mit erniedrigter Schwelle der Niere für Blutzucker u. mit Zuckerausscheidung im Harn (Glucosurie) bei normalem oder erniedrigtem Blutzucker. Die Glucosetoleranz (im Test) ist normal.

Diabeteskost: die für die alleinige oder ergänzende diätetische Behandlung des Diabetikers bestimmte Kost, die unter Berücksichtigung einer genügenden Energiezufuhr individuell festgesetzte Mengen an Nahrungsfett, -eiweiß u. Kohlenhydraten enthält. Unterschieden als Einstellungs- u. als Standarddiät (während der klin. Behandlung u. »Einstellung« des Therapieregimes), als Dauerkost (Erhaltungskost, aber auch als Aufbau-, Kalorienreduktionskost) u. als Sonderkost (z.B. Hafer-, Reis-, Obst-, Gemüsetage). – s.a. Weißbroteinheit.

Diabetes-Suchtest: Test zur Früherkennung des latenten bzw. asymptomatischen Diabetes mellitus; z.B. der Glucosetoleranztest, Sulfonylharnstofftest (u.a. als UNGER*-MADISON* Tolbutamidtest).

diabetisch: bei bzw. durch ↗Diabetes mellitus. – **d. Angiopathie:** ↗Angiopathie. – **d. Gangrän:** die v.a. an den Zehen (»Diabetesfuß«) vorkommende trockene oder – superinfiziert – feuchte Gangrän als Komplikation des Diabetes mellitus, bedingt durch eine Kombination von Arteriosklerose u. diabetischer ↗Mikroangiopathie. – **d. Gefäßerkrankung:** ↗Angiopathie. – **d. Glomerulosklerose:** ↗Nephropathia diabetica. – **d. Koma:** ↗Coma diabeticum. – **d. Nephropathie:** ↗Nephropathia diabetica.

Diacetylmorphin, Heroin, Diamorphin: Diessigsäureester des Morphins (als Analgetikum mindestens 5fach stärker als Morphin); ein – nicht verschreibbares – ↗Betäubungsmittel; s.a. Morphinismus.

Diadochokinese: der geordnete, rhythmische Ablauf rasch aufeinanderfolgender gegensinniger (= antagonistischer) Bewegungen.

Diät: jede nach Erfahrungen u. physiologischen Erwägungen zusammengestellte, von der normalen Ernährung deutlich abweichende Kostform; die Deutsche Gesellschaft für Ernährung z.B. unterscheidet: a) Vollkostformen (↗Vollkost u. leichte Vollkost); b) energiedefinierte Diäten: Reduktionskost, Diabetesdiät, purinreduzierte Kost; c) eiweiß- u. elektrolytdefinierte Diäten: Diät bei Hypertonie, Nieren- u. Leberinsuffizienz; d) Sonderdiäten: gastroenterologische Diät, diagnostische Diät.

Diäthylstilboestrol: ↗Diethylstilbestrol.

Diagnostik: alle auf die »Erkennung« eines Krankheitsgeschehens gerichtete Maßnahmen. – **D., invasive:** D. unter Verletzung der Körperintegrität; z.B. Biopsie, Angiographie, Arthroskopie, -graphie. – **D., pränatale:** s.u. pränatale D.

Dialyse: physikalisches Verfahren zur Trennung molekulardispers u. kolloidal gelöster Teilchen mittels einer semipermeablen Membran (sog. »Diaphragma«); findet in der Medizin Anw. bei akuten u. chron. Nierenversagen (↗Hämodialyse), u. zwar befristet (z.B. für Op.-Vorbereitung, Diagnostik), intermittierend (= periodische D.; im Dialysezentrum oder mittels »Heimdialyse«) oder aber als ↗Langzeitdialyse. – **D., extrakorporale:** therapeutische D. als ↗Hämodialyse mittels »künstliche Niere«. – **D., intrakorporale:** die therapeutische D. unter Nutzung körpereigener Organe, z.B. als ↗Peritonealdialyse.

Dialyseosteopathie: Knochenerweichung (↗Osteomalazie) u. sekundärer ↗Hyperparathyreoidismus als Folgen einer über lange Zeit durchgeführten ↗Hämodialyse bei chronischer Niereninsuffizienz, die ihrerseits zu

Mangel an aktiviertem Vitamin D u. zu Hypokalzämie führt.

Diamond* Technik: die ↗Austauschtransfusion bei Neugeborenen unter Einführung eines PVC-Katheters in eine Nabelvene, sog. »Nabelvenenmethode«.

Diapedese: Durchtritt zellulärer Blutbestandteile durch die intakte Wand der Blutkapillaren als physiologischer Vorgang bzw. – vermehrt – als krankhaftes Geschehen.

Diapedeseblutung: Blutaustritte durch krankhaft erweiterte Lücken zwischen den Kapillarendothelien; z.B. bei Stauung (Hämostase), hämorrhagischem Infarkt, hämorrhagischer Diathese.

Diaphanoskopie, Diaphanie: als sog. »Transillumination« die mittels starker Lichtquelle (»Diaphanoskop«) erfolgende Lichtdurchstrahlung von Organwandungen. – **D., diasklerale:** die »diasklerale Augendurchleuchtung« mittels eines auf die anästhesierte Sklera gerichteten konzentrierten Lichtstrahls.

Diaphorese: die Schweißsekretion als physiologisches Geschehen oder als Folgeeffekt schweißtreibender Mittel = **Diaphoretika** (obsolet).

Diaphragma: (griech.) Scheide-, Zwischenwand; z.B. ↗Diaphragmapessar, *anat* als natürliche anatomische Trennwand, Begrenzung, i.e.S. das Zwerchfell als brusthöhlenwärts gewölbte muskuläre Scheidewand zwischen dem Brust- u. Bauchraum. – **D. pelvicum:** der eigentliche Beckenboden; beidseits vom Musculus levator ani gebildete Platte als unterer Abschluß des kleinen Beckens.

Diaphragmapessar: von einer Gummikappe überspannter Kunststoffring als Verschlußpessar zur Abdeckung der ↗Portio vaginalis i.S. der Empfängnisverhütung.

diaphragmaticus: (latein.) zum Zwerchfell (Diaphragma) gehörend.

Diaphyse: das die Markhöhle enthaltende Mittelstück (Corpus, »Schaft«) der langen Röhrenknochen zwischen den beiden Epiphysen.

diaplazentar: auf dem Wege über/durch die Plazenta. – **d. Infektion:** Infektion des Embryos bzw. Feten durch Plazentapassage von Krankheitserregern aus dem mütterlichen in den kindlichen Kreislauf. – **d. Stoffaustausch:** der St. zwischen mütterlichem u. fetalem Kreislauf unter Passage der ↗Plazentarschranke; Blutgase u. niedermolekulare Stoffe passieren fast ungehindert, hochmolekulare dagegen nur selektiv; auf diesem Wege auch Sensibilisierung i.S. einer Allergie möglich.

Diarrhö, Diarrhöe, Diarrhoea: Durchfallerkrankung; das – mehr als dreimalige – Absetzen »ungeformten« (zu flüssigen = unzureichend eingedickten) Stuhles in vermehrter Menge, evtl. mit Schleim- (D. mucosa s. serosa), Eiter- u. Blutbeimengung; in schweren Fällen mit nachfolgendem Körperwassermangel (Dehydratation) u. mit Elektrolytverlusten sowie evtl. mit toxischen Allgemeinerscheinungen.

Diaskopie: **1)** Röntgendurchleuchtung. **2)** das Wegdrücken einer entzündl. Rötung mittels Glasspatel zur Darstellung der Eigenfarbe des Infiltrats.

Diastase: i.e.S. das Auseinanderstehen, -klaffen von Organteilen; z.B. Bauchmuskeln (↗Rektusdiastase).

Diastema: eine nicht durch Zahnverlust bedingte Zahnlücke.

Diastole: das Stadium der Erschlaffung als Bewegungsphase eines muskulären Hohlorgans zwischen 2 Systolen; i.e.S. *kard* die D. der Herzkammern, in der sich das Herz mit Blut füllt.

Diastolikum: diastolisches ↗Herzgeräusch.

Diathermie: »Wärmedurchflutung«; die Tiefenerwärmung des Körpers durch elektromagnetische Schwingungen (Ultrakurz-, Dezimeter- u. Mikrowellen); Anw. z.B. bei Myalgien, Arthrosen, rheumat. Erkrankungen (im Intervall). – **D., chirurgische:** D. unter Anw. einer sehr kleinen differenten Elektrode, an der gewebszerstörende Wärmegrade erreicht werden, so daß sie sich als Schneidinstrument eignet.

Diathese: jede erblich-konstitutionelle, i.w.S. aber auch erworbene Bereitschaft (Disposition) des Organismus zu krankhaften Reaktionen an bestimmten Organen oder Organsystemen. – **D., allergische:** ↗Allergie, Atopie. – **D., angioneurotische,** vasoneurotische D.: Störungen der Gefäßregulation; mit Neigung zu Gefäßkrämpfen. – **D., exsudative,** D. inflammatoria: die besondere Disposition zu entzündlichen Reaktionen der Haut u. Schleimhäute. – **D., hämorrhagische:** erbliche oder erworbene (toxisch-infektiöse, allergische, immunreaktive) Blutungsneigung i.S. einer Minus-Koagulopathie, Thrombozyto-, Vasopathie.

Diazepam: ein v.a. als Tranquilizer gebräuchliches ↗Benzodiazepin.

Diazetyl...: s.u. Diacetyl...

Diazo...: Präfix zur Kennzeichnung der »Azogruppe« »–N=N–«.

Diazokörper: ein normales Stoffwechselprodukt unbekannter Zusammensetzung, dessen krankhaft vermehrte Ausscheidung im Harn (z.B. bei Typhus, Fleckfieber) durch die Diazoreaktion nachzuweisen ist.

Diazoreaktion: meist mit Bildung eines gefärbten Produktes ablaufende Reaktion; z.B. zum Nachweis von Diazokörpern im Harn bzw. zum Nachweis des direkten u. indirekten ↗Bilirubins im Serum.

Dichotomie: Zweiteilung durch Auswachsen in Form der zweizinkigen Gabel.

Dichromasie, Bichromasie, Dichromatopsie: Farbenfehlsichtigkeit mit Erkennen von nur 2 der 3 Grundfarben (Prot-, Deuter-, Tritanopie).

Dickdarm, Intestinum crassum: etwa 1,5 m langer, auf den Dünndarm folgender Darmabschnitt (von der Valva ileocaecalis bis zum After reichend); umfaßt das ↗Caecum (einschl. Appendix vermiformis), ↗Colon u. ↗Rectum (einschl. Canalis analis); Funktion: Umwandlung des Darminhalts in Stuhl (Fäzes) durch Gärungs- u. Fäulnisvorgänge, Wasser- u. Salzresorption (Rückresorption der Darmsäfte, Eindickung des Dünndarmbreies, Fäulnishemmung), Formung u. Speicherung des Kots, u.U. Vitamin-K-Synthese, Ausscheidung von Kationen (Mg, Fe, Bi, Hg, As); s.a. Dickdarm..., Kolon..., Sigma..., Rektum...

Dickdarmadenom, kolorektales Adenom: neoplastische Schleimhautpolypen; als **tubuläres D.** gestielt u. knotig, als **villöses D.** meist breitbasig; neigt zu maligner Entartung (Adenom-Karzinom-Sequenz); bewirkt durch massiven Schleimabgang schwere Störungen des Wasser-Elektrolyt-Haushaltes. – s.a. Dickdarmpolyp.

Dickdarmdivertikel: Wandausstülpung der Dickdarmschleimhaut; echtes ↗Divertikel oder Pseudodivertikel (= Graser* Divertikel); v.a. das letztere oft zahlreich entwickelt (↗»Divertikulose«). Ist oft entzündlich verändert (↗Divertikulitis); führt zu Übelkeit, Darmkrämpfen, Durchfällen sowie – bei Entzündung – zu lokaler Peritonitis (evtl. als sog. »Linksappendizitis«), evtl. zu Subileus, Abszedierung u. (gedeckter) Perforation, Fistelbildung. – Gefahr der bösartigen Umwandlung wird vermutet.

Dickdarmentzündung: ↗Colitis, Proktitis.

Dickdarmkarzinom: Dickdarmkrebs, ↗Darmkarzinom.

Dickdarmpolyp: ↗Darmpolyp im Kolonbereich; neben fibroepithelialen, entzündl. u. hyperplastischen Polypen meist als ↗Dickdarmadenom. Allgemein besteht Neigung zu Blutungen; evtl. Spontanabstoßung.

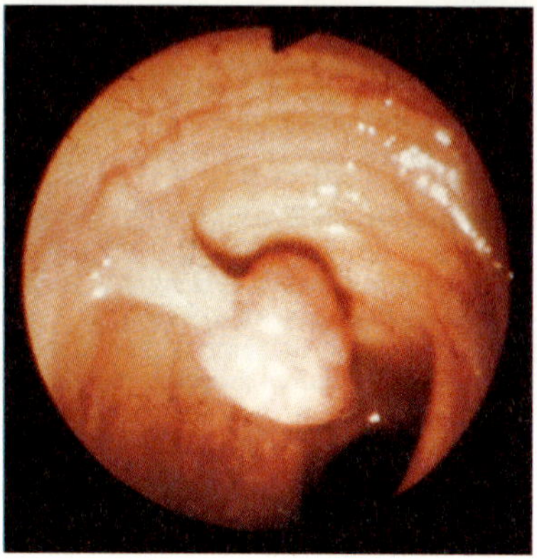

Dickdarmpolyp: gestielter Kolonpolyp im endoskopischen Bild. Er kann während der Koloskopie mit der elektrischen Schlinge abgetragen werden [84]

Dickdarmpolypose: Ausbildung zahlreicher Dickdarmpolypen; als familiäre adenomatöse Polypose (FAP) familiär gehäufte Erkrankung mit der Gefahr maligner Umwandlung.

Dickdarmuntersuchung: s.u. Koloskopie, Rektoskop, Kontrasteinlauf.

Dicker Tropfen: luftgetrockneter u. nach ↗Giemsa gefärbter Bluttropfen zum mikroskopischen Schnellnachweis von Parasiten (z.B. Malariaplasmodien; zwischen zerstörten Erythrozyten bläuliche Parasitenkörper erkennbar).

Diclofenac: Substanz zur Verwendung als nicht-steroidales Antirheumatikum u. Antiphlogistikum.

Dicloxacillin: ein Penicillase-stabiles ↗Penicillin.

Dicoumarol: Hemmstoff der Blutgerinnung (in faulendem Süßklee gefunden); s.a. Cumarin.

Dicrocoelium: eine Wurmgattung. – **D. dendriticum, D. lanceolatum:** der kleine Leberegel; gelangt durch zufälliges Verschlucken von Metazerkarien (z.B. in an Pflanzen sitzenden Ameisen?) in den menschl. Körper; ruft evtl. Beschwerden seitens der Gallenwege hervor (»Dicrocoeliasis«).

Didymitis: ↗Orchitis.

Didymus: 1) der Zwilling, die Zwillingsfehlbildung (Duplicitas). **2)** der Hoden (↗Testis).

Diencephalon, Dienzephalon: das Zwischenhirn; der zwischen End- u. Mittelhirn liegende Teil des Gehirns als Teil des Hirnstammes; enthält Zentren für die Oberflächensensibilität, die seelische Empfindung, die Seh-, Hör- u. Riechbahn u. für vegetative u. inkretorische Funktionen (Hypophysen-Zwischenhirn-System) sowie das Koordinationszentrum für die Übertragung sensibler Reize auf Kerne des extrapyramidal-motorischen Systems.

dienzephal: das Zwischenhirn (↗Diencephalon) betreffend.

Diethylstilbestrol, DES: ein Stilben-Derivat (synthetisches Östrogen) mit karzinogener Wirkung (embryotoxische Substanz): gehäuftes Auftreten von Genitalkarzinomen bei Frauen, deren Mütter in der Schwangerschaft D. erhalten hatten.

Dieulafoy* Pankreaskrise: Symptome des akuten Bauches zu Beginn einer hämorrhagischen ↗Pankreatitis. – **D.* Ulcus,** Exulceratio simplex: Ulcus ventriculi im Bereich einer abnorm weit bis zur Muscularis mucosae verlaufenden Arterie, kann zu vital bedrohlichen arteriellen Blutungen führen.

Differentialblutbild, DBB: die im speziell (meist n. PAPPENHEIM) gefärbten ↗Blutausstrich (»Differentialausstrich«) ermittelte prozentuale Verteilung der kernhaltigen Zellen, d.h. der weißen Blutkörperchen (Leukozyten) u. ggf. auch kernhaltiger roter Blutkörperchen (Erythrozyten) sowie pathologischer Zellformen. Dient zur Beurteilung des peripheren Blutes. Erfolgt durch Auszählen von jeweils 100 Zellen (oder ein Vielfaches); gleichzeitig Beurteilung der Erythrozytenqualität (Form, Größe, färberisches Verhalten); ↗Tab. S. 158 u. Abb.

Differentialdiagnose, DD: jede bei einer Krankheit zu berücksichtigende mögliche Diagnose.

Differenzierung: Unterscheidung, Abweichung, Abwandlung. **1)** die gemäß einem erblichen Muster (»Bauplan«) erfolgende Umwandlung in mehrfacher Richtung entwicklungsfähiger Strukturen (Zellen, Gewebe) u. potentieller Funktionen in spezialisierte Strukturen, Funktionen. **2)** die strukturelle u. funktionelle Angleichung eines Tumorgewebes an das Muttergewebe (»Reifung«).

Differentialblutbild

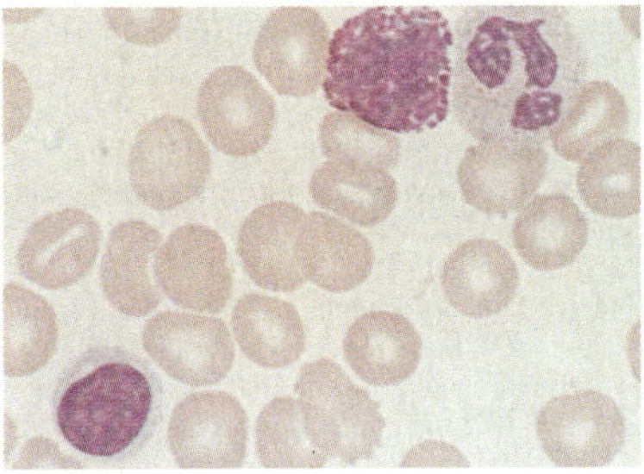

Basophiler Granulozyt (rechts oben), daneben neutrophiler Granulozyt, Lymphozyt (unten) [472]

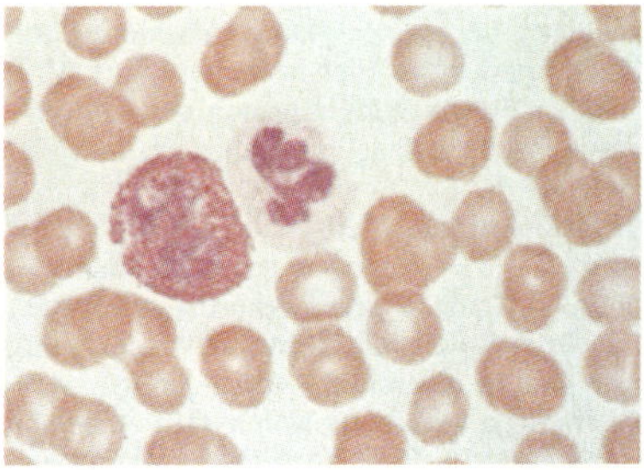

Eosinophiler Granulozyt (links) mit deutlicher Granularzeichnung des Zytoplasmas [472]

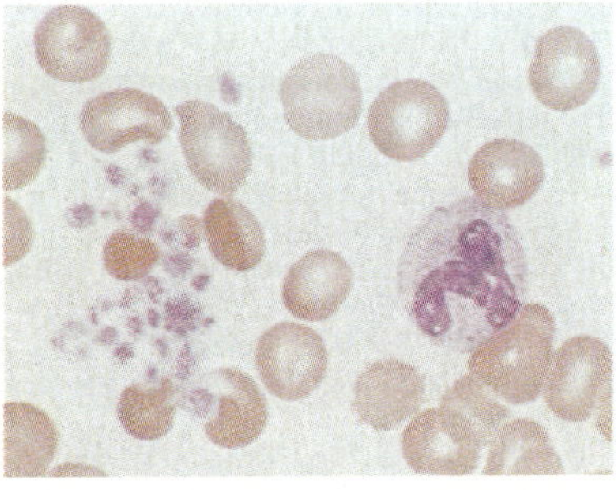

Thrombozyten, wolkenartig zwischen Erythrozyten gelegen [472]

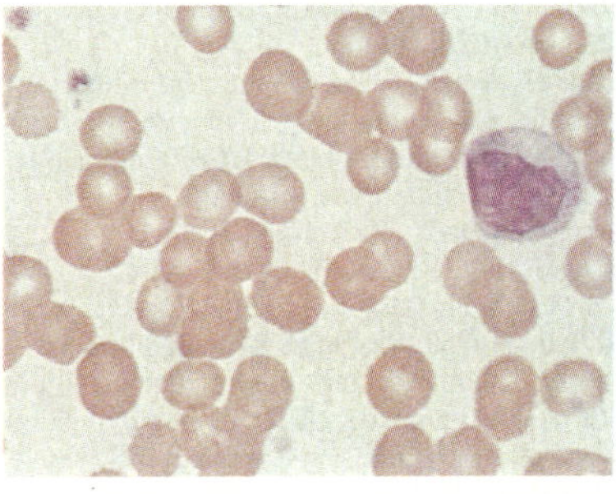

Monozyt mit großem, etwas eingedelltem, bohnenförmigem Kern [472]

Differentialblutbild [23]

		Erwachsene		Kinder		Säuglinge	
	Leukozyten	4000–9000/µl 4–9 G/l		8000–12 000/µl 8–12 G/l		9000–15 000/µl 9–15 G/l	
		%	absolut	%	absolut	%	absolut
Granulozyten (Polymorphkernige)	Neutrophile	55–70	2200–6300/µl 2,2–6,3 G/l	35–70	2800–8400/µl 2,8–8,4 G/l	25–65	2250–970/µl 2,25–9,75 G/l
	Stabkernige	3–5	120–450/µl 0,12–0,45 G/l	0–10	–1200/µl –1,2 G/l	0–10	–1500/µl –1,5 G/l
	Segmentkernige	50–70	2000–6300/µl 2–6,3 G/l	25–65	2000–7800/µl 2–7,8 G/l	22–65	2250–9750/µl 2,25–9,75 G/l
	Eosinophile	2–4	80–360/µl 0,08–0,36 G/l	1–5	80–600/µl 0,08–0,6 G/l	1–7	90–1050/µl 0,09–1,05 G/l
	Basophile	0–1	–90/µl –0,09 G/l	0–1	–120/µl –0,12 G/l	0–2	–300/µl –0,3 G/l
Mononukleäre	Monozyten	2–6	80–540/µl 0,08–0,54 G/l	1–6	80–720/µl 0,08–0,72 G/l	7–20	630–3000/µl 0,63–3,0 G/l
	Lymphozyten	25–40	1000–3600/µl 1–3,6 G/l	25–50	2000–6000/µl 2–6 G/l	20–70	1800–10 500/µl 1,8–10,5 G/l

Normalwerte der Leukozyten (in der oberen Zeile sind die alten Werte pro µl Blut, darunter die neuen offiziellen Werte in G/l = Giga/l ≙ $\times 10^9$/l Blut angegeben; %-Werte sollen durch Anteil ersetzt werden, d.h. 50% ≙ 0,5)

Differenzierungsgrad: s.u. Grading.

diffus, diffusus: zerstreut, ausgebreitet, unscharf begrenzt.

Diffusion: **1)** Streuung. **2)** das auf eine gleichmäßige Verteilung (Durchmischung) im Raum gerichtete Sichausbreiten von Molekülen, Ionen zum Ausgleich des Konzentrationsunterschieds (»Konzentrationsgradient«).

Diffusionsstörung: eine zu Gasaustauschstörung (s.a. respiratorische Insuffizienz) führende Lungenfunktionsstörung infolge behinderter Sauerstoffdiffusion durch die Wand der Lungenbläschen (Alveolarmembran) oder infolge verkürzter Kontaktzeit zwischen Alveolarluft u. Blut (bei Einschränkung der kapillären Strombahn).

DIG: Abk. für **d**isseminierte **i**ntravasale **G**erinnung (↗Verbrauchskoagulopathie).

Digestion: Verdauung.

Digestionsmittel, Digestivum: verdauungsfördernde, die Verdauungsdrüsen u. die Resorption der Nahrungsbestandteile anregende Mittel, z.B. Bitterstoffe (Amara).

Digestionstrakt: der Verdauungstrakt.

digestiv: die Verdauung betreffend bzw. fördernd, durch sie hervorgerufen.

digital: **1)** digitalis: Finger bzw. Zehen betreffend. **2)** mit Ziffern (oder äquivalenten Größen) arbeitend, z.B. Digitalrechner oder die d. ↗Subtraktionsangiographie (DSA).

Digitalisglykoside: herzwirksame Substanzen aus Digitalis-Arten (Fingerhut); als Herzmittel werden heute am meisten verordnet Digoxin, Digoxin-Derivate u. Digitoxin. Wirkweise: ↗Herzglykoside.

Digitalisierung: ↗Digitalistherapie.

Digitalisintoxikation, Digitalismus: die Vergiftung durch Digitalis-Überdosierung bzw. das Auftreten von Nebenerscheinungen vor Erreichen der optimalen Dosis (d.h. bei relativer Überdosierung). Frühsymptome sind Inappetenz, Übelkeit; danach Erbrechen (zentral ausgelöst) u. Diarrhöen, v.a. aber Herzrhythmusstörungen, Kopfschmerzen, Schwindel, Unruhe bis psychotischer Verwirrtheitszustand, Grün-Gelb-Sehen, Kornblumenphänomen, Flimmerskotom.

Digitalistherapie, Digitalisierung: die Behandlung von Herzkranken mit Digitalispräparaten, i.w.S. auch mit anderen ↗Herzglykosiden; insbes. bei Herzinsuffizienz jeder Art, bei schneller, totaler Arrhythmie u. paroxysmaler, supraventrikulärer Tachykardie. – **D., schnelle** oder **mittelschnelle:** die – statt wie üblich in 7 Tg. – in 12 bis 36 Std. bzw. ca. 3 Tg. herbeigeführte Volldigitalisierung bei schwerer Herzinsuffizienz.

Digitaloide: die ähnlich wie Digitalis wirksamen »Herzglykoside 2. Ordnung«; z.B. Strophanthin, Adonidin, Convallatoxin.

digitatus: (latein.) fingerförmig, mit fingerförmigen Fortsätzen.

Digiti: (latein.) die Finger, Zehen. – **D. manus:** die Finger; der Daumen (Digitus I = Pollex), Zeige- (D. II = Index), Mittel- (D. III = D. medius), Ring- (D. IV = D. anularis) u. Kleinfinger (D. V = D. minimus). – **D. pedis:** die Zehen; bezeichnet als ↗Hallux bzw. Digitus pedis II–V.

Digitoxin, Digitoxosid: ein herzwirksames, sekundäres Digitalisglykosid. Wird im Darm fast vollständig resorbiert. Seine Wirkung tritt langsam ein, ist aber protrahiert (daher Kumulationsgefahr!).

Digitus: (latein.) Finger bzw. Zehe. – **D. malleus:** die ↗Hammerzehe. – **D. mortuus:** der anfallsweise »abgestorbene« oder »tote«, extrem kalte u. schmerzhafte blasse Finger aufgrund einer ↗Angioneuropathie. – **D. valgus:** eine in Richtung Fußaußenkante abweichende Zehe mit Subluxation im Grundgelenk u. evtl. mit Verlagerung unter oder über (»Digitus superductus«) die Nachbarzehe; meist als ↗Hallux valgus. – **D. varus:** eine in Richtung Fußinnenkante abweichende Zehe; angeboren oder erworben (v.a. die 5. Zehe als Spreizfußfolge bei engem Schuhwerk).

Dignität: Wert, Bedeutung; insbesondere – bei Tumoren – die Bedeutung i.S. »Gut-« oder »Bösartigkeit« (= Benignität bzw. Malignität).

Digoxin, Digoxosid: ein herzwirksames, sekundäres ↗Digitalisglykosid. Die Wirkungsqualität entspricht dem Digitoxin (aber Resorptionsquote u. Bindungsvermögen an Plasmaalbumine kleiner; Wirkungseintritt schneller, Wirkung kürzer).

Dihydralazin: Hochdruckmittel (↗Antihypertensiva); senkt den peripheren Widerstand durch Erweiterung der Arterien u. Arteriolen.

Dihydrocodein: ein v.a. als Hustenmittel (Antitussivum) angewandtes Dihydromorphin-Derivat (schwach wirksames opioides Analgetikum).

Dihydroergotamin, DHE: erhöht den peripheren Venentonus (Anw. bei hypotonen Kreislaufregulationsstörungen).

5α-Dihydrotestosteron, DHT: das biologisch wirksamste Androgen. Es entsteht hauptsächlich in der Peripherie (Haarfollikel, sek. Geschlechtsorgane) aus Testosteron.

1,25-Dihydroxycholecalciferol, -kalziferol, Calcitriol: der in der Niere gebildete eigentliche Wirkstoff des Vitamin D_3.

3,4-Dihydroxy-β-phen(yl)äthylamin, Dopamin, Hydroxytyramin: ein Catecholamin, das als Neurotransmitter in Gehirn, Nebenniere, sympathischen Nervenendigungen etc. vorkommt; s.a. dopaminerg. Ist bei Parkinsonismus typisch in den Kernen des extrapyramidal-motorischen Systems vermindert. Anw. u.a. bei der Therapie der akuten Herzinsuffizienz u. bei Schockzuständen mit drohendem oder bestehendem Nierenversagen.

L-3,4-Dihydroxyphenylalanin, Dopa, DOPA: eine Aminosäure; steigert den Blutdruck u. den Blutzuckerspiegel; passiert leicht die Blut-Liquor-Schranke; therap. Anw. bei Parkinsonismus.

Dikrotie: die Doppelgipfligkeit des peripheren Pulses infolge einer 2. (»dikroten«) Welle im Anschluß an den systolischen Pulsgipfel.

Dilatation: (latein.) Erweiterung. **1)** Hohlorganaufdehnung zu diagnostischen oder prophylaktisch-therapeutischen Zwecken mittels eines Dilatators oder mit den Fingern; s.a. Bougierung, Zervixdilatation, Angioplastie. **2)** die Weitstellung eines Hohlorgans (z.B. ↗Vasodilatation). **3)** die dauerhafte Ausweitung eines Hohlorgans als Folge einer übermäßigen Druck- oder Volumenbelastung u./oder einer Schädigung der Wandelemente (z.B. ↗Herzdilatation).

Dilatator: sonden-, stift-, olivenförmiges oder fadenförmiges (filiformes), starres oder biegsames bzw. spreizbares Instrument zur – meist wiederholten oder stufenweisen – Organaufdehnung (Dilatation).

Dilution: (latein.) Verdünnung; z.B. *hom* aus Urtinkturen hergestellte flüssige ↗Potenz.

DIMDI: **D**eutsches **I**nstitut f. **m**edizinische **D**okumentation u. **I**nformation (Köln). Dem Bundesministerium f. Gesundheit nachgeordnete Behörde, in der umfassend med. Literatur u. sonstige med. (z.B. epidemiolog.) Daten unter EDV-Einsatz erfaßt, ausgewertet, gespeichert u. zugänglich gemacht werden; ferner werden internationale med. Klassifikationen (z.B. ICD) für den deutschsprachigen Raum umgesetzt.

Dimercaprol, BAL, British antilewisite: findet wegen der Bildung löslicher Komplexverbindungen Anw. – i.m. in öliger Lösung – als Gegenmittel (Antidot) bei Schwermetallvergiftungen.

dimorph: zweiförmig; bei Pilzen das Auftreten sowohl in geschlechtlicher als auch in ungeschlechtlicher Fortpflanzungsform.

Dioptrie, Brechkrafteinheit, D, BKE: Maßeinheit (Symbol: dpt, dptr) für die brechende Kraft optischer Systeme, u. zwar der Kehrwert der in Metern gemessenen Brennweite ($D = 1/f$). – Zur Kennzeichnung von Konvex- u. Konkavgläsern wird dem Symbol ein Plus- bzw. Minuszeichen vorangesetzt.

Dioxin(e): i.e.S. Kurzbezeichnung für polychlorierte Dibenzodioxine = PCDD. Die Toxizität der D. ist sehr unterschiedlich; als giftigstes gilt das biologisch so gut wie nicht abbaubare 2,3,7,8-Tetrachlordibenzoparadioxin (TCDD), das Hautschäden (↗Chlorakne) mit Übelkeit, Schwindelgefühl sowie Leberschäden verursacht; im Tierversuch – mit kleinsten chronischen Gaben – sind z.B. Organschäden, Leberkarzinom u. Fehlbildungen bis Tod der Leibesfrucht erzeugbar.

Dip: *(engl. = tauchen)* Wortteil »Absinken«, »Abnahme«; *geburtsh* Absinken der Herzfrequenz (Dezeleration der kindlichen Herztöne) bei gleichzeitiger Veränderung des Typus der Wehen als Phänomen bei der Kardiotokographie.

Dipeptid: ↗Peptid aus 2 Aminosäuren.

Dip-Gelenk: distales Interphalangealgelenk (Fingergrund-, Zehengrundgelenk).

Diphenylhydantoin: ↗Phenytoin.

Diphtheria, Diphtherie, Di: akute, epidemisch oder endemisch vorkommende, ansteckende (Tröpfchen-, Schmierinfektion) Infektionskrankheit durch ↗Corynebacterium diphtheriae. Prophylaxe durch Schutzimpfung (↗Diphtherieimpfstoff). Inkubationszeit 2–5 Tage, dann Prodromalstadium (Fieber u. Allgemeinsymptome). Zunächst Rachendiphtherie mit weißlichgrauen Belägen (Pseudomembranen) v.a. der Tonsillen, süßlichem Fötor u. regionärer Lymphadenitis; Nasendiphtherie mit blutig-serösem bis -eitrigem Sekret, v.a. beim Säugling. Prognostisch ungünstige Kehlkopfdiphtherie (»Krupp«) mit Heiserkeit, inspiratorischem Stridor u. Erstickungsgefahr. Komplikationen sind exotoxinbedingtes Kreislaufversagen (Myokarditis), Lähmungen (Gaumensegel, Augen, Beine) u. Nephritiden. Therapie mit Antitoxin (vom Pferd) u. Penicillin. – **D. cutanea:** die Hautdiphtherie als Infektion am Ort kleinster Epitheldefekte. – **D. scarlatinosa:** das diphtherieähnliche, aber nicht durch D.-Bakterien hervorgerufene »Scharlachdiphtheroid« (↗Diphtheroid bei Scharlach). – **D. septica; toxische D.:** D. mit Ödem- u. Nekrosenbildung sowie mit Toxin-Effekten, z.B. als frühzeit. Gaumensegellähmung, Polyneuropathie, Myokardschaden mit Kreislaufkollaps.

Diphtheriebakterien, -bazillen: ↗Corynebacterium diphtheriae.

Diphtherieimpfstoff: Diphtherieformoltoxoid für die aktive Immunisierung. Der Impfstoff findet auch als Kombinationsimpfstoff Anw. (mit Tetanus-Toxoid, abgetöteten Pertussis-Erregern u. inaktivierten Polio- u. Masernviren: »DT-«, »DPT-«, »Polio-DT«, »Polio-DPT«).

Diphtheroid: Diphtherie-ähnlicher, d.h. mit Pseudomembranbildung ablaufender, jedoch nicht durch Diphtheriebazillen verursachter Prozeß, z.B. das Scharlach-D.

Diplacusis, Doppelhören: das Hören zweier – evtl. verschieden hoher – Töne statt des objektiv einzigen; ein- oder beidseitig (mon- oder binaural).

Diplegia, -plegie: die beidseitige Lähmung des gleichen Körperabschnitts. – **D. spastica cerebralis, D. sp. infantilis:** ↗Little* Krankheit. – **D. spastica progressiva:** s.u. Spinalparalyse.

Diplo...: Wortteil »doppelt«, »Doppel(fehl)bildung«, Doppel...

Diploe: *(spr. di-plo-e)* die schwammige (spongiöse) Schicht zwischen den bd. festen Schichten der platten Schädeldachknochen (= Lamina externa u. interna).

Diploidie: das Vorhandensein zweier vollständiger homologer Chromosomensätze im Zellkern; z.B. in allen Körperzellen außer den Geschlechtszellen (Gamet); vgl. haploid.

Diplokokken, Diplococcus: ältere – beschreibende – Bez. für paarweise auftretende Bakterien, die heute den Gattungen Strepto-, Peptostrepto-, Mikro- u. Peptococcus, Neisseria u. Veillonella zugeordnet werden.

Diplophonie, Diphthongie: krankhafter Stimmklang aus 2 verschiedenen Tönen, verursacht durch unterschiedlich schwingende Stimmbandabschnitte; z.B. bei Stimmbandknötchen.

Diplopie: »Doppel(t)sehen«; die Wahrnehmung zweier neben- oder (schräg) übereinanderliegender Bilder eines Gegenstandes (= horizontale bzw. vertikale D.). – **D., binokulare:** D. infolge Abbildung eines Dingpunktes auf unterschiedlichen (= »disparaten«) Netzhautstellen beider Augen; z.B. bei Störung des Gleichgewichtes der Augenmuskeln, bei Konvergenzlähmung. Wird diagnostiziert z.B. durch Vorsetzen einer Rot-Grün-Brille. – **D., monokulare:** D. infolge Abbildung eines Dingpunktes auf 2 Netzhautstellen desselben Auges, z.B. bei sklerosierter Linse (mit doppeltem Brennpunkt).

Dips(o)...: Wortteil »Durst«.

Dipsomanie: Alkoholismus als »periodische (tage- oder wochenlange) Trunksucht« aus äußerer oder innerer Unruhe; zwischen den Trinkphasen besteht relative oder absolute Abstinenz.

Dipylidium: eine Bandwurm-Gattung. – **D. caninum:** der 20–40 cm lange u. 2–4 mm breite »Hundebandwurm«.

dis...: Wortteil (Präfix) »Trennung«, »Gegenteil«; auch mit der Bedeutung von »dys...« u. »des...«.

Disaccharidasen: ↗Disaccharide spaltende Enzyme; Glykosidasen, Galaktosidase.

Disaccharide: einfache, aus 2 Monosaccharid-Molekülen bestehende Zucker; z.B. Maltose, Lactose (eine Auswahl wichtiger D. zeigt die Tab.).

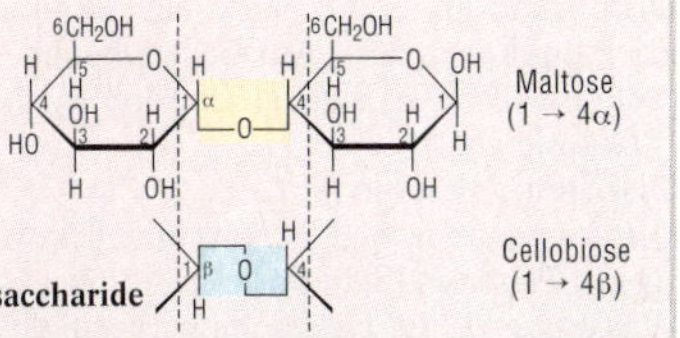

Disaccharide

Disaccharide	Bausteine	Verknüpfung
Gentiobiose	Glucose – Glucose	1 → 6β
Isomaltose	Glucose – Glucose	1 → 6α
Kojibiose	Glucose – Glucose	1 → 2α
Lactose (Milchzucker)	Galaktose – Glucose	1 → 4β
Maltose (Malzzucker)	Glucose – Glucose	1 → 4α
Melibiose	Galaktose – Glucose	1 → 6α
Nigerose	Glucose – Glucose	1 → 3α
Primverose	Xylose – Glucose	1 → 6β
Rutinose	Rhamnose – Glucose	1 → 6β
Saccharose (Rohrzucker, Zucker, Sucrose)	Glucose – Fructose	1 → 2β
Trehalose (Mykose)	Glucose – Glucose	1 → 1α
Cellobiose	Glucose – Glucose	1 → 4β

disciformis: (latein.) scheibenförmig.

Discisio, Diszision: operative Gewebs-, Organspaltung; vgl. Dissektion. – **D. cataractae, D. lentis:** bei angeborenem oder juvenilem partiellem grauem Star die Spaltung der vorderen Linsenkapsel mittels einer sogenannten »Diszisionsnadel« zur Erzielung einer totalen Linsentrübung infolge Quellung durch eindringendes Kammerwasser; Voroperation der Linsenablassung (bei Kindern erfolgt u.U. Spontanresorption).

Discitis: Entzündung eines ↗Discus.

Discus, Diskus: (latein.) Scheibe, Zwischenscheibe bzw. -streifen. – **Disci intervertebrales:** die Zwischenwirbel- oder Bandscheiben als druckelastische Synchondrosen zwischen den Wirbelkörpern; bestehen aus einem weichen Kern (Nucleus pulposus) u. einem umgebenden Faserknorpelring (Anulus fibrosus). – s.a. Bandscheiben..., Disko... – **D. nervi optici,** Papilla n. o.: die weißliche, scheibenförmige Sammelstelle der Axone der Ganglienzellen der Netzhaut (Retina) am Augenhintergrund als Anfang des Sehnervs (Nervus opticus); s.a. blinder Fleck.

disease: (engl.) Krankheit.

Diskektomie: operative Entfernung eines ↗Discus, v.a. bei Bandscheibenvorfall.

Diskographie: Röntgenkontrastdarstellung einer Bandscheibe.

Diskolyse: ↗Chemonukleolyse.

diskontinuierlich: mit Unterbrechungen (= ohne Kontinuität); z.B. disk. Nervenleitung.

Diskopathie: i.e.S. Bandscheibenschaden.

diskordant: gegenteilig, gegensinnig, unterschiedlich.

diskret: *klin* mit wenig auffallender Symptomatik.

Diskus: ↗Discus.

Diskusprolaps: ↗Bandscheibenprolaps.

Dislocatio, Dislokation: 1) Verlagerung bzw. Lageatypie (i.S. der Ek- bzw. Dystopie). **2)** Chromosomendislokation. **3)** Fragmentverlagerung bei Knochenbrüchen.

Disomie: das Vorhandensein a) zweier strukturell identischer Chromosomensätze im Kern bzw. b) eines zusätzlichen Chromosoms im haploiden (einfachen) Chromosomensatz (Symbol n+1).

Disparation: die auf nicht korrespondierenden (»disparaten«) Netzhautstellen beider Augen erfolgende Abbildung eines Gegenstandspunktes. Abweichungen in vertikaler Richtung als Längs-D., in horizontaler Richtung als Quer-D. (eine geringgradige funktionelle Quer-D. ist wichtig für das räumliche = stereoskopische Sehen).

Dispensiermethode: Arzneiverschreibung mit Angabe der Einzelmenge jedes Bestandteils.

dispers: zerstreut, verteilt.

Dispersion: sehr feine Verteilung eines Stoffes in einem anderen.

Disposition: die als besondere »Anfälligkeit« imponierende, ererbte oder erworbene Bereitschaft des Organismus, auf bestimmte Schädlichkeiten außergewöhnlich – meist i.S. einer Erkrankung – zu reagieren, u. zwar in Abhängigkeit von allgemeinen u. individuellen Faktoren.

Disse* Raum: der kapilläre, zwischen dem durchbrochenen Endothel der Lebersinusoide u. den Leberzellplatten gelegene Raum, der den unmittelbaren Kontakt zwischen dem Blut u. den Leberzellen ermöglicht.

dissecans: (latein.) zerschneidend, gewebstrennend; z.B. *path* ↗Aneurysma dissecans.

Dissectio, Dissektion: (latein.) Zerschneidung, Aufspaltung; z.B. *chir* die ausgedehnte Blockresektion von Weichteilen, ↗Halsdissektion, auch Bez. für gewebsschonende Exstirpation regionaler Lymphknoten (z.B. als Axilladissektion, ↗Lymphadenektomie).

Dissemination: »Aussaat«; die aus einem Krankheitsherd erfolgende »Streuung« von Teilchen des Herdes oder von Krankheitserregern innerhalb des Organismus.

disseminiert: über ein Organ bzw. den Organismus verbreitet (↗Dissemination). – **d. intravasale Koagulopathie,** DIC: die akute ↗Verbrauchskoagulopathie. – **d. Encephalomyelitis:** ↗Multiple Sklerose.

Dissimilation: 1) Katabolismus; der im Organismus unter Energiefreisetzung erfolgende Abbau der natürlich durch ↗Assimilation gebildeten Fette, Kohlenhydrate u. Eiweißstoffe. **2)** Abbau der Sehsubstanzen der Netzhaut beim Farbensehen.

Dissoziation: Aufhebung einer Verbindung.

dissoziative Persönlichkeitsstörungen, Konversionsstörungen**:** Oberbegriff für psychogene (motorische u. sensible) Körperstörungen ohne verifizierbaren organischen Befund sowie für Störungen, die sich als Desintegration psychischer Funktionen äußern; die Definition der d.P. hat das traditionelle Konzept der »Hysterie« bzw. der hysterischen Neurose weitgehend abgelöst.

distal, distalis: weiter entfernt von der Körpermitte bzw. vom Herzen, vom Zentralnervensystem (Gegensatz: proximal).

Distanzgeräusch, -ton: ↗Herzgeräusch bzw. Herzton, das/der bereits ohne Stethoskop wahrnehmbar ist.

Distension: Überdehnung, z.B. als krankheitsbedingte Gelenkkapselüberdehnung, v.a. durch einen sich chronisch wiederholenden Gelenkerguß; bildet die Grundlage spontaner Gelenkluxationen **(»Distensionsluxation«)**.

Distickstoffoxid, Stickoxydul, Lachgas: farbloses, angenehm riechendes Gas mit berauschender u. narkotisierender Wirkung.

Distorsio, Distorsion: *(latein. = Verdrehung, Verzerrung) chir* durch Drehung bedingte »geschlossene« Gelenkverletzung. – **D. pedis:** D. des Sprunggelenks, meist durch Umkippen über den äußeren Fußrand bei gleichzeitiger Außendrehung des Körpers (= Adduktions-D.); oft mit Riß der Gabel- u. Seitenbänder des Gelenks u. mit Knochenausrissen.

Distraktion: 1) Streckung eines Gliedmaßenteiles oder des Rumpfes durch Zug u. Gegenzug; Anw. z.B. zur vorläufigen Knochenbruchbehandlung im Unfallschock, nach Verlängerungsosteotomie, zur Kontrakturmobilisierung, als Schwebelagerung. **2)** manuelle Aufdehnung des Muttermundes unter der Geburt (↗Zervixdilatation).

Distra(neurin®): ↗Clomethiazol.

Disulfidbrücke: die Gruppe »–S–S–« v.a. in Cystin bzw. cystinhaltigen Peptiden oder Eiweißkörpern etc.

Disulfiram: findet z.B. Anw. bei Alkoholentziehungskuren (als »Antabus®«, hemmt den Alkoholabbau u. erzeugt eine künstl. Alkoholintoleranz.

Diszision: ↗Discisio.

Dithranol: äußerlich anzuwendendes Mittel gegen Psoriasis (Schuppenflechte); bei Überdosierung u. zu langer Einwirkzeit Gefahr von Verbrennungen.

Diurese: die Harnbildung, -ausscheidung. – **D., forcierte:** gesteigerte Harnausscheidung z.B. bei Vergiftungen mit Hilfe intravenöser Gaben eines stark wirksamen Diuretikums (v.a. Furosemid) über einige Stunden bei gleichzeitiger ständiger Flüssigkeitszufuhr durch Infusion. Nur auf Intensivstationen durchzuführen. – **D., osmotische,** Molekulardiurese: als Diurese i.e.S. die Bildung des Endharns aus dem Primärharn der Glomeruli.

Diuretica, -tika: harntreibende, den Harnfluß (Diurese) fördernde Mittel (z.B. Benzothiadiazinderivate, Furosemid, Triamteren). Klinische Anw. v.a. zur Förderung der Ausschwemmung extrazellulärer Flüssigkeit bei Ödemen (erfolgt durch Beeinflussung der Ausscheidung von Kationen u. Anionen körpereigener Salze durch die Niere; »Saluretika«) u. – als Antihypertonika – zur Behandlung des hohen Blutdrucks (Hypertonie).

diuretisch: die ↗Diurese betreffend.

divergens, divergent: auseinanderweichend.

Divergenz: 1) das Auseinandergehen (»Divergieren«) der Lichtstrahlen als Effekt von Konkavlinsen oder Konvexspiegeln. **2)** Abweichung der Augapfelachsen vom Parallelstand; als **horizontale D.** infolge ein- oder beidseitiger Auswärtswendung (Abduktion) der Augäpfel, z.B. beim Schielen (↗Strabismus divergens) oder aber physiologisch beim Blick nach oben. Als **vertikale D.** die Höhenabweichung einer oder beider Sehachsen infolge unkoordinierter Bulbusdrehbewegungen beim Höhenschielen.

Diverticulum, Divertikel: die umschriebene, meist sackförm. Wandausstülpung eines

Hohlorgans. – **D., echtes:** D. unter Beteiligung sämtlicher Wandschichten; als angeborene Ektasie bzw. als Rest embryonaler Aussackungen (z.B. als ↗MECKEL* Divertikel) oder aber – zug-, druckbedingt – als erworbenes Traktions- bzw. ↗Pulsionsdivertikel. – **D., falsches:** eine erworbene, oft mehrfach ausgebildete (↗Divertikulose) Schleimhautvorstülpung (Mukosaprolaps) durch Lücken bzw. Risse der muskulären Wandschicht eines Organs (zumeist an Gefäßdurchtrittsstellen des Dünn- u. Dickdarms).

Divertikulitis: Entzündung eines Divertikels; oft auf die Umgebung übergreifend (»Peridivertikulitis«; am Dickdarm evtl. als ↗Pseudoappendizitis).

Divertikulose: Bestehen einer Vielzahl von Divertikeln, v.a. als Dickdarmdivertikulose; s.a. Dickdarmdivertikel.

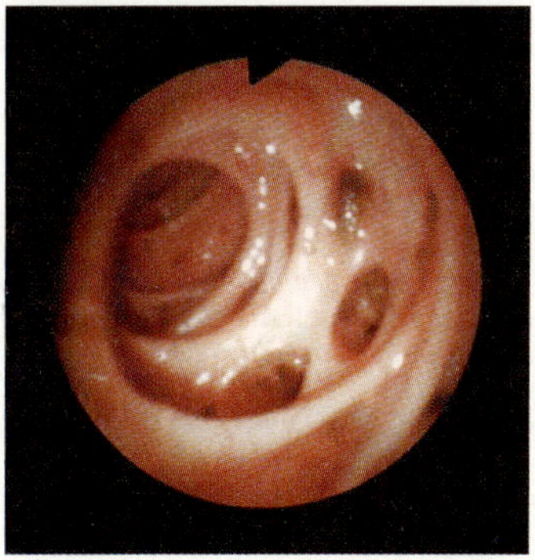

Divertikulose des Dickdarms (endoskopischer Befund) [428]

Divide, D., div.: lateinische Rezepturanweisung »teile«. – **D. in partes aequales:** »teile in gleiche Teile«.

dizygot: ↗zweieiig; vgl. Zygote.

DNA, DNS: ↗**D**esoxyribo**n**uclein**s**äure (Säure engl. = **a**cid).

DNS-Klonierung: selektive Züchtung von Wirtszellen (z.B. Colibakterien), in deren genetisches Material (Genom) ein bestimmtes fremdes DNS-Fragment eingefügt wurde.

DNS-Profil: Untersuchung einzelner ausgewählter Bereiche der Desoxyribonucleinsäure (z.B. nach Hybridisierung mit Einzellocus-DNS-Sonde oder Polymerase-Kettenreaktion mit Mikrosatelliten-Analyse) zur Feststellung genetischer Unterschiedlichkeit bzw. Identität; vgl. genetischer Fingerabdruck.

DNS-Replikation: ↗Replikation.

DNS-Sonde: in der ↗Gentechnologie genutztes, synthetisch hergestelltes, radioaktiv markiertes DNS-Segment.

DNS-Viren: Viren mit DNS als genetisches Material (Genom).

Döderlein* Stäbchen: ↗Lactobacillus acidophilus (u. andere Lactobac.-Arten) als in der normalen Scheidenflora vorkommende Bakterien.

Dolabra: in Schraubengängen angelegter (Gliedmaßen-)Bindenverband mit Deckung der vorhergehenden Tour zu ⅓ bis ½; aufsteigend oder absteigend gewickelt **(= D. ascendens** bzw. **descendens)** sowie – zur Vermeidung von Faltenbildungen (»Nasen«) – unter Zwischenschaltung rückläufiger Umschlagtouren (»renversé«) = **D. reversa;** ferner als **D. serpens** oder **repens,** d.h. mit Lücken zwischen den einzelnen Touren.

dolens, dolent: (latein.) schmerzhaft.

dolicho...: Wortteil »lang«, »länglich«, »Überlänge«.

Dolor: (latein.) Schmerz, Wehenschmerzen (Dolores ad partum). – Als örtlicher Schmerz eines der 5 klassischen Zeichen der Entzündung.

Dolorimeter: Instrument zur Schmerzmessung, das eine Dosierung des ausgeübten Drucks gestattet.

dominant: beherrschend, vorherrschend, *genet* im Erbgang überdeckend; z.B. die vorherrschende Wirkung des **d. Gens** eines Allelenpaars (im Gegensatz zum rezessiven Gen), die sich phänotypisch äußert; beim Menschen z.B. als Nachtblindheit.

Donator, Donor: (latein.) Spender, Geber.

Donovan* Körperchen, Donovania granulomatis: ältere Bez. für ↗Calymmatobacterium granulomatis. – **D.*-Leishman* Körperchen:** ↗Leishmania donovani.

Donovan(i)osis, Granuloma inguinale (tropicum), G. venereum (inguinale): chronische, meist durch Geschlechtsverkehr übertragene Infektionskrankheit der äußeren Geschlechtsorgane u. des Afterbereichs, hervorgerufen durch Calymmatobacterium granulomatis mit Bildung eines trockenen oder geschwürig zerfallenden u. stark eiternden, meist schmerzlosen Knötchens.

DOPA, Dopa, Dopamin: gängige Bez. für ↗3,4-**D**ihydr**o**xy**p**henyl**a**lanin.

dopaminerg: durch Freisetzung des Neurotransmitters Dopamin, d.h. über **Dopamin-Rezeptoren** wirksam. – Die d. Wirkung kann durch **Dopamin-Rezeptorenblocker** (kompetitive Hemmung durch Neuroleptika) aufgehoben werden.

Doping: *(engl. = aufpulvern)* das künstliche Herbeiführen einer zeitlich begrenzten Leistungssteigerung durch Anw. eines Stimulans (zur Euphorisierung, Ermüdungsbeseitigung, Selbstgefühlsteigerung etc.), z.B. Weckamine, Analeptika u. Kardiaka, Hormone u. Phosphorverbindungen. Ist zur sportlichen Leistungssteigerung nach internationalen Regeln verboten.

Doppelballonsonde: dreiläufige Sonde mit 2 unabhängig voneinander aufblasbaren Ballons am mundfernen Ende; z.B. zur Kompression blutender Ösophagusvarizen oder zur Gewinnung reinen Duodenalsaftes.

Doppelbilder: bei ↗Diplopie 2 gleichzeitig wahrgenommene Bilder des Sehraumes.

Doppelblindstudie: klinische Studie, in der weder der behandelnde Arzt noch der Patient weiß, ob z.B. ein Medikament oder ein Plazebo angewendet wird.

Doppelfehlbildung: embryonale Entwicklungsstörung (Verdoppelung u. unvollständige Trennung einer ursprünglich einfachen Embryonalanlage), die zu 2 miteinander verbundenen Embryonen (»siamesische Zwillinge«) führt; evtl. mit gemeinsamen Organanlagen.

Doppelflintenphänomen: typischer sonographischer Befund als Hinweis auf Dilatation intrahepatischer Gallengänge.

Doppelhelix: das räumliche Modell reiner kristallisierter ↗Desoxyribonucleinsäure (DNS) als schraubenförmige Konfiguration der beiden komplementären, durch Wasserstoffbrücken zwischen den Basenpaaren Adenin/Thymin bzw. Guanin/Cytosin verbundenen Polynucleotidstränge.

Doppelhören: ↗Diplacusis.

Doppelkontrastverfahren: die gleichzeitige Anw. eines positiven (z.B. Jod- oder Bariumpräparat) u. negativen (Gas, Luft) Röntgenkontrastmittels zur Reliefdarstellung eines Hohlorgans, z.B. als Duodenographie, Doppelkontrasteinlauf (↗Abb.).

Doppellumentubus: ↗Endotrachealtubus zur seitengetrennten Belüftung beider Hauptbronchien u. zur getrennten Narkosegaszufuhr.

Doppelniere, Langniere: zweigeteilte Niere als Fehlbildung der Nierenanlage; meist mit doppeltem Nierenbecken u. getrennten Harnleitern.

Doppelsehen: ↗Diplopie.

doppeltkohlensaures Natrium: ↗Natrium bicarbonicum.

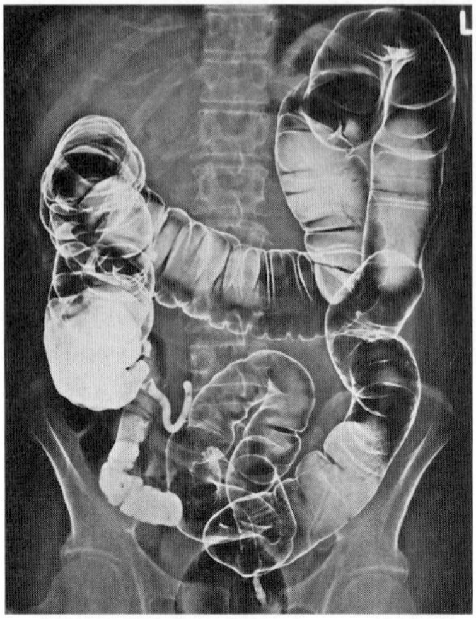

Doppelkontrastbild des Dickdarms [510]

Doppler* Sonographie: s.u. Ultraschall-DOPPLER* Methode.

Dormia* Körbchen: flexible Sonde mit – aus monofilem oder geflochtenem Draht gefertigtem – Körbchen unterhalb der Spitze als Instrument zur Fremdkörperextraktion aus Hohlorganen.

Dorn: ↗Spina, ↗Exostose.

Dornwarze: ↗Verruca plantaris.

Dorsalflexion: die Hand- bzw. Fußbeugung in Richtung Hand- bzw. Fußrücken; i.w.S. auch die Kopfneigung sowie die Wirbelsäulenbeugung nach rückwärts (= Hyperextension). Funktionell besser als **Dorsalextension** bezeichnet, da eigentlich eine Streckung vorliegt.

dorsalis, dorsal: (latein.) den Rücken bzw. die Rückseite eines Körperteils bzw. Organs betreffend, zum Rücken hin gelegen oder gerichtet.

Dorsalwurzel: hintere Spinalnervenwurzel (= Radix dorsalis).

Dorsum: 1) der Rücken; die durch Nacken, Schultern bzw. Gesäß begrenzte Rückseite des Rumpfes. **2)** die dorsale (= hintere bzw. obere oder streckseitige) Seite eines Organs oder Körperteils.

Dosier-Aerosol: stabile Suspension eines Pharmakons, die auf Ventildruck einer Spraydose als feste Dosis über die Atemwege appliziert werden kann; Anw. z.B. als Broncholytikum.

Dosimeter: Gerät zur Messung einer Strahlendosis (= Dosimetrie) bzw. -dosisleistung.

Dosimetrie: die Messung ionisierender Strahlen (Ionen-, Energiedosis) in Luft oder in bestrahlten bzw. strahlenexponierten Objekten mittels Dosimeter.

Dosis: 1) Dos., D., d: die Arzneigabe, i.e.S. deren verordnetes Maß (Gewicht). **2)** D. ionisierender Strahlen; als D. im Strahlenschutz gelten die Äquivalent- (s.a. Dosisäquivalent), Personen-, Körper-, Lebensalter-, Jahres- u. Ortsdosis etc.

Dosisäquivalent, Äquivalentdosis, Dq: in der ↗Dosimetrie des Strahlenschutzes diejenige Röntgenstrahlen-Energiedosis, die – als Parameter für das Strahlenrisiko – aus der Dosis der jeweils angewendeten Strahlenart resultiert; sie wird ermittelt als Produkt aus Energiedosis u. aus dem – dimensionslosen – Bewertungsfaktor q (der Faktor beträgt für Beta-, Gamma-, Röntgenstrahlen = 1, für schnelle Neutronen u. Protonen bis 10 MeV u. für α-Teilchen = 10). Maßeinheit ist das Sievert (Sv = 100 rem).

Dosiseinheiten: die Maßeinheiten für die Dosen ionisierender Strahlung; z.B. für die Energiedosis das Gray (Gy), für die Energiedosisleistung das Gy/sec, für das Flächendosisprodukt $C \cdot m^2 \cdot kg^{-1}$ (C = Coulomb), für die Äquivalentdosis das J/kg (J = Joule), ferner für die Aktivität radioaktiver Substanzen das Becquerel (Bq).

Dotter* Technik: die Aufdehnung (teil)verengter Bein-Becken-Gefäße durch einen Gefäß-Ballonkatheter (als ↗Dilatator); s.a. Angioplastie.

Douglas* Abszeß: ein im hinteren D.* Raum vorkommender abgesackter Abszeß. Ist vom hinteren Scheidengewölbe bzw. Mastdarm aus als fluktuierender Tumor tastbar. Vorkommen z.B. bei Adnexprozessen, (Peri-)Typhlitis. – **D.* Raum,** »Douglas«: i.e.S. der hintere D.* Raum, d.h. die ↗Excavatio rectouterina.

Down* Syndrom, Trisomie 21, Mongolismus: Bez. für eine Reihe körperlicher Merkmale (sog. Dysmorphiezeichen) u. geistige Behinderung unterschiedlichen Ausmaßes, die durch eine Chromosomenstörung (↗Trisomie) verursacht werden. Die bestehenden Behinderungen, so die – v.a. aktive – Sprachstörung, lassen sich durch gezielte Maßnahmen beeinflussen (Sprachtherapie, kieferorthopäd. Regulierung; bei extremer Makroglossie evtl. operative Korrektur); intensive Krankengymnastik (bei Muskelhypotonie, Bindegewebsschwäche, evtl. Bewegungsstörungen) ist nötig. Bei Erziehung u. Frühförderung in der Familie resultiert eine gute soziale Eingliederungsfähigkeit. Bei angeborenen Herzfehlern u. evtl. Fehlbildungen im Magen-Darm-Trakt ist entsprechende Fachbetreuung nötig.

Downhill* Varizen: kompressionsbedingte ↗Ösophagusvarizen im oberen Drittel des Organs; z.B. bei Tumoren im Mediastinum.

Down-Staging: ↗Induktionschemotherapie.

Doxorubicin, Adriamycin, ADM, ADR: zu den ↗Antibiotika gehörendes Zytostatikum (↗Anthracycline).

dpt, dptr: ↗Dioptrie.

DPT-Impfstoff: Kombinations-Impfstoff gegen **D**iphtherie–**P**ertussis–**T**etanus.

Dracunculus: eine Fadenwurmgattung. – **D. medinensis:** der »Drachenwurm«, die einzige menschenpathogene D.-Art; ruft durch Absiedlung im Unterhautgewebe die ↗Drakunkulose hervor. – **D. oculi:** ↗Loa loa.

Dragée: mit einem Überzug versehene Pille, die unzerkaut eingenommen wird.

Drahtextension: direkt am Knochen angreifender Zugverband z.B. zur Stellungskorrektur (↗Reposition) u. zum Am-Ort-Halten (Retention) von Knochenfragmenten bei Knochenbrüchen.

Drain, Drän: Hilfsmittel (z.B. Glas- oder Kunststoffröhrchen) für die Ableitung (Drainage) von Wundabsonderungen, Eiter, Trans- u. Exsudat, Liquor etc.

Drainage, Dränage: die Ableitung krankhafter oder vermehrter natürlicher Körperflüssigkeiten (u. Gase) mit Hilfe eines Drains; evtl. unterstützt durch eine zweckmäßige Lagerung des Kranken; Ableitung erfolgt zeitlich begrenzt (Sicherungs-D.) bzw. als Dauerdrainage. – **D., transhepatische: 1) perkutane t. D.:** entlastende D. des gestauten Gallengangsystems bei teilweiser Choledochusverlegung. **2)** diahepatische D.: eine geschlossene Endlosdrainage **(= »D. ohne Ende«)** der Gallenwege mit Drainführung durch die Leber.

Drakunkulose: Erkrankung infolge Befalls durch den Fadenwurm Dracunculus medinensis nach Infektion durch dessen Larven (aus im Trinkwasser vorhandenen Kleinkrebsen: Cyclops). Symptome: Fieber, Juckreiz, Exanthem mit Blasen-, Geschwür-, evtl. Abszeßbildung.

Dranginkontinenz: unfreiwilliger Harnverlust unter Harndrang mit oder ohne unwillkürliche Kontraktionen des M. detrusor vesicae

D

bei funktionierendem Sphinktermechanismus; s.a. Harninkontinenz.

Drastica, -tika: stark wirkende, schleimhaut- u. gewebereizende ↗Abführmittel (obsolet).

Drehschwindel: labyrinthärer Schwindel mit dem Gefühl, die Umgebung drehe sich um einen oder man selbst drehe sich bei stillstehender Umgebung; häufig begleitet von vegetativen Symptomen (Blässe, Übelkeit, Erbrechen).

Dreifachimpfung: z.B. als Impfung mit ↗DPT-Impfstoff.

Dreigefäßerkrankung: ein durch arteriosklerotische Wandveränderungen aller 3 Koronaräste verursachtes Krankheitsbild; in der Regel einhergehend mit stabiler bzw. instabiler Angina-pectoris-Symptomatik als Ausdruck einer anfallsweisen Ischämie des Herzmuskels.

Dreigläserprobe: Harnuntersuchung bei ↗Hämaturie zur Lokalisation der Blutungsquelle (die Harnprobe wird in 3 Portionen gewonnen); Blut in der 1. Probe weist auf die Harnröhre; in der 2. u. 3. Probe auf die Harnblase; in allen 3 Proben auf die oberen Harnwege u. die Nieren.

Dreimonatsspritze: s.u. Ovulationshemmer.

Dreistufenpille: s.u. Ovulationshemmer.

Dreitagefieber: 1) ↗Malaria tertiana. **2)** endemisches ↗Pappatacifieber. **3)** kritisches D.: ↗Exanthema subitum.

Dressler* Myokarditis: das Tage bis (8) Wochen nach Herzinfarkt auftretende »Postmyokardinfarkt(PMI)-Syndrom«: anhaltendes oder rezidivierendes Fieber, Brustschmerzen (evtl. »pektanginös«), abakterielle Perikarditis u. Pleuritis, u. zwar ohne EKG- oder laborklinische Hinweise für einen erneuten Myokardinfarkt; wahrscheinlich eine Autoimmunreaktion.

DRK: Abk. für **D**eutsches **R**otes **K**reuz.

DROBS: Abk. für Drogenberatungsstelle.

Drogen: 1) i.e.S. getrocknete bzw. aufbereitete Pflanzen u. Pflanzenteile, die zur Herstellung von Arzneizubereitungen (u.a. Extrakte, Tinkturen, Mazerate) verwendet werden; s.a. Phytotherapie. **2)** (engl. = »drug«) Bez. für jegliche Wirksubstanzen mit therapiewidrigen Eigenschaften (z.B. Suchtmittel).

Drogenabhängigkeit: sowohl körperlich als auch seelisch begründete ↗Abhängigkeit von (häufig mehreren) Drogen i.S. der ↗Suchtmittel.

Drogenberatung: öffentliche (kommunale, staatliche) oder private Einrichtung zur Information über Suchtprobleme aller Art; insbesondere über Suchtgefahren, Therapie- u. Rehabilitationsmöglichkeiten von Suchtkranken.

Drogenentzug: Behandlung der Drogenabhängigkeit; erfolgt – Notfälle wie akute Vergiftungen ausgenommen – z. B. stationär als »Entgiftung« unter Drogenfreiheit (evtl. langsame Dosisreduktion), mit fortlaufender toxikologisch-analytischer Kontrolle u. Behandlung eventueller Entzugssymptome (z.B. durch Psychopharmaka) sowie begleitender psychotherapeutischer Behandlung.

dromotrop: die Erregungsleitung im Herzen beeinflussend, u. zwar beschleunigend (»positiv dromotrop«; z.B. als Sympathikuseffekt) oder verlangsamend (»negativ dr.«; z.B. Vaguseffekt).

Droperidol: rasch u. kurz wirksames ↗Neuroleptikum; Anw. *anästh* – zusammen mit dem Analgetikum Fentanyl – zur Neuroleptanalgesie.

Drosophila melanogaster: die »Taufliege« = Fruchtfliege [Brachycera]; gilt wegen ihrer nur 4 Chromosomen sowie ihrer raschen Vermehrung u. leichten Züchtbarkeit als klassisches Versuchstier in der Vererbungsforschung.

Drosselung: die zeitweilige gezielte Unterdrückung der Blutströmung in einem Gefäß durch Abklemmen, Bändelung, Verödung oder mittels Zügel, Tourniquet etc.

Drosselungshochdruck: Bluthochdruck (arterielle ↗Hypertonie) als Folge einer »Drosselniere« (durchblutungsgeminderte Niere bei tierexperimenteller oder bei krankhafter Drosselung der Nierenarterie oder ihrer intrahilären Äste).

Druck, p, P**:** Zustandsgröße, definiert als Kraft pro Flächeneinheit. Einheit ist das ↗Pascal (Newton/m^2; ↗SI-System), jedoch erfolgt auch Angabe in dyn/cm^2, Bar, Torr, at, cmH_2O, mm Quecksilbersäule (↗Tab.).

Druckarthrodese: operative Gelenkversteifung (Arthrodese) durch Anfrischung u. anschließendes Aneinanderdrücken der Gelenkenden.

Druck(be)atmung: künstliche Beatmung durch Lufteinblasung in die Lunge.

Druckfallkrankheit, Dekompressionskrankheit**:** die akuten Gesundheitsstörungen als Folge eines zu raschen Übergangs von atmosphärischem Überdruck zu Normaldruck (Dekompression) bzw. von Normal- zu Unterdruck (= Depression), z.B. beim Auftauchen aus großer Tiefe, bei schnellem Ausschleusen aus Druckkästen (= Caisson-Krankheit).

Druck (nichtkohärente Einheiten) [317]

Pond durch Quadratzentimeter	1 p/cm²	=	98,0665	Pa
technische Atmosphäre	1 at	=	98 066,5	Pa
physikalische Atmosphäre	1 atm	=	101 325	Pa
Torr	1 Torr	=	133,322	Pa
konventionelle Meter-Wassersäule	1 mH_2O	=	9 806,65	Pa
konventionelle Millimeter-Quecksilbersäule	1 mmHg	=	133,322	Pa
Bar	1 bar	=	100 000	Pa
Dyn durch Quadratzentimeter	1 dyn/cm²	=	0,1	Pa

Druckgeschwür: ↗Dekubitus.

Drucklähmung: Lähmung eines – meist oberflächlichen – peripheren Nervs durch anhaltenden oder wiederholten äußerlichen Druck.

Druckosteosynthese, Kompressionsosteosynthese**:** dauerhaftes Gegeneinanderpressen der Bruchenden der Knochenfragmente eines Knochenbruchs (Osteosynthese) durch Schrauben, Laschen, Doppeldrahtspannbügel, Klammern, Druckplatten (LANE*, EGGERS* Platten); i.e.S. als »AO-Methode«, d.h. als sofort belastungsstabile Fragmentfixierung durch Platten und Schrauben, evtl. auch Zuggurtung. – s.a. Fixateur externe.

Druckpunkte: typische Körperoberflächenpunkte, an denen sich durch (Finger-)Druck ggf. eine diagnostisch bedeutsame »Reaktion« auslösen läßt; z.B. die Nervendruckpunkte, Schmerzpunkte bei Steinleiden oder Appendizitisschmerzpunkte.

Druckrezeptoren: die auf mechanischen Druck ansprechenden ↗Mechanorezeptoren der Haut; z.B. »MEISSNER* Körperchen«, freie Nervenendigungen, VATER*-PACINI* Körperchen.

Druckverband: ↗Kompressionsverband.

Drüse: 1) Sekretionsorgane; entweder eine einzelne Zelle (z.B. ↗Becherzelle), die eine spezifische Substanz (Flüssigkeit) absondert oder ein mehrzelliges Organ (↗Glandula). **2)** inkorrekte Bez. für ↗Lymphknoten. – **D., endokrine,** unechte D., Blut-, Hormondrüse**:** D. ohne Ausführungsgang, die ihre Absonderung (»Inkret«; ↗Hormon) direkt in Blut- bzw. in Lymphgefäße oder ins Gewebe abgibt; z.B. die Hypophyse, Schilddrüse, Nebenniere, Gonaden. – **D., exokrine:** als »echte« oder »exkretorische D.« eine D., die ihre Absonderung (Sekret) meist durch einen Ausführungsgang an eine freie Oberfläche (Haut, Verdauungstrakt) abgibt; nach der Art der Sekretbildung unterschieden als **ekkrine D.** (z.B. die kleinen Schweißdrüsen), als **apokrine D.** (z.B. die Brustdrüse, axilläre Schweißdrüsen), als **holokrine D.** (unter Zerfall der absondernden Zellen) oder als merokrine D. (mit geringem Zytoplasmaverlust).

Drüsenentzündung: Adenitis; s.a. Hidradenitis, Parotitis; auch ↗Lymphadenitis.

Drüsenfieber: ↗Mononucleosis infectiosa.

Drüsenpest: ↗Bubonenpest.

Drug dependence: (engl.) Drogenabhängigkeit, Arzneimittelabhängigkeit.

Drumstick: *(engl. = Trommelschlegel)* bei gesunden weibl. Personen in etwa 3%, bei männl. Individuen in max. 0,5% der neutrophilen Granulozyten vorkommender trommelschlegelförmiger Chromatinanhang (»Geschlechtschromatin«).

Druse: 1) aus Fäden bestehende, stecknadelkopfgroße Vegetationsform bestimmter Pilze u. Bakterien (Actinomyces), kennzeichnend für die Strahlenpilzkrankheit (Aktinomykose). **2)** »senile Plaque«; ein v.a. in der Groß- u. Kleinhirnrinde u. meist vielfach vorkommendes Begleitgebilde bei verschiedenen Hirnatrophien.

DSA: **d**igitale ↗**S**ubtraktions**a**ngiographie.

DSM: Abk. für Diagnostisches u. Statistisches Manual Psychischer Störungen (Diagnostic and Statistical Manual of Mental Disorders) der Amerikanischen Psychiatrischen Vereinigung (American Psychiatric Association); psychiatrisches Klassifikationssystem, das deutsch seit 1996 in der 4. Auflage vorliegt (DSM-IV).

D-Sonde: ↗**D**uodenalsonde.

D-Streptokokken: Bakterien der Gattung Streptococcus (Streptokokken der Gruppe D); umfaßt die in der Dünndarmflora vorkommenden Enterokokken; s.a. Streptococcus.

Dualismus: die polare Zweiheit als Seinsprinzip. – *physik* die Doppelnatur der Elementarteilchen, die sich sowohl wie Masseteilchen (Korpuskeln) als auch wie Wellen verhalten; z.B. zeigt Licht sowohl Wellennatur (Beugung, Interferenz) als auch Korpuskeleigenschaften (COMPTON* Effekt der Photonen, ↗Lichtquant).

Dubin*-Johnson*(-Sprinz*) Syndrom: erbliche Störung der Ausscheidung konjugierten Bilirubins in die Galle, ab dem Kindesalter einhergehend mit in Schüben verlaufender Gelbsucht (Ikterus).

Dubreuilh*-Hutchinson* Krankheit: ↗Lentigo maligna.

Duchenne* Syndrom: 1) D.*-Aran* Sy.: spinale progressive ↗Muskelatrophie (i.e.S. deren Hand-Unterarm-Schulter-Typ; s.a. Muskelerkrankungen). **2) D.*-Erb* Sy.:** die obere ↗Armplexuslähmung. **3) D.*-Landouzy* Atrophie:** die Schulter-Arm-Form der ↗Dystrophia musculorum progressiva. **4) D.*-v. Leyden* Sy.:** die mit Pseudohypertrophie der betroffenen Muskulatur einhergehende Beckengürtelform der ↗Dystrophia musculorum progressiva.

Ductuli: (latein.) kleine Gänge, Kanälchen. – **D. biliferi:** die zwischen den Leberläppchen gelegenen Gallengänge. – **D. efferentes testis:** die Ausführungskanälchen des Hodens (Samenkanälchen).

Ductus: (latein.) Gang, Kanal. – **D. arteriosus,** D. Botalli: der kurze Verbindungsgang zwischen der Teilungsstelle des Truncus pulmonalis u. dem Aortenbogen als physiologischer Kurzschluß des fetalen Kreislaufs zur Umgehung der noch funktionslosen Lunge durch das venöse Blut der oberen Körperhälfte. Wird normalerweise beim ersten Atemzug des Neugeborenen stillgelegt u. bildet sich zum Ligamentum arteriosum zurück. – **D. a. apertus, D. a. persistens:** ein sich nach der Geburt nicht schließender D. arteriosus als angeborener Herzfehler; bewirkt einen Links-rechts-Shunt mit u.U. massiver Überdurchblutung der Lunge u. Volumenbelastung des li. Ventrikels. – **D. Botalli:** ↗D. arteriosus. – **D. choledochus:** der 6–8 cm lange, außerhalb der Leber im Ligamentum hepatoduodenale gelegene Hauptgallengang. – **D. cochlearis:** der häutige, mit ↗Endolymphe gefüllte Schneckengang des Innenohres; ↗Abb. – **D. cysticus:** der Gallenblasengang; die Verbindung zwischen Gallenblase u. ↗Ductus choledochus. – Einengung, u.a. durch Knickbildung, führt zu schmerzhaften Galleentleerungsstörungen (»D.-c.-Syndrom«). – **D. deferens,** D. spermaticus: der »Samenleiter«. – **D. epididymidis:** der – muskuläre – Nebenhodengang. – **D. hepaticus communis:** der aus der Vereinigung des re. u. li. Lebergallengangs (D. h. dexter bzw. sinister) hervorgehende Abschnitt der extrahepatischen Gallenwege zwischen Leber u. Mündung des ↗D. cysticus. – **D. pancreaticus:** der Ausführungsgang der Bauchspeicheldrüse; mündet zusammen mit dem ↗D. choledochus in den

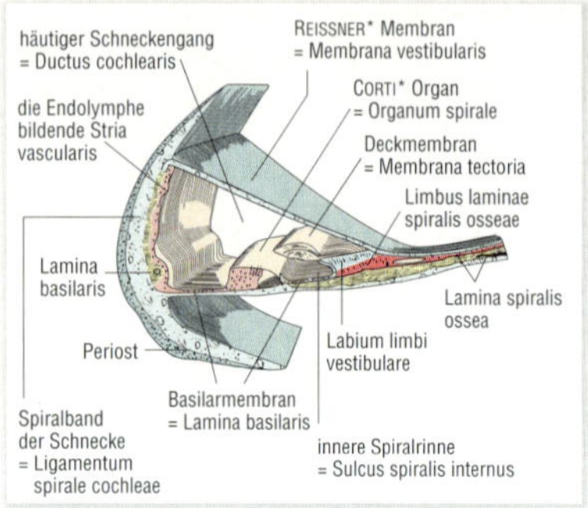

Ductus cochlearis: Querschnitt [365]

Zwölffingerdarm. – **D. thoracicus,** Brustmilchgang, D. chyliferus: der in der Cisterna chyli beginnende, rechts hinter der Aorta aufsteigende Hauptlymphstamm des Körpers (mit Zufluß aus den Beinen, Baucheingeweiden u. der linken oberen Körperhälfte einschl. der li. Kopfseite); mündet links am ↗Angulus venosus in die Vena brachiocephalica. – **D. venosus:** die Anastomose zwischen der Nabelvene (Vena umbilicalis) u. der unteren Hohlvene, in der der größte Teil des in der Plazenta arterialisierten Blutes den Leberkreislauf des Feten umgeht; der Gang verödet nach der Geburt weitgehend zum Ligamentum venosum.

Dünndarm, Intestinum tenue: ca. 3–5 m langer Darmabschnitt; reicht vom Pylorus des Magens bis zum Caecum (Blinddarm) mit den Teilen Duodenum, Jejunum, Ileum. Funktion: Bildung enzymhaltiger Verdauungssekrete, Resorption u. Weiterleitung der aufgeschlossenen Nahrungsstoffe auf dem Venen- u. Lymphweg, Weiterleitung der unverdauten Nahrungsteile in Richtung Dickdarm.

Dünndarmatresie: angeborener Lichtungsmangel des Dünndarms.

Dünndarmdivertikel: Wandausstülpung (↗Divertikel) im Dünndarmbereich; z.B. als ↗Meckel* Divertikel.

Dünndarmgeschwür: Darmgeschwür des Dünndarmbereichs; als peptisches ↗Ulcus duodeni bzw. als ↗Ulcus pepticum jejuni (»Anastomosenulkus«) oder aber als Geschwür im Rahmen des Zollinger*-Ellison* Syndroms, bei Enteritis regionalis, Colitis ulcerosa, Darm-Tbk oder Bauchtyphus.

Dünndarmresektion: operative Teilentfernung eines Dünndarmabschnittes, z.B. wegen eines Tumors, einer Darmwandnekrose.

Dünndarmspiegel: auf der Röntgenleeraufnahme (v.a. am Stehenden) nachweisbare ↗Flüssigkeitsspiegel im Dünndarm als typisches Zeichen für Darmverschluß (Ileus).

Düsenvernebler: druckluftbetriebenes Gerät zur Erzeugung feuchter Nebel zur Inhalationstherapie bei Atemwegserkrankungen; enthält z.B. hypertone Salzlösungen (z.B. Solelösung), häufig mit Zusatz ätherischer Öle, Kamille, Panthenol oder Mukolytika.

Duffy-Faktor: das Antigen Fy^a des aus Fy^a u. Fy^b bestehenden, kombinant erblichen **Duffy-Systems.** – Entsprechende Antikörper dieses Blutgruppensystems sind gelegentlich Ursache von Transfusionszwischenfällen.

Duftdrüsen: ↗Glandulae sudoriferae apocrinae.

Duke* Methode: Bestimmung der primären Blutungszeit (normal 2–5 Min.) durch Absaugen des nach einem Einstich (ca. 4 mm) am Ohrläppchen austretenden Blutes mittels Fließpapier (ohne Wundrandberührung) bis zum Blutungsstillstand.

Dukes* Klassifikation: Klassifikation der Dickdarmkarzinome: DUKES A = auf die Darmwand beschränkt; DUKES B = Übergreifen des Tumorgewebes auf das Gekröse; DUKES C (C_1, C_2) = Befall der regionären Lymphknoten; DUKES D = Fernmetastasen; s.a. Darmkarzinom.

Duktus: ↗Ductus.

Dumpingsyndrom: *(engl.: dump = »hinplumpsen«, entleeren, anhäufen)* Magen-Darm-Kreislauf-Symptomatik nach Magenoperationen (z.B. Resektion, Vagotomie), die sich mehr oder minder bald nach Nahrungsaufnahme (= »Früh-« bzw. »Spät-D.«) manifestiert in Völlegefühl, Oberbauchschmerzen, Stuhldrang u. gesteigerter Darmperistaltik, Hypoglykämie, Schwächezustand, Gesichtsblässe, Tachykardie, Blutdruckanstieg.

Dunkelfeldmikroskopie: Auf- oder Durchlichtmikroskopie, bei der die Objekte hell vor dunklem Hintergrund erscheinen. Geeignet besonders zum Treponema-pallidum-Nachweis (Syphilis-Erreger).

duodenal, duodenalis: den Zwölffingerdarm (↗Duodenum) betreffend.

Duodenalatresie: Undurchgängigkeit (↗Atresie) des Zwölffingerdarms; rel. häufig bei Frühgeburten u. DOWN* Syndrom u. kombiniert mit weiteren Fehlbildungen.

Duodenalfistel: innere oder äußere ↗Darmfistel mit Ursprung im Zwölffingerdarm; u.a. bei Geschwürs-, Tumordurchbruch bzw. infolge postoperativer Nahtinsuffizienz am Duodenalstumpf.

Duodenalgeschwür: ↗Ulcus duodeni.

Duodenalsaft: der von den Drüsen des Zwölffingerdarms produzierte Verdauungssaft (eine bicarbonat- u. muzinreiche, Di- u. Aminopeptidasen enthaltende alkalische, reichlich Natriumionen enthaltende Flüssigkeit).

Duodenalsonde, D-Sonde: langer, dünner, graduierter Schlauch aus Gummi oder flexiblem Kunststoff zur Einführung in den Zwölffingerdarm **(Duodenalsondierung).** Dient v.a. zur Gewinnung von Duodenalsaft, A-, B- u. C-Galle, Biopsiematerial sowie für therap. Galleabsaugung, Medikamentenzufuhr etc.

D

Duodenographie: Kontrastmitteldarstellung des Zwölffingerdarms im Rahmen der ↗»Magen-Darm-Passage«; evtl. als gezielte »Duodenalserie« (Serienaufnahmen des Zwölffingerdarms). – **D., hypotone:** D. nach dem Doppelkontrastverfahren, ausgeführt nach primärer medikamentöser Darmerschlaffung durch Verabfolgung von »Bariummilch« u. Einbringen von 150 ml Luft in das Duodenum.

Duodenoskopie: Untersuchung des Zwölffingerdarms (u. des oberen Jejunums = Duodenojejunoskopie) mittels eines flexiblen ↗Endoskops (Faseroptik-Instrument); evtl. kombiniert mit einer retrograden endoskopischen Cholangiographie (u. Pankreatikographie) oder mit einer Papillotomie (z.B. zur Steinentfernung).

Duodenostomie: die operative Anlage einer äußeren Duodenalfistel.

Duodenotomie: die operative Eröffnung des Zwölffingerdarms.

Duodenum, Zwölffingerdarm: der etwa 30 cm lange, hufeisenförmig verlaufende, auf den Magen (Pylorus) folgende Anfangsteil des Dünndarms.

duplex: (latein.) doppelt.

Duplex-Sonographie: gleichzeitige Abbildung des Herzens oder von Blutgefäßen mittels Ultraschall-Echoimpulsverfahren u. Analyse der Strömungsgeschwindigkeit des darin enthaltenen Blutes mittels ↗Ultraschall-DOPPLER* Methode.

Dupuytren* Kontraktur: fortschreitende, häufig beidseitige Beugekontraktur eines oder mehrerer Finger (»D.* Finger«) v.a. der Ellenseite durch Schrumpfung der hypertrophierten Palmaraponeurose (D.* Faszie) einschließlich der Sehnenscheiden u. der

Haut, kombiniert mit Faszienwucherung zwischen die Beugesehnen u. an die Gefäßnervenbündel. – **D.* Verbrennungsgrade:** Schweregrade der Verbrennung. I = Rötung (Erythem; als Schaden bei Temp. um 60°); II = Blasenbildung (Vesikation; bis 70°); III = Zerstörung der ↗Cutis unter Erhaltung der Papillen (bis 100°); IV = Zerstörung bis in das Unterhautgewebe reichend (ab 100°); V = Muskelverschorfung; VI = Verkohlung bis auf die Knochen (= Combustio escharotica).

Duradrainage: Ableitung des Liquor cerebrospinalis bei kommunizierendem ↗Hydrocephalus durch indirekte (über den Drain) Anastomosierung des Durasackes mit Bauch- oder Pleurahöhle, Ureter etc.

Durahämatom: das epi- bzw. subdurale ↗Hämatom.

dural(is): (latein.) die Dura mater betreffend.

Dura mater: die äußere, straffe Hüllhaut des Zentralnervensystems (s.a. Meningen). – **D. m. cranialis,** Pachymeninx: die »harte Hirnhaut«. – **D. m. spinalis:** die harte Rückenmarkshaut als Fortsetzung der D. m. cerebri ab dem großen Hinterhauptsloch.

Durchblutungsstörung: krankhaft veränderte (i.e.S. verminderte) Durchblutung von Teilen des Gefäßsystems; führt meist zu Funktionsstörungen der betroffenen Organe (s.a. Ischämie). Die Symptome sind abhängig von der Art des Gefäßes (Arterien, Arteriolen, Kapillaren, Venen), von der Körperregion, vom Ausmaß u. den Kompensationsmöglichkeiten der Störung. Die wichtigsten Ursachen zeigt die Tab. – **D., kardiale, D. koronare:** ↗Koronarinsuffizienz. – **D., periphere arterielle:** die periphere arterielle ↗Verschlußkrankheit – i.w.S. auch die peripheren funktionellen Gefäßstörungen. – **D., zerebrale:** D. des Gehirns, meist infolge Arteriosklerose; s.a. Hirnischämie, Apoplexia cerebri.

Die wichtigsten Ursachen von **Durchblutungsstörungen**

funktionelle (vasomotorische) Gefäßstörungen 1. vasokonstriktorisch: z.B. primäres u. sekundäres vasospastisches Syndrom (RAYNAUD* Krankheit), Digitus mortuus, Akrozyanose, Ergotismus 2. vasodilatatorisch: z.B. Erythromelalgie
obliterierende Gefäßkrankheiten (»Verschlußkrankheiten«) 1. arteriell: Arteriosklerose, diabetische Angiopathie, entzündliche Gefäßkrankheiten (Arteriitis, Endangiitis), Thrombosen, Embolien a) im Extremitätenbereich: periphere arterielle Verschlußkrankheit b) viszeral (z.B. Karotisverschluß, koronare Herzkrankheit, Nierenarterienstenose, Verschlüsse größerer Aortenäste) 2. venös: tiefe Venenthrombose, Thrombophlebitis, Phlebitis
Mikrozirkulationsstörungen 1. gefäßbedingt 2. durch verminderte Blutfließfähigkeit (s.a. Hämorrheologie)
sonstige Formen Gefäßfehlbildungen, Kompression (z.B. durch Tumoren), traumatische Gefäßschäden
Mischformen

Durchbruch: s.u. Perforation.

Durchbruchblutung: Blutung aus der Gebärmutter als Folge relativen Hormonmangels bei exogener Hormonzufuhr; z.B. bei Anw. von ↗Ovulationshemmern; vgl. Abbruchblutung, Follikelpersistenz.

Durchfall: ↗Diarrhö.

Durchgangsarzt, D-Arzt: Chirurg oder Orthopäde, der aufgrund der Vorschriften der gesetzlichen Unfallversicherung von einer Berufsgenossenschaft bestellt ist zur Durchführung des sog. »D-Arzt-Verfahrens« (Kernstück der berufsgenossenschaftlichen Heilbehandlung) bei allen ihn unmittelbar aufsuchenden oder ihm überwiesenen Unfallverletzten.

Durchhang: Schwebelage auf einem Gurt unter der Lendenwirbelsäule oder der Brustkorbvorderseite **(dorsaler** bzw. **ventraler D.);** z.B. bei der BÖHLER* Aufrichtungsbehandlung von Wirbelbrüchen.

Durchleuchtung: 1) ↗Röntgendurchleuchtung. **2)** ↗Diaphanoskopie.

Durchliegen: ↗Dekubitus.

Durchschlafmittel: ↗Hypnotika mit verlängerter Wirkung; z.B. Hepta-, Phenobarbital, Glutethimid, Flunitrazepam, Flurazepam, Nitrazepam; vgl. Einschlafmittel.

Durchspülung: ↗Lavage, Perfusion.

Durchtrittsblutung: ↗Diapedeseblutung.

Durchwanderungsperitonitis: Bauchfellentzündung (Peritonitis) infolge Erregereindringens durch eine Organwand in die freie Bauchhöhle, z.B. bei Pyosalpinx, Gallenblasenempyem, Appendizitis, Ileus.

Durstfieber, Salzfieber: bei kalorienreicher, relativ oder absolut flüssigkeitsarmer Ernährung oder bei Körperwasserverlusten (Exsikkose, Dehydration) auftretendes Fieber; v.a. beim Säugling u. als Symptom des Salzstauungssyndroms.

durus: (latein.) hart.

Dynamometer: auf der Basis mechanischer Verformung funktionierender »Kraftmesser«, z.B. zum Messen der Kontraktionskraft einer Muskelgruppe.

dys-: (griech.) das Präfix »Störung«, »Fehlbildung«, »Fehlfunktion«, »krankhafte« (evtl.

»schmerzhafte«) Erschwernis; analog auch »dis« (↗Dis...).

Dysästhesie: **1)** schmerzhafte Mißempfindung. **2)** das Erleben aller äußeren Eindrücke als unangenehm, z.B. bei endogener Depression.

Dysakusis: Störung der Gehörempfindung i.S. der ↗Hyper- bzw. Hypo- oder Anakusis. Auch die zu Schmerzauslösungen führende Überempfindlichkeit auf akustische Reize (z.B. bestimmte Töne).

Dysarthrie: Sprachstörung infolge Störung der Aussprache (Artikulation).

Dysarthrose: Fehlfunktion oder Fehlbildung eines Gelenks.

Dysbasia, Dysbasie: Gehstörung; z.B. bei Erkrankung des Nervensystems (d.h. bei Spastik, Lähmungen, Ataxie, Chorea), Muskeldystrophien.

Dysbiose: qualitative u. quantitative Störung des Gleichgewichts der Darmflora, z.B. nach Langzeitbehandlung mit Breitbandantibiotika, bei Gärungs-, Fäulnisdyspepsie.

Dyschezie: erschwerter, evtl. schmerzhafter Stuhlgang, kombiniert mit chron. Obstipation; u.a. bei After-, Rückenmarkerkrankungen.

Dyscholie: Störung der Zusammensetzung der Galle u./oder des Galleflusses.

Dyschondromatose, Dyschondroplasia, Dyschondroplasie: ↗Chondrodysplasie.

Dyschromatopsie: Bez. für die ↗Farbenfehlsichtigkeit.

Dyschromia, Dyschromie: Veränderungen der Hautfarbe (Kolorit) u./oder der Haarfarbe; i.e.S. die durch veränderten Gehalt an Melanin bedingten Pigmentstörungen (Pigmentflecken, Melanodermien, De- u. Hypopigmentierungen, z.B. als Sommersprossen [Epheliden]).

Dyschylie: Störung der Sekretion der Speichel- u. Schleimdrüsen.

Dysenteria, Dysenterie: Ruhr; entzündliche Erkrankung des Dickdarms; i.e.S. die ↗Bakterienruhr. – **D. endemica:** ↗Amöbenruhr; als D. hepatica mit Leberbeteiligung (Amöbenabszeß, Hepatitis).

Dysfunctio, Dysfunktion: ↗Funktionsstörung.

dysfunktionelle Blutungen: s.u. gynäkologische ↗Blutungen (azyklische B., funktionelle B.).

Dysgenesia, Dysgenesie: anlagebedingte Fehlentwicklung i.S. der Fehlbildung eines Organs oder Organteils.

Dysgerminom(a): ein Tumor des Eierstocks, der dem Seminom des Hodens entspricht u. der Gruppe der Keimzelltumoren zugeordnet wird. Zeigt im allgemeinen keine hormonelle Aktivität, kommt vorwiegend bei jungen Frauen vor. Relativ niedrige Malignität, hohe Radiosensibilität.

Dysglossie: Sprachstörung infolge anatomischer Anomalien der peripheren Sprechwerkzeuge, z.B. der Zunge, des Gaumens, der Zähne etc. (= linguale, palatale, dentale D.).

Dysgnathie: Fehlentwicklung der Kiefer.

Dyshidrie, Dyshidrosis: **1)** Störung der Schweißdrüsentätigkeit (Hyper-, Hypo- oder Oligo-, Anhidrosis). **2)** akute Bildung meist juckender Bläschen an Händen u. Füßen als Reaktion auf äußere (bakterielle, mykotische oder chemische) oder innerlich wirksame (z.B. medikamentöse) schädliche Stoffe; genuin; psych. Faktoren; evtl. Teilmanifestation des endogenen Ekzems.

D

Dyskaryose: ↗Atypie u. funktionelle Unreife des Zellkerns.

Dyskeratose, Dyskeratosis: Störung der Verhornung der Haut.

Dyskinesia, Dyskinesie: Störung oder schmerzhafte Fehlfunktion eines Bewegungsablaufs, insbesondere an den Hohlorganen. – **D., tardive:** ↗Spätdyskinesie (nach Neuroleptika-Einnahme).

Dyslalie: sog. Stammeln, eine Sprachstörung als Artikulationsstörung mit Auslassen einzelner Laute bzw. Lautverbindungen.

Dyslipoproteinämie: ↗Hyperlipoproteinämie.

Dysmaturität: Reifungsstörung; i.e.S. *gyn* die pränatale ↗Dystrophie.

Dysmelie: Gliedmaßenfehlbildung; ↗Pero-, Phoko-, Amelie, Thalidomid-Embryopathie.

Dysmenorrhö: Menstruation mit – kolikartigen – Unterleibsschmerzen (evtl. schon vor Blutungsbeginn), unabhängig von der Blutungsstärke; häufig auch mit Allgemeinbeschwerden, Rückenschmerzen. Als symptomatische D. (z.B. bei Gebärmuttererkrankungen, Tumoren) oder idiopathisch (z.B. funktionell) sowie psychogen.

Dysmetrie: Störung der willkürlichen Bewegungsabläufe; v.a. bei Schädigung des Kleinhirns u. zugeordneter Leitungsbahnen im Rahmen der zerebellaren ↗Ataxie.

Dysmorphia, Dysmorphie: Fehlbildung.

Dysontogenese: Störung der Fruchtentwicklung (Ontogenese); führt zu ↗Embryo- u. Fetopathien.

Dysonychie, Onychodysplasie: erbliche Nagelanomalien.

Dysostosis, Dysostose: i.e.S. auf einzelne Skelettabschnitte beschränkte, gestörte Knochenentwicklung. Auch klin. Bez. für die verschiedenen Formen der ↗D. enchondralis. – **D. enchondralis:** vielfältige, erbliche, an den Epi- u./oder Metaphysen der langen Röhrenknochen auftretende Störungen der Knochenbildung aus den knorpelig vorgebildeten Knochenvorstufen – nach internationaler Nomenklatur der ↗Dysplasie des Skelettsystems (Osteochondrodysplasie) zugeordnet.

Dyspareunie, Algopareunie: Schmerzen der Frau beim Geschlechtsverkehr; z.B. bei organischen Unterleibserkrankungen bzw. (Dammriß-)Narben oder infolge psychischer Konflikte (z.B. Partner-Ablehnung).

Dyspepsia, Dyspepsie: 1) nicht organisch bedingte Verdauungsstörungen infolge Veränderung der Enzymproduktion (als ↗Gärungs- bzw. Fäulnis-D.) bzw. Störungen der Darmmotilität u. -flora. **2)** Bez. für Oberbauchbeschwerden unterschiedlicher Genese, z.B. bei chronischer Gastritis, Motilitätsstörungen, Refluxösophagitis, Ulcera ventriculi et duodeni; kann auch Hinweis auf ein Ösophaguskarzinom sein. Symptome: u.a. Völlegefühl, Schmerzen, Übelkeit, Sodbrennen. – **D. infantum:** Störung der Darmmotorik (Durchfall) bei Kindern; durch Ernährungsfehler oder infolge parenteraler Infektionen, die zu einer sekundären Ferment-, d.h. Verdauungsstörung mit Gewichtsabnahme führen.

Dysphagie: schmerzhafte Störung des Schluckaktes mit Druckgefühl oder Schmerz hinter dem Brustbein oder im Oberbauch; bedarf der Abklärung.

Dysphemie: das ↗Stottern.

Dysphonia, Dysphon(em)ie: Stimmbildungsstörung (= Phonationsstörung) bei Kehlkopferkrankung, -fehlfunktion; allgemein als heisere, rauhe u./oder belegte Stimme; i.e.S. die gestörte Singstimme.

Dysphrasie: zentralnervös bedingte Sprachstörung (Logopathie).

Dysplasia, Dysplasie: Fehlgestaltung, Fehlbildung als Folge gestörter formaler (= morphologischer) Gewebs- u. Organentwicklung; i.e.S. die Skelett-D. (Osteochondrodysplasien; z.T. noch als Dysostosis bezeichnet) bzw. *zytol* die **epitheliale D.**, d.h. Differenzierungsstörungen des Plattenepithels (v.a. als Epithelumwandlung mit Verlust der Differenzierung; je nach Schweregrad bezeichnet als D. I [rückbildungsfähig; meist mit Zeichen gesteigerter Regeneration], D. II [nicht mehr reversibel; mit Zeichen der Reifungsstörung], D. III [Entdifferenzierung der Zellen = intraepitheliales Karzinom]); s.a. Neoplasie, Präkanzerose, Carcinoma in situ.

dysplastisch: fehlentwickelt (↗Dysplasie).

Dyspnoe: Atemnot, Lufthungergefühl; meist subjektiv; empfundene Mehrarbeit der Atmung, entweder durch erhöhten Atemantrieb (z.B. bei Hypoxie, Hyperkapnie, Azidose; emotionell) oder durch erhöhte Strömungs- oder Gewebewiderstände im Atemapparat; v.a. bei Krankheiten des Herzens u. der Lunge.

dyspnoisch: mit erschwerter Atmung, durch ↗Dyspnoe bedingt.

Dysproteinämie: quantitative Abweichung im Verhältnis der Eiweißkörper (Proteine) des Blutplasmas bei – meist – normalem Gesamteiweißspiegel.

Dysregulation: Fehlregulation.

Dysrhaphie: Störung der Schließung des Neuralrohrs bei der Weiterentwicklung der Rückenmarksanlage u. – im Zusammenhang damit – Störung der Wirbelsäulenbildung.

Dysrhaphiesyndrom: angeborene, meist vielfältige Fehlbildungen als Folge einer ↗Dysrhaphie. Im Vordergrund stehen Wirbelsäulenfehlbildungen mit mehr oder minder ausgeprägten Teilfehlbildungen des Rückenmarks bzw. der Rückenmarkshäute (↗Rhachischisis, ↗Spina bifida), die kombiniert sind mit weiteren Fehlbildungen (z.B. Skelett, Haare).

Dystaxia: Störung der Koordination von Bewegungsabläufen.

Dystonie: Störung eines natürlichen Spannungszustandes (Tonus) von Muskeln u. Gefäßen. – **D., neurovegetative:** meist multifaktoriell (Streß, Infekt, Konstitution etc.) bedingte vielfältige Störungen von Körperfunktionen infolge einer Fehlregulation des vegetativen Nervensystems.

Dystopia, Dystopie, Heterotopie: das Vorkommen eines Organs oder Gewebes an einer ungewöhnl. Stelle; z.B. Hodendystopie, Nierendystopie.

Dystrophia, Dystrophie: durch Mangel- oder Fehlernährung bedingte Störungen u. Veränderungen des ganzen Organismus (↗Dystrophie-Syndrom) bzw. nur einzelner Körperteile oder Gewebe. – **D. adiposogenitalis:** hypophysär-dienzephale Störungen der Ausprägung der Geschlechtsmerkmale (»Dysgenitalismus«), kombiniert mit Adipositas; z.B. als Folge eines langsam wachsenden Hirntumors (↗Kraniopharyngiom). – **D. musculorum:** ↗Muskeldystrophie. – **D. m. progressiva myopathica,** ERB* Muskeldystrophie: eine

Gruppe erblicher, mit Enzymanomalien einhergehender chronischer Myopathien (Muskelerkrankungen) bei Kindern, mit fortschreitendem Schwund rumpfnaher Muskeln unter Durchsetzung mit Fettgewebe u. mit Fibrose. – **D., pränatale:** Nichtgedeihen der Leibesfrucht; Folgen: im Verhältnis zur Schwangerschaftsdauer zu niedriges Geburtsgewicht u. Unreifezeichen (»Dysmaturitätszeichen«); z.B. bei Plazentainsuffizienz, Übertragung, Rauchen der Schwangeren.

Dystrophie-Syndrom, alimentäres: Störung des Ernährungszustandes durch langdauernde Fehlernährung (meist als Eiweiß- u. Vitaminmangel) sowie evtl. zusätzlich durch gleichzeitige übermäßige körperliche u. seelische Belastung, Infektion.

Dysur(es)ie: schmerzhafter Harndrang mit Erschwernis des Wasserlassens (Miktion); v.a. bei Blasen-, Prostata-, Harnröhrenerkrankungen.

D-Zellen: »Deltazellen«. **1)** im Inselorgan der Bauchspeicheldrüse Zellen, die ↗Gastrin bilden (wie auch ähnliche Zellen des Magens). **2)** im Hypophysenvorderlappen die Hormone ↗FSH u. ↗LH bildende Zellen. **3)** ↗Somatostatin bildende APUD-Zellen des Verdauungstraktes.

D

E

E: Zeichen u.a. für **E**inheit, **E**nergie, **Antigen E**, Escherichia, **E**jection click, **E**mmetropie.

Ebene: anatomische, anthropologische, röntgenologische, geburtshilfliche etc. Orientierungs-, Bezugsebene, z.B. die Frontal-, Sagittal-, Transversal-, Medianebene.

Ebola-Fieber: in Zentralafrika (Gebiet des Ebola-Flusses) erstmals 1976 aufgetretene schwere Infektionskrankheit mit Blutungen (hämorrhagisches Fieber), Exanthem, Pharyngitis, Myalgien, Magen-Darm-Symptomen, Geschwürsbildung an Gaumen u. Zahnfleisch etc. durch das Ebola-Virus der Familie Rhabdoviridae.

EBV: Abk. für ↗EPSTEIN*-BARR* Virus.

Echinacea: Sonnenhut (Familie: Asteraceae); wirksame Inhaltsstoffe: u.a. Alkylamide (Echinacein); Heteropolysaccharide, ätherisches Öl; Anw. u.a. zur Immunstärkung, z.B. bei rezidivierenden Infekten; äußerlich zur Wundbehandlung. Verwendet werden *E. angustifolia* (schmalblättriger Sonnenhut); *E. pallida* (blaßfarbener Sonnenhut); *E. purpurea* (Purpursonnenhut).

Echinococcus, Echinokokkus: eine Bandwurmgattung; kleine Dünndarmparasiten bzw. ihre Finnen. Erreger der ↗Echinokokkose.

Echinokokkose: durch Finnen von Echinococcus granulosus (Hundebandwurm) oder E. multilocularis (Bandwurm des Rotfuchses) bedingte Erkrankung. Bei Befall durch Echinococcus granulosus erfolgt v.a. Erkr. der Leber, aber auch der Lunge, Milz, Nieren, des ZNS, der Knochen u. der Haut (bis zu faustgroße Hautzysten). Befall durch Echinococcus multilocularis führt zu fieberloser chronischer Erkrankung mit zunehmender Lebervergrößerung u. extremem Ikterus.

Echoenzephalographie: Ultraschall-Diagnostik des Schädelinneren, insbes. des Gehirns; heute weitgehend durch moderne Verfahren ersetzt (Computer-, Kernspinresonanztomographie).

Echofenster: der 4. Zwischenrippenraum links neben dem Brustbein, über dem zweckmäßig der »Schallkopf« (Transducer) für die Echokardiographie angelegt wird.

Echoflow-Scan: (engl.) ↗Ultraschall-Diagnostik des Gefäßsystems.

Echokardiographie: Ultraschalldiagnostik des Herzens, ↗Ultraschall-Echokardiographie.

Echolalie, Echophrasie: zwanghaftes Nachsprechen von Wörtern u. Sätzen.

Echotomographie, Ultraschalltomographie: ↗Ultraschall-Diagnostik als Schnittbildverfahren.

ECHO-Viren: »**E**nteric **C**ytopathogenic **H**uman **O**rphan«-Viren (»orphan« = Waise, weil weder systematisch noch pathogenetisch eindeutig einzuordnen); Erreger z.B. von fieberhaften Krankheiten der Atmungsorgane u. des Magen-Darm-Traktes.

Eclampsia: ↗Eklampsie.

E. coli: ↗Escherichia coli.

Economo* Krankheit, Europäische Schlafkrankheit, Encephalitis epidemica s. lethargica: Gehirnentzündung (Enzephalitis) unklarer Ursache (Influenza-Viren?).

Economy-class-Syndrom: tiefe Venenthrombose nach längerer Reise (Flugzeug, Bus) mit eingeengter Sitzgelegenheit.

Ecstasy: 3,4-Methylendioxymethamphetamin (Abk.: MDMA, XTC); v.a. als »Designer-Droge« zur Steigerung der Leistungsbereitschaft eingesetztes synthetisches Phenyläthylamin-Derivat (ein Amphetamin-Analogon, Betäubungsmittel!).

Ect...: s.a. Ekt...; Ekto...

Ecthyma: ↗Ekthym.

EDTA: 1) **E**thylene **D**iamine **T**etra-**A**cetate (Äthylendiamintetraessigsäure): Komplexbildner; Anw. als Gegenmittel z.B. bei Schwermetallvergiftungen; auch zur Hemmung der Blutgerinnung (außerhalb des Körpers! [z.B. in Untersuchungsröhrchen]). **2)** (engl.) **E**uropean **D**ialysis and **T**ransplant **A**ssociation; die Europ. Gesellschaft für Dialyse u. Transplantation.

EEG: ↗**E**lektro**e**nzephalo**g**ramm (bzw. -graphie).

EEG-Mapping: EDV-gestütztes Verfahren zur Darstellung der räumlichen Verteilung hirnelektrischer Aktivität, bei dem sog. »Maps« (Karten) aus Potentialwerten erstellt werden. Gibt Auskunft über die ständig wechselnde Verteilung der an der Kopfoberfläche registrierten Potentialfelder.

effektiv: tatsächlich, wirksam.

Effektorzelle: ausführende Zelle (Lymphozyt oder Makrophage) des Immunmechanismus.

efferens; efferent: (latein.) herausführend, ableitend (z.B. Vas efferens); *physiol* vom Zentrum zur Peripherie (= zentrifugal) leitend: zur Muskulatur oder zu Eingeweiden (= somato- bzw. viszeroefferent).

Efferenz: i.e.S. die vom Zentralnervensystem zu effektorischen Systemen (Effektor) geleitete Erregung.

Effloreszenz, Morphe: »Hautblüte«; das morphologische Grundelement einer krankhaften Hautveränderung, z.B. Flecken (Macula), Quaddel (Urtikaria), Bläschen (Vesicula), Blase (Bulla), Pusteln, Papeln, Knötchen als Primär-E.; Erosion, Kruste, Narbe, Rhagade als Sekundär-E. (↗Abb.).

Effluvium: *(latein. = Ausfließen)* Ausfall, Entleerung. – **E. capillorum:** ↗Haarausfall, s.a. Alopezie.

Egel: Sammelbez. für Wurmarten der Ordnung »Blutegel« (↗Hirudinea) u. Digenea [Trematoda].

EHEC: Abk. für **e**rtero**h**ämorrhagische ↗**E**scherichia **c**oli.

E-Hepatitis: s.u. Virushepatitis E.

Ehrlichia: Spezies gramnegativer Bakterien; Zoonose-Erreger bei Haustieren (Hund, Rind, Pferd); können – v.a. durch Zeckenbiß übertragen – beim Menschen ein Krankheitsbild (»**Ehrlichiose**«) mit Fieber, Kopf- u. Muskelschmerzen sowie Transaminasenerhöhung hervorrufen.

Ei, Ovum: ↗Eizelle.

EIA: ↗**E**nzym-**I**mmuno**a**ssay.

Eibe: s.u. Taxane.

Eibisch: ↗Althaea officinalis.

Eichel: ↗Glans penis, ↗Glans clitoridis.

Eichelentzündung: ↗Balanitis.

EIEC: Abk. für **e**ntero**i**nvasive ↗**E**scherichia **c**oli.

Eieinnistung: ↗Nidation.

Eierstock: ↗Ovarium.

Eierstockentzündung: ↗Oophoritis; s.a. Adnexitis.

Eierstockkrebs: ↗Ovarialkarzinom.

Eifollikel, Eibläschen: ↗Folliculi ovarici.

Eigenblutbehandlung, Autohämotherapie: unspezifische Reiztherapie durch intramuskuläre Injektion kleiner Mengen entnahmefrischen venösen Eigenblutes.

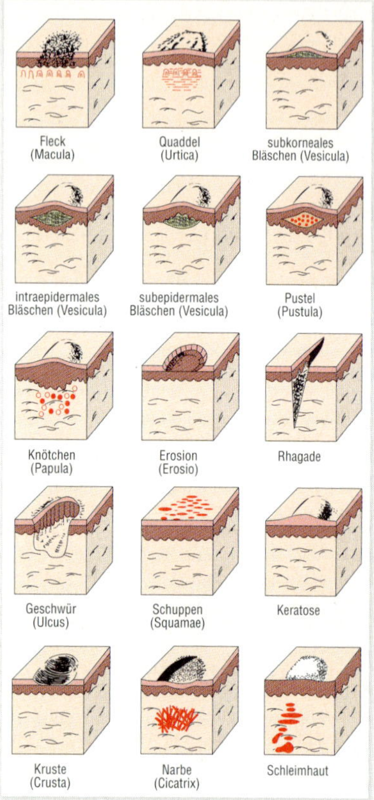

Effloreszenzen der Haut [391]

Eigenbluttransfusion: ↗Bluttransfusion von vorher dem gleichen Individuum als Blutspender entnommenen ↗Blutkonserven (»Eigenblutspende«); v.a. für geplante Operationen.

Eigenreflex, propriorezeptiver Reflex: Reflex, bei dem Reizorgan u. Reflexorgan makroskopisch das gleiche Organ sind; z.B. der Bizepssehnenreflex. – vgl. Fremdreflex.

Eihäute, sekundäre Eihüllen: Amnion u. Chorion sowie Dezidua (als Teil der Gebärmutterschleimhaut) als die die Frucht u. das Fruchtwasser umgebende »Fruchthülle«; sie gewährleisten die Entwicklung (Schutz vor mechanischer Schädigung) u. Ernährung des Embryos.

Eileiter: ↗Tuba uterina. – s.a. Tuben…

Eileiterdurchblasung: ↗Pertubation.

Eileiterentzündung: ↗Salpingitis.

Eileiterschwangerschaft, Tubargravidität, Graviditas tubarica: Schwangerschaft außerhalb der Gebärmutter, bei der die Einnistung des befruchteten Eies auf dessen Wege vom Eierstock zur Gebärmutter im Eileiter (Tuba uterina) stattfindet. Symptome: Schmierblutungen 2–4 Wochen nach ausgebliebener Menstruation, einseitige, periodische Schmerzen; plötzlich einsetzende, heftige Schmerzen v.a. bei ↗Tubenruptur (lebensbedrohliche innere Blutung).

Einflußstauung: **1)** venöse Rückstauung im Bereich der oberen (Kopf, Gliedmaßen) oder unteren Körperhälfte infolge Verlegung oder Kompression der Hohlvenen (Vena cava) oder infolge Einstrombehinderung in die re. Herzhälfte (z.B. bei Rechtsherzinsuffizienz); Symptome: Venenerweiterung, Zyanose u. Ödem im Stauungsbereich. **2)** Harnstauung in den Harnwegen vor der Blase.

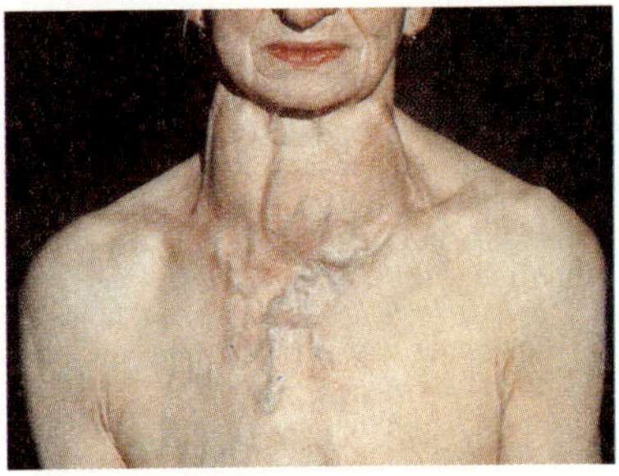

Obere **Einflußstauung** bei Struma permagna mit retrosternalen Anteilen [85]

eingewachsener Nagel, Unguis incarnatus: das äußerst schmerzhafte Sich-Eindrängen der Nagelplatte in die Weichteile des Nagelfalzes; allgemein mit bakterieller Superinfektion; z.B. nach unsachgemäßem Beschneiden der Nägel.

Eingeweide, Viszera: die in den großen Körperhöhlen (Schädel-, Brust-, Bauch-, Bekkenhöhle) gelegenen Organe.

Eingeweidebruch: ↗Hernie.

Eingeweidewürmer, Enthelminthen: als ↗Endoparasiten in Eingeweiden lebende Helminthen (↗Trematoden, Zestoden u. Nematoden).

Eingreifrichtwert: die Dosis radioaktiver Strahlung der fünf Radionuklide ^{131}Jod, ^{134}Caesium, ^{137}Caesium, ^{90}Strontium, ^{239}Plutonium, gemessen in Becquerel/kg eines Lebensmittels, bei deren Überschreitung das Lebensmittel nicht mehr in den Verkehr gebracht werden darf.

Einhorn* Duodenalsonde: dünne, biegsame Gummi- oder Kunststoffsonde mit röntgenschattengebender längsdurchbohrter Olive an der Spitze als verbreiteter Typ der ↗Duodenalsonde.

Einklemmung, Inkarzeration: Festpressen von Organ(teil)en (z.B. Bruchinhalt, Hirnteile) durch Einschnürung in einer Bruchpforte oder durch sonstigen Druck aus der Nachbarschaft; s.a. Incarceratio.

Einkoten: ↗Enkopresis.

Einlage: **1)** ↗orthopädische Einlage. **2)** in eine Körperhöhle eingebrachte radioaktive Substanz zur Strahlentherapie. **3)** das in eine Zahnkavität oder in den Wurzelkanal eingebrachte Medikament zum Zwecke der Desinfektion, Imprägnierung, Devitalisation; i.w.S. auch die Einlagefüllung (»Inlay«).

Einlauf: ↗Klistier.

Einmonatspille, -spritze: Empfängnisverhütung (↗Konzeptionsverhütung) durch einmal im Monat erfolgende Einnahme oder Injektion von ↗Ovulationshemmern.

Einnässen: ↗Enuresis.

Einnistung: ↗Nidation.

Ein-Phasen-Methode: Empfängnisverhütung (↗Konzeptionsverhütung) durch Östrogen-Gestagen-Kombinationspräparate als ↗Ovulationshemmer.

Einrenkung, Einrichtung: ↗Reposition.

Einrenkungsphänomen: ↗ORTOLANI* Phänomen.

Einschlafmittel: Schlafmittel (»Hypnotikum«) mit rasch eintretender, kurzdauernder Wirkung, z.B. Benzodiazepine, Antihistaminika mit hypnotischer Wirkung, Pentobarbital.

Einschleichen: i.e.S. langsam ansteigende Dosierung eines Medikaments.

Einschlußkörper(chen): in Zellen nach Fixierung u. Färbung lichtmikroskopisch sichtbare »Partikel«; v.a. bei Virusinfektionen.

Einschluß(körperchen)konjunktivitis, Einschlußblennorrhö: eine Bindehautentzündung bei Neugeborenen, hervorgerufen durch Chlamydia trachomatis. – Bei Erwachsenen als ↗Schwimmbad-Konjunktivitis.

Einschmelzung, Nekrolyse: Bez. für die eitrige Umwandlung u. Verflüssigung eines Gewebes.

Einschwemmkatheter: dünnwandiger Plastik-(Ballon-)Katheter, der nach Venenpunktion vom Blutstrom über die V. cava durch den rechten Vorhof u. die rechte Herzkammer in die Pulmonalarterie (Rechtsherzkatheterismus) mitgeführt werden kann. Angewendet z.B. zur »blutigen« Druckmessung u. zur Blutentnahme.

Einspritzung: ↗Injektion.

Eintagsfieber, Ephemera: v.a. im Herbst u. Winter vorkommendes, 1- bis 3tägiges Fieber mit schwerem Krankheitsgefühl, meist auch mit ↗Herpes labialis.

Einthoven* Dreieck: hypothetisches Dreieck für die ↗Extremitätenableitung = Ei.* Ableitung des ↗Elektrokardiogramms.

Einwegspritze: steril verpackte Kunststoff-Injektionsspritze (evtl. mit Inhalt u. Kanüle) zum nur einmaligen Gebrauch.

Einzeller, Protista: Sammelbez. für alle aus nur einer Zelle bestehenden, selbständig lebenden Organismen, z.B. Bakterien u. blaugrüne Algen, sowie Protozoen, Pilze u. Algen.

Eireifung: die Entwicklung der Ureier (Oogonien) bis zur reifen Eizelle im Eierstock, die in 2 Reifeteilungen erfolgt u. bereits vor der Geburt im weibl. Embryo beginnt. Die 2. Reifeteilung setzt mit dem Eisprung (↗Ovulation) ein, wird aber nur im Falle einer Befruchtung vollendet. – s.a. Follikelreifung.

Eisen, Ferrum, Fe: metallisches Element; biolog. wichtig für Sauerstoffspeicherung (in ↗Myoglobin) u. Sauerstofftransport (in ↗Hämoglobin) sowie als Bestandteil von Zellenzymen (Cytochrom). Ist im Serum an Transferrin gebunden, wird – soweit nicht sofort benötigt – als Speicher- = Depoteisen im retikuloendothelialen System abgelagert (v.a. in Leber, Milz, Knochenmark; u. zwar an Ferritin u. Hämosiderin gebunden). Der Gesamtbestand des Körpers an Fe (Eisenpool) beträgt 4–5 g (davon im Hämoglobin etwa 3 g).

Eisenbindungskapazität, EBK, IBC: **1)** totale E., EBK total, TEBK: die Gesamtkapazität des ↗Transferrins, Eisen zu binden. **2)** latente E., EBK frei, LEBK, UEBK: die freie, ungesättigte E. des Transferrins (= TEBK-Serumeisen), d.h. die EBK, die über die normale ⅓-Sättigung des Transferrins möglich ist.

Eisenmangel: Mißverhältnis zwischen Eisenaufnahme u. Eisenbedarf infolge mangelnden Angebotes oder einer Eisenresorptionsstörung (z.B. nach Magenresektion, bei beschleunigter Darmpassage) oder erhöhten Fe-Verbrauchs (bei Infekten, Tumoren, Schwangerschaft, chron. Blutungsanämien; ↗Tab.).

Eisenmangelanämie, sideropenische Anämie: Blutarmut durch gestörte Bildung des roten Blutfarbstoffes (Hämoglobin) infolge (manifesten) Eisenmangels; häufigste Form der hypochromen ↗Anämie.

Eisenmangel (Ursache chronischer Blutungsanämien u. Blutungsquellen) [197]

Bei Frauen
Menorrhagien (Myome des Uterus, Intrauterinpessare oder -schlingen, Plazentaretention, Karzinome, »funktionell«)
Allgemein
Blutungen aus dem Magen-Darm-Trakt: Ulcera ventriculi, Ulcera duodeni Karzinome u. gutartige Tumoren des Magens Ösophagusvarizen Hiatushernien Hämorrhoiden Kolon-Rektum-Karzinome Polyposis coli et recti Colitis (Proctitis) ulcerosa, Enteritis regionalis Diverticulosis coli (Ankylostomiasis in tropischem Ausland, bei Bergwerksarbeitern) Stuhl auf Parasiten untersuchen!
Seltener
Epistaxis oder Magenbeteiligung bei Osler* Syndrom chronische Hämaturie verschiedener Ursachen Lungenhämosiderose Blutspender (zu häufig!)

Eisenmenger* Komplex: angeborener Herzfehler mit der klassischen Tetralogie: Ventrikelseptumdefekt, reitende Aorta (Blutzufuhr erfolgt aus der re. u. li. Kammer), pulmonale Hypertonie u. Rechtsherzhypertrophie mit Blausucht infolge des Rechts-links-Shunts. – **E.*-Reaktion:** die bei Herzfehlern mit primärem Links-rechts-Shunt (z.B. Ventrikelseptumdefekt) durch den fortschreitenden Druckanstieg im Lungenkreislauf (»pulmonale Hypertonie«) u. in der rechten Herzhälfte erfolgende Shuntumkehr (= Rechts-links-Shunt) mit entsprechender Zyanose.

Eisenspeicherkrankheit: ↗Hämochromatose.

Eisentherapie: Behandlung von Eisenmangel, u. zwar v.a. oral mit resorbierbaren 2wertigen Eisenverbindungen, z.B. Eisen(II)-sulfat (= Ferrum sulfuricum oxydatum).

Eiserne Lunge: zur Behandlung der Atemlähmung dienendes Beatmungsgerät in Form einer Metallkammer. – Weitgehend durch Beatmung über Endotrachealkatheter ersetzt.

Eisprung: ↗Ovulation.

Eiter, Pus: durch belebte (↗Eitererreger) oder unbelebte (auch sterile) Fremdkörper hervorgerufene entzündliche Gewebsabsonderung (Exsudat) aus zahlreichen Leukozyten (↗Eiterkörperchen), zerfallenden (nekrotischen) Gewebezellen (Detritus) u. wenig Serum.

Eiterausschlag: ↗Pyodermie.

Eiterbeule: ↗Furunkel, Karbunkel.

Eiterbläschen: ↗Pustula.
Eitererreger: die Bildung von Eiter auslösenden Mikroorganismen, v.a. Staphylo- u. Streptokokken, ferner Pneumo-, Gono-, Meningokokken, Pseudomonas aeruginosa, Aktinomyzeten u.a.m.
Eiterflechte, Eitergrind: ↗Impetigo contagiosa.
Eiterkörperchen, Eiterzellen: zerfallende u. dabei lytische Fermente freisetzende weiße Blutkörperchen, die – in großer Zahl – die trübe, rahmige Beschaffenheit des Eiters bedingen.
Eiweiß, Eiweißkörper, Peptide, Proteine, Polyaminosäuren: Hauptnährstoff (neben Fetten u. Kohlenhydraten); aus ↗Aminosäuren durch ↗Peptidbindungen nach vererbtem Muster zusammengesetzte Naturstoffe, die charakteristische Ketten- u. Raumstrukturen (Eiweißstruktur) bilden. Nach ihrer Gestalt unterschieden in langgestreckte (fibrilläre) Proteine, die als Stütz- u. Struktursubstanzen dienen (z.B. Keratin, Kollagen, Elastin, Myosin), u. in kugelige (globuläre) Proteine (s.a. Globulin, Albumin), die vielfältige Funktionen in Zellkern, -membran u. Zytoplasma sowie in Körperflüssigkeiten (Plasmaproteine, Immunglobuline, Peptid- u. Proteohormone, Enzyme) erfüllen oder dem Sauerstofftransport dienen (Hämoglobin, Myoglobin).
Eiweißausscheidung (im Harn): ↗Proteinurie.
Eiweißbestimmung: Messung der Eiweißkonzentration (Gesamteiweiß), z.B. durch die ↗Biuretreaktion oder durch Bestimmung des Stickstoffgehaltes nach dem KJELDAHL* Verfahren.
Eiweißkoeffizient: ↗Albumin-Globulin-Quotient.
Eiweißmangel: Mangel an Körpereiweiß infolge unzureichender Zufuhr von Nahrungseiweiß oder als Folge eines veränderten Eiweißstoffwechsels, z.B. bei Resorptionsstörung (Sprue, Enteritis, Zöliakie), Enzymmangel (Afermentie), erhöhtem Verbrauch (Fieber, Tumorkachexie, Hyperthyreose), Hemmung der Eiweißbiosynthese (bei Leberparenchymschaden, hormonaler Störung), Eiweißverlust (bei Eiterung, Blutung, Proteinurie, exsudativer Gastroenteropathie).
Eizelle: die weibliche Keimzelle (↗Gamet); s.a. Ei-, Follikelreifung.
Ejaculatio, Ejakulation, Effluvium seminis: die beim Mann auf der Höhe des Orgasmus reflektorisch (Ejakulationsreflex) ausgelöste »Samenausstoßung«. – **E. praecox:** vorzeitiger, d.h. vor oder bei Beginn des Geschlechtsverkehrs erfolgender Samenerguß.
Ejakulat: Produkt der Ejakulation; ↗Sperma.
Ejection click, E: (engl.) ↗Austreibungston.
ek...: (griech.) Präfix »heraus«, »weg«, »außerhalb«; s.a. ex..., e...
Ekchondrom: dem Knochen einzeln oder in der Vielzahl (Ekchondro[mato]sis) aufsitzender knorpeliger gutartiger Tumor (↗Chondrom); vgl. Enchondrom.
Ekchymose, Ecchymosis: kleinflächige Hautblutung.
EKG, Ekg: ↗**E**lektro**k**ardio**g**ramm. – Auch Bez. für das Elektrokardiographie-Gerät (zahlreiche Modelle, darunter transportable für Notfallsituationen).
ekkrin: nach außen absondernd; z.B. e. Drüse.
Eklampsie, Eclampsia: **1)** schwere Verlaufsform einer schwangerschaftsbedingten hypertensiven Erkrankung (↗Präeklampsie) mit (tonisch-klonischen) Krämpfen, gefolgt von Bewußtlosigkeit, im letzten Schwangerschaftsdrittel, während der Geburt oder im Wochenbett. **2)** Säuglingseklampsie: Tetanie-Manifestation beim Kind, gekennzeichnet durch Krampfanfälle mit Bewußtseinsverlust.
Ekphyma: Auswuchs, Höcker.
Ekstrophia, Ekstrophie, Exstrophie: Fehlbildung, bei der die Schleimhautfläche eines Hohlorgans mehr oder weniger nach außen gestülpt ist. Als häufigste Form die Blasenekstrophie.
Ektasie: dauerhafte Lichtungsausweitung eines Hohlorgans, insbes. auch eines Blut-, Lymphgefäßes (Angiektasie, Teleangiektasie, Phlebektasie).
Ekthym(a), Ecthyma, Lochschwäre: linsen- bis münzengroßes, eitriges, scharfrandiges, relativ oberflächliches Hautgeschwür, meist bedingt durch hämolysierende Streptokokken (**E. simplex** s. **superficiale streptogenes**). Eine ↗Pyodermie, v.a. der Beine. Heilt unter Narbenbildung ab.
ekto..., ecto...: Vorsilbe »außerhalb«, »von außen«, »nach außen«; s.a. exo...
Ektoderm, Epiblast: das äußere Keimblatt des Embryoblasten, aus dem sich u.a. die Haut (Epidermis u. Anhangsgebilde) u. die Anlage des Zentralnervensystems entwickelt.
ektodermal: das ↗Ektoderm betreffend.
Ektodermaldysplasie: erbliche Entwicklungsstörungen aller oder nur einzelner aus dem ↗Ektoderm sich entwickelnder Organe; z.B. der Epidermis, Drüsen, Haare.
Ektomie: das Herausschneiden, i.e.S. die vollständige op. Entfernung eines Organs (s.a. Exstirpation).
Ekto(para)sit: auf der Körperoberfläche

schmarotzender ↗Parasit (z.B. Einzeller, Wurm, Arthropode).

Ektopia, Ektopie, Ectopia, E(xtra)version: angeborene oder erworbene Verlagerung eines Gewebes oder Organs an die Körperoberfläche oder an eine ungewöhnliche Stelle innerhalb des Körpers. – **E. lentis,** Linsenektopie: **1)** die meist doppelseitige, angeborene Verlagerung der Augenlinse. **2)** traumatische Linsenluxation. – **E. portionis,** Ektropium: die »Pseudoerosion« der ↗Portio vaginalis durch Ausstülpung der Gebärmutterschleimhaut (der Uteruszervix), so daß deren einschichtiges Zylinderepithel unter Zapfenbildung das örtliche Plattenepithel überzieht. Häufiger Befund während Geschlechtsreife u. Schwangerschaft.

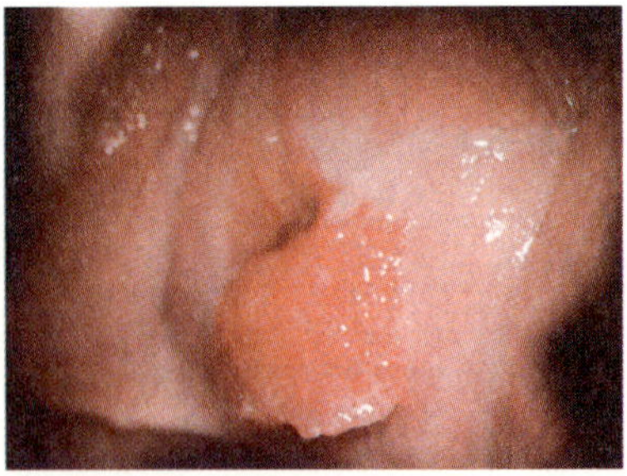

Ektopia portionis (Portioektopie), Spekulumbefund [345]

ektopisch: nicht an typischer Stelle liegend (s.a. Ektopie) bzw. erfolgend.

Ektoprothese: an der Körperoberfläche befestigte »Vorlegeprothese«.

Ektotoxin, Exotoxin: hochgiftiges, von Bakterien abgesondertes Gift (Toxin), gegen das der Körper ↗Antitoxine bilden kann. Wichtigste E.-Bildner: Diphtherie-, Gasödem-, Tetanus-, Botulismuserreger.

Ektrodaktylie: angeborene Fehlbildung des Handskeletts, u. zwar als Verstümmelung oder Fehlen (= Oligodaktylie) von Fingern oder Zehen.

Ektromelie: Gliedmaßenfehlbildung (eine ↗Dysmelie).

Ektropium, Ektropion: **1)** ↗Ektopia portionis. **2) a)** anhaltende teilweise Auswärtswendung der Bindehaut eines Augenlids; **b) E. iridis, E. uveae:** Auswärtswendung des Iris-Pigmentepithels am Pupillarrand als angeborene Fehlbildung sowie bei Irisatrophie u. Glaukom. – vgl. Entropium.

Ekzem, Ekzema, Eczema: i.e.S. eher chronisch verlaufende entzündl. Intoleranzreaktion der Haut (u.a. mit Juckreiz, Rötung, Verdickung = Lichenifikation, Schuppung, Rhagaden, Hyperkeratosen) aufgrund vielfältiger Ursachen (meist auf dem Boden einer Überempfindlichkeit). Fließende Übergänge zur ↗Dermatitis sind möglich. – **E., atopisches,** atopische Dermatitis, Neurodermitis, endogenes Ekzem: häufige Hauterkrankung, meist bei Kindern u. jugendlichen Erwachsenen, mit starkem Juckreiz u. chronischem oder chron.-rezidivierendem Verlauf. Beginnt oft als Milchschorf im Säuglingsalter; befällt bei Säuglingen Gesicht u. Streckseiten, später bevorzugt große Beugen (↗Abb.), Handgelenke u. Hals. Ist eine erbliche Dispositionskrankheit; bildet mit der allergischen Rhinokonjunktivitis u. dem allergischen Asthma bronchiale den Formenkreis der *Atopien.* Neben der atopischen Disposition sind die gestörte Immunregulation, vegetative Dysregulation, trockene Haut u. erhöhte IgE-Bildung wesentliche pathophysiologische Faktoren. Es finden sich Allergien auf Nahrungsmittel u. Aeroallergene, psychosomatische Faktoren spielen eine entscheidende Rolle. – **E., dyshidrosiformes:** im Palmoplantarbereich lokalisiertes Ekzem mit Bläschenbildung u.a. als Sonderform des atopischen Ekzems. – **E., herpeticatum:** generalisierte Infektion der Haut mit Herpes-simplex-Virus, meist bei Patienten mit Abwehrschwäche oder chron. Ekzem (v.a. atopisches Ekzem). – **E., nummulä-**

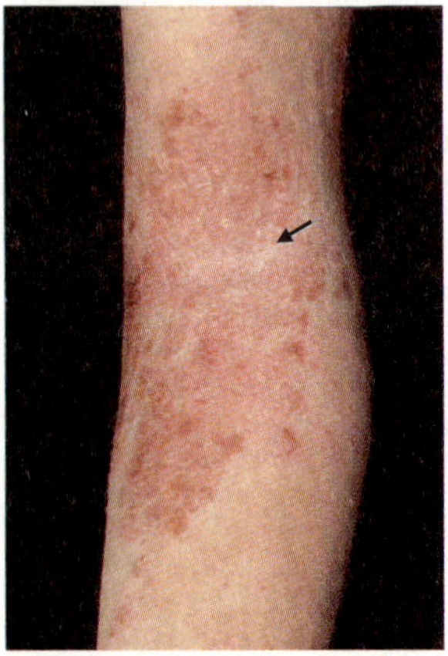

Chronisches **atopisches Ekzem** der Ellenbeuge bei Neurodermitis. Ein mäßig scharf begrenzter Herd mit Schuppung, Krusten u. Lichenifikation im Zentrum (Pfeil) [53]

res, nummulär-mikrobielles Ekzem: häufige Ekzemerkrankung mit scharf begrenzten scheibenförmigen Erythemen, Bläschen und Krustenauflagerungen insbesondere an den Streckseiten der Extremitäten mit ungeklärter Ätiopathogenese. – **E., seborrhoisches:** häufiges Ekzem ungeklärter Ätiologie, insbesondere bei Männern im mittleren Alter mit unscharf begrenzten Erythemen, bevorzugt am behaarten Kopf, im Gesicht u. Brust- u. Rückenbereich. Die Besiedlung mit Pityrosporum ovale als auslösendes Agens wird diskutiert.

Ekzematisation: 1) plötzliches Akutwerden eines subakuten oder chron. Ekzems durch exo- oder endogene Reizung = »ekzematisiertes Ekzem«. **2)** Auftreten ekzematöser Veränderungen bei juckenden Dermatosen.

Elastance, E: (engl.) »elastischer Lungenwiderstand«; entspricht dem reziproken Wert der ↗Compliance.

Elastika: ↗Tunica elastica.

Elastin: fibrilläres, elastisches Skleroprotein (Eiweiß). Hauptbestandteil des elastischen Bindegewebes.

Elastizitätshochdruck: Blutdruckerhöhung (↗Hypertonie) infolge Zunahme der elastischen Widerstände (= Abnahme der Elastizität) im Arteriensystem bei normalem peripherem Widerstand; vgl. Widerstandshochdruck.

Electric response audiometry (ERA): objektive Hörprüfung, wobei die während des Hörvorgangs im Innenohr aufgebaute u. über den Hörnerv weitergeleitete elektrische Nervenaktivität bestimmt wird (entspricht dem Prinzip des EEG).

elektiv: auswählend, hervorhebend.

elektrisch: die Elektrizität betreffend, mit elektr. Strom betrieben. – **e. Ladung,** e_0**:** als Elementarladung die negative L. des ↗Elektrons u. die positive des Protons. – **e. Messer, e. Schlinge:** Elektroden zur Inzision oder Abtragung prominenter Gebilde, z.B. Polypen. – **e. Stille:** Abwesenheit elektrischer Potentialschwankungen. Im EKG oder EEG als »Nulllinie«; im Elektromyogramm (EMG) Abwesenheit von Spontan- u. Willküraktivität.

Elektroakupunktur: ↗Akupunktur mit elektrischen Kippschwingungen (Frequenz 0,9 bis 10 Hz).

Elektroanästhesie: ↗Lokalanästhesie durch gezielten Stromfluß im Bereich des entsprechenden Nervenstamms.

Elektrochirurgie: Oberbegriff für ↗Galvanokaustik u. ↗Diathermie (chirurgische).

Elektrodefibrillation, externe, transthorakale E.: ↗Elektrokonversion zur Beseitigung eines Kammerflimmerns oder -flatterns durch einen über großflächige Elektroden auf die Thoraxwand applizierten Wechsel- oder Gleichstromstoß (»Elektroschock«).

Elektroenzephalographie, EEG: das Registrieren u. Aufzeichnen bioelektrischer Potentialschwankungen im Gehirn (»hirnelektrische Aktivität«) als »Hirnstromwellen«; Routineableitung mit Oberflächenelektroden auf der Kopfhaut; in bestimmten Fällen (z.B. bei bewußtlosen Patienten) mit feinen Nadelelektroden vom Skalp; erfolgt als Spontanaktivität (Ruhe-EEG), unter Provokationsmaßnahmen (meist Hyperventilation, Photostimulation) oder durch Sinnesreize »evozierte« Aktivität (evozierte Potentiale). Wird auf mindestens 12–16–20 Differentialverstärkern (»Kanälen«) simultan registriert u. auf Papier u./oder Datenträger aufgezeichnet. Eine Hauptanw. ist die Epilepsiediagnostik.

E

Elektrokardiogramm, EKG, Herzstromkurve: das vom Elektrokardiographen aufgezeichnete Kurvenbild (zeitlicher Verlauf) der bioelektrischen Potentiale bzw. Potentialdifferenzen, die bei der Erregungsausbreitung u. -rückbildung im Herzen entstehen; die Ableitung (bi- oder unipolar; s.a. Extremitäten- u. Brustwandableitung) erfolgt mit Hilfe von Elektroden von der Körperoberfläche oder direkt vom Herzen (z.B. bei Herzoperationen). – **E., fetales:** von der Bauchwand u. vom Rücken der Mutter etwa ab der 17. Schwangerschaftswoche ableitbares EKG des Feten.

Elektrokoagulation: sog. »Kaltkaustik« zur operativen Zerstörung umschriebener Gewebsbezirke durch Hochfrequenzstrom.

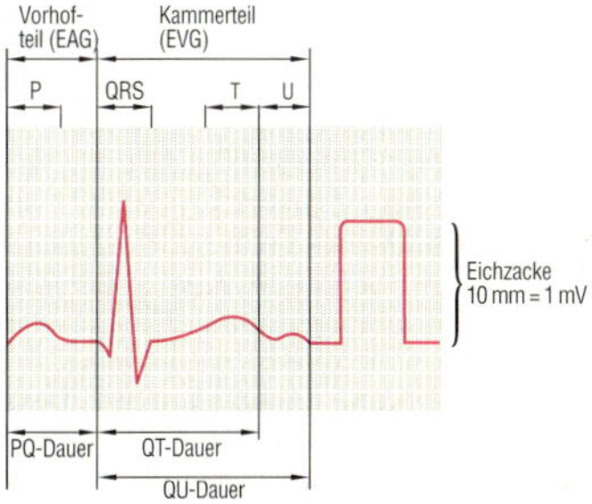

P-Dauer	0,05 – 0,10″
P-Amplitude	< 0,25 mV
PQ-Dauer (AV-Intervall)	0,12 – 0,20″
QRS-Dauer	0,06 – 0,10″
Q-Dauer	< 0,04″
Q-Amplitude	< 1/4 der R-Amplitude
QT-Dauer	frequenzabhängig
T-Amplitude	1/6 – 2/3 der R-Amplitude

Elektrokardiogramm [321]

Elektrokonversion, Elektroversion, Elektroreduktion, Synchrondefibrillation, Kardioversion: Behandlung tachykarder Herzrhythmusstörungen (z.B. Kammertachykardie, Vorhofflattern u. -flimmern) durch einen über eine großflächige Spezialelektrode durch die Brustkorbwand auf das Herz abgegebenen Gleichstromstoß. – Wird im Falle des Kammerflimmerns als ↗Elektrodefibrillation bezeichnet.

Elektrokrampftherapie: nur noch selten angewandte psychiatrische Behandlung durch Einsatz eines durch elektrischen Strom künstlich herbeigeführten generalisierten Krampfanfalls.

Elektrolarynx: künstlicher Kehlkopf, der Stimmgebung auf elektronischem Weg ermöglicht.

Elektrolyte: Substanzen, die in wäßriger Lösung oder in geschmolzener Form der elektrolytischen Dissoziation unterliegen, d.h. zum Teil in positive Kationen u. in negativ geladene Anionen zerfallen.

Elektrolythaushalt: die Aufnahme, Ausscheidung, Bestandsicherung u. Verteilung der Körperelektrolyte (insbes. Na^+, K^+, Mg^{2+}, Ca^{2+}, Cl^-, SO_4^{2-}) sowie deren Regulation; allgemein eng verknüpft mit dem Wasserhaushalt (s.u. Wasser-Elektrolyt-Haushalt).

Elektrolytkoma, falsches Koma: komatöser Zustand infolge qualitativer oder quant. Veränderung der Körperelektrolyte, z.B. als Coma hypochloraemicum.

Elektrolyttherapie: über den Magen-Darm-Trakt oder parenteral (durch Infusion) erfolgende Zufuhr von Elektrolyten (Lösungen) bei Störungen des Elektrolythaushalts.

elektromagnetische Strahlung: Wellenstrahlung (Transversalwellen [im Gegensatz zu longitudinalen Schallwellen]), die sich mit Lichtgeschwindigkeit auch im Vakuum ausbreitet u. deren Energieträger zeitlich-periodische elektromagnetische Felder sind. **Elektromagnetisches Feld:** die Überlagerung eines zeitlich veränderlichen elektrischen Feldes mit dem induzierten, zeitlich veränderlichen magnet. Feld (u. umgekehrt).

elektromechanische Koppelung: die Umsetzung der an der Zellmembran eintretenden Erregung (= Aktionspotential) in eine Kontraktion der Muskelzelle, wobei die hierbei ins Zellinnere einströmenden Calciumionen als Vermittler wirken (Aktivierung des kontraktilen Systems; ↗Actin, Myosin).

Elektromyographie, EMG: die Registrierung der bioelektrischen Aktivität der Muskulatur als Elektromyogramm, i.d.R. durch Insertion von Nadelelektroden (»Nadelmyographie«). Anw. bei Erkrankungen u. Schädigungen der Muskulatur (z.B. Myopathie, Myositis) u. des peripheren Nervensystems (z.B. Polyneuropathie, Nervenwurzelkompression, Poliomyelitis).

Elektron, Negatron, e^-: stabiles ↗Elementarteilchen mit Eigenrotation (↗Spin), behaftet mit der kleinsten elektrischen Ladungsmenge $e_0 = 1{,}603 \cdot 10^{-19}$ Coulomb (sog. Elementarladung). Kommt vor als Hüllenelektron im Atom, wird als β^--Teilchen beim Kernzerfall (radioaktiver Zerfall) frei, tritt frei auf in Kathodenstrahlen bei der Gasentladung, ist der Ladungsträger des elektr. Stroms.

Elektronenformel: Darstellung der Bindungsverhältnisse innerhalb eines Moleküls durch Kennzeichnung der – gebundenen u. ungebundenen – Valenzelektronen (in der äußersten Elektronenschale des Atoms); typische Beispiele ↗Abb.

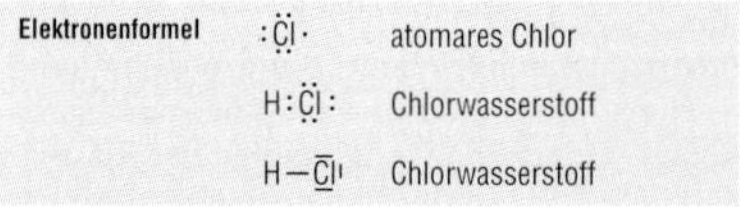

Elektronenmikroskop, EM: Mikroskop, mit dem unter Ausnutzung des besonders kurzwelligen Charakters der Elektronenstrahlung kleinste Teilchen sichtbar gemacht werden.

Elektronentherapie: ↗Strahlentherapie mit schnellen Elektronen, deren Verteilungsmechanismus im Gewebe etwa dem von Röntgen- u. γ-Strahlen entspricht.

Elektrophorese: die Wanderung elektrisch geladener Teilchen in flüssigen Medien im elektrischen Feld; dient z.B. zur Trennung von Molekülgemischen (Proteine, Nucleinsäuren); ↗Abb. S. 183.

elektrophoretische Beweglichkeit, EB: effektive Wanderungsgeschwindigkeit elektrisch geladener Teilchen bei der ↗Elektrophorese, bezogen auf die Einheit der Feldstärke [$cm^2 \cdot V^{-1} \cdot sec^{-1}$].

Elektroresektion: Entfernung von Weichteilen (Resektion) mit elektrochirurgischen Mitteln; i.e.S. die urologische E. als transurethrale Resektion (TUR) bzw. transurethrale ↗Prostataresektion (TUR-P).

Elektroschock: **1)** ↗Elektrokrampftherapie. **2)** Stromstoß für ↗Elektrokonversion, ↗Elektrodefibrillation. **3)** Schock als Folge eines elektrischen Unfalls.

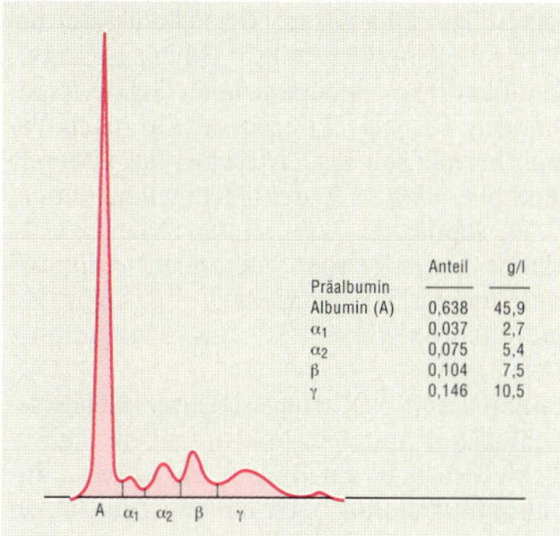

Extinktions-Orts-Kurve nach Auftrennung des Serums einer klinisch gesunden Person mit der Celluloseacetatfolien-**Elektrophorese**. Gesamteiweißwert 72 g/l (die Senkrechten auf der Abszisse markieren die Grenzen der Fraktionen [von li. nach re. Albumine bis Gammaglobuline]) [491]

Elektrosmog: Bez. für die Gesamtheit der in einem gegebenen Raum vorhandenen elektromagnetischen Felder, die überall dort entstehen, wo Strom fließt. Eine Einwirkung des E. auf andere bewegte elektrische Ladungen, z.B. in Zellstrukturen, ist nachgewiesen; eine mögliche gesundheitsschädliche Wirkung für den Organismus wird diskutiert.

Elektrostimulation: Anw. elektrischer Stimuli zu diagnostischen oder therapeutischen Zwecken; z.B. zur Messung der Nervenleitgeschwindigkeit; als transkutane ↗Nervenstimulation (TNS). In der Kardiologie zur künstlichen Stimulation des Herzens.

Elektrostimulationsanalgesie: s.u. Akupunktur.

Elektrotomie: das »elektrische Schneiden« von Körpergeweben durch Hochfrequenzstrom mittels – nadel-, lanzett- oder schlingenförmiger – aktiver Elektrode.

Elektroventrikulogramm, EVG: der auf die Erregungsausbreitung u. -rückbildung in der Kammermuskulatur (»Kammerschwankung«) bezogene Abschnitt des ↗Elektrokardiogramms, bestehend aus dem QRS-Komplex, der ST-Strecke u. der T-Zacke (evtl. auch einer U-Welle).

Element: »Grundstoff« der Materie, der auf chemischem Wege nicht weiter zerlegbar u. nur durch kernphysikalische Reaktionen in ein anderes E. umwandelbar ist.

Elementarteilchen: die nicht mehr weiter zerlegbaren, einfachsten Bausteine der Materie (deren Kleinstteilchen; als materielle Form der Energie), die sowohl Wellen- als auch Korpuskeleigenschaften besitzen u. sich spontan ineinander umwandeln; z.B. Photon, Elektron, Positron, Proton, Neutron.

Elephantiasis: durch chronische Lymphstauung (↗Lymphödem) bedingte Vergrößerung eines Körperabschnitts, v.a. der abhängigen Körperpartien (untere Gliedmaßen, äußere Geschlechtsorgane), aber auch der Brust (Mamma) etc.; angeboren bzw. erworben, z.B. durch Tumormetastasen, Narben, Filarien.

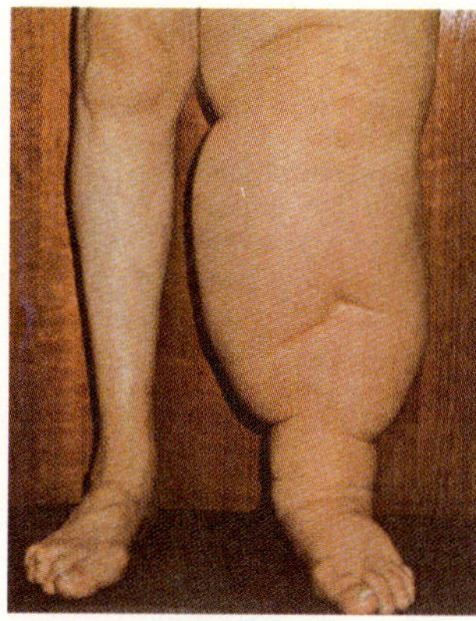

Elephantiasis (Lymphödem) [440]

Eleutherococcus senticosus, Teufelsbusch, Taigawurzel: der Pflanzenwurzel (Eleutherokokkus-Wurzel) werden (ähnlich wie Ginseng) immunstärkende, anabole u. Antistreß-Wirkungen zugesprochen; Inhaltsstoffe u.a.: Phenylpropane, Lignane, Cumarin-Derivate; Anw. z.B. als Tonikum.

Elevatio, Elevation: Anhebung.

Elevatorium: flaches, stumpfrandiges Hebelinstrument zum Anheben von Knochenfragmenten.

Elimination: Aussonderung, Beseitigung (z.B. *pharm* die E. durch Ausscheidung = Exkretion über Niere, Galle/Darm, Lunge bzw. durch Biotransformation = Verstoffwechslung eines Arzneimittels).

Eliminationsdiät: Suchkost zur Ermittlung von Nahrungsmittelallergenen; die Suche erfolgt z.B. nach mehrtägiger Teepause durch Steigerung der Nahrungsmittelbelastung durch potentielle Einzelantigene oder Antigen-Gruppen.

ELISA: »**e**nzyme-**l**inked **i**mmuno**s**orbent **a**ssay«; s.u. Enzym-Immunoassay.

Elixier, Elix.: *(arabisch = Stein der Weisen)* alkoholischer Pflanzenauszug mit Zusätzen (heute meist als Mixtura oder Tinctura composita bezeichnet).

Elle: ↗Ulna. – **E., federnde** oder **schnellende:** v.a. bei Frauen vorkommende (u. meist atraumatische) Subluxation des Ellenköpfchens.

Ell(en)bogen: ↗Cubitus.

Ellenbogenfraktur: die ellenbogengelenknahen, intra- u./oder extrakapsulären Brüche des Oberarmknochens (Humerusfraktur), der Elle u./oder Speiche.

Ellenbogenluxation: die Verrenkung (↗Luxation) im Ellenbogengelenk, meist nach Sturz auf den vorgestreckten Arm, aber auch angeboren.

Elliot* Trepanation: als druckentlastende Op. bei Glaukom die Bildung einer Abflußöffnung für das Kammerwasser.

Elliptozytose: Formveränderung der roten Blutkörperchen (Elliptozyten); bis 10% gelten als Normalbefund.

Elongatio, Elongation: Verlängerung; z.B. die eines (Hohl-)Organs bei entsprechender chron. Überlastung.

Eluat: durch ↗Elution erhaltene Lösung.

Elution: das Herauslösen (»Auswaschen«, »Eluieren«) adsorbierter Stoffe aus festen Adsorptionsmitteln mit Hilfe von Lösungsmitteln.

EM: 1) Erwerbs**m**inderung, **2) E**lektronen**mi**kroskopie.

Emanation, Em: jedes gasförmige radioaktive Element einer natürlichen Zerfallsreihe; i.e.S. das Radon (»Radium-E.«).

Emanationstherapie: Trink-, Bade- u. Inhalationskuren (z.B. als »Stollenkur« in Badgastein) mit radioaktiven Gasen, meist mit Radon.

Embolektomie: operative Entfernung eines Gefäßpfropfes (Embolus) aus der arteriellen Strombahn nach Eröffnung des Gefäßes (Arteriotomie).

Embolia cutis medicamentosa: Durchblutungsnot (↗Ischämie) der Haut mit resultierenden Nekrosen nach versehentlicher intraarterieller Injektion kristalloider Substanzen.

Embolie: plötzlicher Verschluß eines Blutgefäßes (meist Arterie) durch einen Gefäßpfropf (↗Embolus); i.w.S. der durch Funktionsausfälle der betroffenen Organe gekennzeichnete Folgezustand (s.a. Infarkt). Häufigste Form ist die E. durch Verschleppung von Gerinnsel- = Thrombusteilen (Thrombembolie) bei Herzklappenerkrankung, Myokardinfarkt, Endokarditis, entzündlichen Gefäßerkrankungen; v.a. als ↗Lungenembolie (nach Venenthrombose), als ↗Hirnembolie, viszerale Embolie oder als E. der Gliedmaßenarterien. – **E., septische:** die – häufig vielfache – E. durch erregerhaltige (»mikrobielle«) Emboli aus einem infizierten Gebiet.

Embolieprophylaxe: s.u. Thromboseprophylaxe.

Embolisation: kathetergesteuerter Gefäßverschluß mit Spiralen, Mikropartikeln, Gewebeklebern, z.B. zur Blutstillung oder als **Tumorembolisation** nach lokaler Zytostatikagabe (z.B. bei Leberzellkarzinom).

Embolus: »Gefäßpfropf«; jedes Gebilde bzw. Material, das – durch die Blutbahn verschleppt – zum Verschluß eines Gefäßes führt (↗Embolie); z.B. Blutgerinnsel = Thrombusteile, Zellhaufen (Parenchym-, Tumorzellen), Parasiten, Bakterien, Pilzmyzel, Fremdkörper (z.B. Gefäßkatheterteile), Fett, Luft etc. – **E., blander:** nicht infizierter E. – **E., reitender:** in oder an einer Gefäßgabelung hängender Embolus; z.B. an der Aortenbifurkation, an der Teilungsstelle der A. iliaca communis.

Embryo: i.e.S. der menschliche Keim in der Gebärmutter bis zur Herausbildung der Organanlagen (s.u. Embryogenese); vgl. Fetus.

Embryogenese: Entwicklung des Keimes von der Befruchtung des Eies bis zur Herausbildung der Organanlagen (»Organogenese«; beim Menschen etwa Ende der 8. Woche nach Empfängnis [post conceptionem] abgeschlossen).

embryonal(is): zum Embryo gehörend, während der Embryogenese; *path* unreif (z.B. **e. Adenosarkom der Niere** = Wilms* Tumor).

Embryonenschutzgesetz, ESchG: Gesetz vom 24. 10. 1990 (BRD):: schränkt die Anw. fortpflanzungstechnischer Verfahren beim Menschen in bestimmten Punkten ein; verboten sind u.a.: **1.** Leihmutterschaft in jeder Form; **2.** künstliche Befruchtung von Eizellen zu anderen Zwecken als zur Herbeiführung einer Schwangerschaft (z.B. Gewebekultur, Versuche); **3.** Übertragung von mehr als 3 Embryonen innerhalb eines Zyklus bei ein u. derselben Frau; **4.** Übertragung von mehr als 3 Eizellen bei intratubarem Gametentransfer zur Vermeidung von Mehrlingsschwangerschaften; **5.** die mißbräuchliche Verwendung von Embryonen (u.a. deren Verkauf); **6.** die künstliche Befruchtung mit einer Samenzelle, die nach dem in ihr enthaltenen Geschlechtschromosom gewählt wurde, außer wenn dieses auswählende Verfahren dazu dient, die Geburt eines Kindes mit einer schwerwiegenden geschlechtsgebundenen Erbkrankheit (z.B. Muskeldystrophie vom Typ Duchenne) zu vermeiden.

Embryopathie: die vorgeburtliche Schädigung des Embryos durch »teratogene Noxen« (z.B. Infektion, körpereigene oder -fremde Giftstoffe [darunter Alkohol; Alkoholembryopathie], Strahlen, Medikamente), die während der Organentwicklungsphase der ↗Embryogenese, d.h. in der schädigungsempfindlichen = »sensitiven Entwicklungsphase« der Frucht (»teratogene Terminations-« bzw. »Determinationsphase«), zum Tragen kommen, beim Menschen vom Beginn der 3. Woche bis zum Ende der 8. Woche nach der Empfängnis; s.a. Abb.; vgl. Fetopathia. – **E. diabetica:** E. bei Diabetes mellitus der Mutter (s.a. Fetopathia diabetica). – **E. rubeolica:** ↗Rötelnembryopathie.

embryotoxisch: den Embryo schädigend, zu ↗Embryopathie führend.

Embryotransfer, ET: Übertragung (Verbringen) des oder der nach extrakorporaler Befruchtung (= In-vitro-Fertilisation) in einem speziellen, für die »Brutpflege« geeigneten Medium für ca. 48–72 h inkubierten »Embryos« (frühembryonaler Zellverband bis Blastozyste) in die physiologisch zur Aufnahme des Eies bereite bzw. hierfür künstlich (hormonal synchron) stimulierte Gebärmutterhöhle oder den Eileiter; u. zwar in die Gebärmutter oder den Eileiter der genetischen Mutter (= die Frau, der das Ei entnommen wurde) oder aber einer nichtgenetischen Mutter (die Eizelle entstammt einer der sterilen Frau gegenüber als Spenderin fungierenden Frau [»Eizellspende«]; oder es handelt sich um eine die Austragung des ↗Retortenbabys übernehmende »Leih-« oder »Mietmutter«). – Die benötigte Eizelle wird nach Anregung der Follikelreifung unter Ultraschallkontrolle mittels Punktionsnadel (durch Vakuumpumpensog) entnommen u. anschließend mit Sperma des Ehemannes oder Fremdsperma zusammengebracht (Frisch- oder tiefgekühltes Sperma). Die gesetzlichen Richtlinien sind im Embryonenschutzgesetz (ESchG) festgelegt.

Emesis: ↗Erbrechen. – **E. gravidarum:** ↗Schwangerschaftserbrechen.

Emetica, -tika: ↗Brechmittel.

EMG: ↗**E**lektro**m**yo**g**raphie, -**g**ramm.

Emigration: »Auswanderung«; z.B. von Blutzellen durch die Gefäßwand (↗Diapedese).

Eminentia: Erhöhung, Vorsprung, Wulst, z.B. am Knochen.

Emissarium: den Schädelknochen durchbrechender Gefäßkanal.

Emission: Abgabe fester, flüssiger u. gasförmi-

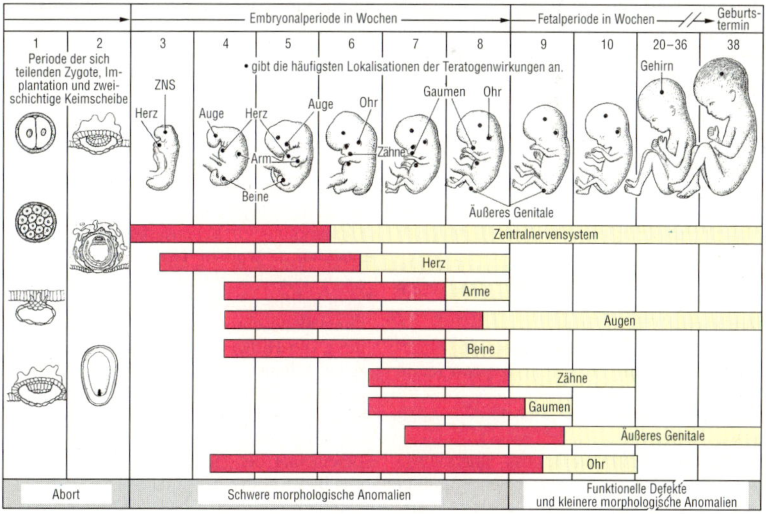

Embryopathie: Zeittafel der Organentwicklung bei Embryo u. Fetus mit den gegenüber Schädigungsreizen besonders empfindlichen Perioden u. möglichen Folgen [475]

ger Stoffe in die freie Luft (z.B. als Schwebstoffe über Industrieanlagen, Abgase von Verkehrsmitteln, Asphalt- u. Teerstaub). – vgl. Immission.

Emissionscomputertomographie, ECT: bildgebendes Schichtaufnahmeverfahren (Tomographie) in der ↗Szintigraphie; erfolgt unter Anw. von Gamma- oder Positronenstrahlern (als Einzelphotonen-ET bzw. Positronen-ET).

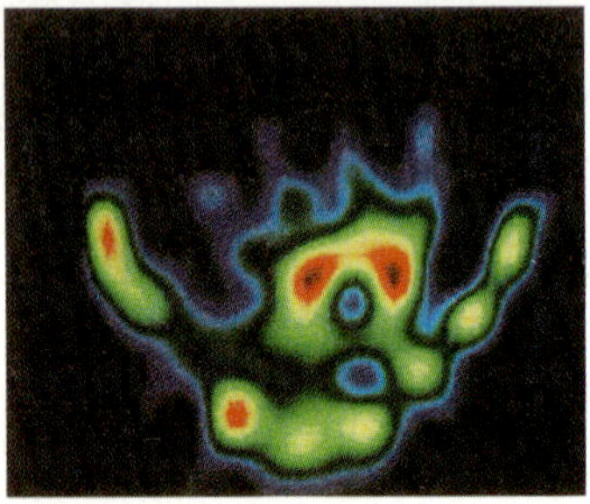

Emissionscomputertomogramm (= SPECT) des Beckens (CLAESSENS, Universität Nijmegen) [436]

Emissionsspektrum: ein Linien- oder ein Bandenspektrum (elektromagnetisches Wellenspektrum) mit einer für das Atom bzw. das Molekül spezifischen Charakteristik.

Emmetropie, E: die »Normalsichtigkeit«; der Brechungszustand des Auges, bei dem sich parallel einfallende Lichtstrahlen beim Blick in die Ferne in der Netzhautebene vereinigen.

Emollientia: Mittel, die die Haut erweichen u. geschmeidig machen, z.B. Seife, Fett, Glycerin.

Emotion: (starke) Gemütsbewegung mit enger Verbindung zu unbewußten Inhalten, Instinktreaktionen u. vegetativen Regulationen.

emotional, emotionell: gefühlsbetont, mit Emotionen zusammenhängend, Emotionen betreffend.

Empathie: einfühlendes Verständnis; wichtig z.B. in der Arzt-Patient-Beziehung.

Empfängnis: ↗Konzeption.

Empfängnisverhütung: Kontrazeption, ↗Konzeptionsverhütung; s.a. Kontrazeptiva (empfängnisverhütende Mittel).

Empfindungslosigkeit: ↗Anästhesie, Analgesie.

Emphysem, Emphysema: das übermäßige oder ungewöhnliche Vorkommen von Luft (Gas) in Körpergeweben, -organen oder -höhlen; i.e.S. der vermehrte Luftgehalt der Lungen (↗Lungenemphysem). – **E. cutis:** ↗Hautemphysem. – **E. malignum:** ↗Gasödem. – **E. mediastinale:** ↗Mediastinalemphysem.

Emphysembronchitis: chronisch-rezidivierende Bronchitis (u./oder Bronchiolitis) mit ↗Lungenemphysem.

Emphysemherz: das im Röntgenbild schmale, langgestreckte »Steilherz« bei Zwerchfelltiefstand durch ↗Lungenemphysem; vgl. Cor pulmonale.

empirisch: auf Erfahrung (früheren Wahrnehmungen, Empfindung, systematischer Beobachtung, Messung, Experiment) beruhend.

Emplastrum, Empl.: das ↗»Pflaster«.

Empyem(a): Eiteransammlung in einer natürlich vorgebildeten Körperhöhle oder einem Hohlorgan (vgl. Abszeß). Typisch z.B. als Pleura-, Herzbeutel-, Bauchhöhlen-, Gallenblasen-, Gelenkempyem.

Emulgatoren, Emulgenzien: Hilfsstoffe zur Stabilisierung von ↗Emulsionen.

Emulsio, Emulsion, Emuls.: flüssige oder streichfähige Zubereitungen, die unlösliche Stoffe (z.B. Öle, Fette) in sehr feiner u. gleichmäßiger Verteilung enthalten. – Die Emulsionsbildung ist das Prinzip der physiologischen Fettverdauung.

ENA: Abkürzung für extrahierbare Kernantigene (engl.: **e**xtractable **n**uclear **a**ntigens).

Enalapril: Blutdruckmittel (Antihypertensivum); s.a. ACE-Inhibitor.

Enamelum: der Zahnschmelz (= Substantia adamantina).

Enanthem: Schleimhautausschlag als flächenhafte oder fleckige ↗Effloreszenz im Mund- u. Rachenbereich.

En-bloc-Resektion: in einem einzigen Operationsgang (»einzeitig«) erfolgende Entfernung eines bösartigen Tumors bis in die gesunde Umgebung unter Ausräumung des erreichbaren regionalen Lymphbahn- bzw. Lymphknoten- u. Venensystems.

Encephal...: Wortteil Gehirn (Encephalon); s.a. Enzephal...

Encephalitis, Enzephalitis: Gehirnentzündung; akute, chronische oder latente Entzündung von Hirngewebe infolge einer meist viralen, seltener bakteriellen oder parasitären Infektion. Als parainfektiöse Begleitmeningitis bei infektiös-toxischen Ursachen bzw. allergischen Reaktionen. Verläuft häufig unter Beteiligung der Hirnhäute (↗Meningoenzephalitis) u./oder des Rückenmarks (↗Encephalomyelitis); evtl. auch der Spinalnervenwurzeln (Enzephalomyeloradikulitis). Symptome: Bewußtseinseintrübung, psychische

Veränderungen, Fieber, neurologische ↗Herdsymptome (in Abhängigkeit von der Lage der Entzündungsherde), Krämpfe. – **E. epidemica,** E. lethargica: ↗Economo* Krankheit (= Europäische Schlafkrankheit). – **E. maligna subacuta,** subakute sklerosierende Panenzephalitis, SSPE: eine E. (bevorzugt bei Knaben) mit schleichendem Beginn u. 3phasigem Verlauf. – Wird auch hervorgerufen durch das Masernvirus.

Encephalomalacia, Enzephalomalazie: die – meist herdförmige – Hirnerweichung z.B. infolge Hirnembolie, arterieller Thrombose oder chronischen Sauerstoffmangels (↗Hirnischämie, s.a. Hirninfarkt).

Encephalomeningitis: ↗Meningoenzephalitis, s.a. Encephalitis.

Encephalomyelitis, Enzephalomyelitis: Entzündung des Gehirns u. Rückenmarks (s.u. Encephalitis, Myelitis); meist als Infektion, v.a. durch Viren (z.B. Tollwut, s.a. Lyssa), wahrscheinlich aber auch toxisch-allergisch. – s.a. Slow(-Virus)-Infektion. – **E. disseminata:** ↗Multiple Sklerose.

Encephalon, Enzephalon: das ↗Gehirn.

Encephalopathia, Enzephalopathie: krankhafte, nichtentzündliche Hirnveränderung unterschiedlicher Ätiologie u. Klassifikation; der Begriff wird auch für erregerbedingte Hirnveränderungen benutzt. – **E. diabetica:** verbreitete degenerative Hirnveränderungen bei Diabetes mellitus. – **E., metabolische:** E. durch Stoffwechselstörung, z.B. bei Enzymopathien, endokrinen Störungen, Niereninsuffizienz, Lebererkrankungen, Störungen des Wasser-Elektrolyt- oder Säure-Basen-Haushalts. – **E. spongiformis bovina:** ↗BSE; s.a. TSE.

Encephalorrhagie: die »Massenblutung« im Bereich des Gehirns (s.u. Hirnblutung; ↗Apoplexia cerebri).

Enchondrom(a): gutartiger, knorpeliger Tumor, der sich vorwiegend innerhalb des Knochens entwickelt (= inneres E.), seltener aber auch nach außen vorspringt (= äußeres E.); vgl. Ekchondrom.

Encounter group: »Begegnungs«-Gruppe (12 bis 15 Personen), in welcher v.a. »sensitivity training« betrieben wird (d.h. das gegenseitige Aussprechen u. Kennenlernen von Gefühlen).

Endang(i)itis, Endoang(i)itis: die Entzündung der Gefäßinnenwand (**»Endangium«,** die Tunica intima). – **E. obliterans,** Endarteriitis oder Thrombangiitis obliterans, v. Winiwarter*-Buerger* Krankheit: arterielle Verschlußkrankheit durch einen entzündlichen Wandprozeß der Arterien, der zu Anlagerung von Thromben u. zu Gefäßverschluß führt. Es erkranken meist männliche Raucher im Alter von 20–40 Jahren.

Endaortitis: entzündliche Veränderung der Aorteninnenwand; meist im Rahmen einer generalisierten ↗Endarteriitis, z.B. bei Infektionskrankheiten oder als allergisch-rheumatisches Geschehen.

Endarteriektomie, Intimektomie: die »intramurale ↗Desobliteration« einer größeren Arterie durch Ausräumen des am Verschlußort gelegenen Thrombus einschließlich der ihm anhaftenden Gefäßinnenwand (»Intima«), d.h. als Thrombendarteriektomie.

Endarter(i)itis, Endoarter(i)itis: Innenwandentzündung arterieller Gefäße, ↗Endangiitis; s.a. Arteriitis. – **E. obliterans:** ↗Endangitis obliterans.

E

Enddarm: der Mastdarm (↗Rectum) einschließlich des »Kontinenzorgans« Canalis analis; s.a. Mastdarm..., Rektum..., Rektal..., Prokto...

Endemie: in einer Gegend auftretende Krankheit, von der ein größerer Anteil der Bevölkerung regelmäßig erfaßt wird (z.B. Cholera auf dem indischen Subkontinent); vgl. Epi-, Pandemie.

endemisch: als Endemie auftretend; z.B. endemische Struma.

endermal: in der Haut, ↗intrakutan.

Endhirn, Telencephalon: das aus dem Vorderhirnbläschen nach dessen Teilung hervorgehende Großhirn (beide Hemisphären, Balken, Lamina terminalis, Kommissuren) sowie Corpus striatum u. Riechhirn. Nimmt, oben u. seitlich Hirnstamm u. Kleinhirn abdeckend, die gesamte Schädelhöhle ein (bis auf die hintere Schädelgrube).

Endobrachyösophagus: ↗Barrett* Syndrom.

Endobronchialkatheter: weicher bis halbstarrer Katheter (evtl. mit Metallspitze) zum Absaugen von Sekret aus den Bronchien (v.a. Hauptbronchus).

Endocarditis: ↗Endokarditis.

Endo..., endo...: Vorsilbe »innen«, »drinnen«; s.a. En(d)...

endogastral, intragastral: im Mageninnern.

endogen: im Körper entstehend, aus innerer Ursache, anlagebedingt, z.B. e. Ekzem (atopisches ↗Ekzem). – **e. Opioidsystem:** ↗EOS.

Endokard, Endocardium: die alle Hohlräume (einschließlich der Herzklappen) auskleidende glatte Innenhaut des Herzens.

Endokardfibrose: Gruppe von Herzerkrankungen, die zu fibrotischer Verdickung des Endokards führen.

endokardial: im Herzinnern bzw. das Endokard betreffend.

Endokarditis, -carditis: die Entzündung der Herzinnenhaut (Endokard); meist als E. der Herzklappen (E. valvularis), häufig als Ursache eines Herzklappenfehlers, aber auch im Bereich der Vorhof- u. Kammerwände (E. parietalis), Sehnenfäden u. Papillarmuskeln. – **E., bakterielle: 1)** subakute E. (E. lenta) mit anfänglich unklaren Temperaturen, Anämie, zunehmender Herzinsuffizienz u. langem, schubweisem Verlauf (mindestens 6 Wochen); meist an vorgeschädigten Herzklappen oder auch an prothetischen Klappen u. verursacht durch Erreger geringer Virulenz, v.a. Streptococcus viridans. **2)** akute E. nach Bakteriämie mit Erregern hoher Virulenz (z.B. β-hämolysierende Streptokokken, Staphylococcus aureus, Pneumokokken, Gonokokken u. gramnegative Bakterien), die auch an intakten Herzklappen zu ausgedehnten Zerstörungen (E. ulcerosa) führen können; der Verlauf ist dramatisch, gekennzeichnet durch Fieber, Schüttelfröste, zu Dekompensation führende Herzinsuffizienz, Bewußtseinseintrübung; es besteht erhöhte Emboliegefahr. – **E. lenta,** Sepsis lenta: ursprüngliche Bezeichnung für die durch Streptococcus viridans verursachte E.; heute mit der subakuten bakteriellen E. synonym. – **E. Libman*-Sacks*:** abakterielle E. mit größeren Fibrinthromben auf der Mitral-, aber auch an der Aorten- u. Pulmonalklappe; eine Manifestation des viszeralen ↗Lupus erythematodes (= LIBMAN*-SACKS* Syndrom). – **E. mycotica:** E. durch Pilzbefall (v.a. Candida, Actinomyces, Histoplasma), der meist von einem Lungenherd auf die Herzwand übergreift. – **E. rheumatica (verrucosa):** die häufigste Form der E., bei der meist 1–3 Wochen nach einer Infektion mit β-hämolysierenden A-Streptokokken warzenähnliche Auflagerungen (Fibrin, Thrombozyten) v.a. an den Schließungsrändern der Mitral- u. Aortenklappe auftreten; ist Teilerscheinung des ↗rheumatischen Fiebers.

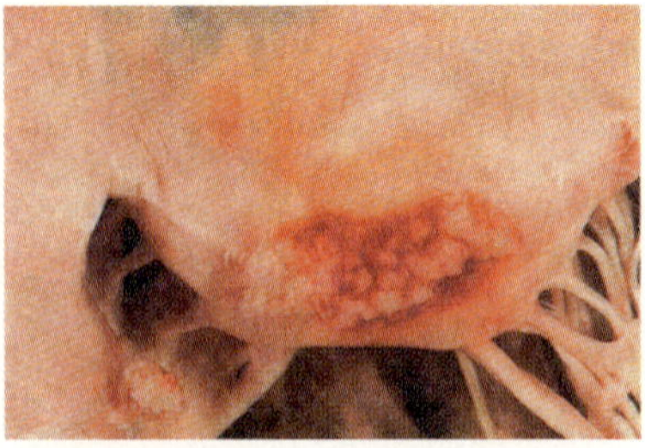

Endocarditis verrucosa der Mitralklappe [169]

endokranial: im Schädelinnern (↗intrakranial).

endokrin: in den Blutkreislauf Stoffe (i.e.S. Hormone) absondernd (↗endokrine Organe). – **e. Therapie:** ↗Hormontherapie.

endokrine Ophthalmopathie, endokrine Orbitopathie, e. O.: immunologisch bedingte Entzündung des Auges mit besonderer Beteiligung der Augenmuskeln; häufig begleitet von einer Schilddrüsenfehlfunktion.

endokrine Organe: Organe mit ausschließlicher oder wesentlicher endokriner (Hormone absondernder) Tätigkeit (z.B. die Hypophyse, Schilddrüse, Nebenniere bzw. Pankreas, Ovar, Testis).

Endokrinopathie: Erkrankung endokriner Drüsen mit Störung der Hormonproduktion oder -regulation.

Endolymphe: die klare, lymphartige Flüssigkeit in den Hohlräumen des häutigen Labyrinths des Innenohrs.

Endometriose: gutartige Wucherung von Gebärmutterschleimhaut; das Wachstum ist hormonabhängig u. kommt daher nur im geschlechtsreifen Alter vor (nach der Menopause tritt Verkümmerung der Gebilde ein). Lokalisation v.a. in der Gebärmuttermuskulatur (E. uteri interna), aber auch außerhalb der Gebärmutter.

Endometritis: Entzündung der Gebärmutterschleimhaut (Endometrium) durch aus der Scheide verschleppte normale Eigenkeime oder durch krankheitserregende Außenkeime, selten infolge Keimaussaat auf dem Blutweg. – **E. cervicis uteri:** die Cervicitis (= Zervizitis, Zervixkatarrh), d.h. die Entzündung der Schleimhaut (u. tieferer Schichten) des Gebärmutterhalses; äußert sich in Ausfluß (zervikaler ↗Fluor). – **E. corporis uteri:** seröse bis eitrige E. der Gebärmutterhöhle, meist als Folge einer aufsteigenden oder – bei Adnexerkrankung – absteigenden Infektion; Symptome: u.a. geringe Dauerblutung, Schmerzen, Druckempfindlichkeit der Gebärmutter.

Endometrium, Tunica mucosa uteri: die faltenlose Schleimhaut der Gebärmutter; unterliegt während der Geschlechtsreife einem zyklischen Auf- u. Abbau (s.a. Decidua, Funktionalis, Genitalzyklus).

Endometriumbiopsie: ↗Strichabrasio.
Endometriumhyperplasie: ↗Hyperplasie, adenomatöse.
Endometriumkarzinom: ↗Korpuskarzinom.
Endomorphine: ↗Endorphine.
Endomyokarditis: Entzündung des Endo- u. Myokards; v.a. bei rheumatischem Fieber (s.u. Endo-, Myo-, Pankarditis).
endonasal: im Naseninnern.
Endonuclease: Enzym, das ↗Desoxyribonucleinsäure oder ↗Ribonucleinsäure im Inneren des Moleküls spaltet.
Endoparasit, Endosit: im Innern seines Wirtes lebender Parasit, z.B. Protozoen oder Würmer.
Endopeptidasen, Proteinasen: Enzyme (Peptidasen), die Eiweiß aufspalten.
Endophlebitis: die Entzündung der Veneninnenwand (s.a. Phlebitis).
Endophytie: in die Tiefe gerichtetes (»endophytisches«) Wachstum von Gewebe, v.a. von – bösartigen – Tumoren.
Endoplasma: ↗Zytoplasma.
endoplasmatisches Retikulum, Reticulum endoplasmicum: ein im Zellplasma (Zytoplasma) gelegenes System kommunizierender, bläschen- oder schlauchförmiger Hohlräume u. konzentrischer Membran-Doppellamellen für Stofftransport, Entgiftung, Synthese von Stoffwechselbausteinen.
Endoprothese: Prothese aus Fremdmaterial zur Einpflanzung in das Körperinnere, z.B. als Gefäß-, Gelenkprothese.
Endoradiosonde, Intestinal-Sender: verschluckbarer Miniatursender, der während der Magen-Darm-Passage laufend die Wasserstoffionenkonzentration mißt u. deren Werte in Funksignale umsetzt (»schlauchlose pH-Messung«).
Endorphine: als »endogene Morphine« oder »e. Opioide« oder »opioide Peptide« körpereigene Stoffe des ZNS (»Neuropeptide«) mit opiatartiger Wirkung durch ihre Bindung an die gleichen Membranrezeptoren wie das Morphin (Opiatrezeptoren).
Endosalpingitis: auf die Schleimhaut beschränkte Entzündung des Eileiters (↗Salpingitis).
Endoskop: röhrenförmiges, mit Lichtquelle u. optischem System ausgestattetes, starres oder flexibles (Fiberendoskop) Instrument für die ↗Endoskopie.
Endoskopie: Betrachtung (»Spiegelung«) von Körperhöhlen u. Hohlorganen mit einem ↗Endoskop; z.T. kombiniert mit operativen Eingriffen (z.B. Meniskotomie, Gewebsentnahme [Biopsie], Appendektomie, Cholezystektomie) u. Röntgendiagnostik (z.B. endoskopische retrograde Cholangiographie).

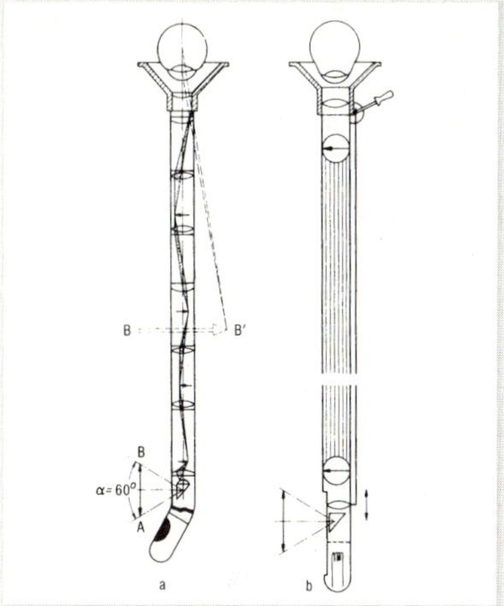

Strahlengang im a) konventionellen **Endoskop**, b) Fiberendoskop [198]

endoskopisch: mittels ↗Endoskopie.
Endosonographie: Endoskopie u. Ultraschalldiagnostik des oberen Magen-Darm-Traktes mit dem Ultraschallgastroskop.
Endost(eum): die dem Periost vergleichbare, aber dünnere u. lückenhafte Bindegewebshaut, die die Markhöhle des Knochens auskleidet.
Endostose: Knochenhypertrophie (»Hyperostose«), bei der sich das überschießend gebildete, neue Knochengewebe nach innen, d.h. zur – dadurch enger werdenden – Markhöhle hin anlagert.
Endothel: das einschichtige Plattenepithel, das die Herzräume u. die Blut- u. Lymphgefäße auskleidet (als Epithel der serösen Häute der Körperhöhlen = Mesothel).
Endotheline, ET: Eiweißstoffe (Peptide), die v.a. im Endothel der Gefäßwände (aber auch in vielen anderen Organen) gebildet werden u. zur Gefäßkonstriktion führen; spielen wahrscheinlich eine Rolle in der Pathogenese der Hypertonie.
Endotheliom(a), Endothelioblastom: Tumor mit Ursprung im Endothel; i.e.S. als – meist bösartiges – Neoplasma des Blut- u. Lymphgefäßendothels (= Hämangio- bzw. Lymphangio-E.).
Endotheliose: ↗Retikuloendotheliose.

Endotoxin: wärmeunempfindliches (= thermostabiles), erst bei Zellauflösung freiwerdendes Gift (Toxin) an der Zellwand der – v.a. gramnegativen – Bakterien; bewirkt Fieber, Leukopenie, entzündliche Gefäßveränderungen, Aktivierung der Blutgerinnung, des Komplement- u. Immunsystems, der Kinine.
Endotoxinschock: septischer ↗Schock.
endotracheal: in der Luftröhre; z.B. endotr. ↗Intubation (mittels Endotrachealtubus).
Endotrachealkatheter: Kunststoffkatheter verschiedener Form u. Durchmesser zum Absaugen der Atemwege (Tracheobronchialsystem).
Endotrachealnarkose: s.u. Intubationsnarkose.
Endotrachealtubus: ein Kunststoff-, Gummirohr zur Einführung in die Luftröhre (durch Mund oder Nase, evtl. durch ein Tracheostoma) für die Intubationsnarkose. Typische Modelle zeigt die Abb.
endourethral: im Harnröhreninnern.
En(do)urtikaria: allergisches Schleimhautödem, v.a. im Atem- u./oder Verdauungstrakt.
endovesikal: im Harnblasen- bzw. (i.w.S.) im Gallenblaseninnern; z.B. e. Zytostatikatherapie bei Harnblasenkarzinom.
Endozervix: die Schleimhautauskleidung des Gebärmutterhalses (Cervix uteri).
Endozytose: Stoffaufnahme in die Zelle durch örtliche Einstülpung der Zellmembran um das Substrat u. Entleerung des dadurch entstehenden Bläschens (Vesikel) in das Zellinnere. Oberbegriff für Pino- u. Phagozytose.
Endplatte, motorische: das Endorgan für die Erregungsübertragung von der cholinergen motorischen Nervenfaser auf den quergestreiften Muskel.
Endstrombahn, terminale Strombahn: organspezifisch unterschiedlich lange Strecke feinster Gefäßverzweigungen, die sich von den Endarteriolen über die nachfolgenden Kapillaren bis zu den aus den Kapillaren hervorgehenden Venolen erstreckt; wichtig für die Mikrozirkulation u. damit für den Gas-, Flüssigkeits- u. Stoffaustausch.
Energiedosis: definiert die von einer ionisierenden Strahlung in einem Material erzeugte Dosis, d.h. die wirksame Energie pro Masse des bestrahlten Materialvolumens; SI-Einheit: Gy (= Gray; 1 Gy = 1 J [Joule]/kg; ältere Einheit: Rad [rad]).
En-face-Nische: die bei der Kontrastmittel-Untersuchung des Magens in der Aufsicht als rundlicher Schattenfleck mit ringförmigem Aufhellungshof dargestellte Ulkusnische.

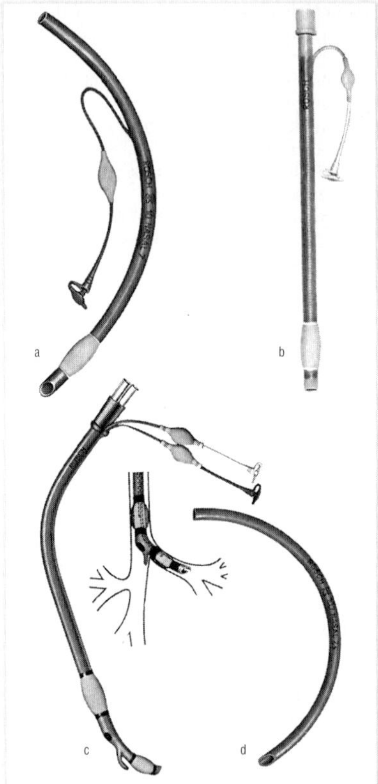

Endotrachealtubus (RÜSCH); a) Tubus mit Luftmanschette nach MAGILL; b) Spiraltubus nach WOODBRIDGE; c) Doppellumentubus nach CARLENS; d) Tubus ohne Luftmanschette nach MAGILL [39]

Englische Krankheit: ↗Rachitis.
Engramm: die im zentralen Nervensystem hinterlassene – sicher komplexe – Gedächtnisspur (»mnemische Spur«) eines Reiz- oder Erlebniseindrucks, die dessen geistige Reproduktion zu einem späteren Zeitpunkt ermöglicht.
Engwinkelglaukom: s.u. Glaucoma.
Enhancement: (engl.) Steigerung, Verstärkung; z.B. einer pharmakol. Wirkung bzw. *radiol* der Dichte (= Dichteanhebung) innerhalb des Gewebes bei der Computertomographie durch Kontrastmittelgabe (z.B. zur besseren Abgrenzung eines Tumors); Beschleunigung (z.B. des Wachstums). – **E., immunologisches:** immunologischer Zustand mit ver-

längerter Überlebenszeit von Antigenen, da sog. Enhancing-Antikörper mit Oberflächenantigenen von Zielzellen interagieren, woraufhin diese nicht mehr als fremd erkannt werden.

Enkeph...: ↗Enceph..., Enzeph...

Enkephaline: körpereigene Stoffe (Neuropeptide), die – wie die ↗Endorphine – natürliche Analoga der Opiate sind.

Enkopresis, Einkoten: das wiederholte willkürliche oder unwillkürliche Absetzen von Fäzes (Stuhl) nach dem 4. Lebensjahr an unüblichen Orten; i.d.R. Zeichen für psychische Konflikte (aber auch infolge organischer Störungen).

Enophthalmus: das Zurücksinken des Augapfels in die Augenhöhle.

enoral: innerhalb des Mundes.

Entamoeba, Endamoeba: eine Amöbengattung. – **E. coli:** die häufigste, apathogene Darmamöbe. – **E. gingivalis:** harmloser Bewohner im Zahnbelag. – **E. histolytica,** Amoeba dysenterica: der Erreger der ↗Amöbenruhr.

Entartung: ↗Degeneration; als **maligne E.** die Umwandlung eines primär gutartigen Gewebes in einen bösartigen Tumor.

Entbindung: Leitung einer Geburt; auch die Geburt selbst.

Entbindungslähmung: **1)** Ischiadikuslähmung der Mutter nach Entbindung. **2)** geburtstraumatische (obere u. untere) ↗Armplexuslähmung beim Kind.

Entdifferenzierung: Rückentwicklung einer Zelle in den undifferenzierten (embryonalen) Zustand; bei malignen Tumoren hat eine entdifferenzierte (anaplastische) Zelle alle spezifischen Zellstrukturen verloren (i.d.R. ein Zeichen großer Malignität; s.a. Grading, Anaplasie).

enteral: die Eingeweide (i.e.S. den Darm) betreffend.

Enteritis: Entzündung der Darmwand, i.e.S. der des Dünndarms; vgl. Colitis. Oft kombiniert mit einer Magenschleimhautentzündung, ↗Gastroenteritis, oder einer Dickdarmschleimhautentzündung, ↗Enterokolitis; s.a. Säuglingsenteritis. Geht einher mit – oft wäßrigen u. übelriechenden – Durchfällen, evtl. auch Erbrechen, Fieber. Erfordert Ausgleich von Flüssigkeits- u. Salzverlust. Wird verursacht z.B. durch Allergene, durch Giftsubstanzen (Enterotoxine oder Chemikalien), radioaktive Strahlung **(= E. actinica),** Infektionen (Bakterien, Viren); s.a. Bakterienruhr, Salmonellenenteritis, Cholera, Virusenteritis. – **E. allergica:** Entzündung des ganzen Darms infolge Allergie gegen Nahrungsmittel. – **E. necroticans,** akuter Darmbrand: akute E. mit fleckförmigem Schleimhautuntergang durch Gasödemerreger (Lebensmittelvergiftung); mit schwersten, blutigen Durchfällen, Erbrechen, Darmkrämpfen, Kreislaufschwäche, Abgang nekrotischer Schleimhautfetzen. – **E. regionalis,** Ile(ocol)itis regionalis, CROHN* Krankheit: chronisch-entzündliche Darmerkrankung, die alle Abschnitte des Magen-Darm-Traktes betreffen kann. Wichtigste Symptome: Abdominalschmerzen, Diarrhö, Gewichtsverlust u. Fieber. Der Schweregrad wird mit Hilfe von Aktivitätsindizes beschrieben, z.B. Aktivitätsindex nach BEST (CDAI). Komplikationen u.a.: toxisches Megakolon, Perforation, Ileus, Blutung, Fisteln, Stenosen sowie erhöhtes Karzinomrisiko bei CROHN* Kolitis.

E

Enteritisbakterien: ↗Salmonellen (i.w.S. auch andere bakterielle Enteritiserreger).

Entero...: Wortteil Darm, Darmtrakt.

Enterobacter: aerobe, bewegliche Bakterien der Familie ↗Enterobacteriaceae (E. cloacae, E. aerogenes u. E. liquefaciens), die v.a. Harnwegsinfektionen hervorrufen.

Enterobacteriaceae: Bakterienfamilie mit den Gattungen Escherichia, Edwardsiella, Citrobacter, Salmonella, Shigella, Klebsiella, Enterobacter, Hafnia, Serratia, Proteus, Yersinia, Morganella u. Erwinia. Aerobe oder fakultativ anaerobe, gramnegative, gerade, z.T. begeißelte Stäbchen, die z.T. normale Darmbewohner (↗Darmflora) des Menschen, z.T. aber auch humanpathogen sind.

Enterobiasis, Oxyuriasis: Befall u. Erkrankung durch Madenwürmer (↗Enterobius vermicularis). Symptome: Afterjucken, Durchfall.

Enterobius vermicularis, Oxyuris s. Fusaria vermicularis, Madenwurm, Pfriemenschwanz: sehr verbreiteter darmparasitärer Fadenwurm [Nematoden; Oxyuridae] des Menschen; Erreger der ↗Enterobiasis u. der ↗Appendicopathia oxyurica.

enterochromaffine Zellen: die chrom- u. argentaffinen, »basalgekörnten« oder »gelben« Zellen, die verstreut in der Speiseröhren- u. Magen-Darm-Schleimhaut sowie in Gallengängen liegen u. als ↗APUD-Zellen ein diffuses endokrines System darstellen.

enterogen: im Darm (Dünndarm) entstanden.

enterohämorrhagisch: im Magen-Darm-Trakt zu Blutungen (Hämorrhagien) führend, z.B. e. ↗Escherichia coli (EHEC).

enterohepatischer Kreislauf: Transportweg

für die mit der Galle ausgeschiedenen u. in tieferen Darmabschnitten wieder rückresorbierbaren u. in die Leber gelangenden Substanzen; i.e.S. der entsprechende Kreislauf der Gallensäuren.

Enterokinase: ↑Enteropeptidase.

Enterokokken: zur normalen ↑Darmflora gehörende Streptokokken der serologischen Gruppe D.

Enterokolitis, Enterocolitis: Schleimhautentzündung des Dünn- u. Dickdarms (s.u. Enteritis, Colitis); oft als Bez. für akuten Durchfall verwendet. – **E., pseudomembranöse:** nach ischämischer ↑Enteropathie sowie als Nebenwirkung langdauernder Antibiotikatherapie (z.B. mit Tetracyclin) auftretende, lebensgefährliche E. (letztere durch Überwucherung mit Clostridium difficile).

Enterokystom: ↑Enterozyste.

Enterolith: ↑Kotstein.

Enteropathie: Sammelbegriff für nichtentzündliche Erkrankungen der (Magen-)Darm-Schleimhaut, v.a. für die zu Eiweißverlusten u. zu Resorptionsstörungen führenden; oft bei HIV-Infektion (sog. HIV-Enteropathie). – **E., exsudative:** exsudative ↑Gastroenteropathie. – **E., glutenbedingte:** ↑Zöliakie. – **E., ischämische:** E. bei Mangeldurchblutung, z.B. durch Gefäßveränderungen im Bereich der Arteria mesenterica superior oder als Schockfolge.

Enteropeptidase, Enterokinase: eiweißspaltendes Enzym im Darmsaft, das aus Trypsinogen Trypsin bildet u. damit die proteolytischen Pankreasenzyme aktiviert.

Enteropexie: operative Fixierung des Darmes, z.B. an die Bauchwand.

Enteroptose: allgemeine Senkung der Baucheingeweide; konstitutionell bedingt, infolge Bindegewebsschwäche, oder erworben, z.B. bei Lockerung der Bauchdecken nach starker Abmagerung, nach zahlreichen Geburten, Aszites.

Enterostomie: operative Darm-, i.e.S. Dünndarmausleitung (Ileo-, Jejunostomie) auf die Körperoberfläche, meist auf die seitl. Bauchwand, zwecks künstlicher Ernährung, Ableitung des Darminhalts (bei Ileus zur Anastomosensicherung); s.a. Anus praeter.

Enterothorax: krankhafte Verlagerung von Darmteilen in die Brusthöhle bei echtem Darmprolaps (↑Abb.) oder bei Zwerchfellhernie.

Enterotomie: Schnitteröffnung des Darms unter gleichzeitiger Absaugung des Darminhalts; v.a. zur Darmentleerung bei Ileus, zur Fremdkörper- (Tonnenstein, verschluckter Gegenstand, Askaridenknäuel) u. Tumorentfernung (Polyp).

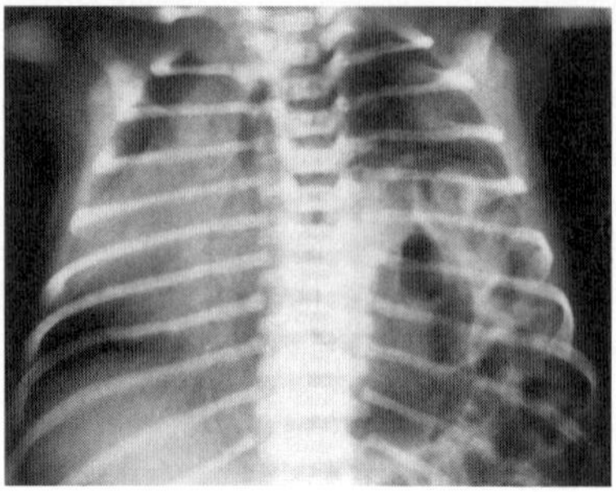

Enterothorax bei Zwerchfelldefekt links (Säugling). Die linke Thoraxhälfte ist größtenteils von Darmschlingen ausgefüllt [320]

Enterotoxin: im Darmtrakt wirksames ↑Ektotoxin einiger Stämme verschiedener Bakterien (z.B. Staphylokokken, Vibrionen, Clostridien), das zu Lebensmittelvergiftungen (↑Enteritis) führen kann.

enterotrop: mit besonderer Neigung (Affinität) zum Befall des Darmtraktes.

Enteroviren: der Familie ↑Picornaviridae zugehörige Viren, welche v.a. Infektionen des Verdauungstraktes hervorrufen. Umfassen als humanpathogene Viren u.a. die 3 Serotypen des ↑Poliomyelitisvirus, die Coxsackie-Viren A u. B, die jüngeren Isolate der ↑ECHO-Viren (chronologisch durchnumeriert; darunter als Serotyp 72 das ↑Hepatitisvirus A).

Enterozele, Darmbruch: innere oder äußere ↑Hernie mit (Dünn-)Darmschlingen als Bruchinhalt.

Enterozoen: ↑Darmparasiten.

Enterozyste, Enterozystom, Enterokystom, Dottergangszyste, ROSER* Zyste: angeborene Zyste mit darmschleimhautartiger Wandauskleidung als Überbleibsel des Dottergangs (Ductus omphaloentericus).

Entgiftung, Detoxikation: **1)** die Bekämpfung von Giftwirkungen, z.B. durch Gaben eines Antidots, Antitoxins; ferner durch extrakorporale Dialyse, Hämoperfusion. **2)** das durch biochemische Stoffwechselvorgänge erfolgende Unschädlichmachen giftiger Substanzen im Organismus (v.a. in der Leber).

Entgiftungszentrum: **1)** Vergiftungszentrum; medizinische Einrichtung mit angeschlossener Intensivstation zur Untersuchung u. Behandlung (Entgiftung; Wiederbelebung) von Vergiftungsfällen. **2)** toxikologisches Informationszentrum (als Forschungs- u. Informationsinstitut).

Enthaarung: ↗Epilation; vgl. Haarausfall.

Enthelminthen: ↗Eingeweidewürmer.

Enthirnungsstarre, Dezerebrationsstarre: die nach Hirnstammunterbrechung (↗Dezerebration) – z.B. nach Hirnverletzung, Mittelhirneinklemmung (bei Hirndruck, -tumor) oder nach Einbrechen einer Hirnblutung in die Hirnventrikel – unter Bewußtseinsverlust auftretende spastische Streckhaltung des Rumpfes u. der Gliedmaßen (mit Innenrotation der Arme), begleitet von Pupillenerweiterung mit Lichtstarre.

Entkeimung: Entfernung aller Mikroorganismen aus Gasen u. Flüssigkeiten durch Sterilfiltration; i.w.S. die ↗Desinfektion, Sterilisation.

Entlastungsfistel: operative Ausleitung des Darminhaltes (↗Enterostomie), z.B. bei »kritischer« (= gefährdeter) Darmanastomose, Ileus.

Entlastungsoperation: Eingriff (meist Dringlichkeitsoperation), der eine sofortige Druckentlastung bewirkt; z.B. die Ventildrainage bei Spannungspneumothorax, eine ↗Entlastungsfistel, die ↗Entlastungstrepanation.

Entlastungstrepanation: ↗Schädeltrepanation als Palliativoperation zur Entlastung bei ↗Hirndruck nach Schädelverletzung mit intrakranieller Blutung, bei posttraumatischem Spannungshydrozephalus oder Ödem, Hirntumor mit Stauungspapille.

Entlausung: Beseitigung von Kopf-, Kleider- u./oder Filzläusen von Körper, Bekleidung, Ausrüstung oder aus Räumen mit mechanischen, thermischen oder chemischen Mitteln, z.B. durch Läusekamm, durch trockene Heißluft (auch Bügeln), strömenden Dampf bzw. durch Hexachlorcyclohexan u.a. Kontaktinsektizide in gelöster oder Puderform.

Entmarkung, Demyelinisierung: Schädigung oder Zerstörung der normalen Markscheide (↗Myelin) eines Nervs im zentralen oder peripheren Nervensystem.

Entmarkungskrankheiten: Krankheiten des Nervensystems mit entzündlicher oder degenerativer bzw. degenerativ-metabolischer ↗Entmarkung (Markscheidenzerfall), z.B. als postinfektiöse u. postvakzinale Enzephalopathien oder – als E. i.e.S. – die ↗Multiple Sklerose, Leukoenzephalitis, Neuromyelitis optica, Leukodystrophie.

Entmündigung: s.u. Betreuung.

Ento...: s.a. Endo...

Entoderm(a): das innere Keimblatt des Embryoblasten, aus dessen einschichtigem Epithel die Epithelien des Verdauungstraktes u. seiner Drüsen (d.h. auch der Leber u. des Pankreas), der Schilddrüsen, Epithelkörperchen, des Thymus, Atmungstraktes, der Harnblase u. Harnröhre hervorgehen.

entoptisch: im Innern des Auges (entstanden).

entotisch: im Ohr entstanden. – **e. Geräusch:** Ohrensausen, ↗Tinnitus aurium.

Entropion, Entropium: Einwärtsstülpung des Lidrandes; organisch bedingt (z.B. narbig) oder – selten – spastisch (v.a. am Unterlid).

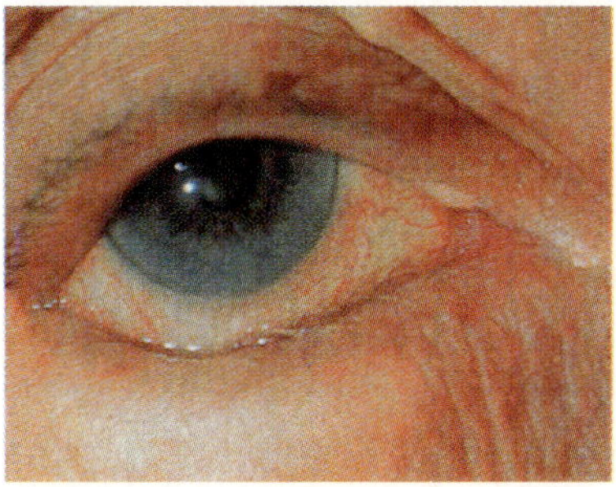

Entropium: das Lid ist nach innen gekippt. Die Wimpern scheuern am Augapfel [337]

Entspannungsverfahren: Oberbegriff für Methoden zur körperlichen u. seelischen Entspannung mit fließenden Übergängen zu psychotherapeutischen Verfahren; z.B. autogenes ↗Training, ↗Biofeedback, progressive ↗Muskelrelaxation nach Jacobson, Konzentrative ↗Bewegungstherapie; i.w.S. auch die (ärztliche) ↗Hypnose, Musiktherapie oder Techniken anderer Kulturen (z.B. Meditation, Yoga).

Entstauungstherapie: Methode der physikalischen Medizin, mit deren Hilfe Lymphödeme behandelt werden (z.B. Armlymphödeme nach Operation eines Mammakarzinoms). 2phasige Therapie: zunächst manuelle ↗Lymphdrainage u. Bandagierung, Dauer ca. 4–8 Wochen; dann Erhaltung der erreichten Verbesserung des Lymphabflusses.

Entwicklungsgeschichte: ↗Ontogenese; i.w.S. Sammelbegriff für Embryologie, Onto- u. Phylogenese.

Entwöhnung: **1)** ↗Entziehung. **2)** Abstillen.

Entziehung: planmäßiges, unter langsamer Dosisreduktion erfolgendes Vorenthalten des Suchtmittels bei Alkohol- bzw. Betäubungsmittelabhängigen (s.a. Drogenentzug) mit dem Ziel, eine Lösung der Bindung an das Mittel zu erzielen, ohne daß dabei größere Entziehungserscheinungen (↗Entzugssyndrom) auftreten.

Entzündung, Inflammatio: die vom – aktiven – Bindegewebe u. den Blutgefäßen getragene Abwehrreaktion des Organismus auf einen äußeren oder innerlich ausgelösten Entzündungsreiz mit Rötung, Überwärmung, Schwellung, Schmerzen, Funktionsstörung; auslösend wirken mechanische Reize (Fremdkörper, Druck, Verletzung) u. andere physikalische Faktoren (ionisierende Strahlen, UV-Licht, Wärme, Kälte), chemische Stoffe (Laugen, Säuren, Schwermetalle, bakterielle Toxine, Allergene u. Immunkomplexe) sowie Erreger (Mikroorganismen, Würmer, Insekten) bzw. krankhafte Stoffwechselprodukte, entgleiste Enzyme, bösartige Tumoren.

entzündungshemmende Mittel: ↗Antiphlogistika.

Entzug...: s.a. Entziehung...

Entzugsblutung (hormonale): ↗Abbruchblutung.

Entzugssyndrom, Abstinenzsyndrom: Symptomatik nach Entziehung von Suchtmitteln (Opiaten, Alkohol etc.) oder nach plötzlichem Absetzen bestimmter Arzneimittel (Schlafmittel, Tranquilizer etc.); Übelkeit, Erbrechen, Durchfälle, Krampfanfälle, Schlaflosigkeit, Delirien (v.a. bei chronischem Alkoholismus), Dämmer- oder Verstimmungszustände; v.a. aber auch lebensbedrohliche Kreislaufstörungen (Schockzustände). – Als **E. des Neugeborenen** nach Drogenabusus der Mutter während der Schwangerschaft mit Atemstörung, zentralnervösen, gastrointestinalen u. vegetativen Symptomen, die Tage bis Wochen nach der Geburt anhalten.

Enucleatio, Enukleation: *(latein. = Entkernung)* das »Ausschälen« eines abgekapselten Fremdkörpers, v.a. aber eines in sich gut begrenzten Organs oder eines abgegrenzten Tumors ohne Mitentfernung benachbarten Gewebes; z.B. als Myomenukleation (auch endoskopisch = pelviskopisch möglich).

Enuresis, Einnässen, Bettnässen: das unbeabsichtigte Harnlassen infolge fehlender Beherrschung der ↗Miktion bei Kindern jenseits des 4. Lebensjahres, betroffen meist Knaben.

Envelope: Virushülle.

Environmental Illness: *(engl. = Umweltkrankheit)* unscharfer Begriff für das ↗Multiple-Chemical-Sensitivity-Syndrom (MCS-Syndrom).

Environtologie: *(engl. environment = Umwelt)* mit der Umwelt u. den Ursachen/Folgen ihrer Veränderungen befaßte Wissenschaft.

Enzephalitis: ↗Encephalitis.

Enzephalo...: Wortteil »Encephalon« (= Gehirn); s.a. Encephalo...

Enzephalographie: Oberbegriff für Untersuchungsverfahren des Gehirns, z.B. Elektro-, Echo-, Gammaenzephalographie; i.w.S. auch für die ↗Hirnangiographie.

Enzephalomalazie: ↗Encephalomalacia.

Enzephalomeningitis: ↗Meningoenzephalitis.

Enzephalomyelitis: ↗Encephalomyelitis.

Enzephalon, Encephalon: das ↗Gehirn.

Enzephalopathie: ↗Encephalopathia.

Enzephalorrhagie: ↗Hirnblutung.

Enzephalozele: sog. Hirnbruch; Hemmungsfehlbildung mit fehlerhafter Gehirnanlage u. medianer Schädellücke, durch die sich Hirnteile nach außen vorwölben. – **E., traumatische:** ↗Hirnprolaps durch eine unfallbedingte Schädellücke.

Enzym, Ferment: *(griech. en zyme = in der Hefe)* für den Stoffwechsel aller Organismen unentbehrliche Eiweißkörper, die als Biokatalysatoren die biochemischen Vorgänge durch Senkung der notwendigen Aktivierungsenergie ermöglichen, sie beschleunigen u. in eine gewünschte Richtung ablaufen lassen, ohne selbst verändert zu werden.

Enzymdefekt: s.u. Enzymopathie.

Enzymdiagnostik: analytische Bestimmung von Enzymaktivitäten in biologischem Material (z.B. Serum), v.a. zur Erkennung von Organ-, Gewebeschädigungen (z.B. Lebererkrankungen, Myokardinfarkt) anhand des ↗Enzymmusters.

Enzymeinheit: Maßgröße der Enzym-Konzentration (Aktivitäts-Bezugseinheit). Nach Empfehlungen (IUB, IUPAC u. IFCC) soll die katalytische Aktivität (z) eines Enzyms bei 30 °C (d.h. Umwandlung von 1 Mol Substrat pro Sekunde) in Katal (kat = mol/s) angegeben werden. Katal ersetzt die bisher übliche internationale Einheit (I.E., IU, U, μmol/min; meist bei 25 °C gemessen; 1 nanokat = 0,06 U; 1 U = 16,67 nkat), die aber häufig weiterverwendet wird. Die katalytische Konzentration (katalytische Aktivität pro Volumen) wird in kat/l angegeben.

Enzym-Immunoassay, EIA: immunologische Bestimmung biologisch aktiver Substanzen in Körperflüssigkeiten (analog dem ↗RIA), wobei die Reaktion zwischen Antigen (AG) u. spezifischem Antikörper (AK) durch eine nachfolgende Bestimmung eines an das AG oder den AK gebundenen ↗Enzyms nachgewiesen wird. Der Test eignet sich v.a. für Medikamente, Hormone u. Proteine (Tumormarker) u. ist annähernd so empfindlich wie der RIA (ohne den Nachteil des Umgangs mit radioaktiven Stoffen). Häufig verwendete Verfahren: 1) EMIT (**e**nzyme **m**ultiplied **i**mmunoassay **t**echnique). 2) ELISA (**e**nzyme **l**inked **i**mmuno**s**orbent **a**ssay).

Enzyminduktion: vermehrte Bildung von Enzymen.

Enzymmuster, Enzymprofil: die für Organe je nach Funktion typische Ausstattung mit Enzymen, die bei Zellschädigung in Körperflüssigkeiten gelangen u. Aussagen über Sitz u. Ausmaß der Schädigung (s.a. Myokardinfarkt, Leberenzymmuster) sowie – bei weiteren Kontrollen – über Krankheitsverlauf u. Therapieerfolg ermöglichen.

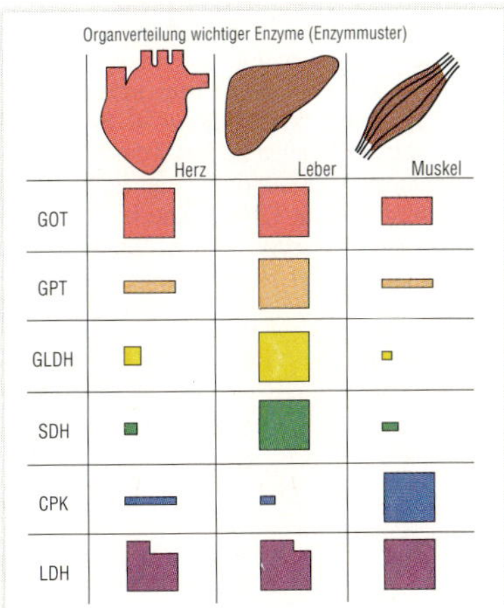

Enzymmuster [435]

Enzymopathie, Enzymmangelkrankheit, erbliche Stoffwechselkrankheit: Oberbegriff für angeborene, primär auf einem genetisch bedingten Enzymdefekt beruhende Krankheiten mit Störung des Stoffwechsels.

Enzymtest: 1) Nachweismethode für Erythrozytenantikörper, bei der die verwendeten Blutkörperchen mit Enzymen vorbehandelt werden. **2)** Bestimmung einzelner Enzyme im Rahmen der ↗Enzymdiagnostik. **3)** ungenauer Oberbegriff für Bestimmungsmethoden unter Verwendung von Enzymen, z.B. ↗Enzym-Immunoassay.

Eo: eosinophiler ↗Granulozyt (Plural: **Eos**).

EOS: Abk. für **e**ndogenes **O**pioid**s**ystem; Funktionszusammenhang der im Organismus gebildeten opioidartigen Substanzen, die in Streß- u. Schmerzsituationen ausgeschüttet werden u. schmerzlindernde Wirkung besitzen; bekannt sind bisher Proopiomelanocortin, Proencephalin u. Prodynorphin; s.a. opioide Peptide.

Eosinopenie: Verminderung (bis Fehlen) der eosinophilen ↗Granulozyten im peripheren Blut. Klinisch bedeutsam v.a. als Streß-E., als E. beim CUSHING* Syndrom u. bei Behandlung mit ACTH oder Corticosteroiden, bei akuten Infektionen (z.B. Typhus abdominalis) u. bei Vergiftungen durch körperfremde oder -eigene Stoffe.

Eosinophiler, Eo: der eosinophile ↗Granulozyt.

Eosinophilie: 1) Neigung bestimmter Zell- u. Gewebestrukturen, sich mit Eosin anzufärben. **2)** vermehrtes Vorkommen eosinophiler ↗Granulozyten in Blut, Knochenmark u./oder Geweben. Eine biologische Reaktion (z.B. in der »eosinophil-lymphozytären Heilphase« der Entzündung), aber auch ein charakteristischer Befund verschiedenartigster Krankheiten, z.B. bei Allergie, myeloischer ↗Leukämie, LÖFFLER* ↗Lungeninfiltrat, nach Infektionen u. Vergiftungen, bei Wurmbefall u. Parasiten, Lymphogranulomatose; ferner als familiäre E. (ohne Krankheitswert).

Eosinophilie-Myalgie-Syndrom: Muskelschmerzen (Myalgie), Eosinophilie u. Faszienentzündung sowie Allgemeinsymptome (Schwäche, Fieber) nach Einnahme von verunreinigtem L-Tryptophan.

Epaulettenzeichen: die tastbare, im Röntgenbild sichtbare leere Schultergelenkspfanne bei Luxation des Schultergelenks.

Ependym: das einschichtige Epithel als Zellauskleidung (↗Glia) der Hohlräume des zentralen Nervensystems u. als Bedeckung des Plexus choroideus.

Ependymitis: vom Ependym ausgehende Entzündung. – **E. callosa,** Ependymsklerose: diffuse chronische E. mit schwieliger Verdickung der unter dem Ependym gelegenen Glia als Folge einer chronischen Liquorstauung (bei chronischem Hydrozephalus).

Ependymom, Ependym(o)epitheliom, -gliom, -zytom, Pfeilerzellgliom: vom Ependym (Auskleidung der Hirnkammern) ausgehender, meist relativ gutartiger Tumor; Symptome gemäß der Lokalisation (Verschluß der Hirnkammern) v.a. Hirndruckzeichen mit Kopfschmerzen u. Übelkeit. Diagnose mit Computer-, Kernspintomographie.

Ephedra sinica, Meerträubel: strauchartige asiatisch-mediterrane Trockenpflanze (Xerophyt), deren alkaloidhaltiges Kraut (Ephedrae herba) zur Gewinnung von ↗L-Ephedrin dient.

Ephedrin: ↗Sympathomimetikum mit zentral erregender Wirkung. Indikationen: wegen seiner vasokonstriktorischen Wirkung lokal (Nasentropfen) zur Abschwellung der Nasenschleimhaut, am Auge als Mydriatikum, bei Bronchialasthma, in Hustensäften, zur Blutdrucksteigerung bei Hypotonie. In höheren Dosen Nebenwirkungen am ZNS (Erregtheit, Schlaflosigkeit) u. am Herzen (Tachykardie).

Epheliden, Lentigo aestiva: Sommersprossen.

ephemer: nur einen Tag dauernd, vorübergehend.

Ephemera, Febris ephemer(ic)a: ↗Eintagsfieber.

EPH-Gestose, EPH-Syndrom: s.u. Präeklampsie.

Epi...: Präfix »auf«, »an«, »bei«, »neben«, »durch«, »von«, »während«, »nach ... hin«, »über«, »oberhalb«.

Epiblepharon: eine übermäßig entwickelte Deckfalte des Oberlids bzw. ein Lidhautwulst des Unterlids.

Epicondylitis: entzündlicher oder degenerativer **(= Epicondylopathia)** Prozeß im Bereich eines ↗Epicondylus. – **E. humeri:** E. eines Oberarmepikondylus (meist des seitlichen = E. h. lateralis). Tritt auf nach Überanstrengung (z.B. als »Tennisellenbogen«), aber auch bei ↗Zervikalsyndrom (oft mit ↗Periarthropathia humeroscapularis).

Epicondylus: der einem Gelenkknorren (Condylus) aufsitzende Knochenvorsprung für Muskelursprünge oder -ansätze.

Epidemie: massenhaftes Auftreten einer Krankheit, v.a. einer Infektionskrankheit, in einem begrenzten Gebiet u. Zeitraum; vgl. Endemie, Pandemie.

Epidemiologie: Lehre von der Häufigkeit u. Verteilung von Krankheiten u. Gesundheitsstörungen sowie von deren Ursachen u. Risikofaktoren in Bevölkerungsgruppen, deren Verlauf u. deren sozialen u. volkswirtschaftlichen Folgen.

epidemisch: epidemieartig auftretend, eine ↗Epidemie betreffend.

epidermal: die Oberhaut (↗Epidermis) betreffend. – **e. growth factor,** EGF: der **epidermale ↗Wachstumsfaktor**.

Epidermis, Oberhaut: die gefäßlose, in den oberen Schichten aus verhorntem Plattenepithel bestehende Außenschicht der Körperhaut; mit Stratum basale u. spinosum als Keimschicht, Str. granulosum als Verhornungsschicht u. Str. lucidum u. corneum als Hornschicht; s.a. Haut.

Epidermislappen: ein der Oberhaut entnommener Hautlappen zur freien Hauttransplantation.

Epidermiszyste: das echte ↗Atherom.

Epidermolysis: das Sichablösen der Oberhaut als Bläschen- oder Blasenbildung. – **E. acuta toxica,** Necrolysis acuta toxica, Lyell* Syndrom, »Syndrom der verbrühten Haut«: lebensbedrohlicher akuter Untergang (Nekrotisierung u. Ablösung sowie Blasenbildung) fast der gesamten Oberhaut ohne wesentliche Entzündungsreaktion, klinisch ähnlich einer Hautverbrennung; ↗Abb. Ätiologisch werden 2 Formen unterschieden: 1) arzneimittelbedingte E. a. t. (toxische epidermale Nekrolyse): allergisch-toxische Reaktion auf Arzneimittel; 2) staphylogene E. a. t.: durch Staphylokokkenexotoxin ausgelöste Erkrankung, die vorwiegend Neugeborene u. Säuglinge (Dermatitis exfoliativa neonatorum Ritter v. Rittershain*), Kleinkinder u. immunologisch geschwächte Erwachsene befällt. – **E. bullosa (hereditaria):** erbliche Epidermolysen als Gruppe der blasenbildenden Hauterkrankungen.

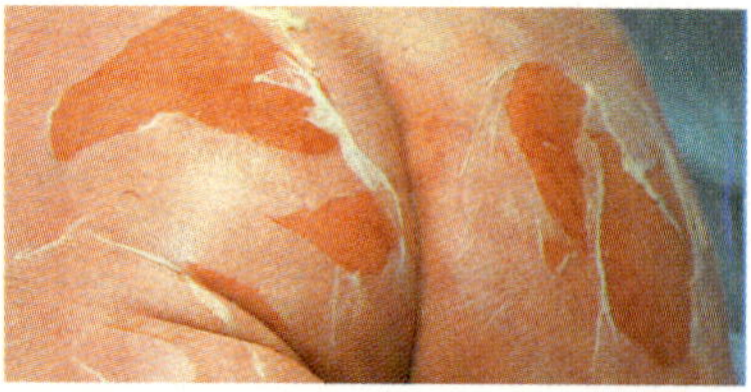

Epidermolysis acuta toxica (Syndrom der verbrühten Haut) [393]

Epidermophyten: Pilze, die die Oberhaut (Epidermis), nicht aber die Haare befallen.

Epidermophytie: Pilzbefall der unbehaarten Haut durch ↗Epidermophyton floccosum; als Dermatophytie zusammen mit Mikrosporie u. Trichophytie unter ↗Tinea eingeordnet.

Epidermophyton floccosum: Hautpilz (Epidermophyt); Erreger von Ekzema marginatum u. ↗Epidermophytie.

Epididymektomie: Entfernung des Nebenhodens, meist kombiniert mit teilweiser bis subtotaler Entfernung des Samenstrangs (= Epididymovasektomie).

Epididymis, Nebenhoden, Parorchis: das dem Hoden hinten aufliegende, von den ausführenden Kanälchen des Hodens (Ductuli efferentes) u. dem Nebenhodengang (Ductus epididymidis) gebildete Organ, das der Ableitung u. Speicherung von Samenfäden dient.

Epididymitis: die Nebenhodenentzündung; v.a. als Komplikation nach Prostataresektion, bei Harnröhren-Samenblasen-Entzündung (nach Katheterisierung oder Bougierung), Gonorrhö, Urogenitaltuberkulose, unspezifischer Prostatitis, jedoch auch hämatogen oder unfallbedingt. Symptome: rasch zunehmender, in die Leistenbeuge ausstrahlender Druck- u. Spontanschmerz, höckrige Nebenhodenschwellung mit Beteiligung des Samenstrangs (= Epididymofunikulitis), Fieber.

epidural, extra-, supradural: auf (außerhalb) der harten Hirnhaut (↑Dura mater); z.B. epid. ↑Hämatom.

Epiduralanästhesie: ↑Periduralanästhesie; s.a. Kaudalanästhesie.

Epiduralhämatom, Epiduralblutung: ↑Hämatom, epidurales.

epigastrisch: im Oberbauch gelegen; z.B. die e. ↑Hernie.

Epigastrium: Oberbauch, die zwischen den Rippenbögen u. dem Nabel gelegene Regio epigastrica.

Epiglottis: der Kehldeckel; elastisch-knorpelige Platte mit Schleimhautüberzug, die beim Schluckakt den Kehlkopfeingang abdeckt.

Epiglottiskarzinom: das sog. äußere ↑Kehlkopfkarzinom, das meist von der kehlkopfseitigen Fläche des Kehldeckels ausgeht.

Epiglottitis: Schleimhautentzündung des Kehldeckels, meist im Rahmen einer Laryngopharyngitis. – **E. phlegmonosa (oedematiens) acutissima:** akute, fast nur bei Kleinkindern vorkommende, schwerste (phlegmonöse) Verlaufsform der Entzündung des Kehldeckels infolge Infektion mit Haemophilus influenzae.

Epikanthus: Lidfalte. – **E. medialis:** typ. Hautfalte am inneren Lidwinkel bei DOWN* Syndrom.

Epikard, Lamina visceralis (pericardii): das mit der äußeren Oberfläche des Herzmuskels verwachsene »innere Blatt« des Herzbeutels (Perikard) als äußerste Schicht der Herzwand.

Epikarditis: Epikardentzündung; s.a. Perikarditis.

Epikondylitis, Epikondylopathie: s.u. Epicondylitis.

Epikondylus: ↑Epicondylus.

Epikraniotomie: Durchtrennung der Kopfschwarte.

Epikranium: die Kopfschwarte als Weichteilbedeckung des Hirnschädels, bestehend aus Haut, Unterhaut u. ↑Galea aponeurotica.

Epikrise: Schlußbetrachtung; die abschließende krit. Beurteilung eines Krankheitsverlaufs, meist in Form eines Berichts mit differentialdiagnostischen Überlegungen u. endgültiger Diagnose.

epikutan: der Haut (Kutis) aufliegend, die Hautoberfläche betreffend.

Epikutantest, Pflastertest: diagnostischer Test zum Nachweis einer Kontaktallergie durch eine zelluläre Überempfindlichkeit (= allergische Spättypreaktion). Das vermutliche Allergen wird in einer Aluminiumkammer auf einen kleinen Bezirk normaler Haut (zumeist am Rücken) aufgebracht u. bis zu 48 Std. fixiert. Die Testreaktion wird nach 48 u. 72 Std. abgelesen. Eine entzündliche Ekzemreaktion wird als positiv betrachtet; ↑Abb. – **E., belichteter:** ↑Photopatch-Test.

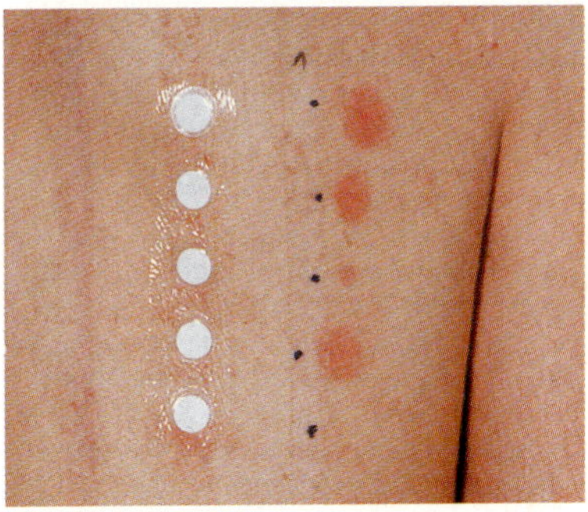

Epikutantest (Ausschnitt) bei allergischem Kontaktekzem. Befund: Typ-IV-Sensibilisierung auf Duftstoffmix, Propylenglykol, Triclosan, eigene Externa [392]

Epilation, Epilierung: Entfernung von Kopf- u./oder Körperhaaren aus kosmetischen Gründen oder zu Behandlungszwecken (v.a. bei Pilzkrankheiten).

Epilepsia, Epilepsie, Fallsucht: Oberbegriff für Anfallsleiden verschiedener Ursachen, z.B. infolge hirnorganischer Erkrankungen (E., symptomatische), Stoffwechselstörungen (E., metabolische), familiärer Belastung (E., hereditäre) oder ohne nachweisbare Ursachen (E., genuine). Das Krankheitsbild ist charakterisiert durch das wiederholte Auftreten »zerebraler« Anfälle, die – als E. convulsiva – mit

E

allgemeinen oder aber mit begrenzten, »nichtgeneralisierten« Krämpfen einhergehen (E. major = generalisierte E. = Grand mal bzw. partielle oder fokale E.) oder aber ohne Krämpfe verlaufen (E. nonconvulsiva) bzw. nur mit Anfällen kurzer Dauer (↗Petit mal); alle evtl. mit klassischer Aura (Vorbotenzeichen = Prodromi).

Epilepsiechirurgie: operative Eingriffe zur Ausschaltung eines Epilepsie-verursachenden Herdes (z.B. Tumor, Narbe) im Gehirn; werden v.a. dann vorgenommen, wenn eine medikamentöse Therapie versagt.

epileptisch: die ↗Epilepsie betreffend, durch E. hervorgerufen, an E. leidend. – **e. Anfall:** s.u. Epilepsie.

Epilieren: ↗Epilation.

Epinephrin: (engl.) ↗Adrenalin.

Epineurium: die bindegewebige Hülle des peripheren Nervs, die die Nervenfaserbündel umkleidet u. zum »Nervenstamm« zusammenfaßt.

Epipharynx: der Nasenrachenraum.

Epiphora: das »Tränenträufeln«; infolge gesteigerter Bildung von Tränenflüssigkeit.

epiphysär, epiphyseal(is): die Epiphyse (allgemein eine Knochenepiphyse) betreffend.

Epiphyse: 1) Hirnepiphyse = Epiphysis cerebri: das ↗Corpus pineale. **2)** ↗Epiphysis (die Knochenepiphyse).

Epiphysenfuge: die bei der Verknöcherung (↗Ossifikation) der knorpeligen Knochenvorstufen verbleibende Knorpelscheibe zwischen der Metaphyse u. der Epiphyse; wirkt bis zum Epiphysenschluß als Wachstumszone des Knochens. Ihr längeres Fortbestehen (Persistenz) führt in der Regel zu Großwuchs, vorzeitiger Schluß zu Minderwuchs.

Epiphysenkern: s.u. Knochenkern; s.a. Ossifikation.

Epiphysenlinie: die zarte Verdichtungszone (im Röntgenbild als Linie), die beim Erwachsenen nach Epiphysenschluß anstelle der Epiphysenfuge verbleibt.

Epiphysenlösung: ↗Epiphysiolyse.

Epiphysennekrose: ↗Knochennekrose in einer Epiphyse oder einer Apophyse; als umschriebener Herd (evtl. mit Sequestration) oder – ausgedehnter – als »spontane E.« mit ↗Epiphysiolyse. **1) E., symptomatische:** E. bei Systemerkrankung des Skeletts. **2) aseptische E.,** Osteochondropathie, Chondroosteonekrose: die »juvenile« Form der ↗Osteochondrose, charakterisiert durch Zerrüttungszonen, Dauerbruch, Trümmerzysten u. -felder, Umbauzonen an mechanisch stark be-

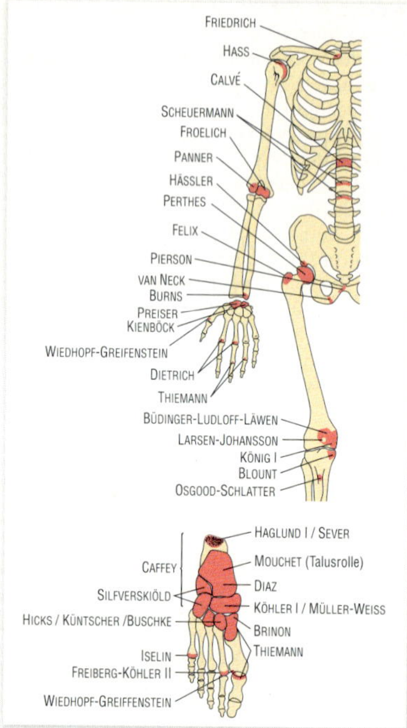

Aseptische Epiphysennekrose [307]

anspruchten Schwachpunkten des Skeletts. Es bestehen fließende Übergänge zu »Überlastungsschaden«, »Ermüdungsbruch« etc. bzw. zu physiologischen Anpassungsvorgängen (Lokalisation ↗Abb.).

Epiphysenschluß: der endgültige Schluß (Synostose) der Epiphysenfugen der Röhrenknochen; der Zeitpunkt ist ein Kriterium für das abgeschlossene Längenwachstum, bei Mädchen im 16.–18. (20.), bei Knaben im 18.–21. (23.) Lj.

Epiphysentumor: s.u. Hirntumor, Pinealom.

Epiphyseodese: »Epiphysenfesselung« zur Ausschaltung der Knochenbildung im Epiphysenbereich zur Hemmung des Längenwachstums bei Jugendlichen, z.B. an ↗Femur, ↗Tibia.

Epiphysiolyse, Epiphysenlösung: die teilweise oder totale Kontinuitätstrennung eines Knochens in der Epiphysenfuge als Sonderform des Knochenbruchs bei Jugendlichen.

Epiphysis: 1) die »Knochenepiphyse«; das zunächst vollknorpelige Gelenkende eines Röhrenknochens mit dem sich darin entwickelnden ↗Knochenkern. **2) E. cerebri:** ↗Corpus pineale.

Epiphyten: Kurzform für ↗Epidermophyten.

Episiotomie: der (Scheiden-)Dammschnitt; eine den Scheideneingang erweiternde, von der Scheide her ausgeführte teilweise Dammdurchtrennung (Perineotomie) zur Verhütung eines Dammrisses oder zur Erleichterung bzw. Beschleunigung der Geburt.

Episkleritis: Entzündung der Episklera (Bindegewebe auf der Lederhaut des Auges).

Epispadie, Fissura urethrae superior: die obere Harnröhrenspalte; Mündung der Harnröhre auf dem Rücken des Penis; eine Hemmungsfehlbildung.

Epistaxis, Nasenbluten: Blutung aus den Gefäßen der Nasenschleimhaut aus örtlicher Ursache (z.B. Rhinitis sicca ant., Verletzung) oder als symptomatische E. (u.a. bei Hypertonie, Arteriosklerose, Blutgerinnungsstörungen, akuten Infekten, Leukämie) bzw. – ohne erkennbare Ursache – als habituelle oder essentielle E. (häufig in der Pubertät).

Epithel: Deckgewebe, das aus fast lückenlos zusammengefügten Epithelzellen u. wenig Interzellularsubstanz besteht u. keine Gefäße enthält. Ein Schutz- u. Stoffwechselorgan mit der Fähigkeit zur Resorption (z.B. Alveolar-, Darmepithel) u. Sekretion (s.a. Drüse), das die äußere Körperoberfläche bedeckt (↗Epidermis) bzw. die Hohlorgane u. Körperhöhlen auskleidet (↗Tunica mucosa, Mesothel, Ependym); ferner das hochdifferenzierte Sinnesepithel. – **E., atypisches:** ↗Atypie.

Epitheliom(a): jede Geschwulst mit Ursprung im Epithel; i.e.S. aber nur Bez. für die gutartigen Tumoren wie Adenom, Papillom, Fibroepitheliom etc.

Epithelisierung, Epithelisation: 1) die reparative Epithelbildung bei ↗Wundheilung. **2)** ↗Hauttransplantation.

Epithelkörperchen: ↗Glandulae parathyroideae.

Epitheloidzelle: Bindegewebszelle mit großem, blassem Kern u. unscharf begrenztem Zytoplasma; z.B. bei der ↗Boeck* Krankheit (**»epitheloidzellige Granulomatose«),** Tuberkulose (in Tuberkeln).

Epithelzelle: platte, kubische oder prismatische, allgemein teilungsfähige Zelle eines ↗Epithels.

Epithese: individuell angefertigtes Organersatzstück aus Werkstoff, v.a. zur Bedeckung von Gesichtsdefekten; vgl. Prothese.

Epizoonose: Hautkrankheit durch tierische Parasiten mit Lebensbereich auf der Körperoberfläche (**»Epizoen«;** z.B. Flöhe, Läuse, Wanzen).

Eponym: *(griech. eponymos = Namengebender)* durch einen Personennamen (meist Autorenname) gekennzeichneter Begriff, z.B. Addison* Krankheit.

Epoophoron: der Nebeneierstock; ein Urnierenrest in der Mesosalpinx.

EPS: 1) extra**p**yramidalmotorisches **S**ystem. **2) E**xophthalmus-**p**roduzierende **S**ubstanz (s.u. Exophthalmus, endokriner).

Epstein*-Barr* Virus, EB-Virus, EBV: ein DNS-Virus (der Herpesgruppe). Erreger der Mononukleose (↗Mononucleosis infectiosa). Wird auch mit der oralen Haarleukoplakie (bei AIDS) u. der Entstehung von Lymphomen (Burkitt* Lymphom) in Verbindung gebracht; in Asien gilt eine EBV-Infektion als Risikofaktor für Tumoren der Nase oder des Kehlkopfes.

Epulis: jede dem Zahnfleisch aufsitzende Geschwulst. – **E. gigantocellularis:** die häufigste Form der E.; geht vom Zahnhalteapparat aus, ist gutartig, aber zu Rezidiven neigend; wird hervorgerufen durch chronische Resorptionsvorgänge u. entzündliche Reize.

equinus: (latein.) beim Pferd vorkommend, Pferde...; z.B. Pes equinus u. equinovarus (↗Spitz- bzw. Klumpfuß), Cauda equina.

Eradikation: vollständige, »auf die Wurzel (Radix) gehende« Vernichtung = Ausrottung eines Krankheitsgeschehens bzw. eines Erregers; z.B. **Eradikationstherapie** von ↗Helicobacter pylori (empfohlene Therapieschemata mit Antibiotika, H_2-Rezeptorenblockern, Säurehemmern).

Erb* Lähmung, E.* Paralyse, E.*-Duchenne* Lähmung: die obere ↗Armplexuslähmung. – **E.* Muskelatrophie, -dystrophie:** ↗Dystrophia musculorum progressiva. – **E.* Punkt: 1)** Punctum quintum: der zentrale Auskultationspunkt des Herzens im 3. Zwischenrippenraum (ICR) links parasternal, an dem fast alle Geräuschphänomene wahrnehmbar sind. **2)** Supraklavikularpunkt: Punkt etwa 3 cm oberhalb des Schlüsselbeins u. 1–2 cm seitl. des Kopfnickers, von dem aus der obere Teil des Plexus brachialis (C V/VI) elektrisch gereizt werden kann. – **E.* Zeichen:** gesteigerte galvanische Erregbarkeit der motorischen Nerven (z.B. des N. ulnaris u. facialis) als Zeichen der ↗Tetanie.

Erbanlage: ↗Gen.

Erbgang: die Vererbungsweise eines Merkmals (bzw. einer Erbkrankheit), abzuleiten aus seiner zahlenmäßigen Verteilung in der Nachkommenschaft (evtl. auch bei den Vorfahren) unter Verwendung statistischer Methoden. – **E., autosomaler:** Vererbungsweise eines Merkmals, dessen Gen auf einem ↗Autosom (d.h. nicht auf einem Geschlechtschromosom) liegt; vgl. E., gonosomaler. – **E., gonosomaler:** geschlechtsgebundener E. eines Merkmals, dessen bestimmende Gene auf einem Geschlechtschromosom (X- oder Y-Chromosom) liegen. – **E., X-chromosomal-dominanter:** gonosomaler E., bei dem das Merkmal vom Vater immer auf seine Töchter, nie jedoch auf seine Söhne übertragen wird (da das X-Chromosom bei Männern immer von der Mutter stammt). 50% der Kinder heterozygoter Mütter u. alle Kinder homozygoter Mütter zeigen das Merkmal. – **E., X-chromosomal-rezessiver:** gonosomaler E., bei dem das von der heterozygoten – gesunden – Mutter (= Konduktorin) stammende Merkmal (z.B. Hämophilie) bei 50% der Söhne, jedoch bei keiner Tochter (davon 50% Konduktorinnen) in Erscheinung tritt; bei Frauen ist das Merkmal nur sichtbar, wenn das Gen auf beiden X-Chromosomen (homozygot) vorhanden ist.

Erbgrind: ↗Favus.

Erbkrankheit, Heredopathie: familiär gehäuft auftretende Krankheit, für deren Entstehung erbliche Anlagen die entscheidende Rolle spielen.

Erbmaterial: ↗Desoxyribonucleinsäure.

Erbrechen, Emesis, Vomitus: die rückläufige Entleerung von Mageninhalt als komplexes, vom Brechzentrum gesteuertes Reflexgeschehen. Vieldeutiges Symptom (↗Tab.).

Erbsenbein: ↗Os pisiforme.

ERCP, ERCS: **e**ndoskopisch-**r**etrograde **C**holangio-**P**ankreatikographie (s.u. Pankreatographie) bzw. **C**holangio**s**kopie.

Erdalkalien, alkalische Erden: die in Wasser mit alkalischer Reaktion löslichen Oxide der **Erdalkalimetalle**.

Erdbeerzunge, Himbeerzunge: die für Scharlach charakteristische Zunge (nach Abstoßen des Belags am 2. bis 3. Tag) mit geschwollenen Papillen auf hochroter Schleimhaut. Gelegentlich auch bei Hepatitis, Leberzirrhose, Zystopyelitis, allergisch-toxischen Zuständen.

Erden: meist farblose, schwer schmelzbare, »erdige« Metalloxide wie Tonerde (Aluminiumoxid), Titandioxid, Oxide der seltenen Erden u. Erdsäuren (»saure Erden«).

Erector, Erektor: *(latein. = Aufrichter)* Musculus erector; z.B. Erectores pilorum (↗Musculi arrectores pilorum), E. trunci (↗Musculus erector spinae).

Ursachen des Erbrechens [183]

funktionelle Ursachen
psychogen, Schwangerschaft, funktionelle Ösophaguserkrankungen
organische Ursachen
Ösophagus: Tumoren, Entzündungen, Stenosen, Divertikel, Mediastinaltumoren einschl. Bronchialkarzinom Magen: akute Gastritis, Ulkus, narbige oder tumoröse Stenosierung (postoperative Magenatonie), Pylorospasmus (bei Kindern) Dünndarm u. Dickdarm: akute Gastroenteritis, mechanisches Ileus, Obstruktion Leber, Galle, Pankreas: Entzündungen, Cholelithiasis, Tumoren Peritoneum: akute Peritonitis (diffus u. lokal)
extraabdominelle Erkrankungen
zerebral: Meningitis, Enzephalitis, MENIÈRE* Krankheit, Migräne, Glaukom, Tumoren, Schädel-Hirn-Traumen, Blutungen, hypertone Krisen Stoffwechselentgleisungen: diabetisches Präkoma, Lactatazidose, Urämie, Thyreotoxikose, ADDISON* Krankheit
exogene Ursachen
zahlreiche Medikamente (Digitalis, Zytostatika, Antibiotika, Opiate etc.) Intoxikationen (Pilzgifte, Alkohol etc.)

erektil: zu ↗Erektion fähig.

Erektion: das mechanisch oder psychoreflektorisch ausgelöste Sichaufrichten des Penis, der Clitoris oder der Brustwarzen durch Anschwellen der Schwellkörper (d.h. durch arterielle Hyperämie bei behindertem Blutabfluß).

Erektionshilfen: mechanische Hilfsmittel zur Erreichung einer Erektion bei erektiler Dysfunktion. Zur Anwendung gelangen prinzipiell zwei Methoden: technische Mittel zur Behinderung des venösen Abflusses (z.B. elastischer Ringschlauch, der um die Penis-Basis gelegt wird) u. Vakuumapparate, mit deren Hilfe sich der Penis mit Blut füllt.

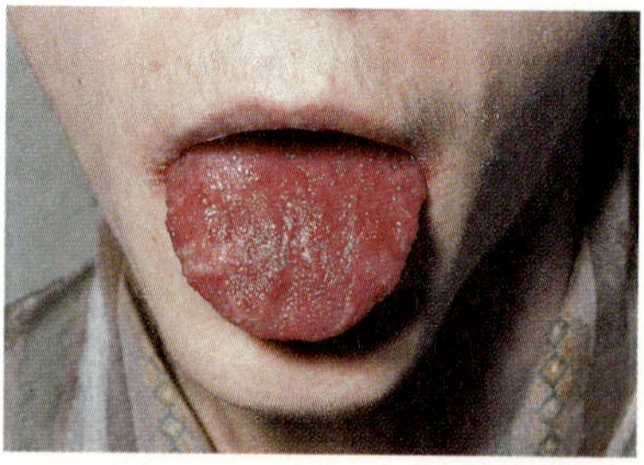

Scharlach: charakteristische **Erdbeerzunge** (auch Himbeerzunge) [85]

Erektionsstörungen: mangelhafte oder fehlende Versteifung des Penis, wobei die sexuelle Erregung vorhanden sein kann; der Vollzug des Geschlechtsverkehrs ist erschwert oder nicht möglich ohne spezielle therapeutische Maßnahmen; s.a. Erektionshilfen. Ursachen: psychische Störungen; organisch (z.B. Erkrankungen u. Operationen im Urogenitalbereich, Gefäßerkrankungen, diabetische Neuropathie); s.a. Impotenz.

Erethismus, Erethie: gesteigerte Erregbarkeit, ruheloser Bewegungsdrang.

Erfahrungsheilkunde: s.u. Alternativmedizin.

Erfrierung, Congelatio: akuter Gewebsschaden durch Kälteeinwirkung. Unterschieden werden 4 Grade (vgl. Verbrennung); 1. Grad: starke Rötung durch reaktive Hyperämie (= Congelatio erythematosa); 2. Grad: Ödem- u. Blasenbildung infolge erhöhter Permeabilität der durch Sauerstoffmangel geschädigten Gefäßwand (= Congelatio bullosa); 3. Grad: Nekrosen (Kältebrand) infolge weitgehender Drosselung der Blutzufuhr (= Congelatio gangraenosa s. escharotica); 4. Grad: »Vereisung« des Gewebes mit Koagulationsnekrose. – Als Restzustände kommen vor: Frostbeulen (Perniones), Hyper- u. Parakeratosen, Hautatrophien, Pigmentationen.

Ergastoplasma: der ribosomenbesetzte (»rauhe« oder »granuläre«) Anteil des ↑endoplasmatischen Retikulums; ist bei hohem Eiweißumsatz der Zelle besonders ausgeprägt.

Ergocalciferol: ↑Vitamin D_2.

Ergometer: Diagnostikgerät für die ↑Ergometrie im Liegen, Sitzen oder Stehen (als Fußkurbelgerät, Fahrradergometer, Ergostat).

Ergometrie: Messung der körperlichen Leistung (meist mit Fahrradergometer) u. der sich unter Leistung verändernden Parameter wie Herzfrequenz, arterieller Druck, Herzstromkurve (↑Belastungselektrokardiogramm [Ergo-EKG]), Atemzeitvolumen u. Sauerstoffaufnahme/Kohlendioxid-Abgabe (Ergospirometrie), Sauerstoffsättigung des Blutes (Ergoxymetrie), intrakardialer Druckwerte, klinisch-chemischer u. hämatologischer Werte.

Ergometrin(um): Substanz mit wehenerregender u. Uterusblutungen hemmender Wirkung; *therap* Anw. in der Nachgeburtsperiode, bei inkomplettem Abort, bei starken Gebärmutterblutungen; vgl. Ergotamin.

Ergonomie: Aufgabengebiet der Arbeitsphysiologie, das sich – in Zusammenarbeit von Psychologen, Physiologen u. Technikern – mit der »Anpassung der Arbeit (bzw. der Arbeitsplätze) an den Menschen« u. der »Anpassung des Menschen an die Arbeit« befaßt.

Ergosterin, Ergosterol, Provitamin D_2: wird photochemisch umgewandelt durch UV-Licht über Prächalciferol in Vitamin D_2 (Ergocalciferol).

Ergotalkaloide: ↑Mutterkornalkaloide.

Ergotamin: das neben dem Ergometrin wichtigste Secale-Alkaloid; wirkt kontrahierend auf glatte Muskulatur der Gebärmutter u. Gefäße (periphere Vasokonstriktion; s.a. Ergotismus) u. zentral-sympatholytisch (Blockade der α-Rezeptoren); *therap* Anw. als Gebärmuttertonikum in der Geburtshilfe u. Gynäkologie u. zur Migräne-Kupierung.

Ergotherapie: Oberbegriff für Beschäftigungs- u. Arbeitstherapie; umfaßt die Wiedereingliederung in Gesellschaft u. Arbeitsleben in bezug auf Aktivität u. Leistungsfähigkeit u.a. mit systematischer Förderung u. Nutzung handwerklicher u. künstlerischer Fertigkeiten. Unterschieden werden z.B.: funktionelle Ergotherapie; Selbsthilfetraining (Aktivitäten des täglichen Lebens); Haushaltstraining; Konzentrations- u. Stabilisationstraining; Gruppenverfahren.

Ergotismus: die Vergiftung durch Secale cornutum (»Mutterkorn«); ferner die Vergiftungserscheinungen bei unkontrollierter Anw. von Secale-Alkaloiden (z.B. Ergotamin bei Migränetherapie). Symptome: bei akutem E. Parästhesien (»Kribbeln«) in den Gliedmaßen, Magen- u. Darmstörungen, Kopfschmerz, Verwirrtheit bis Bewußtlosigkeit; bei chronischem E. Durchblutungsstörungen durch Vasospasmus, v.a. der Gliedmaßenarterien.

ergotrop: leistungssteigernd. – Die **e. Reaktion** (»Ergotropie«), die über das **e. System** (Sympathikus u. Nebennierenmark) reflektorisch ausgelöst wird, dient der Steigerung der Fähigkeit zu Arbeitsleistung, Angriff oder Flucht u. ist gekennzeichnet durch Erhöhung des Bewußtseinsgrades, Aktivitätssteigerung des Herzens u. Kreislaufs, Mobilisierung von Glykogen, Hemmung der Verdauungsaktivität.

Erguß: entzündliche (↑Exsudat) oder kreislaufbedingte (↑Transsudat) Flüssigkeitsansammlung in präformierten Körperhöhlen oder im Gewebe (↑Ödem, Anasarka). Je nach Zusammensetzung bezeichnet als serös, serofibrinös, hämorrhagisch (s.a. Hämatom), eitrig (↑Empyem, Pyaskos), chylös, gallig etc.; s.a. Aszites, Perikard-, Gelenkerguß. – Auch umgangssprachlich für Samenerguß.

Erhaltungsdosis: Dosis eines Medikaments (z.B. Digitalis), die nach erreichter Sättigung zur Aufrechterhaltung des wirksamen Blutspiegels täglich weiter zu verabreichen ist; entspricht der vom Organismus im Sättigungszustand eliminierten Menge.

Erinnerungslücke: ↗Amnesie.

Erkältung: i.w.S. die Erkältungskrankheiten, d.h. die akuten, infektiösen – meist virusbedingten – katarrhalischen Erkrankungen der oberen Luftwege (für die früher eine Abkühlung als Ursache angenommen wurde); i.e.S. der banale Schnupfen.

Erlenmeyer* Kolben: konischer Glaskolben mit breiter Grundfläche u. mehr oder minder engem Hals; Laborgerät.

Ermüdungsfraktur: ↗Streßfraktur.

Ernährung: Zufuhr u. Aufnahme der zur Erhaltung des Lebens, d.h. des Betriebs- u. Baustoffwechsels, notwendigen Flüssigkeit u. festen Nährstoffe (Eiweiß, Fett, Kohlenhydrate, auch Salze, Vitamine, Spurenstoffe); für den Menschen möglichst in Form »gemischter«, d.h. tierischer u. pflanzl. Kost; s.a. Vollkost, Diät, Nährstoffe, Säuglingsnahrung. – **E., enterale:** Sondenernährung, z.B. als Formuladiät über eine Magen- oder Dünndarmsonde. – **E., ballastreiche:** E. mit verdauungsfördernden Stoffen, z.B. in Vollkornbrot, faserreichem Gemüse u. Obst. – **E., keimfreie:** E. mit hitze- oder strahlensterilisierten Nahrungsmitteln, z.B. bei Patienten mit Immunsuppression (auf keimfreier Station). – **E., künstliche: 1)** E. des Säuglings mit Flasche u. Löffel, wobei Mutter- oder Ammenmilch oder aber künstl. Säuglingsnahrung verwendet wird. **2)** E. auf nichtphysiologischem Wege (mittels Sonde, Fistel; als parenterale E.), z.B. bei Bewußtseinsstörung. – **E., parenterale:** E. durch i.v. Dauertropfinfusion, z.B. von Eiweiß-Hydrolysaten (Aminosäurengemische), Kohlenhydraten (Glucose u. Lävulose in RINGER* oder physiol. NaCl-Lsg.) u. Vitaminen. – **E., transduodenale:** E. durch eine bis in den unteren Zwölffingerdarm bzw. in das obere Jejunum eingeführte Sonde zur vorübergehenden Entlastung des Magens, z.B. bei Entleerungsstörungen.

Ernährungsfistel: künstliche äußere ↗Fistel des oberen Verdauungstraktes zum Zwecke der künstlichen (Sonden-)Ernährung. Die operativen E. im Bereich des Magens (z.B. nach WITZEL) u. oberen Dünndarms werden zunehmend durch die perkutane endoskopische Gastrostomie (PEG) ersetzt.

Ernährungsstörung: Störung des Gedeihens beim Säugling oder Kleinkind, z.B. bei Ernährungsfehlern, Über- oder Unterernährung, enteraler oder parenteraler Infektion, Pflegefehlern; meist als Auswirkung mehrerer dieser Faktoren. Unterteilt in akute Durchfallerkrankung (Dyspepsie, Intoxikation) u. in chronische Störungen (= Ansatzstörung i.e.S.: ↗Dystrophie, Atrophie).

Ernährungszustand, EZ: der ernährungsbedingte Körperzustand (als Befund des klinischen »Status«), beurteilt nach dem Verhältnis von Körpergewicht u. Körpergröße, nach Stärke des Hautfettpolsters (Dicke der abgehobenen Haut) etc.

Erntekrätze: ↗Trombidiose.

Eröffnungsperiode: der Abschnitt des Geburtsvorgangs vom Beginn der Eröffnungswehen bis zur vollständigen Eröffnung des Muttermunds; auf sie folgt die Austreibungsperiode.

Eröffnungswehen: regelmäßig in kürzer werdenden Abständen (anfangs 10–15, schließlich 3–4 Min.) wiederkehrende, an Stärke u. Dauer (15–60 Sek.) allmählich zunehmende Wehen, die unter dem »Sichstellen« der Fruchtblase den Zervikalkanal eröffnen.

erogene Zonen: Körperoberflächenbereiche (v.a. die Geschlechtsregion, Brustwarzen, die Gegend um Mund, Zunge, Hals u. After), deren Reizung zu sexueller Erregung führt.

Erosio, Erosion: oberflächlicher, nässender, nicht-blutender, nur das Epithel betreffender Substanzverlust der Haut oder Schleimhaut; Abheilung erfolgt ohne Narbenbildung; vgl. Ulcus. – **E. corneae:** mit schmerzhaftem Tränenfluß u. Lichtscheu verbundener Epitheldefekt der Hornhaut des Auges; meist als Verletzungsfolge. – **E. vera:** E. an der Portio vaginalis der Gebärmutter, z.B. bei Prolaps, als Verletzungs-, Entzündungsfolge. – vgl. Ektopia portionis, Erythroplakie.

erosiv(us): (latein.) mit Bildung von Erosionen einhergehend; z.B. Gastritis erosiva.

Erotik: die auf Sexualität zurückführbaren menschlichen Vorstellungen u. Handlungen, i.e.S. als sublimierte Form des Sexuellen. – In der Psychoanalyse Begriff für alle Tatbestände, die unmittelbar dem Eros (Libido) in seinen verschiedensten Manifestationen entspringen.

ERPC: **e**ndoskopische **r**etrograde **P**ankreatiko-**C**holangiographie (↗Pankreatographie).

erraticus: (latein.) umherirrend, unregelmäßig auftretend, wandernd (= migrans).

Erreger: Bez. für pathogene (»krankheitserregende«) Mikroorganismen (z.B. Bakterien, Viren, Pilze) u. Parasiten.

Erregung: 1) Zustand gesteigerter geistig-seelischer u./oder motorischer Funktionen; reaktiv oder – in krankhaftem Ausmaß – als Begleiterscheinung oder wesentliches Symptom vieler psychischer Krankheitszustände. **2)** die spezifische Reaktion erregbarer Systeme auf einen äußeren Reiz oder einen inneren Anstoß (»Spontan-E.«).

Erregungsausbreitung: die Ausbreitung der im ↗Sinusknoten entstehenden Erregung über den rechten, dann den linken Herzvorhof (EKG: P-Zacke) u. weiter im spezifischen ↗Erregungsleitungssystem auf das Kammermyokard.

Erregungsleitungsstörung: die durch örtliche oder allgemeine Störfaktoren (Membranprozeß, Ischämie, Nekrose, Stoffwechselgifte etc.) bewirkte Geschwindigkeitsminderung bis Unterbrechung im ↗Erregungsleitungssystem des Herzens (einschl. des Myokards).

Erregungsleitungssystem: das – morphologisch von der Arbeitsmuskulatur unterschiedene – »spezifische Muskelsystem« des Herzens, das die vom Sinusknoten ausgehende Erregung nach Verzögerung im AV-Knoten in die Kammern weiterleitet. Es besteht aus dem Sinus- u. dem AV-Knoten, dem HIS* Bündel, dem li. u. re. TAWARA* Schenkel u. den PURKINJE* Fasern.

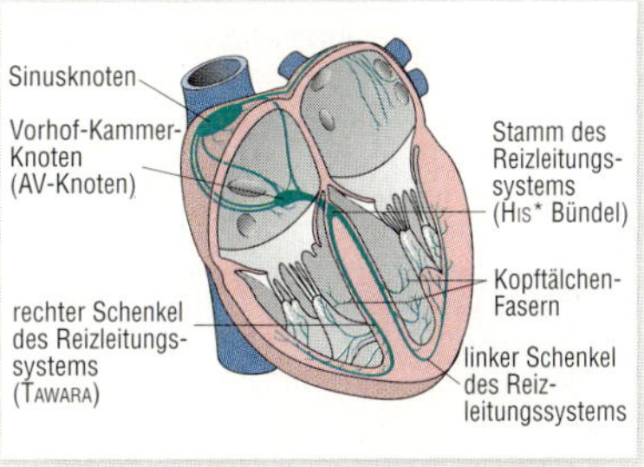

Erregungsleitungssystem des Herzens

Ersatzglied: ↗Prothese.

Ersatzknochen: Knochen, die aus knorpeligen Vorstufen hervorgehen (↗Ossifikation): alle Rumpf- u. Gliedmaßenknochen (außer Schlüsselbeinmittelteil) u. die meisten der Schädelbasis (Siebbein, Teile des Schläfen-, Keil- u. Hinterhauptbeins); vgl. Bindegewebsknochen.

Ersatzmagen: ein für die Nahrungsaufnahme geeignetes Ersatzreservoir, das nach erforderlicher Magenentfernung (↗Gastrektomie) autoplastisch aus Dünn- u./oder (seltener) Dickdarmteilen u. möglichst mit Anschluß an den Zwölffingerdarm in zahlreichen Varianten gebildet wird.

Ersatzrhythmus: Herzrhythmus bei Ausfall des ↗Sinusknotens mit Erregungsbildung entweder im AV-Knoten oder in PURKINJE* Fasern oder in tiefer gelegenen Abschnitten des ↗Erregungsleitungssystems.

Ersatzsystole: die bei temporärem Ausfall oder erheblicher Verlangsamung der Erregungsbildung im Sinusknoten (z.B. bei starker Vagotonie) von einem sekundären oder tertiären ↗Reizbildungszentrum ausgelöste Herzkontraktion (Systole).

Erschöpfung: 1) durch Überbeanspruchung hervorgerufener Zustand stark geminderter Leistungsfähigkeit des Organismus. **2) E., posttetanische:** Verschlechterung der neuromuskulären Übertragung, die nach Ermüdung eines Muskels durch maximale Anspannung oder durch Applikation einer tetanischen Reizserie (mindestens 20/sec) am innervierenden Nerv auftritt.

Erschöpfungssyndrom, nervöse Erschöpfung: ↗Neurasthenie; s.a. Burnout-Syndrom. – **E., chronisches:** ↗Müdigkeitssyndrom, chronisches. – **E., postremissives:** im Anschluß an einen psychotischen Schub auftretender Zustand mit Ähnlichkeit zu depressiver Verstimmung (z.B. Antriebsschwäche, Niedergeschlagenheit, Reizbarkeit).

Erste Hilfe: die am Verletzten oder akut Erkrankten ausgeübten ersten, vorläufigen Maßnahmen (z.B. Lagerung, Notversorgung von Blutungen/Wunden, Schienung, Wiederbelebung, Schockprophylaxe etc.) als Vorbereitung für den Transport u. mit dem Ziel der Abwendung akuter Lebens- u. Gesundheitsgefahren. Nach dem Gesetz macht sich strafbar, »wer bei Unglücksfällen oder gemeiner Gefahr oder Not nicht Hilfe leistet, obwohl dies erforderlich u. den Umständen nach zuzumuten, insbesondere ohne erhebliche eigene Gefahr u. ohne Verletzung anderer wichtiger Pflichten möglich ist« (§ 323 c StGB). – s.a. Reanimation.

Eruc(ta)tio, Eruktation: Aufstoßen.

E-Ruhr: die ↗Bakterienruhr durch Shigella sonnei (= »E-Ruhrbakterien«).

Eruptio, Eruption: Ausbruch, Hervortreten, z.B. eines Hautausschlags (aber auch der Ausschlag selbst, meist i.S. des ↗Exanthems).

Erwachsenendiabetes: der zwischen 25. u. 64. Lj. (meist nach 40. Lj.) manifest werdende

E

Diabetes mellitus (= maturity-onset-type) als – meist – insulinunabhängiger Typ II.

Erwerbsfähigkeit: in der gesetzlichen Unfallversicherung die Fähigkeit, seine Arbeitskraft wirtschaftlich zu verwerten; in der gesetzlichen Rentenversicherung die Fähigkeit, eine Erwerbstätigkeit in gewisser Regelmäßigkeit auszuüben. – Eine Minderung der E. (MdE) wird vom Arzt unter Berücksichtigung anerkannter Richtlinien (Tabellen) in % geschätzt (u. im Begutachtungsbefund fixiert) u. ist z.B. für die Anw. des Schwerbehindertengesetzes maßgeblich; die MdE entspricht dem **Grad der Behinderung** (GdB), abgeleitet nach *WHO*-Definition aus den Faktoren Schaden (»impairment«), funktionelle Einschränkung (»disability«) u. soziale Beeinträchtigung (»handicap«); auch eine hohe MdE schließt (z.B. nach entsprechender Schulung) eine Berufstätigkeit nicht aus.

Erwerbsunfähigkeit, EU: in der gesetzlichen Rentenversicherung (§ 1247 RVO) die durch Gutachten bestätigte verminderte Leistungsfähigkeit des rentenberechtigten Versicherten in dem Sinne, daß er »infolge Krankheit (Gebrechen) oder Schwäche seiner körperlichen u. geist. Kräfte auf nicht absehbare Zeit eine Erwerbstätigkeit in gewisser Regelmäßigkeit nicht mehr ausüben oder nur noch geringfügige Einkünfte durch Erwerbstätigkeit erzielen kann«. In der gesetzlichen Unfallversicherung (§ 24 AVG) die Unfähigkeit, seine Arbeitskraft wirtschaftlich zu verwerten, wobei der Verletzte aber nur auf Arbeiten verwiesen werden darf, die ihm unter Berücksichtigung seiner Ausbildung u. seines bisherigen Berufes zugemutet werden können. Im Versorgungsrecht die Minderung der Erwerbsfähigkeit eines Beschädigten um mehr als 90%. – vgl. Berufsunfähigkeit.

Ery: ↗Erythrozyt.

Erysipel, Erysipelas, (Wund-)Rose: akute, von einem Epitheldefekt (Wunde, Rhagade, Interdigitalmykose) ausgehende, flächenhafte, mit hohem Fieber einhergehende Hautinfektion durch Streptokokken. Symptome: hochrote, flammenförmig vordringende »heiße« Haut- (oder Schleimhaut-)infiltration, begleitet von mehr oder weniger schweren Allgemeinerscheinungen. – **E. gangraenosum:** E. mit örtlichem Gewebstod (Nekrose); bei herabgesetzter Abwehrkraft des Betroffenen (z.B. beim Säugling u. Diabetiker), aber auch nach Thrombose; die Prognose ist ernst, da der Verlauf evtl. septisch ist (= malignes E.). – **E. migrans,** Wanderrose: E. mit Ausbreitung in verschiedenen Richtungen unter zentraler Abheilung.

Erysipeloid, Pseudoerysipel, Erythema migrans, Schweinerotlauf: Infektionskrankheit durch Erysipelothrix insidiosa. Symptome: blaurotes Erythem (meist der Hände) ohne Schwellung u. ohne Fieber (ausnahmsweise aber septikämisch). Infektion erfolgt durch Eindringen der Erreger durch Hautverletzungen bei Umgang mit erregerhaltigem älterem Fleisch u. Fisch (s.a. Fischrose).

Erythem(a): flächenhafte Hautrötung infolge Erweiterung u. vermehrter Füllung der Blutgefäße; verschwindet – im Gegensatz zur Purpura – unter Druck; tritt meist als angioneurotischer Zustand oder aber als entzündliche Reaktion auf; s.a. Erythrodermie. – **E. actinicum:** E. durch Einwirkung von Ultraviolett-B oder von Röntgenstrahlen; evtl. als Vorstufe der ↗Dermatitis actinica. – **E. (anulare) centrifugum,** Darier* Krankheit: blaurotes, sich in z.T. girlandenförmigen Ringfiguren ausbreitendes E., z.B. bei malignen Tumoren; Infektionen; Wurmbefall; Provokation durch Salicylate, Chloroquin, Penicillin; Nahrungsmittelallergie (z.B. Fisch). – **E. chronicum migrans:** flächenhaftes, großbogig begrenztes E., das sich – meist von einem Zeckenstich ausgehend – unter zentraler Abblassung langsam über große Flächen ausbreitet (»Ringerythem«); ↗Abb. Charakteristikum der – v.a. durch Borrelia burgdorferi hervorgerufenen – E.-migrans-Krankheit (↗Lyme-Krankheit). – **E. induratum Bazin***, Tuberculosis cutis indurativa: v.a. bei jungen Frauen mit Tuberkulose vorkommendes E. in Form plattenförmi-

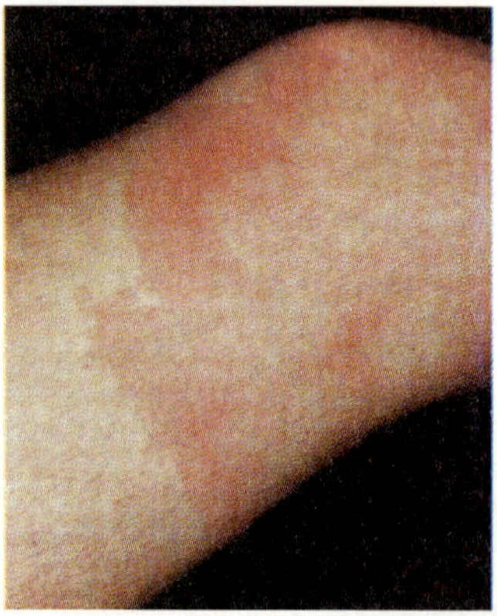

Erythema chronicum migrans der Kniekehle [393]

ger, blauroter derber Infiltrate in tiefen Hautschichten der Waden; heilt nach Monaten unter Pigmentierung u. Einziehungen ab. – **E. infectiosum** (acutum s. morbilliforme), E. infantum febrile, Exanthema variegatum, Megalerythema infectiosum, Ringelröteln: akutes, im Frühjahr u. Herbst oft epidemieartig v.a. bei ♀ Kindern u. Jugendlichen auftretendes E. als Manifestation einer gutartigen (virusbedingten?) Infektion (Inkubation 7–14 Tg.). – **E. solare:** ↗Dermatitis solaris. – **E. toxicum:** E. durch unmittelbare Einwirkung eines unverträglichen Stoffes auf die Haut.

Erythematodes: der ↗Lupus erythematodes.

Erythemdosis: 1) die kleinste Strahlendosis, die bei Lichttherapie ein deutliches ↗Erythem erzeugt (»Erythemschwelle«). **2)** ↗Hauterythemdosis.

Erythrämie: 1) die ↗Polycythaemia vera. **2)** Erythroblastose: die symptomatische Vermehrung unreifer u. reifer roter Blutzellen insbesondere im Knochenmark. – **E., akute,** akute Erythroblastose der Erwachsenen: die nach Art einer akuten ↗Leukämie verlaufende »neoplastische« Erkrankung des Bildungssystems der roten Blutkörperchen (Erythropoese). Symptome: Fieber, Leber- u. Milzvergrößerung, oft schwere normochrome ↗Anämie; ferner Blutplättchenmangel mit Blutungsneigung. – **E., chronische,** chronische reine Erythroblastose des Erwachsenen: eine der akuten E. ähnliche Erkrankung, jedoch schleichend verlaufend.

Erythrasma (intertriginosum), Zwergflechte Baerensprung: eine Pseudomykose der Haut durch Corynebacterium minutissimum, bei der scharf u. großbogig begrenzte, braun- bis kupferrote, kaum schuppende, flächenhafte Erytheme v.a. an Oberschenkelinnenseiten (Hodensack bleibt frei!), in den Leistenbeugen u. Achselfalten auftreten. Im Gegensatz zur Tinea corporis fehlt die Randbetonung. Bei ↗Wood* Licht ziegelrote Fluoreszenz der Herde.

Erythro-: (griech.) Wortteil »rot«, »rotes Blut«.

Erythroblast: unreife, kernhaltige Vorstufe des roten Blutkörperchens (Erythrozyt).

Erythroblastenanämie: ↗Thalassaemia major.

Erythroblastophthise: Schwund des blutbildenden (erythropoetischen) Gewebes im Knochenmark; z.B. bei aplastischer ↗Anämie.

Erythroblastose: 1) ↗Erythrämie. **2)** Erythroblastämie. **3) E., fetale:** Erythroblastenvermehrung im Blut Neugeborener als Ausdruck krankhaft gesteigerter Blutbildung nach Hämolyse oder Blutverlusten, z.B. bei ↗Morbus haemolyticus neonatorum, angeborener Infektion, Sepsis, Fetopathia diabetica, okkulten fetalen Blutungen (fetomaternelle oder -fetale Transfusion).

Erythrodermie, Erythrodermatitis: universelle entzündliche Rötung u. Schuppung der Haut (»von Kopf bis Fuß«); oft mit Juckreiz u. Frösteln (Wärmeabgabe) verbunden. Als primäre – auf unveränderter Haut entstandene – E. meist symptomatisch, z.B. bei Mycosis fungoides, Lymphogranulomatose, Leukämie, Retikulose; als sekundäre E. bei Ausbreitung einer begrenzten Hautkrankheit, z.B. bei Ekzem, Lichen ruber, Psoriasis vulgaris, Pemphigus, Pityriasis rubra pilaris, u. als Alters-E. (Melano-E.; mit düsterem Farbton, besonders hartnäckig).

Erythroleukämie, AEL: akute Leukämie mit Beteiligung des blutbildenden (↗erythropoetischen) Systems (Auftreten atypischer Myelo- u. abnormer Erythroblasten); akute u. chronische Verlaufsformen.

Erythrolyse: ↗Hämolyse.

Erythromelalgie, Ery(thro)thermalgie: Hautkrankheit mit Durchblutungsstörung; es treten anfallsweise Schmerzen in Händen u. Füßen, eine aktive Hyperämie u. Ödeme der befallenen Körperteile auf.

Erythromycin: ein (Makrolid-)Antibiotikum aus Streptomyces erythreus; ist wirksam gegen grampositive u. einige gramnegative Bakterien, Mykoplasmen u. Chlamydien.

Erythropenie: Verminderung der Erythrozytenzahl im peripheren Blut (s.u. Anämie).

Erythroplakia portionis: roter Fleck am oder um den äußeren Muttermund. Bedarf der diagnostischen Abklärung (Erosio vera? Ektopie? Umwandlungszone? Beginnendes Karzinom?).

Erythroplakie, orale: der ↗Erythroplasie analoges Carcinoma in situ der Mundschleimhaut mit samtartig geröteten, von spritzerartigen Leukoplakien durchsetzten Läsionen; Therapie: Exzision.

Erythroplasie (Queyrat*): relativ scharf begrenzte, wenig infiltrierte, feuchtglänzende oder erosive, als Präkanzerose geltende Veränderung an Eichel, weiblicher Scham (heute als VIN[III] bezeichnet), Lippen oder Mund; die Schleimhautvariante der ↗Bowen* Dermatose.

Erythropo(i)ese, Erythro(zyto)genese, Erythroneozytose: Bildung der roten Blutkörperchen (Erythrozyten) durch Zellteilung u. -reifung aus unreifen kernhaltigen Vorstufen; erfolgt im Knochenmark, während der Fetalzeit u. unter krankhaften Verhältnissen auch in Leber u. Milz (= **extramedulläre** oder **metaplastische E.**).

Erythropo(i)etin, erythropoetischer Faktor, Häm(at)opoietin: zu den ↗Zytokinen gehörender Wachstumsfaktor; in der Niere gebildeter (bei Sauerstoffmangel vermehrt), auch synthetisch bzw. gentechnologisch (»rekombinantes« E. Epoetin) herstellbarer Wirkstoff (Glykoprotein), der auf dem Blutweg (»humoral«) die Blutbildung (Erythropoese) anregt.

erythropo(i)etisches System: die Gesamtheit der roten Blutzellen (Erythrozyten u. deren Vorstufen), i.w.S. einschließlich der den Erythrozyten- u. Hämoglobin-Auf- u. -Abbau regulierenden nervalen u. humoralen Faktoren der ↗Erythropoese.

Erythropsie, Erythropie: bei Linsenverlust (Aphakie), nach starker Blendung u. bei Schneeblindheit vorkommendes »Rotsehen«.

Erythrozyt, Ery: das »rote Blutkörperchen« als reife, beim Menschen kernlose Endform der Blutbildung (↗Erythropoese); hochspezialisierter »korpuskulärer« Bestandteil des Blutes, der mit seinem roten Blutfarbstoff (Hämoglobin) den Sauerstofftransport im Organismus vollzieht u. aktive Stoffwechselleistungen vollbringt.

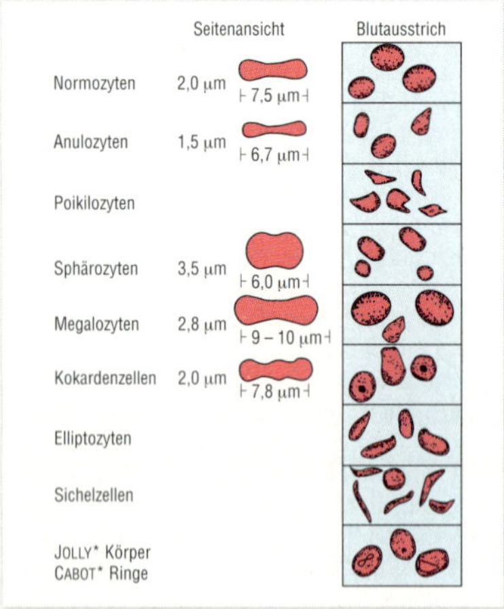

Normale u. pathol. Erscheinungsformen der **Erythrozyten** [111]

Erythrozytenkonzentrat, Erythrozytenkonserve: das aus citrathaltigem Vollblut nach Sedimentation der Erythrozyten u. Abhebern des überstehenden Plasmas gewonnene, beschränkt haltbare Transfusionsmittel (s.a. Blutersatz). Vorteile gegenüber Vollblutkonserve: geringere Volumen- u. Citratzufuhr u. weniger Sensibilisierung durch andere Blutbestandteile (Leuko-, Thrombozyten); höherer therapeutischer Effekt bei Anämien.

Erythrozytenresistenz: die Widerstandsfähigkeit der Erythrozyten gegen Auflösung (↗Hämolyse). – **E., osmotische:** E., die in hypotonen, gepufferten Kochsalzlösungen in fallender Konzentration bestimmt wird; Anfang u. Ende der Hämolyse bestimmen die »Resistenzbreite«.

Erythrozytenzählung: Bestg. der Zahl der Erythrozyten pro Volumeneinheit; wird in T/l (Tera [$\triangleq 10^{12}$] pro Liter) bzw. $10^6/mm^3$ angegeben. Messung meist elektronisch im Partikelzählgerät (Normalbereich: 4,4–6,0 T/l) bzw. mikroskopisch in der Zählkammer (Normalbereiche: bei Frauen 4,2–5,5 T/l; bei Männern 4,5–6,3 T/l).

Erythrozytenzylinder: aus roten Blutkörperchen bestehender ↗Harnzylinder; meist bei Glomerulonephritis.

Erythrozytopenie: Verminderung der Erythrozyten im peripheren Blut; s.a. Anämie.

Erythrozytose: 1) erhöhte Erythrozyten-Zahlen im peripheren Blut (s.a. Erythrozytenzählung). **2)** ↗Polyglobulie; s.a. Polycythaemia rubra vera.

Erythrozyturie: ↗Hämaturie, i.e.S. die Mikrohämaturie.

Erythrurie: Ausscheidung rötlichen Harns, i.e.S. bei Hämat- u. Hämoglobinurie, aber auch bei Urobilinogen-, Bilirubin- u. Porphyrinurie sowie nach Einnahme bzw. Genuß bestimmter Arzneimittel bzw. Nahrungsmittel (z.B. rote Bete).

ES: ↗**Extra**systole.

Es: (FREUD) in der Psychoanalyse das Unbewußte als eine der 3 Schichten des Seelischen, dem Ich als der Sphäre des Bewußt-Seelischen gegenübergestellt (vgl. Über-Ich).

Escherichia coli, Coli-Bakterium: Bakterienart (Fam. Enterobacteriaceae); kurze, fakultativ anaerobe, bewegliche oder unbewegliche, gramnegative, gasbildende Stäbchen, die Glucose vergären u. Milchzucker säuern; kommen in Boden, Wasser u. Stuhl vor. Das Bakterium ist wichtiger Bestandteil der physiologischen Darmflora (ist der geeignete Indikator für fäkale Wasserverunreinigung), ist aber fakultativ auch Krankheitserreger, v.a. von Säuglingsdiarrhö u. Harninfektionen. – In der Gentechnologie wird E. c. z.B. zur Herstellung von Medikamenten (Insulin) verwendet. – **E. c., enterohämorrhagische,** EHEC: durch Gen-Austausch veränderte u. virulent gewordene, v.a. bei Rindern vorkommende E. c., die mit kontaminierten Nahrungsmitteln oder direkt (fäkal-oral Mensch zu Mensch oder Tier zu Mensch) übertragen werden u. bei 5–10% der Infizierten (v.a. Kinder) ein ↗hämolytisch-urämisches Syndrom auslösen können. Mildere Formen führen zu hämorrhagischer Colitis, einfacher Dyspepsie oder verlaufen asymptomatisch. Treten in Gemeinschaftseinrichtungen z.T. endemisch auf.

ESES-Syndrom: Abk. für **e**lektrischer **S**tatus **e**pilepticus während des **S**chlafes; zerebrales Anfallsleiden des Kindesalters (Erkrankungsgipfel 8. Lj.) mit überwiegend nächtlichen Krampfanfällen.

Esmarch* Blutleere: auf indirekte Blutstillung an Gliedmaßen gerichtete präoperative »künstliche Blutleere« mittels einer **E.* Binde** (umsponnene Gummibinde), eines E.* Schlauchs (Gummischlauch) oder einer pneumatischen Manschette (kontraindiziert bei Entzündung, bösartigem Tumor, Arteriosklerose, Thrombose). – **E.*(-Heiberg*) Handgriff:** Handgriff zur Freihaltung des Rachens von der in der Narkose, im Schock oder Koma zurücksinkenden Zunge bzw. zur gewaltsamen Mundöffnung: durch Fingerdruck gegen den Kieferwinkel des in Rückenlage befindlichen Patienten wird der Unterkiefer – u. damit das Zungenbein – nach vorn u. gleichzeitig durch Daumendruck gegen das Kinn abwärts gedrückt.

eso...: Präfix »innen«, »nach innen gekehrt«, »hinein in...«.

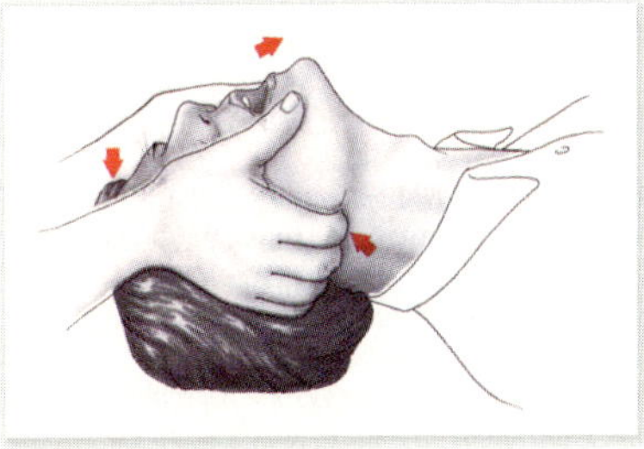

Esmarch* Handgriff: Reklination des Kopfes, Öffnen des Mundes, Vorschieben des Unterkiefers [411]

Essen auf Rädern: von sozialen u. karitativen Stellen eingerichteter Hilfsdienst für ältere oder hilfsbedürftige Menschen, welche einmal täglich in ihrer Wohnung mit einer kompletten Mahlzeit versorgt werden.

essentiell: wesentlich bzw. selbständig (d.h. *path* nicht organisch bedingt bzw. ohne bekannte Ursache, etwa idiopathisch) bzw. *biol* lebensnotwendig; z.B. ess. ↗Aminosäuren, ess. Fettsäuren.

Essenz, Essentia: konzentrierte Zubereitung (z.B. Destillat, Extrakt) natürlicher oder künstlicher Aromastoffe als Geruchs- oder Geschmackskorrigens für Arzneien.

essigsaure Tonerde: Lösung von basischem Aluminiumacetat (BUROW* Lösung, Aluminium aceticum solutum); verdünnt angewendet für adstringierende, entzündungshemmende u. kühlende Umschläge, Spülungen u. zum Gurgeln.

Eßstörungen: Oberbegriff für psychosomatische Störungen in Verbindung mit der Nahrungsaufnahme; dazu gerechnet werden ↗Anorexia nervosa, Bulimia nervosa, Adipositas u. Eßattacken bzw. Erbrechen bei anderen psychischen Störungen.

Ester: chemische Verbindung, entstanden – unter Wasserabspaltung – durch »Veresterung« einer organischen oder anorgan. Säure (oder deren Derivate) mit Alkoholen.

Esterasen: Enzyme (Hydrolasen), die Esterbindungen (↗Ester) aufspalten, z.B. Acetylcholin- u. Cholinesterase.

Estradiol: ↗Östradiol.

Estriol: ↗Östriol.

ESWL: **e**xtrakorporale ↗**S**toß**w**ellen**l**ithotripsie.

ET: ↗**E**mbryo**t**ransfer.

Etacrynsäure, Ethacrinsäure: ↗Diuretikum mit saluretischen Eigenschaften.

Etagennaht: schichtweise, z.T. versenkte Naht tiefer Wunden unter Wiedervereinigung der einzelnen Schichten in anatomischer Reihenfolge (z.B. Peritoneum, Faszie, Unterhautgewebe, Haut) u. unter Vermeidung »toter« Räume.

Eth...: internationale Schreibweise für ↗Äth...

Ethambutol: ein ↗Antituberculoticum, gegen das sich nur langsam Resistenz u. keine Kreuzresistenz gegen andere Tuberculostatica entwickelt; wirkt bei längerer Anw. neurotoxisch (Sehnervschädigung).

Ethik-Kommissionen: aus Ärzten (verschiedener Fachrichtungen), Juristen, Theologen u.a. Wissenschaftlern sowie Laien zusammengesetzte Gremien z.B. an medizinischen

Fakultäten, Ärztekammern u. in der freien Wirtschaft, die sich mit ethischen u. rechtlichen Fragen von Versuchen u. Eingriffen an Menschen (aber auch Tieren), Transplantationsmedizin, Gentechnologie etc. befassen u. Empfehlungen erarbeiten.

Ethinylestradiol: ↗Äthinylöstradiol.

Ethmoid: ↗Os ethmoidale.

ethmoidalis, ethmoide(u)s: (griech./latein.) siebähnlich bzw. das Siebbein (Os ethmoidale) betreffend.

Ethmoidektomie: Ausräumung des Siebbeins; evtl. als – Ethmoidosphenoidotomie – die Keilbeinhöhle einbeziehend.

Ethmoiditis: ↗Sinusitis ethmoidalis.

Ethyldesoxiurdin: s.u. Virostatika.

Ethyl(en)...: internat. Schreibweise für ↗Äthyl...

Etidocain: ein Lokalanästhetikum vom Amidtyp mit 2–3mal stärkerer Wirksamkeit als Lidocain.

Etofibrat: ein Clofibrinsäure-Derivat; ↗Lipidsenker zur Therapie schwerer Hypertriglyceridämien, Hypercholesterinämien u. kombinierter Fettstoffwechselstörungen.

Etretinat: ↗Retinoide.

EU: 1) ↗**E**rwerbs**u**nfähigkeit. **2) E**xtra**u**teringravidität (s.u. Gravidität).

eu...: (griech.) Vorsilbe »gut«, »wohl«, »normal«.

Eubiose, Eubakterie: das »mikrobielle«, zwischen Erregern u. ihrem Wirtsorganismus bestehende Gleichgewicht; i.e.S. (»intestinale E.«) das – nicht genau definierbare – Gleichgewicht der Darmflora; vgl. Dysbiose.

Eucalyptus globulus: in den Subtropen kultivierter »Fieberbaum« [Myrtaceae], dessen harz-, gerb- u. bitterstoffhaltige Blätter bzw. das aus ihnen gewonnene ätherische Eukalyptusöl (Oleum Eucalypti, Pinen, Camphen u.a.) als Heilmittel Anw. finden; z.B. zur Inhalation bei Atemwegserkrankungen sowie als Einreibung bei Atemwegs- u. rheumatischen Erkrankungen.

Euchromatopsie: das normale ↗Farbensehen.

Eudel* Sonde: dient zur Dünndarmabsaugung bei Darmverschluß.

Eugnathie: neutrale Stellung von Zahnreihen u. Kieferbögen (↗Neutralbiß).

Eukalyptusöl: s.u. Eucalyptus globulus.

Eukapnie: normaler ↗Kohlendioxid-Gehalt des Blutes.

eukaryot: mit hochdifferenziertem echtem, von einer Membran umgebenem Zellkern **(= Eukaryon)**. – s.a. Eukaryoten.

Eukaryoten: Organismen, die in ihren Zellen einen echten Kern (mit Chromosomen), ein endoplasmatisches Retikulum, Mitochondrien u.a. Plastiden aufweisen; vgl. Prokaryoten.

Eukinesie: Normalität der Bewegungsabläufe.

Eulenaugenzelle: bei generalisierter ↗Zytomegalie im Harn- u. Speichelsediment u. frei in den Nierentubuli vorkommende, stark vergrößerte Zelle mit im Kern gelegenen zentralen basophilen »Einschlußkörperchen« u. hellem Hof.

Eumenorrhö: die normale, schmerzlose Menstruationsblutung.

Eumycetes, Eumycota, Eumyzeten: die echten Pilze (↗Fungi), die im Gegensatz zu den Schleimpilzen (Myxomykota, Myxomyzeten) meist Hyphen oder Sproßzellen entwickeln.

Eunuch: ein vor der Pubertät kastrierter Mann, dessen Erscheinung durch konstitutionelle Veränderungen (Eunuchismus) geprägt ist: Hochwuchs, kindl. Stimme, weibl. Fettpolster, Osteoporose, Fehlen der sekundären Geschlechtsmerkmale.

Euphorie: gesteigertes Lebens- u. Glücksgefühl; u.a. auch als Nebenwirkung von Medikamenten (z.B. Corticosteroide).

Euploidie: Vorliegen eines vollständigen, einfachen (haploiden), doppelten (diploiden) oder ganzzahlig mehrfachen (polyploiden) ↗Chromosomensatzes.

Eupnoe: die normale, ungestörte ↗Atmung.

Eupraxie: Fähigkeit zu zweckmäßiger Ausführung koordinierter Bewegungen; vgl. Apraxie.

Eurhythmie: Regelmäßigkeit der Herzschlagfolge.

Europäische Blastomykose: ↗Kryptokokkose.

Euthanasie: E. bedeutet ursprünglich »schöner Tod«. Der Begriff ist aber heute mit einer schweren historischen Hypothek belastet, da im Nationalsozialismus damit der Massenmord an psychisch Kranken u. Behinderten bezeichnet wurde; – s.a. Sterbehilfe.

euthyreot: mit normaler Schilddrüsenfunktion **(Euthyreose);** z.B. e. ↗Struma.

Eutopie: normale Lage der Organe; vgl. Dystopie.

Eutrophie: guter Ernährungszustand.

Evacuatio, Evakuation: künstliche Entleerung eines Hohlorgans. – **E. uteri:** instrumentelle oder digitale Gebärmutterausräumung; z.B. bei Abort, bei Plazentaresten.

Evans* Regel: Faustregel zur Berechnung des notwendigen Plasma- u. Elektrolytersatzes bei Verbrennungen 2. bis 3. Grades des Kindes in den ersten 24 Std. (je zur Hälfte als kolloidale u. als Elektrolyt-Lsg.): 2 ml pro Körpergewicht u. Prozent der verbrannten Körperoberfläche. – Modifikation für Erwachsene: ml-Zahl aus kg Körpergewicht mal % verbrannter Oberfläche (in den zweiten 24 Std. halbiert) + jeweils 2000 ml 5%ige Glucose-Lsg.

Evolution, Phylogenese: die stammesgeschichtliche Entwicklung der Organismen im Laufe der Erdgeschichte von den einfachsten Organismen bis hin zum Menschen.

evozierte Potentiale: durch Reizung eines Sinnesorgans auslösbare Potentialänderungen am Gehirn, in der Regel als Summenpotentiale von der Hirnoberfläche abgeleitet (Technik wie beim EEG). **1) akustisch e. P.:** durch Schallreizung des Hörorgans auslösbare e. P. **2) somatosensorisch e. P.,** SEP: e. P., die nach Reizung sensibler bzw. gemischter Nerven registriert werden. **3) visuell e. P.,** VEP: e. P. nach optischer Reizung (z.B. wechselndes Schwarz-Weiß-Schachbrettmuster).

Evulsio: das Herausreißen.

Ewing* Sarkom, Omoblastom, Peritheliom, diffuses Endotheliom: dritthäufigster maligner ↗Knochentumor, v.a. bei Kindern bis zum 15. Lj.; undifferenziertes Rundzellensarkom mit Ursprung im Knochenmark; die Prognose konnte durch eine Kombination aus Operation, hochdosierter Chemotherapie u. lokaler Strahlentherapie erheblich verbessert werden.

ex, ex...: (latein.) Vorsilbe »aus«, »heraus«, »weg«; z.B. **ex juvantibus** (aus gewonnener Erfahrung, z.B. »Diagnose e. j.«).

Exacerbatio: ↗Exazerbation.

Exanthem, Exanthema: Hautausschlag (griech. exantheo = ich blühe auf); vom Gefäßbindegewebe ausgehender, akut auftretender Ausschlag, der große Teile des Körpers befallen kann **(»generalisiertes E.«);** häufig bei infektiösen Allgemeinerkrankungen (Masern, Röteln, Scharlach, Typhus, Fleckfieber usw.) oder aber als allergisches bzw. toxisch bedingtes E. (letzteres z.B. als Reaktion auf Medikamente; ↗Abb.). – **E. subitum,** Erythema s. Roseola infantum, Dreitagefieber Glanzmann, postfebriles Exanthem: exanthematische Infektionskrankheit bei Säuglingen u. Kleinkindern durch Viren; nach Inkubationszeit von 1–2 Wochen ein 3–4 Tage dauerndes Fieber mit Auftreten großer, blaßroter Flecken, v.a. am Stamm, u. zwar kurz vor oder bei der Entfieberung u. für etwa 2 Tage.

exanthematicus, exanthematisch: mit ↗Exanthem einhergehend, nach Art eines Exanthems.

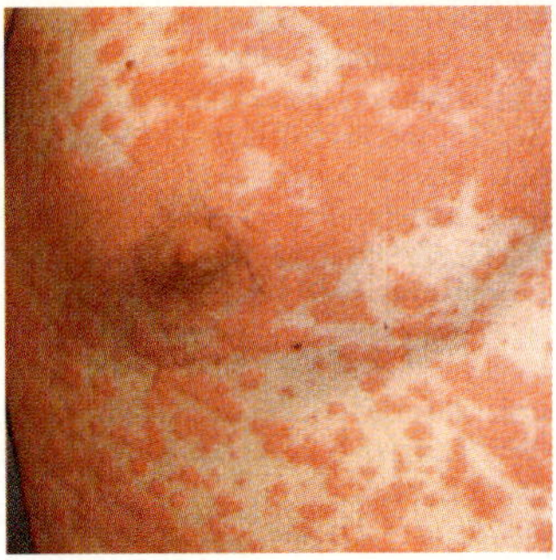

Exanthem: morbilliformes Arzneimittelexanthem [393]

E

Exarticulatio, Exartikulation: Absetzen einer Gliedmaße bzw. eines ihrer Abschnitte im Gelenk.

Exazerbation: neuerliche Verschlimmerung einer Krankheit.

Exc...: s.a. Exk..., Exz...

Excavatio: Aushöhlung, Ausbuchtung. – **E. disci,** E. papillae nervi optici s. fasciculi optici: Vertiefung der Sehnervpapille (Discus nervi optici), in der die Zentralgefäße des Auges (A. u. V. centralis retinae) ein- bzw. austreten. – **E. recto-uterina,** Fossa rectouterina: der hintere Douglas* Raum; die breite Bauchfelltasche zwischen Mastdarm u. Gebärmutter (einschließlich der Adnexe), die bis in Höhe des hinteren Scheidengewölbes in das kleine Becken hinabreicht. – **E. rectovesicalis,** Fossa rectovesicalis, Cavum rectovesicale, Proust* Raum: beim Mann die Bauchfelltasche zwischen Mastdarm u. Harnblase bis hinab in Höhe der Samenbläschen. – **E. vesico-uterina:** der vordere Douglas* Raum, die spaltförmige Bauchfelltasche zwischen Gebärmutter u. Harnblasenscheitel.

Excimer Laser: Verfahren der Lasertechnologie, bei dem als Lasermedium ein angeregtes Edelgas-Halogen-Gemisch verwendet wird; ermöglicht präzises Ätzen von Strukturen im Mikrometerbereich bei verschiedenen Kunststoffen sowie in biologischen Geweben, z.B. arteriosklerotische Plaques, Haut, Hornhaut, Sklera.

Exfoliatio, Exfoliation: Abblättern; das Sichabstoßen des Epithels der Haut oder Schleimhaut in geschichteten Schuppen, Lamellen oder Membranen (s.a. Desquamation), evtl. in Krusten.

exfoliativ(us): (latein.) lamellös schuppend.

Exhärese, Exhairese: »Herausziehen« eines Nervenstammes (= Neurexhärese; z.B. Phrenikus-, Trigeminus-E.) oder eines Venenabschnitts (Phlebexhairesis).

Exhaustio: (latein.) Erschöpfung. – **E. uteri:** sekundäre ↗Wehenschwäche.

Exhibitionismus: sexuelle Lust an Entblößung der Geschlechtsteile in Gegenwart fremder Personen.

Exhumierung: das – meist aus gerichtsmedizinischen Gründen erfolgende – Wiederausgraben einer Leiche.

Exitus: *(latein. = Ausgang)* Kurzform für **E. letalis** (= tödl. Ausgang) = Tod.

Exkochleation, Excochleatio: das Auslöffeln, Auskratzen mittels »scharfen Löffels«; z.B. als »scharfe« Abszeßausräumung (z.B. im Knochen bei Osteomyelitis).

Exkoriation, Excoriatio: Koriumfreilegung; tiefere Hautabschürfung mit seröser Sekretion u. punktförmigen Blutungen.

Exkrement, Excrementum: »Ausscheidung«; i.e.S. der Stuhl (Fäzes).

Exkret, Excretum: »Ausscheidung«; das von den Ausscheidungsorganen des Organismus nach außen abgesonderte toxische Stoffwechselprodukt (oder Fremdstoff).

Exkretion, Excretio: »Ausscheidung«; die Entfernung (»Eliminierung«) organischer u. anorganischer, fester, gelöster oder flüchtiger, körpereigener oder -fremder Substanzen durch die Ausscheidungsorgane (Lunge, Haut, Niere, Leber, Dickdarm, Talg- u. Schweißdrüsen); *pharm* Aussonderung eines Arzneimittels in unveränderter Form.

exkretorisch, excretorius: die Ausscheidung (↗Exkretion) betreffend.

Exkursion: der Bewegungsausschlag aus einer Gleichgewichtslage (Mittelstellung); z.B. die Atemexkursion.

exo...: Vorsilbe »außerhalb«; s.a. ekto..., ex...

exogen: durch äußere Ursachen entstanden, von außen in den Körper eingeführt.

exokrin: nach außen absondernd; z.B. e. ↗Drüse.

Exokrinopathie: Erkrankung einer oder mehrerer Drüsen mit äußerer Sekretion, z.B. das Sjögren* Syndrom.

Exomphalos, Exomphalozele: 1) ↗Nabelschnurbruch. **2)** ↗Nabelbruch (Hernia umbilicalis).

Exonuclease: Enzym, das ↗Desoxyribonucleinsäure oder ↗Ribonucleinsäure von deren freiem Ende her in kleine Bruchstücke spaltet.

Exopeptidasen: Enzyme (Peptidasen), die aus Polypeptiden endständige Aminosäuren hydrolytisch abspalten.

Exophthalmus, Protrusio bulbi, Ophthalmoptose: das krankhafte – ein- oder beidseitige – Vortreten des Augapfels aus der Augenhöhle, evtl. bis zur Unmöglichkeit des Lidschlusses. – **E., endokriner:** der meist beidseitige E. bei Immunhyperthyreose (↗Basedow* Krankheit, Hashimoto* Thyreoiditis). – **E., maligner:** schwere, sich steigernde u. schmerzhafte Form des E., die zu Konjunktivitis, Hornhautgeschwüren, evtl. ↗Panophthalmie führt. – **E. pulsans:** beidseitiger E. mit fühl- u. sichtbarem systolischem Pulsieren des Augapfels.

exophytisch: nach außen, d.h. über die Oberfläche hinaus wachsend; z.B. das e. Wachstum eines ↗Kollumkarzinoms.

Exostose, Epostoma: von der Knochenoberfläche nach auswärts gerichtete Knochenneubildung, reaktiv auf mechanische, entzündliche Reize oder aber als echte Geschwulst (↗Osteom), u. zwar einzeln oder vielfach. – **E., kartilaginäre,** Chondroosteom, Osteochondrom: von Knorpelgewebe bedeckte E., die sich nur während der Wachstumsperiode durch enchondrale ↗Ossifikation vergrößert. – **Exostosen, multiple kartilaginäre,** Ekchondrosis ossificans, chondrale Osteome: erbliche Systemerkrankung des Skeletts mit vielfachen kartilaginären Exostosen.

Exotoxin: ↗Ektotoxin.

Exozytose: das Ausschleusen gespeicherter Stoffe (z.B. Enzym-, Hormongranula) aus der Zelle.

expansiv: sich ausbreitend, verdrängend. – **e. Wachstum:** verdrängendes Wachstum gutartiger Tumoren, das zum Untergang des komprimierten spezifischen Gewebes der Nachbarorgane führt, evtl. – z.B. bei der sog. benignen Prostatahyperplasie – unter Bildung einer »Tumorkapsel« aus dem verdrängten Organ (vgl. invasives Wachstum, Infiltration).

Expectorantia, Expektoranzien: Heilmittel, die die Schleimentfernung aus den oberen Luftwegen fördern; unterschieden als Sekretolytica (»Mucolytica«; stimulieren die Bildung dünnflüssigeren Schleims, der leichter abgehustet werden kann) u. als – den Abtransport des Schleims fördernde – Sekretomotorica (»Hustenmittel«), z.B. Emetin-haltige Drogen u. ätherische Öle (meist auch spasmolytisch wirksam).

Expektoration, Expektorieren: das »Aushusten« von Schleim, Blut, Eiter, Fremdstoffen bzw. -körpern aus dem Bronchialsystem; s.a. Sputum.

Explantation: Gewebe- oder Organentnahme beim Verstorbenen zum Zwecke der Gewebekultur oder ↗Transplantation.

Exploration: i.e.S. die Erhebung der Vorgeschichte (Anamnese) durch Befragen des Patienten.

Expositionsprophylaxe: i.e.S. die bei Auftreten einer Infektionskrankheit zu treffenden Maßnahmen zum Schutz eines gefährdeten Personenkreises.

Expositionstest: ↗Provokationstest.

Expressio, Exprimieren: das Herauspressen; *geburtsh* das Ausstoßen (»Expulsion«) der Frucht aus der Gebärmutter.

Exprimat: das aus einem Organ (z.B. aus Tonsillenkrypten, Prostata) durch »Ausdrücken« gewonnene Material.

Exsiccantia, Exsikkanzien: »(aus)trocknende Mittel« (s.u. Adsorbentia).

Exsikkose, Exsikkation: »Austrocknung« des Organismus als Folge einer negativen Flüssigkeitsbilanz, ↗Dehydratation; stets als kombinierte Störung des Wasser-Elektrolyt-Haushalts; s.a. Tab. – **E., extrazelluläre:** E. v.a. durch Salzverluste bei Erbrechen, Durchfall, Schwitzen, salzloser Diät (s.a. Salzmangelsyndrom). – **E., globale:** kombinierte extra- u. intrazelluläre E., führt in 10–15 Tg. zum Tode. – **E., intrazelluläre:** E. als Folge unzureichender Wasseraufnahme (= Durst- oder Wassermangel-E.) oder abnormer Wasserverluste (z.B. bei Diabetes insipidus).

Exsikkose [321]

primärer Wassermangel	**primärer Salzverlust oder kombinierter Wasser- u. Salzverlust**
Ursachen	
fehlende Flüssigkeitszufuhr (Bewußtlose, mangelnde Pflege Kranker)	Erbrechen, Durchfälle, Schwitzen, Salzverlust durch die Niere (Nierenerkrankungen, Saluretika, ADDISON* Syndrom), Coma diabeticum, Aszites u. Pleurapunktionen
Symptome	
Durstgefühl, später Unruhe bis zum Delirium, trockene Haut u. Schleimhäute, Tachykardie, Hypotonie, Oligurie, Temperatursteigerung	Müdigkeit, Apathie bis zum Koma, trockene Haut u. Schleimhäute, Tachykardie, Hypotonie, Kollapsneigung, Diurese unterschiedlich, abdominale Beschwerden bis zum Ileus
Laborbefunde	
↑ Hämatokrit ↑ Natrium im Serum ↑ Creatinin (gering) ↑ Harn: spezif. Gewicht	Hämatokrit stark ↑ Natrium normal oder ↓ Creatinin ↑ z.T. patholog. Harnbefunde, bes. bei renalen Ursachen
Einfluß von Getränken	
sehr gut	gering
Kochsalzzufuhr	
gefährlich	günstige Wirkung

exspektativ: abwartend; z.B. die – dem spontanen Krankheitsverlauf nicht vorgreifende – e. Behandlung.

Exspiratio, Exspiration: die Ausatmung der Luft aus den Lungen; sie erfolgt bei ruhiger Atmung durch passive Rückkehr zur Atemruhelage; als **forcierte E.** auch unter willentlicher aktiver Beteiligung der inneren Interkostalmuskeln.

exspiratorisch: die Ausatmung bzw. Ausatmungsphase (Exspiration, Exspirium) betreffend.

Exspirium: die Phase der Ausatmung (↗Exspiration). – Auch klinische Bez. für das Ausatmungsgeräusch als Phänomen der Auskultation; z.B. das **verlängerte E.** bei behinderter Ausatmung (bei Asthma bronchiale, spastischer Bronchitis, obstruktivem Lungenemphysem u. Stauung im kleinen Kreislauf), das **verschärfte E.** als Normalbefund über den seitlichen Halsbereichen u. über der re. Lungenspitze sowie bei Kindern noch über der ganzen Lunge (als solches aber auch bei Bronchus- u. Trachealstenose, beginnender Lungen-Tbk, kleiner Lungeninfiltration).

Exstirpation: die Entfernung eines umschriebenen Gewebeteils; z.B. als **diagnostische E.** die komplette Entfernung eines veränderten Gewebebereichs »im Gesunden« bei Haut-, Weichteil- u. Brustdrüsentumoren oder als Lymphknotenentnahme. – Auch Kurzbezeichnung der Totalexstirpation (Entfernung eines Organs), evtl. unter Einbeziehung von Nachbarstrukturen (↗»En-bloc…«).

Exstrophie: ↗Ekstrophie.

Exsudat: die im Rahmen einer Entzündung aus den Gefäßen ausgetretene Flüssigkeit (vgl. Exsudation), die mehr oder weniger trübe ist, je nach Eiweiß- u. Zellgehalt (Plasmaproteine bzw. Leukozyten, u.U. auch Erythrozyten); je nach Zusammensetzung bezeichnet als serös, fibrinös, hämorrhagisch, eitrig etc. – vgl. Transsudat.

Exsudation: »Ausschwitzung« bestimmter Anteile des Bluts (↗Exsudat) durch die infolge Entzündung veränderten Gefäßwände in Nachbargewebe oder auf eine innere oder die äußere Körperoberfläche.

extended field radiation: *(engl. = erweitertes Feld)* Bestrahlung direkt befallener u. benachbarter Regionen bei HODGKIN* Syndrom oder malignen Non-HODGKIN-Lymphomen.

Extension: Ausdehnung, Ausbreitung, Streckung.

Extensionsapparat: i.e.S. Vorrichtungen zur Streckbehandlung der Wirbelsäule (bei Wirbelbruch, Skoliose, Bandscheibenschaden), z.B. als ↗Extensionskorsett.

Extensionsfraktur: indirekter Knochenbruch durch Gewalteinwirkung auf die gestreckte Gliedmaße.

Extensionskorsett: Korsett zur Streckung (↗Redression) der Wirbelsäule bei Skoliose; z.B. das DUCROQUET*, Milwaukee-Korsett.

Extensionsschiene: Bein- oder Armlagerungsschiene zur Extensionsbehandlung (meist durch Gewichts- oder Federzug) von Knochenbrüchen; z.B. als BRAUN*, KIRSCHNER*, KRAPP* Schiene.

Extensionsverband: zur Anw. eines Dauerzugs (Extension) geeigneter Verband, der auch die Wund-, evtl. auch eine zusätzl. Übungsbehandlung etc. zuläßt.

Extensor: ↗Musculus extensor.

Externa: äußerlich anzuwendende Heilmittel (pharmazeutische Darreichungsformen), z.B. Cremes, Emulsionen, Gele, Pasten, Salben, Pflaster.

externus: (latein.) außen gelegen, äußerer, fremd.

Extero(re)zeptor: ↗Rezeptor als Endorgan der Sinnesorgane, der durch Umweltreize erregt wird, z.B. als ↗Mechanorezeptor, Photorezeptor des Auges (Stäbchen, Zapfen).

Extinktion: Auslöschung.

extra: (latein.) Vorsilbe »außerhalb«.

extraartikulär: außerhalb eines Gelenks; z.B. extr. ↗Arthrodese.

Extractum, Extrakt: durch ↗Extrahieren gewonnener, mit löslichen Substanzen des Extraktionsgutes angereicherter Auszug oder Preßsaft aus frischen Pflanzenteilen, Drogen (getrocknete Pflanzen), Nahrungsmitteln. – **E. Belladonnae:** auf ca. 1,5% Hyoscyamin eingestellter Trocken-E. aus Blättern von ↗Atropa Belladonna.

extradural(is): außerhalb der Dura mater, i.e.S. ↗epidural.

extrahepatisch: außerhalb der Leber (z.B. prä-, posthepatisch), ohne Beteiligung der Leber.

Extrahieren: **1)** das »Herausziehen« von Bestandteilen aus einem festen oder flüssigen Substanzgemisch durch Lösungsmittel (z.B. Wasser, Alkohol, Äther, Chloroform), in denen die gewünschten Substanzen gut, störende Begleitstoffe jedoch schlecht löslich sind; s.a. Extractum. **2)** ↗Extraktion.

extrakapsulär: außerhalb einer Gelenk- oder Organkapsel (= peri- oder epikapsulär).

extrakardial: außerhalb des Herzens, z.B. die e. ↗Geräusche.

extrakorporal: außerhalb des Körpers, z.B. die e. Dialyse (↗Hämodialyse), der e. ↗Kreislauf, die e. Befruchtung (s.u. Embryotransfer), e. ↗Stoßwellenlithotripsie.

extrakranial: außerhalb des knöchernen Schädels.

Extrakt: ↗Extractum; s.a. Extrahieren.

Extraktion, Extractio: »Herausziehen«; z.B. die Zahnextraktion, die Fremdkörperextraktion, die Linsenextraktion, die Augenfremdkörper-Extraktion bzw. *chem* das ↗Extrahieren. – **E. des Kindes:** geburtshilfliche E., manuell oder instrumentell (Vakuum- bzw. Zangenextraktion).

extramedullär: außerhalb des Knochen- oder Rückenmarks.

extramural: außerhalb einer Organwand.

extraperikardial: außerhalb des Herzbeutels.

extraperitoneal: außerhalb oder an der Außenseite des Bauchfells (Peritoneum); auch ohne Eröffnung der freien Bauchhöhle operativ vorgehend (z.B. e. Schnittentbindung = Sectio caesarea extraperitonealis).

extrapleural: außerhalb des Rippenfells; auch außerhalb bzw. unter Nichteröffnung des Pleuraraums operativ vorgehend.

extrapulmonal: außerhalb der Lunge.

extrapyramidal: außerhalb der Pyramidenbahn, das ↗extrapyramidalmotorische System betreffend.

extrapyramidaler Symptomenkomplex, e. Syndrom: die Krankheitsbilder bei Schädigung/Erkrankung des Pallidums u. Striatums als Teilstrukturen des ↗extrapyramidalmotorischen Systems. Im Vordergrund stehen Störungen des Muskeltonus u. der Bewegungsabläufe.

extrapyramidal(motorisch)es System, EPS: die außerhalb des Pyramidensystems gelegenen, v.a. der Durchführung langsamer motorischer Halte- u. Bewegungsakte dienenden Teile des zentralen Nervensystems.

extrarenal: außerhalb der Niere; nicht von den Nieren ausgehend.

Extrasystole, ES: vorzeitige Kontraktion des Herzmuskels (evtl. nur einzelner Herzteile) infolge anomaler Erregungsbildung; führt zur Störung des Grundrhythmus; ist oft ohne Krankheitswert. Das Auftreten in regelmäßigen Abständen wird als Allorrhythmie bezeichnet (z.B. Bi-, Tri- u. Polygeminie).

extrauterin: außerhalb der Gebärmutter bzw. ihrer Höhle (Cavum uteri); z.B. die e. ↗Gravidität (**Extrauteringravidität,** EU).

Extravasat: aus einem Gefäß (Vas), i.w.S. auch aus einem Organ in das benachbarte Gewebe ausgetretene Körperflüssigkeit (Blut oder Lymphe bzw. Harn).

extrazellulär, -lar: außerhalb der Zelle.

Extrazellularflüssigkeit, ECF, EZF: die Gesamtheit der außerhalb der Körperzellen im Extrazellularraum befindlichen Körperflüssigkeit.

Extrazellularraum, EZR: die Gesamtheit der die ↗Extrazellularflüssigkeit enthaltenden Körperbereiche.

Extremität: obere bzw. untere Gliedmaße.

Extremitätenableitung: 1) bipolare E., Standardableitung n. EINTHOVEN: EKG-Ableitung mittels jeweils zweier differenter großflächiger Elektroden, die am re. u. li. Arm u. am li. Bein angelegt sind; als Abltg. I vom li. Arm u. re. Arm, als II vom li. Bein u. re. Arm, als III vom li. Bein u. li. Arm. **2) unipolare E.:** von WILSON vorgeschlagene E. (VR, VL, VF) mit einer differenten u. einer undifferenten Elektrode; modifiziert als GOLDBERG* Ableitung.

extrinsic: (engl.) von außen her wirkend.

Extrinsic-Asthma: (engl.) exogen-allergische Form des ↗Asthma bronchiale, Beginn meist vor dem 30. Lj.

Extrinsic-Faktor: das – für die normale Blutbildung u. die Nervenzellfunktion unbedingt notwendige, mit der Nahrung zuzuführende – ↗Vitamin B_{12}.

Extrinsic-System: die bei Gewebsverletzung zur Aktivierung der Blutgerinnung führenden Substanzen: ↗Gewebsthromboplastin aktiviert Faktor VII, wodurch über Faktor X unter Mitwirkung von Faktor V, Calciumionen u. Phospholipiden (als ↗Prothrombinase) aus Prothrombin Thrombin entsteht; vgl. Intrinsic-System.

Extubation, Extubieren: das Wiederentfernen eines Tubus (Endotracheal- oder Endobronchialtubus) bzw. einer Tracheotomiekanüle; z.B. nach einer Narkose.

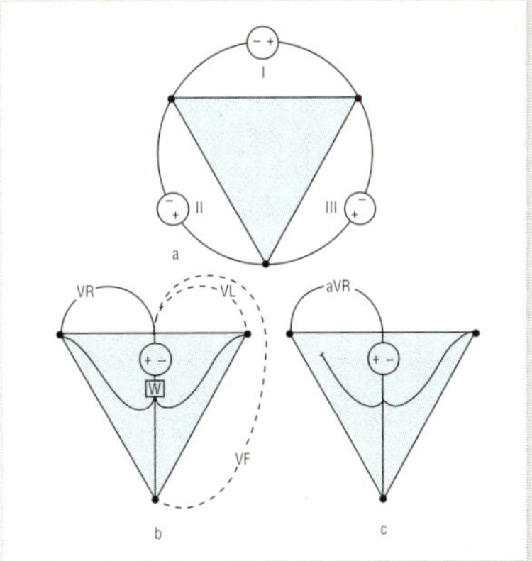

Extremitätenableitung: EINTHOVEN*Dreieck mit Schaltschema; a: biolare E. (I, II, III); b: unipolare E. mit WILSON* Elektrode (W) vom re. Arm (VR), vom li. Arm (VL) bzw. Fuß (VF) nach entspr. Umschaltung der differenten Elektrode (gestrichelt); c: unipolare E. nach GOLDBERGER vom re. Arm (aVR), vom li. Arm (aVL) bzw. Fuß (aVF) nach entspr. Umschaltung der differenten u. Unterbrechung der zugehörigen indifferenten Elektrode (nicht dargestellt)

Exulceratio, Exulzeration: Geschwürbildung (↗Ulcus); i.e.S. der geschwürige Zerfall, z.B. eines Tumors.

Exzidieren, Exzision: das »Herausschneiden«; **1)** die Entfernung eines Gewebe- oder Organteils (»Exzisat«) mit einem scharfen Instrument (Skalpell, Schneideelektrode); s.a. Probeexzision. – **2)** als zellulärer Reparaturmechanismus z.B. das Herausschneiden von strahlengeschädigten Basen aus dem DNS-Molekül durch Enzyme.

Exzitationsstadium: das durch Bewußtlosigkeit, eine – u.U. schwer zu beherrschende – motorische Unruhe u. erhöhten Muskeltonus (BELL* Phänomen) sowie ferner durch erweiterte Pupillen, vermehrte Augenbewegungen u. Schleimsekretion charakterisierte 2. Stadium der Narkose.

EZ: Ernährungszustand.

EZF, EZR: ↗Extrazellularflüssigkeit, -raum.

E

F

F: Kurzzeichen u.a. für **F**luor, **F**okus, **F**arad, **F**ahrenheit (= °F), **F**usionspunkt (= Schmelzpunkt).

Fab, F_{ab}**:** Kunstwort aus »**f**ragment, **a**ntigen **b**inding« (engl. = antigenbindendes Fragment) bzw. »**f**ragment **a**nti**b**ody« (»Fab-Fragment«) als Teil der ↑Immunglobuline.

Fabella: inkonstantes kleines Sesambein in Knienähe (oberhalb des fibularen Femurkondylus). – **F. dolorosa:** druck- u. spontanschmerzhafte F., z.B. bei Chondromalazie, Kniegelenkarthrose.

Fabian* Spirale: intraprostatischer Stahl-Katheter (sog. urologische Spirale); zur Überwindung einer durch Prostatahyperplasie oder -karzinom bedingten, unterhalb der Blase gelegenen Obstruktion.

Fabismus: ↑Favismus.

FAB-Klassifikation: Einteilungsschema der akuten ↑Leukämien.

Fabry* Syndrom, Angio(kerato)ma corporis diffusum: erbliche Phosphatid-Speicherkrankheit mit Ablagerung v.a. von Ceramidtrihexosid in Gefäßwänden, glatter Muskulatur u. inneren Organen (v.a. Nieren).

fac, f: (latein.) Rezepturanweisung: »mache!«.

face lifting: (engl.) op. Straffung der Gesichtshaut.

Facettektomie: die operative Abtragung des Wirbel-Gelenkfortsatzes im Bereich seiner Gelenkfacette, v.a. bei Bandscheibenprolaps der Halswirbelsäule.

facialis: (latein.) zum Gesicht gehörend, das Gesicht betreffend. – **Facialis:** Kurzform für Nervus facialis; s.a. Fazialis...

Facies, Fazies: (latein.) Äußeres, Gestalt; das Gesicht (einschl. pathognomonischer Ausprägungen) bzw. eine Organ(ober)fläche. – **F. articularis:** die hyalinknorpelige Gelenkfläche. – **F. gastrica:** Gesicht des Magen-, insbes. Ulkuskranken; eingefallene Wangen, scharfe Nasolabialfalten, fahle Hautfarbe. – **F. hippocratica:** das Gesicht des Moribunden: spitze, blasse, kühle Nase, vorstehende, blasse Kinnpartie, eingefallene Schläfen, fahlgraue Hautfarbe, kalter Schweiß auf der Stirn. – **F. mitralis:** das Gesicht bei Mitralstenose (u. anderen Herzkrankheiten mit kleinem Herzminutenvolumen); mit typischer Ausschöpfungszyanose der Wangen u. Lippen.

factitius: (latein.) künstlich erzeugt (= artifiziell).

FAD: das ↑**F**lavin-**a**denin-**d**inucleotid.

Faden: Nahtfaden, ↑Naht.

Fadendrainage: äußere oder innere Dauerdrainage mittels eingelegter chirurg. Seidenfäden zur Ableitung von Körperflüssigkeiten.

Fadenfänger: 1) häkelnadelartiges Instrument zum Entfernen sich abstoßenden Nahtmaterials aus einer Fadenfistel. **2)** recht- oder spitzwinklige Fangsonde zum Vorziehen des Fadens aus einem Ligaturträger.

Fadenfistel: von – nicht einheilendem – Nahtmaterial ausgehende äußere oder innere Fremdkörperfistel.

Fadenpilze: Hyphomyzeten; Bez. für Fäden (Hyphen, Myzel) bildende Pilze; z.B. Schimmelpilze, Dermatophyten.

Fadenwürmer: ↑Nematodes.

faecalis, fäkal: Stuhl, Fäzes betreffend, kotig.

Fällungsreaktion: s.u. Präzipitationsreaktion.

Färbeindex, FI, Hämoglobinquotient: aus rotem Blutfarbstoff (Hämoglobin) u. Zahl der roten Blutkörperchen ermittelter Quotient.

Färbekoeffizient, Hb_E, Hämoglobinkoeffizient, MCH: der mittlere Hämoglobin-Gehalt des Einzelerythrozyten z.B. in Picogramm; vermindert z.B. bei Eisenmangel.

Färbung: Behandlung von Geweben, Zellen, Mikroorganismen mit Farbstoffen zwecks mikroskopischer Untersuchung/Analyse.

Fäulnisdyspepsie: eine meist chron. Verdauungsstörung mit Zunahme der Fäulnisprozesse im Dünn- u. v.a. Dickdarm infolge mangelhafter Eiweißverdauung (z.B. bei Enzymmangel, übermäßigem Eiweißangebot) u. Eiweißresorption. Symptome: vermehrte Peristaltik, Durchfälle.

Faex: zu Heilzwecken verwendete Hefe; als **F. medicinalis** (»medizinische Hefe«) speziell präparierte Bierhefe (Saccharomyces cerevisiae), ein hellbraunes Pulver, reich an Eiweiß u. Vitaminen (B_1, B_2, B_6, Nicotinsäureamid, Pantothen-, Folsäure).

Fäzes, Faeces: der Stuhl, Kot.

Fagopyrismus, Buchweizenkrankheit, -ausschlag: Nesselsucht (Urtikaria) mit Übelkeit, Erbrechen, Durchfällen, Krämpfen infolge ↗Photosensibilisierung der Haut durch Naphthodianthron-Derivate (insbes. **Fagopyrin**) der stärkehaltigen Samen u. der Blüten des Buchweizens (**Fagopyrum esculentum**).

Fahrradergometrie: Messung von Herz-Kreislauf-Parametern unter Pedaltreten; während der Patient zunehmend belastet wird (steigende Drehzahl, zunehmender Widerstand), wird ein Elektrokardiogramm aufgezeichnet u. der Blutdruck gemessen; nicht-invasives Verfahren zur Diagnostik einer Koronarinsuffizienz.

Fairley* Test: sog. Blasenauswaschtest zum Nachweis einer Niereninfektion; dabei wird die Blase mit ca. 3 bis 4 l sterilem Wasser keimfrei gespült. Enthält daraufhin der über einen liegenden Katheter gesammelte Urin noch Keime, liegt eine Infektion im Bereich der Nieren vor.

Faktor: ursächliche »Komponente« oder Teilursache eines Prozesses, z.B. als Blutgruppenmerkmal (Blutkörperchen- oder Serumeigenschaft; s.a. Rhesusfaktor), Rheuma-, Wachstumsfaktor, als Faktor I bis XIII der ↗Blutgerinnung (s.a. Thrombozytenfaktoren). – **Faktor I:** ↗Fibrinogen; F.-I-Mangel: ↗Afibrinogenämie. – **F. II:** ↗Prothrombin; F.-II-Mangel: ↗Hypoprothrombinämie. – **F. III:** Thromboplastin (Blut- bzw. Gewebsthrombokinase); durch den Begriff ↗Prothrombinase ersetzt. – **F. IV:** die Calcium(Ca^{2+})-Wirkung bei der Blutgerinnung. – **F. V bis F. VII:** Faktoren, die ebenfalls zur Blutgerinnung beitragen. – **F. VIII,** antihämophiles Globulin A (AHG A), antihämophiler F. A (AHF A), Plättchen-Cofaktor I, Hämophilie-Faktor VIII oder A: Blutgerinnungsfaktor (ein β_2-Globulin) im Blutplasma, der – durch Thrombin aktiviert – an der Bildung des endogenen Prothrombinumwandlungsfaktors (↗Prothrombinase) teilnimmt. Bei Mangel besteht ↗Hämophilie A. – **F. IX,** antihämophiles Globulin B (AHG B), antihämophiler F. B (AHF B), Hämophilie-F. IX oder B: im Blutplasma in inaktiver Form enthaltener Blutgerinnungsfaktor, der bei der Gerinnung zu IXa aktiviert wird (u. nur als solcher qual. u. quant. im Serum nachweisbar ist). Bei Mangel besteht ↗Hämophilie B. – **F. X,** STUART(-PROWER) F.: Blutgerinnungsfaktor (ein α-Globulin) im Blutplasma, der durch das Intrinsic- oder Extrinsic-System zu Xa aktiviert wird u. an der Bildung der ↗Prothrombinase beteiligt ist. Ein angeborener Mangel manifestiert sich als hämorrhagische Diathese. – **F. XI,** ROSENTHAL-Faktor, antihämophiles Globulin C: ein Blutgerinnungsfaktor im Blutplasma; angeborener Mangel (»PTA-Mangelsyndrom«, »Hämophilie C«), manifestiert sich als autosomal-rezessiv erbliche hämorrhag. Diathese. – **F. XII,** HAGEMAN-Faktor, Oberflächenfaktor: ein Blutgerinnungsfaktor, der bei Kontakt mit benetzbaren Oberflächen aktiviert wird u. die Vorphase der Blutgerinnung einleitet. – **F. XIII,** fibrinstabilisierender Faktor: ein Blutgerinnungsfaktor (eine Transamidase) im Blutplasma u. an Thrombozyten, der durch Thrombin aktiviert wird u. das bereits gebildete Fibrin vernetzt (Stabilisierung des Gerinnsels). – **F., antinukleärer:** ↗antinukleäre Faktoren.

Faktorenpräparate: Mittel (Zubereitung von Gerinnungsfaktoren) zur Behandlung der Bluterkrankheit (Hämophilie).

falciformis: (latein.) sichelförmig.

Falciparum-Malaria: die durch Plasmodium falciparum verursachte ↗Malaria tropica.

Fallfuß: schlaff herabhängender Fuß (mit Steppergang) bei ↗Fibularislähmung.

Fallhand, Kußhand: am aufrecht oder horizontal gehaltenen Unterarm herabhängende Hand (mit leicht im Grundgelenk gebeugten Fingern) bei ↗Radialislähmung.

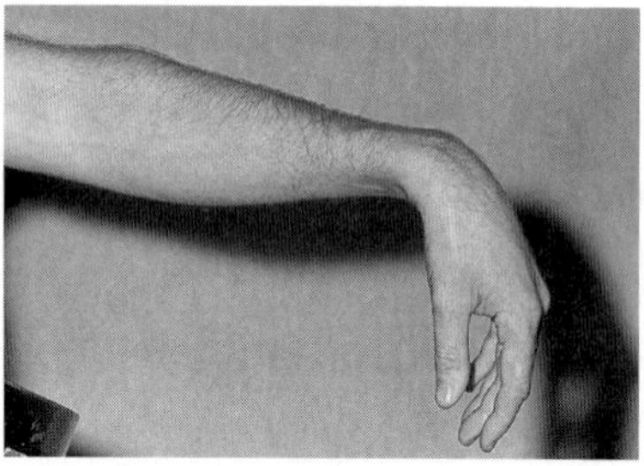

Fallhand [85]

Fallot* Tetralogie, Tetrade: eine schwere, angeborene Herzfehlbildung mit Pulmonalstenose, hochsitzendem, großem Ventrikelseptumdefekt, überreitender Aorta u. Hypertrophie des re. Ventrikels. Symptome: u.a. angeborene Zyanose (»blue baby«), Trinkschwäche, Gedeihstörungen, Venektasien, Trommelschlegelfinger u. -zehen (mit Uhrglasnägeln), Belastungsdyspnoe (daher entlastende

Hockstellung: »squatting baby«). – Therapie: heute meist op. Totalkorrektur.

Fallout: (engl.) i.e.S. radioaktiver partikelförmiger Niederschlag (durch Sedimentation aus der Atmosphäre oder durch Auswascheffekt) z.B. nach Atombombenexplosionen oder nach Unfällen in Atomkraftwerken (Tschernobyl 1986); u.U. noch viele hundert Kilometer vom Ursprungsort entfernt.

Fallsucht: ↗Epilepsie.

Falschgelenk: ↗Pseudarthrose.

falsch negativ: negativer diagn. Test, obwohl der betreffende Patient an der fraglichen Krankheit leidet.

falsch positiv: positiver diagn. Test, obwohl die untersuchte Person nicht an der fraglichen Krankheit leidet.

Falte: ↗Plica.

Faltenhaut: ↗Chalodermie. Ferner die wammenartige Hauthypertrophie bei ↗Neurofibromatosis v. RECKLINGHAUSEN.

Falx: *(latein. = Sichel)* sichelförmige Bindegewebsplatte bzw. Duplikatur der harten Hirnhaut (Dura).

Famciclovir: ein Virostatikum (Aminopurinderivat, Purinantagonist), das v.a. bei Herpes zoster eingesetzt wird.

Fames: (latein.) Hunger.

Familienplanung: gezielte Geburtenregelung.

Familientherapie: Psychotherapie-Form, bei der – neben dem Patienten – dessen Familie in die Behandlung einbezogen wird (evtl. auch weitere Bezugspersonen = Systemtherapie); als psychotherapeutische Sitzung mit der ganzen Familie **(= Familienpsychotherapie)** oder als Angehörigengruppe, ferner als Beratung in praktischen Lebensfragen.

Famotidin: ein H_2-Rezeptorenblocker; hemmt die Histamin-vermittelte Säure- u. Pepsinsekretion des Magens; Anw. v.a. zur Ulkustherapie.

Fanconi* Anämie: erbliche Sonderform der ↗Panmyelopathie (Knochenmarkschwund), die meist im 4. bis 7. Lj. erkennbar wird. Symptome: chronisch fortschreitende ↗Panzytopenie mit Anämie, später auch Granulo- u. Thrombozytopenie, Hautpigment- u. Skelettfehlbildungen, Hemmung der geistigen Entwicklung.

Fango: *(ital. = Schlamm)* am Boden von Thermalquellen abgelagerter Mineralschlamm bzw. durch atmosphärische Einwirkung verwitterter Basalttuff (z.B. Eifelfango); wird als dickbreiige, unter Wasserzusatz angeteigte Masse zu Packungen oder Bädern bei chron. schmerzhaften Erkrankungen des Bewegungsapparates angewendet.

Farad, F: SI-Einheit der elektrischen Kapazität.

Faradisation: diagnostische (z.B. bei Erregbarkeitsprüfung) oder zu Behandlungszwecken erfolgende Anw. faradischer oder neofaradischer Ströme zur Reizung von Muskeln u. Nerven.

Farb-Doppler, Farb-Duplex-Sonographie: flächenhafte Darstellung der Flußgeschwindigkeit des Blutes in Gefäßen. In Echtzeit können so Gefäßgeometrie u. Strömungsverhalten des Gefäßinhaltes gleichzeitig beobachtet werden (»Angiodynographie«).

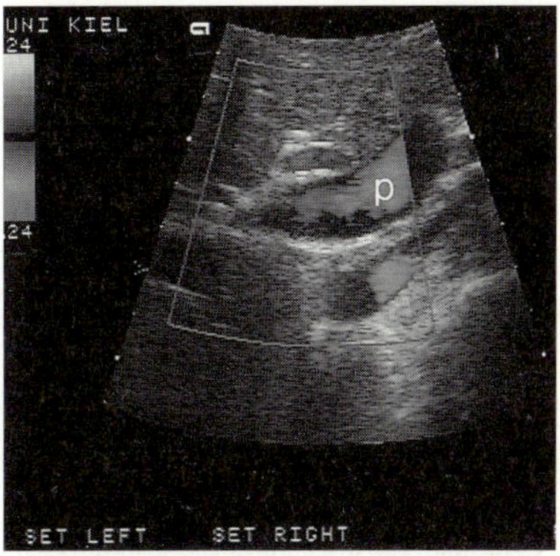

Farb-Doppler-Sonographie der Leberpforte. Oberhalb der Pfortader (p), in der sich ein Fluß vom Schallkopf weg zeigt (blau), findet sich die Arteria hepatica propria mit Fluß zum Schallkopf hin (rot) u. dann Strömungsumkehr mit Fluß vom Schallkopf weg (blau). Die Differenzierung der Arteria hepatica propria vom Gallengang ist so problemlos möglich. Unterhalb der Pfortader (p) die angeschnittene Vena cava inferior [486]

Farbenanomalie: die Farbenfehlsichtigkeit i.S. der herabgesetzten Farbempfindung für eine oder mehrere Farben; u. zwar als Protanomalie (Rotschwäche), Deuteranomalie (Grünschwäche), Tritanomalie (Blauschwäche).

Farbenblindheit: 1) totale F.: ↗Achromatopsie. **2)** partielle F.: ↗Farbenfehlsichtigkeit mit Ausfall der Farbempfindung für 1 (↗Dichromasie) oder 2 der 3 Grundfarben (↗Monochromasie).

Farbenfehlsichtigkeit, Chromatodysopsie, Dyschromatopsie: angeborene (v.a. als Rot-Grün-Blindheit) oder erworbene (Sehbahnschädigung zwischen Retina u. Hirnrinde), durch Farbensinnprüfung feststellbare Abweichung von der normalen Farbensichtigkeit (Trichromasie); u. zwar als ↗Farbenanomalie oder als partielle ↗Farbenblindheit, d.h. als Rot-, Grün- oder Blaublindheit (= Prot-, Deuter- bzw. Tritanopsie).

Farbenkreis: aus den vier »Urfarben« Rot, Grün, Gelb, Blau zusammengesetzter Kreis zur Darstellung der Farbempfindungen.

Farbensehen: **1)** Farbensinn: die an die Funktion der Zapfen der Netzhaut gebundene Fähigkeit des menschl. Auges, das sichtbare Licht nicht nur nach der Intensität (= Lichtsinn), sondern auch nach der Wellenlänge »farbig« zu bewerten. **2)** ↗Chromopsie.

Farber* Test: mikroskopische Mekonium-Untersuchung zur Differentialdiagnostik des angeborenen Darmverschlusses (Darmatresie) beim Neugeborenen.

Farbstoff(e): im Sichtbaren intensiv lichtabsorbierende chemische Verbindungen mit färbenden Eigenschaften. – **F., natürliche:** endogene, in Pflanze oder Tier gebildete F. (z.B. Hämin, Melanin, Carotinoide); ferner, als **anorganische F.**, die ↗»Pigmente«, u. zwar mineralischer Natur oder chemisch nach- u. neugebildete.

Farbstoffsediment: im Harn sedimentierte körpereigene Farbstoffe, z.B. kristallines Bilirubin (orangefarbene, braungelbe oder rubinrote Nadeln; rhombische Tafeln), scholligamorphes oder kristallines Hämoglobin (z.B. auf Harnzylindern).

Farbstoff(verdünnungs)methode: Verfahren zur Bestimmung von Blutvolumina; als fortlaufende – meist photoelektrische – blutige oder unblutige Messung der Verdünnung eines »im Stoß« in die Blutbahn (Gefäße, Herzhöhle) injizierten Farbstoffs (z.B. Indocyanin).

Farbszintigraphie: bildgebendes automatisches Verfahren der ↗Szintigraphie, bei dem ein mit dem Szintillationszähler gekoppeltes Farbband ein differenziertes **Farbszintigramm** schreibt, das auch kleine Impulsdifferenzen besser erkennen läßt (↗Abb.).

Farbumschlag: der Farbwechsel eines ↗Indikators.

Farnkrautphänomen: das Sichtbarwerden Farnkraut- oder Palmwedel-ähnlicher Figuren (auskristallisiertes NaCl) im ungefärbten, eingetrockneten Ausstrich des Gebärmutterzervixschleims der präovulatorischen Phase u. zur Zeit der Eifreisetzung (Ovulation); die Untersuchung **(Farntest)** wird in der Zyklusdiagnostik angewandt.

Fascia: **1)** Bindenverband. **2)** die kollagenbindegewebige Hülle der Skelettmuskeln (»Muskelbinde«; auch Muskelbogen begrenzend um Muskelgruppen) bzw. das die Halsweichteile, den Rumpf u. Gliedmaßen rings umgebende, unter der Körperdecke (Integumentum commune) gelegene Hüllorgan (»Körperfaszie, -binde«).

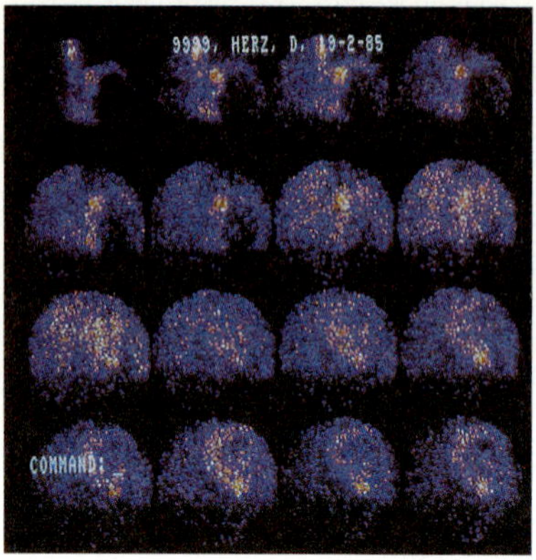

Farbszintigraphie: abschnittsweise Darstellung des Herzens u. der großen herznahen Gefäße mit der Gamma-Kamera (Prof. Dr. H. GREMMEL, Kiel)

fascicularis: (latein.) ↗faszikulär.

Fasciculus, Faszikel: Faserstrang als Muskel- bzw. Nervenfaserbündel. – **F. atrioventricularis:** das vom ↗Atrioventrikularknoten ausgehende HIS* Bündel des Erregungsleitungssystems des Herzens.

Fasciitis, Fasziitis, Fasziopathie: (entzündlicher) Prozeß des Fasziengewebes; meist im Rahmen entzündlicher rheumatischer Erkrankungen; evtl. als Prozeß, der mit schrumpfender Verschwielung ausheilt (»Holzphlegmone«). – **F. palmaris:** ↗DUPUYTREN* Kontraktur.

Fasciola: **1)** Bändchen. **2)** Cladocoelium: Gattung endoparasitischer Egel [Trematoda]. – **F. hepatica, F. humana:** der weltweit verbreitete »große Leberegel«; Haupterreger der Fasciolíasis.

Fascioliasis, Fasciolosis: die »Leberegelkrankheit« des Menschen durch Befall mit Fasciola hepatica. Symptome: rezidivierende Cholangitis, evtl. mit Verschlußikterus u. schmerzhafter Lebervergrößerung, remittierendes Fieber, Anämie. Infektion erfolgt durch Genuß roher Pflanzen (Brunnenkresse) u. Leber.

Faser, Fibra: fadenförmiges Gewebselement

mikro- bis makroskopischer Größe, z.B. Bindegewebs-, Muskel-, Nerven-, Gliafaser.

Fasergruppe: Kategorie der Fasern peripherer Nerven, charakterisiert durch den Querschnittsdurchmesser u. weitgehende Übereinstimmung bezüglich Leitungsgeschwindigkeit, Reizschwelle u. Potentialform (A-, B-, C-Fasern).

Faserknorpel, Fibrocartilago: das an nichtmaskierten kollagenen Fasern reiche Knorpelgewebe mit Kittsubstanz u. wenigen Zellen; z.B. in Zwischenwirbelscheiben, Symphyse.

Faserkrebs: ↗Skirrhus.

Faseroptik, Fiberoptik: Kabel aus flexiblen Glasfasern für den Licht- u. Bildtransport, z.B. in Endoskopen (Fiberendoskop).

Faserstäube: z.B. Asbestfasern, Erionit (Faserzeolith) u. weitere faserförmige Stäube; gehören zu den (von der Senatskommission zur Prüfung gesundheitsschädlicher Arbeitsstoffe) eindeutig als krebserzeugend ausgewiesenen Arbeitsstoffen (v.a. intrapleurale oder intraperitoneale Tumoren).

Faßthorax: der kurze, breite Thorax bei ↗Lungenemphysem; kann auch im höheren Alter (ohne Beeinträchtigung der Lungenfunktion) entstehen.

Fasten: Nahrungskarenz (bei ausreichender Flüssigkeitszufuhr) z.B. zur »Entschlackung«; eine Variante ist das ↗Heilfasten.

Fasz...: s.a. Fasc...

Faszie: ↗Fascia.

Fasziektomie: die operative Entfernung von Faszien- u. Aponeurosengewebe (= Aponeurektomie); z.B. bei DUPUYTREN* Kontraktur.

Faszienklappe: künstliche, aus körpereigener Faszie gebildete Herzklappe.

Faszienplastik: plastische Operation unter Verwendung von Fasziengewebe (meist Fascia lata) als freies oder gestieltes Transplantat.

faszikulär: in Form eines kleinen Bündels (»Faszikel«), in Bündeln angeordnet, Bündel betreffend. – **f. Zuckungen,** Faszikulation: fibrilläres Zittern; diskrete, subkutane spontane Kontraktionen einzelner Einheiten des Skelettmuskels als Ausdruck erhöhter Erregbarkeit, v.a. bei Rückenmarksprozessen, aber auch bei Ermüdung.

Faszioliasis: ↗Fascioliasis.

Fasziopathie: ↗Fasciitis.

Fasziotomie: operativer Faszienschnitt.

Faulbrand: feuchte ↗Gangrän.

Faulecke: ↗Angulus infectiosus oris.

Faustschlußprobe: angiologische Untersuchung bei Verdacht auf arterielle Verschlußkrankheit der Unterarm- u. Handarterien; gemessen wird nach bis zu 50mal in Sekundentempo wiederholtem Faustschluß die Zeitspanne bis zum Eintritt einer reaktiven Mehrdurchblutung (Hyperämie).

Favismus, Fabismus, Bohnenkrankheit: v.a. im Mittelmeerraum vorkommende X-chromosomal vererbte Krankheit v.a. der Erythrozyten (Enzymmangel). Es treten einige Std. bis 2 Tg. nach Genuß roher Saubohnen (Vicia faba) oder nach Einatmen des Blütenstaubes hämolytische Krisen auf (schwere Anämie mit Allgemeinsymptomen). – Auslösung auch durch best. Heilmittel, z.B. Malariamittel, Sulfonamide, Nitrofurane, Chloramphenicol, Phenacetin.

Favus, Tinea favosa, Kopfgrind: ansteckende, chron. Pilzerkrankung der Haare, der Epidermis des behaarten Kopfbereichs u. der Nägel (Onychomycosis favosa), hervorgerufen durch Dermatophyten. Geht einher mit Bildung von Favusskutula (= Favusschildchen, -schuppen), d.h. von gelblichen Gebilden, die zentral vom wie bestäubt aussehenden Haar durchbohrt sind. Kann familiär gehäuft auftreten (»Erbgrind«).

fazial, Fazial...: das Gesicht (Facies) betreffend.

Fazialis: ↗Nervus facialis.

Fazialisdekompression: Druckentlastung des Nervus facialis bei unfallbedingter oder idiopathischer (ischämischer) ↗Fazialislähmung.

Fazialiskontraktur: Dauerkontraktion von Gesichtsmuskeln als Zustand bei unvollständiger Rückbildung einer peripheren Fazialislähmung.

Fazialislähmung, Fazialisparese: Lähmung des Nervus facialis bzw. der von ihm versorgten Gesichtsmuskulatur; unterschieden in: **1) periphere F.:** meist idiopathisch bedingte Schädigung im Nervenkern bzw. im Nerv selbst; Symptome (meist einseitig): Stirnrunzeln, Augenschluß, Zähnezeigen, Mundspitzen u. Pfeifen eingeschränkt oder nicht möglich. **2) zentrale F.:** Lähmungen v.a. im Mundbereich (Stirnrunzeln meist möglich).

Fc-Fragment, fragment **c**rystalline: Fragment der ↗Immunglobuline.

FDA: ↗**F**ood and **D**rug **A**dministration.

Fe: Kurzzeichen für ↗Eisen (**Fe**rrum).

febril, febrilis: fieberhaft, mit Fieber (Febris).

Febris: (latein.) ↗Fieber; i.w.S. auch fieberhafte Erkrankung. – **F. biliosa:** mit Gelbsucht einhergehende fieberhafte Erkrankung, z.B. »ikterische« Malaria, »ikt.« Rückfallfieber,

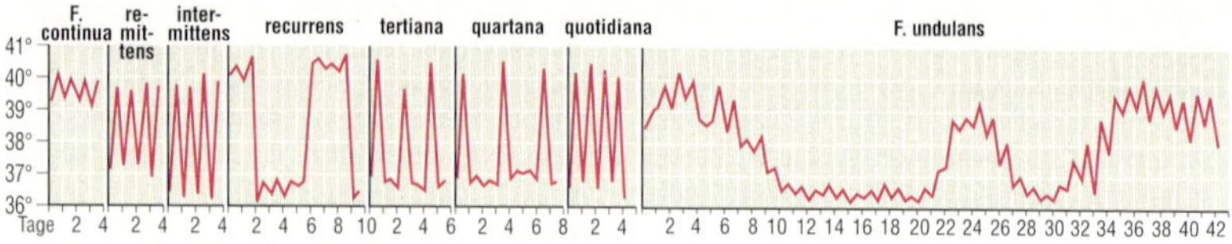

Febris [176]

↗Leptospirosis icterohaemorrhagica; als **F. b. et haemoglobinurica** das ↗Schwarzwasserfieber. – **F. continua,** Continua, Kontinua: Fieber mit über 4 Tage (bis Wochen) ungefähr gleichbleibender Temperaturerhöhung > 39 °C, d.h. mit Tagesschwankungen von weniger als 1 °C; z.B. bei Pneumonie, Bauchtyphus. – **F. ephemera:** ↗Eintagsfieber. – **F. intermittens:** Fieber mit Tagesschwankungen von mehr als 1 °C u. einer Minimaltemperatur in Höhe oder unterhalb des Normalwertes. – **F. mediterranea, F. melitensis:** ↗Mittelmeerfieber. – **F. miliaris:** ↗Miliaria. – **F. puerperalis:** Wochenbettfieber, s.u. Puerperalfieber. – **F. purulenta:** ↗Febris septica. – **F. quartana:** das jeden 3. Tag (mit Intervall von 48 Stunden) auftretende Fieber bei Malaria quartana. – **F. quotidiana:** die sich täglich wiederholenden Fieberanfälle bei Malaria tropica; auch als besonderer Fiebertyp bei Malaria tertiana u. quartana = F. tertiana duplex bzw. F. quartana triplex infolge Auftretens von 2 bzw. 3 in ihrer Entwicklung um 24 bzw. 48 Std. differierenden Parasitengenerationen. – **F. recurrens:** Fieber mit relativ regelmäßig wiederkehrenden Temperaturerhöhungen u. freien Intervallen, die beide mehrere Tage dauern; bei Rattenbiß- u. Wolhyn. Fieber, Cholangitis, Pyelitis; i.e.S. das ↗Rückfallfieber. – **F. remittens:** Fieber mit Temperaturschwankungen von mehr als 1 °C u. einer Minimaltemperatur über dem Normalwert. – **F. rheumatica:** das ↗rheumatische Fieber. – **F. septica, F. suppurativa:** ein meist plötzlich mit hohem Temperaturanstieg u. Schüttelfrost einsetzendes Fieber bei Eindringen von Stoffen infektiös-toxischen Ursprungs in die Blutbahn; später je nach Sepsisherd intermittierend oder kontinuierlich. – **F. tertiana:** das jeden 3. Tag, d.h. mit 24-Std.-Intervall auftretende Fieber bei Malaria tertiana. – **F. traumatica:** Fieber im Zusammenhang mit Verletzungen; als zentrales Fieber oder als Wundfieber. – **F. typhoides:** ↗Typhus abdominalis. – **F. undulans:** Fieber mit längeren, evtl. Wo. dauernden Temperaturerhöhungen in Form allmählichen Anstiegs u. Abfalls u. mit fieberfreien Perioden; z.B. als PEL*-EBSTEIN* Fiebertyp bei Lymphogranulomatose; i.e.S. die **F. u. Bang*** (eine durch Brucella abortus hervorgerufene Infektionskrankheit); als **F. u. melitensis** das Malta- oder ↗Mittelmeerfieber. – **F. urethralis:** ↗Katheterfieber. – **F. uveoparotidea:** fieberhafte Schwellung der Ohrspeicheldrüsen mit ein- oder beidseitiger Uveitis bei BOECK* Sarkoidose.

Feeding on demand: (engl.) Stillen oder Füttern des Neugeborenen nach Bedarf; s.a. Selfdemand feeding.

Feer* Krankheit, Akrodynie: eine Stammhirnenzephalopathie des Kleinkindesalters infolge Quecksilbervergiftung (z.B. durch Hg-haltige Arzneimittel, Thermometer, Batterien).

Fehlbildung: vor der Geburt entstandene – oder zumindest angelegte – Fehlgestaltung eines Organismus oder seiner Organ(teil)e.

Fehlernährung: unzureichende u. qualitativ minderwertige Zufuhr von Nahrung u. Flüssigkeit; häufig bei alten Patienten. Zahlreiche körperliche Störungen oder Erkrankungen können durch F. ausgelöst oder begünstigt werden: z.B. Infektanfälligkeit, Anämien, Demenz, Immobilität u. Dekubitalulzera durch Unterernährung; Hypertonie, Adipositas u. Diabetes Typ II durch Überernährung; Obstipation u. Divertikulitis durch Ballaststoffmangel etc.

Fehlgeburt: die totgeborene Leibesfrucht von weniger als 1000 g Gewicht bei fehlenden Zeichen der ↗Lebendgeburt. – s.a. Abort.

Fehlhaltung: 1) ↗Deflexionshaltung des Feten. **2) a)** ↗Haltungsfehler; **b)** ↗Fehlstellung.

Fehling* Lösung: ein vor Gebrauch frisch herzustellendes Reagens aus gleichen Teilen von 2 Grundlösungen (I: wäßr. Kupfersulfat-Lsg.; II: Seignettesalz- u. Ätznatron-Lsg.) für den qualitativen Glucose-Nachweis im Harn (**F.* Probe**).

Fehlsichtigkeit: ↗Ametropie.

Fehlstellung: angeborene (z.B. Coxa vara) oder erworbene (z.B. Deformitätsheilung) falsche »Stellung« eines Knochens oder Skelettabschnitts.

Feigwarze: ↗Condyloma acuminatum.

Feinnadelbiopsie: Untersuchungsmethode zur Gewinnung von Zellmaterial (z.B. der Mamma, Schilddrüse, Lunge, Leber, Prostata); Technik der ↗Biopsie, bei der die Gewebsentnahme (evtl. unter sonograph. Kontrolle) mit einer Punktionsnadel erfolgt.

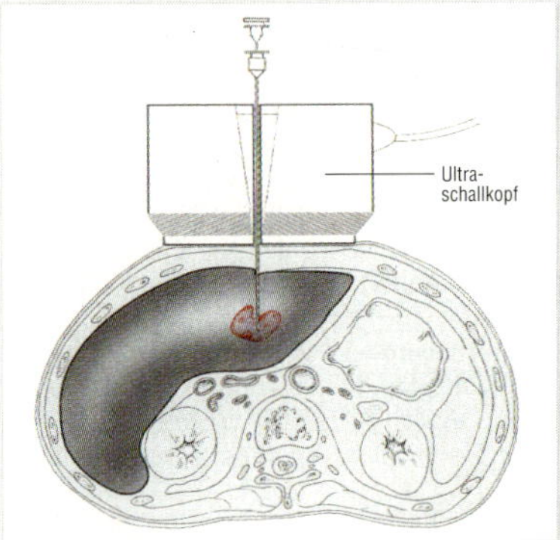

Schematische Darstellung einer ultraschallgeführten **Feinnadelbiopsie** der Leber [436]

Feinstruktur: der nur elektronenmikroskopisch erkennbare Aufbau der Gewebe u. Organe.

Feiung: die aktive ↗Immunisierung. – **F., stille:** die Immunisierung nach unbemerkt verlaufener Erregeraufnahme (Infektion).

Fel: (latein.) ↗Galle.

Feldblock: Infiltrationsanästhesie des vorgesehenen Operationsareals.

Feldenkrais* Methode (Moshé F., 1904–1984, Physiker, Verhaltensphysiologe, Paris, Israel): pädagogisch-psychotherapeutisches Konzept, in dessen Mittelpunkt das Bewußtmachen von Bewegungsabläufen u. Körperfunktionen durch *bewußtes* Training geistiger u. körperlicher Funktionen steht; die Anw. erfolgt als Einzel- bzw. als Gruppenunterricht.

Felderhaut: Struktur der Hautoberfläche (mit Ausnahme der Hohlhand u. Fußsohle, ↗Leistenhaut) mit Unterteilung durch schmale Furchen in unregelmäßige, rautenförmige Felder. In den Furchen stehen die Haare.

Felderung: Begriff der ↗Kolposkopie für den als Krebs-Ursprungsbereich geltenden pathologischen Epithelbefund der Gebärmutterportio in Form gelblicher, rot eingerahmter Felder.

Feldstudie, Feldversuch, Terrainversuch: wissenschaftlicher Versuch unter praxisnahen Bedingungen.

Felinose: ↗Katzenkratzkrankheit.

Fellatio: orale Stimulation des Penis.

Felsenbein: Pars petrosa ossis temporalis (= Felsenbeinpyramide + Warzenfortsatz).

Felsenbeinfraktur: Schädelbasisbruch im Bereich des Felsenbeins des Schläfenbeins (als otobasale Fraktur); Schädelbasisfraktur.

Felsengebirgs(fleck)fieber, Zeckenfleckfieber, Rocky Mountain spotted fever: akute, schwere Infektionskrankheit (Rickettsiose) durch ↗Rickettsia rickettsii. Ein Zeckenbißfieber, übertragen von Schildzecken. Symptome: 2–3 Wochen dauerndes hohes, morgens stark remittierendes Fieber, Exanthem (an Hand-, Fußgelenken, später am ganzen Körper), Lichtscheu, evtl. auch Prozesse der Kreislauf- u. Atmungsorgane sowie des Zentralnervensystems.

Felty* Syndrom: Sonderform der chronischen ↗Polyarthritis bei – v.a. männlichen – Erwachsenen.

F

Feminisierung, Feminierung: »Verweiblichung«; das Auftreten sekundärer weiblicher Geschlechtsmerkmale beim männlichen Individuum, z.B. nach Kastration, Ovarientransplantation, Behandlung mit gegengeschlechtlichen Hormonen.

femoral(is): (latein.) zum Oberschenkel (Femur) gehörend.

Femoralis: Kurzbezeichnung für Arteria, Vena, Nervus femoralis.

Femoralislähmung: durch Schädigung des Nervus femoralis bedingte Lähmung der von diesem Nerv versorgten Muskeln. Symptome: aufgehobener Patellarsehnenreflex, Sensibilitätsstörung oben-innen an der Unterschenkelstreckseite, Aufhebung der Streckung im Kniegelenk.

Femoralis-profunda-Shunt: operative Kurzschlußanastomose (Siliconkautschukschlauch-Verbindung) zwischen Arteria u. Vena circumflexa femoris lat. (mit venösem Schlauchschenkel bis in die Vena profunda femoris) als Anschluß für die intermittierende ↗Hämodialyse.

Femur: der Oberschenkelknochen; der längste u. stärkste Röhrenknochen.

Fenchel: i.e.S. *pharmaz* ↗Foeniculum vulgare (ferner Pimpinella anisum u. – als »wilder F.« – Oenanthe aquatica).

Fendilin: ein ↗Calciumantagonist mit antiarrhythmischer u. vasodilatatorischer Wirkung auf die Koronargefäße.

Fenestra: *(latein. = Fenster)* natürliche oder

operativ angelegte fensterartige Öffnung in einer Organwand.

Fenestration: ↗Fensterung.

Fenofibrat: ein Clofibrat-Analogon; ↗Lipidsenker zur Therapie schwerer Hypertriglyceridämien, Hypercholesterinämien u. kombinierter Fettstoffwechselstörungen.

Fenoterol: ein β_2-Sympathomimetikum; Antiasthmatikum, Broncholytikum u. Tokolytikum.

Fensterung: 1) Fensterungs-Operation, Fenestration: fenster(nischen)art. Gewebsausschneidung. – **F., interlaminäre:** die Resektion des Ligamentum flavum zwischen 2 benachbarten Wirbelbögen als Zugang zum Epiduralraum bei der operativen Behandlung des dorsolateralen Bandscheibenprolapses. **2)** fensterartiges Ausschneiden eines Gipsverbandes (über einer Wunde, Fistel etc.) oder einer Gliedmaßenprothese (zur Gewichtsminderung).

Fentanyl, Phentanyl**:** ein kurz u. sehr stark wirksames morphinartiges Analgetikum (ein ↗Betäubungsmittel); darf nur zur Prämedikation u. Anästhesie (einschl. Neuroleptanalgesie) verwendet werden.

Fentanyl-TTS: ↗TTS.

Ferment: ältere (klinische) Bez. für ↗Enzym.

Fermentation, Fermentierung**:** ↗Gärung; *pharmaz* die industriell durchgeführte Veredelung pflanzlicher Rohstoffe durch enzymatische Vorgänge sowie die Gewinnung von Antibiotika (z.B. Penicillin) durch bakterielle enzymatische Prozesse.

Fernaufnahme: Röntgenaufnahme mit großem Fokus-Film-Abstand zur Darstellung des Objekts in annähernd natürlicher Größe; z.B. als Herzfernaufnahme mit 2 m Abstand.

Fernmetastase: auf dem Blut- oder Lymphweg (= hämato- bzw. lymphogen) entstandene Tochtergeschwulst fern des Primärtumors (u. des regionalen Lymphknotensystems).

Fernpunkt: auf der verlängerten Augenachse – normalerweise im Unendlichen – gelegener Punkt, auf den das Auge bei voller Erschlaffung des Akkommodationsapparates (bei »Fernsehen« = Sehen in die Ferne; ab 5 m) eingestellt ist.

Fernsichtigkeit: ↗Alterssichtigkeit.

Fernwirkung: Begriff der Strahlenbiologie für die indirekte, allgemeine oder ein unbestrahltes Organ betreffende Wirkung einer lokalen ↗Strahlentherapie.

Ferri...: Wortteil »Eisen (III)«.

Ferritin: Eisenspeicherprotein v.a. in Milz, Leber, Darmschleimhaut, Knochenmark; in geringem Maße im Blutserum; erniedrigt bei Eisenmangel, erhöht z.B. bei Hämochromatose, Lebererkrankungen, Tumoren.

Ferro...: Wortteil »Eisen«, i.e.S. das zweiwertige Eisen = »Eisen (II)«.

Ferrum, Fe**:** (latein.) ↗Eisen; Eisenverbindungen, Eisenpräparate.

Ferse, Calx**:** der vom Fersenbein geformte hintere Fußteil.

Fersenbein: der ↗Calcaneus.

Fersendekubitus: häufiges Druckgeschwür beim bettlägerigen Patienten, v.a. im Stadium II der arteriellen Verschlußkrankheit (AVK); läßt sich durch sorgfältige Pflege u. Dekubitusprophylaxe vermeiden (s.a. Dekubitus).

Fersenschmerz: ↗Achillodynie, Kalkaneodynie.

Fertigarzneimittel: vom Bundesinstitut für Arzneimittel u. Medizinprodukte zuzulassende, industriell gefertigte Arzneimittel, die fast ausschließlich in Apotheken verkauft werden.

fertil, fertilis: fruchtbar (↗Fertilität).

Fertilisation: 1) ↗Befruchtung; s.a. Insemination; ferner als »In-vitro-F.« (s.u. Embryotransfer). **2)** die konservative oder op. (Wieder-) Herstellung der Fruchtbarkeit (↗Fertilität); s.a. Refertilisierung. – **F., assistierte:** auch Mikroinsemination; Zusatzmaßnahmen zur In-vitro-Fertilisation (↗Embryotransfer), die z.B. darin bestehen, die Zona pellucida der Eizelle anzubohren (sog. Zonadrilling) oder teilweise artifiziell zu spalten, um ein Eindringen des Spermiums zu erleichtern, oder die Spermien direkt in das Oolemma der Eizelle zu injizieren (sog. intrazytoplasmatische Spermieninjektion).

Fertilität: Fruchtbarkeit, geschlechtliche Vermehrungsfähigkeit. Besteht beim Mann (»Zeugungsfähigkeit« = ↗Potentia generandi) von der Pubertät bis ins hohe Alter, bei der Frau (als ↗Potentia concipiendi) von der Menarche bis zur Menopause.

Fertilitätsstörungen: Störungen der Fruchtbarkeit (Fertilität); nur z.T. begründet durch Störungen der Geschlechtsorgane, insbesondere der ↗Gonaden. Ihrer Erkennung (= **Fertilitätsdiagnostik**) dienen u.a. Sexualanamnese, Untersuchung des inneren u. äußeren Genitales (einschließlich radiologischer Methoden u. Biopsie), Bestimmungen des Geschlechtschromatins, Hormonanalyse, Untersuchung des Ejakulats (Spermatogramm, Postkoital-Test) bzw. zytologische u. andere spezielle Scheidenuntersuchungen (s.a. zytohormonale Funktionsdiagnostik) sowie die Messung der Basaltemperatur.

Festbeträge: für Arzneimittel festgelegte Grenzpreise, bis zu denen Krankenkassen die Kosten übernehmen.

Fet: ↗Fetus.

fetal, fetalis: den Fetus bzw. die Fetalperiode betreffend.

Fetalblutanalyse, FBA: unter der Geburt ausgeführte Untersuchung kleinster, mittels einer Kapillare entnommener Blutproben (Mikroblutprobe) aus der Haut des »vorangehenden Teils« (Kopfschwarte, Steiß) als Möglichkeit zur Erkennung drohender intrauteriner ↗Asphyxie.

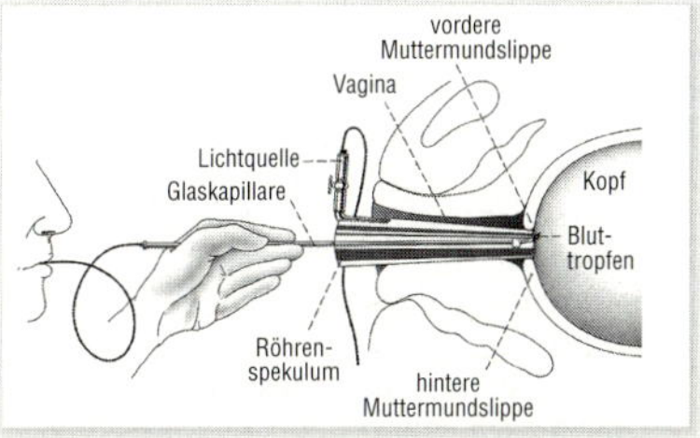

Fetalblutanalyse während der Geburt: schematische Darstellung der Technik (nach DUDENHAUSEN, in [264])

fetal distress: (engl.) ↗Asphyxie, fetale.

Fetalgröße: Körpermaße (Kopfumfang, Körperlänge) des ungeborenen Kindes (Feten); wird mit Ultraschalldiagnostik ermittelt.

Fetalkreislauf: ↗Kreislauf, fetaler.

Fetalperiode: der Zeitabschnitt der ↗Fetogenese.

Fetischismus: Sexualverhalten, bei dem die geschlechtliche Erregung bei Anblick oder Berührung von Gegenständen (z.B. Wäschestück, Haarlocke) einer geliebten oder auch unbekannten Person erfolgt.

Fetogenese: die mit der 9. Woche nach der Empfängnis (in Fortsetzung der ↗Embryogenese) beginnende, bis zum Schwangerschaftsende dauernde Entwicklung der Leibesfrucht, in der die Entwicklung der Organe u. deren gewebliche Ausreifung erfolgt; ↗Tab.

fetomaternale Transfusion: Blutübertritt vom ↗Fetus in den Kreislauf der Mutter; meist infolge Verletzung der Blutkapillaren der Mutterkuchenzotten; kann zu einer lebensgefährlichen Anämie des Kindes führen, aber auch zur Sensibilisierung der Mutter i.S. einer ↗Rhesus-Inkompatibilität.

Fetometrie, Fetalometrie: intrauterine Messung des Feten, meist durch Ultraschalluntersuchung.

Fetogenese

Schwangerschaftswoche	Länge (in cm)	Gew. (in g)	Fruchtentwicklung
12.	7,5–10		Extremitäten stummelförmig, Geschlechtsdifferenzierung äußerlich sichtbar, Afteröffnung u. Augenbrauen vorhanden
16.	16		Körperform fertig entwickelt, Verklebung der Lidränder (»Lidnaht«), Haut krebsrot, Lanugobehaarung an Stirn u. Kinn, Beginn der Skelettverknöcherung, Bildung der Zahnhartsubstanzen, Blutbildung in der Leber
20.	25		Käseschmiere (↗Vernix) an Stirn u. Kinn, Darmpech (↗Mekonium), Descensus des Zäkums als Teil der Darmrotation, Verdauungsenzyme vorhanden, Blutbildung im Knochenmark
24.	30–32		Lanugobehaarung am ganzen Körper, endgültige Epidermis- = Hautleisten an Handflächen u. Fußsohlen
28.	35–40	1000	Erreichen der extrauterinen Lebensfähigkeit, Fettpolster noch ungenügend, Gesicht greisenhaft, Kopfhaar 0,5 cm lang, Descensus der Hoden, Lösung der Lidnaht (s. oben), Stimme wimmernd
32.	46	1800	Vermehrung der Käseschmiere, Haut rot
36.	51	2500	stärkeres Fettpolster, Fingernägellänge erreicht Fingerkuppen; im Fall einer Geburt kräftige Stimme
40.	49–53	3200	↗Reifezeichen voll entwickelt

Fetopathia, Fetopathie, Fetose: Sammelbegriff für Krankheiten, die bereits beim ↗Fetus auftreten; verursacht durch diaplazentar auf dem Blutweg erfolgende Einwirkungen, z.B. durch Infektion, mütterliche Hormone, Produkte einer mütterlichen Stoffwechselstörung, Gifte (z.B. bei Alkoholismus), mütterliche Antikörper (bei Blutgruppen-Inkompatibilität; ↗Morbus haemolyticus neonatorum = F. serologica). – vgl. Embryopathie, Kyematopathie. – **F. diabetica:** die F. bei (Prä-)Diabetes mellitus der Schwangeren. Symptome: u.a. Übergröße des Kindes (↗Riesenkind mit

F

Geburtsgewicht > 4000 g) u. Neigung zu postpartaler ↗Hypoglykämie.

Fetoprotein: ↗AFP (= α-Fetoprotein).

Fetoskopie: im Rahmen der ↗pränatalen Diagnostik durchführbare Betrachtung des Feten mit einem speziellen Endoskop (»Fetoskop«).

feto(utero)plazentare Einheit: das Zusammenwirken von biochemischen Leistungen der mütterlichen, plazentaren u. fetalen Anteile, v.a. bei der Biosynthese von Östrogenen.

Fett(e): Hauptnährstoff (neben Kohlenhydraten u. Eiweiß); wesentlicher (energiereichster) Energielieferant; ferner Träger essentieller Fettsäuren (Linol-, Linolensäure) u. fettlöslicher Vitamine; F. sind Ester des Glycerins mit gesättigten u. ungesättigten – mittleren oder höheren – Fettsäuren (↗Abb.). Sie werden mit den fettähnlichen Stoffen, den Lipoiden, systematisch zur Gruppe ↗Lipide zusammengefaßt. Die pflanzlichen u. tierischen Fette stellen Neutralfette, d.h. Triglyceride dar, deren Säuren v.a. Öl-, Linol-, Linolen-, Palmitin- u. Stearinsäure sind. – s.a. Lipoproteine.

Fettdiarrhö: ↗Steatorrhö (2).

Fettembolie: in der Blutbahn auftretende Fetttröpfchen, z.B. nach Knochenbruch mit Knochenmarksbeteiligung, Verbrennung, Injektion ölhaltiger Präparate in die Blutbahn.

Fettgeschwulst: ↗Lipom.

Fettgewebe: das lockere, evtl. läppchenförmige Gewebe, das v.a. aus Fettzellen (»weißes Fett«) u. aus Gitterfasern besteht; wirkt als Speicher- (»Depotfett«), Stützgewebe (Baufett), ferner als Kälteschutz, Wasserspeicher u. als druckelastisches Polster.

Fettgewebsentzündung: ↗Panniculitis.

Fettgewebsnekrose: örtliche Zerstörung von Fettgewebe, z.B. als Folgegeschehen nach Quetschung, Erfrierung, Injektion nekrotisierender Medikamente (als steatolyt. Granulom, als Oleom oder Paraffinom), v.a. aber als Nekrose infolge Lipase-Aktivierung bei der akuten ↗Pankreatitis.

Fetthals: ↗Madelung* Fetthals.

Fettherz: das Herz des Ädipösen. – Auch inkorrekte Bez. für die fettige Degeneration des Herzmuskels.

Fettleber: häufige Erkrankung der Leber; übermäßiger Fettgehalt des Leberparenchyms (Fettablagerung in Tröpfchenform), evtl. mit Nekrose, Entzündung oder Fibrose; z.B. bei Adipositas, Eiweißmangel, Diabetes mellitus, chron. Alkoholismus, als Folge von Lebergiften etc. Diagnose erfolgt durch Sonographie, Leberbiopsie.

Fettleibigkeit: ↗Adipositas.

fettlöslich: ↗lipophil.

Fettsäuren, FS: die nach ihrem Vorkommen in Fetten benannten organischen Säuren. Als **gesättigte F.** sind es aliphatische Monocarbonsäuren, z.B. die Essig-, Butter-, Palmitin-, Stearinsäure (die beiden letzteren als C_{15}- bzw. C_{17}-Säuren). Als **ungesättigte F.** werden unterschieden einfach, doppelt oder dreifach bis mehrfach ungesättigte F.; einige der ungesättigten F. sind **essentielle F.** (= EFA [A für acids] = Vitamin F = Vitagene), v.a. eine Linolsäure u. die Arachidonsäure; ihr Fehlen in der Nahrung hat Mangelerscheinungen zur Folge. – **F., freie; unveresterte F.,** FFS, UFS, NFS: die bei der Fettmobilisierung freigesetzten u. als energieliefernde Transportform im Serum auftretenden F.

Fettstoffwechselstörung: i.e.S. ↗Hyperlipoproteinämie; i.w.S. Störungen z.B. im Rahmen einer Gesamtstoffwechselstörung bzw.

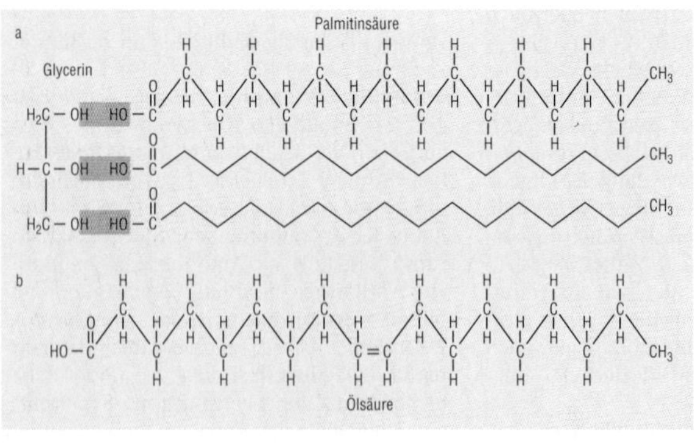

Fette: Fettmolekül.
a) Triglycerid mit gesättigter Fettsäure Palmitinsäure;
b) einfach ungesättigte Fettsäure Ölsäure [15]

bei gestörtem Fettabbau (z.B. bei Gallemangel). – s.a. Lipoproteine.

Fettstuhl: lehmartiger, glänzender Stuhl mit reichlichem Gehalt an Neutralfetten (bei Lipasemangel), Fettseifen u. Fettsäuren; s.a. Steatorrhö.

Fettsucht: ↗Adipositas.

Fettzelle, Lipo-, Adipozyt: große Zellen des Fettgewebes.

Fetus, Foetus, Fet, Foet: das Ungeborene im Mutterleib vom Abschluß der Embryonalperiode (ab 85. Tag) bis zur Geburt. Seine Ernährung erfolgt über die Placenta (diaplazentar) u. über die Nabelschnur. Sämtliche Organe sind angelegt, u. die Körperform ist fertig entwickelt (↗Fetogenese).

Feuermal: ↗Naevus flammeus.

Feulgen* Nuklealreaktion: die – mittels Photometrie quantitativ faßbare – Färbung der DNS, der Zellkerne, Chromosomen, Plastiden, Bakterien u. Viren.

FFA: **f**ree **f**atty **a**cids = **f**reie ↗**F**ettsäuren (FFS).

FFP: (engl.) Abkürzung für **f**resh **f**rozen **p**lasma; das bei –80 °C tiefgefrorene menschliche Plasma. Zur Infusion wird das FFP im Warmwasserbad aufgetaut. Die Lagerungszeit beträgt bis zu 5 Jahre; vgl. Plasmakonserve.

FFS: **f**reie ↗**F**ett**s**äuren.

fiat, f.: latein. Rezepturanweisung »es werde!«.

Fiberendoskop: flexibles ↗Endoskop mit Glasfaseroptik.

Fibrae: Fasern, z.B. Nervenfasern (s.a. Tractus).

Fibrillae, Fibrillen: Fasern mikroskopischer Größenordnung.

fibrillär, fibrillaris: aus Fibrillen bestehend. – **f. Zuckung:** s.u. faszikulär.

Fibrillation, Fibrillieren: irreguläre u. asynchrone Kontraktionen von Herzmuskelanteilen, z.B. beim Vorhof- u. Kammerflimmern.

Fibrin: der Blutfaserstoff, der bei der Blutgerinnung unter Einwirkung von Thrombin aus Fibrinogen entsteht. – Dient als technisch hergestelltes Produkt u.a. zur refraktometrischen Pepsin-Bestg. im Magensaft, als Fibrinschaum zur ↗Fibrintherapie.

Fibringerinnsel: das fädig-netzförmige Gerinnsel als Produkt der Blutgerinnung; ferner die membranartigen Auflagerungen (»Pseudomembranen«) bei fibrinöser Entzündung (z.B. bei der Diphtherie).

Fibrinisierung: ↗preclotting.

Fibrinkleber: s.u. Fibrintherapie.

fibrinös, fibrinosus: fibrinhaltig, -reich, mit Fibrinbildung einhergehend.

Fibrinogen: der »Faktor I« der Blutgerinnung, ein löslicher Eiweißkörper; wird auch therapeutisch angewendet, z.B. bei Afibrinogenämie, Hypofibrinogenämie; vgl. Fibrintherapie. – Die Serumkonzentration ist evtl. krankhaft erhöht (Hyperfibrinogenämie), z.B. – als Akute-Phase-Protein – bei Infektion, Tumoren, oder vermindert (Fibrinogenopenie; als Hypo- bis Afibrinogenämie), z.B. bei schwerer Leberschädigung.

Fibrinogenolyse: die unter Plasmineinwirkung erfolgende Spaltung von ↗Fibrinogen.

Fibrinolyse: die enzymatisch-proteolytische Auflösung von Fibringerinnseln im Organismus, z.B. bei Thrombosen, Pneumonie; Hemmung erfolgt durch **F.-Inhibitoren** über eine Blockierung des aktiven Fibrinolysins durch ↗Antiplasmin oder durch Antifibrinolytika.

Fibrinolysetherapie: die medikamentöse Auflösung von Blutgerinnseln (Thromben, Emboli) bei peripheren Gefäßverschlüssen, Lungenembolie, Mesenterialinfarkt, Myokardinfarkt etc. Die F. geschieht in der Regel mit Streptokinase, APSAC oder Urokinase u. dem Gewebeaktivator (rt-PA). Bei der **systemischen F.** werden Fibrinolytika intravenös appliziert. Bei der **lokalen F.** (»Katheterlyse«) (z.B. selektive intrakoronare Fibrinolyse) wird ein Katheter in unmittelbarer Nähe des Thrombus plaziert.

Fibrinolysin: veralteter Begriff für ↗Plasmin.

Fibrinolytika, Thrombolytika: Heilmittel für die Fibrinolysetherapie, vor allem die Aktivatoren des Plasminogens (Anistreplase = APSAC, Gewebeaktivator = rt-PA, Streptokinase, Urokinase, Prourokinase = scu-PA).

fibrinolytisch: ↗Fibrinolyse erzeugend.

Fibrinschaum: sterile, schaum. Masse hoher Plastizität als Mittel für die ↗Fibrintherapie.

fibrinstabilisierender Faktor: ↗Faktor XIII der Blutgerinnung.

Fibrintherapie: Anw. von Fibrinschaum (nach Durchtränken mit Thrombin-Lsg.) zur örtlichen intraoperativen Blutstillung an parenchymatösen Organen. Aufgrund der sekundären bindegewebigen Durchwachsung auch als plastischer Duraersatz u. zur Hohlraumverödung verwendet (z.B. Kavernenobliteration); ferner zur Verklebung der Pleurablätter zur Palliativbehandlung von (malignen) Pleuraergüssen.

Fibroadenom(a), Adenofibrom: ein – im allgemeinen – gutartiger Tumor aus Bindegewebe (Fibrom) u. aus eingeschlossenem Drüsengewebe; z.B. im Eierstock, in der Prostata, Brustdrüse (häufigster gutartiger Mammatumor).

Fibroadenomatosis, Fibroadenose: Bildung zahlreicher gutartiger Fibroadenome, z.B. beim PRINGLE* Syndrom; ferner Bez. für Fibroadenom-ähnliche Veränderungen im Rahmen der fibrozystischen Mastopathie. – **F. uteri:** ↗Endometriose.

Fibroblast: aktive Bindegewebszelle, beteiligt an der Bildung von Interzellularsubstanz, Interferon.

Fibroblastom(a), Desmozytom: Tumor aus Bindegewebszellen (Fibroblasten) u. faseriger Zwischensubstanz (u. Gefäßen).

Fibroelastosis: die gesteigerte Bildung faserigen = fibrösen u. elastischen Bindegewebes. – **F. endocardica,** Endokarddysplasie, idiopathische Kardiomegalie: angeborene Herzerkrankung, bei der im Endokard u. im subendokardialen Gewebe porzellanweiße schwielige Verdickungen auftreten (»inneres Panzerherz«).

fibrös, fibrosus: aus faserigem Bindegewebe bestehend, bindegewebig, mit Bindegewebsbildung einhergehend (= fibroplastisch).

Fibrohistiozytom, (malignes) fibröses Histiozytom: einer der häufigsten malignen Tumoren der Weichgewebe.

Fibrom(a): eine gutartige, meist rundlich-kugel. Geschwulst aus faser- oder zellreichem Bindegewebe (= F. durum bzw. molle); evtl. als Vielfachbildung (↗Fibromatose). – **F. durum,** Filom: das faserreiche u. zellarme »harte« F.; als Sonderform das ↗Keloid. – **F. molle:** das als »Fleischwarze« aus lockerem oder maschigem, oft auch zellreichem Bindegewebe bestehende »weiche F.«. – **F. molluscum:** ein meist zellreiches (weiches), oft schleimhaltiges Hautfibrom, v.a. bei ↗Neurofibromatose. – **F. pendulans, F. pendulum:** die häufigste, gestielte Form des ↗F. molle.

Fibromatose: Bez. für Wucherungen aus kollagenem Bindegewebe, meist ohne scharfe Begrenzung; werden als neoplastische Bildungen niedriger Malignität angesehen; auch Bez. für das multiple Auftreten von Fibromen.

Fibromyalgie: ↗Tendomyopathie.

Fibromyom: Myom mit reichlich Bindegewebe. Meist als Fibroleiomyom (z.B. des Uterus, Magens).

Fibroplasie: die krankhaft vermehrte Bildung faserigen Bindegewebes, auch i.S. der ↗Fibrose. – **F., retrokristalline = retrolentale: 1)** angeborenes Fortbestehen (oder Hyperplasie) des fetalen Glaskörpers. **2)** Frühgeborenenretinopathie, TERRY* Syndrom: die sich bei untergewichtigen Frühgeburten als Folge eines Über- oder Unterangebots von Sauerstoff im Brutkasten in der 2.–10. Wo. nach der Geburt meist beidseits entwickelnde periphere Neubildung von Netzhautgefäßen (mit Blutungen, Glaskörpertrübung, evtl. Netzhautablösung).

Fibrosarcoma, Fibrosarkom: bösartiger Tumor; ein den Bau fibrösen Bindegewebes nachahmendes Sarkom. Kommt u.a. in Knochen bzw. am Periost vor. – **F. der Haut:** maligner Hauttumor, entsteht in normaler Haut oder auf atrophischen Narben (Lupus vulgaris, Röntgenoderm, Xeroderma pigmentosum).

Fibrose, Fibrosis: krankhafte Bindegewebsvermehrung in Organen, z.B. als ↗Lungenfibrose, ↗Leberfibrose. – **F., zystische:** ↗Mukoviszidose.

Fibrositis(-Syndrom): Oberbegriff für die – z.T. als »Weichteilrheumatismus« bezeichneten – schmerzhaften Zustände bzw. krankhaften Vorgänge an Muskeln u. den bindegewebsreichen Strukturen der Skelettweichteile.

Fibroskop: ↗Fiberendoskop.

fibrosus: (latein.) ↗fibrös.

Fibrothorax: eine breit mantelförmig der Lunge aufliegende Pleuraschwarte als organisierter Pleuraerguß.

Fibula: das Wadenbein; der seitliche, schmächtigere Knochen des Unterschenkels.

Fibulafraktur: der Wadenbeinbruch.

fibular(is): das Wadenbein (↗Fibula) betreffend, an der Außenseite (= lateral) des Beines.

Fibularis: Kurzbezeichnung des Nervus peroneus u. der Arteria peronea.

Fibularislähmung, Peroneuslähmung: Funktionsausfall der vom Nervus peroneus = N. fibularis (insbes. N. p. profundus) nervös versorgten Fuß- u. Zehenstreckmuskeln als Folge einer Erkrankung oder Schädigung des Nervs; u.a. als Berufsschaden z.B. bei Bodenlegern, Dachdeckern. Symptome: fehlende Fußhebung (Dorsalflexion), Lähmungsspitzfuß, Steppergang.

Fieber, Febris, Pyrexie: Erhöhung der Körpertemperatur über den Normalwert (37 bis 38 °C rektal) als Abwehrreaktion des Körpers z.B. gegen Krankheitserreger; s.a. Febris. – **F., alimentäres:** ↗Durstfieber des Säuglings unter eiweißreicher, flüssigkeitsarmer Nahrung. – **F., aseptisches:** F. ohne Zeichen einer Infektion nach Verletzung, Operation. – **F., ephemeres:** ↗Eintagsfieber. – **F., hämorrhagisches:** F. mit charakteristischer Blutungsneigung (= hämorrhagische Diathese). – **F., rheu-**

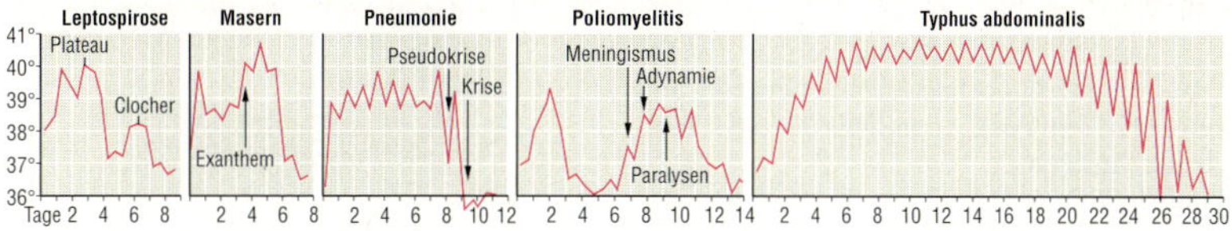

Charakteristische **Fieberkurven** bei Infektionskrankheiten [176]

matisches: s.u. rheumatisch. – **F., typhoides:** ↑Typhus abdominalis. – **F. unbekannter Ursache,** FUO: Temperaturerhöhung auf über 37,5 °C (bei jüngeren Patienten über 38,3 °C), die mindestens drei Wochen besteht u. nach einwöchiger stationärer Diagnostik noch ungeklärt ist.

Fieberbläschen: ↑Herpes simplex (febrilis).

Fieberkrämpfe: zerebrale Krämpfe im Anfangsstadium einer akuten (nicht das Gehirn oder die Hirnhäute betreffenden) Erkrankung v.a. im Kleinkindalter.

Fieberkurve: die graphische Darstellung der – im allg. 2mal tgl. ermittelten – Körpertemperaturwerte (↑Abb.). Wichtig als Hilfsmittel der Diagnostik u. Prognostik. – Im allgemeinen Sprachgebrauch das hierfür zur Verfügung stehende, genormte Blatt, das auch für die Eintragung weiterer Beobachtungsdaten (Puls, Stuhlgang, Blutbild, Urinstatus etc.) u. therapeutische u. diagnostische Vermerke genutzt wird.

Fiebermittel: fiebersenkende (Antipyretika, Antifebrilia), i.w.S. auch fiebererzeugende Mittel (Pyretika, Pyrogene).

FIGO: Abk. für **F**édération **I**nternationale de **G**ynécologie et d'**O**bstétrique. – **FIGO-Stadien:** klinische Stadieneinteilung (Lokalisation, Ausdehnung) gynäkologischer Tumoren.

Fila: (latein.) »Fäden«.

Filament(um): fadenförmiges Gebilde.

Filaria, Filarie: fadenförmige, meist außerhalb des Verdauungstraktes parasitierende Würmer (Nematoden). Befall führt zu ↑Filariose. – s.a. Microfilaria. – **F. bancrofti:** ↑Wuchereria bancrofti. – **F. loa:** ↑Loa loa.

Filariose, Filariasis: Befall durch Fadenwürmer (Filaria); äußert sich – nach Übertragung von Mikrofilarien durch blutsaugende Insekten – mit typischen Erscheinungen je nach Sitz der erwachsenen Würmer (z.B. im Bindegewebe, Lymphsystem) der verschiedenen Arten; s.a. Onchozerkose, Drakunkulose.

filialisiert: von Tochtergeschwülsten (Metastasen) durchsetzt.

filiform(is): fadenförmig.

Filmdosimeter: ein v.a. im Strahlenschutz verwendetes Meßgerät (Strahlenschutzplakette) zur Ermittlung der Ionendosis einer Röntgen-, Gamma- oder Elektronenstrahlung aus der Schwärzung der photographischen Emulsion von Filmen.

Filmverband: eine reizlose, nicht mit der Wunde verklebende Kunststoff-Folie, kombiniert mit saugfähiger Verbandstoffauflage; evtl. mit Aluminium beschichtet. Gewährleistet schonenden Verbandwechsel.

Filter: 1) poröses Material zur physikalischen Abtrennung fester Stoffe (z.B. Bakterien) aus Flüssigkeiten u. Gasen (↑Filtration). **2)** zu Härtung u. Ausgleich (= Homogenisierung), evtl. auch nur zur Schwächung einer Photonenstrahlung in den Strahlengang einzubringende Metallschicht; der Filterwert wird in mm-Dicke des Filtermaterials angegeben. **3)** Vorrichtung zur Aussonderung bestimmter Wellenbereiche aus dem sichtbaren u. unsichtbaren Lichtspektrum, z.B. Absorptions-, Dispersions-, Interferenz-F.

Filtratfraktion, FF: der in den Glomeruli der Niere filtrierte Anteil des die Nieren passierenden Blutplasmadurchflusses (s.a. Glomerulusfiltrat).

Filtration, Filtrieren: die Abtrennung fester Stoffe aus Flüssigkeiten u. Gasen durch ↑Filter.

Filtrationsrate, glomeruläre, GFR: die Summe der Filtrationsleistung aller Einzel-Nephrone der Niere; das Volumen des ↑Glomerulusfiltrats pro Zeiteinheit; beträgt beim Menschen ca. 125 ml/Min. bzw. 180 l/Tag (d.h. 60faches Plasmavolumen; unterliegt der Rückresorption in Tubuli). Die Bestimmung erfolgt indirekt anhand der ↑Clearance.

Filum: *(latein. = Faden; Mehrz. = Fila)* fadenförmiges Gebilde.

Filzlaus: ↑Phthirus pubis; s.a. Pedikulose.

Fimbria, Fimbrie: *(latein. = Franse)* **1)** fransenartiges Gebilde; z.B. die **Fimbriae tubae,** die Fransen des Eileiters, die dessen bauchhöhlenseitige Öffnung am Infundibulum umgeben (die längste = **F. ovarica** reicht bis zum oberen Eierstockpol u. besitzt ovarialseitig eine Rinne für den Abtransport des – durch

Eisprung frei gewordenen – Eies). **2)** der Pilus, der haarartige Zellwandanhang vieler Bakterien (z.B. bei Escherichia, Shigella, Salmonella, Proteus); er enthält **F-** oder **Fimbrien-Antigen.**

Fimbriektomie: operative Sterilisation der Frau durch Entfernung der Fimbrien u. Unterbindung der Eileiter.

Fimbriolyse: mikrochirurgische Trennung mäßiggradig verklebter Fimbrien des Eileiters zur Wiederherstellung ihrer Funktion bei Sterilität.

Finalstadium: das letzte Stadium eines Krankheitsprozesses, i.e.S. das vor dem Tode (= Präfinalstadium = Agonie).

Finger: ↗Digitus, Digiti manus. – **F., schnellender,** Digitus recellens: die Beuge- oder – meist – Streckhemmung eines Fingers, die sich – evtl. nur passiv – unter deutlichem, meist schmerzhaftem Schnappen überwinden läßt.

Fingerabdruck: s.u. Daktyloskopie.

Fingerhut: die Gattung Digitalis; s.u. Digitalisglykoside.

Fingernagel: ↗Unguis; s.a. Nagel..., Onycho...

Finger-Nase-Versuch: als Prüfung auf Bewegungskoordination das Herbeiführenlassen (zunächst bei offenen, dann bei geschlossenen Augen) einer raschen, zielsicheren Berührung der Nasenspitze durch eine Zeigefingerspitze (nach weit ausholender Armbewegung).

Fingerschiene: Schiene zur Ruhigstellung von Fingern.

Finis: (latein.) Ende, Tod.

Finne: 1) Hydatide, Blasenwurm: die Jugendform von Bandwürmern (»Bandwurmfinne«), z.B. der Gattungen ↗Cysticercus, Echinococcus. **2)** das Knötchen der Akne (vulgaris), des »Finnenausschlags«.

Finsen* Behandlung: Ultraviolett-Bestrahlung mit der **F.* Lampe** (Bogenlampe); u. zwar des Lupus vulgaris u. bestimmter Erythematodes-Formen; i.w.S. die UV-Ganzkörperbestrahlung (»Bogenlichtbad«).

Fischmaulatmung: die relativ langsame Schnappatmung bei – insbes. hypokaliämischer – diabetischer ↗Azidose.

Fischrose, Fischhändlerrotlauf: das – meist berufsbedingte – ↗Erysipeloid an Händen u. Unterarmen in der Umgebung durch Flossengräten hervorgerufener Wunden.

Fischschuppenkrankheit: ↗Ichthyosis.

Fischwirbel(form): Wirbelkörperdeformierung z.B. bei ↗Osteoporose; ↗Abb.

Fissur, Fissura: (latein.) Spalte, Furche, Einschnitt; tiefreichender, schmerzhafter, strichförmiger Haut- bzw. Schleimhautriß. – **F. ani:** ↗Analfissur.

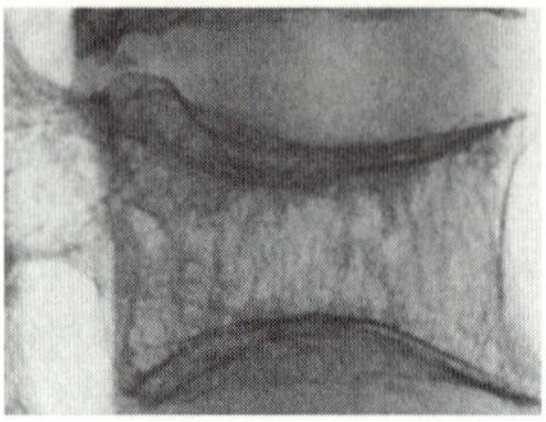

Fischwirbel bei Osteoporose der Lendenwirbelsäule mit zentral eingedellten Wirbelkörpern [241]

Fistel, Fistula: röhrenförmiger Gang, der von einem Hohlorgan oder einem – evtl. krankhaft bedingten – Hohlraum ausgeht u. an der Körperoberfläche ausmündet (= **äußere F.** = Fistula externa) oder nur im Körperinneren verläuft (= **innere F.** = Fistula interna) u. evtl. mehrere innere Organe verbindet (= **kommunizierende F.**). Sie ist entweder angeboren (= **kongenitale F.;** z.B. als Urachusfistel, Halsfistel, Epispadie, Hypospadie) oder stellt eine **krankhaft erworbene F.** dar (z.B. als Darmfistel, Narbenfistel, Duodenalfistel) bzw. ist als **künstliche F.** operativ angelegt (z.B. als Ernährungsfistel, Harnröhrenfistel, Bogengangsfistel, Trachealfistel, Zäkumfistel).

Fistelkarzinom: bösartiger Tumor (Karzinom) mit Ursprung in einer Fistelauskleidung.

Fistulektomie: die – komplette – operative Entfernung (Exzision) eines Fistelgangs.

Fistulographie: Röntgendarstellung einer Fistel.

Fixateur externe: (französ.) »äußerer Spanner«. Standardisierter (z.B. nach AO-Technik) Metallstab als Konstruktionselement zur Frakturstabilisierung.

Fixateur interne: (französ.) »innerer Spanner«; schraubbares Metallstabsystem zur Stabilisierung von Knochenbrüchen. Im Unter-

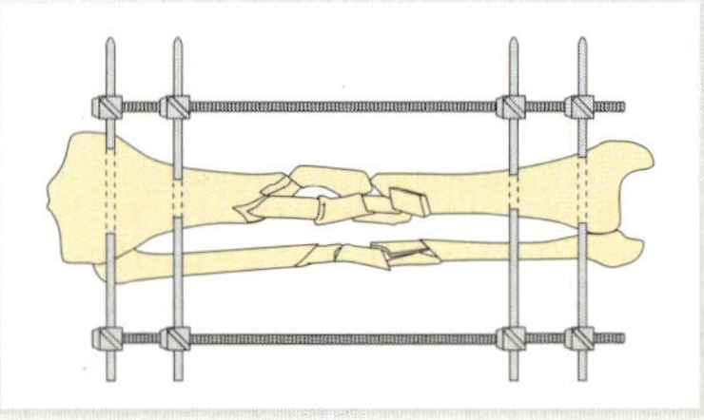

Zweidimensionaler **Fixateur externe** [298]

schied zum ↗Fixateur externe wird dabei der Kraftträger (Spanner) knochennah im Weichteilmantel versenkt. Anw. z.B. zur Stabilisierung von Wirbelsäulenverletzungen.

Fixierung, Fixation: **1)** z.B. die Stabilisierung eines Knochenbruchs durch ↗Osteosynthese, Fixateur externe, bzw. die Anheftung von fehlgelegenen Organen. **2)** das bewußte Richten des Blicks (»Einstellung«) auf ein Objekt. **3)** die Stabilisierung des Strukturgefüges von Geweben, Organen, Mikroorganismen usw. in möglichst lebensähnlichem Zustand, z.B. durch Einlegen in Fixierungsflüssigkeit (Alkohole, Formalin etc.), Gefriertrocknung, Erhitzen. **4)** die erlebnisbedingte seel. Festlegung auf bestimmte Vorstellungs- u. Wahrnehmungsinhalte.

f.l.a.: **f**iat **l**ege **a**rtis (»es geschehe kunstgerecht«).

flaccidus: (latein.) weich, schlaff; z.B. Pars flaccida des Trommelfells.

Flachfuß: ↗Knick-Plattfuß.

Flachrücken: Haltungsabnormität der Wirbelsäule, gekennzeichnet durch Abnahme ihrer physiologischen Krümmungen in der ↗Sagittalebene infolge rein kompensatorischer Streckung (v.a. Abnahme der Lendenlordose; dann Abflachung der Brust- u. Halswirbelsäule u. Steilstellung des Beckens).

Flachwarze: 1) eine Brustwarze, die nur wenig oder gar nicht das Warzenhofniveau überragt u. sich schlecht aufrichtet. **2)** ↗Verruca plana.

Flachwirbel: ↗Platyspondylie.

Flagellata, Flagellaten: der Protozoen-Stamm »Geißeltierchen«; dazu gehören z.B. Trypanosomen, Leishmanien, Trichomonaden (↗Abb.).

Flammenphotometrie: Methode zur quantitativen Bestimmung gelöster Substanzen anhand des bei Zerstäubung u. Verdampfung in einer Flamme auftretenden (Linien-)Spektrums in einem mit Filter ausgestatteten (Flammen-)Photometer.

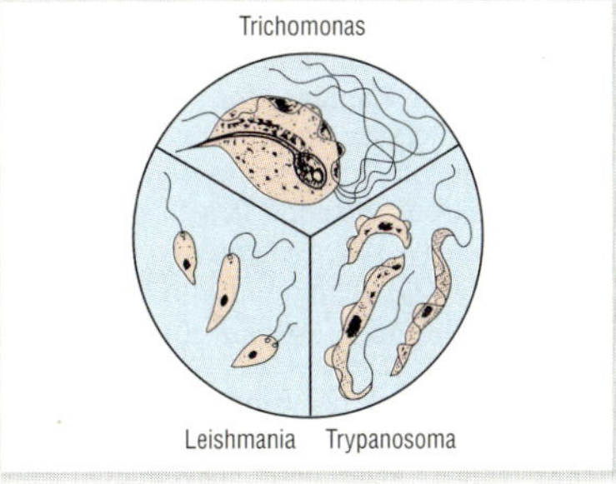

Flagellaten [455]

Flankenatmung: Atemerschwernis infolge Atemwegsenge (»Stenoseatmung«), gekennzeichnet durch Einziehung der seitlichen Teile der unteren Zwischenrippenräume.

Flankenschnitt, Lenden-, Lumbalschnitt: Operationsschnitt durch die Lendenweichteile.

Flaschenzugnaht: in 2 Zügen gelegte Einzelnaht (1. Stich tief, der 2. darüber), dient als entlastende Wundnaht, blutstillende Naht an parenchymatösen Organen.

flash: (engl.) das »blitzartige« Eintreten der Drogenwirkung bei i.v. Injektion.

Flattern: ↗Kammerflattern, Vorhofflattern; beide mit Flatterwellen.

Flattertremor: grobschlägiges Händezittern bei hepatischem Präkoma (u. anderen Lebererkrankungen), bei Myo- u. Enzephalopathie.

Flatus, Wind, Blähung: (latein.) durch den After abgehende Darmgase. Vermehrter Abgang: Flatulenz.

F

Flaum(haar): ↗Lanugo.

Flavektomie: Abtragung (Fensterung) des Ligamentum flavum zwischen 2 Wirbelbögen bei ↗Laminektomie.

Flavin-adenin-dinucleotid, FAD: eine aus Flavin, Ribit (ein Zuckeralkohol; eine Pentose), Phosphorsäure u. Adenosin aufgebaute Verbindung; ist wegen der reversiblen Bindungsfähigkeit von Wasserstoff als prosthetische Gruppe zahlreicher Flavinenzyme wichtig für biologische Redoxreaktionen.

Flavinenzyme, Flavoproteine: die sog. »gelben Enzyme«. Bei den – z.T. metallhaltigen – z.Z. ca. 60 bekannten Enzymen handelt es sich um Oxidoreductasen, die z.B. in der Atmungskette eine wichtige Rolle spielen.

Flavivirus: eine Gattung der Togaviridae (früher ARBO-B-Viren); darunter die Erreger von Gelbfieber, Zentraleuropäischer u. Russischer Zeckenenzephalitis, Dengue-Fieber, Japanischer, St. Louis-, Murray-Valley-Enzephalitis.

flavus: (latein.) goldgelb, gelb; z.B. Ligamentum flavum.

Flechte: volkstümliche Bez. für verschiedene chron. Hautkrankheiten, z.B. Ekzem, Psoriasis, Pityriasis, Lichen, Tinea. – **F., fressende:** ↗Lupus vulgaris (aber auch andere verstümmelnde Hautkrankheiten). – **F., nagende:** ↗Lupus erythematodes chronicus discoides.

Fleck: ↗Macula. – **F., blauer:** blutungsbedingte Haut-Weichteil-Veränderungen wie Sugillation, Suffusion, Hämatom, Macula caerulea (Taches bleues). – **F., blinder, des Auges:** s.u. blind. – **F., gelber:** ↗Macula (lutea). – **F., roter:** die ↗Erythroplakie.

Fleckenmal: ↗Lentigo, Café-au-lait-Fleck, Naevus spilus bzw. pigmentosus, Chloasma.

Fleckensyphilid: ↗Roseola syphilitica.

Fleckfieber, Flecktyphus, Febris petechialis: Oberbegriff für die mit kontinuierlichem Fieber u. einem fleckigen Hautausschlag (»Exanthem«) einhergehenden ↗Rickettsiosen; i.e.S. für das epidemische F. – **F., endemisches:** das murine F. – **F., epidemisches,** Typhus exanthematicus, Läusefleckfieber: das klassische, auch als Hunger- oder Kriegstyphus bezeichnete F.; v.a. unter schlechten hygien. Bedingungen (insbes. starker Verlausung) auftretende akute epidemische Infektionskrankheit mit hoher Sterblichkeit. Sie wird hervorgerufen durch Rickettsia prowazeki (Überträger: v.a. Kleiderläuse; Reservoir: Menschen). Beginnt mit raschem Fieberanstieg, bohrenden Kopf- u. Gliederschmerzen mit Abgeschlagenheit, Schüttelfrost, Atemwegs- u. Herzerkrankung, anhaltendem Fieber um 40 °C (»Kontinua«), charakteristischem fleckigem Hautausschlag (Fleckfieberroseolen), begleitet von Zeichen der Schädigung des Gehirns (Panenzephalitis). Durch Schutzimpfung ist eine Prophylaxe möglich. – **F., murines,** Rattenfleckfieber, Flohfleckfieber: »endemisches F.«, hervorgerufen durch Rickettsia typhi s. mooseri (Überträger: Flöhe u. Läuse; Reservoir: v.a. Ratten). Nach einer Inkubationszeit von 9 bis 14 Tagen treten Symptome wie beim epidemischen F. auf, jedoch schwächer (mit Roseolen, v.a. am Stamm), wie auch der Verlauf milder ist u. meist spontane Heilung eintritt. – **F., Südamerikanisches:** ↗Felsengebirgs(fleck)fieber.

Fleischvergiftung: ↗Lebensmittelvergiftung durch Verzehr verdorbenen – rohen (insbes. Hackfleisch) oder zubereiteten – Fleisches, das bei Fäulnis giftige Eiweißzersetzungsprodukte, bei bakteriellem Befall (z.B. durch Staphylokokken, Salmonellen, Clostridium botulinum) Bakterientoxine enthält (s.a. Botulismus). Allgemein als akuter Brechdurchfall.

Fleisch, wildes: ↗Caro luxurians.

Flexio, Flexion: Beugung; die aktive oder passive Bewegung einer Gliedmaße, eines Gliedmaßenteils oder der Wirbelsäule aus der Streck- bzw. Mittelstellung in die Beugestellung. – **F. uteri:** Abwinkelung des Gebärmutterkörpers gegen den Gebärmutterhals (Anteflexio, Retroflexio u. Lateralflexion).

Flexionskontraktur: ↗Beugekontraktur.

Flexor: Kurzform für Musculus flexor (= Beugemuskel, Beuger).

Flexura, Flexur: (latein.) Biegung, Krümmung. – **F. coli dextra** u. **sinistra:** die rechte bzw. linke Krümmung des Dickdarms (Colon).

fliegende Hitze: subjektiv empfundene »Hitzewallungen« (v.a. im Kopf), meist im Rahmen des Klimakteriums.

Fliegenpilz: ↗Amanita muscaria.

Flimmeraura: epilept. ↗Aura mit Flimmerskotomen u./oder bunten Kreisen.

Flimmerepithel: Zellschicht (Epithel), die an ihrer freien Oberfläche mit eigenbeweglichen, zytoplasmatischen Flimmerhärchen (Kinozilien) ausgestattet ist; z.B. in den Atemwegen.

Flimmern: 1) das ↗Augenflimmern. **2)** ↗Kammerflimmern, Vorhofflimmern.

Flimmerskotom: durch Durchblutungsstörung des Gehirns ausgelöste halb- oder beidseitige anfallsweise Flimmerempfindung (Augenflimmern) mit gleichzeitiger Beeinträchtigung der – v.a. zentralen – Sehschärfe. Meist Vorläufer- oder Begleitsymptom einer Migräne oder aber Hauptsymptom einer isolierten Augenmigräne. – Bei höhergradigen Gesichtsfeldausfällen als Amaurosis partialis fugax bezeichnet.

Flint* Geräusch, AUSTIN FLINT* Geräusch: tiefes, spätdiastolisches oder präsystolisches ↗Herzgeräusch bei Aorteninsuffizienz (maximal über der Herzspitze) infolge der funktionellen Mitralstenose.

Flockensehen: durch krankhafte Veränderungen im Auge bedingte (»entoptische«) Wahrnehmung kleiner dunkler, bei den Augenbewegungen mitwandernder Flecken (»Flocci volitantes«).

Flockungsreaktion: Sammelbegriff für Reaktionen, die zu Ausflockung der Probe führen; z.B. als immunologische Präzipitationsreaktionen, als unspezifische Seroreaktionen bei Syphilis.

Floh, Flöhe: ↗Aphaniptera.

Flohsamen: s.u. Plantago afra.

Flohstiche, Pulikose, Pulicosa: v.a. an bekleideten Hautpartien gruppenweise angeordnete Quaddeln u. juckende Papeln nach Stich durch Flöhe (v.a. Menschenfloh = Pulex irritans; aber auch Hunde-, Katzenfloh).

floppy infant: *(engl. = schlaffes Kind)* der dystone Allgemeinzustand (Verminderung der Muskelspannung) bei Kindern mit Myopathie, spinaler u./oder zerebraler Erkrankung.

floppy valve: (engl.) eine myxomatös, entzündlich oder fibrotisch veränderte schlaffe

Herzklappe; meist eine Mitralklappe (s.a. Mitralsegelprolaps).

Flora intestinalis: ↗Darmflora.

Flores: (latein.) Blüten als therapeutisch genutzte Blütendroge; ferner Bez. für blütenförmige mineral. Substanzen.

florid(e): blühend; heftig, stark ausgeprägt.

Flowmeter, Durchfluß-, Durchströmungsmesser: Gerät zur Strömungsmessung einer Flüssigkeit (z.B. Blut) oder eines Gases bzw. Gasgemisches (z.B. an Narkosegeräten) in ml/Zeiteinheit.

Fluconazol: ein Triazol-Antimykotikum zur Behandlung oberflächlicher u. systemischer Pilzerkrankungen (Mykosen).

Flügelbein: das je einen großen u. kleinen Flügel (Ala major u. minor) tragende ↗Os sphenoidale.

Flügelfell: ↗Pterygium.

Flügelkanüle: als Typ der Verweilkanüle (z.B. für Infusionen, Daueranästhesie etc.) eine Injektionskanüle mit einer flügelartig abstehenden Griff- bzw. Fixierungsplatte vor dem Konus.

Flügelschlagen, Flügelschlagtremor: ausfahrende Bewegungen der Arme, z.B. im ↗Leberkoma.

Flüssigkeitsersatz: die Auffüllung eines Defizits an Körperflüssigkeit durch Flüssigkeitszufuhr über den Magen-Darm-Trakt (enteraler F.) oder Verabfolgung geeigneter Lösungen in das Blutgefäßsystem (parenteraler F.), z.B. als Infusion von Traubenzucker-, physiologischer Kochsalzlösung, Bluttransfusion (evtl. nur Plasmafraktionen, Expander); s.a. Flüssigkeitstherapie.

Flüssigkeitshaushalt: ↗Wasserhaushalt; vgl. Dehydratation, Exsikkose, Hyperhydratation.

Flüssigkeitslunge: ↗fluid lung.

Flüssigkeitsretention: Störung des Wasser-Elektrolyt-Haushalts i.S. einer ungenügenden Ausscheidung; führt zu Zunahme des Körpergewichts, Ödemen u. Ergüssen, evtl. auch Blutdruckanstieg; v.a. bei Nieren-, Herzkrankheiten, endokrinen Störungen, aber auch medikamentös bedingt.

Flüssigkeitsspiegel: die waagerechte obere Grenzfläche einer Flüssigkeit gegen ein Gas. Nachweis durch Röntgenaufnahmen bzw. Durchleuchtung; als Darmspiegel in der Röntgenaufnahme Zeichen eines Darmverschlusses (Ileus); ↗Abb.

Flüssigkeitstherapie: Zufuhr von Wasser u. Elektrolyten unter Berücksichtigung des laufenden Bedarfs (= Erhaltungstherapie) u. entstandener oder zu erwartender Verluste (»Defizitdeckung«); s.a. Flüssigkeitsersatz. – I.w.S. die künstl. (parenterale) Ernährung, die Osmo- u. Dialysetherapie.

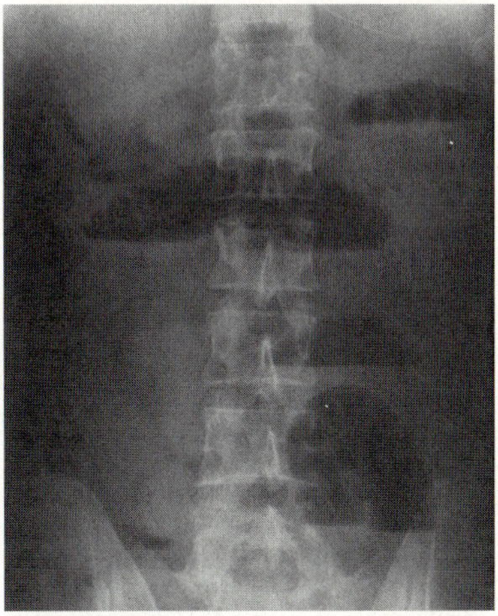

Flüssigkeitsspiegel bei Dünndarmileus (Abdomen-Übersichtsaufnahme) [185]

F

Fluggastthrombose: ↗Thrombose im Bereich der Beine bei langen Flugreisen; als pathogenetische Faktoren gelten – außer Prädisposition u. Barotrauma – das stundenlange nahezu unbewegliche Sitzen u. die häufigen Mahlzeiten.

Fluidität: die Fließeigenschaften (vgl. Viskosität).

fluid lung: *(engl. = feuchte Lunge)* das subakute ↗Lungenödem als Folge einer massiven u. zu schnellen Infusion oder Transfusion (passagere Linksherzinsuffizienz). – Ferner Bez. für die »urämische Lunge« (die Lunge bei ↗Urämie).

Fluidometrie: Messung der Fließeigenschaften des Blutes.

fluidus: (latein.) fließend, flüssig.

Fluktuation: Wellenbewegung, Schwankung. **1)** *klin* die tastbare wellenförm. Flüssigkeitsbewegung in einer Körperhöhle, z.B. bei Aszites oder Abszeß. **2)** *kard* das Wandern der Nullinie im EKG. **3)** *geburtsh* die sich kurzfristig wiederholenden Abweichungen der Herzfrequenz des Feten von der Basisfrequenz (»baseline«) bei der ↗Kardiotokographie.

Flunarizin: ein Calciumantagonist (sog. Calciumüberladungsblocker); fördert die Erythrozytenfluidität. Anw. zur Therapie zerebraler Durchblutungsstörungen.

Flunitrazepam: ein Benzodiazepin-Derivat; Hypnotikum u. Sedativum; Anw. bei Schlafstörungen, in der Anästhesiologie v.a. zur Prämedikation u. Narkoseeinleitung.

Fluor, F: **1)** (sprich: flu-or) Element der Halogen-Gruppe; kommt als Spurenelement bei Tier u. Mensch vor. **2)** der dünn- bis dickflüssige Scheidenausfluß als **Fluor vaginalis** = **F. genitalis,** u. zwar i.e.S. der bei vermehrter Bildung von Sekret in der weibl. Scheide, z.B. infolge mechanischer (z.B. Pessar, Prolaps) oder chemischer Reizung (Scheidenspülung), bei Infektion (Bakterien, Trichomonaden, Soor), Scheidenkarzinom. Häufig kombiniert mit Juckreiz, bei gleichzeitiger Kolpitis auch mit örtlichen Schmerzen. Als **F. albus** (= Leukorrhö, Weißfluß) das vermehrte, nicht-entzündliche, weißl. Scheidensekret, v.a. bei jungen Mädchen u. in der 1. Zyklushälfte, besonders vor dem Eisprung (ohne Krankheitswert).

Fluorcorticoide: synthetische ↗Corticosteroide (meist als Glucocorticoide) mit antiallergischer u. entzündungshemmender (antiphlogistischer) Wirkung.

Fluoreszenz: die relativ rasch abklingende Lichtemission durch Atome oder Moleküle, die durch Absorption energiereicher Strahlen angeregt wurden. Als **primäre F.** die Eigenfluoreszenz; als **sekundäre F.** das – in der Fluoreszenzmikroskopie genutzte – farbige Aufleuchten der mit einem Fluorochrom angefärbten Substanzen u. Gewebebausteine im Ultraviolettlicht.

Fluoreszenz-Angiographie: die Gefäßdarstellung (Angiographie) als Intravitalfärbung des Augenhintergrundes durch i.v. Injektion einer Fluoresceinnatrium-Lsg.

Fluoreszenzfärbung: ↗Fluorochromierung.

Fluoreszenzmethode, Lumineszenzmethode: Sichtbarmachung von Substraten anhand der Fluoreszenz bei Be- oder Durchstrahlung mit kurzwelligem oder ultraviolettem Licht (in der **Fluoreszenzmikroskopie** z.B. UV einer Quecksilberdampflampe mit der Wellenlänge 300–400 nm). Die Objekte leuchten in den Farben des Spektrums auf schwarzem Hintergrund auf; s.a. Immunofluoreszenz.

Fluoreszenzphänomen: Fluoreszenz in einem spezif. Farbton bei Bestrahlung von Pilzen bzw. von pilzbefallenen Haaren mit der Wood* Lampe.

Fluoreszenzphotometrie: ↗Fluorophotometrie.

Fluoreszenztest: ↗Immunfluoreszenz.

Fluoreszenz-Treponemen-Antikörpertest, FTA: serologischer Syphilis-Nachweistest durch Darstellung von Treponemen-Antikörpern durch indirekte Fluoreszenztechnik (Immunfluoreszenz).

Fluoride: Salze der Fluorwasserstoffsäure (HF; Acidum hydrofluoricum), z.B. Calcium fluoratum. – Ferner Bez. für die Gesamtheit des als freie Ionen »F⁻« im Körper enthaltenen Fluors; sind wichtig v.a. für die Zahnerhaltung (↗Fluorprophylaxe) u. zur Prophylaxe der Osteoporose.

Fluor(id)ierung: Zusatz von Fluor-Präparaten (z.B. Natriumfluorid) zu Trinkwasser u. Milch als Form der ↗Fluorprophylaxe.

Fluorochromierung, Fluoreszenzfärbung: Anfärbung von Zell- u. Gewebestrukturen oder von (über)lebenden Zellen **(= Intravital-F.)** mit Fluorochromen (Fluoreszenzfarbstoffe) bzw. mit stark verdünnter Fluorochrom-Lsg. zur kontrastreichen mikroskopischen Darstellung im Ultraviolett- oder Blaulicht; s.a. Immunfluoreszenz.

Fluoro(photo)metrie: Bestimmung fluoreszierender, in einer nichtfluoreszierenden Flüssigkeit gelöster Substanzen mit Hilfe von Wood* Licht u. einer photoelektrischen Zelle.

Fluorouracil: zu den ↗Antimetaboliten gehörendes Zytostatikum.

Fluorprophylaxe: die Verabreichung von Fluorpräparaten ab dem 5. Fetalmonat (Zufuhr via Placenta) ca. bis zum 10. Lj. zur Optimierung der Verkalkung der Zahnhartsubstanz; als Kariesprophylaxe ferner die örtl. Anw. fluorhaltiger Zahnpasten, Mundwässer sowie die »Fluorlack-Methode«. Bei Überdosierung Gefahr der Fluorvergiftung!

Flupentixol: ein starkes ↗Neuroleptikum mit relativ geringer schlafanbahnender Wirkung.

Flurazepam: ein Benzodiazepin-Derivat; ein Tranquilizer u. Hypnotikum.

Flush, Flushing: *(engl. = Erröten)* anfallsweise, spontan oder nach körperlicher Anstrengung auftretende, heftige Hautröte (Erythem), v.a. der oberen Brustkorbbereiche u. – mit Hitzegefühl – des Kopfes als Symptom beim ↗Karzinoidsyndrom (»**flush syndrome**«; infolge erhöhter Ausschüttung von Serotonin) u. als Disulfiram-Alkohol-Reaktion; als Nebenwirkung (v.a. vasoaktiver) Medikamente.

Flußspatlunge: eine – mehr oder weniger akute – Mischstaubsilikose bei Arbeitern in Flußspatgruben; bei 10% zusätzlich eine Tuberkulose.

Flutamid: ein nichtsteroidales ↗Antiandrogen; Anw. als Hormonpräparat in der Tumortherapie (Prostatakarzinom).

Focus: (latein.) Herd, ↗Fokus.

Fölling* Probe: die Eisenchloridprobe auf ↗Phenylketonurie **(= F.* Krankheit)**.

Foeniculum vulgare: Fenchel [Umbelliferae]; seine reifen Spaltfrüchte (Fructus Foeniculi) bzw. deren ätherisches Öl (Oleum Foeniculi; enthält Anethol, D-Fenchon, Terpene) dienen u.a. als Spasmolytikum, Carminativum, Expektorans; Augenwasser.

Foerster* Operation: 1) ↗Chordotomie als – meist beidseitige – Durchtrennung des Tractus spinothalamicus lateralis im oberen Brustteil des Rückenmarks zur Beseitigung schwerer Schmerzzustände (z.B. bei Karzinom im kleinen Becken, Tabes dorsalis). **2)** ↗Rhizotomie als beidseitige intradurale Resektion der hinteren Spinalnervenwurzeln (Radiculotomia posterior) bei spastischen Lähmungen (v.a. bei der LITTLE* Krankheit), tabischen Krisen.

Föt: ↗Fetus; s.a. Feto..., Fetal...

foetidus, fötid: stark übelriechend, stinkend.

Foetor: (latein.) i.e.S. der krankheitstypische Mundgeruch (**F. ex ore;** Bromopnoe) bei Stomatitis, chronischer Tonsillitis u. Zahnerkrankungen; als **F. ex pulmone** bei Lungenerkrankungen wie Bronchiektasien, Lungenabszeß, -gangrän; als **F. hepaticus** bei Leberkoma u. akuter Leberdystrophie; als **F. uraemicus** der harnähnliche (= urinöse) Geruch bei Urämie (nur bei Anwesenheit Urease-haltiger Bakterien in der Mundhöhle!).

Foetus: ↗Fetus.

Fogarty* Katheter: ein Instrument zur Entfernung von Blutgerinnseln in Gefäßen (pro- oder retrograde Fernembolektomie, -thrombektomie).

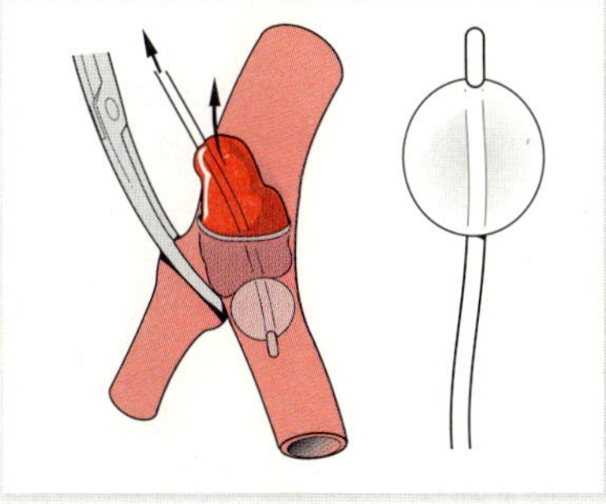

Fogarty* Katheter: Entfernung eines Thrombus

fokal: einen Krankheitsherd (↗Fokus), ein Herdgeschehen bzw. *physik* den Brennpunkt, Brennfleck betreffend.

Fokalsepsis: ↗Sepsis durch eine von einer Herderkrankung (z.B. einem Zahn-, Tonsillenherd) ausgehende Streuung von Krankheitserregern.

Fokus, F: **1)** (Pl.: Fokusse) der ↗Brennpunkt bzw. *röntg* ↗Brennfleck. **2)** »Herd«, d.h. jede lokale Gewebsveränderung, die über ihre nächste Umgebung hinaus krankhafte Fernwirkungen auslöst.

Fokus-Film-Abstand, FFA: die Entfernung zwischen dem Röhrenbrennfleck (d.h. der Strahlenquelle) u. der Röntgenfilmebene im Zentralstrahl.

Fokus-Haut-Abstand, FHA: Entfernung zwischen dem Brennfleck der Röhre (d.h. der Strahlenquelle) u. der zugewandten Körperoberfläche. Analog auch der **Fokus-Objekt-Abstand** (»FOA«).

Fokussierung: die Zusammenführung divergierender Licht-, Elektronen- oder Röntgenstrahlen in einem Punkt.

Foley* Katheter: ein Ballonkatheter zur Harnblasendauerspülung, Tamponade der Prostataloge, retrograden Darstellung von Fisteln des Harn- u. Geschlechtstraktes.

Folia: (latein.) Blätter. **1)** blattartiges Gebilde, z.B. **F. cerebelli,** die durch Furchen entstehenden blattförmigen Kleinhirnwindungen an der Oberfläche der Kleinhirnhälften. **2)** als »Blattdrogen« genutzte Pflanzen, heute meist in der umgekehrten Reihenfolge bezeichnet (z.B. statt F. Cocae jetzt Cocae Folium). – **F. Digitalis:** »Digitalisblätter«; die Blätter des Fingerhutes »Digitalis purpurea«; Herzmittel, Diuretikum. – **F. Sennae:** »Sennesblätter«; die Blätter von Cassia angustifolia; lt. DAB 7 mit mindestens 2,5% Sennosid A u. B; ein Abführmittel (Laxans).

foliatus: (latein.) mit Blättern besetzt; z.B. Papillae foliatae (der Zunge).

Folienfilm: die in der Röntgendiagnostik meistgebrauchte Filmart. Anw. finden meist 2 Folien als ein in die Filmkassette eingeklebtes Verstärkungsfolienpaar (der Röntgenfilm wird zwischen die Leuchtseiten der vorderen – meist schwächeren – u. hinteren Folie eingelegt).

follicularis: (latein.) ↗follikulär.

Folliculi: kugelige, bläschenförmige oder solide Gebilde (Einzahl: Folliculus). – **F. (glandulae thyroideae):** die bläschenförmigen Schilddrüsenfollikel, die Struktur- u. Funktionseinheit des hormonbildenden Parenchyms der Drüse. – **F. linguales:** die Zungenbalgdrüsen; höckrige Schleimhautwulstungen am Zungengrund, hervorgerufen durch das unter der Schleimhaut gelegene lymphatische Gewebe, deren Gesamtheit als Zungenmandel (Tonsilla lingualis) bezeichnet wird. – **F. lymphatici,** Noduli lymphatici, Lymphonoduli: die Lymphfollikel; als sog. Primärfollikel rundliche Anhäufungen retikulären Bindegewebes u. freier Zellen (v.a. Lymphozyten; auch Lymphoblasten, Histiozyten, Plasmazellen); Ort der zellulären Immunauseinandersetzung; bei Ausbildung eines Keimzentrums werden sie als Sekundärfollikel bezeichnet; s.a. Nodi lymphatici. Als **F. l. lienales** (= MALPIGHI* Körperchen) die grauweißen Lymphfollikel der Milz, die – insgesamt als weiße Milzpulpa bezeichnet – Ort der zellulären Immunauseinandersetzung sind. – **F. ovarici,** F. ovarii: die kugeligen »Eibläschen« = »Eifollikel« verschiedener Größe u. Gestaltung in der Rindenzone des Eierstocks; werden je nach Entwicklungsgrad unterschieden als Primär-, Sekundär- u. Tertiärfollikel (= der »reife« GRAAF* Follikel).

Folliculitis, Follikulitis: die – durch Bakterien (meist Staphylococcus aureus) oder Trichophyten verursachte oder aber nichtinfektiöse – Entzündung des Haarfollikels (Folliculus pili); rez. Follikulitiden z.B. bei Diabetes mellitus. – **F. barbae:** ↗F. simplex barbae. – **F. profunda:** die bakterielle F. barbae, bei der tiefere Bereiche der Haarfollikel befallen sind. – **F. simplex barbae,** Sycosis barbae non parasitaria: F. im Bartbereich, bei der – im Gegensatz zur F. profunda – die Entzündung eher oberflächennahe ist, jedoch etwas tiefer als bei der F. superficialis. – **F. superficialis staphylogenes,** Impetigo BOCKHART, Staphyloderma follicularis superficialis: prall mit gelblichem Eiter gefüllte, haardurchbohrte Pusteln mit rotem Hof auf vorgeschädigter Haut; z.B. in mazerierten Körperfalten, unter abdeckenden Verbänden.

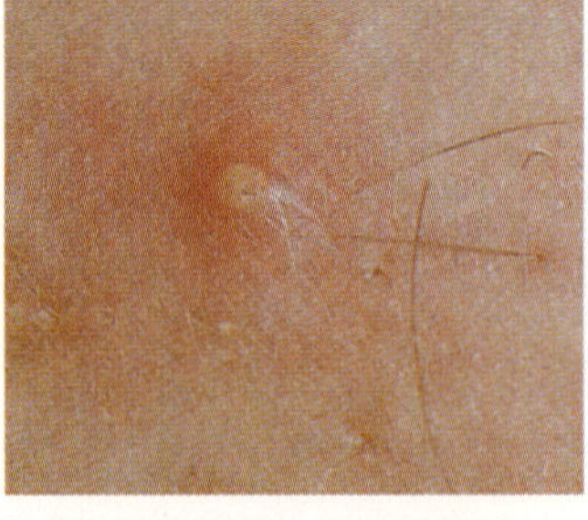

Folliculitis (Staphylococcus aureus) [393]

Follikel: bläschenartige Gebilde, z.B. Haarfollikel; weitere F. s.u. Folliculi; i.e.S. der Eifollikel (↗Folliculi ovarici).

Follikelatresie, Atresia folliculi: Untergang eines Eifollikels (Folliculus ovaricus) ohne Erreichen der vollen Reife.

Follikelhormon: ↗Östron; i.w.S. die ↗Östrogene.

Follikelpersistenz: das Verharren eines tertiären Eifollikels im bläschenförmigen Zustand unter Ausbleiben des Follikelsprungs u. gefolgt von rascher Follikelrückbildung ohne Entwicklung eines Gelbkörpers (↗Corpus luteum). In diesem Zustand (= »Aluteinismus«) wird jedoch weiter Follikelhormon gebildet, was zu verspäteter, verlängerter u. verstärkter Menstruationsblutung führt.

Follikelphase: die 1. Phase (1.–14. Tag) des normalen zweiphasigen Menstruationszyklus, in der im Eierstock ein oder mehrere Eifollikel heranreifen u. in der infolge der zunehmenden Östrogenbildung ein gleichmäßiges Dickenwachstum (Proliferation) der Gebärmutterschleimhaut (Endometrium) erfolgt, begleitet von Wachstumseffekten der Brustdrüse u. des Scheidenepithels; die ↗Basaltemperatur liegt allgemein < 36,9 °C. – vgl. Lutealphase.

Follikelreifung: die im Eierstock unter hormonalen Impulsen (FSH, LH) erfolgende Entwicklung des die Eizelle beinhaltenden Primärfollikels zum GRAAF* Follikel, die mit dem Follikelsprung (Ovulation) ihren Abschluß findet.

Follikelsprung: ↗Ovulation.

follikelstimulierendes Hormon, FSH, Follitropin, Follikelreifungshormon: fördert (zu-

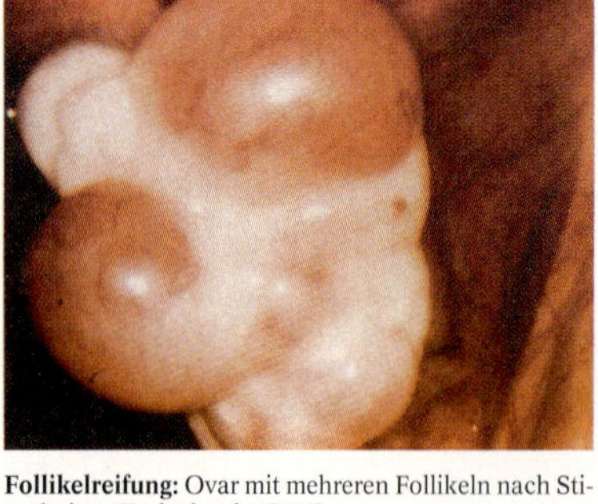

Follikelreifung: Ovar mit mehreren Follikeln nach Stimulation (Endoskopie) [275]

sammen mit LH) u.a. die Follikelreifung bzw. die Spermatogenese u. die Entwicklung der Hodenkanälchen.

Follikelzyste: 1) Follikelhydrops: Zyste im Eierstock als Resultat einer ↗Follikelpersistenz. **2)** falsches ↗Atherom.

follikulär, follicularis, folliculosus: an (Haar-) Follikel gebunden, vom Follikel ausgehend, durch Follikel (des Eierstocks) ausgelöst; in Form eines Follikels.

Follikulitis: ↗Folliculitis.

Folsäure, Vitamin B_c: eine dem Vitamin-B-Komplex zugehörige Substanz; wichtig u.a. für Biosynthese der Nucleinsäuren, die Blutbildung u. als Coenzym. Bei ungenügender Zufuhr, v.a. aber bei gestörter Resorption, erhöhtem Bedarf (Schwangerschaft, Vitamin-B_{12}-Mangel) sowie bei Störung des Folsäurestoffwechsels durch ↗Folsäureantagonisten treten Mangelerscheinungen auf, z.B. Blutbildungsstörungen (megaloblastische Anämie bei Granulo- u. Panzytopenie).

Folsäureantagonisten: synthetische Verbindungen mit Strukturähnlichkeit zur ↗Folsäure **(»Folsäureanaloga«),** z.B. Amethopterin (= Methotrexat), Aminopterin. Sie stören die Biosynthese der ↗Nucleinsäuren. Werden als ↗Zytostatika angewendet.

Fontaine*(-Ratschow*) Einteilung: eine klinische Stadieneinteilung der peripheren Durchblutungsstörungen; unterscheidet nach dem Beschwerdegrad die Stadien I–IV: den symptomlosen, keine Beschwerden verursachenden Verschluß (I) bzw. die ↗Claudicatio intermittens (II), das durch Verschluß bedingte Hinken als Belastungsinsuffizienz, bzw. Ischämieschmerzen bereits im Ruhezustand, bei waagerechter Lage, sog. Ruheinsuffizienz (III), bzw. Nekrosen infolge Mangeldurchblutung (IV).

Fontanella, Fontanelle: angeborene natürliche Knochenlücke des Schädeldachs (Fonticulus), die bindegewebig überdeckt ist u. sich normalerweise bis zum 2. Lj. knöchern schließt. Beim Neugeborenen finden sich normal 6 solcher Lücken.

Fontanellenpunktion: Punktion des Subduralraumes beim Säugling mittels einer (meist durch die vordere Fontanelle eingeführten) dünnen Punktionskanüle.

Fontanellenspannung, gesteigerte: Spannungszunahme der großen Fontanelle des Säuglings infolge subduraler oder subarachnoidaler Flüssigkeitsansammlung, z.B. bei Meningitis, Hydrozephalus, Subarachnoidalblutung.

Food and Drug Administration, FDA: zentrale Behörde für das Arzneimittelwesen in den USA.

Foramen: (latein.) Öffnung, Vertiefung (s.a. Foramina, vgl. Apertura, Ostium). – **F. epiploicum,** F. Winslowi: schlitzförmige Öffnung der ↗Bursa omentalis. – **F. infraorbitale:** Öffnung des Canalis infraorbitalis an der Vorderfläche des Oberkiefers; Austrittsstelle der gleichnam. Nerven u. Gefäße. – **F. intervertebrale:** das Zwischenwirbelloch; beidseits zwischen den Ursprüngen angrenzender Wirbelbögen bzw. den entsprech. Gelenkfortsätzen, auch von der zugehörigen Bandscheibe begrenzt; darin liegen das entspr. Spinalganglion u. ein Spinalnerv. – **F. ischiadicum majus** u. **minus:** das seitensymmetrische paarige große bzw. kleine Sitzbeinloch. – **F. jugulare:** das »Drosselloch« in der hinteren Schädelgrube zwischen Hinterhaupt- u. Felsenbein; Mündungsort des Sinus sigmoideus in die V. jugularis interna, Durchtrittsort der Vena jugularis interna u. der Hirnnerven IX, X u. XI (im hint. Teil). – **F. magnum:** das »große Hinterhauptsloch« in der hinteren Schädelgrube als deren Verbindung zwischen Schädelhöhle u. Wirbelkanal; der Durchtrittsort des verlängerten Marks. – **F. obturatum:** das von der Membrana obturatoria bedeckte ovale Loch in der seitl. Wand des knöchernen Beckens, mit Canalis obturatorius am Oberrand für die gleichnam. Gefäße u. Nerven. – **F. ovale: 1)** ein Loch im großen Keilbeinflügel für den Durchtritt des 3. Trigeminusastes. **2) F. o. septi interatrialis:** der beim Feten u. Neugeborenen natürlich vorhandene Vorhofseptumdefekt, durch den Blut unter Umgehung des Lungenkreislaufs vom re. in den li. Vorhof des Herzens gelangt; kann für stumpfen transseptalen ↗Herzkatheterismus genutzt werden. – **F. ovale persistens:** s.u. Vorhofseptumdefekt. – **F. vertebrale:** das vom Wirbelkörper u. -bogen umschlossene »Wirbelloch«.

Foramina: Löcher, Öffnungen; s.a. Foramen. – **F. ethmoidalia:** Siebbeinlöcher in der medialen Augenhöhlenwand; für die gleichnamigen Blutgefäße, Nerven. – **F. sacralia:** die vorderen u. hinteren, durch einen Kanal verbundenen Kreuzbeinlöcher für die vorderen bzw. hinteren Äste der sakralen Spinalnerven.

Foraminotomie: die operative Erweiterung des ↗Foramen intervertebrale zur Freilegung des Spinalnervs bzw. des Ganglion spinale.

Forceps: *(latein. = Zange)* **1)** Geburtszange (↗Zange, Zangenentbindung). **2)** zwingenför-

F

miges Organ. – **F. major:** die hintere »Balkenzwinge«, die die hinteren Anteile der Hinterhauptslappen beider Großhirnhälften verbindet. – **F. minor:** die »vordere Balkenzwinge« als Verbindung beider Stirn- u. Scheitellappen.

forensisch: gerichtlich. – **forensische Medizin:** Gerichtsmedizin, Rechtsmedizin. – **forensische Psychiatrie:** Teilgebiet der Psychiatrie, das sich mit juristischen Fragen bei psychisch Kranken befaßt.

Formaldehyd, Methanal: stechend riechendes Gas; denaturiert Eiweißkörper, hemmt Enzyme u. wirkt bakteriostatisch bis bakterizid. Kann durch die Haut eindringen, wirkt allergisierend, haut- u. schleimhautreizend; Verdacht auf kanzerogene Wirkung. Anw. u.a. als Desinfektionsmittel, Antiseptikum, Konservierungsmittel, als *histol* Härtungs- u. Fixiermittel sowie *serol* zur Entgiftung von Toxinen (↗Formoltoxoid).

Formatio reticularis, Substantia reticularis: ein dreidimensionales, z.T. Zellanhäufungen nach Art von Nervenkernen enthaltendes Maschenwerk des Nervensystems im Rauten-, Mittel- u. Zwischenhirn; ein wichtiges Schaltzentrum.

Formicatio: ↗Ameisenlaufen.

Formiciasis: die Hautveränderungen (z.B. Quaddeln; bei tropischen Arten auch Vergiftungssymptome) nach Biß oder Stich von Ameisen (Formica).

Formoltoxoid, Anatoxin: ein durch Einwirkung von Formol (wäßrige Lösung von Formaldehyd) entgiftetes Ektotoxin mit erhaltener Antigenität; dient als Impfstoff (z.B. gegen Diphtherie, Tetanus).

Formulae: (latein.) »Arzneiformeln« als Rezeptursammlung.

fornicatus: (latein.) gewölbt.

Fornix: (latein.) Gewölbe, Kuppel, Dach. – **F. vaginae:** das »Scheidengewölbe«, der die ↗Portio der Gebärmutter überragende u. sie umfassende Teil der Scheide.

Fornixruptur: Einriß des Nierenbeckens im Übergangsbereich zum Parenchym durch plötzliche starke Druckerhöhung im Nierenbecken; gefürchtete Komplikation bei forcierter Diurese u. gleichzeitiger Nierenkolik.

Forrest* Klassifikation: Einteilung der Aktivität einer Ulkusblutung nach endoskopischen Aspekten in verschiedene Klassen; ↗Tab.

Forrester* Klassifikation: Einteilung der Herzleistung nach hämodynamischen Kriterien in 4 Klassen (I bis IV), wobei als Hauptkriterium die Pumpleistung des linken Ventrikels dient.

Forrest* Klassifikation [22]

Ia:	spritzende arterielle Blutung
Ib:	Sickerblutung
II:	sistierende Blutung
III:	Ulkus ohne Blutungsstigmata

Die Einteilung wird heute ergänzt durch die Unterteilung des Stadiums II in:
IIa: sichtbarer Gefäßstumpf
IIb: adhärentes Koagel
IIc: Hämatinbelag

Fortpflanzungsorgane: ↗Genitalapparat.

Forzeps: ↗Zange(nentbindung); *anat* ↗Forceps.

Foscarnet: Mittel gegen Viren (Zytomegalie, evtl. HIV, Human-Herpes-Virus).

Fossa: (latein.) Graben, Grube. – **F. acetabuli:** der rauhe, knorpelfreie Grund der Hüftgelenkspfanne. – **F. axillaris:** Achselhöhle (= Axilla; z.T. synonym mit Regio axillaris = den Weichteilen dieses Bereichs). – **F. cranii:** jede der 3 »Schädelgruben« (anterior, media, posterior) an der oberen Fläche der Schädelbasis (Basis cranii interna). – **F. epigastrica:** die »Herz-« oder »Magengrube« der vorderen Bauchwand unterhalb des Brustbeins zwischen den Rippen (Regio epigastrica). – **F. hypophysialis,** F. pituitaria: die Hypophysengrube, der Sitz der ↗Hypophyse. – **F. ovalis: 1)** der ↗Hiatus saphenus. **2)** die flache, ovale Vertiefung in der rechten Seite der Vorhofscheidewand des Herzens an der Stelle des fetalen ↗Foramen ovale; s.a. Vorhofseptumdefekt. – **F. poplitea:** die – rautenförmige – »Kniekehle«; in ihr verlaufen die A. poplitea mit Begleitvene u. die Nervi peroneus communis (am Rand) u. tibialis. – **F. rhomboidea:** die »Rautengrube«; der rautenförmige Boden des IV. Hirnventrikels.

Fossula: (latein.) kleine Grube (vgl. Foveola).

foto...: s.u. photo...; s.a. Licht...

foudroyant: *(französ. foudroyer = blitzen, niederschmettern)* »blitzartig« einsetzend u. rapid verlaufend.

Fovea: (latein.) Grube (s.a. Fossa). – **F. centralis:** die »Sehgrube«; die etwa 4 mm schläfenwärts der Sehnervenpapille im Bereich des »gelben Flecks« (Macula lutea) gelegene kleine Netzhautgrube; die Stelle des scharfen Sehens.

Foveola: (latein.) Grübchen. – **F. (centralis):** das »Sehgrübchen«; eine Vertiefung im Zentrum der ↗Fovea centralis; die Stelle des schärfsten Sehens.

Foveolae: (latein.) Grübchen. – **F. gastricae:**

die trichterförmigen Einsenkungen des Magenschleimhautepithels (zwischen den Magenfalten = Plicae villosae); Mündungsort der Magendrüsen (Glandulae gastricae).

Fractura: (latein.) Bruch, ↗Fraktur. – **F. impacta,** F. cum implantatione**:** der eingekeilte Knochenbruch. – **F. male sanata:** schlecht geheilter Knochenbruch; u.a. mit Fehlform u. -funktion (Defektheilung); s.a. SUDECK* Syndrom. – **F. malleolaris:** die ↗Knöchelfraktur. – **F. non sanata:** nicht geheilter Knochenbruch; ↗Pseudarthrose. – **F. pelvis:** der Beckenbruch.

Fraenkel* Gas(brand)bazillus: ↗Clostridium perfringens Typ A.

Fräse: spanabhebender Bohreinsatz, z.B. für Schädeltrepanation, modellierende Arbeiten, Fräsbehandlung der Haut (↗Dermabrasion, Peeling).

fragil: (latein.) zerbrechlich (↗Fragilitas).

Fragilitas: Zerbrechlichkeit, Brüchigkeit, Sprödigkeit; z.B. der Haargefäße, Kapillarfragilität, der Knochen (F. ossium, z.B. bei ↗Osteogenesis imperfecta, VAN DER HOEVE* Syndrom). – **F. crinium:** Haarbrüchigkeit; ↗Trichorrhexis, Trichoklasie.

Fragment: Bruchstück; z.B. als Knochenfragment (s.u. Fraktur) oder *genet* als Chromosomenbruchstück (Symbol: fr).

Fragmentierung: die präparative Zerlegung von ↗Immunglobulinen in Bruchstücke (z.B. IgG in Fab- u. Fc-Fragmente), v.a. durch Enzyme wie Papain u. Pepsin.

Fraktionierung: die Unterteilung eines Vorgangs, die Auftrennung in Einzelportionen (Fraktionen), z.B. als fraktionierte Magenausheberung, fraktionierte Bestrahlung, als stufenweise Stoffgemischauftrennung; s.a. Zellfraktionierung.

Fraktur, Fractura**:** Bruch, i.e.S. *chir* der Knochenbruch; meist Folge einer direkten, örtlich begrenzten oder indirekten, fortgeleiteten Gewalteinwirkung (**direkte** bzw. **indirekte F.**) auf gesunde Knochen (**traumatische F.;** evtl. als Mehrfachbruch, Stückbruch eines Knochens; evtl. aber viele Knochen betreffend, z.B. Serienfraktur); oder bei normaler Belastung u. ohne Gewalteinwirkung an krankhaft veränderten Knochen (**pathologische F.;** Spontanfraktur), evtl. auch als Folge krankhafter Überlastung (↗Dauerfraktur). Je nach der Vollständigkeit oder Unvollständigkeit der Durchtrennung: **komplette** oder **inkomplette F.** (Fractura perfecta bzw. imperfecta; als letztere z.B. die Grünholzfraktur, Infraktion, der Spaltbruch, der Haarbruch = Fissur). – **F., geschlossene,** unkomplizierte F.: F. ohne

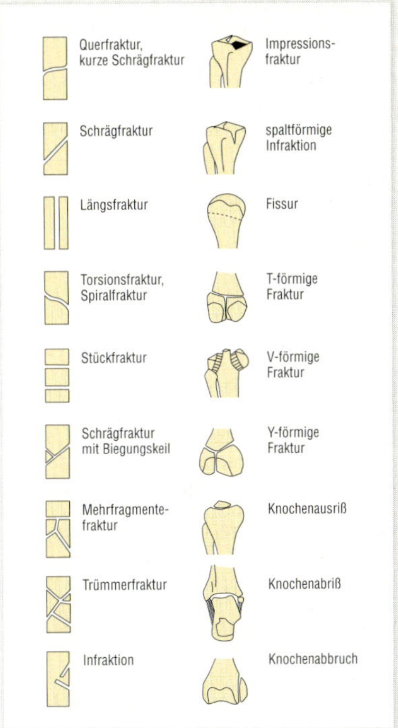

Frakturtypen [511]

freie Verbindung des Bruches zur Körperoberfläche, d.h. mit intakter Weichteilbedeckung. – **F., intraartikuläre:** die Gelenkfraktur, d.h. mit Beteiligung von Kapsel, Bändern, Menisken, Schleimbeuteln etc.; u.a. als T-, Y-Fraktur. – **F., komplizierte:** »offene F.«, die sog. »Wundfraktur« mit offener Verbindung des Bruches mit der Körperoberfläche nach Durchspießung der Haut durch ein Bruchstück oder nach Eindringen des verletzenden Gegenstandes an den Knochen (in letzterem Falle zweitgradig oder – bei zusätzlichen Muskel-, Nerven-, Gefäßverletzungen – als drittgradige komplizierte F.).

Frakturbehandlung: die konservativen (z.B. Reposition, Gipsverband) u./oder operativen (↗Osteosynthese) Maßnahmen zur Erzielung einer belastungsstabilen u. funktionell befriedigenden Heilung von Knochenbrüchen in möglichst – dreidimensional – achsengerechter Stellung u. ohne Verkürzung. – **F., funktionelle:** unter Verzicht auf Reposition erfolgende Knochenbruchbehandlung durch kurz-

F

zeitige Fixierung (z.B. Hängegips, Desault* Verband) u. bald folgende Übungsbehandlung.

Frakturheilung: die Verfestigung (»Konsolidierung«) eines Knochenbruchs bis zu voller Belastungsfähigkeit, bei Röhrenknochen unter Wiederherstellung der Markhöhle.

Frambösie, Framboesia tropica, Buba, Yaws, Pian: *(französ. framboise = Himbeere)* eine in feuchten Subtropen vorkommende, chronische nichtvenerische ansteckende Infektionskrankheit durch Treponema pertenue (Schmierinfektion). Der Verlauf ähnelt dem der Syphilis, jedoch sind die Syphilisseroreaktionen nur im Blut, nicht aber im Liquor positiv.

Francisella: Bakteriengattung; als F. tularensis der Erreger der ↗Tularämie.

Frank*-Starling* Gesetz: die Gesetzmäßigkeiten der Anpassungsmechanismen des isolierten Herzens an Änderungen der Füllung u. des Auswurfdrucks.

Frankfurter Klassifikation: klinische Stadieneinteilung (3 Stadien) der HIV-Infektion.

Franklin* Syndrom: ↗Schwerkettenkrankheit.

Franzbranntwein: ↗Spiritus Vini gallici.

Franzén* Methode: Feinnadel-Aspirationsbiopsie der Prostata.

Frauenjahre: s.u. Pearl* Index.

Frauenmilch, Brustmilch, Humanmilch: die von der Brustdrüse der Frau nach der Entbindung abgesonderte Milch, die die für den Säugling erforderlichen Nährstoffe u. mütterliche Abwehrstoffe in optimaler Form u. Menge enthält.

freezing arthritis: ↗Periarthropathia humeroscapularis.

Freiname: ↗generic name.

Fremdanamnese: ↗Anamnese.

Fremdantigen: ein Antigen, das von Lebewesen einer anderen Art oder von einem anderen Individuum der gleichen Spezies stammt (= xeno- bzw. allogenes Antigen).

Fremdkörperaspiration: das Eindringen eines Fremdkörpers in die Luftröhre oder die Bronchien als Effekt einer ungewollten Aspiration, z.B. bei Kleinkindern, Bewußtlosen. Führt zu Husten, Atemerschwernis (Dyspnoe), abnormen Atemgeräuschen, bei längerer Dauer evtl. zu Lungenentzündung (Aspirationspneumonie).

Fremdkörpergranulom: das an Riesenzellen u. Plasmazellen reiche Granulationsgewebe um einen Fremdkörper.

Fremdreflex: ein Reflex, bei dem – im Gegensatz zum Eigenreflex – Reizempfänger (Rezeptor) u. der Reizbeantworter (Effektor) verschiedenen Organen zugehören (z.B. Haut u. Muskel).

Fremitus: das tast- u./oder abhörbare Vibrieren der Leibes- oder Brustwand.

Fren(ul)otomie: Durchtrennung eines Frenulums; z.B. als Einschnitt in das Zungenbändchen zu dessen Verlängerung (bei Ankyloglossie).

Frenulum: *(latein. = kleiner Zügel)* Haut- oder Schleimhautlängsfalte zwischen 2 Organ(teil)en. – **F. linguae:** das Zungenbändchen; mediane Schleimhautlängsfalte zwischen Zungenunterfläche u. Unterkiefer. – **F. praeputii:** das Hautbändchen zwischen Unterseite der Eichel des männl. Gliedes u. der Vorhaut.

frequent: beschleunigt.

Frequenz, ν: die Häufigkeit eines wiederkehrenden Ereignisses je Zeiteinheit; z.B. *physik* die Schwingungszahl (f) je Zeiteinheit (Reziprokwert der Schwingungsdauer), mit der Einheit »Hertz« (Hz; = 1 Schwingung/Sek.).

fresh frozen plasma: (engl.) ↗FFP.

Freßzelle: ↗Phagozyt; s.a. Osteoklast.

Freund* Adjuvans: verstärkt nach Mischung mit einem Antigen die Immunantwort; Anw. z.B. in Impfstoffen.

Friedländer* Bazillus: die ↗Klebsiella pneumoniae; gramnegativer Erreger der **F.* Pneumonie,** einer häufig bei älteren u. abwehrgeschwächten Menschen als Zweiterkrankung vorkommenden Lungenentzündung, die der Pneumokokkenpneumonie ähnelt.

Friedreich* Ataxie, spinozerebellare Heredoataxie: eine früh in Erscheinung tretende rezessiv erbliche Kleinhirn-Rückenmark-Erkrankung mit nachfolgender Störung der Bewegungsabläufe (↗Ataxie), Störung der Oberflächen- u. Tiefensensibilität, Nystagmus, Sprachstörung, Spastik.

Friedrich* Wundversorgung: die operative Behandlung von Wunden, die innerhalb 8 Stunden nach Verletzung zur »Versorgung« kommen u. als nicht infiziert gelten: es erfolgt »Wundanfrischung« durch Ausschneiden (»Exzision«) der Ränder u. des Grundes mit Entfernung von zerstörtem Gewebe, Fremdkörpern etc., gefolgt von Wundverschluß durch primäre Naht; ↗Abb. 239.

Friesel: ↗Miliaria.

Frigidität: Begriff für sexuelle Funktionsstörungen der Frau; heute auch z.B. als Orgasmusstörungen bezeichnet.

Friktionsmittel: Einreibung; z.B. Schmierkur (= Friktionskur).

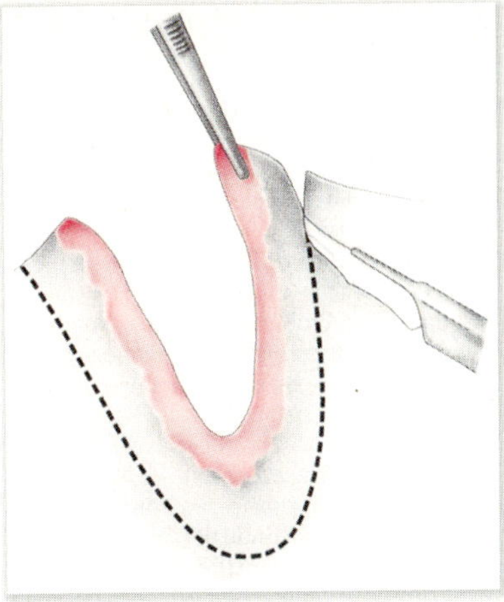

Wundausschneidung nach **Friedrich*** [39]

Frischblut: ältere Bez. für ↗Warmblut; vgl. Frischblutkonserve.

Frischblutkonserve: eine maximal 72 Std. alte – bezüglich der Erythrozyten als frisch geltende – ↗Blutkonserve; vgl. Warmblut.

Frischpräparat: mikroskopisches Präparat aus unfixiertem Zell- oder Gewebematerial, z.B. als Zupf-, Quetsch-, Häutchen-, Ausstrichpräparat.

Frischzellentherapie, NIEHANS* Zellulartherapie: die Behandlung durch intramuskuläre Injektion einer Aufschwemmung von Gewebsteilchen oder Organfragmenten (»heteroplastische Implantation«) nach deren steriler Entnahme aus dem tierischen Organismus (Feten oder Jungtiere, meist Schafe) u. nach spezieller Zubereitung. U.a. wegen Überempfindlichkeitsreaktionen bis hin zum anaphylaktischen Schock u. der Möglichkeit viraler Infektionen mit Risiken behaftet. Die Anw. wurde 1988 vom damaligen Bundesgesundheitsamt weitgehend eingeschränkt.

frontal(is): (latein.) zur Stirn (Frons) gehörig, die Stirn betreffend, stirnwärts (d.h. nach vorn) gerichtet, parallel zur Stirn verlaufend (↗Frontalebene), *neur* den Stirnlappen, das Stirnhirn (Lobus frontalis) betreffend.

Frontalaufnahme, seitliche Aufnahme, Queraufnahme: verwirrende Bez. für die seitl. Röntgenaufnahme mit Strahlengang in der ↗Frontalebene von rechts nach links (dextrosinistral = »sinistral«) bzw. umgekehrt (sinistrodextral = »dextral«).

Frontalebene: die in Richtung Körperlängsachse auf der Mediansagittal- bzw. ↗Sagittalebene senkrecht stehende Körperebene (etwa parallel zur Stirn).

Frontallappenepilepsie: ↗Epilepsie mit zerebralen Anfällen aufgrund neuronaler Entladung oder Schädigung im vorderen Stirnhirnbereich.

frontobasale Fraktur: s.u. Schädelbasisfraktur.

Frontzähne: die Schneide- u. Eckzähne.

Froschbauch: umgangssprachl. Bez. für Bauchauftreibung beim rachitischen Säugling infolge Schlaffheit der Bauchmuskulatur (Myopathia rachitica) u. Meteorismus (bei Obstipation, evtl. aber Darmatonie).

Frostbeule: ↗Pernio.

frozen hilus: (engl.) durch Tumorwachstum starrer (»gefrorener«) Lungenhilus.

frozen shoulder: *(engl. = froststarre Schulter)* ↗Periarthropathia humeroscapularis.

Frucht: i.e.S. die Leibesfrucht (↗Embryo, Fetus).

F

Fruchtabgang: ↗Abortus.

fruchtbare Tage der Frau: als empfängnisgünstigste Tage (Tage des Konzeptionsoptimums) die 4–5 Tage des Zyklus vor dem intermenstruellen Anstieg der Basaltemperatur.

Fruchtbarkeit: ↗Fertilität.

Fruchtblase: der von den Eihäuten gebildete, die Leibesfrucht u. das Fruchtwasser umschließende Sack; reißt bei der Geburt ein (Blasensprung).

Fruchtlage, Situs: die Lage des Fetus in der Gebärmutter, bestimmt nach dem Verhältnis seiner Längsachse (Fruchtachse) zu der des Uterus; unterschieden als Längs- (Kopf-, Beckenendlage), Quer- u. Schieflage (Schräglage).

Fruchtschmiere: ↗Vernix caseosa.

Fruchtwasser: die ↗Amnionflüssigkeit; ihr Abgang erfolgt nach ↗Blasensprung oder -sprengung.

Fruchtwasseraspiration: das Eindringen von Fruchtwasser in die Atemwege des Fetus.

Fruchtwasserdiagnostik: die serologische, chemische, spektrometrische u./oder zytologische bzw. chromosomale Untersuchung des – durch Punktion (Amniozentese oder transvaginal) gewonnenen – Fruchtwassers, z.B. zur ↗pränatalen Diagnostik sowie zur Erkennung des Gesundheitszustands der Leibesfrucht (v.a. Bestimmung des Rhesusfaktors bzw. – bei Verdacht auf Morbus haemolyticus – der Bilirubinkonzentration).

Fruchtwasserembolie: u.U. lebensbedrohliches Eindringen von Fruchtwasser (evtl. auch Mekonium [Mekoniumembolie]) in den mütterlichen Blutkreislauf durch Eihaut-Zervix-Risse oder über den venösen Randsinus der Placenta.

Fruchtwasserpunktion: s.u. Amniozentese.

Fruchtwasseruntersuchung: ↗Fruchtwasserdiagnostik.

Fruchtzucker: ↗Fructose.

Fructolyse-Test: Prüfung der Fertilität anhand des Verbrauchs der Fructose im frischen Ejakulat u. unter Berücksichtigung der Spermiendichte; normal (nicht aber bei ↗Azoospermie) erfolgt Absinken des Fructosegehalts innerhalb 2 Std. um ca. 200 bis 800 γ/ml.

Fructosane: aus Fructose-Einheiten aufgebaute Polysaccharide, z.B. Inulin.

D-Fructose, Lävulose: der Fruchtzucker; in Früchten, Honig; kann als Süßmittel von Diabetikern verwendet werden; ist physiologisch im Spermaplasma als Energielieferant für Spermatozoen (vermindert bei Unterfunktion der LEYDIG* Zwischenzellen; s.a. Fructolyse-Test).

Fructoseintoleranz(-Syndrom), erbliche Lävuloseintoleranz: erbliche ↗Enzymopathie des Fructosestoffwechsels; der unvollständige Abbau zugeführter Fructose führt zu Fructosämie (u. -urie) u. zu Verdrängung der Glucose, zu ↗Hypoglykämie (bis zum Schock) u. zu hypoglykämischen Leber-, Nieren-, Gehirnschäden (Intelligenzdefekt); beim Säugling evtl. nur Ernährungsstörungen. Typisch ist das fast kariesfreie Gebiß.

Fructosuriesyndrom: eine erbliche, gutartige, nichtdiabetische Zuckerausscheidung (Melliturie) im Harn in Form von Fruchtzucker.

Fructus: arzneilich verwendete (getrocknete) Früchte von Heil- u. Gewürzpflanzen.

Frühabnabelung: die Abnabelung nach der ersten Versorgung des Neugeborenen, etwa 1 bis 1½ Min. nach der Geburt; vgl. Sofort-, Spätabnabelung.

Frühabort: ↗Abort bis zur 16. Schwangerschaftswoche.

Früherkennungsuntersuchung: ↗Vorsorgeuntersuchung.

Früherythem: eine bereits 1–3 Std. nach Röntgenbestrahlung mit mind. 60% der Hauterythemdosis (HED) auftretende krankhafte Hautrötung (Erythem).

Frühgeborenenikterus: Neugeborenengelbsucht; der beim Frühgeborenen besonders stark ausgeprägte physiologische ↗Icterus neonatorum mit starker Neigung zu ↗Hyperbilirubinämie u. besonders heftig bei Unreife (Immaturität). Es besteht Gefahr der Bilirubin-Enzephalopathie (Kernikterus); bei kritischem Serumbilirubinwert (16 mg/dl) empfiehlt sich daher die Austauschtransfusion bzw. Blaulichtbestrahlung.

Frühgeborenenretinopathie: die retrokristalline ↗Fibroplasie.

Frühgeborenes: jedes Neugeborene bei Geburt vor der vollendeten 36. Schwangerschaftswoche; Probleme ergeben sich aus der Unreife der Organsysteme u. daraus folgenden klinischen Schwierigkeiten. Die Lebensaussichten hängen außer vom Reifegrad in hohem Maße von der Pflege u. deren möglichst raschem Einsatz ab.

Frühgeburt: **1)** Partus praematurus: Geburt nach der 28. u. vor Ende der 36. Schwangerschaftswoche. – **F., künstliche:** aus gegebener medizinischer Indikation (z.B. wegen einer schweren Krankheit) vor dem errechneten Geburtstermin eingeleitete Entbindung (nicht aber die sog. geplante Geburt aus rein organisatorischer Problematik). **2)** ↗Frühgeborenes.

Frühgeneralisation: bei der rasch fortschreitenden (= »progressiven«) Primärtuberkulose der Lunge über den Bronchialbaum oder die Blutbahn erfolgende frühe Allgemeinausbreitung.

Frühgestose: eine schwangerschaftsspezifische Erkrankung in den ersten Schwangerschaftsmonaten; gekennzeichnet durch Übelkeit (Nausea) u. Brechneigung; letztere als einfache »Emesis«, v.a. als morgendliches Erbrechen (Vomitus matutinus), oder aber ganztägig = Hyperemesis gravidarum; beide Formen mit Speichelfluß (Ptyalismus), Juckreiz; vgl. Präeklampsie.

Früh(jahr)-Sommer-(Meningo-)Enzephalitis, FSME: durch Zecken übertragene, biphasische Infektionskrankheit durch »FSME-« bzw. »TBE-Viren« (TBE = tick borne encephalitis) der Familie Togaviridae (früher ARBO-Viren). In der 2. Phase mit Hirnhautentzündung (Meningitis) bzw. – v.a. bei älteren Personen (40.–60. Lj.) – mit »Gehirnentzündung« (Enzephalitis), u. gefolgt von schlaffen Lähmungen (v.a. im Schultergürtelbereich). – Unterschieden als Zentraleuropäische Enzephalitis (= CEE) mit endemischen Herden z.B. im süddeutschen Raum, in Österreich sowie der tschechischen Republik u. der Slowakei, in Polen, Finnland, Schweden, Ex-Jugoslawien u. als Russische Fernost-Enzephalitis (= RFSE) mit meist schwererem

Verlauf u. einem Vorkommen in osteuropäischen u. sibirischen Gebieten der Ex-UdSSR. – Die aktive Immunisierung erfolgt bei gefährdeten Personengruppen mit Formaldehyd-inaktivierten Viren (FSME-Vakzine); für die passive Immunisierung steht FSME-Immunglobulin zur Verfügung.

Frühkarzinom: das Frühstadium eines ↗Karzinoms (vgl. Carcinoma in situ); i.e.S. das auf die Schleimhaut des Magens u. dessen Submukosa beschränkte Adenokarzinom (»Oberflächenkarzinom«), das allgemein bei operativer Behandlung eine gute Heilungschance hat.

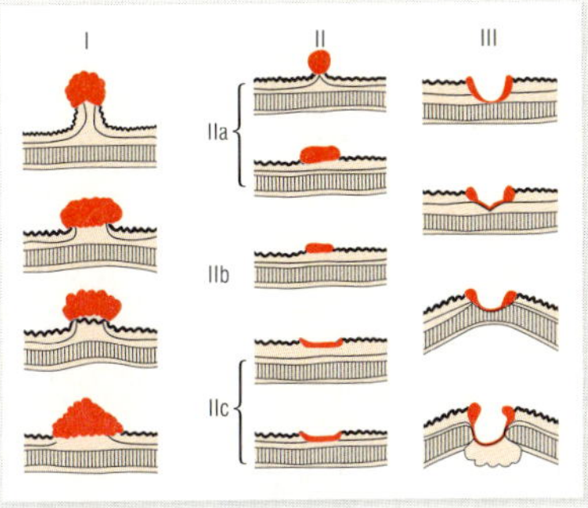

Einteilung der **Frühkarzinome** des Magens (Japan. Ges. für gastroenterol. Endoskopie): Typ I = vorgewölbte Form, Typ II = oberflächl. Form (a = erhaben, b = eben, c = eingesenkt), Typ III = exkavierte Form [94]

Frühreaktion: 1) die als Folge einer Antigen-Antikörper-Reaktion auftretende Überempfindlichkeitsreaktion (s.u. Reaktionstypen [Sofortreaktion]). **2)** das ↗Früherythem sowie die Blasen-, Darmfrühreaktion nach Röntgenbestrahlung; i.w.S. auch die sog. Hauptreaktion der akuten ↗Radiodermatitis.

Frühschwangerschaft: die ersten 4 Monate der Schwangerschaft.

Frühsterblichkeit: ↗Neugeborenensterblichkeit.

Frühsyphilis: die Stadien der ↗Syphilis (auch der angeborenen) bis Ende des 2. Jahres nach Infektion.

Frukto...: ↗Fructo...

frustran: vergeblich, ohne Effekt (z.B. als f. Herzkontraktion).

FSF: fibrin**s**tabilisierender **F**aktor (↗Faktor XIII).

FSH: ↗**f**ollikel**s**timulierendes **H**ormon.

FSME: ↗**F**rühjahr-**S**ommer-**M**eningo**e**nzephalitis.

FTA-Test: ↗**F**luoreszenz-**T**reponemen-**A**ntikörper-Test.

Fuchs*-Rosenthal* Zählkammer: eine ↗Zählkammer für Liquorelemente, von den üblichen Blutzählkammern nur durch größeren Rauminhalt unterschieden. Die Angabe der Zellzahl erfolgt in »Drittel-Zellen«.

Fuchsinfärbung: Anfärbung von Gewebe- u. Zellbestandteilen (v.a. Bindegewebsfasern, Knochenzellen, Zellkerne, Mastzellen) mit wäßriger, schwach angesäuerter Lsg. von Fuchsin oder dessen Derivaten.

Füllungsphase: die zweizeitige Phase der Blutfüllung der Herzkammern während der Diastole.

Fünfjahresheilung: die nach Behandlung eines bösartigen Tumors mit Erreichen einer 5jährigen Überlebenszeit ohne Rezidiv- oder Metastasenbefund angenommene Dauerheilung als Kriterium für den Therapieerfolg.

Fünftagefieber: ↗Wolhynisches Fieber.

Fünfte Krankheit: ↗Erythema infectiosum acutum.

Fürsorge, nachgehende: die Betreuung eines körperlich oder geistig Kranken als Rehabilitationshilfe nach Entlassung aus der unmittelbaren Heilbehandlung.

fugax: (latein.) flüchtig.

Fugu-Vergiftung: die oft tödliche Vergiftung nach Genuß unsachgemäß zubereiteter, Tetrodotoxin enthaltender Fische der Ordnung Plactognathi. Innerhalb 30 Min. treten Empfindungsstörungen (Parästhesien) u. Lähmungen (Atemzentrum, Zwerchfell) auf, evtl. – in max. 24 Std. – Tod.

Fuligo: *(latein. = Ruß)* schwarzbrauner Zungen-, Zahn-, Lippen- u. Mundschleimhautbelag beim Hochfiebernden.

fulminant: (latein.) blitzartig; plötzlich einsetzend; z.B. fulminanter Krankheitsverlauf.

Fumarat: Salz der ↗Fumarsäure.

Fumarsäure: Zwischenstoffwechselprodukt im Citratzyklus, im Harnstoffzyklus u. beim Abbau von Phenylalanin bzw. Tyrosin u. von Asparaginsäure; wird als Hautmittel (z.B. bei Psoriasis) angewendet.

Functio laesa: »gestörte Funktion« als klassisches Entzündungszeichen u. als – nicht obligates – Zeichen von Verletzungen des Bewegungsapparates.

functionalis: (latein.) eine Tätigkeit (Funktion) betreffend, funktionell; s.a. *gyn* Funktionalis.

Funda: *(latein. = Schleuder)* »Schleuderverband«; ein teilweise abdeckender Kopfverband; z.B. als Scheitel-, Augen-, Nasenverband (= **F. capitis** bzw. **oculi** bzw. **nasi**).

Fundektomie: die operative Entfernung des Grundteiles bzw. Bodens (Fundus) eines Hohlorgans; i.e.S. *chir* die Teilentfernung des oberen Magenpols, des ↗Fundus gastricus (= »umgekehrte BILLROTH* I Operation« = »Resectio inversa«) mit anschließender Magenstumpfvereinigung mit der Speiseröhre (Ösophagogastrostomie).

fundiformis: (latein.) blindsackförmig.

Fundoplicatio: die manschettenartige Umnähung des unteren (intraabdominalen) Speiseröhrenteils mittels zweier aus der Vorder- u. Hinterwand des Magengrundes (Fundus gastricus) gebildeter Falten; dient zur Wiederherstellung des Schlußmechanismus (Kontinenz) des Magens gegen die Speiseröhre, z.B. bei Refluxösophagitis, Hiatushernie.

Fundoskopie: Betrachtung eines Organfundus; i.e.S. die ↗Ophthalmoskopie.

Fundus: (latein.) i.e.S. Kurzbezeichnung für den ↗Augenhintergrund (= F. oculi) bzw. für seine Anomalien u. krankhaften Veränderungen. I.w.S. Grund oder Boden(teil) eines Hohlorgans. – **F. angioscleroticus:** der Augenhintergrund bei Gefäßsklerose. – **F. diabeticus:** der Augenhintergrund bei ↗Retinopathia diabetica. – **F. gastricus,** F. ventricularis: der oberste, der Magenkuppel (Fornix) entsprechende Teil des Magens, dessen Schleimhaut die Glandulae gastricae propriae (»Fundusdrüsen«) enthält. – **F. hypertonicus:** der Augenhintergrund bei Elastizitätshochdruck (↗Abb.); pralle Füllung der stärker geschädigten Arterien sowie deren goldgelber Lichtreflex (= »Kupferdrahtarterien«), erweiterte u. geschlängelte Venen mit Kaliberschwankungen, GUNN* Kreuzungsphänomen u. SALUS* Zeichen; evtl. kapilläre Blutungen; s.a. Retinopathia hypertonica. – **F. senilis:** der Augenhintergrund im Greisenalter.

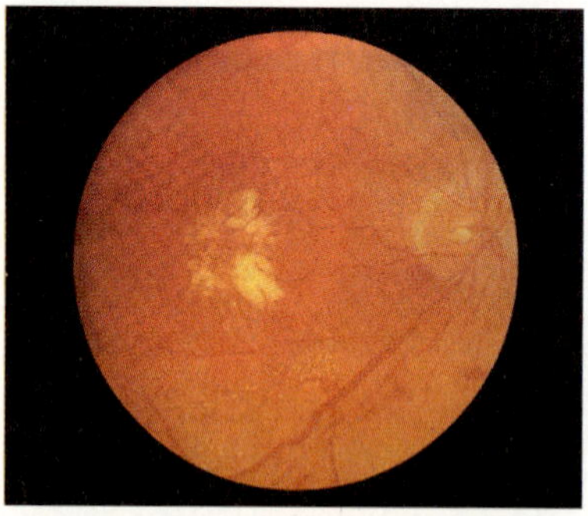

Fundus hypertonicus mit streifig-fleckigen Blutungen u. beginnenden Lipoidablagerungen in der Makulagegend [416]

Fundusstand: die durch Tastuntersuchung zu bestimmende Höhe des oberen Pols der Gebärmutter (Fundus uteri) im Verhältnis zu Symphyse, Nabel u. Schwertfortsatzspitze als Kriterium für das Schwangerschaftsalter bzw. die nach der Geburt erfolgende Rückbildung (Involution) des Uterus.

Fungämie: das Vorkommen von Pilzen, Pilzelementen im Blut nach Einbrechen eines pilzbedingten Prozesses in die Blutbahn.

Fungi, Mycophyta, Mycota, Eumycetes, Mycetes: die Unterabteilung »echte Pilze« der Thallophyten; chlorophyllfreie Pflanzen, bestehend aus einem Vegetationskörper u. Fruktifikationsorganen. Wichtig als opportunistisch oder als obligat humanpathogene Erreger von Endo- bzw. Systemmykosen. – s.a. Mykose, Pilzdiagnostik.

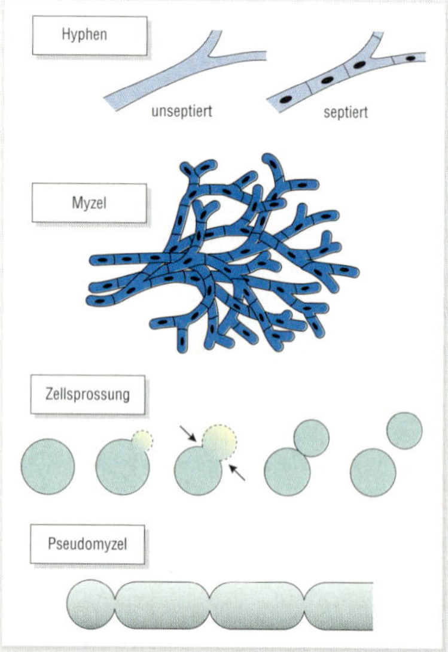

Fungi: Wachstumsformen der Pilze. Hyphen, Myzel, Zellsprossung u. Pseudomyzel [53]

fungiform(is): pilzförmig.

Fungistatica, -tika: das Pilzwachstum hemmende (= fungistatische) Mittel; s.a. Antimykotika. – vgl. Fungizide.

Fungizide: Stoffe, die systemisch u. nichtsystemisch Pilzabtötung (**»Fungizidie«**) herbeiführen; z.B. medizinische (↗Antimykotika) oder Pflanzenschutzmittel (organische Verbindungen, Schwefel-, Kupferpräparate).

fungoides: einem Pilz oder Schwamm ähnlich. – ↗Mycosis fungoides.

Funiculitis, Funikulitis: i.e.S. die Entzündung des Samenstrangs (Funiculus spermaticus) in Ausbreitung einer Samenleiterentzündung (Deferentitis), mit schmerzhafter Samenstrangschwellung, Fieber u. – sekundär – Fibrose, Verwachsungen. – **F. vertebralis:** Entzündung der Spinalnervenwurzel (↗Radikulitis) infolge Reizung im Zwischenwirbelloch.

Funiculus: (latein.) kleiner Strang, strangartiges Gebilde bzw. – im Zentralnervensystem – strangförmige Gewebsformation. – **F. anterior (medullae spinalis):** der beidseitige »Vorderstrang« des Rückenmarks, die »weiße Substanz« zwischen der vorderen medianen Rückenmarksspalte u. den – motorischen – Vorderwurzelfasern; enthält die Pyramiden-Vorderstrangbahn (Tractus corticospinalis ventralis) sowie die ↗Tractus vestibulospinalis, spinothalamicus ventralis u. reticulospinalis ventralis. – **F. cuneatus (medullae spinalis),** BURDACH* Stränge: der auf dem Rückenmarksquerschnitt keilförmige, die seitlichen Teile des Hinterstrangs bildende Strang »sensibler« Fasern, der kopfwärts zunehmend breiter wird u. sich in das verlängerte Mark (»Oblongata«) fortsetzt. – **F. lateralis (medullae spinalis):** der »Seitenstrang« des Rückenmarks, beidseits dessen weißer Substanz zwischen vorderem u. hinterem Spinalwurzelbereich; wird gebildet von den Fasern der »sensiblen« Leitungsbahnen u. den – motorischen – Fasern der Pyramiden-Seitenstrangbahn (Tr. corticospinalis lateralis) sowie extrapyramidal-motorischen Bahnen. – **F. posterior (medullae spinalis):** der Hinterstrang des Rückenmarks beidseits zwischen der hinteren medianen Rückenmarksfurche u. dem Eintrittsbereich der Hinterwurzelfasern; gebildet vom F. cuneatus u. F. gracilis; beide stehen im Dienste der Empfindungsleitung (Sensibilität) für Druck, Berührung, Vibration u. Tiefensensibilität. – **F. spermaticus:** der bis zu 20 cm lange »Samenstrang« vom oberen Hodenpol bis zum inneren Leistenring; er besteht aus dem Samenleiter, den Begleitgefäßen (Vasa spermatica) u. Lymphgefäßen sowie – bis in den Leistenkanal – aus Fortsetzungen der Hodenhüllen.

funikulär: einen Strang (Funiculus) betreffend, strangförmig; z.B. die funikuläre ↗Myelose u. die funikuläre ↗Spinalerkrankung.

Funikulitis: ↗Funiculitis.

Funktionalis, Stratum functionale endometrii: die der Basalis (Stratum basale endometrii) aufliegenden Schichten der Gebärmutterschleimhaut (Endometrium), bestehend aus einer dichteren oberflächlichen Schicht (Stratum compactum = »Kompakta«) u. einer muskelwärts folgenden lockeren (Stratum spongiosum = »Spongiosa«). Sie nimmt in der Proliferationsphase des Zyklus an Dicke zu (s.a. Decidua) u. dient der Einnistung (Nidation) des befruchteten Eies; bei Nichtbefruchtung wird sie abgestoßen (= Menstruation) u. danach wieder aus der Basalschicht aufgebaut.

Funktionsbewertung, geriatrische (Geriatric Assessment): diagnostischer Prozeß bei alten Menschen, der verschiedene Dimensionen u. Disziplinen umfaßt u. medizinische, psychosoziale u. funktionale Probleme erkennen soll, um einen Behandlungs- u. Betreuungsplan zu erarbeiten. Neben der rein medizinischen Untersuchung werden z.B. standardisierte Tests durchgeführt, welche u.a. die Selbsthilfefähigkeit sowie kognitive u. affektive Probleme beurteilen.

Funktionseisen: die Gesamtheit des im Organismus aktiven Eisens (Hämoglobin-, Myoglobin-, Zell- u. Transporteisen).

Funktions-EKG (Kienle*): eine spezielle EKG-Technik zur Erfassung von frühen Herzinsuffizienzphasen.

Funktionspflege: stationäres Pflegesystem, in dem alle direkten u. indirekten Pflegearbeiten so zusammengefaßt u. verteilt werden, daß jeweils ein/e Mitarbeiter/in des Pflegepersonals gleiche oder sich ähnelnde Aufgaben bei allen in Frage kommenden Patienten durchführt; vgl. Bereichspflege.

Funktionsstörung, Dysfunktion: jede durch äußere oder innere Faktoren bedingte Störung der normalen Funktion von Zellen, Geweben oder Organ(system)en.

FUO: ↗Fieber unbekannter Ursache.

Furan, Furfuran: Basis zahlreicher Arzneimittel, darunter Furosemid, Nitrofurane, Furanochrome (z.B. Khellin) u. ↗Furanocumarine.

Furanocumarine: heterozyklische Verbindungen (Cumaringerüst mit kondensiertem Furanring), die in zahlreichen Pflanzen vorkommen; z.T. bewirken sie durch ↗Photosensibilisierung Hauterkrankungen (z.B. die Wiesengräserdermatitis). Sie finden z.T. therapeutische Anw., z.B. bei ↗Vitiligo.

Furchung, Furchungsteilung: erste Teilungen der befruchteten Eizelle (Zygote).

furfuraceus: (latein.) kleieförmig schuppend.

Furfur tritici: ↗Weizenkleie.

Furosemid: ein stark wirksames ↗Diuretikum aus der Gruppe der Schleifendiuretika; wird z.B. zur forcierten Diurese bei Vergiftungen u. – i.v. – bei akutem Lungen- u. Hirnödem angewandt.

Furunculosis, Furunkulose: das – evtl. sich wiederholende – Auftreten von Furunkeln; oft als Komplikation einer Stoffwechselkrankheit.

Furunculus (vulgaris), Furunkel, Eiterbeule: schmerzhafte, tiefgehende, knotige Entzündung des Haarbalgs durch Staphylokokken (oder Mischflora) mit zentraler Einschmelzung, die die Haut durchbricht u. abgestoßen wird (gefolgt von narbiger Heilung). Tritt auf z.B. bei Hauterkrankungen (Impetigo, Sycosis), u. zwar einzeln oder gehäuft, evtl. schubweise (Furunculosis); vgl. Karbunkel.

Fuscin: 1) beim Abbau des Blutfarbstoffs (Hämoglobin) entstehende braune Pigmente, z.B. Bilileukan (= Probilifuscin), Bilifuscin u. andere Gallenfarbstoffe. **2)** der gelbbraune Melaninfarbstoff der Aderhaut des Auges.

fusiform(is): (latein.) spindelförmig; aus Spindelzellen bestehend.

Fusion: Verschmelzung. **1)** z.B. von Zellen, Chromosomen. **2)** V. der auf korrespondierenden Netzhautstellen der beiden Augen entstehende Bilder zu einem einzigen Bild als Leistung der Gehirnrinde.

Fusobacterium: Bakteriengattung anaerober, gramnegativer Stäbchen der Familie Bacteroidaceae. Einige Arten sind humanpathogen. – **F. fusiforme,** F. plauti, Fusiformis fusiformis: bewegliche, paarweise oder in Ketten liegende Stäbchen mit metachromatischen Einschlußkörperchen. Sie werden bei Angina PLAUT-VINCENT zusammen mit Borrelia vincentii (= Treponema v.) nachgewiesen, kommen ferner bei Aktinomykose, Lungengangrän, Hirnabszeß, aber auch in der intakten Mundhöhle vor.

fusospirilläre Symbiose: das massenhafte gemeinsame Vorkommen von Fusobacterium-Arten u. Spirochäten der normalen Haut- u. Schleimhautflora als Folge von Krankheiten, die zu Gewebsnekrosen u. damit zur Schaffung anaerober Gewebsverhältnisse führen. Folge sind Fusospirochätosen (= Fusoborreliosen) wie die Angina PLAUT-VINCENT, Stomatitis ulcerosa, Alveolarpyorrhö, Noma, Nosokomialgangrän, Balanitis circinata, Ulcus tropicum, Lungengangrän etc.

Fuß: ↗Pes.

Fußbrand: ↗Gangrän des Fußes, u.a. bei Gefäßerkrankungen (Mikro-, Makroangiopathien).

Fußdeformität: als angeborene oder erworbene Fußfehlformen z.B. Riesenwuchs des Fußes, der ↗Klump-, Spitz-, Spreiz-, Hacken-, Hohlfuß (s.a. Pes, dort Abb.).

Fußgewölbe: die für die Funktion u. Statik des Fußes wichtigen, sohlenwärts konkaven natürlichen Wölbungen des Fußes.

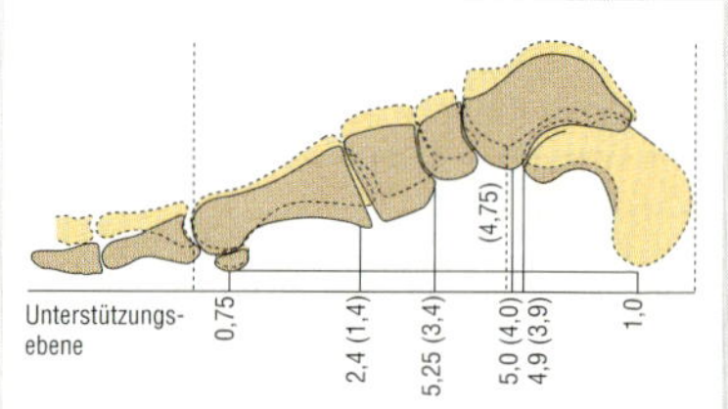

Fußgewölbe im belasteten u. unbelasteten Zustand (durchgezogene bzw. gestrichelte Linien; Angaben in cm) [315]

Fußklonus: Zittern des Fußes als Reaktion auf eine ruckartige, anhaltende passive Streckung des Fußes; gilt als ↗Pyramidenzeichen.

Fußknöchel: ↗Malleolus (lateralis u. medialis).

Fußluxation: die Verrenkungen im Fußbereich.

Fußpilz(erkrankung), Fußmykose: ↗Tinea pedis.

Fußreflexzonenmassage: s.u. Reflexzonenmassage.

Fußschweiß: s.u. Hyper-, Bromhidrosis.

Fußsohle: ↗Planta pedis; s.a. Plantar…

G

G: Kurzzeichen u.a. für **G**lycin, **G**uanin, **G**angliosid, **G**lobulin, **G**landula, **G**anglion (Ggl.), **G**rading.

γ, Γ: griech. Buchstabe ↗Gamma.

GABA, Gaba: Kurzform für (engl.) **g**amma-**a**mino**b**utyric **a**cid (γ-Amino-n-Buttersäure).

GAD: **G**lutaminsäure**d**ehydrogenase (**a** für engl. acid = Säure), ↗Glutamatdehydrogenase.

Gänsegurgelarterie: s.u. MÖNCKEBERG* Sklerose.

Gänsehaut: ↗Cutis anserina.

Gärung: enzymatischer Kohlenhydratabbau durch Mikroorganismen zu organischen, nicht vollständig oxidierten Endstufen; z.B. die **alkoholische G.** (Abbau durch Hefen zu Äthanol u. CO_2), Milchsäuregärung (Milchzuckerabbau durch Milchsäurebakterien zu Milchsäure; ohne Nebenprodukte).

Gärungsbakterien: ↗Säurebakterien.

Gärungsdyspepsie, Gärungsenterokolitis: die aus mangelhafter Verdauung der Kohlenhydrate resultierende Verdauungsstörung mit Zunahme der Gärung im Dünn- u. v.a. Dickdarm, häufig gefördert durch veränderte Darmflora; führt zu vermehrter Peristaltik, Meteorismus, Blähungen (Flatulenz), Durchfällen (Gärungsstühle: breiig oder flüssig, hellgelb, säuerlich riechend, mit Gasbläschen durchsetzt).

Gärungsreihe: Verfahren zur Prüfung der Gärfähigkeit von Mikroorganismen (z.B. Hefen) unter Verwendung von Kohlenhydraten.

Gal: ↗**Gal**aktose.

Galact..., Galakt...: Wortteil »Milch(zucker)«. – s.u. Galakt..., Lact..., Lakt...

Galaktagogum: Mittel zur Förderung der Milchabsonderung bei Wöchnerinnen.

Galaktographie: Röntgenuntersuchung der weiblichen Brust (↗Mammographie) mit Röntgenkontrastmittel-Füllung des Milchgangsystems (»Duktographie«); wird v.a. bei einseitig sezernierender Mamma zur Abklärung eingesetzt.

Galaktolipide: galaktosehaltige ↗Lipide, z.B. Ganglioside, Cerebroside.

Galaktorrhö: ↗Milchfluß.

Galaktosämie: das – vermehrte – Vorkommen von Galaktose im Blut; als **G. I** der ↗Galaktosediabetes, als **G. II** die hereditäre ↗Galaktoseintoleranz u. als **G. III** (infolge Galaktoseepimerase-Mangels mit Übelkeit, Erbrechen, Hepatomegalie oder asymptomatisch).

Galaktosamin, Chondrosamin, GalN: ein ↗Aminozucker in Gangliosiden, Mucopolysacchariden, Glykolipiden u. Blutgruppensubstanzen.

Galaktose, Gal, Cerebrose: Zucker; wichtige Energiequelle für Säuglinge; mit D-Glucose stereoisomeres Monosaccharid.

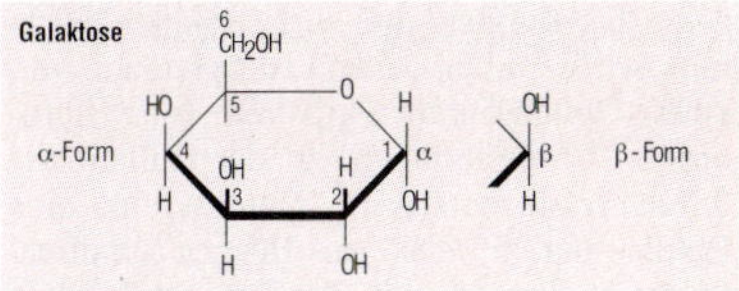

Galaktosediabetes, Galaktosämie I: (autosomal-rezessiv) erbliche Kohlenhydrat-Stoffwechselstörung infolge Mangel an dem Enzym Galaktokinase; verläuft weniger schwer als die erbliche ↗Galaktoseintoleranz. Behandlung: galaktosearme Diät, v.a. Vermeiden der Muttermilch.

Galaktoseintoleranz: Galaktoseunverträglichkeit; Einteilung in 3 Typen: Typ 1 (↗Galaktosediabetes), Typ 2 (hereditäre G.) u. Typ 3 (↗Galaktosämie Typ III). – **G., hereditäre,** kongenitale Galaktosämie, -urie, Typ 2: angeborene, (autosomal-rezessiv) erbliche Stoffwechselkrankheit als ↗Enzymopathie (mit Fehlen oder Aktivitätsherabsetzung der Galaktose-1-phosphat-uridyltransferase). Führt mit Beginn der Milchfütterung (auch Muttermilch) zu Erbrechen, Durchfällen, Gedeihstörung, Leber- u. Milzvergrößerung, Gelbsucht, Bauchwassersucht(Aszites), Ödemen, Eiweißmangel u. -verlusten etc. Diagnose: Nachweis von Galaktose in Harn u. Blut.

Galakt(osid)asen: Enzyme; 2 Typen von Disaccharidasen.

Galaktosurie: Auftreten von Galaktose im Harn, v.a. als Leitsymptom der ↗Galaktoseintoleranz sowie – provoziert – bei Leberfunktionsstörung.

Galaktozele: 1) Milchzyste. **2)** Hydrozele mit milchigem Inhalt.

Galea aponeurotica, Aponeurosis epicranialis: die feste, parallelfaserige Sehnenplatte über dem Schädeldach.

Galenik: Wissenschaft, befaßt u.a. mit der Zubereitung, Formgebung u. technologischen Prüfung der Arzneimittel.

Galenika, galenische Mittel: nach GALEN benannte Arzneimittel, die – im Ggs. zu Rohdrogen u. chemischen Stoffen – Zubereitungen wie Salben, Pflaster, Tinkturen, Extrakte, Mazerationen etc. aus natürlichen Wirk-, Grund- u. Hilfsstoffen sind.

Galle, Bilis, Fel: das laufend produzierte Sekret der Leberparenchymzelle, die dem Dünndarm teils direkt als gelbe »Lebergalle«, teils indirekt – nach vorausgegangener Eindickung u. Speicherung in der Gallenblase – bei Bedarf (v.a. nach fettreicher Mahlzeit) als gelbe bis dunkelgrüne »Blasengalle« zugeführt wird. Enthält neben Elektrolyten u. Muzinen Gallensäuren, Farbstoffe (v.a. Bilirubin) u. Cholesterin, die in der Gallenblase durch Wasserentzug im Durchschnitt eine Eindickung auf das ca. 10fache erfahren. Funktion: Emulgierung der Fette im Rahmen der Fettverdauung durch Gallensäuren, Aktivierung der lipolytischen u. proteolytischen Bauchspeichel- u. Darmenzyme, Ausscheidung von Fremdstoffen (z.B. Medikamente). – **G., weiße:** durch mangelnde Exkretion der Gallenfarbstoffe in die Gallenwege entfärbte G. bei Leberfunktionsstörungen.

Galleerbrechen, Cholemesis: Erbrechen gallehaltigen Darminhaltes (aus dem Zwölffingerdarm); entweder durch Gallereflux (bei peptischem Geschwür [↗Ulcus duodeni], Gallenkolik) oder bei hohem Darmverschluß (↗Ileus).

Gallenblase: ↗Vesica fellea.

Gallenblasenabszeß: abszedierende ↗Cholezystitis; s.a. Gallenblasenempyem.

Gallenblasenatresie: Fehlen der Gallenblasenlichtung; angeboren (bei rudimentärer, meist intrahepatischer Gallenblase) oder als Entzündungsfolge.

Gallenblasenempyem: Eiteransammlung in der Gallenblase als Folge einer Gallenblasenentzündung (↗Cholezystitis) bei Zystikusverschluß (meist durch Stein) oder nach Infektion eines Gallenblasenhydrops. Symptome: akutes Oberbauchsyndrom, lokaler Druck- u. Spontanschmerz, evtl. Ausstrahlung in die rechte Schulter, Schüttelfrost.

Gallenblasenentfernung: ↗Cholezystektomie.

Gallenblasenentzündung: ↗Cholezystitis.

Gallenblasenhydrops: Vergrößerung der Gallenblase in Folge eines Zystikusverschlusses (durch Stein, Tumor) bei erhaltener Schleimhautsekretion.

Gallenblasenkarzinom: bösartiger Tumor (Karzinom) der Gallenblasenwand; v.a. bei Frauen ab dem 60. Lebensjahr; in ca. 90% bei gleichzeitig vorhandenen Gallensteinen (↗Cholelithiasis). Die ↗Porzellangallenblase gilt als Präkanzerose. *Symptome* (es handelt sich um einen Tumor, der klinisch oft lange Zeit stumm ist, s.a. COURVOISIER* Zeichen): Schmerzen im rechten Oberbauch, Ikterus, Gewichtsabnahme, evtl. tastbarer Tumor. *Diagnose:* Sonographie, sonographisch gezielte Feinnadelpunktion. *Therapie:* Operation, endoskopische oder perkutane Einlage von Gallengangs-Endoprothesen.

Gallenblasenoperation: i.e.S. ↗Cholezystektomie.

Gallenblasenperforation: Ruptur der Gallenblase, z.B. bei ↗Gallenblasenempyem bzw. -steinen (↗Cholelithiasis); als a) freie ↗Perforation in die Bauchhöhle (führt zu diffuser oder abgesackter galliger Peritonitis), häufiger – bei entzündlichen Netzverklebungen – als b) gedeckte Perforation (mit nachfolgendem pericholezystitischem oder subphrenischem Abszeß), c) als Durchbruch in ein Hohlorgan (v.a. Magen, Duodenum, Querkolon) oder – selten – d) durch die Bauchdecken.

Gallenblasenpunktion: intraoperative, laparoskopische oder sonographisch gesteuerte Punktion der Gallenblase im Rahmen der Cholezystektomie sowie zur Punktatgewinnung für mikroskopische Auswertung (auch Zytodiagnostik), bakteriologische Untersuchung, chem. Analyse.

Gallenfarbstoffe: Farbstoffe, die beim Abbau des roten Blutfarbstoffes (Hämoglobin) entstehen (Verdoglobin, Biliverdin, Bilirubin, Urobilinogen). – Bei bestimmten Lebererkrankungen besteht eine vermehrte Produktion der G. oder eine Störung ihrer Ausscheidung mit der Galle (s.a. Ikterus).

Gallengang: Sammelbegriff für galleleitende Systemteile der Leber (= Gallenwege).

Gallengangsdilatation: 1) krankhafte Erweiterung der Gallengänge infolge Lichtungsverlegung (durch Stein, Tumor, Fehlbildung,

Striktur) u. Gallestauung (↗Cholestase). **2)** operative Dehnung der äußeren Gallenwege mittels Dilatationssonde.

Gallengangsendoskopie: ↗Choledochoskopie; s.a. endoskopisch retrograde ↗Cholangiographie, ERCP.

Gallengangsentzündung: ↗Cholangitis, Cholangiolitis.

Gallengangskarzinom: ↗Cholangiom (1). – **G., extrahepatisches:** meist als infiltrierendes Adenokarzinom in Gegend der Choledochusmündung (Papilla duodeni).

Gallengangsverschluß: s.u. Verschlußikterus.

Galle(n)grieß: kleinste Gallensteine (meist in der Vielzahl).

Galle(n)kolik, Colica biliaris: plötzlich, oft nachts (erhöhter Vagotonus!) einsetzende krampfartige Schmerzen im rechten Oberbauch infolge Dehnung u./oder Verkrampfung der Gallenblase, -gänge; evtl. mit Ausstrahlung in die rechte Brustseite, Schulter, Rücken (über Verbindungen des Zwerchfellnervs mit dem Plexus cervicalis); oft auch Bauchdeckenspannung, Galleerbrechen, Schüttelfrost. Als Steinkolik (s.a. Cholelithiasis), aber auch bei steinfreier Gallenblasen-, Gallengangsentzündung. Auslösung u.a. durch Diätfehler u. psychischen Streß.

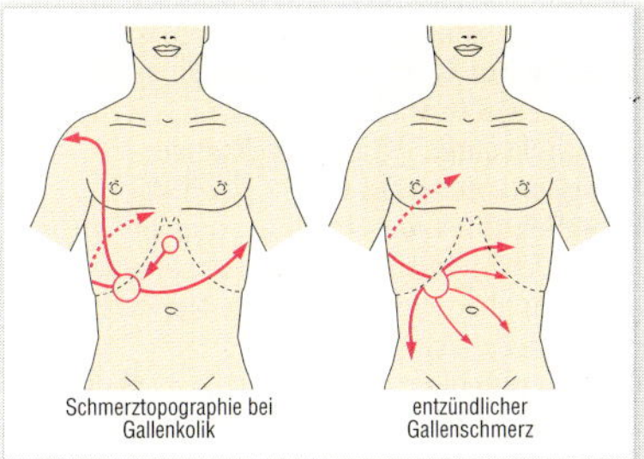

Gallenkolik [215]

Galle(n)konkrement, Gallenstein, Cholelith: steinartiges Gebilde der Gallenblase u. -wege; s.a. Cholelithiasis, Choledocholithiasis, Gallenstein… Nachweis (außer intraoperativ) durch Sonographie, Cholezysto-, Cholangiographie. Therapie: s.u. Cholelitholyse, Cholelithotripsie, Cholezystektomie. – **G., stummes:** G. ohne klinische Beschwerden (z.B. ohne Gallenkoliken).

Gallensäuren: im Lebergewebe gebildete Abbauprodukte des Nahrungscholesterins, z.B. Cholsäure, Desoxycholsäure, Chenodesoxycholsäure, Lithocholsäure. Die gebildeten G. werden größtenteils mit Taurin oder Glykokoll zu Tauro- bzw. Glykocholsäuren (⅓ : ⅔) verknüpft (gepaarte = konjugierte G.); sie sind wichtig für die Fettverdauung u. -resorption (Lipaseaktivierung, Fettemulgierung, Bildung wasserlöslicher Choleinsäuren; Wirkung i.S. der ↗Cholerese, Resorption der – fettlöslichen – Vitamine D u. K u. der Carotine, Ausscheidung von Eisenporphyrinen; Löslichkeit des Cholesterins in der Galle).

Gallenstein: ↗Gallenkonkrement; s.a. Cholelithiasis, Gallenkolik.

Gallensteinauflösung: ↗Cholelitholyse.

Gallensteinleiden: ↗Cholelithiasis.

Gallensteinlithotripsie: ↗Cholelithotripsie.

Gallensteinperforation: der Spontandurchbruch der äußeren Gallenwege infolge eines zu Wandschädigung führenden Gallensteins mit oder ohne Durchtritt desselben.

Gallensteinzertrümmerung: ↗Cholelithotripsie.

Gallenwege: Oberbegriff für Gallengänge u. -blase.

Gallertgewebe: gallertiges (embryonales) ↗Bindegewebe; s.a. Nucleus pulposus.

Gallesekretion: Galleabsonderung; s.u. Cholerese.

Gallestauung: ↗Cholestase.

galletreibende Mittel: »Cholagoga« (↗Cholekinetika, Choleretika).

Gallium, Ga: Element der Borgruppe; 13 Isotope; *nuklearmed* Anw. finden ^{67}Ga für Szintigraphie (einschl. Metastasen, Lymphogranulomatose, Abszesse), ^{68}Ga für Gehirnszintigraphie, ^{72}Ga wegen seiner bis 20fachen Speicherung in Knochentumoren.

Gallopamil: ein ↗Calciumantagonist mit antiarrhythmischen Eigenschaften. Anw. v.a. bei tachykarden Herzrhythmusstörungen.

Galopprhythmus: »Dreierrhythmus« des Herzens, d.h. mit zusätzlichem Herzton.

GALT: (engl.) **g**ut **a**ssociated **l**ymphoid **t**issue; der im Darm befindliche größte Anteil des Schleimhaut-assoziierten lymphoiden Gewebes (↗MALT); das intestinale Immunsystem.

Galvanisation: Anw. galvanischen Stroms zu Diagnose- u. Behandlungszwecken (↗Galvanokaustik, -therapie).

Galvanokaustik: Elektrochirurgie unter Verwendung eines mit Gleichstrom glühend gemachten **Galvanokauters** (auswechselbare Drahtschlinge, meist messer-, schlingen-, kugel-, zangen- oder lanzettförmig); v.a. zur Gewebszerstörung u. -abtragung, flächenhaften

G

Blutstillung, Strangdurchtrennung (z.B. Thorakokaustik).

Galvanotherapie: Elektrotherapie durch Anw. eines nach der Stromempfindung dosierten Gleichstroms, v.a. zur Durchblutungsverbesserung, Steigerung der motorischen Erregbarkeit, Linderung bzw. Überdeckung neuralgischer u. myalgischer Beschwerden.

Gamaschenulkus: typische gamaschenförmige Ausbreitung des varikösen Geschwürs (↗Ulcus cruris).

Gamet, Gamozyt: reife, zur geschlechtlichen Befruchtung befähigte Keimzelle, beim Menschen die Eizelle (Makrogamet) bzw. das Spermium (Mikrogamet). Im Gegensatz zu allen anderen Körperzellen enthalten die G. nur einen einfachen (haploiden) Chromosomensatz.

Gametentransfer, intratubarer: Einbringen laparoskopisch aus dem Ovar entnommener Eier – zusammen mit frisch gewonnenem Sperma des Mannes – in den Eileiter zur künstl. Befruchtung; vgl. Embryotransfer.

Gametogenese: Bildung der Keimzellen (Gameten); ↗Eireifung, ↗Spermatogenese.

Gametopathie: strukturelle oder funktionelle Schädigung oder Chromosomenaberration von Keimzellen (Gameten).

Gamma, γ, Γ: 3. Buchstabe des griech. Alphabets; Kurzzeichen für Gammastrahlen.

Gamma-Fetoprotein: ein bei bösartigen u. gutartigen Tumoren gefundenes Tumor-Antigen; bei Feten v.a. in Darm, Milz u. Thymus vorhanden.

Gammaglobulin(e), γ-Globuline: im Blutplasma vorkommende Eiweiße (Plasmaproteine), die überwiegend aus ↗Immunglobulinen (s.a. Antikörper) bestehen.

Gammaglobulinmangelkrankheit: Antikörpermangelsyndrom; ↗Agamma-, Hypogammaglobulinämie.

Gammaglobulinprophylaxe: passive ↗Immunisierung.

Gamma-GT: ↗γ-Glutamyltransferase.

Gammastrahlung, γ-Strahlung: energiereiche elektromagnetische Strahlung (Photonenstrahlung); besitzt hohe Durchdringungsfähigkeit; Anw. u.a. in der Strahlentherapie.

Gamma-Wellen, γ-W.: rasch ablaufende Wellenform des EEG mit Frequenz über 30/sec; bisher ohne klinische Bedeutung.

Gammopathie: Erkrankungen mit vermehrter Bildung von Immunglobulinen. **1)** monoklonale G.: als Paraproteinämie das Auftreten monoklonaler Immunglobuline (s.u. Paraproteine; s.a. Plasmozytom); ferner als benigne monoklonale G. (= monoklonale G. unbestimmter Signifikanz = MGUS) bei ca. 3% aller > 70jährigen. **2)** polyklonale G.: Erhöhung der Immunglobuline im Blut als Reaktion zahlreicher Zellklone (z.B. bei Leberzirrhose, Infektion, AIDS).

Ganciclovir: antivirales Mittel (gegen Zytomegalie-Viren).

Gang: 1) Ductus, Ductulus, Canalis, Canaliculus. **2)** die Art des Gehens; krankhafte Abweichungen (**Gangstörungen**) z.B. als Brachybasie, Hinken, Stepper-, Scheren-, Watschelgang. – **G., ataktischer:** unsicherer, breitbeiniger G. mit ausfahrenden Beinbewegungen u. übertriebenem Anheben u. hackendem Aufsetzen der Füße, v.a. bei Störung der Tiefensensibilität. – **G., paretischer:** variable, vom jeweiligen Funktionsausfall (Lähmung) abhängige Gangstörungen bei Schädigungen des 2. motorischen Neurons (der Pyramidenbahn); mit schwach ausgeprägter schlaffer Lähmung der zugehörigen Beinmuskulatur. – **G., paraparetischer:** Gangstörung bei beidseitiger spastischer Lähmung (Paraparese); mit nur langsamer Fortbewegung der kaum vom Boden gelösten Füße. – **G., spastischer:** variable Gangstörungen bei Schädigung des 1. (zentralen) motorischen Neurons (der Pyramidenbahn); mit mehr oder minder ausgeprägter Verkrampfung (Spastizität) der betroffenen Beinmuskulatur. Als **spastisch-ataktischer G.** (d.h. mit zusätzlicher Ataxie) v.a. bei Multipler Sklerose.

Gangliektomie: ↗Ganglionektomie.

Ganglien: Mehrzahl von ↗Ganglion.

Ganglienblockade: Erschwerung bis Aufhebung der Impulsübertragung in den Synapsen der Ganglien des vegetativen Nervensystems v.a. durch ↗Ganglienblocker.

Ganglienblocker: Stoffe, die zu ↗Ganglienblockade führen, z.B. Hexamethoniumbromid. Bewirken Blutdrucksenkung u. Dämpfung vasomotorischer Reflexe; wegen starker Nebenwirkungen heute nicht mehr verwendet.

Ganglion: 1) ↗Hygrom (Überbein) als gallerthaltiges Gebilde an Gelenken u. oberflächl. Sehnen des Hand- u. Fußrückens. **2)** G. nervosum, Ggl. (Plural: **Ganglia:** der von einer Kapsel umschlossene »Ganglienzellknoten« (Nervenzellen u. -fasern mit umhüllenden gliösen Mantelzellen) als Verdickung im Verlaufe der Hirnnerven u. der Rückenmark- = Spinalnerven (G. spinale) u. als – cholinerge – Schaltstelle im vegetativen Nervensystem. – Auch Bez. für Hirnkerne (↗Basalganglien). –

G. cervicale inferius, medium u. **superius:** das untere, mittlere u. obere Halsganglion des Grenzstrangs (↗Truncus sympathicus). – **G. cervicothoracicum,** G. stellatum: das vor dem Querfortsatz des 7. Halswirbels gelegene sternförmige G. des Grenzstrangs als Verschmelzungsgebilde des G. cervicale inferius mit dem 1. Ggl. des Brustteils des Grenzstrangs. – **G. coeliacum:** das paarige, vor der Wirbelsäule an der Bauchaorta gelegene Bauchganglion, eingeschaltet in das vegetative Bauchgeflecht (↗Plexus coeliacus). – **G. Gasseri:** ↗Ganglion trigeminale . – **G. geniculi:** G. am Knie (Geniculum) des Nervus facialis; s.a. MELKERSSON*-ROSENTHAL* Syndrom. – **G. spinale:** das in jedem Zwischenwirbelloch gelegene »sensible« Spinalganglion der hinteren Wurzel des Spinalnervs. – **G. stellatum:** ↗G. cervicothoracicum. – **G. sympatheticum:** autonomes G. mit Nervenzellen des Sympathikus; v.a. im Grenzstrang (Truncus sympathicus) gelegene Ganglien **(Ggll. cervicalia, thoracalia, lumbalia, sacralia** u. **pelvina).** – **G. trigeminale:** das am Felsenbein gelegene sensible »Ganglion Gasseri« des N. trigeminus; die Fortsätze seiner Zellen bilden die sensible Portio major (= Radix sensoria) des V. Hirnnervs.

Gangli(on)ektomie: 1) komplette Ausschälung eines Überbeins. **2)** Entfernung (Exstirpation) eines Ganglions des Nervensystems.

Ganglioneurom(a), Gangliozytom, Glioneuro(blasto)m, Ganglio(glio)m, echtes Neurom: infiltrierend wachsender, aber relativ gutartiger Tumor. Vor allem vorkommend bei Kindern u. Jugendlichen, u. zwar im Kleinhirn (Purkinjom), Schläfenhirn, Hypothalamus.

Ganglioside: wichtige Bestandteile der Zellmembran, zu den ↗Sphingolipiden gehörend; v.a. in grauer u. weißer Hirnsubstanz sowie in geringeren Mengen in Zellmembranen anderer Gewebe.

Gangliosidosen: durch Enzymdefekte bedingte Krankheiten mit vermehrter Speicherung der Ganglioside v.a. im zentralen Nervensystem (meist rasch fortschreitenden Verfall verursachend) sowie – abhängig vom Typ der G. – auch in anderen Organen.

Gangliozyt, Ganglienzelle: ↗Nervenzelle.

Gangliozytom: ↗Ganglioneuroma.

Gangrän, Gangraena, gangränöse Nekrose, Brand: durch Minderdurchblutung oder mechanische oder thermische Schädigung hervorgerufener Gewebsuntergang mit Gewebserweichung, Schrumpfung, Vertrocknung (Mumifikation) u. Schwarzfärbung (trockene G.); aus zusätzlicher Infektion durch Fäulnisbakterien (führt zu grünlicher Eiweißzersetzung unter Bildung üblen Geruchs) resultiert eine feuchte G. mit Erweichung, evtl. Verflüssigung des nekrotischen Gewebes. – **G., diabetische:** s.u. diabetisch. – **G. emphysematosa:** ↗Gasödem. – **G., feuchte:** s.u. Gangrän. – **G., juvenile:** G. bei arterieller ↗Verschlußkrankheit (Endangiitis obliterans). – **G. pulmonis:** ↗Lungengangrän. – **G., trockene:** s.u. Gangrän.

gangränös, gangraenosus: mit bzw. in Form einer Gangrän.

Gangstörung: s.u. Dysbasia.

Ganzheitsmedizin: eine Richtung der Medizin, die bestrebt ist, Krankheiten nicht nur als Einzelerscheinung – bezogen auf das entsprechende Organ oder Organsystem – zu begreifen, sondern bei Diagnostik u. Therapie den körperlich-geistigen Gesamtzustand des Patienten zu erfassen; wird auch synonym mit ↗Alternativmedizin verwendet.

Ganzkörperaufnahme: ↗Fernaufnahme des gesamten Skeletts.

Ganzkörperbestrahlung: etwa gleichmäßige Exposition des gesamten Körpers gegenüber einer ionisierenden Strahlung. Als Strahlenunfall (Schäden s.u. Strahlensyndrom) oder als ↗Strahlentherapie v.a. vor Knochenmarktransplantation, ferner bei generalisierten Hautkrankheiten (z.B. Mycosis fungoides) u. bei Blutkrankheiten.

Ganzkörperszintigraphie: ↗Szintigraphie.

Ganzkörpertomographie: Computer-Tomographie des Kopfes u. Rumpfes (Arme u. Beine, Thorax-, Bauch- u. Beckenorgane umfassend); v.a. zur Bestrahlungsplanung.

Ganzkörperzähler: Meßgerät, das mit gammaspektroskopischen Methoden die insgesamt inkorporierten gamma- oder betastrahlenden Stoffe erfaßt.

Gargoylismus: i.e.S. ↗PFAUNDLER*-HURLER* Syndrom; s.a. Mucopolysaccharidosen.

Gasödem, Gasgangrän, Gasphlegmone, Gasbrand, Emphysema malignum sive septicum, malignes Ödem: Krankheit mit rasch fortschreitendem u. mit wechselnd starker Ödem- u./oder Gasbildung einhergehendem Gewebstod (Nekrose) der Muskulatur, v.a. der Gliedmaßen, infolge Infektion mit ↗Gasödemerregern; v.a. bei stark verschmutzten u. mit Weichteilquetschungen einhergehenden Verletzungen.

Gasödemerreger: sporenbildende, anaerobe u. toxinbildende Bakterien, die – meist als Gemisch mehrerer Arten – die Gasödemkrankheit verursachen; v.a. ↗Clostridium perfringens, Cl. novyi, Cl. septicum u. Cl. histolyticum.

Gasphlegmone: ↗Gasödem.

Gasserektomie: Entfernung (Exstirpation) des Ganglion trigeminale (Gasseri).

Gaster: der ↗Magen; i.w.S. der Bauch.

Gastr…: Wortteil »Magen«, »Bauch«; s.a. Gastro…

Gastralgie: Magenschmerz; vgl. Gastrospasmus.

Gastrektomie: als sog. totale Magenresektion die operative Entfernung des ganzen Magens (Magenexstirpation), z.B. bei Malignom.

Gastric inhibitory polypeptide: (engl.) ↗GIP.

Gastrika: 1) Gastrica: Magenmittel. **2)** Kurzbez. der Arteria bzw. Vena gastrica.

Gastrin: Hormon (von den ↗APUD-Zellen der Schleimhaut des Magenantrums produziert), das die Sekretion von Magensäure, mit zunehmender Konzentration auch von Pepsin u. Pankreassaft anregt u. die Magen-Darm-Muskulatur aktiviert. – Dient zur klinischen Bestimmung der Magensäuresekretion.

Gastrinom: Gastrin-produzierender Pankreastumor (ein Apudom) als Ursache des ↗ZOLLINGER*-ELLISON* Syndroms.

gastrisch: den Magen betreffend.

Gastritis: akute oder chronische Magenschleimhautentzündung; multifaktoriell bedingt durch exogene oder endogene Noxen. – **G., akute:** akute Entzündung der Magenschleimhaut; auslösende Faktoren: u.a. Genußgifte (Alkohol, Nikotin), Medikamente (z.B. Salicylate, nichtsteroidale Antiphlogistika), Strahlentherapien, Streßsituationen oder bakterielle Kontamination. Diagnose durch Gastroskopie mit Biopsie. Therapie: Nahrungskarenz, Flüssigkeitszufuhr, Bettruhe, Ausschalten der ursächlichen Faktoren. Es besteht eine hohe Rate von Spontanheilungen. – **G., chronische:** chron. verlaufende Entzündung der Magenschleimhaut; wird nach Ätiologie u. Histologie in Typ A, B u. C eingeteilt; s.a. Abb. **Typ A**: Autoimmungastritis (unter dem Bild einer Korpusgastritis) mit der Bildung von Autoantikörpen gegen Belegzellen u. evtl. gegen intrinsic factor. Klinisch Achlorhydrie u. Vitamin-B_{12}-Mangelanämie (perniziöse Anämie) sowie erhöhter Gastrinspiegel; erhöhte Neigung zur Entwicklung eines Magenkarzinoms. Therapie: Vitamin-B_{12}-Substitution, regelmäßige Kontrollgastroskopien zum Ausschluß eines Karzinoms. **Typ B**: G. durch Besiedelung mit Helicobacter pylori (als Antrumgastritis).

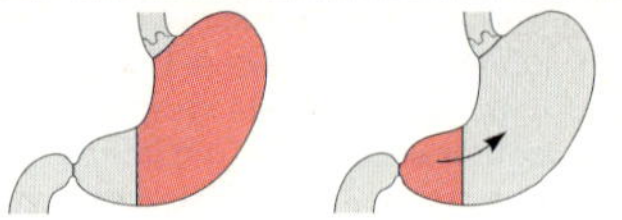

	Typ A	Typ B
Lokalisation	Korpus	Antrum
Ätiologie	autoimmun (AK gegen Belegzellen und Intrinsic-Faktor)	bakteriell (Helicobacter pylori)
Klinik	perniziöse Anämie, Hypergastrinämie (evtl. mult. Karzinoide bzw. Karzinom)	evtl. nichtulzeröse Dyspepsie, Erosionen oder Ulkus

Gastritis: Lokalisationstypen (modifiziert nach BORCHARD in [53])

Diagnose: Gastroskopie mit Biopsie u. Nachweis von Helicobacter pylori (bioptisch durch Histologie oder Urease-Schnelltest, serologisch durch AK-Nachweis). Therapie: Eradikation von Helicobacter pylori mittels verschiedener Chemotherapeutika. **Typ C**: chemisch bedingte G., z.B. durch Gallereflux.

Gastrocnemius, Gastroknemius: Abk. für Musculus gastrocnemius.

gastroduodenal: den Magen u. Zwölffingerdarm (Gaster bzw. Duodenum) betreffend.

Gastroduodenektomie: op. Teil- oder Totalentfernung (Exstirpation) des Magens u. Zwölffingerdarms (Duodenum).

Gastroduodenoskopie: auf das Duodenum ausgedehnte ↗Gastroskopie.

Gastrodynie: Magenschmerz.

Gastroenteritis: gleichzeitige Schleimhautentzündung des Magens u. Dünndarms (↗Gastritis, Enteritis), evtl. unter Einbeziehung des Dickdarms (= Gastroenterokolitis). Kommt vor bei bakteriellen Infektionen **(= G. infectiosa),** v.a. mit Salmonellen **(= G. paratyphosa,** ↗Salmonellenenteritis; s.a. Lebensmittelvergiftung), Shigellen (Bakterienruhr), Staphylokokken, Colibakterien, Viren **(»epidemische G.«,** ↗Virusenteritis), Toxoplasma gondii, ferner bei Vergiftungen (z.B. Quecksilber) u. Alkoholismus. – s.a. Säuglingsenteritis, vgl. Gastroenteropathie.

Gastroenteropathie: eine Magen-Darm-Erkrankung. – **G., exsudative** oder **eiweißverlierende,** GORDON* Syndrom: Oberbegriff für angeborene oder erworbene »exsudative Enteropathie« mit massivem Eiweißverlust in den Magen-Darm-Trakt z.B. infolge vermehrter Lymphbildung oder gestörten Lymphabflusses sowie bei Polyposis oder Divertikulosis des Dünndarms, Polyadenomatose des

Magens. Kommt u.a. vor bei CROHN* Krankheit, Colitis ulcerosa, Lymphogranulomatose u. als MÉNÉTRIER* Syndrom (das z.T. mit der e. G. gleichgesetzt wird).

Gastroenterostomie: die op. Vereinigung (Anastomosierung) von Magen- u. Dünndarm als Palliativ-Op. zur Ableitung des Mageninhalts unter Umgehung des Zwölffingerdarms; z.B. bei inoperablem Magenkarzinom.

gastrogen: vom Magen ausgehend.

gastrointestinal: Magen u. Dünndarm betreffend.

gastrointestinale Blutung: arterielle oder venöse Blutung aus dem Magen-Darm-Trakt; s.a. Magenblutung, Darmblutung.

Gastrointestinaltrakt: der gesamte Magen-Darm-Bereich (vom Mund bis zum Anus).

Gastrolith: Magenstein, im allgemeinen auf der Basis eines Fremdkörpers (z.B. Bezoarstein).

Gastrolyse: Durchtrennung krankhafter Verwachsungen des Magens mit seinen Nachbarorganen; auch die Magenskelettierung, z.B. bei Magenresektion.

Gastrone: die Magensekretion hemmende Substanzen im Magensaft.

gastroösophagealer Reflux: s.u. Reflux.

Gastroparese: ↗Magenatonie.

Gastropathia, -pathie: organische u./oder funktionelle Magenerkrankung; z.B. die G. nervosa (funktionelle Magenbeschwerden ohne organischen Befund). – **G. hypertrophica gigantea,** Polyadenomatose des Magens, MÉNÉTRIER* Syndrom: Wucherung (Hyperplasie) der Magenschleimhaut mit polypoider Verbreiterung (z.T. auch Ödem) der Schleimhautfalten, Ersatz der Beleg- durch Schleimzellen; häufig als ↗Gastroenteropathia exsudativa; fakultative Präkanzerose eines ↗Magenkarzinoms.

gastrophrenisches Syndrom: nach Operationen an Magen (Kardia) u. Speiseröhre auftretende Nacken- u. Schulterschmerzen nach Nahrungsaufnahme; als Folge der Magendehnung erfolgt verwachsungsbedingte Reizung des Zwerchfellnervs (N. phrenicus) mit Ausstrahlung der Irritation in den Halsteil des Sympathikus.

Gastroplastik: Form- u./oder Funktionsplastik des Magens, z.B. als Kardia-, Pyloroplastik, Ersatzmagen; ferner bei Speiseröhrenersatz.

Gastroptose: angeborener oder erworbener (v.a. abmagerungsbedingter) Tiefstand des Magens (unterer Pol reicht im Extremfall ins kleine Becken); oft mit Enteroptose verbunden (= Gastroenteroptose). Evtl. besteht eine Entleerungsstörung.

Gastrorrhagie: ↗Magenblutung.

Gastrorrhaphie: Naht der Magenwand, i.e.S. als Übernähung einer freien Perforation eines peptischen Geschwürs (↗Ulcus).

Gastrorrhexis: ↗Magenruptur.

Gastroskop: ↗Endoskop zur Betrachtung des Mageninneren; ursprünglich als starres (KUSSMAUL), heute als biegsames, durch ↗Faseroptik (Gastrofibroskop) u. Kaltlicht weiterentwickeltes Instrument für die **Gastroskopie** (Magenspiegelung) bzw. **Gastroduodenoskopie** (Magen- u. Zwölffingerdarmspiegelung); mit Möglichkeit zu Gewebsentnahme (Magenbiopsie) u. zur Durchführung verschiedener Eingriffe, z.B. Laser-/Elektrokoagulation, Unterspritzung blutender Gefäße, Polypektomien.

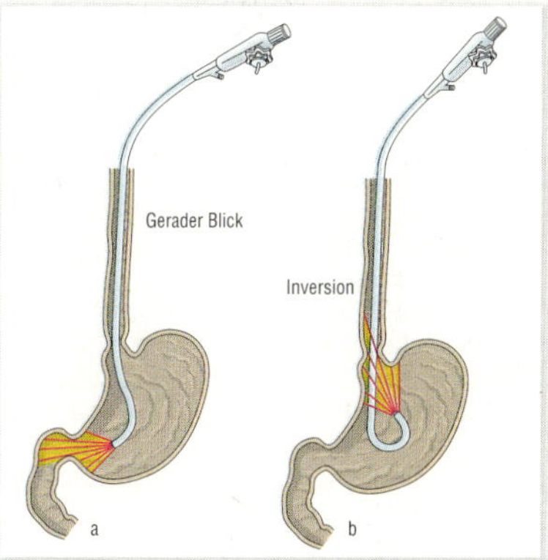

Gastroskop: biegsames Fiberendoskop (Glasfaserendoskop) [39]

Gastrospasmus: schmerzhafter Dauerkrampf des Magens mit tonischer Kontraktion der Magenmuskulatur; oft mit Erbrechen, z.B. bei Ulcus, Karzinom, akuter Gastritis oder psychogen.

Gastrostaxis: Sickerblutung aus der Magenschleimhaut.

Gastrostomie: das operative Anlegen einer äußeren Magenfistel (»**Gastrostoma**«) zur künstlichen Ernährung unter Umgehung der Speiseröhre. – **G., perkutane endoskopische,** PEG: endoskopisch angelegte äußere Magenfistel als minimal invasiver Eingriff, gegenüber dem operativen Verfahren heute bevorzugt.

Gastrotomie: operative Schnitteröffnung (Inzision) des Magens; z.B. zur Fremdkörperentfernung, zur Untersuchung (Inspektion, Exploration) der Lichtung, zur retrograden Dehnung der Kardia/Speiseröhre, Blutstillung, Probeexzision.

Gastrozele: ↗Magendivertikel. – Auch Bezeichnung für Hernie mit Magen als Inhalt (»Magenhernie«).

Gastrula: frühes Entwicklungsstadium des Embryos; das Bläschen aus Zellen (Blastula) stülpt sich ein (Gastrulation) u. bildet das äußere (Ektoderm), innere (Entoderm) u. mittlere (Mesoderm) Keimblatt, die Vorstufen z.B. für Haut, innere Organe, Nervensystem.

Gaucher* Krankheit, Syndrom: erbliche ↗Sphingolipidose als eine auf Mangel an Glucocerebrosidase beruhende Speicherkrankheit mit Speicherung von ↗Cerebrosiden in den Zellen **(G.*-Zellen)** des retikulohistiozytären Systems (v.a. in Milz, markhaltigen Knochen). Symptome: großer Bauch infolge Milz- u. – weniger – Lebervergrößerung (»Hepatosplenomegalie«), Lymphknotenschwellungen, fleckige Pigmentierung der Haut u. evtl. der Mundschleimhaut, Verdickung der Bindehaut, Osteoporose mit spontanen Knochenbrüchen, Minderwuchs.

Gaumen: ↗Palatum.

Gaumendefekt, angeborener: ↗Gaumenspalte.

Gaumeneckengeschwüre: ↗BEDNAR* Aphthen.

Gaumenmandel: ↗Tonsilla palatina; s.a. Tonsill…

Gaumenmandelhyperplasie: meist gegen Ende des 3.–4. Lj. auftretende Vergrößerung der – zerklüfteten u. Pfröpfe enthaltenden – Tonsillae palatinae. Symptome: behinderte Nasenatmung, kloßige Sprache, evtl. Lymphknotenvergrößerung am Kieferwinkel (u.U. mit Schluckstörung), allgemeine Abgeschlagenheit. – vgl. Rachenmandelhyperplasie.

Gaumenplastik, Palatoplastik: plastische Korrektur der ↗Gaumenspalte.

Gaumensegellähmung, Uranoplegie: periphere (meist nach Diphtherie, seltener nach Typhus oder Grippe; meist rückbildungsfähig) oder zentrale (Schädigung des Vagus- oder Glossopharyngeuskernes), ein- oder doppelseitige Lähmung der Muskulatur des weichen Gaumens u. Gaumensegels. Hat mangelhaften Abschluß der Mundhöhle gegen den Nasenrachen beim Sprechen u. Schlucken zur Folge (führt zu Rhinolalia aperta bzw. zum Ausfließen geschluckter Flüssigkeit durch die Nase).

Gaumenspalte, Uranoschisis, Palatoschisis, Palatum fissum: Spaltbildung durch Nichtzusammenwachsen der beiden Gaumenhälften miteinander bzw. mit der Nasenscheidewand; betrifft entweder nur den weichen oder auch zusätzlich den harten Gaumen; evtl. mit ↗Lippen- u. Kieferspalte kombiniert; s.a. Gesichtsspalte. Behandlung erfolgt durch frühzeitige (vor Sprachbildung) Operation.

Gaumentonsille: ↗Tonsilla palatina.

Gaze: *(franz.; nach der Stadt Gaza in Palästina)* imprägniertes oder appretiertes (»Steifgaze«) Mullgewebe; auch Verbandmull i.w.S.

GBG: **G**esetz zur **B**ekämpfung der **G**eschlechtskrankheiten (s.u. Geschlechtskrankheit).

gcal: Grammkalorie; s.a. Kalorie.

GdB: Abk. für **G**rad **d**er **B**ehinderung; s.u. Erwerbsfähigkeit.

Gebärmutter: ↗Uterus; s.a. Hystero…

Gebärmutterentzündung: ↗Metritis, Endometritis.

Gebärmutterhals: ↗Cervix uteri (s.a. Zervix…, Zerviko…, Kollum…).

Gebärmutterhalskrebs: ↗Kollumkarzinom.

Gebärmutterkörper: ↗Corpus uteri.

Gebärmutterkrampf: ↗Tetanus uteri.

Gebärmutterkrebs: ↗Kollum-, Korpuskarzinom.

Gebärmutterriß: ↗Uterusruptur, Zervixriß.

Gebärmutter(-Scheiden)vorfall: ↗Uterusprolaps.

Gebärmuttersenkung: ↗Descensus uteri.

Gebiß: die Gesamtheit der Zähne.

Gebißformel: die »Zahnformel« des Gebisses (jeweils eine Hälfte) von Mensch (u. Tier) unter Verwendung der Buchstaben I (Incisivus = Schneidezahn), C (Caninus = Eckzahn), P (= Prämolar), M (= Molar; für Milchgebiß entsprechende Kleinbuchstaben) u. Zahlen.

Gebißregulierung: Normalisierung des Gebisses durch kieferorthopädische Behandlung.

Gebührenordnung für Ärzte: ↗GOÄ.

Geburt: **1)** das Geborenwerden. **2)** Entbindung, Niederkunft, Partus: Ausstoßung des Schwangerschaftsprodukts (im jurist. Sinne nur der Frucht = Geburtsobjekt) aus dem Mutterleib. Das Geschehen wird unterteilt in die Eröffnungs-, Austreibungs- u. Nachgeburtsperiode (sowie Postplazentarperiode). – **G., natürliche:** **1)** G., deren gesamter Ablauf nur durch natürliche Geburtskräfte von Mutter u. Kind erfolgt. – Ferner **2)** die schmerzarme G. als Effekt vorbereitender Maßnahmen (z.B. ↗READ* Entbindungsverfahren). – **G., programmierte:** Entbindung, die zu einem

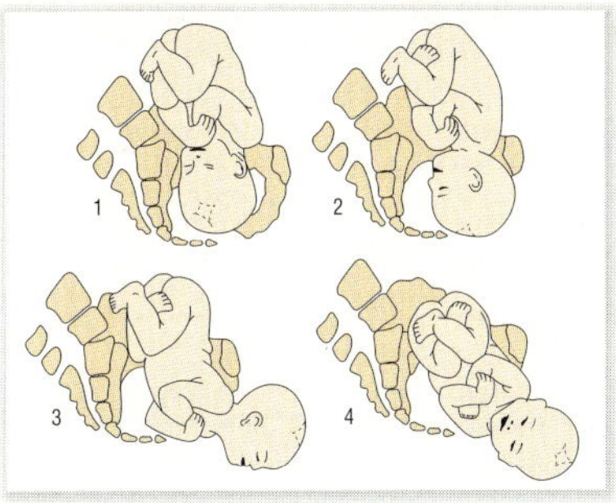

Normaler **Geburtsmechanismus** bei Schädellage [483]

für optimal gehaltenen Zeitpunkt medikamentös eingeleitet, im Verlauf medikamentös gesteuert u. evtl. schließlich durch Vakuumextraktion beendet wird. – **G., protrahierte:** die wegen Anomalien der Wehentätigkeit, der Geburtswege oder des Geburtsobjekts bei der Erstgebärenden länger als 18 h, bei der Mehrgebärenden länger als 12 h dauernde Geburt. – **G., sanfte:** G., bei der die äußeren Bedingungen sowohl für die Gebärende als auch für das Kind möglichst wenig traumatisierend sind. Die G. findet in einer angenehmen Atmosphäre statt (Stille im Kreißsaal, Vermeiden von Hektik, gedämpftes Licht). Der Wehenschmerz wird gering gehalten, das Neugeborene verbleibt nach der Geburt in Körperkontakt zur Mutter, die Abnabelung erfolgt später als üblich, die Vernix caseosa wird belassen. Nach Leboyer (franz. Gynäkologe) wird auf diese Weise der »Geburtsschock« des Kindes gemindert, der Mutter ein natürliches Erleben der Geburt garantiert.

Geburtenkontrolle, -regelung: Sammelbegriff für Maßnahmen zur Verhütung unerwünschten Nachwuchses, s.u. Konzeptionsverhütung, Kontrazeption.

Geburtseinleitung: künstliche Einleitung der Geburt vor spontanem Wehenbeginn, als Maßnahme bei Gefährdung des Kindes; erfolgt konservativ, z.B. durch Gaben von Wehenmitteln, u./oder operativ durch manuelle bzw. instrumentelle Dehnung des Muttermundes oder durch Fruchtblasensprengung.

Geburtsfleck, Geburtsmal: **1)** blaßroter Fleck an Stirn oder Nase (Kapillarerweiterung; als sog. »Storchenbiß«), der im Laufe des 1. Lj. verschwindet. **2)** ↑Mongolenfleck.

Geburtsgeschwulst: Schwellung des bei der Geburt vorliegenden Kindsteils infolge des vom Muttermund ausgeübten Drucks.

Geburtsgewicht: das bei der Geburt vorhandene Gewicht des Kindes; beträgt im Durchschnitt 3000–3500 g bei einer Durchschnittslänge von 49–52 cm; s.a. Geburtsobjekt.

Geburtshelferhand: die Pfötchenstellung bei Tetanie; s.u. Karpopedalspasmen.

Geburtshindernis: jeder Geburtswege verengende Faktor, der den Durchtritt des Kindes durch den Geburtskanal unmöglich macht, z.B. Tumor im kleinen Becken, Beckenverengung u. -deformierung, vorgefallene »kleine Teile«.

Geburtskanal: der Knochen-Weichteil-Kanal, den das Kind bei der Geburt durchwandert.

Geburtslage: ↑Fruchtlage.

Geburtsmal: ↑Geburtsfleck.

Geburtsobjekt: das zu gebärende Kind, an dem als sog. »große Teile« Kopf, Rücken u. Steiß u. als »kleine Teile« Arme u. Beine unterschieden werden.

Geburtstermin: Zeitpunkt, an dem die Geburt normalerweise – nach durchschnittlicher Schwangerschaftsdauer von 280 Tg. – zu erwarten ist.

Geburtstrauma: durch den Geburtsakt entstandener seelischer oder körperlicher Schaden bei Mutter u. Kind.

Geburtswehen: Oberbegriff für ↑Eröffnungs-, ↑Preß- u. ↑Nachgeburtswehen.

Geburtszange: ↑Zange, Zangenentbindung.

Gedächtnis: die Fähigkeit, mittels Engrammen (Gedächtnisspuren) Sinneswahrnehmungen oder seelische Vorgänge im Gehirn zu speichern, so daß sie bei geeigneter Gelegenheit ins Bewußtsein treten können; unterschieden v.a. als Neu- oder Kurzzeitgedächtnis, Alt- oder Langzeitgedächtnis sowie Wissens-, Verhaltens-, auditives, motorisches, visuelles etc. Gedächtnis.

Gedächtnislücke: ↑Amnesie.

Gedächtniszelle: ↑Memory-Zelle.

Gedeihkurve: ↑Gewichtskurve.

Gedeihstörung: ↑Ernährungsstörung.

Gefäß: Sammelbezeichnung für Blutgefäße (s.u. Arteria, Arteriola, Vena, Venula, Vas capillare) u. ↑Lymphgefäße (Vas lymphaticum). – **G., aberrierendes:** vom normalen Verlauf abweichendes G., v.a. als Blutgefäß.

Gefäßband: auf der Röntgen-Thoraxaufnahme das gemeinsame Schattenband aus Arteria pulmonalis, Aorta ascendens, oberer Hohlvene u. – als Fortsetzung nach oben – Truncus brachiocephalicus.

Gefäßchirurgie: **1)** operative Behandlung von Gefäßkrankheiten, -verletzungen durch plastische Verfahren (z.B. Gefäßersatz); v.a. als

G

chirurgische Therapie koronarer, peripherer u. zerebraler Durchblutungsstörungen. **2)** Teilgebiet der Chirurgie.

Gefäßentzündung: ↗Angiitis.

Gefäßersatz: der Ersatz eines geschädigten Blutgefäßes (oder einer Gefäßstrecke) oder von Teilen der Gefäßwand durch ein Transplantat (Gefäßtransplantation) oder durch eine alloplastische ↗Gefäßprothese.

Gefäßerweiterung, -ektasie: 1) s.u. Vasodilatation, Angi-, Arteri-, Phlebektasie, Varize. **2)** ↗Angioplastie.

Gefäßgeschwulst: ↗Angiom, Häm-, Lymphangiom.

Gefäßinjektion: Sichtbarwerden feiner Blutgefäße als Folge von (entzündlicher) Blutfülle; z.B. in der Bindehaut des Auges bei Konjunktivitis.

Gefäßkatheterismus, -katheterisierung: Einführung einer Röhre (evtl. eines speziellen Katheters; s.a. Gefäßsonde) in ein Blutgefäß **a)** zur vorübergehenden oder bleibenden Anastomosierung mittelgroßer u. kleiner Gefäße, **b)** zum vorübergehenden Anschluß an eine Herz-Lungen-Maschine, **c)** für längerdauernde Infusionstherapie, für Angiokardiographie u. intrakardiale Druckmessung (↗Herzkatheter), zentrale Venendruckmessung.

Gefäßklemme: Klemme zum Fassen blutender Gefäße oder Gefäßstümpfe für die anschließende Naht, Durchstechung oder Unterbindung (Gefäßligatur).

Gefäßknäuel: ↗Glomerulus; s.a. Glomus.

Gefäßkompression: Zusammendrücken von Gefäßen, i.e.S. zur ↗Blutstillung; vgl. Vasokonstriktion.

Gefäßkrampf: ↗Angiospasmus.

Gefäßkrankheit: Angiopathie, u. zwar als ↗Mikro- oder als ↗Makroangiopathie.

Gefäßligatur: das am Ort der Wahl bzw. einer (auch operativen) Verletzung erfolgende Unter- bzw. Abbinden eines Blutgefäß(stumpf)es.

Gefäßmal: Naevus flammeus; s.a. Gefäßschwamm.

Gefäßmittel: ↗Vasodilatanzien, -konstringenzien.

Gefäßnebenschluß: ↗Shunt; s.a. Bypass.

Gefäßprothese: nahtloses Kunststoffrohr (angemessener Länge u. Lichtung, evtl. mit vorgefertigten Abgangsstellen für größere Äste) als Gefäßersatz z.B. aus Polytetrafluorethylen (PTFE), v.a. zur Überbrückung von Gefäßdefekten u. für Bypass-Operationen (Prothesenshunt). – Ferner das – sterile – allogenetische Gefäßtransplantat (Arterie oder Vene; im allg. einem – gesunden – Unfalltoten spätestens 6–8 Std. nach dem Tode entnommen.

Gefäßruptur: Einriß oder Zerreißung eines Gefäßes, i.e.S. als Blutgefäßriß z.B. bei ↗Aneurysma, Angio-, Arteriosklerose oder als Folge einer Gefäßarrosion bzw. -verletzung.

Gefäßschwamm: ↗Hämangiom; s.a. Angiom.

Gefäßsklerose: ↗Angiosklerose. – **G., zerebrale:** ↗Zerebralarteriensklerose.

Gefäßsonde: stumpfe oder gekröpfte Sonde zur Austastung von Gefäßlichtungen, zur Lagekorrektur von Gefäßprothesen, ↗Desobliteration etc.; ferner Sonden bzw. Katheter zur (Fern-)Embolektomie, z.B. ↗FOGARTY* Katheter.

Gefäßspinne: ↗Naevus araneus.

Gefäßstamm: ↗Truncus.

Gefäßstenose: Gefäßverengung bis Verschluß. Ursachen z.B. ↗arterielle Verschlußkrankheit, Thrombosen, Tumoren.

Gefäßsystem: die Gesamtheit der arteriellen u. venösen Blutgefäße einschließlich der Gefäße der ↗Endstrombahn (i.w.S. auch der Lymphgefäße), die zusammen mit dem Herzen eine funktionelle Einheit bilden, die sich – je nach arteriellem bzw. venösem Systemteil (»Schenkel«) bzw. Kapillarenbereich – durch anatomische u. funktionelle Besonderheiten auszeichnet.

Gefäßton: bei Aorteninsuffizienz über großen Arterien durch Auskultation feststellbarer scharfer systolischer Ton, insbesondere an Gefäßknickstellen (z.B. über der A. femoralis am Leistenband).

Gefäßtransplantation: die Transplantation von Arterien (auch Aorta), Venen bzw. Lymphgefäßen als Methode des Gefäßersatzes bzw. der Gefäßplastik; s.a. Bypass.

Gefäßverschluß: Verlegung (↗Obliteration) einer Gefäßlichtung durch einen Thrombus, Embolus oder Wandprozeß (z.B. bei Atherosklerose, Syphilis, Endangiitis obliterans).

Gefahrstoffverordnung (Gefahrstoff-VO): Gesetzesrichtlinie über den Umgang mit gefährlichen Arbeitsstoffen; danach müssen alle in den Handel gebrachten Gefahrstoffe mit der genauen Bezeichnung der Substanz sowie mit einer Gefahrenbezeichnung (z.B. »sehr giftig«, »kann Krebs erzeugen« etc.) versehen sein; bestimmte Schutzmaßnahmen beim Umgang mit solchen Substanzen sind in der G. vorgeschrieben; die maximal zulässige Arbeitsplatzkonzentration (MAK-Wert) darf nicht überschritten werden.

Geflecht: ↗Plexus.

Gefriersonde: ↗Kältesonde; s.a. Kryochirurgie.

Gefriertrocknung, Lyophilisation: schonende (Struktur u. Eigenschaften erhaltende) Konservierung von Gewebe durch Einfrieren u. Entfernen des Wassers (Eises) durch Sublimation im Vakuum.

Gegengift, Gegenmittel: ↗Antitoxin, ↗Antidot; s.a. Vergiftung. – Telefonische Auskunft über Gegenmittel (u. weitere Maßnahmen) erfolgt in Notfällen durch regionale Beratungs- u. Informationszentren bei Vergiftungen.

Gegenstromprinzip, -system: Substratkonzentrierung durch wiederholte Nutzung von Konzentrationsunterschieden quer zur semipermeablen Wand gegensinnig durchströmter Röhren; z.B. – für die Harnkonzentrierung – in den auf- u. absteigenden Teilen der HENLE* Schleife, den distalen Tubulusanteilen, den Sammelrohren u. den zugehörigen Nierengefäßen (Vasa recta) im Nierenmark.

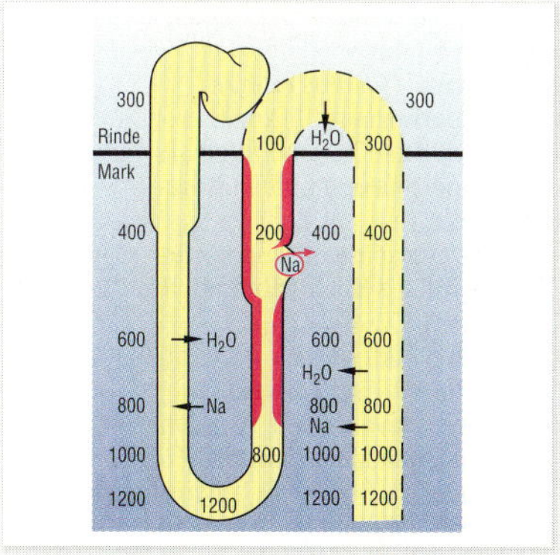

Schematische Darstellung des **Gegenstromprinzips** im Nierenmark. Zustand unter ADH-Einfluß, mit maximaler Harnkonzentrierung (Werte in mosm/kg) [494]

Gehgips(verband): gepolsterter Bein- oder Unterschenkelgipsverband mit angegipster Fußrolle (oder Gehbügel, Gummiabsatz), so daß trotz Ruhigstellung eine Belastung des Beines möglich ist.

Gehirn, Encephalon: der im knöchernen Schädel gelegene Teil des zentralen Nervensystems als zentrales »Organ« der Reiz- u. Informationsverarbeitung, des Denkens u. Fühlens, des zielgerichteten Tuns u. der Erinnerung; Steuerungszentrale einer Vielzahl von Organfunktionen sowie der Atmung, der Herzfrequenz u. der Körpertemperatur. Funktionelle Einheit ist das riesige Netz der ↗Nervenzellen (beim Menschen ca. 100 Mrd. = 10^{11}); der Raum zwischen den Nervenzellen wird von den Zellen der ↗Glia ausgefüllt. Anatomische (strukturelle u. funktionelle) Gliederung in ↗Endhirn (Telencephalon), ↗Zwischenhirn (Diencephalon), ↗Mittelhirn (Mesencephalon), ↗Hinterhirn aus Brücke u. Kleinhirn (Metencephalon) u. verlängertes Mark (↗Medulla oblongata). Die *graue Substanz* des G. enthält Nerven- u. Gliazellen, die *weiße Substanz* die markhaltigen Nervenfasern. Graue u. weiße Hirnsubstanz sind durch die ↗Blut-Hirn-Schranke vom Blut getrennt. Das G. ist ein besonders stoffwechselaktives Organ: es beansprucht bei nur 2% des Körpergewichtes ca. 20% des Grundumsatzes.

Gehirn...: s.a. Hirn..., Enzephal..., Encephal...

Gehirnanhang: ↗Hypophyse.

Gehirnarteriosklerose: ↗Zerebralarteriensklerose.

Gehirnblutung: ↗Hirnblutung.

Gehirnentzündung: ↗Encephalitis.

Gehirnerschütterung: ↗Commotio cerebri.

Gehirnerweichung: 1) ↗Encephalomalacia. **2)** progressive ↗Paralyse.

Gehirnhautentzündung: ↗Meningitis.

Gehirnkammer, Hirnventrikel: ↗Ventriculi cerebri.

Gehirnödem: ↗Hirnödem.

Gehirnprellung: ↗Contusio cerebri.

Gehirnquetschung: ↗Compressio cerebri.

Gehirnschlag: ↗Apoplexia cerebri.

Gehirntumor: ↗Hirntumor.

Gehirnzentren: Hirnbezirke mit speziellen zentralnervösen Funktionen im Dienste der Motorik, Sensibilität, Sensorik. Befinden sich sowohl in der Großhirnrinde **(= kortikale G.)** als auch darunter (**= subkortikale G.;** z.B. Kreislaufzentrum).

Gehör: 1) Gehörsinn. **2)** Hörvermögen. – s.a. Hör...

Gehörfehler: s.u. Schwerhörigkeit.

Gehörgangsentzündung: ↗Otitis externa.

Gehörlosigkeit: ↗Taubheit.

Gehörnerv: der akustische Teil des VIII. Hirnnervs.

Gehörorgan: der im Dienste des Gehörsinnes stehende Teil des Hör- u. Gleichgewichtsorganes (= Organum vestibulocochleare). Besteht aus dem als Schalltrichter wirkenden äußeren Ohr (Auris externa), dem Mittelohr (= Auris media; als Schallverstärker) u. dem

Innenohr (= Auris interna, ↗CORTI* Organ), das als Analysator der akustischen Reize das Hörorgan i.e.S. darstellt (im Gegensatz zu den als »Schalleitungsapparat« bezeichneten beiden erstgenannten Abschnitten), sowie aus der Hörbahn u. den Hörzentren.

Gehörprüfung: ↗Audiometrie, Hörprüfung.

Gehör(s)sinn: das Sinnessystem zur Wahrnehmung akustischer Reize (Schallwellen; vom Menschen hörbar die mit Frequenz von 16 bis 20 000 Hz), die – vom ↗Gehörorgan empfangen u. an die Hörzentren geleitet – zur Empfindung von Tönen, Klängen oder Geräuschen führen.

Gehstörung: ↗Dystaxie.

Gehtest: Feststellen der Schrittzahl bzw. Zeit bis zum Auftreten von Wadenschmerzen (z.B. bei ↗Claudicatio intermittens) bei zügigem Gehen mit definierter Geschwindigkeit oder auf einem Laufband mit variierbarer Geschwindigkeit.

Geiger*(-Müller*) Zählrohr: Gerät (mit Zählvorrichtung) zum Nachweis einzelner, das Zählrohr durchsetzender ionisierender Teilchen oder Quanten.

Geißel: peitschenförmiges Fortbewegungs- bzw. Strudelorganell von Bakterien u. Proto- u. Parazoen (analog auch der Schwanz der Spermien).

geistige Behinderung: verminderte Fähigkeit (angeboren oder früh erworben i.S. der ↗Oligophrenie) zur Erfüllung der intellektuellen Normen (z.B. normale Schulbildung); auch Bez. für die damit verbundene Beeinträchtigung der selbständigen Lebensführung, die durch entsprechende Eingliederungshilfen (Rehabilitation) gemindert werden kann.

Gekröse: ↗Mesenterium.

Gel: formbeständig-elastisches disperses System, dessen Bestandteile infolge hoher Viskosität nicht mehr frei beweglich sind. Unterschieden als – flüssigkeitshaltige – Lyogele (Gallerte; z.B. der Glaskörper, ↗Corpus vitreum) u. als – festere – Xerogele (z.B. Agar-Agar, Gelatine, Kautschuk, Silikagel), die aber durch Flüssigkeitsaufnahme (meist mit Quellung) in Lyogele übergehen können.

Gelatine: für die Ernährung minderwertiges Eiweiß; gewonnen durch Verkochen von teilweise hydrolysiertem Kollagen von Bindegewebe, Haut u. Knochen; Derivate finden als Blutersatz Verwendung.

gelatinosus: (latein.) gelatinös, gallertig.

gelber Fleck: ↗Macula lutea.

gelbes Band: ↗Ligamentum flavum.

gelbes Ferment: ↗Flavinenzyme.

gelbe Zyanose: die für Mitralstenose mit Rechtsherzinsuffizienz u. Stauungsleber charakteristische Wangenröte u. Lippenzyanose mit gleichzeitiger ikterischer Grundtönung der Haut (u. leichter Gelbsucht der Skleren).

Gelbfieber: 1) klassisches G., urbanes oder Stadt-G.: in Mittel- u. Südamerika, Afrika (bds. des Äquators) endemisch-epidemische Krankheit durch das von Stechmücken (v.a. Aedes aegypti) von Mensch zu Mensch übertragene ↗Gelbfiebervirus. Nach 3- bis 6tägiger Inkubation tritt eine 1. Fieberperiode (3–4 Tg.) mit Virämie auf; nach etwa 2tägiger Remission erneutes Fieber mit Gelbsucht, Leber-, Nierenschädigung, Kreislaufstörung, Blutungen (evtl. auch blutiges Erbrechen = »Vomito negro«); bei Ausheilung lebenslange Immunität. **2) silvatisches G.:** Buschgelbfieber der Wildtiere; selten auf Menschen übertragen.

Gelbfiebervirus: ein ARBO-Virus B, der Erreger des Stadt- u. des Buschgelbfiebers; abgeschwächte Kulturviren werden zur Schutzimpfung verwendet; der Impfschutz besteht für etwa 6 Jahre.

Gelbkörper: ↗Corpus luteum.

Gelbkörperhormon: ↗Progesteron.

Gelbkörperinsuffizienz: ↗Lutealinsuffizienz.

Gelbkörperphase: ↗Lutealphase.

Gelbkreuz: Bez. aus dem Ersten Weltkrieg für haut- u. schleimhautschädigende chemische Kampfstoffe; z.B. Dichlordiäthylsulfid (Lost).

Gelbsehen: ↗Xanthopsie.

Gelbsucht: ↗Ikterus (s.a. Hepatitis). – **G., epidemische:** ↗Virushepatitis A.

Gelbwurz, javanische, Curcuma: Gattung tropischer Staudenpflanzen [Zingiberaceae]; der Wurzelstock enthält ätherische Öle (mit Turmeron, Zingiberen) u. Farbstoffe (z.B. **Curcumin**), die die Gallesekretion (choleretisch u. cholekinetisch) anregen.

Geldrollenagglutination, -bildung: Erythrozytenaggregation (↗Agglomeration) in Form geldrollenartiger Gebilde (z.T. verzweigte Ketten) durch hochmolekulare Plasmaproteine. Fehlerquelle bei der Blutgruppenbestimmung bei verschiedenen Erkrankungen (z.B. bei Plasmozytom); s.a. Sludge-Phänomen.

Gelelektrophorese: Verfahren in der Gentechnik zur Auftrennung von DNA- u. Eiweißmolekülen.

Gelenk: ↗Articulatio; s.a. Arthro... – **G., falsches:** ↗Pseudarthrose. – **G., schnappendes:** ↗Gelenkschnappen.

Gelenkabszeß: ↗Gelenkeiterung.

Gelenkbänder: 1) die fibröse Gelenkkapsel an

der Außenseite verstärkende fibröse Stränge u. Platten (»Verstärkungsbänder«); v.a. als Kollateralbänder. **2)** den inneren Gelenkzusammenhalt verstärkende Bänder (»Binnenbänder«, Ligamenta intracapsularia), z.B. die Kreuzbänder. **3)** Bänder, durch die mehrere Knochen (z.B. Kahn- u. Fersenbein) zu einer Artikulationseinheit verbunden werden (Ligamenta interossea).

Gelenkeiterung, Arthritis purulenta**:** eitrige Entzündung mit Beschränkung auf die Gelenkinnenhaut = Synovialis (Synovialitis purulenta; s.a. Gelenkempyem), oder aber auf deckende Weichteile u. den Bandapparat übergreifend (Gelenkkapselphlegmone), u.U. den Gelenkknorpel u. gelenknahe Knochenbereiche einbeziehend (= Totalvereiterung, Panarthritis).

Gelenkempyem: auf die Synovialis beschränkte Gelenkeiterung (= Synovialitis), v.a. als Verletzungsfolge u. bei gelenknaher Eiterung.

Gelenkentzündung: ↗Arthritis (als Mon-, Polyarthritis); s.a. Gelenkerguß, -eiterung, -fungus.

Gelenkerguß, Hydarthros, Hydrops articularis**:** das im Zusammenhang mit Gelenkentzündung (Synovialitis), -verletzung oder gelenknahem (»paraartikulärem«) Krankheitsprozeß etc. von der Synovialmembran ins Gelenkinnere abgesonderte ↗Exsudat.

Gelenkerkrankung: ↗Arthritis, Arthrose, Arthropathie; s.a. Spondylarthritis, -arthrose.

Gelenkflüssigkeit: ↗Synovia.

Gelenkfungus, Fungus articuli, Synovialitis fungosa**:** Form der Gelenktuberkulose mit überschießender Bildung schwammiger, grauroter Granulationen. Klinisch durch Blässe des geschwollenen Gelenkes (»Tumor albus«) imponierend.

Gelenkkörper, freier, Gelenkmaus**:** ein sich frei in der Gelenkhöhle bewegendes Gebilde, dessen Leitsymptom Einklemmungen sind (oft akut unter dem Bild der absoluten Gelenksperre = »Maussymptom«).

Gelenkkontraktur: Dauerzwangsstellung eines Gelenkes mit Einschränkung bis Aufhebung der Beweglichkeit.

Gelenkluxation: ↗Luxation.

Gelenkmaus: freier ↗Gelenkkörper.

Gelenkpfanne: pfannenartiges Gelenkende von Knochen.

Gelenkprothese: dem teilweisen oder totalen operativen Gelenkersatz dienende Endoprothese zur Einpflanzung bei der Gelenkplastik; Metall- oder Kunststoffnachbildung oder -überkleidung eines einzigen – zuvor modellierten – Gelenkendes bzw. -abschnitts (z.B. Hüftkopfprothese, Hüftgelenkpfanne) oder beider Gelenkenden (als meist in den Markhöhlen – zementiert oder zementfrei – zu verankernde Totalprothese mit Kugel- oder Scharniergelenk; ↗Abb.).

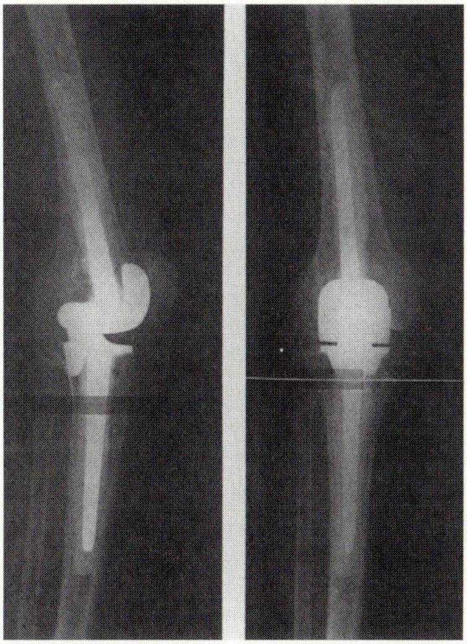

Gelenkprothese: Scharnier-Arthroplastik (Typ GUEPAR) [385]

Gelenkpunktion: ↗Punktion der Gelenkhöhle.

Gelenkresektion, Osteoarthrektomie**:** operative Entfernung eines ganzen Gelenks (einschließlich Gelenkkapsel = totale oder **extrakapsuläre G.;** Resektionsosteotomie) oder – häufiger – eines Teiles der Gelenkstrukturen (= partielle G.) zur Entfernung erkrankter bzw. deformierter Knorpel-Knochen-Bereiche.

Gelenkrheumatismus: s.u. Rheumatismus.

Gelenkschmiere: ↗Synovia.

Gelenkschnappen: vom Gelenkinneren oder der Umgebung ausgehendes (»intra- oder extraartikuläres«), oft krankheitstypisches Schnappgeräusch, z.B. bei Meniskusschäden, rezidivierender Subluxation, Coxa saltans (»schnappende Hüfte«).

Gelenkschwamm: ↗Gelenkfungus.

Gelenkspalt: die Gelenkhöhle bzw. *röntg* der auf der Skelett-Leeraufnahme u. dem ↗Arthrogramm von den knöchernen, größtenteils knorpelbedeckten Gelenkflächen begrenzte Zwischenraum.

G

Gelenksperre: 1) akute (z.B. bei Gelenkmaus, Luxation) oder chronische (↗Gelenksteife) Aufhebung der Gelenkbeweglichkeit; i.w.S. die operativ bewirkte Beweglichkeitsbegrenzung eines Gelenks. **2)** Begrenzungs-, Fixierungsvorrichtung an Extremitätenprothesen.

Gelenksteife: weitgehende, krankhafte Einschränkung der Gelenkbeweglichkeit (↗Ankylose); angeboren, z.B. bei Arthrogryposis multiplex, oder erworben, z.B. unfallbedingt, bei Systemerkrankung (u.a. als diabetische G.) oder als Inaktivitätsfolge (System- bzw. Inaktivitätssteife). – **G., artifizielle:** ↗Arthrodese.

Gelenktuberkulose, Arthritis tuberculosa: Gelenkmanifestation der Tuberkulose, v.a. am Hüftgelenk (= Coxitis tuberculosa) oder am Kniegelenk (= Gonitis tbc.).

Gelfiltration: zur Reinigung u. Trennung von Eiweißkörpern (z.B. Enzyme, Plasmaproteine) besonders geeignete Methode der ↗Chromatographie.

Gellé* Versuch: die Schalleitung betreffende Gehörprüfung.

Gelotripsie: lokale knetende Massage von Myogelosen.

Gemini: *(latein. geminus = paarweise)* Zwillinge.

Gemme: ↗Chlamydospore.

Gen, Erbeinheit, Erbanlage: die Träger der Erbinformation in den Chromosomen; ein G. ist ein Abschnitt auf der DNA (oder RNA), der die Information für die Bildung eines Eiweißes (Proteins) enthält.

Genaustausch: ↗Crossing-over, ↗Rekombination.

Genchirurgie: ↗Gentechnologie.

Generalisierung, Generalisation: Ausbreitung einer Krankheit (z.B. Ekzem, Tbk) oder eines Anfallsgeschehens auf den ganzen Körper oder auf ein Organsystem; s.a. Streuung (2), Früh-, Spätgeneralisation, Bakteriämie, Virämie, Sepsis.

Generationszeit: 1) der sich von ↗Mitose zu Mitose erstreckende Lebenszyklus einer Einzelzelle; s.a. Zellzyklus. **2)** Thromboplastingenerationszeit, ↗QUICK* Zeit.

generativ: die Fortpflanzung betreffend; fertil. – **g. Follikel:** der in einem ↗Genitalzyklus zum Follikelsprung reifende Eifollikel.

Generica, Generika: Fertigarzneimittel, die nicht unter einem eingetragenen Warenzeichen, sondern unter ihrem ↗generic name im Handel sind.

generic name: (engl.) der zur Wirkstoffdeklaration von Arzneistoffen international empfohlene Freiname (INN).

Genese, Genesis: Entstehung, Entwicklung.

Genesung: ↗Rekonvaleszenz.

genetic engineering: (engl.) ↗Gentechnologie.

Genetik, Erb-, Vererbungslehre: Wissenschaft von den Übertragungsmechanismen erblicher Merkmale sowie von deren Bedeutung für Gesundheit u. Krankheit.

genetisch: die Entstehung oder Entwicklung betreffend; erblich bedingt.

genetische Beratung: die mit der Schwangeren oder Schwangerschaftswilligen u. deren Partner erfolgende individuelle Erörterung des Risikos, ein Kind mit einer genetisch bedingten Krankheit zur Welt zu bringen. Hilfsmethoden: genaue Familienanamnese, u.U. biochemische, zytologische, anthropologische Untersuchung, Anamnese möglicher teratogener Einflüsse, u.U. pränatale Diagnostik.

genetischer Fingerabdruck: individualspezifisches Muster von DNS (vgl. DNS-Profil); Ausgangsmaterial sind kernhaltige Zellen aus Blut, Sperma, Haarwurzelzellen, Geweben.

Genfer (Ärzte-)Gelöbnis: vom Weltärztebund 1948 in Genf beschlossene Neufassung der ärztlichen Berufspflichten (in Anlehnung an den Hippokratischen Eid); gesetzlich niedergelegt im Heilberufe-Kammergesetz (HKaG) in der Fassung vom 9.8.1996: »Bei meiner Aufnahme in den ärztl. Berufsstand gelobe ich feierlich, mein Leben in den Dienst der Menschlichkeit zu stellen. Ich werde meinen Beruf mit Gewissenhaftigkeit u. Würde ausüben. Die Erhaltung u. Wiederherstellung der Gesundheit meiner Patienten soll oberstes Gebot meines Handelns sein. Ich werde alle mir anvertrauten Geheimnisse auch über den Tod des Patienten hinaus wahren. Ich werde mit allen meinen Kräften die Ehre u. die edle Überlieferung des ärztl. Berufes aufrechterhalten u. bei der Ausübung meiner ärztl. Pflichten keinen Unterschied machen, weder nach Religion, Nationalität, Rasse noch nach Parteizugehörigkeit oder sozialer Stellung. Ich werde jedem Menschenleben von der Empfängnis an Ehrfurcht entgegenbringen u. selbst unter Bedrohung meine ärztl. Kunst nicht in Widerspruch zu den Geboten der Menschlichkeit anwenden. Ich werde meinen Lehrern u. Kollegen die schuldige Achtung erweisen. Dies alles verspreche ich feierlich auf meine Ehre.«

Genfer Konvention: das durch die Bemühungen von HENRI DUNANT (1864) in Genf geschlossene internat. Übereinkommen zur Verbesserung des Schicksals der Verwundeten u. Kranken im Kriegsfall; inzwischen erweitert, u.a. durch Beschlüsse zum Schutz der Zivilbevölkerung.

Genickstarre: ↑Meningismus, ↑Meningitis.

geniculatus: (latein.) mit Knoten versehen, knoten-, knieförmig.

Geniculum: (latein.) kleines Knie. – **G. nervi facialis:** das im G. canalis facialis (Knickung des Fazialiskanals im Felsenbein) befindliche »äußere Fazialisknie« (Knie des ↑Nervus facialis).

Genio...: Wortteil »Kinn«, i.w.S. »Unterkiefer«.

Geniocheiloschisis: angeborene Unterkiefer-Lippen-Spalte.

genital, genitalis: die Geschlechtsorgane (»Genitale«), die Zeugung, Geschlechtliches betreffend.

Genitalapparat: die Gesamtheit der ausschließlich der Fortpflanzung dienenden ↑Geschlechtsorgane.

Genitalfluor: ↑Fluor (vaginalis).

Genitalherpes: ↑Herpes simplex.

Genitalhormone: ↑Geschlechtshormone.

Genitalien: ↑Geschlechtsorgane (i.e.S. – klinisch – die äußeren).

Genitalprolaps: ↑Scheiden-, Uterusprolaps.

Genitalwarzen: ↑Condylomata acuminata.

Genitalzyklus, Sexualzyklus: als **generativer G.** die vom Hypophysenvorderlappen u. Eierstock gesteuerten zyklischen Veränderungen im Organismus der geschlechtsreifen Frau, in deren sich wiederholendem Verlauf v.a. das Reifen u. Springen eines Eifollikels (↑Ovulation) u. dessen Umwandlung in einen Gelbkörper (↑Corpus luteum) u. (unter Östrogeneinfluß) der Aufbau der Gebärmutterschleimhaut (↑Endometrium) erfolgt, sowie – unter dem Einfluß des Progesterons – deren Umwandlung in eine sezernierende, für die Eieinnistung (↑Nidation) geeignete Form bzw. – bei Eitod – die ↑Menstruation eintritt.

Genkarte: ↑Chromosomenkarte.

Genmanipulation: umgangssprachlich für Methoden der ↑Gentechnologie.

Genom: genetisches Material; einfacher (haploider) Chromosomensatz in der Zelle mit den vollständigen Genen; i.w.S. Gesamtheit der Erbinformation eines Organismus; bei Viren die Nucleinsäure.

Genomanalyse: die Aufschlüsselung des gesamten, in einer Zelle vorhandenen Erbmaterials (Genom); beim Menschen rund 3 Milliarden Basenpaare.

Genotyp: das gesamte, bei sexueller Fortpflanzung anteilig von beiden Elternteilen stammende Erbgut eines Organismus; d.h. die Gene u. ihre entsprechenden, auf den homologen Chromosomen liegenden Allele, durch deren gemeinsames Wirken – bzw. durch deren Dominanz oder Rezessivität (s.a. Erbgang) – der ↑Phänotyp geprägt wird.

Gensonde: ↑DNS-Sonde.

Gentamicin, -mycin, -myzin: Breitbandantibiotikum (Aminoglykosid-A.).

Gentechnologie: Wissenschaft, die sich u.a. mit der Übertragung von Genen (Gentransfer) auf fremde Organismen befaßt, um diese zur Genexpression des Spendergens zu veranlassen. Dabei wird z.B. die genetische Information für menschliche Hormone (z.B. Insulin, Wachstumshormon), Interferon, Faktor VIII usw. durch entsprechend zerschnittene Stücke menschlicher Desoxyribonucleinsäure auf geeignete Wirtszellen, z.B. auf Escherichia coli, übertragen, um diese zur Produktion therapeutisch nutzbarer Präpara-

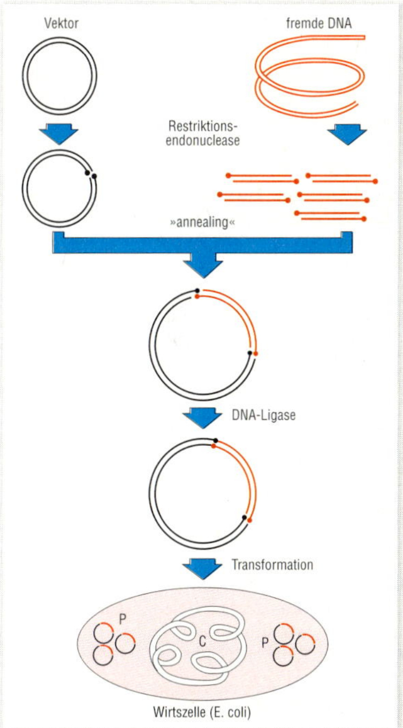

Gentechnologie: Schema für ein Klonierungsexperiment unter Verwendung von Restriktionsfragmenten u. Plasmiden (P) [498]

G

te anzuregen; ↗Abb. – Zur (pränatalen) Diagnostik von Molekularkrankheiten können die krankhaft veränderten Gene mit den entsprechenden – gentechnologisch hergestellten u. radioaktiv markierten – DNS-Stücken (sog. Sonden bzw. »probes«) durch Hybridisierungstechniken verglichen werden. – Ein weiteres Feld der G. ist die Synthese von Oberflächenstrukturen infektiöser Partikel, die für diagnostische Zwecke (z.B. AIDS) oder zur Herstellung von Impfstoffen (z.B. gegen Virushepatitis B) verwendet werden.

Gentherapie: Behandlungsansätze am genetischen Material innerhalb der Körperzellen (somatische Gentherapie); z.B. zur Behandlung maligner Tumoren.

Gentransfer: Genübertragung, s.u. Gentechnologie.

Genu: 1) (latein.) ↗Knie, Kniegelenk (↗Articulatio genus). **2)** Knick. – **G. nervi facialis:** als »inneres Fazialisknie« die um den Kern des Nervus abducens erfolgende Biegung des VII. Hirnnervs kurz nach seinem Ursprung. – vgl. Geniculum. – **G. recurvatum,** Hohlknie: Überstreckbarkeit des Kniegelenks; Zeichen sind Hinken, Gelenkinstabilität. – **G. valgum,** Knickbein, X-Bein: Abweichung des Kniegelenks nach innen aus der Achse des gestreckten Beines, oft in Verbindung mit Knickfußstellung. Ist physiologisch bei 2- bis 6jährigen Kindern. – **G. varum,** O-Bein: Abweichung des Kniegelenks u. Verbiegung der Beinachse nach außen, d.h., die Achsen durch Ober- u. Unterschenkel bilden einen nach innen offenen Winkel; bei den symptomatischen Formen zusätzlich auch Coxa vara. Ist (beidseitig) physiologisch beim Neugeborenen; kommt (ein- oder beidseitig) krankhaft vor bei Skeletterkrankungen (z.B. Rachitis); führt zu Watschelgang, rascher Ermüdung, evtl. auch Schmerzen.

genuin: angeboren, selbständig, echt; im klin. Sprachgebrauch auch »essentiell«, »idiopathisch« (d.h. ohne erkennbare Krankheitsursache).

Geophagie: das Essen von Erde.

Geräusch: i.e.S. klinisch – bei der Auskultation – als *kard* Herzgeräusch, Gefäßgeräusch, *pulm* Atemgeräusch.

Gerato...: Wortteil Greis(en)...; ↗Geri..., Geronto...

Gerbsäure, Acidum tannicum: ↗Tannin.

Gerbstoffe: pflanzliche Substanzen, welche die Haut in Leder verwandeln (porös austrocknend, nicht mehr verleimbar, fäulnisgeschützt). Anw. u.a. als Adstringenzien.

Geriatrie: die »Altersheilkunde«; s.a. Gerontologie.

Geriatrika: Arzneimittel, die die körperliche u. geistige Leistungsfähigkeit des alten Menschen stimulieren u. stärken sollen: z.B. Multivitaminpräparate, Enzyme, lipotrope Stoffe, Geschlechtshormone, Anabolika oder gefäßabdichtende Mittel; ferner die Mittel im Rahmen der unspezifischen Reizkörpertherapie.

Gerinnsel: Blut-, Fibrin-, Speckhautgerinnsel.

Gerinnung: ↗Blutgerinnung, Koagulation; s.a. Fibrin... – **G., disseminierte intravasale,** DIG: ↗Verbrauchskoagulopathie.

Gerinnungsfaktoren: im Blut vorkommende Stoffe (↗Faktor), die die Blutgerinnung regeln; s.a. Thrombozytenfaktoren.

Gerinnungsinhibitor: Substanz, die die ↗Blutgerinnung hemmt; z.B. ↗Antikoagulanzien (s.a. Heparin), ↗Antithrombine, Antikörper gegen Gerinnungsfaktoren.

Gerinnungsstatus, Koagulogramm**:** das Ergebnis der gezielten Durchführung mehrerer, die Funktion der ↗Blutgerinnung, Fibrinolyse u./oder der Thrombozyten prüfender Tests zur Diagnostik von Gerinnungsstörungen oder Thromboseneigung.

Gerinnungsstörung: s.u. Koagulopathie; s.a. Verbrauchskoagulopathie, hämorrhagische ↗Diathese.

Gerinnungszeit: ↗Blutgerinnungszeit.

germinal, germinativ: den Keim, die Keim(bahn)zellen betreffend; z.B. g. Tumoren (↗Keimzelltumoren).

Germinoblastom: zentroblastisch-zentrozytisches Lymphom (↗Brill*-Symmers* Syndrom); s.a. Non-Hodgkin-Lymphome.

germizid: keimtötend.

Gerodermia, Gerodermie: zu greisenhaftem Aussehen führende Hautatrophie mit Rauheit, Trockenheit, schlaffer Runzeligkeit, z.B. bei hypophysärem Minderwuchs.

Gerontologie, Alternsforschung, Geratologie**:** die Wissenschaft von Physiologie u. Pathologie des »alternden« Menschen.

Gerontozyten: überalterte rote Blutkörperchen (Erythrozyten), die in der Milz abgefiltert u. abgebaut werden.

Gerstenkorn: ↗Hordeolum.

Geruchsnerven: ↗Nervi olfactorii; s.a. Riechbahn.

Geruchssinn: Sinnessystem, das – mit Hilfe des Geruchsorgans – der Wahrnehmung/Empfindung von Duftstoffen dient. – Eng verknüpft mit dem limbischen System.

Gesäßmuskel: ↗Musculus gluteus (maximus, minimus u. medius).

Gesamtazidität: Sammelbegriff für alle sauer reagierenden Substanzen des Magensaftes; vgl. aktuelle u. gebundene ↗Azidität.

Gesamtdosis: 1) Summe der während einer Serie der fraktionierten Bestrahlung verabfolgten Dosen (Herddosen). **2)** die während einer Behandlung bzw. einer Versuchsreihe insgesamt verabreichte Arzneimittelmenge.

Gesamteiweiß: s.u. Eiweißbestimmung.

Gesamt-IgE: gesamte im Blutserum gemessene Menge an ↗Immunglobulin E; erhöhtes Gesamt-IgE kann ein Hinweis für ↗Atopie oder Parasitenbefall sein.

Gesamtlipide: der Gehalt an Lipiden im Blutserum (Normalwert: 500–920 mg/dl); setzt sich zusammen aus Fetten (Triglyceriden) u. Fettsäuren, Cholesterin u. Phosphatiden.

Gesamtstickstoff: die in Blut (Serum), Galle, Harn oder Stuhl quantitativ bestimmte Stickstoffmenge (»Gesamt-N«); setzt sich zusammen aus dem N-Gehalt des Gesamteiweißes u. aus dem ↗Reststickstoff (Rest-N).

Gesamtumsatz: die aus Grundumsatz u. Umsatzerhöhung durch Stoffwechselsteigerung resultierende Umsatzgröße des Stoffwechsels, abhängig v.a. von Muskelarbeit, Verdauung u. Umgebungstemperatur (bzw. Wärmeabgabe).

Geschlechtsapparat: Gesamtheit der ↗Geschlechtsorgane.

Geschlechtschromatin: 1) ↗BARR* Körper. **2)** ↗Drumstick (G. der neutrophilen Granulozyten).

Geschlechtschromosomen: ↗Gonosomen.

Geschlechtsdrüsen, Gonaden, Keimdrüsen: Drüsen, die die männlichen u. weiblichen Keimzellen hervorbringen: Eierstöcke (↗Ovarium) bei der Frau, Hoden (↗Testis) beim Mann.

Geschlechtshormone, Sexualhormone: die an der Prägung der ↗Geschlechtsmerkmale beteiligten, die Geschlechtsfunktionen ermöglichenden Hormone der Eierstöcke (u. der Plazenta) bzw. Hoden u. der Zona reticularis der Nebennierenrinde: ↗Östrogene u. ↗Gestagene, ↗Androgene, i.w.S. auch die ↗Gonadotropine.

Geschlechtskrankheit, venerische Krankheit: ansteckende Krankheit, die vorwiegend durch Geschlechtsverkehr übertragen wird; i.e.S. die vom »Gesetz zur Bekämpfung der G.« genannten: Syphilis, Gonorrhö, Ulcus molle (»dritte G.«) u. Lymphopathia venerea (»vierte G.«). Als venerisch übertragene Krankheiten (»sexual transmitted diseases« = »STD«) gelten i.w.S. auch einschlägig übertragene Mykosen (v.a. durch Candida), Trichomoniasis, Donovanosis, Herpes, fraglich auch die Virushepatitis B. – vgl. AIDS.

Geschlechtsmerkmale: die geschlechtsspezifischen Charakteristika, unterschieden als primäre G. (↗Geschlechtsorgane) u. als sekundäre G. (die nicht in unmittelbarem Zusammenhang mit der Fortpflanzung stehen u. sich erst in der Pubertät unter dem Einfluß der Geschlechtshormone entwickeln: z.B. Körperbehaarung, Brüste, Stimmlage).

Geschlechtsorgane: die ausschließlich der Fortpflanzung dienenden Organe des Harn- u. Geschlechtsapparates. – **G., äußere,** Organa genitalia masculina bzw. feminina externa: der Penis (einschließlich männlicher Urethra = Harn-Samenröhre) u. der Hodensack bzw. weibl. die Scham (Pudendum femininum: Mons pubis, Schamlippen, Scheideneingang, Kitzler u. weibl. Harnröhre). – **G., innere,** Organa genitalia masculina bzw. feminina interna: Hoden, mit Nebenhoden, Samenleiter u. -blase sowie die Prostata bzw. die Eierstöcke u. Eileiter, die Gebärmutter u. Scheide.

Geschlechtszelle: ↗Gamet.

Geschmack: 1) ↗Geschmackssinn. **2)** Wahrnehmung u. Empfindung der ↗Geschmacksqualitäten.

Geschmacksknospe: ↗Caliculus gustatorius.

Geschmacksorgan, Organum gustus: die Gesamtheit der durch die Geschmacksbahn mit den zugehörigen Hirnzentren verbundenen, im Dienste des Geschmackssinnes stehenden Geschmackspapillen der Zunge; ↗Abb. S.262.

Geschmackspapillen: die ↗Papillae foliatae, fungiformes u. vallatae der Zunge.

Geschmacksqualität: süß, salzig, sauer, bitter.

Geschmackssinn: Sinnessystem zur Wahrnehmung von gustativen = Geschmacksreizen u. zur Empfindung der Geschmacksqualitäten in den Geschmacksknospen (↗Caliculi gustatorii) der Zunge.

Geschwür: ↗Ulcus. – Auch Laienbezeichnung für Furunkel, Karbunkel, (bösartigen) zerfallenden Tumor.

Geschwulst, Tumor: **1)** allg. Bez. für eine umschriebene Gewebsschwellung (»Anschwellung«), z.B. als klassisches Zeichen der Entzündung. **2)** **»echte« G.,** Blastom: ↗Neoplasma; s.a. Krebs..., Tumor...

Gesichtsfeld, Sehfeld: der bei unbewegtem (Geradeausblick) u. adaptiertem Auge gesehene Bereich als ↗rezeptives Feld sämtlicher Ganglienzellen der Netzhaut. Störungen bzw. Einengungen sind für die Diagnostik von Augen- u. neurologischen Erkrankungen bedeutsam (s.u. Hemianopsie u. ↗Skotom).

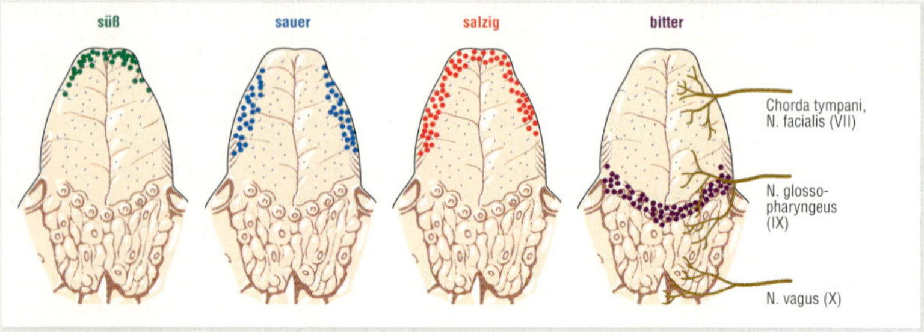

Geschmacksorgan: Aufsicht der Zungenoberfläche mit Markierung der Areale, von denen aus die vier Geschmacks-Grundempfindungen besonders leicht ausgelöst werden können. Die an der Vermittlung der Geschmacksempfindungen beteiligten drei Hirnnerven sind eingetragen [156]

Gesichtsnerv: als motorischer G. der ↗Nervus facialis; als sensibler G. der ↗N. trigeminus.

Gesichtsneuralgie: ↗Neuralgie der Gesichtsnerven, v.a. als ↗Trigeminusneuralgie.

Gesichtsrose: ↗Erysipel im Gesicht als häufigste Erysipel-Lokalisation.

Gesichtssinn: das Sinnessystem, das auf dem Vermögen des ↗Sehorgans basiert, optische Reize (elektromagnetische Wellen zwischen 350 u. 750 nm) zu empfinden u. wahrzunehmen.

Gesichtsspalte, Fissura facialis: angeborene Spaltbildung des Gesichts; oft mit Skelettfehlbildungen kombiniert. Wichtigste Formen: ↗Lippen- (Oberlippe), Kiefer-Gaumen-Spalte.

Gestagene: Steroidhormone, die für die Vorbereitung u. Erhaltung einer Schwangerschaft bedeutsam sind (aber auch eine schwach androgene Wirkung besitzen). Darunter v.a. das ↗Progesteron sowie das 20α- u. 20β-Hydroxyprogesteron; i.w.S. auch die zahlreichen synthetischen Verbindungen mit Progesteronartiger (»Progestativa«) oder abgewandelter Wirkung. Anw. – häufig zusammen mit Östrogenen – z.B. bei Amenorrhö, Endometriose, drohendem u. habituellem Abort u. in Kontrazeptiva (»Pille«).

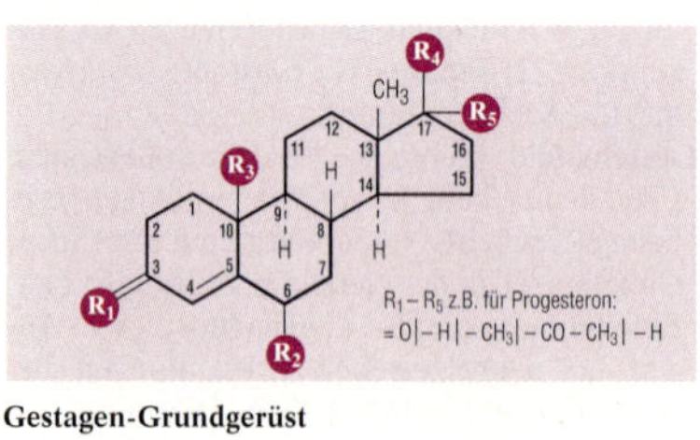

Gestagen-Grundgerüst

Gestagentest: ↗Progesterontest.

Gestatio, Gestation: *(latein. = das Tragen)* Oberbegriff für ↗Schwangerschaft (G. i.e.S.; ab Konzeption), Geburt u. Wochenbett (bis zur Rückbildung der schwangerschaftsbedingten Veränderungen).

Gestationsalter: das kalendarische Alter der Leibesfrucht (s.a. Fetus) bzw. des Neugeborenen ab erfolgter Befruchtung (»Konzeptionsalter«).

gestationsbedingt: schwangerschaftsbedingt; z.B. g. ↗Trophoblasterkrankungen.

Gestationshypertonie: ↗Schwangerschaftshypertonie.

Gestose, Schwangerschaftstoxikose: früher Oberbegriff für alle schwangerschaftsspezifischen Krankheiten (unterteilt in Früh- u. Spätgestose); heute i.d.R. Bez. für ↗Präeklampsie.

Gesundheit: nach WHO »Zustand vollständigen körperlichen, geistigen u. sozialen Wohlbefindens«. Die alleinige Umschreibung des Begriffs im Sinne von Abwesenheit von Krankheit u. Gebrechen ist demnach unvollständig. G. ist nach der allgemeinen Erklärung der Menschenrechte der UN ein Grundrecht.

Gewebe, Textus: ein durch spezifische Leistungen gekennzeichneter Verband gleichartig entwickelter = »differenzierter« Zellen (samt deren Interzellularsubstanz); z.B. Epithel, Binde-, Stütz-, Muskel-, Nervengewebe, Blut.

Gewebeaktivator: ↗Gewebe-Plasminogenaktivator.

Gewebeentnahme: Entnahme von Körpergewebe v.a. für diagnostische Maßnahmen (Histologie, Zytologie); ist trotz zunehmender Bedeutung moderner bildgebender Verfahren immer noch unverzichtbare Grundlage jeder Tumordiagnostik; u.a. als ↗Biopsie (auch endoskopische Biopsiemöglichkeiten, z.B. perkutane, endoskopisch gesteuerte Feinnadelpunktion), ↗Probeexzision, ↗Punktion, Abstrich (z.B. bei gynäkologischen Tumoren, s.u. PAPANICOLAOU* Abstrich).

Gewebekleber: Kunststoffkleber (Acrylsäuregruppen) oder natürliches Fibrin (s.a. Fibrintherapie) für den Verschluß bluttrockener – operativ gesetzter – Hautwunden (einschl. Hauttransplantat), für »Abdichtung« einer Naht (z.B. am Duodenalstumpf) bzw. Einscheidung (z.B. einer Nervenanastomose) oder zur Bedeckung eines Patch (z.B. bei Gefäß-, Duradefekt); für flächenhafte Blutungen auch in Sprayform.

Gewebekultur, GK: Methoden, um Zellen im Labor künstlich am Leben zu erhalten (In-vitro-Züchtung).

Gewebe-Plasminogenaktivator: physiologischer, in vielen Geweben nachweisbarer Aktivator der Fibrinolyse (tissue-type plasminogen activator = t-PA). Für ↗Fibrinolysetherapie gentechnologische Herstellung als rt-PA (recombinant tissue-type plasminogen activator).

Gewebetypisierung: Untersuchung von Lymphozyten auf ↗Histokompatibilitätsantigene (↗HLA-System), die denen anderer Gewebe entsprechen.

Gewebeverträglichkeit: ↗Histokompatibilität.

Gewebsantigen: an der Oberfläche einer Gewebezelle lokalisiertes Antigen; s.a. Histokompatibilitätsantigene, HLA-System.

Gewebsatypie: s.u. Atypie.

Gewebshormone, aglanduläre Hormone: Hormone, die nicht von Drüsen, sondern von einzelnen, in bestimmten Organen oder Organsystemen lokalisierten Zellen (s.a. APUD-Zellen) gebildet werden; z.B. ↗Intestinalhormone, Neurohormone, Kinine, Angiotensin, Erythropoietin, biogene ↗Amine, Prostaglandine.

Gewebskinase: ↗Gewebsthrombokinase.

Gewebsmakrophage: ↗Histiozyt.

Gewebsspannung: ↗Turgor; vgl. Tonus.

Gewebsthrombokinase, Gewebsthromboplastin: in Zellmikrosomen vorkommendes Phospholipid, das bei Gewebsverletzung die Blutgerinnung über den Faktor VII aktiviert (↗Extrinsic-System).

Gewebstod: ↗Nekrose.

Gewebstrümmer: ↗Detritus.

Gewebsunverträglichkeit: ↗Histoinkompatibilität.

Gewerbeakne, Akne professionalis, Industrieakne: Akne, hervorgerufen durch berufsspezifische Schädlichkeiten; z.B. als Ölakne, Perna(= Perchlornaphthalin)-Krankheit, Halogen-, Chlorakne. – Ggf. als entschädigungspflichtige Berufsdermatose.

Gewichtskurve: die aus dem täglich oder wöchentlich aufgezeichneten Körpergewicht des Säuglings gewonnene »Gedeihkurve«.

Gewöhnung, Habituation: i.e.S. Toleranzentwicklung: fortschreitende Anpassung des Organismus an immer stärkere Reizquanten, so daß – infolge Toleranzerhöhung – zur Erzielung einer bestimmten Wirkung ständig höhere Arzneimitteldosen erforderlich werden; vgl. Tachyphylaxie. – Bei Anw. von Betäubungsmitteln, Genußgiften evtl. zur Suchtentwicklung führend.

GFR: **g**lomeruläre ↗**F**iltrations**r**ate.

GH: (engl.) **G**rowth **H**ormone = Wachstumshormon (↗Somatotropin). – vgl. GHIF.

GHIF, GHIH: **G**rowth **H**ormone **I**nhibiting **F**actor bzw. **H**ormone, ↗Somatostatin.

Giardia lamblia: ↗Lamblia intestinalis.

Gibbus, anguläre Kyphose: »Spitzbuckel« der Wirbelsäule als stärkster Grad einer kurzbogigen (spitzwinkligen), auf wenige Wirbel beschränkten Kyphose. Als Dauerdeformität meist Folge des Zusammenbruchs eines oder zweier Wirbelkörper bei tuberkulöser Spondylitis (= POTT* Buckel) oder einer unfallbedingten Kompressionsfraktur (= KÜMMELL* Buckel, »Bruchbuckel«), seltener einer Wirbelosteomalazie oder der CALVÉ* Krankheit.

GICA: (engl.) **g**astro**i**ntestinal **c**ancer **a**ntigen; ein ↗Tumormarker.

Gicht: **1)** Harnsäuregicht: eine meist erbliche (= primäre G.) Störung des Purinstoffwechsels, die vorwiegend Männer mittleren Lebensalters betrifft, aber – selten – auch bei Frauen jenseits der Menopause auftritt. Beginnt mit einem Anstieg der Harnsäurewerte im Blut (Hyperurikämie); kann bis jahrzehntelang ohne klinische Krankheitszeichen (»Gichtanfälle«) bleiben. Der erste Anfall ist auf ein Gelenk beschränkt = »monoartikulär« (vielfach ist es das Großzehengrundgelenk; »Podagra«) u. von örtlichen Zeichen der Entzündung begleitet (»Arthritis urica«; Ansprechen auf Colchicingaben gilt als Ätiologiebeweis). Bei etwa 50% entwickelt sich ein chronisches Stadium mit Gelenkdeformierungen u. mit Bildung – meist gelenknaher – typischer ↗Gichtknoten u. Schädigung innerer Organe durch Uratablagerungen (viszerale Gicht). **2)** ↗Kalkgicht. – **G., primäre:**

G

erbliche Form der ↗Gicht. – **G., sekundäre:** G. infolge gesteigerten Purinstoffwechsels u. Hyperurikämie, v.a. durch Zellzerfall; z.B. bei Leukämie, Polyzythämie, malignen Lymphomen (v.a. nach Bestrahlungen u. Zytostatika-Anw.), chronischen Vergiftungen.

Gichtknoten, Tophus: bei bestehender ↗Gicht auftretende Knoten aus büschelartigen »Harnsäurekristallen« u. umgebendem, reaktivem Granulationsgewebe; v.a. in geringer durchbluteten Geweben wie Knorpel (z.B. als »Gichtperle«, Frühsymptom im Ohrknorpel), Sehnen, Schleimbeuteln u. in gelenknahen Knochenbezirken.

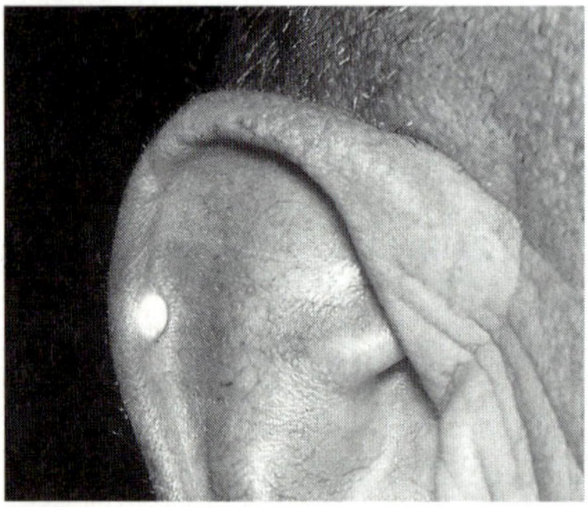

Gichtknoten am Ohr [85]

Giemen: trockenes – vorwiegend exspiratorisches – ↗Atemgeräusch von fast pfeifendem Charakter.

Giemsa* Färbung: als modifizierte ROMANOWSKY* Färbung eine Differentialfärbung methanolfixierter Blut- u. Knochenmark-Ausstriche mit G.* Azur-Eosin-Methylenblau-Lösung.

von Gierke* Krankheit, VAN CREVELD*-v. G.* Krankheit: der – hepatorenale – Typ 1 der ↗Glykogenose.

Gifte, Toxika, Schadstoffe, Venena: dem Organismus zugeführte Naturstoffe, Chemikalien, Arzneistoffe etc., die in relativ kleinen Mengen, z.T. erst nach Umwandlung im Körper (↗Giftung), Funktionsstörungen, Gesundheitsschäden oder den Tod hervorrufen (s.a. Vergiftung; Toxin). – vgl. Antidot.

Giftung: die durch den Stoffwechsel im Organismus stattfindende Umwandlung eines Stoffes zu Gift (bzw. zu einer pharmakologisch wirksameren Substanz), z.B. von Methanol zu Formaldehyd.

Gigantismus: ↗Riesenwuchs.

Giganto...: Wortteil »riesig groß«; s.a. makro..., mega(lo)..., Riesen...

Gigantomelie: Riesenwuchs einer oder mehrerer Gliedmaßen; vgl. Akromegalie.

Gilchrist* Krankheit: Nordamerikanische ↗Blastomykose.

Gilchrist* Verband: v.a. bei subkapitaler Humerusfraktur zur Ruhigstellung angewandte Verbandtechnik mit über den Arm geführtem Schlauchverband, der (nach Einschnitt in Achselhöhe) über den Nacken zum Handgelenk (1. Schlaufe) u. dann hinter dem Rücken zum Oberarm (2. Schlaufe) geführt wird.

Gingiva: das »Zahnfleisch«.

Gingivitis, Parodontitis (marginalis) superficialis: oberflächliche Entzündung des Zahnfleischsaumes; mechanisch (durch Zahnstein), infektiös (s.a. Gingivostomatitis, Stomatitis), toxisch (bei Schwermetallvergiftung) oder hormonell bedingt oder als lokale Reaktion bei Allgemeinerkrankungen (z.B. Leukämie). – **G. gravidarum:** in Abhängigkeit vom Östrogenspiegel auftretende G. der Schwangeren (bei ca. 50%); Rückbildung 6–20 Tg. nach der Entbindung. – **G. ulcerosa:** G. mit geschwürigem Zerfall der Zahnfleischoberfläche.

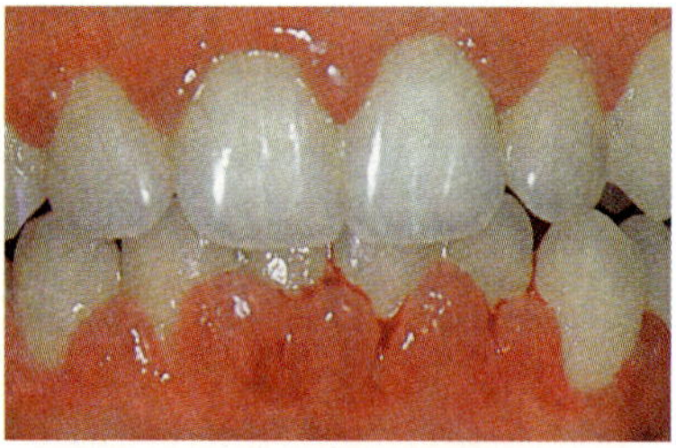

Gingivitis gravidarum im Bereich der Zahnfleischpapillen [169]

Gingivostomatitis: auf die gesamte Mundschleimhaut übergreifende Gingivitis; i.e.S. die ↗Stomatitis herpetica.

Ginglymus: Scharniergelenk.

Ginkgo biloba: Ginkgobaum; der Pflanze werden seit alters her vielfältige Wirkungen zugesprochen, die teilweise mit tierexperimentellen u. klinischen Studien bestätigt werden konnten; Anw. (in Form von Extrakten mit standardisiertem Wirkstoffgehalt) v.a. bei peripheren u. zentralen arteriellen Durchblutungsstörungen.

Ginseng: ↗Panax ginseng.

GIP, gastrisches inhibitorisches Polypeptid: ein aus dem oberen Dünndarm stammendes Polypeptid (↗Gewebshormon), das die Absonderung der Magensäure u. des Pepsins sowie die Magenperistaltik hemmt u. die – durch Glucose angeregte – Insulinsekretion verstärkt.

Gipsbett: in Bauchlage über den gesamten Rumpf anmodellierte »Gipsliegeschale« zur Ruhigstellung der Wirbelsäule; z.B. bei Wirbelfraktur, Tumoren, nach Spondylodese; zur Kyphosekorrektur; ferner zur Skoliosekorrektur.

Gipshöschen: Gipsverband für den Beckengürtel, i.e.S. als etwa von den Brustwarzen bis an die Knöchel reichender Verband zur Behandlung der angeborenen ↑Hüftluxation; geeignet auch bei einer Oberschenkelfraktur des Kindes.

Gipshülse: zylinderförmiger Gipsverband, v.a. zur Ruhigstellung nur eines Gliedmaßengelenkes (als »Tutor«), v.a. des Kniegelenkes (als von der Hüfte bis zum oberen Sprunggelenk reichende G.).

Gipskrawatte: als »kleiner Minervagips« den Hals umfassender Gipsverband (vgl. Halskrawatte), der den unteren Unterkieferrand einbezieht u. bis an den Hinterhaupthöcker bzw. unten bis an das Brustbein, die Schlüsselbeine, die Akromien u. die Schulterblattgräten reicht; als »großer Minervagips« mit Gipssteg über der Stirn. Zur Entlastung der Halswirbelsäule nach Verletzungen u. bei Spondylitis.

Gipslonguette: Gipsverbandmaterial in Form langer streifenförmiger Platten aus übereinandergefalteten, gleich langen u. gleich breiten Gipsbinden(stücken). – Auch der daraus gefertigte Gipsverband als Gipsschale oder in Steigbügelform; ferner als Grundlage eines zirkulären Gipsverbandes.

Gipsverband: ungepolsterter oder – mittels Trikotschlauch, Watte, Schaumgummi etc. – gepolsterter, aus zuvor in Wasser getauchten Gipsbinden u./oder -longuetten hergestellter Verband, der nach Abbinden des Gipses (Stabilität nach ca. 30 Min., endgültige Härte nach 1–3 Tagen) durch möglichst genaue Anpassung an die individuelle Form die weitgehende Ruhigstellung von Gliedmaßen in der gewünschten therapeutisch günstigen Stellung erlaubt.

Girlandenbypass: aortokoronarer Venenbypass.

GITS: **g**astro**i**ntestinales **t**herapeutisches **S**ystem; ein Arzneimittelbehälter in Tablettenform, aus dem das Medikament im Magen-Darm-Trakt durch langsames Eindringen von Wasser (durch eine semipermeable Membran) aus einer kleinen Öffnung kontinuierlich freigesetzt wird.

glandotrop: auf Drüsen einwirkend. – **gl. Hormone:** auf Drüsen einwirkende Hormone (i.e.S. des Hypophysenvorderlappens), die andere Hormone freisetzen.

Glandula, Gl.: die ↑Drüse (Mehrz.: **Glandulae, Gll.**). – **Gll. cutis:** die Hautdrüsen, z.B. Schweiß-, Duft-, Talg-, Wimpern-, Milchdrüsen. – **Gll. duodenales:** die Brunner* Drüsen in der Submukosa des Zwölffingerdarms; münden in Krypten bzw. zwischen den Zotten u. sondern den ↑Duodenalsaft ab. – **Gll. gastricae:** die Magendrüsen (in der Fundus- u. Korpusschleimhaut); verzweigt-gerade Drüsenschläuche mit Epithel aus Haupt-, Beleg- u. Nebenzellen, die den ↑Magensaft bilden. – **Gll. intestinales,** Cryptae intestinales: die tubulösen Darmdrüsen; die auch als Lieberkühn* Drüsen oder Krypten bezeichneten Einstülpungen der Darmschleimhaut mit im basalen Teil gelegenen Drüsenzellen mit azidophilen Körnchen (= Paneth* Körnerzellen). – **Gl. lacrimalis:** die beidseitige Tränendrüse oberhalb des äußeren Lidwinkels; mündet mit zahlreichen kleinen Ausführungsgängen in den oberen Bindehautsack. – **Gl. mammaria:** die Brust- oder Milchdrüse; apokrine Drüse, bestehend aus 10–20 Drüsenläppchen mit tubuloalveolären Endstücken u. mit Milchgängen (Ductus lactiferi, die nach Erweiterung [= Sinus lactiferi] als Ductus excretorii auf der Brustwarze münden); s.a. Mamma. Die Milch wird gebildet durch Absonderung von Casein-Granula u. Lipidtröpfchen durch den Golgi* Apparat. – **Gl. mucosa:** Schleimdrüse; s.u. Drüse. – **Gll. olfactoriae:** die verzweigten tubulösen, vorwiegend serösen Bowman* Drüsen in der Riechschleimhaut (Area olfactoria) der Nase. – **Gll. parathyroideae:** die Nebenschilddrüsen; die 4 etwa weizenkorngroßen Epithelkörperchen jeweils oben u. unten an der Rückseite beider seitlichen Schilddrüsenlappen; sie bilden das ↑Parathormon. – **Gl. parotis:** die Ohrspeicheldrüse; die größte, rein seröse ↑Speicheldrüse. – **Gll. sebaceae,** Talgdrüsen, Balgdrüsen: ektodermale, holokrine Einzeldrüsen im Korium der Haut u. Halbschleimhäute, die unter dem Einfluß von Androgenen stehen. Sie münden in die Haarbälge. – **Gll. sudoriferae:** die Schweiß- u. Duftdrüsen (apokrin bzw. ektokrin); ektodermale Knäueldrüsen in der Unterhaut; münden mit korkenzieherartig gewundenen Ausführungsgängen auf der Hautoberfläche. –

G

Gl. suprarenalis: die ↗Nebenniere. – **Gll. tarsales,** MEIBOM* Drüsen: je 20–30 im Ober- u. Unterlidknorpel gelegene Liddrüsen. – **Gl. thyroidea:** die ↗Schilddrüse; s.a. Thyreo... – **Gll. tracheales et bronchiales:** seromuköse Drüsen der Luftröhren- u. Bronchialschleimhaut. – **Gl. vestibularis major,** BARTHOLIN* Drüse: die beidseitige große, schleimbildende Scheidenvorhofdrüse.

Glans: die Eichel. – **G. clitoridis:** vordere Verdickung des Kitzlers (↗Clitoris) aus kavernösem = Schwellkörpergewebe. – **G. penis:** vordere, vom Harnröhrenschwellkörper (Corpus spongiosum) gebildete Verdickung des Penis.

Glanzauge: das durch vermehrte Tränenabsonderung u. weite Lidspalte feucht-glänzend erscheinende Auge; z.B. als Frühsymptom der BASEDOW* Krankheit.

Glanzhaut, Leioderma: glattglänzende, oft papierdünne Haut infolge – zentralnervös, peripher-neurogen oder posttraumatisch bedingter – Atrophie.

Glasgow Coma Scale: ein Punkte-Schema zur Bewertung von Hirnfunktionsstörungen nach einer Schädel-Hirn-Verletzung; eine Bewertung mit einer Gesamtpunktzahl von weniger als 8 Punkten entspricht einer schweren Störung. Kriterien sind Augenöffnen, verbale Reaktion auf Ansprache u. motorische Reaktion (s. Tab.).

Glasknochen: Knochenstruktur mit nur zarter Spongiosa u. dünner Rindenschicht als Bild bei ↗Knochenbrüchigkeit.

Glasgow Coma Scale [258]

Augenöffnen	
spontan	4 Punkte
auf Anruf	3 Punkte
auf Schmerz	2 Punkte
auf Schmerz nicht	1 Punkt
Beste motorische Antwort	
auf Aufforderung	6 Punkte
auf Schmerz gezielt	5 Punkte
auf Schmerz ungezielt	4 Punkte
Beugesynergismen	3 Punkte
Strecksynergismen	2 Punkte
keine Schmerzabwehr	1 Punkt
Verbale Antwort	
koordiniertes Gespräch	5 Punkte
unkoordiniertes Gespräch	4 Punkte
einzelne Wörter	3 Punkte
unverständliche Laute	2 Punkte
keine Antwort	1 Punkte
Durch Addition 3–15 Punkte möglich	

Größe

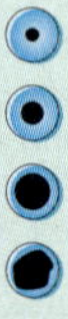

- eng
- mittel
- weit
- entrundet

Reaktion

- \+ prompt
- (+) verlangsamt
- – keine

Glasknochenkrankheit: ↗Osteogenesis imperfecta.

Glaskörper: ↗Corpus vitreum.

Glaskörperablösung: teilweise bis totale Abhebung des Glaskörpers von der Netzhaut; v.a. bei starker Myopie, ferner nach perforierender Augenverletzung, Operation mit Augapfeleröffnung, bei Netz- u. Aderhauterkrankungen, als Alterserscheinung.

Glaskörperblutung: Blutaustritt in den Glaskörper, z.B. bei Augenverletzung, Periphlebitis, Hypertonie, diabetischer Retinopathie sowie als **»juvenile rezidivierende G.«** (EALES* Syndrom). Führt zu Sehstörung durch Wahrnehmung roter Wolken. Evtl. gefolgt von Netzhautabhebung, Katarakt, Glaukom.

Glaskörperentzündung: ↗Hyalitis.

Glaskörpertrübung: Verlust der optischen Homogenität des Glaskörpers durch Reste embryonalen Gewebes oder durch Einlagerung von Kalkseifenkristallen, Zelleinwanderung mit Faserbildung als Infektionsfolge. Zarte Trübungen (Cholesterinkristalle) im mittleren u. höheren Alter gelten als physiologisch.

Glaubersalz: Natriumsulfat (benannt nach dem dtsch. Arzt, Apotheker u. Chemiker JOHANN R. GLAUBER, 1604–1668). Ein salinisches osmotisches Abführmittel.

Glaucoma, Glaukom, grüner Star: Augenerkrankungen mit zeitweise oder dauernd erhöhtem Augeninnendruck als Leitsymptom. Als anlagebedingtes, **primäres G.** mit Abflußbehinderung des Kammerwassers im SCHLEMM* Kanal als Weitwinkel- bzw. Engwinkelglaukom (s.a. Glaukomanfall). – Als **sekundäres G.** eine häufige Komplikation anderer Augenerkrankungen. – Die Erfassung einer Glaukomgefahr (»Glaukomdisposition«) erfolgt durch wiederholte Druckmessungen mit dem ↗Tonometer. Frühsymptome: morgendliche Kopfschmerzen, anfallsweise Sehstörungen mit Augenschmerzen, vorzeitige Alterssichtigkeit, Sehen farbiger Ringe um Lichter. – **G. infantile:** Glaukom bei Kleinkindern als Folge einer angeborenen Kammerwinkelfehlbildung; s.a. Hydrophthalmus. – **G. simplex,** Weitwinkelglaukom: primäres G. ohne Einengung des Kammerwinkels; entsteht durch Abflußbehinderung im SCHLEMM* Kanal infolge örtlicher, altersbedingter Veränderungen; *therap* konservativ (z.B. Pilocarpin) oder Glaukomoperation.

Glaukomanfall: ein sich innerhalb von Stunden unter heftigen Schmerzen entwickelndes Engwinkelglaukom mit Erhöhung des Augeninnendrucks auf das 3- bis 5fache der Norm. Vork. v.a. im höheren Alter. Symptome: Härte des Augapfels (»steinharter Bulbus«), entrundete, weite Pupille mit trägem oder fehlendem Lichtreflex, Epithelödem, meist hochgradige ziliare Injektion mit Chemosis.

GLDH: ↗**Gl**utamat-**Deh**ydrogenase.

Gleichgewichtsorgan: der ↗Vestibularapparat.

Gleichgewichtssinn: das Sinnessystem im Dienste der Gleichgewichtsempfindung u. -regulation (Körpergleichgewichtserhaltung) im Raum unter Bezug auf die Schwerkraftrichtung. Als Rezeptoren wirken Sinneszellen des ↗Vestibularorgans.

Gleichgewichtsstörung: s.u. Schwindel.

Gleichstrom: nur in eine Richtung fließender elektrischer Strom (z.B. eines galvanischen Elements = galvanischer Strom); s.a. Galvanotherapie.

Gleitbruch, Gleithernie, Pseudohernie: ↗Hernie, bei der ein Organ wandständig, d.h. auf seiner Bindegewebsschicht, durch die Bruchpforte gleitet (u. somit nicht Inhalt, sondern Wandbestandteil des Bruchsacks ist); z.B. als gleitende ↗Hiatushernie, v.a. aber bei länger bestehenden »wachsenden« Leistenhernien älterer Männer.

Gleithoden: leichteste Retentio-testis-Form. Der Hoden läßt sich aus dem Leistenkanal in den Hodensack ziehen, gleitet aber nach Loslassen sofort zurück.

Gleitmittel: ↗Lubrikanzien.

Gleitwirbel: ↗Spondylolisthesis.

glenoidal(is), glenoides: (latein.) dem Augapfel ähnlich; z.B. Cavitas glenoidalis (die mit glänzendem Überzug versehene Schultergelenkpfanne).

Gletscherbrand, Erythema glaciale: ausgeprägte Hautentzündung (Dermatitis solaris), kombiniert mit Keratoconjunctivitis photoelectrica als Folge intensiver direkter Sonneneinwirkung, verstärkt durch Lichtreflexion an Schnee- u. Eisflächen.

Glia, Neuroglia: das interstitielle Zellgewebe des Nervensystems (NS), das die Räume zwischen Nervenzellen u. Blutgefäßen bis auf einen 20 nm breiten Spalt ausfüllt, die Markscheiden der Nervenfasern bildet u. Stütz-, Nähr- u. Phagozytosefunktionen ausübt.

Gliablastom: ↗Glioblastom.

Gliadin(e): biologisch minderwertige, alkohollösliche Prolamine in Weizen- u. Roggenkörnern, die mit den Glutelinen das Gluten bilden. – Häufiges Allergen; Ursache der ↗Zöliakie; eine **Gliadin-freie Diät** ersetzt diese Getreideprodukte durch Reis-, Kartoffel-, Maisstärke u. Sojamehl (u. enthält ferner Obst, Gemüse, Milchderivate u. Fleisch).

Gliaknötchen: Ansammlung von Gliazellen in der grauen Substanz des Zentralnervensystems bei bestimmten Enzephalitisformen (einschließlich der Multiplen Sklerose). – Ähnliche Knötchen auch bei tuberöser Hirnsklerose.

Gliasklerose: wallartige Vermehrung faserbildender Glia beim Untergang von Markscheiden (»graue Degeneration«, z.B. bei Multipler Sklerose).

Glibenclamid: ein Harnstoffderivat; orales Antidiabetikum.

Glied: Gliedmaße. – **G., männliches:** ↗Penis.

Gliederstarre: gehemmte Gliedmaßenbeweglichkeit, z.B. als ↗Ankylose, Arthrogryposis (angeborene G.), Gelenksteife, Rigor sowie beim LITTLE* Syndrom (= spastische G.).

Gliedertaxe: erfahrungsbegründete, vertraglich fixierte Entschädigungswerte der privaten Unfallversicherung für die Funktionsminderung von Gliedmaßen u. Organen als Schadensfolge, ausgedrückt in Bruchteilen der Gebrauchsfähigkeit.

Gliederzittern: ↗Tremor.

Gliedmaßen: ↗Extremitäten(...).

Glioblastom, Glioblastoma (multiforme), Gliosarkom, Astrozytom Grad III–IV, buntes Gliom: Hirntumor i.e.S., Lokalisation meist im Großhirn; v.a. in höherem Alter auftretendes, undifferenziertes, malignes ↗Gliom mit ausgeprägter Zellpolymorphie u. sehr schnellem infiltrierendem Wachstum, häufig über den Balken in die andere Hirnhemisphäre (»Schmetterlingsgliom«); s.a. Hirntumor.

Gliom(a): Sammelbez. für echte, von der ↗Glia ausgehende, unterschiedlich differenzierte Tumoren im Gehirn (seltener im Rückenmark oder in den Hirnnerven, s.a. Retinoblastom); gehören zu den häufigsten intrakraniellen Tumoren; werden unterteilt in die Untergruppen ↗Astrozytome, ↗Oligodendrogliome u. ↗Glioblastome; s.a. Ependymom, Medulloblastom, Hirntumoren.

Gliose, Gliosis: Vermehrung faserbildender Glia bzw. Neubildung von Gliafasern, meist als Narbengewebe des zentralen Nervensystems **(reparatorische G.)**.

Glisson* Dreieck, Feld, Canalis portalis: das 3- oder mehreckige »(Peri-)Portalfeld« an der Grenze mehrerer Leberläppchen; enthält je einen Ast der Vena u. Arteria interlobularis (aus der V. portae bzw. A. hepatica) u. einen

Gallengang **(»G.*-Trias«)** sowie kleinste Lymphgefäße; wichtig für histol. Beurteilung von Lebererkrankungen. – **G.* Schlinge:** halfterartiger, gepolsterter Leder- oder Gummiring (mit seitl. Schlaufen) als Mittel für eine am Kopf (Unterkiefer u. Hinterhaupthöcker) angreifende Zug- oder Extensionsbehandlung (meist als schräge oder vertikale Suspension mit Schrägbett oder am Suspensionsgalgen = **»G.* Schwebe«**), z.B. bei Halswirbelsäulenverletzungen, zervikalem Bandscheibensyndrom, Spondylitis.

Globalinsuffizienz, pulmonale: s.u. respiratorische Insuffizienz.

Global Programme on AIDS: ↗GPA.

Globaltest: labordiagnostisches Verfahren, das ein komplexes Geschehen erfaßt; z.B. die ↗Thrombelastographie, die LEE*-WHITE* Methode der Gerinnungszeitbestimmung.

Globin: die Eiweißkomponente des ↗Hämoglobins.

globosus: (latein.) kugelig, sphärisch.

Globuli: *(latein. = Kügelchen; Sg.: Globulus)* kugelförmige Arzneizubereitungen. – **G. vaginales,** Ovula, Vaginalkugeln: Scheidenzäpfchen.

Globulin: Sammelbezeichnung für eine Gruppe mehr oder weniger kugelförmiger (globulärer) Eiweiße, zu denen die meisten Proteine in Zellen u. Körperflüssigkeiten gehören (s.a. Plasmaproteine). Durch Eiweißelektrophorese vom ↗Albumin abtrennbar u. in α_1-, α_2-, β_1-, β_2- u. γ-Globulin eingeteilt. – **G., antihämophiles:** ↗Faktor VIII, IX, XI. – **γ-Globulin:** ↗Immunglobuline.

Globulin-Albumin-Quotient: Kehrwert des ↗Albumin-Globulin-Quotienten.

Globulus: Kügelchen; s.u. Globuli.

Globussyndrom: intermittierendes Fremdkörper- u. Engegefühl im Schlund (»Kloß« im Hals) bei organischen Erkrankungen im Schlund-Kehlkopf-Speiseröhren-Bereich; aber auch als psychogenes Krankheitsbild.

glomeratus, glomeriformis: (latein.) knäuelförmig, geknäuelt.

Glomerula, Glomeruli: Knäuel; ↗Glomerulus.

glomeruläre Minimalveränderungen, Lipoidnephrose, Fußfortsatzerkrankung: meist zur ↗Glomerulonephritis gerechnete, nicht sicher entzündliche Erkrankung der Nierenglomeruli. Eine v.a. bei Kindern auftretende Krankheit mit ↗nephrotischem Syndrom.

Glomerulitis: Entzündung der kleinen, knäuelförmigen Gefäße (Glomeruli) der Nieren bei ↗Glomerulonephritis.

Glomerulonephritis, GN: akute oder rasch fortschreitende oder aber chronische Nierenkrankheit mit diffuser oder herdförmiger (s.a. Herdnephritis) ↗Glomerulitis. Symptome: Proteinurie, Hämaturie u. Ausscheidung von ↗Harnzylindern, Hypertonie, Ödeme u. Nierenschmerzen, evtl. ↗nephrotisches Syndrom; die Einteilung erfolgt *path* nach Art der Glomerulitis oder klinisch nach dem Verlauf. Die G. – nach der Pyelonephritis zweithäufigste Ursache der chron. ↗Niereninsuffizienz – entsteht meist als Folge anderer Krankheiten (z.B. Streptokokkeninfekt, Lupus erythematodes, Periarteriitis nodosa, Purpura rheumatica) mit Bildung zirkulierender ↗Immunkomplexe, die sich besonders leicht im Glomerulus der Niere ablagern (Immunkomplex-Typ der G.). – **G., akute:** ↗G., endokapilläre. – **G., chronische:** Latenzstadium einer G.; führt langsam zu ↗Niereninsuffizienz u. doppelseitiger Schrumpfniere. – **G., endokapilläre:** ca. 10 Tage nach Infekten v.a. mit β-hämolysierenden Streptokokken auftretende diffuse G. vom Immunkomplex-Typ mit auf das Innere der Kapillaren beschränkter ↗Glomerulitis. – **G., hämorrhagische:** akute G. mit ↗Hämaturie (u. meist ohne Proteinurie u. Hypertonie).

Glomerulopathie: Sammelbegriff v.a. für Nierenkrankheiten mit nicht (sicher) entzündlichen krankhaften Veränderungen der Glomeruli (z.B. Glomerulosklerose, Nierenamyloidose usw.), jedoch auch für die ↗Glomerulonephritis. – s.a. Nephropathie.

Glomerulosklerose: narbige Umwandlung von Nierenkörperchen als Folge zahlreicher Nierenkrankheiten. – **G., diabetische:** ↗KIMMELSTIEL*-WILSON* Syndrom.

Glomerulus, Glomerulum: kleines Gefäß- oder Nervenbündel (s.a. Glomus); i.e.S. der G. der Nierenrinde **(Glomerulus corpusculi renalis)** als knäuelbildende Kapillarschleife

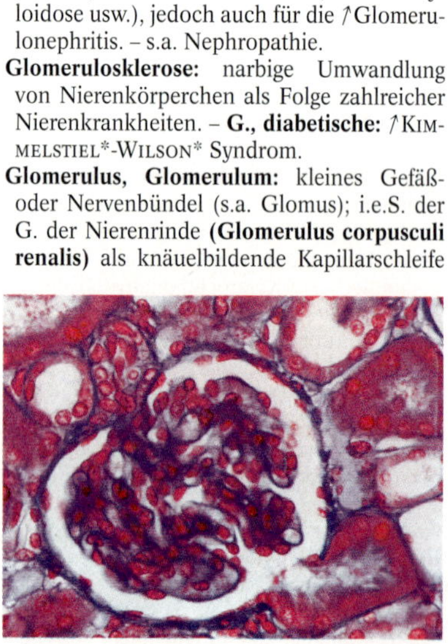

Glomerulus: histologisches Präparat [508]

des arteriellen Wundernetzes der Niere; bildet zusammen mit der BOWMAN* Kapsel (↗Capsula glomerularis) das MALPIGHI* Körperchen (↗Corpusculum renale); durch die Wand des G. wird das ↗Glomerulusfiltrat gepreßt.

Glomerulusfiltrat: der an den Nierenglomeruli abgepreßte u. in die Lichtung der Nierenkanälchen (Tubuli) abfließende »Primär-« oder »Vorharn« als nahezu eiweißfreies Ultrafiltrat des Blutes, gebildet an der Basalmembran des ↗Glomerulus.

Glomus: Gefäß-, Nervenknäuel, ↗Paraganglion. – **G. caroticum,** Karotisdrüse: weizenkorngroßes parasympathisches Paraganglion in der Wand der Karotisgabel, das als Chemorezeptor auf Änderungen der Partialdrücke der Blutgase u. des pH des Blutes reagiert u. so zur Steuerung von Atmung u. Kreislauf beiträgt. – **G. cutaneum, G. neuromyoarteriale:** ↗Glomusorgan. – **G. jugulare, G. tympanicum:** Paraganglion im Verlauf des Nervus tympanicus in der Fossa jugularis (der Schädelbasis); ein hiervon ausgehender, – meist langsam – in Richtung Felsenbein, Paukenhöhle u. Warzenfortsatz wachsender ↗Glomustumor äußert sich in zunehmender einseitiger Hörminderung, Schwindel u. pulssynchronen Ohrgeräuschen.

Glomusorgan: kleines abgekapseltes, knäuelartiges Gefäßgebilde in der Unterhaut. Fragliche Steuerungsorgane der Wärmeregulation.

Glomustumor, Glomangiom, Angiomyoneurom: von einem Glomus ausgehende blutreiche, trotz langsamen Wachstums als maligne anzusehende Tumoren mit Ausgang vom ↗Glomus jugulare bzw. ↗Glomus caroticum. Als multiple G. (generalisiert oder regional) ein autosomal-dominant erbliches Leiden. – **G., intrakranieller:** s.u. Glomus jugulare. – **G., peripherer:** kleine gutartige, schmerzhafte, bläuliche Geschwulst der Unterhaut mit Ursprung in einem ↗Glomusorgan; bevorzugt an Zehen u. Fingern, v.a. unter dem Nagel.

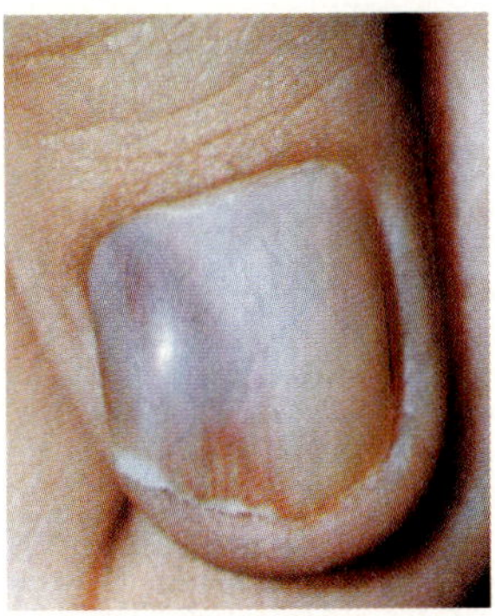

Subungualer **Glomustumor** [393]

Glossa: (griech.) die Zunge, ↗Lingua.

Glossina, Zungenfliege, Tsetsefliege: im tropischen Afrika verbreitete Fliegengattung; Blutsauger v.a. an Säugern; Überträger der Schlafkrankheit (s.u. Trypanosoma).

Glossitis: akute oder chronische Entzündung der Zungenschleimhaut **(= G. superficialis),** häufig mit Beteiligung auch tieferer Zungenschichten **(= G. profunda)** u. der Mundschleimhaut (↗Stomatitis) sowie des Gaumens. – Auch inkorrekte Bez. für ähnliche, aber durch ↗Atrophie bedingte Zustände (= G. atrophicans; Zunge glatt, hochrot), v.a. bei Anämie, z.B. als ↗MOELLER*-HUNTER* Glossitis, bei Vitaminmangel, Kachexie; s.a. Lingua.

Glosso...: Wortteil »Zunge«; s.a. Zungen...

Glossodynie: brennende Zungenschmerzen, z.B. bei perniziöser Anämie (MOELLER-HUNTER* Glossitis), SJÖGREN* Syndrom, Diabetes mellitus, psychogen.

Glossopharyngeus: Kurzbezeichnung des Nervus glossopharyngeus (»Zungen-Schlund-Nerv«).

Glottis: der von Stimmlippen, Stimmuskeln, Stellknorpeln, Stimmritze u. Conus elasticus gebildete stimmbildende Teil des Kehlkopfes.

Glottiskarzinom: ↗Kehlkopfkarzinom.

Glottiskrampf: ↗Laryngospasmus.

Glottislähmung: Stimmbandlähmung; s.u. Kehlkopflähmung, Rekurrenslähmung.

Glottisödem: akute, lebensbedrohliche Schleimhautschwellung im Glottisbereich (s.u. Kehlkopfödem); *therap* Corticoide (hochdosiert), endotracheale Intubation, bei drohendem Verschluß ↗Koniotomie.

Gluc...: s.a. Gluk..., Glyk..., Glyc...

Glucagon: von den α- = A-Zellen der Inseln der Bauchspeicheldrüse produziertes (u. künstlich synthetisierbares), aus 29 Aminosäuren bestehendes Peptidhormon; der den ↗Glykogenabbau in der Leber u. die ↗Gluconeogenese fördernde Gegenspieler des Insulins.

Glucagonbelastung, Glucagontest: parenterale Zufuhr von Glucagon zur Diagnostik versch. Krankheitsbilder, z.B. Ermittlung der endogenen Insulinsekretion bei Diabetes mellitus, Stimulation des Wachstumshormons bei Wachstumsstörungen, als Stimulationstest bei Phäochromozytom (hier zum Nachweis der Catecholaminfreisetzung).

Glucagonom: Glucagon produzierender Tumor des Inselorgans.

Glucane, Gluk(os)ane: aus Glucose aufgebaute Polysaccharide wie Cellulose, Glykogen, Stärke.

Glucocerebrosidose: ↗GAUCHER* Krankheit.

Glucocorticoide, -cortine: in der Nebennierenrinde unter dem Einfluß von ↗Corticotrophin gebildete Steroidhormone (Corticosteroide; v.a. Corticosteron u. Cortisol, deren Plasmakonzentration einem ausgeprägten Tagesrhythmus folgt (Minimum um 24 Uhr, Maximum zwischen 6 u. 8 Uhr morgens); ferner das Cortison sowie eine Reihe synthetisch hergestellter Präparate (z.B. Dexamethason, Fluorocortolon, Prednison, Prednisolon, Triamcinolon). Die G. greifen vielfältig in den Stoffwechsel ein: u.a. Förderung der ↗Gluconeogenese u. einer diabetischen Stoffwechsellage; gesteigerter Fettabbau u. Umverteilung des Fettes (Stammfettsucht); Unterdrückung der B- u. besonders T-Lymphozytenaktivität (führt zu Infektanfälligkeit, antiallergischer u. immunsuppressiver Wirkung); Entzündungs-, Exsudations- u. Proliferationshemmung von Bindegewebe, Epithelien u. Mesenchym. Anw. *therap* v.a. als entzündungshemmende, antiallergische u. immunsuppressive Substanzen sowie zur Schockbehandlung u. als Substitutionspräparate bei ADDISON* Krankheit; Nebenwirkungen langdauernder Überdosierung: ↗Nebennierenrindeninsuffizienz (durch Hemmung der eigenen G.-Produktion), ↗Steroidosteoporose, ↗Steroidulkus, ↗Steroidhaut (bei längerfristiger externer Anw.), »therapeutisches« ↗CUSHING* Syndrom, erhöhte Infektionsanfälligkeit.

Glucogenese: die Glucosebildung im Organismus durch Abbau von Kohlenhydraten, insbes. von Glykogen; s.a. Gluconeogenese.

Gluconeogenese: die hormonell gesteuerte Neubildung von ↗Glucose (v.a. in Leber u. Niere) aus nicht zu den Kohlenhydraten gehörenden Stoffen, insbes. aus Milchsäure u. glucoplastischen ↗Aminosäuren. Wird gehemmt durch Insulin, gesteigert durch Glucocorticoide, Glucagon u. Adrenalin; verläuft zum großen Teil über die Zwischenstufen der Glykolyse.

glucoplastisch: ↗glukoplastisch.

Glucoproteine: ↗Glykoproteine.

Glucosamin, Aminoglucose, GlcN: ein Aminozucker; Baustein der Mucopolysaccharide, Glykoproteide u. -lipoide.

D-Glucose, Dextrose, Glykose, Stärke-, Traubenzucker, Glc: Schlüsselsubstanz im Kohlenhydratstoffwechsel (Monosaccharid); gelangt aus dem Dünndarm über die Pfortader zur Leber u. wird zusammen mit der durch Gluconeogenese oder Glykogenolyse gebildeten G. z.T. ins Blut abgegeben (↗Blutzucker), z.T. – zu Glykogen umgewandelt – in Muskel u. Leber gespeichert, z.T. in Fett umgewandelt u. gespeichert. *labor* Nachweis s.u. Glucosurie, Blutzucker; s.a. Diabetes mellitus.

(Glucopyranose)

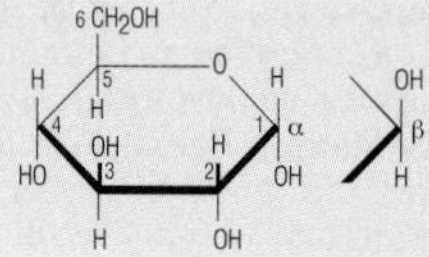

D-Glucose

glucoseabhängiges, insulinfreisetzendes Polypeptid: neue, funktionsdefinierende Bezeichnung für ↗GIP.

Glucosebelastung: ↗Glucosetoleranztest.

Glucosenachweis: s.u. Glucosurie; s.a. Blutzucker.

Glucosetoleranz: die Fähigkeit, die Zufuhr einer definierten Menge von Glucose (vgl. Glucosetoleranztest) ohne das Auftreten sicher krankhafter Blut- u. Harnzuckerwerte (s.a. Glucosurie) zu ertragen; s.a. Glucosetoleranztest.

Glucosetoleranztest, GTT: Zufuhr von definierten Traubenzuckermengen zur Prüfung der ↗Glucosetoleranz bei Verdacht auf – noch symptomlose – Zuckerkrankheit (= asymptomatischer ↗Diabetes mellitus). **1) G., oraler,** OGTT: Probetrunk mit Glucose, gefolgt von mehrfacher Bestimmung der Blutzuckerwerte. **2) G., intravenöser,** IVGTT: Infusion einer Glucoselösung mit nachfolgender Bestimmung der Blutzuckerwerte in Abständen von 10 Min. über 1 Std.

Glucosurie, Glyk(os)urie: Ausscheidung von Glucose im Harn nach Überschreiten der physiologischen »Nierenschwelle« bei Blutzuckerwerten > 9 mmol/l (z.B. nach reichlichem Kohlenhydratgenuß oder bei Diabetes mellitus); ferner bei erniedrigter Nierenschwelle, entweder infolge erhöhter Glucosefiltration der Glomeruli (z.B. in der Schwangerschaft) oder aber infolge verminderter ↗tubulärer Rückresorption **(renale G.);** s.a. tubuläre Syndrome, Diabetes renalis; vgl. Melliturie. – Im Alter steigt die Nierenschwelle an, so daß eine G. trotz bestehendem Diabetes mellitus ausbleiben kann.

Glucuronsäure: ist bei Mensch (u. Tieren) Bestandteil von Mucopolysacchariden; bildet v.a. in der Leber durch »Konjugation« mit Bilirubin, Steroidhormonen u. Abbauprodukten, Phenolen, Benzoesäure, Arzneimitteln etc. wasserlösliche Glucuronide **(gepaarte G.)**, die durch die Niere u. Leber ausgeschieden werden können (wichtige Entgiftungsreaktion).

Gluk...: s.u. Gluc...

Glukagon: ↑Glucagon.

glukogen, glukoplastisch: als mögliche Ausgangssubstanz für die ↑Gluconeogenese zur Verfügung stehend, z.B. gl. ↑Aminosäuren.

Glukose: ↑Glucose.

Glutä..., Glutae...: s.u. Glute...

Glutamat: Salz der ↑Glutaminsäure.

Glutamat-Dehydrogenase, Glutaminsäure-Dehydrase, GLDH, GSDH: v.a. in den Mitochondrien der Leber vorhandenes Enzym (wichtig für Aminosäureaufbau); Anstieg der Serumwerte bei Lebererkrankungen; s.a. Enzymmuster.

Glutamat-Oxalacetat-Transaminase, GOT: ↑Aspartat-Amino-Transferase (s.a. Enzymmuster).

Glutamat-Pyruvat-Transaminase, GPT: ↑Alanin-Aminotransferase (s.a. Enzymmuster).

Glutamat-Rezeptoren: auf erregende Aminosäuren (↑Glutaminsäure bzw. Glutamat) als ↑Transmitter ansprechende Rezeptoren im zentralen Nervensystem.

L-Glutamin: natürliche Aminosäure, v.a. für den Hirnstoffwechsel wichtig (durchdringt Blut-Hirn-Schranke).

Glutaminat: Salz der ↑Glutaminsäure.

L-Glutaminsäure, Glu, E: Aminosäure, natürlich vorkommend in Peptiden (Glutathion, Folsäuren) u. Proteinen (v.a. im Gehirn; in Milch-, Getreideprodukten). Als »exzitatorische Aminosäure« wichtigster (erregender) ↑Transmitter im zentralen Nervensystem (s.a. Glutamat-Rezeptoren).

γ-Glutamyltransferase, -transpeptidase, GGTP, γGT: v.a. in der Niere, in Pankreas, Leber, Milz u. Dünndarm vorhandenes Enzym, das Glutamylreste von Glutathion auf Peptide überträgt; die Enzymaktivität im Serum ist typischerweise bei Leber- u. Gallenwegserkrankungen erhöht. Ein ↑Tumormarker; v.a. bei primärem Leberzellkarzinom, Lebermetastasen.

gluteal(is), glutäal: *(griech. gloutos = Gesäß)* das Gesäß bzw. die Gesäß- = Glutealmuskeln betreffend.

Glutealmuskel: ↑Musculus gluteus.

Glutelin, Glutenin: eine wasserunlösliche Getreideeiweißfraktion; enthält v.a. Glutaminsäure, Prolin u. essentielle Aminosäuren; bildet zusammen mit ↑Gliadin das **Gluten** (»Klebereiweiß«) des Weizens (80% seines Gesamtproteins), das die Backfähigkeit des Weizenmehls bedingt (sein Gliadingehalt ist die Ursache der sog. Glutenunverträglichkeit, Glutenenteropathie).

Glutenenteropathie: ↑Zöliakie.

glutenfreie Diät: inkorrekte Bezeichnung für ↑Gliadin-freie Diät.

Gluteus: Kurzbezeichnung des ↑Musculus gluteus.

glutinosus: (latein.) leimartig, klebrig, zäh.

Glyc...: s.a. Glyk...

Glyceride: Glycerin-Ester; unterschieden je nach Anzahl der Säurereste als Mono-, Di- u. ↑Triglyceride. – Physiologisch wichtig die Kephaline, Lecithine u. Fette, *therap* z.B. ↑Glyceryltrinitrat.

Glycerin, Glyzerin, Glycerol: einfachster 3wertiger Alkohol; bildet mit Säuren Ester (↑Glyceride). Ein natürlicher Bestandteil der Lipide. Anw. *therap* als Abführmittel (Zäpfchen, Einlauf), zur Abtreibung von Gallen- u. Harnsteinen, als Hautpflegemittel u. in der Otologie.

Glyceryltrinitrat, Nitroglycerin: hochexplosive Flüssigkeit (Sprengöl); *therap* Anw. als 0,1–1%ige Lösung bei Angina pectoris.

Glycin, Aminoessigsäure, Glykokoll, Leimzucker, Gly, G: die einfachste (nichtessentielle) ↑Aminosäure.

Glycinurie, familiäre (de Vries*): erblicher Defekt des Transports von Glycin im proximalen Tubulus der Niere; führt zu vermehrter Glycinausscheidung im Harn (Hyperglycinurie) bei normalem Plasma-Glycinspiegel, evtl. zu mit Glycin imprägnierten Oxalatsteinen.

Glyco...: s.a. Glyko...

Glycyrrhiza glabra: Schmetterlingsblütler (Leguminose), dessen Wurzel (Radix Liquiritiae, Süßholz) als Hauptwirkstoffe Glycyrrhizin u. Flavonglykoside enthält, ferner Cumarinderivate, Stärke, Asparagin, Bitterstoffe, Glucose, Mannit; Anw. als Expektorans, Diuretikum u. Geschmackskorrigens (Succus Liquiritiae) sowie bei Gastritis u. Magengeschwüren.

Glyk...: s.a. Gluc..., Gluk..., Glyc..., Glyz...

Glykämie: der Glucosegehalt im Blut, ↑Blutzucker.

Glykane: ↑Polysaccharide.

Glykocholsäure: eine gepaarte Gallensäure, die – neben Taurocholsäure – Hauptbestandteil der menschlichen Galle ist (als Na-Salz).

Glykogen: die Kohlenhydrat-Speicherform beim Menschen; Speicherung v.a. in Leber u. Muskulatur.

Glykogenabbau, Glykogenolyse**:** der Abbau von Glykogen zu Glucose-1-phosphat (G-1-P) u. Glucose (in der Leber) oder zu Milchsäure (Muskel, Leber).

Glykogenaufbau, Glykogenese, -genie**:** die Biosynthese von Glykogen, u. zwar v.a. in Muskel u. Leber.

Glykogenose: Gruppe angeborener Stoffwechselkrankheiten mit Enzymdefekten. Bisher sind 10 Typen beschrieben, bei denen Glykogen nicht oder nur ungenügend zu Glucose umgebaut werden kann. Am bekanntesten sind: Typ I (VON GIERKE), Typ II (POMPE* Syndrom) u. Typ III (FORBES* Syndrom).

Glykogenspeicherkrankheit, Glykogenthesaurismose: ↗Glykogenose, i.e.S. die v. GIERKE* Krankheit (als klassische u. häufigste Form).

Glykolip(o)ide: kohlenhydrathaltige Lipide: Vork. in Bakterien, Pflanzen u. Tieren (v.a. Gehirn), als Blutgruppensubstanzen (ABH) u. Globosid I (in Erythrozyten).

Glykolyse: der Abbau von ↗Glucose in der Zelle mit Energiegewinn; i.e.S. als anaerobe G. (nach dem EMBDEN*-MEYERHOF* Schema) v.a. im Muskel zu Milchsäure; als aerobe G. zunächst bis zur Brenztraubensäure u. dann über den ↗Citratzyklus u. die Atmungskette zu Bildung von Kohlendioxid u. Wasser.

Glykoneogenese: ↗Gluconeogenese.

Glykoproteine, Glykoproteide: ↗Eiweiße mit Kohlenhydratanteil; zu den G. gehören (außer Albumin) die meisten ↗Plasmaproteine, sezernierte Blutgruppensubstanzen u. Proteine der Zellmembran. – **α_1-Glykoprotein, saures,** AGP**:** ein ↗Plasmaprotein der α_1-Globulinfraktion, dessen Konzentration in der akuten Phase einer Entzündungsreaktion u. bei Gewebszerfall, z.B. maligner Tumoren, erhöht ist.

Glykosaminoglykane: ↗Mucopolysaccharide.

Glykose: ↗Glucose.

Glykoside: v.a. pflanzliche Verbindungen, Anw. finden *therap* v.a. die Herz-G. (z.B. Digitalis- u. Strophanthus-G.), Saponine (z.B. Digitonin, Gitonin, Tigonin), Flavonoid-G. (z.B. Quercitrin, Hesperidin) u. glykosidische Antibiotika (z.B. Strepto-, Oleando-, Neomycin).

Glykosphingolipide: ↗Sphingoglykolipide.

Glykosurie: ↗Glucosurie.

Gm-System: antigene Serumgruppenfaktoren des Menschen, von Bedeutung für Vaterschaftsnachweis, Identifikation von Blutspuren.

gnathogen: vom Kiefer ausgehend.

Gnathopalatoschisis: ↗Kiefer-Gaumen-Spalte.

Gnathoschisis: ↗Kieferspalte.

Gneis: ↗Dermatitis seborrhoides capitis.

GnRH-Agonisten, GnRH-Analoga, LH-RH-Analoga**:** Substanzen (z.B. Buserelin, Goserelin), die eine höhere Rezeptoraffinität besitzen als natürliche ↗Gonadotropin-Releasing Hormone; Anw. als Hormonpräparate in der Tumortherapie (v.a. bei Prostata-, Mammakarzinom).

GNRH, GnRH: ↗**G**onadotropi**n**-**R**eleasing **H**ormone.

Go: ↗**Go**norrhö.

GOÄ: Gebühren**o**rdnung für **Ä**rzte. Verordnung, die die Vergütung der Berufstätigkeit der Ärzte regelt.

Gold, Aurum, Au**:** Edelmetall; Anw. *therap* für ↗Goldtherapie u. in der Zahnheilkunde. – **G.-198,** ^{198}Au**:** »Radiogold«; ein β- u. γ-Strahler zur Strahlentherapie von Tumoren (intrakavitär; als ↗Seeds zur Spickung = interstitielle Bestrahlung).

Goldberger* Ableitung: im EKG verstärkte unipolare ↗Extremitätenableitung zur ergänzenden Diagnostik von Lagetyp, Hinterwandschaden etc.

Goldblatt* Effekt: im Tierversuch Bluthochdruckauslösung durch Drosselung einer Nierenarterie (»Drosselniere«); erfolgt über das ↗Renin-Angiotensin-System **(G.*-Mechanismus)**.

Goldnephropathie: Nierenschäden (Veränderungen im Interstitium des Tubulusbereichs), die zum Auftreten von Hämaturie, Proteinurie u. nephrotischem Syndrom, in seltenen Fällen zum Nierenversagen führen. Nebenwirkung einer Behandlung mit Goldpräparaten bei Patienten mit chronischer Polyarthritis.

Goldtherapie, Auro-, Chrysotherapie**:** Behandlung mit Gold u. mit organischen Goldverbindungen (z.B. Goldthioglucose, -sulfat, -acetanilid) als Basistherapie der chronischen Polyarthritis; z.T. erhebliche Nebenwirkungen. – *radiol* ↗Gold-198.

Golgi* Apparat: Bestandteil (Organell) jeder kernhaltigen Zelle; wird mikroskopisch als Knäuel- u. Bälkchenstruktur oder als Netz erkennbar; liegt meist in Zellkernnähe; spielt

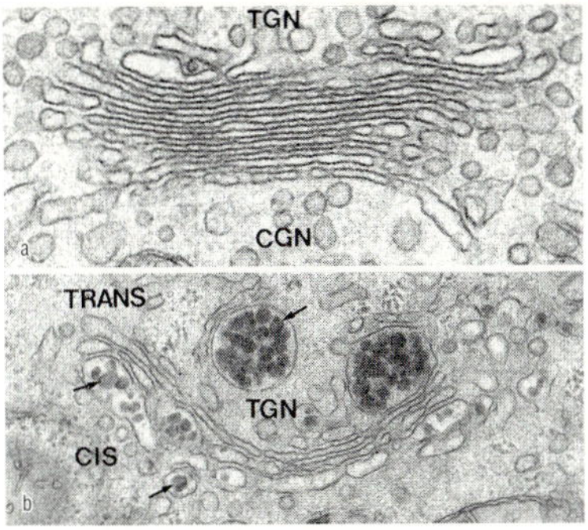

Ultrastruktur des **Golgi*** **Apparates** in einem Podozyten der Rattenniere (a) u. einem Hepatozyten der Rattenleber (b). Im GOLGI* Apparat der Leber kann man Lipoproteinpartikel (Very-low-density-Lipoprotein, VLDL) sehen (Pfeile), die nach Durchlaufen der GOLGI* Zisternen im Trans-GOLGI* Netzwerk (TGN) in sekretorische Transportvesikel verpackt werden. TGN = Trans-GOLGI* Netzwerk; CGN = Cis-GOLGI* Netzwerk. Vergr. (a): 50000fach, (b): 30000fach. (K. GORGAS [a], S. ANGERMÜLLER [b]), in [27]

eine zentrale Rolle im Zellstoffwechsel (chem. Abwandlung von Produkten des endoplasmatischen Retikulums, Speicherung, Transport); ↗Abb.

Gonaden: ↗Geschlechtsdrüsen.

Gonadendosis: die von den Geschlechtsdrüsen absorbierte Dosis ionisierender Strahlen (z.B. als Kriterium für die höchst zugelassene Strahlenexposition); in neueren DIN-Normen nicht mehr genannt; s.a. Strahlen…

Gonadendysgenesie: Bez. für die Fehlentwicklungen (einschließlich Gonadenagenesie) der Keimdrüsen.

Gonadenschutz: Vorrichtung aus strahlenabsorbierendem Material (meist Blei) zur Herabsetzung der Gonadendosis bei medizinischer Anw. ionisierender Strahlen; z.B. als Hodenschutzkapsel, Ovarialschutzplatte.

Gonadotrop(h)ine, gonadotrope Hormone: nicht geschlechtsspezifische Hormone (Glykoproteine), die das Wachstum der männl. u. weibl. Keimdrüsen fördern sowie endokrine Funktionen anregen u. steuern. **1) G., extrahypophysäre,** Choriongonadotropin, human chorionic gonadotrophin, HCG: ein G., das ab der 2. Schwangerschaftswoche in der Plazenta gebildet wird u. im Serum u. Harn nachzuweisen ist; der qualitative Nachweis dient als ↗Schwangerschaftstest; die quantitative Bestimmung dient zur Diagnostik von Blasenmole, Chorionepitheliom u. Schwangerschaftstoxikosen bzw. (erniedrigte Werte) von Abort u. Plazentadegeneration (Fruchttod). **2) G., hypophysäre:** als Gonadotropine i.e.S. die im Hypophysenvorderlappen gebildeten Hormone LH (↗luteinisierendes Hormon) u. FSH (↗follikelstimulierendes Hormon). Beide Hormone sind in der Mitte des ↗Genitalzyklus der Frau deutlich erhöht.

Gonadotropin releasing hormone (oder **factor**), GnRH, GRF, GRH: (engl.) im Hypothalamus gebildetes »Neurosekret«, das im Infundibulum über den portalen Kreislauf zum Hypophysenvorderlappen gelangt u. dort die Abgabe der ↗Gonadotropine LH u. FSH ins Blut auslöst.

Gonagra: Schmerzen im Knie, i.e.S. bei Gicht.

Gonalgie: Schmerzen im Knie.

Gonarthritis: Kniegelenkentzündung, ↗Gonitis.

Gonarthrose: ↗Arthrose des Kniegelenks.

Gonio…: Wortteil »Winkel«, *ophth* Kammerwinkel.

Gonioskop: Instrument zur Untersuchung des Kammerwinkels **(= Gonioskopie),** z.B. zur Differentialdiagnose der Glaukomformen.

Goniotomie, -trabekulotomie, Trabekulotomie: Glaukomoperation; op. Durchtrennung der den Kammerwinkel verlegenden Trabekeln zur Wiederherstellung der offenen Verbindung zwischen Kammerwinkel u. SCHLEMM* Kanal, insbes. bei infantilem Glaukom (Hydrophthalmus).

Gonitis, Gonarthritis: die Kniegelenkentzündung; s.u. Arthritis; s.a. Gelenkeiterung, Gelenkerguß, Gelenktuberkulose. – **G. gonorrhoica,** Tripperrheumatismus: bei akuter u. chronischer ↗Gonorrhö auftretende ↗Arthritis gonorrhoica des Kniegelenks; äußerst schmerzhaft u. mit glänzender Weichteilrötung.

Gonoblennorrhö, Conjunctivitis gonorrhoica: akute, eitrige, Gonokokken-bedingte Entzündung der Bindehaut des Auges (Conjunctivitis); v.a. bei Säuglingen nach örtlicher Infektion durch die Mutter unter der Geburt; durch ↗CREDÉ* Prophylaxe weitgehend beseitigt. – Bei Erwachsenen meist als einseitige Erkrankung durch Schmierinfektion.

Gonococcus, Gonokokken: ↗Neisseria gonorrhoeae, Erreger der ↗Gonorrhö.

Gonokokkenkonjunktivitis: ↗Gonoblennorrhö.

Gonorrhö, Gonorrhoea, Tripper, Go: die meist durch Geschlechtsverkehr übertragene Schleimhautinfektion der Harn- u. Geschlechtsorgane durch Neisseria gonorrhoeae (Gonococcus). Nach Inkubation von 2–4 Tagen schwere, schmerzhafte Entzündung der Harnröhre (mit eitrigem Ausfluß, insbes. beim Mann; bei Frauen oft nur blande Urethritis, jedoch v.a. Zervizitis), die auf Prostata, Nebenhoden u. Samenleiter bzw. auf die Eileiter übergreift, chronisch werden u. zu Abszeßbildungen führen kann; sehr selten auch hämatogene Aussaat (Bakteriämie; u.U. Sepsis), die z.B. zu schweren, meist auf ein Gelenk beschränkten Gelenkentzündungen (↗Arthritis gonorrhoica), Iritis, Hauterscheinungen (z.B. Exanthem mit hämorrhagischen Pusteln) u./oder Endokarditis führt. – Therapie (erfolgt v.a. mit Penicillin) u. Überwachung gesetzlich geregelt.

Gonosomen, Geschlechtschromosomen, Heterosomen: die die Geschlechtsentwicklung bestimmenden Chromosomen, beim Menschen das X- u. Y-Chromosom.

Goodpasture* Syndrom: hämorrhagische interstitielle Lungeninfiltrate der Mittel- u. Untergeschosse mit rasch fortschreitender ↗Glomerulonephritis durch Antikörper gegen die glomeruläre u. alveoläre Basalmembran.

GOT: **G**lutamat-**O**xalacetat-**T**ransaminase, ↗Aspartat-Amino-Transferase.

Gottstein* Sonde: Ballonsonde (aus Gummi) zur unblutigen Speiseröhrendehnung bei ↗Kardiospasmus u. zur Tamponade blutender Ösophagusvarizen.

GOZ: **G**ebühren**o**rdnung für **Z**ahnärzte.

gp: Abk. für ↗Glykoprotein.

GPA: Abk. für Global Programme on AIDS (engl.); Programm der Weltgesundheitsorganisation (WHO) zur Unterstützung u. Koordination von Aufklärungs- u. Präventionskampagnen u. Forschungsprogrammen gegen AIDS.

GPT: **G**lutamat-**P**yruvat-**T**ransaminase, ↗Alanin-Amino-Transferase.

Graaf* Follikel, Folliculus ovaricus maturus: der aus dem Sekundärfollikel (s.a. Folliculi ovarici) hervorgegangene reife Eifollikel mit flüssigkeitsgefüllter Höhle, in die sich der Eihügel vorwölbt; ist umgeben von einer doppelschichtigen Bindegewebshülle (Theca folliculi). Wird nach dem Eisprung (↗Ovulation) zum Gelbkörper.

gracilis: (latein.) zart, dünn. – **Gracilis,** Grazilis: Kurzbezeichnung des Musculus gracilis.

Grading: (engl.) Beurteilung des Malignitätsgrades von bösartigen Tumoren (Differenzierungsgrad), gewöhnlich mittels histologischer u. zytologischer Kriterien (Anaplasie, Entdifferenzierung u. Mitosezahl); i.d.R. 3–4 pathohistologische Differenzierungsgrade (↗Tab.) – s.a. Staging.

Grading (histologischer Differenzierungsgrad) [265]

Grad I	hochdifferenziertes Karzinom, dessen Struktur noch an das Ausgangsgewebe erinnert
Grad II	a) teils hoch-, teils wenig differenziertes Karzinom b) insgesamt nur mäßig differenziertes Karzinom c) hochdifferenziertes Karzinom mit ausgeprägten nukleären Atypien
Grad III	a) strukturelle Differenzierungen fehlen nahezu vollständig b) mäßig differenziertes Karzinom mit ausgeprägten nukleären Atypien

Gräserasthma: Bronchialasthma als Allergie gegen Gräserpollen; s.a. Pollinosis.

Graft versus host reaction: (engl.) ↗Transplantat-Wirt-Reaktion.

Gram* Färbung: Bakterienfärbung im luftgetrockneten, hitzefixierten Ausstrichpräparat mit Karbol-Gentianaviolett- u. Lugol* Lösung (je 2 Min.); anschließend wird durch Spülen mit Alkohol (96%; evtl. mit 3% Aceton) der blaue Farbstoff aus »gramnegativen« Bakterien entfernt, die nach Gegenfärbung mit Carbolfuchsin (bzw. Safranin) rot erscheinen, während »grampositive« Bakterien blau bleiben.

gramlabil: wechselndes – z.B. vom Alter der Kolonien oder vom Nährmedium abhängiges – Verhalten einzelner Bakterienstämme bei ↗Gram* Färbung.

Gramm, g: Untereinheit der Masse im SI-System; 1 g = 1/1000 ↗Kilogramm.

Grammäquivalent, Äquivalent, Äq, äq, equ., Val, val: Atom- bzw. Molekulargewicht (in Gramm), geteilt durch die Wertigkeit. Ersetzt durch die – mengenbezogene – SI-Einheit ↗Mol (**»Gramm-Molekül«**).

gramnegativ, grampositiv: s.u. Gram* Färbung.

Granatbaum: ↗Punica granatum.

Grand-mal(-Epilepsie): *(franz. = großes Übel)* generalisierte ↗Epilepsie mit tonisch-klonischen Krämpfen (»großer Anfall«). – Auch als **Grand-mal-Status,** wobei der Kranke zwischen den Anfallsserien nicht das volle Bewußtsein erlangt.

Granitstaublunge: ↗Mischstaubsilikose (durch Quarz-, Feldspat-, Glimmerablagerung) bei Steinmetzen, Pflastersteinschlägern u. Spellern.

Granula: *(latein. Mehrzahl von Granulum =*

das Körnchen) natürlich vorkommende oder unter krankhaften Bedingungen entstandene bzw. künstlich hergestellte körnchenartige Gebilde. **1)** s.u. Granulat. **2)** mikroskopisch oder elektronenmikroskopisch in Zellen sichtbare Körnchen, die meist Speicher- oder Sekretstoffe enthalten (z.B. Glykogen-, Lipid-, Protein-, Ferritin-, Pigmentgranula).

granulär, granularis: körnig.

Granulat: grobkörniges (»Granula-haltiges«) arzneihaltiges Pulvergemisch.

Granulationsgeschwulst: überschießende tumorartige Bildung von ↗Granulationsgewebe, s.a. Granulom; im Zahnfleisch u. Alveolarfortsatz als ↗Epulis, in Knochen, Gelenken u. Sehnenscheiden bei Hämosiderineinlagerung als »brauner Tumor«.

Granulationsgewebe, Granulation**:** bei chronischer bzw. proliferativer Entzündung u. bei der Wundheilung auftretende zellreiche, weiche Gewebsneubildung.

granulierte Zylinder: körnig strukturierte ↗Harnzylinder.

granuloerythrozytärer Index, G-E-Index**:** Quotient aus der Zahl aller Zellen der ↗Granulopoese u. der der kernhaltigen Erythrozyten-Vorstufen im Knochenmark; Normalwert: 2 bis 3.

Granulom(a): Oberbegriff für knötchenartige Veränderungen, die histologisch eine Ansammlung typischer Zellen aufweisen (aktivierte Makrophagen, Epitheloid- u. Riesenzellen, ggf. weitere Zelltypen); G. sind Zeichen einer spezifischen (für die betreffende Krankheit typischen) Entzündung (z.B. ↗Tuberkel, Gumma sowie ↗Fremdkörpergranulom); der genaue Entstehungsmechanismus wird diskutiert; s.a. Abb. – **G., eosinophiles:** G. aus Histiozyten, mehrkernigen Riesenzellen, Schaumzellen u. eosinophilen Granulozyten; tritt als zur ↗Histiocytosis X gehörende Erkrankung des späteren Kindesalters in

G

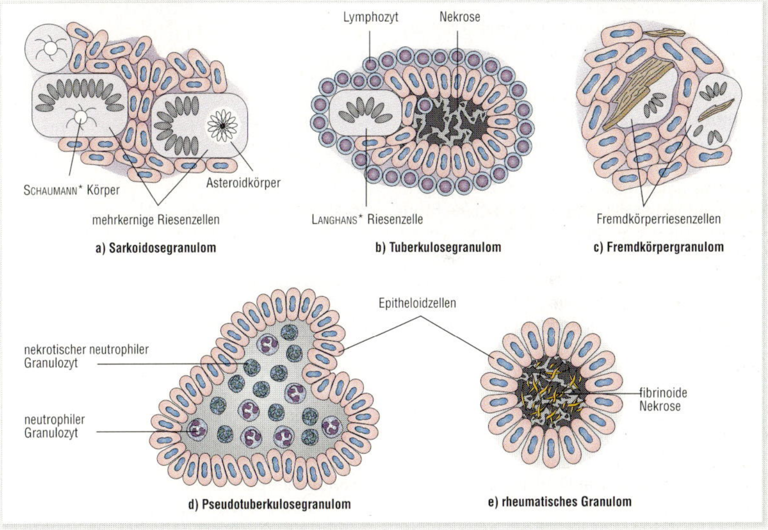

Granulomformen.

a: Granulom vom Sarkoidose-Typ. Epitheloidzellen u. Riesenzellen. Die Riesenzellen enthalten teilweise konzentrisch lamellierte Asteroidkörper u. sternförmig angeordnete sog. Schaumann* Körper

b: Tuberkuloides Granulom. Epitheloidzellen u. Riesenzellen vom Langhans* Typ. An der Außenseite lymphozytäre Infiltrate. Im Zentrum eine käsige Nekrose

c: Fremdkörpergranulom. Die Fremdkörper sind teilweise vollständig von Makrophagen umgeben. Durch Fusion kommt es zu Fremdkörperriesenzellen. Am Ende ist der Fremdkörper komplett von Histiozyten u. Riesenzellen eingeschlossen

d: Granulomatös-eitriges Granulom (Pseudotuberkulosegranulom). An der Außenseite reichlich Epitheloidzellen. Im Zentrum ein Exsudat aus neutrophilen Granulozyten

e: Rheumatisches Granulom. Zentrale fibrinoide Nekrose u. außen kranzförmig angeordneter Epitheloidzellsaum [53]

Knochen auf (v.a. Schädel, Rippen, Wirbel, lange Röhrenknochen). – **G. inguinale (tropicum):** ↑Donovanosis.

Granulomatose, Granulomatosis: das zahlreiche, evtl. generalisierte Auftreten von Granulomen, z.B. als Lymphogranulomatose, eosinophiles Granulom, Lipoidgranulomatose, ↑WEGENER* Granulomatose; i.w.S. auch Bez. für alle chronisch granulomatösen Entzündungen wie Tbk, Syphilis, Sarkoidose, Brucellosis etc.

Granulopenie: ↑Granulozytopenie.

Granulopo(i)ese: ↑Granulozytopoese.

Granulosa(zell)tumor: aus dem Keimdrüsenstroma abgeleiteter Tumor mit femininer Differenzierung, imitiert die Granulosazellen des Eifollikels; z.T. hormonbildend (Östrogene), meist weich, gelblich u. zystisch; vorwiegend im Ovar (s.a. Ovarialtumoren), selten im Hoden; wird als maligner Tumor mit niedriger Malignität eingestuft; tritt v.a. postklimakterisch auf (Symptome: Hypertrophie der Gebärmutterschleimhaut, Blutungen), aber auch im Kindesalter (führt zu ↑Pubertas praecox).

granulosus: (latein.) gekörnt, körnerreich, granuliert.

Granulozytämie: ↑Granulozytose.

Granulozyten: v.a. der Infektionsabwehr dienende Untergruppe der weißen Blutzellen (Leukozyten) mit färberisch darstellbaren Zellplasmakörnchen, die durch körpereigene ↑Mediatoren oder durch bakterielle Stoffe zum Ort der Entzündung angelockt werden (Leukotaxis), dort Fremdkörper, Bakterien, Pilze oder zerstörtes Gewebe aufnehmen (Phagozytose) u. Keime durch v.a. in den Granula befindliche Enzyme unter Bildung von Wasserstoffsuperoxid abtöten; s.a. Differentialblutbild, Granulozytopoese, -penie, Leukozyt... – **G., basophile:** G., deren Granula mit basischen Farbstoffen anfärbbar sind; Granulozytenanteil bis 1%. – **G., eosinophile:** G., deren Granula mit Eosin bzw. sauren Farbstoffen anfärbbar sind u. deren Anteil (normal 2–4%) im Blut z.B. bei allergischen Reaktionen steigt (↑Eosinophilie); sind zu Phagozytose von Immunkomplexen (v.a. Allergen-IgE-Komplexe) befähigt. – **G., neutrophile** (polymorphkernige), Segmentkernige: die häufigste Form der Granulozyten (im ↑Differentialblutbild bis 70%) mit durch neutrale, basische u. saure Farbstoffe anfärbbaren Granula u. mit stark segmentiertem (d.h. 2–3 Teile aufweisendem) Kern; ↑Abb.; Funktion: s.u. Granulozyten. – **G., neutrophile stabkernige,** Stäbe: G. mit U- oder S-förmigem Kern; Anteil bis 4%. – **G., toxisch granulierte:** v.a. bei schwerem bakteriellem Infekt, Stoffwechselstörung (Diabetes, Eklampsie) u. bei ↑Agranulozytose in der Remission auftretende G. mit groben basophilen Granula oder Schollen.

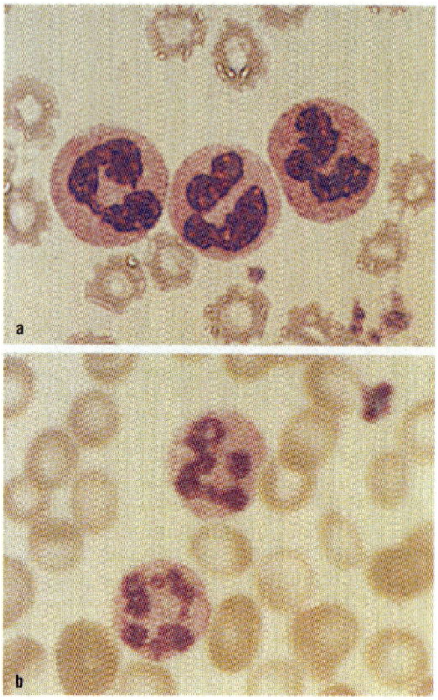

Neutrophile Granulozyten [371]: a) drei neutrophile segmentkernige; b) zwei übersegmentierte

Granulozytenkonzentrat: ↑Leukozytenkonzentrat.

Granulozytenleukämie: chronische myeloische ↑Leukämie.

Granulozytopenie: Verminderung der ↑Granulozyten im peripheren Blut; i.e.S. die ↑Neutropenie; i.w.S. auch deren schwere Form, die Agranulozytose u. die granulozytopenische Krise.

Granulozytopo(i)ese, Granulopoese: Bildung der ↑Granulozyten aus ihren unreifen Vorstufen im Knochenmark (als dem sog. Proliferationsspeicher).

Granulozytose: erhöhte Granulozytenzahl im peripheren Blut, i.e.S. ohne nennenswerte Vermehrung der Lympho- u. Monozyten; unterschieden als Baso-, Eosino- u. Neutrophilie; s.a. Leukozytose.

Granulum: (latein.) Körnchen; s.u. Granula.

Graphitlunge: ↑Mischstaubsilikose durch Einatmen von Graphit- u. Quarz- oder Silicatstaub.

Grau, graue Substanz: ↗Substantia grisea (z.B. als S. grisea centralis = zentrales Höhlengrau).

grauer Star: ↗Cataracta.

gravid: schwanger.

Gravida: (latein.) die Schwangere.

Gravidität, Graviditas: ↗Schwangerschaft. – **G. abdominalis:** ↗Bauchhöhlenschwangerschaft. – **G., extrauterine,** EU: Oberbegriff für alle Formen der G., bei denen die »Einnistung« (↗Nidation) des befruchteten Eies außerhalb der Gebärmutter erfolgt (ca. 1–2% aller Schwangerschaften); meist als G. tubarica; selten als Bauchhöhlenschwangerschaft oder als G. ovarica. – **G. tubarica:** ↗Eileiterschwangerschaft.

Graviditäts...: s.u. Schwangerschafts...

gravis: (latein.) schwer, heftig.

Grawitz* Tumor: ↗Nierenzellkarzinom.

Gray, Gy: SI-Einheit der Energiedosis (Meßgröße für die Dosis einer Strahlentherapie); ersetzt die Einheit rad: 1 Gy [J/kg] ≙ 100 rd (rad).

gray: (engl.) grau; s.u. grey...

Grenzstrahlen, BUCKY* Strahlen: sehr weiche (= »ultraweiche«) Röntgenstrahlen.

Grenzstrang: ↗Truncus sympathicus.

Grenzstrangblockade: Ausschaltung des Grenzstrangs (bzw. Grenzstrangbereichs), u. zwar zeitweilig durch Lokalanästhetika, auf Dauer durch Alkoholinfiltration; v.a. als ↗Paravertebralblockade u. als Stellatumblockade, als thorakolumbale Sympathikusblockade, als epidurale Sakralanästhesie.

Grenzstrangdurchtrennung: sympathische ↗Denervierung mittels Durchschneidung des Grenzstrangs.

Grenzstrangresektion: ↗Sympathektomie; vgl. Denervierung.

Grenzwert: in der Umweltmedizin die für den Organismus gerade noch tolerable Konzentration eines Schadstoffes, z.B. in Lebensmitteln u. in der Luft.

Grenzwerthypertonie: Erhöhung des Blutdrucks um Werte zwischen 140/95 bis 160/90 mmHg.

Grey-Syndrom: (engl.) Krankheitsbild beim Früh- u. Neugeborenen nach Behandlung mit Chloramphenicol durch mangelhafte Entgiftung infolge der frühkindlichen Enzymschwäche: aschgraues Hautkolorit, Temperatursturz, Erbrechen, Atemnot, Nahrungsverweigerung.

Griebe, Griefe: volkstümliche Bezeichnung für Herpes simplex labialis, i.w.S. auch für Mundwinkelrhagaden.

Grieß: kleinste Gallen-, Nierensteinchen (»Gallen-«, »Harngrieß«).

Grimmdarm: ↗Colon.

Grind: schuppende, nässende u. verkrustende Hautausschläge (v.a. Impetigo = feuchter G.).

Grindflechte: ↗Tinea capitis, Favus.

Grindgeschwür: ↗Ekthyma.

grippaler Infekt: Sammelbezeichnung für eine meist durch Viren verursachte fieberhafte Erkrankung mit Katarrh der oberen Luftwege, deren Symptome denen eines leichten Verlaufs der echten Grippe ähnlich sind.

Grippe, Virusgrippe, Influenza: meist epidemisch auftretende Infektionskrankheit durch Orthomyxoviren (↗Influenzavirus), in den gemäßigten Zonen, bevorzugt in den Wintermonaten. Nach erfolgter Tröpfcheninfektion u. einer Inkubationszeit von wenigen Std. bis Tagen treten u.a. Frösteln oder Schüttelfrost, Fieber (bis 40 °C), schweres Krankheitsgefühl, Augen-, Kopf-, Gliedmaßen- u. Brustschmerzen auf sowie Entzündung der Atemwege, v.a. Pharyngitis u. Laryngotracheobronchitis (mit hartnäckigem trockenem Husten), begleitet von Pulsverlangsamung (relative Bradykardie) u. – später – Blutdruckminderung; Vorbeugung erfolgt durch ↗Grippeschutzimpfung.

Grippeschutzimpfung: aktive ↗Immunisierung gegen Grippe, erfolgt mit Adsorbatimpfstoff aus inaktivierten (abgetöteten oder abgeschwächten = attenuierten, auf Hühnerbruteiern gezüchteten) Grippeviren; oder mit »Subunit«-Impfstoff, der nur noch Hämagglutinin u. Neuraminidase des Virus enthält. – Wirkungsdauer höchstens 1 Jahr. Die G. ist v.a. angezeigt bei Vorliegen von chronischen Herz-Kreislauf- u. Lungenerkrankungen, bei ADDISON* Krankheit, Schwangerschaft, hohem Lebensalter (über 65 Jahre) u. Kindern aller Altersgruppen mit chronischen Erkrankungen des Respirationstrakts.

Grippevirus: ↗Influenzavirus.

Griseofulvin: orales Mittel gegen Pilze (Antimykotikum) aus Penicillium griseofulvum; fungistatisch wirksam gegen Dermatophyten (Trichophyton, Microsporum, Epidermophyton).

griseus: (latein.) grau (z.B. Substantia grisea).

gr. m. p.: **g**rosso **m**odo **p**ulverisatum (grob gepulvert).

grobschlägig: s.u. Tremor.

Grocco*-Rauchfuß* Dreieck: über dem Brustkorb neben der Wirbelsäule feststellbare ↗Dämpfung in Dreiecksform auf der Gegenseite eines großen Pleuraergusses.

Groenblad*-Strandberg* Syndrom, Elastorrhexis generalisata: erbliche Systemerkrankung des elastischen Bindegewebes mit gelblichen Hautflecken u. Papeln (v.a. an Beugefalten großer Gelenke, Nacken, Nabel) sowie mit gefäßähnlichen Netzhautstreifen im Augenhintergrund u. mit Gefäßveränderungen, die zu Durchblutungsstörungen, z.B. Angina pectoris, zerebralen Insulten u. Hochdruck führen.

Großfeldtechnik: Bestrahlungsverfahren maligner Tumoren im thorako-abdominellen Bereich (z.B. als »abdominales Bad«); wird z.B. bei HODGKIN* Syndrom angewandt. Erfolgt in Rücken- u. Bauchlage, wobei die empfindlichen Organe abgedeckt werden.

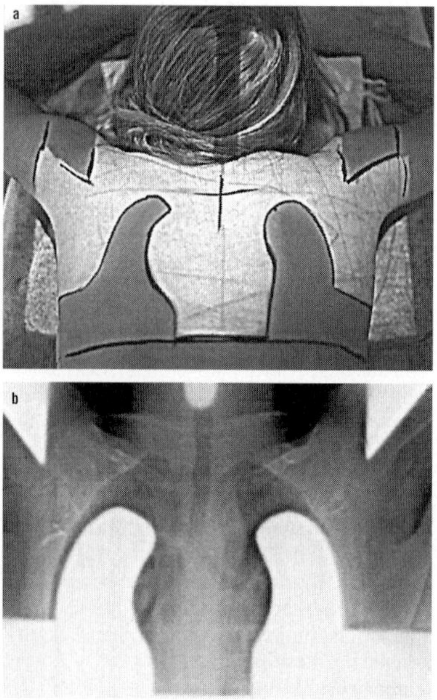

Individuelle Kollimation bei der **Großfeldbestrahlung** der HODGKIN* Krankheit.
a) Patientin unter dem Großfeld in Bauchlage, Humerusköpfe, Lungen u. untere Thoraxwand wurden abgedeckt
b) Verifikationsaufnahme (Portalfilm) mit der Therapiestrahlung des Linearbeschleunigers [250]

Großfleckenkrankheit: ↗Erythema infectiosum.

großfollikuläres Lymphoblastom: ↗BRILL*-SYMMERS* Syndrom.

Großhirn: ↗Cerebrum; s.a. Gehirn..., Hirn...

Großhirnatrophie, progressive: langsam fortschreitender Parenchymschwund des alternden Großhirns mit Verkleinerung des Organs (v.a. der Gyri) bei seniler Demenz u. ALZHEIMER* Krankheit; s.a. Hirnatrophie.

Großhirnrinde: ↗Cortex cerebri; s.a. Kortex..., Kortikal..., Rinden...

Großwuchs, Makrosomie: Hochwuchs mit Überschreiten der altersgemäßen Durchschnittslänge um maximal 23% (CATEL) oder 40% (FANCONI).

Großzehe: ↗Hallux.

growth hormone, GH: (engl.) ↗Somatotropin.

Gruber* Reaktion: serologische Definierung eines Bakterienstammes anhand der Bakterienagglutination (auf Objektträger oder – quantitativ – im Reagenzglas) mit bekannten Antiseren. – Häufig inkorrekt als GR.*-WIDAL* Reaktion bezeichnet; vgl. WIDAL* Reaktion.

Grübchennägel: ↗Tüpfelnägel.

Grünblindheit: ↗Deuteranopsie.

grüner Krebs (Aran*): ↗Chlorom.

grüner Star: ↗Glaukom.

Grünholzfraktur: unvollständiger (nur subperiostaler) Knochenbruch (Fraktur) langer Röhrenknochen bei Kindern.

Grüntzig* Katheter: doppellumiger Dilatationskatheter zur Aufdehnung von Gefäßverengungen u. -verschlüssen. Gilt als bahnbrechende Voraussetzung für die Verbreitung der perkutanen transluminalen Angioplastie (↗PTA).

Grützbeutel: ↗Atherom.

Grundgelenk: Finger- bzw. Zehengelenke zwischen den Mittelhand-(bzw. -fuß-)Knochenköpfchen u. den Finger- bzw. Zehenknochenbasen.

Grundglied: s.u. Phalanx.

Grundimmunisierung: ↗Basisimpfung.

Grundumsatz, GU, Ruheumsatz: der Energieumsatz des seit 12 Stunden nüchternen, völlig entspannten Probanden bei Indifferenztemperatur (bekleidet 20 °C, unbekleidet 30 °C). Die Bestimmung erfolgt entweder anhand der abgegebenen Wärmemenge oder anhand des Sauerstoffverbrauchs bzw. des respiratorischen Quotienten; die Individualwerte werden dann mit Sollwert-Tabellen (u.a. nach BENEDICT-TALBOT, KESTNER-KNIPPING) verglichen. Grobe Beurteilung ferner möglich mittels sog. **Grundumsatzformeln** (z.B. nach ↗READ).

Gruppenallergie: Überempfindlichkeit (Allergie) gegen chemisch unterschiedliche Substanzen, die eine gemeinsame »determinante Gruppe« besitzen. – vgl. Kreuzallergie.

Gruppenpflege: s.u. Bereichspflege.
Gruppenresistenz: ↗Kreuzresistenz.
Gruppentherapie: 1) psychotherapeutische Verfahren, bei denen mehr als 2 Patienten gemeinsam (in der Gruppe) unter Anwesenheit eines oder mehrerer Psychotherapeuten behandelt werden. **2)** in Gruppen durchgeführte krankengymnastische Übungsbehandlung; auch im Bewegungsbad möglich.
Gryposis: abnorme Krümmung. – **G. unguium:** ↗Onychogryposis.
Gsell*-Erdheim* Syndrom: Gefäßerkrankung der Aorta (idiopathische Medianekrose). Bei Rißbildung (Aneurysma dissecans) unerträglicher Retrosternalschmerz, Vernichtungsgefühl, Erbrechen, Schock.
γ-GT: ↗γ-**G**lutamyl**t**ranspeptidase.
G_1-Trisomie: ↗DOWN* Syndrom.
GTT: ↗**G**lucose**t**oleranz**t**est.
Gtt.: **Gutt**ae (= Tropfen).
GU: 1) ↗**Grund**umsatz. **2) G**lu**cu**ronidase.
Guajacol, Guajakol: Anw. *therap* äußerlich als Antiseptikum, Anästhetikum u. für Rheumaeinreibungen; innerlich als Expektorans.
Guanethidin: ↗Antisympathotonikum; Anw. als Antihypertonikum u. zur Blockade peripherer Nerven als schmerztherapeutisches Verfahren.
Guanidin: eine organische Base als Abbauprodukt des Guanins. Wichtige Derivate sind Arginin, Creatin u. Creatinin, die Biguanide, Guanethidin.
Guanin, G: eine der 5 Nucleinbasen, die in der DNA u. RNA vorkommen u. durch ihre Reihenfolge die Erbinformation (genet. Code) festlegen; bilden mit Phosphorsäure u. Zucker Nucleotide.
Guarnieri* Einschlußkörperchen: Einschlußkörperchen im Zytoplasma der Epidermiszellen bei Infektion mit Viren der Pockengruppe.
Gürtelgefühl: Umschnürungsgefühl im Bereich des Rumpfes, z.B. bei ↗Myelitis.
Gürtelrose: ↗Zoster.
Gürtelverband: ↗Cingulum.
Guillain* Syndrom: G.*-Barré* Sy., Radikuloneuritis, Neuronitis: Nervenentzündung; eine Polyradikulitis, meist als infektiöse Polyneuritis. Symptome: aufsteigende motorische Lähmung, Parästhesien, ziehende Schmerzen.
Gumma syphiliticum: ↗Granulom (»Gummiknoten«) des Tertiärstadiums der ↗Syphilis; v.a. in der Haut (oft an Unterschenkeln), in Knochen, Gelenken, Kreislauforganen (in der Aortenwand oft miliar), Niere, Leber u. im zentralen Nervensystem.
Gummigelenk: das schlaffe, überdehnbare Gelenk bei Muskelhypotonie, schlaffer Lähmung, Myatonia congenita.
Gummikeil: flach-keilförmiges Hartgummistück als Mundsperrer (»Bißkeil«; als Zahn- u. Beißschutz); Anw. z.B. bei Trismus, Magenspülung, Intubation sowie epileptischem Anfall.
Gummistrumpf, Kompressionsstrumpf: elastisch gewebter Strumpf (heute meist nicht aus Gummi) zur Prophylaxe u. Therapie der (Bein-)Varikose bzw. des Lymphödems.
gummös: in Form oder mit Bildung von (syphilitischen) Gummen (↗Gumma).
Guß: eine hydrotherapeutische Anw. mit kaltem oder wechselwarmem Wasser, das als fast druckloser Strahl von Daumendicke so an den Körper gebracht wird, daß ein »Wassermantel« entsteht (Flachguß); als Blitz- oder Strahlguß mit kräftigem mechanischem Reiz; s.a. Hydrotherapie.

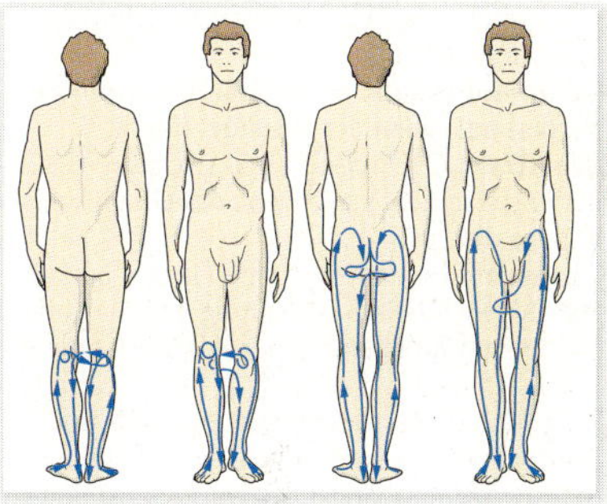

Knie- u. **Schenkelguß** mit klassischer Schlauchführung [163]

Gustatio: (latein.) Geschmack.
gutartig: ↗benigne; vgl. maligne.
Guthrie* (Hemm-)Test: mikrobiologischer Hemmtest zur Früherfassung der ↗Phenylketonurie.
Gutta: *(latein. = Tropfen)* **1)** flüssige, mit dem Terminus **Guttae** (Mehrzahl von gutta = Gtt.) belegte Arzneizubereitung. **2)** tropfenförmige Hautveränderung bei Psoriasis, Hyper- oder Depigmentierung. – **G. cadens:** »Geräusch des fallenden Tropfens« (über Lungenhohlräumen).
guttural: die Kehle (latein. = guttur) betreffend.
GVH, G.v.h.: (engl.) **g**raft **v**ersus **h**ost (s.u. Transplantat-Wirt-Reaktion).
Gy: ↗**Gray**.

Gynäkomastie: i.e.S. Vergrößerung der Brustdrüse des Mannes. **1) echte G.:** meist beidseitige Hypertrophie des Brustdrüsenkörpers, v.a. bei endokriner Erkrankung (↗Hypogonadismus, Hermaphroditismus, Hyperthyreose, hormonaktiver Tumor), durch Medikamente (z.B. Östrogen beim Prostatakarzinom), inneren Erkrankungen (Lepra, Leberzirrhose) sowie ohne erkennbare Ursachen (idiopathische G.); ferner als häufig vorkommende, zeitweilige, harmlose ein- oder doppelseitige Brustdrüsenschwellung bei pubertierenden Knaben (**Pubertätsgynäkomastie**). **2) falsche G.:** Pseudo-G. **a)** einseitige, meist durch einen Tumor (Lipom, Fibrom) verursachte G., **b)** Fettbrust: meist symmetrische Fettverteilungsstörung bei Adipositas.

gynäkotrop: bevorzugt das weibliche Geschlecht befallend.

gynäkovertebrales Syndrom: bei Frauen von der Wirbelsäule ausgehende Unterbauch- u. Leistenschmerzen (v.a. bei Bandscheibenschaden Th_8–S_4), gynäkologische Erkrankungen vortäuschend.

Gynandroblastom: zu Vermännlichung (↗Virilisierung) führender Eierstocktumor.

Gynatresie: Oberbegriff für krankhafte – i.e.S. für angeborene – Verschlüsse des Geschlechtstraktes der Frau.

Gyrase: ein Bakterienenzym, das den bakterieneigenen DNS-Doppelstrang für die kompakte Unterbringung in der Bakterienzelle in Schleifen legt u. verdrillt (= supercoiling); wird durch **Gyrasehemmer** (s.u. Chinolon-Antibiotika) in seiner Aktivität gehemmt.

gyratus: (latein.) gewunden, geschlängelt; s.a. Gyrus.

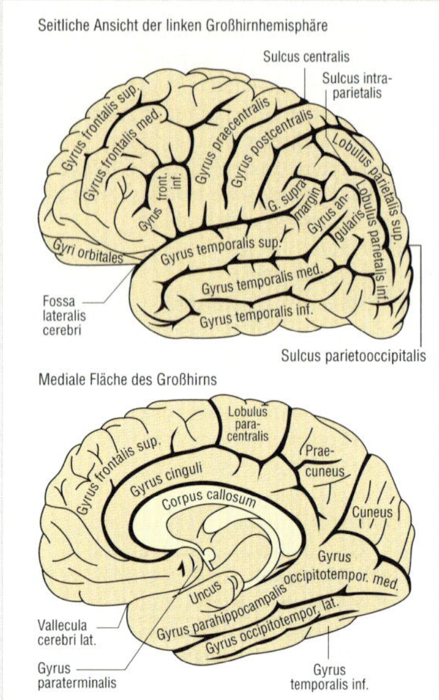

Gyrus [431]

Gyrus: »Windung«; i.e.S. Bezeichnung für die Hirnwindungen (**Gyri cerebri** *PNA*), die an der Großhirnoberfläche ausgebildeten, von Furchen (= Sulci) begrenzten Gebilde, deren Zahl u. Anordnung – auch individuell zwischen den Hemisphären – stark variiert.

GZ: **G**erinnungs**z**eit (↗Blutgerinnungszeit).

H

H: Kurzzeichen u.a. für Wasserstoff (**H**ydrogenium; als Ion = H^+), **H**istidin, **H**istamin, **H**omogenitätsgrad, **H**istokompatibilität (↑HLA-System).

HA: Abkürzung für ↑**H**ämagglutination, **H**epatitis **A, H**uman**a**lbumin.

HAA: ↑**H**epatitis-**a**ssoziiertes **A**ntigen.

Haar, Pilus, Crinis**:** das aus Horn bestehende, fadenförmige, fast universelle (an Handflächen, Fußsohlen, Streckseiten der Zehen-, Fingerendglieder fehlende) Hautanhangsgebilde. – Haarteile: der aus der Haut ragende **Haarschaft** u. die in die Unterhaut reichende, schräge **Haarwurzel,** deren Schichten etwa denen der Oberhaut entsprechen; das verdickte untere Wurzelende, die **Haarzwiebel,** sitzt einem in sie hineinragenden, gefäßhaltigen Bindegewebszapfen, der **Haarpapille,** auf (beide als Haarboden). Die Farbe wird bestimmt durch den Gehalt an Pigment, das v.a. durch im Bereich der Zwiebel reichlich vorhandene Melanozyten gebildet wird.

Haaranalyse: Nachweis von Giften (z.B. Cadmium, Arsen), Drogen (z.B. Cocain) u. Spurenelementen in einer Kopf- oder Schamhaarprobe mit empfindlichen Verfahren (z.B. Atomabsorptionsspektrometrie, Gaschromatographie); Anw. für forensische Gutachten, bei Verdacht auf Drogenabhängigkeit u. zum Nachweis von Mangelernährung.

Haarausfall, Effluvium; Defluvium: das zeitweilige oder dauernde massive Ausgehen der Haare als dynamischer Vorgang (im Gegensatz zur ↑Alopecia als Zustand der Haarlosigkeit).

Haarbrüchigkeit: ↑Trichorrhexis, -klasia.

Haargefäß: Kapillare, ↑Vas capillare.

Haarleukoplakie: im Zungenbereich (v.a. auf der Zungenunterfläche) weißliche, z.T. konfluierende (Leukoplakie-ähnliche) Hauterhabenheiten ohne scharfe Begrenzung, die sich nicht abwischen lassen. Wahrscheinlich verursacht durch das Epstein*-Barr* Virus. Meist Ausdruck einer geschwächten körpereigenen Abwehr u. damit Hinweis auf das Vorliegen einer HIV-Infektion (s.a. Leukoplakie).

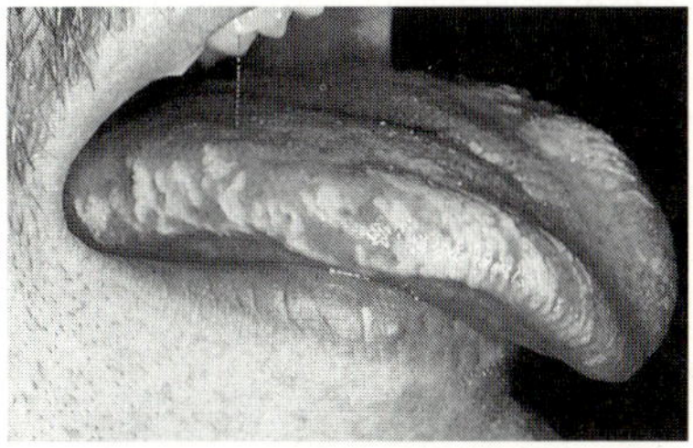

Haarleukoplakie bei einem AIDS-Patienten [145]

Haarzelle: 1) ↑Hörzelle. **2)** atypischer B-Lymphozyt, der im Ausstrich haarartige Fortsätze aufweist; tritt auf bei **Haarzellenleukämie** (leukämischer Retikuloendotheliose): eine seltene, langsam fortschreitende lymphoproliferative Erkrankung (zählt wie die chronisch-lymphatische Leukämie zu den niedrigmalignen lymphozytischen ↑Non-Hodgkin-Lymphomen).

Haarzunge, schwarze: ↑Lingua villosa nigra.

Habituation: 1) ↑Gewöhnung. **2)** die abnehmende Ausprägung einer Verhaltensweise bei wiederholter Anw. des auslösenden Reizes.

habituell: gewohnheitsgemäß, verhaltenseigen, wiederholt auftretend.

Habitus: (latein.) Aussehen, Verhaltenseigenart, ↑Konstitution, Körperbautypus.

Habronem(at)osis: Befall des Menschen durch Habronema (Fadenwurmgattung).

Hacken: die Ferse. – s.a. Hacken..., Kalkaneus...

Hackenbruch* Anästhesie: ↑Lokalanästhesie durch subkutane rhombusförmige Umspritzung des Operationsfeldes.

Hackenfuß, Pes calcaneus: erworbene oder angeborene, permanente Fußfehlstellung bzw. -fehlbildung mit – evtl. extremem – Heranziehen des Fußrückens in Richtung Schienbein (= Dorsalextension im oberen Sprunggelenk).

Hackengang: unsicherer, stapfender Gang mit der Ferse als Auftrittsfläche; z.B. bei Tibialislähmung ohne oder mit Hackenfuß.

Hackenhohlfuß, Pes calcaneus excavatus: angeborene oder erworbene Fußfehlform mit starker Abknickung des Vorfußes gegen den Rückfuß bei gleichzeitiger Steilstellung des Fersenbeines (Kombination von ↗Hohl- u. Spitzfuß); z.B. nach Poliomyelitis.

Häm: allgemeine Bez. für Metallporphyrine; z.B. die Komplexverbindungen der Porphyrine mit 2wertigem Eisen, die zu Anlagerung z.B. von Sauerstoff, Kohlenmonoxid, Stickstoffbasen befähigt sind; i.e.S. als farbgebende prosthetische Gruppe des Blut-, Muskelfarbstoffes (Hämo- bzw. Myoglobin).

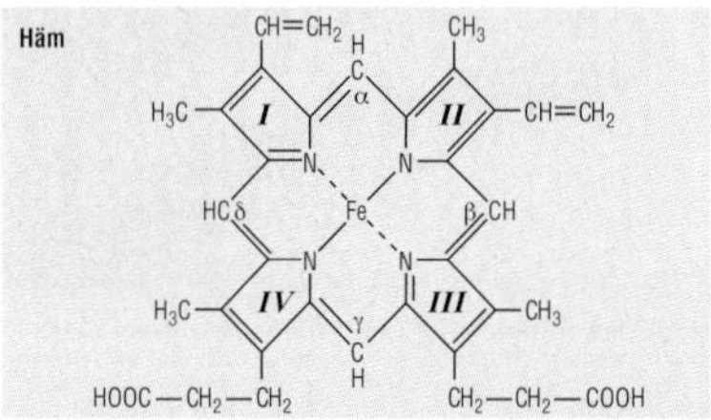

häm..., haem...: Wortteil »Blut«, s.a. häma...

Hämadsorption, HAD: das Festhaften der roten Blutkörperchen (Ery) an anderen Zellen oder Strukturen durch an ihr Zellgerüst gebundene Stoffe (z.B. Blutgruppensubstanz); i.e.S. die Ery-Bindung an virusinfizierte Zellen durch das bei Virusvermehrung ausgetretene Virus-Hämagglutinin (wird in der Virusdiagnostik genutzt als **Hämadsorptionstest** u. **Hämadsorptionshemmungstest** mit homologen Immunsera).

Hämagglutination: Verklebung (Agglutination) von Erythrozyten durch ↗Hämagglutinine.

Hämagglutinine: Stoffe (Lectine bzw. Phytagglutinine oder Virus-induzierte Substanzen [vgl. Hämadsorption]), die durch Reaktion mit bestimmten Strukturen (»Oberflächenantigene«, »Membranrezeptoren«) auf Erythrozyten zu ↗Hämagglutination führen.

Hämangi(o)...: Wortteil »Blutgefäß«; s.a. Angi(o)...

Hämangiektasie: permanente Blutgefäßerweiterung; ↗Hämangiom, Teleangiektasie.

Hämangiom, Haemangioma: gutartiger Tumor durch Wucherung von Blutgefäßen, v.a. in der Haut, Unterhaut u. in Schleimhäuten, aber auch in inneren Organen oder am Auge. – **H. cavernosum:** kavernöses Hämangiom, Blutschwamm. Meist schon bei Geburt vorhanden oder Auftreten in ersten Lebenstagen. Spontane Rückbildung häufig; s.a. Kavernom.

Hämangiomatose, Haemangiomatosis: Auftreten zahlreicher Hämangiome.

Hämangiomwirbel: häufigster gutartiger Wirbelsäulentumor, vor allem im Wirbelkörper, seltener auch im Wirbelbogen; häufig Zufallsbefund (z.B. im Röntgenbild).

Haemarthros, Haemarthron: Bluterguß im Gelenk; z.B. als Unfallfolge, aber auch spontan bei ↗Hämophilie (Bluterkrankheit).

Hämarthrose: das ↗Blutergelenk in der Folge von Gelenkblutungen (Hämarthros) mit Bewegungseinschränkung, evtl. Versteifung.

Hämaskos: i.e.S. der blutige ↗Aszites.

hämat...: Wortteil »Blut«; s.a. häm(a)..., hämo...

Hämatemesis: Erbrechen von rotem oder kaffeesatzartigem Blut (Hämatin). Blutungsquellen können im Nasen-Rachen-Raum, Ösophagus (z.B. Ösophagusvarizen), Magen (z.B. Ulzera, Erosionen, Karzinom) oder Duodenum (z.B. Ulzera, Erosionen) lokalisiert sein. Auch als Spätsymptom bei Mesenterialvenenverschluß; seltene Ursache: Hämobilie. – s.a. Blutung, gastrointestinale.

haemato...: s.a. haem(a)..., haemo...

Hämatobilie, Haemobilie: Blutung in die Gallenwege, z.B. bei örtlichem Aneurysma, Hämangiom, nach Operation an Leber/Gallenwegen oder – i.e.S. – nach zentralem Leberriß.

Hämatoblast: ↗Hämozytoblast.

Haematocele, Hämatozele: Blutbruch; Blutansammlung in einem natürlichen Organhohlraum oder – abgegrenzt – in einer natürlichen Gewebsspalte nach Blutung infolge Gefäßverletzung oder entzündlicher Diapedeseblutung.

Haem(at)ocephalus, Hämatokephalus, -zephalus: Blutansammlung im Inneren des Hirnschädels; als **H. externus** ein subarachnoidales, sub- oder epidurales ↗Hämatom; als **H. internus** ein Hämatom im Hirnventrikelsystem nach Ventrikelblutung, z.B. bei Aneurysma, Hirn(massen)blutung.

hämatogen: 1) dem Blut entstammend, unter Beteiligung des Blutes bzw. auf dem Blutweg entstanden. **2)** blutbildend (hämopoetisch).

Häm(at)okolpos: Blutansammlung in der Scheide, evtl. mit Rückstauung in die Gebärmutter **(= Hämatokolpometra)** u. evtl. sogar in die Eileiter (↗Hämatosalpinx). Folge einer Verhaltung von Menstrualblut.

Hämatokrit, Hkt, HK: der Anteil des Volumens aller roten Blutkörperchen (= Gesamt-Erythrozytenvolumen) am Gesamtblut (in % bzw. als SI-Einheit in Anteilen = % × 0,01 an-

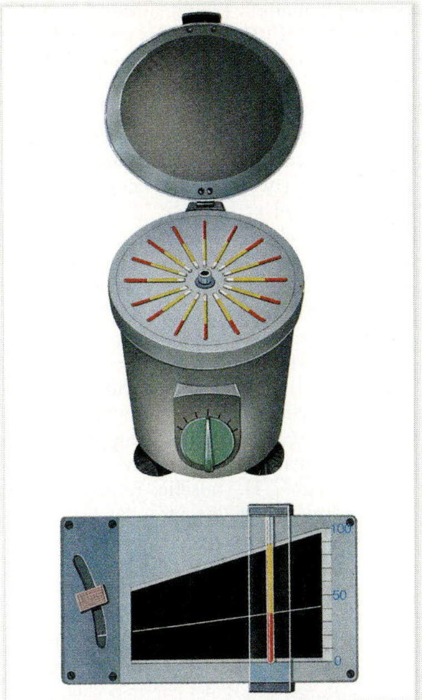

Zentrifuge u. Ablesegerät zur **Hämatokritbestimmung** [15]

gegeben als **Hämatokritwert;** normal bei Männern 43,2–49,2%, bei Frauen 36,8 bis 45,4%). Im allgemeinen bestimmt durch Messen der Ery-Säule nach vollständiger Trennung der Blutkörperchen vom Plasma durch schnelle Zentrifugation des ungerinnbar gemachten Vollblutes in einer »HK-Zentrifuge«; ↗Abb.

Hämatom, Haematoma: der Bluterguß (traumatisch bedingte Blutansammlung). – **H., epidurales, H., extradurales:** arterielles H. zwischen harter Hirnhaut (Dura mater encephali) u. dem Schädelknochen; meist im Schläfenbeinbereich nach Blutung aus der Arteria meningea media nach Schädelverletzung. Führt allgemein innerhalb von 12 Std. zur ↗Compressio cerebri; zeigt computertomographisch oder im Karotisangiogramm eine typische Sichelbildung bzw. Gefäßabdrängung; ist möglichst innerhalb 24 Std. operativ zu beheben. – **H., intrakranielles:** Bluterguß im Schädelinneren (s.a. Haematocephalus); als epi-, subdurales, subarachnoidales oder intrazerebrales H.; ↗Hirnblutung, Apoplexie. – **H., periorbitales:** Bluterguß im Augenhöhlenbereich bei Schädelbruch mit Orbitabeteiligung; als ↗Brillen-, Monokelhämatom. – **H. subdurale:** venöser Bluterguß zwischen den Hirnhäuten Dura u. Arachnoidea; v.a. nach Schädelverletzung (z.B. Contusio cerebri) oder unter der Geburt (Geburtstrauma); führt bei größerer Blutung zu – zunehmendem – Hirndruck, wobei nach freiem Intervall Bewußtlosigkeit bzw. fetale Asphyxie auftreten. – **H., subkutanes:** Bluterguß im Unterhautgewebe; anfangs als blaurote, später – infolge Hämoglobinabbaus – gelblich-grünliche Blutbeule (bzw. Blutfleck); s.a. Ekchymose, Sugillation. – **H., subunguales:** Bluterguß unter der Nagelplatte; evtl. pulsierend, oft mit Abhebung des Nagels; ggf. durch Nageltrepanation entlastbar.

Hämatometra: Bez. für (Menstrual-)Blutansammlung in der Gebärmutterhöhle; s.a. Hämatokolpos.

Hämatomyelie: Blutung in das Rückenmark. Als **akute H.** mit inkomplettem oder komplettem Querschnittssyndrom. Als Geburts-

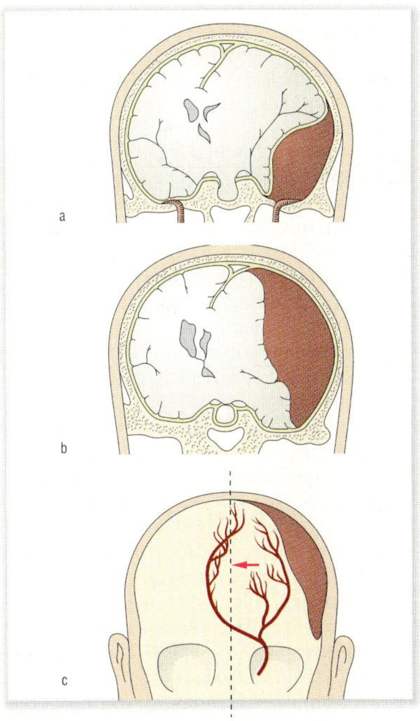

Intrakranielles Hämatom (Schema): a) epidurales Hämatom, b) subdurales Hämatom, c) Gefäßverdrängung bei akutem subduralem Hämatom [433]

komplikation infolge Rückenmarkszerrung oder -zerreißung die **zentrale H.** mit Symptomen wie bei Syringomyelie.

Hämatomyelogramm: das »zentrale Blutbild« als Darstellung der Blutkörperchenanteile des Knochenmarks (= Knochenmarkausstrich); s.a. Knochenmarkpunktion.

Hämatonephrose: Blutansammlung im Nierenhohlsystem; i.e.S. die ↗Hydronephrose mit sekundär blutigem Inhalt (= Hämatopelvis).

Häm(ato)perikard: Blutansammlung im Herzbeutel, z.B. nach Herzverletzung, Myokardinfarkt, Tumoreinbruch; führt zu zunehmender Einflußstauung bis zur ↗Herztamponade.

Hämatoperitoneum: 1) Blutansammlung in der Bauchhöhle; z.B. als Verletzungsfolge oder bei Tubenruptur. Allgemein mit Zeichen des Schocks u. motorischer Unruhe. **2)** blutiger Aszites (Hämaskos).

hämatoplastisch: blutbildend (vgl. Hämozytoblast).

Hämatopneumothorax: Blut- u. Luftansammlung im Pleuraspalt; z.B. nach Durchbruch pleuranaher Lungenprozesse, nach Rippenfraktur mit Blutgefäßzerreißung, Blutgefäßverletzung bei Pneumothoraxfüllung. Klinik: Symptome des ↗Pneumothorax mit Schock.

Hämatopoese: ↗Blutbildung.

hämatopoetisch: blutbildend; z.B. b. ↗Wachstumsfaktoren.

Hämatoporphyrin: ein Abbauprodukt des ↗Hämoglobins.

Hämatorrhachis: die ↗Subarachnoidalblutung im Bereich des Rückenmarks; führt zu ausstrahlenden radikulären Schmerzen, bisweilen auch zu Lähmungen, Einschränkung der Wirbelsäulenbeweglichkeit, Hauthyperästhesie u. -algesie.

Hämatorrhö: massive Blutung aus einem Organ (»Blutsturz«), i.e.S. die ↗Hämoptoe.

Hämatosalpinx: Blutansammlung im – dadurch verdickten – Eileiter, z.B. nach Tubarabort, bei örtlicher ↗Endometriose, bei ↗Hämatometra. Führt zu wehenartigen Schmerzen, evtl. auch zu peritonealem Schock.

Hämatostatica, -tika, Hämostyptika: Blutstillungsmittel (s.u. Blutstillung).

Hämatotherapie: Anw. von (Eigen-)Blut oder Blutkonserven zu Heilzwecken.

Hämatothorax: Ansammlung aus den Gefäßen ausgetretenen Blutes im Brustraum, i.e.S. im Pleuraspalt (Hämatopleura), meist als ↗Hämatopneumothorax.

Hämatotympanon: Bluterguß in der Paukenhöhle des Mittelohrs; führt zu bläulicher Trommelfellverfärbung, Schalleitungsschwerhörigkeit, Ohrensausen, evtl. – bei Abfluß über die Ohrtrompete – zu Nasenbluten.

Hämatoxylin-Eosin-Färbung: Zellkernfärbung mit Hämatoxylin u. Nachfärben mit Eosin (Zellkerne werden blau, Zellplasma rot).

Hämatozele: ↗Haematocele.

Hämatozephalus: ↗Haem(at)ocephalus.

Hämaturie: das Blutharnen (s.a. Nierenblutung); die über das physiologische Maß hinausgehende Ausscheidung roter Blutkörperchen im Harn infolge Schädigung der Kapillaren der Nierenknäuelchen **(= renale H.),** oder nach Blutung in die Harnwege. Ursachen z.B.: Nieren-, Blasentumoren; Nieren-, Blasensteine, Nierenerkrankungen (↗Tab.). Als ↗Mikrohämaturie auch durch Teststreifen nachweisbar. – **H., falsche:** Rotfärbung des Harns durch Medikamente oder Nahrungsmittel (Erythrurie) u. bei Hämoglobin- u. Porphyrinurie. – **H., makroskopische,** Makrohämaturie: die bereits mit bloßem Auge erkennbare H. – **H., mikroskopische:** ↗Mikrohämaturie. – **H., schmerzlose:** schubweises Blutharnen ohne – hinweisende – Schmerzen seitens der Harnorgane, z.B. bei Nierenbecken-, Blasenpapillom, Blasen- oder Urothelkarzinom (Leitsymptom), Nierentuberkulose, -venenthrombose, Nephritis.

Häufige Ursachen einer **Hämaturie** [279]

Nierenparenchymerkrankungen	Erkrankungen der ableitenden Harnwege
IgA-Nephritis	Nephrolithiasis
mesangioproliferative GN*	Urothelkarzinom
membranoproliferative GN*	Blasenkarzinom
Poststreptokokken-GN*	Hydronephrose
polyzystische Nierenerkrankung	Trauma
Markschwammniere	Zystis
Niereninfarkt	Prostataadenom/-karzinom
Papillennekrose	Urethritis
Nierenvenenthrombose	Endometriose
Pyelonephritis	**Gerinnungsstörungen**
Urogenitaltuberkulose	Thrombozytendefekt
Nierentumoren	Acetylsalicylsäure
	Hämophilie
	Antikoagulation

* GN: Glomerulonephritis

Hämhidrose, Häm(h)idrosis, Blutschweiß: Rotfärbung des Schweißes durch äußerliche Blutbeimengung.

Hämiglobin, Methämoglobin, Ferrihämoglobin: die Eisen-III-haltige, oxidierte Form des Hämoglobins (Hb); entsteht bei Einwirkung von Oxidationsmitteln (z.B. Nitrit, Methylenblau, Wasserstoffperoxid) auf Hb u. ist nicht mehr zum Sauerstofftransport fähig.

Hämo...: s.a. Hämato...

Hämoblasten: Vorstufen der Blutzellen; ↗Hämozytoblast.

Hämoblastosen: tumorartige Erkrankungen des blutbildenden Systems, z.B. ↗Leukämien, i.w.S. auch maligne Lymphome, Lymphosarkom, Plasmozytom, Lymphogranulomatose.

Haemoccult®-Test: Test zum Nachweis makroskopisch nicht sichtbaren (okkulten) Blutes im Stuhl, wobei die Stuhlprobe auf ein mit Guajakharz imprägniertes Filterpapier ausgestrichen u. anschließend H_2O_2-Lösung aufgetropft wird. Bei Anwesenheit von Blut kommt es zur Blaufärbung. Screening-Verfahren der Früherkennungsuntersuchung auf Darmkrebs.

Hämochromatose: »Eisenspeicherkrankheit« infolge Eisenüberladung des Organismus, v.a. der parenchymatösen Organe; unterschieden als **idiopathische H.**, als **erythropoetische H.** (bei Blutbildungsstörungen, die zu ↗Hämosiderose führen) u. als **erworbene H.** (u.a. als Transfusions-H.). Die idiopathische H. manifestiert sich mit Leberzirrhose (Pigmentzirrhose), bronzeartiger Hautverfärbung u. Ausfallserscheinungen endo- u. exokriner Drüsen (Hypogonadismus; insulinabhängiger Diabetes mellitus = »Bronzediabetes«), Herzinsuffizienz, Haarverlust.

Hämodialyse, Blutwäsche: die künstliche, die Nierenfunktion ersetzende (»extrarenale«) Entfernung löslicher niedermolekularer Stoffwechselschlacken oder aufgenommener Gifte aus dem Blut durch die auf Diffusion beruhende ↗Dialyse (s.a. Dialyse...); i.e.S. die **extrakorporale H.** mittels einer direkt an den Blutkreislauf angeschlossenen »künstlichen Niere« (= Hämodialysator); das Gerät besteht aus Pumpen, Wärmeaustauschern u. dem eigentl. Dialysator u. wird über Doppellumenkatheter an Venen oder mittels einer arteriovenösen Fistel (↗CIMINO* Fistel) an das Blutgefäßsystem angeschlossen; im Dialysator wird das – heparinisierte – Blut beim Durchfließen eines Membransystems »entschlackt« (Abgabe angestauter Elektrolyte u. harnpflichtiger Substanzen, ergänzt durch Ultrafiltration von Wasser) u. dann – evtl. mit Glucose u. fehlenden Elektrolyten angereichert – in den Blutkreislauf zurückgeleitet. – vgl. Hämoperfusion. – **H., intrakorporale:** ↗Peritonealdialyse.

Hämodilution: Blutverdünnung i.S. der relativen Verminderung des Erythrozytenvolumens in Relation zum Plasmavolumen. Erfolgt physiologisch-reaktiv nach schwerem Blutverlust, ferner bei Nierenversagen, infusionsbedingter Überwässerung (↗Hyperhydratation). – *therap* zur Verbesserung der ↗Mikrozirkulation durch ↗Plasmaexpander oder Aderlaß, oder beides gleichzeitig.

Hämodynamik: die Lehre von der Bewegung des Blutes im Gefäßsystem.

Hämofuscin: ein eisenfreies »lipogenes« Pigment; entsteht aus Hämoglobin bei Störungen des Eiweiß- u. Lipidstoffwechsels.

Hämoglobin, Hb: der rote, Sauerstoff transportierende Blutfarbstoff u. seine Varianten; i.e.S. das normale, in den roten Blutkörperchen (Erythrozyten) enthaltene HbA_1 (bis 98% des Gesamt-Hb), HbA_2 (< 3%) u. das fetale Hb (HbF). Eisen(II)-haltige Chromoproteide, bestehend aus ↗Häm als prosthetischer Gruppe u. aus Globin (ca. 94% des Hb) als immunspezifischem, die Hb-Antigenität bedingendem Eiweiß. Biologische Funktionen: **a)** Transport molekularen Sauerstoffs (O_2); **b)** Transport von Kohlendioxid (CO_2); **c)** Puffersubstanz.

Hämoglobinämie: Auftreten freien Hämoglobins im Blut bei schwerster Hämolyse (z.B. bei MARCHIAFAVA* Anämie, Schwarzwasserfieber, Kältehämoglobinurie); evtl. mit Hämoglobinurie.

Hämoglobingehalt: 1) der Hb-Gehalt des Einzelerythrozyten (»Hb_E« = »MCH«, ↗Färbekoeffizient). **2)** unzutreffende Bez. (da Mengenangabe) für die ↗Hämoglobinkonzentration.

Hämoglobinkonzentration, Hb-Konzentration: **1)** der Hämoglobingehalt pro Volumeneinheit im Blut (in mmol/l oder g/l bzw. g/dl). **2)** als »freies Hb« im Plasma (normal < 0,1 g/dl) oder Urin (< 0,02 mg/dl). **3) mittlere korpuskuläre H.,** MCHC: die H. (in mmol/l oder g/l bzw. g/dl) der Erythrozyten (ohne Blutplasma!), meist berechnet aus H. im Blut, geteilt durch den Hämatokrit.

Hämoglobinometer: lichtoptisches oder photoelektrisches Kolorimeter zur quantitativen Bestimmung des Hämoglobin-Gehalts des Blutes **(Hämoglobinometrie)**.

Hämoglobinopathie: Sammelbegriff für erbliche Erkrankungen durch Hämoglobinanomalien infolge Störung der Globinsynthese; s.a. Sichelzellanämie.

Hämoglobinquotient: ↗Färbeindex.

Hämoglobinurie, Haemoglobinuria: Hämoglobinausscheidung im Urin als Folge einer intravasalen ↗Hämolyse.

Hämoglobinzylinder: aus Hämoglobin bestehende Harnzylinder, z.B. bei massiver Hämoglobinurie. Führen u.U. zu Verlegung der Nierenkanälchen.

Hämogramm: das periphere ↗Blutbild; i.e.S. das ↗Differentialblutbild.

hämoklas(t)ische Krise: durch ↗Immunkomplexe ausgelöste akute Reaktion des leukothrombozytären Systems innerhalb der Blutbahn; als Leuko- u. Thrombozytensturz u. -agglutination, erhöhte Gerinnbarkeit (Hyperkoagulabilität), Hypoproteinämie u. Blutdruckabfall.

Hämokonzentration: Bluteindickung durch Verminderung des Plasmawassers (evtl. mit ↗Hypernatriämie u. Plasmahypertonie) bei Flüssigkeitsverlusten (↗Exsikkose) oder aber durch Vermehrung der zellulären Elemente (bei Polycythaemia vera, Polyglobulie).

Hämolipokrit: Gerät zur Bestimmung des Fettgehaltes des Blutes.

Hämolyse: die Auflösung (Zerstörung) der roten Blutkörperchen, u. zwar innerhalb des Organismus (intra- bzw. extravasal, d.h. innerhalb oder außerhalb eines Blutgefäßes) oder aber im Reagenzglas (z.B. bei der Resistenzbestimmung).

Hämolyseniere: ↗Crush-Niere.

Hämolyseschock: Schock infolge intravasaler Hämolyse (i.e.S. als Transfusionsschaden bei Blutgruppenunverträglichkeit). Eine Sofortreaktion mit Kopf-, Kreuz-, Nierenschmerzen, Schwindel, Schweißausbruch, Schüttelfrost, Temperaturanstieg, Kollaps.

hämolysierend: ↗Hämolyse herbeiführend; s.a. hämolytisch.

Hämolysin: **1)** Sammelbegriff für ↗Hämolyse bewirkende (zytolytische) Antikörper. **2)** Hämolysegifte einschließlich bakterieller, hämolysierender Enzyme wie z.B. Strepto-, Staphylolysin.

hämolytisch: die ↗Hämolyse betreffend oder bewirkend (hämolysierend), mit H. einhergehend, durch sie bedingt; z.B. ↗hämolytische Krise, h. ↗Anämie.

hämolytische Krise: akuter Blutzerfall bei hämolytischen ↗Anämien; geht einher mit Beeinträchtigung des Allgemeinzustandes, Magen-Darm-Erscheinungen, Fieber, Pulsbeschleunigung, Kreislaufschwäche (bis Kollaps), Hämoglobinurie u. nachfolgender Gelbsucht.

hämolytisch-urämisches Syndrom (Gasser*): v.a. im Säuglings- u. Kleinkindalter im Rahmen von Infekten auftretende akute hämolytische Anämie (ohne nachweisbare Antikörper) mit gleichzeitig auftretender Niereninsuffizienz. Tritt gehäuft bei Infektion mit enterohämorrhagischen ↗Escherichia coli (EHEC) auf.

Hämomyelogramm: das aus einem Knochenmarkausstrich gewonnene »zentrale Blutbild«.

Hämopathie: Erkrankung des Blutes u. der blutbildenden Gewebe; z.B. Anämien, Hämoblastosen, hämorrhagische Diathesen.

Hämoperfusion: Modifikation der ↗Hämodialyse, bei der das Blut durch eine mit Adsorbenzien (z.B. Aktivkohle) gefüllte Filterkerze gepumpt wird. Ermöglicht die Beseitigung einiger lipophiler u. proteingebundener Substanzen (z.B. organische Lösungsmittel, Insektizide, Pilzgifte) aus dem Blut, deren Entfernung mit Hämodialyse nicht möglich ist.

hämophil: Blut bevorzugend = mit Affinität zu Blut; von Blut lebend; vgl. aber Hämophilie.

Hämophilie: die Bluterkrankheit. Blutgerinnungsstörung i.S. einer hämorrhagischen Diathese verschiedenen Schweregrades; ein in 2 Formen vorkommendes, X-chromosomal-rezessiv erbliches (durch heterozygote Frauen als Konduktorinnen übertragenes) Leiden; beruht meist auf Minderaktivität der ↗Faktoren VIII (= Hämophilie A) bzw. IX (= Hämophilie B). **1) H. A, Haemophilia vera,** klassische H., H. I: die frühzeitig, z.T. als Neugeborenen-H., u. fast nur beim männl. Geschlecht auftretende H. Im Vordergrund stehen nach kleinsten stumpfen Verletzungen auftretende (= mikrotraumatische) Blutun-

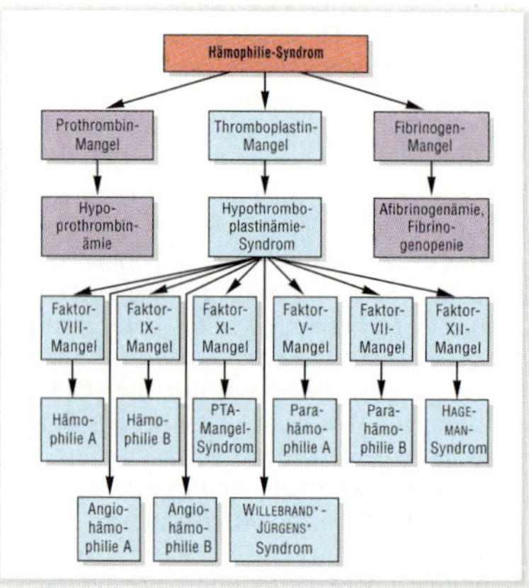

Hämophilie [306]

gen, besonders in Gelenke u. Muskeln. Die Krankheit ist durch Behandlung z.B. mit Frischblut, antihämophilem Globulin oder Plasma, Faktor-VIII-Konzentrat, COHN* Fraktion günstig beeinflußbar. **2) H. B,** CHRISTMAS-Krankheit, H. II, Deuterohämophilie: eine H. aufgrund einer Faktor-IX-Verminderung. Die Symptome entsprechen denen der A-Form; die Substitutionstherapie erfolgt mit Plasma oder Faktor-IX-haltigem Konzentrat, Konservenblut. – **H., vaskuläre:** die Angiohämophilie, ↑v. WILLEBRAND*-JÜRGENS* Syndrom.

Haemophilus: Bakteriengattung; gramnegative polymorphe Stäbchen, sind z.T. tier- u./oder menschenpathogen, parasitär (benötigen zum Wachstum Hämoglobin oder Blut). – **H. ducreyi:** Erreger des Chankroids (↑Ulcus molle). – **H. influenzae,** PFEIFFER* Bazillus: Erreger (eitriger) Laryngitis, Konjunktivitis, Endokarditis, Kolpitis, Meningitis (bei Kindern), einer atypischen Pneumonie mit eitriger Bronchitis sowie von Sekundärinfektionen bei Virusgrippe. – **H. parainfluenzae:** dem H. influenzae ähnlicher, aber größerer H., Erreger akuter Pharyngitis, u.U. auch subakuter Endokarditis.

Hämophthalmus: Blutung in die Augenhöhle **(= H. externus)** oder in Glaskörper, Regenbogenhaut u. vordere Augenkammer **(= H. internus);** oft mit Blutung unter die Bindehaut, Chemosis, Lidhämatom.

Hämopo(i)ese: die Bildung der Blutkörperchen (= korpuskuläre Blutelemente), ↑Blutbildung.

Hämopo(i)etin: ↑Erythropo(i)etin.

hämopo(i)etisch: blutbildend, die ↑Hämopoese betreffend.

Hämoptoe, Hämoptyse: Bluthusten; das Aushusten blutigen Auswurfs oder reinen Blutes aus der Lunge oder den Atemwegen, z.B. bei (großkavernöser) Lungentuberkulose, bei Lungentumor, -embolie, Bronchiektasien. Die Blutung ist meist venös, gelegentlich – z.B. bei Arrosionsblutung – arteriell (u. massiv sprudelnd, oft mit schaumigem Auswurf, alarmierend). – **H., kardiale:** H. mit rötlichem Auswurf oder hellem Blut infolge Diapedeseblutung aus blutüberfüllten Lungenkapillaren bei Linksherzinsuffizienz oder kardial bedingter pulmonaler Hypertonie.

Hämorrhagie, Haemorrhagia: ↑Blutung.

hämorrhagisch, haemorrhagicus: mit Blutaustritt einhergehend, eine ↑Blutung herbeiführend, betreffend. – **h. Fieber:** mit Blutungen einhergehende fieberhafte Infektionskrankheiten. – **h. Syndrom:** die klinischen Bilder der hämorrhagischen ↑Diathesen.

Hämorrheologie: Wissenschaft, die sich mit den Fließeigenschaften des Blutes (u. deren Verbesserung) sowie Meßmethoden der sie beeinflussenden Faktoren beschäftigt (z.B. Erythrozytenaggregation, -flexibilität, Plasma-, Blutviskosität).

haemorrhoidal(is): zum unteren Teil des Mastdarms (einschließlich des Afters) gehörend, die Hämorrhoidalgefäße betreffend (Arteria u. Venae rectales, Plexus haemorrhoidalis = Hämorrhoidalring).

Hämorrhoidalblutung: Abgang hellroten Blutes aus Hämorrhoidalknoten.

Hämorrhoidalknoten: knotig vorspringende, u.U. thrombosierte oder fibrös organisierte ↑Hämorrhoide.

Hämorrhoidalprolaps: vorübergehendes oder dauerhaftes spontanes Vortreten innerer Hämorrhoiden durch den Bereich des Afterschließmuskels.

Hämorrhoidektomie: die operative Entfernung von Hämorrhoiden, Hämorrhoidalknoten.

Hämorrhoiden: knotenförmige Erweiterung bzw. Hyperplasie des (in der Zona haemorrhoidalis des Afterkanals gelegenen) Mastdarmschwellkörpers. Hauptursache: allgemeine konstitutionelle Bindegewebsschwäche; begünstigende bzw. auslösende Faktoren: u.a. chron. Obstipation, Erkrankungen des Kontinenzorgans, langzeitiges Sitzen u. Stehen, Beckentumoren. Folgen sind Stuhldrang (↑Tenesmus), Blutungen, Ekzeme, Juckreiz (Pruritus ani) sowie – als Komplikationen – u.a. Hämorrhoidalprolaps, akute Hämorrhoidalthrombose, periproktitischer Abszeß. Beurteilung des Schweregrads: Grad I = leichte Vorwölbungen, äußerlich nicht sichtbar, Grad II = H. prolabieren beim Pressen, spontane Reposition, Grad III = Prolaps kann digital reponiert werden, Grad IV = nicht reponible, permanente Hämorrhoidalknoten. Behandlung: konservativ (anästhesierend u. antiphlogistisch; diätetisch), durch Sklerosierung, Infrarotkoagulation, Kryohämorrhoidektomie oder operativ.

Hämosiderin: ein dem Ferritin funktionell nahestehender eisenhaltiger Eiweißkörper; als Speicherform des Eisens ein gelbbraunes, wasserunlösliches Pigment uneinheitlicher Zusammensetzung; wird v.a. bei ↑Hämosiderose in Organparenchymen abgelagert.

Hämosiderinring: ↑KAYSER*-FLEISCHER* Ring.

Hämosiderose, Hämosiderosis: vermehrte Eisenablagerung in Form von Hämosiderin. Als **allgemeine H.** bei Störungen des Eisenstoffwechsels (z.B. chronische hämolytische Anämie) u. bei krankhaft gesteigerter Eisenresorption im Darm (idiopathische Hämochromatose). Als **örtliche H.** vor allem bei chronisch venöser ↗Insuffizienz im Knöchel- u. Unterschenkelbereich nach wiederholten Kapillarblutungen (rotbraune bis kupferfarbene Fleckchen).

Hämostase: 1) die spontane oder künstlich (operativ oder medikamentös) herbeigeführte Blutstillung, i.e.S. das den Blutungsstillstand herbeiführende Zusammenspiel zahlreicher Faktoren (u. Reaktionen). **2)** Blutstockung (↗Stase).

Hämostilett: sterile Lanzette (als Einweginstrument) zum Einstich in die Haut zwecks Blutentnahme.

Hämostyptica, -tika: Mittel für die ↗Blutstillung.

Hämotherapie: Behandlung durch Verabfolgung von Blut, Blutderivaten u. -ersatzstoffen (als **»H. nach Maß«** nur solcher ↗Blutderivate, die der Patient speziell benötigt, d.h. kein Vollblut).

Hämozytoblast: pluripotente Blutstammzelle des Knochenmarks als gemeinsame Vorstufe der ↗Blutbildung der Granulo-, Erythro-, Thrombo-, Mono-, Plasmozyten sowie des lymphatischen Systems.

Hämozyturie: ↗Hämaturie, i.e.S. als Mikrohämaturie.

Händedesinfektion: ↗Desinfektion der Hände u. Unterarme, insbes. vor invasiven (operativen) Eingriffen (u. während einer Operation u.U. wiederholt: »Zwischendesinfektion«); als **klassische H.** mit abschließender Alkoholwaschung. Erfolgt derzeit meist unter Verwendung hautschonender Antiseptika oder als »Kurzwaschung« mit Hexachlorophen-haltigen Seifen.

Händezittern: ↗Tremor der Hände.

hängender Tropfen: vom Deckgläschen in die Höhlung eines geschliffenen Objektträgers herabhängender Tropfen des Untersuchungsgutes zur mikroskopischen Untersuchung auf lebende Mikroorganismen.

Häsitieren: das Stocken, Hängenbleiben, z.B. des Sprechens (mit mehrmaliger Wiederholung einer Silbe).

Haferzellkarzinom, Oatcell-Karzinom, Carcinoma avenocellulare**:** ein kleinzelliges anaplastisches ↗Bronchialkarzinom mit zytoplasmaarmen Zellen mit rundem bis spindligem, chromatinreichem Kern (»Haferkornzellen«).

Haftglas, -linse: ↗Kontaktlinse.

Haftplatte: ↗Desmosom.

Haftzecken: Ixodidae, i.e.S. der Ixodes ricinus; s.u. Zecken.

Hagelkorn: ↗Chalazion.

Hageman-Faktor: ↗Faktor XII der Blutgerinnung.

hairy cell: ↗Haarzelle.

Haken: gestieltes, weg- oder hinhaltendes (»einstellendes«) Operationsinstrument. Sondermodelle z.T. flexibel, durchsichtig, mit Kaltlichtbeleuchtung, Saugvorrichtung etc.

Hakenlarve: die kugelförmige Sechshaken-Larve (Oncosphaera) der Bandwürmer.

Hakenwurm: ↗Ancylostoma (duodenale); i.w.S. alle Ancylostomatidae; s.a. Necator americanus.

Halbantigen: ↗Hapten.

halbdurchlässig: ↗semipermeabel.

Halbseiten...: s.a. Hemi..., Semi...

Halbseitenlähmung: ↗Hemiplegie (bzw. Hemiparese).

Halbseitensyndrom: Bez. für Krankheitsbilder mit weitgehend auf eine Körperhälfte beschränkten – v.a. zentralnervösen – Krankheitserscheinungen, z.B. bei Hemiplegie.

Halbwert(s)zeit, HWZ**:** derjenige Zeitraum, in dem die Zahl der in einem Organ(ismus) abgelagerten Atome eines ↗Nuclids auf die Hälfte abgesunken ist, u. zwar entweder nur durch Stoffwechselleistung, Ausscheidung etc. (= **biologische HWZ** = T½ [biol]) oder nur aufgrund radioaktiven Zerfalls (= **physikalische HWZ** = T½ [phys]) oder aufgrund des radioaktiven Zerfalls u. der biologischen Ausscheidung (= **effektive HWZ** = T½ [eff]). Der Begriff »biologische HWZ« wird analog angewendet für inkorporierte Pharmaka, aber auch für die im Stoffwechsel erfolgende Neubildung von Substanzen.

Hallux, Hallus**:** die große Zehe (= Digitus primus pedis). – **H. flexus:** Beugekontraktur der Großzehe im Großzehengrundgelenk (z.B. bei Zerebralparese); s.a. H. rigidus. – **H. malleus:** Hammerzehenstellung der Großzehe; z.B. bei FRIEDREICH* Krankheit, chronischem Gelenkrheumatismus. – **H. rigidus:** schmerzhafte Bewegungseinschränkung bzw. Versteifung des Großzehengrundgelenkes (früh auftretende anlagebedingte Arthrose). – **H. valgus,** Ballengroßzehe, X-Großzehe**:** die die physiologische Valgität von 10% überschreitende (u.U. bis rechtwinklige) Abweichung der Großzehe im Grundgelenk nach der Wadenbeinseite, mit Pronation des Fußes, Abdrängung bzw. Unter- oder Überlagerung der Nachbarzehe, Schleimbeutelbildung (mit Neigung zu Frostschäden: »Frostballen«). Meist als schuhbedingte Fehlstellung, v.a. bei Plattfuß (Pes valgo- u. transversoplanus). – **H. varus:** Abweichung der Großzehe zur Fußinnenseite infolge Adduktionskontraktur; meist angeboren als Teilsymptom von Poly- bzw. Syndaktylie u. Klumpfuß.

Halluzination: evtl. mehrere (bis alle) Sinne betreffende (= komplexe), nicht durch entsprechende äußere Sinnesreize hervorgerufene, jedoch für die betroffene Person Realitätscharakter besitzende Sinnestäuschung; z.B. bei Psychose, Delir, Hirnreizungszuständen (u.a. bei Vergiftungen, Epilepsie, nach Hirnverletzung, durch Wirkung von Halluzinogenen). – **H., akustische:** häufigste Form der H. als Stimmenhören; z.B. bei Schizophrenie, Hörbahn-, Schläfenlappenschädigung. – **H., haptische,** taktile H.: H. im Bereich der Hautsinne; Mißempfindungen wie Stiche, Berührungen, Elektrisieren. – **H., olfaktive:** Geruchshalluzinationen. – **H., optische:** H. des Gesichtssinnes; z.B. Wahrnehmung von Personen, Tieren, Gegenständen.

Halluzinogen, Eidetikum, Psychomimetikum, Psychedelikum, Phantastikum: psychotrope (in das Seelenleben eingreifende) Substanz, die beim Gesunden je nach Dosis Psychoseartige, delirante oder traumhafte Zustände (»toxische Ekstase«) bei Erhaltung des vollen Bewußtseins hervorruft; z.B. Mescalin, Haschisch, LSD, Scopolamin u.a. »bewußtseinserweiternde Drogen«; z.T. als Suchtmittel gebraucht (erzeugen **Halluzinogenrausch,** mit Traumwelten als flüchtige toxische ↗Psychose).

halluzinolytisch: Halluzinationen beseitigend; vgl. Neuroleptika.

Halo-Fixateur-externe: Fixateur zur Stabilisierung u. Extension der Wirbelsäule (v.a. nach Verletzungen).

Halogen: »Salzbildner«; die Elemente der 7. Hauptgruppe des Periodensystems: Fluor, Chlor, Brom, Jod u. Astat.

Halogenakne: Hautausschlag i.S. der Akne als Folge von Halogenen (die sich vorwiegend in den Talgdrüsen anreichern); evtl. auf dem Boden einer Akne vulgaris; Brom-, Chlor- u. Jodakne.

Halogenkohlenwasserstoff: v.a. aliphatische ↗Kohlenwasserstoffe, in denen H-Atome durch Halogene ersetzt sind; sie sind lipoidlöslich, toxisch für das Zentralnervensystem, haben narkot. Wirkung u. schädigen die Leber.

Haloperidol: ↗Neuroleptica.

Halothan: stark u. rasch wirkendes, muskelrelaxierendes u. blutdrucksenkendes, die Atemwege nicht reizendes Narkosemittel (Inhalationsanästhetikum).

Hals: ↗Collum, Cervix.

Halsbräune: ↗Rachendiphtherie.

Halsdissektion, neck dissection: i.e.S. die radikale Ausräumung der Halslymphknoten (bei malignem Tumor) unter Abtrennung der Musculi digastricus (hinterer Bauch) u. stylohyoideus.

Halsentzündung: ↗Angina, Pharyngitis, Tonsillitis.

Halsfibrome, multiple: ↗Fibroma pendulans.

Halsgrenzstrangblockade: Ausschaltung des Halssympathikus z.B. durch Injektion von Lokalanästhetika.

Halskrawatte: zirkulärer Halsverband, z.B. ↗Gipskrawatte, SCHANZ* Watteverband.

Halsphlegmone: ↗Phlegmone der Halsweichteile, v.a. nach Kehlkopf-, Luftröhrenverletzung (u. evtl. mit Bildung schaumigen Exsudats).

Halsrippe: zusätzliche, rudimentäre bis komplette, evtl. gelenkig unterteilte Rippe am 7.(–4.) Halswirbel. Oft kombiniert mit weiteren Skelettanomalien. Vielfach nur einseitig u. zu ↗Skoliose der Halswirbelsäule führend.

H

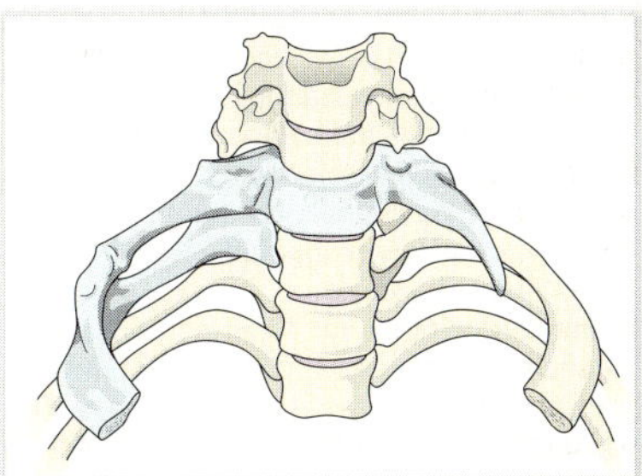

Halsrippe, beiderseits vom 7. Halswirbel ausgehend, rechts mit der 1. Rippe verbunden [433]

Halsschlagader: i.e.S. die ↗Arteria carotis; ferner die A. cervicalis u. A. transversa colli.

Halssyndrom: Halswirbelsäulensyndrom, ↗HWS-Syndrom.

Halswirbelsäule: der oberste u. beweglichste Wirbelsäulenabschnitt, bestehend aus Atlas, Axis u. weiteren 5 Wirbeln (Vertebrae cervicales). Weist natürliche ↗Lordose auf.

Halteapparat: die ein Organ (z.B. die Gebärmutter) stützenden Bänder.

Haltefaden: mit einer Klemme etc. armierter Fadenzügel als intraop. Offenhalte- bzw. Einstellhilfe.

Haltungsfehler, Fehlhaltung: aktiv noch voll korrigierbare Abweichung der Wirbelsäule von der Normalhaltung als Folge schlechter Gewohnheitshaltung u./oder einer Stützgewebe-Muskelschwäche.

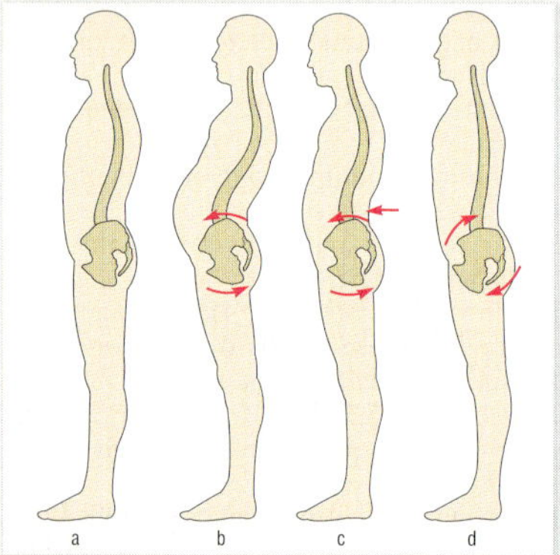

Verschiedene Formen von **Haltungsfehlern** [149]: a) normale Haltung, b) Hohlrundrücken, c) Rundrücken, d) Flachrücken

Haltungsreflex, Haltereflex: Reflex zur Aufrechterhaltung bzw. Wiederherstellung des – für eine bestimmte Haltung notwendigen – Muskeltonus; vgl. Stellreflex.

Haltungsschaden: sekundäre, fixierte (u. meist unkorrigierbare) Fehlhaltung infolge verspäteter oder unvollkommener Korrektur eines ↗Haltungsfehlers.

Hamamelis virginiana: Virginischer Zauberstrauch; angewandter Pflanzenteil: Hamamelisblätter (H. folium), Hamamelisrinde (H. cortex); Inhaltsstoffe u.a.: Gerbstoffe (β-Hamamelitannin), Flavonoide, ätherisches Öl. Anw. u.a. innerlich u. äußerlich bei Venenerkrankungen (z.B. Varizen, Hämorrhoiden), äußerlich bei oberflächlichen Wunden u. lokalen Entzündungen; wirkt u.a. adstringierend, antiseptisch, entzündungshemmend.

Hamartie: Fehlbildung eines Organs (Organsystems) aufgrund fehlerhafter Gewebszusammensetzung infolge atypischer Entwicklung (Differenzierung) des ortsständigen Keimmaterials v.a. zusammengesetzter Organanlagen. Oft als ↗Hamartom.

Hamartome: Tumoren, die von einer Gewebsfehlentwicklung ausgehen (s.a. Hamartie); z.B. Angiomyolipome der Niere; besitzen im Gegensatz zu echten Tumoren (Neoplasma) keine primäre Wachstumsautonomie. – **H., malignes,** Hamartoblastom: echter bösartiger Tumor auf der Grundlage einer **Hamartie**.

Hamatum: das Hakenbein, ↗Os hamatum.

Hammer: ↗Malleus (als Gehörknöchelchen).

Hammerzehe, Digitus malleus: dauerhafte (»fixierte«), durch Beugekontraktur bedingte Zehenverbildung i.S. einer Hammerform; an der Großzehe (↗Hallux malleus) oder den dreigliedrigen Zehen. Angeboren (v.a. an 2. u. 5. Zehe) oder – meist – als Folge von Fußfehlformungen wie Hohl-, Plattfuß (als Klauenhohlfuß bzw. Krallenzehenplattfuß), nach Lähmung (z.B. Poliomyelitis), bei erzwungener Dauerfehlhaltung (z.B. durch ungeeignetes Schuhwerk).

Hand: ↗Manus.

Hand*-Schüller*-Christian* Krankheit: eher chronisch verlaufende Form der malignen ↗Histiozytose; in ausgeprägten Fällen mit der Trias Skelettveränderungen (durch expansive Granulome der Knochen, v.a. des Schädels = »Landkartenschädel«), Exophthalmus u. Diabetes insipidus (evtl. mit weiteren Hypothalamus-Symptomen).

Handekzem, dyshidrotisches: Auftreten von juckenden Rötungen u. Bläschen oder Hyperkeratosen (hyperkeratotisches H.) im Rahmen eines Kontaktekzems oder als Sonderform eines atopischen Ekzems.

Handphlegmone: i.e.S. die ↗Hohlhandphlegmone; i.w.S. das ↗Panaritium, die Sehnenscheiden- oder Interdigitalphlegmone.

Handprothese: künstlicher Ersatz für Finger u. Mittelhand (= Handteilprothese) oder – i.e.S. – für die ganze Hand (evtl. als Teil einer Armprothese).

Handwurzel: ↗Carpus.

Handwurzelknochen: ↗Ossa carpi.

Hanf: ↗Cannabis sativa (»Indischer H.«), Apocynum cannabinum (»Amerikanischer oder Kanadischer H.«). – vgl. Haschisch.

Hanffieber, Hanflunge: ↗Cannabiosis.

hang-over: *(engl. = überhängen; übertragen: »Kater«)* die unerwünschten Nachwirkungen von zentral dämpfenden Arzneimitteln (v.a. Narkotika, Schlafmittel) oder ionisierenden Strahlen.

H_2-Antagonisten: ↗H_2-Rezeptorenblocker.

Hanta-Viren: RNS-Viren (der Familie Bunyaviridae) mit zahlreichen Serotypen, die ein hämorrhagisches Fieber mit renalem Syndrom (HFRS, mit Fieber, Lumbalgien, Blutungen u. Niereninsuffizienz) unterschiedlicher Schweregrade hervorrufen. Übertragung durch Tröpfchen oder Staub (trocknungsresistent). Als **Hantavirus-Lungensyndrom** wurde eine Extremvariante des Krankheitsbildes mit ernster Lungenbeteiligung beschrieben.

Haplo...: Wortteil (numerisch oder qualitativ) »einfach«.

haploid: mit einfachem Chromosomensatz im Zellkern; z.B. die Geschlechtszellen (Gameten); vgl. Diploidie.

Hapten, Halbantigen**:** einfache, niedermolekulare chemische Verbindung, die für die Spezifität eines Antigens (AG) verantwortlich bzw. durch ihre Struktur (Determinante) zur spezifischen Bindung des Antikörpers befähigt ist, im Gegensatz zum Voll-AG aber keine Allergie erzeugt.

Hapten-Dextran: Dextran mit Molekulargewicht 1000, das gegen höhermolekulare Dextranlösungen gerichtete Antikörper vom IgM-Typ blockiert u. anaphylaktische Reaktionen weitgehend verhindert; wird als Prophylaxe vor Dextraninfusionen gegeben.

haptisch: den Tastsinn betreffend, mit Berührungsempfindungen einhergehend.

Haptoglobin(e), Haptoglobulin(e), Hp**:** eine uneinheitliche Eiweißkomponente (Glykoprotein) des Blutplasmas (ferner in Speichel, Liquor, Galle, Synovialflüssigkeit u. Harn). Bildet mit freiem Hämoglobin (Hb) stabile Hb-Hp-Komplexe; erhöhte Werte bei Entzündungen, bösartigen Tumoren, erniedrigte bei Leberparenchymschaden u. Hämolyse; beim Neugeborenen noch fehlend.

Harn, Urina**:** die von den Nieren abgesonderte, organische u. anorganische Bestandteile enthaltende Körperflüssigkeit, mit deren Hilfe die Ausscheidung harnpflichtiger Stoffe erfolgt u. deren Bildung einen wesentlichen Faktor der Regulation des ↗Wasser-Elektrolyt-Haushaltes u. des Säure-Basen-Gleichgewichts darstellt.

Harnabflußstörung: ↗Harnstauung, -sperre.

Harnantiseptica, -tika: Wirkstoffe, die – nach örtlicher oder systemischer Verabfolgung – in den Harnwegen desinfizierend (antibakteriell) wirken; oft kombiniert mit Chemotherapeutika u. Antibiotika.

Harnapparat: Organa urinaria, die harnproduzierenden u. -ableitenden Organe: Niere, Harnleiter, -blase, -röhre.

Harnbereitung: die Bildung des nahezu eiweißfreien Primärharns (ca. 180 l/Tg.; ↗Glomerulusfiltrat) einschl. der nachfolgend in den Tubuli u. Sammelrohren der Niere erfolgenden quantitativen (»Einengung«) u. qualitativen Umwandlung zum Endharn (Sekundärharn; ca. 1,5 l); s.a. Clearance, Diurese.

Harnblase: ↗Vesica urinaria; s.a. Blasen..., Zyst(o)...

Harnblasenentzündung: ↗Zystitis.

Harnblasenkarzinom: ↗Blasenkarzinom.

Harnblutung: ↗Hämaturie.

Harndrang: der auf Harnentleerung (↗Miktion) abzielende Zustand vermehrter Blasenmuskelspannung, wirksam als Miktionsreiz. Tritt vorzeitig u. evtl. gehäuft ein z.B. bei Harnblasenentzündung (↗Zystitis), neurogener Blasenstörung; stürmisch (»imperativ«) bei Blasentuberkulose (evtl. mit unwillkürlichem Harnabgang) oder als schmerzhafter ↗Harnzwang; s.a. Enuresis.

harnfähig: über die Niere ausscheidbar. – vgl. harnpflichtig.

Harnfilamente, Urethralfäden**:** mikroskopische Schleimfäden oder -flocken bei chronischer Urethritis u. Prostatitis.

harngängig: mit dem Harn ausscheidbar; vgl. harnpflichtig.

Harnglucose: s.u. Harnzucker.

Harngrieß: zahlreiche, mit bloßem Auge sichtbare kleinste Harnsteinchen (↗Harnkonkremente). – s.a. Harnsand.

Harninkontinenz: Zustand, bei dem objektiv nachgewiesener unfreiwilliger Harnverlust ein soziales u. hygienisches Problem darstellt (Definition der Internationalen Kontinenz-Gesellschaft). H. ist ein häufiges Symptom v.a. alter Patienten, begünstigt durch Multimorbidität u. Hirnleistungsstörungen. Mechanismen, die zur Entstehung einer H. führen: **1)** nervale Steuerungsdefekte, verursacht z.B. durch Schlaganfall, ALZHEIMER* Krankheit, Stoffwechselstörungen (z.B. Diabetes mellitus); **2)** lokale Veränderungen: beim Mann v.a. die benigne Prostatahyperplasie, bei der Frau eine Beckenbodenschwäche; andere lokale Ursachen: z.B. Erkrankungen der Genitalorgane, Nervenwurzelerkrankungen oder Blasenreizungen durch Erkrankungen von Nachbarorganen; **3)** Koordinationsstörungen des Miktionsablaufes, verursacht durch physische u./oder psychische Veränderungen; **4)** Medikamentennebenwirkungen.

Harnkanälchen: ↗Tubuli renales, ↗Sammelrohre.

Harnkonkrement, Harnstein**:** steinartiges Gebilde (↗Konkrement) in den ableitenden Harnwegen oder – selten – innerhalb der Niere; s.a. Uro-, Nephrolithiasis.

Harnleiter: ↗Ureter; s.a. Ureter(o)...
Harnleiterektopie: falsche Harnleitermündung, z.B. in der Scheide, dem Gebärmutterhals, im Samenleiter. Leitsymptom ist eine entsprechende »ureterische ↗Enuresis«.
Harnleiterenge: ↗Harnleiterstenose.
Harnleiterentzündung: ↗Ureteritis.
Harnleiterkarzinom: ↗Ureterkarzinom.
Harnleiterkatheter, Ureterkatheter: ca. 80 cm langer, 3–10 Charr starker, biegsamer, graduierter (Zentimetermarkierung), röntgenpositiver oder -negativer, mit einem Führungsmandrin armierbarer ↗Katheter aus Kunststoff oder Seidengespinst; ↗Ureterkatheterismus.
Harnleiterstein: im Harnleiter befindlicher Harnstein (Harnkonkrement); meist aus dem Nierenbecken stammend u. in ca. 80% spontan abgehend, u. zwar meist unter Blutabgang (Hämaturie) u. unter Koliken, bei denen Schmerzausstrahlungen (in Hoden, Schamlippen, Oberschenkel) auftreten.
Harnleiterstenose: angeborene oder erworbene Enge der Harnleiterlichtung. Symptome: Schmerzen im Nierenlager durch Harnstauung; erkennbar im ↗Urogramm.

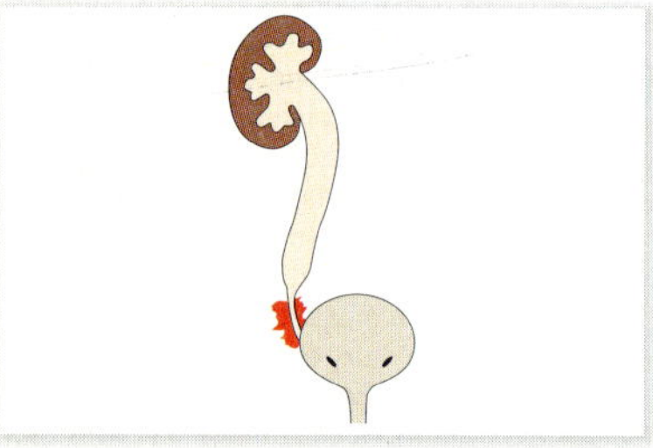

Harnleiterstenose nach Strahlentherapie [280]

Harnleiterstriktur: narbige ↗Harnleiterstenose.
Harnorgane: ↗Harnapparat.
harnpflichtige Substanzen: Substanzen, die physiologisch obligat durch die Niere auszuscheiden sind, u. zwar v.a. körpereigene Abbaustoffe (z.B. Harnstoff, Harnsäure, Creatin, Creatinin), deren Ausscheidung eine bestimmte Menge Lösungswasser erfordert. – vgl. harngängig.
Harnretention: Harnverhaltung, ↗Harnsperre; vgl. Restharn.
Harnröhre: ↗Urethra; s.a. Urethr...
Harnröhrenausfluß: Absonderung von Sekret aus der vorderen Harnröhrenöffnung (z.B. bei Urethritis).
Harnröhrenenge: ↗Harnröhrenstenose.
Harnröhrenentzündung: ↗Urethritis.
Harnröhrenstenose: Verengung der Harnröhrenlichtung. Führt zu Erschwernis der Harnentleerung u. evtl. zu Harnrückstauung.
Harnröhrenstents: Hilfsmittel zur Behandlung von Blasenentleerungsstörungen aufgrund einer benignen Prostatahyperplasie (die H. halten den prostatischen Anteil der Harnröhre offen).
Harnrückstauung: ↗Harnstauung.
Harnruhr: ↗Diabetes.
Harnsäure: eine Säure, die als Stoffwechselendprodukt der Nucleinsäuren bzw. Purine mit dem Harn ausgeschieden wird; erhöht u.a. bei Gicht, vermehrtem Zellabbau, z.B. bei Leukämie.
Harnsäuregicht: die »echte« ↗Gicht (1).
Harnsand: sandförmige Harnkonkremente; vgl. Harngrieß.
Harnsediment: der aus spontan u. frisch gelassenem Harn gewonnene Boden- oder Schleudersatz; als **organisiertes H.** die darin enthaltenen krankhaften Zellelemente (Leuko-, Erythrozyten; Platten-, Nieren-, geschwänzte Epithelien; Harnzylinder) u. Erreger (v.a. Bakterien, Trichomonaden); als **nichtorganisiertes H.** v.a. Harnsalze.
Harnsepsis: ↗Urosepsis.
Harnsperre: das akute, mechanisch oder funktionell bedingte Unvermögen, die Harnblase spontan zu entleeren (»Harnverhaltung«). Führt zu quälendem (Dysurie) Anstieg des Blaseninnendrucks mit Blasenüberdehnung (Harnblase als »Tumor« sicht- u. tastbar) u. zu Harnrückstauung (Ureter-, Nierenbeckendilatation), evtl. sekundär zu ↗Anurie.
Harnstauung: Stauung des Harns in den Harnwegen. – Der Übergang zur ↗Harnsperre ist fließend.
Harnstein: ↗Harnkonkrement, ↗Urolithiasis.
Harnsteinauflösung, Litholyse: die gezielte Auflösung von Harnsteinen in der Niere; z.B. bei Harnsäure- u. Cystinsteinen durch stark harnalkalisierende Diät u. zusätzliche Gaben von Natriumcitrat-Lsg. (bei gleichzeitiger starker Einschränkung der Nahrungspurine) bzw. der Calcium- u. Magnesiumammoniumphosphat-Blasensteine durch Instillation einschlägiger Litholytika in die Harnblase.
Harnstoff, Carbamidum, Urea: Endprodukt des Eiweißstoffwechsels, gebildet aus 2 Molekülen »NH_3« (Ammoniak) der Glutaminsäure bzw. aus der NH_2-Gruppe der Aspara-

ginsäure u. 1 Molekül Kohlendioxid (CO_2). Die Ausscheidung erfolgt durch die Niere; sie ist erniedrigt bei Niereninsuffizienz u. Lebererkrankungen, erhöht bei gesteigertem Eiweißabbau.

Harnstoff-Stickstoff: die dem Harnstoffgehalt entsprechende Stickstoffmenge z.B. im Blut oder im Harn. – Ist Hauptanteil des ↗Rest-N; erlaubt Rückschlüsse auf die umgesetzte Eiweißmenge (1 g ≈ 6,25 g Eiweiß).

Harnträufeln: der ständige oder zeitweise unwillkürliche tropfenweise Harnabgang bei echter Inkontinenz (infolge Schädigung des Blasenschließmuskels) oder als ↗Ischuria paradoxa.

harntreibende Mittel: ↗Diuretika.

Harnvergiftung: ↗Urämie.

Harnverhaltung: ↗Harnsperre.

Harnwege, ableitende: Nierenkelche u. -becken, Harnleiter, -blase u. -röhre als »Harnhohlsystem«.

Harnwegsantiseptika: ↗Harnantiseptika.

Harnwegsinfektion: Erkrankung der Harnwege durch Krankheitserreger, v.a. durch Bakterien. Erfolgt durch Keimeinschleppung auf dem Blut- oder Lymphweg oder als auf- oder absteigende (aszendierende bzw. deszendierende) intrakanalikuläre H. durch Erregerverschleppung mit dem Harn nach deren Einschleppung (z.B. bei Katheterismus) bzw. Ausscheidung durch die Niere. Wird durch Harnstauung begünstigt.

Harnzucker: i.e.S. die ↗Glucosurie.

Harnzwang: heftiger, meist schmerzhafter Harndrang.

Harnzylinder: im ↗Harnsediment vorkommende, mikroskopisch kleine, walzenförmige Ausgüsse der unteren Abschnitte der Nierenkanälchen; z.B. als hyaline H., Wachszylinder sowie Zylinder mit zellulärer Strukturierung, d.h. als granulierte, Erythro-, Leukozyten- u. Epithel-, Fettkörnchen-, Pigment- oder Hämoglobinzylinder sowie als »breite« Zylinder; physiologisch nach starker körperlicher Anstrengung, krankhaft z.B. bei Nierenerkrankungen.

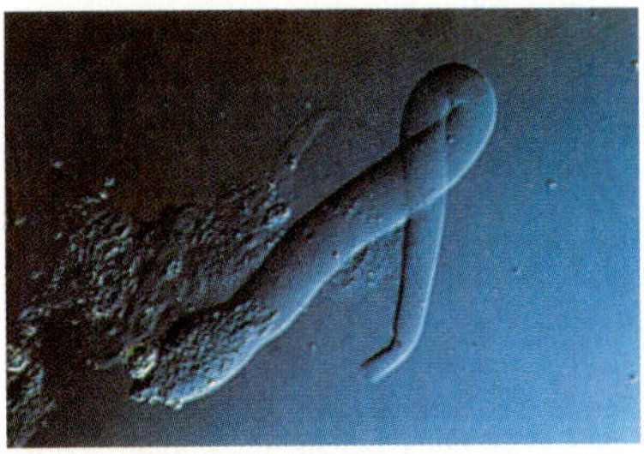

Gewundener hyaliner **Zylinder** (mikrosk. Harnbefund) [173]

Harrison* Furche: seitliche Brustkorbeinziehung entlang der Zwerchfellansatzlinie bei Rachitis u. Osteomalazie.

Hartspann: ↗Muskelhartspann.

Hartstrahltechnik: Röntgenaufnahmeverfahren mit Anw. von Röhrenspannungen von 100–150 kV (u. Hartstrahlblenden sowie verstärkenden -folien). Vorteile: verminderte Strahlenbelastung, verkürzte Belichtungszeit, bessere Bildschärfe, großer Objektumfang.

Haschisch: (arab.) das aus den harzreichen Drüsenhaaren weiblicher Pflanzen von Cannabis sativa var. indica austretende Sekret (die getrockneten Triebspitzen der Pflanze werden dagegen Marihuana genannt). Die Wirkstoffe (Cannabioide) unterliegen als Rauschgifte (Halluzinogene) dem ↗Betäubungsmittelgesetz; darunter das Δ^9-Tetrahydrocannabinol (Δ^9-THC, als das wichtigste psychotrope Cannabinoid).

Hasenscharte: umgangssprachlich für ↗Lippenspalte.

Hashimoto* Thyreoiditis: ↗Autoimmunkrankheit der Schilddrüse (Immunthyreoiditis), meist bei Frauen jenseits des 40. Lebensjahres.

Hassall* Körperchen, Corpuscula thymi: kugelige Gebilde im Mark des ↗Thymus; ihre Zahl nimmt bis zur Pubertät zu, danach ab.

Haudek* Nische: die »Profilnische« als klassisches röntgenologisches Zeichen des Magen- u. Zwölffingerdarmgeschwürs (↗Ulcus pepticum).

Hauptbronchus: der re. u. li. Ast der Luftröhre als Anfangsteile des Bronchialbaumes.

Haupthistokompatibilitätskomplex: ↗**M**ajor **H**istocompatibility **C**omplex (MHC).

Hauptreaktion: i.e.S. als **H. der Haut** das örtliche, ca. 2–8 Wochen nach Bestrahlung auftretende u. erst nach Wochen abklingende Hauterythem (das Haupterythem), das ab einer Oberflächendosis von ca. 3,5 Gy zu zeitweiligem örtlichem Haarverlust führt, meist gefolgt von Hautpigmentation u. – infolge Schweiß- u. Talgdrüsenschädigung – von Hauttrockenheit. – s.a. Strahlenspätwirkung.

Hauptwirt: ein Tier oder der Mensch als derjenige Wirt, in dem ein Parasit optimal lebt u. sich voll entwickelt.

Hauptzelle: der im Parenchym einer Drüse überwiegende Zelltyp; i.e.S. der Bildungsort von ↗Pepsinogen in den Drüsen der Magenschleimhaut.

Hausstaubmilbenallergie: Allergie gegen die Ausscheidungen der Hausstaubmilbe (Dermatophagoides pteronyssinus, Dermatophagoides farinae); häufige Auslöser einer Rhinoconjunctivitis allergica, eines Asthma bronchiale oder atopischen Ekzems. Nach Allergentestungen kann eine Hausstaubmilbensanierung erfolgen oder eine Hyposensibilisierung versucht werden.

Haustra, Haustren: *(latein. = Schöpfeimer)* segmentale Aussackungen; z.B. als **H. coli** die H. der Dickdarmwand im Zäkum-, Kolonbereich.

Hauswanze: ↗Cimex lectularius.

Haut: das als Integumentum commune den Körper bedeckende größte Organ (ca. 1,6 m^2), mit kompliziertem Aufbau, hochentwickeltem Nervengeflecht, feinen Blutgefäßen u. Schweißdrüsen. Die H. besteht aus 3 Gewebeschichten (von außen nach innen): die sehr dünne Oberhaut (Epidermis), die bindegewebige Lederhaut (Dermis oder Korium) u. das subkutane Fett (Unterhaut = Subkutis) sowie die Hautanhangsgebilde (Haare, Nägel, Drüsen). Aufgaben u.a.: Schutz des Organismus gegen Umwelteinflüsse; Wärmeschutz u. -regulation; Barrierefunktion (Schutz vor Wasserverlust u. Austrocknung, vor dem Verlust körpereigener Substanzen wie Eiweiß, Elektrolyte u.a.); immunologischer Schutz; Ort vielfältiger Sinnesfunktionen.

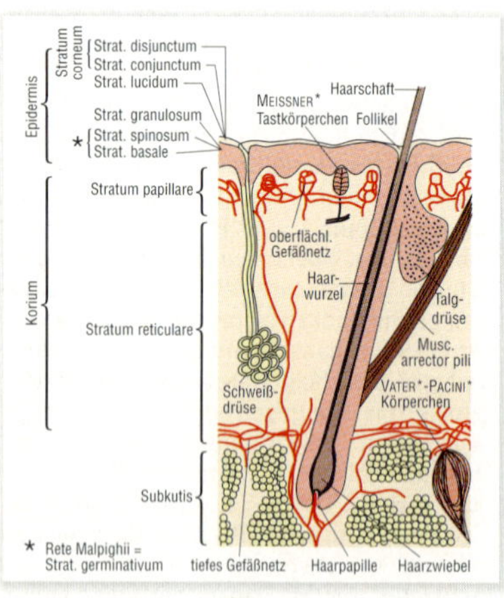

Haut [487]

Hautatrophie: Gewebeschwund der Haut unter Verschmälerung aller Schichten.

Hautausschlag: ↗Exanthem. – vgl. Ekzem.

Hautbakterien: s.u. Hautflora.

Hautblase: ↗Bulla.

Hautblutung: ↗Petechie, Vibex, Ekchymose, Suffusion, Hämatom, Purpura.

Hautdosis: s.u. Hauterythemdosis, Oberflächendosis.

Hautemphysem, Emphysema cutis et subcutaneum: die – sich aufsteigend ausbreitende – Luft- oder Gasansammlung in der Unterhaut nach spontaner oder verletzungsbedingter Eröffnung lufthaltiger Organe (v.a. Atemtrakt) oder aber als Komplikation nach – zu Behandlungs- oder Diagnostikzwecken ausgeführter – Luftfüllung von Körperhöhlen, -räumen bzw. nach Körperhöhleneröffnung (z.B. nach Laparotomie, Pneumothorax, Thorakokaustik) oder aber infolge einer Infektion durch gasbildende Erreger. Symptome: schmerzlose, unter »Schneeballknirschen« wegdrückbare Schwellung, örtlicher tympanitischer Klopfschall.

Hautentzündung: ↗Dermatitis.

Hauterythemdosis: diejenige Strahlendosis, die Hautrötung (Erythem) erzeugt, ohne einen Dauerschaden zu setzen.

Hautfett: Oberflächenfett der Haut, als Schutzmantel wirkend; vgl. Seborrhö, Sebostase.

Hautfinne: 1) Akneknötchen. **2)** Bandwurmfinne in der Haut.

Hautflora: die aus zufällig anwesenden oder dauerbesiedelnden Keimen bestehende ↗Bakterienflora der Haut.

Hautfriesel: 1) ↗Miliaria. **2)** ↗Dyshidrose.

Hautgrieß: ↗Milium.

Hauthorn, Cornu cutaneum: hornförmige, bis 15 cm lange, verhornende Wucherungen des Epithels der Haut; meist im Gesicht u. bei Altershaut; Präkanzerose: kann in ↗Plattenepithelkarzinom übergehen.

Hautjucken: ↗Pruritus.

Hautkarzinom: bösartiger Tumor der Haut u. ihrer Anhangsgebilde; i.e.S. als ↗Plattenepithelkarzinom, i.w.S. das ↗Basaliom u. »intraepitheliale Epitheliome« (↗BOWEN*, PAGET* Krankheit). Entsteht oft aus einer Vorkrebserkrankung (↗Präkanzerose, z.B. Keratosis senilis) oder aus chronischen Reizschäden (z.B. Licht-, Röntgen-, Teer-, Arsen-, Lupus-, Narben-, Geschwürs-, Fistelkrebs). – s.a. Melanom.

Hautknötchen: ↗Papel.

Hautkrebs: ↗Hautkarzinom, i.w.S. jeder bösartige Hauttumor, v.a. das maligne ↑Melanom (»schwarzer Hautkrebs«).

Hautlappenplastik: ein- oder mehrzeitige ↑Plastik unter Verwendung von körpereigenen Hautlappen aus der Nachbarschaft oder aus entfernten Körperbereichen, z.B. eines Visier- bzw. eines Rollappens (als Nah- bzw. Fernplastik).

Hautleishmaniase: die in Subtropen u. Tropen (z.B. als Biskra-, Bombay-Beule) endemisch vorkommende, von Stechmücken durch Stich (oder Hineinreiben infizierter Mücken in Hautwunden) übertragene infektiöse, auf den Infektionsort beschränkte Hautkrankheit durch Leishmania tropica. Beginnt als juckender, geröteter Hautfleck, der sich zu einem Knötchen u. schließlich zu einem verkrusteten bis handtellergroßen Geschwür mit wallartigem Rand, nach weiteren Wochen zu einer schuppenden, nässenden Beule entwickelt (oft zahlreich gleichzeitig oder auch schubweise); dann langsame Selbstheilung, meist mit pigmentierter Narbe.

Hautmaulwurf: ↑Larva migrans.

Hautmilzbrand: 2–3 Tage nach Infektion mit Bacillus anthracis am Ort des Erregereintritts auftretender, meist schmerzloser ↑Karbunkel mit hartem, blau-schwärzlichem Zentrum u. mit ausgeprägter Lymphangitis, begleitet von erheblichen allgemeinen Krankheitserscheinungen. Die häufigste Form des Milzbrandes.

Haut-pH: die aktuelle Reaktion der Hautoberfläche; das pH beträgt normal als – von Schweißsekretion, Bakterienflora u. Talgzusammensetzung abhängige – Resultante im Mittel 5,5–6,5. – s.a. Säuremantel.

Hautpigmentierung: der natürliche, unterschiedlich starke Gehalt der Haut an körpereigenem Pigment (Melanin, Melanoide).

Hautpilzerkrankung: ↑Dermatomykose.

Hautprobe: ↑Hauttest.

Hautquaddel: ↑Urtica.

Hautrezeptoren: die in der Haut, v.a. in der Unterhaut gelegenen Rezeptoren der Hautsinne; als Mechanorezeptoren die MERKEL* Zellen (für Druckempfindung), die MEISSNER* Tastkörperchen u. Nervengeflechte um die Haarwurzeln (für Tastempfindung) u. die VATER*-PACINI* Lamellenkörperchen (für Vibrationsempfindung); als Thermorezeptoren freie Nervenendigungen für Wärme- u. vermutlich spezielle Nozizeptoren für Hitzeempfindung bzw. strukturell ungeklärte Kaltrezeptoren; als Nozizeptoren freie Nervenendigungen für Schmerzempfindung.

Hautröte: ↑Erythem.

Hautrotz: ↑Malleus farciminosus.

Haut-Schleimhaut-Leishmaniase (Südamerikanische): in Mittel- u. Südamerika endemische Infektionskrankheit der Haut u. Schleimhäute (Mund, Nase, Gaumen, Kehlkopf); verstümmelnd u. mit Tendenz zu allgemeiner Ausbreitung durch Leishmania brasiliensis. Nach einer Inkubationszeit von 2–16 Wochen treten Papeln, Knötchen u. blutende Geschwüre (feucht glänzend als Espuñdia) mit Schwellung der regionären Lymphbahnen u. -knoten auf.

Hautschuppe: ↑Squama; s.a. Desquamation.

Hautsegment: ↑Dermatom (2).

Hauttalg: das visköse Hautfett, das unter hormonaler Steuerung (Testo- u. Progesteron stimulieren, Östrogene hemmen) aus Talgdrüsenzellen entsteht.

Hauttest: Diagnostik allergischer Überempfindlichkeiten (Sensibilisierung) anhand der Auslösbarkeit einer Überempfindlichkeitsreaktion durch Auftragen oder Einspritzen entsprechender Proben auf bzw. in die Haut. Man unterscheidet Epikutantestungen zum Nachweis einer Kontaktallergie oder Photokontaktallergie u. perkutane Testungen (Prick-Test, Intrakutan-Test, Scratch-Test) zum Nachweis einer allergischen Soforttyp-Reaktion.

Hauttest

Soforttyp-Reaktion
Pricktest
Intrakutantest
Reib- u. Scratchtest
Spättyp-Reaktion
Epikutantest
Photopatchtest

Hauttransplantation: die operative Verpflanzung freier Haut; je nach Schichtdicke u. Art der Zubereitung des Transplantats als Spalthaut (Schichtdicke 200 bis 500 nm), als Netztransplantat (mesh-graft), als Vollhautlappen oder als Koriumlappen verpflanzt. Indikationen sind v.a. Hautdefekte durch Verletzungen, Verbrennungen u. Operationen (z.B. Tumorexstirpationen).

Hauttuberkulose: ↑Lupus vulgaris.

Hautturgor: Eigenspannung der Haut in Abhängigkeit von der Wasserbindung (in der Grundsubstanz), dem Gehalt an elastischen Gewebselementen u. an Fettgewebe.

Hautverdickung: ↑Pachydermie.

Hautverfärbung: ↗Hautpigmentierung, ↗Dyschrom(as)ie.

Hautwasser(sucht): ↗Anasarka.

Hautwolf: ↗Intertrigo.

Hautzone: ↗HEAD* Zone, ↗Dermatom (2).

HAV: ↗Hepatitisvirus A.

Havers* Lamellensystem: eine konzentrische Lage von Knochenzellen u. Interzellularsubstanz **(= H.* Lamellen)** um einen längszentralen Gefäßkanal **(H.* Kanal;** mit Vene u. Arterie).

Hb_E: der mittlere Hämoglobingehalt des einzelnen roten Blutkörperchens (»Einzelerythrozyt«), ↗Färbekoeffizient.

H_2-Blocker: ↗H_2-Rezeptorenblocker.

HBV: ↗Hepatitisvirus B.

HCG: (engl.) **H**uman **C**horionic ↗**G**onadotropin.

HCV: ↗Hepatitisvirus C.

HDL: (engl.) **H**igh **D**ensity **L**ipoproteins (↗Lipoproteine hoher Dichte).

HDV: **H**epatitis-**D**-**V**irus, Erreger der ↗Delta-Hepatitis.

Head* Zone: definiertes Hautareal, in dem aufgrund des gegliederten Körperaufbaus eine über das zugehörige Rückenmarksegment laufende Querverbindung zwischen dem somatischen u. dem vegetativen Nervensystem zugeordneter innerer Organe besteht; eine Irritation des zugehörigen inneren Organs kann über einen viszerokutanen Reflex eine – meist gleichseitige – Schmerz- = Hyperalgesiezone der Haut zur Folge haben.

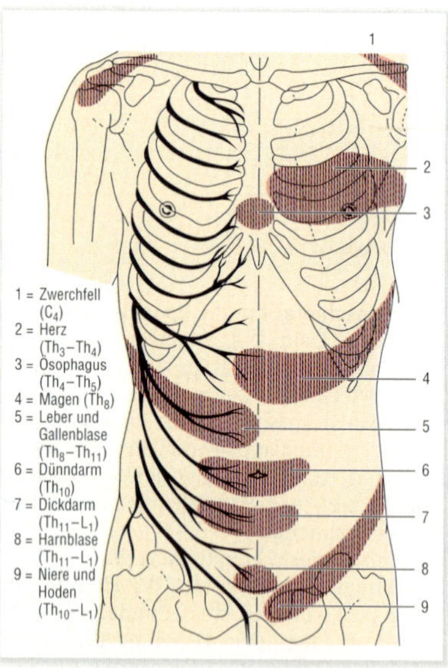

Head* Zonen [33]

Heaf* Test: Prüfung der Tuberculinempfindlichkeit durch 6fach-simultane Injektion (»intradermale Multipunktur«) von Tuberculin mittels einer speziellen Impfpistole.

heavy chain disease: (engl.) ↗Schwerketten-Krankheit.

Hebephrenie: eine – meist zwischen dem 15. u. 25. Lj. auftretende – Form der Schizophrenie.

Heberden* Knoten: knorplig-knöcherne Wucherungen an der Streckseite der Basis Fingerendglieder; oft mit erheblichen lokal-entzündlichen Begleiterscheinungen u. Endgliedabweichung zur Daumenseite. – **H.* Krankheit:** idiopathische ↗Arthrose (evtl. Polyarthrose) der Fingerendgelenke mit Bildung von H.* Knoten.

HED: **H**aut**e**infall**d**osis, ↗**H**aut**e**rythem**d**osis.

HE-Färbung: ↗**H**ämatoxylin-**E**osin-Färbung.

Hefe: **1)** s.u. Hefen. **2)** die als Heilmittel genützten Hefen (↗Faex).

Hefen: eine selbständige Gruppe einzelliger Pilze mit ausgeprägter Zellwand u. Bildung von Pseudomyzel (im Ggs. zu Schimmelpilzen). Teilweise führen sie Gärung herbei (v.a. Saccharomyces als Back-, Wein-, Bierhefe). – **H., imperfekte:** unechte Hefen, humanpathogen sind Arten von Candida, Rhodotorula, Torulopsis, Trichosporon, Cryptococcus u. Sporobolomyces; s.a. Mykosen. – **H., perfekte:** echte Hefen.

Hefepilze: ↗Hefen; i.e.S. ↗Candida.

Heidelberger Prothese: Kunstarm, der die gleichzeitige Bewegung zweier, in gewünschter Stellung arretierbarer Gelenke erlaubt (Ellbogen- u. Handdrehgelenk) sowie eine stabile Universalhand besitzt.

Heilbad: Kurort mit subterrestrischen Heilmitteln wie natürliche Heilwässer, Heilgase, Heilsedimente, Bohrloch- oder Sinkwerksole.

Heilfasten: ärztlich überwachtes Fasten von 1–3 Wo. Dauer als Umstimmungstherapie. Schema der Nahrungskarenz: 2–3 Obsttage, danach nur Tee u. heißes Zitronenwasser (»Saftfasten«), dann Überleitung zur Normalkost (Fastbrechen).

Heilgymnastik: ↗Krankengymnastik.

Heilmittel: jedes (Hilfs-)Mittel für Heilzwecke, z.B. Krankengymnastik, Sprach- u. Beschäftigungstherapie, i.e.S. das Arzneimittel. – Als Hilfsmittel z.B. Brille, Bruchband, Hörhilfen, Inkontinenzartikel etc. Die

Richtlinien zur Verordnung von Heil- u. Hilfsmitteln werden seit 1988 (Neufassung 1992) durch das Sozialgesetzbuch vorgegeben. – **H., natürliche:** bestimmte Wässer, Gase, Peloide natürlichen Ursprungs, die weitgehend unverändert u. unmittelbar zu Heilzwecken (s.a. Balneotherapie) angewendet werden; sie benötigen staatliche Anerkennung, Schutz u. Kontrolle, ihre therapeutische Wirksamkeit muß nachgewiesen werden. I.w.S. auch heilklimatische Faktoren.

Heilnahrung: zu Heilzwecken genutzte Diät; i.e.S. die Säuglingsheilnahrung oder -diät zur Anw. bei Säuglingsenteritis, -dystrophie, -atrophie etc.; z.B. Eiweißmilch, Butter-Mehlbrei usw.

Heilpflanze: s.u. Phytotherapie.

Heimdialyse: vom Patienten selbst oder von einer Hilfsperson nach entsprechender Ausbildung zu Hause (oder in einem sog. **H.-Zentrum**) durchgeführte ↗Hämodialyse unter Verwendung einer speziellen raumsparenden, teilautomatisierten künstlichen Niere (»Heimniere«).

Heimlich* Handgriff: bei Erstickungsgefahr infolge Verlegung der Atemwege durch Fremdkörperaspiration anzuwendender Handgriff zur Erzeugung eines plötzlichen Überdrucks im Brustkorbraum; der stehende Patient wird von hinten umfaßt in Höhe des unteren Brustkorbs unter Übereinanderlegen der Hände über der Magengrube. Danach erfolgt plötzliches Anpressen gegen den Körper des Arztes (Helfers). Am Liegenden (Rückenlage) erfolgt Druckausübung mit beiden Händen gegen das Epigastrium durch die über dem Patienten kniende Person.

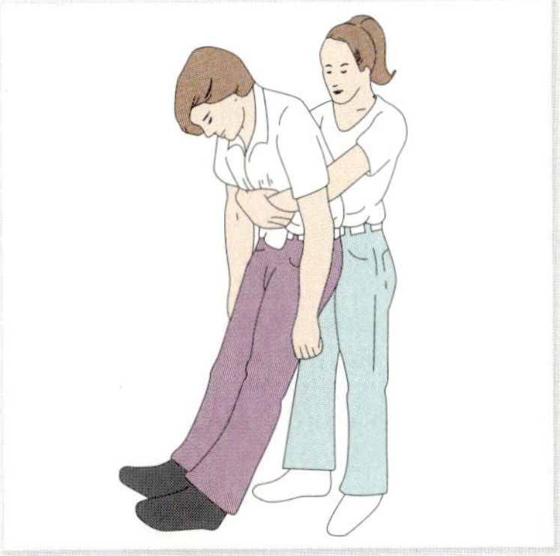

Heimlich* Handgriff bei stehendem Patienten [500]

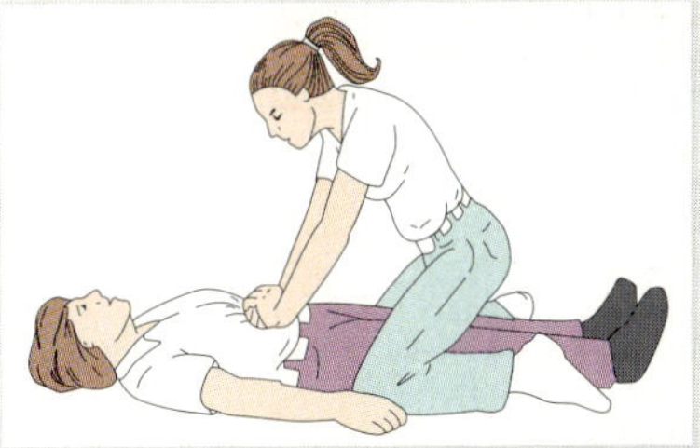

Heimlich* Handgriff bei liegendem Patienten [500]

heiß: i.e.S. sehr stark radioaktiv; z.B. **heißer Knoten**: Schilddrüsenknoten mit signifikant erhöhter Aktivität im Radiojod-Szintigramm; bei lokal vermehrter Hormonproduktion bzw. -speicherung, v.a. im autonomen oder »toxischen« Adenom, seltener bei hormonaktivem bösartigem Tumor (Struma maligna).

Heißluftsterilisation: ↗Sterilisation von Instrumenten, Geräten, hitzestabilen Substanzen mit bewegter trockener Heißluft von 180–200 °C; die Abtötungs- oder Sterilisationszeit beträgt mindestens 30 Min. (bei 180 °C).

Heizbett: ↗Couveuse, Inkubator.

Helfer-T-Zellen: s.u. Lymphozyten; s.a. AIDS.

helic(o): Wortteil »schnecken-«, »spiralförmig«, »Ohrschnecke«.

Helicobacter pylori: gramnegative Stäbchenbakterien mit Hakenform (früher Campylobacter pylori); induzieren die Typ-B-Gastritis (Antrumgastritis) u. sind ein wichtiger pathogenetischer Faktor für die Entstehung von Ulcera ventriculi u. duodeni. Die Bedeutung für die Entwicklung des ↗Magenkarzinoms u. bestimmter Magenlymphome wird diskutiert.

Helio...: Wortteil »Sonne«, »Strahlung«.

Heliotherapie: dosierte Anw. des Sonnenlichtes zu Heilzwecken; v.a. in Hochgebirgsheilstätten, z.B. bei Gelenk- u. Knochentuberkulose, Hautkrankheiten u. zur allgemeinen Kräftigung.

Helium, He: Element der Edelgasgruppe; der Atomkern **(= Heliumkern)** ist das Alphateilchen. – H. dient als Trägergas bei Chromatographie, als Bestandteil der Kunstluft für Asthmatiker u. Taucher.

Helix: Schnecke; i.e.S. der einwärtsgekrempelte Rand der Ohrmuschel. – vgl. Doppelhelix.

helkogen: aus einem Geschwür (Helkoma) entstanden; ein Geschwür erzeugend.

HELLP-Syndrom: lebensbedrohliche Verlaufsform der ↗Präeklampsie; ein Symptomenkomplex, charakterisiert durch Zeichen der Hämolyse **(H),** erhöhte Leberenzymwerte (elevated liver enzymes = **EL),** Thrombozytopenie (low platelet count = **LP).**

Helminthen: die in Mensch oder Tier parasitierenden Würmer, v.a. Cestodes (Bandwürmer), Nematodes (Fadenwürmer), Trematodes (Saugwürmer).

Helminthiasis: Befall mit parasitären Würmern (↗Helminthen).

HELP-Verfahren: Abk. für **h**eparininduzierte **e**xtrakorporale **LDL-P**räzipitation; ein Verfahren zur Behandlung extremer Hypercholesterinämien.

Hemeralopie: Tagsichtigkeit; die stark herabgesetzte Fähigkeit des Auges zur Dunkelanpassung (d.h. Dämmerungsamblyopie = Nachtblindheit) infolge gestörter Funktion oder völligen Ausfalls des Stäbchenapparates der Netzhaut.

hemi...: Wortteil »halb«, »halb-« bzw. »einseitig« (eine Körperhälfte betreffend), »unvollständig«; s.a. semi...

Hemiagnosie: halbseitiger Verlust des Wahrnehmungsvermögens, z.B. bei Halbseitenlähmung.

Hemianalgesie: 1) halbseitige (meist nur unvollständige) Aufhebung der Schmerzempfindung. **2)** einseitige Spinalanästhesie durch Injektion einer reduzierten Normdosis in Seitenlage.

hemi(an)opisch: ↗Hemianopsie betreffend.

Hemianopsie, Hemianopie, Halbseitenblindheit: halbseitiger Ausfall des Gesichtsfeldes eines oder beider Augen (= uni- bzw. bilaterale, mon- bzw. binokuläre H.) infolge Schädigung der Sehbahn vor, in oder hinter dem Chiasma opticum.

Hemiataxie: ↗Ataxie einer Körperhälfte (v.a. der Gliedmaßen) bei einseitiger Schädigung der Kleinhirnhemisphärenbahnen.

Hemicrania, Hemikranie: auf eine Kopfhälfte beschränkter Kopfschmerz, z.B. bei Glaukom; i.e.S. die ↗Migräne.

Hemigastrektomie: ↗Magenresektion unter Entfernung etwa der Hälfte des Magens.

Hemihepatektomie: die »anatomiegerechte« operative Entfernung (Resektion) der rechten oder linken funktionellen Leberhälfte.

Hemihypästhesie: halbseitige Empfindungsstörung (↗Hypästhesie) auf der Gegenseite einer Schädigung der Zentren u. Bahnen des Berührungssinnes in Großhirn u. Hirnstamm. Evtl. mit Störung der Schmerzempfindung **(Hemihypalgesie).**

Hemihyperästhesie: halbseitige Empfindungsstörung (Empfindlichkeitssteigerung; ↗Hyperästhesie) auf der Gegenseite eines Krankheitsherdes des Thalamus.

Hemilaminektomie: einseitige Abtragung eines oder mehrerer Wirbelbögen mit örtlicher Entfernung des Ligamentum flavum (Flavektomie); zur Freilegung des Wirbelkanals (mit oder ohne Duraeröffnung), z.B. bei Bandscheibenvorfall, Tumor, vor einer Radikotomie, Chordotomie.

Hemilaryngektomie: operative Entfernung einer Kehlkopfhälfte bei streng einseitigem Tumor des Kehlkopfes.

Hemiplegia, Hemiplegie: vollständige (= Hemiparalyse) oder unvollständige (= Hemiparese) Lähmung einer Körperhälfte, wobei die Störung der Motorik im allgemeinen auf der Gegenseite einer Schädigung der zentralen motorischen Neuronen des Großhirns, Hirnstamms oder des oberen Halsmarks auftritt; typisch z.B. bei Schlaganfall (↗Apoplexie) als anfangs – im Schockstadium – schlaffe Lähmung mit bald folgender (bei Tumoren meist mit primärer) Spastik (H. spastica). – **H. alterna(ns):** H. bei Schädigung von Hirnnervenkernen u. deren Bahnen u. der noch ungekreuzten Pyramidenbahn, evtl. auch des Hypoglossus- u. Fazialiskerns bei Krankheitsherden im Hirnstamm; führt zu Hirnnervenausfällen auf der Herdseite u. zu motorischen Lähmungen u./oder Sensibilitätsstörungen der herdgegenseitigen Körperhälfte. – **H. cruciata:** H. bei Pyramidenbahnschädigung seitlich der Pyramidenkreuzung, wobei die vor der Kreuzung gelegenen Arm- u. die hinter der Kreuzung gelegenen Beinfasern geschädigt werden; führt zu gleichseitiger Lähmung des Beines u. gegenseitiger des Armes. – **H. spastica:** die H. mit – meist herdgegenseitiger – unwillkürlicher Steigerung der Muskelspannung; als **H. sp. infantilis** die spastische hemiplegische Form der infantilen ↗Zerebralparese bei einseitiger Hirnschädigung.

hemiplegisch: durch ↗Hemiplegie bedingt, mit Hemiplegiezeichen.

Hemisphäre: ↗Hemisphaerium.

Hemisphärektomie: operative Entfernung einer Großhirnhälfte; z.B. zur Beseitigung eines Hirntumors u. nur bei intakter Funktion der dominanten Hemisphäre u. schon eingetretener kompletter Hemiplegie.

Hemisphaerium: 1) H. cerebelli: jede der beiden durch den Vermis getrennten Kleinhirnhälften; besteht aus grauer Rinde, weißem Mark u. Kleinhirnkernen; ist unterteilt in Läppchen sowie in Archi-, Palaeo-, Neocerebellum (vgl. Cerebellum). **2) H. cerebralis:** die Großhirnhälfte, d.h. jede der beiden durch die mittlere Hirnspalte (Fissura longitudinalis cerebri) bzw. die Großhirnsichel voneinander getrennten symmetrischen Hälften des Endhirns. – Als »dominierend« oder **»dominant«** bezeichnet man die bezüglich der Praxie (vgl. Apraxie), der sprachlichen u. gnostischen Leistungen führende (bei Rechtshändern u. bei ca. 50% der Linkshänder die li.), als »inferior« die untergeordnete andere.

hemizygot: mit einem nur einmal vertretenen Gen im sonst diploiden Chromosomensatz.

Hemmhoftest: Prüfung der Widerstandsfähigkeit von Bakterien gegen Chemotherapeutika, Antibiotika.

Hemmstoffe: i.e.S. Stoffe, die Zellfunktionen u. Zellwachstum hemmen = »Antagonisten«. Haben oft eine den entsprechenden Wirk- bzw. Wuchsstoffen ähnliche chem. Struktur.

Hemmungs(fehl)bildung: Fehlbildung durch Hemmung der embryonalen Entwicklung infolge eines genetischen Schadens oder durch Fruchtschädigung (v.a. als Embryopathie).

Henle* Schleife, Ansa nephroni: der U-förmige Abschnitt des Nierenkanälchens (↗Tubulus renalis); im absteigenden Schenkel erfolgt Konzentration, im aufsteigenden Schenkel erneute Verdünnung des Harns.

Henoch*-Schoenlein* Purpura: ↗Purpura anaphylactoides.

HEP: High **E**gg **P**assage; Viruskulturverfahren mit zahlreichen Passagen in embryonierten Hühnereiern.

Hepar: die Leber, eine große, braunrote Drüse unterhalb des Zwerchfells in der Bauchhöhle; ist das zentrale Stoffwechselorgan mit zahlreichen, kompliziert ineinander verflochtenen Funktionen: Glykogenbildung (einschließlich Gluconeogenese), Glykogenolyse, Ketonkörperbildung, Synthese von Phosphatiden, Phospholipiden, Cholesterin, Plasmaproteinen (Albumine, Gerinnungsfaktoren, nicht aber γ-Globuline), Enzymen u. Galle, Desaminierung, Entgiftung (z.B. durch Konjugation an Glucuronsäure), Speicherung von Eiweiß, Fetten, Vitaminen, Glykogen; sie dient ferner als Blutreservoir. – **H. adiposum:** ↗Fettleber. – **H. induratum:** ↗Leberfibrose, -zirrhose.

Heparin: in Mastzellen gebildeter (u. darin mit Histamin vorkommender), die Blutgerinnung hemmender u. die Fibrinolyse u. Fettklärung fördernder Wirkstoff. Anw. *therap* als Heparinum solubile als rasch wirkendes Antikoagulans zur Vorbeugung u. Behandlung von

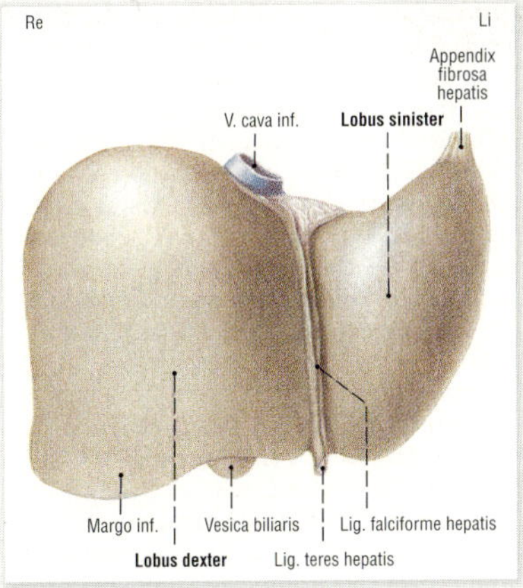

Hepar (Leber) [28]

Thrombosen u. Embolien (unter Blutgerinnungskontrolle).

Heparintoleranztest: globaler Gerinnungstest anhand der Ermittlung des gerinnungshemmenden Effektes kleinerer Heparindosen auf rekalzifiziertes Plasma oder auf Nativblut. – Die ermittelte Gerinnungszeit wird als Heparinrekalzifizierungs- bzw. **Heparinzeit** bezeichnet.

Hepat...: Wortteil Leber (griech. = hepar, hepatos).

Hepatektomie: operative Entfernung der Leber (mit anschließender Lebertransplantation). – Auch Bezeichnung für Teilentfernungen, z.B. Hemihepatektomie, Lobektomie, Segmentresektion.

Hepatika: 1) Kurzform für Arteria hepatica. **2)** Hepatica: leberwirksame Mittel.

Hepatisation: Entwicklung einer leberähnlichen Verdichtung der Lunge bei kruppöser Pneumonie durch Ausfüllung der Alveolen mit dem zu einer festen Masse erstarrten Exsudat. Als **rote H.** mit reichlich Erythrozyten im Fibrin (2. Stadium), als **graue H.** leukozytenreich (3. Stadium), als **gelbe H.** bei Exsudateinschmelzung (4. Stadium).

hepatisch: die Leber betreffend; z.B. die h. Krise.

Hepatitis: Leberentzündung; meist infektiöse, durch Viren (s.u. Virushepatitis A, B, C, D, E), Bakterien oder Protozoen verursachte Entzündung des Gefäß-Bindegewebsapparates der Leber mit sekundärer Leberzellschädigung. Führt – klinisch – zu Appetitverlust,

H

Störung des Allgemeinzustandes u. -befindens, Lebervergrößerung u. v.a. als **akute H.** (meist als Virushepatitis) zu Gelbsucht (Icterus), Fieber u. Anstieg der Transaminasen (infolge Leberzellenuntergangs; evtl. gefolgt von chronischer H., Leberzirrhose, -fibrose). – **H., alkoholische:** chronische H. des Alkoholikers; s.a. ZIEVE* Syndrom. – **H., cholestatische:** H. bei Gallestauung; führt zu starker Gelbsucht (Verdinikterus, starker Juckreiz, Pulsverlangsamung, hohe Transaminasewerte). – **H., chronische:** schleichend u. oft uncharakteristisch u. evtl. ohne Gelbsucht (= anikterisch); tritt z.B. auf nach akuter H., als primär chronische ↑Hepatose (z.B. als alkoholische H.) oder als Cholestasefolge; als Folge akuter H. die unspezifisch reaktive H., persistierende (= residuelle) H.; ferner als chronisch aggressive (= progressive) u. chronisch aktive (= lupoide) H. – **H. contagiosa, H. epidemica:** i.e.S. die ↑Virushepatitis A u. die ↑Virushepatitis E; s.a. H., infektiöse. – **H., fulminante:** akute virusbedingte Lebernekrose. – **H., hämatogene:** die Serumhepatitis als ↑Virushepatitis B durch das ↑Hepatitisvirus B, meist übertragen durch Injektion u. Transfusion. – **H., infektiöse:** i.e.S. die ↑Virushepatitis A; als weitere infektiöse Hepatitiden ferner die H. bei Gelbfieber, Röteln, Zytomegalie, infektiöser Mononukleose u. anderen Viruskrankheiten (z.B. durch Coxsackie-Viren, Herpes simplex), ferner bei Q-Fieber u. – granulomatös – bei Tuberkulose, Brucellose, Tularämie, Syphilis, Lepra, Typhus abdominalis, bei Leptospirosen. – **H. NANB:** die Virushepatitis Non-A-Non-B, frühere Bez. für Hepatitiden, die nicht vom Hepatitis-A- oder Hepatitis-B-Virus ausgelöst werden. Erreger sind Hepatitis-C-Viren, Hepatitis-E-Viren, Zytomegalie-Viren u. EPSTEIN*-BARR*-Viren. – **H., toxische:** akute giftbedingte Leberzellschäden (Hepatopathien) durch endogene oder Bakterien-, Virus-, Protozoen-, Pflanzen-, Pilz-, Schlangen-, gewerbliche Gifte; Medikamente etc.; s.a. H., alkoholische.

Hepatitis-B(-Virus)-Antigene, HB-AG: bei ↑Virushepatitis B; nachgewiesene Antigene (AG); z.B. **Hepatitis-B-Oberflächen-AG** (engl.: surface, daher: HBs-AG), das »Australia-AG«; ein verläßliches Differentialdiagnostikum für die Hepatitis B (ab Prodromalstadium; der entsprechende Antikörper »Anti-HBs« tritt meist erst nach klinischer Heilung auf; lebenslang). Weitere Hepatitis-B-Antigene sind v.a. HBc-AG (c für »Core«; induziert die stärkste humorale Immunantwort) u. das HBe-AG (ein Abbauprodukt des HBc-AG). HBs- u. HBc-AG sind inzwischen gentechnologisch herstellbar.

Hepatitisschutzimpfung: s.u. Virushepatitis.

Hepatitisviren: 1) Hepatitis-A-Virus, HAV: RNS-Virus; Erreger der ↑Virushepatitis A des Menschen, dessen Übertragung v.a. auf dem Nahrungswege (oral), seltener parenteral erfolgt (bei mangelnder Hygiene). **2) Hepatitis-B-Virus,** HBV: v.a. parenteral übertragbares DNS-Virus, hochinfektiöser Erreger der Serumhepatitis (↑Virushepatitis B). Zwischen HBV u. der Entwicklung primärer ↑Leberzellkarzinome besteht eine belegte Beziehung; s.a. Abb. **3) Hepatitis-C-Virus,** HCV: RNS-haltiges Virus; Assoziation mit dem hepatozellulären Karzinom. Der Nachweis erfolgt über Anti-HCV-ELISA; wird vorzugsweise parenteral übertragen. **4) Hepatitis-D-Virus,** Delta-Virus: defektes RNS-Virus, das sich zur Replikation der Hilfe des Hepatitis-B-Virus bedient; Erreger der Virushepatitis D. **5) Hepatitis-E-Virus,** HEV: wie das Hepatitis-A-Virus global verbreitetes Virus; Erreger der Virushepatitis E; fäkalorale Übertragung. **6) Hepatitis-G-Virus, HGV:** Flavivirus, das v.a. parenteral übertragen wird (häufig Koinfektion mit HCV).

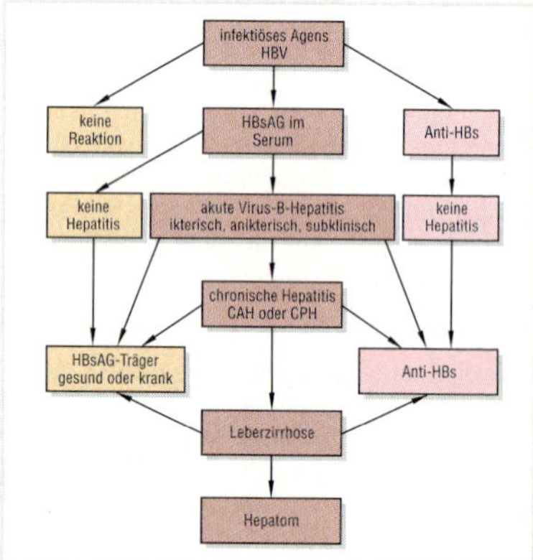

Schema möglicher Reaktionen nach Kontakt mit dem **Hepatitis-B-Virus** [496]

hepatobiliär: Leber u. Galle betreffend; z.B. h. Erkrankungen.

Hepatoblastom: bösartiger embryonaler Mischtumor der Leber; kommt überwiegend bei Kleinkindern vor.

hepatocellularis: (latein.) die Leberzelle betreffend.

hepatogen: von der Leber ausgehend.

Hepatolith: Leberstein; ein in einem in der Leber gelegenen Gallengang entstandener bzw. gelegener Gallenstein.

Hepatom(a): ein echtes Neoplasma der Leberzellen; gutartig als ↗Leberzelladenom, bösartig als ↗Leberzellkarzinom.

Hepatomegalie: die durch Palpation u. Perkussion sowie mit bildgebenden Verfahren feststellbare Vergrößerung (evtl. nur Schwellung) der Leber, v.a. bei Rechtsherzinsuffizienz, Hepatitis, Krankheiten mit Ablagerung von Stoffwechselprodukten in den Leberzellen (z.B. bei Fettleber) oder in den KUPFFER* Sternzellen (z.B. bei Hämosiderose), Systemerkrankungen (Leukämie, maligne Lymphome, Lymphogranulomatose), Tumoren, Parasitenbefall.

Hepatose: toxische Schädigung des Leberparenchyms mit degenerativen Veränderungen. Ursachen: Mangel- bzw. Fehlernährung, Stoffwechselstörungen (z.B. Speicherkrankheiten) oder toxische Substanzen (Alkohol, Medikamente etc). Vorkommen u.a. als Fettleber.

Hepatoskopie: Inspektion der Leber durch Laparoskopie; i.w.S. die Leberbiopsie.

Hepatosplenographie: ↗Splenoportographie.

Hepatosplenomegalie: gleichzeitige Vergrößerung der Leber u. Milz.

Hepatotomie: Leberschnitt; operative Leberdurchtrennung.

hepatotoxische Substanzen: ↗Lebergifte.

hepatotrop: auf die Leber gerichtet, Lebergewebe bevorzugend; z.B. **h. Substanzen** (Methionin, Cholin, Cystein), **h. Viren** (z.B. Gelbfieber-, Hepatitis-Virus).

hepatozellulär, -cellularis: die Leberzelle betreffend.

hepatozerebrale Erkrankung: Sammelbegriff für Erkrankungen mit Schwerpunktgeschehen in Gehirn u. Leber. – **h. Syndrom:** schwere Bewußtseinsstörung (bis Koma), Krampfanfälle u. Delirzeichen bei akuter Leberinsuffizienz (ammoniakalische Enzephalopathie).

HEP-Virus: ↗HEP.

Herba: *(latein. = Pflanze)* getrocknete Kräuter-, Halbsträucherteile (Blätter, Stengel, Blüten, Triebspitzen, z.T. auch Wurzelstücke) als Drogen (Arznei-, Heil-, Gewürzkräuter).

Herbstzeitlose: Colchicum autumnale; ↗Colchicin.

Herddosis: bei Strahlentherapie die Dosis am Herd.

Herdnephritis (glomeruläre): 1) Herdglomerulitis: herdförmige ↗Glomerulonephritis im Verlauf einer Infektionskrankheit; ferner proliferative Formen von z.T. unklarer Entwicklung, z.B. bei Erythematodes. **2)** ↗LÖHLEIN* Herdnephritis. **3)** embolisch-eitrige H. als bakteriell metastatische Niereneiterung bei Pyämie.

Herdreaktion: 1) die örtliche Reaktion auf eine Schädlichkeit (im Gegensatz zur Allgemeinreaktion des Organismus). **2)** verstärkte oder erneute entzündliche Reaktion eines Herdes auf einen Reiz.

Herdsklerose, disseminierte: ↗Multiple Sklerose.

Herdsymptom: ein Krankheitszeichen, das durch ein örtlich begrenztes Krankheitsgeschehen (»Herd«) verursacht wird u. das auf diesen Herd hinweist (im Gegensatz zu einem Allgemeinsymptom); besonders hinweisträchtig als H. von Herdkrankheiten des Gehirns (hier aber bei Ausfall mehrerer, z.T. koordinierender Zentren auch als »verwaschenes H.«, z.B. als Sprach-, Lese-, Rechenstörung).

hereditär, hereditarius: (latein.) erblich, ererbt.

Heringswurmkrankheit: ↗Anisakiasis.

Hermaphroditismus: Entwicklungsstörung der Keimdrüsen bzw. das daraus resultierende Erscheinungsbild i.S. der Zweigeschlechtigkeit; i.e.S. als **H. verus** der echte H. als genetischer Typ der Zweigeschlechtigkeit (Intersexualität), wobei sowohl Hoden als auch Eierstöcke vorliegen.

Hernia, Hernie: Eingeweidebruch mit Verlagerung von Eingeweiden u. Organteilen durch eine angeborene oder erworbene Bauchwandlücke bei Ausstülpung des parietalen Bauchfells. Hervorstechende Krankheitszeichen sind eine tast- oder sichtbare Bruchgeschwulst, spontane u. Druckschmerzen (evtl. ausstrahlend), evtl. auch ein Stauungsödem. Komplikationen: Brucheinklemmung (Hernia incarcerata), Darmwandnekrose, Ileus, Peritonitis. Die Behandlung erfolgt konservativ durch Rückverlagerung, evtl. auch durch ein Bruchband, oder aber operativ (Herniotomie). – **H. disci intervertebralis:** ↗Bandscheibenhernie. – **H., eingeklemmte:** ↗Hernia incarcerata. – **H., gleitende:** ↗Gleitbruch. – **H. incarcerata:** eingeklemmte H.; der Bruchsack ist samt Inhalt durch den Bruchring, -kanal akut oder subakut abgeschnürt; am Bruchinhalt treten eine venöse, dann arterielle Durchblutungsstörung, Entzündung u. Gewebstod ein. Als Ein-

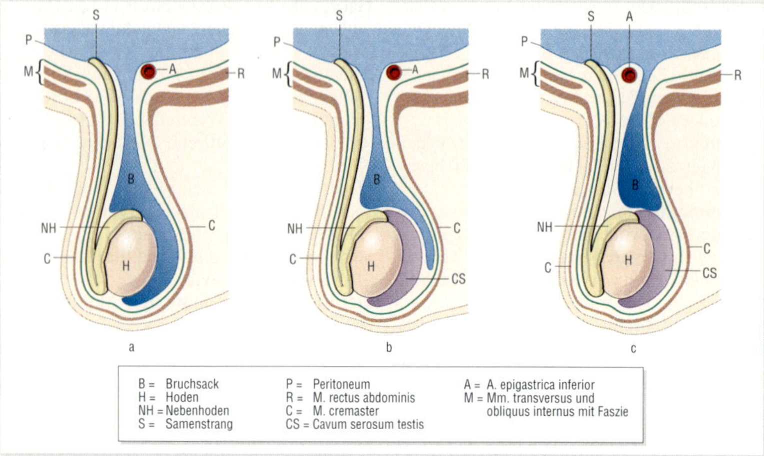

Hernia inguinalis: indirekte Leistenhernie (a = angeboren, b = erworbene Form), direkte Leistenhernie (c) [53]

geweidebruch verbunden mit heftigem örtlichem Schmerz, schwerer oder unmöglicher Rückverlagerung (»Irreponibilität«), Zeichen des akuten Bauches, Ileus. – **Hernia inguinalis:** Leistenhernie, -bruch; angeborener (H. vaginalis) oder erworbener, v.a. Darm enthaltender Baucheingeweidebruch mit äußerem (= lateralem) oder innerem (= medialem) Leistenring als Austrittsstelle (Bruchpforte) u. entsprechend bezeichnet als – zunächst den Leistenkanal durchdringende – indirekte Leistenhernie (**= H. i. externa, H. i. lateralis** sive **obliqua)** oder als – nicht oder nur durch das periphere Ende des Leistenkanals passierende – direkte Leistenhernie **(= H. i. interna, H. i. medialis, H. i. directa)**; ↗Abb.

Hernioplastik: plastischer Bruchpfortenverschluß.

Herniotomie: operative Behandlung einer Hernie (einschl. Hernioplastik); i.e.S. der Bruchschnitt, die Spaltung eines abschnürenden Bruchrings bei Hernien-Operationen.

Heroin: ↗Diacetylmorphin.

Herpangina: ↗Angina herpetica.

Herpes: mit Bläschenbildung einhergehender Hautausschlag; i.e.S. die mit diesem Hauptsymptom einhergehenden Krankheiten, der Herpes zoster (↗Zoster) u. ↗Herpes simplex. – **H. corneae:** ↗Keratoconjunctivitis herpetica. – **H. genitalis:** s.u. Herpes simplex. – **H. labialis:** H. simplex der Lippen.

Herpessepsis, generalisierter Herpes simplex: s.u. Herpes simplex.

Herpes simplex: »Fieberbläschen«; akute, primäre oder sekundäre Viruskrankheit der Haut u. der Schleimhäute (v.a. der Übergangsschleimhaut) durch Infektion durch das ↗Herpes-Virus; meist als örtlich begrenzt gruppiert stehende Bläschen, v.a. im Gesicht (= H. facialis), an den Lippen (H. labialis), der Nase (H. nasalis), den Wangen (H. buccalis) sowie an den Geschlechtsorganen (H. genitalis). Die Erstinfektion erfolgt meist im frühen Kindesalter u. i.d.R. ohne erkannt zu werden, führt aber zur Bildung von V-Antikörpern (gegen virusgebundenes Antigen) u. – oft – zu Maskierung des Virus u. Absiedlung in Körpergeweben (Virusadaptation), die bei den Virusträgern bei Schwächezuständen des Immunsystems zu Rückfällen führt; gelegentlich führt die Erstinfektion zu schweren örtlichen u. Allgemeinerscheinungen; z.B. als generalisierter H. s. (»Herpessepsis«) des Neugeborenen Herpes-behafteter Mütter; auf bestehenden Hauterkrankungen (z.B. Neurodermitis) kann sich als generalisierte Infektion ein ↗Ekzema herpeticatum entwickeln.

Herpes-simplex-Virus, A-Virus, Herpesvirus hominis: allgemein verbreitetes (= ubiquitäres), sämtliche Gewebe befallendes, fakultativ aber Haut-, Nervengewebe bevorzugendes (ektodermo- bzw. neutrotropes) Virus der Gruppe der ↗Herpesviren. 2 Serotypen: Typ 1 (HSV 1) als Erreger des ↗Herpes simplex labialis s. febrilis, der aphthösen Stomatitis, des Ekzema herpeticatum, der Keratokonjunktivitis u. Meningoenzephalitis; Typ 2 (HSV 2) als Erreger des Herpes genitalis u. der schweren herpet. Allgemeinerkrankung der Neugeborenen. Beide werden durch Tröpfchen-Schmierinfektion übertragen.

Herpesviren: Gruppe von ca. 40 DNS-haltigen Viren; wichtigste Arten: Zytomegalie-, Varizellen-Zoster-, B-Virus (= Herpesvirus simiae), EB-Virus (↗EPSTEIN*-BARR*) u. das ↗Herpes-simplex-Virus.

Herpes zoster: ↗Zoster.

herpetiform(is): herpesartig, -ähnlich.

Hertz, Hz: SI-Einheit der Frequenz (eines periodischen Vorganges mit Periodendauer 1 Sekunde).

Herz, Cor: das hinter dem Brustbein im Brustkorb gelegene, kegelförmige muskulöse Hohlorgan, dessen Muskelschicht (Myokard) von einer serösen Haut (Epikard, Perikard) umschlossen u. von einer mehrschichtigen Innenhaut (Endokard) ausgekleidet ist; es ist von einer Scheidewand (Septum interatriale u. interventriculare) in eine linke u. rechte Hälfte unterteilt (s.a. Linksherz..., Rechtsherz...), die ihrerseits jeweils aus einem Vorhof u. einer Kammer bestehen (Atrium bzw. Ventriculus); ↗Abb. Das H. wirkt – zwischen großem u. kleinem Kreislauf gelegen – mittels seiner Muskelkraft sowie seiner beidseits zwischen Vorhof u. Kammer gelegenen ventilartigen Klappen (Valvae atrioventriculares) u. unter Beteiligung der Aorten- u. Pulmonalklappe sowie Leisten an den Hohlvenenmündungen als Druck- u. Saugpumpe, die gemäß dem automatischen Wechsel von Muskelzusammenziehung u. -erschlaffung (Systole bzw. Diastole) für die Bewegung des Blutes in dessen Kreislaufsystem sorgt. – **H., künstliches:** eine ein- bis vierkammerige, pneumatisch, hydraulisch, elektrisch etc. betriebene Blutpumpe zur vorübergehenden oder dauernden Herz-Kreislauf-Unterstützung oder als teilweiser bis totaler Herzersatz; i.w.S. auch der durch ein Pumpensystem unterhaltene extra- oder intrakorporale Bypass (z.B. als ↗Herz-Lungen-Maschine).

Herzaneurysma: Aneurysma der Herzstrukturen, z.B. Herzwand-, Herzklappenaneurysma.

Herzasthma: ↗Asthma cardiale.

Herzattacke: Anfall von Herzklopfen, beängstigender Stenokardie, Atemnot, Blutdruckanstieg oder -abfall etc.; z.B. bei Sauerstoffnot des Herzmuskels (vgl. Angina pectoris), Myokardinfarkt, Reizleitungs-, Reizbildungsstörung, Vergiftungen (u.a. als Nicotin-, Coffeineinwirkung).

Herzauskultation: das Abhören der Schallphänomene des Herzens (Herztöne, -geräusche); erfolgt allgemein an den 5 klassischen Auskultationsstellen im Brustwandbereich: für Mitralklappe über der Herzspitze, Trikuspidalklappe im 4.–5. Zwischenrippenraum (ICR) rechts neben dem Brustbein (»parasternal«), Pulmonalklappe 2. ICR links parasternal, Aortenklappe 1.–2. ICR rechts parasternal; ferner am ↗ERB* Punkt. – s.a. Phonokardiographie, Punctum maximum.

Herzbeutelentzündung: ↗Pericarditis.

Herzbeuteltamponade: ↗Herztamponade.

Herzblock: s.u. Block, kardialer.

Herzbögen: auf Röntgenaufnahmen des Herzens die bogenförmig ausladenden Randpartien der Herzfigur; rechts (von oben nach unten): Vena cava superior u. Aorta ascendens, re. Vorhof; links: Aortenbogen (Aortenknopf), Pulmonalisbogen, li. Herzohr, li. Ventrikel.

Herzbräune: **1)** ↗Angina pectoris. **2)** Myocarditis diphtherica.

Herzbuckel: Vorwölbung der vorderen Brustkorbwand durch einen infolge ↗Herzhypertrophie wandverdickten Herzabschnitt, z.B. bei Pulmonalstenose, FALLOT* Tetralogie, Septumdefekt.

Herzchirurgie: Spezialgebiet der Thoraxchirurgie, das sich mit der Korrektur angeborener oder erworbener Herzfehler (u.a. Herzklappenersatz) u. Herzgefäßanomalien, mit Schrittmachereinpflanzung, Eingriffen an den Herzkranzgefäßen, Herztransplantation bzw. Implantation eines künstlichen Herzens, Beseitigung von Herzaneurysmen, -tumoren befaßt. Wichtigste Hilfen sind außer der Intubationsnarkose Hypothermie, Herz-Lungen-Maschine, intraoperativer Bypass, künstlicher (= »induzierter«) Herzstillstand, Herzkatheterismus.

Herzdekompensation: dekompensierte ↗Herzinsuffizienz.

Herzdilatation: krankhafte Ausweitung des Herzens bzw. seiner Innenräume.

Herzentzündung: ↗Myo-, Epi-, Endo-, Pankarditis.

Herzerkrankung, koronare: s.u. koronar.

Herzersatz: s.u. Herztransplantation; s.a. Herz, künstliches.

Herzfehler, Vitium cordis: Oberbegriff für angeborene Fehlbildungen des Herzens (= kongenitale H.) u. erworbene Herzklappenfehler, i.w.S. auch für (sich gegenseitig im Sinne der Lebensfähigkeit z.T. ausgleichende) Fehlbildungen des Herzens u. der großen Herzge-

1 Vv. pulmonales sinistrae
2 li. Vorhof, Atrium sinistrum
3 »Ventilebene«
4 li. Kammer, Ventriculus sinister
5 re. Kammer, Ventriculus dexter
6 V. cava inferior
7 re. Vorhof, Atrium dextrum
8 V. cava superior
9 Aorta
10 Truncus pulmonalis

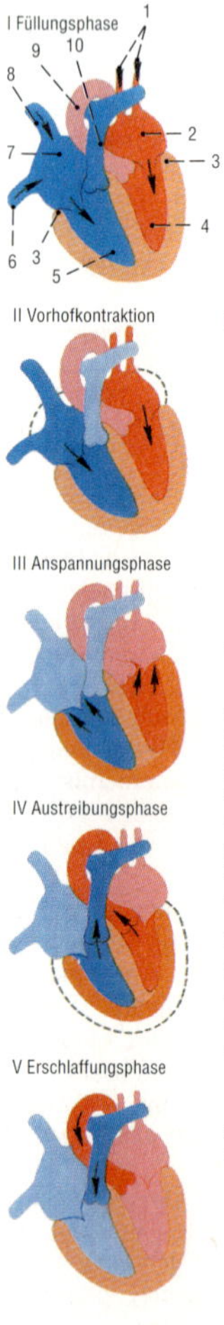

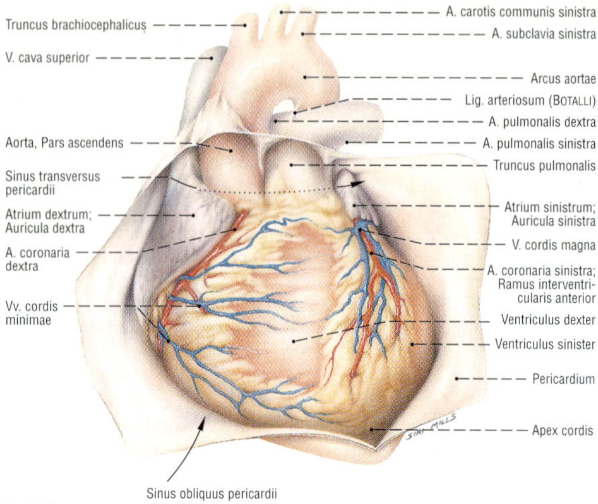

Herzgefäße

[1] Pulmonalklappe, Valva trunci pulmonalis
[2] Aortenklappe, Valva aortae
[3] Trikuspidalklappe, Valva atrioventricularis dextra
[4] Mitralklappe, Valva atrioventricularis sinistra
[5] Herzkranzgefäße, Vasa coronaria

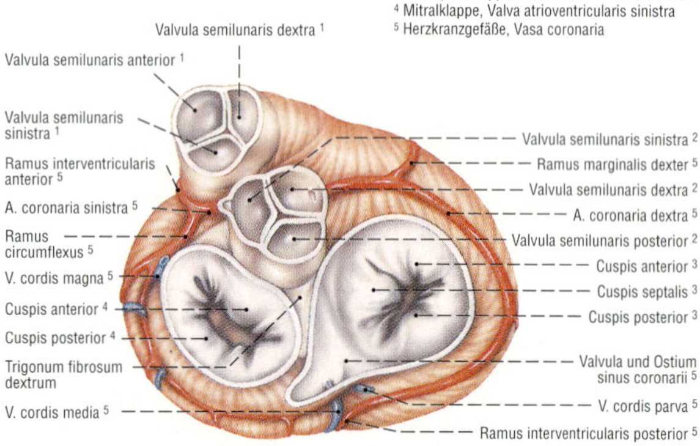

Schnitt oberhalb der Ventilebene mit Herzklappen

Herz: schematische Darstellung der einzelnen Tätigkeitsphasen des Herzens während einer Herzaktion

fäße. H. werden entweder durch der jeweiligen Mehrbelastung entsprechende Herzmuskelveränderungen (v.a. Herzhypertrophie, adaptive Herzdilatation) ausgeglichen (sind »kompensiert«) oder sind unausgeglichen (»dekompensiert«; ↗Herzinsuffizienz); s.a. Shuntvitium.

Herzfehlerzellen: bei Herzfehlern mit Stauung im Lungenkreislauf (v.a. bei Mitralvitien) sich abschilfernde Alveolardeckzellen, die Hämosiderin aus zerfallenen roten Blutkörperchen enthalten; sind im Auswurf nachweisbar.

Herzfigur: der »Schatten« des Herzens u. der großen Gefäße im Röntgenbild des Brustkorbs.

Herzflattern, -flimmern: s.u. Kammerflattern, -flimmern.

Herzfrequenz: die Zahl der Herzaktionen pro Zeiteinheit (meist pro Minute), die normalerweise mit der Pulszahl übereinstimmt.

Herzgeräusch: bei Herzauskultation jedes nicht als ↗Herzton anzusprechende Schallphänomen in Form eines – meist weitgehend konstanten – systolischen u./oder diastolischen Geräusches.

Herzglykoside: herzwirksame pflanzliche Verbindungen (z.B. aus Folia Digitalis, Semen Strophanthi); Wirkungen: Steigerung der Kontraktionskraft des Herzmuskels ohne Erhöhung des Sauerstoffbedarfs, Frequenz- u. Erregungsleitungsverlangsamung; s.a. Digitalisglykoside.

Herzhypertrophie: die infolge chronischer Mehrbelastung des Herzens einsetzende Zunahme der Herzmuskelmasse u. des Herzgewichts allein durch Vergrößerung der Herzmuskelzellen, d.h. Hypertrophie durch harmonisches Faserwachstum bei unveränderter Faserzahl.

Herzinfarkt: ↗Myokardinfarkt.

Herzinsuffizienz: akutes oder chronisches Unvermögen des Herzens, bei Belastung (= Belastungsinsuffizienz) oder schon in Ruhe (= Ruheinsuffizienz) den für den Stoffwechsel erforderlichen Blutauswurf aufzubringen bzw. den venösen Rückfluß aufzunehmen; d.h. der Zustand des Herzens, in dem die Kompensationsmechanismen (Herzfrequenz, Kontraktilität u. Schlagvolumen; Hypertonie) nicht mehr zur Aufrechterhaltung eines normalen Herzzeitvolumens ausreichen (Schwäche der Pumpenfunktion). Tritt auf als ↗Links- oder Rechtsherzinsuffizienz oder betrifft beide Kammern (globale H.); Ursachen v.a. entzündliche u. degenerative Myo- u. Endokardveränderungen, koronare Durchblutungsstörung, Myokardinfarkt, Verletzungen. Führt zu Veränderungen am peripheren Kreislauf, Störung der Atmung (Dyspnoe), der Nierenfunktion (u.a. Nykturie) u. des Elektrolytstoffwechsels (durch Einbeziehung des Wasserhaushalts zu Ödemen), zu verminderter Leistungsfähigkeit der Skelettmuskulatur. Therapie: u.a. Herzglykoside (Digoxin, Digitoxin), ACE-Hemmer u. andere Vasodilatatoren, Diuretika. – **H., akute:** plötzlich, mit kardiogenem ↗Schock einsetzende H.: Blässe, kalter Schweiß, Blutdruckabfall, Kälte der Gliedmaßen, Herzfrequenzanstieg (Tachykardie); wesentliche Stauungssymptome können fehlen.

Herzjagen: ↗Tachykardie (i.e.S. die paroxysmale).

Herzkammer: ↗Ventriculus cordis; s.a. Kammer..., Ventrikel...

Herzkatheterismus, -katheterisierung: »invasives« Verfahren zur Herzuntersuchung durch Einführen bzw. Einschwemmen eines **Herzkatheters** unter Röntgen-Durchleuchtungskontrolle in die Herzhöhlen u. die herznahen großen Gefäße; erfolgt über eine Vene, Arterie oder vom re. Vorhof aus durch ein offenes Foramen ovale bzw. durch Punktion der Vorhofscheidewand **(transseptaler H.).** Herzkatheter werden heute vielfach zur Aufdehnung verengter Koronararterien (↗PTCA), aber auch zur Sprengung stenosierter Herzklappen (Ballonvalvuloplastie) angewandt.

Herzklappen: die Ventilsysteme der Herzöffnungen; als Vorhof-Kammer-Klappen die Mitral- u. die Trikuspidalklappe (↗Valva atrioventricularis sinistra u. dextra), als Klappen der Aorta u. des Lungenarterienstammes die ↗Valva aortae u. Valva trunci pulmonalis. – **H., künstliche:** ↗Herzklappenprothese.

Herzklappenfehler: durch Störung der Herzentwicklung oder durch Entzündung (Endokarditis) bedingte Fehlform von Herzklappen einer oder – als Mehrklappenvitium – mehrerer Herzöffnungen, die eine Verengung (Herzklappen-, Herzostienstenose) u./oder Schlußunfähigkeit (Herzklappeninsuffizienz) zur Folge haben; z.B. ↗Aortenklappeninsuffizienz, Aortenstenose usw. – s.a. Herzfehler.

Herzklappeninsuffizienz: ↗Aorten-, Mitral-, Pulmonal- oder Trikuspidalklappeninsuffizienz.

Herzklappenplastik, Valvuloplastik: herzchirurgischer Eingriff am Herzklappensystem, u. zwar **1)** als korrigierende operative Eingriffe

(Funktionsplastik) bei Herzklappenfehlern; oder als **2)** Einpflanzung einer ↗Herzklappenprothese bzw. durch Verpflanzung oder Bildung einer Bioprothese (Transplantation einer Klappe eines menschlichen Spenders, einer Schweineherzklappe bzw. – als Autoplastik – Nachbildung einer Klappe aus körpereigenem Gewebe, z.B. aus Fascia lata). **3)** als nichtoperative Aufdehnung verengter Klappen mittels Ballonkatheter, die über periphere Gefäße eingeführt werden.

Herzklappenprothese: künstliche Herzklappe aus alloplastischem (z.B. Metall, Kunststoff) Material. Als Nachbildung der natürlichen Klappe, meist aber als Ventil, u. zwar Kugelventilprothese (Kunststoffkugel in einem Metallkäfig, der im Klappenringbereich befestigt wird), Scheibenprothese, die parallel zur Herzklappenebene bewegt wird, oder als Kippscheibenprothese konstruiert ist; ferner meniskusartige u. neuartige Kugelventile u.a.m.; ↗Abb.

Herzklappensprengung: operative oder kathetertechnische Korrektur einer Herzklappenverengung durch Sprengung narbiger Verwachsungen der Klappenkommissuren.

Herzklappenstenose: ↗Aorten-, Pulmonal-, Mitral-, Trikuspidalklappenstenose.

Herzklopfen: ↗Palpitation.

Herzkonfiguration: ↗Herzfigur.

Herzkrampf: Stenokardie (↗Angina pectoris).

Herzkranzgefäße: ↗Koronararterien.

Herz-Lungen-Maschine: ein v.a. in der offenen Herzchirurgie gebräuchliches Gerät, das als apparativer extrakorporaler Kreislauf vorübergehend die Herz- u. Lungenfunktion zu übernehmen vermag (die Umgehung dieser Organe durch das kreisende Körperblut ermöglicht = »kardiopulmonaler Bypass«).

Herz-Lungen-Transplantation: die kombinierte (»En-bloc«) Implantation von Herz u. Lunge eines Spenders in den Körper eines Empfängers. Indikation: schwerer pulmonaler (fixierter) Hypertonus, sekundäre Schädigung des Herzmuskels.

Herzmassage: rhythmische Kompression (ca. 80–100/Min.) des Herzens zur Aufrechterhaltung des Blutkreislaufs bei akutem Kreislaufstillstand.

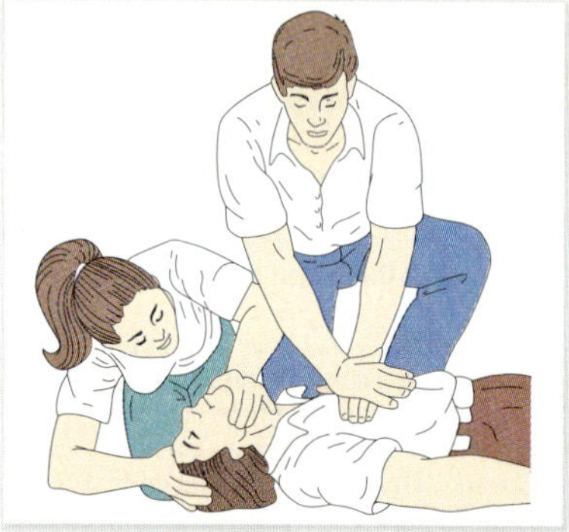

Herzmassage: Druck des rechten Handballens auf das Brustbein, wodurch dieses 3 bis 5 cm (Erwachsene) gegen die Wirbelsäule gedrückt wird. Frequenz ca. 80–100/Min. Nach jeder 5. Kompression 1mal beatmen (s.a. Mund-zu-Mund-Beatmung)

Herzminutenvolumen, HMV: das vom Herzen pro Minute ausgeworfene Blutvolumen.

Herzmuskel: ↗Myokard.

Herzmuskelentzündung: ↗Myokarditis.

Herzmuskelschwäche: ↗Myokardinsuffizienz; s.a. Herzinsuffizienz.

Herzpalpitation: ↗Palpitation.

Herzperiode: ↗Herzzyklus.

Herzpumpe: **1)** Herzprothese: künstliches ↗Herz. **2)** Pumpenteil der Herz-Lungen-Maschine.

Herzpunktion: **1)** Punktion einer Herzhöhle

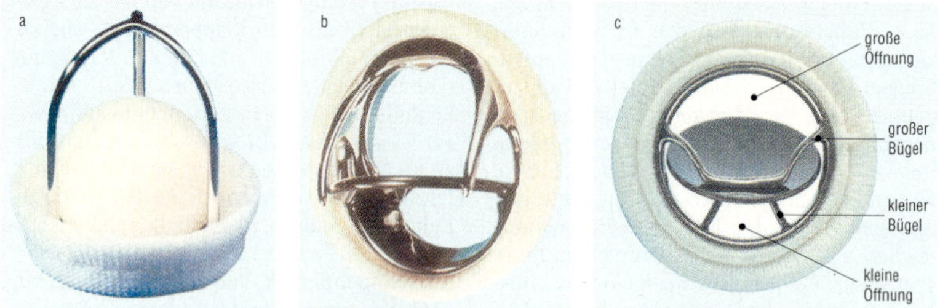

Herzklappenprothese: a) nach Starr-Edwards, b) nach Lillehei-Kaster, c) nach Björk-Shiley [223]

(meist der linken Kammer) z.B. zur intrakardialen Injektion als Maßnahme bei Reanimation. **2)** Myokardpunktion bei Herzmuskelbiopsie.

Herzrevolution: ↗Herzzyklus.

Herzrhythmusstörung: Störungen der Herzschlagfolge als Ausdruck einer Irritation oder manifesten Schädigung im Bereich des Reizleitungssystems des Herzens, v.a. bei organischen Herzerkrankungen (koronare Herzkrankheit, Kardiomyopathie, Myokarditis); auch als sog. funktionelle Störungen ohne nachweisbare somatische Schäden sowie als Folge von Intoxikationen (z.B. Überdosierung von Antiarrhythmika oder Digitalispräparaten, Nicotin-, Alkoholabusus, Hypo- u. Hyperkaliämie etc.) u. bei Schilddrüsenfunktionsstörungen (v.a. Hyperthyreose). Die genauere Differenzierung der H. geschieht durch das EKG. – **H., bradykarde:** die Herzfrequenz sinkt auf Werte unter 60/Min. bei evtl. irregulärer Schlagfolge. Symptome: Schwindelanfall, Synkope, evtl. ADAMS* STOKES* Anfall mit Bewußtlosigkeit, Zeichen der Herzinsuffizienz. Eine asymptomatische (physiologische) bradykarde H. kommt bei Sportlern vor. Die Therapie der symptomatischen bradykarden H. besteht in der sofortigen Gabe von Atropin, bei ADAMS* STOKES* Anfall bzw. Zeichen des Herz-Kreislauf-Stillstands in der kardiopulmonalen Reanimation. Zur Dauertherapie gelangen v.a. Herzschrittmacher zum Einsatz. – **H., tachykarde:** die Frequenz liegt über 100/Min. Die Schlagfolge ist evtl. irregulär. Eine Differenzierung mittels EKG ist wegen unterschiedlicher therapeutischer Maßnahmen bei den einzelnen Formen tachykarder H. unbedingt notwendig. Differentialdiagnostisch kommen in Betracht: Sinustachykardie, Vorhoftachykardie u. -flattern, AV-Knoten-Reentry-Tachykardie, absolute Arrhythmie bei Vorhofflimmern, WPW-Syndrom, Kammertachykardie u. Kammerflimmern, wobei die beiden letzten Formen der tachykarden H. die bedrohlichsten darstellen. Symptome: Herzjagen, Schwindel, Synkope, evtl. Blutdruckabfall u. Schock (sog. kardiogener Schock), bei Kammerflimmern Zeichen des Herz-Kreislauf-Stillstands.

Herzruptur: Einriß der Herzwand; z.B. bei Herzaneurysma, frischem Myokardinfarkt, bei Verletzung.

Herzschall: ↗Herzton, Herzgeräusch, Phonokardiographie.

Herzschatten: ↗Herzfigur.

Herzschlag: 1) s.u. Herztod. **2)** Herzaktion, ↗Herzzyklus.

Herzschlagvolumen, Schlagvolumen: die während einer Herzaktion (↗Herzzyklus) von der rechten oder linken Herzkammer ausgeworfene Blutmenge.

Herzschmerz: von Vagusfasern geleiteter brennend-drückender, vorübergehender (Stenokardie) oder – z.B. bei Myokardinfarkt – anhaltend qualvoller Schmerz hinter dem Brustbein als Zeichen einer Mangeldurchblutung des Herzens (vgl. koronare Herzkrankheit); strahlt evtl. aus v.a. in den li. Arm (Schulter, Hand, Unterkiefer). – Ferner Mißempfindungen in der Herzgegend bei »funktionellen« Herzsyndromen.

Herzschrittmacher: ein im rechten Vorhof gelegenes Areal von Muskelzellen (↗Sinusknoten), die besonders für die Erregungsbildung spezialisiert sind (H.-Potential) u. die normale Herzerregung starten; es folgt die Erregungsausbreitung auf die Vorhöfe u. Kammern. Bei Ausfall des H. können der AV-Knoten (als sekundärer H.) oder tiefere Abschnitte des Erregungsleitungssystems (als tertiärer H.) die Funktion übernehmen; vgl. H., künstlicher; s.a. Herzrhythmusstörungen. – **H., künstlicher:** Impulsgenerator zur künstlichen Anregung von Herzaktionen (Elektrostimulation); als transportabler Apparat oder als in einem körperverträglichen Gehäuse untergebrachtes einpflanzbares Kleingerät (mit elektronischem Schaltkreis u. [Lithium-]Batterie). Anw. z.B. bei Herzrhythmusstörungen mit langsamer Schlagfolge (Bradyarrhythmien).

Herzschwäche: ↗Herzinsuffizienz.

Herzschwiele: Herzinfarktnarbe.

Herzseptum: Herzscheidewand.

Herzsilhouette: ↗Herzfigur.

Herzspitzenstoß: das in der Systole der Herzaktion links im 4.–5. Zwischenrippenraum in der Medioklavikularlinie fühl-, evtl. auch sichtbare Anstoßen des Herzens an die Brustkorbwand.

Herzstillstand: das Aufhören der Herztätigkeit (Asystolie), aber auch deren Wirkungslo-

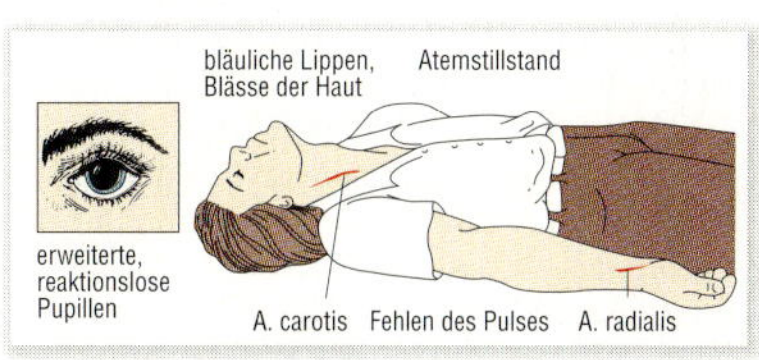

Symptome des **Herzstillstands** [500]

sigkeit (z.B. bei Kammerflimmern); z.B. infolge Herz-, Koronarinsuffizienz, Vergiftung, Stromunfalls, Herztamponade. Führt zu akutem Kreislaufstillstand (mit Bewußt-, Pulslosigkeit, Atemstillstand u. grauer Zyanose, Mydriasis, generalisierten Krämpfen).

Herzstolpern: als unregelmäßig empfundene Herztätigkeit; meist ↗Extrasystolen.

Herzstromkurve: ↗Elektrokardiogramm.

Herzszintigraphie: ↗Szintigraphie unter Verwendung speziell für die Herzdiagnostik geeigneter Radioisotope als Tracer (Indikatoren), moderner Gammakameras u. Computerprogramme. Ausführung erfolgt als ↗Myokardszintigraphie u. als ↗Ventrikelszintigraphie.

Herztamponade, Herzbeuteltamponade: durch vermehrte Flüssigkeits-, i.e.S. Blutansammlung im Herzbeutel bedingte konzentrische Herzkompression; führt zu mechanischer Behinderung der Herzerschlaffung in der Diastole, ↗Einflußstauung (mit akuten Oberbauchzeichen), Schlagvolumenabnahme u. Blutdruckabfall, Pulsbeschleunigung, Zyanose.

Herztod: Tod infolge irreparablen Herzversagens (↗Herzstillstand), z.B. bei Myokardinfarkt, -ruptur, Kammerflimmern oder -flattern, Asystolie. – **H., akuter,** Sekundenherztod, Herzschlag: innerhalb weniger Sekunden eintretender Herztod, meist rhythmogen durch Kammerflimmern. Als Grunderkrankung liegt meist eine koronare Herzkrankheit vor.

Herzton, HT: die bei der Herzaktion durch Schwingungen v.a. der Herzklappen entstehenden Schallerscheinungen, u. zwar normalerweise nur als 1. u. 2. HT. Er ist einfach oder gedoppelt u. am ↗Punctum maximum der ↗Herzauskultation am stärksten.

Herztonschreibung: ↗Phonokardiographie.

Herztransplantation: der operative Ersatz eines geschädigten Herzens durch das Herz eines verstorbenen Spenders. Mit einer 5-Jahres-Überlebensrate von über 70% (1990) ist die H. aus dem Versuchsstadium herausgetreten u. gilt bei entsprechender Indikation (v.a. Finalstadium der dilatativen ↗Kardiomyopathie; schwere koronare Herzkrankheit) als etabliertes Therapieverfahren. Zur Unterdrückung der Abstoßungsreaktion nach der H. müssen immunsuppressive Substanzen (Ciclosporin, Azathioprin u. meist auch Corticoide) gegeben werden; ↗Abb.

Herztumoren: primär im Herzen entstandene oder aus Metastasen hervorgegangene Geschwülste der Herzwand.

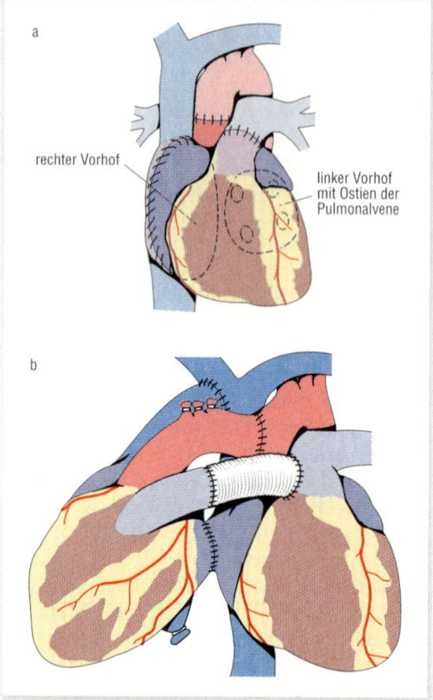

a) orthotope **Herztransplantation.** Die Lage der Anastomosen zwischen Transplantat u. Aorta sowie Pulmonalis ist gut erkennbar. Die Anastomose der beiden Vorhöfe mit verbliebenem Vorhofgewebe des Transplantatempfängers ist gestrichelt eingezeichnet [38]
b) heterotope **Herztransplantation**. Das Herz des Spenders wird im Huckepackverfahren in die rechte Thoraxhälfte des Empfängers transplantiert [394]

Herzversagen: ↗Herzinsuffizienz. – **H., akutes:** die plötzliche Verminderung der Herzauswurfleistung (Schlag- u. Minutenvolumen), verbunden mit Anstieg des Venendrucks u. mit Minderdurchblutung lebenswichtiger Organe; z.B. bei Herzrhythmusstörung, Flimmern, Asystolie, extremer Brady- oder Tachykardie, bei Herzmuskelversagen (= **myogenes H.;** z.B. bei Blutdruckkrise, Lungenembolie, Myokardinfarkt, Myokarditis), bei Störung des Bluteinstromes (z.B. bei Herz[beutel]tamponade). Klinische Zeichen: kardiogener ↗Schock, Tachy-Hyperpnoe, Lungenstauung oder -ödem, periphere Zyanose, Oligurie, evtl. Krämpfe.

Herzvitium: ↗Herzfehler.

Herzvorhof: ↗Vorhof.

Herzwandaneurysma, Aneurysma cordis: flache bis sackförmige Ausbuchtung der Herzwandung, meist des linken Ventrikels im

Herzspitzenbereich als Komplikation eines Myokardinfarkts.

Herzwandruptur: die spontane Zerreißung aller Schichten eines nekrotischen Myokardbezirks; meist tödliche Komplikation (Perikardtamponade) des Myokardinfarkts.

Herzwiederbelebung, kardiale Reanimation: bei Herzstillstand die Maßnahmen zum Wiederingangsetzen der Herztätigkeit u. der Blutzirkulation: Herzmassage in Kombination mit künstlicher Beatmung als Sofortmaßnahme; endotracheale, intravenöse bzw. intrakardiale Injektion von Adrenalin, Calcium etc.; bei Kammerflimmern frühzeitige ↗Elektrodefibrillation, ggf. temporäre Schrittmachersonde; Ausgleich der nach Kreislaufstillstand immer vorhandenen metabolischen ↗Azidose.

Herzzyklus, Herzaktion, -revolution, -periode: die sich rhythmisch wiederholende, in bd. Herzhälften annähernd zeitgleich ablaufende Tätigkeit des Herzens vom Beginn der Muskelzusammenziehung (Systole) bis zum Ende der Muskelerschlaffung (Diastole), in deren Verlauf unkontinuierlich Blut in die großen Herzschlagadern gepumpt wird (Herzschlagvolumen).

Heterochromasie: das gleichzeitige Vorkommen eosino- u. basophiler Körnchen (»Granula«) in einer Zelle.

Heterochromie: unterschiedliche Färbung normalerweise gleichfarbiger Gewebe(strukturen).

Heterochromosom: Geschlechtschromosom, ↗Gonosom.

heterodrom: auch in entgegengesetzter Richtung ablaufend.

heterogen: mit oder aus verschiedenartigen Bestandteilen, *serol* nicht von der gleichen Art (↗heterogenetisch).

heterogenetisch: von einer anderen Art (Spezies) stammend (= xenogen), von verschiedener Herkunft.

heterolateral: die andere Körperseite betreffend, kontralateral.

heterolog: (in Form, Funktion) nicht übereinstimmend; *biol* artfremd (↗xenogen). – **h. Insemination:** ↗Insemination.

Heterolyse: 1) ↗Hämolyse durch hämolysierende Heteroantikörper (Heterohämolysin). **2)** Eiweißabbau durch Enzyme, die in krankhaft verändertem Gewebe (z.B. eines Neoplasmas) gebildet werden, v.a. durch Granulozyten, Makrophagen.

heteronym: ungleichnamig (evtl. aber sinnverwandt), sich nicht entsprechend, in den bd. Körperhälften auf verschiedenen Seiten (z.B. *ophth* het. ↗Hemianopsie).

Heterophorie, Strabismus latens, latentes Schielen: nur vorübergehendes Abweichen der Augen von ihrer Primärstellung (d.h. von den parallelen Blicklinien). Eine geringe H. ist physiologisch; bei höhergradiger H. (= muskuläre Asthenopie) tritt evtl. zeitweilige ↗Diplopie auf.

Heterophyiasis, Heterophydiasis: Befall durch den kleinen Darmegel Heterophyes heterophyes, übertragen durch Genuß rohen Fisches; beim Menschen häufig asymptomatisch, evtl. aber Magen-Darmerscheinungen (Koliken, Durchfälle), hämatogener Organbesiedlung (Myokard, Zentralnervensystem).

Heteroplasie, Alloplasie: in zeitlicher, quantitativer, örtlicher Hinsicht atypisches Wachstum von Zellen u. Geweben; auch Bez. für das bösartige Tumorwachstum.

Heteroplastik: ↗Xenoplastik.

heteroplastisch: 1) ↗Heteroplasie, **2)** Xenoplastik, **3)** Zellumwandlung (als Reifung) betreffend.

Heteroptera: die Ordnung ↗»Wanzen«.

Heterosexualität: die auf das andere Geschlecht gerichtete Sexualität.

Heterosom: ↗Gonosom.

heterotop, heterotopisch: an atypischer Stelle liegend (= dystop, ektopisch) bzw. entstehend (z.B. *kard* h. Erregungs-, Reizbildung) bzw. erfolgend.

Heterotransplantat: von einem artfremden Spender stammendes (»xenogenes«) Organ, Gewebe als Transplantat (= Xenotransplantat). Ruft beim Menschen u. höheren Säugern u.U. eine intensive Immunreaktion hervor.

heterozygot: »mischerbig«; von Eltern (Zellen, Organismen) abstammend, bei denen Allelpaare mit ungleichen (dominanten bzw. rezessiven) ↗Allelen vorhanden sind. – vgl. homozygot.

Heuschnupfen, Pollinosis, Rhinoconjunctivitis allergica saisonalis, Pollenschnupfen, Heufieber: die während der Pollensaison bei Allergie durch Kontakt (meist Inhalation) mit dem Pollenallergen ausgelösten Krankheitserscheinungen in zeitlicher Abhängigkeit von der Blütezeit der Pflanzen. Auslöser zumeist Baum-, Gräser- oder Kräuterpollen. Symptome: i.e.S. die ↗Rhinoconjunctivitis allergica saisonalis, i.w.S. auch Auslösung von Asthma bronchiale, Hauterscheinungen (Urtikaria, atopisches Ekzem, QUINCKE* Ödem). Therapie: Hyposensibilisierung, Antihistaminika, Cromoglicinsäure, Corticosteroide.

Hexachlorophen: eine bakterizide Substanz mit geringer toxischer u. hautreizender Wirkung; Anw. als desinfizierender u. desodorierender Zusatz zu Seifen etc.

Hexenmilch: Bez. für dem ↗Kolostrum ähnliche Absonderung der anschwellenden Brustdrüse des Neugeborenen durch nachwirkende mütterliche Hormone.

Hexenschuß: ↗Lumbago.

Hexose: Zucker (Monosaccharid) mit 6 Kohlenstoffatomen, unterschieden als Aldohexose (z.B. Glucose, Galaktose, Mannose) u. als Ketohexose (z.B. Fructose, Sorbose).

Hg: ↗Quecksilber (= **H**ydrar**g**yrum).

HGH: (engl.) **h**uman **g**rowth **h**ormone (↗Somatotropin).

HHL: **1) H**ypophysen**h**inter**l**appen. **2) H**inter**h**aupts**l**age.

Hiatus: (latein.) Spalt, (klaffende) Öffnung. – **H. leucaemicus:** bei akuten Leukämien u. beim akuten Schub der chronischen myeloischen Leukämie die »Lücke« in der Reifungsreihe der Granulozyten: Fehlen oder starke Verminderung der Zwischenstufen bei Vorherrschen unreifer Paramyeloblasten u. reifer Granulozyten; Folge überstürzten Einbrechens der unreifen Zellen in die Blutbahn bei noch funktionsfähigem Knochenmark. – **H. oesophageus:** die Durchtrittsstelle für Speiseröhre u. den beidseitigen Nervus vagus zwischen den medialen Zwerchfellschenkeln. – **H. sacralis:** die breite Öffnung des Kreuzbeinkanals hinten oben am unteren Kreuzbeinende; ihre Überlänge (bei mangelhaftem Bogenschluß ab S_{1-3}) als H. s. posterior totalis = sakrale ↗R(h)achischisis. – **H. saphenus,** Fossa ovalis: eiförmige Öffnung in der breiten Schenkelbinde (Fascia lata) unterhalb des Leistenbandes; Durchtrittsort der Vena saphena magna; die untere Öffnung des Schenkelkanals (= unterer Schenkelring).

Hiatusanästhesie: ↗Kaudalanästhesie.

Hiatushernie: ↗Zwerchfellhernie mit teilweiser bis totaler Verlagerung des Magens (evtl. auch weiterer Bauchorgane) durch den Hiatus oesophageus in den Brustkorb. Angeboren oder – häufiger – erworben (z.B. durch Zwerchfellüberdehnung); Symptome (oft symptomlos oder -arm): u.a. Völlegefühl, Aufstoßen, ösophagealen ↗Reflux, Atemnot, Retrosternalschmerz, Bluterbrechen. Beim Säugling Erbrechen direkt nach den Mahlzeiten, häufig blutig tingiert, Gedeihstörungen. – **H., gleitende:** als kardio- oder gastroösophageale H. eine axiale Hernie, die bevorzugt im höheren Lebensalter auftritt; geht einher mit trichterförmiger Kardiaerweiterung u. Refluxösophagitis, Abflachung des HIS* Winkels u. Störung des Verschlußmechanismus, die ihrerseits zu einer Verkürzung der Speiseröhre führen kann (»erworbener« Brachyösophagus).

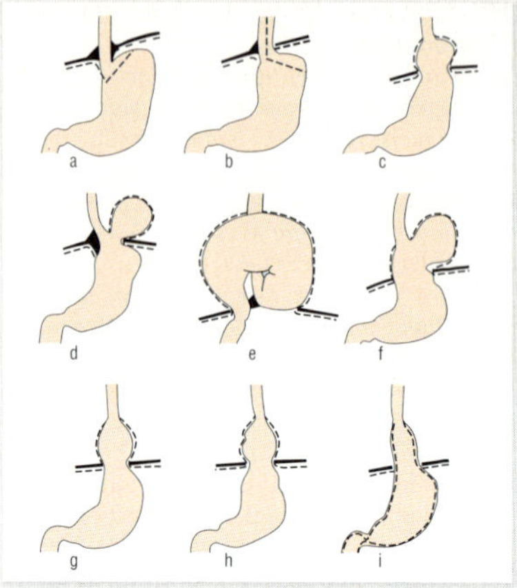

Varianten der **Hiatushernie** (nach NISSEN-ROSSETTI; gestrichelte Linie = Peritoneum): a) Normalbefund; b) kardiofundale Fehlanlage; c) gleitende H.; d) paraösophageale H.; e) kompletter Thoraxmagen (»Upside-down stomach«; Situs des irreversiblen Magenvolvulus); f) gemischte H.; g) kongenit. Brachyösophagus i.S. der gleitenden H.; h) erworbener, durch Bruchsackverwachsungen persistierender Brachyösophagus; i) kongenit. Endobrachyösophagus (evtl. mit sek. Gleithernie) [499]

Hidradenitis: Entzündung des Drüsenkörpers apokriner Schweißdrüsen (im Unterschied zur »Poritis« der Ausführungsgänge). Vielfach als eitrige H. (**H. suppurativa** = Schweißdrüsenabszeß; evtl. zahlreich, sog. »apokrine Akne«). Kommt v.a. in der Scham- u. Achselgegend **(H. axillaris)** vor. Als tiefe H. evtl. phlegmonös, oft rezidivierend. – **H. multiplex neonatorum:** die häufig abszedierende, an vielen Körperstellen vorkommende H. des Neugeborenen = Staphylodermia sudoripara suppurativa.

Hidradenom: Fehlbildung apo- oder ekkriner Schweißdrüsen in Form kleiner Warzen oder Papeln.

Hidroa, Hydroa: **1)** Schwitzbläschen. **2)** durch Licht- oder sonstige Strahleneinwirkung ausgelöste Hautkrankheiten mit juckenden Bläschen, evtl. aber auch anderen Formen des Ausschlags (»polymorph«), z.B. Erythema exsudativum multiforme, Herpes febrilis.

Hidrodermia, Hidropedese: ↗Hyperhidrosis (als **Hidrorrhö** besonders massiv).

Hidrosis: Schweißabsonderung (meist i.S. von Hyper- oder Dyshidrosis).

Hidrotica, -tika: ↗Diaphoretica.

Hidrozystom: Schweißdrüsenzyste.

hiemal(is): (latein.) im Winter auftretend.

Hieralgie: Schmerzen im Kreuzbeingebiet.

high density lipoproteins, HDL: (engl.) ↗Lipoproteine hoher Dichte.

Hilgenreiner* Linie: auf der Röntgenbild-Pause gezogene Linie zur Diagnostik einer angeborenen Hüftluxation beim Säugling u. Kleinkind.

Hilum, Hilus: Einziehung an der Oberfläche eines Organs im Ein- bzw. Austrittsbereich der strangförmig vereinten Gefäße, Nerven, Ausführungsgänge oder Bahnen; z.B. an der Milz, dem Eierstock. – **H. pulmonis:** der Lungenhilus an der mediastinalen Fläche des Lungenflügels; Ein- bzw. Austrittsstelle der Bronchien u. Lungengefäße. – s.a. Hilusschatten.

Hilus: ↗Hilum. – Oft klinisch Kurzbezeichnung für den Lungenhilus (↗Hilum pulmonis); als »frozen hilus« der starre, von Tumorgewebe durchsetzte Lungenhilus.

Hiluslymphknoten: die regionalen Lymphknoten der Lunge u. Luftwege am Hilum pulmonis (Nodi lymphatici bronchopulmonales u. tracheobronchiales); vergrößerte H. als **Hiluslymphom** bezeichnet; s.a. Löfgren* Syndrom.

Hilusschatten: Summationsbild der anatomischen Gebilde am Hilum pulmonis (zentrale Lungen- u. Bronchialgefäße, der Hauptbronchus einschließlich seiner großen Äste, Nervenplexus, Lymphknoten u. -gefäße).

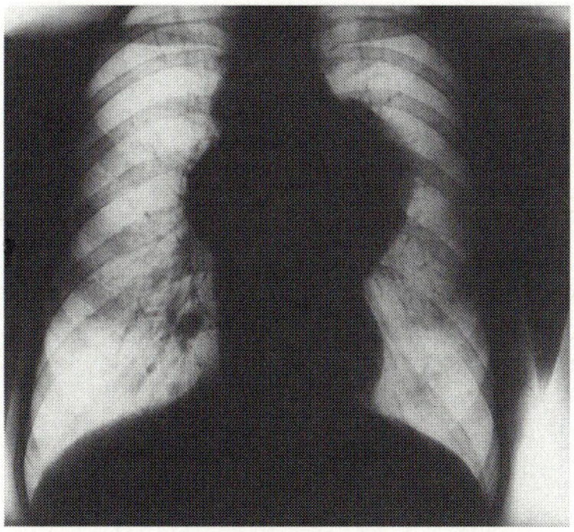

Röntgen-Thorax: massiv vergrößerte **Hiluslymphknoten** bei B-Non-Hodgkin-Lymphom bei mediastinalem Befall (K. Lackner, Institut u. Poliklinik für Radiologische Diagnostik der Universität zu Köln, in [85])

Himbeerzunge: ↗Erdbeerzunge.

Himsworth* Test: Prüfung auf Störungen des Glucosestoffwechsels durch gleichzeitige Verabfolgung von Traubenzucker per os u. Insulin i.v. u. nachfolgende kurzintervallige Blutzucker-Bestimmungen.

Hinken: ein- oder beidseitige Gangstörung i.S. eines ungleichmäßigen Schrittmaßes u./oder abnormen -rhythmus; als Dauerzustand oder vorübergehend bzw. nur zeitweilig (↗Claudicatio intermittens). Je nach Ursache als Verkürzungs-, Versteifungs-, Lähmungs-, Schmerzhinken; auch psychogen. – s.a. Trendelenburg* Hinken.

Hintergrundbelastung: die Konzentration eines Schadstoffes im Blut oder Urin, die im Bevölkerungsquerschnitt bei Personen ohne erkennbaren Kontakt mit dem Schadstoff vorhanden ist.

Hinterhauptslage, HHL: Schädellage des Ungeborenen, bei der das Hinterhaupt »führt«. Meist als **vordere H.** (= dorsoanteriore = regelrechte HHL).

Hinterhirn, Metencephalon, Metenzephalon: der vordere Teil des Rautenhirns (Rhombencephalon): die Brücke (Pons) u. das Kleinhirn (Cerebellum).

Hinterhorn: 1) H. des Rückenmarks, ↗Cornu posterius substantiae griseae. **2)** H. des Seitenventrikels des Gehirns (Cornu posterius ventriculi lateralis).

H

Hintersäule: ↗Columna posterior (des Rückenmarks).

Hinterstrang: ↗Funiculus posterior (des Rückenmarks).

Hinterwandinfarkt: Herzinfarkt der hinteren Wandbereiche der linken Herzkammer (= posteriorer ↗Myokardinfarkt) durch Verschluß/Verengung des Ramus interventricularis posterior der rechten, seltener des R. circumflexus der linken Herzkranzschlagader.

Hinterwurzel, Radix dorsalis: die hintere, im Dienste der Sensibilität stehende Spinalnervenwurzel (zwischen Hinterhorn u. Spinalganglion). Schädigung führt zu **Hinterwurzelsyndrom** (Schmerzen u. Parästhesien im Innervationsbereich des entsprechenden Rückenmarksegmentes, evtl. auch Abschwächung örtlicher Eigenreflexe).

Hippocampus, Hippokampus, Ammonshorn: sichelförmig gekrümmter (Seepferdchen-ähnlicher) Längswulst am Boden des Unterhorns des Seitenventrikels des Gehirns; Sitz des Riechzentrums der Hirnrinde, hat eine zentrale Funktion innerhalb des ↗limbischen Systems.

Hippokra(te)s*: um 460 v. Chr. auf der Insel Kos geborener, um 370 v. Chr. gestorbener griechischer Arzt, der – als Gründer der »Schule von Kos« – die Medizin zu einer eigenständigen Wissenschaft erhob. Seine Lehren sind zusammengefaßt im »Corpus Hippocraticum«. Er gilt auch als Verfasser des Ärzteeides, der – in Abwandlung – bis in die Neuzeit gültig blieb (↗Genfer Ärztegelöbnis).

Hippotherapie: Reiten als physiotherapeutische Behandlung.

Hirci: die in der Pubertät auftretenden Achselhaare.

Hirn: ↗Gehirn; s.a. Enzephalo..., Zephalo..., Kephal...

Hirnabszeß, Encephalitis purulenta**:** umschriebene Eiteransammlung im Gehirn nach durch Entzündung bedingtem Untergang u. Verflüssigung (»Einschmelzung«) von Hirngewebe infolge Eindringens von Krankheitserregern oder Fremdkörpern.

Hirnaktionsströme: s.u. Elektroenzephalogramm.

Hirnangiographie: Gefäßdarstellung (↗Angiographie) der Hirngefäße. Erfolgt durch Injektion eines röntgenpositiven Kontrastmittels als ↗Karotisangiographie, ↗Vertebralisangiographie. Dient u.a. zu Diagnostik raumfordernder Prozesse, von Gefäßanomalien.

Hirnanhang(sdrüse): ↗Hypophysis.

Hirnanoxie: Sauerstoffmangel (↗Anoxie) des – hochgradig sauerstoffbedürftigen – Gehirns; s.a. Hirnischämie. Bei akutem Beginn u. bei Hochgradigkeit (↗Hirnembolie, Hirninfarkt) treten innerhalb von Sekunden Bewußtlosigkeit u. eine – evtl. tödliche – Lähmung des Kreislauf- u. Atemzentrums auf. Chronische H. führt zu – meist herdförmiger – Hirnerweichung (↗Encephalomalacie), evtl. zu hirnorganischem Psychosyndrom.

Hirnarteriosklerose: ↗Zerebralarteriensklerose.

Hirnatrophie: erworbener Schwund des Nervengewebes des Gehirns, der das ganze Organ (diffuse H.) oder einzelne Neuronensysteme (= Systematrophie) betrifft, u. zwar als primäre, idiopathische Degeneration (genetisch, enzymopathisch, durch Slow-Viren bedingt?) oder als sekundäres Geschehen (verletzungs-, vergiftungsbedingt, entzündlich, bei Gefäßerkrankungen; als stationäre H. nach frühkindlicher Hirnschädigung).

Hirnbiopsie: s.u. Hirnpunktion.

Hirnblutung, intrazerebrale Blutung**:** aus den Hirngefäßen in das Gehirn oder dessen Ventrikelsystem erfolgende Blutung durch Diapedese (z.B. bei Schock, Asphyxie, hämorrhagischer Diathese) oder – v.a. als Massenblutung – nach Zerreißung von Blutgefäßen (Rhexisblutung), z.B. bei Hypertonie (hypertone Massenblutung), Verletzung, Gefäßerkrankungen (z.B. Arteriosklerose, Hirnaneurysma), bei Hirntumor. Verläuft vielfach als ↗Apoplexie.

Hirnbruch: ↗Enzephalozele.

Hirndruck: der im Schädelinnern herrschende (= intrakranielle) Liquordruck; i.e.S. die krankhafte Drucksteigerung im Schädelinneren, z.B. bei Tumoren, Abszeß, Blutung, Hirnödem, Hirnschwellung (z.B. nach ↗Compressio cerebri), bei Hydrozephalus. Führt zu Störungen der Liquorzirkulation u. Druckerscheinungen seitens der Hirnnerven u. Zentren des verlängerten Rückenmarks (Erbrechen, Pulsverlangsamung = Bradykardie), Bewußtseinstrübung bis -verlust, Stauungspapille, Atemstörung; bei epi- u. subduralem Hämatom als Ursache des H. auch zu einseitiger Pupillenerweiterung (Mydriasis).

Hirndurchblutungsstörung: Störung der über die Hirnarterien erfolgenden, für ausreichende Sauerstoff- u. Substratzufuhr (Glucose) notwendigen u. damit die Hirnfunktionen (Erregungsbildung u. -fortleitung) sichernden Hirndurchblutung. Hat ihre Ursache in vielfältigen pathophysiologischen Bedingungen, welche zu ↗Hirnischämie u. dadurch zu morphologisch vielfältigen Schäden führen.

hirnelektrische Stille: bei ↗Elektroenzephalographie das Fehlen bioelektrischer Potentiale im (»Null-Linien-«)EEG; Kriterium zur Feststellung des Hirntodes u. zur Bestimmung der Todeszeit.

Hirnembolie: Embolie der Hirnarterien; Folgen: Apoplexie, Hirninfarkt, -ödem, Enzephalomalazie (»rot« durch sekundäre Diapedeseblutung), evtl. Hirnabszeß. – **H., künstliche:** künstliche Embolisierung von Hirnarterienaneurysmen bei Blutung.

Hirnerschütterung: ↗Commotio cerebri.

Hirnerweichung: ↗Encephalomalacia.

Hirnhäute: die Meningen; die ↗Dura mater, ↗Arachnoidea, ↗Pia mater.

Hirnhautentzündung: ↗Meningitis.

Hirninfarkt: als **anämischer H.** eine durch Mangeldurchblutung des Gehirns (Hirnischämie, Hirndurchblutungsstörung) bedingte Gewebeschädigung des Gehirns. – Als **hämorrhagischer H.** ein H. als Folge einer Blutung. – *klin* vgl. Apoplexia cerebri.

Hirnischämie: Durchblutungsnot des Gehirns. Unterschieden als **1) globale H.,** wobei die Hirndurchblutung des gesamten Gehirns gestört ist, u. zwar vollständig oder unvollständig (= komplette gl. H. bzw. inkomplette gl. H.). – Als **2) regionale H.** ist sie auf begrenzte Hirnbereiche beschränkt (z.B. bei Hirnschlag, ↗Apoplexia cerebri).

Hirnkammern: ↗Ventriculi cerebri; s.a. Ventrikel...

Hirnkontusion: ↗Contusio cerebri.

Hirnmantel: Pallium (= ↗Cortex cerebri).

Hirnnerven, Nervi craniales s. encephalici: die 12 paarigen, mit Ausnahme des IV. Hirnnervs an der basalen Seite des Hirnstammes austretenden – motorischen, sensiblen, sensorischen oder vegetativen – Nerven, die den Kopf (einschließlich der Sinnesorgane), z.T. auch den Hals u. – als Nervus vagus – Brust- u. Bauchorgane versorgen; ↗Tab.

Hirnnerven

I Nervi olfactorii	VII Nervus facialis = intermediofacialis
II Nervus opticus	VIII Nervus vestibulocochlearis
III Nervus oculomotorius	IX Nervus glossopharyngeus
IV Nervus trochlearis	X Nervus vagus
V Nervus trigeminus	XI Nervus accessorius
VI Nervus abducens	XII Nervus hypoglossus

Hirnödem: »feuchte Volumenzunahme« des Gehirns = Hirnschwellung, u. zwar allgemein oder örtlich begrenzt (z.B. – perifokal – um Tumoren, Hirninfarkte etc.); wird verursacht z.B. durch erhöhte Gefäßdurchlässigkeit infolge Schädigung der Blut-Hirn-Schranke durch Hirnischämie (Hirnhypoxie); verursacht ↗Hirndruck.

hirnorganisches Psychosyndrom: s.u. Psychosyndrom.

Hirnplexus: ↗Plexus choroideus.

Hirnprolaps: das spontane Hervorquellen von Hirnmasse durch eine Schädel-Dura-Lücke bei nicht (mehr) kompensierter Steigerung des Hirndrucks.

Hirnpunktion: Probepunktion des Gehirns nach Schädeltrepanation u. Einschnitt in die harte Hirnhaut; z.B. als Abszeß-, Hämatompunktion.

Hirnquetschung, Conquassio cerebri: ↗Compressio cerebri; vgl. Contusio cerebri.

Hirnrinde: ↗Cortex cerebri.

Hirnschaden: ↗Encephalopathia, ↗Hirnverletzung. – **H., frühkindlicher:** durch Sauerstoffnot (Hirnischämie, -hypoxie), Infektion, Verletzung, Schädigung durch Gifte bzw. Stoffwechselprodukte etc. bedingte Hirnentwicklungsdefekte sowie deren Folgen; s.a. Zerebralparese, infantile.

Hirnschlag: ↗Apoplexia cerebri.

Hirnschranke: ↗Blut-Hirn-Schranke.

Hirnschwellung: die »trockene Volumenzunahme« des Gehirns durch v.a. in den Hirnzellen (= intrazellulär) erfolgende Flüssigkeitsansammlung (»trübe Schwellung der Glia«). Wird z.T. mit dem Hirnödem gleichgesetzt.

Hirnsinus: ↗Sinus durae matris.

Hirnstamm, Stammhirn, Truncus encephali, Truncus cerebri: der nach Abtragung des Großhirnmantels (Pallium) u. des Kleinhirns verbleibende Teil des Gehirns: verlängertes Rückenmark, Brücke u. Mittelhirn.

Hirnstammsyndrome: Krankheitsbilder infolge begrenzter Krankheitsprozesse im Hirnstamm, meist mit den Krankheitszeichen der ↗Hemiplegia alternans.

Hirntod, zentraler: der mit dem Tod des Individuums (»Individualtod«) identische Organtod des Gehirns. Der Nachweis stützt sich auf folgende unabdingbare Kriterien: Bewußtlosigkeit, erloschene Spontanatmung, Fehlen zerebraler Reflexe u. umweltbezogener Lebensäußerungen, hirnelektrische Inaktivität (= isoelektrisches Elektroenzephalogramm, »no DCA«; bei Vergiftungszuständen u. bei Kindern nicht verwertbar); als sicherer Parameter gilt ferner der Ausfall der Durchblutung aller Hirnarterien (z.B. nachweisbar als Kontrastmittelstase). Besondere Bedeutung hat die Diagnostik des Hirntods in der Transplantationsmedizin (Organspende).

Hirntrauma: ↗Hirnverletzung; s.a. Schädel-Hirn-Trauma.

Hirntumor: Tumor mit Ursprung im Hirngewebe (primärer H.) oder Metastase(n) eines außerhalb des Gehirns bestehenden Malignoms; i.w.S. auch die nicht vom Gehirngewebe, sondern von anderen Strukturen innerhalb des Schädels (intrakraniell) ausgehenden Tumoren. *Symptome:* u.a. Kopfschmerzen, Erbrechen, Sehverschlechterung, Schwindel, Sprachstörung, Müdigkeit (v.a. bei Kindern), ↗Hirndruck mit entsprechenden Allgemeinsymptomen, Hirnreizung (mit fokalen oder generalisierten Krampfanfällen), neurologische Ausfallserscheinungen (z.B. Gangstörungen), Bewußtseinsstörung u. Wesensänderung. *Diagnose:* u.a. klinische Be-

Hirntumoren: Dignitätsgrad oder biologische Wertigkeit intrakranieller Tumoren nach Anaplasiegraden [433]

Grad 1 geringe Zelldichte mit gleichförmigen Zellen ohne atypische Mitosen u. ohne Gefäßwandproliferation: *benigne* (gutartig)
Grad 2 geringe bis mäßige Zelldichte mit Unregelmäßigkeiten in Größe, Form u. Chromatingehalt der Kerne in geringem Ausmaß mit einigen typischen Mitosen ohne Gefäßwandproliferation: *semibenigne* (im wesentlichen noch gutartig)
Grad 3 erhebliche Zelldichte mit mäßiger bis starker Zell- u. Kernpolymorphie u. zahlreichen, teilweise auch typischen Mitosen, Gefäßwandproliferation möglich: *seminaligne* (relativ aggressiv wachsend)
Grad 4 hohe, manchmal auch wechselnde Zelldichte mit starken Zell- u. Kernpolymorphien, Riesenzellen, zahlreichen atypischen Mitosen u. ausgedehnten Nekrosen sowie erheblicher Gefäßwandproliferation: *maligne* (bösartig)

funderhebung, Computertomographie, Kernspinresonanztomographie, Hirnangiographie, evtl. stereotaktische Biopsie, endokrinologische Untersuchungen. Die histologische Beurteilung des Dignitätsgrades eines intrakraniellen Tumors erfolgt nach Anaplasiegraden (↗Tab.). Zu den H. gehören ektodermal das Kraniopharyngiom, Hypophysenadenome u. zylindromatöse Epitheliome, neuroepithelial die Medulloblastome, Gliome (Oligodendrogliom, Astrozytom, Glioblastome), Paragliome (Ependymom, Plexuspapillom, Pinealom, Neurinom) u. Gangliozytome (einschließlich Kleinhirn u. Sympathikus), mesodermal die Meningiome, Angioblastome, Fibrome, Sarkome, Chondrome, Lipome, Osteome u. Chordome; ferner Fehlbildungstumoren (Epidermoid, Dermoid u. Teratom), maligne Lymphome sowie i.w.S. Gefäßfehlbildungen u. -tumoren (Angiome, Hirnaneurysmen).

Hirntumortrias: Kopfschmerzen, Stauungspapille, Übelkeit bzw. Erbrechen als Zeichen einer intrakraniellen Drucksteigerung, v.a. bei Tumoren der hinteren Schädelgrube (Medulloblastom!).

Hirnvenenthrombose: blande (z.B. bei Leukämie, Polyzythämie) oder entzündliche (z.B. bei Mastoiditis, Gesichtsfurunkel, Nasennebenhöhlenerkrankung) Thrombose der Venae cerebri einschließlich der Hirnblutleiter (»Sinusthrombose«).

Hirnventrikel: ↗Ventriculi cerebri; s.a. Ventrikulo..., Ventrikel...

Hirnverletzung, Hirntrauma: Hirnschaden (oft als ↗Schädel-Hirn-Trauma) durch direkte oder indirekte Gewalteinwirkung sowie durch andere Schädlichkeiten (elektrischer Strom, Hitze etc.). Unterschieden als **stumpfe** oder **gedeckte H.** (die ↗Commotio u. Contusio cerebri, die epi-, subdurale, subarachnoidale, intrazerebrale, ventrikuläre etc. ↗Hirnblutung, der Detonationsschaden) u. als **offene H.** (»perforierende« H.), d.h. mit Duraeröffnung u. offener Verbindung zwischen Hirn u. Außenwelt. Symptome: Liquorrhö, Blutung, Hirnprolaps bzw. -ausfluß, Hirnödem, Hirndruck, Kompressionssyndrom.

Hirnwasser: ↗Liquor cerebrospinalis.

Hirnwindung: ↗Gyrus.

Hirnzyste: ↗Zyste im Gehirn u. den Hirnhäuten; z.B. als Degenerationszyste in Hirntumoren als zerfallene Trümmerzone nach Hirnverletzung, als **parasitäre H.** (z.B. bei ↗Zystizerkose, ↗Echinococcus), bei Porenzephalie.

Hirschsprung* Krankheit: ↗Megacolon congenitum.

Hirsekorn: ↗Milium.

Hirsutismus: vermehrte Behaarung vom männlichen Typ bei der Frau. Idiopathisch oder aber symptomatisch infolge vermehrter Bildung von Androgenen oder infolge Östrogenmangels in der Menopause sowie bei Behandlung mit entsprechenden Hormonen.

Hirudin: gerinnungshemmende Substanz; ein aus 65 Aminosäuren zusammengesetztes, aus dem Blutegel isoliertes Antikoagulans; hochpotenter, selektiver Hemmstoff des Thrombins; Herstellung erfolgt heute gentechnologisch; Anw. zur postoperativen Thromboseprophylaxe, Antikoagulation bei Dialysetherapie, AT-III-Mangel.

Hirudinea: die Ordnung »Blutegel« der Ringelwürmer [Annelida]; vielfach Blutparasiten. Gattungen: Hirudo, Haementeria, Macrobdella u. Limnatis.

Hirudiniasis: Befall durch ↗Hirudinea; äußerlich (z.B. durch Haemadipsa) oder innerlich (z.B. Limnatis, Dinobdella).

Hirudo, Blutegel: ektoparasitäre Gattung der ↗Hirudinea; darunter **H. medicinalis** oder **H. officinalis,** zur Blutegeltherapie (Schröpfen) genutzt.

His* Bündel: ↗Fasciculus atrioventricularis.

Histamin, Ergamin: einer der bekanntesten Mediatoren der allergischen Entzündung; basisches biogenes Amin; beim Menschen in allen Körpergeweben, insbesondere in Mastzellen u. basophilen Granulozyten, höchste Konzentrationen in der Lunge. Funktionen: 1) Dilatation der Kapillaren, Erhöhung der Kapillarpermeabilität u. Blutdruckabfall. 2)

Kontraktionen der glatten Muskulatur, u.a. der Bronchialmuskeln in der Lunge. 3) Induktion einer erhöhten Magensäuresekretion. 4) Erhöhung der Herzfrequenz. H. ist der Mediator der allergischen Soforttyp-Reaktion. Vermittlung der Wirkungen durch Histaminrezeptoren am Zielgewebe. Man unterscheidet H_1- und H_2-Rezeptoren, zudem wirkt Histamin möglicherweise als Neurotransmitter im zentralen Nervensystem (H_3-Rezeptor).

Histaminanaloge: Substanzen mit Histaminwirksamkeit (Histaminagonisten), z.B. ↗Pentagastrin, Butazol.

Histaminanazidität: absolute ↗Achlorhydrie.

Histaminkopfschmerz: ↗HORTON* Syndrom.

Histaminliberatoren: in den Geweben Histamin freisetzende u. entsprechende Reaktionen auslösende Substanzen, z.B. D-Tubocurarin, Morphin, Serotonin; ferner Pethidin, einige Narkotika (z.B. Thiopental) u. Chemotherapeutika (Chloroquin, Stilbamidin). Wegen der gleichzeitigen Freisetzung von Heparin, »slow reacting substance« u. Serotonin auch »Mastzellendepletoren« genannt. H. kommen auch in tierischen Giften (z.B. Bienengift) vor, ferner in Nahrungs- u. Genußmitteln (z.B. in einigen Rotweinsorten), u. können zu pseudoallergischen Reaktionen führen.

Histidin, His, H: in tierischem u. pflanzlichem Eiweiß vorkommende halbessentielle ↗Aminosäure (Histidin-freie Ernährung führt zu Leberzellschädigung).

histio...: Wortteil »(Körper-, Binde-)Gewebe«; s.a. histo..., fibro...

Histiocytosis X: s.u. Histiozytose.

Histiozyt: amöboid bewegliche Zelle des lockeren Bindegewebes; mit großem Zelleib, zahlreichen Fortsätzen u. hoher Phagozytosefähigkeit; Herkunft aus Blutmonozyten.

Histiozytose: **1)** Vermehrung von Histiozyten im Gewebe bzw. deren Vorkommen im Blut. – **H., maligne:** maligne ↗Retikulose. **2) Histiocytosis-X-Gruppe,** LANGERHANS* Zell-Histiozytose: Oberbegriff für eine Gruppe unterschiedlich verlaufender Systemerkrankungen mit Proliferation dendritischer Zellen vom Typ der ↗LANGERHANS* Zelle u. ontogenetisch verwandter Zellvarianten. Dazu gehören: ↗ABT*-LETTERER*-SIWE* u. ↗HAND*-SCHÜLLER*-CHRISTIAN* Krankheit sowie das eosinophile Granulom.

Histoinkompatibilität: Gewebsunverträglichkeit.

Histokompatibilität: die Verträglichkeit zwischen Spender- u. Empfängergeweben bei Organtransplantation. Beruht auf weitgehender oder völliger Übereinstimmung ihrer ↗Histokompatibilitätsantigene u. der klassischen Blutgruppen.

Histokompatibilitätsantigene, HLA-Antigene: genetisch festgelegte (= vererbte) Strukturen an der Oberfläche biologischer Membranen u. im Zellplasma menschlicher u. tierischer Zellen, die – in einem Transplantat übertragen – beim Transplantatempfänger eine Immunreaktion auslösen (u. damit eine Transplantatabstoßung). Ihre Analyse findet praktische Anw. v.a. zur Gewebstypisierung bei der Spender-, Empfängerauswahl vor Transplantationen (Histokompatibilitätstestung). – s.a. HLA-System.

Histolyse: degenerative Auflösung des Zellgefüges; i.w.S. der physiologische oder krankhafte Abbau eines Gewebes, z.B. als »Einschmelzung« unter Eiterung.

Histoplasmose, retikulo-endotheliale Zytomykose: Pilzerkrankung des Menschen u. zahlreicher Haus- u. Wildtiere durch Histoplasma capsulatum. Nach Einatmen der Erreger (Staubinhalation) als – evtl. stumme, abortive – Lungenerkrankung, oder aber als schwere Allgemeinerkrankung (»System-Mykose«) in Form einer chronisch schleichenden Retikuloendotheliose (klinisch wie eine Tuberkulose). – **H., Afrikanische:** H. durch Histoplasma duboisii; verläuft unter Bildung ausgedehnter Hauterosionen u. Metastasen im Skelettsystem.

H

histotoxisch: schwer gewebsschädigend, z.B. durch Blockade der Atmungsenzyme.

hitzebeständig: ↗thermostabil.

Hitzesterilisation: z.B. als ↗Heißluft-, Dampfsterilisation.

Hitzewallung: ↗fliegende Hitze im Klimakterium.

Hitzschlag: akute schwerste Form des Hitzeschadens bei exogener (durch große Wärmezufuhr bedingter) ↗Hyperthermie u. gleichzeitiger Verhinderung der Wärmeabgabe (Wärmestau bei die Körpertemperatur übersteigender Umgebungstemperatur; begünstigt durch hohe Luftfeuchte). Es tritt eine plötzliche starke Erhöhung der Körpertemperatur auf (bis 44 °C; ab 41 °C lebensbedrohlich) mit nachfolgendem Kreislaufversagen (zuvor evtl. leichte Blutdruckerhöhung).

HIV, HI-Virus: engl. = **h**uman **i**mmunodeficiency **v**irus; Retroviren vom Typ C; verursachen die **HIV-Infektion** u. deren Vollbild ↗AIDS. Neben HIV-1 (u. Subtyp O) wurde in

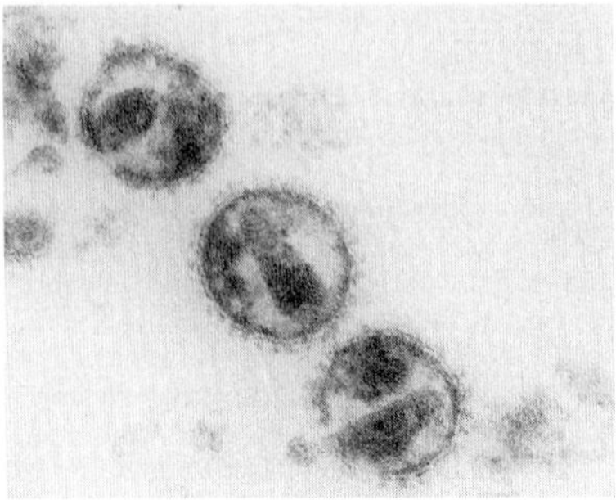

Elektronenmikroskopische Aufnahme von **HIV-2** (Prof. HANS GELDERBLOHM, ROBERT-KOCH-Institut Berlin)

Westafrika eine unterscheidbare Variante entdeckt: HIV Typ 2; ↗Abb. Übertragung über kleine Haut- oder Schleimhautverletzungen oder durch Blut oder Blutprodukte (Faktor VIII u. XI); Vermehrung in Zellen, die den CD4-Rezeptor tragen (v.a. T-Helfer-Lymphozyten, Makrophagen, Gastrointestinal-Mikrogliazellen). Ausscheidung vom Virusträger über Blut, Speichel, Ejakulat bzw. Scheidensekret, Muttermilch (auch intrauterine Infektion möglich). Das Immunsystem reagiert auf das Eindringen des Virus mit der Bildung von Antikörpern, auf deren Nachweis die HIV-Diagnostik weitgehend beruht.

HIV...: s.u. AIDS.

H-Ketten-Krankheit: ↗Schwerkettenkrankheit.

Hkt: ↗Hämatokrit.

HLA-System: Abk. für (engl.) **H**uman **L**eukocyte **A**ntigen; u.a. auf weißen Blutkörperchen vorhandene Oberflächen-Antigene (↗Histokompatibilitätsantigene), ein für die Immunabwehr wichtiges Regulationssystem des Organismus. Es wird beim Menschen repräsentiert durch im kurzen Arm (p) des Chromosoms 6 gelegene allele Gene, die als ↗Major Histocompatibility Complex bzw. System (MHC bzw. MHS) bezeichnet werden.

HLP: ↗**H**yper**l**ipo**p**roteinämie.

HNANB: **H**epatitis-**N**on-**A**-**N**on-**B** (s.u. Virushepatitis).

HNO-...: **H**als-**N**ase-**O**hren-...

Hobelspanphänomen: weißliche (zersplitternde) Hautschuppung bei Bestreichen z.B. mit einem Spatel, Fingernagel; z.B. bei Pityriasis versicolor.

Hoch...: s.a. Hyper...

Hochdosischemotherapie: Behandlung maligner Erkrankungen mit Zytostatika in sehr hohen Dosierungen; z.B. als H. mit ↗Stammzellentransplantation.

Hochdruck: ↗Hypertonie.

Hochdrucksterilisator: ↗Autoklav.

Hochdrucksystem: derjenige Abschnitt des großen Kreislaufs, der die Aufgabe hat, Blut hohen Druckes zur Durchströmung der Organe bereitzustellen (d.h. Aorta u. große Arterien); im Gegensatz zum ↗Niederdrucksystem.

Hochenergietherapie: ↗Megavolt-Therapie.

Hochfrequenztherapie: Anw. hochfrequenter elektromagnetischer Wellen (Wechselströme), wobei in allen Bereichen ein reiner Wärmeeffekt erzielt wird (ohne elektrische Reizwirkungen wie »Stromgefühl«, Muskelzucken); s.a. Diathermie.

hochgestellter Harn: konzentrierter Harn (ist von dunkler Farbe).

Hochpotenz: Arzneiverdünnungen (↗Potenz) ab D 10 (C 5) oder aber D 30 (C 15).

Hochvolttherapie: ↗Strahlentherapie mit Energien über 3 MeV; vgl. Megavolt-Therapie.

Hochwuchs: verstärktes Längenwachstum (oberhalb der 97. Perzentile; ↗Somatogramm); Endlänge bei Knaben > 192 cm, bei Mädchen > 180 cm. – s.a. Groß- u. Riesenwuchs.

Hockstellung: Hocken mit eng an die Oberschenkel gebeugtem Oberkörper, gegen die Knie geneigtem Kopf u. um die Beine gelegten Armen als typ. Kreislaufentlastungshaltung bei angeborenem Herzfehler mit starker zentraler Zyanose (z.B. bei FALLOT* Tetralogie).

Hoden: ↗Testis.

Hodenaplasie, -agenesie: fehlende Entwicklung bzw. Anlage eines (Monorchidie) oder beider Hoden (Anorchidie).

Hodenbiopsie: ↗Biopsie des Hodengewebes u. histo-, zytologische Beurteilung der Probe auf Spermatogenese (↗Spermatogramm), Tumorzeichen etc.; auch im Rahmen der Untersuchung der Samenwege (evtl. kombiniert mit Vesikulographie).

Hodenbruch, Hernia scrotalis: ↗Skrotalhernie.

Hodenektopie: dauerhafte Fehllage eines oder beider Hoden innerhalb oder außerhalb des Hodensackes (intra- oder extraskrotale Malposition).

Hodenentzündung: ↗Orchitis.

Hodenexstirpation, Ablatio testis: ↗Orchidektomie; s.a. Kastration, Semikastration.

Hodenhochstand: s.u. Hodenretention.

Hodeninsuffizienz: mangelhafte Leistung der Hoden. Als **einfache H.** nur bezüglich der ↑Spermatogenese, als **komplexe H.** mit Störung auch der Hormonbildung (vgl. Hypogonadismus).

Hodeninversion: spontane, quere Drehung des Hodens um die Horizontalachse im Pubertätsalter.

Hodenkolik: zum Oberschenkel u. in die Lendengegend ausstrahlender akuter Hodenschmerz (evtl. mit Peritonealreizung), z.B. bei eingeklemmter Skrotalhernie, Hodentorsion.

Hodenkrebs: s.u. Hodentumor.

Hodenretention: unvollständiger Hodenabstieg vom embryonalen Bildungsort (↑Maldescensus); unterschieden als Bauchhoden (↑Kryptorchismus) u. ↑Leistenhoden.

Hodensack: ↑Skrotum.

Hodenschutz: Strahlenschutz der Hoden durch abdeckende Bleigummiplatte, Bleikapsel.

Hodentorsion: die – meist mehrfache – Stieldrehung (»Volvulus«) eines Hodens (einschließlich des Samenstrangs) um seine Längsachse; mit Strangulation der Gefäße u. Stauungsinfarkt, evtl. auch Gangrän; klinisch als hochakute Hodenentzündung (evtl. mit Hodenkolik) mit begleitender Bauchfellreizung.

Hodentumoren, Hodengeschwulst: Oberbegriff für vielfältige gut- u. bösartige Tumoren des Hodens; weiter unterteilt in germinale H. (Keimzelltumoren) u. nicht-germinale H.; ↑Tab.: **1) maligne Keimzelltumoren (germinale H.):** überwiegende Mehrzahl aller H., häufigste bösartige, aber bei rechtzeitiger Diagnose weitgehend heilbare Erkrankung des jungen Mannes; *Symptome:* schmerzlose Vergrößerung des Hodens, »dumpfer Schmerz« oder »Schweregefühl« im entsprechenden Skrotum; seltener: akute Schmerzen, Dysurie, evtl. neu aufgetretene Gynäkomastie. *Diagnose:* Palpationsbefund (harter Tumor), Diaphanie, Ultraschall, direkter Nachweis (op. Freilegung des Hodens, i.d.R. Orchiektomie). Für die Therapieplanung sind die weitere histologische Unterscheidung in **Seminom** bzw. **Nicht-Seminom** u. die klinische Einteilung in sog. Früh- u. Spätstadien von Bedeutung – **2) nicht-germinale Hodentumoren:** die Einteilung erfolgt nach der WHO-Klassifikation von Mostofi u. Sobin mit histologiebezogenem unterschiedlichem Procedere.

Hodenzwischenzellen: die großen, im bindegewebigen Zwischengewebe des Hodens gelegenen Leydig* Zellen, die die männlichen Keimdrüsenhormone (Testosteron, Androstendion) bilden.

WHO-Klassifikation u. prozentuale Verteilung der **Hodentumoren** (britische Klassifikation) [53]

Keimzelltumoren (85–90%)
▷ Seminome (45–50%) –klassisches Seminom –mitosenreiches Seminom –Seminom mit synzytiotrophoblastischen Riesenzellen –spermatozytisches Seminom
▷ nichtseminomatöse Keimzelltumoren einheitlicher Bauart (15–18%) –embryonales Karzinom (malignes Teratom undifferenziert, MTU) –Dottersacktumor –Polyembryom –Teratom (Teratom differenziert, TD) –Chorionkarzinom (malignes trophoblastisches Teratom, MTT)
▷ kombinierte nichtseminomatöse Keimzelltumoren (NSKT) (15–18%) –embryonales Karzinom + Teratom = Teratokarzinom (malignes intermediäres Teratom, MTI) –Chorionkarzinom + andere (MTT) –andere Kombinationen
▷ kombinierte Tumoren (10–15%) –Seminome + NSKT
Tumoren des Gonadenstromas (3–5%)
▷ Leydig*-Zell-Tumoren ▷ Sertoli*-Zell-Tumoren ▷ kombinierte Leydig*-Sertoli*-Zell-Tumoren
Keimzellen-Stroma-Mischtumoren (Gonadoblastom) (1%)
Maligne Lymphome (6–8%)
Andere u. paratestikuläre Tumoren (6–8%)

Hodgkin* Krankheit, H.* Lymphom, maligne Lymphogranulomatose, Paltauf*-Sternberg* Krankheit: bösartig verlaufende Krankheit der lymphatischen Gewebe mit tumorartiger Wucherung des retikuloendothelialen Systems unter Bildung von Granulomen aus Lymphozyten u. eosinophilen Granulozyten, atypischen Retikulumzellen (Histiozyten; einkernig = Hodgkin* Zelle; mehrkernige Riesenzelle = Sternberg*-Reed* Zelle); in 20–40% mit neurologischer Symptomatik. *Symptome* (sehr variabel): u.a. Lymphknotenschwellungen, Nachtschweiß, Gewichtsverlust, Fieber, Pruritus. *Behandlung* (je nach Stadium): Strahlentherapie, Zytostatika, ggf. kombinierte Chemo- u. Strahlentherapie. - vgl. Non-Hodgkin-Lymphome.

Höchstmenge: diejenige Menge eines ↑Betäubungsmittels, die an einem Tag u. für einen Patienten verordnet werden darf; nach BtMVV unter bestimmten Voraussetzungen überschreitbar, wenn der Zusatz: »Menge ärztlich begründet« auf der Verschreibung angebracht wird.

Höhenkrankheit: bei kurzem oder längerem, plötzlichem oder langsam einsetzendem Aufenthalt in Höhen ab ca. 2000 m eintretende, durch ↗Hypoxie bedingte körperliche u. geistige Leistungsminderung; ab etwa 4000 m Atemnot; Müdigkeit, Kritik- u. Entschlußlosigkeit, evtl. auch Übelkeit, Erbrechen, Schleimhautblutungen, Höhenkoller, klonische Krämpfe, Bewußtseinsstörung.

Höllenstein: ↗Argentum nitricum.

Hörapparat: s.u. Hörhilfen.

Hörbereich: die für das menschliche Gehör wahrnehmbaren Schallschwingungen zwischen ca. 16 Hz u. 20 kHz (Hauptbereich 1000 u. 4000 Hz).

Hörempfindungsstörung: die ↗Innenohrschwerhörigkeit.

Hörhilfen: Hörgeräte für Schwerhörige. Unterschieden als Taschenhörgeräte, Hörbrillen, In-dem-Ohr-Geräte (IdO) u. Hinter-dem-Ohr-Geräte (HdO). Die HdO-Geräte haben ein geringes Gewicht u. sind durch das Fehlen von Reibegeräuschen gekennzeichnet, bieten die Möglichkeit des Richtungshörens u. werden am häufigsten verordnet.

Hörkurve: ↗Audiogramm.

Hörorgan: ↗Gehörorgan.

Hörprüfung: Prüfung des Hörvermögens zur Feststellung von Grad, Sitz u. Art einer eventuellen Hörstörung; erfolgt durch **klassische H.** (Prüfung mit Flüster- u. Umgangssprache, Stimmgabel etc.), Audiometrie, als **phonetische H.** (Prüfung des Sprachgehörs) oder als **zentrale H.** (mit sensibilisierter Sprache; zur Diagnose der zentralen Schwerhörigkeit).

Hörrohr: ↗Stethoskop; ferner ältere Bez. für eine ↗Hörhilfe.

Hörschaden: erworbene Schwerhörigkeit u. Taubheit.

Hörschwelle: die geringste noch wahrnehmbare Schallintensität.

Hörstummheit: Stummheit bei intaktem Gehör als Manifestation einer Erkrankung des Zentralnervensystems.

Hörsturz: plötzlich auftretende Innenohrschwerhörigkeit (bis Ertaubung); i.e.S. der kryptogene = idiopathische H. infolge von Durchblutungsstörungen (Gefäßspasmen, Mikroembolien etc.).

Hörzellen: die CORTI* Haarzellen; mit Hörhaaren versehene sekundäre Sinneszellen zwischen den Stützzellen des CORTI* Organs des Innenohres.

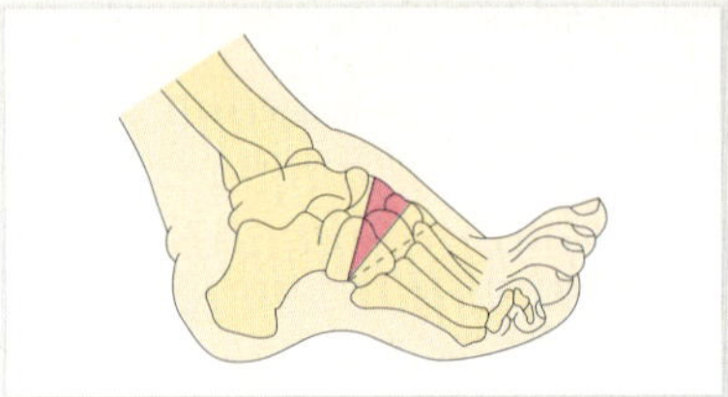

Hohlfuß (mit Darstellung typischer Keilosteotomien) [59]

Hohlfuß, Pes excavatus: Fußfehlform i.S. einer Abknickung des Vorfußes (v.a. des medialen Teils) im CHOPART* Gelenk gegen den Rückfuß: angeboren oder erworben, z.B. bei Spina bifida, FRIEDREICH* Ataxie, Muskeldystrophie, nach Poliomyelitis. – vgl. Hackenhohlfuß.

Hohlhand: ↗Palma manus.

Hohlhandphlegmone: ↗Phlegmone der Hand mit Eiteransammlung direkt unter der Palmaraponeurose oder – v.a. nach Sehnenscheidenphlegmone des 2.–4. Fingers – in der Tiefe; evtl. kombiniert mit ↗V-Phlegmone. Sehr schmerzhafte Hohlhandschwellung mit Krallenstellung der Finger u. Handrückenödem.

Hohlkreuz: ↗Hohlrundrücken.

Hohlorgan: Körperorgan mit natürl. Hohlraum, z.B. Herz, Blutgefäße, Gallenwege, ableitende Harnwege, Magen-Darm-Trakt, Uterus, Hirnventrikel.

Hohl(rund)rücken, Hohlkreuz: Haltungsfehler oder -schaden der Wirbelsäule i.S. einer infolge vermehrter Beckenneigung nach vorn verstärkten Kyphose der BWS u. vermehrten Lordose der LWS; gleichzeitig bestehen eine Verlagerung der Schultern nach vorn-innen, eine Brustkorbabflachung u. eine kompensatorische Bauchvorwölbung. U.a. bei Fehlbildung des 5. Lendenwirbels, Sacrum acutum, bei krankhafter Dorsalverlagerung der Hüftgelenkpfannen, bei Schwäche der Gesäßmuskeln. Verursacht leichte Ermüdbarkeit, Rückenschmerzen, später Spondylarthrose.

Hohlvene: ↗Vena cava; s.a. Kava...

Hohmann* Einlage: ↗Detorsionseinlage. – **H.* Korsett:** die Wirbelsäule im Lenden-Kreuzbein-Bereich stützendes Mieder (Überbrückungsmieder), bestehend aus Becken u. oberen Brustkorb von hinten umgreifenden Leichtmetallspangen u. verstärkt durch Federstahlschienen entlang der WS; z.B. bei Bandscheibenschaden, Spondylarthrose.

holo...: Wortteil »ganz«, »völlig«, »unversehrt«.

holodiastolisch: über die ganze Diastole bestehend (z.B. ein Herzgeräusch = **Holodiastolikum**).

Holoenzym, Holoferment: das komplette, aus Coenzym u. Apoenzym bestehende ↗Enzym.

holokrin: eine Sekretion betreffend, bei der die Zellen der Drüse während der Sekretbildung zugrunde gehen, mit dem Sekret abgestoßen u. durch nachrückende Zellen ersetzt werden.

holosystolisch: während der gesamten Systole; z.B. als h. Herzgeräusch (**Holosystolikum**).

Holzbock: Ixodes ricinus, verbreitete Zeckenart in Europa; s.u. Zecken, Lyme-Borreliose.

Holzphlegmone: subakute bis chronische, schmerzfreie, bretthharte Weichteilinfiltration ohne Fieber u. mit nur geringer Eiterbildung, starker Bindegewebsproliferation infolge langsamen Eindringens wenig virulenter Krankheitserreger; i.e.S. als – von der Mund-Rachen-Höhle ausgehende – RECLUS* Phlegmone (seitliche Halsphlegmone).

Holzschutzmittelsyndrom: Krankheitsbild, das sich nach länger dauernder Einwirkung von Holzschutzmitteln (v.a. polychlorierte Biphenyle u. Lindan) auf den Organismus entwickeln kann; ist durch Hautveränderungen, neuropathologische u. psychische Auffälligkeiten gekennzeichnet.

Homans* Zeichen: bei gestrecktem Bein durch passive Streckung (Dorsalflexion) des Fußes ausgelöster Schmerz in Wade u. Kniekehle als Hinweis auf Thrombose des Unterschenkels.

homo...: Wortteil »gleich(artig)«, »entsprechend«.

homöo...: Wortteil »gleich(artig)«, »entsprechend«; s.a. homo..., homoio..., iso...

Homöopathie: die 1810 von SAMUEL HAHNEMANN eingeführte Heilmethode mit 2 wesentlichen Prinzipien: **1)** Simileprinzip, d.h., es werden Arzneimittel gewählt, die beim Gesunden (in höherer Dosierung) ähnliche Symptome hervorrufen wie beim zu behandelnden Kranken (»Ähnliches möge [kann] durch Ähnliches geheilt werden« = Similia similibus curentur); **2)** Dosierung in abgestuften Verdünnungen (↗Potenzen).

Homöostase: Selbstregulation eines – biologischen – Systems im dynamischen Gleichgewicht, z.B. eines Organismus durch neurohumorale Regelmechanismen.

homogen: gleichartig, gleichgeartet, von überall gleicher Struktur, mit gleichen Teil(funktion)en.

Homogen(is)at: biologisch aktiver Gewebebrei, gewonnen durch Feinstzerkleinerung (Homogenisierung) frischen Gewebes in **Homogenisatoren** (z.B. Zentrifuge, Vibrator, Mörser, Mahlwerk etc.); enthält u.a. freigesetzte intrazelluläre Strukturelemente, enzymatische Aktivitäten.

Homograft: Bez. für Herzklappen von menschlichen Spendern; s.u. Herzklappenplastik.

homoio...: Wortteil »gleich(artig)«, »entsprechend« (s.a. homo..., homöo..., iso...).

homolateral, ipsilateral**:** dieselbe (Körper-) Seite betreffend; vgl. kontralateral.

homolog, homoiolog**: 1)** übereinstimmend, adäquat; homöolog. **2)** ↗allogen.

Homosexualität: die auf das gleiche Geschlecht gerichtete Sexualität.

Homotransplantation: allogene ↗Transplantation.

homozygot: »reinerbig«; von Eltern (Zellen, Organismen) abstammend, bei denen gleiche mütterliche u. väterliche ↗Allele vorhanden sind; vgl. heterozygot.

Homunculus, -kulus: bildliche Veranschaulichung der motorischen bzw. somatosensiblen Repräsentation der einzelnen Körperabschnitte im Gehirn, wobei die entsprechenden Abschnitte neben das schematische Schnittbild der Großhirnrinde skizziert sind (↗Abb.).

Hook: *(engl. = Haken)* leicht auswechselbares, aktiv u. passiv bewegliches, willkürlich

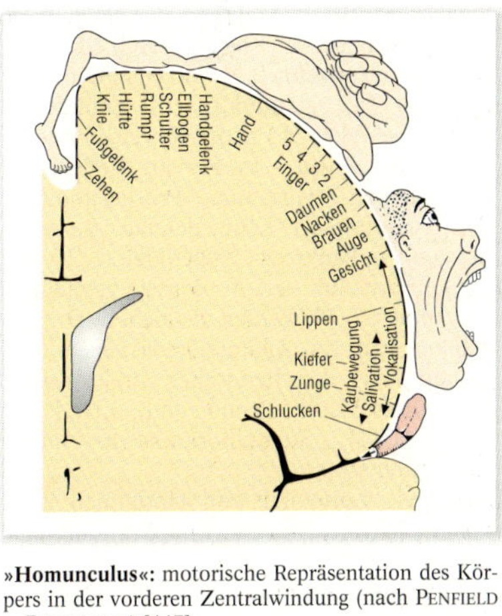

»Homunculus«: motorische Repräsentation des Körpers in der vorderen Zentralwindung (nach PENFIELD u. RASMUSSEN) [447]

feststellbares hakenförmiges Greifwerkzeug als Ansatzstück für Kunstarm.

Hopfen: ↗Humulus lupulus.

Hordeolum: das Gerstenkorn; akute Staphylo- oder Streptokokken-Infektion der Liddrüsen mit Eiterdurchbruch nach außen oder nach innen. Evtl. wiederholt vorkommend **(Hordeolosis);** gehäuft bei Diabetes mellitus.

Hormon, adenotropes, glandotropes H.: Hormon des Hypophysenvorderlappens, das die Sekretion einer peripheren endokrinen Drüse stimuliert, z.B. ACTH, FSH, TSH. – **H., adreno(cortico)tropes,** ACTH: ↗Corticotropin. – **H., anaboles:** Androgene u. verwandte Hormone (oder hormonähnliche Substanzen), die die Eiweißbildung steigern (Gewichtszunahme). – **H., antidiuretisches:** ↗Vasopressin. – **H., choriongonadotropes:** Gonadotrophinum chorionicum; ↗Gonadotropine, extrahypophysäre. – **H., effektorisches:** Sofortreaktion bewirkendes H. (z.B. Adrenalin) im Ggs. zu den mehr das innere Zellmilieu regulierenden Hormonen (z.B. Thyroxin, Corticoide, Andro- u. Östrogene). – **H., ektopisches:** ein in nicht primär endokrinem Gewebe, z.B. in Neoplasmen, gebildetes H. oder hormonähnl. Substanzen (↗paraneoplastisches Syndrom). – **H., somatotropes:** ↗Somatotropin.

Hormon(e): *(griech. hormao = antreiben)* physiologische Substanzen, die vom Organismus (meist in endokrinen Organen) selbst produziert werden, ihre Zielorgane über den Blut- oder Lymphweg erreichen u. dort den Stoffwechsel u. die Reproduktion in charakteristischer Weise beeinflussen. Nach dem Bildungsort werden sie unterschieden als **neurosekretorische** (z.B. im Hypothalamus gebildete H.), **glanduläre** (in endokrinen Drüsen gebildete H.) u. als Gewebshormone (APUD-System) u. – i.w.S. – als Mediatoren (↗Transmitter, Histamin, Prostaglandine); den Ursprungsort kennzeichnen Bezeichnungen wie Pankreas-, Nebennieren-, Hypophysenhormone; den in Drüsen gebildeten »glandulären« H. werden die nicht in Drüsen gebildeten als sog. aglanduläre H. gegenübergestellt. Nach der chemischen Struktur werden unterschieden Peptide (z.B. LH, FSH, TSH, ACTH), Steroidhormone u. Amine (z.B. Adrenalin).

hormonell, hormonal: von Hormonen bzw. vom endokrinen System (Endokrinium) ausgehend bzw. diese betreffend.

Hormonentzugsblutung: ↗Entzugsblutung.

Hormonrezeptor: gewebsspezifischer Eiweißkörper der Zellmembran, an dem das Hormon gebunden wird; s.a. Steroid-, Östrogen-, Progesteronrezeptor.

Hormontherapie: Anw. von Hormonen als Arzneimittel, z.B. bei Endokrinopathien als Substitutions- bzw. Stimulationstherapie, Suppressionstherapie; zur Behandlung hormonabhängiger Tumoren (v.a. Mamma-, Korpus-, Ovarial-, Prostatakarzinom). – **H., ablative:** »Wegnahme« von körpereigenen Hormonen, die dem Wachstum von hormonabhängigem Tumor- oder anderem Gewebe förderlich wären (z.B. bei Mamma-, Prostatakarzinom); heute durch Einsatz von ↗GnRH-Agonisten. – **H., additive:** Gabe von Corticosteroiden (z.B. bei Lymphom u. lymphatischer Leukämie), Östrogenen (bei Prostatakarzinom), Androgenen u./oder Gestagenen oder deren Analogstoffen in hoher Dosierung, v.a. zur Behandlung des metastasierenden Mammakarzinoms u. des Korpuskarzinoms; Wirkungsweise: Hemmung des hormonabhängigen Wachstums.

Horn: **1)** ↗Cornu. **2)** durch ↗Keratinisation von Epithelzellen entstandene Substanz in Zellen des Stratum corneum, Haaren, Nägeln.

Horner* (Symptomen-)Komplex, Syndrom, Trias, okulopupilläres Syndrom: Lidsenkung, Pupillenverengung u. Zurücksinken des Augapfels (Ptosis, Miosis u. Enophthalmus) infolge Lähmung der vom Sympathikus innervierten glatten Augenmuskulatur.

Horngeschwulst: ↗Keratoma.

Hornhaut: **1)** ↗Stratum corneum; i.e.S. die ↗Hornschwiele. **2)** ↗Cornea (Hornhaut des Auges); s.a. Kornea..., Keratitis, Kerato...

Hornhautentzündung: ↗Keratitis; s.a. Keratoconjunctivitis.

Hornhautgeschwür: ↗Ulcus corneae.

Hornhauttransplantation: ↗Keratoplastik.

Hornkrebs: verhornendes ↗Plattenepithelkarzinom.

Hornschwiele, Tylositas, Callus: umschriebene, flächenhafte Verdickung des Stratum corneum der Haut; oft berufsbedingt (z.B. Melkerschwiele).

Horton* Neuralgie, Cluster-Kopfschmerz, Histaminkopfschmerz, Erythroprosopalgie: Schmerzattacken im Augen-Stirn-Schläfenbereich, die meist zu bestimmten Tageszeiten (v.a. nachts), evtl. gehäuft, auftreten, streng halbseitig sind u. mit Tränenfluß, Rötung des Auges u. vermehrtem Pulsieren der Schläfenschlagader einhergehen. Sie sind durch Histamin (nicht immer) provozierbar u. durch

Adrenalin kupierbar **(= H.* Test),** sprechen an auf Secale u. Antihistaminika.

Hospitalisierung: Aufnahme in ein Krankenhaus (im deutschen Sprachraum in eines für chronisch Kranke, z.B. auch ein Pflegehaus), i.e.S. die Zwangseinweisung in eine psychiatrische Einrichtung.

Hospitalismus: alle durch die Besonderheiten eines Krankenhaus-, Anstalts- oder Heimaufenthaltes bedingten Schädigungen. – **H., infektiöser:** ↗Nosokomialinfektion. – **H., psychischer:** die negativen Folgen einer Langzeitunterbringung in Kranken-, Pflegeanstalten; i.e.S. Störungen der seelischen Entwicklung u. evtl. des körperlichen Gedeihens bei Säuglingen u. Kleinkindern, die längere Zeit z.B. in Pflegeheimen untergebracht sind u. denen dadurch die feste emotionale Bindung an eine vertraute primäre Bezugsperson fehlt; in der Kinderpflege heute auch als ↗Deprivationssyndrom bezeichnet.

Hospitalkeime: s.u. Nosokomialinfektion.

Hospiz-Initiativen: Initiativen zur umfassenden physischen, psychischen, sozialen u. ggf. religiösen Betreuung unheilbar Kranker (u. deren Angehörigen) in der Sterbephase. Wenn möglich, gemeinsam mit Hausärzten u. sozialen Diensten etc. im Rahmen der häuslichen Versorgung u. Pflege, aber auch in teilstationären u. stationären Einrichtungen.

Host-versus-graft-Reaktion: (engl.) s.u. Transplantatabstoßung.

HPV: humane ↗Papilloma-Viren.

H_1-Rezeptorenblocker: die klassischen ↗Antihistaminika.

H_2-Rezeptorenblocker: bei der Behandlung des Magengeschwürs eingesetzte Stoffe (z.B. Cimetidin, Ranitidin, Famotidin), die spezifisch die H_2-Rezeptoren des Histamin u. damit die Magensäuresekretion hemmen.

HSV: ↗**H**erpes-**s**implex-**V**irus.

HT: ↗**H**erz**t**on.

HTLV: (engl.) **h**uman **T**-cell **l**eukemia (bzw. **l**ymphoma bzw. **l**ymphotropic) **v**irus; ↗Retroviren, die beim Menschen T-Lymphozyten infizieren können; als ↗Tumorviren wurden **HTLV I** bei T-Zell-Lymphomen, **HTLV II** bei einer Form der ↗Haarzellenleukämie isoliert. **HTLV III:** ältere Bez. für ↗HIV (Erreger von ↗AIDS).

Hüfner* Hand: Holzkunsthand mit leicht gebeugten, aktiv gegeneinander beweglichen Fingern.

Hüft...: s.a. Hüftgelenk..., Kox...

Hüftarthrodese: ↗Arthrodese zur Hüftgelenkversteifung.

Hüftbandage: Spreizbandagen zur funktionellen Behandlung angeborener Hüftleiden (Hüftdysplasie).

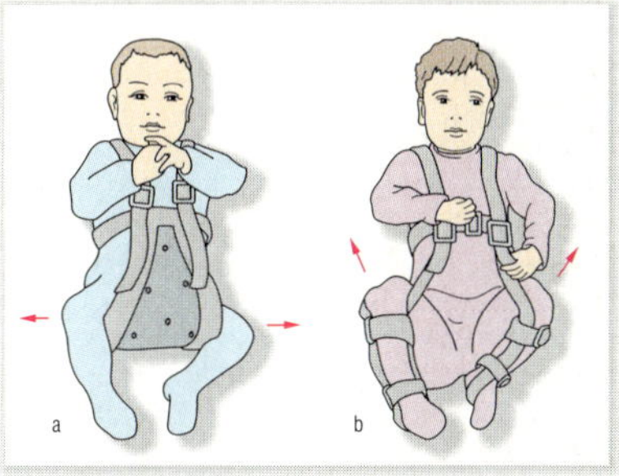

Hüftbandage: a) Spreizhose; b) Pavlik* Bandage [39]

Hüftbein: ↗Os coxae.

Hüfte: 1) die vom Hüftgelenk u. dessen Weichteilmantel geformte seitliche Körperpartie zwischen oberem Beckenrand u. Beginn des Oberschenkels. **2)** Kurzbezeichnung für Hüftgelenk u. Hüftbein; s.a. Coxa, Kox... – **H., schnappende, H., schnellende:** ruckartig-schnappendes Gleiten eines strangförmigen Teils des Tractus iliotibialis (oder des M. gluteus maximus) über den großen Rollhügel des Oberschenkelknochens bei Hüftbeugung u. -streckung; u.U. mit schmerzhafter Gehbehinderung; konstitutionell oder – seltener – als Unfallfolge.

Hüftgelenkentzündung: ↗Coxitis.

Hüftgelenkersatz: Hüftarthroplastik (Gelenkplastik) zur Korrektur des Hüftgelenks (z.B. bei Koxarthrose), u.a. Hüftpfannenplastik, ↗Hüftkopfprothese.

Hüftgelenkluxation: ↗Hüftluxation.

Hüftkontraktur: Hüftgelenkversteifung in Beuge- u./oder Adduktions- bzw. Abduktionsstellung infolge Weichteilschrumpfung durch dauerhaften krankhaften Muskelzug (z.B. bei Psoasreizung, Spastik bei Little* Krankheit, Muskelantagonistenlähmung nach Poliomyelitis) oder als Folge eines Narbenzugs bzw. einer Sehnen-, Bänderschrumpfung (myo-, dermato- bzw. desmogene ↗Kontraktur). Wird anfangs kompensiert durch die Wirbelsäule (vermehrte Lordose, Skoliose; mit Beckenschiefstand).

Hüftkopf: ↗Caput femoris.

Hüftkopfnekrose: Knochen- = Osteonekrose des ↗Caput femoris, z.B. bei der Perthes* Krankheit **(= juvenile H.),** bei örtlicher

H

Durchblutungsnot (Ischämie) nach Entzündung oder als Unfallfolge (z.B. nach Schenkelhalsfraktur). Führt zu schmerzhafter Hüftkontraktur, ↗Koxarthrose.

Hüftkopfprothese: ↗Endoprothese zum Ersatz des Hüftkopfes (Caput femoris); evtl. als Teil einer Totalendoprothese.

Hüftluxation, Luxatio coxae: Verrenkung des Hüftkopfes (Verlagerung aus der Hüftpfanne). – **H., angeborene: 1)** als echte angeborene = teratologische H. (= Luxatio coxae congenita) die bereits bei Geburt ausgeprägte H. mit geringer Pfannenabflachung u. meist auch mit Fuß- u. anderen Fehlbildungen. **2)** als sog. angeborene H. die Dysplasia coxae luxans; eine sich andeutende (»Präluxation«) oder bereits vorhandene Subluxation bzw. Luxation des Hüftkopfes beim Neugeborenen bzw. Säugling/Kleinkind. Bedarf der frühzeitigen Behandlung. – **H., traumatische:** unfallbedingte – geschlossene oder offene – Luxation im Hüftgelenk.

Hühnerauge: ↗Clavus.

Hüllproteine: Eiweißstoffe (Proteine), aus denen die Hülle von Viren oder Bakteriophagen besteht.

Hufeisenniere, Ren arcuatus: beckenwärts verlagerte, U-förmige ↗Verschmelzungsniere.

HUGO: (engl.) **hu**man **g**enome **o**rganization (s.u. Humangenom).

human, Human...: den Menschen betreffend, vom Menschen stammend, »menschlich«, am Menschen ausgeführt; z.B. **h. chorionic gonadotrophin** (s.u. Gonadotropin), **h. growth hormone** (HGH; ↗Somatotropin), **h. immunodeficiency virus** (↗HIV; s.a. AIDS); **h. papilloma virus** (humane ↗Papilloma-Viren).

Humanalbumin, Humanserumalbumin, HA: pyrogenfreie, sterile, fast nur Albumin enthaltende, aus Menschenblut gewonnene Eiweißlösung; Anw. als Infusionslösung, z.B. bei Volumenmangel, Hypalbuminämie; als ^{51}Cr-H. zur Diagnostik der exsudativen Enteropathie.

Humangenom: das ↗Genom, d.h. die vollständige genetische Information des Menschen; das auf 50 000–100 000 Informationseinheiten (↗Gen) geschätzte H. soll im Rahmen eines international organisierten Forschungsprogramms (**H.-Programm** bzw. **H.-Projekt** [»HGP«], koordiniert von wissenschaftlichen Gremien [»HUGO«, »human genome organization«]) an vielen Forschungseinrichtungen aufgeklärt werden.

Humanglobulin: s.u. Globuline, Immunglobuline.

Humaninsulin: s.u. Insulinpräparate.

Humanmedizin: die speziell den Menschen betreffende wissenschaftliche u. praktische Medizin (im Unterschied zur Veterinärmedizin).

Humanplasma: aus Menschenblut gewonnenes Plasma. Ist lyophilisiert lange haltbar (**Humantrockenplasma,** HTP); ist als ↗FFP (Fresh Frozen Plasma) von wesentlicher Bedeutung bei der Behandlung von schweren Gerinnungsstörungen, polytraumatisierten Patienten; Anw. auch bei Eiweißmangelzuständen.

Humerus: der Oberarmknochen; unterteilt in Caput, Collum (anatomicum u. chirurgicum, dazwischen das Tuberculum majus u. minus mit Sulcus intertubercularis), Corpus u. Condylus (einschl. Epikondylen).

Humerusaplasie: angeborener teilweiser bis vollständiger Humerusdefekt mit entsprechender (Ober-)Armverkürzung. – vgl. Phokomelie, Peromelie.

Humerusfraktur: Oberarmbruch.

Humor: (latein.) (Körper-)Flüssigkeit.

humoral: die oder eine (Körper-)Flüssigkeit betreffend; auf dem Wege über Körperflüssigkeit erfolgend (auch i.S. von hormonal). – **h. Immunabwehr:** s.u. Immunität, humorale.

Humulus lupulus: Hopfen; angewandter Pflanzenteil: Hopfenzapfen (Lupuli strobulus); Inhaltsstoffe u.a.: ätherisches Öl, Bitterstoffe (Humulon, Lupulon), 2-Methyl-3-Butenol; Anw. als mildes Schlafmittel u. Sedativum zur Behandlung von Schlafstörungen, Unruhezuständen.

Hundebandwurm: i.e.S. ↗Echinococcus granulosus.

Hundswut: ↗Lyssa.

Hungerödem: Ödeme als Folge des Eiweißmangels bei chronischem Hungern (v.a. bei flüssigkeits- u. kochsalzreicher Kost); s.a. Dystrophie-Syndrom.

Hungerosteopathie: aus qualitativer u./oder quantitativer Unterernährung resultierende Erscheinungen wie bei Rachitis, Osteoporose u./oder Osteomalazie.

Hungerschmerz: 1) Schmerzen in der Magengegend bei Hunger. **2)** Nüchternschmerz als extremes Hungergefühl bei leerem Magen (v.a. als Nachtschmerz); charakteristisch für ↗Ulcus duodeni bzw. pylorusnahes Ulcus ventriculi.

Husten, Tussis: die willkürlich oder unwillkürlich (Hustenreflex) ausgelöste, unter Sprengung (»Hustenstoß«) eines vorangehenden Stimmritzenschlusses erfolgende explosive Entleerung von Luft aus den tieferen Atemwegen u. der Lunge, evtl. verbunden mit Entleerung von Schleim u. Exsudat (»feuchter« oder »produktiver« H.) oder eines Fremdkörpers (aus dem Tracheobronchialraum), vielfach aber ohne Auswurf (»trockener« = unproduktiver H.); erfolgt oft in Attacken u. mit Zyanose, evtl. auch mit Atemnot (vgl. Keuchhusten). Symptom bei Erkrankungen der Atemwege, Lunge u. Pleura, aber auch des Kreislaufs; auch psychogen bedingt (»nervöser« H.). – **H., spastischer:** H. bei Verkrampfung der Atemwege, z.B. bei Bronchialasthma (als trockener H. oder mit zähglasigem Auswurf; allgemein mit Atemnot [exspiratorische Dyspnoe]).

Hustenmittel: ↗Expektoranzien, Antitussiva.

Hutchinson* Trias: Tonnenform der bleibenden oberen-mittleren Schneidezähne, Keratitis parenchymatosa u. Labyrinthschwerhörigkeit als Zeichen der angeborenen Syphilis.

HWS: 1) Hals**w**irbel**s**äule. **2) H**alb**w**erts**s**chicht.

HWS-Syndrom: von der Halswirbelsäule ausgehende oder den HWS-Bereich betreffende Beschwerden z.B. aufgrund degenerativer Wirbelsäulenveränderungen oder statischmuskulär bedingter Störungen.

Hyalin: biologische Substanzen verschiedenartiger chemischer Zusammensetzung, die sämtlich ähnliche histologische Eigenschaften besitzen: sind glasig-transparent (»hyalin«), stark lichtbrechend, anscheinend strukturlos u. von großer Affinität zu sauren Teerfarbstoffen wie Eosin, Fuchsin. Sie kommen in Drüsenzellen (Kügelchen als Ausdruck sekretorischer Leistung) u. Haaren (als Trichohyalin) vor sowie – unter krankhaften Bedingungen – in Epithelien der Nierentubuli, im strömenden Blut, in Blutergüssen (»Kautschukhyalin«) an kollagenen Fibrillen u. an Basalmembranen (Quellungs- u. Adsorptions-Hyalin; s.a. Hyalinisation).

hyalin: glasig durchscheinend, mit ↗Hyalinisierung einhergehend.

Hyalinisation, Hyalinisierung: krankhafte Bildung von ↗Hyalin, v.a. bei hyaliner Degeneration im Bindegewebe. Ferner Einlagerung hyaliner Massen infolge örtlicher (z.B. bei Koagulationsnekrose) oder allgemeiner Stoffwechselstörung; s.a. Hyalinosis.

Hyalin(-Membran)krankheit der Lungen: ↗Membransyndrom der Früh- u. Neugeborenen.

Hyalinosis: 1) ↗Hyalinisation. **2)** Erkrankung mit Hyalineinlagerung in Bindegewebe, Gefäßwände etc.

Hyalitis: zellige Infiltration des Glaskörpers, v.a. bei Chorioretinitis.

Hyaluronidase: ein Enzym (v.a. in Hoden, Mikroorganismen, Schlangen-, Insektengiften), das Hyaluronsäure, Chondroitin- u. Mukoitinsulfate spaltet = depolymerisiert. Bewirkt Strukturauflockerung von Binde- u. Stützgeweben u. erleichtert den Flüssigkeitsaustausch zwischen Geweben u. dem Gefäßsystem, die Ausbreitung von Fremdsubstanzen, das Eindringen der Samenzellen (Spermatozoen) in die Eizelle; wirkt antigen.

Hyaluronsäure: Mucopolysaccharid in der Grundsubstanz des Bindegewebes, in der Gelenkschmiere, Nabelschnur, Haut u. im Glaskörper; reguliert die Zellpermeabilität, ist Gleitsubstanz, verhindert das Eindringen infektiöser Keime.

Hybride: jeder aus der Kreuzung von 2 genetisch verschiedenen Individuen hervorgegangene Nachkomme.

Hydantoin: Glykolylharnstoff. Seine Abkömmlinge sind z.T. wirksam als Antikonvulsiva (bei Epilepsie) u. Hypnotika (Nebenwirkungen: Blutbildungsstörung, psychische Beeinträchtigung, Lupus-erythematodes-ähnliche Exantheme, Gingivalhyperplasie = **H.-Gingivitis**).

Hydantoin-Syndrom, embryopathisches: angeborene Fehlbildungen (an Gesicht, Schädel; Gliedmaßendefekte; Pterygien), Minderwuchs, geistige Retardierung u. z.T. Herzfehler bei Kindern, deren Mütter in der Frühgravidität langzeitig Hydantoin-haltige Mittel eingenommen haben.

Hydarthros: ↗Gelenkerguß; ↗Hydrarthrose.

Hydatide: i.e.S. Echinokokkenblase, Hülsenwurm: Finne des Echinococcus granulosus u. multilocularis (E. cysticus bzw. alveolaris). Erreger der ↗Echinokokkose.

hydr...: Wortteil »Wasser«, »Flüssigkeit« (z.B. »Transsudat«, »Exsudat«, »Liquor«, »Ödem«, »Hydrops«); s.a. hygro..., vgl. hidr(o)... (oft fälschlich mit »hydro...« synonym gebraucht).

Hydrämie, Hydroplasmie: Zunahme des Volumens des Blutplasmas infolge Vermehrung des Wasseranteils nach exzessiver Wasserzufuhr (durch große Trinkmengen, übermäßiges Infundieren = Hyperinfusion), bei Herz- u. Niereninsuffizienz, Hungerdystrophie.

Hydragoga: die Wasserausscheidung fördernde Mittel (Diuretika, Diaphoretika).

Hydralazin: ein ↗Antihypertensivum. Nebenwirkungen: orthostatischer Kollaps, Ödeme, allergische Reaktionen, Tachykardie; bei

Langzeitverabfolgung evtl. **Hydralazin-Syndrom** (wie Erythematodes disseminatus).

Hydramnion: krankhafte Fruchtwasservermehrung gegen Ende der Schwangerschaft. Ein chronisches H. gilt als Hinweis auf mögliche fetale Fehlbildung des Verdauungstraktes; ein akutes kommt v.a. bei Diabetes mellitus, Syphilis, Toxikose vor. – Symptome: übermäßiger Bauchumfang; pralle, harte Gebärmutter mit Fluktuation, freie Beweglichkeit der Leibesfrucht, leise kindliche Herztöne. Komplikationen: verzögerte Eröffnung des Muttermundes, regelwidrige Einstellung, Nabelschnurvorfall.

Hydrargyrie, Hydrargyrose: Quecksilbervergiftung durch innerliche oder äußerliche Einwirkung von Quecksilber(verbindungen). – **Hydrargyrosis cutis:** Hydrargyrie der Haut u. Schleimhäute durch Ablagerung von Quecksilbersulfid; als rauchgraue Pigmentationen (u.a. als ↗Quecksilbersaum).

Hydrargyrum, Hg: das Element ↗Quecksilber.

Hydrarthrose: Gelenkerkrankung mit serösem Gelenkerguß **(= Hyd[r]arthros)**.

Hydremesis: Erbrechen wasserklarer (salzsäurearmer) Flüssigkeit.

Hydroa: ↗Hidroa.

Hydroblepharon: ↗Lidödem.

Hydrocele, Hydrozele, Wasserbruch: Zyste durch Stauung von Exsudat in einer serösen Höhle. – **H. testis:** als »Hydrozele i.e.S.« die H. im Hodenbereich. Ein stetig wachsendes, prall-elastisches, scharf abgegrenztes, transparentes, dem Hoden aufliegendes tumoröses Gebilde, das beim Pressen – außer bei H. communicans – nicht größer wird. Entsteht nach örtlichen Entzündungen oder nach Verletzung.

Hydrocephalus, Hydrozephalus, Wasserkopf: angeborene oder erworbene dauerhafte Ausweitung der Liquorräume des Gehirns, u. zwar infolge Mißverhältnisses zwischen Liquorproduktion u. -resorption **(H. hypersecretorius** bzw. **H. malresorptivus** bzw. **aresorptivus),** infolge Liquorzirkulationsstörung (als H. occlusus) oder bei Hirnatrophie; mit Ausnahme des ursächlich unklaren angeborenen (u. frühkindlichen) H. stets im Zusammenhang mit Hirnfehlbildung oder -erkrankung. Die intrakranielle Drucksteigerung (↗Hirndruck) führt bei noch wachsendem Schädel zu dessen Vergrößerung (Makrozephalie); ab dem 4. Lj. evtl. Sprengung der Schädelnähte, Bildung von Stirnbuckeln, Vortreten der Augäpfel, Kopfvenenstauung. Entwicklung nach Nahtschluß führt zu Druckatrophie des Gehirns. Therapie: frühestmögliche Entlastung durch Liquorableitung (↗Abb.).

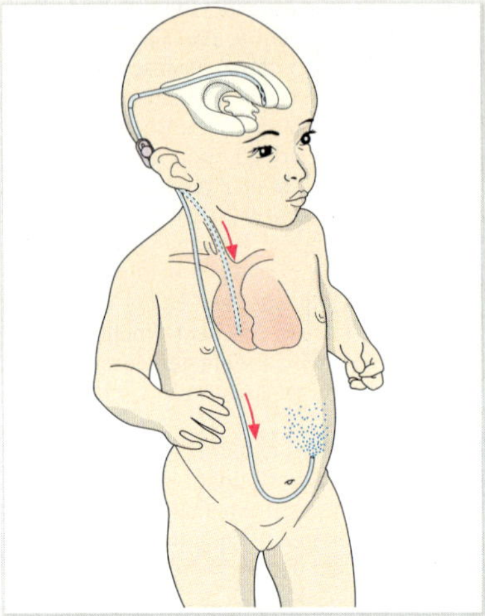

Hydrocephalus: Darstellung einer ventrikulo-peritonealen u. einer ventrikulo-atrialen (gestrichelt) Liquorableitung [39]

Hydrochlorothiazid: ein natriuretisches Diuretikum aus der Gruppe ↗Benzothiadiazine.

Hydrocortison: ↗Cortisol.

Hydrogencarbonat: neuere Bez. für ↗Bicarbonat.

Hydrogenium: ↗Wasserstoff. – **H. peroxydatum:** Wasserstoff(su)peroxid, H_2O_2. Anw. in 3%iger Verdünnung zum Aufweichen verkrusteter Verbände u. Reinigen vereiterter oder verschmutzter Wunden. Durch die Schaumbildung (hohe Katalaseaktivität des Eiters) indirekte Keimverarmung in der Wunde, keine direkte desinfizierende Wirkung.

Hydrokortison: ↗Cortisol.

Hydrolyse: Spaltung einer Verbindung durch Wasser, z.B. eines Salzes in Säure u. Base, eines Esters in Säure u. Alkohol (»Verseifung«), eines Eiweißkörpers in Aminosäuren (Eiweißabbau), eines Kohlenhydrates zu Monosacchariden, eines Glykosids zu Monosacchariden u. Aglykon.

Hydronephros(e), Uronephrose, Harnstauungsniere: sackartige Ausweitung des Nierenhohlsystems, i.e.S. als Folge einer Harnabflußbehinderung mit nachfolgendem Untergang von Nierengewebe (↗Tab. S. 325).

Hydroperikard, Hydrokardie: Transsudatan-

Ursachen der **Hydronephrose** [220]

I.	**mechanische Obstruktion der Harnwege** a) Veränderungen innerhalb des Harntraktes 1. Prostatahyperplasie u. -karzinom 2 Tumoren der ableitenden Harnwege 3. Narbenstrikturen in den Ureteren oder der Urethra 4. Steinbildungen 5. kongenitale Fehlbildungen u. andere Fehlbildungen oder Lageanomalien (Nephroptose) b) Veränderungen außerhalb der Harnwege 1. Tumoren des Beckens (Zervixkarzinom) 2. Tumoren u. proliferative Prozesse des Retroperitoneums 3. retroperitoneale Fibrose 4. Druck durch aberrante Nierenarterien oder Aneurysmen der Nierenarterie 5. Druck durch Adhäsionen
II.	**neuromuskuläre Störungen** Spina bifida, Paraplegie, Tabes dorsalis, Multiple Sklerose
III.	**Gravidität**
IV.	**unbekannte Ursachen** funktionelle Verengungen des Abgangs der Ureteren vom Nierenbecken: Megaureter-Megazystis-Syndrom

sammlung im Herzbeutel; bei Herzinsuffizienz (Stauungsinsuffizienz), Nephritis.

Hydropertubation: Eileiterdurchspülung von der Gebärmutter aus zu diagnostischen oder zu Heilzwecken (s.a. Pertubation).

Hydrophobie: Scheu vor jeder Flüssigkeit (auch deren Anblick bzw. Fließgeräusch); als **essentielle** H. die charakteristische H. bei Tollwut.

Hydrophthalmus, Buphthalmus: angeborene oder frühkindliche Vergrößerung des Augapfels infolge Steigerung des Augeninnendruckes (= infantiles oder juveniles Glaukom).

Hydrops: krankhafte Ansammlung von Flüssigkeit (Trans- oder Exsudat) in Körperhöhlen (= H. verus) oder im interstitiellen Raum (Zunahme der Extrazellularflüssigkeit), seltener auch im intrazellulären Raum, als Ausdruck einer Stoffwechselstörung mit Fehlregulation des Wasser-Elektrolyt-Haushaltes oder einer lokalen Störung der hydrodynamischen, osmotischen u. nervösen Regulationen an der Blut-Gewebsschranke (z.B. bei Entzündungen, Allergie); s.a. Ödem. – **H. articularis:** ↗Gelenkerguß. Eine chronische, intermittierend akute, polyartikuläre Form mit Sehnenscheidenbeteiligung bei angeborener Syphilis, bei Tuberkulose, rheumatischen Erkrankungen; s.a. Hydrarthrose. – **H. congenitus universalis, H. fetalis,** H. neonatorum: schwerste Form des Morbus haemolyticus neonatorum, mit allgemeinem Ödem, Aszites, Hydrothorax u. -perikard, hochgradiger Anämie, Hydrämie, Albumin-, Prothrombin-, Fibrinogenmangel, Leberinsuffizienz. – **H. gravidarum:** die physiologische Wasserzunahme im Unterhautzellgewebe der Schwangeren; i.e.S. – als generalisierter H. – die leichteste Form der Eklampsie.

Hydrorrhoea: reichlicher Abfluß einer Körperflüssigkeit. – **H. nasalis: 1)** reichliche Entleerung eines wäßrigen Nasen- oder Nasennebenhöhlensekrets bei Rhinitis, Rhinopathia vasomotorica bzw. Sinusitis. **2)** ↗Liquorrhö aus der Nase bei Schädelbasisbruch.

Hydrosalpinx: Ansammlung von Flüssigkeit im beidendig verschlossenen u. sackförmig erweiterten Eileiter.

Hydrotherapie, Wassertherapie: Behandlung durch Anw. von Wasser; unterschieden werden z.B. Anw. mit dem Tuch (Waschungen, Wickel, Packungen), mit fließendem Wasser (Güsse, Duschen), mit hydrostatischem Druck (Teil- u. Vollbäder), Badebehandlung ohne hydrostatischen Druck (Sauna, Dampfbäder); wirkt als Reiztherapie durch mechanisch-thermische u./oder chemische Hautreizung.

Hydrothorax: Ansammlung seröser Flüssigkeit (evtl. aber von Chylus) im Brustraum, i.e.S. die im Pleuraraum (↗Pleuraerguß, Pleuritis exsudativa).

Hydroureter, Hydrureter: erworbene Harnleitererweiterung (mit nachfolgender Hydronephrose = Hydroureteronephrose) durch Harnrückstau oberhalb einer Harnleiterstenose. – Ferner in den letzten Schwangerschaftsmonaten auch als nichtstenotische (wahrscheinlich hormonell bedingte) Harnleiterweitstellung. – vgl. Megaureter.

Hydroxyäthylstärke, HAES, HES: aus Amylopektin hergestellter Plasmaexpander; Anw. zur Volumensubstitution u. zur Hämodilution.

Hydroxycortico(stero)ide: ↗Corticosteroide.

Hydroxylapatit: ein schwerlösliches komplexes Salz, das Bestandteil der Mineralsubstanz des Knochens u. der Zahnhartsubstanz ist.

Hydrozele: ↗Hydrocele.

Hydrozephalus: ↗Hydrocephalus.

hygro...: Wortteil »Wasser«, »Feuchtigkeit«.

Hygrom(a): Wassergeschwulst, Ganglion, »Überbein«; flüssigkeitsgefüllte Exsudationszyste mit glatter oder zottig-warziger Innenwand, evtl. auch mit freien »Reiskörperchen« (Fibrinausfällungen) als Inhalt. I.e.S. als aus einem Schleimbeutel (oder einer Gelenktasche) oder einer Sehnenscheide hervorgegan-

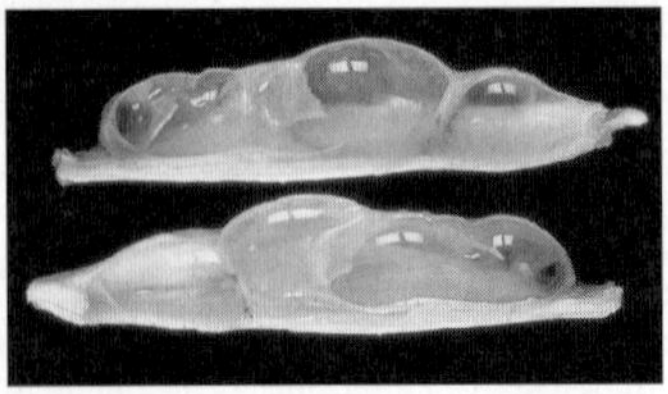

Hygrom im Bereich der Sehnenscheide. Beachte die flüssigkeitsgefüllten Zysten mit dünner Wand [53]

genes Gebilde in der Folge einer Entzündung (↗Bursitis, Tendovaginitis); s.a. Ganglion.

hygroskopisch: wasseranziehend. – Zahlreiche anorganische u. organische, meist leicht wasserlösliche hygroskopische Stoffe finden Anw. als Trockenmittel (Exsikkator).

Hymen: das »Jungfernhäutchen« als den Scheideneingang verschließende Schleimhautfalte mit kleiner Öffnung. Reißt – außer bei starker Dehnbarkeit – bei der Defloration ein, wird bei der Entbindung zerstört (Reste: »Hymenalknötchen«, Carunculae hymenales).

Hyoid, Hyoideum, Zungenbein: ↗Os hyoideum.

Hyp..., hyp...: Wortteil »unter«, s.a. hypo..., sub...

Hypaesthesia, Hypästhesie: verminderte Empfindlichkeit für Sinnes-, i.e.S. Berührungsreize.

Hypakusis: ↗Schwerhörigkeit.

Hypalbuminämie: verminderte Albuminkonzentration im Blutplasma bzw. -serum; z.B. bei Lebererkrankungen, Mangelernährung, Tumoren.

Hypalgesie, Hypalgie: verminderte Schmerzempfindung auf einen schmerzhaften Reiz.

Hypazidität: ↗Subazidität.

hyper...: Wortteil »über(mäßig)«, »oberhalb«, »über der Norm«; s.a. super..., supra..., poly..., Hoch...

Hyperämie: vermehrte Blutfülle in einem Kreislaufabschnitt (Organkreislauf).

Hyperaesthesia, Hyperästhesie: gesteigerte Empfindlichkeit für Sinnesreize, i.e.S. für Berührungsreize (= **taktile H.** = Hyperhaphie), die evtl. als Schmerz empfunden werden (↗Hyperalgesie).

Hyperaktivität: übersteigerter Drang zu motorischen Äußerungen bei psychischer Unruhe, z.B. bei Manie, psychotischen/organisch bedingten Erregungszuständen.

Hyperakusis: Übersteigerung der Hörschärfe (krankhafte Feinhörigkeit).

Hyperaldosteronismus: ↗Aldosteronismus.

Hyperalgesie, Hyperalgie: gesteigerte Schmerzempfindlichkeit als Form der ↗Hyperästhesie, segmental (↗HEAD* Zone) oder im Versorgungsgebiet eines sensiblen Nervs.

Hyperaminoazidurie: absolut vermehrte Ausscheidung aller oder einzelner – evtl. sonst nicht auftretender – freier Aminosäuren im Harn.

Hyperazidität, Hyperchlorhydrie: Übersäuerung des Magensaftes; vgl. Subazidität.

hyperbare Oxygenation, HOT (**H**yperbaric **O**xygen **T**herapy): Überdruckbeatmung (bis 3 atü) des unter gleichem Druck in einer Druckkammer Liegenden mit reinem Sauerstoff (O_2); Anw. bei Anaerobier-Infektion, frischem Myokardinfarkt, Hypoxämie, in der offenen Herzchirurgie, bei Strahlentherapie von Tumoren. Gefahr der Sauerstoffvergiftung.

Hyperbetalipoproteinämie: Vermehrung der β-Lipoproteine im Blutplasma beim Typ II (u. III) der ↗Hyperlipoproteinämie; i.e.S. der Typ IIa = essentielle Hypercholesterinämie.

Hyperbilirubinämie: vermehrter Gehalt des Blutes an Bilirubin; bei Überangebot (z.B. bei hämolytischem Ikterus), bei Transportstörung zwischen Blut u. Leberzelle (z.B. als intermittierende H. = MEULENGRACHT* Syndrom), bei Störung der (Bilirubin-)Konjugation (z.B. als physiologische Neugeborenen-H. = Icterus neonatorum simplex) oder Störung der Bilirubinausscheidung (bei Cholestase).

Hyperbilirubinurie: ↗Bilirubinurie.

Hypercalc...: ↗Hyperkalz...

Hyperchlorhydrie: korrekte Bez. für ↗Hyperazidität des Magensaftes.

Hypercholesterinämie: erhöhter Gehalt des Blutes an Cholesterin (Serumwert > 250 mg/dl); Risikofaktor arteriosklerotischer Gefäßerkrankungen. Unterschieden nach dem Typ der ↗Hyperlipoproteinämie (= HLP). **1) reine H.,** HLP Typ II a: in verschiedenen Formen auftretende **familiäre H.;** klinisch mit Xanthomatose, Fettablagerungen im Handflächenbereich, Arcus corneae, frühzeitiger Arteriosklerose (bzw. Atherosklerose). **2)** HLP Typ II b: die H. mit Hypertriglyceridämie (bis ca. 400 mg/dl = 4,6 mmol/l); seltener Xanthome; erhöhtes Atheroskleroserisiko. **3)** HLP Typ III: H. mit Hypertriglyceridämie (beide bis ca. 800 mg/dl) u. verbreiterter β-Bande in der Lipoproteinelektrophorese infolge Auftretens von Lipoproteinen intermediärer Dichte (IDL), deren Abbau zu LDL gestört ist; typisch ist das Auftreten gelblicher

Xanthome entlang der Handlinien. – **H., sekundäre:** H. als Folgesymptom, z.B. bei Diabetes mellitus, Hypothyreose, Cholestase, Alkoholismus. Die H. gilt als therapiebedürftig bei Serum-Cholesterinspiegeln über 250 mg/dl, bei zusätzlichen Risikofaktoren (Übergewicht, Hypertonie, Diabetes etc.) bereits ab 200 mg/dl. Eine Erniedrigung des Cholesterinspiegels im Serum wird über diätetische Maßnahmen u./oder medikamentöse Behandlung erreicht. Die Diät ist fettarm u. weitgehend frei von langkettigen Fettsäuren. Die medikamentöse Therapie der H. geschieht durch ↗Lipidsenker.

hyperchrom: mit vermehrtem Blutfarbstoffgehalt (mit $Hb_E > 34$ pg = Färbeindex > 1); ↗Anämie, hyperchrome.

Hyperchylie: gesteigerte Magensaftabsonderung.

Hyperchylomikronämie: die ↗Hyperlipoproteinämie Typ 1 (mit Chylomikronenvermehrung); ferner mit Hyperpräbetalipoproteinämie als Typ V.

Hypercorti...: ↗Hyperkorti...

Hyperemesis: übermäßiges u. anhaltendes Erbrechen. – **H. gravidarum:** als H. i.e.S. das gesteigerte, v.a. morgendliche, auch bei leerem Magen erfolgende Erbrechen der Schwangeren als ↗Frühgestose.

Hyperergie: gesteigerte Empfindlichkeit bzw. Reizbeantwortung eines sensibilisierten Gewebes oder Organismus (= Allergie i.e.S.; s.a. Sofortreaktion).

Hypergammaglobulinämie: übermäßiger Gehalt des Blutes an ↗Gammaglobulinen; z.B. reaktiv bei akuten (in der Spätphase) u. chron. Entzündungen, Leberzirrhose, Kollagenosen; ferner – mit Paraproteinbildung – beim ↗Plasmozytom.

Hypergie: verminderte Reaktionsfähigkeit sensibilisierten Gewebes gegenüber entsprechenden Reizen; bei natürl. Resistenz, Teilimmunität.

Hyperglobulinämie: vermehrtes Auftreten einzelner oder aller physiologischen Globulinfraktionen im Blutplasma (α_1-Globuline v.a. bei akuten, α_2 u. β bei chronischen Krankheitsprozessen, γ s.u. Hypergammaglobulinämie).

Hyperglykämie, -glucosämie: krankhafte Erhöhung des ↗Blutzuckers; z.B. bei Diabetes mellitus, bei Hyperadrenalismus u. -pituitarismus, als paraneoplastisches Symptom, bei Behandlung mit Glucocorticosteroiden. – **H., alimentäre:** vorübergehende H. nach Einnahme größerer Kohlenhydratmengen; i.e.S. die ausgeprägte H. bei Stoffwechselstörungen i.S. des Diabetes mellitus.

hyperglykämisches Koma: ↗Coma diabeticum.

hypergonadotrop: mit gesteigerter Gonadotropin-Produktion.

Hyperhidrose, -hidrosis: krankhaft vermehrte Schweißbildung; evtl. halbseitig begrenzt (Hemi-H.).

Hyperhydratation: zu Hypervolämie, Ödemen führender übermäßiger Wassergehalt des Körpers.

Hypericum perforatum: ↗Johanniskraut.

Hyperimmunglobulin: ↗Immunglobulinfraktion (2).

Hyperinfektion: Infektion mit 2 oder mehr verschiedenartigen Mikroorganismen oder Parasiten **(= Hyperinfestation)**.

Hyperinsulinismus: vermehrte Absonderung von Insulin mit nachfolgend erhöhten Insulinwerten im Blut **(Hyperinsulinämie)**.

Hyperkalämie, Hyperkaliämie: vermehrter Kalium-Gehalt des Blutes. Tritt auf z.B. bei massiver Hämolyse, verminderter Kaliumausscheidung (Versagen der Nebennierenrinde, Schockniere, Nierenversagen).

Hyperkaliurie: erhöhte Ausscheidung von Kalium durch die Niere.

Hyperkalzämie, Hyperkalziämie: vermehrter Gehalt des Blutes an Calcium. Kommt z.B. vor bei Hyperparathyreoidismus, Vitamin-D-Intoxikation, malignen Tumoren mit u. ohne Knochenmetastasen.

hyperkalziämische Krise: s.u. Hyperparathyreoidismus, akuter.

Hyperkalz(i)urie: gesteigerte Calcium-Ausscheidung im Harn.

Hyperkapnie: erhöhter arterieller Partialdruck des Kohlendioxids.

Hyperkeratose, -keratosis: übermäßige Stärke der Hornschicht der Haut. – **H., präkanzeröse:** schuppende warzen- oder hornartige H., z.B. bei Keratosis senilis, Xeroderma pigmentosum, Leukoplakie, Arsen-, Teerwarzen; evtl. als Vorstufe des ↗Plattenepithelkarzinoms (vgl. Präkanzerose).

Hyperkinese, -kinesie, -kinesis: übermäßige Bewegungsaktivität. **1)** gesteigerte spontane Motorik; s.a. hyperkinetisch; vgl. Hypermotilität. **2)** seelisch bedingte Bewegungsunruhe; z.B. als **psychomotorische H.** das sog. psychiatrische Zwischenhirnsyndrom nach Hirnschädigung beim Kind.

hyperkinetisch: auf ↗Hyperkinese bezüglich. – **h. Anfall:** Hyperkinese bei Chorea oder als großer epileptischer Anfall. – **h. Syndrom: 1)**

extrapyramidal bedingtes Syndrom mit unwillkürlichen (»automatischen«) schnellen oder langsamen Bewegungsabläufen. **2)** h. Verhaltensstörung: bei Klein- u. Schulkindern vorkommende vorübergehende, aber > 6 Monate andauernde Periode erhöhter Unruhe u. Aktivität (»hyperaktives Kind«) mit Aufmerksamkeitsstörung.

Hyperkortizismus, -corticoidismus: Überfunktion der Nebennierenrinde (NNR), u. zwar mit Überproduktion von Glucocorticoiden (↗CUSHING* Syndrom I), Mineralocorticoiden (↗CONN* Syndrom) u./oder Androgenen (↗adrenogenitales Syndrom).

Hyperlipämie: vermehrter Neutralfettgehalt des Blutes; physiologisch (= **alimentäre H.;** mit Höchstwerten ca. 4 Std. nach der Mahlzeit) oder krankhaft, z.B. als **idiopathische hepatomegale H.** (BÜRGER*-GRÜTZ* Syndrom) u. als **symptomatische H.** (↗Hyperlipoproteinämie).

Hyperlipidämie: vermehrter Gehalt des Blutes an Gesamtlipiden; i.e.S. die ↗Hyperlipoproteinämie.

Hyperlipoproteinämie, -proteidämie: vermehrter Gehalt des Blutes an ↗Lipoproteinen. Als besonders arteriosklerotische Gefäßveränderungen fördernd gelten die β-Lipoproteine (↗Lipoproteine geringer Dichte; LDL), v.a. bei gleichzeitiger Erniedrigung der Lipoproteine hoher Dichte (HDL). – **H., essentielle** oder **primäre:** H. verschiedenen – nach 12- bis 16stündiger Nahrungskarenz erkennbaren – Typs; Typ I: Fett-induzierte ↗Hypertriglyceridämie (= HTG; Hyperchylomikronämie); II: ↗Hypercholesterinämie (II a; II b: gemischte Hyperlipidämie); III: ↗Hypercholesterinämie mit HTG (= Broad-Beta-Disease); eine Kohlenhydrat-induzierbare H.; IV: endogene = Kohlenhydrat-induzierbare Hypertriglyceridämie; V: endogen-exogen = Fett- u. Kohlenhydrat- = kalorisch induzierbare H. = Hyperchylomikronämie-Hyperpräbetalipoproteinämie (erblich, mit ↗Xanthomatose u. ↗Hypertriglyceridämie); ↗Abb. – **H., symptomatische:** H. als Folge einer Grundkrankheit u. allgemein (bis auf Lebererkrankungen) ohne typisches Lipoproteinmuster; z.B. bei Diabetes mellitus, Pankreatitis, Alkoholismus, Hypothyreose, Nephrose, biliärer Leberzirrhose, Atherosklerose, Glykogenosen, Schwangerschaft, ZIEVE* Syndrom; das Krankheitsbild wird geprägt durch die Grundkrankheit (bei den oben genannten Typen jedoch v.a. auch durch frühe Arteriosklerose).

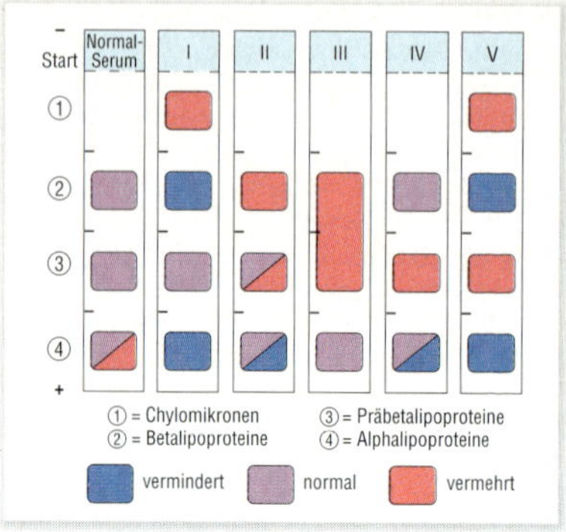

Hyperlipoproteinämie Typ I–V

Hypermenorrhö: übermäßig starke ↗Menstruation.

Hypermetropie: ↗Hyperopie.

Hypermotilität: gesteigerte Motilität von Hohlorganen (auch i.S. der Hyperperistaltik).

Hypernatriämie: erhöhter Natrium-Gehalt des Blutserums; v.a. bei Bluteindickung.

Hypernephrom: 1) echtes H.: endokrin aktiver Tumor aus versprengtem Nebennierenrindengewebe. **2)** gutartiger GRAWITZ* Tumor: das oft kaum vom bösartigen GRAWITZ* Tumor (↗Nierenzellkarzinom) unterscheidbare hypernephroide Adenom. **3)** hypernephroides Karzinom: ↗Nierenzellkarzinom.

Hyperöstrogenismus: vermehrte Bildung/Absonderung von Östrogenen u. die resultierenden Veränderungen.

Hyperopie, Hypermetropie: die Übersichtigkeit, Weitsichtigkeit. – **H., lentale:** Linsen-H.; Brechungs-H. infolge Fehlens (= aphake H.) oder unfallbedingter Rückwärtsverlagerung oder altersbedingter Veränderung der Linse (vgl. Alterssichtigkeit).

Hyperostose, -ostosis: Überschußbildung (↗Hyperplasie) von Knochengewebe, die zu Verdichtung, evtl. auch zu Form-, Größenveränderung führt.

Hyperparathyr(e)oidismus, -parathyreose: Überproduktion von Parathormon (PTH) durch die Nebenschilddrüse (Glandula parathyreoidea = Epithelkörperchen) mit Hyperkalzämie. – **H., akuter,** hyperparathyreotische Krise, hyperkalziämische Krise: krisenhafte, lebensbedrohliche Verschlechterung eines chronischen H.; als Komplikation z.B. in Zusammenhang mit einer Operation, Infektionskrankheit; sehr hoher Calcium-Blutspiegel, Erbrechen, Flüssigkeitsverlust (Exsikkose), paralytischer Ileus, Schock, Somnolenz, Koma. – **H., autonomer:** primärer H. (infolge Störung der Rückkopplung zwischen Serum-Calciumspiegel u. Nebenschilddrüse). – **H., primärer,** pHPT: meist chronischer H. durch autonome Mehrsekretion von Parathormon bei Adenom oder Karzinom der Nebenschilddrüse. Es bestehen Hyperkalziämie, Hyperkalziurie (u. Nephrolithiasis mit Nierenkoliken), später Hyperphosphaturie, Hypophosphatämie. – **H., sekundärer:** regulative Steigerung der Parathormonsekretion bei chronischer Hypokalziämie, v.a. bei verminderter enteraler Kalziumresorption oder Niereninsuffizienz als Grundleiden.

Hyperperistaltik: vertiefte, gesteigerte u. beschleunigte Peristaltik; z.B. des Magen-Darm-Traktes bei Enteritis (führt zu Passagebeschleunigung), bei Pylorusstenose u. mechanischem Darmverschluß (bis zu Lähmung, d.h. zu paralytischem Ileus).

Hyperphosphatämie: der erhöhte Gehalt des Blutserums an anorganischen Phosphaten; v.a. bei ↗Hypoparathyreoidismus.

Hyperpigmentation: örtliche oder allgemeine Vermehrung des Gehalts der Haut an Pigment (v.a. Melanin; evtl. auch Hämosiderin).

Hyperpituitarismus: Überfunktion der Hypophyse (= Glandula pituitaria), i.e.S. der Adenohypophyse (mit gesteigerter Absonderung von Hormonen u. mit entsprechenden Krankheitsbildern wie Akromegalie, CUSHING* Syndrom I).

Hyperplasie: Größenzunahme eines Organs, Gewebes durch Vermehrung der spezifischen Parenchymzellen (= numerische Hypertrophie). – **H., adenomatöse:** H. der Gebärmutterschleimhaut (dysplastische Endometrium-H.) mit gesteigerter Proliferation v.a. des Drüsenepithels; Einteilung in Grad I–III (atypische H.); v.a. Grad III ist eine Präkanzerose des Endometriumkarzinoms (↗Korpuskarzinom). Entstehung unter protrahierter Einwirkung von Östrogenen in Abwesenheit von Gestagenen (»unopposed estrogens«), meist im Klimakterium u. in der Postmenopause. – **H., fokal noduläre, FNH:** gutartiger Lebertumor; entsteht durch eine embryonale Gefäßfehlbildung, welche später durch regeneratives Wachstum als fokaler oder multifokaler Tumor in Erscheinung tritt. Häufig Zufallsbefund bei Anw. bildgebender Verfahren.

Hyperpräbetalipoproteinämie: Vermehrung der Präbetalipoproteine im Blutserum; i.e.S. die Kohlenhydrat-induzierte ↗Hypertriglyceridämie (↗Hyperlipoproteinämie Typ V).

Hyperprolactinämie: bei beiden Geschlechtern vorkommende krankhafte Erhöhung des Prolactinspiegels im Blut; z.B. bei ↗Hypophysentumor (Prolactinom, häufigster HVL-Tumor), als Begleit-H. bei suprasellärem Tumor, bei Therapie mit Dopaminantagonisten (z.B. Metoclopramid).

Hyperproteinämie: Vermehrung der Plasmaproteine; als **absolute H.** v.a. infolge Vermehrung von Immunglobulinen (meist mit Dys- oder Paraproteinämie), v.a. bei chron. Entzündung, Plasmozytom, Makroglobulinämie WALDENSTRÖM, malignen Lymphomen. Eine **relative H.** bei Verminderung des Plasmavolumens (bei Exsikkose, mit entsprechender Hämatokrit-Veränderung).

Hyperpyrexie: Fieber von extremer Höhe (> 40,5 °C), evtl. auch von besonders langer Dauer, z.B. bei Sepsis, Malaria, Hitzschlag, als intra- bzw. postoperative H. (v.a. bei [Klein-]Kindern vorkommende lebensbedrohliche Narkosekomplikation).

Hyperreaktivität: gesteigerte Reaktionsbereitschaft, z.B. der Bronchien (hyperreagibles ↗Bronchialsystem).

Hyperreflexie: gesteigerte Erregbarkeit der Reflexe; z.B. bei Spastizität, Rigidität.

Hypersekretion: übermäßige Absonderung eines Drüsensekrets, i.e.S. des Magensaftes.

Hypersensibilität: 1) ↗Hyperästhesie. **2)** ↗Allergie.

Hypersensitivitätsangiitis, -vaskulitis: ↗Vasculitis allergica.

Hypersider(in)ämie: erhöhter Eisengehalt des Blutserums; z.B. bei versch. Anämien, Leberparenchymschaden, Hämosiderose.

Hypersomnie: Schlafsucht; abnorm starkes Schlafbedürfnis, beispielsweise bei Vergiftungszuständen, (dienzephalem) Hirntumor, Encephalitis epidemica, Pickwick-Syndrom; anfallsweise bei Narkolepsie.

hypersonorer Schall: bei ↗Perkussion Klopfschall von sehr heller, voller Klangfarbe (Töne hoch, langanhaltend); v.a. über vermehrt lufthaltigem Lungengewebe u. bei Pneumothorax.

Hypersplenie(syndrom), Hypersplenismus: qualitative u. quantitative Zunahme aller oder einzelner Milzfunktionen auf ein Vielfaches der Norm. Führt – auch ohne Milzvergrößerung (»Milztumor« = Splenomegalie) – durch gesteigerten Abbau der Blutkörperchen zu Zellverarmung (Zytopenie) des peripheren Blutes, d.h. zu Anämie, Granulozyto-

u./oder Thrombozytopenie sowie zu Knochenmarkhyperplasie.

Hypersthenurie: Ausscheidung eines »hochgestellten« Harns (spezif. Gewicht > 1,025).

Hypertensin: ↗Angiotensin.

Hypertensio(n): ↗Hypertonie.

hypertensiv: blutdrucksteigernd, mit hohem Blutdruck. – **h. Erkrankung in der Schwangerschaft:** ↗EPH-Gestose.

Hyperthermie: Überwärmung des Körpers gegen die Tendenz des Wärmeregulationszentrums (im Gegensatz zum Fieber), d.h. bei zu starker Wärmezufuhr (z.B. durch Wärmeeinstrahlung, im heißen Bad) oder bei starker Wärmebildung (durch starke körperl. Belastung) ohne hinreichende Möglichkeit zur Wärmeabgabe; s.a. Hitzschlag. – **H., künstliche:** gezielt erzeugte H.; z.B. – meist in Kombination mit anderen Therapieformen – bei der Behandlung bösartiger Tumoren (erhöhte Temperaturempfindlichkeit von Tumorzellen); entweder als Ganzkörper-H. (Wärmezufuhr z.B. durch Wassermatten, oder Bluterwärmung im extrakorporalen Kreislauf) oder als organbegrenzte H. (**lokoregionale** H.; z.B. durch Ultraschall, elektromagnet. Wellen).

Hyperthyreose: Überangebot von Schilddrüsenhormonen, meist durch eine Überfunktion der Schilddrüse bedingt; Hauptursache sind die Immunthyreopathie u. die Schilddrüsenautonomie; s.a. Tab. Klassische *Symptome*: u.a. Gewichtsabnahme bei gesteigertem Appetit, Nervosität, Diarrhö, Hitzeintoleranz u. Hyperhidrosis, Zyklusstörungen, Tachykardie u. Rhythmusstörungen, Tremor; zusätzlich bei Basedow* H. die endokrine Orbitopathie, u. das prätibiale Myxödem. *Diagnose:* zum Ausschluß einer H. Bestimmung des basalen TSH; nachgewiesen wird die H. durch Bestimmung der Gesamt-Thyroxinkonzentration (TT4) zusammen mit einem Parameter für das freie Thyroxin oder durch direkte Bestimmung des freien Thyroxins (FT4) u. des Gesamt-Trijodthyronins (TT3), wieder gemeinsam mit einem Parameter für das freie Trijodthyronin. *Therapie* (je nach Ursache): medikamentös mit Thyreostatika (Thiamazol, Carbimazol), operativ oder mittels Radiojodbehandlung.

Einteilung der **Hyperthyreose** (in Anlehnung an die Klassifikation [1985] der Sektion Schilddrüse der Deutschen Gesellschaft für Endokrinologie) [84]

Immunthyreopathie	Basedow* Krankheit andere (Hashimoto* Thyreoiditis)
andere Entzündungen	Thyroiditis de Quervain Strahlenthyroiditis
funktionelle Autonomie	disseminiert unifokal (sog. »autonomes Adenom«) multifokal
Neoplasien	Adenome Karzinome
TSH- oder TSH-ähnliche Aktivitäten	hypophysär paraneoplastisch
exogene Hormonzufuhr	Hyperthyreosis factitia

Hypertonie, -tonus, Hypertension: Erhöhung eines Drucks oder einer Spannung über die Norm; i.e.S. aber der Bluthochdruck. – **H., arterielle:** H. im arteriellen Kreislaufbereich, wobei nach *WHO* der systolische Wert > 160, der diastolische > 95 mm Quecksilbersäule (≙ 21,3 bzw. 12,7 kPA) beträgt. Als Grenzwert-H. werden Werte ≧ 140 mmHg (18,7 kPA) systolisch bzw. ≧ 90 mmHg (12 kPA) diastolisch angesehen. Für die Diagnose müssen mindestens 3mal erhöhte Blutdruckwerte bei mindestens zwei verschiedenen Gelegenheiten gemessen werden. Die H. gilt als Risikofaktor arteriosklerotischer Gefäßerkrankungen. Medikamentöse Stufentherapie ↗Abb. Nach der Krankheitsentstehung werden zwei grundsätzliche Formen unterschieden. **1) H., essentielle** oder **primäre,** idiopathische oder genuine H.: H. ohne nachweisbare Ursache (die Diagnose kann erst nach Ausschluß sekundärer Formen gestellt werden). **2) H., sekundäre** oder **symptomatische:** organgebundene (durch Erkrankung eines Organs ausgelöste) H., z.B. als endokrine, renale, pulmonale, kardiovaskuläre H. – Beide Formen klinisch geprägt

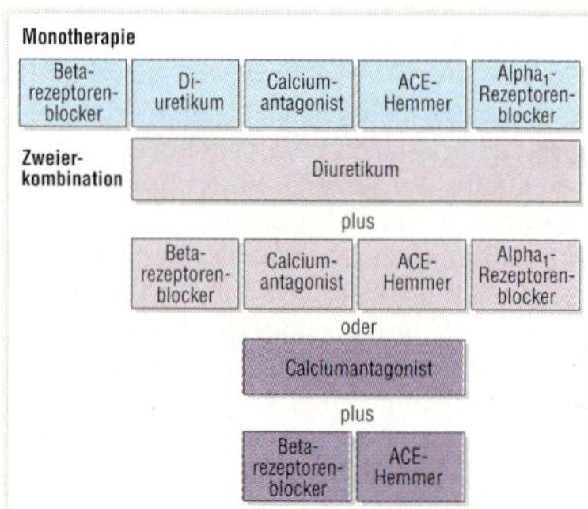

Antihypertonica: Empfehlungen der »Deutschen Liga zur Bekämpfung des hohen Blutdruckes« zur Stufentherapie der **Hypertonie** [516]

durch das »hypertensive Syndrom«, d.h. durch Kopfschmerzen, Müdigkeit, Leistungsminderung, Einschränkung der Nieren- u. Herzleistung u. Schäden des Zentralnervensystems. – **H., arteriosklerotische:** H. bei generalisierter ↗Arteriosklerose (v.a. als »Altershochdruck«). – **H., fixierte:** anhaltender Erfordernishochdruck zur Sicherstellung der Organdurchblutung bei arterieller H.; s.a. H., maligne. – **H., labile:** H., bei der neben normalen auch erhöhte Werte auftreten. – **H., maligne:** die schwere Verlaufsform der essentiellen H. oder der Spätzustand einer sekundären H.; mit erheblicher fixierter diastolischer Druckerhöhung (> 120 mmHg), schnell fortschreitender Nierenschädigung (meist mit Papillenödem, Netzhautblutung u. -exsudat). – **H., paroxysmale:** die Blutdruckanstiegskrise, v.a. bei Phäochromozytom. – **H., portale:** der Pfortaderhochdruck; H. im Einzugsgebiet der Vena portae infolge Strömungsblockes vor, innerhalb oder jenseits der Lebersinusoide; führt zu Bildung – evtl. blutender – Krampfadern, v.a. als Magen-, Ösophagusvarizen (s.a. Caput medusae), zu Aszites, Milztumor, Oligurie. – **H., pulmonale:** konstante Mitteldruckerhöhung im Lungenarteriensystem auf Werte > 22 mmHg in Ruhe; z.B. infolge herzbedingter Stauung im kleinen Kreislauf (z.B. Mitralvitien, Linksherzinsuffizienz), Gefäßverkrampfung vor dem Kapillargebiet (z.B. bei obstruktivem Lungenemphysem); s.a. Cor pulmonale. – **H., renale:** sekundäre arterielle H. infolge einer Nierenerkrankung.

Hypertonikerherz: das Herz (bzw. im Röntgenbild die Herzfigur) bei arterieller Hypertonie.

hypertonisch: ↗Hypertonie bzw. erhöhten Tonus (= Spannung) bzw. erhöhten osmotischen Druck (hyperton) betreffend.

Hypertonus: erhöhter Tonus (↗hyperton); i.e.S. *path* die ↗Hypertonie.

Hypertrichosis, -trichiasis: übermäßige – allgemeine oder örtlich begrenzte – Dichte der natürlichen Körperbehaarung.

Hypertriglyceridämie, Hyperlipämie: erhöhter (> 160 mg/dl bzw. > 1,83 mmol/l) Triglyceridgehalt des Blutserums; primär = »essentiell« oder sekundär (bei Übergewicht, bei Einnahme von Kontrazeptiva [»Pille«], bei Grundkrankheiten der ↗Hyperlipoproteinämie).

Hypertrophia, Hypertrophie: Größenzunahme eines Gewebes oder Organs nur durch Zellvergrößerung (bei normal bleibender Zellzahl u. -struktur); vgl. Hyperplasie.

Hyperurik(os)ämie: erhöhter Harnsäuregehalt des Blutes infolge Störung der Purinsynthese oder -ausscheidung, die sich – evtl. mit Latenz – als »echte« ↗Gicht manifestiert.

Hypervaskularisation: übermäßiger Gefäßreichtum, z.B. als *röntg* Zeichen der Bösartigkeit eines Tumors.

Hyperventilation, Überventilation: über den Bedarf hinaus gesteigerte Lungenbelüftung, charakterisiert durch Senkung des CO_2-Partialdrucks in den Alveolen u. im arteriellen Blut unter den Normalwert von 40 mmHg (↗Hypokapnie), verbunden mit Zunahme des pH-Wertes im arteriellen Blut (↗Alkalose); kann zu Muskelkrämpfen führen: ↗Tetanie.

Hypervolämie: Vergrößerung des Volumens des zirkulierenden Blutes.

Hyperzirkulation: (Herz-)Kreislaufsituation bei erhöhtem Herzminutenvolumen (mit Pulsus celer, positivem Kapillarpuls) u. verkürzter Kreislaufzeit; z.B. bei Fieber, Anämie, Hyperthyreose, stärkerer körperlicher Arbeit.

Hyphaema, Hypolympha: Blutung in die vordere Augenkammer.

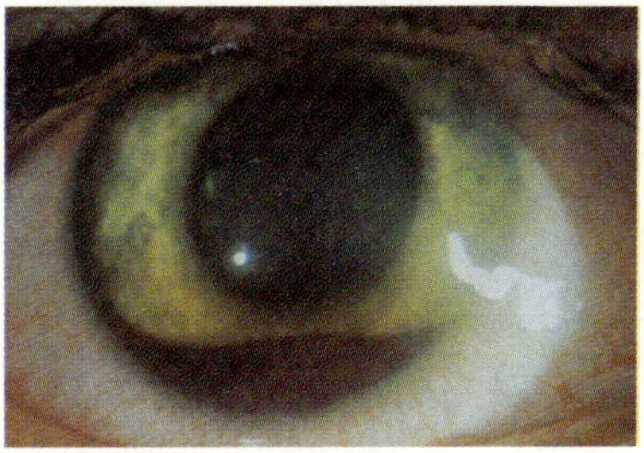

Hyphaema [337]

Hyphe, Pilzfaden: fädige, evtl. verzweigte, einheitliche oder durch Trennwände »septierte« Pilzzelle (im ↗Myzel).

Hyp(h)idrose: verminderte Schweißbildung; allgemein (z.B. bei Altershaut; bei Exsikkose), oder örtlich begrenzt (z.B. bei Schädigung peripherer Nerven oder des Sympathikus).

Hypno...: Wortteil »Schlaf«, »Hypnose«; s.a. Narko...

Hypnonarkose: durch Hypnose eingeleitete oder unterstützte Narkose, bzw. vollständige Analgesie für den operativen Eingriff ohne Zufuhr von Medikamenten, Narkotika etc.

Hypnose: durch Suggestion bewirkter schlafähnlicher Zustand mit Bewußtseinseinengung, stark herabgesetzter Willensbildung, besonderem Kontakt zum Hypnotiseur, dessen Anweisungen auch posthypnotisch befolgt werden (falls sie der Gesamtpersönlichkeit nicht stark widersprechen). Als **oberflächliche H.** (»Halbwach-H.«) für therapeutische Suggestionen besonders geeignet. Als **tiefe H.** weitgehend dem Schlaf ähnlich; Anw. zur Hypnotherapie (z.B. in der Schmerzbehandlung), Hypnonarkose u. als Heilschlaf. – Gegen den Willen des Patienten nicht durchführbar.

Hypnosie: ↗Schlafkrankheit.

Hypnotica, -tika, Hypnagoga**:** Schlaf herbeiführende Mittel; z.B. Alkohole, Harnstoff-(z.B. Barbiturate) u. Piperidin-Derivate, Benzodiazepine. Gefahr der Gewöhnung u. suchtähnlichen Abhängigkeit.

hypo...: Wortteil »unter(halb)«, »unter der Norm«, »unzureichend«; s.a. hyp..., sub..., oligo..., mikro...

Hypoaldosteronismus: verminderte Absonderung von ↗Aldosteron. Als **primärer H.** bei Nebennierenerkrankungen, u. zwar bei generalisierter NNR-Insuffizienz (bei ADDISON* Krankheit, WATERHOUSE*-FRIDERICHSEN* Syndrom) oder als **isolierter H.** u. als Enzymopathie (mit Störungen der Biosynthese von Corticoiden). **Sekundärer H.** bei Unterdrückung des Renin-Angiotensin-Systems (LIDDLE* Syndrom, Pseudo-CONN* Syndrom), bei ACTH-Kaliummangel, nach Metopyron-Gaben. Symptome: Hyponatriämie, Hyperkaliämie, Exsikkose, Kollaps.

Hypocholesterinämie: verminderter Cholesterin-Gehalt des Blutes, z.B. bei Leberschädigung, bei Behandlung mit Cortison, Hyperthyreose.

Hypochondrie: Bez. für übertrieben anmutendes Besorgtsein um die Gesundheit mit ständiger Selbstbeobachtung der körperlichen u. geistigen Vorgänge auf Zeichen mit möglichem Krankheitswert u. der Angst bzw. Überzeugung, eine schwere Krankheit zu haben (die auch durch eingehende körperliche Untersuchungen nicht verifiziert werden kann).

Hypochondrium, Regio hypochondrica**:** beidseitig die Oberbauchgegend im Rippenbogenbereich (seitlich des Epigastriums).

hypochrom: mit vermindertem Farbstoffgehalt, insbes. *hämat* mit Hämoglobin-Gehalt des Einzelerythrozyten unter 28 pg (↗Färbeindex).

Hypodermosis: Befall mit Larven der Gattung Hypoderma (»Dasselfliegen« [Diptera]); als Dasselbeule, Creeping myiasis, Larva migrans, maligne Ophthalmomyiasis (mit Verlust des Auges).

Hypogalaktie: herabgesetzte Milchbildung (↗Laktation) der Wöchnerin.

Hypogammaglobulinämie(-Syndrom): Zustand von Gammaglobulinmangel; meist als Immunglobulinmangel, gekennzeichnet durch ↗Immundefekte.

Hypogastrium: 1) Regio pubica. **2)** der Unterbauch; die Gegend unterhalb der Verbindungslinie beider oberer Darmbeinstachel u. oberhalb der Leistenbänder u. der Symphyse.

Hypogenesie: unvollständige (Organ-)Entwicklung.

Hypogenitalismus: Unterentwicklung der Geschlechtsorgane (i.w.S. auch der sekundären Geschlechtsmerkmale). – s.a. Hypogonadismus.

Hypoglykämie: Absinken des Blutzuckers unter Normalwerte; i.w.S. die sich daraus ergebenden Krankheitszeichen: evtl. nur diskret (= **latente H.;** mit Gereiztheit, Konzentrationsschwäche, Kopfschmerz), ggf. aber heftig (Heißhunger, Schwitzen, Zittern, innere Unruhe, evtl. Somnolenz bis Bewußtlosigkeit [Coma hypoglycaemicum]).

hypoglykämisch: durch ↗Hypoglykämie bedingt. – **h. Anfall:** ein – v.a. morgens auftretender – hirnorganischer Anfall mit Hypoglykämie-Zeichen; bei Inselzelladenom, Nebennierenerkrankung.

Hypogonadismus: hormonale Unterfunktion der Keimdrüsen (= Gonaden), einschließlich der resultierenden Krankheitszeichen, i.e.S. das »**H.-Syndrom** des Knaben« als erbliche oder als vor oder nach der Geburt erworbene ↗Hodeninsuffizienz (Hyporchidie).

Hypo(h)idrosis: ↗Oligohidrosis.

Hypokaliämie: verminderter Gehalt des Blutes an Kalium; als Folge ungenügender Zufuhr, ungenügender Resorption aus dem Darminhalt, nach exzessiven Verlusten aus dem Darmtrakt (bei starkem Erbrechen, Durchfällen, Darmfistel) bzw. mit dem Harn (z.B. nach Saluretica, ACTH, Cortison; ferner bei CUSHING* Syndrom I, Hyperaldosteronismus, tubulärer Niereninsuffizienz) oder aber durch Kalium-Verschiebung (Transfer) aus dem extra- in den intrazellulären Raum.

Hypokalie: Kalium-Mangel der Zelle.

Hypokalz(i)ämie: verminderter Calcium-Gehalt des Blutserums; bei (Pseudo-)Hypoparathyreoidismus, Vitamin-D-Mangel, Steatorrhö, Nierenerkrankungen mit Phosphatretention, akuter Pankreatitis.

Hypokapnie, Hypokarbie**:** verminderter Kohlendioxid(= CO_2)-Partialdruck im Blut, z.B. bei ↗Hyperventilation; respiratorische Alkalose.

Hypokinese: 1) Bewegungsarmut, Verminderung der Spontanmotorik (der willkürlichen u. unwillkürlichen Bewegungen einschließlich physiologischer Mitbewegungen); bei Erkrankungen des extrapyramidal-motorischen Systems (z.B. bei PARKINSON* Syndrom), des Stirnhirns, bei Depression, Schizophrenie. **2)** Störung der Herzwandbeweglichkeit.

Hypokortikalismus, -kortizismus: ↗Nebennierenrindeninsuffizienz.

Hypolip(id)ämie: verminderter Lipidgehalt des Blutes bzw. die entsprechenden Krankheitsbilder.

Hypolipoproteinämie: verminderter Gehalt des Blutes an Lipoproteinen bzw. die damit zusammenhängenden Krankheiten.

Hypoliquorrhö: unzureichende Liquorproduktion.

Hypomenorrhö: zu schwache Regelblutung.

Hypomnesie: Verminderung von Gedächtnisinhalten; im Gegensatz zur ↗Amnesie nicht einen begrenzten Zeitabschnitt betreffend.

Hypomotilität: verringerte Motilität (z.B. der Hohlorgane); vgl. Hypokinese.

Hyponatr(i)ämie: verminderter Gehalt des Blutserums an Natrium; bei hypotoner ↗Dehydratation u. hypotoner ↗Hyperhydratation; z.B. bei Hypoaldosteronismus, Salzverlustniere, Diuretika-Verabfolgung, nach heftigem Erbrechen, Durchfällen, Hypothyreose, nephrotischem Syndrom, Leberzirrhose, Nierenversagen, Herzinsuffizienz.

Hyponatriurie: verminderte Ausscheidung von Natrium durch die Niere; z.B. bei Salzmangelsyndrom.

Hypoparathyr(e)oidismus, -parathyreose: Unterfunktion der Nebenschilddrüsen (= verminderte Sekretion von Parathormon) mit Hypokalzämie u. Hyperphosphatämie u. verminderter renaler Vitamin-D-Synthese. Als **primärer H.** bei Erkrankung der Nebenschilddrüsen, z.B. bei Atrophie oder Hypoplasie der Nebenschilddrüse als Autoimmunkrankheit **(= idiopathischer H.)**; als **parathyreopriver H.** meist nach Strumektomie mit versehentlicher Entfernung oder Zerstörung der Blutversorgung der Epithelkörperchen.

Hypopharyngoskopie: Endoskopie des Hypopharynx u. Kehlkopfeingangs.

Hypopharynx: der untere Schlundbereich.

Hypophosphatämie: verminderter Phosphat-Gehalt des Blutserums; z.B. bei Hyperparathyreoidismus, Phosphatdiabetes.

hypophrenisch: subphrenisch: unterhalb des Zwerchfells (im **Hypophrenium,** dem Raum zwischen Zwerchfell u. Mesocolon transversum).

hypophysär, hypophysialis: die ↗Hypophyse betreffend.

Hypophyse, Hypophysis cerebri, Glandula pituitaria: die etwa haselkerngroße Hirnanhangdrüse am Boden des Zwischenhirns; liegt in der Vertiefung des Türkensattels (Fossa hypophysialis der Sella turcica). Inkretorisches, verschiedene ↗Hypophysenhormone produzierendes bzw. die Hypothalamushormone Oxytocin u. Vasopressin speicherndes u. über den Pfortaderkreislauf in den Körperkreislauf abgebendes Organ; unterteilt in ↗Hypophysenvorderlappen u. ↗Hypophysenhinterlappen.

Hypophysenadenom: Adenom als Tumor des Hypophysenvorderlappens. Hormonaktive H. werden meist an den Zeichen der Hormonwirkung erkannt, z.B. ACTH-bildendes Adenom mit CUSHING* Syndrom, Wachstumshormon-bildendes mit Akromegalie, Prolactin-bildendes mit Galaktorrhö, Amenorrhö bzw. Hypogonadismus-Zeichen; hormonell inaktive Hypophysentumoren i. allg. an der lokalen Raumforderung (Sellaausweitung, bitemporale Hemianopsie/Chiasmasyndrom).

Hypophysenhinterlappen, HHL, Neurohypophysis: der hintere Teil der Hypophyse; ihm werden die ↗Hypothalamushormone zugeführt (zu unmittelbarer Abgabe ins Blut bzw. zur örtlichen Speicherung).

H

Hypophysenhormone: Proteo- bzw. Peptidhormone der Hypophyse; aus dem Vorderlappen das ↗Somato- (STH), Cortico- (ACTH), Thyreo- (TSH), Lipotropin, follikelstimulierendes (FSH), luteinisierendes (LH) Hormon, Prolactin (PRL); aus dem Hinterlappen die ↗Hypothalamushormone; s.a. Abb. S. 334.

Hypophysentumor: jede geschwulstartige Hypophysenvergrößerung (einschließlich der Hyperplasie bei Schwangerschaft, nach Kastration). I.e.S. als primäre – meist gutartige – Neoplasmen das ↗Hypophysenadenom, das Fibrom, Mischtumoren u. das ↗Kraniopharyngiom hypophysären Ursprungs.

Hypophysenvorderlappen, HVL, Lobus anterior, Adenohypophysis: hormonaktiver Teil der Hypophyse; Bildungsort der meisten ↗Hypophysenhormone.

Hypophysenvorderlappeninsuffizienz: ↗Hypopituitarismus.

Hypopituitarismus: teilweise bis vollständige

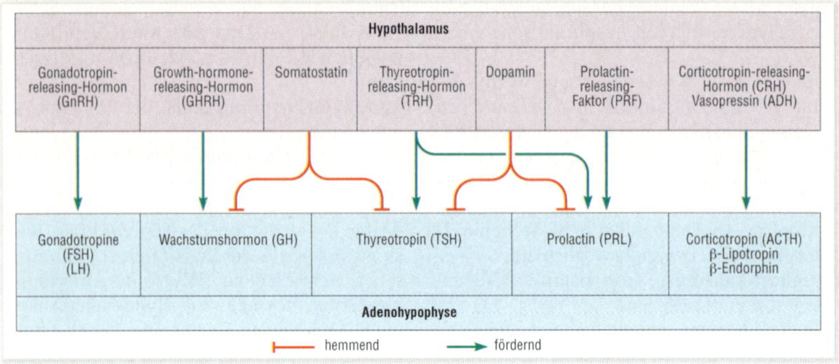

Hypophysenhormone: neurovaskuläre Steuerung der Synthese u. Sekretion von Hormonen der **Adenohypophyse** durch hypothalamische Hormone. Die Sequenz des PRF ist derzeit noch nicht geklärt: die Steuerung des Hypothalamus erfolgt über Feedback-Hemmung durch Hormone der Zielorgane sowie durch Zentren des Zentralnervensystems [53]

Unterfunktion des Hypophysenvorderlappens durch örtliche Krankheitsprozesse (Nekrose, Tumor, Entzündung etc.). Das Krankheitsbild wird hervorgerufen durch Mangel an Cortisol, Schilddrüsen- u. Geschlechtshormonen.

Hypoplasie: angeborene oder anlagebedingte Unterentwicklung eines Organismus, Organs oder Gewebes; i.w.S. auch der resultierende Funktionsausfall.

Hypoproteinämie: verminderte Plasmaproteinwerte im Blut. Als **relative H.** plasmavolumenbedingt (z.B. bei Wasserüberladung, ↗Hyperhydratation, bzw. verminderter Wasserausscheidung [= Wasserretention] u.a. nach – großen – Infusionen bzw. bei Anurie); als **absolute H.** v.a. bei Albumin-, aber auch bei γ-Globulinverminderung, u. zwar infolge gesteigerten Abbaus **(= katabole H.)** oder infolge unzureichender Eiweißsynthese **(= anabole H.)**; ferner durch Proteinverluste, z.B. bei exsudativer ↗Gastroenteropathie, nephrotischem Syndrom, großflächigen Verbrennungen.

Hypoprothrombinämie, Faktor-II-Mangel: Mangel an Prothrombin im Blutplasma bzw. die entsprechende Blutgerinnungsstörung. – Ferner die **H. der Neugeborenen** infolge Unreife der Proteinsynthese, Vitamin-K-Defizits, vorgeburtlicher Leberschädigung oder bei Verbrauchskoagulopathie (bei Hämolyse).

Hypopyon: Eiteransammlung am Boden der vorderen Augenkammer.

Hyposensibilisierung, Desensibilisierung, spezifische Immuntherapie: wiederholte Applikation von zunehmenden Mengen eines Allergens bis zur Erreichung einer sog. Erhaltungsdosis bzw. Symptomfreiheit; wird durchgeführt bei Insektengiftallergie, allerg. Rhinokonjunktivitis u. allerg. Asthma bronchiale, insbesondere mit Allergenextrakten von Pollen, Hausstaubmilben u. Tierepithelien.

Hyposider(in)ämie: verminderter Eisengehalt des Blutserums; z.B. nach starkem Blutverlust, Infekt, bei vermehrtem Fe-Verbrauch (z.B. in der Schwangerschaft), bei ungenügender Fe-Resorption aus dem Darm.

Hyposomnie: Schlaflosigkeit mäßigen Grades.

Hypospadie, Fissura urethrae inferior: angeborene Fehlmündung der Harnröhre an der Unterseite des männlichen Gliedes bzw. im vorderen Scheidengewölbe bei gleichzeitiger Nichtausbildung der Harnröhrenlichtung jenseits der Fehlmündung.

Hyposphagma: flächenhafter Blutaustritt un-

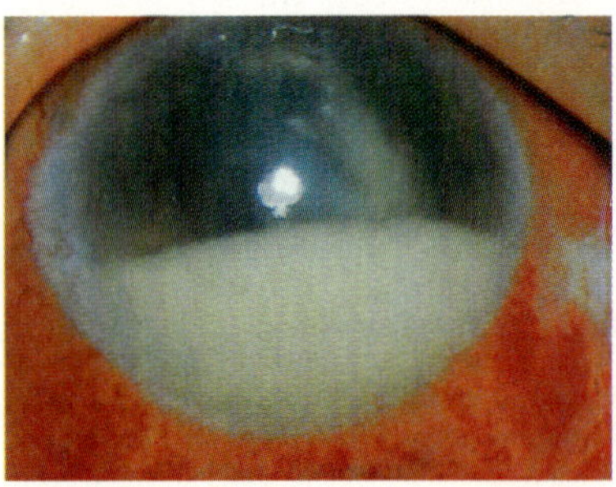

Hypopyon [373]

ter die Bindehaut des Auges, z.B. nach Preßwehen, Schädelbasisbruch.

Hypostase: passive krankhafte Blutfülle infolge schwerebedingten Absinkens des Blutes in tieferliegende Körperabschnitte infolge – meist herzbedingten – Kreislaufversagens.

Hyposthenurie: Einschränkung der Konzentrationsleistung der Nieren.

Hypotension: ↗Hypotonie.

Hypothalamus: der unterhalb des Thalamus bzw. des Sulcus hypothalamicus gelegene Teil des Zwischenhirns. Ist durch seine Kerne wirksam als zentrales Regulationsorgan der vegetativen Funktionen (z.B. Hunger-, Durstzentrum, Körpertemperatur, Kreislauf).

Hypothalamushormone: die in den »hypophysären Kernen« des Hypothalamus gebildeten u. im Hypophysenhinterlappen gespeicherten Hormone Oxytocin u. Vasopressin (= Adiuretin) sowie die Releasing- u. Inhibiting-Hormone (bzw. -Faktoren), von denen Thyreotropin-, Gonadotropin-, ACTH- u. Wachstumshormon-Releasing-Hormone aufgeklärt sind; der Hemmfaktor für Wachstumshormon ist Somatostatin, der Hemmfaktor für Prolactin-Inhibiting-Factor ist Dopamin.

Hypothenar: der von Kleinfingermuskeln gebildete Kleinfingerballen als verstellbares Greifpolster u. als Schutzpolster für die örtlichen Blutgefäße u. den Nervus ulnaris.

Hypothermie, Unterkühlung**:** akute oder anhaltende Senkung der Kerntemperatur unter den Sollwert infolge verminderter Wärmebildung (z.B. im natürlichen Winterschlaf) oder – als »passive« H. – durch allgemeine Abkühlung (Wärmeverlust) bzw. durch künstlichen Wärmeentzug (= kontrollierte H.), z.B. bei Operationen.

Hypothyreose, -thyr(e)oidismus: Unterfunktion bis Funktionsausfall der Schilddrüse mit Verminderung des Thyroxingehaltes des Blutes. Ursachen ↗Abb. – Krankheitszeichen: rasche Erschöpfbarkeit, Kälteempfindlichkeit, Antriebsschwäche (bis Lethargie), Anämie, hochgradige Verstopfung, Stoffwechselträgheit (mit Untertemperatur = Hypothermie), spröde u. rissige Haut (s.a. Myxödem), struppiges Haar, abgeschwächte Libido u. Potenz, Menstruationsstörungen (Meno- u. Metrorrhagie), Muskelschwäche (Myopathie) u. Reflexabschwächung, Niedervolt-EKG, Hypercholesterinämie; bei Auftreten im Kindesalter Verzögerung/Hemmung der geistigen Entwicklung u. der Skelettbildung. Die Behandlung erfolgt mit Schilddrüsenhormonen.

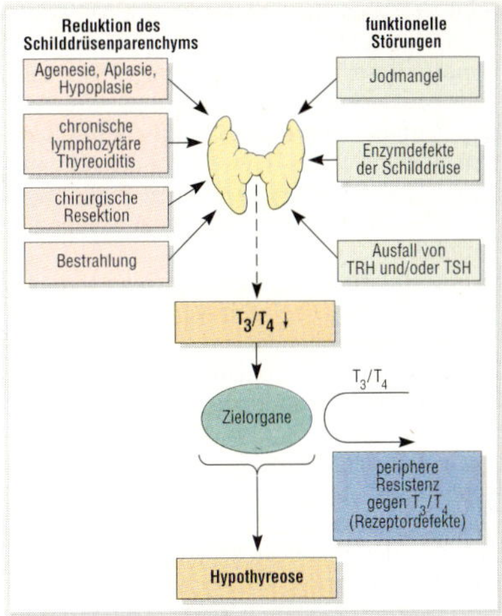

Ursachen einer **Hypothyreose** [53]

hypoton: mit bzw. bei niedrigem Spannungszustand (= Tonus) bzw. Druck (z.B. Blutdruck; ↗Hypotonie).

Hypotonia, Hypotonie, Hypotonus: Erniedrigung einer Spannung oder eines Drucks unter die Norm; z.B. Abnahme des Muskeltonus, des Liquordrucks (= zerebrale H.), des Augeninnendrucks (**H. bulbi,** H. oculi). – I.e.S. *kard* das Absinken des arteriellen Blutdrucks auf Werte unter 105/60 mm Quecksilbersäule bzw. 14/8 kPa (beim Erwachsenen); grundsätzlich unterschieden als 1) **essentielle** oder **idiopathische H.** (= **primäre H.;** eine »hypotone Regulationsstörung« des Kreislaufs auf konstitutioneller Basis), 2) **orthostatische H.** (H. im Stehen; bedingt durch »Absacken« des Blutes in abnorm erweiterte Gefäßgebiete), u. 3) als **sekundäre** oder **symptomatische H.,** d.h. als Folge hormonaler Störungen infolge Herz-Kreislaufminderleistung (= kardiovaskuläre H.; z.B. bei Herzinsuffizienz, Mitral-, Aortenstenose, Herzrhythmusstörung, Aortenbogensyndrom, Karotissinussyndrom), infolge Beeinträchtigung der nervalen Kreislaufregulation **(= neurogene H.)** sowie als **hypovolämische H.** nach Blut- oder Plasmaverlusten, im Schock. – Führt in allen Formen zu Müdigkeit, Schwäche, Schwindel, Ohnmachtsneigung, Bewußtlosigkeit, Blässe u. Kühle der Haut, wenig gefülltem Puls bei erhöhter Frequenz.

hypotonisch: ↗Hypotonie betreffend, ↗hypoton. – **h. Lösung:** Lösung mit geringerem osmotischem Druck als eine Vergleichslösung (z.B. 0,7%ige Kochsalzlösung im Vergleich zum Blutserum).

Hypotrichose: Haarmangel infolge Haarausfalls bzw. spärlichen Haarwuchses.

Hypotrophie: unterdurchschnittliche Größenentwicklung eines Gewebes oder Organs durch Zellverkleinerung als Folge funktioneller Minderbelastung oder unzureichender Trophik.

Hypoventilation: abgeflachte u./oder verlangsamte Atmung, i.e.S. mit Verkleinerung des Atemminutenvolumens.

Hypovitaminose: ↗Vitaminmangelkrankheit.

Hypovolämie: Verminderung der zirkulierenden Blutmenge.

hypovolämischer Schock: s.u. Schock.

Hypoxämie: herabgesetzter Sauerstoffgehalt im Blut (normal ca. 200 ml/l; zu unterscheiden von der arteriellen ↗Hypoxie). – **H., anämische:** H. infolge herabgesetzter O_2-Transportkapazität des Blutes (Hämoglobinmangel, z.B. bei Anämie, Kohlenmonoxid-Vergiftung). – **H., respiratorische:** H. bei unzureichendem O_2-Angebot (bei normaler O_2-Transportkapazität des Blutes); z.B. bei Höhenkrankheit, Atmungsbehinderung. – **H., zirkulatorische:** H. infolge Störung des Lungenkreislaufs, z.B. bei Rechts-links-Shunt, arteriovenöser Fistel, Pulmonalsklerose.

Hypoxanthin: ↗Purinbase, die beim Abbau von Adenin u. ↗Inosin (= Hypoxanthosin) entsteht u. über Xanthin zu Harnsäure oxidiert wird. Ist ein Wachstumsfaktor (»Faktor X«) für manche Mikroorganismen (hebt die wachstumshemmende Wirkung von Sulfonamiden, 6-Mercaptopurin auf).

Hypoxie: i.e.S. herabgesetzter Sauerstoffpartialdruck im arteriellen Blut (zu unterscheiden von der ↗Hypoxämie); i.w.S. verminderte bis unzureichende Sauerstoff- = O_2-Versorgung der Körpergewebe.

Hypo(zoo)spermie: die Zeugungsfähigkeit einschränkende Verminderung der Spermienzahl im Ejakulat.

hyster...: Wortteil »Gebärmutter« (s.a. metr[o]...), »Hysterie«.

Hysterectomia, Hysterektomie: subtotale bis totale operative Entfernung der Gebärmutter.

Hysterie: bei Hippokrates Begriff für bestimmte körperliche Erkrankungen v.a. bei Frauen in Abhängigkeit von der Gebärmutter; nach Charcot eine Krankheitseinheit mit vielfältigen, v.a. psychischen Krankheitszeichen. Wird heute zu der Gruppe der ↗dissoziativen Störungen gerechnet.

Hysterographie: Kontrastdarstellung der Gebärmutterhöhle; s.a. Hysterosalpingographie.

Hysterosalpingektomie: mit (Teil-)Entfernung des (evtl. beidseitigen) Eileiters kombinierte operative Gebärmutterentfernung (= Hysterektomie).

Hysterosalpingographie, HSG: Kontrastdarstellung der Lichtung der Gebärmutter u. der Eileiter nach örtlichem Einbringen des Röntgenkontrastmittels mittels eines speziellen Injektionsinstruments unter Durchleuchtungs- u. Druckkontrolle. Anw. v.a. zur Sterilitätsdiagnostik.

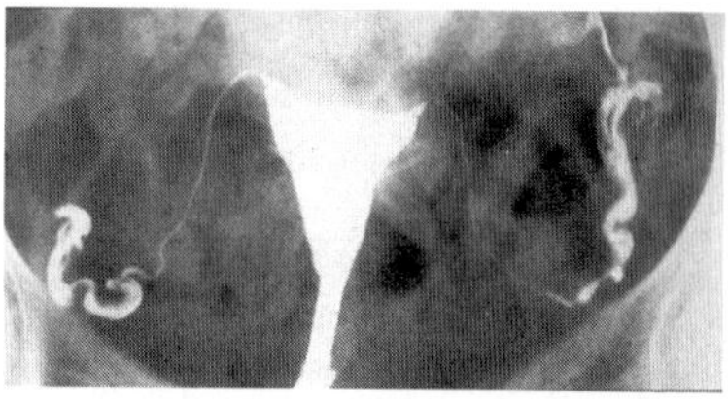

Hysterosalpingographie (Normalbefund) [250]

Hysteroskopie: die Inspektion (↗Endoskopie) der Gebärmutterhöhle mit einem Hysteroskop.

Hysterotomia, Hysterotomie, Hysteromyotomie: operative Eröffnung der Gebärmutterhöhle.

Hysterozele: Eingeweidebruch, ↗Hernie, deren Bruchsack die Gebärmutter enthält (evtl. auch die Harnblase = **Hysterozystozele**).

Hz: ↗Hertz.

HZV: Herzzeitvolumen.

I

I: Kurzzeichen u.a. für »**i**nternational« (z.B. ↗IE), **I**odium (↗Jod), **I**nosin, Isoleucin.

IAEA: **I**nternational **A**tomic **E**nergy **A**gency.

-iase, -iasis: Wortteil »krankhafter Prozeß oder Zustand«, insbes. i.S. einer parasitären Erkr. (z.B. Leishmaniase).

-iatrie, -iatrik: Wortteil »Heilkunde«.

iatrogen: durch ärztliche Einwirkung (Diagnostik, Therapie) entstanden.

Ibuprofen: ein Analgetikum u. Antirheumatikum.

i.c.: **i**ntra**c**utaneus (↗intrakutan) bzw. **i**ntra**c**ardialis (↗intrakardial) bzw. **i**ntra**c**ranialis (↗intrakranial).

ICD: Abkürzung für (engl.) ↗**I**nternational **C**lassification of **D**iseases bzw. für **I**njuries and **C**auses of **D**eath (Verletzungen u. Todesursachen).

Ich, Ego: (FREUD) in der Tiefenpsychologie der zentrale Kern der Persönlichkeit; dient der Realitätskontrolle; ist das individuelle Steuerungszentrum aller emotionalen Impulse, Gedanken, Handlungen u. Wahrnehmungen; Mittler zwischen Individuum u. Realität sowie zwischen Es u. Über-Ich.

Ichnogramm: Aufzeichnung der Gehspur zur Beurteilung einer Gangstörung.

Ich-Störungen: Störungen des Einheitserlebens, der Ich-Umwelt-Grenzen, der Identität im Zeitverlauf; eigene seelische Vorgänge u. Zustände werden nicht mehr als zum eigenen Ich gehörend erlebt, sondern als von außen u. von anderen gemacht, gelenkt u. beeinflußt.

Ichthyosis, diffuse Keratose: angeborene Verhornungsstörung (Keratosis) mit fischschuppenartig veränderter Haut. Formen: I. congenita, I. vulgaris (↗Abb.).

ICR: 1) ↗Interkostalraum. **2)** ↗Intrakutanreaktion. **3)** ↗Intrazellularraum.

ICRP: (engl.) **I**nternational **C**ommission for **R**adiation **P**rotection; die internationale Strahlenschutzkommission (Gründung: 1928), deren Empfehlungen – zusammen mit denen der **ICRU** (internationale Kommission für radiologische Einheiten [engl.: units] u. Messungen) – Grundlage des Strahlenschutzes sind.

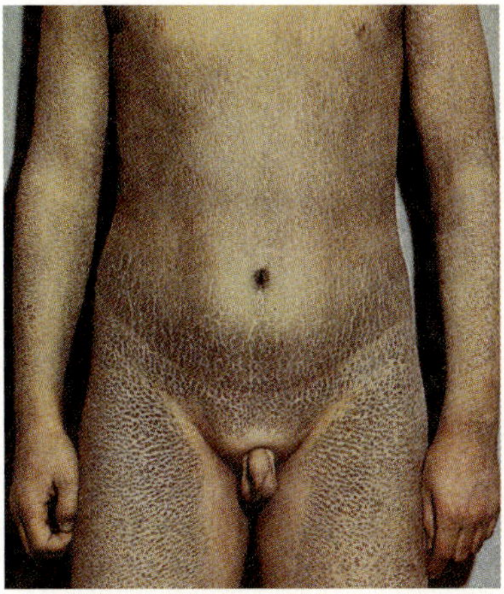

Ichthyosis vulgaris [79]

Icterus: Gelbsucht; ↗Ikterus. – **I. neonatorum:** Neugeborenengelbsucht. **1) I. n. gravis:** die sich meist in den ersten Lebenstagen entwickelnde, sehr schnell zunehmende Neugeborenengelbsucht als hämolytischer ↗Ikterus in der Folge einer Blutunverträglichkeit zwischen Mutter u. Kind (Rh- oder AB0-Inkompatibilität); s.u. Morbus haemolyticus neonatorum; s.a. Kernikterus. **2) I. n. prolongatus:** über den 14. Tag hinaus andauernder I. neonatorum simplex. **3) I. n. simplex:** als »einfache« Neugeborenengelbsucht der am 2.–3. Lebenstag bei Neugeborenen häufig auftretende physiologische ↗Ikterus (besonders ausgeprägt als ↗Frühgeborenenikterus).

Ictus, Iktus: *(latein. = Stoß, Schlag, Hieb, Wurf) klin* plötzlich auftretendes Symptom; z.B. epileptischer Anfall, (Husten-)Synkope. – **I. apoplecticus:** ↗Apoplexie. – **I. cordis:** ↗Herzspitzenstoß.

i.d.: **i**ntra**d**ermal (= ↗intrakutan).

Idealgewicht: das hinsichtlich der Lebenserwartung als optimal geltende ↗Körpergewicht; Faustregel: 10–15% weniger als das

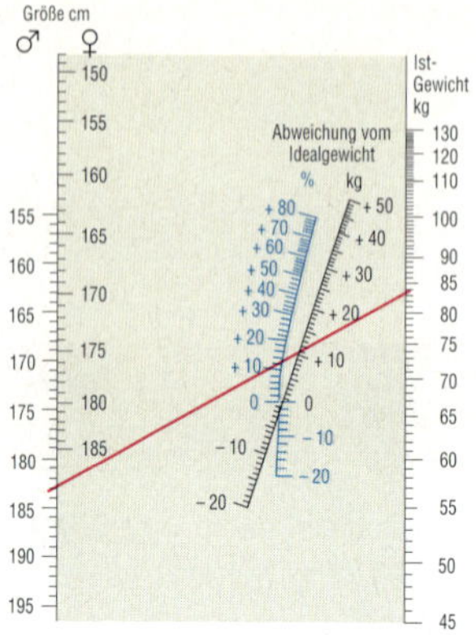

Nomogramm zur Ermittlung der Abweichung vom **Idealgewicht** bei Erwachsenen (Normspanne: ± 5%) [439]

Normalgewicht nach ↗Broca. Genauere Ermittlungen z.B. mittels Nomogramm (↗Abb.).

idio...: Wortteil »eigen«, »selbst«, »eigentümlich«, »von Natur aus«, »angeboren«.

Idiogramm: ↗Karyogramm.

idiomuskuläre Kontraktion: umschriebene Teilkontraktion (Wulstbildung) eines Skelettmuskels am Ort einer mechan. Reizung (Beklopfen mit Untersuchungshammer).

idiopathisch, protopathisch: als krankhafter Zustand selbständig, d.h. ohne erkennbare Ursache, entstanden; im klin. Sprachgebrauch z.T. synonym mit primär, genuin, essentiell.

Idiosynkrasie: nicht immunologische Überempfindlichkeit.

Idiotie: ältere Bez. für den schwersten Grad des angeborenen oder früh erworbenen Intelligenzdefekts; s.u. Oligophrenie. Der Begriff wurde früher unterschiedlich interpretiert, z.T. unkritisch u. diskriminierend für verschiedene geistige Behinderungen verwendet u. sollte – bei Kenntnis der heutigen Möglichkeiten zur Förderung – vermieden werden.

idiotrop: den eigenen Körper betreffend.

IDL: (engl.) **I**ntermediate **D**ensity **L**ipoproteins (Lipoproteine mittlerer Dichte).

Id-Reaktion: Oberbegriff für die reaktiven knötchen-, bläschen-, blasenförmigen oder hämorrhagischen Hauterscheinungen (des Sensibilisierten: »Allerg**id**«) auf eingeschwemmte Erreger(fragmente oder -stoffwechselprodukte): Bakterid, Mykid, Trichophytid, Tuberkulid.

IE: ↗**I**nternationale **E**inheit.

IF: 1) ↗**I**ntrinsic **f**actor. **2)** ↗**I**mmun**f**luoreszenz.

Ig: ↗**I**mmun**g**lobulin. – **IgA:** s.u. Immunglobuline.

IgA-Mangel, selektiver: häufigster Immundefekt mit Mangel an IgA bei normaler (oder erhöhter) Konzentration der übrigen ↗Immunglobuline u. normaler zellulärer Immunität. Neigung zu Erkrankungen des Gastrointestinal- u. Respirationstraktes u. zu Autoimmunkrankheiten sowie zur Bildung von Anti-IgA-Antikörpern. Tritt familiär gehäuft auf.

IgD; IgE; IgG; IgM: s.u. Immunglobuline.

IH: **i**nfektiöse ↗**H**epatitis.

IHD, IHE, IHK: ↗koronare Herzkrankheit (= **i**schämische **H**erz-**E**rkrankung bzw. -**K**rankheit bzw. [engl.] **i**schemic **h**eart **d**isease).

Ii-System: ↗I-System.

ikterisch: den ↗Ikterus betreffend, mit Gelbsucht einhergehend, i.S. der Gelbsucht verfärbt.

Ikterus, Icterus, Gelbsucht: gelbliche Verfärbung der Haut u. Schleimhäute sowie innerer Organe (s.a. Kernikterus) u. – besonders frühzeitig – der Lederhaut der Augen (Sklera) durch Übertritt von Gallenfarbstoffen aus dem Blut in die Körpergewebe, u. zwar v.a. von Bilirubin bei ↗Hyperbilirubinämie; s.a. Icterus. – Unterschieden als **1)** prähepatischer I., Produktionsikterus: I. durch vermehrtes Bilirubinangebot. **2)** hepatischer (= hepatozellulärer) I., Parenchymikterus: I. durch erworbene (z.B. bei ↗Hepatitis oder ↗Leberzirrhose) oder angeborene Fehlfunktion in den Leberzellen. **3)** cholestatischer posthepatischer I. infolge Störung des Gallenflusses (↗Cholestase); u. zwar entweder innerhalb der Leber, z.B. durch Tumoren, Parasiten, Cholangitis, biliäre ↗Leberzirrhose oder nach Medikamenten (v.a. Chlorpromazin), oder als ↗Verschlußikterus infolge Verlegung der außerhalb der Leber gelegenen Gallenwege. – **I., cholestatischer:** s.u. Ikterus (3). – **I., hämolytischer:** I. aufgrund vermehrter ↗Hämolyse, z.B. bei hämolytischer ↗Anämie, bei Hämolyse nach Transfusion inkompatiblen Blutes, bei ↗Morbus haemolyticus neonatorum (= Icterus gravis neonatorum), nach Lungeninfarkt, bei Virusinfekt mit Auftreten von Wärme- u. Kälteagglutininen sowie durch Arzneimittel-induzierte Antikörper. – **I. der Neugeborenen:** ↗Icterus neonatorum simplex; s.a. Frühgeborenenikterus. – **I., posthepatischer:** ↗Verschlußikterus. – **I., prähepatischer:** ↗I., hämolytischer, u. Shuntbilirubinämie.

Ileitis: **1)** Darmentzündung (↗Enteritis) im Bereich des Ileums. **2)** ↗Iliitis. – **I. regionalis, I. terminalis:** Teilerscheinung oder Lokalisationsform der ↗Enteritis regionalis.

ileo...: Wortteil »Krummdarm« (Ileum), aber auch »Weiche« (Ilia) u. »Darmbein« (Os ilium); s.a. ilio...

ileoc(a)ecalis: ↗ileozäkal.

Ileoskopie: Inspektion der Ileumlichtung (s.a. Endoskopie) mit Hilfe eines Koloskops nach Durchschieben durch die Ileozäkalklappe.

Ileostomie: Herstellung eines künstlichen Darmausgangs (↗Enterostomie) unter Verwendung einer – möglichst tiefen – Ileumschlinge, u. meist mit Ausleitung durch die rechte Unterbauchwand (bei der **geteilten I.** mit Bildung je einer separaten Ausleitung **[= Ileostoma]** für den oralen u. aboralen Darmschlingenschenkel [nutzbar für Spülungen]); ferner evtl. Ausleitung durch den After (= Ileoanostomie). Die abdominale I. als temporäre Entlastungsfistel (z.B. bei Ileus; zur Sicherung von Dickdarmanastomosen) oder als Ileumafter (↗Anus praeter).

ileozäkal: das ↗Ileum terminale u. ↗Caecum betreffend; s.a. Ileozäkum.

Ileozäkalgeräusch, -gurren: Plätschergeräusch beim Übertritt von Darminhalt aus dem Dünn- in den Dickdarm; durch örtl. Kompression provozierbares Auskultationsphänomen am rechten Unterbauch bei Ileozäkalstenose u. beginnendem Typhus abdominalis.

Ileozäkalklappe: ↗Valva ileocaecalis.

Ileozäkaltumor: **1)** meist wie eine Geschwulst tastbarer Prozeß im re. Unterbauch, z.B. bei Ileozäkalvolvulus, -invagination, oder – als **entzündlicher I.** – v.a. bei Enteritis regionalis, Appendizitis (Konglomerattumor, perityphlitischer Abszeß), Ileozäkaltuberkulose. **2)** echter Tumor im Ileozäkalbereich.

Ileozäkum: terminales Ileum u. ↗Caecum als Funktionseinheit. – Auch Bez. für Ileokolon, Ileozäkalregion.

ileozökal, Ileozökal...: ↗ileozäkal, Ileozäkal...

Ileum, Krummdarm: die unteren (distalen; aboralen) drei Fünftel des Dünndarms, die – beim Erwachsenen ca. 3 m lang – im Vergleich zum Jejunum eine geringere Weite u. Wanddicke sowie weniger Gefäße, Schleimhautfalten u. Zotten aufweisen; sein Endabschnitt **(I. terminale)** mündet in das Zäkum.

Ileus, Darmverschluß: lebensbedrohliche Unterbrechung der Darmpassage durch Verengung oder Verlegung (= mechanischer I.) der

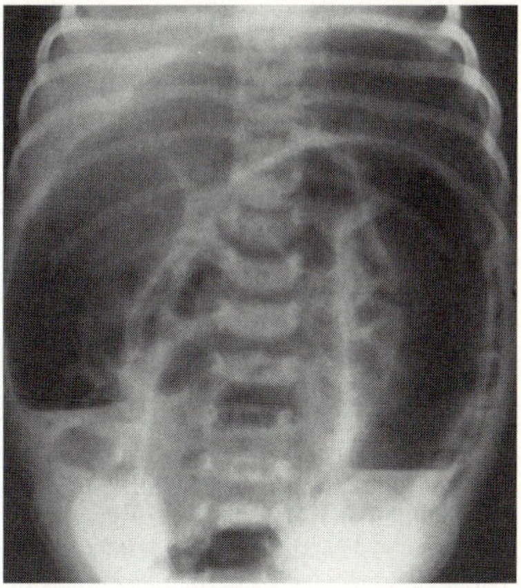

Ileus mit Dilatation von Darmschlingen u. Spiegelbildung des unteren Dünndarmes u. Dickdarmes [216]

Darmlichtung oder aber infolge Darmlähmung (funktioneller I.; v.a. als paralytischer oder spastischer I.; auch gemischte Formen). Entsprechend der Lage des Passagestopps (hoch- oder tiefsitzend) unterschieden als Duodenal-, Dünndarm- u. Dickdarmileus; s.a. Flüssigkeitsspiegel; bei unvollständiger Ausprägung als ↗Subileus bezeichnet. Symptome: Schmerz, Erbrechen (u.U. als Koterbrechen = Miserere), Meteorismus, fehlender Stuhl- u. Windabgang; Röntgenbild ↗Abb.; die Darmgeräusche können fehlen oder aber abnorm verstärkt sein; rasch zunehmendes Schocksyndrom infolge Flüssigkeits- u. Ionenverlust durch Erbrechen. – Therapie: bei mechanischem I. rasche operative Beseitigung oder Umgehung des Hindernisses, u.U. Enterostomie, pro- oder retrograde Absaugung; Intensivbehandlung; bei paralytischem I. konservative Therapie (Ableiten von Magen-Darm-Inhalt über Sonden, Nahrungskarenz etc.). – **I., dynamischer, I., funktioneller:** I. durch Störung oder Aufhebung der Darmbeweglichkeit; Oberbegriff für paralytischen u. spastischen I. – **I., mechanischer:** I. durch Hindernis im Darmbereich; führt bei längerer Dauer zur Darmlähmung (paralytischer I.). Unterschieden als **1)** Strangulationsileus, d.h. infolge Abschnürung eines Darmabschnitts u. gleichzeitiger Störung der Durchblutung der Darmwand; bedeutet höchste Gefahr einer Infarzierung u. Nekrose (Destruktionsileus). Ursachen: **a)** Einklemmung einer inneren oder äußeren Hernie (Inkarzerationsileus); **b)** Volvulus; **c)** Invagination; **d)** Darmabknickung bei Verwachsungen (Adhäsionen bzw. Briden). – Oder als **2)** Obstruktionsileus, d.h. durch Verlegung des Darmes (ohne Durchblutungsstörung). Ursachen: **a)** Hindernis in der Darmlichtung (Obturationsileus), z.B. Fremdkörper, Gallenstein, Würmer, unverdaute Nahrungsmittel, Kotstein, ferner Atresie bei Neugeborenen; s.a. Mekoniumileus; **b)** Verdickung der Darmwand durch Tumoren, Strikturen u. Entzündungen (Enteritis); **c)** Druck auf den Darm durch Tumoren oder Verwachsungen (Adhäsionen u. Briden) im Bauchraum (Kompressionsileus). – **I., paralytischer,** I., adynamischer**:** subakut beginnender I. infolge Darmlähmung. Ursachen: Stoffwechselstörungen, hirnorganische Erkrankungen, Lähmung der regulatorischen Darmnerven bzw. der Darmwandplexus oder Störung der Erregungsübertragung (Kaliummangel); reflektorisch bei entzündlichen Erkrankungen des Darmes u./oder der Nachbarorgane sowie nach Operationen oder Blutungen (z.B. bei Retroperitonealhämatom) u. als Endstadium eines mechan. I.; ferner bei Durchblutungsstörungen (angiomesenterischer I.). – **I., spastischer:** akuter dynamischer I. durch reflektorische Dauerkontraktion einzelner Darmabschnitte. Ursachen: z.B. Bleivergiftung, Porphyrie, Würmerkonvolut, Tonnenstein.

iliacus, iliakal: (latein.) die Weiche (Ile), i.w.S. das Darmbein (Os ilium) betreffend.

Iliaka: Arteria bzw. Vena iliaca.

Iliitis, Ileitis**:** Entzündung des Darmbeines (Os ilium), z.B. als Osteomyelitis.

ilio...: Wortteil »Weiche(n)« (lat. = Ile; Plural Ilia); i.w.S. auch »Darmbein« (Os ilium); vgl. ileo...

Iliopsoas: Musculus iliopsoas.

iliosakral: Darm- u. Kreuzbein (Os ilium bzw. Os sacrum) betreffend.

i.m.: ↑intra**m**uskulär.

imaginär, imaginatus: nur in der Vorstellung vorhanden, »eingebildet«.

Imaging: *(engl. = abbildend)* s.u. bildgebende Verfahren, Radioimaging, NMR-Imaging.

Imbezillität, Imbecillitas**:** Bez. für angeborenen oder früh erworbenen Intelligenzdefekt mittleren Grades; s.a. Oligophrenie.

Imbibition, blutige: Durchtränkung von Gewebe mit Blut(farbstoff).

Imidazol, Glyoxalin**:** Grundgerüst z.B. des ↑Histidins, Histamins, zahlreicher Pharmaka.

Immaturität: *(latein. immaturus = unreif)* »Unreife eines Frühgeborenen« mit einem Gestationsalter < 38 Wochen; s.a. Reifezeichen.

Immediat...: Wortteil »unmittelbar«, »unvermittelt«, »sofort« (↑Sofortreaktion).

Immediatprothese: bis zur endgültigen prothetischen Versorgung sofort (nach op. Eingriff, Verletzung etc.) angebrachtes Ersatzstück.

Immersion: *(latein. immergere = ein-, untertauchen)* i.e.S. s.u. Lichtmikroskop.

Immigration: Einwanderung von Zellen (Leuko-, Histiozyten) in ein Körpergewebe.

imminens: (latein.) drohend, nahe bevorstehend.

Immission: *(latein. immittere = hineinsenden, -schleudern, einsenken)* die aus ↑Emissionen entstandenen, biologisch schädlichen Verunreinigungen der bodennahen Luftschichten.

Immissio penis: (latein.) Einführen des Penis ins weibl. Genitale. – **I. seminis:** ↑Insemination.

Immobilisation, Immobilisierung: Unbeweglichmachen; z.B. die Ruhigstellung des Körpers oder seiner Teile, u. zwar reflektorisch (z.B. bei Schmerzen), instinktiv als Bewegungsstarre (z.B. bei Kataplexie), paralytisch (bei Lähmung; z.B. nach Apoplexie) oder aber mechanisch (als Heilmaßnahme; meist Schienung, Gipsverband).

Immobilisationssyndrom: durch längere ↑Immobilisation hervorgerufene Erschwerung des Grundleidens durch Muskel- u. Knochenatrophie, Gelenksteife, Marasmus, Psychosyndrom.

Immobilisationstest: 1) Objektträger-Schnellmethode zur Bestimmung der Geißelantigene (H-Antigene) von Bakterien, z.B. von Escherichia coli. **2)** Treponema-pallidum-I.test: ↑NELSON*-MAYER* Test.

Immun...: s.a. Immuno...

immun: unempfindlich, gefeit, unempfänglich i.S. der ↑Immunität (s.a. Immunisierung).

Immunabstoßreaktion: ↑Transplantatabstoßung.

Immunabwehr: Fähigkeit des körpereigenen Abwehrsystems (↑Immunsystem) zur Antigenabwehr durch ↑Immunreaktion.

Immunantikörper: Antikörper (s.a. Immunglobuline); i.e.S. die gegen Blutgruppen- oder Leukozytenantigene gerichteten irregulären Isoantikörper, die nach vorangegangener Sensibilisierung auftreten (z.B. bei Rhesusinkompatibilität).

Immunantwort: s.u. Immunreaktion (2).

Immundefekt, Immundefizienz, Abwehrschwäche: Störung der normalen Immunabwehr des Organismus. **1)** angeborener Defekt in der Entwicklung der Immunzellen (B- oder T-Lymphozyten) bzw. Mangel oder Fehlen von Immunglobulinen (↗Hypo-, Agammaglobulinämie) als Ausdruck eines Defekts der B-Zell-Reihe; ferner als Störung in den Effektorsystemen (Komplement, Phagozyten). **2)** erworbener (sekundärer) I.; mögliche Ursachen: a) Grundkrankheiten (z.B. Leukämie). – b) ↗Immunsuppression als erwünschter therapeutischer Effekt (z.B. nach Transplantation) oder als unerwünschte Arzneimittelnebenwirkung (z.B. von Zytostatika) oder beim ↗Strahlensyndrom. – c) Infektionskrankheiten. – d) Unterernährung. – e) Verbrennungen. – f) selektiver Befall von Zellen des Immunsystems durch Viren (z.B. der T-Helfer-Zellen bei ↗AIDS = **erworbenes Immundefekt-Syndrom**). – g) unbekannt.

Immundefizienz-Virus, humanes: ↗HIV.

Immunelektrophorese; Immunfluoreszenz: s.u. Immuno…

Immunglobuline, Ig, Gammaglobuline: Substanzen (Glykoproteine) des körpereigenen Abwehrsystems, die nach Kontakt mit einem Antigen (AG) in Plasmazellen (umgewandelte B-Lymphozyten) gebildet werden u. als Antikörper (AK) spezifisch an dieses AG binden (»AG-AK-Reaktion«). Die so entstehenden Immunkomplexe können im Rahmen der humoralen Immunität v.a. unter Beteiligung des Komplementsystems unschädlich gemacht werden. Die ↗Immunoelektrophorese unterscheidet die wichtigsten Klassen (IgG = γG, IgM = γM, IgA = γA), speziellere Methoden weitere Klassen (IgD, IgE) u. Subklassen. – **I., monoklonale: 1)** ↗Antikörper, monoklonale. **2)** ↗Paraproteine. – **I., therapeutische:** s.u. Immunglobulinfraktion.

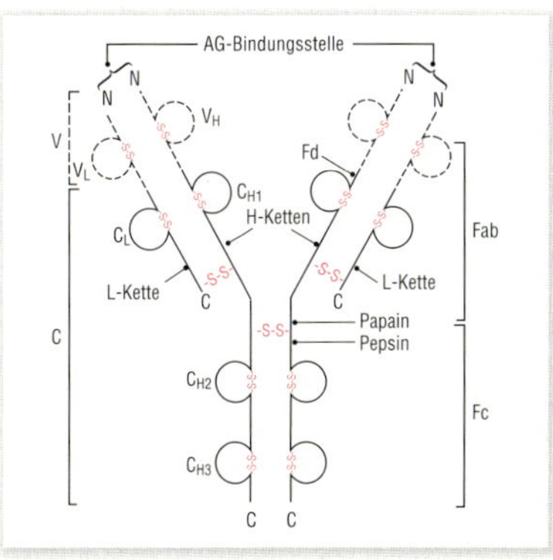

Struktur des **Immunglobulin**-Moleküls [497]

Immunglobulinfraktion: durch biochem. Verfahren von den übrigen Plasmaproteinen abgetrennte Immunglobuline; zur **Immunglobulintherapie** mit speziellen Verfahren hergestellt. **1)** aus dem Serum gesunder Blutspender gewonnene I.; enthält ein breitgefächertes Spektrum von Antikörpern, v.a. zur Substitutionstherapie bei Immundefekten. **2)** Hyperimmunglobulin: aus ↗Immunserum gewonnene I., die besonders viele Antikörper gegen bestimmte Erreger oder Toxine enthält; zur passiven Immunisierung gefährdeter Personen bei entsprechendem Kontakt (z.B. gegen Tetanus, Tollwut, Masern, Mumps, Röteln, Keuchhusten, Hepatitis B, Zeckenenzephalitis).

Immuninsuffizienz: ↗Immundefekt.

Immunisation, Immunisierung: Herbeiführen einer ↗Immunität des Organismus. – **I., aktive:** I. durch direkten Kontakt des Organismus mit dem Antigen (s.a. Immunreaktion): **1)** durch Infektion, **2)** durch Impfung, **3)** durch Kontakt mit einem Allergen, Autoantigen oder Fremdeiweiß (z.B. bei Transplantation); ferner als **4)** künstliche I., die zur Gewinnung von ↗Immunserum an Tieren durchgeführte aktive I. (1). – **I., passive:** Zufuhr von ↗Immunglobulinfraktion bzw. ↗Immunserum zum Schutz vor Infektionen oder Toxinen; Wirkungsdauer durchschnittlich 3–4 Wochen, da die Immunglobuline im Körper abgebaut werden.

Immunität: die durch ↗Immunisierung herbeigeführte u. durch Auftreten spezifischer Antikörper (humorale I.) u. Zellen (zellvermittelte I.) gekennzeichnete veränderte Reaktionsbereitschaft des ↗Immunsystems gegenüber Antigenen (z.B. Viren, Bakterien, Fremdeiweiß); s.a. Immunreaktion, vgl. Immundefekt. – **I., angeborene:** durch diaplazentaren Übertritt mütterlicher Immunglobuline (IgG) erworbene I. (i.S. einer passiven Immunisierung); bewirkt Infektionsabwehr des Säuglings in den ersten Lebenswochen (-monaten). – **I., humorale:** I. durch in Körperflüssigkeiten gelöste Stoffe, d.h. durch die im Plasma vorhandenen Immunglobuline, die nach Kontakt mit einem – als körperfremd erkannten – Antigen von Plasmazellen (umgewandelte B-Lymphozyten) als Antikörper produziert oder durch passive Immunisierung zugeführt werden, sich an das Antigen binden u. dieses v.a. mit Hilfe des Komplementsystems auflösen oder inaktivieren u./oder der Phagozytose zuführen. – **I., zellvermittelte:** I. durch T-Lymphozyten, die – nach Präsentation eines körperfremden Antigens durch Makrophagen – aktiviert werden u. dann ↗Lymphokine freisetzen, die als Mediatorsubstanzen auf Granulozyten, Makrophagen u. Lymphozyten wirken; ferner als Effekt der natürlichen ↗Killerzellen (NK) u. der Killerzellen, die das Antigen direkt angreifen.

Immunitätslücke: Begriff der Epidemiologie für die durch Schutzimpfung oder natürl. Durchseuchung unzureichend immunisierten Individuen in einer Population.

immunkompetente Zellen: Zellen mit der Aufgabe u. Fähigkeit, auf ein bestimmtes Antigen spezifisch zu reagieren, u. zwar die B-Lymphozyten durch Antikörperproduktion, die T-Lymphozyten i.S. der zellvermittelten ↗Immunität.

Immunkomplexe, IK, IC, AG-AK-Komplexe: Produkte der Antigen-Antikörper-Reaktion: **1)** bei optimalem Konzentrationsverhältnis zwischen Antigen (AG) u. Antikörper (AK) entstehende, sehr große, stark vernetzte IK, die im Plasma (bzw. in der Testflüssigkeit) nicht mehr löslich sind u. ausfallen (Immunpräzipitat). **2) lösliche** oder **zirkulierende IK:** bei mengenmäßigem Überwiegen des Antigens (oder des Antikörpers) entstehende kleine, noch lösliche IK, die mit dem Blutkreislauf im Körper verteilt werden, in Gefäßwände u. Gewebe eindringen, wo sie vielfältige Schädigungsmechanismen in Gang setzen können: das Komplementsystem wird aktiviert, die Entzündung eingeleitet, u. das Blutgerinnungssystem wird beeinflußt; ferner können IK zu verstärkter Thrombozyten- u. Erythrozytenaggregation führen; s.a. Immunkomplexkrankheiten.

Immunkomplexkrankheiten: durch zirkulierende ↗Immunkomplexe (IK) hervorgerufene Krankheiten, die entweder akut nach Zufuhr eines Antigens (AG) entstehen (↗Serumkrankheit) oder einen eher chronischen Verlauf aufweisen. Für einige Krankheiten sind IK als (Teil-)Mechanismus nachgewiesen, z.B. Glomerulonephritis (Immunkomplextyp), Kollagenosen (z.B. Lupus erythematodes, rheumatoide Arthritis), bestimmte Formen der Endo- u. Myokarditis, Immunkomplexvaskulitis (bei Ablagerung der IK in der Gefäßwand); bei anderen Krankheiten wird dies diskutiert (z.B. Arteriosklerose, Leberzirrhose). – IK lassen sich häufig im geschädigten Gewebe durch Immunofluoreszenz nachweisen.

Immunkrankheiten, Immunopathien: Oberbegriff für Krankheiten, für deren Entstehung Mechanismen der – humoralen oder zellulären – Immunität eine Rolle spielen; z.B. ↗Autoimmunkrankheiten, Immunkomplexkrankheiten; i.w.S. auch Allergien; vgl. Immundefekt.

Immunmangel: s.u. Immundefekt.

Immunmodulatoren, biological response modifiers, BRM-Substanzen: Oberbegriff für zahlreiche Substanzen oder pflanzliche (auch mikrobielle oder tierische) Extrakte, die in unterschiedlicher Weise Vorgänge im Immunsystem modulieren (abwandeln, beeinflussen), i.e.S. stimulieren (↗Immunstimulanzien).

Immuno...: s.a. Immun...

Immun(o)assay: *(engl. assay = Test)* Bestimmung biologisch aktiver Substanzen durch die Antigen-Antikörper-Reaktion, wobei hierfür entsprechend markierte (durch radioaktive Isotope, Enzyme, Fluorochrome) spezifische Antikörper oder Substrate die Messung geringster Mengen erlauben; z.B. ↗Enzymimmunoassay, ELISA, Radio-I. (↗RIA).

Immunoblastom: ein malignes ↗Non-HODGKIN-Lymphom.

Immunoblot, Westernblot: spezif. Nachweis von Antikörpern im Serum.

Immun(o)diffusion: auf der Diffusion der Antigene u. Antikörper in ein Gel u. der Bildung eines ↗Immunpräzipitats beruhende Untersuchungsmethode.

Immun(o)elektrophorese: die Kombination von Eiweißelektrophorese u. Immunodiffusion zur Untersuchung v.a. der Plasmaproteine nach deren elektrophoretischer Auftrennung im Trägermedium (Agar, Agarose, Celluloseacetatfolie, Polyacrylamid etc.); Fraktionen ↗Abb. S. 343

Immun(o)fluoreszenz, IF: Methode zum Nachweis von Antigenen (AG) in Zellen u. Geweben: **1)** mittels Fluorochrom-markierter Antikörper (AK), die direkt an das AG binden (**direkte IF**); **2)** nach der Sandwich-Methode, d.h. mit nichtmarkierten spezifischen Antikörpern, die sich im ersten Schritt an das AG binden u. an die sich im zweiten Schritt fluorochromierte Antiantikörper (= Anti-Immunglobulin-Antikörper) binden (**indirekte IF**). Für beide Verfahren werden heute meist monoklonale ↗Antikörper benutzt.

Immunogenität: die Fähigkeit eines Antigens, Immunität herbeizuführen.

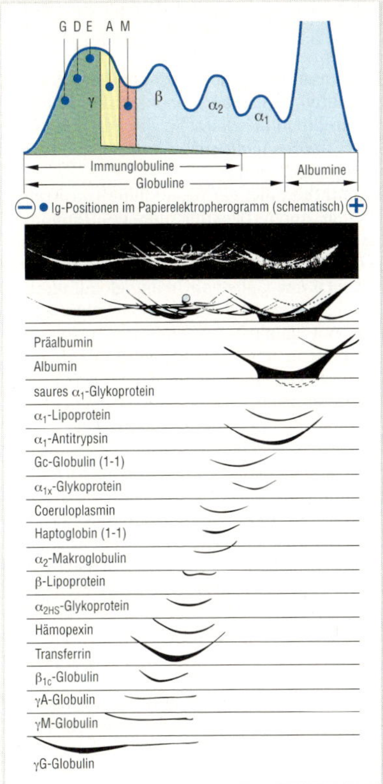

Plasmaproteinaufteilung (oben) im **Immunelektrophorese**-Diagramm (unten) [260]

Immunpräzipitat: durch unlösliche ↗Immunkomplexe (1) hervorgerufener Niederschlag; sichtbar bei Immundiffusion u. -elektrophorese als Trübung.

Immunprophylaxe: vorbeugende Gabe von ↗Immunserum oder ↗Immunglobulinfraktion bei Infektionsgefahr; i.w.S. auch die Impfung.

Immunproteine: ↗Immunglobuline.

Immunreaktion: **1)** die Antigen-Antikörper-Reaktion (in vivo oder in vitro). **2)** Immunantwort, Immune response, Ir: durch Ir-Gene (s.a. HLA-System) gesteuerte Reaktion des Immunsystems auf ein – als körperfremd (»not-self«) erkanntes – Antigen; führt in der Regel zur Immunität, bei Sensibilisierung durch ein Allergen zur Allergie; Ausbleiben der Reaktion s.u. Immuntoleranz. **3)** die bei vorliegender Immunität oder Allergie durch ein Antigen hervorgerufenen Reaktionen des Körpers oder einzelner Gewebe (z.B. Lymphknoten), die durch das Immunsystem u. dessen Hilfssysteme vermittelt werden.

Immunschwäche: ↗Immundefekt oder verminderte Reaktionsbereitschaft des Immunsystems im Rahmen der Norm.

Immunserum: ein nach natürlicher oder künstlicher ↗Immunisierung vom Tier (**= heterologes I.;** vom Pferd, Rind, Hammel) oder Menschen **(= homologes I.)** mit dem entsprechenden Antigen (= AG; z.B. Bakterien oder deren Bestandteile, Viren, tierische oder pflanzl. Gifte, Blutgruppensubstanz, Lymphozyten, menschliches oder tierisches Eiweiß) gewonnenes Serum, das spezifische Antikörper gegen das betreffende AG in hoher Konzentration enthält. Anw.: **1)** zur passiven ↗Immunisierung, u. zwar v.a. als gereinigte ↗Immunglobulinfraktion von Menschen oder als fermentativ behandeltes I. von Tieren (z.B. gegen Botulismus, Diphtherie, Gasbrand, Schlangengift) verwendet; **2)** in der immunchemischen Diagnostik (s.u. Immunoassay, -diffusion, -elektrophorese, -fluoreszenz etc.), Serologie u. Mikrobiologie, hier als Serum mit spezifischer Wirkung gegen ein **(= monospezifisches I.)** oder gegen mehrere **(= polyspezifisches I.)** Antigene; s.a. monoklonale ↗Antikörper.

Immunstatus: Beurteilung des Immunsystems u. seiner Fähigkeit zur Abwehrreaktion anhand verschiedener diagnostischer Verfahren.

Immunstimulanzien: ↗Immunmodulatoren, die die Aktivität v.a. des geschwächten Immunsystems anheben, z.B. Zytokine (v.a. ↗Interferone, Interleukine), Wachstumsfaktoren (CSF, EGF, PDGF, IGF), Sera (+ Adjuvans), Thymusfaktor bzw. Thymopoietin, Extrakte aus Pflanzen (z.B. Echinacea angustifolia oder purpurea), Mikroorganismen (z.B. BCG) u. Organen, pflanzliche Einzelstoffe u. synthetische Substanzen (z.B. Levamisol, Diacetylsplenopentin, Dimepranol + Inosin).

Immunsubstitution: passive ↗Immunisierung bei Immunglobulinmangel.

Immunsuppression: künstliche Unterdrückung der ↗Immunreaktion; z.B. bei Transplantation oder Autoimmunkrankheit durch ↗Immunsuppressiva oder Strahlentherapie (lokale, selektive oder Ganzkörper-Bestrahlung).

Immunsuppressiva: Medikamente zur Unterdrückung des körpereigenen Abwehrsystems

(↗Immunsuppression), z.B. Corticosteroide, Ciclosporin, zytotoxische Stoffe (Antimetaboliten u. Alkylanzien), ferner monoklonale Antikörper (z.B. Anti-CD3-Antikörper), Anti-T-Lymphozytenglobulin (ATG), Antilymphozytenglobulin (ALG) bzw. -serum (ALS); Anw. zur Unterdrückung der ↗Transplantatabstoßung u. zur Behandlung von Autoimmunerkrankungen.

Immunsystem: das die ↗Immunität bewirkende körpereigene Abwehrsystem mit 3 Funktionskreisen: **1)** Knochenmark als Bildungsort für Immunzellen; **2)** zentrale oder primäre Immunorgane: Thymus (Prägung von T-Lymphozyten) u. darmnahe Lymphorgane (bei Vögeln die Bursa fabricii; für Prägung von B-Lymphozyten; vgl. Bursa-Äquivalent); **3)** periphere oder sekundäre Immunorgane (»Orte der Immunabwehr«): Milz, Lymphknoten, Tonsillen, Appendix, PEYER* Plaques. Außer den B- u. T-Zellen stehen als Partner Makrophagen (Antigen-präsentierende Zellen) u. Granulozyten sowie – humoral – das Komplementsystem (v.a. auch in der Präimmunphase) u. Properdin zur Verfügung. – **I., intestinales:** das I. der Darmwand als das größte I. des Körpers. Seine Leistung – im Dienste des sog. Mukosablocks – wird erbracht von freien, z.T. intraepithelialen Lymphozyten, Plasmazellen u. Makrophagen, von PEYER* Plaques u. mesenterialen Lymphknoten sowie von IgG u. IgM (u. IgE), Komplement, Interferon; s.a. GALT, MALT.

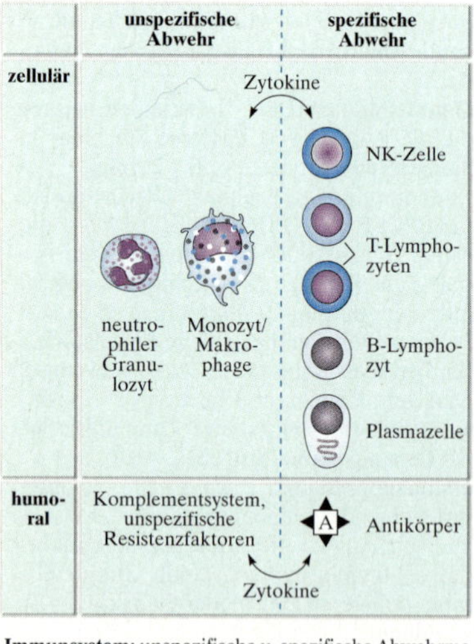

Immunsystem: unspezifische u. spezifische Abwehrmechanismen zellulärer u. humoraler Art interagieren miteinander in einem komplexen Funktionssystem [53]

Immunszintigraphie: ↗Szintigraphie mit radioaktiv markierten monoklonalen Antikörpern, die in die Blutbahn des Patienten injiziert werden u. die sich z.B. spezifisch an Tumorgewebe binden.

Immuntherapie: die Behandlung von Krankheiten durch Beeinflussung des Immunsystems; z.B. aktive u. passive Immunisierung, Hyposensibilisierung bei allergischen Erkrankungen, die Gabe von Immunglobulinfraktion bei Immundefekten, Immunsuppression bei Autoimmunkrankheiten u. Transplantatreaktionen, die Plasmapherese bei Immunkrankheiten; auch bei der Therapie maligner Erkrankungen gewinnt das Konzept der I. zunehmend an Bedeutung. – **aktive spezifische I.,** ASI: sog. »Tumorimpfung«; Therapieansatz mit körpereigenen Tumorzellen (z.B. in Kombination mit BCG-Impfstoff als unspez. Aktivator), der in klinischen Studien z.B. bei Kolonkarzinom, malignem Melanom u. Nierenzellkarzinom erprobt wird (s.a. Gentherapie). – **aktive unspezifische I.,** AUSI: Therapieansatz, der die immunologische Aktivität bei Malignompatienten wiederherstellen u./oder stimulieren will, v.a. mit ↗Immunstimulanzien (Zytokinen).

Immunthyreoiditis: auf der Bildung von Autoantikörpern gegen Schilddrüsengewebe beruhende Thyreoiditis, v.a. die ↗HASHIMOTO* Th.

Immuntoleranz, IT: das Ausbleiben einer Immunreaktion nach Gabe eines bestimmten Antigens (AG).

Immunvaskulitis: Gefäßentzündung als ↗Immunkomplex- oder als Autoaggressionskrankheit.

Immunzelle: ↗immunkompetente Zelle.

imperativ: zwingend; z.B. imperativer Harndrang (unaufschiebliche Miktion).

impermeabel: undurchlässig; vgl. semipermeabel.

Impetiginisation: bei sekundärer bakterieller Infektion einer Hauterkrankung (z.B. Ekzem) entstehende impetigoähnliche Krustenbildung.

impetiginös: impetigoartig, borkig.

Impetigo, Eiter-, Krusten-, Pustelflechte, feuchter Grind: eitrige, mit Blasen- u. Krustenbildung einhergehende Hautinfektion. – **I. contagiosa,** I. vulgaris: durch Eitererreger hervorgerufene I., v.a. durch Staphylo- bzw. Streptokokken; besonders bei Kindern, vorwiegend an Gesicht, Kopf, Händen; ↗Abb.

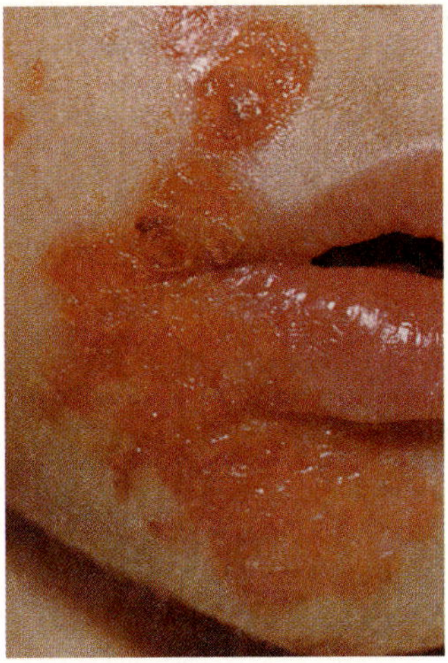

Impetigo contagiosa [393]

Impfexanthem: postvakzinales ↗Exanthem.

Impfkalender: ↗Tab.

Impfkomplikationen: in ursächlichem Zusammenhang mit einer Impfung entstandene Erkrankung, z.B. Impfenzephalitis.

Impflücke: ↗Immunitätslücke.

Impfmetastase: spontan (als Abklatschmetastase) oder – i.e.S. – durch unbeabsichtigte manuelle oder instrumentelle Inokulation lebensfähiger Tumorzellen entstandene Metastase.

Impfpaß: ein vom Impfarzt oder von einer Impfanstalt beglaubigter, schriftlicher Nachweis über durchgeführte Impfungen mit Angabe des Zeitpunktes der Verabreichung; als sog. internationaler Impfpaß bei den Gesundheitsämtern erhältlich.

Impfreaktion: lokale u./oder allgemeine Reaktion des Organismus bei normalem Impfverlauf, je nach Art u. Methode der Impfung sowie Alter u. Resistenzlage des Impflings verschieden.

Impfschaden: über die übliche Impfreaktion hinausgehender Gesundheitsschaden im Zusammenhang mit einer Impfung (s.a. Impfkomplikation). Meldepflichtig u. – bei gesetzlich vorgeschriebenen oder von einer Gesundheitsbehörde öffentlich empfohlenen Schutzimpfungen – entschädigungspflichtig.

Impfschutz: die durch Impfung erzielte spezifische Immunität; ein unzureichender I. nach Basisimpfung wird durch mehrfache Gabe des Impfstoffes verstärkt; ein durch Titerverlust nachlassender I. kann durch Auffrischimpfung schnell wiederhergestellt werden (s.a. Booster-Effekt).

Impfserum: ↗Immunserum.

Impfstoff, Vakzine: Antigen-Suspension oder

Impfkalender für Säuglinge, Kinder u. Jugendliche nach den Impfempfehlungen der Ständigen Impfkommission »STIKO«: umfaßt Impfungen zum Schutz vor Diphtherie (D/d), Pertussis (aP), Tetanus (T), Haemophilus influenzae Typ b (Hib), Hepatitis B (HB), Poliomyelitis (IPV = interaktivierte Polioviren) sowie gegen Masern, Mumps und Röteln (MMR)

Impfstoff/ Antigenkombinationen	**Empfohlenes Impfalter und Mindestabstände zwischen Impfungen**							
	Lebensmonat						**Lebensjahr**	
	Geburt	2	3	4	5	12–15	6	11–15
DTaP *			1.	2.	3.	4.		
Hib			1.		3.	4.		
IPV **			1.		2.	3.		A
HB		1.			2.	3.		G
MMR ***						1.	2.	G
DT/Td ****							A	A

A Auffrischimpfung: Erfolgte die letzte Impfung mit entsprechenden Antigenen vor weniger als 12 Monaten, kann der Termin entfallen.
G Grundimmunisierung: Alle Kinder und Jugendliche, die bisher nicht geimpft wurden bzw. Komplettierung eines unvollständigen Impfschutzes.
* Abstände zwischen erster und zweiter sowie zweiter und dritter Impfung mindestens 4 Wochen; Abstand zwischen dritter und vierter Impfung mindestens 6 Monate.
** Bei Verwendung von IPV-Virelon® nur zweimalige Impfung. Siehe Beipackzettel.
*** Die zweite MMR-Impfung kann bereits vier Wochen nach der ersten MMR-Impfung erfolgen.
**** Ab Beginn des 6. Lebensjahres wird zur Auffrischimpfung ein Impfstoff mit reduziertem Diphtherietoxoid-Gehalt (d) verwendet.

Um die Zahl der Injektionen möglichst gering zu halten, sollten vorzugsweise Kombinationsimpfstoffe verwendet werden.

-Lösung zur aktiven Immunisierung gegen Infektionskrankheiten; hergestellt aus lebenden oder toten Keimen (= Lebend- bzw. Tot-I.), entgifteten Toxinen (= Toxoid, Anatoxin) oder aus Antigenextrakten (= Extrakt-I.; s.a. Spaltvakzine).

Impfung, Vakzination**:** Einbringen von ↗Impfstoff **(= aktive I.)** bzw. von ↗Immunserum **(= passive I.)** in den Körper zum Zwecke der Immunisierung (s.a. Impfschutz). Die aktive I. als Schluckimpfung oder – häufiger – als parenterale I., u. zwar intradermal (mit Nadel, Impflanzette oder -pistole; s.a. Intrakutanimpfung), subkutan oder intramuskulär; – s.a. Impfkalender (Tab.).

Impfvirus: aktives, durch Züchtung aber weniger virulentes (»attenuiertes«) Virus, das als Antigen in Lebendimpfstoffen zur aktiven Impfung (Schluckimpfung; parenterale Schutzimpfung) verwendet wird.

Implantat: lebensunfähiges animales (xenogenes) oder allogenes (z.B. Catgutnetz, Kollagenband, Kieler Knochenspan, Gewebekonserve) oder aber künstliches, chemisch stabiles Material (Kunststoff, Metall), das als plastischer Ersatz oder zur mechanischen Verstärkung in den Körper eingebracht wird; s.a. Mammaprothese.

Implantation: 1) Einbringen eines ↗Implantats in den Körper bzw. – i.e.S. – die Implantatverankerung im »Implantationsbett« im Rahmen einer Plastik; z.B. als Einpflanzung einer Gelenk-, Gefäß- oder Herzklappenprothese, eines künstlichen Herzschrittmachers. **2)** Einsetzen eines künstlichen Zahnes in den Kieferknochen. **3)** Einbringen des Strahlers in Tumorgewebe für die interstitielle ↗Strahlentherapie. **4) I. des Eies:** ↗Nidation.

impotent: unfähig; zeugungsunfähig (↗Impotenz).

Impotentia, Impotenz: (latein.) Unvermögen, Unfähigkeit; i.e.S. die I. coeundi. – **I. coeundi:** Unvermögen des Mannes, den Geschlechtsverkehr regelrecht (u. befriedigend) zu vollziehen. **1)** I., psychogene**:** häufigste Form der I., die z.B. durch Erwartungsspannungen oder psych. Störungen entsteht. **2)** I., symptomatische**:** I. z.B. infolge von Penisfehlbildungen, Gefäßerkrankungen, endokrinen Störungen (Hypogonadismus mit Androgenmangel), Nervenerkrankungen (z.B. diabetische Neuropathie), Alkoholismus u. Morphinismus, Unterbrechung des Ejakulations- bzw. Erektionsreflexes (z.B. bei tiefer Querschnittslähmung, nach Radikaloperation im Beckenbereich); ferner als Nebenwirkung von Medikamenten (z.B. einzelne Psychopharmaka). – **I. generandi:** Zeugungsunfähigkeit (↗Sterilität) des Mannes, i.w.S. auch der Frau, bei letzterer unterschieden als **I. concipiendi** u. **I. gestandi** (Unfähigkeit, schwanger zu werden bzw. die Schwangerschaft auszutragen).

Imprägnation: 1) *(latein. impraegnare = schwängern)* das Eindringen eines Spermiums in die Eizelle. **2) Imprägnierung:** Durchtränkung von Gewebe, z.B. zur Darstellung von Gewebsstrukturen durch Anlagerung bestimmter Metallsalze (z.B. Silbernitrat, Goldchlorid) aus geeigneten Lösungen.

Impressio, Impression: (latein.) Eindruck, Vertiefung, Eindellung.

Impulsechoverfahren: die auf der bildgebenden Verarbeitung des Impulsechos basierenden Verfahren der Ultraschalldiagnostik im Gegensatz zur Ultraschall-DOPPLER*-Diagnostik.

Impulsgeber: das der Impulserzeugung dienende Teil des künstl. ↗Herzschrittmachers.

Impulszähler: Zählgerät für Strahlungsimpulse, z.B. GEIGER*-MÜLLER* Zählrohr, Szintillisationszähler.

IMV: intermittent **m**andatory **v**entilation; assistierte ↗Beatmung, die nach mehreren spontanen Atemzügen des Patienten immer wieder unterstützend einsetzt.

inadäquat: unangemessen, nicht passend.

inaktiv: untätig; i.e.S. ruhend, zur Zeit nicht krankmachend (z.B. die inaktive Tuberkulose).

inaktiviert: unwirksam gemacht; z.B. inaktiviertes Serum (Normal- oder Immunserum, in dem die Komplementaktivität – thermisch – zerstört wurde).

Inaktivitätsatrophie: Gewebeschwund (Atrophie) als Folge mangelnder oder fehlender funktioneller Inanspruchnahme.

Inanition: Hungerzustand, Entkräftung (auch bei fehlerhafter Ernährung, Flüssigkeitsmangel, konsumierender Erkr.). – **I., seelische:** die Verkümmerung eines Kindes infolge mangelnder Zuwendung.

inapparent: nicht in Erscheinung tretend, *med* symptomlos.

Inappetenz: fehlendes Verlangen nach Nahrung, Appetitlosigkeit.

Inc...: s.a. Ink..., Inz...

Incarceratio, Inkarzeration: jedwede ↗Einklemmung; i.e.S. die Brucheinklemmung (I. herniae [s.a. Hernia incarcerata]; Einklemmung der im Bruchsack befindlichen Eingeweideteile mit resultierender Störung der

Durchblutung u. Passage sowie – als Komplikation – mit Nekrose, Schock, Ileus).

incarceratus: (latein.) eingeklemmt, inkarzeriert (s.u. Incarceratio).

Incarnatio: das Umwachsenwerden durch Granulationsgewebe (»Einwachsen ins Fleisch«). – **I. unguis:** ↗eingewachsener Nagel.

incarnatus: (latein.) »eingewachsen«, ↗Incarnatio.

incipiens: (latein.) beginnend; z.B. Abortus incipiens.

Incisio: *(latein. incidere = einschneiden)* operativ eröffnen, einschneiden; Operationsschnitt.

Incisura: (latein.) Einschnitt (»Inzisur«); z.B.: **I. acetabuli:** Einschnitt im Pfannenrand des Hüftbeines oberhalb des Foramen obturatum.

Inclusio: (latein.) Einschluß (↗Inklusion).

incompletus: (latein.) unvollständig.

Incontinentia, Inkontinenz: (latein.) i.e.S. das Unvermögen zu kontrolliertem Zurückhalten (Retention) der Exkremente, d.h. die Stuhl- u. die ↗Harninkontinenz (**I. alvi** bzw. I. urinae).

Incrementum: (latein.) Zunahme; z.B. Stadium incrementi.

Incubus: (latein.) Alpdrücken.

incurabilis: (latein.) unheilbar.

Incus: der Amboß, das gelenkig mit Hammer u. Steigbügel verbundene Gehörknöchelchen.

Indicatio: (latein.) Anzeige (↗Indikation).

indifferent: gleichgültig, neutral, uncharakteristisch.

Indifferenztyp: ↗Normaltyp.

Indigestion: uncharakteristische Verdauungsstörung.

Indikation, Indicatio: die (Heil-)Anzeige; Grund oder Umstand, eine bestimmte (ärztliche) Maßnahme durchzuführen, die nach Abschätzen des möglichen Nutzens u. Risikos – unter Beachtung etwaiger Kontraindikationen – (für den Patienten) sinnvoll ist. – **I., absolute:** zwingende I., eine Therapie durchzuführen, deren Unterlassung dem Patienten Schaden zufügen würde (z.B. Blutstillung bei starker Blutung). – **I., kindliche: 1)** I. zu geburtshilflichen Maßnahmen (z.B. rasche Geburtsbeendigung) bei Symptomen, die eine Gefährdung des Kindes anzeigen (z.B. zu schnelle oder langsame kindl. Herzfrequenz). **2)** I. zum Schwangerschaftsabbruch (bis 22. Wo.) bei begründeter Annahme, daß beim Kind eine schwere Schädigung vorliegen würde. – **I., medizinische:** I. zum Schwangerschaftsabbruch (oder zur Sterilisation) bei schwerer Gesundheitsgefährdung durch eine Schwangerschaft. – **I., mütterliche:** I. zu geburtshilflichen Maßnahmen (z.B. rasche Geburtsbeendigung) bei Gefährdung der Mutter (z.B. durch einen eklamptischen Anfall); s.a. I., medizinische. – **I., vitale:** absolute I. aufgrund bestehender Lebensgefahr, wobei u.U. Risiken u. Kontraindikationen oder weitere Diagnostik zugunsten lebensrettender Maßnahmen evtl. zurückgestellt werden müssen.

Indikator: »Anzeiger«; Substanz, die einen Vorgang bzw. Zustand sichtbar oder meßbar macht (z.B. durch Farbänderung, Fluoreszenz, Radioaktivität).

Indium, In: Element (weiches Metall) der Bor-Gruppe; Anw. u.a. als elektronenmikroskopisches Kontrastmittel sowie für Szintigraphie; ein γ-Strahler.

individuell: das Einzelwesen (Individuum) betreffend.

indiziert: angezeigt (↗Indikation).

Indol: 2,3-Benzopyrrol; kommt vor in ätherischen Ölen, in Steinkohlenteer u. als Tryptophan-Abbauprodukt bei Eiweißfäulnis. – Grundgerüst zahlreicher Naturstoffe u. Therapeutika.

indolent: nicht schmerzhaft; *psych* unempfindlich gegen Schmerzen, gleichgültig, unbeeindruckbar.

Indolenz: Schmerzlosigkeit, *psych, neur* Gleichgültigkeit, Schmerzunempfindlichkeit.

Indometacin: Antirheumatikum (mit analgetischer u. antipyretischer Wirkung).

Induktionschemotherapie, Down-Staging, neoadjuvante I.: präoperative (präradiotherapeutische) Behandlung mit Zytostatika (Chemotherapie) zur Verkleinerung eines zunächst sehr ausgedehnten malignen Tumors, um diesen danach möglichst vollständig operativ u./oder strahlentherapeutisch entfernen zu können; ↗Abb. S. 348.

Induktionstumor: durch äußere Einflüsse ausgelöstes, »induziertes Neoplasma«. – s.a. Karzinogenese.

Induratio: (latein.) Verhärtung, ↗Induration. – **I. penis plastica,** Penisfibromatose: flache strangförmige oder flächenhafte I. des männl. Gliedes. – In ca. 10% kombiniert mit DUPUYTREN* Kontraktur.

Induration: umschriebene oder diffuse krankhafte Verhärtung u. Verdichtung eines Gewebes oder Organs durch reaktive Bindegewebsvermehrung **(= fibröse I.),** v.a. als Folge chronischer Entzündung oder Stauung. I.w.S. gleichgesetzt mit »indurativer Prozeß« als Be-

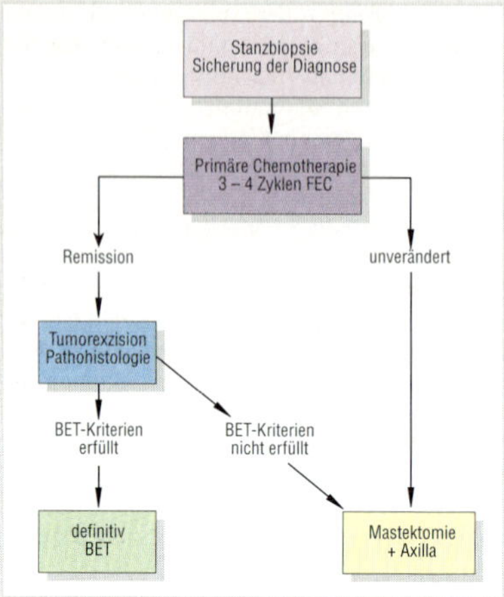

Induktionschemotherapie (Down-Staging) zur brusterhaltenden Therapie (BET) lokal fortgeschrittener Mammakarzinome [114]

zeichnung für Schrumpfung, bindegewebige Organisation, Szirrhus, Obliteration, Sklerose sowie für – ätiologisch unklare – Bindegewebsdysplasien, z.B. DUPUYTREN* Kontraktur, I. penis plastica.

induriert: verhärtet (↗Induration), verdichtet (= sklerosiert; ↗Sklerose).

induziert: durch äußere – phys. oder psych. – Umstände herbeigeführt.

inert: untätig, (reaktions)träge.

Inertia: Trägheit. – **I. uteri:** ↗Wehenschwäche.

Infans: (latein.; Mehrz.: infantes) Kind.

infantil(is): (latein.) kindlich, im Kindesalter, *psych* kindisch (s.a. Infantilismus).

Infantilismus: **1)** psychischer I.: Bestehenbleiben kindlicher Denk- u. Verhaltensweisen im Erwachsenenalter. **2)** physischer oder somatischer I.: dem Kindesalter entsprechender Zustand einzelner Organ(system)e oder des Gesamtorganismus im Mißverhältnis zum Lebensalter; s.a. Minderwuchs. Idiopathisch oder als Entwicklungshemmung infolge verschiedenster Grundleiden (z.B. bei Blut-, Herz-, Lungen-, Leber-, Nierenkrankheiten, endokrinen Störungen, bei genetischen Schäden u. Embryopathien). **3)** sexueller I.: **a)** psychischer I. mit Entwicklungshemmung des Geschlechtstriebes; **b)** ↗Gonadendysgenesie u. ↗Hypogonadismus.

Infarkt: schnell erfolgter, umschriebener Untergang (Nekrose) eines Organs oder Gewebes infolge akuter Sauerstoffnot (↗Ischämie) durch Verlegung der zuständigen Schlagader bei Fehlen eines kompensierenden Kollateralkreislaufs. Ursachen: v.a. Embolie, Thrombose, Gefäßabklemmung, Endangiitis obliterans, Arteriosklerose. – **I., anämischer** oder **ischämischer:** I., dessen Nekrosegebiet durch Blutleere gelb, bräunlich oder grau-blaß (z.B. bei Nieren-, Milz-, Myokard-I.), u.U. rein weiß (z.B. Plazentainfarkt, Encephalomalacia alba) erscheint. – **I., hämorrhagischer:** I., dessen Nekrosegebiet durch Austritt roter Blutkörperchen dunkelrot bis blauschwarz verfärbt ist; tritt ein bei gleichzeitiger kardialer u./oder portaler chron. Stauungshyperämie oder bei gleichzeitiger Blockade des venösen Abflusses (z.B. durch Thrombose); häufigste Lokalisation: Lunge (s.u. Lungeninfarkt), Darm, Leber (seltener Niere, Milz). – **I., septischer:** durch infizierten Embolus entstandener I. (oft multipel), v.a. in Milz, Niere, Lunge, Myokard; Komplikationen: Sepsis, Pleuritis, Peritonitis, Pericarditis purulenta; bei chron. Verlauf Infarktaneurysma.

Infarzierung: Bildung eines ↗Infarktes bzw. einer Infarkt-ähnlichen Gewebsveränderung (z.B. hämorrhag. ↗I.). – Auch Bez. für den infarzierten Bezirk. – **I., hämorrhagische:** (sub)akute, massive, dunkelrot blutige Infiltration eines Gewebes oder Organs infolge absoluter venöser Abflußblockade (durch Thrombose, Strangulation, Inkarzeration, infiltrierenden Tumor) bei erhaltener oder nur gedrosselter arterieller Blutzufuhr. Vork. v.a. an Darm (bei Mesenterialvenen-, Pfortaderthrombose, Invagination, Brucheinklemmung), Eichel (bei Paraphimose), Adnexen bzw. Hoden (bei Stieldrehung).

infaust(us): (latein.) ungünstig, aussichtslos (i. Prognose).

Infekt: **1)** ↗Infektion. **2)** Infektionskrankheit (z.B. grippaler I.).

infektiös: ansteckungsfähig, ansteckend, übertragbar.

Infektion, Ansteckung: Eindringen von Mikroorganismen (z.B. Bakterien, Viren, Pilze, Parasiten) in einen Makroorganismus (z.B. Mensch), wo sie haftenbleiben u. sich vermehren; i.w.S. auch die Infektionskrankheit. In Abhängigkeit von der ↗Virulenz u. Menge der Erreger, der Reaktionsbereitschaft des Makroorganismus (s.a. Infektionsabwehr) sowie vom Ansiedlungsort entsteht entweder eine Infektionskrankheit, eine stumme I. oder ein unschädliches Zusammenleben (Symbiose, z.B. mit der physiolog. Darmflora). – **I., aszendierende:** I., die sich in einem Ausführungsgang oder Organ entgegen der Flußrichtung der Sekrete oder Ausscheidungen ausbreitet, z.B. im Urogenitaltrakt. – **I., diaplazentare:** s.u. diaplazentar. – **I., opportunistische:** I. auf dem Boden einer gestörten immunologischen Abwehrreaktion, z.B. bei ↗AIDS; meist durch Parasiten, Viren u. Pilze. – **I., stumme:** I. ohne Krankheitserscheinungen, die zur Immunität führt (stille Feiung).

Infekt(ions)abwehr: die Abwehrkräfte des Organismus gegen Infektionen; v.a. die intakte Haut (mit physiolog. Säuremantel u. normaler Keimflora) u. Schleimhaut (mit Enzymen u. Inhibinen im Sekretstrom), zelluläre u. humorale Abwehrkräfte; s.a. Immunität.

Infektionskrankheit: durch ↗Infektion hervorgerufene Krankheit.

Infektionsprophylaxe: vorbeugende Maßnahmen zur Verhütung einer Infektion; z.B. Desinfektion, Antibiotikagabe (z.B. bei Immundefekten), Impfung, passive Immunisierung etc.

Infektionsquelle: Ausgangspunkt einer infektiösen Erkrankung, z.B. ein Kranker, Keimträger (in der Inkubationsphase), Dauerausscheider oder unbelebte Erregerreservoire (Abwasser, Boden, Staub, Lebensmittel).

Infektiosität: die Fähigkeit eines Mikroorganismus, sich von Wirt zu Wirt übertragen zu lassen, an ihm zu haften, sich zu vermehren u. in dessen Gewebe einzudringen; i.w.S. auch die Kontagiosität einer ansteckenden Krankheit bzw. des Erkrankten.

inferior, inf.: (latein.) untere(r); z.B. Lobus inf., Ganglion inferius.

infertil(is): (latein.) unfruchtbar.

Infertilität: Unvermögen, eine Frucht bis zur Lebensfähigkeit auszutragen (= Impotentia gestandi); i.w.S. jede Form der ↗Sterilität (2).

Infestation: »Infektion« mit einem Parasiten, der sich nicht im Wirt vermehrt (z.B. Bandwurm). – vgl. Invasion.

Infiltrat: in ein Körpergewebe eingedrungene körpereigene oder -fremde Substanz (z.B. zellreiches Exsudat, Blut, Harn, Tumorzellen, Medikament). – Auch Bez. für den durch ↗Infiltration veränderten (im Röntgenbild evtl. »verdichteten«) Gewebsbezirk (z.B. als Lungeninfiltrat). – **I., entzündliches:** Gewebsveränderungen durch umschriebene ↗Infiltration im Rahmen einer Entzündung; z.B. als eitriges, eosinophiles, lymphozytäres I. – **I., leukämisches:** enge Durchsetzung von Geweben mit weißen Blutzellen unterschiedlicher Reife bei ↗Leukämie. – **I., lupoides:** Ansammlung epitheloider Zellen im Korium, unter Glasspateldruck apfelgeleeartiger Fleck. Charakteristisch für ↗Lupus vulgaris.

Infiltration, Infiltrierung: **1)** krankhaft vermehrtes, meist örtlich begrenztes Eindringen, -wandern oder -sickern von regulären, krankhaften oder fremdartigen Zellen, Gewebsstrukturen, Flüssigkeiten etc. ins bindegewebige Interstitium oder Zellinnere, z.B. **infiltrierendes Wachstum** maligner Tumoren in gesunde Nachbargewebe; i.w.S. auch das ↗Infiltrat sowie die – gallige, blutige, liquoröse etc. – Durchtränkung eines Gewebebezirks. **2)** Einbringen von Substanzen in Gewebe durch Injektion; ↗Infiltrations...

Infiltrationsanästhesie: Technik der Lokalanästhesie (Blockade feinster afferenter Nervenbahnen u. -verzweigungen durch planmäßige Durchtränkung oder aber nur rahmenartige Umspritzung des Operationsgebiets mit einem Lokalanästhetikum).

Infiltrationstherapie: Behandlung durch gezielte Infiltration (2) eines Gewebebezirks mit einem flüssigen Medikament, z.B. als therapeutische Anästhesie, Grenzstrangblockade, Hämangiomverödung.

infiltrativ: in Form von ↗Infiltration.

infiltrierendes Wachstum: ↗Infiltration.

infizieren: anstecken (↗Infektion).

Inflammatio, -tion: *(latein. = Brand, Glut)* ↗Entzündung.

inflexibel, inflexibilis: (latein.) nicht beugbar, versteift.

Influenza: *(latein. influere = einfließen)* die – früher auf himmlische Einflüsse (»...coeli influencia...«) zurückgeführte – echte ↗Grippe. – **I. nostras:** ↗grippaler Infekt.

Influenzabakterium: ↗Haemophilus influenzae.

Influenzavirus, Grippevirus, Myxovirus influenzae: Erreger der echten ↗Grippe; Typ A führt zu seuchenhafter Ausbreitung, Typ B zu sporadischen Erkrankungen (gelegentl. auch Epidemien), Typ C epidemiologisch z. Z. unbedeutend. Bei Typ A dauernder Wechsel des Antigenmusters (»Antigendrift«, Rekombination der Mutation?); s.a. Grippeschutzimpfung.

Informationszentrum, toxikologisches: offizielle Stelle, die Tag u. Nacht für Vergiftungsfälle telefonisch Auskünfte gibt (s.a. Entgiftungszentrum).

Informed consent: (engl.) Einwilligung eines Probanden zur Teilnahme an einem Versuch bzw. eines Patienten in eine Untersuchung oder Behandlung nach eingehender Aufklärung.

infra: (latein.) Präposition bzw. Präfix »unter(halb)«; s.a. hypo..., sub... – **infraartikulär:** unterhalb eines Gelenkes. – **infraaurikulär:** unterhalb des Herzohres.

infraklavikulär: unterhalb des Schlüsselbeins.

Infraktion: ein inkompletter, meist zu Spalt-, Dellen- oder Stufenbildung führender Knochenbruch.

Infraorbitalneuralgie: Neuralgie des N. infraorbitalis; mit typischem Nervendruckpunkt am Foramen infraorbitale. Symptome: s.u. Trigeminusneuralgie.

Infrarot: ↗Ultrarot.

infrasternal(is): unterhalb des Brustbeines.

Infundibulum: (latein.) Trichter; trichterförmiges Gebilde. – **I. (hypothalami):** Teil des ↗Hypophysenhinterlappens; besteht aus Neuroglia, marklosen, Neurosekret-führenden Nervenfasern (Tractus supraopticohypophysialis) u. Blutgefäßen. – **I. ethmoidale:** Nische im mittleren Nasengang, in welche die vorderen Siebbeinzellen, Kiefer- u. Stirnhöhle einmünden. – **I. tubae uterinae:** der dem Eierstock anliegende »Fransentrichter« des Eileiters (mit Ostium abdominale u. Fimbriae).

Infundibulumstenose: infundibuläre ↗Pulmonalisstenose.

infundieren: »eingießen« (s.u. Infusion).

Infusion: intravenöse oder -arterielle, seltener rektale, subkutane oder intraossale (z.B. Sternum) Zufuhr größerer Flüssigkeitsmengen, meist tropfenweise; s.a. Bluttransfusion, Infusions...

Infusionscholangiographie: ↗Cholangiographie, bei der eine relativ große Kontrastmittelmenge in ca. 15 Min. i.v. infundiert wird. Darstellung der – auch intrahepatischen – Gallengänge 20–120 Min., der Gallenblase ca. 65 Min. nach Beginn. Kontrastbild sehr deutlich, vollständig, lang bestehend.

Infusionsnarkose: Narkose durch Infusion neuroleptisch-analgetischer Substanzen, Tranquilizer etc.; in der Intensivmedizin kontrolliert durch Infusionsmaschine.

Infusionsurographie: Röntgendarstellung der ableitenden Harnwege (↗Urographie), evtl. als Tomographie, bei der rel. große Kontrastmittelmengen in 5–15 Min. i.v. infundiert werden; Aufnahmen 5–30 Min., bei Hypertonie auch 2–5 Min. nach Beginn. Vorteile: große Intensität u. Vollständigkeit des Urogramms, auch bei Niereninsuffizienz u. unzureichender Vorbereitung (↗Abb.).

Infusomat: elektrisches Infusionsgerät, das entweder über ein Pumpsystem, in das eine Spritze eingespannt wird, oder über eine

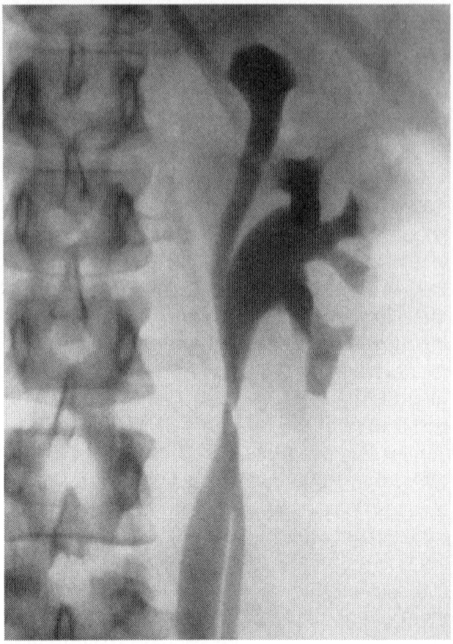

Infusionsurogramm post partum (Ausschnitt). Status nach Pyelonephritis gravidarum bei Doppelbildung des linken Nierenbeckenkelchsystems u. des Harnleiters [280]

elektronisch gesteuerte Schlauchklemme am Infusionsschlauch die exakte Dosierung einer Infusionsflüssigkeit in der Zeiteinheit ermöglicht.

Ingestion: Nahrungsaufnahme.

Ingestionsallergen: über den Magen-Darm-Trakt aufgenommenes bzw. wirksames Allergen; s.a. Nahrungsmittelallergie.

Ingrediens: Bestandteil, z.B. einer Arznei.

Inguinal...: s.u. Leisten...

inguinal, inguinalis: die Leiste(ngegend) betreffend, z.B. Anulus inguinalis (= Leistenring), Canalis inguinalis (= Leistenkanal), Ligamentum inguinale (= Leistenband), Bubo inguinalis, Nodi lymphatici inguinales (Inguinaldrüsen = Leistenlymphknoten); s.a. Inguinal..., Leisten...

Inguinalhernie: ↗Hernia inguinalis.

Inguinalhoden: ↗Leistenhoden.

Inguinalschnitt: der bei Hernien-Op. typ. »Leistenschnitt« (schräg über der Leiste, steiler als Leistenband, bis in Höhe des horizontalen Schambeinastes).

Ingwer: ↗Zingiber officinale.

INH: **I**so**n**icotinsäure**h**ydrazid (↗Isoniazid).

Inhalation: Einbringen von Gasen, Dämpfen (Dampf-I.) oder feinster, in Luft (bzw. Gas) zerstäubter Teilchen (↗Aerosoltherapie) in die Atemwege, -organe unter Ausnützung des natürl. (Ein-)Atmungsvorgangs.

Inhalationsallergen: ↗Aeroallergen.

Inhalationsanalgesie, -hypalgesie: die im 1. Stadium der Inhalationsnarkose einsetzende Schmerzdämpfung; genutzt für Minimaleingriffe, v.a. aber geburtshilflich.

Inhalationsmittel, Inhalanzien: Arzneizubereitungen zur Inhalation bzw. für Aerosoltherapie; z.B. Expektoranzien u. Asthmamittel (u.a. äther. Öle, Mineralsalz-Lsgn., Tinkturen; auch Antibiotika-, Corticoidzusatz).

Inhalationsnarkose: durch Einatmen von ↗Inhalationsnarkotika herbeigeführte Allgemeinbetäubung; meist als Apparatnarkose (mit Narkotikumzufuhr über Spezialverdampfer des Narkoseapparates), u. zwar entweder als Maskennarkose (bei Kurzeingriffen ohne erhöhte Aspirationsgefahr) oder als Intubationsnarkose bei größeren Eingriffen u. aspirationsgefährdeten Patienten.

Inhalationsnarkotica, -tika: gasförmige oder dampfförmige Stoffe für die ↗Inhalationsnarkose, z.B. Lachgas, Halothan, Enfluran, Isofluran.

Inhalationsszintigraphie: ↗Lungenszintigraphie.

Inhalator: Gerät für die Inhalationstherapie (↗Inhalation); mit Vernebler oder Verdampfer (bzw. Gasflasche), Druckregler, Atemmaske oder Mundstück (bzw. Nasenoliven); s.a. Aerosoltherapie.

inhibieren: hemmen.

Inhibiting factor, Inhibiting hormone, IF, IH: (engl.) vom Hypothalamus produzierte Wirkstoffe, die die Hormonproduktion des Hypophysenvorderlappens hemmen; z.B. MIH (für MSH), PIF (für Prolactin), GHIH oder SIH (für Growth Hormone = STH; ↗Somatostatin).

Inhibitor: Hemmstoff.

inhomogen: nicht homogen, von ungleichartiger Beschaffenheit, mit ungleichen Teilen bzw. Teilfunktionen.

initial: anfangs, einleitend, im Beginn.

Initialblutung, Anfangs-, Erstblutung: die im Rahmen der ↗Menarche auftretende erste Menses.

Initialdosis: die erste – meist höhere – Dosis eines Medikaments innerhalb einer Behandlung.

Initialecho: s.u. Echoenzephalographie.

Initialsymptom: zu Beginn einer Krankheit(sphase) auftretendes Symptom.

Initialzacke: im EKG die 1. Zacke (Q oder R) der Kammeranfangsschwankung.

Initiator: s.u. Karzinogen.

Injectio, Injektion, Inj.: **1)** kapilläre I.: ↗Gefäßinjektion. **2)** das – im Unterschied zur Infusion u. Instillation – relativ schnelle Einbringen (»Einspritzen«) einer Flüssigkeit (Arzneimittel-, Infusionslösung, Blut) in den Körper; s.a. Injektions... – **I., intraarterielle,** i.a. Inj.: I. eines wasserlösl. Präparates in eine zuvor punktierte Arterie. – **I., intraartikuläre:** I. in ein Gelenk; für diagnostische oder therapeutische Zwecke (Antiphlogistika, Antibiotika, Lokalanästhetika). – **I., intragluteale:** s.u. I., intramuskuläre. – **I., intrakardiale,** i.c. Inj.: I. nach typischer perkutaner Herzpunktion; v.a. zur kardialen ↗Reanimation. – **I., intrakutane,** i.c. Inj.: I. in die Haut, möglichst nur ins Korium (mittels dünner Kanüle u. mit fein graduierter Spritze); v.a. für Intrakutantest u. Injektionsimpfung. – **I., intralumbale:** nach ↗Lumbalpunktion erfolgende I. in den Duralsack durch die Punktionsnadel; zur Spinalanästhesie u. Myelographie, für Therapiezwecke. – **I., intramuskuläre,** i.m. Inj.: I. möglichst tief in einen Muskel (nach Aspirationsversuch zum Ausschluß einer Gefäßpunktion); meist in die Gesäßmuskeln = intragluteal; s.a. Abb.; an falscher Stelle Gefahr von Nervenschäden (v.a. ↗Ischiadikuslähmung); weitere Gefahren: ↗Embolia cutis medicamentosa (bei versehentlicher intraarterieller I.), Spritzenabszeß, Fettgewebsnekrose, Blutung. Wirkung später als bei i.v. Injektion, aber länger anhaltend, bes. bei Depotpräparaten; geeignet für wasser- u. fettlösl. Mittel, auch für Impfstoffe (letztere auch in den M.

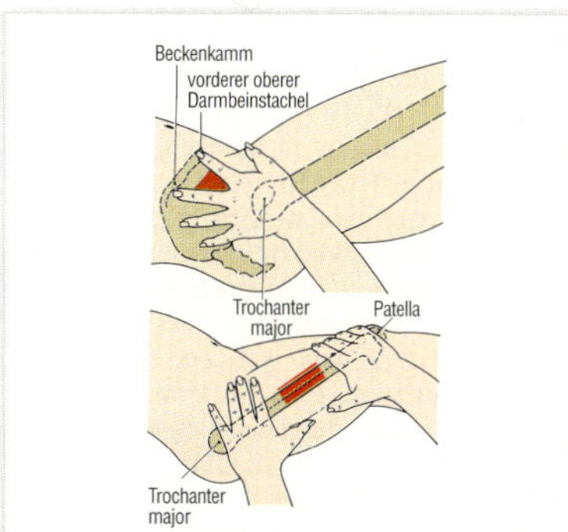

Orte der Wahl für die **intramuskuläre Injektion** (nach v. Hochstetter): der ventrogluteale Bereich (obere Abb.) oder der Musculus vastus lateralis (untere Abb.) [357]

deltoideus). – **I., intraperitoneale,** i.p. Inj.: I. von Gas oder Flüssigkeit (z.B. Proteinaseinhibitor, Blut, Dialysierflüssigkeit) nach Punktion der freien Bauchhöhle. – **I., intrathekale:** I. in das von den Hirn- u. Rückenmarkshäuten gebildete (äußere) Hohlraumsystem des zentralen Nervensystems. – **I., intravenöse,** i.v. Inj.: I. wasserlöslicher Präparate (einschließlich Blut u. Blutersatz-Lsg.) nach typischer Venenpunktion (meist V. mediana cubiti oder cephalica, beim Säugling oberflächl. Schädelvenen; im Notfall V. brachiocephalica); da direkt in den Kreislauf eingebracht, sofortige Wirkung ohne Resorptionsverlust. – **I., subkutane,** s.c. Inj.: I. in das Unterhautgewebe; nur für wasserlösliche Mittel; Wirkung rel. schnell (jedoch langsamer als i.v.).

Injektionskanüle: metallische Hohlnadel (↗Kanüle) für die Injektion von Flüssigkeiten oder Gasen, z.T. auch für Punktionszwecke; meist als Einwegartikel steril verpackt, in verschiedenen Stärken u. Längen u. mit normiertem Ansatz für die Injektionsspritze.

Injektionsnarkose: Allgemeinbetäubung (↗Narkose) durch Injektion eines narkotisch wirkenden Präparates; i.e.S. die i.v. Narkose.

Injektionsschaden: unmittelbar oder mittelbar auf eine arzneilich falsche (z.B. Verwechslung, Mischung inkompatibler Stoffe) oder technisch nicht einwandfreie (z.B. fälschlich intravasale oder unsterile) Injektion zurückzuführender Schaden (z.B. Hämatom, Spritzenabszeß, Nerven-, v.a. ↗Ischiadikuslähmung, Injektionsgranulom, Schock, Herzstillstand, Atemdepression, Serumhepatitis).

injizieren: einspritzen (↗Injektion).

injury severity score (ISS): Gradeinteilung für die Beurteilung der Schwere einer Mehrfachverletzung (Polytrauma) nach sechs Körperregionen (Kopf u. Hals, Gesicht, Thorax, Abdomen, Extremitäten u. Beckengürtel, Haut u. Weichteile). Jeder Einzelverletzung in diesen Körperregionen wird je nach Schweregrad eine Anzahl Punkte zwischen 0 (harmlos) bis 5 (lebensbedrohlich) zugeordnet. Der ISS berechnet sich aus der jeweils schwersten Einzelverletzung von 3 Körperregionen u. summiert diese im Quadrat; ermöglicht aufgrund von Erfahrungswerten eine prognostische Aussage, eine Beurteilung der Versorgungsqualität sowie eine Kontrolle des Therapieerfolges.

Inkarnation: ↗Incarnatio.

Inkarzeration: ↗Incarceratio.

Inklination: Neigung (z.B. Beckenneigung), Neigungswinkel.

Inklusion: Einschluß, Einengung (z.B. der Diagnose). I.e.S. intrazellulärer Einschluß phagozytierter oder von der Zelle gebildeter Stoffe als Plasma- oder als Kerneinschluß; z.B. bei Virusinfektion als Einschlußkörperchen.

inkohärent: ohne Zusammenhang. – **i. Denken:** Denkstörung.

Inkompatibilität: Unverträglichkeit; z.B. von Blutgruppen (↗AB0-, Rh[esus]-Inkompatibilität) oder Geweben (↗Histoinkompatibilität) oder aber von einer in vitro unerwünscht reagierenden bzw. in vivo unerwünschte Wirkungen entfaltenden Arzneimischung.

inkomplett, incompletus: unvollständig, mit eingeschränkter Funktion.

Inkongruenz: Deckungsungleichheit.

inkonstant: nicht feststehend, unbeständig, *anat* nur unregelmäßig vorkommend.

Inkontinenz: ↗Incontinentia.

inkorporal: im Körper befindlich (↗intrakorporal), einverleibt (↗Inkorporation).

Inkorporation, Inkorporierung: Einverleibung, Aufnahme eines Stoffes in das Körperinnere; z.B. das Eindringen offener radioaktiver Stoffe in den Körper über Nahrung, Atmung oder durch die Haut bzw. Schleimhaut.

Inkret: die von endokrinen Drüsen »nach innen«, d.h. an das Blut- oder Lymphgefäßsystem oder direkt ans Gewebe, abgegebene Substanz, ↗Hormon.

Inkretion, innere Sekretion: Abgabe von ↗Inkret in die Blutbahn; s.a. endokrin...

inkretorisch: die innere Sekretion (↗Inkretion) betreffend; s.a. endokrin, hormonal.

Inkubation: **1)** Einbringen u. Belassen (»Bebrüten«) eines biolog. Untersuchungsobjektes in einem Brutschrank oder im Wasserbad. **2)** Pflege eines Säuglings im Inkubator. **3)** Kurzform für ↗Inkubationszeit.

Inkubationszeit, Latenzperiode: bei Infektionskrankheiten die Zeitspanne zwischen der Ansteckung (Eindringen der Erreger in den Körper) u. dem Auftreten von Krankheitszeichen; für die einzelnen Erkrankungen innerhalb gewisser Grenzen charakteristisch. ↗Tab. im Anhang.

Inkubator: **1)** ↗Brutschrank (1). **2)** geschlossenes Unterbringungsgerät für unreife Frühgeborene, mit regulierbarer Temperatur (bis 37 °C), Luftfeuchtigkeit (bis 85–100%) u. Sauerstoffzufuhr (wobei die O_2-Konzentration sorgfältigst zu beachten ist wegen Gefahr der retrokristallinen Fibroplasie); Irisblenden-artige Durchgriffsöffnungen ermöglichen Versorgung des Kindes unter konstanten, durch Kontroll- u. Warnvorrichtungen gesicherten Bedingungen. Spezialausführungen als Intensivpflege-, Transport-I. etc.

inkurabel: unheilbar.

Inlay: (engl.) ↗Einlage(füllung), Implantat, Knochenspan (für Inlayplastik); s.a. Mammaprothese.

INN: **I**nternational **N**on-proprietary **N**ame (internationaler Freiname) für Arzneimittel (pharmazeutische Grundstoffe), ↗generic name.

Innenbandschaden: Zerrung des tibialen Seitenbandes des Kniegelenks als typischer Schaden bei Fußballspielern u. Skifahrern.

Innenohr: ↗Auris interna.

Innenohrentzündung: ↗Labyrinthitis.

Innenohrschwerhörigkeit, Labyrinthschwerhörigkeit: die »kochleare« (↗Cochlea) oder »labyrinthäre Schwerhörigkeit« (Schallempfindungsstörung), die alle Frequenzen betreffen kann, als Altersschwerhörigkeit (↗Presbyakusis) v.a. die mittl. u. hoher Töne; häufig mit – hohen, klingenden – Ohrgeräuschen verbunden; z.B. durch Rötelnembryopathie (angeborene I.), chronische Lärmbelastung, Schädelbasisfraktur, Labyrinthblutung, Labyrinthitis, Zirkulationsstörung (Arteriosklerose, MENIÈRE* Krankheit, Angiopathia diabetica etc.), Infekt (Typhus, Mumps, Diphtherie etc.), chemisch-toxisch (Chinin, Streptomycin etc.), Endolymphestörung (z.B. als akuter Hörsturz).

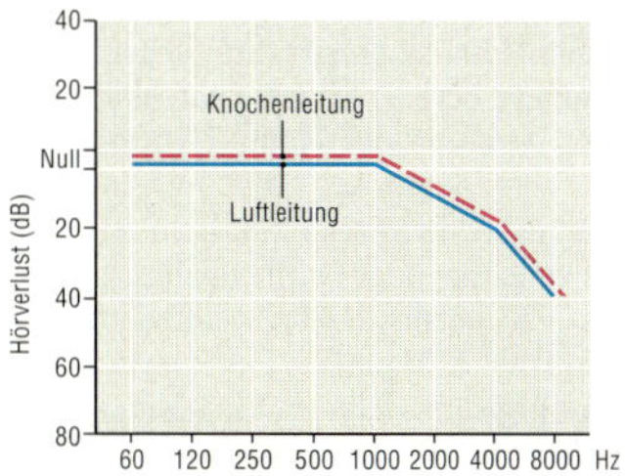

Audiogramm bei **Innenohrschwerhörigkeit** [446]

Innenrotation: Einwärtsdrehung einer Gliedmaße um ihre Längsachse in einem Kugelgelenk.

innere Sekretion: ↗Inkretion; s.a. endokrine ↗Drüse, Hormone.

Innervation: **1)** die Versorgung eines Organs, Körpergebietes oder Gewebes durch Nerven bzw. Teile des Nervensystems; allgemein als ↗segmentale I. – s.a. HEAD* Zonen. **2)** Funktionszustand (Erregung) eines Teiles des Nervensystems.

Innervationstremor: »Aktionszittern«, das – im Unterschied zum Intentions- u. Bewegungstremor – vom jeweiligen Kraftaufwand abhängig ist.

Inokulation: Einbringung (Übertragung) von Erreger- oder Zellmaterial (»Inokulum«) in einen Organismus oder Nährboden; auch i.S. von Impfung, Beimpfung, Trans- u. Implantation.

Inokulationsinfektion: Infektion durch Stich (auch Punktion; z.B. Virushepatitis B), Biß oder penetrierende Hautverletzung.

inoperabel: ohne Lebensgefährdung des Kranken nicht erfolgversprechend operierbar.

Inosin, I, Ino, Hypoxanthosin: Zwischenprodukt des Purinstoffwechsels.

Inosit, Inositol: zum Vitamin-B_2-Komplex gerechneter Wuchsstoff (bei Mangel Haarausfall, Wachstumsstillstand, Dermatitis); therapeutische Anw. bei progressiver Muskeldystrophie u. Lebererkrankungen.

inotrop: mit Wirkung auf die Kontraktilität (Leistungsfähigkeit) des Herzmuskels; **1)** negativ inotrope, d.h. die Kontraktilität vermindernde Stoffe sind z.B. β-Rezeptorenblocker, viele Antiarrhythmika, Barbiturate, Morphin; **2)** positiv inotrop wirken z.B. Sympathikus-Reize bzw. Sympathikomimetika, Digitalis, ferner Glucagon, Insulin, Schilddrüsenhormone.

Inscriptio: (latein.) Inschrift, Eintrag. **1)** der Teil des Rezeptes, der Namen u. Mengenangaben der Rezepturbestandteile enthält. **2)** ↗Intersectiones.

Insektengiftallergie: Auslösung von lokalen oder systemischen Reaktionen nach Insektenstichen beim Menschen durch allergische Mechanismen. Zumeist als Bienen- oder Wespengiftallergie. Die Symptome reichen von Hautsymptomen (starke Lokalreaktionen, Flush, generalisierte Urtikaria, Angioödem) über eine unterschiedlich stark ausgeprägte respiratorische, kardiovaskuläre oder gastrointestinale Symptomatik bis hin zum Vollbild des lebensbedrohlichen anaphylaktischen Schocks. Die Behandlung umfaßt Karenzmaßnahmen, Pharmakotherapie (Notfallset) u. die Hyposensibilisierung.

Inselhormon: ↗Insulin.

Insellappen: **1)** ↗Insula. **2)** Hauttransplantat als Flügellappen mit schmalem (neuro)vaskulärem Stiel.

Inselorgan: ↗LANGERHANS* Inseln.

Inselzelladenom, Adenoma insulocellulare:

meist gutartiger Tumor des Inselorgans (↗LANGERHANS* Inseln) mit unterschiedlicher Hormonproduktion: **1)** i.e.S. das ↗Insulinom; **2)** ↗Glucagonom; **3)** Gastrinom (Ursache des ZOLLINGER*-ELLISON* Syndroms).

Insel(zell)antikörper: bei einem hohen Prozentsatz der Kranken mit Diabetes mellitus Typ I nachweisbare Autoantikörper gegen ↗Inselzellen.

Inselzellen: die A-, B- u. D- u. pp-Zellen (pp = pankreatisches Polypeptid) der ↗LANGERHANS* Inseln; s.a. Inselzell…

Inselzellkarzinom: seltener bösartiger Tumor des Inselorgans; hormonaktiv wie das Inselzelladenom, aber Metastasen bildend.

Inselzelltransplantation: als Modifikation der Pankreastransplantation die Einpflanzung autologen oder allogenen Pankreasgewebes nach dessen spezieller, der Gewinnung von Zellen des Inselapparates dienender Aufarbeitung.

Insemination: das natürliche (bei Kohabitation) oder künstliche Einbringen des Samens (Sperma) in den weiblichen Genitalapparat. Der Begriff I. wird auch gebraucht für die Zugabe von Spermien zu den Eizellen im Rahmen der In-vitro-Fertilisation. – Bei künstlicher I. wird das durch Masturbation oder Punktion gewonnene Sperma vom Arzt vor den Muttermund (z.B. durch Portiokappe) oder direkt – z.B. mit einem Katheter – in die Gebärmutterhöhle eingebracht. – **homologe I.** (= AIH [engl. = **A**rtificial **i**nsemination, **h**usband]) mit Sperma des Ehemannes; – **heterologe I.** (= AID [engl. = **A**rtificial **i**nsemination, **d**onor]) die I. mit fremdem Sperma.

insensibilis: (latein.) unempfindlich, nicht spürbar; ↗Perspiratio insensibilis.

Inserter: Instrument zum Einführen von Einlagen (z.B. eines Intrauterinpessars) in Körperhöhlen.

Insertionstendopathie, -ligamentopathie: s.u. Tendopathie.

insipidus: (latein.) fade, geschmacksfrei. – **Insipidus-Syndrom:** ↗Diabetes insipidus.

in situ: (latein.) am Ort, in natürl. Lage (innerhalb des Körpers); z.B. In-situ-Bypass (unter Verw. eines benachbarten Gefäßes); s.a. Carcinoma in situ.

Inskription: ↗Inscriptio.

Insolatio, Insolation: Sonnenbestrahlung. – *path* die intensive Sonnenexposition v.a. des Kopfes, i.w.S. auch die dadurch bedingte Schädigung (Sonnenstich).

insolubilis: (latein.) unlöslich.

Insomnia, Insomnie: ↗Schlaflosigkeit.

Inspektion: Betrachtung des Patienten zur Feststellung des körperlichen Zustandes (Habitus) u. eventueller krankhafter äußerer oder innerer (↗Endoskopie) Veränderungen.

Inspiration: 1) »Einatmung« als Teilvorgang der Atmung. **2)** Eingebung.

inspiratorisch: die Einatmung betreffend.

Instillation: tropfenweises Einbringen einer Flüssigkeit (z.B. Arzneimittellösung, Antibiotika, Zytostatika etc.) in den Körper (z.B. Körperhöhle, Blutgefäß [meist Vene], Hohlorgan, Unterhaut).

instinktiv: unbewußt aus angeborener Erfahrungskoordination (Instinkt); ohne rationale Überlegung, unwillkürlich.

Insudation: vermehrtes Eindringen von Blutflüssigkeit aus der Blutbahn in die gefäßlose Blutgefäßinnenschicht (Intima), in der die Flüssigkeit als »Insudat« evtl. zu Faserneubildung, Verfettung u. Verkalkung führt.

Insufficientia, Insuffizienz: ungenügende Funktion bzw. Leistung eines Organ(system)s. – **I. cardiae:** ↗Kardiainsuffizienz. – **I., chronische venöse:** Überbegriff für chronische venöse Abflußbehinderung der unteren Extremität u. die hieraus resultierenden Schäden bei ↗postthrombotischem Syndrom, ↗Varikosis u. kongenitaler Klappenagenesie u. -hypoplasie; führt zu Schwere- u. Völlegefühl der Beine v.a. bei längerem Sitzen u. Stehen, seltener zu Schmerzen. Unterschieden in 3 Stadien: Stadium I: Schwellung ohne trophische Störungen. Stadium II: trophische Hautveränderungen im Sinne von örtlicher Hämosiderose (»Stauungspigment«, »Dermatite ocre«), Lipodermatosklerose mit straffer Atrophie der Haut, ↗Atrophie blanche, Hyperkeratose u. Ekzematisation (»Stauungsdermatose«). Stadium III: ↗Ulcus cruris venosum oder Narbe nach abgeheiltem Ulcus. – **I. cordis:** ↗Herzinsuffizienz, Herzklappen-I. – **I. hepatis:** ↗Leberinsuffizienz. – **I., hypophysäre:** ↗Hypopituitarismus. – **I., intervertebrale:** s.u. intervertebral. – **I., renale:** ↗Niereninsuffizienz. – **I., respiratorische:** s.u. respiratorisch. – **I., zerebrale** oder **zerebrovaskuläre:** ↗Hirnischämie; s.a. Apoplexia cerebri.

Insuffizienzgeräusch: ↗Herzgeräusch bei Herzklappeninsuffizienz.

Insufflationsnarkose: offenes Verfahren der ↗Inhalationsnarkose, bei der das Narkosegemisch über Katheter oder Mundtubus in die oberen Luftwege geblasen wird.

Insufflatio, -sufflation: »Einblasen« flüssiger (tröpfchenförmiger), gas- oder pulverförmiger

Materie in Körperhöhlen, Gewebsspalten, Hohlorgane etc. – **I. pulmonis:** künstliche Beatmung (auch als respiratorische Reanimation) durch Einblasen von Luft u./oder Sauerstoff in die oberen oder tieferen Luftwege, z.B. als Atemspende (= Mund-zu-Mund-, Mund-zu-Nase-Beatmung) bzw. durch einen in die Luftröhre vorgeschobenen Trachealkatheter, bei ohne Intubation ausgeführter Narkose u. Tetanus mit einem ↗Beatmungsgerät; s.a. Sauerstoffinsufflation.

Insula, Lobus insularis: die »Insel« (I. Reilii) der Großhirnrinde; als Assoziationszentrum für akustisches Denken diskutiert.

Insulin, Inselhormon: Peptidhormon, das den Blutzuckerspiegel senkt u. direkt oder indirekt auf viele Stoffwechselreaktionen wirkt. Biosynthese (von Proinsulin) u. Speicherung erfolgen in der Bauchspeicheldrüse (Beta- = B-Zellen der LANGERHANS* Inseln). Die Sekretion (ca. 1–2 mg/d) wird durch verschiedene physiolog. Reize stimuliert oder gehemmt (↗Tab.). Seit 1987 Herstellung von Humaninsulin v.a. durch Gentechnologie; Anw. bei Diabetes mellitus s.u. Insulinpräparate.

Insulin [282]

Insulinsekretion	
Stimulus	**Inhibitor**
Glucose	Adrenalin
u.a. Hexosen, Triosen	Noradrenalin
Aminosäuren	u.a. α-Adrenergika
Fettsäuren	
Enterohormone	Glucagon
β-Adrenergika	Somatostatin
Cholinergika	β-Blocker

Insulinantagonisten: Substanzen mit einer dem Insulin entgegengesetzten Wirkung im Stoffwechsel, z.B. Glucagon.

Insulineinheit: auf ein internat. Standardpräparat (1 IE ≈ 0,04167 mg) bezogene Einheit des Insulins.

Insulin-Infusionssystem: ↗Insulinpumpe.

Insulinlipodystrophie: lokaler Schwund des Unterhautfettgewebes am Ort häufiger Insulininjektionen.

Insulinmangeldiabetes: s.u. Diabetes mellitus Typ I.

Insulinom: Insulin-produzierendes ↗Inselzelladenom (Apudom der B-Zellen). Symptome: ↗Hypoglykämie (v.a. nach Belastung oder Hungern).

Insulinpräparate: Injektionspräparate zur parenteralen Anw. (s.c., i.v.; s.a. Insulinpumpe; oral unwirksam) zur Therapie bei allen Insulin-bedürftigen Formen des Diabetes mellitus. Humaninsulin wird durch ↗Gentechnologie hergestellt oder teilsynthetisch aus Schweineinsulin gewonnen; ferner wurde ein schneller wirksames Insulinanalogon (Analoginsulin, Lispro) entwickelt, bei dem die Reihenfolge zweier Aminosäuren künstlich verändert ist. – Als Normal- = Altinsulin bis zu 8 Std. wirksam, als Depotinsulin mit verzögertem Wirkungsbeginn u. längerer Wirksamkeit für 12–24 Std. (Intermediärinsuline) bzw. > 24 Std. (Langzeitinsuline).

Insulinpumpe: am Körper tragbares oder implantierbares Gerät, das automatisch Insulinpräparate – in einer Menge, die der Änderung des Blutzuckerspiegels angepaßt ist – dem Patienten verabfolgt (subkutan); s.a. Pankreas, künstliches.

Insulinresistenz: starke Minderung oder Ausbleiben der therapeutischen Insulinwirkung; durch IgG-Antikörper, die die biol. Wirksamkeit des Insulins hemmen.

Insulinschock: Hypoglykämie (»Unterzucker«) mit Schocksymptomatik, u.U. mit posthypoglykämischem Koma durch unangemessen hohe Insulinzufuhr (Alt-/Verzögerungsinsuline) oder Mobilisierung endogenen Insulins (z.B. durch Sulfonylharnstoffe) oder bei Insulinom; Symptomatik kann schleichend oder akut beginnen.

Insulintoleranztest: intravenöse Verabreichung von 0,1 IE Insulin/kg KG unter strenger klin. Kontrolle; dient zur Feststellung einer Insulinresistenz.

Insult(us): (latein.) plötzlich eintretendes Ereignis, Anfall; i.e.S. der apoplektische I. (Schlaganfall) u. der transitorische I. (s.u. Apoplexia cerebri).

Integrität: Unversehrtheit.

Integument: Bedeckung, Hülle.

Integumentknochen: ↗Bindegewebsknochen.

intendiert: beabsichtigt; z.B. intendierte = Willkürbewegung.

Intensiv(pflege)station: Betteneinheit für die intensive Diagnostik u. Behandlung in lebensbedrohlicher, meist akuter Notsituation oder kritischer Erkrankungsphase (bei Herzerkrankung [z.B. Myokardinfarkt], Mehrfachverletzung, Nieren- u. Atmungsinsuffizienz, akuter Stoffwechseldekompensation, Blutung aus Verdauungstrakt, schwerer Vergiftung u. Verbrennung, Tetanus, Schädel-Hirn-Trauma, Elektrounfall, Schock). Hauptaufgaben: Wiederherstellung bzw. Erhaltung der Vitalfunktionen, exakte Dauerüberwachung (vgl. Monitoring), fundierte Sofortdiagnostik, rasche, auf das ursächliche Geschehen gerichtete Behandlung (»Kausaltherapie«). Auch als »Wachstation« einer Fachabteilung oder als übergreifender »Intensivbereich« mit Schwerpunktaufgaben (z.B. Infarkt-, Intoxikations-, Dialyse-, Reanimationszentrum).

Intentionstremor: Bei Annäherung an das Bewegungsziel erfolgendes Zittern, z.B. – als Kleinhirnzeichen – Tremor des Fingers beim Finger-Nase-Versuch (gezielte Bewegung) bei Multipler Sklerose.

inter: (latein.) Präposition bzw. Präfix »zwischen«, »in der Mitte zwischen ...« (vgl. intra).

Interaktion: Wechselwirkung, z.B. zwischen Medikamenten.

intercostalis: ↗interkostal.

Interdentalraum, Interdentium: der keilförmige Raum zwischen 2 benachbarten Zähnen (zwischen Knochenseptum u. Kontaktpunkt).

Interdigitalfalte: die in den **Interdigitalraum** (den Raum zwischen benachbarten Fingern oder Zehen) ragenden »Schwimmhäute« (Plica interdigitalis). Häufig Ort von Hautveränderungen (Erosion u. Ulzeration), z.B. bei Intertrigo, bei **Interdigitalmykose** (Dermatophyten, Hefen, Schimmel).

interdigital(is): zwischen 2 Fingern oder Zehen.

Interferone, IFN: von körpereigenen Zellen gebildete Substanzen (Zytokine), die das Immunsystem modulieren, die Vermehrung von Viren u. das Zellwachstum hemmen. Unterschieden in α-, β-, u. γ-I. Die Herstellung von I. erfolgt durch Gentechnologie (rekombinantes INF, rINF); klinische Anw.: Viruserkrankungen (z.B. Virusenzephalitis, chron. Virushepatitis) u. Tumoren, bei der Therapie der Haarzellenleukämie u. der chronischen myeloischen Leukämie.

Interimsprothese: zwischenzeitlich bis zur definitiven Versorgung zu tragende Prothese, z.B. Behelfsbein (zur Gehschulung), Zahnersatz.

interior: (latein.) innere(r).

interkostal, intercostalis: zwischen den Rippen; z.B. Hernia intercostalis; s.a. Interkostal...

Interkostalanästhesie: Leitungsanästhesie der Brust- u. Bauchwand durch Anästhetikum-Infiltration der Weichteile um die entsprechenden Interkostalnerven hinter dem Rippenunterrand; cave: Pneumothorax!

Interkostalarterie; -muskel; -nerv: Arteria bzw. Musculus bzw. Nervus intercostalis.

Interkostalneuralgie: gürtelförmige Schmerzen entlang einem oder mehreren Zwischenrippenräumen u. mit typischen Druckpunkten paravertebral, in der Axillarlinie u. paramedian-vorn. Symptom bei Rückenmarks- u. Wirbelsäulenprozessen, Zoster, Aortenisthmusstenose, Bronchial- u. Mediastinaltumor, Pleuraendotheliom.

Interkostalraum: Zwischenrippenraum.

interkurrent: zwischenzeitlich auftretend; z.B. ein **i. Fieber** im Verlauf einer fieberfreien Erkrankung.

Interleukine, IL: v.a. von Lymphozyten gebildete, zu den ↗Zytokinen gehörende Substanzen, die vielfältig als Signalstoffe des Immunsystems wirken (s.a. Abb.); als Mediatorsubstanzen verantwortlich für Induktion u. Verlauf der T-Zell-vermittelten zytotoxischen Immunreaktion sowie der B-Zell-Aktivierung (Antikörperproduktion). Unterschieden in zahlreiche Gruppen (Il-1–Il-18); therap. Anw. z.B. bei metastasierendem Nierenkarzinom (Il-2).

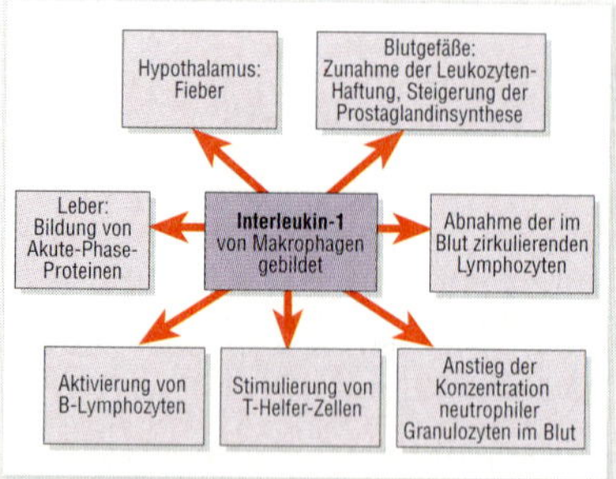

Vielfalt der Wirkungen von **Interleukin-1** bei Abwehrprozessen [156]

Interlobärerguß: Pleuraerguß (s.a. Pleuritis interlobaris) im Interlobärspalt; eitrig als **(= Interlobärempyem)**.

interlobär, interlobaris: zwischen 2 (Lungen-) Lappen.

interlobulär: zwischen Organläppchen (Lobuli), z.B. Ductulus interlobularis.

Intermediärinsulin: Insulin-Präparat mit mittlerer Wirkungsdauer (12–24 Std.).

Intermediärprodukt: Zwischenprodukt einer mehrstufigen chem. Reaktion; z.B. im ↗Intermediärstoffwechsel.

Intermediärstadium: Krankheitsstadium zwischen akutem u. Intervallstadium (mit Abklingen der akuten entzündl. Erscheinungen); z.B. bei Appendizitis ca. 48–72 Std. nach Beginn der Entzündung.

Intermediärstellung: unbewegliche »Kadaverstellung« der Stimmbänder etwa in Mitte zwischen Phonations- u. Respirationsstellung, meist bei beidseitiger vollständiger Rekurrenslähmung (bei einseitiger Rekurrenslähmung Heiserkeit, bei beidseitiger Phonationsausfall).

Intermediärstoffwechsel: die Gesamtheit der Zwischenstufen des im Körper ablaufenden Stoffwechsels; s.a. Metabolit.

intermedius: (latein.) in der Mitte (zwischen 2 vergleichbaren Objekten) gelegen; z.B. Nervus intermedius **(= Intermedius)**.

Intermenstrualblutung: ↑Mittelblutung.

Intermenstrualschmerz: etwa in Zyklusmitte auftretender, kurzdauernder, evtl. einseitiger Schmerz; wahrscheinlich bei Follikelsprung.

intermenstruell: zwischen 2 Regelblutungen.

Intermissio, -mission: *(latein. = zeitweiliges Aufhören)* erscheinungsfreies Intervall zwischen 2 Fieber- oder Krampfanfällen, Krankheitsschüben etc.

intermittierend: zeitweilig aussetzend. – **i. Fieber:** ↑Febris intermittens. – **i. Hinken:** ↑Claudicatio intermittens. – **i. Therapie:** Th. mit festgelegten behandlungsfreien »Pausen«.

Interna: i.e.S. innerlich anzuwendende Mittel.

International Classification of Diseases, Injuries and Causes of Death, ICD: (engl.) von der *WHO* aufgestellter 5stelliger Diagnoseschlüssel; vom Statistischen Bundesamt Wiesbaden 1968 veröffentlicht u. für Deutschland als verbindlich erklärt.

Internationale Einheit, IE, IU (»Unit«): durch Standard- u. Referenzpräparate (z.B. im Statens Seruminstitut Kopenhagen, National Inst. for Med. Research London) u./oder durch international gültige Definition der Bedingungen (z.B. Temperatur) in einem biochem. oder biol. Test reproduzierbar gemachte Meßgrößen für medizinisch verwendete Wirkstoffe u. Präparate, v.a. Antibiotika, Vitamine, Hormone, Drogeninhaltsstoffe, immunol. Präparate etc.

International Non-proprietary Name: ↑INN.

Interneuron, Zwischen-, Schaltneuron: Nervenzelle, die hemmende u. erregende Zuströme integriert, möglicherweise auch verstärkt.

internus, int.: (latein.) innen gelegen, der innere.

Internuslähmung: (häufigste) Stimmbandlähmung durch Ausfall des M. vocalis; v.a. bei stimmlicher Überbeanspruchung, chron. Laryngitis.

interosseus, interossär: zwischen 2 Knochen, z.B. Membrana interossea.

Interphase: der Zeitabschnitt zwischen 2 Mitosen im ↑Zellzyklus.

Interphasekern: der Zellkern während der ↑Interphase (»Arbeitskern«, mit intensiver Stoffwechselleistung, Synthesearbeit).

Interplazentarkreislauf: die sehr langsame Blutströmung im intervillösen Raum (»Hindurchsickern zwischen den Zotten«) der Plazenta, aufrechterhalten durch den mütterlichen Kreislauf, Zottenpulsation, Uteruskontraktionen; Abflußregulierung durch Klappen in Plazentavenen. – vgl. Plazentarkreislauf.

Interpositio, -position, Zwischenschaltung, -lagerung: **1)** spontanes Sichzwischenschieben (evtl. Einklemmen) eines Körpergewebes oder Organs in einen Defekt (z.B. Weichteil-I. in Frakturspalt) oder zwischen andere Organe. **2)** Zwischenschaltung bzw. -lagerung eines Transplantats (z.B. Fettgewebe, Faszie, Darmsegment) oder alloplastischen Implantats (z.B. Gelenk-, Gefäßprothese) zwischen Organteile, -stümpfe bei Plastiken (z.B. bei Bildung einer Ersatzblase, eines Ersatzmagens bzw. bei Arthroplastik). **3)** Einpflanzung von Ersatzgebilden in die Schalleitungskette. **4) I. uteri:** operative Verlagerung der Gebärmutter, z.B. ins Spatium vesicovaginale (= vordere I.) bei funktioneller Harninkontinenz oder Gebärmutter-Scheidenprolaps.

Interruptio: (latein.) Unterbrechung, i.e.S. die **I. graviditatis** (↑Schwangerschaftsabbruch).

Intersectiones tendineae, Inscriptiones t.: die 3–4 queren, mit dem vorderen Rektusscheidenblatt verwachsenen Zwischensehnen des M. rectus abdominis.

interspinal(is): zwischen den Dornfortsätzen zweier benachbarter Wirbel.

Interstitialzellen-stimulierendes Hormon, ICSH, IZSH: ↑luteinisierendes Hormon (LH).

interstitiell, interstitialis: dazwischenliegend; z.B. ein zwischen Parenchym gelegenes Gewebe (= **i. Gewebe,** so das **i. Bindegewebe,** die Hodenzwischenzellen, die Eierstockzellen). – **i. Flüssigkeit:** s.u. Körperflüssigkeit. – **i. Pneumonie:** s.u. Pneumonie. – **i. Nephritis:** s.u. Nephritis.

Interstitium: 1) Zwischenraum zwischen Körperorganen oder -geweben. **2)** das interstitielle Bindegewebe.

intertriginös: in Form oder mit der Lokalisation einer ↑Intertrigo.

Intertrigo, Hautwolf: hochrotes, nässendes Erythem (ohne Krusten oder Schuppen) an

Berührungsstellen der Haut, v.a. in Achseln u. Leisten, an Damm (= **I. perinealis** = »Wolf« i.e.S.), Gesäßspalte, Nabel, unter den Brüsten, zwischen Fingern u. Zehen; entweder infolge Mazeration mit nachfolgender bakterieller oder mykotischer (= **I. candidamycetica;** häufig bei Diabetikern) Infektion oder – v.a. bei Adipösen – als ekzematisiertes seborrhoisches Ekzem.

intertrochanter(icus), intertrochantär: zwischen Trochanter major u. minor.

Intervall: Zeitabstand, Zwischenraum; *klin* das symptomfreie oder -arme Stadium eines Krankheitsverlaufs (zwischen Anfällen, Schüben, Rezidiven etc.). – **I., freies:** das I. zwischen Initialstörung u. Folgeerscheinungen, z.B. zwischen Entstehung einer Karotisthrombose u. hypoxischer Hirnschädigung oder als Teil des »Dreiphasensyndroms« (Bewußtlosigkeit – freies = luzides I. – Bewußtlosigkeit) bei Compressio cerebri.

Intervalltherapie: Behandlung nach einem festgelegten Zeit- u. Therapieschema mit Behandlungspausen.

Intervention: Eingriff; therapeutische oder vorbeugende ärztl. Maßnahme (i.e.S. eine dringliche).

intervertebral: zwischen 2 Wirbeln. – **i. Insuffizienz:** Störung im ↗Bewegungssegment infolge Lockerung oder Steife (Instabilitas bzw. Immobilitas intervertebralis). – vgl. Wirbelsäuleninsuffizienz.

Intervertebralscheibe: ↗Discus intervertebralis; s.a. Bandscheiben…

intervillöse Räume: die von mütterlichem Blut durchströmten Räume zwischen den Plazentazotten; s.a. Interplazentarkreislauf.

interzellulär: zwischen den Zellen (im Interzellularraum) gelegen, die Interzellularsubstanz betreffend.

Interzellularsubstanz: von Körperzellen gebildete u. in den Interzellularraum ausgeschiedene, dem Gewebeaufbau dienende Stoffe, die sich z.T. zu retikulären, kollagenen u. elastischen Fasern zusammenfügen **(= geformte I.),** teils strukturlos bleiben u. als Grund- oder Kittsubstanz **(= ungeformte I.)** das Binde- bzw. Einschlußmittel für die Fasern bilden. Geformte u. ungeformte I. treten stets gemeinsam auf, am reichlichsten im Knorpel- u. Knochengewebe.

Interzeption: Verhinderung einer Schwangerschaft durch Verhinderung der ↗Nidation des befruchteten Eies; gilt vor dem Gesetz nicht als Schwangerschaftsunterbrechung. Methoden: **1) hormonale I.** (sog. Postkoitalpille, »Pille danach«), z.B.: orale Verabfolgung einer hochdosierten Östrogen-Gestagen-Kombination (Beginn innerhalb von 72 Std. nach dem Koitus); Nebenwirkungen: Übelkeit, Erbrechen. **2) mechanische I.:** Einsetzen eines ↗Intrauterinpessars, wenn die Frist für die hormonalen Methoden (72 Std. nach dem Koitus) verstrichen ist (sog. »IUP-danach«).

intestinal(is): den Darmkanal, i.w.S. auch den Verdauungstrakt betreffend.

Intestinalhormone: v.a. in ↗APUD-Zellen des Verdauungstraktes gebildete Hormone, die u.a. der Regulation von Magen-Darm-Motorik u. dem Zusammenspiel zwischen Nahrungsaufnahme, Verdauung, Stoffwechsel u. Nervensystem dienen; z.B. Bombesin, Cholezystokinin-Pankreozymin (= CCK-PZ), Enteroglucagon, Gastrin, GIP, Motilin, Neurotensin, Sekretin, Somatostatin, Substanz P, VIP (**v**asoactive **i**ntestinal **p**eptide); ferner Enkephaline; i.w.S. auch Glucagon u. Insulin.

Wirkungsspektrum von **Intestinalhormonen** [249]

	Sekretion			**Motilität**		
	H^+	HCO_3^-	Pankreasenzyme	Magen	Dünndarm	Gallenblase
Gastrin	↑	(↑)	(↑)	↑	↑	(↑)
CCK-PZ	(↑)	(↑)	↑	↓	↑	↑
Sekretin	↓	↑	Ø	↓	↓	Ø
GIP	↓	Ø	Ø	↓	Ø	Ø
VIP	↓	↑	↓	Ø	Ø	
Motilin	Ø	Ø	Ø	↑	↑	Ø
Glucagon	↓	↓	↓	↓	↓	↓

(↑): geringe Steigerung, ↑: Steigerung, (↓): geringe Hemmung, ↓: Hemmung, Ø: kein Effekt

Intestinaltrakt: Verdauungstrakt, Darmkanal.

Intestinum: *(latein. = Eingeweide)* der ↗Darm.

Intima: ↗Tunica intima (vasorum).

Intimafibrose: bindegewebige Verdickung u. hyaline Umwandlung der Gefäßintima im Rahmen der Angiofibrose.

Intimasklerose: beetartige Vermehrung des faserigen Bindegewebes der Intima (s.a. Intimafibrose) von weißlich-gelblichem Aussehen im Initialstadium der ↗Atherosklerose.

in toto: (latein.) im ganzen, vollständig.

Intoxikation: ↗Vergiftung.

intra: Präposition bzw. Präfix »innerhalb«, »in – hinein« (s.a. endo…) – **i. partum,** sub partu: »während der Geburt«. – **i. vitam:** »während des Lebens«; s.a. Vital…

intraabdominal: in der oder in die Bauchhöhle.
intraalveolär: in den (Lungen-)Alveolen.
intraarteriell, endarteriell: in einer oder in eine Arterie; z.B. i. Angiographie (↗Arteriographie), i. ↗Injektion; s.a. Endarteri...
intraartikulär: in einem oder in ein Gelenk; z.B. i. Körper (freier ↗Gelenkkörper).
intraatrial: in einem oder in einen (Herz-)Vorhof.
intradermal, i.d.: in der oder in die Haut (s.a. Intrakutan...).
intraduktal: in einem oder in einen Gang (↗Ductus).
intradural: zwischen beide(n) Blätter(n) der Dura mater (z.B. **Intraduralblutung**); vgl. subdural.
intraepidermal: in der oder in die Oberhaut (Epidermis); z.B. intraepidermales oder intraepitheliales Karzinom (als Carcinoma in situ).
intragluteal: innerhalb der oder in die Gesäßmuskeln; z.B. i. ↗Injektion.
intrahepatisch: innerhalb der Leber.
intrakanalikulär: in einem oder über ein(en) Kanal(system); z.B. die i. (= kanalikuläre) Infektionsausbreitung, i. ↗Metastasierung.
intrakapsulär: innerhalb einer bzw. in eine Organkapsel hinein.
intrakardial, endokardial: in einer oder in eine Herzhöhle; z.B. i. ↗Injektion, i. Druckmessung (mittels Herzkatheterismus).
intrakavitär: in einer oder in eine (Organ-)Höhle; z.B. *radiol* i. Bestrahlung (mit Nachladetechnik, Körperhöhlenrohr, Radiumeinlage; ↗Intrauterinbestrahlung).
intrakorporal: 1) im oder in das Körperinnere (s.a. Inkorporation). **2)** im Korpusteil eines Organs.
intrakranial, intrakraniell: innerhalb der bzw. in die Schädelhöhle hinein; z.B. i. Drucksteigerung (↗Hirndruck), i. Blutung (s.a. Hirnblutung).
intrakutan, intradermal, i.c.: in der oder in die Haut; s.a. Intrakutan...
Intrakutanimpfung: Impfung durch intrakutane Injektion eines Impfstoffes.
Intrakutannaht, intradermale Naht: Wundnaht mit parallel zur Oberfläche ins Korium versenktem reizlosem (synthet.) Faden; kosmetisch günstig.
Intrakutantest, Intradermaltest: diagnostischer Hauttest durch intrakutane Injektion einer geringen Menge des Allergens, die beim Sensibilisierten eine lokale Intrakutanreaktion hervorruft. Anwendung zur Diagnostik einer Soforttyp-Allergie u. Prüfung der Immunitätslage für bestimmte Krankheiten; z.B. nach CASONI-BOTTERI (auf Echinokokkose), DICK (Scharlach), SCHICK (Diphtherie), FREI (Lymphogranuloma inguinale), MENDEL-MANTOUX (Tbk).
Intrakutantestreaktion: Hautveränderung (Quaddelbildung, Erythem, Schwellung) am Ort des ↗Intrakutantests als Immunreaktion zumeist vom Soforttyp (s.u. Reaktionstypen).
intralaryngeal, endolaryngeal: in der oder in die Kehlkopflichtung.
intraligamentär: in einem Band; i.e.S. im Ligamentum latum uteri (z.B. i. ↗Myom).
intralobär, intralobaris: in einem (Lungen- oder Leber-)Lappen; s.a. Lobär...
intralobulär: in einem Läppchen (Lobulus); s.a. Lobulär...
intramedullär: 1) innerhalb des Rückenmarks (einschließlich Medulla oblongata). **2)** im oder in das Knochenmark, z.B. die i. Osteosynthese (mittels Marknagel), i. Osteotomie (mittels Innensäge).
intramolekular: innerhalb eines Moleküls.
intramural: in einer Organwand; z.B. i. ↗Myom, Ganglien, Harnleiterabschnitt. – **i. System:** parasympathische Nervenzellen u. Ganglien in der Wand von Verdauungskanal, Herz, Gebärmutter, Scheide, Harnblase; ↗Plexus myentericus, Plexus submucosus.
intramuskulär, i.m.: in einem oder in einen Muskel; z.B. i.m. ↗Injektion.
in-transit metastasis: (engl.) Metastase (z.B. eines Melanoms) zwischen Primärtumor u. regionalen Lymphknoten.
intraokulär, intraokular: im Augeninnern, im ↗Bulbus oculi; z.B. i. Druck (↗Augendruck).
intraoperativ: während der Operation.
intraorbital: in der Augenhöhle; s.a. Orbital...
intraossal, intraossär, endostal: im oder in den Knochen.
intraparietal: 1) in der Wand (Paries) eines Organs (= intramural). **2)** im Scheitellappen des Großhirns (Lobus parietalis) bzw. in der Parietalgegend.
intrapelvin: im (Nieren-)Becken.
intraperikardial: im Herzbeutel (Perikard bzw. perikardialer Raum).
intraperitoneal: 1) von Bauchfell umhüllt. **2)** in der bzw. in die freie Bauchhöhle; z.B. i. Blutung (bei Leber-, Milzeinriß, Tubarruptur etc.), i. Lufteinblasung (↗Pneumoperitoneum); s.a. Peritoneal...
intrapleural: vom Brustfell umhüllt, in der oder in die Pleurahöhle, z.B. i. Druck, i. Lufteinblasung (↗Pneumothorax).

I

intrapulmonal: in(nerhalb) der Lunge, im Lungenparenchym; vgl. pulmonal.
intrarenal: in(nerhalb) der Niere.
intrasellär: in der Sellahöhlung des Keilbeinkörpers.
intraskrotal: im Hodensack.
intraspinal: 1) in der Wirbelsäule, d.h. im Wirbelkanal, gelegen. **2)** im Dornfortsatz (Processus spinosus).
intrathekal: 1) in der Theca folliculi. **2)** innerhalb der harten Rückenmarkhaut (Theca medullae spinalis, Dura mater), d.h. im bzw. in den Duralsack (= intradural, im Liquorraum).
intrathorakal: im oder in den Brustkorb (Thorax); s.a. Thorakal...
intratonsillar, intratonsillär: in eine(r) Mandel (Tonsilla); s.a. Tonsillar...
intratracheal: in der oder in die Luftröhre (Trachea); z.B. i. Narkose (↗Intubationsnarkose); s.a. Endotracheal..., Tracheal...
intratubar: 1) in der oder in die Ohrtrompete (Tuba auditiva). **2)** im oder in den Eileiter (Tuba uterina), z.B. intratub. Eiabsiedlung (Nidation).
intratubulär: im oder in den (Nieren-)Tubulus.
intrauterin: in der oder in die Gebärmutterhöhle (Cavitas uteri); während der Leibesfruchtentwicklung im Uterus. – **i. Asphyxie:** fetale ↗Asphyxie. – **i. Infektion:** s.u. diaplazentar. – **i. Therapie:** ↗Pränataltherapie.
Intrauterinbestrahlung: intrakavitäre Strahlentherapie der Gebärmutter (v.a. bei Korpuskarzinom) mit radioaktiven Substanzen (↗Radiumtherapie, Nachladetechnik [»Afterloading«]).
intrauteriner Fruchttod: Absterben der Leibesfrucht in der 2. Schwangerschaftshälfte, evtl. erst während der Geburt (s.a. Asphyxie, fetale); v.a. infolge Spätgestose, Übertragung (mit Plazentarinsuffizienz), mütterlicher u./oder fetaler Erkrankung (z.B. Diabetes, chron. Nephritis, Morbus haemolyticus neonatorum, Syphilis), Fehlbildung, exogener Vergiftung (Pb, As), vorzeitiger Plazentalösung, Nabelschnurvorfall. Symptome: Fehlen der Herztöne u. Kindsbewegungen, fortschreitende Abnahme des Leibesumfangs, vorzeitiges Absinken des Gebärmutterfundus; sonographisch über fehlende fetale Herzaktionen zu sichern.
Intrauterinpessar, IUP: zur Empfängnisverhütung ganz oder teilweise in die Gebärmutterlichtung einzuführender Fremdkörper aus Kunststoff, evtl. mit Kupferbeschichtung.
intravaginal: in einer Nerven-, Gefäß- oder Sehnenscheide; i.e.S. in der oder in die weibl. Scheide.
intravasal, intravaskulär: in einem oder in ein Blut- oder Lymphgefäß; z.B. die disseminierte i. Gerinnung (↗Verbrauchskoagulopathie).
intravenös, i.v.: in einer oder in eine Vene; z.B. i.v. ↗Injektion.
intraventrikulär: 1) in einen bzw. in einem Hirnventrikel. **2)** in einer oder in eine Herzkammer bzw. in deren Wand. **3)** im Magen.
intravital: während des Lebens (»intra vitam«), in lebendem Zustand; s.a. Vital...
intravitreal: innerhalb des Glaskörpers (des Auges).
intrazellulär: im Innern einer Zelle, das Zellinnere betreffend; s.a. Intrazellular...
Intrazellularflüssigkeit, IZF, ICF: die flüssigen Bestandteile der biologischen Zelle; i.e.S. der Flüssigkeitsinhalt der gesamten Zellmasse eines Individuums als Medium des Zellstoffwechsels.
Intrazellularraum, IZR: **1)** der von der Zellmembran begrenzte Zellraum. **2)** der von der gesamten ↗Intrazellularflüssigkeit eingenommene Raum.
intrazerebellar: im Kleinhirn (Cerebellum).
intrazerebral: im bzw. in das Gehirn; s.a. Hirn..., Zerebral...
intrazytoplasmatische Spermieninjektion, ICSI: Zusatzmaßnahme zur In-vitro-Fertilisation. Dabei werden die Eizellen nach ultraschallkontrollierter Gewinnung aus dem Eierstock durch Hyaluronidase von den sie umgebenden Granulosazellen befreit. Anschließend erfolgt unter dem Mikroskop die Befruchtung mit einem Spermium, das in eine dünne Injektionspipette aufgesogen u. direkt in das Oolemma der Eizelle eingebracht wird (sog. Mikroinjektion).
intrinsic: (engl.) innerhalb, innerlich, endogen.
Intrinsic-Asthma: nicht-allergisches ↗Asthma bronchiale, z.B. als Folge chronischer Atemwegsinfektion in Verbindung mit konstitutionellen, neurovegetativen u. hormonellen Faktoren; Beginn meist im mittleren Lebensalter; häufig mit ↗Extrinsic-Asthma kombiniert.
Intrinsic-Faktor, CASTLE* F.: in der Magenschleimhaut von den Belegzellen gebildetes Glykoprotein, das mit Vitamin B_{12} einen Komplex bildet u. so die B_{12}-Resorption im unteren Ileum ermöglicht. Angeborener **I.-F.-Mangel** oder I.-F.-Autoantikörper bewirken perniziöse Anämie; vgl. Extrinsic-Faktor; s.a. SCHILLING* Test.
Intrinsic(-Gerinnungs)-System: Reaktions-

folge der Blutgerinnung, die nur durch im Blut vorhandene Faktoren vermittelt wird (↗Blutthrombokinase bzw. Prothrombinase; Aktivierung erfolgt v.a. durch Kontakt mit fremden Oberflächen).

intro...: Präfix »einwärts«, »hinein«, »herein«; vgl. intra...

Introitus: (latein.) Eingang; i.e.S. *gyn* als **I. vaginae** der »Scheideneingang«.

Intubation: Einführung eines Tubus (Hohlsonde, Schlauch etc.) in eine natürl. Körperhöhle oder ein Hohlorgan. – I.e.S. *anästh* das Einführen eines Beatmungsrohres in die Atemwege zu deren Freihaltung als wichtigste Hilfe für die künstliche Beatmung im Notfall u. bei der ↗Intubationsnarkose; z.B. **1)** das zur Atemspende (Mund-zu-Mund-Beatmung oder Atembeutel) erfolgende Einführen eines Oropharyngealtubus (durch den Mund; z.B. GUEDEL* Tubus) oder eines Nasopharyngealtubus (durch die Nase; v.a. bei Kiefersperre), wodurch die Zunge von der Rachenhinterwand ferngehalten wird. Oder **2)** als **endotracheale I.** das Einführen eines ↗Endotrachealtubus, u. zwar – meist unter Sicht (↗Laryngoskop) – durch Mund **(orotracheal)** oder Nase **(nasotracheal)** – am Kehldeckel vorbei u. durch die Stimmritze (zwischen den Stimmbändern) direkt in die Luftröhre; ↗Abb. Als **3)** die **endobronchiale I.,** d.h. das Einführen eines Endobronchialtubus (unter Sicht; mit speziellem Bronchoskop) bis in einen Hauptbronchus für die selektive Beatmung einer Lungenhälfte.

Intubationsnarkose: ↗Inhalationsnarkose, bei der die Zufuhr des Narkosemittels über einen Endotracheal- oder -bronchialtubus (s.a. Intubation) erfolgt u. die meist mit Muskelrelaxation kombiniert wird.

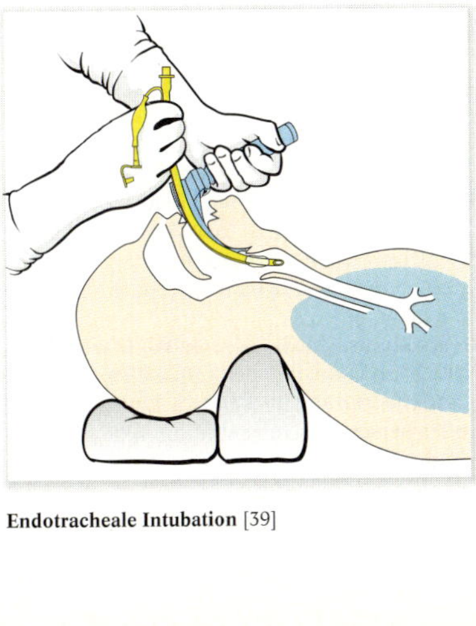

Endotracheale Intubation [39]

Inulin: stärkeartiges Polysaccharid aus Fructoseeinheiten; in Knollen u. Wurzeln zahlreicher Kompositen (z.B. Alant, Dahlie, Topinambur). Klinische Anw. u.a. zur renalen ↗Clearance **(Inulinclearance)**.

Invaginatio(n): 1) Indigitation: Einstülpung eines Hohlorgan(teil)s in sich oder in ein Nachbarorgan. – I.e.S. die – meist akute – **axiale I.** eines Darmabschnitts (samt Gekröse) in die Lichtung des anschließenden Abschnitts, meist des Dünndarms in den Dickdarm **(»I. ileocolica«)**. Tritt bevorzugt auf beim Säugling. Bedarf meist der Frühoperation. **2) I. uteri:** s.u. Inversio.

Invalidität: dauerhafte körperl. Behinderung (meist in Prozent der Leistungsminderung ausgedrückt).

Invasion: Eindringen von Krankheitserregern in den Makroorganismus (vgl. Infektion, Infestation) bzw. von Zellverbänden in Nachbargewebe oder -organe (= invasives Wachstum bei Tumoren als Zeichen von Malignität).

invasiv: eindringend. – **i. Diagnostik:** Diagnostik unter Verletzung der Körperintegrität, z.B. als Herzkatheterismus, Angiographie, Biopsie. – **i. Wachstum:** s.u. Invasion.

Inversio(n): Umkehrung; **1)** bei optisch aktiven Verbindungen die Änderung der Drehrichtung des polarisierten Lichtes im Verlauf einer chem. Reaktion. **2)** Verdrehung oder Umstülpung eines Organs; z.B. **I. testis** (↗Hodeninversion), **I. uteri** (partiell oder total durch die Scheide nach außen; nur unter der Geburt, v.a. bei unsachgemäßer Leitung der Nachgeburt), **I. vesicae** (bei Blasenekstrophie). **3) I. viscerum:** angeborene körperseitenverkehrte Lage von Organen (↗Situs inversus). **4)** *meteorol* das Vorliegen einer tief bodennahen Kaltluftschicht unter einer sie abdeckenden, auftriebsverhindernden Warmluftschicht; vgl. Smog.

inversus, invertiert: umgekehrt, verdreht (s.a. Inversion); z.B. ↗Situs inversus.

Invertzucker, Invertose: optisch linksdrehendes Gemisch von Trauben- u. Fruchtzucker (gleiche Teile), entstanden aus Rohrzucker (rechtsdrehend) durch Hydrolyse (enzymatisch durch die Fructofuranosidase = Invertase); Hauptbestandteil des Honigs.

invisibel: unsichtbar.

in vitro: (latein.) »im (Reagenz-)Glas«, d.h. im Versuch außerhalb des Organismus.

In-vitro-Fertilisation: s.u. Embryotransfer.

I

in vivo: (latein.) »im Leben«, im lebenden Organismus; s.a. Vital..., Intravital...

Involution: der funktionsbedingte (Mangelbeanspruchung) u./oder alter(n)sbedingte physiolog. Rückbildungsprozeß einzelner Organe.

Involved-field-Bestrahlung: Bestrahlung direkt befallener Regionen bei HODGKIN* Syndrom oder malignen Non-HODGKIN-Lymphomen.

Inzidentalom: Bez. für Tumoren, die mit den modernen bildgebenden Verfahren (Sonographie, Computer- oder Kernspintomographie) meist zufällig entdeckt werden. **1) I. der Nebenniere:** Nebennierentumoren (häufigste pathologische Veränderung der Nebenniere); verursachen oft keinerlei Symptome oder Laborveränderungen u. besitzen nur ausnahmsweise Krankheitswert. **2) I. der Hypophyse:** kleiner Hypophysentumor.

Inzidenz: in der Epidemiologie die Anzahl neuer Erkrankungsfälle an einer bestimmten Krankheit in der Zeiteinheit; vgl. Prävalenz.

Inzision, Incisio: Einschneiden, Einschnitt (Wortteil: »-tomie«), z.B. als I. biopsie; meist als schichtweise Gewebsdurchtrennung, aber auch Eröffnung z.B. eines Abszesses, Hohlorgans (z.B. Gastro-, Enterotomie) etc. in einem Zuge mit einem schneidenden Instrument (z.B. Skalpell).

Inzisur: Einschnitt, ↗Incisura.

Io...: s.a. Jo...

i.o.: **1)** intra**o**kular (= im Auge). **2)** intra**o**ral (= im Mund).

Iod...: neuere Schreibweise für ↗Jod...

IO-Gerät: **i**m **O**hr (im Gehörgang) zu tragendes Kleinsthörgerät (↗Hörhilfe).

Ionen: elektrisch geladene Teilchen, die aus Atomen oder Molekülen entweder durch Entzug eines oder mehrerer Elektronen (= positives I. = Kation; z.B. H^+) oder durch Elektronenzufuhr (= negatives I. = Anion; z.B. OH^-) entstehen.

Ionenaustauscher, Austauschharze: feste u. unlösliche Substanzen, die aus Elektrolyt-Lösungen Ionen im Austausch gegen eigene Ionen gleicher Ladung aufnehmen. Anw. finden v.a. die Kunstharz-I. (Polykondensations- u. Polymerisationsharze), z.B. zur Wasserentsalzung u. -enthärtung, für Chromatographie sowie zur Therapie bei Hyperkaliämie, Hypercholesterinämie, Pruritus.

Ionenpumpe: der aktive, unter Energieverbrauch verlaufende Ionentransport durch eine Membran, entgegen einem elektrochemischen Gradienten; als wichtigste I. die gekoppelte Natrium-Kalium-Pumpe.

Ionenstrahlen: die aus schnell bewegten Ionen (nackten Atomkernen) bestehenden Protonen-, Deuteronen- u. α-Strahlen.

Ionentherapie: **1)** ↗Elektrolyttherapie. **2)** ↗Iontophorese. **3)** ↗Strahlentherapie mit ↗Ionenstrahlen.

ionisierende Strahlung: Wellen- oder Korpuskularstrahlung, die beim Durchgang durch Materie Ionisation (Bildung von Ionen) bewirkt; s.a. Strahlung.

Ionogramm: graphische Darstellung der Konzentration von Kat- u. Anionen einer Elektrolyt-Lösung, z.B. des Blutplasmas.

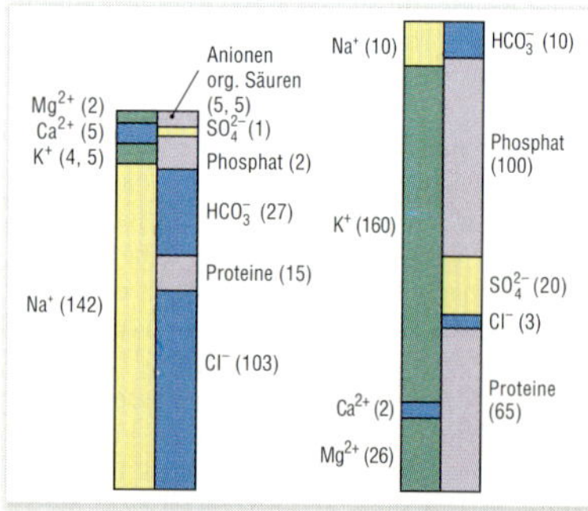

Ionogramm des Blutplasmas (li.) u. der intrazellulären Flüssigkeit (re.); Konzentrationsangabe der Ionen in Klammern (in mmol/l) [248]

Iontophorese: Einführung von Ionen (oder undissoziierten Wirkstoffen) mit Hilfe von Gleichstrom durch die Haut in den Körper, wobei die Ionen von der inaktiven Elektrode (Metallelektrode über einer mit der Arzneimittellösung getränkten Gaze-, Watte- oder Filterpapierschicht) in untere Hautschichten eindringen u. in den Blutkreislauf gelangen.

i.p.: intra**p**eritoneal.

ipsilateral: auf derselben Seite; vgl. kontralateral.

Iridektomie, Korektomie: Teilresektion der Regenbogenhaut (Iris), u. zwar zur Verbesserung des Sehens (= **optische I.** = Koremorphose) oder als Glaukom- oder Entzündungstherapie.

Iridenkleisis, -klisis, Korenklisis, Iriseinklemmung: als Glaukomoperation eine totale Iridektomie mit abschließendem Einlegen eines oder beider Irisschenkel in die Sklerawunde (sichert ständigen Abfluß von Kammerwasser unter die Konjunktiva).

Iridium, Ir: ein Platinmetall-Element; ^{192}Ir (β-

u. γ-Strahler) wird für interstitielle Strahlentherapie u. als Telecurie-Quelle angewendet.

Irido...: Wortteil »Regenbogenhaut« (= ↗Iris).

Iridochorioiditis: gleichzeitige Entzündung von Regenbogen- u. Aderhaut (s.u. Uveitis).

Iridodialysis: Ablösung der Regenbogenhaut vom Ziliarkörper (durch Verletzung oder Operation).

Iridodonesis: ↗Irisschlottern.

Iridokeratitis: Hornhautentzündung (v.a. Keratitis parenchymatosa) mit Iris- bzw. Kornealwinkelbeteiligung.

Iridoplegie: teilweiser oder totaler Beweglichkeitsverlust der Regenbogenhaut (= Iridoparese bzw. -paralyse) infolge Lähmung des Musculus sphincter pupillae; s.a. Pupillenstarre.

Iridopsie: »Regenbogenfarbensehen« als Symptom des Glaukoms (d.h. infolge Epithelödems der Hornhaut).

Iri(do)tomie, Koretotomie**:** Einschneiden oder Durchtrennung der Regenbogenhaut (ohne Resektion) als Teilmaßnahme einer Katarakt- oder Glaukom-Op. oder zur Schaffung einer künstl. Pupille.

Iridozele, Irisprolaps, Irishernie**:** Vorwölbung eines Teiles der Regenbogenhaut durch einen Hornhautdefekt (bei perforiertem Ulcus corneae, nach Trauma).

Iridozyklitis: Iritis mit Beteiligung des Ziliarkörpers (= Uveitis anterior). Verlaufsformen u. Symptome wie bei Iritis; ferner Glaskörpertrübung u. toxische Begleitneuritis.

Iris: *(griech. iris = Regenbogen)* die »Regenbogenhaut« als regulierbare Blende des Auges in Form einer frontal gestellten, in der Mitte vom Sehloch (= Pupille) durchbrochenen gefäßreichen Ringscheibe. Die Pigmentierung des Bindegewebes bestimmt die Augenfarbe (diese ist primär infolge des durchscheinenden Pigmentepithels blau).

Irisablösung: ↗Iridodialyse.

Iris-Clip-Linse: nach Star-Op. sofort in die Pupille einzusetzende Plexiglaslinse.

Irisdiagnostik: ↗Augendiagnose.

Iriskolobom: Regenbogenhautdefekt; angeboren (meist nach unten gerichtet, infolge mangelhaften Verschlusses des Augenbechers) oder erworben (Entzündung, Op.); oft Birnen- oder Schlüssellochform der Pupille (↗Abb.).

Irislähmung: ↗Iridoplegie.

Irislinse: kosmetische ↗Kontaktlinse mit künstlich eingearbeiteter Iris.

Irisprolaps: ↗Iridozele.

Irisreflex: ↗Pupillenreaktion.

Irisschlottern: bei Augen-, v.a. aber bei Kopfbewegungen besonders ausgeprägtes »Zittern« der Iris im Falle ihres Nichtaufliegens auf der Linse (z.B. bei Linsenluxation).

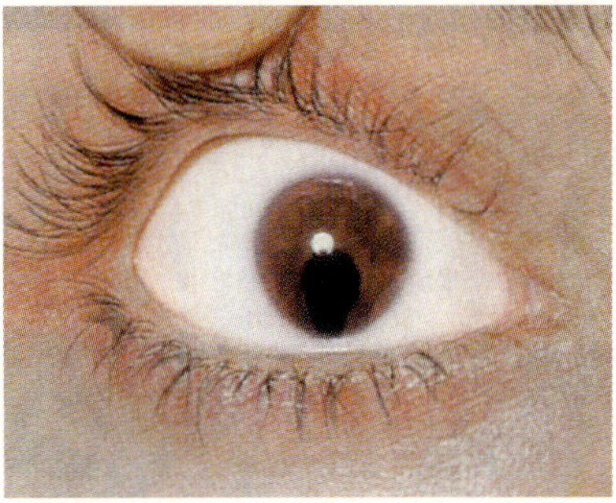

Iriskolobom [337]

Irisvorfall: ↗Iridozele.

Iritis: Entzündung der Regenbogenhaut, meist als ↗Iridozyklitis.

Iritomie: ↗Iridotomie.

Irradiation: Strahlung, Bestrahlung, Ausstrahlung, Ausbreitung. – vgl. Radiatio.

irregulär: nur gelegentlich u. ohne Gesetzmäßigkeit auftretend.

irreparabel: nicht wiederherstellbar, nicht heilbar.

irreversibel: nicht umkehrbar, nicht rückgängig zu machen, nur in einer Richtung ablaufend.

Irrigation: Aus-, Durchspülung, Eingießung; i.e.S. die Spülbehandlung. Bei Patienten mit künstlichem Darmausgang (= Anus praeter bzw. Stoma) ist die I. eine Spülmethode, die zu einer kompletten Darmentleerung führt. Der Patient ist danach für einen längeren Zeitraum (bis zu 24 Std.) ausscheidungsfrei u. kann durch das Tragen einer Stomakappe auf die Beutelversorgung verzichten.

irritabel: reizbar, erregbar; z.B. ↗Colon irritabile, irritable bladder (engl.: ↗Reizblase).

Irritabilität: Reizbarkeit, Erregbarkeit.

Irritantia (remedia): hautreizende Arzneimittel (die bei lokaler Anw. Hyperämie hervorrufen), z.B. Senföl, ätherische Öle, Kampfer.

Ischämie: Blutleere oder Minderdurchblutung (↗Durchblutungsstörung) eines Gewebes infolge unzureichender (= relative I.) oder fehlender (= absolute I.) arterieller Blutzufuhr; wird bedingt durch Einengung bzw. Verschluß der Gefäßlichtung (z.B. bei akutem ↗Arterienverschluß), durch Gefäßkrampf (z.B. bei RAYNAUD* Krankheit) oder durch Abschnürung einer Arterie (z.B. bei künstlicher Blutstillung bzw. bei Schwellung oder Tumor). Führt zu Sauerstoffmangel mit Abblassung, Abkühlung u. Volumenabnahme der betroffenen Gewebe, bei längerem Bestehen oder hohem Hypoxiegrad zur Nekrose. – **I., zerebrale:** ↗Hirnischämie; s.a. Apoplexia cerebri.

Ischämiesyndrom, akrales: Überbegriff für Durchblutungsstörungen der Hände u. Füße.

Ischämietoleranz: Fähigkeit eines Organs, Gliedmaßenabschnitts etc., eine krankhaft bedingte oder künstlich herbeigeführte Ischämie ohne das Auftreten einer irreversiblen Schädigung zu ertragen.

ischämisch: mit Ischämie einhergehend, durch I. bedingt. – **i. Herzkrankheit:** ↗koronare Herzkrankheit. – **i. zerebraler Insult:** s.u. Apoplexia cerebri.

ischiadicus: (latein.) das Sitzbein (Os ischii) bzw. das Gesäß (Ischion) betreffend.

Ischiadikus: der Nervus ischiadicus.

Ischiadikuslähmung: Lähmung des Nervus ischiadicus durch Druck (z.B. bei Entbindung), Zerrung oder Quetschung, v.a. aber durch falsche Technik bei intraglutealer ↗Injektion; führt zum Ausfall der vom Nervus ischiadicus versorgten Muskulatur u. zu Reflexausfällen.

Ischialgie: Schmerzen im Bereich des N. ischiadicus (s.u. Ischiassyndrom).

Ischias: Kurzbez. für **1)** Nervus ischiadicus; **2)** Ischiassyndrom.

Ischiassyndrom, Lumbago-Ischias-Syndrom: ein lumbosakrales Wurzelreizsyndrom (Lendenwirbelsäulensyndrom) mit Spontan- u. Dehnungsschmerzen, Empfindlichkeit typischer VALLEIX* Nervendruckpunkte u. mit Sensibilitätsstörungen im Ausbreitungsgebiet des Nervus ischiadicus, mit Ausfällen der Reflexe u. Motorik u. evtl. mit vegetativen Symptomen (Ödem, vasomotorische Störungen), Muskelhartspann, Wirbelsäulenstarre, evtl. Skoliose. Meist angekündigt durch Hexenschuß (↗Lumbago) u. hervorgerufen durch ↗Bandscheibenprolaps oder -protrusion; es entwickelt sich je nach Höhe des Schadens ein L_4-, L_5- oder S_1-Syndrom mit unterschiedlichem klin. u. neurolog. Befund.

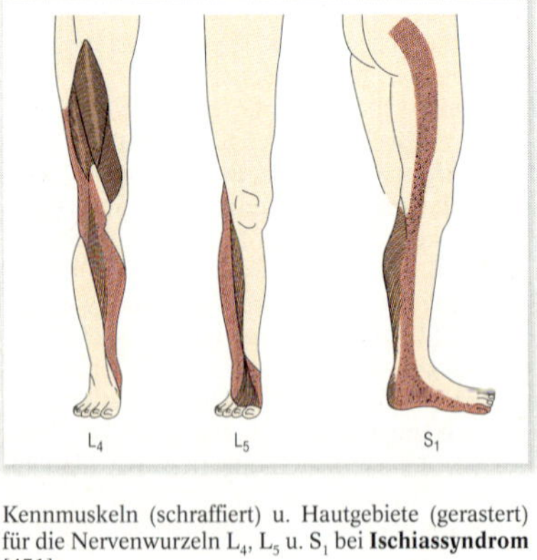

Kennmuskeln (schraffiert) u. Hautgebiete (gerastert) für die Nervenwurzeln L_4, L_5 u. S_1 bei **Ischiassyndrom** [431]

ischio...: Wortteil »Sitzbein« (Os ischii).

Ischuria, Ischurie: *(griech. ischano = zurückhalten, hemmen)* ↗Harnsperre. – **I. paradoxa:** das ständige Harntröpfeln bei chron. mechan. Blasenentleerungsstörung (v.a. bei benigner Prostatahyperplasie, Harnröhrenstriktur).

ISD(N): **I**so**s**orbid**d**i**n**itrat; s.u. Nitrate.

iso...: Präfix »gleich«, »gleichartig«, »entsprechend«.

Isohämagglutinin: Isoantikörper, der bereits in Kochsalzlösung (ohne Zusatz von Hilfsstoffen) zur Agglutination roter Blutkörperchen führt; z.B. die regulären Blutgruppenantikörper (Anti-A bzw. -B).

Isokorie: Gleichheit der Pupillenweite beider Augen.

Isoleucin, Ileu, I: essentielle α-Aminosäure.

Isolierung: Absonderung, Abtrennung, Getrennthaltung; z.B. Unterbringung eines Kranken (v.a. bei ansteckender Krankheit) in einem Isolierzimmer.

Isometrie: mit dem Gesamtwachstum übereinstimmendes Wachstum der Organe oder Organsysteme.

isometrisch: bei konstanter Länge, z.B. als i. ↗Muskelkontraktion.

Isometropie: »Gleichsichtigkeit« (= Gleichheit der Brechkraft beider Augen). – vgl. Anisometropie.

isomorph: von gleicher Form. – **i. Reizeffekt:** ↗KOEBNER* Phänomen.

Isoniazid, Isonicotinsäurehydrazid, INH: Mittel gegen Tuberkulose (Antituberkulostatikum).

iso(o)smotisch: mit gleichem oder konstantem osmotischem Druck (u. damit isoton).

isoperistaltisch: mit gleichgerichteter Peristaltik.

Isophan-Insuline, NPH-Insuline: ↗Insulinpräparate mit verzögertem Wirkungseintritt durch Zusatz von Protamin in ausgewogenem Verhältnis (»neutrales Protamin HAGEDORN« = NPH); mischbar mit Altinsulin.

Isoplastik: Plastik durch syngene ↗Transplantation.

Isoprenalin, Isoproterenol, Isopropylnoradrenalin: Sympathomimetikum; wirkt ausgeprägt broncholytisch (u. i.S. der Schleimhautabschwellung), daher Anw. bei Bronchialasthma; ferner bei Herzüberleitungsstörungen (Betarezeptoren-Stimulator).

Isopropanol, Isopropylalkohol: ein Propylalkohol: Anw. zur Händedesinfektion.

Isosorbiddinitrat, ISD(N); Isosorbidmononitrat, ISM(N): zwei ↗Nitrate zur Behandlung der koronaren Herzkrankheit.

Isospora: den ↗Coccidia zugeordnete Sporozorengattung; Darmparasit bei Haus- u. Nutztieren, selten (v.a. in den Tropen) auch des Menschen.

Isosthenurie: Ausscheidung eines Harns mit »fixiertem«, d.h. von der zugeführten Flüssigkeitsmenge nicht beeinflußtem spezif. Gewicht als Folge mangelnder Konzentrationsfähigkeit der – insuffizienten – Niere.

Isotonie: Zustand gleicher bzw. konstanter molekularer Konzentrationen (u. isoosmotischen Druckes) von Lösungen.

isoton(isch): 1) s.u. Isotonie. **2)** s.u. Muskelkontraktion.

Isotope: Atomarten eines Elements mit gleicher Ordnungs-, aber verschiedener Massenzahl, die im Kern also die gleiche Anzahl an Protonen (nicht aber an Neutronen) aufweisen u. damit die gleiche Elektronenhülle u. das gleiche chem. Verhalten. Künstliche **radioaktive I.** werden als offene I. (Flüssigkeit, die in die Körperflüssigkeiten eingeht) v.a. in der ↗Nuklearmedizin, als umschlossene I. (mit dichter Hülle, so daß keine Resorption möglich ist) in der Strahlentherapie angewendet; s.a. Radionuclid.

Isotopenangiographie: szintigraphische Darstellung eines Venenstammes bzw. Darstellung der Aktivitätsverteilung über einem arteriellen Versorgungsgebiet (z.B. an Gliedmaßen nach Injektion z.B. des Technetiumisotops ^{99m}Tc).

Isotopennephrographie: ↗Radioisotopennephrographie.

Isotopenverdünnungsmethode: Bestimmung des Stoffwechsels einer Substanz (z.B. Steroidhormon, Aminosäure, Elektrolyt), indem aus der bekannten Menge eines verabreichten – meist radioaktiven – Isotops u. dessen Verdünnungsrate der Verteilungsraum des zugehörigen Elements errechnet wird.

Isotretinoin, 13-cis-Retinsäure: s.u. Retinoide.

Isovolämie: Volumenkonstanz, s.u. Volämie.

ISS: ↗injury severity score.

Isthmus: *(latein. = Landenge)* relativ enger Abschnitt eines Hohlorgans (Kanalsystems etc.) bzw. schmale Gewebsbrücke. – **I. aortae:** die »Aortenenge« am Übergang des Aortenbogens in die absteigende Aorta in Höhe des Ligamentum arteriosum.

Isthmusplastik: Erweiterungs- oder Umgehungsplastik einer Aortenisthmusstenose (Koarktation).

Isthmusstenose: i.e.S. ↗Aortenisthmusstenose.

I-System: Blutgruppensystem (wahrscheinlich in Zusammenhang mit AB0).

Itai-Itai-Krankheit: *(japan. itai = schmerzhaft)* auf der Insel Hondo endemische Knochenerkrankung (Osteomalazie); wahrscheinlich eine chron. Cadmium-Vergiftung.

iterativ: sich – mehrfach – wiederholend. – **i. Beschäftigungsunruhe:** bei ALZHEIMER* Krankheit das ständige Suchen von Gegenständen etc. **(Iterativbewegungen).**

-itis: Wortteil »Entzündung«.

IU: **I**nternational **U**nit (↗Internationale Einheit).

IU(C)D: (engl.) **I**ntra**u**terine (**c**ontraceptive) **d**evice (↗Intrauterinpessar).

IUP: ↗**I**ntra**u**terin**p**essar.

i.v.: ↗**i**ntra**v**enös (s.a. Injektion).

IVF: **I**n-**v**itro-**F**ertilisation; s.u. Embryotransfer.

Ixodes: parasitäre Schildzecken-Gattung [Ixodidae]; Erreger der **Ixodiasis** (Zeckenlähmung) u. Überträger von Infektionskrankheiten. – **I. ricinus,** Holzbock: häufigste Zeckenart in Mitteleuropa; s.a. Zecken, Lyme-Borreliose.

I

J

J: Kurzzeichen u.a. für **J**od (international durch I ersetzt), **J**oule, **I**onendosis.

Jacketkrone: *(engl. jacket = Mantel)* keramische Mantelkrone, die dem – entsprechend präparierten – natürlichen Zahn aufgesetzt wird.

Jackson* Anfall: fokaler (partieller) epileptischer Anfall, ausgehend von einem Hirnrindenbezirk in der Zentralregion.

Jacobson* Muskelrelaxation: progressive ↗Muskelrelaxation.

Jactatio, Iactatio, Jaktation: rhythmisches Sichhinundherwerfen des Kranken (z.B. im Delirium) oder ein entsprechendes »Kopf-« oder »Gliederwerfen«. – **J. capitis:** Verhaltensstörung der Säuglinge u. Kleinkinder, meist im Einschlafstadium = J. nocturna, in Form eines unablässigen Hinundherrollens des Kopfes; v.a. bei vernachlässigten, in ihren sozialen Beziehungen gestörten Kindern.

Jaffé*-Lichtenstein*(-Uehlinger*) Syndrom, Osteodystrophia fibrosa unilateralis, nichtossifizierendes juveniles Osteofibrom, halbseitige v. RECKLINGHAUSEN* Krankheit: im 5.–15. Lj. beginnende, schubweise fortschreitende Skelettfehlbildung infolge fibröser Dysplasie (Ersatz des Knochenmarks durch faserreiches Bindegewebe, exzentrische Atrophie der Kompakta, fibrozystischer Umbau [»Pseudozysten«] u. Auftreibung der platten u. der langen Röhrenknochen [Meta-Diaphyse; mit Verkrümmung]).

Jakob*-Creutzfeldt* Krankheit: ↗CREUTZFELDT*-JAKOB* Krankheit.

Jecur, Iecur: (latein.) Leber.

jejunal(is): (latein.) das ↗Jejunum betreffend; s.a. Jejunal..., Jejunum..., Dünndarm...

Jejunalatresie: angeborener Jejunum-Verschluß; s.a. Dünndarmatresie.

Jejunalgeschwür: Ulcus pepticum des Jejunums.

Jejunitis: Dünndarmentzündung (↗Enteritis) im Bereich des Jejunums; häufig als sog. Sommerdiarrhö.

Jejunum: der »Leerdarm«; der mittlere Abschnitt (ca. ⅖) des Dünndarms zwischen Duodenum (ab Flexura duodenojejunalis) u. Ileum; mit hohen KERCKRING* Falten, Zotten u. LIEBERKÜHN* Krypten.

Jet: (engl.) Strahl, Düse – **J.-Injektor:** Impfpistole. – **J.-wash-Methode:** Gebärmutterspülung zur Diagnostik des symptomlosen Korpuskarzinoms anhand der ausgespülten Zellen.

Jo...: s.a. Io...

Jochbein: ↗Os zygomaticum.

Jochbogenzellen: mit den Warzenfortsatzzellen (Cellulae mastoideae) in Verbindung stehende, individuell ausgeprägte Pneumatisationszellen im Jochbogen des Schläfenbeines. Oft an Mastoiditis beteiligt.

Jod, Iod(um), I, **J:** ein Element der Halogengruppe; für den menschl. Organismus als Spurenelement essentiell, v.a. zum Aufbau der ↗Schilddrüsenhormone. Wird therapeutisch angewendet (elementar, Jodtinktur, LUGOL* Lsg., Jodide, Jodate, organ. Substanzen; rel. häufig J-Allergie) als äußerliches Desinfektionsmittel (auch zur Wundbehandlung) sowie zur J-Substitution (↗Jodbehandlung). – s.a. Jod... – **J., butanolextrahierbares:** ↗butanol extractable iodine. – **J., proteingebundenes:** ↗PBI.

Jod-131, ^{131}I, ^{131}**J:** ein künstliches J-Isotop; ein β- u. γ-Strahler; kritisches Organ Schilddrüse; Anw. zur ↗Radiojodtherapie. – **Jod-123** ist für ↗Schilddrüsenszintigraphie, Radiojodtest u.a. In-vivo-Untersuchungen geeignet, das **Jod-132** v.a. für Kurztests. – **Jod-125** wird v.a. für In-vitro-Untersuchungen (radioaktive Markierung von Proteinen, Hormonen u.a. Substanzen) verwendet.

JODA: **j**uvenile **o**nset **d**iabetes among **a**dults = Diabetes mellitus Typ I mit Manifestation im Erwachsenenalter (> 40 Lj.).

Jodakne: nach innerlicher Anw. von Jod-Präparaten aufschießende Follikulitiden (z.B. im Gesicht).

Jodate: Salze der Jodsäure (HJO_3).

Jodausschlag: die Hauterscheinungen infolge Überempfindlichkeit gegen Jodpräparate; generalisiertes Exanthem, Jodakne, -purpura, -ekzem, bullöses u. nodöses Jodexanthem, evtl. Jododerma tuberosum.

Jodavidität: »Jodhunger« eines Organs, v.a. der Schilddrüse (nachweisbar im Radiojodtest: hohe J. bei Jodmangelstruma u. Hyperthyreose, niedrige bei exogener Jodverseuchung u. Hypothyreose).

Jodbehandlung: Verabreichung von Jod (Jodid-Ionen, elementares Jod) zur Therapie u. Prophylaxe von Schilddrüsenfunktionsstörungen. Hohe Dosen wirken thyreostatisch u. werden als Kaliumjodid (= Jodkalium) vor der Strumektomie (↗Plummern) u. bei thyreotoxischer Krise verabreicht.

Jodfehlverwertung: Unvermögen des Organismus, das im Blut zirkulierende Jodid in die biologisch aktiven Schilddrüsenhormone einzubauen; meist resultiert eine ↗Hypothyreose mit »Jodfehlverwertungsstruma«.

Jodid, Iodid: Salz der Jodwasserstoffsäure HJ; s.u. Thyreostatika; Jodbehandlung.

jodiertes Speisesalz, Jodsalz: Kochsalz mit künstlich erhöhtem Jodgehalt zur Strumaprophylaxe v.a. in endemischen Kropfgebieten.

Jodismus: chronische »Jodvergiftung« (= Jodtoxikose) – mit Schnupfen, Konjunktivitis, Bronchitis, Asthma, Kopfschmerzen u. Jodausschlägen, evtl. Kachexie – nach längerer innerlicher oder äußerlicher Anw. von Jod(salzen).

Jodjodkalium: Gemisch von Jod u. Jodkalium, das Jod wasserlöslich macht. In wäßriger Lösung (Lugol* Lsg.) z.B. präop. als Thyreostatikum bei Struma-Op.

Jodkali(um): ↗Kaliumiodid.

Jodmangelkrankheit: krankhafter Zustand infolge länger bestehenden absoluten oder relativen Jodmangels, d.h. bei Zufuhr unterhalb des physiolog. tägl. Bedarfs (= 150–200 μg) bzw. bei Nichtabdeckung des Mehrbedarfs v.a. in Pubertät, Gravidität, bei Laktation; im allg. nur als Jodmangelstruma, bei schwerem Mangel aber Hypothyreose.

Jodmangelstruma, Jodmangelkropf: Vergrößerung (Hyperplasie) der Schilddrüse bei Jodmangel, im allg. mit euthyreoter Funktion.

Jodsalz: ↗jodiertes Speisesalz.

Jodstruma: bei Überangebot von Jodid erfolgende reaktive Kropfbildung infolge Bremsung der Hormonsynthese u. der dadurch gesteigerten TSH-Absonderung.

Jodtinktur, Tinctura Jodi: Lösung von Jod u. Jodkalium in Wasser u. 90%igem Äthanol; Antiseptikum.

Jodvergiftung: ↗Jodismus.

Jodverwertungsstörung: ↗Jodfehlverwertung.

Johanniskraut, Hypericum perforatum: pflanzliches Mittel; angewandter Pflanzenteil: Hyperici herba (Johanniskraut); Inhaltsstoffe u.a.: Hypericin u. ähnliche Naphthodianthronderivate; Flavonoide, ätherisches Öl, Gerbstoffe. Anw.: als mildes Antidepressivum (eine MAO-Hemmung wird diskutiert); wirkt äußerlich adstringierend, antibakteriell, antiphlogistisch.

Jolly*(-Howell*) Körper(chen): Chromatinreste (»Kernkugeln«) im Erythrozyten. Treten obligat bei Milzaplasie, nach Milzexstirpation auf, evtl. auch bei überstürzter Erythrozytenregeneration (z.B. nach hämolyt. Krise) sowie bei Erythrozytenreifungsstörungen (perniziöse Anämie).

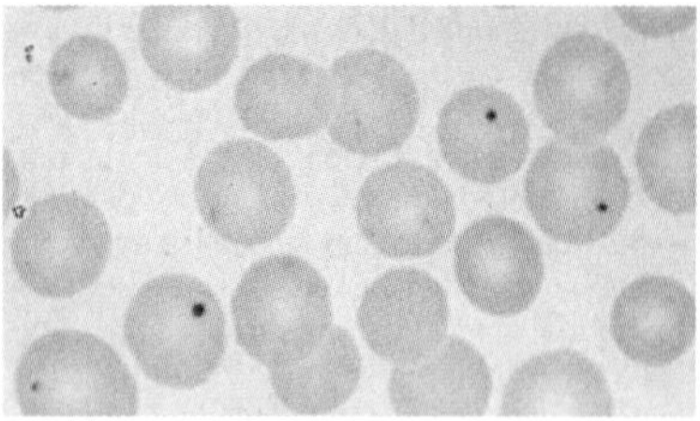

Jolly*(-Howell*) Körperchen in Erythrozyten [189]

Jones* Kriterien: Kriterien für die Diagnostik des rheumatischen Fiebers (↗Tab.); 2 Haupt- oder aber 1 Haupt- u. 2 Nebenkriterien machen die Diagnose sehr wahrscheinlich.

Joule, J: SI-Einheit der Arbeit, Energie u. Wärmemenge: $1\ J = 1\ N \cdot m = 1\ m^2 \cdot kg \cdot s^{-2} = 10^7$ erg = 0,1019716 m · kp.

Jones* Kriterien [305]

Hauptkriterien	Nebenkriterien	andere Erscheinungen
1. Karditis 2. Polyarthritis 3. Chorea minor 4. subkutane Knötchen 5. Erythema anulare Leiner-Lehndorff	1. Fieber 2. Gelenkschmerzen 3. verlängertes P-R mit EKG 4. erhöhte BSG, C-reaktives Protein oder Leukozytose 5. Hinweis auf vorausgegangene Infektion mit β-hämolysierenden Streptokokken (Scharlach-Anamnese, Streptokokkennachweis, erhöhter Antistreptolysintiter) 6. bereits durchgemachtes rheumat. Fieber, inaktive rheumat. Herzerkrankungen	Gewichtsverlust, leichte Ermüdbarkeit, Unwohlsein, Schwitzen, Blässe oder Anämie, Tachykardie im Schlaf, Nasenbluten, Erythema nodosum, präkordiale Schmerzen, Bauchschmerzen, Kopfschmerzen, Erbrechen

Juckempfindung, Jucken, Juckreiz: ↗Pruritus.

Juga: *(latein. = Joche)* leistenförmige Erhebungen.

Jugularis: die Vena jugularis **(= Jugularvene)**.

jugularis: (latein.) das ↗Jugulum bzw. die Drosselgrube (Fossa jugularis); s.a. Jugularis.

Jugularispuls, Jugularvenenpuls: die zeitgleich mit Phasen der Herzaktion auftretenden (= herzsynchronen) Druck- u. Durchmesserschwankungen der Vena jugularis als Abbild der – entgegen der Blutströmung übertragenen – Druckverläufe im rechten Herzvorhof; der häufigst registrierte ↗Venenpuls.

Jugularvenenthrombose: die meist einseitige, zu Verschluß der Lichtung führende Thrombose der Vena jugularis interna, v.a. bei Peritonsillitis (Peritonsillarabszeß).

Jugulum: *(latein. = kleines Joch)* die durch das Brustbein gegebene Verbindung der beiden Schlüsselbeine.

Junctura: (latein.) Verbindung. **1)** Junctio: »Schloß« einer geburtsh. Zange. **2)** Gelenk.

junk DNA: *(engl. junk = Schrott, Trödel, Kram, Gerümpel)* nicht-kodierende DNS-Sequenzen im Genom.

juvenil(is): (latein.) jugendlich, im Jugendalter auftretend. – **j. Diabetes:** der – sich v.a. bei Kindern u. Jugendlichen manifestierende – Typ I des ↗Diabetes mellitus.

juxta...: (latein.) Präfix oder Präposition »dicht daneben«, »nahe bei«.

juxtaglomerulärer Apparat: aus 3 verschiedenen Gebilden bestehende Struktur für Autoregulation der Niere. Es sind dies die Polkissen (Bildungsort des ↗Renins), die Macula densa sowie der GOORMAGHTIGH* Zellhaufen (= Insula perivascularis mesangii). Wirkt im Dienste der Blutdruckregulation u. der Regulation der Glomerulusfiltrat-Rate mit Hilfe des Renin-Angiotensin-Systems.

K

K: Kurzzeichen u.a. für **K**alium, **K**athode, **K**elvin. – **K, ϰ:** griechischer Buchstabe Kappa.

Kabat* Methode: krankengymnastische Methode, die auch als PNF-Technik (**p**ropriozeptive **n**euromuskuläre **F**azilitation) bezeichnet wird. Beruht auf der Förderung zentral-motorischer Aktivitäten, d.h., Muskeln werden nicht einzeln, sondern nur in Kombinationen eingesetzt, so daß Bewegungsmuster erlernt werden.

kachektisch: »ausgezehrt«.

Kachexia, Kachexie, Cachexia: »Auszehrung« infolge tiefgreifender Störung aller Organfunktionen. Zeichen: starke Abmagerung, allgemeiner Kräfteverfall, Appetitlosigkeit, Apathie. Tritt auf z.B. bei malignen Erkrankungen (»Tumorkachexie«), Infektionskrankheiten (z.B. bei Tuberkulose) u. Stoffwechselstörungen (v.a. bei Leber- u. Nierenerkrankungen), im Alter.

Kadaverin: ↗Cadaverin.

Kadmium, Cd: ↗Cadmium.

Kälte...: s.a. Kalt..., Kryo...

Kälteallergie: ↗Kälteurtikaria.

Kälteantikörper: ein erst bei niedriger Außentemperatur (10–4 °C) wirksam werdender Autoantikörper (Kältehämagglutinine, -hämolysine); bewirkt eine Störung der Gefäßinnervation (manifestiert sich als Akrozyanose, RAYNAUD* Krankheit).

Kältebehandlung, Kryotherapie: die lokale Applikation von »Kälteträgern« als wärmeentziehende Maßnahme, z.B. Eisbeutel, Kältepackungen, naßkalte Auflagen, Kaltluftbehandlung; Anw. u.a. bei akuten Schmerzzuständen, Entzündungen, Schwellungen oder im Sinne einer Reiztherapie (z.B. KNEIPP* Anwendungen).

Kälte-Druck-Test: ↗Cold-pressure-Test.

Kälteglobulin: ↗Kryoglobuline.

Kältesonde, Kryosonde: Sonde als auswechselbarer Teil eines Kryochirurgiegerätes (z.B. Rektoskop-, Zystoskop-, Trokar-Kryosonde oder Hypothermiesonde); dient zum Gefrieren von Tumorgewebe.

Kältetherapie: ↗Kältebehandlung, Kryochirurgie.

Kältetrocknung: ↗Gefriertrocknung.

Kälteurtikaria, Urticaria e frigore: nach Kontakt der Haut mit kalten Gegenständen, kaltem Wasser oder kaltem Wind entstehende Quaddelbildung. Die Ätiologie ist meist unbekannt, gelegentlich finden sich Kälteagglutinine oder Kryoglobuline im Blut.

Kahnbauch: kahnförmige Einziehung der Bauchdecken durch Muskelverkrampfung; oft als Zeichen einer Meningitis.

Kahnbein: 1) K. der Hand: Os scaphoideum. **2)** K. des Fußes: ↗Os naviculare.

Kaiserschnitt: ↗Schnittentbindung.

Kakaobutter, -fett, -öl: ↗Oleum Cacao.

Kala-Azar, viszerale Leishmaniase, Dum-Dum-Fieber, Splenomegalia tropica: *(Hindi: schwarze Krankheit)* durch Leishmania donovani verursachte chronisch-endemische Krankheit, v.a. in (sub)tropischen Ländern (s.a. Leishmaniase), im Mittelmeerraum u. – bevorzugt bei Kindern (= **infantile K.** = Kinder-K.) – in Brasilien. Die Erreger werden durch Stich von Sandfliegen- = Phlebotomusarten oder über Hautdefekte übertragen. Symptome: u.a. remittierendes Fieber, Leber- u. Milzvergrößerung, Leukozytenverminderung (Leukopenie), Anämie, Thrombozytenmangel mit Blutungsneigung. Im Spätstadium u.a. Myokardschaden, Kachexie, schwärzlich pigmentierte Haut. Die Diagnose stützt sich auf den Parasitennachweis (im Knochenmark- oder Milzpunktat ↗Abb.).

Kalendermethode: ↗KNAUS*-OGINO* Methode.

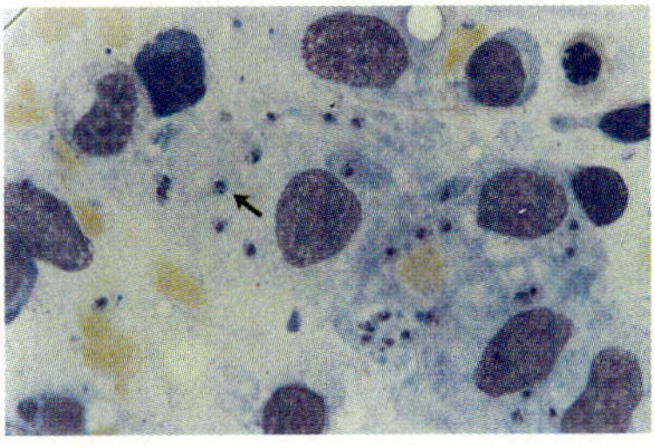

Kala-Azar (Knochenmarkausstrich) [83]

Kaliämie: ↗Hyperkaliämie.

Kalikektasie: Nierenkelcherweiterung.

Kalium, K: in Pflanzen u. vielen Mineralien vorkommendes Alkalimetall; ist im menschlichen Organismus als Kaliumion (K^+) zu 98% in der Intrazellularflüssigkeit enthalten (überwiegend frei; Rest an Proteine, Glykogen oder Phosphate gebunden). Serumwerte: normal 3,6–5,6 mval/l (14–22 mg%). Ist als wichtigstes intrazelluläres Kation bedeutend für die Elektroneutralität, Osmolarität, Hydratation, Nerven- u. Muskelarbeit, Enzymreaktionen, den Eiweiß- u. Glykogenstoffwechsel; seine Salze (in Substanz oder Lösung) werden *therap* verabfolgt zur Substitution, bei Digitalisüberdosierung u. Bariumvergiftung. – **K. bicarbonicum:** doppelkohlensaures K.; Anw. bei Kaliummangelzuständen. – **K. cyanatum:** Cyankali; unter Cyanwasserstoff- = HCN-Abgabe zersetzliche Kristalle; sehr starkes, die Zellatmung störendes Gift. – **K. permanganicum:** Kaliumpermanganat = übermangansaures Kali, starkes Oxidationsmittel; wirkt in wäßriger Lösung adstringierend, desodorierend u. antiseptisch.

Kaliumfluorid, KF, Fluorkalium: zur Prophylaxe der Zahnkaries verwendetes Kaliumsalz.

Kaliumhydroxid: Ätzkali; kräftiges Ätzmittel, z.B. bei Warzen; wäßrige Lösung: »Kalilauge«.

Kaliumiodid, -jodid, KJ, Jodkali: zur Prophylaxe der Jodmangelkrankheit z.B. als Zusatz zu Speisesalz verwendetes Kaliumsalz.

Kaliumpumpe: an der Zellmembran der aktive transmembranale Transport der Kaliumionen entgegen dem passiven Auswärtsdiffusionsfluß des Zell-Kaliums; s.a. Ionenpumpe.

Kaliumverlustniere, kaliumverlierende Nephropathie: Nierenkrankheit mit sekundärem Kaliummangel.

Kaliurese: die Kaliumausscheidung durch die Niere.

Kalkablagerung: »Verkalkung«; Ablagerung von Calciumsalzen in kalkaufnehmenden (»kalkaffinen«) Körpergeweben sowie in Hohlräumen durch Ausfällung des in allen Körperflüssigkeiten vorhandenen Calciums. Erfolgt physiologisch bei der Knochenbildung, krankhaft z.B. in fibrinösen Ergüssen, bei Steinbildung, Atherosklerose, um Gewebsparasiten, bei D-Hypervitaminose.

Kalkaneodynie: Schmerzen in der Fersengegend, z.B. bei der Apophysitis calcanei. – s.a. Achillodynie.

Kalkaneus: das Fersenbein, ↗Calcaneus.

Kalkaneusfraktur: Fersenbeinbruch.

Kalkdiabetes: vermehrte Calciumausscheidung im Harn als Gegenregulationseffekt bei Hyperkalzämie infolge Nebenschilddrüsenüberfunktion sowie – als (transitorische) idiopathische Hyperkalziurie – die von der Kalkzufuhr unabhängige Form mit Hyperphosphatämie u. normalem Serumcalcium, z.B. bei Anorexie im Säuglingsalter, bei Pyelonephritis.

Kalkgicht: Sammelbegriff für zahlreiche mit Kalkablagerung einhergehende Krankheiten.

Kalkkonkrement: Calciumsalze (als Phosphat, Carbonat, Sulfat, Oxalat) enthaltender Stein bei Steinleiden (↗Lithiasis). – Physiologische Kalksteinchen als Hirnsand (Acervulus) u. als sog. **Kalkkugeln** in Leptomeningen.

Kalkmilch: 10%ige wäßrige Aufschwemmung von Calcium oxydatum hydricum (»gelöschter Kalk«) zur Stuhldesinfektion.

Kalkseifenstuhl, Seifenstuhl: grau-weißer, kittähnlicher, faulig riechender, alkalischer Stuhl mit reichlichem Gehalt an Calcium-, Magnesiumseifen; z.B. beim einseitig mit Kuhmilch u. kohlenhydratarm ernährten Säugling.

Kalkspritzer: auf der Abdomenübersichtsaufnahme sichtbare »kalkspritzerartige« Fleckung im Bereich des Pankreas; es handelt sich um Fettgewebsnekrosen durch Pankreasenzyme.

Kalkstaublunge: ↗Chalicosis pulmonum.

Kallidin: ein Gewebshormon, das durch Einwirkung von ↗Kallikrein aus der gleichen Vorstufe **(»Kallidinogen«)** wie andere ↗Kinine freigesetzt wird. Wirkt wie ↗Bradykinin (jedoch stärkerer Blutdruckeffekt).

Kallikreine: Enzyme, die für die Bildung des ↗Kinins verantwortlich sind; entstehen bei Verletzung oder Entzündung sowie bei der Blutgerinnung aus Präkallikrein (Kallikreinogen).

kallös, callosus: kallusartig, schwielig; Knochenkallus oder eine Callositas betreffend.

Kallus: 1) ↗Knochenkallus. **2)** ↗Hornschwiele (Callositas); s.a. Schwiele.

Kalorie: ältere Einheit der Energie, im SI-System ersetzt durch die Einheit ↗Joule (1 cal = 4,1855 Joule).

Kalorienbedarf: der bisher in Kilokalorien (kcal = 1000 cal) angegebene durchschnittliche Energiebedarf pro Tag bzw. Energiegehalt des Nahrungsbedarfs pro Tag; erforderlich zur Deckung des jeweiligen Energieumsatzes. Wird errechnet z.B. durch Multiplikation des mittleren Körpergewichts mit dem empirisch ermittelten Kalorienfaktor (Kalorienbedarfszahl/kg Körpergewicht).

Kalorienwert: ↗Brennwert.

Kalo(ri)metrie: 1) Messung der Wärmefreisetzung bei Verbrennung eines Stoffes mit einem Kalorimeter, z.B. durch Erwärmung einer bestimmten Wassermenge. **2)** Messung des Energieumsatzes bei einem Lebewesen.

kalorisch: durch Wärmeeinwirkung bedingt (»e calore«), mit Nahrungskalorien zusammenhängend. – **k. Wert: 1)** Kalorienwert (↗Brennwert). **2) kalorisches Äquivalent** (Energie-Äquivalent) des Sauerstoffs: diejenige Energiemenge, die bei Verbrennung von 1 l O_2 im Organismus freigesetzt wird. Bei Verbrennung von Kohlenhydrat: 21,1 kJ (5,05 kcal), von Fett: 19,6 kJ (4,69 kcal); von Eiweiß: 18,8 kJ (4,48 kcal).

Kalotte: Schädelkalotte (Schädeldach = Calva).

kalt: 1) mit niedriger Temperatur (z.B. kalter Abszeß). **2)** ohne künstlichen Strahlungspegel. – **k. Knoten:** im Radiojod-Szintigramm der Schilddrüse ein umschriebener Bezirk signifikant verminderter Aktivität als Zeichen eines hormonal inaktiven Adenoms, evtl. auch Hinweis auf einen malignen Tumor.

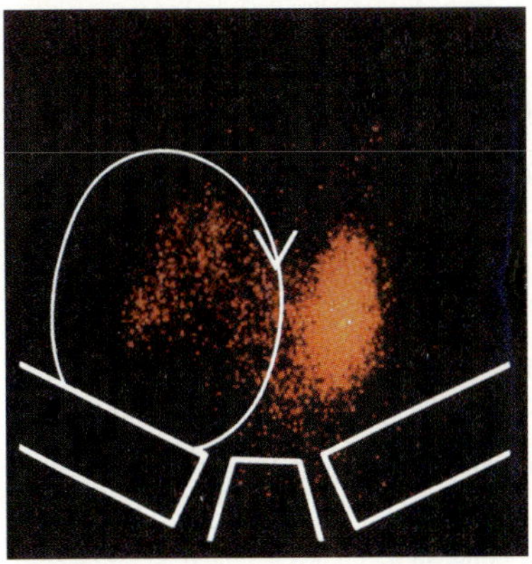

Großer **kalter Knoten** des rechten Schilddrüsenlappens (Szintigramm) [262]

Kaltlichtendoskopie: ↗Endoskopie unter Anw. von Endoskopen mit wenig Ultrarot im Licht u. mit Absorption der restlichen Wärme durch die Glasfasern des Fiberinstruments.

Kaltwassertest: ↗Cold-pressure-Test.

Kalziferol: ↗Vitamin D_2.

Kalzifikation, Kalzifizierung: die krankhafte Kalkablagerung (↗Calcinosis) bzw. ↗Verkalkung (vgl. Ossifikation) in bzw. von Geweben.

Kalzinose: ↗Calcinosis.

kalzipriv: mit bzw. durch Kalkentzug bzw. Kalkarmut (Kalzipenie); z.B. kalzipr. ↗Tetanie.

Kalzitonin...: ↗Calcitonin...

Kalzium, Ca**:** ↗Calcium.

Kalziurie: ↗Hyperkalziurie; s.a. Kalkdiabetes.

Kambiumschicht: die tiefe, durch größeren Zellgehalt u. durch Kapillarreichtum ausgezeichnete Schicht der Beinhaut (↗Periost), von der das Dickenwachstum des Knochens ausgeht.

Kamille, echte, Matricaria chamomilla s. officinalis, Chamomilla recutita**:** eine seit dem Altertum bekannte Heilpflanze; angewandter Pflanzenteil: Kamillenblüten (Flores Chamomillae = Matricariae flos); Inhaltsstoffe: ätherisches Öl u.a. mit Chamazulen, α-Bisabolol, Bisabololoxide, Flavonoide, Cumarinderivate; wirkt u.a. antiphlogistisch, spasmolytisch; die Anw. erfolgt z.B. innerlich als Tee oder als Inhalationsmittel; äußerlich als Auflage (heißes Kamillenkissen z.B. bei Abszessen), in Haut- u. Wundmitteln (Salben, Cremes), als Badezusatz.

Kamillenbad: Bad mit Blüten der echten **Kamille** (Flores chamomillae); wirkt durch Azulen entzündungshemmend; z.B. als Teilbad bei Fisteln u. Wunden, Ekzemen.

Kammerautomatie, -automatismus: ↗Automatie des Herzens, bei der der rhythmische Kontraktionsreiz vom Myokard des Herzventrikels ausgeht (= idioventrikuläres Zentrum der tertiären Reiz- oder Erregungsbildung); bei totalem AV-Block (Frequenz je nach Lage des Automatiezentrums 20–60/Min.) oder als ventrikuläre Tachykardie (100–200/Min.).

Kammerblock: intraventrikulärer ↗Block, ↗Schenkelblock.

Kammerflattern: Herzrhythmusstörung mit schneller (ca. 250/Min.), regelmäßiger Aufeinanderfolge von Kammerkontraktionen; Übergänge zu Kammerflimmern.

Kammerflimmern: unkoordinierte Herzmuskeltätigkeit (»wühlende Bewegungen« als Folge »kreisender Erregung«) mit »Flimmerwellen« im EKG (300/Min.). Tritt auf z.B. bei Herzklappenfehlern, Infarkt, akuter Stauung, Lungenembolie, Starkstromunfall; tödlich (hämodynamische Auswirkung wie Herzstillstand), falls kein spontanes Sistieren (selten) oder therapeutische Intervention erfolgen. –

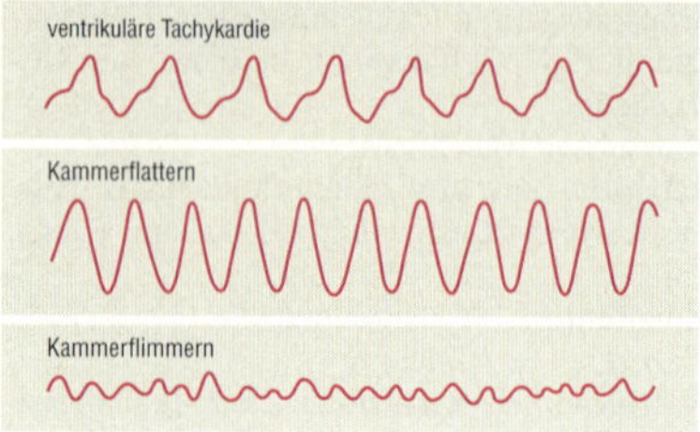

vgl. Kammerflattern; s.a. Elektrodefibrillation, Reanimation.

Kammerscheidewand: ↗Septum interventriculare; s.a. Ventrikelseptum...

Kammertachykardie: ventrikuläre ↗Tachykardie.

Kammerwasser, Humor aquosus: die im Auge von den Fortsätzen des ↗Ziliarkörpers abgesonderte wasserklare Flüssigkeit; dient der Formerhaltung des Augapfels u. der Ernährung gefäßloser Strukturen (Kornea, Linse, Glaskörper), s.a. Glaukom.

Kammerwinkel: ↗Angulus iridocornealis.

Kampfer: ↗Camphora.

Kampimetrie: Prüfung des Gesichtsfeldes eines Auges – v.a. seines Zentrums – mittels **Kampimeters** (schwarzer, durch Sektoren u. Kreise unterteilter Schirm, auf dem – bis zu ihrer Wahrnehmung – Weiß- oder Farbmarken von der Peripherie zum Zentrum geführt werden).

Kamptodaktylie: angeborene, erbliche, meist beidseitige u. symmetrische, aktiv u. passiv nicht korrigierbare hakenförmige Beugekontraktur des 5. (selten auch 4. u. 3.) Fingers im Mittelgelenk bei gleichzeitiger Überstreckung im Grundgelenk.

Kanal: ↗Canalis, Ductus.

kanalikulär, canalicularis: einen – kleinen – Kanal betreffend, auf dem Wege über eine Kanallichtung erfolgend, z.B. eine k. (= ductogene) Metastasierung.

Kanamycin: Aminoglykosid-Antibiotikum, das wegen seiner das Gehörorgan schädigenden (ototoxischen) Wirkung nur noch lokal am Auge angewandt wird.

Kandida: ↗Candida.

Kanikolafieber: ↗Leptospirosis canicola.

Kankroid: verhornendes ↗Plattenepithelkarzinom.

Kanonenschlag: verstärkter 1. Herzton bei atrioventrikulärer Dissoziation, v.a. bei totalem ↗Block.

Kanthoplastik: Erweiterungsplastik des Lidspalts (z.B. bei Blepharophimose).

Kanüle: Hohlnadel oder dünnes Rohr (evtl. flexibel, mit Mandrin, Steckkonus, Hahn) als Instrument v.a. zum Verabfolgen, Ablassen, Ansaugen von Flüssigkeiten (Lösungen, Arzneimittel bzw. Körpersäfte) u. Gasen sowie zum Ausstanzen von Gewebsteilen, zum Einbringen eines weiteren Instruments (z.B. eines Katheters), d.h. als Injektions-, Spül-, Punktions-, Implantations-, Biopsie-, Trachealkanüle.

kanzer(o)...: ↗karzino...; s.a. Onko...

kanzerogen: ↗karzinogen; z.B. **k. Faktoren** (↗Karzinogen), **k. Viren** (↗Tumorviren).

Kapazität: Fassungsvermögen, Speicherungsfähigkeit; i.e.S. die **elektrische K.** des Kondensators, definiert als Verhältnis der Ladung zur hervorgerufenen Spannung. – Einheit ist das Farad.

Kapazitätsgefäße: Blutgefäße hohen Fassungsvermögens; ↗Niederdrucksystem.

Kapazitation: der zum Durchdringen der Hüllen der Eizelle notwendige Reifungsprozeß der Spermien im Genitale der Frau, wird von Östrogenen stimuliert, von Progesteron gehemmt.

kapillär, kapillar: haarfein, die Kapillarität bzw. die Kapillargefäße (↗Vas capillare) betreffend.

Kapillardiagnostik: Funktionsdiagnostik im Bereich der Kapillaren; z.B. Kapillarmikroskopie, Kapillarresistenz-Bestimmung; s.a. Kapillarpuls.

Kapillardruck: der Blutdruck in den Kapillaren.

Kapillare: 1) Haargefäß, ↗Vas capillare. **2)** Kapillarröhre (sehr feines Röhrchen).

Kapillarektasie: dauerhafte Erweiterung einer Blutkapillare (↗Teleangiektasie) oder kleinen Arteriole (z.B. bei diabetischer Mikroangiopathie).

Kapillarfragilität: Brüchigkeit der Kapillarwand; führt zu Durchtritt (↗Diapedese) roter Blutkörperchen (s.a. Petechien).

Kapillarhämangiom: das vorwiegend aus gewucherten Kapillaren bestehende Haemangioma capillare (»Blutschwämmchen«).

Kapillarniere: »künstliche Niere« mit gebündelten feinsten Kapillaren aus Kunststoff als blutführendes System. Vorteil: große Dialysierfläche bei geringem Füllvolumen.

Kapillaropathie: Mikroangiopathie im Kapillarenbereich; z.B. diabetische Angiopathie.

Kapillarpuls: der schon bei leichtem Druck auf den Fingernagel sichtbare, mit der Herzaktion zeitgleiche Wechsel von Blässe u. Röte des Nagelbetts bei erhöhter Blutdruckamplitude, v.a. bei Aorteninsuffizienz.

Kaposi* Sarkom(atose): zahlreich v.a. an Haut u. Schleimhaut, aber auch Lymphknoten u. inneren Organen (Lunge, Darm) auftretende schmerzhafte, rot-violette, derbelast. Knötchen u. Knoten (von Blutgefäßen ausgehend). In Zentralafrika endemisch vorkommend; als klassisches K. v.a. bei älteren Männern; als AIDS-assoziiertes K. häufigster maligner Tumor bei HIV-Infizierten u. klinisch ähnlich nach immunsuppressiver Therapie.

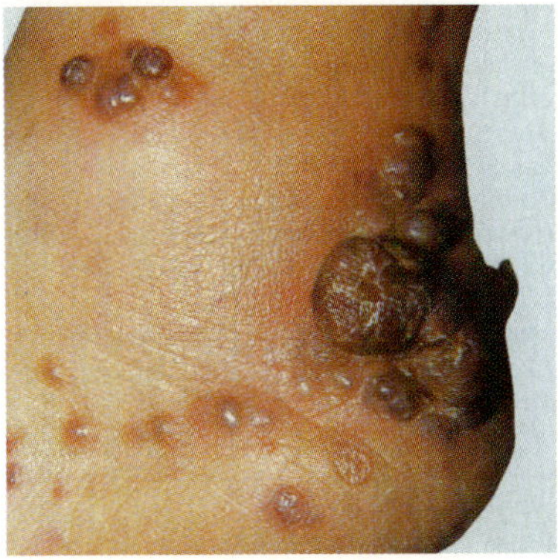

Kaposi* Sarkom der Haut [169]

Kapron-; Kapryl-: ↗Capron-; Capryl-.

Kapsel: ↗Capsula.

Kapselbakterien: Bakterien, die eine Schleimkapsel bilden; i.e.S. die ↗Klebsiella-Gruppe.

Kapselblutung: Blutung in das Innere einer anat. Kapsel, z.B. in die ↗Capsula interna des Gehirns (als Massenblutung der Arteriae lenticulostriatae; meist mit Hemiplegie) oder als ↗Hämarthros bei Gelenkkapselverletzung.

Kapsid: Eiweißhülle des ↗Virion.

Karaya-Gummi: mit Wasser emulgierbare, polysaccharidreiche Ausscheidung tropischer Bäume der Gattung Sterculia; Anw. als Abführmittel, für Schleimsalben u. für Dichtungsringe an Kunstafterpelotten.

Karb...: s.a. Carb...

Karbunkel, Carbunculus: eitrige Entzündung zahlreicher Haarfollikel u. ihrer Umgebung, mit brettharter entzündlicher Infiltration der Haut u. Unterhaut u. mit – im Gegensatz zum solitären ↗Furunkel – zahlreichen Gewebseinschmelzungen u. siebartigen Hautdurchbrüchen sowie Lymphangitis, Fieber. Bevorzugt an Nacken u. Rücken. – Auch Bez. für Organinfiltrationen mit Nekrose (z.B. Milzbrand-, Nieren-K.).

kard...: s.a. card...

Kardia: *(griech. = Herz)* der Speiseröhren-Magen-Übergang.

Kardiaachalasie: Störung der Funktion des unteren Speiseröhrenabschnittes (Kardia); eine Peristaltikstörung bei gleichzeitiger Öffnungsstörung des Kardiamechanismus u. Behinderung der Nahrungspassage. Es besteht ein erhöhtes Risiko für die Entwicklung eines ↗Ösophaguskarzinoms.

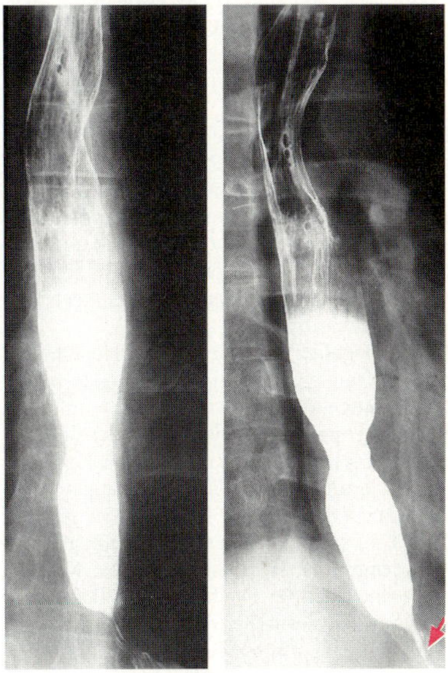

Kardiaachalasie (radiologischer Befund): konische Einengung am Übergang von Ösophagus zum Magen (Pfeil) (Prof. GERHARDT, München), in [85]

Kardiainsuffizienz: teilweise bis völlige Schlußunfähigkeit des unteren Speiseröhrenabschnittes (Kardia) mit Rückfluß von Magen-, evtl. auch Dünndarminhalt (↗Refluxösophagitis); tritt auf z.B. bei ↗Hiatushernie (oder -insuffizienz), Kardiatumor, nach Vagotomie. Äußert sich in Schluckstörungen, Schmerzen im Oberbauch u. hinter dem Brustbein, Atemerschwernis, blutigem Erbrechen.

Kardiaka, Cardiaca remedia: Herzmittel; Arzneimittel mit Einfluß auf Herzmuskel (v.a. die Herzglykoside), Herzrhythmus (Antifibrillanzien, Antiarrhythmika) u. Koronargefäße (Koronardilatanzien). Ferner indirekt oder unspezifisch wirkende Substanzen (z.B. ↗Catecholamine, Betarezeptorenblocker).

K

Kardiakarzinom: bösartiger Tumor am Mageneingang; s.a. Magen-, Ösophaguskarzinom.

kardial, cardialis: das Herz betreffend, herzbedingt (= kardiogen). – **k. Insuffizienz:** ↗Herzinsuffizienz. – **k. Reanimation:** ↗Herzwiederbelebung.

Kardialgie: ↗Herzschmerzen.

kardio...: Wortteil »Herz« bzw. ↗»Kardia«.

Kardiocomputertomographie: nichtinvasive kardiologische Untersuchungsmethode, die eine Beurteilung über Morphologie u. Funktionszustand des Herzens erlaubt.

kardiogen: vom Herzen ausgehend, herzbedingt.

Kardiographie: Aufzeichnung der mit der Herztätigkeit verbundenen Abläufe: Angio-, Ballisto-, Elektro-, Phono-, Ultraschall-, Vektorkardiographie; i.e.S. die ↗Mechanokardiographie.

Kardiolyse: operative Lösung des Herzens (u. der großen Gefäße) aus Verwachsungen mit den Nachbarorganen.

Kardiomegalie: Vergrößerung des Herzens infolge ↗Herzhypertrophie u./oder ↗Herzdilatation, auch idiopathisch familiär.

Kardiomyopathie, Myokardiopathie: Erkrankung des Herzmuskels, die nicht als Folge arteriosklerotischer Gefäßerkrankungen, Widerstandserhöhung im kleinen oder großen Kreislauf sowie von Herzfehlern aufzufassen ist. Symptome: Herzinsuffizienz bei Kardiomegalie; Therapie: Digitalis, Diuretika, ACE-Inhibitoren, bei hypertrophen Formen auch Calciumantagonisten, Betablocker; die K. ist die häufigste Indikation zur Herztransplantation.

Kardiopathie: Oberbegriff für angeborene oder erworbene Krankheiten des Herzens u. der herznahen großen Gefäße (= Angiokardiopathie); z.B. als Herz(klappen)fehler, Endo-, Myo-, Peri-, Pankarditis, Myokardiopathie, Endokardfibrose, Koronarinsuffizienz.

Kardioplegie: 1) »Herzschlag« (i.S. des ↗Herztodes). **2)** künstlicher ↗Herzstillstand.

Kardioptose: Herzsenkung, -tiefstand, sog. Wanderherz.

kardiopulmonal: Herz u. Lunge betreffend. – **k. Bypass:** Herz-Lungen-Umgehung durch Anschluß an eine ↗Herz-Lungen-Maschine. – **k. Reanimation:** s.u. Reanimation.

kardiorespiratorisch: Herz u. Atmung betreffend.

Kardioselektivität, kardiospezifische Wirkung: die vorwiegend β_1-spezifische Wirkung der ↗Betarezeptorenblocker am Herzen.

Kardiosklerose: 1) ↗Myokardfibrose. **2)** ↗Koronarsklerose.

Kardioskop: Ballonkatheter mit Fiberglasoptik als Endoskop zur Betrachtung der Herzklappen, Koronarien.

Kardiospasmus: die ↗Kardiaachalasie.

Kardiotachograph: Gerät für laufende Herzfrequenzmessung.

Kardiotokograph: Gerät für die **Kardiotokographie,** d.h. die gleichzeitige Registrierung der Herztöne (Pulsfrequenzerfassung) des Feten u. der Wehentätigkeit zur Beurteilung des Kreislaufs der Leibesfrucht.

Kardiotomie: operative Eröffnung des Herzens.

kardiovaskulär: Herz u. Gefäße (Herz-Kreislauf-System) betreffend.

Kardioversion: Regularisierung des Herzrhythmus durch Medikamente oder Elektrotherapie; s.a. Elektrodefibrillation, Elektrokonversion.

Karditis: Herzentzündung; Oberbegriff für ↗Peri-, Myo- u. Endokarditis; bzw. Pankarditis.

Karenz: Entbehrung, Ausschaltung.

Karies: ↗Zahnkaries, ↗Knochenkaries.

Karina: ↗Carina.

kariös: von ↗Karies befallen.

Karlsbader Salz: ↗Sal Carolinum.

Karminativa: ↗Carminativa.

karn...: Wortteil »Fleisch«.

Karnifikation: pathol. Entwicklung einer fleischähnlichen Verfestigung des Lungengewebes im Verlauf einer chron. Pneumonie; vgl. Hepatisation.

Karnofsky* Index: Skala zur Bewertung des ↗Allgemeinbefindens von Patienten (↗Tab.); s.a. WHO-Skala.

Karotin...: s.u. Carotin.

Karotis: ↗Arteria carotis.

Karotisangiographie: Gefäßdarstellung (↗Angiographie) unter Verwendung eines selektiv (Katheterangiographie) injizierten wasserlöslichen Röntgenkontrastmittels zur Kontrastdarstellung der äußeren u. inneren Arteria carotis (↗Abb.).

Karotisdruckversuch: ↗Karotissinusdruckversuch.

Karotisinsuffizienz: s.u. Karotisverschluß.

Karotispulskurve, CPK: Aufzeichnung (meist zusammen mit EKG u. PKG) der Druckabläufe des Karotispulses im Halsbereich.

Karotissinus: ↗Sinus caroticus.

Karotissinusdruckversuch: Auslösen des ↗Karotissinusreflexes durch intensiven Druck auf die Karotisgabel (u. den Karotissi-

Karnofsky* Index (sowohl die Prozentbezeichnungen als auch die numerischen Bezeichnungen sind gebräuchlich) (nach KARNOFSKY u. Mitarbeitern, 1948)

100%	(0)	Patient ist beschwerdefrei, keine Krankheitszeichen
90%	(1)	Patient ist fähig zur normalen Aktivität, nur geringe Krankheitszeichen
80%	(2)	Mit Anstrengung normale Aktivität, mäßige Krankheitszeichen
70%	(3)	Selbstversorgung ist möglich, Patient ist jedoch unfähig zur Entfaltung einer normalen Aktivität oder aktiven Tätigkeit
60%	(4)	Patient benötigt gelegentlich fremde Hilfe
50%	(5)	Patient benötigt erhebliche Hilfeleistungen und häufig medizinische Pflege
40%	(6)	Patient ist behindert u. pflegebedürftig
30%	(7)	Patient ist stark behindert. Krankenhausaufnahme ist indiziert
20%	(8)	Patient ist schwer krank. Krankenhausaufnahme ist zur aktiven unterstützenden Therapie notwendig
10%	(9)	Patient ist moribund. Rasches Fortschreiten der lebensbedrohlichen Erkrankung

nus); diagnostisch zur Erkennung eines hypersensitiven Karotissinus-Syndroms u. zur Differenzierung tachykarder Herzrhythmusstörung; therapeutisch bei supraventrikulärer Tachykardie.

Karotissinusreflex: reflektorisches Absinken von Herzfrequenz u. Blutdruck durch Erregung der Pressorezeptoren des Sinus caroticus; ist – zusammen mit Afferenzen aus aortalen Paraganglien (= sinuaortales System) – der wichtigste Regelkreis für die Stabilisierung des zentralen arteriellen Blutdrucks (u. damit der Durchblutung von Myokard u. Gehirn); eine negativ-chronotrope Wirkung kann zu langdauerndem, evtl. lebensbedrohlichem Herzstillstand führen (s.a. Karotissinusdruckversuch). – **K., hypersensitiver:** bereits durch Drehen oder Rückwärtsneigen des Kopfes oder leichten Druck auf den Karotissinus auslösbarer Karotissinusreflex.

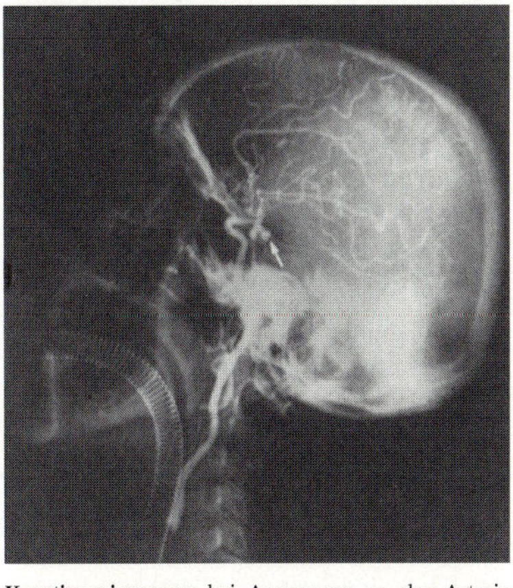

Karotisangiogramm bei Aneurysma an der Arteria communicans posterior (Pfeil) [431]

Karotissinus-Syndrom: durch Druck auf den Sinus caroticus (Pressen, Drüsenschwellung, Tumoren) auslösbarer paroxysmaler Symptomenkomplex: Schwindelanfälle mit Flimmern vor den Augen, homolateraler transitorischer Visusverlust, Herzklopfen.

Karotisstenose: Verengung im – hirnversorgenden – Karotisbereich (A. carotis communis u. A. carotis interna). Häufig zunächst asymptomatisch; symptomatisch als transitorische ischämische Attacken, vorübergehende Sehstörungen oder ausgeprägtere neurologische Ausfälle (vgl. Karotisverschluß).

Karotisverschluß: thrombotisch u./oder arteriosklerotisch bedingter Verschluß der A. carotis interna; Folgen: bei guter Kompensation evtl. asymptomatisch; ansonsten Ganglienzelluntergang, Hirninfarkt, Enzephalomalazie; klinische Zeichen (abhängig von Lokalisation, Vollständigkeit u. Verschlußtempo): flüchtige Bewußtseinstrübung, Lähmungen (evtl. Hemiplegie), Sprachstörung, Verwirrtheitszustände, fokale oder generalisierte epileptiforme Anfälle, hirnorganisches Abbausyndrom.

Karotten-Schleim-Diät: MORO* Karottensuppe mit Reisschleim als Einstelldiät bei Säuglingsenteritis.

karpal: die Handwurzel (Carpus) betreffend.

Karpalia: die Handwurzelknochen (Ossa carpi).

Karpaltunnelsyndrom: akuter bis chronischer Druckschaden (Neuropathie) des ↗Nervus medianus infolge dessen mechanischer Reizung im Handwurzelkanal (↗Canalis carpi). Tritt auf z.B. nach Knochenbrüchen mit Deformitätsheilung sowie bei Vermehrung des Tunnelinhaltes, z.B. infolge Tenosynovitis, Ödems, Metabolitenablagerung; evtl. idiopathisch. Äußert sich – im Medianusbereich der Hand – in brennenden Schmerzen, Hyp- u. Parästhesien, Kältegefühl u. Hyperhidrose, später auch Muskelatrophie des Daumenballens.

K

Karpopedalspasmen: bei ↗Tetanie jeder Genese auftretende Krämpfe der Füße u. Hände.
kartilaginär: knorpelig (↗Cartilago).
Karunkel: 1) ↗Caruncula. **2)** »Fleischwärzchen«, Polyp, Varix, Papillom; z.B. als **anale K.** (nach Entzündung einer ↗Analfissur).
karyo...: Wortteil »Kern«, »Zellkern«.
Karyoblast: unreife Zelle der Entwicklungsreihe roter Blutkörperchen; mit rundem, Nucleolen enthaltendem Kern, hämoglobinfreiem Zytoplasma.
Karyogramm, Idiogramm: Darstellung aller Chromosomen einer Zelle nach Form u. Größe (i.d.R. paarweise Anordnung).

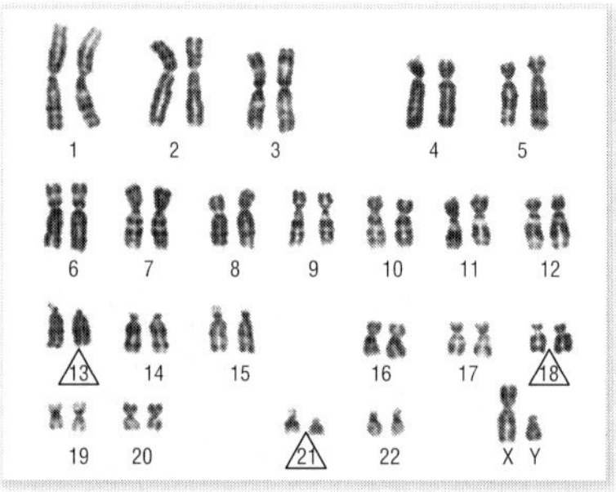

Karyogramm: Chromosomensatz des Menschen, spezielle Giemsa* Färbung, sog. G-Banding. Durch relative Länge, Lage des Zentromers u. die charakteristischen Querbänderungsmuster können alle Chromosomen identifiziert werden. Unter den Trisomien der Autosomen (Nr. 1–22) kommen praktisch nur die der Chromosomen 21, 18 u. 13 bis zur Geburt (durch Dreieck gekennzeichnet) [53]

karyokinetischer Index: die Zahl der Mitosen auf 100 Zellen (insbes. Knochenmarkzellen) als Parameter zur Beurteilung der Wachstumsgeschwindigkeit bösartiger Tumoren.
Karyolyse: die Auflösung des Zellkerns (Ruhekern) u. seiner Strukturen.
Karyon: ↗Zellkern.
Karyoplasma, Kernplasma, Nucleoplasma: das von der Kernmembran umschlossene Protoplasma der Zelle, in dem der Nucleolus u. die übrigen strukturierten Zellkernelemente suspendiert sind.
karyotrope Viren: Viren mit Affinität zum Zellkern; z.B. Herpes-simplex-Virus.
Karyotyp: ↗Karyogramm.
Karyozyt: kernhaltige Zelle, ↗Normoblast.
karzino...: Wortteil »Krebs«; s.a. kanzero-, onko-.
karzinoembryonales Antigen: s.u. carcino...
Karzinogen: krebserzeugender = karzinogener Stoff (»chemisches K.«) oder krebserzeugender physikal. Faktor (v.a. ionisierende Strahlung, α-, β-, γ-Strahlen, Röntgenstrahlen, bestimmte Anteile der UV-Strahlung); s.a. Tumorviren. – **K., chemisches:** Sammelbez. für alle Stoffe, die beim Menschen oder im Tierexperiment nachweisbar bösartige Tumoren hervorrufen; z.B. bestimmte aromatische Kohlenwasserstoffe u. Amine, N-Nitroso-Verbindungen, Alkylanzien, anorganische Verbindungen (z.B. As, Be, Pb, Cr, Cd, Ni), verschiedene Naturstoffe (z.B. Aflatoxine, bestimmte Alkaloide [Pyrrolizidin-Alkaloide], Cycasin, Safrol, Aristolochiasäure) sowie bestimmte Festkörper (z.B. Asbeststaub); werden – soweit gewerblich genutzt – als **Berufskarzinogene** bezeichnet.
karzinogen, kanzerogen: krebsauslösend; s.a. Karzinogen, vgl. Karzinogenese. – **k. Viren:** ↗Tumorviren.
Karzinogenese: die Entstehung von Malignomen, die mit der Zellumwandlung in Richtung Tumorzelle beginnt; wird heute als multiphasisches Phänomen verstanden, das über Jahre bis Jahrzehnte verlaufen kann; eine stufenweise Störung biologischer Gleichgewichtsprozesse, an deren Beginn die Transformation (durch chemische, physikalische, virale etc. Einflüsse) von Gensequenzen (Protoonkogene) in ↗Onkogene steht (Initiation). Bei weiterer Einwirkung von Karzinogenen oder unspezifischen Schädlichkeiten (Ko- u. Synkarzinogenese) kommt es zur Umwandlung des Gewebes in Richtung Präneoplasie (s.u. Präkanzerose, CIN), die evtl. lange Zeit als Vorstufe des malignen Tumors bestehen (Latenzphase) kann; s.a. Abb. S. 379.
Karzinoidsyndrom: Krankheitsbild mit den typischen Symptomen Diarrhö, Flush, Asthma u. Rechtsherzendokardfibrose, das durch einen (endokrinen, argentaffinen) serotoninproduzierenden Tumor ausgelöst wird. Häufigste Lokalisation des Tumors: Darm (Ileum oder proximales Kolon).
Karzinom: ↗Carcinoma. – s.a. Tumor..., Krebs..., Kanzer... sowie unter dem jeweiligen Organtumor. – **K., hepatozelluläres:** ↗Leberzellkarzinom. – **K., intraepitheliales; präinvasives K.:** ↗Carcinoma in situ; s.a. Dysplasie. – **K., kolorektales:** ↗Darmkarzinom. – **K., mikroinvasives:** Karzinom mit geringer Invasionstiefe, z.B. m. ↗Kollumkarzinom. – **K., spinozelluläres:** Plattenepithelkarzinom.
karzinomatös, carcinomatosus: einen bösartigen Tumor (i.e.S. ein Karzinom) betreffend.
Karzinose, Karzinomatose: Durchsetzung des

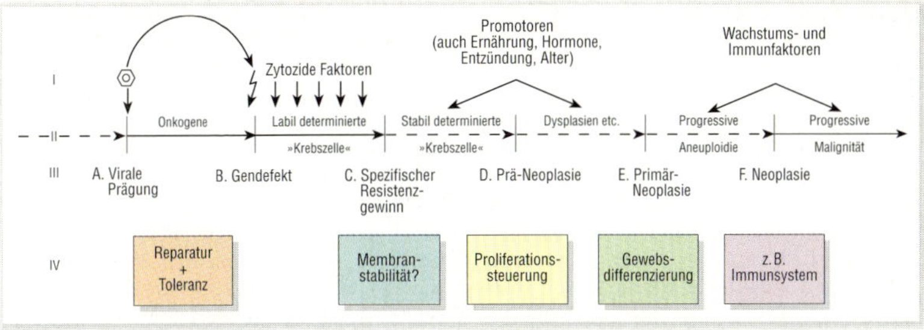

Darstellung der **Karzinogenese** als Folge einer stufenweisen Störung biologischer Gleichgewichtsprozesse (nach Grundmann). I = kausale Faktoren, beginnend mit einer (möglichen) Virusentwicklung u. der mit einem Blitzsymbol dargestellten Einwirkung ionisierender Strahlen oder karzinogener Chemikalien; II = Karzinogeneseprozesse, beginnend mit der Onkogenwirkung bis zur progressiven Malignität; III = Karzinogenesestufen; IV = gestörte biologische Gleichgewichtsprozesse [265]

Körpers oder nur bestimmter Organe bzw. seröser Körperhöhlen durch zahlreiche Tochtergeschwülste (↗Metastase); evtl. als Miliar-K.

Kasabach*-Merritt* Syndrom: angeborene kavernöse Riesenhämangiome mit Thrombosen, Verbrauchskoagulopathie (Thrombozytopenie).

Kasein: ↗Casein.

Kaskadenmagen: Form- bzw. Lageanomalie des Magens durch Überhang eines erweiterten Magenabschnitts nach vorn oder hinten.

Kastanie: ↗Aesculus hippocastanum (Roßkastanie).

Kastration: vor oder nach der Pubertät (bzw. Menarche) erfolgende operative Entfernung der Keimdrüsen (Hoden bzw. Eierstöcke), i.w.S. auch deren Funktionsausschaltung mittels ionisierender Strahlen (Strahlenkastration) oder durch Hormone. Wird vorgenommen z.B. bei bestimmten bösartigen Tumoren (bei fehlender Behandlungsalternative).

Kasuistik: Beschreibung der Entwicklung von Krankheitsfällen (z.B. erläuternd in Veröffentlichungen).

Kat...: s.a. Cat...

kata...: Wortteil »hinab«, »unter«, »gegen«; s.a. Cata...

Katabolismus: der Abbaustoffwechsel, ↗Dissimilation (1).

Katal, kat**:** ↗SI-Einheit für die katalytische Aktivität (Enzymaktivität bzw. »Enzymmenge«). – 1 kat = Umwandlung von 1 Mol Substrat pro Sekunde (ersetzt die bisherige Einheit »U« [»Unit«]).

Katalase: Peroxidase; ein Enzym (Häminproteid), das die Bildung von Sauerstoff u. Wasser aus Wasserstoffperoxid katalysiert; ist in allen menschlichen Zellen vorhanden, in der Leber besonders reichlich.

Katalepsie: anhaltendes Verharren in einer bestimmten – evtl. sogar unbequemen – Körperhaltung unter Erhöhung der Muskelspannung (»Muskeltonus«); Vorkommen: v.a. bei (katatoner) Schizophrenie, nach Enzephalitiden.

Katalysator, Akzelerator**:** fester, flüssiger oder gasförmiger Stoff, der – bereits in kleinster Menge u. ohne sich dabei (bleibend) zu verändern – die chemische Umsetzung größerer Mengen von Reaktionspartnern beschleunigt; häufig ein Metall(salz); s.a. Enzyme.

Katamnese: kritische Beschreibung eines Krankheitsfalles nach Ablauf der Erkrankung u. Abschluß der Behandlung, evtl. einschl. Prognose.

Kataplasie: die rückläufige Umbildung eines Gewebes (= Herabsetzung der Differenzierung, evtl. mit Auftreten embryonaler Formen u. Eigenschaften). Bei Neoplasmen die ↗Atypie des Gewebes als Zeichen der Bösartigkeit.

Kataplexie, Tonusverlust-Syndrom**:** plötzlicher, kurzdauernder Verlust der für die Körperhaltung notwendigen Muskelspannung der gesamten oder eines Teils der Körpermuskulatur; meist als Zeichen der ↗Narkolepsie.

Katarakt: grauer Star; alle Formen des Durchsichtigkeitsverlustes der Augenlinse oder ihrer Kapsel; s.u. Cataracta.

Katarrh, katarrhalische Entzündung**:** die einfachste Form der Schleimhautentzündung; mit vermehrter Absonderung wäßrigen (= serösen) oder schleimigen Sekretes; z.B. als katarrhalische Rhinitis bzw. Bronchitis. – **K., postgonorrhoischer:** ein abakterieller Harnröhrenausfluß als Nachkrankheit einer geheilten ↗Gonorrhö.

katarrhalisch: einen ↗Katarrh (**= k. Entzündung**) betreffend, mit Zeichen eines Katarrhs. – **k. Infekt:** akuter Schnupfen (= Erkältungsinfekt).

katathym: durch (starke) Affekte bedingt. – **k. Bilderleben:** psychotherapeutisches Verfahren, bei dem der Patient sich in entspanntem Zustand nach Art des Tagträumens Bilder (vorgegebene Standardmotive: Wiese, Höhle, Bachlauf, Berg etc.) oder Situationen eigener Erfahrung vorstellt, auf die er seinen seelischen Zustand u. seine inneren Konflikte projizieren kann; die daraus entstehenden Phantasien, Einfälle usw. werden thematisiert, aktuelle Konflikte können dadurch verbalisiert u. verarbeitet werden.

Katathymie: 1) durch starke affektweckende Erlebnisse hervorgerufene Veränderung von Wahrnehmungen, Erinnerungen u. Denkvorgängen. **2)** anfallsartiger Gefühlsumschwung.

Katatonie: psychisches Krankheitsbild mit ausgeprägter Störung der Willkürmotorik; entweder i.S. einer Bewegungsstarre (vgl. Katalepsie) als katatoner Stupor oder – den Gegenpol bildend – als katatoner Erregungszustand (»Raptus«), in den die Bewegungsstarre schlagartig übergehen kann. Der Zustand – von wenigen Minuten bis zu Tagen Dauer – kann u.U. lebensbedrohlich sein. Vorkommen: v.a. bei katatoner Schizophrenie, seltener bei hirnorganischen Psychosyndromen im Rahmen von Infektionskrankheiten, bei Hirntumoren. – **K., perniziöse:** akute lebensbedrohliche K. mit extremer psychomotorischer Unruhe, dabei hohes Fieber, später oft Übergang in Bewegungsstarre mit dem Ausdruck innerer Gespanntheit.

Katayama-Krankheit, Yangtse-Fieber: das nach dem ersten Fundort von Schistosomen-Eiern bezeichnete allergische Anfangsstadium der ↗Schistosomiasis japonica; Symptome: Fieber, Erythem, Durchfall, Milz- u. Leberschwellung.

Katecholamin: ↗Catecholamin.

Katgut: ↗Catgut.

Katharsis: geistig-seelische Läuterung; in der Psychoanalyse das Erinnern u. anschließende befreiende Abreagieren von Gefühlen, die mit früheren, verdrängten, u.U. krankmachenden Erlebnissen verbunden sind.

Kathepsin, Cathepsin: Sammelbezeichnung für Proteasen (»Endopeptidasen«, »Proteinasen«), die – neben ↗Pepsin – an der Eiweißverdauung beteiligt sind.

Katheter: schlauchförmiges Instrument zur Einführung in Hohlorgane (z.B. Blasenkatheter) oder Blutgefäße (z.B. Venenkatheter), u. zwar z.B. zwecks Entleerung (s.a. Drainage), Spülung, für das Einbringen von Heilmitteln, Nahrung (↗Katheterenterostomie), zur Sicherung bzw. Herstellung der örtlichen Passierbarkeit des Organs, zur Saugbiopsie. Ist starr oder elastisch (evtl. durch in der Wand befindliche Spiralen verstärkt), ein- oder mehrläufig (eine oder mehrere getrennte Lichtungen), evtl. mit Längenmarken versehen (»graduiert«) u. »röntgendicht« (schattengebend) oder »-negativ«, hat endständig oder in Spitzennähe (= subterminal) Fenster (»Katheteraugen«). Wird nach Verwendungszweck bezeichnet z.B. als Blasenkatheter, Harnleiter-, Nephrostomie-, Herz-, Gefäß-, Embolektomie-, Tracheal-, Bronchialkatheter.

Katheterangiographie: Gefäßdarstellung (↗Angiographie) unter Kontrastmitteleinbringung durch einen Katheter; s.a. SELDINGER* Methode.

Katheterdilatation: 1) *angiol* ↗Angioplastie. **2)** *urol* Bougierung durch filiforme Katheter.

Katheterembolisation: künstliche Embolisierung (z.B. von schwer operativ erreichbaren Aneurysmen, AV-Fisteln u. Tumoren) über einen Gefäßkatheter. Anw. auch bei sonst unstillbaren Blutungen (z.B. durch Arrosion oder Trauma) oder zur Unterbindung der Blutversorgung von Tumoren.

Katheterenterostomie: Darmoperation (↗Enterostomie) mit Einlegen eines bis zur Körperoberfläche (Bauch) reichenden Katheters in die Darmlichtung, v.a. zur künstlichen Ernährung (z.B. WITZEL* Fistel) oder Darmentlastung (bei Ileus, zur Anastomosensicherung).

Katheterfieber: akutes Fieber nach Keimverschleppung in die Harnwege durch Katheterisierung der Harnorgane; meist als Febris intermittens mit Schüttelfrost, Kollaps. Evtl. Übergang in ↗Urosepsis. – s.a. Nosokomialinfektionen.

Katheterisierung, Katheterismus: das Einführen eines ↗Katheters in ein Hohlorgan zu diagnostischen oder Behandlungszwecken; z.B. als Herz- bzw. Blasen-K.

Katheterlyse: die medikamentöse, lokale Auflösung eines Blutgerinnsels über einen perkutan eingeführten Katheter; s.u. Fibrinolysetherapie.

Kat(h)ode: diejenige Elektrode, aus der der negative Strom aus- u. in die der positive Strom eintritt; wird bei galvanischen Elementen, Akkumulatoren etc. im allgemeinen als »negativer Pol« bezeichnet.

Kathodenstrahlen: von der Kathode bei Glimmentladung ausgehende Elektronenstrahlen; i.w.S. auch solche aus der Glühkathode einer Röntgenröhre oder aus der Kathode einer Photozelle (= Photoelektronen).

Katzenkratzkrankheit, Felinose, benigne Inokulationslymphoretikulose: Infektionskrankheit, die durch – selbst nicht erkrankende – Katzen auf den Menschen (v.a. Kinder) übertragen wird durch Biß, Kratzen, evtl. nur einfachen Kontakt. Erreger: Genius Afipia oder Rochalimaea (gramnegatives Stäbchenbakterium). Symptome: Papel, Ödem, Rötung, gefolgt von regionaler Lymphknotenentzündung; gelegentlich tritt ein flüchtiger masernartiger Ausschlag auf, als Spätkomplikation evtl. eine Enzephalitis.

Katzenschreisyndrom, Cri-du-chat-Syndrom: erbliche Krankheit (Dysmorphiesyndrom) durch Fehlen eines Abschnitts des Chromosoms Nr. 5; äußert sich beim Kleinkind mit ungewöhnlich klingendem Schreien.

Kauda: ↗Cauda (equina).

kaudal: steißwärts, unten (am Stamm).

Kauda(l)anästhesie, Hiatusanästhesie: tiefe kaudale Sakralanästhesie; führt zu Empfindungslosigkeit i.S. einer »Reithosenanästhesie« (»Saddle-Block«). Das Lokalanästhetikum wird in den Kreuzbeinkanal eingespritzt (auch Dauer-K. über eingelegten Katheter möglich).

Kaudasyndrom: Krankheitszeichen infolge Schädigung der ↗Cauda equina, z.B. als Unfall-, Tumorfolge, bei Bandscheibenvorfall. Unter heftigen Schmerzen einsetzende schlaffe Lähmung der Beine mit Fehlen der Reflexe u. Sensibilitätsstörungen (in Form einer »Reithosenanästhesie«), Blasen- u. Mastdarmstörungen; evtl. auch ↗Konussyndrom.

kausal: ursächlich.

Kausalgie: nach Nervenverletzung auftretende qualvolle, glühend-brennende Schmerzen der betroffenen Gliedmaße, auslösbar oder verstärkt schon durch leiseste Berührung (evtl. auch entfernter Körperstellen: Synästhesalgie), durch optische oder akustische Reize, Trockenheit (Xerosalgie), Wärme, Affekte oder bloße Schmerzvorstellung (Sympsychalgie).

Kaustikum, kaustisches Mittel: ↗Ätzmittel.

Kauterisation, Kaustik: Gewebszerstörung (Verkochung, Verschorfung, Abtragung, Durchtrennung), Blutstillung, Verödung etc. durch Anw. eines Kauters (z.B. einer Messer-, Schlingen-, Nadel-, Kugelelektrode; s.a. Diathermie, Elektrochirurgie) oder eines Ätzmittels, i.w.S. auch eines Kryokauters (↗Kryochirurgie).

Kava: ↗Vena cava. – s.a. Kavo...

Kavafilter, Kavaschirmfilter: In die V. cava inferior mittels Kathetertechnik einzubringender Schirmfilter zur Verhütung von Lungenembolien durch Thromben aus dem Stromgebiet der V. cava inferior. Anw. v.a. bei Kontraindikation einer Heparinisierung.

Kavakatheterismus: das Einlegen eines Katheters in die untere oder obere Hohlvene, über die Vena jugularis externa u. interna, Vena subclavia, Vena saphena magna oder femoralis bzw. über die Ellenbeugenvene; s.a. SELDINGER* Technik. Dient – als »zentraler Venenkatheter« – zur Messung des zentralen Venendrucks, zur ↗Kavographie oder zur Dauerinfusion.

Kava-Kava-Wurzelstock: als Arzneimittel angewandte Wurzel des Rauschpfeffers (Piper methysticum); Anw. u.a. als Sedativum u. Anxiolyticum bei Angst-, Spannungs- u. Unruhezuständen; eine zerebroprotektive Wirkung wird diskutiert.

Kavaklip(p): Klip zur Lichtungseinengung oder zum Verschluß der unteren Hohlvene; ↗Kavaplikatur.

Kava-Kompressionssyndrom: bei der Hochschwangeren in Rückenlage auftretende Störungen infolge Zusammenpressens der unteren Hohlvene durch die Gebärmutter. Äußert sich in hypovolämischem Schock mit Blutdruckabfall, Pulsanstieg, Blässe u. Schweißausbruch; evtl. Einschränkung der Nierenfunktion u. Beeinträchtigung der Herzleistung der Leibesfrucht.

Kavaplikatur: Fältelung der Hohlvene durch eine einpflanzbare lichtungeinengende Klemme (Kavaklip); v.a. bei rezidivierender tiefer Thrombose der unteren Körperhälfte mit Embolien.

Kavasyndrom: ↗Kava-Kompressions-, Vena-cava-superior-Syndrom.

Kava-Typ: Metastasierungstyp, bei dem die Verschleppung der Teilchen durch die obere bzw. untere Hohlvene in die Lunge erfolgt (↗Lungenmetastase).

Kaverne: krankhafte Hohlraumbildung in solidem Körpergewebe bzw. einem parenchymatösen Organ als Folge einer Gewebseinschmelzung u./oder Sequestrierung u. Spontanausstoßung einer ↗Nekrose. Häufig als Lungenkaverne, z.B. als Infarktkaverne oder durch Zerfall von Tumorgewebe (z.B. bei Bronchialkarzinom), aber auch durch Narbenzug (z.B. bei Bronchiektasen) oder bei (Lungen-)Tuberkulose.

Kavernitis: Entzündung der Schwellkörper, i.e.S. der des männlichen Gliedes, evtl. kombiniert mit Periurethritis; u.U. Übergang in Schwellkörperphlegmone mit thrombotisch bedingtem ↑Priapismus, Penisgangrän.

kavernös: ↑cavernosus.

Kavernom: Hämangiom mit weiten, dünnwandigen, endothelausgekleideten Gefäßräumen in Haut u. Schleimhaut, aber auch in inneren Organen, evtl. mit Blutbildungsherden (= hämatoplastisches Endotheliom).

Kavität: natürlich vorbestehende (↑Cavitas, Cavum) oder krankhaft entstandene (↑Kaverne) Höhle; *dent* bei Zahnkaries der – nach Einbruch der Schmelzdecke oder nach Präparation nach außen offene – Defekt in der Hartsubstanz.

Kavographie: Kontrastdarstellung der Hohlvene, i.e.S. der Vena cava inferior nach direkter Injektion eines positiven Röntgenkontrastmittels in das Gefäß (z.B. – meist – von den Femoralvenen aus, evtl. über einen Kavakatheter).

Kawasaki-Krankheit: das sog. **m**ukokutane **L**ymph**k**noten-**S**yndrom (MLKS); akutes Krankheitsbild unbekannter Ätiologie; meist im Kleinkind- u. Kindesalter mit hohem Fieber, Lymphknotenschwellungen besonders im Halsbereich u. Exanthem. Fakultativ Gelenkschwellungen, Arteriitis (Koronararterien), Myokarditis.

Kay*-Shiley* Prothese: ein Standardtyp der ↑Herzklappenprothese.

Kayser*-Fleischer* Ring: ein bräunlich-grünlicher Hornhautring (1–3 mm breit) des Auges, bedingt durch Kupfereinlagerung; bei Wilson* Syndrom pathognomonisch, besonders erkennbar bei Spaltlampenuntersuchung. – vgl. Arcus senilis.

kb: ↑Kilobase.

KBR: ↑**K**omplement**b**indungs**r**eaktion.

kcal: **Kilocal**orie (s.u. Kalorienbedarf).

KEA, CEA: ↑carcinoembryonales Antigen.

Kefir, Kefyr: ein mit Hilfe spezifischer Gärungserreger (z.B. Streptococcus lactis, Lactobacillus caucasicus, Saccharomyces u. Torula kefir) aus Kuh- oder Stutenmilch gewonnenes, durch CO_2-Gehalt prickelndes Sauermilchgetränk (Alkoholgehalt bis 1%, Fett u. Eiweiß je ca. 3%).

Kehldeckel: ↑Epiglottis.

Kehlkopf: ↑Larynx. – s.a. Laryng(o)... – **K., künstlicher:** elektronischer Tongenerator für Kehlkopflose; eine an den Mundboden anzusetzende elektronische Sprechhilfe. Die Tonerzeugung erfolgt auf Knopfdruck. Der elektronische Klang setzt sich in Mund- u. Rachenbereich fest u. wird zur Sprache artikuliert.

Kehlkopfentzündung: ↑Laryngitis.

Kehlkopfexstirpation: ↑Laryngektomie.

Kehlkopfintubation: Einführung eines (Tracheal-)Tubus durch die Mund- oder Nasenhöhle in die Kehlkopflichtung zur Freihaltung der Atemwege, z.B. bei ↑Laryngospasmus. – vgl. Tracheotomie.

Kehlkopfkarzinom: Kehlkopfkrebs; ein bösartiger Tumor (Plattenepithelkarzinom). Als **inneres K.** an Stimmbändern (↑Abb.), im Morgagni* Ventrikel oder im subglottischen Raum (als **transglottisches K.** in allen 3 Bereichen), als **marginales K.** an der Kehlkopf-Schlund-Grenze (= »Kehlkopfeingangs-Ca.«; z.B. an Epiglottis, Plicae aryepiglotticae), als **äußeres K.** an der Kehlkopfhinterwand, im Hypopharynx. Führt je nach Sitz zu Druckgefühl im Hals, Schluckbeschwerden, Hustenreiz, Atemnot u. – als Frühsymptom des Stimmbandkarzinoms – zu Heiserkeit!

Kehlkopfkrampf: ↑Laryngospasmus.

Kehlkopflähmung: vollständige oder unvollständige Lähmung der gesamten Kehlkopf-

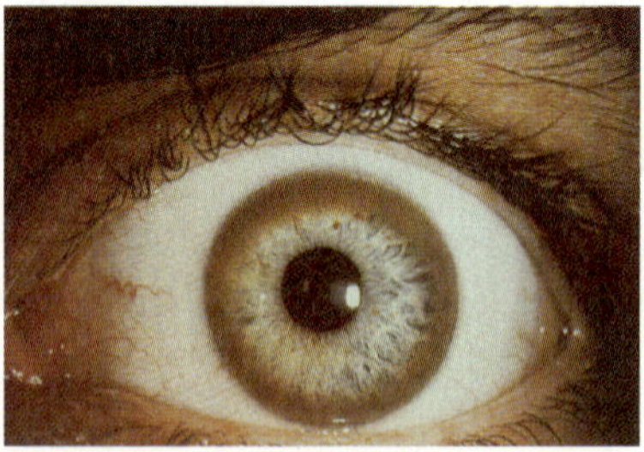

Kayser*-Fleischer* Ring (Gerok u. Buscher, Freiburg) [83]

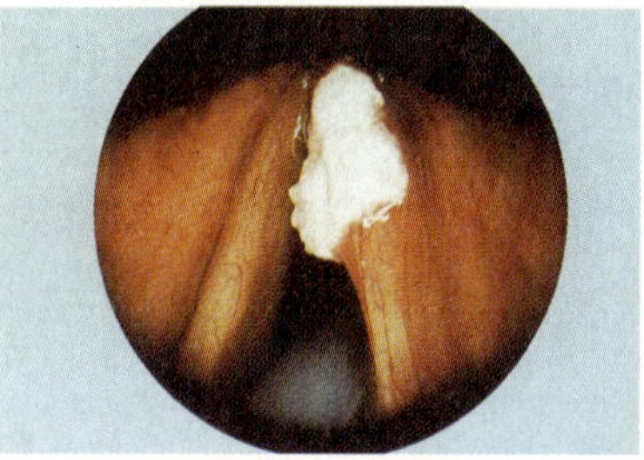

Kehlkopfkarzinom: Befall des rechten Stimmbands [169]

muskulatur (= Laryngoplegie bzw. Laryngoparese) oder nur der Musculi vocales (↗Internuslähmung) oder der Stimmritzen- = Glottisschließer bzw. -öffner (= Adduktoren- bzw. ↗Postikuslähmung); tritt ein bei Schädigung zentraler Bereiche des Nervus vagus **(= bulbäre K.);** z.B. bei Multipler Sklerose, Bulbärparalyse, myatrophischer Lateralsklerose, Blutung, Tumor) bzw. bei ↗Rekurrenslähmung **(= periphere K.).**

Kehlkopfödem: entzündliches oder nichtentzündliches (z.B. allergisches) Ödem der Kehlkopfstrukturen; meist als ↗Glottisödem; s.a. QUINCKE* Ödem. Folgen: Fremdkörpergefühl, Reizhusten, bei Befall der Stimmbänder oder Aryknorpel Zeichen der Kehlkopfstenose, Heiserkeit, evtl. Atemnot mit Stridor u. Erstickungsanfälle.

Kehlkopfpolyp, Stimmbandpolyp: polypöse (rundliche gestielte oder breitbasig aufsitzende) entzündliche Bindegewebshyperplasie am mittleren Stimmbandabschnitt (vgl. Nodulus vocalis). Selten maligne entartend.

Kehlkopfspiegel: winklig an einem Stiel angesetzter kleiner Planspiegel für die indirekte Kehlkopfspiegelung (↗Laryngoskopie). Wird, um Beschlagen zu vermeiden, angewärmt.

Kehlkopfstenose: Enge der Kehlkopflichtung, z.B. bei Entzündung, Tumor; führt u.U. zu Heiserkeit, Atemnot (mit »Stenoseatmung«). – vgl. Kehlkopfödem.

Keilbein: 1) ↗Os sphenoidale. **2)** ↗Os cuneiforme.

Keilbeinflügelmeningiom: Gehirntumor; sehr blutreiches ↗Meningiom des Schläfenhirns mit Ausbreitung im kleinen Keilbeinflügel.

Keilwirbel: keilförmig verbildeter Wirbelkörper als angeborene Defektbildung oder als Krankheits-, Unfallfolge. Führt zu Wirbelsäulenverkrümmung.

Keim: 1) ↗Mikroorganismus. **2)** das befruchtete Ei u. dessen erste Entwicklungsstadien (bis etwa Ende der 3. Wo.). **3)** Kondensations- bzw. Kristallisationskern.

Keimbahn: die im Dienste der direkten Weitergabe der Erbsubstanz stehende Zellfolge im Laufe der Individualentwicklung (Ontogenese). Beginnt mit der befruchteten Eizelle u. führt über die Bildung von Urkeimzellen zur Bildung des im Dienste der Fortpflanzung stehenden (= generativen) Gewebes der Keimdrüsen (↗Geschlechtsdrüsen) u. der ↗Gameten.

Keimbahntherapie: therapeutische Eingriffe in die Erbsubstanz (s.u. Keimbahn), welche nicht nur die Gesundheit des Individuums beeinflussen, an dem der Eingriff vorgenommen wird, sondern sich auch auf dessen Nachkommen auswirken.

Keimdrüsen: ↗Geschlechtsdrüsen.

Keimdrüsenhormone: Andro-, Gesta-, Östrogene.

Keimdrüseninsuffizienz: ↗Hypogonadismus.

keimfrei, aseptisch: keine lebenden Mikroorganismen enthaltend; s.a. Asepsis, Sterilisation.

Keimschädigung: Bez. für schwere Entwicklungsstörungen des Embryo oder Feten, die durch mutagene (das Erbgut verändernde) u./oder teratogene (Fehlbildungen verursachende) Einwirkungen (z.B. ionisierende Strahlen, chem. Substanzen, Medikamente) verursacht werden; s.a. Embryo-, Fetopathie.

Keimträger: Person, die – evtl. ohne zu erkranken – vorübergehend krankheitserregende Keime ausscheidet; vgl. Dauerausscheider.

Keimwechsel: Änderung der ↗Bakterienflora eines Organs, z.B. – durch Wirkung von Antibiotika – die unter Zerstörung der natürlichen Keime erfolgende Selektion resistenter Mutanten.

Keimzahl: die Zahl der in einer Untersuchungsprobe enthaltenen Bakterien pro Probenmenge u. Nährmedium.

Keimzelle: ↗Gamet.

Keimzelltumoren, germinale Tumoren: Oberbegriff für Tumoren, die von den Keimzellen des Ovars (↗Ovarialtumoren) bzw. des Hodens (↗Hodentumoren) ausgehen.

Keimzentrum: das von einem dichten Lymphozytenwall (»Corona«) umgebene helle Zentrum des sekundären Lymphfollikels des Lymphknotens; Ort der Vermehrung der Klone der B-Lymphozyten; enthält v.a. Lymphoblasten, Plasmazellen; ist Reaktionszentrum gegen Infektionen.

Keiro...: Wortteil »Hand«.

Keith*-Flack* Bündel: das vom Sinusknoten **(»K.*-F.* Knoten«)** ausgehende Faserbündel in der Vorhofwand des Herzens zwischen den Einmündungen der oberen u. unteren Hohlvene; s.a. Erregungsleitungssystem.

Kelch: Calix (s.u. Calices).

Kelchstein: Harnstein im Nierenkelchsystem.

Kell(-Cellano)-System: membrangebundenes Blutgruppensystem der Erythrozyten, das bei Transfusion u. Schwangerschaft zu Unverträglichkeitsreaktion (↗Blutgruppeninkompatibilität) führen kann.

Keloid, Wulstnarbe: gutartige, derbe, knotige bis bandartige Bindegewebswucherung der Haut (hypertrophische Fibrosierungen), die nach Verletzungen oder auf der Grundlage anderer Hautläsionen (z.B. Akne conglobata), aber auch scheinbar spontan entstehen können.

Kelvin, K: Basiseinheit der Größe »thermodynamische Temperatur« im SI-System. Der absolute Nullpunkt liegt bei 0 K, der Tripelpunkt des Wassers bei 273,15 K, der Dampfpunkt bei 373,15 K (d.h. + 273,15 °C).

KEP: **k**ünstliches **e**ndokrines **P**ankreas.

kephal...: Wortteil »Kopf«, i.w.S. »Schädel« (↗kranio...); s.a. cephal..., zephal...

Keph(al)algie, Kephalodynie: ↗Kopfschmerz; s.a. Cephalaea.

Kephalhämatom: Bluterguß zwischen Knochen u. Periost des Neugeborenenschädels durch Blutgefäßeinrisse während der Geburt; vgl. Geburtsgeschwulst.

Kephalin, Cephalin: zu den Phospholipiden zählende Substanzen in Hirn, Blut, Liquor.

Kephalometrie, intrauterine: die Bestimmung von Kopfmaßen der Leibesfrucht »in utero«, v.a. durch Ultraschallanwendung; ermittelte Maße geben Hinweise auf Größe u. Gewicht des Feten.

Kephalozele: ↗Enzephalozele.

Ker...: s.a. Cer..., Zer...

Keratin, Hornstoff: ein Eiweiß (hochpolymeres Skleroprotein) in den Hornsubstanzen der Epidermis (Haare) u. Nägel. Enthält als »Eukeratin« bis zu 16% Cystin.

Keratinisation: Hautverhornung; i.e.S. die gesteigerte, als ↗Hyper-, Parakeratose.

Keratinozyt: Keratin-bildende Zelle der Haut; sog. Stachel- oder MALPIGHI* Zelle.

Keratitis, Korneitis: Sammelbegriff für Krankheiten (Entzündungen) der Hornhaut des Auges (»Kornea«) z.B. durch Herpes-simplex-Virus (s.u. Keratoconjunctivitis herpetica); Symptome: ziliare Injektion, Ödem, Infiltrate (= K. superficialis bzw. profunda), evtl. auch Geschwüre, Gefäßneubildung, Präzipitate, Hypopyon, Pupillenverengung u. Irishyperämie (s.a. Keratoconjunctivitis) sowie örtliche Schmerzen, Tränenfluß, Lichtscheu, Lidkrampf, Sehstörungen. – **K. actinica:** K. durch kurzwelliges Licht (s.a. K. photoelectrica) oder ionisierende Strahlen. – **K. gonorrhoica:** K. bei Gonorrhö des Neugeborenen; mit Geschwürsbildung (evtl. auch Perforation) oder dichter u. tiefer Trübung; Spätfolge: Staphyloma corneae. – **K. e lagophthalmo:** K. infolge Trockenheit der Kornea bei mangelndem Lidschluß. – **K. mycotica:** pilzbedingte K. (aller Hornhautschichten); mit zentralem Geschwür oder Hypopyon, Leukom. – **K. photoelectrica:** K. durch UV-Licht u. Licht von Schweißgeräten, Quarzlampen.

kerato...: Wortteil »Hornhaut« (Cornea) bzw. »Verhornung«.

Keratoakanthom: v.a. bei Männern an unbedeckten Körperstellen (Gesicht, Handrücken) rasch wachsender karzinomartiger Tumor mit zentralem Hornpfropf, der sich (innerhalb von Monaten) spontan zurückbildet.

Keratoconjunctivitis, Keratokonjunktivitis: Entzündung der Horn- u. Bindehaut des Auges; s.a. Keratitis, Conjunctivitis. – **K. epidemica:** K. durch Adenoviren; tritt – zusammen mit Rhinopharyngitis – nach 5- bis 10tägiger Inkubationsphase auf. Symptome: hochgradige Bindehauthyperämie, Lichtscheu, Schmerzen, Lidödem, starker Tränenfluß, geringe Eiterabsonderung, Schwellung der vor dem Ohr gelegenen Lymphknoten, evtl. fibrinöse Pseudomembranen u. subkonjunktivale Blutungen; ab dem 7.–20. Tag ↗Keratitis; evtl. wochenlange Sehstörungen. – **K. herpetica,** Herpes corneae simplex, Keratitis dendritica: die – häufig rezidivierende – »Gitter-« oder »Furchenkeratitis« infolge Infektion durch ↗Herpesvirus. Besondere Merkmale sind ziliare (Gefäß-)Injektion, zu verzweigten, schmalen Geschwüren zusammenfließende, durch Fluorescein deutlicher darstellbare Effloreszenzen u. verminderte Sensibilität.

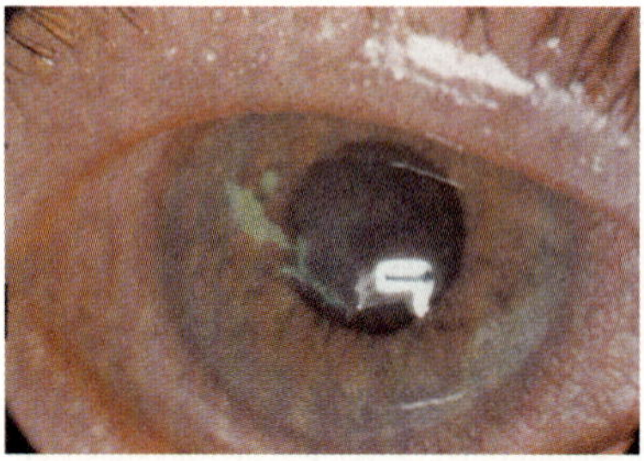

Keratoconjunctivitis herpetica mit typischer Bäumchenstruktur [337]

Keratokonus: zentrale kegelförmige Aufdehnung (Ektasie) der Hornhaut des Auges; als erbliche Entwicklungsstörung (oft kombiniert mit Retinitis pigmentosa, Mikrokornea, Optikusatrophie) oder – selten – als Komplikation bei endogenem Ekzem.

Keratolyse, -lysis: 1) Ablösung der Hornschicht der Haut; als physiologische Abschuppung oder aber krankhaft. **2)** die Auflösung (Erweichung) der Hornsubstanz der Haut (durch **Keratolytika**; z.B. Salicylsäure) bzw. der Haarkutikula durch Myzeten, z.B. Trichophyton rubrum, oder durch Präparate wie Thioglykolsäure-Derivate (in Dauerwellpräparaten), Sulfate (in Enthaarungsmitteln = Depilatoren).

Keratolytica, -tika: s.u. Keratolyse.

Keratom: geschwulstförmige Verhornungsstörung der Haut.

Keratoplastik: totaler oder teilweiser operativer Ersatz der Hornhaut des Auges zur Besserung oder Wiederherstellung des Sehvermögens bei Hornhauttrübung oder -narbe (**= optische** oder **refraktive K.**) oder zur Defektdeckung (**= tektonische K.;** z.B. bei Keratokonuskorrektur). Verwendet werden allogenetische Transplantate (von einem Spender) oder Kunststoffe (= Keratoprothese).

Keratose, Keratosis: Verhornungsstörungen der Haut mit Horn- u. Schuppenauflagerung; erblich (z.B. Ichthyosis, Palmoplantarkeratose) oder erworben (z.B. Hyperkeratosen nach Arsen-, Teereinwirkung, Strahlenexposition, bei Vitamin-A-Mangel, Trichophytie, Tuberkulose; als Acanthosis nigricans, Leukoplakien). – **K. actinica:** ↗K. senilis. – **K. palmoplantaris:** erbliche Verhornungsstörungen mit Hautverdickung an Handtellern u. Fußsohlen. – **K. pilaris simplex:** bei jungen Mädchen (Pubertät u. später) vorkommende K. mit Bildung spitzkegeliger Verhornungen an den Haarfollikeln auf trockener Haut (an Oberarmen, Unterschenkeln, in der Gesäßgegend). – **K. senilis:** v.a. nach chronischer Lichtexposition auf Altershaut, -flecken auftretende horn- u. warzenartige, braune Wucherungen (»Keratoma senile«) mit Übergang in ↗Plattenepithelkarzinom (Carcinoma spinocellulare).

Kerckring* Falten: die kreissegmentartigen Falten im gesamten Dünndarm (= Plicae circulares).

Kern: 1) ↗Nucleus; s.a. Kern, grauer. **2)** ↗Zellkern. **3)** Makro-, Mikronukleus. **4)** z.B. Atomkern, Kondensations-, Kristallisationskern. – **K., grauer:** Bez. für überwiegend aus Ganglienzellen bestehende, in sich abgegrenzte Bezirke im Gehirn.

Kernatypie: regelwidrige Abweichung von Form, Größe u. Chromatingehalt des Zellkerns u. der Nucleolengestalt, z.B. bei malignen Tumoren.

Kernauflösung: ↗Karyolyse.

Kerngift: ↗Mitosegift.

kernhaltig: ↗eukaryot.

Kernikterus: intensive Gelbfärbung u. Degeneration der Basalganglien des Globus pallidus, Putamen u. Nucleus caudatus beim Neugeborenen als pathologisch-anatomisches Substrat der Bilirubinenzephalopathie bei ↗Icterus neonatorum gravis bzw. Morbus haemolyticus neonatorum; meist Folge einer Rh-Inkompatibilität; kann durch Anti-D-Prophylaxe bei Rh-negativen Müttern vermieden werden. Behandlung: Phototherapie, ggf. Austauschtransfusion.

kernmagnetische Resonanz, KMR: ↗Kernspinresonanz.

Kernmembran, Kernhülle, -wand, Nucleolemma**:** die den Zellkernraum begrenzende, zwischen Karyoplasma u. Zytoplasma gelegene Grenzstruktur.

Kern-Plasma-Relation: das korrelierte Volumen-Verhältnis von Zellkern u. Gesamtzelle (bzw. Zellplasma), abhängig von Chromosomenmasse, Funktionszustand u. Differenzierung. Ist bei Zellen bösartiger Tumoren zugunsten des Kerns verändert.

Kernpolymorphie: i.e.S. die Größen- u. Formabweichungen der Zellkerne eines Gewebes als Zeichen überstürzter Mitose (v.a. bei bösartigem Wachstum).

Kernprotein, Core-Protein**:** antigen wirkendes Eiweiß im Innern von HIV.

Kernreaktion: ↗radioaktiver Zerfall.

Kernspin(resonanz)tomographie, KST, NMR- oder MR-Tomographie, MRT**:** bildgebendes, computergestütztes, nichtinvasives Untersuchungsverfahren, das auf dem Prinzip der Magnetresonanz (Nuclear Magnetic Resonance = NMR) beruht; wird vor allem

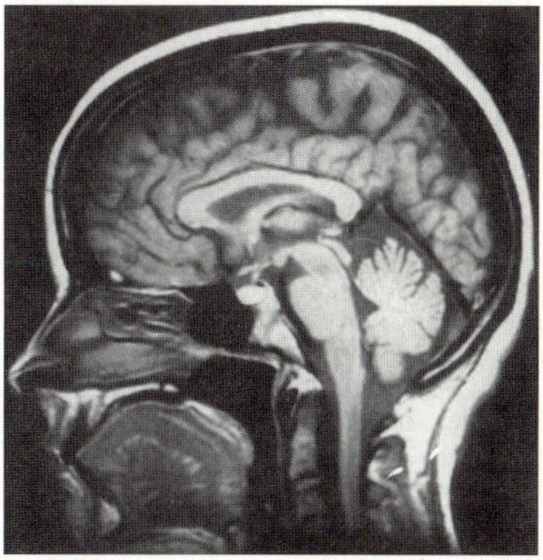

Kernspin(resonanz)tomographie [441]

K

eingesetzt, um Strukturen des Gehirns u. anderer Organe darzustellen; ermöglicht z.B. die scharfe Abgrenzung von Tumoren, Ödemen, Blutungen (Hämorrhagien) oder Nekrosen gegenüber der gesunden Umgebung.

Kernstar, Cataracta nuclearis: grauer Star (Katarakt) infolge Eintrübung des gealterten Kerns (Kernzone) der Augenlinse.

Kernteilung: Teilung des Zellkerns: ↗Mitose, Meiose.

Kerntemperatur: die ↗Körpertemperatur im Inneren von Rumpf u. Kopf (im »Körperkern«); nur diese wird geregelt, die Körperschale dagegen kann in ihrer Temperatur stark von der K. abweichen; s.a. Wärmeregulation.

Kernzerfall: ↗radioaktiver Zerfall.

Ketoazidose: ↗Acetonämie.

Ketoconazol: Mittel gegen Pilze (Antimykotikum).

Ketonämie: ↗Acetonämie.

Keto(n)körper: Sammelbegriff für Acetessigsäure, β-Hydroxybuttersäure u. Aceton, die beim Fettsäureabbau entstehen u. normalerweise im Citratzyklus abgebaut werden. Ihr Verbleiben im Blut führt zur ↗Acetonämie.

Ketonurie: ↗Acetonurie.

Ketoprofen: Antiphlogistikum u. Analgetikum; Anw. v.a. bei Erkrankungen des rheumatischen Formenkreises.

17-Ketosteroide, 17-KS, 17-Oxosteroide: Hormone; Androgene u. Corticosteroide.

Kettenkokken: ↗Streptokokken.

Keuchhusten, Pertussis, Tussis convulsiva: endemische (zeitweise epidemische) Infektionskrankheit, hervorgerufen durch Bordetella pertussis (Tröpfcheninfektion; Inkubationszeit: 7–14 Tg.; Ansteckungsfähigkeit: 4 bis 6 Wo.). Beginnt mit katarrhalischem Stadium (1–2 Wo.), auf das ein 3–6 Wo. dauerndes »Stadium convulsivum« folgt (gekennzeichnet durch typische Hustenanfälle). Dem nachfolgenden 3. Stadium (»St. des Abklingens« = Stadium decrementi; bis zu 6 Wo. Dauer; mit Bronchitiszeichen) folgt die Rekonvaleszenz. Komplikationen z.B.: eitrige Bronchitis, Bronchopneumonie, Otitis, Enzephalopathie.

Keuschlamm: Vitex agnus-castus; die getrockneten, reifen Früchte des im Mittelmeerraum beheimateten Strauches finden u.a. folgende Anw.: prämenstruelles Syndrom, Menstruationsstörungen; Schmerzhaftigkeit der Brust (Mastodynie).

KH: ↗**K**ohlen**h**ydrat.

KHE, KHK: ↗koronare Herzkrankheit.

Kidd-System: Blutgruppensystem der Erythrozyten.

Kiefer-Gaumenspalte, Gnathopalatoschisis: Kombination einer ein- oder beidseitigen ↗Kieferspalte mit einer ↗Gaumenspalte.

Kieferhöhlenentzündung: ↗Sinusitis maxillaris (evtl. als eitrige Entzündung = **Kieferhöhlenempyem**).

Kiefer-Lippen(-Gaumen)-Spalte: s.u. Lippen-Kiefer...; vgl. Kieferspalte.

Kieferspalte, Gnathoschisis: die stets mit totaler Lippenspalte kombinierte angeborene Spalte des Unter- oder Oberkiefers; i.e.S. die oft familiäre, meist komplette, ein- oder beidseitige seitliche Gesichtsspalte als Oberkieferspalte infolge fehlender Vereinigung des Zwischenkiefers mit dem Gaumenfortsatz (die totale Form meist mit Gaumenspalte).

Kiefersperre: das Unvermögen des aktiven Lippen- u./oder Zahnreihenschlusses; v.a. bei Kieferluxation (als typische federnde Gelenksperre mit offenstehendem Mund), bei Unterkieferfraktur.

Kieler Klassifikation: Einteilung der malignen Lymphome anhand morphologischer, enzymzytochemischer u. immunologischer Eigenschaften (↗Non-HODGKIN-Lymphome).

Kieselsäure, Acidum silicum: die Orthokieselsäure u. ihre Kondensationsprodukte (i.w.S. auch das Siliciumdioxid, dessen Partikel in der Pathogenese der Silikose eine wesentliche Rolle spielen). Salze der K. in verschiedenen menschl. Geweben vorhanden; dienen ferner als Streupuder u. – als Mg-Silicate – als Antazida.

Kiesel(staub)lunge: ↗Silikose.

Killerzelle, T_K-, K-Zelle: zytotoxisch aktiver ↗Lymphozyt. – Als **natürliche Killerzellen** (NK-Zellen) große granulierte Lymphozyten, die Tumorzellen oder von Viren infizierte Zellen spontan (ohne vorhergehende Immunisierung) auflösen können.

Kilobase: 1000 Nucleinsäure-Basen; Größe zur Definition von Nucleinsäuren.

Kilogramm, kg: im SI-System die Basiseinheit der Masse.

Kimmelstiel*-Wilson* Syndrom, diabetische Glomerulohyalinose: Komplikation des ↗Diabetes mellitus u. oft in Kombination mit einer ↗Retinopathie auftretende Nierenerkrankung (= extrakapilläre Glomerulosklerose; klinisch mit Proteinurie oder vollem nephrotischem Syndrom), die zu Niereninsuffizienz führt.

Kinästhesie: der Bewegungs- u. Lagesinn (Muskelsinn).

Kinästhetik: i.e.S. Lehre von der Bewegungswahrnehmung; von Frank Hatch u. Lenny Maietta entwickeltes Konzept für pflegerische, therapeutische u. pädagogische Berufsgruppen, das die eigenen Körperbewegungen u. die Wahrnehmung des eigenen Körpers zur gezielten Interaktion mit dem Patienten u. dessen Körperbewegungen u. -wahrnehmung einsetzt.

Kindbett: ↗Puerperium.

Kinderdosis: Arzneidosis im Kindesalter; meist berechnet als Bruch- oder %-Teil der Erwachsenendosis; ferner – zuverlässiger – mit Hilfe spezieller Tabellen.

Kinderlähmung: 1) K., epidemische spinale: ↗Poliomyelitis anterior acuta. **2) K., zerebrale:** ↗Zerebralparese, infantile.

Kinderleishmaniase: s.u. Kala-Azar.

Kinderskorbut: ↗Moeller*-Barlow* Krankheit.

Kindersterblichkeit: die ↗Mortalität im Kindesalter (ausschließlich der – v.a. auch perinatalen – Säuglingssterblichkeit).

Kindsbewegungen: Bewegungen des Feten, die von der Schwangeren ab der 16.–20. Schwangerschaftswoche wahrgenommen werden (*engl.* quickening), sonographisch aber sehr viel früher erkannt werden. Ihr Nachweis gilt als sicheres Schwangerschaftszeichen.

Kindslage: ↗Fruchtlage.

Kindspech: ↗Mekonium.

Kindsteile: die durch Tastbefund (vaginal oder durch die Bauchwand) sowie durch Ultraschalluntersuchung unterscheidbaren Körperteile des Feten.

Kindstod, plötzlicher, unerwarteter, sudden infant death syndrome (SIDS): der unerwartete, plötzliche Tod scheinbar völlig gesunder Säuglinge, meist im Schlaf (»Krippentod«, »crib death«), der weder durch genaue Anamnese noch durch eine Autopsie erklärt werden kann. Häufigkeitsgipfel im 2.–4. Lebensmonat, selten nach dem 12. Lebensmonat; betroffen sind häufiger Jungen; oft in den Wintermonaten. Risikofaktoren: nachfolgende Geschwister nach SIDS; Kinder, die bereits einmal erfolgreich reanimiert wurden, ehemalige Frühgeborene, Kinder von drogenabhängigen Müttern.

Kine...: Wortteil »Bewegung« (griech. = Kinesis).

Kinematographie: diagnostische fortlaufende Aufzeichnung (v.a. Erstellung von Aufnahmen) bewegter Objekte mittels eines Filmgerätes (»Kinokamera«); s.a. Röntgenkinematographie.

Kineplastik: Funktionsplastik am Amputationsstumpf zur Nutzung erhaltener Muskeln für willkürliche Bewegungen einer Kunsthand.

kinetisch: Bewegung bzw. Bewegungsabläufe betreffend.

Kinetose, Bewegungs-, Reisekrankheit: Krankheitsgeschehen, das durch starke Reizung des Gleichgewichtsorgans (Vestibularapparat) hervorgerufen wird; z.B. als Autofahr-, Eisenbahn-, Luft-, See-, Karussellkrankheit. Symptome: Blässe, Schwindel, Erbrechen, Durchfälle oder Verstopfung, Blutdrucksenkung, Schweißausbruch, völlige Schlaffheit, Apathie oder »Nervosität«.

Kinin: Sammelbezeichnung für Gewebshormone, die aus ihren Vorstufen (Kininogene) enzymatisch bei Gewebsverletzungen u. durch Bakterieneinwirkung freigesetzt werden; Wirkungen: u.a. Steigerung der Gefäßpermeabilität, Blutdrucksenkung, Ödembildung, Kontraktion glatter Muskulatur (z.B. verstärkte Darmmotilität), beschleunigte Wundheilung u. DNS-Synthese.

Kinozilie: Flimmerhärchen; (s.u. Flimmerepithel).

Kirschner* Draht: dünnere, spitze Drähte zur (temporären) Fixation kleiner Knochenfragmente bzw. zur Orientierung oder vorübergehenden Befestigung während der Operation.

Kittsubstanz: die ungeformte u. relativ feste, überwiegend von Kohlenhydraten gebildete Interzellularsubstanz.

Kitzler: ↗Clitoris.

Klärwert: s.u. Clearance, renale.

Klammer: 1) Befestigungsmittel für herausnehmbare Brücken, Teilprothesen am Restgebiß oder orthodontische Apparaturen. **2)** Extensionsklammer (für ↗Drahtextension), ↗Wundklammer, ↗Clip.

Klappe: ↗Valva, Valvula.

Klappendilatation: die Aufdehnung einer stenosierten Herzklappe; wird heute meist mittels Ballonkatheter vorgenommen (s.a. Herzklappensprengung, Ballonvalvuloplastie).

Klappeninsuffizienz: mangelhafte Schlußfähigkeit einer anatomischen Klappe (z.B. Venenklappe, Bauhin* Klappe); i.e.S. die ↗Herzklappeninsuffizienz.

Klappenstenose: Klappenenge, i.e.S. als ↗Herzklappenstenose.

Klappenvitium: ↗Herzklappenfehler.

Klarzelltumoren: Geschwülste aus Zellen mit reichlichem hellem Protoplasma; z.B. Hidradenoma clarocellulare, Carcinoma clarocellulare sowie Adenokarzinome u. das Klarzellenadenom.

Klassifikation: Einteilung; z.B. als International Classification of Diseases (ICD) der WHO; als K. von Tumorerkrankungen (↗Staging); als K. psychischer Erkrankungen.

Klatschung: eine der Grifftechniken der klassischen ↗Massage (modifizierte ↗Klopfung).

Klauenhand, Krallenhand: s.u. Ulnarislähmung.

Klauenhohlfuß, Krallenhohlfuß: Bez. für Kombination von Hohlfuß (v.a. Ballen-, Lähmungs-Hackenhohlfuß) u. sog. Krallenzehen.

Klauennägel: ↗Onychogryposis.

Klaustrophobie: krankhafte Furcht vor geschlossenen Räumen.

Klavikel, Klavikula: ↗Clavicula; s.a. Kleid(o)...

Klavikulafraktur: vollständiger oder unvollständiger (↗Grünholzfraktur) Knochenbruch des Schlüsselbeins.

Klavikulardrüse, VIRCHOW* Drüse: Lymphknoten hinter dem linken Sternoklavikulargelenk, an der Einmündungsstelle des Ductus thoracicus in die linke Jugularvene; bevorzugter Absiedlungsort lymphogener Metastasen von Tumoren; v.a. aus dem Magen-Darm-Trakt.

Klavus: ↗Clavus.

Kleber(eiweiß): ↗Gluten, ↗gliadinfrei.

Klebsiella: Bakteriengattung (Enterobakterien) fakultativ aerober, gramnegativer, kurzer, dicker u. während der Schleimphase bekapselter Bakterienstäbchen (»Kapselbakterien«); z.B. **K. pneumoniae:** Erreger eitriger Infektionen des Atemtraktes, z.B. Bronchopneumonie, u. der Harnwege, **K. rhinoscleromatis** (ausschließlich bei Rhinosklerom), **K. ozaenae** (nachweisbar bei Atemwegserkrankungen u. – als wahrscheinlich sekundärer Eindringling – bei der sog. Stinknase, ↗Ozaena).

Kleiderlaus: s.u. Pediculus humanus.

kleido...: Wortteil »Schlüsselbein« (↗Clavicula).

Kleie: die beim Mahlen abgetrennten Schalenanteile der Getreidekörner samt Keimling; mit relativ hohem Gehalt an Eiweiß, Mineralstoffen u. Vitaminen (besonders der B-Gruppe).

Kleiebad: medizinisches Bad mit Zusatz von Weizenkleie; z.B. bei ↗Prurigo.

Kleienflechte, -grind: ↗Pityriasis.

Kleinhirn: das ↗Cerebellum.

Kleinhirnataxie: zerebellare ↗Ataxie.

Kleinhirnbrückenwinkeltumor: Gehirntumor im Kleinhirnbrückenwinkel; meist ein Akustikusneurinom, seltener z.B. ein Meningiom, Epidermoid, Cholesteatom. Symptome: Ausfallserscheinungen des VIII. Hirnnervs (Hörverlust; herdseitiger Vestibularisausfall), Schmerzen u. Sensibilitätsausfälle im Trigeminusbereich, gleichseitige periphere Fazialislähmung, Abduzenslähmung.

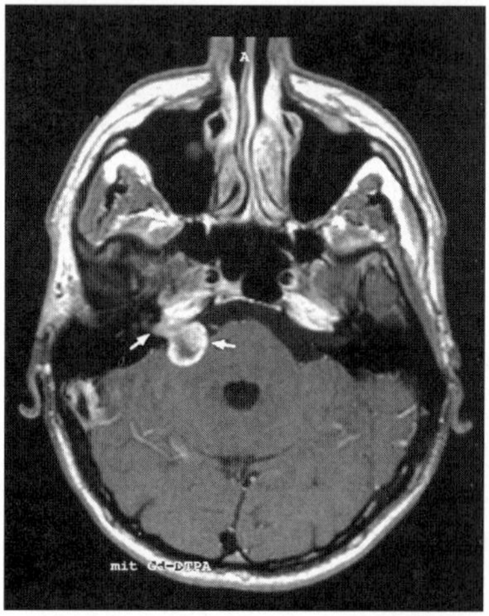

Kleinhirnbrückenwinkeltumor links im Kernspinresonanztomogramm. Beachte den zapfenförmigen Anteil im Meatus acusticus [39]

Kleinhirninfarkt: Nekrose des Kleinhirns bei Durchblutungsstopp der Arteria cerebelli superior bzw. der Aa. cerebelli inferiores. Klinische Symptome: ↗Kleinhirnzeichen.

Kleinhirnzeichen: Krankheitszeichen bei Erkrankungen des Kleinhirns u./oder der Kleinhirnbahnen: Koordinationsstörungen, Muskelhypotonie, Hyperkinesen als Kleinhirntremor (oder choreatisch), Akinesen (Kleinhirnkatalepsie).

Kleinkindalter: das Alter nach Vollendung des 1. Lebensjahres bis zum Eintritt in die Schule.

Kleinwuchs, Mikrosomie: ↗Minderwuchs.

Kleptomanie: Drang zum (oft vom Besitzwert des Objektes unabhängigen) Stehlen.

klimakterisch: in den Wechseljahren auftretend, mit dem ↗Klimakterium zusammenhängend.

Klimakterium, Climacterium, Klimax: sog. Wechseljahre, die Übergangsphase bei der Frau, in der die zyklischen Ovarialfunktionen

u. damit die Regelblutung langsam aufhören; kann mehrere Jahre vor u. nach der letzten Regel (Menopause) dauern u. geprägt sein von Zeichen der Störung des hormonalen Gleichgewichts u. seelischen Konflikten, z.B. unregelmäßige Blutungen, Hitzewallungen, Stimmungslabilität, Schlafstörungen, Dyspareunie, Pruritus vulvae (»Menopausesyndrom«).

Klimatherapie: die Einflußnahme der Summe klimatischer Faktoren (z.B. Sonnenstrahlung, Lufttemperatur, Höhenlage) auf Krankheitsverlauf, Krankheitsdisposition bis hin zur Konstitutionsumstimmung; Anw. finden u.a. Freiluftliegekuren, Bewegungs- u. Terrainkur, Heliotherapie.

Klimax: ↗Klimakterium. – Im engl. Sprachraum als »climax« der Orgasmus bzw. der Höhepunkt einer Krankheit (Akme).

Klinefelter*(-Reifenstein*-Albright*) Syndrom: Keimdrüsenunterfunktion i.S. eines primären hypergonadotropen ↗Hypogonadismus des männlichen Geschlechts im Pubertätsalter. Ursache ist eine Chromosomenstörung, eine gonosomale ↗Trisomie (XXY- oder XXXY-Tr.).

klinisch: die Klinik betreffend. – **k. Tod:** aufgrund eines anhaltenden (u. nicht zu behebenden) Herz-Kreislauf- u. Atemstillstandes, d.h. aufgrund nicht feststellbarer Herztätigkeit, fehlender Pulse, blaßgrauer Zyanose oder »Leichenblässe« der Haut u. der Schleimhäute, Lichtstarre der weiten Pupillen u. Areflexie festgestellter Tod. – vgl. aber ↗Hirntod.

klino...: Wortteil **1)** »Bett« (griech. = kline) oder – abgeleitet – **2)** »Klinik«, »klinisch«, **3)** Abknickung, Verbiegung *(griech. klino = neigen, biegen).*

Klinodaktylie: skelettbedingte seitlich-winklige Abknickung eines Fingerglieds (= Klinophalangie) bzw. eines Fingers (= Digitus varus, valgus). Meistens angeboren.

Klip(p): ↗Clip.

Klistier, Klysma, (Darm-)Einlauf: durch den After erfolgendes Einbringen einer Flüssigkeit (evtl. mit Zusatz von Heil-, Abführmitteln) in den Mastdarm mittels Darmrohr (u. Irrigator) oder mittels Ballonspritze; Anw. zum Abführen des Darminhaltes (vor Operationen, vor Rektoskopie, Rö-Untersuchung).

Klitoris: ↗Clitoris.

Klitorishypertrophie, Klitorismus: penisartige Vergrößerung der Klitoris.

Klivuskantensyndrom: wichtiges Zeichen schnell zunehmender intrakranieller Drucksteigerung bei subduralem Hämatom nach Schädeltraumen oder Blutung aus Tumoren: zunächst Reizung des (herdseitigen) Nervus oculomotorius (homolaterale Pupillenverengung, flüchtige Reizmiosis); später Okulomotoriuslähmung mit weiter, lichtstarrer Pupille (absolute Pupillenstarre, einseitige Mydriasis) u. schließlich Ausfall der äußeren Okulomotoriusäste (komplette Okulomotoriuslähmung).

Klon: genetisch einheitliche Zellen oder Organismen, die sich von einem einzigen Vorfahren ableiten.

Klonierung: wichtige Methode der ↗Gentechnologie. **1)** Isolierung bestimmter Zellklone, z.B. zur technischen Gewinnung monoklonaler ↗Antikörper. **2)** Gewinnung einer Zellpopulation von Organismen mit identischem Genotyp. **3)** Insertion eines Gens oder einer DNS-Sequenz in ein Vektor-Molekül mit Hilfe von Methoden der Gentechnologie.

klonisch: mit ruckartigem Ablauf; einen ↗Klonus betreffend. – **k. Krämpfe:** unkoordinierte Kontrakturen der gesamten Körpermuskulatur oder nur einiger Körpermuskeln.

Klonus: durch einen raschen Dehnungsreiz auslösbare rhythmische (»sakkadierte«) Kontraktionen von Muskelgruppen (↗klonisch) mit Daueranregung über den zugehörigen monosynapt. (Eigen-)Reflexbogen. Ein unerschöpfbarer (= konstanter) u. ein seitendifferenter erschöpfbarer K. gelten als Pyramidenbahnzeichen.

Klopfschall: s.u. Perkussion.

Klopfung, Tapotement: als Grundhandgriff der klassischen ↗Massage das mit gleichmäßigem Rhythmus u. Druck erfolgende Klopfen mit der ulnaren Handkante; bewirkt starke Hyperämisierung, Verschiebung von Gewebeflüssigkeiten, Muskeltonisierung.

Kloßgefühl: ↗Globussyndrom.

Klostridien: ↗Clostridium.

Klumpfuß, Pes equinovarus adductus (congenitus): angeborene oder erworbene, z.B. lähmungsbedingte Fußfehlbildung i.S. einer Inversionskontraktur mit Spitzfußstellung im oberen Sprunggelenk, Hochstand des Calcaneus, Varusstellung des Rückfußes, Adduktion des Vorfußes u. hohlfußartig verstärkter Fußlängswölbung; ↗Abb. S. 390.

Klumphand: dauernde Seitenabweichung der Hand nach radial; meist angeboren.

Klumpke* Lähmung: ein Typ der ↗Armplexuslähmung.

Klysma: ↗Klistier.

KM: 1) Kontrast**m**ittel. **2) K**nochen**m**ark.

KMT: Abk. für **K**nochen**m**ark**t**ransplantation.

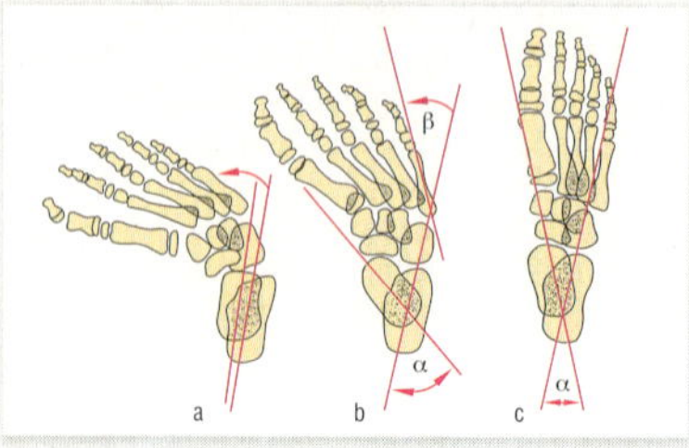

Röntgenpausen von a) **Klumpfuß**, b) Pes adductus congenitus (metatarsus varus), c) Normalfuß [385]

Knaus*(-Ogino*) Methode: Kontrazeptionsmethode, basierend auf der Annahme einer Dauer der Befruchtungsfähigkeit der Eizelle von nur 10 Std. u. der maximalen Lebensdauer der Spermien von 3 Tg. sowie auf einer vom 15. Zyklustag an 14 Tage dauernden Gelbkörperphase. Der Termin der Empfängnisfähigkeit u. damit der sexuellen Karenz nimmt Bezug auf den durch einjährige Messung der ↗Basaltemperatur ermittelten Ovulationstermin (Beginn der Basaltemperatur-Erhöhung; in der Regel der 15. Tag). Gilt als nicht so zuverlässig wie andere Zeitmethoden.

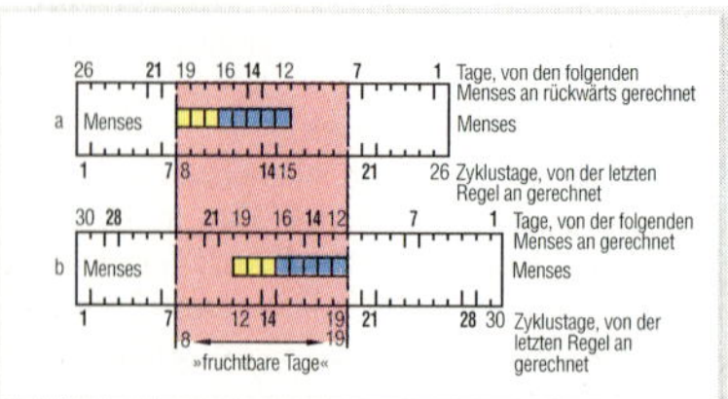

Graphische Darstellung für die Berechnung der fruchtbaren Tage nach Ogino bei 26- bis 30tägigen Zyklusintervallen; gelbe Kästchen: maximale Lebensdauer der Spermien; blaue Kästchen: »Ovulationstermin«; a) 26tägiges Zyklusintervall: fruchtbare Tage vom 8. bis 15. Zyklustag; b) 30tägiges Zyklusintervall: fruchtbare Tage vom 12. bis 19. Zyklustag. Der untenstehende Pfeil ↔ gibt die fruchtbaren Tage für Zyklusintervalle von 26 bis 30 Tagen an = 8. bis 19. Zyklustag [107]

Kneipp* Therapie: von S. Kneipp (1821–1897) begründetes klassisches Naturheilverfahren, das gleichermaßen Körper u. Seele erfassen soll; zur Anw. kommen z.B. Waschung, (Blitz-)Guß, Wickel, Dusche, Bad, Dampf, Tau- u. Wassertreten als Mittel der Wärme-Hydro-Therapie, v.a. im Rahmen einer **K.* Kur**, d.h. in Kombination mit dosierter Bewegungsbehandlung, vorwiegend pflanzlicher Diät u. sog. Ordnungstherapie.

Knem...: Wortteil »Unterschenkel« (i.e.S. »Schienbein«), »Wade«.

Knickfuß, Pes valgus: angeborene oder erworbene Fußfehlstellung mit Einwärtsneigung (Pronation) des Rückfußes, gefolgt von Senkung des Fersen- u. Sprungbeins sohlenwärts bei gleichzeitiger Valgisierung. Entwicklung v.a. im Kindesalter infolge Schwäche der Fußmuskulatur oder als Überlastungsschaden.

Knick-Plattfuß, Pes planovalgus, Flachfuß: erworbene Fußfehlstellung i.S. der Kombination von Knickfuß (als primärer Überlastungsschaden) mit ↗Plattfuß. Das Vollbild (Abflachung des Fußgewölbes, Spreizung des Mittelfußes) als **Knick-Senk-Spreizfuß**.

Knie, Genu: **1)** die vom Kniegelenk (Articulatio genus; das Knie i.w.S.) u. der Kniescheibe (Patella) gebildete Vorwölbung am unteren Ende des Oberschenkels. **2)** bogiger Knick eines anatomischen Gebildes; z.B. Kniehöcker. – **K., schnellendes:** Funktionsstörung des Kniegelenkes mit federnder, ruckartig (evtl. hörbar) überwindbarer Hemmung des Bewegungsablaufes; z.B. bei Meniskus-, Kreuzbandriß, Kapselschlaffheit.

Knie-Ellenbogen-Lage: Knien unter Vorwärtsbeugung u. Aufstützen auf die aufliegenden Unterarme; z.B. zur Douglaso-, Rektoskopie; auch als Operationslage.

Kniegelenk: ↗Articulatio genus; s.a. Genu, Gon...

Kniegelenkbänder: das beidseitige Seitenband (Ligamentum collaterale) u. die Kreuzbänder (Ligamentum cruciatum). Ferner 2 meniskofemorale u. ein queres Meniskusband, kapselverstärkende Ligamenta poplitea, das Kniescheibenband.

Kniegelenkentzündung: ↗Gonitis.

Kniegelenkkontraktur: die Beuge- oder Streckkontraktur im Kniegelenk. Verursacht durch Hautnarben (dermatogene Kontraktur), Muskelprozesse (= myogene K., z.B. durch Muskelnarbe, trophische Störung, Inaktivität), Lähmung (= neurogene K.) oder durch Gelenkkapselschrumpfung (= arthrogene K.).

Knie(gelenk)luxation, Luxatio genus, Luxatio tibiae: die vollständige oder unvollständige, evtl. offene (»komplizierte«) Verrenkung des Schienbeins im Kniegelenk (nach vorn, hinten, seitlich oder unter Verdrehung).

Kniescheibe: ↗Patella; s.a. Patellar...

Knoblauch, Allium sativum: Heilpflanze, der seit dem Altertum vielfältige Wirkungen zugesprochen werden, die mit modernen wissenschaftlichen Methoden inzwischen teilweise bestätigt werden konnten; angewandter Pflanzenteil: Knoblauchzwiebel (Allii sativi bulbus); Inhaltsstoffe: u.a. Alliin u. dessen Abbauprodukte (u.a. das bakteriostatisch wirksame Allicin), ätherisches Öl. Anw. u.a. bei altersbedingten Gefäßerkrankungen u. Fettstoffwechselstörungen.

Knochen: **1)** das aus Osteozyten, kollagenen Fasern u. einer verkalkten Grundsubstanz bestehende Knochengewebe. **2)** die festen, biegungselastischen Teile des Skeletts (↗Os, Ossa); als lange oder Röhrenknochen oder kurze, würfel- oder zylinderförmige sowie als platte, breite Geflechtknochen, z.B. Fußwurzelknochen bzw. Schulterblatt, Schädeldachknochen. Lagerstätte des blutbildenden Knochenmarks, Ursprungs- u. Ansatzorte für die Skelettmuskeln. Strukturell – nach der Anordnung des Knochengewebes – unterschieden als Bälkchen- u. als ↗Lamellenknochen.

Knochenabbau: ↗Osteoklasie, Osteolyse.

Knochenatrophie: Verlust an verkalktem Knochengewebe; z.B. als ↗Osteoporose (sog. Strukturatrophie), als ↗Osteolyse (sog. Formatrophie; z.B. als Karies, Usur, Kaverne). Als Sonderform die K. beim ↗SUDECK* Syndrom.

Knochenbildung: ↗Ossifikation; auch die Knochenregeneration.

Knochenbruch: ↗Fraktur, Knochenfissur.

Knochenbrüchigkeit, Fragilitas ossium: vermehrte Zerbrechlichkeit der Gliedmaßenknochen; z.B. als Osteoporosefolge u. bei ↗Osteogenesis imperfecta. – s.a. Fraktur, pathologische.

Knochendichte: der Gehalt des Knochens an organischen u. mineralischen Bestandteilen; verringert sich physiologischerweise mit zunehmendem Alter (Altersatrophie), ohne daß deswegen bereits eine Osteoporose manifest werden muß.

Knochendichtemessung, Osteodensitometrie: radiologische u. sonographische Untersuchungsmethoden zur Diagnostik von Erkrankungen, die mit einer Minderung der Knochendichte einhergehen (z.B. Osteoporose); Methoden: Photonenabsorptionsverfahren, v.a. die quantitative Computertomographie u. die Zweienergie-Röntgenabsorptiometrie; Verfahren ohne ionisierende Strahlung sind die quantitative Magnetresonanztomographie u. die quantitative Ultraschalluntersuchung.

Knochendysplasie: ↗Osteodysplasie.

Knochendystrophie: qualitative Störungen der Knochenbildung mit krankhaftem Knochenumbau (z.B. als Mosaikstruktur, Osteoidbildung). – s.a. Osteodystrophie.

Knochenentzündung: ↗Ostitis, Osteomyelitis, Periostitis.

Knochenepiphyse: ↗Epiphysis.

Knochenerweichung: ↗Osteomalazie.

Knochenfibrom: ↗Osteofibrom.

Knochenfissur: Haar-, Sprung- oder Spaltbruch des Knochens; unvollständige, nicht zu Verschiebung der Bruchenden führende Fraktur. Allgemein symptomarm u. sicher nur röntgenologisch nachweisbar.

Knochenfraß: ↗Knochenkaries.

Knochengranulom: **1)** eosinophiles ↗Granulom im Knochen. **2)** Riesenzellgranulom als zentrale Epulis (= »Enulis«).

Knochenhämangiom: kapilläres oder kavernöses ↗Hämangiom als – allgemein gutartiger – Knochentumor; evtl. vielfach (als Hämangiomatose).

Knochenhaut: ↗Periost.

Knochenkallus: das nach Knochenbruch oder ↗Osteotomie gebildete, der Frakturheilung dienende jugendliche Knochengewebe, gebildet von dem zugehörigen Bindegewebe.

Knochenkaries: rarefizierende (mit Knochengewebeschwund einhergehende), eitrige oder granulomatöse Knochengewebsentzündung (Ostitis); i.e.S. die bei Knochentuberkulose, -syphilis.

Knochenkern: das Verknöcherungs- = Ossifikationszentrum der Knochen; entsteht zu einem charakteristischen Zeitpunkt in den Bindegewebsknochen in deren embryonalem Bindegewebe, bei enchondraler Ossifikation in der Epi- u. Diaphyse.

Knochenkittsubstanz: die Knochenmatrix; die die Knochengewebszellen umgebende Knochengrundsubstanz; ist bei der Mineralisation des Knochens der Ort der Einlagerung der Calcium- u. Magnesiumsalze.

Knochenleitung: die physiologisch über die Schädelknochen erfolgende Schalleitung an das ↗CORTI* Organ.

Knochenmark, Medulla ossium, KM: die Gesamtheit der zellulären Substanz in der Spongiosa von Röhrenknochen, Rippen, Brustbein, Schulterblättern, Schädeldachknochen, Hand- u. Fußwurzelknochen. Man unterscheidet das Fettmark (Medulla ossium flava; mit im Alter steigenden Anteil) u. einen blutbildenden Anteil, das rote K. (Medulla ossium rubra). Das rote K. ist unter physiologi-

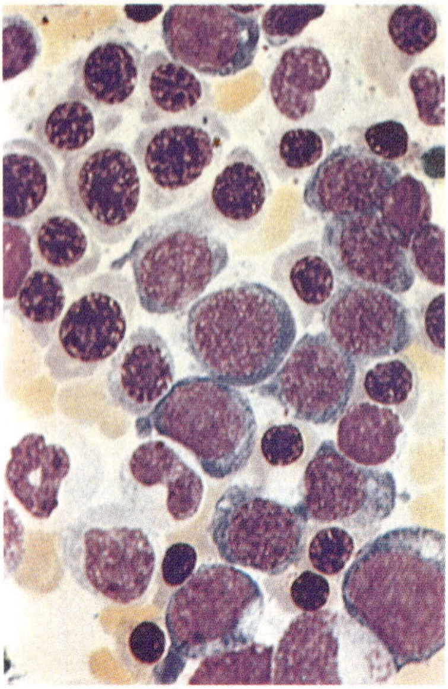

Normales **Knochenmark:** Zone mit erythropoetischer Aktivität (Vergr. 1000fach) [190]

schen Bedingungen alleiniger Ort der ↗Blutbildung (außer Lymphozyten); es besteht aus retikulärem Bindegewebe, Retikulumzellen, Blutstammzellen, unreifen u. reifen Formen der Erythro-, Granulo-, Thrombozytopoese u. Monozyten.

Knochenmarkaplasie: Zellreifungs- u. Zellteilungshemmung aller Knochenmarkzellen (= **Knochenmarkblockade,** -sperre), verbunden mit ↗Panzytopenie im peripheren Blut; z.B. bei medikamentenbedingter Agranulozytose, als Folge von Strahlenunfällen.

Knochenmarkausstrich: ↗Hämatomyelogramm.

Knochenmarkdepression: ↗Myelosuppression.

Knochenmarkentzündung: ↗Osteomyelitis.

Knochenmarkhemmung: ↗Knochenmarkaplasie.

Knochenmarkinsuffizienz: verminderte oder ungenügende Zellbildung (Erythro-, Granulo- u./oder Thrombozytopoese) im Knochenmark. Führt zu aplastischer Anämie, Panmyelopathie.

Knochenmarkpunktion: die mittels Spezialkanüle erfolgende Punktion des Markraumes platter Knochen (z.B. Brustbein = ↗Sternalpunktion, Beckenkamm) zur Gewebeentnahme im Rahmen einer ↗Biopsie des Knochens oder Knochenmarks (s.a. Hämomyelogramm), zur Knochenmarkentnahme für die Transplantation oder zur »intraossalen« Injektion oder Transfusion.

Knochenmarktransplantation: intravenöse Übertragung von Knochenmark (Stammzellen) bei schweren Blutkrankheiten (z.B. Leukämien, aplastische Anämie); gefürchtetste Komplikation ist die immunologisch bedingte »Transplantat-gegen-Wirt-Reaktion« (graft versus host reaction), die sorgfältiges »matching« von Spendern u. Empfängern nach ihrer Gewebeverträglichkeit erfordert (maßgeblich ist die HLA-Kompatibilität). Die K. erfordert bei Leukämien Vorbehandlung (Ganzkörperbestrahlung u./oder Zytostatika), mit der die leukämischen Zellen zerstört werden. Sorgfältige Nachbehandlung in Sterilpflegeeinheiten (u.a. mit Antibiotikagabe, künstlicher Ernährung, Immunsuppression). – s.a. Stammzellentransplantation. – **K., autologe:** Übertragung eigenen Knochenmarks, das dem Patienten vor einer Behandlungsphase entnommen wurde u. anschließend reimplantiert wird.

Knochenmatrix: ↗Knochenkittsubstanz.

Knochenmetastasen: Tochtergeschwülste im Skelettsystem; unterschieden werden **osteolytische K.** (v.a. Nierenzell-, Schilddrüsenkarzinome, Malignome des Magen-Darm-Traktes) u. **osteoplastische K.** (v.a. Prostata-, Bronchial-, Mammakarzinom); möglich sind auch osteolytische u. osteoplastische Anteile (v.a. Mammakarzinom); K. im Kleinkindesalter sprechen für ein Neuroblastom.

Knochennagel: Edelstahlnagel (evtl. nur Draht, Stift) zur Frakturnagelung (s.a. Osteosynthese) u. zur Fixierung von Knochenteilen nach Knochenoperationen (Osteotomie, Arthrodese) sowie als Hilfsmittel zur Extensionsbehandlung.

Knochennekrose, Osteonekrose: umschriebener Untergang von Knochengewebe infolge örtlicher Stoffwechselstörung durch Einwirkung physikalischer oder chemischer Schädigung (z.B. Strahlenwirkung) oder durch Bakterieneinwirkung (z.B. bei Osteomyelitis); ferner als aseptische Nekrose (oft als ↗Epiphysennekrose).

Knochenreiben: das hörbare Aneinanderreiben (»Krepitation«) von Knochenbruchenden; eines der typischen Frakturzeichen (Fehlen kein Gegenbeweis!).

Knochensarkom: ↗Osteosarkom; osteoplastisches ↗Sarkom; s.a. Knochentumoren.

Knochenspan: körpereigenes oder -fremdes (= allo- oder xenogenes) Knochenstück für Verpflanzungszwecke (s.a. Knochentransplantation).

Knochenszintigraphie: ↗Skelettszintigraphie.

Knochentransplantation: Verpflanzung von Knochengewebe, d.h. als ↗Knochenspan (evtl. mehrere Späne; auch als Spanstraße) oder als gemahlener Knochen (»Knochenmehl«).

Knochentuberkulose: Ostitis tuberculosa als meist auf dem Blutweg entstehender Zweitstadium-Prozeß einer Lungentuberkulose.

Knochentumoren: Oberbegriff für eine vielfältige Gruppe gut- u. bösartiger Neubildungen im Knochen; häufig bei Jugendlichen; *Symptome* (die für einen malignen Tumor sprechen): können zu Beginn fehlen oder eher uncharakteristisch sein, Schmerzen (bei Kindern mit der Möglichkeit der Fehllokalisation), Schwellung, Spontanfraktur, erhöhte Blutsenkungsgeschwindigkeit. *Diagnose:* Röntgenbild mit typischen Zeichen, ↗Abb.; röntgenologische Zusatzverfahren (Computertomographie, Angiographie, Szintigraphie, Kernspintomographie); Biopsie. **a) gutartige K.:** u.a. Chondroblastom, Chondrom, Fibrom, Hämangiom (s.a. Hämangiomwirbel), Osteochondrom. **b) bösartige (primäre) K.:** u.a. ↗Osteosarkom (häufigster maligner Knochentumor), Chondrosarkom, Chordom, EWING* Sarkom, Fibrosarkom, Hämangiosarkom, Plasmozytom. **c) sekundäre K.:** s.u. Knochenmetastasen. **d) tumorähnliche Erkrankungen:** u.a. Histiocytosis X (s.u. Histiozytose); Pseudotumor (»brauner Tumor«) bei Hyperparathyreoidismus; Epidermoidzyste; Myositis ossificans.

Knochenzement: synthetische Substanzen für die solide Verankerung von Endoprothesen im Knochen.

Knochenzyste: mehr oder weniger glattwandige Hohlraumbildungen im Knochen.

Knöchel: ↗Malleolus.

Knöchelbruch, -fraktur, Fractura malleolaris, Malleolarfraktur: der Bruch eines oder beider (»bimalleoläre Fraktur«) Fußknöchel.

Knöchelödem: die Fußknöchelkonturen »verstreichendes« Ödem, z.B. bei Herzinsuffizienz, Eiweißmangelschaden, Krampfadern der Beine (als sog. ↗Kulissenödem).

knöchern: ↗ossär, ossal.

Knötchen, Nodulus: **1)** kleinknotige derbe Gewebsverdichtung des Unterhautgewebes als Typ der Primäreffloreszenz. – Auch Bez. für ↗Papel, Tuber. **2)** ↗Rheumaknötchen.

Knötchenflechte: ↗Lichen.

Knollenblätterpilz: ↗Amanita phalloides.

Knollennase: ↗Rhinophym.

Knopflochstenose: hochgradige schlitzförmige Herzklappenstenose.

Knopfsonde: Sonde mit kugligem vorderem Ende (»geknöpfte Sonde«).

Knorpel: ↗Cartilago. **1)** knorpeliges Organ. **2)** Knorpelgewebe, Textus cartilagineus: das aus Knorpelzellen (Chondrozyten) u. – verschiedener – Grundsubstanz u. verschiedenen Faserarten bestehende biegungsfeste, gefäß- u. nervenlose Stützgewebe. – s.a. Chondro…; vgl. Ossifikation.

Knorpelhaut: das ↗Perichondrium.

Knorpeltumoren: ↗Chondrom, Chondroblastom, -fibrom, -sarkom, Osteochondrom.

Knoten: 1) ↗Nodus (als z.B. Atrioventrikular-, Sinusknoten), Lymphknoten (↗Nodus lymphaticus). **2)** derbe, bei oberflächlicher Lage knollig vorspringende Gewebsbildung bzw. -verhärtung; s.a. heißer K., kalter K., Struma-

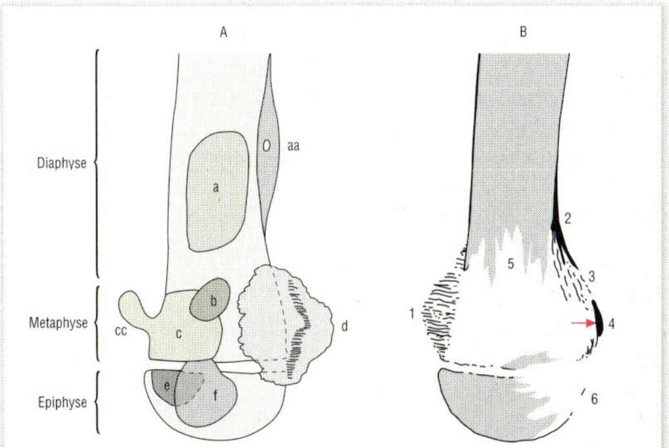

A) Lokalisation der wichtigsten **Knochentumoren**: aa) Osteoid-Osteom, a) Enchondrom, EWING* Sarkom, Retikulosarkom; b) nicht-ossifizierendes Knochenfibrom, Fibrosarkom; c) aneurysmatische Knochenzyste, solitäre Knochenzyste Chondromyxoidfibrom; cc) Osteochondrom, kartilaginäre Exostose; d) Osteosarkom, Chondrosarkom; e) Chondroblastom; f) Osteoklastom (Riesenzellgeschwulst)
B) Röntgenologische Anzeichen der Malignität: 1) Spikulae, 2) CODMAN* Dreieck, 3) Kortikalislamellierung, 4) Kortikalisverschiebung, 5) unscharfe, wie ausgefranste Randbegrenzung (»Mottenfraß«), 6) Auslöschphänomen [386]

knoten, Rheumaknoten, Tophus, Mammakarzinom. **3)** ↗Tuber (als Hauteffloreszenz). **4)** fachgerechte – doppelte bis dreifache, unter Festziehen erfolgende – dauerhafte Verschlingung von Nahtmaterial als Nahtabschluß oder nach Gefäß-, Gewebsumschlingung (Ligatur).
Knotenrhythmus, AV-Rhythmus: Herzrhythmusstörung, bei der die Schrittmacherimpulse allein vom Atrioventrikularknoten ausgehen u. die Vorhöfe nur rückläufig erregt werden; meist als Knotenbradykardie (45–60/Min.), selten als Knotentachykardie (65–100/Min.).
Knotenstruma: ↗Struma nodosa; als **toxische K.** die ↗Plummer* Krankheit.
Koagulabilität: Gerinnbarkeit.
Koagulation: der durch ein Enzym oder durch chemisch-physikalische Faktoren (Elektrolyte, Wärme) verursachte Übergang eines kolloidalen Systems aus dem Solzustand in ein Gel, das sich anschließend unter Austritt von Flüssigkeit verdichtet, z.B. bei Blutgerinnung, Flockungsreaktion, *chir* ↗Elektrokoagulation.
Koagulopathie: durch eine Störung der Blutgerinnung charakterisierte Krankheit: hämorrhagische Diathesen (»Minuskoagulopathien«) bei Verminderung gerinnungsfördernder oder Prokoagulationsfaktoren, Thromboseneigung (»Pluskoagulopathien«) bei Mangel an Gerinnungshemmstoffen; s.a. Verbrauchskoagulopathie.
Koagulum, Koagel: Gerinnsel, Blutgerinnsel.
Koarktation: ↗Coarctatio; s.a. Aortenisthmusstenose.
Kobalamin: ↗Vitamin B_{12}.
Kobalt: ↗Cobalt.
Koch* Bazillus: ↗Mycobacterium tuberculosis.
Kocher* Klemme 1) scharfe (= gezähnte), sperrbare Gefäßklemme. **2)** sehr elastische, längsgeriefte zweiblättrige Darmklemme. **3)** kniegebogene, doppelt übersetzte Magenquetschklemme.
kochlear, kochleär, cochlearis: die Innenohrschnecke (↗Cochlea) betreffend.
Kochlearis: Kurzbezeichnung des Nervus cochlearis (= Hörnerv, s.u. Nervus vestibulocochlearis).
Kochsalz, NaCl: ↗Natriumchlorid.
Kochsalzlösung, physiologische: die osmotisch dem Blutserum entsprechende (= isotonische) 0,9%ige wäßrige NaCl-Lösung.
Kochsalzmangel: ↗Salzmangelsyndrom.
Kode: ↗Code.
Kodon: ↗Codon.
Koebner* Phänomen, isomorpher Reizeffekt: die durch eine unspezifische Hautreizung (z.B. Kratzen) erfolgende Auslösung der typischen Hauterscheinungen einer an anderen Stellen bereits manifesten Hautkrankheit (z.B. Psoriasis).
Koenzym: ↗Coenzym.
Köpfchen: ↗Capitulum; s.a. Caput.
Körnerkrankheit: ↗Trachom.
Körnerschicht: das Stratum granulosum der 1) Kleinhirnrinde sowie 2) der Epidermis; ferner – im Großhirn (Neokortex) die Lamina granularis externa bzw. interna. Als **K. der Netzhaut** (↗Retina) die Schicht mit den Kernen u. Perikaryen der Stäbchen- u. Zapfenzellen **(= äußere K.)** bzw. der Horizontal-, Bipolar- u. amakrinen Zellen u. radialen Gliozyten **(= innere K.)**.
Körper: ↗Corpus.
Körperbehinderung: angeborene oder erworbene Beeinträchtigung körperlicher Funktionen; s.a. Behinderung.
Körperdosis: im Strahlenschutz die gemittelte ↗Äquivalentdosis über ein kritisches Volumen des Körpers bzw. über die kritische Fläche der Haut. – **K., höchstzugelassene:** Summe aller Körperdosen, die bei einem definierten Personenkreis im kritischen Organ (oder als Ganzkörperdosis) nicht überschritten werden darf.
Körperersatzstück: ↗Prothese, Epithese.
Körperflüssigkeit: i.e.S. im Körper gebildete Flüssigkeiten (z.B. Blut, Urin, Speichel, Lymphflüssigkeit); ↗Extrazellularflüssigkeit, Intrazellularflüssigkeit.
Körperfühlsphäre, sensible Rinde: das als Endstation sensibler Bahnen im Scheitellappen des Gehirns lokalisierte Hirnrindengebiet für die Wahrnehmung der Eindrücke der Oberflächen- u. Tiefensensibilität u. die Speicherung der zugehörigen Erinnerungsbilder (»psychästhetisches Zentrum«). Ist eng verknüpft mit sensorischen u. motorischen Rindenfeldern.
Körpergewicht, G: das u.a. von Geschlecht, Alter, Körpergröße, Ernährung, endokriner Funktion abhängige Gewicht des Körpers (als »Istgewicht«); wird errechnet nach bestimmten, auf die Körpergröße bezüglichen Formeln, z.B. nach ↗Broca; vgl. Idealgewicht.
Körpergröße: ↗Körperlänge.
Körperkreislauf, großer Kreislauf: das in sich geschlossene System parallelgeschalteter Organkreisläufe, beginnend mit der Aortenwurzel u. endend mit Einmündung der Hohlve-

nen in den rechten Herzvorhof; wird gebildet von funktionell unterschiedlichen Gefäßen (Windkessel-, Widerstands-, Austausch- u. Kapazitätsgefäße). Ist mit dem ↗Lungenkreislauf über die Herzhohlräume in Serie zum Gesamtkreislauf geschaltet (s.a. Blutkreislauf).

Körperlänge, Körpergröße**:** die am aufrecht Stehenden gemessene vertikale Entfernung des Scheitels (bei Horizontallage der Ohr-Augen-Ebene) vom Boden (beim Neugeborenen u. Kleinkind die Länge bei gestreckten Beinen).

Körperoberfläche: die von Haut bedeckte äußere Oberfläche des gesamten Körpers. Ihre Gesamtfläche ist wichtig als Bezugsgröße u.a. für den Energieumsatz, die Infusionstherapie, die Berechnung des Ausmaßes von Hautschäden (v.a. Verbrennungen; s.a. Neunerregel). Wird approximativ errechnet nach der DUBOIS* Formel oder geschätzt aus Nomogrammen (unter Bezugnahme auf Körperlänge u. -gewicht); ↗Abb.

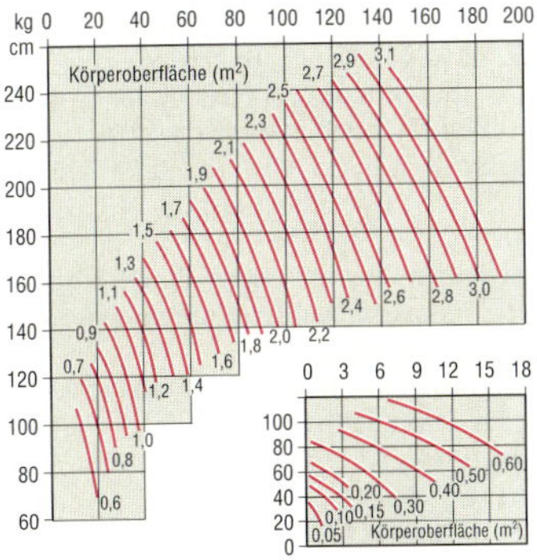

Berechnung der **Körperoberfläche** nach den Richtlinien der PAUL-EHRLICH-Gesellschaft für Chemotherapie, Sektion Onkologie. Bei Übergewichtigen ist das Sollgewicht nach BROCA zugrunde zu legen [191]

Körpertemperatur: Normwerte axillar bis 36,8 °C, rektal bis 37,4 °C, sublingual bis 37,0 °C; s.a. Basal-, Kerntemperatur, Wärmeregulation, Fieber…, Thermo…

Körpertherapien, neue: Bez. für versch. psychotherapeutische Verfahren, die sich verstärkt körperlicher Methoden bedienen, z.B. Bioenergetik, Gestalt- u. Primär- oder Urschreitherapie; bei den meisten Konzepten spielt die Atmung eine wichtige Rolle, wobei die einzelnen Schulen sehr unterschiedlich arbeiten.

Körperverletzung: Eingriff in die körperliche Integrität eines Menschen durch einen anderen (§§ 223 ff. StGB). In der Medizin gelten alle zu diagnostischen oder therapeutischen Zwecken erfolgenden Eingriffe als Körperverletzung im Sinne der Strafprozeßordnung u. sind als solche grundsätzlich strafbar, sofern sie ohne ausdrückliches Einverständnis des Patienten erfolgen. Strafbar sind auch Eingriffe, die zwar mit Einwilligung des Patienten, aber gegen die Regeln ärztlicher Kunst erfolgen. Eine Einwilligung ist nach dem Gesetz dann nicht notwendig, wenn ein rechtfertigender Notstand besteht u. eine Einwilligung beim Patienten oder dessen gesetzlichem Vertreter nicht eingeholt werden kann, z.B. bei Bewußtlosigkeit u. Notwendigkeit einer lebenserhaltenden Operation.

Körperwasser: ↗Körperflüssigkeit.

Körperzelle, Somazelle**:** jede Zelle des Organismus, die nicht Keimbahn- oder Keimzelle ist. Die Gesamtheit bildet das Soma.

Kofaktor: ↗Cofaktor.

Koferment: ↗Coenzym.

Koffein: ↗Coffein.

kognitiv: das Erkennen (Wahrnehmen, Denken) betreffend; erkenntnismäßig.

Kohabitation: ↗Koitus.

Kohäsion: Zusammenhalt der Moleküle durch Anziehungskräfte.

Kohle: i.e.S. ↗Carbo medicinalis.

Kohlendioxid: CO_2; farb- u. geruchloses, in Wasser – unter Bildung von ↗Kohlensäure – leicht lösliches Gas, eine für die meisten Lebewesen essentielle Verbindung (vgl. Photosynthese). Ist beim Menschen das Endprodukt vieler Abbauwege (z.B. im ↗Citratzyklus), das zum überwiegenden Teil durch die Lungen abgeatmet wird. – In unnatürlicher Konzentration ist K. giftig (vgl. Hyperkapnie); Vergiftungen treten akut auf, z.B. in Gärkellern, Silos, chronisch bei Bronchialasthma, Emphysem, pulmonaler Globalinsuffizienz; äußern sich in Kopfschmerzen, Herzklopfen, Blutdruckanstieg, Erregung, ab 6 Vol.-% in Atemnot, Tachykardie, Taumeln, Krämpfen, Bewußtlosigkeit (»Kohlensäurenarkose«), Atemstillstand.

Kohlenhydrate, KH, Saccharide**:** Hauptnährstoffe (neben Fetten u. Eiweiß); die im allgemeinen aus Kohlen-, Wasser- u. Sauerstoff zusammengesetzten »Zucker«. Kalorisch hochwertige Energielieferanten u. Baustoffe, die im Körper einer raschen, hormonal gesteuerten Verwertung unterliegen (↗Kohlenhydratstoffwechsel), z.T. aber in polymerer Form (z.B. als ↗Glykogen) gespeichert werden.

Werden unterschieden als einfache KH (↗Monosaccharide) u. als zusammengesetzte KH (d.h. als ↗Disaccharide, ↗Oligosaccharide, ↗Polysaccharide). – s.a. Stärke. – **K., proteingebundene:** Glykoproteine, Proteoglykane u. Mucopolysaccharide.

Kohlenhydratstoffwechsel: die Aufnahme u. Resorption sowie der Ab-, Um- u. Aufbau der Kohlenhydrate im Organismus als Vorgang der Energieversorgung der Zelle, bei der ↗Glucose u. Glucose-6-phosphat eine zentrale Bedeutung besitzen. Steht unter Kontrolle von Insulin, Glucagon u. somatotropem Hormon. Die Speicherung erfolgt in Form von ↗Glykogen, aus dem durch Abbau im Bedarfsfall Glucosefreisetzung erfolgt. Krankhafte Störungen äußern sich in ↗Diabetes mellitus, als Galaktosediabetes, Galaktosämie, Fructose-, Lactose- u. Saccharoseintoleranz, Fructos- u. Pentosurie, Favismus, Glykogenose.

Kohlenmonoxid, Kohlenoxid, CO: farb- u. geruchloses, äußerst giftiges Gas (↗Kohlenmonoxidvergiftung), z.B. in Grubengas, Leuchtgas, Auspuffgasen, bei Schwelbränden u. im Ofenrauch; an der Bildung von ↗Smog beteiligt.

Kohlenmonoxidvergiftung: Vergiftung durch CO, das v.a. die Aktivität der Cytochrome hemmt. Folgen sind verminderter Sauerstofftransport (Kohlenmonoxidhämoglobin) u. Sauerstoffmangel (↗Anoxämie), zentrale Störung der Regulation des Kohlenhydratstoffwechsels (mit Hyperglykämie), Leukozytose, bei chronischen Vergiftungen evtl. neurologische Spätschäden. Typische Zeichen sind u.a. rosige Haut, Atemnot, Schwindel, Kopfschmerz, leichte Ermüdbarkeit; bei höheren Graden Bewußtseinsverlust.

Kohlensäure, Acidum carbonicum: schwache, durch Lösung von ↗Kohlendioxid in Wasser entstehende Säure mit 2 Salzformen: Carbonate (z.B. Calciumcarbonat) u. Bicarbonate (z.B. Natriumhydrogencarbonat = saures kohlensaures Natron).

Kohlensäureschnee: Kohlendioxid in Schneeform (entsteht bei Ausströmen des Gases unter Druck). Findet Anw. zur Kältetherapie (s.a. Kryochirurgie), z.B. bei Warzen, Naevus flammeus.

Kohlenstaublunge: ↗Anthracosis pulmonum.

Kohlenstoff, Carboneum, C: ein weitverbreiteter Stoff, dessen organische Verbindungen als metabolisch aktiver Hauptbestandteil der Naturstoffe zentrale Bedeutung für alle Lebensvorgänge haben.

Kohlenwasserstoffe, KW-Stoffe: als **1) azyklische K.** (= aliphatische K.; als »gesättigte« die Paraffine, als »ungesättigte« Olefine u. Polyene) oder **2)** als **zyklische K.** (= ringförmige K.). Meist wasserunlöslich, brennbar, angereichert in Kohle, Erdöl (v.a. Benzin, Benzol). Sind oft giftig, z.T. auch – lokal – karzinogen; kommen v.a. vor in Steinkohlen- u. Tabakteer, Ruß u. Autoabgasen.

Koilonychie, Eierschalen-, Hohl-, Löffelnägel: angeborene oder erworbene schüsselförmige Nagelplattenvertiefung (v.a. der Fingernägel); mit vermehrter Brüchigkeit u. lamellenartiger Aufsplitterung.

Koitus, Kohabitation: heterosexueller Geschlechtsverkehr (mit Einführen des Penis in die Vagina).

Kokain: ↗Cocain (s.a. Betäubungsmittel).

Kokardenzelle: ↗Targetzelle.

Kokarzinogen, Promotor: Substanzen u. unspezifische Schädigungen wie Entzündung oder Verletzung, die die karzinogene Wirkung eines Karzinogens erhöhen, ohne selbst karzinogen zu sein (= **Kokarzinogenese**).

Kokken: kugelförmige Bakterien, z.B. ↗Staphylo-, Streptokokken, Neisserien.

Kokzidien: ↗Coccidia; s.a. Kokzidiose.

Kokzidiose, Coccidiosis: Infektion mit den Kokzidien (↗Coccidia) Isospora belli u. I. hominis; meist symptomlos; evtl. leichte Durchfälle. Ferner Erkrankungen durch Toxoplasma (↗Toxoplasmose) u. durch andere Kokzidien.

Kokzygealfistel: Steißfistel (Fistula coccygealis); s.a. Pilonidalfistel.

Kokzygodynie: Schmerzhaftigkeit des Steißbeins (evtl. auch des Mastdarms).

Kolbenhaar: das beim natürlichen Haarwechsel von der Haarpapille gelöste, am unteren Ende kolbig verdickte, aber noch im Haarbalg steckende Haar.

Kolchizin: ↗Colchicin.

Kolektomie: operative Dickdarmentfernung; i.e.S. die totale Dickdarmexstirpation (z.B. bei Polyposis, Colitis ulcerosa) mit Anlegen eines Kunstafters (als Ileumafter) oder mit kontinenzerhaltender Ileorektostomie.

Koli(bakterien): ↗Escherichia coli.

Kolik: krampfhafte Kontraktion der Muskulatur eines Bauchorgans mit wehenartigen Schmerzen, evtl. auch Übelkeit, Erbrechen, Schweißausbruch, Schock; z.B. als ↗Gallen-, Darm-, Nieren-, aber auch Harnleiterkolik.

Kolitis: ↗Colitis.

Kollagen, Collagen: Gerüsteiweißkörper (Skleroproteine) als der gegen enzymatische

Angriffe schützende Hauptbestandteil mesenchymaler interzellulärer Stützsubstanzen.

kollagen: leimgebend (Gelatina alba enthaltend), aus ↗Kollagenen bestehend. – **k. Fasern:** Fasern in faserigem Bindegewebe, Knorpel-, Knochengewebe u. Zahnbein als geformter Teil der Interzellularsubstanz.

Kollagenosen, Bindegewebserkrankungen, entzündliche Konnektivitiden (engl. connective tissue diseases): Oberbegriff für die z.T. durch generalisierte Autoimmunprozesse verschiedener Ursache bedingten Krankheiten mit systemischen Bindegewebsveränderungen, z.B. ↗Lupus erythematodes, systemische ↗Sklerodermie, Polymyositis-Dermatomyositis, CREST-Syndrom, ↗Periarteriitis nodosa, primär chronische Polyarthritis, Wegener* Granulomatose.

Kollaps: das aktive oder passive »Zusammensinken« eines Organs oder Organteils (i.e.S. der ↗Lungen-K.). – Auch Bez. für akute Störungen der Blutzirkulation = ↗Kreislaufkollaps.

kollateral: seitlich bzw. auf der gleichen Seite gelegen, nebenständig, benachbart.

Kollateralen: 1) Vasa collateralia; vom Hauptblutgefäß in Richtung auf das gleiche Versorgungsgebiet abzweigende Nebenäste, die bei Strombehinderung als Umgehungs- = Ersatzblutbahn in Funktion treten. **2)** von Nervenfasern (Neuriten) der Rückenmarksbahnen rechtwinklig abzweigende Ästchen, die mit Telodendrien (↗Synapse) an anderen Nervenzellen enden.

Kollateralkreislauf: bei Durchblutungsstörung entstehender Umgehungskreislauf durch Nutzung bzw. Öffnung natürlicher Gefäßnebenschlüsse. – **K., künstlicher:** ↗Bypass; vgl. Shunt.

Kolliquationsnekrose: Gewebstod (↗Nekrose) unter Verflüssigung des geschädigten Gewebes (Aufquellung u. reaktionslose ↗Einschmelzung); z.B. bei ischämischem Hirninfarkt. – Als K. der Haut u. Schleimhäute z.B. bei Laugenverätzung (Bildung weißlicher breiiger Massen).

kolliquativ: mit Verflüssigung (Kolliquation) einhergehend; durch Flüssigkeitsverluste (Erbrechen, Durchfälle) erschöpfend.

Kollodium: ↗Collodium.

Kollodiumhaut (kongenitale), Seborrhoea oleosa universalis neonatorum: hochrote, ölpapierartige Haut des Neugeborenen, die sich bald in Lamellen abstößt; wahrscheinlich aufgrund stark vermehrter Fruchtschmierenbildung (aber auch als Vorbote einer angeborenen ↗Ichthyosis beim sog. **»Kollodiumbaby«**).

Kolloid, kolloiddisperses System: Zustandsform der Materie, die gekennzeichnet ist durch die gleichmäßige Verteilung (Lösung) von Teilchen mit Durchmesser von 1 bis 100 nm in einem Dispersionsmittel. – s.a. Sol, Gel.

Kolloidsyndrom: sofort nach intravenöser Gabe von Fettstoffen (bei parenteraler Ernährung) auftretende Brust- u. Lendenschmerzen, Atemnot, Zyanose, Blutdruckabfall, Schüttelfrost, Übelkeit, Erbrechen, evtl. auch eine ↗Urticaria. Als Ursache gelten ungenügende Emulgierung, synthetische Emulgatoren.

Kolloidtherapie: Schockbekämpfung durch Volumenersatz mit kolloidalen Lösungen. Man unterscheidet ↗Plasmaexpander u. ↗Plasmaersatzmittel. Die wichtigsten Kolloide sind Dextrane, Hydroxyäthylstärke u. 20%iges Humanalbumin (Plasmaexpander) sowie 5%iges Humanalbumin u. Gelatine (Plasmaersatzmittel).

Kollum: ↗Collum.

Kollumkarzinom, Zervixkarzinom, Gebärmutterhalskrebs: häufigster maligner Tumor (Karzinom) des weiblichen Genitales; *Ätiologie u. Risikofaktoren:* Infektionen mit humanen ↗Papilloma-Viren (HPV); Rauchen; Genitalhygiene des Sexualpartners. Meist Plattenepithelkarzinom des Gebärmutterhalses (Cervix uteri), das von der Plattenepithel-Zylinderepithel-Grenze nach außen wächst u. sich als Portiokarzinom manifestiert oder aber – als ↗Zervixhöhlenkarzinom – in den Halskanal wächst. Frühe Veränderungen (Dysplasien, Carcinoma in situ) werden heute gemeinsam als zervikale intraepitheliale Neoplasien (↗CIN) bezeichnet. *Symptome:* fleischwasserfarbener Ausfluß, azyklische Blutungen (v.a. Kontaktblutungen). *Diagnose* durch qualifiziert durchgeführte Vorsorgeuntersuchung: ↗Kolposkopie (Schiller* Jodprobe) u. zytologische Untersuchung (Zellabstrich, ↗Papanicolaou* Abstrich).

Kolo...: Wortteil ↗Colon (Dickdarm); ↗Colo...

Kolobom, Coloboma: angeborene oder erworbene Spaltbildung (z.B. Gesichtsspalte); i.e.S. die des Auges infolge fetaler Verschlußstörungen, z.B. als Lid-, Iris-, Linsen-, Netzhaut-, Makula-Kolobom.

Kolon: ↗Colon; s.a. Dickdarm...

Kolondivertikel: ↗Dickdarmdivertikel.

Kolonisation, Besiedelung: Dauerbesiedelung der Haut u. Schleimhaut (z.B. Darm) mit Mikroorganismen. Physiologische K.: Ansiedlung der Normalflora; pathologische K.: Dauerbesiedelung mit fakultativ pathogenen Keimen, die dort normalerweise nicht vorkommen (z.B. Pilzbesiedelung von Schleimhäuten nach Antibiotikagabe).

Kolonkarzinom: Dickdarmkarzinom im Bereich des Kolons. Symptomatik: z.B. unklare Abdominalschmerzen, Gewichtsverlust, Blut/Schleim im Stuhl, Änderung der Stuhlgewohnheiten; s.a. Darmkrebs, Rektumkarzinom.

Kolonkontrasteinlauf: ↑Kontrasteinlauf.

Kolonlavage: Darmreinigung; z.B. vor endoskopischer oder radiologischer Diagnostik.

Kolonoskop: flexibles ↑Endoskop zur Dickdarmspiegelung (↑Koloskopie).

Kolorit: das Hautkolorit (↑Haut).

Koloskopie: Spiegelung des Dickdarms (Kolon) mittels flexiblen Endoskops (↑Kolonoskop), das durch den After (evtl. bis zum Zäkum) oder – intraoperativ – durch eine Schnittöffnung (Kolotomie) eingeführt werden kann. Die totale K. ist bei klinisch begründetem Verdacht auf ein Kolonkarzinom (↑Darmkarzinom) das diagn. Mittel der Wahl (ermöglicht Nachweis des Tumors, bioptische Abklärung, ggf. Polypektomie).

Kolostomie: das vorübergehende oder dauerhafte Ausleiten des Dickdarms zur Körperoberfläche, i.e.S. durch Bildung eines endständigen, ein- oder doppelläufigen Kunstafters (↑Anus praeter).

Kolostrum: die ab der 4. Schwangerschaftswoche bis wenige Tage nach der Entbindung gebildete »Vormilch«.

Kolotomie: diagnostische oder therapeutische operative Eröffnung bzw. Durchtrennung des Dickdarms.

Kolp...: Wortteil »weibliche Scheide«; s.a. Kolp(o)..., Scheiden..., Vaginal....

Kolpitis, Vaginitis: Entzündung der weiblichen Scheide; als **primäre K.** bei Befall durch Erreger von Infektionskrankheiten (u.a. bei Gonorrhö; ↑Vulvovaginitis) oder als Folge örtlicher mechanischer oder chemischer Schädigung; als **sekundäre K.** durch Übergreifen eines Entzündungsprozesses aus der Nachbarschaft (v.a. als aszendierende oder deszendierende Infektion). Äußert sich in örtlicher Rötung oder Schwellung, Verdickung der Scheidenfalten, Ausfluß (↑Fluor) mit Juckreiz, Schmerzen. – **K., senile:** K. des Alters als Folge der durch Östrogenmangel bedingten Atrophie u. – resistenzmindernden – Abnahme der Glykogen- u. Milchsäurebildung. – **K., unspezifische:** K. mit einem durch Bakterien (fakultative Anaerobier) bedingten typischen Amingeruch (»Aminkolpitis«); gilt als sexuell übertragbare Krankheit u. ist vielfach mit Trichomoniasis, Chlamydien-Infektion oder infektiöser Zervizitis kombiniert.

Kolpohystero...: Wortteil »Scheide-Gebärmutter«.

Kolpokleisis, Elytrokleisis: teilweiser (s.a. Kolporrhaphie) bis vollständiger Nahtverschluß der weiblichen Scheide, z.B. bei plastischen Korrekturen von Scheidenfisteln. – I.e.S. die subtotale K. beim Gebärmuttervorfall (↑Uterusprolaps) älterer Frauen.

Kolporrhaphie: plastisch-operative Scheideneinengung bei Gebärmuttervorfall (Uterusprolaps) durch vordere u./oder hintere quere Raffnaht.

Kolporrhexis: ↑Scheidenriß.

Kolposkopie: die mit einer speziellen, 10- bis 20fach vergrößernden Lupe (**»Kolposkop«**) auszuführende Untersuchung der Schleimhaut der Scheide u. der Portio vaginalis (v.a. auch am äußeren Muttermund Grenze zwischen Platten- u. Zylinderepithel), u.a. zur Früherkennung eines ↑Kollumkarzinoms. Befunde am Deckepithel: »originär« (= Symbol: O; normales Plattenepithel); »Ektopie« (= E; Verdrängung von Platten- durch Zylinderepithel, z.B. nach Entbindung, Fehlgeburt; bei Endometritis); »Umwandlungszone« (= U; von Plattenepithel überwuchertes ektopisches Zylinderepithel, evtl. als »atypisches Epithel«); als Atypien u. karzinomverdächtig gelten **a)** die einfache Leukoplakie (verhorntes Plattenepithel) bzw. **b)** die L. »mit Grund« (Basis der Leukoplakie) bzw. **c)** mit »Felderung« (rötlich durchschimmernde Leisten gefäßführender Papillen, u.U. auch atypische Blutgefäße in Form korkzieherartiger Kapillaren); **d)** das Carcinoma in situ (glasige, höckrige Oberfläche, wirre Gefäße, Niveaudifferenz, evtl. wallartiger Rand).

Kolpozöliotomie: Schnitteröffnung der Bauchhöhle vom Scheidengewölbe her.

Kolpozytodiagnostik: zytologische Beurteilung des speziell gefärbten Abstrichs der Scheidenschleimhaut; zur Krebsfrüherkennung (nach ↑PAPANICOLAOU) u. zur Beurteilung der hormonalen Einflüsse auf das Epithel.

Kolumnotomie: ↑Osteotomie der Wirbelsäule; v.a. als Korrektureingriff bei der BECHTEREW* Krankheit.

Koma: tiefe Bewußtlosigkeit; ↑Coma.

komatös: in tiefer Bewußtlosigkeit; mit Koma einhergehend.

Kombinationschemotherapie: ↗Polychemotherapie.

Kombinationsimpfstoff: mehrere Antigene enthaltende Vakzine (= »Misch-« oder »Mehrfachimpfstoff«) zur gleichzeitigen Immunisierung gegen verschiedene Erreger bzw. deren Toxine; z.B. Diphtherie-Pertussis-Tetanus-Impfstoff.

Kombinationskopfschmerzen: eine Übergangsform zwischen Dauerkopfschmerz (Cephalaea) u. rezidivierendem Anfallskopfschmerz mit vegetativen Begleiterscheinungen u. freiem Intervall (Migräne); auch bezeichnet als migränoide Cephalaea.

Kombinationsverletzung: ↗Mehrfachverletzung.

Kombustion, Combustio: ↗Verbrennung.

Komedo, Comedo, Mitesser: an der Oberfläche durch Oxidation schwärzlich verfärbter Pfropf aus Hornlamellen u. Talg im Ausführungsgang des Haarfollikels; massiert vorkommend v.a. bei der Komedonen-Akne (↗Akne vulgaris).

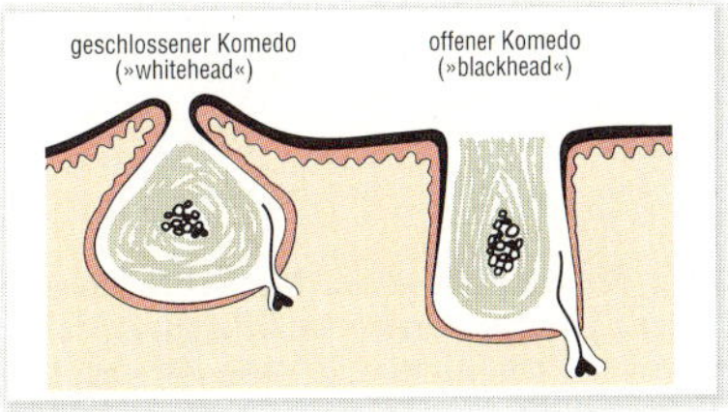

Komedo [391]

Komedokarzinom: ↗Mammakarzinom, bei dem auf Druck aus der Schnittfläche Komedo-artige Pfröpfe austreten. I.e.S. das reine Milchgangkarzinom.

Kommensale, Paraphage: ein Lebewesen in Gemeinschaft mit einem Wirt(sorganismus), von dem es nur Abfallstoffe oder Substanzen beansprucht, deren Entzug den Wirt nicht schädigt; z.B. physiolog. Darmflora.

Kommissur: ↗Commissura.

Kommissurenfasern: markhaltige Nervenfasern im Hirnbalken u. in der ↗Commissura anterior, posterior, fornicis u. habenularum, welche beide Großhirnhemisphären doppelläufig verbinden u. koordinieren.

Kommissurotomie: Durchtrennung narbig verschmolzener Herzklappenkommissuren mittels eines speziellen Schneidinstrumentes (= **Kommissurotom,** Valvulotom). Erfolgt ohne Sichtkontrolle (**blinde K.**) oder am eröffneten Herzen (**offene K.;** unter Einsatz der Herz-Lungen-Maschine). – vgl. Herzklappensprengung.

Kommotio, Kommotion: ↗Commotio; i.e.S. die Commotio cerebri.

Kompakta, Compacta: Kurzbezeichnung der Substantia compacta des Knochens.

Kompartiment: *(engl. compartment = Abteil, Abschnitt)* **1)** submikroskopischer Reaktionsraum in einer Zelle (meist als Teil eines Organells), der die Enzyme u. Reaktionspartner für einen bestimmten biochemischen Prozeß enthält. **2)** Körpergewebe als hypothetischer, stoffabhängig differenter Volumenbereich, in dem sich eine zugeführte Substanz (Pharmakon, Radionuclid) homogen verteilt u. gleichen (pharmako)kinetischen Gesetzen unterliegt. **3)** ein relativ enger, weitgehend allseits geschlossener Raum (z.B. Muskeltunnel, Gefäß-Nerven-Kanal).

Kompartmentsyndrom: die Symptomatik, die sich z.B. nach Knochenbrüchen oder Sehnenscheidenentzündung ergibt durch Ödem, Exsudat etc. u. die daraus resultierende Raumnot im betroffenen ↗Kompartiment (3): Störungen der örtlichen Blutzufuhr u. sekundär der Funktion u. Trophik der im Kompartiment gelegenen Organe als Folge des Anstiegs des örtlichen Gewebedruckes u. der daraus resultierenden Gefäß- u. Nervenkompression; z.B. als VOLKMANN* Kontraktur, Tarsal-, Kubital-, Karpaltunnel-Syndrom.

Kompatibilität: Verträglichkeit, Vereinbarkeit (z.B. Blutgruppen-, ↗Histokompatibilität).

Kompensation: Ausgleich; z.B. die K. einer mangelhaften Organfunktion durch Mobilisierung eigener funktioneller Reserven oder durch Steigerung der Tätigkeit anderer Funktionspartner.

Kompensationstachykardie: kontinuierlicher Anstieg der fetalen Herzfrequenz > 160/Min. nach Wehenende.

kompensatorisch: ausgleichend, kompensierend; z.B. *kard* k. ↗Pause.

kompetitiv: auf Wettbewerb beruhend; z.B. **k. Antagonismus**; **k. Bindungsanalyse** (Konkurrenz einer unbekannten Menge eines biolog. Stoffes mit einer definierten Menge des gleichen, aber – radioaktiv – markierten um den in begrenzter Menge vorliegenden Akzeptor; z.B. ↗RIA).

Komplement, C: im Blutplasma vorhandenes, der Abwehr dienendes, funktionelles System (»Komplementsystem«), das aus thermolabi-

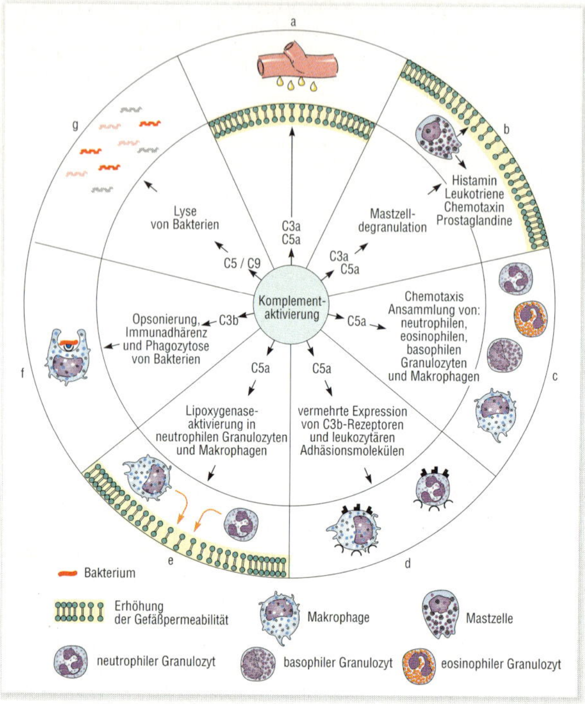

Darstellung der Wirkung der verschiedenen **Komplementfaktoren**, die bei der Komplementaktivierung entstehen. Die Wirkungen der Komplementfaktoren lassen sich unterteilen in: 1) Auswirkung auf die Gefäßpermeabilität, teilweise durch direkte Einwirkung auf das Gefäß (a), durch Aktivierung von Mastzellen (b) u. neutrophilen Granulozyten sowie Monozyten, 2) Chemotaxis u. Aktivierung von Entzündungszellen (c, d, e), 3) Opsonierung von Bakterien u. damit die Einleitung einer Phagozytose (f), 4) Bildung des C5/C9-Terminalsegments ($C_{\overline{5b},\overline{6},\overline{7},\overline{8},\overline{9}}$ = lytischer Komplex) mit Lyse von Bakterien u. damit die Einleitung einer Phagozytose (g) [53]

len Plasmaproteinen (alle als Proteasen definiert) besteht. Man unterscheidet 11 Proteine, bezeichnet als C1 (C1q, C1r, C1s) bis C9. Bei der K.-Aktivierung wird ein *alternativer Weg* vom *klassischen Weg* durch Antigen-Antikörper-Komplexe abgegrenzt. Die K.-Aktivierung führt zu Zerstörung (Lyse) von Fremdzellen, zu Änderung der Oberflächeneigenschaften von Zellmembranen u. zu Membranaktivierung (Freisetzung von biologisch wirksamen Substanzen); ↗Abb. Hierbei werden auch Mechanismen des unspezifischen Abwehrsystems in Gang gesetzt. Bei starkem Verbrauch erfolgt sehr rasch eine Neubildung (in Makrophagen, Fibroblasten, Epithelzellen u. in den Kupffer* Zellen der Leber).

komplementär: ergänzend.

Komplementärmedizin: s.u. Alternativmedizin.

Komplementbindungsreaktion, KBR: serologische Standardmethode, um mit Hilfe eines Antigen-Antikörper-Systems u. eines hämolytischen Systems (als Indikator) unter Zugabe von Komplement (meist Meerschweinchen- oder Kaninchenserum) bei bekanntem Antigen (AG) den Antikörper (AK) oder bei bekanntem AK das AG zu bestimmen.

Komplementsystem: s.u. Komplement.

Komplex: 1) Gruppe zusammengehöriger Einzelerscheinungen; z.B. im EKG als Kammerkomplex. **2)** ↗Immunkomplex. **3)** Begriff der Psychoanalyse; in gegenseitiger Verbindung stehende, wegen ihrer peinlich-konflikthaften Art größtenteils verdrängte Vorstellungen (allgemein aus Situationen der frühesten Kindheit), die unter Ausschaltung einer bewußten Kontrolle das Denken, Fühlen u. Handeln beeinflussen; z.B. Ödipuskomplex.

Komplexbildner: ↗Chelatbildner.

komplizierter Knochenbruch: offene ↗Fraktur.

Kompositum, Compositum (remedium)**:** jedes Kombinationspräparat.

Kompresse: 1) zusammengefaltetes, nach Eintauchen in kaltes oder heißes Wasser u. Auswringen als »Auflage« dienendes Tuch; i.w.S. auch Säckchen mit heißer Moorerde,

Heublumen etc. **2)** sterile, quadratisch gefaltete Verbandmullagen als großer Tupfer oder – gesteppt – als Mullplatte (mit Eckfaden für Markierungsklemmen etc.) zum intraoperativen Abdrängen von Organen bzw. Gewebe; mit Zellstoffeinlage als Wundverband.

Kompression: ↗Compressio; s.a. Kompressions..., Druck... (z.B. **Kompressionsarthrodese** = ↗Druckarthrodese).

Kompressionsbruch: komplette oder inkomplette Fraktur durch Stauchung oder Zusammenquetschung, z.B. des Fersenbeins oder eines Wirbelkörpers durch Sturz auf Füße, Gesäß oder Kopf.

Kompressionsmyelitis: durch örtliche Druckwirkung bedingte, begrenzte Rückenmarkentzündung (↗Myelitis), z.B. bei Wirbelbruch, Tumor außerhalb des Rückenmarks.

Kompressionsosteosynthese: ↗Druckosteosynthese; i.w.S. auch die **Kompressionsnagelung** mittels speziellen Knochennagels. – vgl. Osteosynthese (AO-Methode).

Kompressionsstrumpf: elastisch gewebter Strumpf (heute meist nicht mehr aus Gummi) zur Prophylaxe u. Therapie der Varikose, der tiefen Venenthrombose, des postthrombotischen Syndroms, des Lymphödems u. sonstiger Schwellungszustände unterschiedlicher Genese.

Kompressionssyndrom: 1) ↗Crush-Syndrom. **2)** ↗Vertebralsyndrom durch Druckwirkung. **3)** die fast alle Hirnverletzungen begleitende Symptomatik der ↗Compressio cerebri. **4)** Schulter-Arm-Syndrom infolge Gefäßkompression (s.a. Kompartmentsyndrom, Thoracic-outlet-Syndrom). **5)** ↗Nervenkompressionssyndrom.

Kompressionsverband, Druckverband: mit angemessen dosiertem Druck angelegter – meist zirkulärer – Bindenverband, z.B. als Maßnahme bei Krampfadern, Thrombophlebitis, tiefer Venenthrombose (z.B. UNNA* Zinkleimverband, FISCHER* Druckverband); als »Fixverband« mit unelastischem oder wenig elastischem Material (Zinkleimbinden, textilelastische Kurzzugbinden, Klebebinden), als Wechselverband mit elastischem Material (gummielastische Kurzzug- oder Langzugbinden). Bei verletzungsbedingter Blutung (bei flächenhafter Bl. mittels Kompressen; bei starker arterieller Bl. durch Druck auf das entsprechende Hauptgefäß [Arterie] am sog. »Ort der Wahl«; ↗Kompressorium), nach Distorsion u. nach Punktionen, zum »Andrücken« eines Hauttransplantats (engl. = tie-over dressing).

Kompressorium: 1) Gerät zum indirekten Zusammenpressen eines Blutgefäßes i.S. der zeitweiligen Blutstillung oder künstlichen Blutleere; z.B. ESMARCH* Binde, Stahlbügel (für Oberschenkel), Aortenkompressorium, Ballonsonde. **2)** ↗Nierenkompressorium.

Koncha: ↗Concha.

Konchoskop: Nasenspekulum für die vordere u. mittlere bzw. Nasen-Rachen-Spiegel für die hintere Nasenspiegelung (Rhinoskopie).

Konchotomie: Teilentfernung einer Nasenmuschel.

Kondensation: Verdichtung. **1)** Übergang eines Stoffes von der dampfförmigen Phase in die flüssige, bei sublimierenden Stoffen in die feste. **2)** Vereinigung von 2 Molekülen unter Austritt eines dritten, z.B. Wasser bei Esterbildung. **3)** die mit Spiralisation verbundene Verdichtung (u. Verkürzung) der Chromosomen zwischen Pro- u. Metaphase der ↗Mitose.

Kondensator: Gerät aus 2 metallischen Körpern (Kugeln, Platten, Zylinder) zur Speicherung entgegengesetzter elektrischer Ladungen u. Erzeugung elektrischer Felder zwischen den Flächen der Körper. Hochfrequente Felder dieser Art finden Anw. zur Kurzwellentherapie **(= Kondensatorfeldmethode)**.

kondensiert: verdichtet, ↗Kondensation.

Kondition: die Gesamtverfassung, i.e.S. die körperliche Leistungsfähigkeit eines Menschen.

Kondom, Präservativ: dem Penis überzustreifende vulkanisierte Gummihaut (Latex) zur Empfängnisverhütung u. als Schutz vor Infektionen (z.B. AIDS).

Konduktor: 1) Individuum, das – ohne ein bestimmtes Merkmal in seinem ↗Phänotyp aufzuweisen – das zugeordnete rezessive Gen besitzt u. an seine Nachkommen weitergeben kann; z.B. eine Frau als Überträgerin der Hämophilie, Farbenblindheit. **2)** ↗Überträger.

Kondylen: Gelenkknorren (↗Condylus).

Kondylenfraktur: Knochenbruch im Bereich der Gelenkknorren von Humerus oder Femur.

Kondylom: ↗Condyloma.

Kondylus: ↗Condylus.

Konfabulation: Erzählen von Vorgängen, die nur in der Phantasie existieren oder keinen Zusammenhang mit der gegebenen Situation besitzen.

Konfiguration: die – mehr oder minder krankheitstypische äußere Form (auch Umriß) eines Organs, z.B. die Aorten-K. des Herzens (↗Aortenherz; vgl. Herzfigur).

Konfluieren: Zusammenfließen (z.B. von Abszessen, »Hautblüten« = Effloreszenzen).
kongenital: angeboren (↗congenitalis).
Kongestion, Congestio**:** Anhäufung; *path* entzündlicher Blutandrang.
Konglomeration: ↗Agglomeration.
Konikotomie: ↗Koniotomie.
Koniose: Staub(ablagerungs)krankheit; z.B. ↗Pneumokoniose.
Koniotomie, Konikotomie**:** Noteingriff bei Erstickungsgefahr infolge Atemwegsenge oberhalb oder im Bereich der Stimmlippen; u. zwar – nach kleinerem Hautschnitt – Durchstoßen (mittels Trokar) oder Querdurchtrennung (notfalls mittels Taschenmesser) des Conus elasticus (Ligamentum cricothyroideum s. conicum) u. Einlegen einer Trachealkanüle. Nachfolgend ist eine ↗Tracheotomie »lege artis« angezeigt.
Konisation: bei Gewebeveränderungen das »im Gesunden« erfolgende Ausschneiden eines Gewebskegels aus der Portio vaginalis der Gebärmutter zur histolog. Untersuchung oder als Therapie einer Gewebsentartung (Präkanzerose) unter teilweiser bis subtotaler Entfernung der Schleimhaut des Zervikalkanals. – vgl. Zervixamputation.

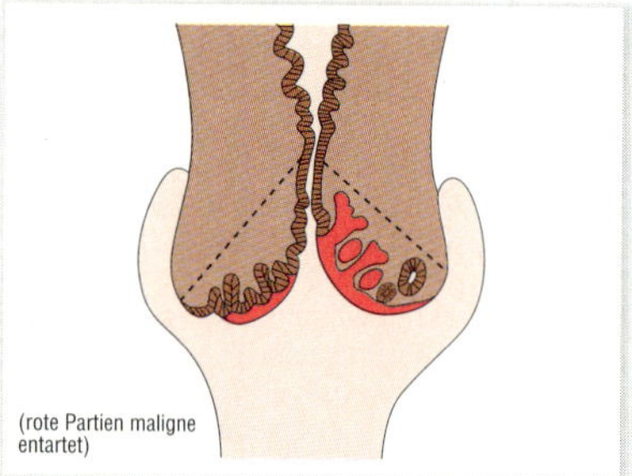

Konisation

Konjugata: ↗Conjugata.
konjugiert: zugeordnet, gepaart; z.B. **k. Steroide** (mit Glucuron- oder Schwefelsäure u. Proteinen gepaart; als Entgiftungsreaktion).
Konjunktiva: die Bindehaut; ↗Tunica conjunctiva, Conjunctiva..., Konjunktival...
Konjunktivaltest, Konjunktivalprobe**:** ↗Provokationstest, konjunktivaler.
Konjunktivitis: ↗Conjunctivitis.
konkav: hohl, vertieft, nach innen gewölbt.
Konkavlinse: sphärische Linse mit Konkavität einer oder beider Flächen u. entsprechend verdünntem Zentrum bzw. dickeren Randpartien; unterschieden als Bikonkav-, Plankonkav- u. Konvexkonkavlinse (= negativer Meniskus). Wirkt lichtstrahlenzerstreuend (= Zerstreuungslinse). Dient als »Minusglas« zur Korrektur der Myopie.

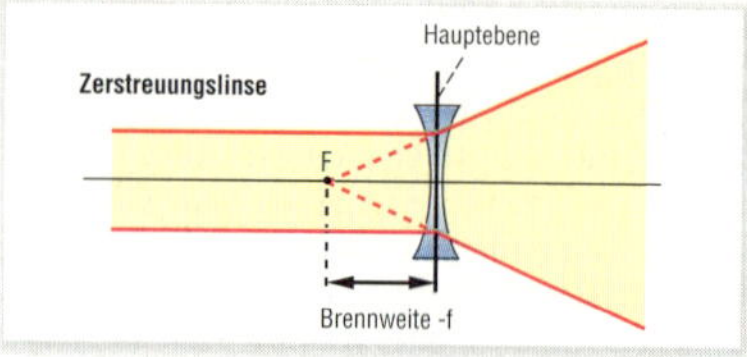

Strahlengang durch eine **Konkavlinse** (Zerstreuungslinse) mit dem virtuellen Brennpunkt F [155]

Konkordanz: Übereinstimmung bestimmter Eigenschaften, z.B. bestimmter Merkmale bei eineiigen (»konkordanten«) Zwillingen.
Konkrement, Stein**:** festes Gebilde in einem Körperhohlraum oder -gewebe, entstanden durch Abscheidung gelöster Substanzen (Calcium, Harnsäure, Oxalat, Cholesterin etc.); z.B. als ↗Gallen-, Harnstein.
konnatal: angeboren (↗connatalis).
Konnektiv...: Bindegewebs... (engl.: connective tissue = Bindegewebe); s.a. Connectivitis; Kollagenosen.
Konsanguinität: Blutsverwandtschaft.
konsensuelle Reaktion: reflektorisch ausgelöste gleichsinnige Reaktion auch auf der Körpergegenseite, z.B. als **k. Lichtreaktion der Pupille** (Pupillenengstellung auch am nichtbelichteten Auge; ausgelöst über gekreuzte Sehnervfasern der pupillomotorischen Bahn; fehlt bei absoluter u. reflektorischer Pupillenstarre u. bei Amaurose des belichteten Auges).
konservativ: bewahrend, *therap* nichtoperativ (aber auch schonend operativ = wenigstens z.T. erhaltend).
Konserve: durch Konservierung haltbar gemachtes biologisches Material, z.B. als Blut-, Plasmakonserve, Knochentransplantat.
Konservierung: das Haltbarmachen (Vor-Zersetzung-Schützen) eines organischen Materials; z.B. als K. von Lebensmitteln; ferner *med* die unter aseptischen Bedingungen erfolgende Herstellung von Konserven für Transplantations-, Transfusionszwecke (Gewebskonservierung) sowie *anat* das Haltbarmachen anatomischer Präparate durch irreversible Fällung des Gewebseiweißes, z.B. mittels Formol.

Konsistenz: der Festigkeitsgrad eines Stoffes (z.B. flüssig oder teigig bis fest [= konsistent]).

Konsolidierung: Festigung; *klin* die Ausheilung bzw. das Nichtweiterfortschreiten eines Krankheitsprozesses, die knöcherne Heilung eines Knochenbruches.

Konstitution: die anlagebedingte individuelle Ganzheit (das Erscheinungs-, Funktions-, Leistungsgefüge) des einzelnen Menschen.

konstitutionell: anlagebedingt (↗Konstitution); z.B. die **k. Anämie** (u.a. als Kugelzellenanämie), **k. Ekzem** (= endogenes ↗Ekzem).

Konstriktion: die krankhafte Zusammenschnürung, z.B. eines Hohlorgans (Striktur); i.w.S. auch die Muskelzusammenziehung (= Kontraktion).

Konstriktor: Musculus constrictor (i.e.S. der Schlundschnürer = M. c. pharyngis).

Konsumption: Auszehrung, d.h. Kräfte- u. allgemeiner Körperverfall (s.a. Kachexie); z.B. bei anhaltend hoch fieberhaften oder chronischen Krankheiten; als **konsumierende Krankheiten** gelten v.a. Malignome u. die Tuberkulose.

kontagiös: ansteckend, infektiös.

Kontagionsindex, Infektionsindex: die Zahl der an einer Infektionskrankheit erkrankten Personen, bezogen auf 100 der Infektion ausgesetzte »Kontaktpersonen« als Meßzahl für die Erkrankungswahrscheinlichkeit.

Kontagiosität: ↗Infektiosität.

Kontaktallergen: Substanz, die durch Hautkontakt u. Eindringen in die Haut (»perkutane Invasion«) eine Kontaktallergie auslöst. Entsprechend wirksam sind u.a. zahlreiche gewerblich genutzte Substanzen (z.B. Nickel, Chrom, Farbstoffe, Öle).

Kontaktallergie: Allergie auf der Basis von ↗Kontaktallergen; v.a. ↗Kontaktekzem.

Kontaktbestrahlung: ↗Strahlentherapie mit Radium oder Radioisotopen, bei der der Strahler dem kranken Gewebe möglichst unmittelbar anliegt (Prinzip der Kleinraumbestrahlung).

Kontaktblutung: durch Beischlaf oder Scheidenspülung ausgelöste Blutung aus der Scheide; Leitsymptom des Kollumkarzinoms.

Kontaktdermatitis: akute Form des ↗Kontaktekzems.

Kontaktekzem: exogene Auslösung eines Ekzems durch epikutanen Kontakt oder endogene Auslösung durch systemische Antigengabe (hämatogenes K.). Man unterscheidet zwischen toxischen u. allergischen Kausalfaktoren u. zwischen akuten u. chron. Verläufen. – **K., akutes, toxisches:** akute entzündliche Dermatitis nach äußerlichem Kontakt mit obligat-toxischen Noxen. – **K., allergisches:** allergische zelluläre Überempfindlichkeitsreaktion vom Spättyp; unterschieden in akutes u. chron. (↗Abb.) allergisches K. Die wichtigsten Allergene sind Metalle (Nickel, Chromat, Kobalt), Gummihilfsstoffe, Kosmetika, Desinfizienzien, Benzolverbindungen, Medikamente, Pflanzen. – **K., kumulativ toxisches:** chron. Verlaufsform bei vorbestehender Disposition (oft Atopie) durch wiederholte Applikation von irritativen Noxen auf die Haut; häufiges Vorkommen bei Hausfrauen, Friseusen, Metallarbeitern. Wichtige Noxen sind Wasser, Detergenzien, Säuren, Laugen, Lösungsmittel.

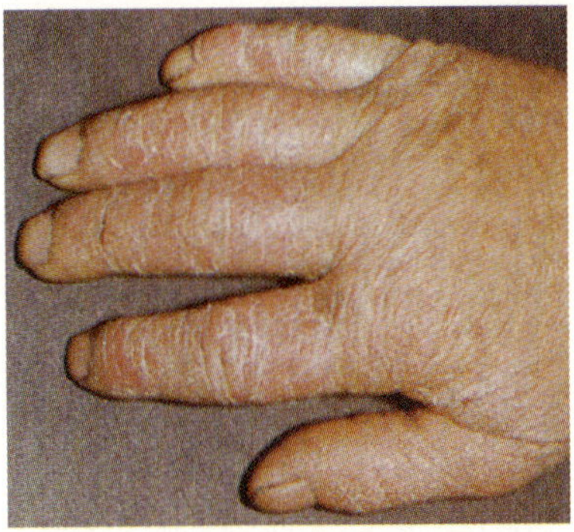

Chronisches allergisches **Kontaktekzem** [393]

Kontaktgeschwür: ↗Abklatschgeschwür.

Kontaktinfektion: Ansteckung (Infektion) von Mensch bzw. Tier zu Mensch nach Berührung mit den Händen **(= direkte K.)** bzw. – i.w.S. – auch durch Vermittlung der unbelebten Außenwelt oder belebter Wesen **(= indirekte K.)**, z.B. Schmierinfektion.

Kontaktkarzinom: ↗Abklatschkarzinom.

Kontaktlinse, Kontaktglas, Haftschale: **1)** Sehhilfe in Form einer dünnen, uhrglasförmigen, randgeschliffenen Linse aus starrem oder flexiblem bzw. quellfähigem (Flüssigkeit aufnehmendem) Kunststoff oder aus Glas (als ultradünne, weiche, halbweiche bzw. harte K.). **2)** ↗Kontaktschale.

Kontaktperson: eine Person, die – ohne selbst klinisch krank zu sein – eine Krankheit überträgt.

Kontaktreaktion, toxische: durch Berührung mit hautschädigenden Stoffen bedingte krankhafte Hautreaktion.

K

Kontaktschale: ein nicht optisch wirksames Kontaktglas als Schutzmittel für das Auge.

Kontakturtikaria: Urtikaria (Quaddelbildung), hervorgerufen durch den direkten Kontakt einer Substanz – u.a. tierische Eiweiße (z.B. Nahrungsmittel), Pflanzen (z.B. Nesseln), tierische Produkte (z.B. Insektengifte) – mit der Haut.

Kontamination: Verschmutzung; die Verunreinigung von Räumen, Wasser, Gegenständen oder Personen v.a. durch radioaktive Stoffe, durch Mikroorganismen oder durch biologische Gifte bzw. chem. Substanzen (vgl. Desinfektion, Dekontamination, Inkorporation).

Kontinenz: Fähigkeit, etwas zurückzuhalten; i.e.S. die durch den Blasen- bzw. Afterschließmuskel gewährleistete Harn- bzw. Stuhlkontinenz.

Kontinenzorgan: der Afterkanal u. der angrenzende Beckenboden als funktionelle Einheit der anorektalen Kontinenz, d.h. der Fähigkeit zu reflektorischem u. willkürlichem Zurückhalten des Darminhaltes bzw. zu dessen Entleerung (Defäkation).

Kontinua: ↗Febris continua.

Kontinuität, Continuitas**:** Zusammenhang; z.B. *anat* das lückenlose Ineinanderübergehen von Geweben, Organteilen.

Kontorsion: Verdrehung eines Gliedmaßenteils als Vorstufe der ↗Distorsion oder ↗Luxation.

Kontra...: Vorsilbe »gegen«.

konträr: entgegengesetzt.

Kontragestion: Schwangerschaftsverhütung durch Verhinderung der Implantation eines befruchteten Eies, z.B. Einnahme von ↗Antigestagenen; vgl. Interzeption, Kontrazeption.

Kontraindikation: Gegenanzeige; Umstände (z.B. Lebensalter, Schwangerschaft, eine bestimmte Krankheit bzw. Arzneimittelbehandlung), die eine – an sich angezeigte – therapeutische Maßnahme verbieten (einer Indikation entgegenstehen).

kontrakt: zusammengezogen, verkrampft.

Kontraktilität: die Fähigkeit biologischer Strukturen zur Zusammenziehung (↗Kontraktion); v.a. die Eigenschaft von Muskelzellen, sich als Reaktion auf einen entsprechenden Vorgang (s.a. Muskelkontraktion) aktiv zu verkürzen.

Kontraktion: Sichzusammenziehen; i.e.S. die – idiomuskuläre, isometrische, isotonische, tetanische, tonische etc. – ↗Muskelkontraktion.

Kontraktur: unwillkürliche Dauerverkürzung bestimmter Muskeln bzw. – evtl. mehrerer – Muskelgruppen als rückbildungs- oder nichtrückbildungsfähiges Geschehen mit dem Effekt einer anhaltenden Gelenkzwangsstellung (↗Gelenkkontraktur).

kontralateral: an der entgegengesetzten Körperseite (-hälfte), *neur* auch i.S. von »gekreuzt«. – vgl. homolateral.

Kontrastaussparung: bei der Kontrastmitteluntersuchung der durch einen lichtungseinengenden Prozeß (z.B. Tumor) bewirkte Füllungsdefekt (evtl. als »Kontrastmittelabbruch«).

Kontrasteinlauf: Standarduntersuchung des Dickdarms mittels positiver u. negativer ↗Kontrastmittel (KM); retrograde Vollfüllung des Dickdarms mit Bariumsulfatsuspension, Reliefdarstellung nach Ablassen des KM, Luftinsufflation; ↗Doppelkontrastverfahren unter Verwendung von Spasmolytika wird besonders häufig angewandt.

Kontrastierungsmittel: in der Elektronenmikroskopie gebräuchliche Schwermetallsalz-Lösung, die die Dichte bestimmter Zellstrukturen erhöht.

Kontrastmittel, Röntgenkontrastmittel, KM, RKM**:** diagnostische Hilfsmittel bei bildgebenden Verfahren, v.a. bei der Röntgendiagnostik (neuerdings auch bei der Kernspintomographie = **paramagnetische K.**). Röntgen-KM dienen zur Darstellung von Hohlorganen u. Hohlräumen des Körpers; es sind Substanzen, von denen Röntgenstrahlen stärker (= **positives K.;** z.B. Bariumsulfat als Bariumbrei, Jodverbindungen) oder schwächer (**negatives K.;** z.B. Luft, Edelgase) absorbiert werden als von den benachbarten Körpergeweben, wodurch sie für die röntgenologische Darstellung von Körperstrukturen geeignet sind (↗Kontrastuntersuchung).

Kontrastmittelreaktion, -zwischenfall: unerwünschte Reaktion des Körpers auf ein Kontrastmittel: allergisch, kardiovaskulär, zentralnervös.

Kontrastuntersuchung: Röntgenuntersuchung unter Verwendung eines Kontrastmittels; evtl. als ↗Doppelkontrastuntersuchung.

Kontrazeption: ↗Konzeptionsverhütung, s.a. Kontrazeptiva. – **K., chemische:** Verhütung durch in die Scheide applizierbare, spermizide Creme. – **K., hormonale:** hormonale ↗Konzeptionsverhütung. – **K., mechanische:** Empfängnisverhütung mit mechanischen Mitteln (Kondom, Okklusiv-, Intrauterinpessar). – **K., natürliche:** z.B. ↗Knaus*-Ogino* Methode.

Kontrazeptiva: Mittel zur Anw. i.S. der Kontrazeption; z.B. in die Scheide einzubringende Spermagifte (v.a. schaumbildende Substanzen), ↗Ovulationshemmer (»Pille«), mechanische Mittel (Kondom, Okklusiv-, Intrauterinpessar). – s.a. Konzeptionsverhütung.

kontrollierte Atmung: künstliche Beatmung nach Ausschaltung der Atmung bzw. bei krankheitsbedingtem Atemstillstand (d.h. bei Vollwirkung von Muskelrelaxanzien bzw. bei Atemlähmung).

Kontusion: ↗Contusio.

Konus: ↗Conus.

Konusstenose: **1)** ↗Pulmonalisstenose, infundibuläre (= Konuseingangsstenose). **2)** subvalvuläre ↗Aortenstenose (= muskuläre = infravalvuläre K.).

Konussyndrom: die Krankheitszeichen bei Rückenmarksschädigung im Bereich des Conus medullaris: Empfindungsstörung ab S_3 (Reithosenanästhesie; evtl. dissoziiert), Funktionsstörung von Harnblase, Mastdarm u. Geschlechtsorganen, Dekubitus (infolge Störung der ↗Trophik), evtl. auch motorische Lähmung; meist mit ↗Kaudasyndrom kombiniert.

Konvergenz: die beim Nahsehen erfolgende gleichsinnige Wendung beider Augen nach einwärts, die zur Vereinigung der Gesichtslinien vor den Augen führt. Unvermögen zu K. (**Konvergenzlähmung;** z.B. bei Mittelhirnerkrankung) führt zu gekreuzten Doppelbildern beim Nahsehen. Ungenügende K. beim Nahsehen (**Konvergenzschwäche;** z.B. bei einseitiger Schwachsichtigkeit, Hypertelorismus) führt zu raschem Ermüden beim Nahsehen (Lesen).

Konvergenzreaktion: die reflektorische Pupillenengstellung bei Konvergenz (»Konvergenzmiose«, »-reflex«); das Fehlen dieser Reaktion **(Konvergenzstarre)** ohne gleichzeitige Lichtstarre der Pupille kommt z.B. bei epidemischer Enzephalitis vor.

Konversion: Umkehrung. **1)** das Umschlagen (Inversion) der negativen Reagibilität in eine positive, z.B. nach Impfung oder Erkrankung (z.B. [MANTOUX] als Positivwerden einer bis dahin negativen Tuberculinprobe nach einer interkurrenten Erkrankung). – **K., serologische,** Serokonversion**:** das Auftreten von Antikörpern (AK) im bisher AK-freien Serum als Impfeffekt. **2)** Wandlung der Antigenstruktur von Bakterien durch Einwirkung des Milieus; z.B. als Umwandlung vegetativer Stäbchen in Sporen. **3)** Umwandlung eines seelischen Konflikts in körperliche Beschwerden (**Konversionssymptome;** z.B. funktionelle Lähmung).

Konversionshemmer: ↗ACE-Inhibitor.

konvex: nach außen gewölbt.

Konvexlinse: sphärische Linse mit zentraler konvexer Nachaußenwölbung einer oder beider Flächen, unterschieden als Bikonvex-, Plankonvex- u. Konkavkonvexlinse. Bewirkt Konvergenz der Lichtstrahlen (»Sammellinse«); Anw. z.B. zur Korrektur der Hyperopie (»Plusglas«); ↗Abb.

Konvolut: Knäuel; z.B. als miteinander verklebte oder verwachsene Darmschlingen, Blutgefäße (v.a. Varizen).

Konvulsion: ein sich in Serien wiederholendes klonisches oder tonisches Krampfgeschehen der Körpermuskulatur.

konvulsiv: krampfartig, krampfend.

Konzentration: **1)** Mengenangabe eines gelösten Stoffes pro Volumen (oder Masse) des Lösungsmittels; ↗molal, molar. **2)** Steigerung des Gehaltes des Harns an gelösten Stoffen; Konzentrationsschwäche: ↗Hyposthenurie, Isosthenurie. **3)** Aufmerksamkeitsbindung an ein vorgegebenes Ziel. Mangelzustände (Konzentrationsschwäche) treten auf z.B. bei

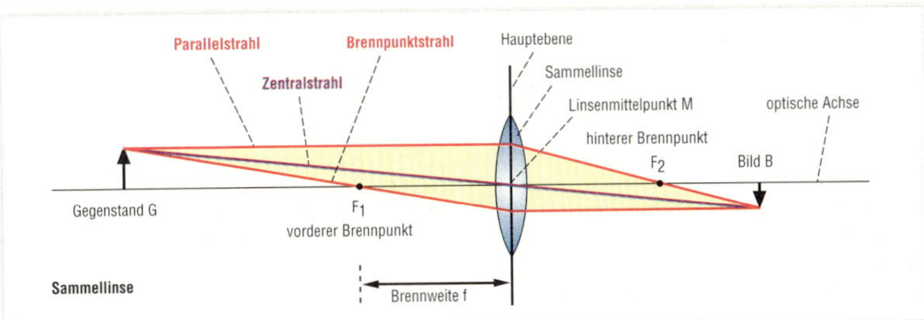

Strahlengang durch eine **Konvexlinse** (Sammellinse). Die für eine Bildkonstruktion geeigneten Strahlen sind eingetragen [156]

Ermüdung, nach aufwühlenden seelischen Erlebnissen, bei Vergiftungen (durch Coffein, Amphetamine), nach Hirnverletzungen. – **K., maximal zulässige:** max. ↗Arbeitsplatzkonzentration.

Konzeption: Empfängnis, d.h. die Vereinigung der Ei- u. der Samenzelle (mit der nachfolgend erforderlichen [Blastozysten-]Nidation); erfolgt beim Menschen meist im Eileiter, in den das Ei nach dem Follikelsprung u. die Spermien einige Stunden nach dem Geschlechtsverkehr gelangt sind. Als **Konzeptionsoptimum** gilt der Zeitpunkt der Ovulation (meist der 12.–13. Tag im Menstruationszyklus).

Konzeptionsverhütung, Anti-, Kontrazeption: Empfängnisverhütung. **1) nichthormonale K.:** Empfängnisverhütung durch Vermeiden des Geschlechtsverkehrs während des Ovulationstermins u. unter Einhaltung bestimmter Methoden zu dessen Berechnung: z.B. – als sog. Rhythmusmethoden – die ↗KNAUS*-OGINO* Methode (als Kalendermethode), verschiedene auf Messung der ↗Basaltemperatur gestützte Temperaturmethoden, evtl. unter Einbeziehung der Spinnbarkeit oder der Verflüssigung des Zervixschleims (auf letzteren Faktor als einziges Bezugszeichen gestützt die BILLINGS* Methode). **2) hormonale K.:** Anw. von Östrogen-Gestagen-Präparaten in Form der sog. Pille oder als Injektionspräparat; die 2 Hormone werden gleichzeitig oder nacheinander verabreicht (*Einphasenmethode* bzw. *Zweiphasenmethode*), so bei der zuerst von PINKUS angegebenen Pille oder in der Einmonatsspritze bzw. bei der Sequentialmethode (Östrogen-, dann Östrogen-Gestagen-Pillen); die sog. Einmonatspille enthält – in Depotform – einen lang wirksamen Östrogen- u. einen kurzzeitig wirkenden Gestagen-Anteil; die sog. »Minipille« enthält dagegen nur Gestagene (führt häufig zu Zwischenblutungen), ebenso die – nicht so zuverlässige – kurz nach Beischlaf einzunehmende »Pille danach«. **3)** die Anw. von Kondomen, Pessaren (Okklusiv-, v.a. Intrauterin-Pessar) als ↗Kontrazeptiva; vgl. Interzeption, Kontragestion, Sterilisation.

Kopf: ↗Caput.

Kopfgeschwulst: s.u. Geburtsgeschwulst.

Kopfgrind: ↗Favus.

Kopfhaar, Capilli: das Langhaarkleid des Kopfes u. angrenzenden Nackenbereichs; geht beim Mann in die Bartbehaarung über.

Kopflage, Schädellage: ↗Längslage des Kindes im Mutterleib, bei der der Kopf »führt«. Die häufigste Fruchtlage; je nach Haltung des Kopfes als Deflexionslage oder Flexionslage (Flexionshaltung).

Kopflaus: ↗Pediculus humanus capitis.

Kopfnickergeschwulst: ab der 2. Lebenswoche auftretende derbe, olivenförmige Schwellung im unteren Drittel des Musculus sternocleidomastoideus (als geburtstraumatisches Hämatom, Muskelriß?). – Ist evtl. ursächlicher Faktor des muskulären Schiefhalses.

Kopfschmerz, Kephalgie: Schmerzen im Kopfbereich bzw. Kopfnervenbereich als Leit- oder Begleitsymptom zahlreicher allgemeiner oder organgebundener Krankheiten (z.B. akute Infektionskrankheiten, Hypertonie bzw. Hirnerkrankung wie raumfordernder Prozeß, Hirnhautentzündung, Augen-, Nasenerkrankungen); ferner bei Neurasthenie (nervöse Erschöpfung) u. als psychogener K. (als Spannungs-K., ↗Konversionssymptom); meist als ↗Migräne. – s.a. Cephalaea. – **K., vasomotorischer:** K., der mit Weit- u. Engstellungen (Vasodilatation bzw. -konstriktion) von Hirngefäßen einhergeht. – s.a. HORTON* Neuralgie. – **K., vertebragener:** K. im Zusammenhang mit Krankheiten der Halswirbelsäule.

Kophosis: ↗Taubheit.

kopiös: massenhaft, massig.

Koplik* Flecken: bei Masern ca. 1–2 Tage vor dem Hautausschlag auftretendes Enanthem in Form zartroter, punktförmiger Flecken mit weißem Zentrum an der Wangenschleimhaut in Höhe der Molaren.

Kopp(e)lung: 1) gemeinsamer Erbgang von Genen infolge Lokalisation im selben Chromosom. **2) K., elektrofunktionelle:** die Umwandlung einer elektrischen Erregung in ein nachgeschaltetes biochemisches Ereignis (z.B. Ausschüttung eines Überträgerstoffs, ↗Transmitter, wobei Calciumionen eine besondere Rolle spielen). – Als **»elektromechanische K.«** die Umwandlung des Aktionspotentials der Muskelfasermembran in die mechanische Energie der Muskelkontraktion.

Kopremesis: ↗Koterbrechen.

Koprokultur: 1) mit Kotproben beimpfter Nährboden zum Erregernachweis. **2)** Züchtung (u. Nachweis) von Wurmlarven (Nematodenlarven); z.B. – in mit Wasser angerührter Paste aus Kot u. Medizinkohle – in PETRI* Schalen (bei 26–28 °C).

Koprolith: ↗Kotstein.

Koprom, Fäkulom, Sterkorom: durch die Bauchdecken tastbare »Kotgeschwulst« (= eingedickter Stuhl).

Koprophagie, Kotessen: Verzehren des eigenen Stuhles.

Koprostase: Kotstauung im Dickdarm (z.B. bei Ileus, Megakolon, im Senium). Führt durch vermehrten Wasserentzug zu Kotverhärtung u. Entleerungsstörung (evtl. bis zum Ileus).

Kopulation: die Vereinigung der Gameten (Keimzellen) zu einer ↗Zygote. – Auch Bez. für Geschlechtsverkehr.

Korallenstein: korallenförmig gestalteter Ausgußstein des Nierenhohlsystems; v.a. als Kelchstein.

Korbzelle: 1) sternförmige Nervenzelle in der Molekularschicht des Kleinhirns. **2)** Myoepithelzelle im Endstück ektodermaler Drüsen; ihre Kontraktion unterstützt die Sekretabgabe.

Kore...: *(griech. kore = Mädchen [als Spiegelbild in der Pupille])* Wortteil Pupille, Regenbogenhaut (Iris).

Korektomie: ↗Iridektomie.

Koreto...: s.u. Irido..., Pupillo...

Korium, Corium: ↗Dermis; s.a. Haut.

Kornea: ↗Cornea; s.a. Hornhaut..., Kerato...

Kornealreflex: durch Hornhautreizung ausgelöster Blinzelreflex mit verstärktem Tränenfluß. – Der Reflex dient *anästh* als Narkosezeichen (»Augenzeichen« der Narkose).

Kornealring: ↗KAYSER*-FLEISCHER* Ring.

Korneo...: Wortteil »Horn«, »Hornhaut«.

Kornzange: scherenartiges, evtl. sperrbares Instrument mit geraden oder gebogenen Branchen u. meist ovalären, quergerieften Maulteilen (voll oder gefenstert).

Koro...: Wortteil »Pupille« (z.B. **Koroskopie,** die ↗Skiaskopie).

koronar, coronarius: kranzförmig; kranzförmige Gefäße, d.h. die Herzkranzgefäße, die »Koronarien« (Arteria coronaria) betreffend. – **koronare Herzkrankheit, -erkrankung,** KHK, KHE: Sammelbegriff für Krankheitsbilder, bei denen überwiegend die Arteriosklerose der Herzkranzgefäße (Koronarsklerose) die eigentliche Krankheitsursache ist: ↗Angina pectoris, ↗Koronarinsuffizienz, der Herzinfarkt (↗Myokardinfarkt), Wandkontraktionsstörungen, Papillarmuskelfehlfunktion u. Herzrhythmusstörungen bis hin zum plötzlichen Herztod. – **k. Thrombolyse:** selektive intrakoronare ↗Thrombolyse.

Koronarangiitis: ↗Koronariitis.

Koronarangiographie, Koronarographie: Kontrastdarstellung der Herzkranzgefäße in Form einer schnellen Aufnahmeserie in mehreren Ebenen.

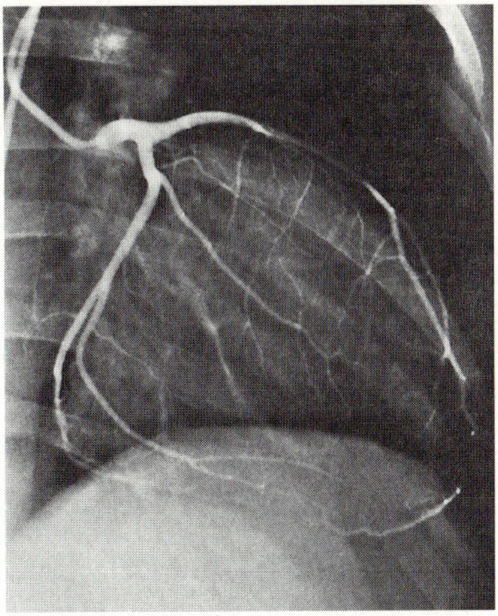

Koronarangiographie links, erster Schrägdurchmesser [510]

Koronarangioplastie: ↗Angioplastie der Koronararterien.

Koronararterien: Herzkranzgefäße; die die Herzmuskulatur u. das Erregungsleitungssystem des Herzens versorgende rechte u. linke Herzschlagader (Arteria coronaria dextra u. sinistra) einschließlich ihrer Äste; ↗Abb. S. 408 – Mangeldurchblutung, v.a. aufgrund arteriosklerotischer Veränderungen (↗Koronarsklerose) führt zur ↗Koronarinsuffizienz; Verschluß (z.B. Thrombose) zu ↗Myokardinfarkt.

Koronarchirurgie: operative Eingriffe zur Verbesserung der Myokarddurchblutung bei krankhafter Enge der Koronararterien (vgl. koronare Herzkrankheit); heute kommt fast nur noch das Bypass-Prinzip zur Anw. Indikationen: v.a. schwere Angina pectoris. Methoden (↗Abb. S. 409): **Aortokoronarer Venenbypass (ACVB):** Standardverfahren zur direkten Vaskularisation des Herzmuskels. Dabei werden Vena-saphena-magna-Interponate des Unterschenkels zur Überbrückung der arteriosklerotisch veränderten Arterienabschnitte in die Aorta ascendens vor dem Abgang der großen Arm- u. Kopfarterien eingenäht. **Sequentieller Bypass:** dieses Verfahren wird gewählt, wenn nicht genügend Venenmaterial zur Verfügung steht. **Mammaria-koronarer Bypass:** die linke A. mammaria interna wird nach ihrem Austritt aus der A. subclavia endständig freipräpariert u. v.a. in den distalen Verlauf des Ramus interventricularis der A. coronaria sinistra eingenäht.

K

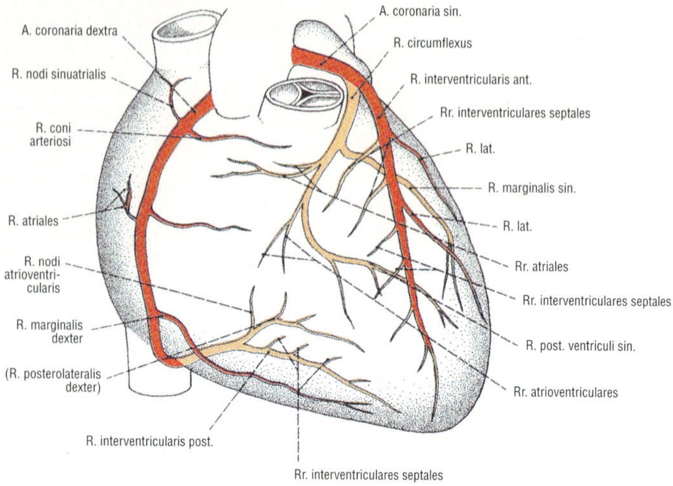

Koronararterien: ausgeglichener, sog. intermediärer koronarer Versorgungstyp (≈ 70%). Die Arteria coronaria dextra gibt den Ramus interventricularis posterior ab u. versorgt mit ihrem Ramus posterolateralis dexter die diaphragmale Hinterwand des linken Ventrikels. Ansicht von ventral, Truncus pulmonalis durchgetrennt, rückwärtige Gefäße heller getönt [470]

Koronardilatation: perkutane transluminale koronare ↗Angioplastie (PTCA).

Koronargruppe: Gruppe zur Rehabilitation von Herzinfarktpatienten; Schwerpunkt: Anleitung zu regelmäßigem körperlichem Training, welches in Verbindung mit der medikamentösen Therapie einen Reinfarkt verhindern soll. Außerdem vermittelt die Gruppe ein Gemeinschaftsgefühl u. verhindert Vereinsamung u. Isolierung.

Koronar(i)itis: Entzündung der Koronararterien (Koronarangiitis); z.B. als rheumatische Arteriitis. Führt zu Angina pectoris, Myokardinfarkt, Rhythmusstörung, Herzinsuffizienz.

Koronarinfarkt: ↗Myokardinfarkt.

Koronarinsuffizienz: Mangeldurchblutung der Koronararterien; Erscheinungsform der koronaren Herzkrankheit, geprägt durch ein Mißverhältnis zwischen Koronararteriendurchblutung u. Nährstoffbedarf des Herzmuskels, z.B. bei Gefäßkrankheiten mit Verengung der Lichtung (Koronarsklerose, -ostienstenose, -thrombose, Koronariitis, Koronarembolie). Symptome: Herzinsuffizienz, Angina pectoris, Myokardinfarkt (bei akuter K.); im EKG Rhythmus- u. Repolarisationsstörungen, Veränderungen der Kammeranfangsschwankung. – **K., akute:** ↗Angina pectoris gravis. – **K., latente:** K. mit für den Ruhezustand ausreichender Durchblutung der Herzkranzgefäße, jedoch mit Auftreten der typischen Symptome der Sauerstoffnot bei Belastung. – **K., relative:** K. bei normaler Koronariendurchblutung, aber vermindertem Sauerstoffgehalt des Blutes (bei Hypoxämie, Anämie, Kohlenmonoxidvergiftung, BLAND*-WHITE*-GARLAND* Syndrom), oder bei erhöhtem, jedoch nicht abdeckbarem Blutbedarf (z.B. bei Herzmuskelhypertrophie, Hyperthyreose, Hyperzirkulation) bzw. bei anderweitig verminderter Durchblutung (Schock, Klappenfehler etc.).

Koronarsklerose: Arteriosklerose der Herzkranzgefäße; häufigste Ursache der ↗Koronarinsuffizienz. – **K., juvenile:** K. jüngerer Männer; der Prozeß ist diskontinuierlich u. betrifft v.a. mündungsnahe Gefäßabschnitte; Neigung zu Ödemnekrosen u. rasch zunehmender Lichtungseinengung (häufigste Ursache des Sekundenherztodes).

Koronarspasmus: umschriebene Verkrampfung der Herzkranzarterien; spontan bei PRINZMETAL* Angina pectoris mit u. ohne Ko-

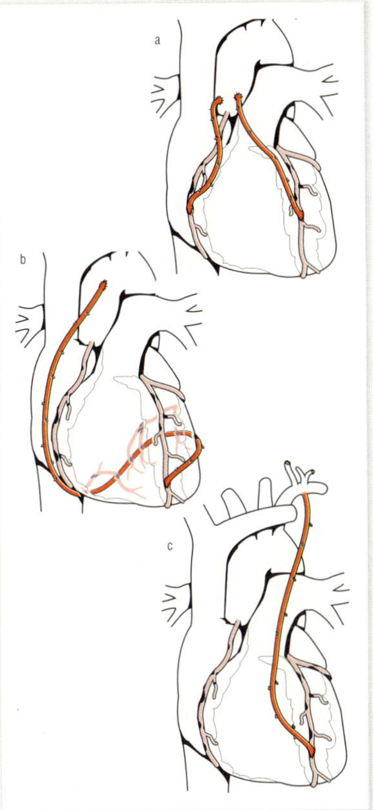

Koronarchirurgie: aortokoronarer Venenbypass (a), sequentieller Bypass mit verschiedenen distalen Anastomosen (b), Mammaria-koronarer Bypass (c) [283]

ronarstenose, ferner als mechanisch durch die Katheterspitze induzierter K. bei der Koronarangiographie.

Koronarstenose: organische Lichtungsverengung der Koronarien (↑Koronarsklerose).

Koronarthrombose: v.a. auf dem Boden arteriosklerotischer Wanddefekte entstehende Thrombose der Koronarien. Führt zu Steigerung der Koronarstenose u. zu Myokardinfarkt.

korporal: das Corpus uteri betreffend.

Korpuskarzinom, Endometriumkarzinom: der Gebärmutter(körper)krebs; ein von der Gebärmutterschleimhaut (Endometrium) ausgehendes Adenokarzinom oder (seltener) Plattenepithelkarzinom, v.a. bei älteren Frauen. Als Präkanzerose gelten die adenomatösen ↑Hyperplasien (v.a. Grad III); familiär gehäuft u. als Zweitmalignom (Mamma-, Kolonkarzinom); vermehrt auch bei Adipositas, Hypertonie, Diabetes, langfristiger alleiniger Östrogeneinnahme. *Symptome:* Metrorrhagien (meist nach dem Klimakterium = postmenopausisch), blutiger Fluor, evtl. Gebärmuttervergrößerung. *Diagnose* anhand von Abrasionsmaterial (Zellabstrich nur in 70% der Fälle positiv); Hysteroskopie, transvaginale Sonographie.

Korpuskel: »Körperchen«; z.B. als Blutkörperchen (= korpuskuläres Element des Blutes; Erythro-, Leukozyten etc.), *physik* Masseteilchen.

Korpuskularstrahlen: Strahlen, deren Energieträger Masseteilchen sind; z.B. Atom-, Molekular-, Elektronen-, Neutronenstrahlen.

Korrigenzien: ↑Corrigentia.

Korsakow* Syndrom, Psychose: v.a. bei chron. Alkoholismus auftretendes amnestisches Psychosyndrom mit Merkschwäche bei erhaltenem Altgedächtnis u. wacher Bewußtseinslage sowie mit örtlicher u. zeitlicher Desorientiertheit, Konfabulationen.

Korsett: auf einen fest angepaßten Beckenkorb aufgebauter miederartiger Rumpfapparat (evtl. mit Kopf- u. Armstützen) zur Ruhigstellung, Entlastung, Abstützung oder – redressierenden – Korrektur einer Wirbelsäulendeformität (v.a. Skoliose, Kyphose) u. bei Spondylitis (v.a. tuberculosa).

Kortex: Rinde(nbereich), ↑Cortex.

kortikal, corticalis: die Rinde (Cortex) eines Organs, i.e.S. die Hirnrinde (↑Kortex) betreffend bzw. darin gelegen.

Kortiko...: s.a. Cortico...

Kortikoide: ↑Corticosteroide.

kortikospinal: von der Großhirnrinde (Cortex cerebri) in das Rückenmark (Medulla spinalis) verlaufend; z.B. Tractus corticospinalis.

Kortikosteroide: ↑Corticosteroide.

kortikotrop: die Nebennierenrinde stimulierend; s.a. Corticotropin.

Kortisol: ↑Cortisol.

Kortison: ↑Cortison.

Korynebakterien: ↑Corynebacterium.

Koryza: ↑Coryza.

kostal, costalis: die Rippe(n) betreffend.

Kostalatmung: ↑Thorakalatmung.

Kostoklavikularsyndrom: Symptomatik bei angeborenem oder erworbenem Schultertiefstand; u. zwar Verschwinden des Radialispulses sowie Nervenreizerscheinungen (Paräs-

K

thesien u. Neuralgien) in den Händen – v.a. im Ulnaris-Bereich – bei Rückwärts-Abwärts-Bewegung der Schultern (hierbei erfolgt eine Kompression des Gefäß-Nerven-Bündels des Armes zwischen Schlüsselbein u. 1. Rippe).

Kostotomie: operative Rippendurchtrennung; v.a. zwecks Rippenresektion.

Kostovertebralgelenk: das Rippenwirbelgelenk (Articulatio costovertebralis).

Kostozervikalsyndrom: ↗Skalenussyndrom.

Koteinklemmung, Incarceratio stercoralis: Einklemmung (Incarceratio) von Darmschlingen in einem Bruch (↗Hernie) als Folge der Auffüllung eines zuführenden Darmschlingenschenkels durch gestaute Kotmassen bei Kompression oder Abknickung des abführenden Schenkels.

Koterbrechen, sterkorales Erbrechen, Kopremesis: Erbrechen von Dickdarminhalt, i.w.S. auch des Inhaltes (»Ingesta«) mittlerer u. unterer Dünndarmabschnitte. Tritt auf v.a. bei komplettem Darmverschluß (↗Ileus) u. gilt – als Miserere bezeichnet – als prognostisch ungünstiges Zeichen.

Kotgeschwulst: ↗Koprom.

Kotkultur: ↗Koprokultur.

Kotstein, Koprolith: steinartig festes Darminhaltsgebilde (Enterolith) aus eingedicktem Kot (als Kern) u. inkrustiertem, von Darminhalt durchsetztem Schleim.

Kotyledon: ↗Cotyledo.

Koxalgie: Hüftgelenkschmerz, ↗Coxalgia.

Koxarthrose, Coxarthrosis: chronisch fortschreitende degenerative Erkrankung (Osteoarthropathie) des Hüftgelenks mit Schmerzen, Bewegungseinschränkung, Schonhinken, Gelenksteife, Beckenschiefstand, Lumbalskoliose. Als **primäre K.** = idiopathische K. ein – konstitutionell u./oder endokrin begünstigtes – Aufbrauchleiden, z.B. bei Schwerarbeitern oder im Alter (= Malum coxae senile). Als **sekundäre K.** die nach hüftnahen oder Hüftgelenksverletzungen, Entzündungen (↗Coxitis) u. als Folge angeborener Hüftgelenkfehlbildungen (Dysplasie, Luxation, Coxa plana, vara) oder inkongruenter Belastung (bei X-Bein, Klump-, Plattfuß), bei PERTHES* Krankheit, Epiphysiolyse, Osteochondrosis dissecans. Typische Korrekturoperationen zeigt die Abb.

Koxitis: ↗Coxitis.

Kr: ↗**Kr**ypton.

Krämpfe: s.u. Krampf.

Krätze: durch Milben hervorgerufener Hautausschlag, i.e.S. die ↗Skabies.

Krallennagel: ↗Onychogryposis.

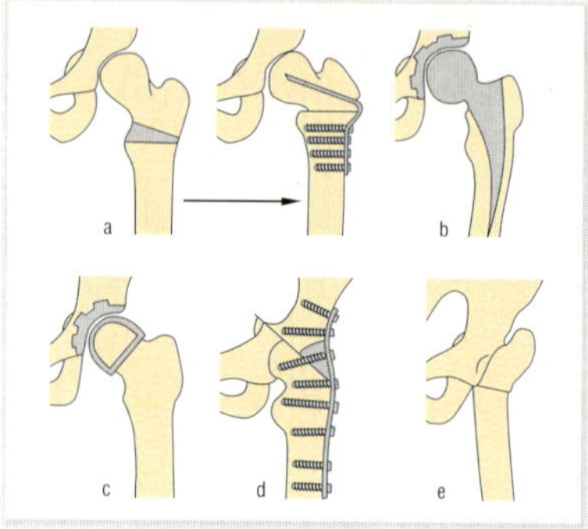

Schema gebräuchlicher Operationsverfahren bei **Koxarthrose:** a) varisierende Osteotomie; b) prothetischer Ersatz von Kopf u. Pfanne (»Totalplastik«); c) Kopfschalenarthroplastik (Cup-Plastik) mit Pfannenprothese; d) Arthrodese; e) Resektions-Angulations-Osteotomie oder einfach Kopfresektion [385]

Krallenzehe, Klauenzehe, Digitus flexus: Zehendeformität – ähnlich der Hammerzehe – mit Beugekontraktur im Mittel- u. Endgelenk; s.a. Hallux flexus.

Krampf: ↗Spasmus, Muskelkrampf; s.a. Eklampsie, Konvulsion, Tetanus, Trismus, Crampus-Syndrom, Krampf…

Krampfader: ↗Varize; s.a. Varikose, Varikozele, Ösophagusvarizen, Hämorrhoiden.

Krampfhusten: Husten mit Verkrampfung der Atemwege (Stridor, Bronchospasmus) u. Luftmangel; i.e.S. der ↗Keuchhusten.

krampflösende Mittel: Anticonvulsiva, Spasmolytika.

Krampfpotential, Krampfstrom: obsolete interpretative Bezeichnung von Wellenmustern des EEG, die als charakteristisch für epileptische Krämpfe (auch im Intervall) gelten.

Krampus: ↗Crampus.

kranial, cranialis: den Schädel betreffend, schädel-, kopf- oder scheitelwärts, am oder zum oberen Körperende hin gelegen (= superior).

Kraniektomie: das Ausschneiden eines Knochenstücks aus dem Schädel i.S. der osteoklastischen ↗Trepanation; z.B. zur Entlastung bei Hirndruck.

kranio...: Wortteil »Schädel«, i.w.S. auch »Kopf«.

Kraniopharyngiom, ERDHEIM* Tumor: im Schädel, meist über dem Türkensattel, vorkommender Tumor mit Ursprung in Plattenepithelresten des Hypophysenganges u./oder der RATHKE* Tasche; tritt v.a. im Kindes- u. Jugendalter auf, u. zwar mit lageabhängigen Krankheitszeichen, z.B. Sehstörungen (bitemporale Hemianopsie), Kopfschmerzen, Verdrängung des 3. Ventrikels, Hydrozephalus.

Kraniorhachischisis: angeborene Schädel- u. Wirbelsäulenspalte (Kombination von Kranio- u. Rhachischisis) als Dysrhaphiesyndrom mit schweren Fehlbildungen von Gehirn u. Rückenmark (z.B. Anenzephalie, Myelozele).

Kraniotabes: die federnd-elastische bis pergamentartige Erweichung des Hinterhauptes (v.a. beidseits der Lambdanaht) bei Rachitis u. Osteogenesis imperfecta im frühen Säuglingsalter.

Kraniotomie: operative Schädeleröffnung (↗Trepanation).

kraniotympanale Leitung: ↗Knochenleitung.

Kranium: der Schädel.

Krankenbett: Bett zur Lagerung u. Versorgung von Patienten, das den Erfordernissen des Kranken u. des betreuenden Personals entspricht; unterscheidet sich vom normalen Bett u.a. durch: äußere Form u. Beschaffenheit; Beweglichkeit (Räder, höhenverstellbar, Liegefläche verstellbar); Bettzubehör (Patientenaufrichter, Handtuchhalter, Kommandogerät zur Verstellung des Kopf- oder Fußteils). Spezialbetten: **Herzbett** (Kopf- u. Fußteil individuell verstellbar); **Intensivbett** (mit harter Unterlage für die Reanimation; Liegefläche ist höhenverstellbar, für Röntgenstrahlen durchlässig); **Clinitron-Bett** (segmentierte Luftkissen zur Lagerung mit niedrigem Auflagedruck [Low-Flow]; für Schwerkranke, Patienten mit Verbrennungen, Dekubitus); **Rotorest-Bett** (mit Schaumstoff) u. **Medicus Pulmonär-Bett** (mit Luftkissensystem) (spez. Intensivpflegebetten z.B. für Patienten mit schwersten Lungenkomplikationen, nach schweren Unfällen, Para- u. Tetraplegien); **Drehbett** (Rhönrad; mit 2 Liegeflächen u. Drehvorrichtung für querschnittsgelähmte Patienten); **Sandwich-Bett** (Spezialbett mit 2 Liegeflächen für querschnittsgelähmte Patienten); **Entbindungsbett** (fahrbar, mit verstellbarer Steißplatte u. Rückenlehne).

Krankengeschichte: die vom Patienten u./oder von seinen Angehörigen in Erfahrung gebrachten Informationen über den bisherigen Gesundheitszustand (einschließlich bekannter Diagnosen, Heilmaßnahmen etc.) u. die aktuelle Gesundheitsstörung; i.w.S. die Gesamtheit der in den Krankenunterlagen, Arztbriefen etc. dokumentierten Daten des Patienten. – Auch Bez. für das Krankenblatt (die ärztlichen Aufzeichnungen eines aktuellen Krankheitsgeschehens). Alle für die Behandlung wichtigen Umstände müssen aufgezeichnet (Dokumentationspflicht) u. aufbewahrt werden (Aufbewahrungspflicht, -frist; Untersuchungsbefunde, Arztbriefe, sonographische Aufzeichnungen etc. in der Regel 10 Jahre, Unterlagen über Strahlentherapien 30 Jahre).

Krankengymnastik: planmäßige, individuell angepaßte aktive u./oder passive körperliche Übungen u.a. mit folgenden Zielen: Schmerzreduktion, Kraft- u. Mobilitätsgewinn, Ausdauertraining, Koordinationsverbesserung, Schäden an den Bewegungsorganen zu begegnen; i.w.S. auch die Bewegungsbehandlung bei inneren Erkrankungen als Mittel zur Steigerung der Leistungskraft, als Herz-Kreislauf-Training, zur Prophylaxe, Rehabilitation etc. Eine Auswahl krankengymnastischer Methoden zeigt die Tab.

Krankengymnastik: Behandlungsmethoden (Auswahl) [93]

aktive u. passive mobilisierende Techniken
Übungen zum Kraftgewinn (isometrisch, isodynamisch, isokinetisch)
Übungen auf neurophysiologischer Grundlage nach Bobath, PNF, Vojta, Brunkow
funktionelle Behandlung, movement patterns (z.B. FBL, Metamer-Gymnastik)
dosiertes Belastungstraining, ggf. mit Hilfsmittelbenutzung
Dehntechniken
Schlingen- u. Thomsen-Tisch-Behandlung
medizinische Trainingstherapie
Übungen im Bewegungsbad
manuelle Behandlung u. manuelle sowie apparative Traktion
Atemtherapie
Koordinations- u. Gleichgewichtsübungen
Erlernung der ADL (Activity of Daily Living)
adjuvante Anwendung von Kälte u. Wärme
Verhaltensschulung (z.B. Rückenschule, Rheumafunktionstraining)

Krankenhausinfektion: ↗Nosokomialinfektion.

Krankenkost: die hinsichtlich Menge, Zusammensetzung u. Form auf die Bedürfnisse des Kranken ausgerichtete Ernährung (s.a. Diät), z.B. Brei, Schonkost, Gallen-, Leber-, Magen-, Diabetikerdiät.

Krankenpflege: s.u. Pflege...

Krankenpflegegesetz, KrPflG: Gesetz über die Berufe in der Krankenpflege (1985), in dem u.a. Ausbildungsvoraussetzungen, -ziel, -dauer, theoretischer u. prakt. Unterricht, prakt. Ausbildung etc. der Berufsbezeichnungen »Krankenschwester«, »Krankenpfleger«; »Kinderkrankenschwester«, »Kinderkrankenpfleger«; »Krankenpflegehelferin«, »Krankenpflegehelfer« gesetzlich geregelt sind; s.a. Pflege.

Krankheitserreger: ↗Erreger; s.a. Mikroorganismus.

Krankheitsüberträger: ↗Überträger, Konduktor.

Krankheitsursache, Ätiologie: der eine Krankheit bedingende innerliche = endogene (Anlage, Disposition, Diathese) oder äußerliche = exogene Faktor (z.B. Chemikalie, bekanntes Gift, Klima, ionisierende Strahlen, Verletzung, Parasit, Mikroorganismus). – vgl. Pathogenese.

Krankheitsverhütung: ↗Prophylaxe, Prävention.

Kratztest, Skarifikationstest: Allergentestung durch Aufbringen einer Lösung des verdächtigen Antigens auf eine angeritzte (aber nicht blutende) Hautstelle. Bei Allergie tritt nach 5–20 Min. als Reaktion vom Soforttyp eine große Quaddel mit spinnenfußartigen Ausläufern u. rotem Hof auf.

Kraurosis, Craurosis: atrophisierend-sklerosierender Schrumpfungsprozeß der Halbschleimhäute mit starkem Juckreiz. Gilt, wie die ↗Leukoplakie, als ↗Präkanzerose. – **K. penis:** K. der Vorhaut u. Eichel; führt evtl. zum narbigen Verschluß der Harnröhrenmündung. – **K. vulvae:** ↗Vulvadystrophie.

Kreatin: *(griech. kreas = Fleisch)* ↗Creatin.

Kreatinin: ↗Creatinin.

Krebs: allgemeinspr. Bez. für bösartige Tumoren (Malignom), i.e.S. für Tumoren epithelialer Herkunft: ↗Carcinoma, Karzinom; s.a. unter den einzelnen Organen; vgl. Präkanzerose.

Krebsekzem (der Brust): ↗PAGET* Krebs.

Krebsentstehung: ↗Karzinogenese.

krebserzeugende Substanzen: ↗Karzinogene.

Krebsfrüherkennung: s.u. Vorsorgeuntersuchung.

Krebsgene: ↗Onkogene.

Krebsnoxe: ↗Karzinogen; vgl. Onkogen.

Krebsregister: zentrale Sammel- u. Auswertungsstelle für Daten über möglichst alle in einer definierten Bevölkerung an Malignomen erkrankten Patienten (auf regionaler bzw. nationaler Ebene). Seit 1. 1. 1995 ist in Deutschland ein Gesetz in Kraft, das alle Bundesländer verpflichtet, innerhalb von 5 Jahren flächendeckende, bevölkerungsbezogene K. nach einheitlichen Kriterien für die zu erhebenden Daten u. deren Verschlüsselung einzurichten. Die Ärzte müssen die Patienten über die Meldung informieren, u. diese können jederzeit verlangen, daß ihre Daten gelöscht werden.

Krebsviren: ↗Tumorviren.

Krebsvorsorge: s.u. Vorsorgeuntersuchungen.

Krebsvorstufen: ↗Präkanzerose (s.a. Carcinoma in situ).

Kreislauf: ↗Blutkreislauf. – **K., extrakorporaler:** Blutumleitung außerhalb des Körpers zur zeitweiligen Ausschaltung des Herzens oder eines Kreislauf-, Gefäßabschnittes bei Operationen am eröffneten Herzen bzw. an großen Blutgefäßen; meist als venoarterielle Umleitung des Gesamtkreislaufs mittels ↗Herz-Lungen-Maschine (= kardiopulmonaler ↗Bypass). – **K., fetaler:** das Kreislaufsystem des Feten, das über die Nabelschnurgefäße mit dem Plazentakreislauf verbunden ist u. bis zur Geburt funktioniert; ↗Abb. – **K., großer:** der Körperkreislauf (= Systemkreislauf). – **K., kleiner:** der ↗Lungenkreislauf.

Kreislaufdekompensation: ↗Schock, ↗Herzdekompensation.

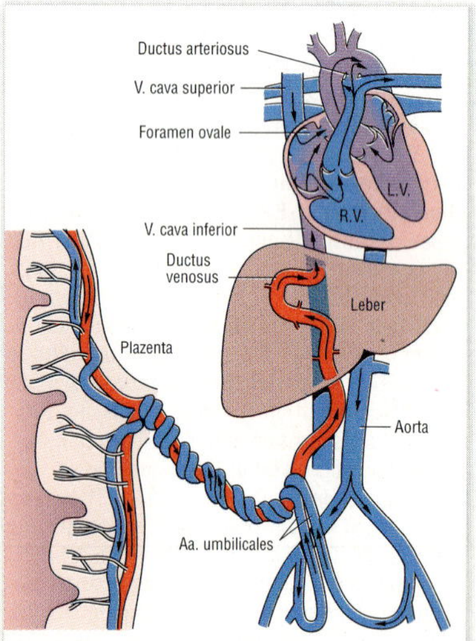

Schema des **fetalen Kreislaufs** [83]

Kreislaufkollaps: Versagen der Kreislaufregulation; i.e.S. eine vorübergehende Kreislaufinsuffizienz (Synkope oder orthostatischer Kollaps); s.a. Schock, Regulationsstörung (hypotone), Orthostasesyndrom, Synkope.

Kreislaufmittel: die sich am Blutkreislauf auswirkenden Arzneimittel, z.B. Herzmittel (↑Kardiaka, einschließlich Koronarmittel); Antihypertonika, Antihypotonika etc.

Kreislaufregulation: die reflektorische Beeinflussung des Herz-Gefäß-Systems i.S. einer bedarfsgerechten Blutzirkulation.

Kreislaufversagen: s.u. Schock, Herzinsuffizienz; vgl. Regulationsstörung (hyper- bzw. hypodyname).

Kreislaufzentralisation: ↑Zentralisation.

Kreislaufzentrum: 1) K., bulbäres, medulläres K.: das im unteren Teil der Formatio reticularis der Medulla oblongata gelegene Zentrum für ↑Kreislaufregulation. **2) K., dienzephales,** hypothalamisches K.: das den übrigen Zentren der ↑Kreislaufregulation übergeordnete, im Hypothalamus gelegene K. – **K., spinales:** das dem medullären K. nachgeordnete Zentrum in der Seitensäule des Rückenmarks (in dessen Brust-, Lendenteil); wirkt vasokonstriktorisch.

Kreißsaal: mit geburtshilflichem Instrumentarium u. Reanimationsgeräten ausgestatteter, aseptisch betriebener Entbindungsraum eines Krankenhauses.

Kremasterreflex: als Fremdreflex durch Hautreize an der Innenseite des Oberschenkels ausgelöste, ein Aufsteigen des gleichseitigen Hodens bewirkende Kontraktion des Musculus cremaster.

Krepitation: ↑Crepitatio.

Kreszendogeräusch: s.u. Crescendo…

Kretinismus: bei fetal aufgetretenem Schilddrüsenhormon-Mangel (z.B. schwerer Jod-/Schilddrüsenhormon-Mangel der Mutter) zu beobachtende Kombination von Entwicklungsstörungen des Skelett- u. Nervensystems sowie typischen Hautveränderungen. Unterschieden als endemischer u. als sporadischer K. Hinweise auf einen pränatal bestehenden Schilddrüsenhormonmangel: verlängerte Schwangerschaftsdauer, erhöhtes Geburtsgewicht u. v.a. ein prolongierter Icterus neonatorum. Symptome beim Neugeborenen: Makroglossie, Obstipation, Trinkschwäche, Bewegungsarmut, vermehrtes Schlafbedürfnis u. trockene, blasse, kühle Haut, später Retardierung der intellektuellen u. psychosomatischen Entwicklung. Postnatales TSH-Screening zur Vermeidung von Folgeschäden einer unerkannten Hypothyreose. – **K., endemischer:** K. ohne oder mit Kropf (Kropfkretinismus) als Folge fetalen Jodmangels in Kropfgebieten (z.B. in den Alpen, Pyrenäen). – **K., sporadischer:** K. mit oder ohne Kropfbildung infolge Bildungsstörung (Dys- oder Agenesie) der Schilddrüse bzw. infolge angeborener Störung der Jodverwertung.

Kreuzallergie: eine Gruppenallergie (»Paragruppenallergie«), bei der der gebildete Antikörper auch mit einem dem ursprünglichen Allergen verwandten Antigen reagiert.

Kreuzband: 1) ↑Ligamentum cruciatum (anterius u. posterius) des Kniegelenks. **2)** ↑Ligamentum cruciforme atlantis.

Kreuzbandriß: Riß des vorderen oder hinteren Kreuzbandes des Kniegelenkes. Leitsymptom ist das »Schubladenphänomen«.

Kreuzbein: ↑Os sacrum.

Kreuzblut: Blut, das dem Empfänger einer Bluttransfusion zur sog. ↑Kreuzprobe abgenommen wird.

Kreuzimmunität: erworbene Immunität nicht nur gegen das die Antikörperbildung auslösende (»homologe«) Antigen, sondern auch gegen weitere Antigene mit der gleichen oder einer ähnlichen determinanten Gruppe (s.a. Kreuzreaktion).

Kreuzprobe: In-vitro-Prüfung der serologischen Blutgruppenverträglichkeit von Spender- u. Empfängerblut, indem rote Blutkörperchen (»Ery«) des Empfängers mit Blutserum des Spenders (= Minorprobe) oder Empfängerserum mit Spender-Ery (= Majorprobe) im Reagenzglas oder auf einem Objektträger zusammengebracht u. 20 Min. bei 37 °C gehalten werden. Eine beim Ablesen der Probe makroskopisch u. mikroskopisch (80fache Vergrößerung) erkennbare Verklumpung (↑Agglutination) = positive K. zeigt Blutgruppeninkompatibilität – u. damit absolute Kontraindikation für eine Transfusion – an.

Kreuzreaktion: in vitro oder – bei Allergie – im Organismus (»in vivo«) eintretende Antigen-Antikörper-Reaktion im Falle der ↑Kreuzimmunität.

Kreuzresistenz, Parallelresistenz: das »Übergreifen« der gegen ein bestimmtes Antibiotikum erworbenen Resistenz der Krankheitserreger auf andere – im allgemeinen chemisch nahe verwandte, nach dem gleichen oder einem ähnlichen Prinzip wirksame – Substanzen (z.B. die K. Penicillin/Cephalosporine).

Kreuzschmerzen: Oberbegriff für ein- oder beidseitig im Kreuzbeinbereich (evtl. einschließlich der Lendenwirbelsäule u. der

Kreuz-Darmbein-Gelenke) auftretende dumpfe, drückende Schmerzen, oft mit Ausstrahlung in das Bein oder die Leiste. Als Ermüdungsschmerz (v.a. bei Haltungsstörung) sowie bei Störung im Bewegungssegment (Zerrung, Wirbelblock, -gleiten, Reizung von Spinalnervenwurzeln), bei Erkrankung der Baucheingeweide, v.a. bei gynäkologischen Reizzuständen (u.a. bei graviditätsbedingter Instabilität der Wirbelsäule u. des Beckens). Auch psychosomatisch bedingt.

kribriform, cribriformis: siebartig.

Krikotomie: mediane Spaltung des Ringknorpels bei einschlägiger Kehlkopfstenose.

Krino...: Wortteil »absondern«, z.B. ↗endokrino...; s.a. exokrin.

Krippentod: der plötzliche, unerwartete Tod im Säuglingsalter (*engl.* SIDS = **s**udden **i**nfant **d**eath **s**yndrome), s.u. Kindstod, plötzlicher.

Krise, Krisis, Crisis: plötzliche Störung aus scheinbar völliger Gesundheit heraus oder als akute Verschlimmerung eines chronischen Leidens, d.h. als Anfall, Attacke, Schock. I.w.S. die Phase im Ablauf einer Krankheit, in der sich diese plötzlich u. entscheidend zum Guten oder Schlechten wendet.

Krisenintervention: i.e.S. Bez. für psychosoziale Unterstützung in einer akuten seelischen Notsituation; z.B. mit Gesprächsangebot u./oder Versuchen, Möglichkeiten (u. Grenzen) zur Bewältigung der Krise auszuloten; Angebot konkreter Hilfen (Schlafmöglichkeit, Hilfe bei Behörden etc.); evtl. weitergehende psychotherapeutische Hilfe (z.B. Kurzpsychotherapie). K. leisten u.a. sozialpsychiatrische Dienste, kirchliche Einrichtungen, Telefonseelsorge, ambulante Einrichtungen psychiatrischer Krankenhäuser.

Krista: ↗Crista.

Kristallisationsprobe: ↗Farnkrautphänomen.

Kristallsuspension: Injektionspräparat als Aufschwemmung schwerlöslicher Kristalle in Wasser oder Öl; z.B. als Hormonpräparat mit Depoteffekt.

kritisch: 1) eine ↗Krise betreffend, krisenhaft. **2)** streng prüfend, bedenklich. – **k. Blutdruck:** Blutdruck, bei dessen Unterschreiten Funktionsstörungen (i.e.S. des Zentralnervensystems) eintreten. – **k. Organe:** diejenigen Organe bei der Strahlentherapie, deren Toleranzdosis durch die am Tumor notwendige Herddosis überschritten werden kann.

Krone: die natürliche Zahnkrone (Corona dentis) bzw. deren künstlicher Ersatz z.B. aus Metall, Kunststoff oder Porzellan.

Kronenkatheter: Dauerkatheter mit kronenförmiger Ausweitung des Vorderendes (als Widerlager).

Kropf: ↗Struma.

Kropfgebiet: Jodmangelgebiet mit Vorkommen endemischer Strumen bei mehr als 10% der Bevölkerung.

Krossektomie: ↗Crossektomie.

Krotonöl: ↗Crotonöl.

KRST-Syndrom: ↗CREST-Syndrom.

Krümelnagel: krümelig zerfallender Finger- oder Zehennagel infolge tiefgreifender Psoriasis; s.a. Nagelpsoriasis.

Krukenberg* Tumor, Fibrosarcoma ovarii mucocellulare carcinomatodes: ausgedehnte Krebsmetastasen (evtl. als Abtropf-, Implantationsmetastasen) beider Eierstöcke bei Magen-(Darm-)Karzinom; *histol* typisch mit schleimbildenden Siegelringzellen.

Krummdarm: ↗Ileum.

Kruor(gerinnsel): ↗Cruor sanguinis.

kruppös, crouposus: **a)** durch Krupp bedingt; **b)** pseudomembranös, entzündlich-fibrinös (z.B. k. Pneumonie).

Krup(p)-Syndrom, Cr(o)up, früher »Pseudokrupp«: *(schottisch kropan = schreien)* akute Einengungen von Larynx u. Trachea; am häufigsten als stenosierende Laryngotracheitis mit sich plötzlich entwickelnder Symptomatik bei kleineren Kindern (1–5 J.): tief tönend-bellend rauher Husten (»Krupphusten«) sowie in- u. exspiratorischer Stridor mit Erstickungsangst. Therapie: Beruhigung u. Raumluftbefeuchtung; medikamentös: in schweren Fällen Glucocorticoide. Die Prognose ist günstig. Als akute Epiglottitis ein schweres, u.U. lebensbedrohlich verlaufendes Krankheitsbild, das rasche Therapie erfordert (evtl. Intubation). **1)** ohne erkennbaren Infekt auftretender K., evtl. auf vasomotorischer Grundlage; scheint gehäuft bei Inversionswetterlagen oder vor bzw. bei Kaltluftfronten aufzutreten; ein Zusammenhang mit hohem SO_2-Gehalt der Luft wird diskutiert. **2)** Infektkrupp, Grippekrupp: im Zusammenhang mit einem (»banalen«) Infekt auftretend, meist ausgelöst durch RS-Viren, ferner durch Parainfluenza-, ECHO-11-, Adenoviren, selten durch Masern- oder Influenzaviren. – **K., diphtherischer:** K. infolge Diphtherie; allmähliche Entwicklung, führt zu Stimmverlust (Aphonie).

krural: einen Schenkel, i.e.S. den Oberschenkel betreffend.

Kruste, Borke, Crusta: sekundäre Effloreszenz als Auflagerung aus eingetrockneter Absonderung mit Einschluß korpuskulärer

Elemente auf zuvor krankhaft veränderter Haut.

Kryästhesie: der Kältesinn bzw. – als deren physiol. Ergebnis – die Kälteempfindung.

Kryo...: Wortteil »Kälte«, »Frost«, »Eis«; s.a. Kälte...

Kryochirurgie: die – nicht auf das Gebiet »Chirurgie« beschränkte – Behandlung mittels örtlicher Anw. hochgradiger Kälte (Vereisen mit flüssigem Stickstoff oder Kohlendioxid). Vorteile: geringe bis fehlende Blutung, Schmerzarmut, geringe Demarkierungstendenz.

Kryode: der kälteliefernde Ansatz eines Kryochirurgie-Gerätes; s.a. Kryokauter.

Kryoglobulinämie: Krankheitserscheinungen, die durch Substanzen (Kryoglobuline, Kryofibrinogene oder Kältehämagglutinine) hervorgerufen werden, die unterhalb der normalen Körpertemperatur gelartig werden u. dadurch zu erhöhter Blutviskosität, Störungen der Mikrozirkulation u. Gefäßwandirritationen führen. Es besteht Neigung zu vorübergehenden oder irreversiblen akralen Durchblutungsstörungen u. Kälteüberempfindlichkeit.

Kryoglobuline, Kälteglobuline, kältelabile Eiweiße: Komponenten des Blutserums, die im Reagenzglastest bei niedrigen Temperaturen (0–30°C) im Blutserum (oder -plasma) ausfallen. Mit immunchem. Methoden lassen sich K. i.e.S. 3 Klassen zuordnen, die bei verschiedenen Grundkrankheiten entstehen; i.w.S. auch die Kryofibrinogene, die Kältehämagglutinine u. die Pyroglobuline.

Kryokauter: eine ↗Kryode mit durch Versprühen von Kohlendioxid u. Aceton gekühlter Kupferhülse.

Kryopräzipitat: jeder bei Kälte ausfallende (Protein-)Niederschlag; z.B. der von Fibrinogen u. Faktor VIII im tiefgefrorenen, langsam auftauenden Citratplasma; dient zur Substitutionsbehandlung bei Hämophilie u. Angiohämophilie A.

Kryosperma: s.u. Spermakonservierung.

Kryotherapie: ↗Kältebehandlung.

Krypte: seichte, meist von Schleimhaut ausgekleidete Epithelgrube; z.B. LIEBERKÜHN* Krypten im Darm, Analkrypten, Cryptae tonsillares.

Kryptentonsillitis: einfachste Form der chronischen Mandelentzündung (Tonsillitis), beschränkt auf die Cryptae tonsillares, die Parakeratosen, Leukozytenauswanderung, Schuppenpfröpfe, Pilzdrüsen aufweisen.

Kryptitis, rektale: Entzündung der MORGAGNI* = Analkrypten als lokalisierte Proktitis. Neigung zu Abszedierung u. Fistelbildung.

kryptogen: mit verborgener, nicht nachweisbarer Ursache; ohne bekannte Pathogenese. – Der Begriff ist teilsynonym mit essentiell, genuin, idiopathisch.

Kryptokokkose, Torulose, Europäische Blastomykose: Pilzerkrankung (Mykose) durch den Hefepilz Cryptococcus neoformans; meist als Sekundärerkrankung bei verminderter Abwehrlage (z.B. bei AIDS). Vorwiegend befallen werden das Zentralnervensystem (metastatische Meningoenzephalitis), die Lungen (Pneumomykose) u. die Leber (Granulome, evtl. Leberzellnekrosen).

Kryptomenorrhö: eine infolge ↗Gynatresie nicht nach außen gelangende Menstruationsblutung; klinisch: sekundäre ↗Amenorrhö.

Krypton, Kr: ein reaktionsträges Edelgas; Anw. z.B. als negatives Röntgenkontrastmittel, in der Narkosetechnik u. – als ^{85}Kr (β-Strahler) – zur Untersuchung des Gasaustausches u. Bestimmung des Atemminutenvolumens.

Kryptorchismus: jede Form des Bauchhodens (= abdominale Retentio testis). I.e.S. nur der mit primärer Hodenatrophie einhergehende Typus dieser Störung des Descensus testis als Folge gestörter Geschlechtsdifferenzierung.

Kryptospermie: verminderte Zahl der Samenzellen im Ejakulat (< 1 Mio./ml) mit Nachweisbarkeit von Spermien nur noch im Zentrifugat des Samens.

Kryptosporidiose: Durchfallerkrankung (Kryptosporidien-Enteritis) durch Protozoen (↗Cryptosporidium); in Entwicklungsländern in der Regel als akute, selbstheilende Reisediarrhö; verursacht bei Menschen mit Immunschwäche (AIDS) ein sehr schweres Krankheitsbild (Diarrhöen mit Stuhlmengen von mehreren Litern pro Tag).

KST: ↗**K**ern**s**pin(resonanz)**t**omographie.

kubital, cubitalis: den Ellenbogen bzw. den Ellenbogenbereich (Cubitus) betreffend.

Kuboid: das Würfelbein, ↗Os cuboideum.

Kümmel: ↗Carum carvi.

künstlich: k. erzeugt. – **k. Befruchtung:** ↗Insemination; s.a. Embryotransfer. – **k. Darmausgang:** ↗Anus praeternaturalis. – **k. Ernährung:** ↗Sondenernährung. – **k. Herz:** s.u. Herz. – **k. Herzschrittmacher:** s.u. Herzschrittmacher, Schrittmacher... – **k. Niere:** Gerät für die extrakorporale ↗Hämodialyse. – **k. Speiseröhre:** in die Speiseröhre einlegbarer (= endoösophagealer) Tubus zur Sicherung des Schluckaktes bei inoperabler, karzinombedingter Speiseröhrenenge.

Küntscher* Marknagelung: Stabilisierung

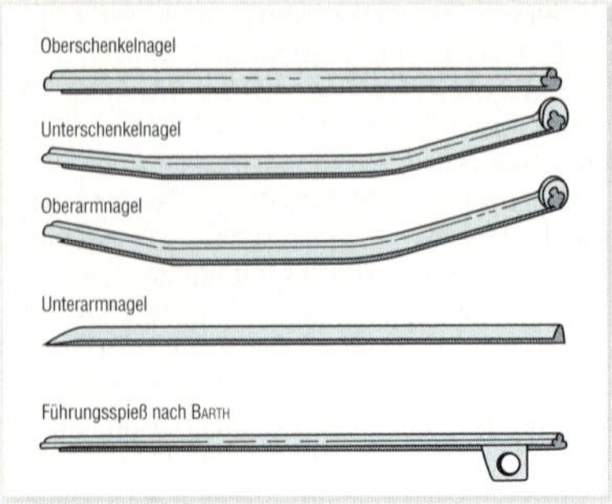

Verschiedene **Küntscher*** **Nägel**

von Brüchen langer Röhrenknochen durch innere Schienung (s.a. Osteosynthese) mittels eines formschlüssig eingetriebenen K.* Nagels. – **K.*** **Nagel:** Stahlnagel ohne Kopf, mit V- oder Kleeblattprofil, gerade (als Trochanternagel mit Querbolzen) oder gebogen, evtl. als Doppelnagel (mit Krempe am kürzeren); ferner Spezialmodelle.

Kürbis: ↗Cucurbita pepo.

Kürettage, Kürettement, Curettage: die Gewinnung bzw. Entfernung eines biologischen Substrates von der Innenfläche eines Hohlorgans oder einer krankheitsbedingten Höhle mittels **Kürette** (stumpfer oder scharfer spezieller chirurgischer Löffel, voll oder gefenstert). – I.e.S. als Uteruskürettage zu Diagnosezwecken oder als therapeutische K. (z.B. Entfernung von Abortresten; s.a. Saugkürettage, Abrasio uteri); evtl. als **fraktionierte K.,** d.h. getrennt an Zervikalkanal u. Cavum uteri (in der Karzinomdiagnostik).

Küstner* **Handgriff:** kräftiger, kopfwärts gerichteter Druck mit (gestreckten Fingern) oberhalb der Symphyse gegen die Gebärmutter; bei noch nicht gelöster Plazenta tritt die Nabelschnur zurück, bei gelöster unveränderter Lage oder gar Tiefertreten der Nabelschnur (als Lösungszeichen); ↗Abb.

Küvette: *(französ. cuvette = Napf)* trogförmiges Gefäß aus Glas oder Porzellan für die Tauchfärbung von Objektträgerpräparaten bzw. – aus Spezialglas – für die Photometrie.

Kugel(ventil)klappe: ↗Herzklappenprothese.

Kugelzelle, Sphärozyt: Erythrozyt von kleiner kugelförmiger = sphärozytärer bzw. mikrosphärozytärer Gestalt u. ohne die für rote Blutkörperchen typische zentrale Eindellung; kommt vor bei ↗Kugelzellenanämie (u. anderen schweren Anämien).

Kugelzell(en)anämie, konstitutionelle hämolytische, hereditäre Sphärozytose: in Mitteleuropa häufigste, (meist autosomal-dominant) erbliche hämolytische Anämie (durch Defekt am Zytoskelett-Molekül Spektrin der Erythrozytenmembran). Bereits im Neugeborenenalter bei 50% der Patienten Erhöhung des indirekten Bilirubins (DD: AB0-Inkompatibilität, weist ebenfalls Kugelzellen auf). Typische Symptome: Blässe, Ikterus u. Splenomegalie im Kindesalter. Fieberhafte Infekte können zu einer gefährlichen Kombination aplastischer u. verstärkter hämolytischer Phasen führen. Therapie bei massiver Hämolyse: Milzentfernung (Splenektomie), möglichst aber erst nach dem 6. Lj.

Kuhmilchallergie: Allergie gegen Kuhmilch-Eiweiß (meist Kasein oder Molkeproteine), v.a. im Säuglings-, Kleinkindalter. Manifestiert sich zumeist an der Haut oder im Magen-Darm-Trakt, seltener in den Atemwegen.

Kuhpocken: durch das Kuhpockenvirus hervorgerufene milde Pockenerkrankung des Rindes (als Euterinfektion), die beim Melken auf den Menschen übertragen wird u. meist auf die Hände beschränkt bleibt (↗Melkerknoten), mit Lymphadenitis, Lymphangitis u. Fieber einhergeht.

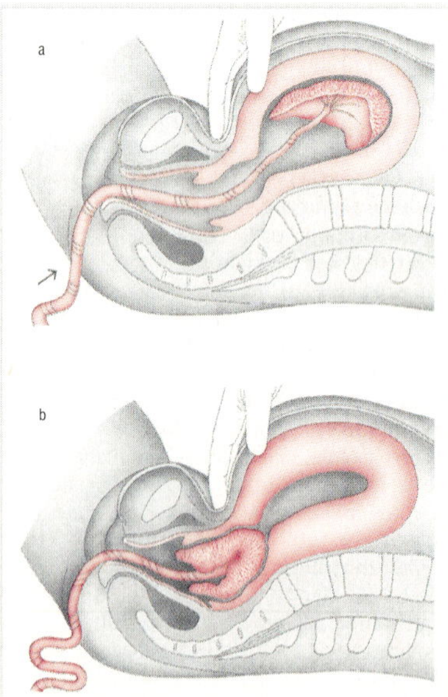

Küstner* **Handgriff:** a) bei ungelöster Plazenta, b) bei gelöster Plazenta [264]

Kuldoskopie: vom hinteren Scheidengewölbe aus erfolgende Betrachtung des DOUGLAS* Raumes bzw. des inneren Genitales mittels eines Kaltlicht-Endoskops (»Kuldoskops«).

Kulissenödem: Knöchelödem hinter dem Innenknöchel zur Ferse hin; diskreteste Form des Unterschenkelödems.

Kultur: in der Medizin Züchtung (Kultivierung) von Mikroorganismen oder Zellen durch Suspension in einem Nährsubstrat (Medium) mit geeigneten Milieubedingungen; i.w.S. auch das dabei erfolgende Wachstum(sresultat).

Kulturschale: ↑Petrischale.

Kumarin: ↑Cumarin.

Kumulation: 1) Anhäufung eines Wirkstoffs im Organismus u. Gefahr toxischer Wirkungen bei wiederholter Dosis, wenn die Einzeldosen schneller zugeführt werden, als sie vom Organismus aufgrund ihrer Halbwertzeit eliminiert werden können. Besonders große praktische Bedeutung bei Wirkstoffen mit sehr langer Halbwertzeit (z.B. Digitoxin oder Diazepam). **2)** die Summierung der Strahlenwirkungen einzelner, zu verschiedenen Zeitpunkten erhaltener Strahlendosen.

Kunstafter: ↑Anus praeter(naturalis).

Kunstarm: Arm- bzw. Handprothese.

Kunstbein: Ober-, Unterschenkelprothese.

Kunstfehler, ärztlicher: diagnostischer oder therapeutischer Eingriff, der entweder nicht medizinisch angezeigt (= indiziert) ist oder bei dem »die nach den Erkenntnissen der medizinischen Wissenschaft unter den jeweiligen Umständen objektiv erforderliche Sorgfalt außer acht gelassen« wurde u. durch den ein Schaden hervorgerufen wird.

Kunstherz: künstliches ↑Herz.

Kunststofflinse: Brillenglas oder Kontaktlinse aus Hart- oder Weichplastik; i.e.S. der alloplastische Linsenersatz (meist Polymethylmethacrylat) nach Star-Operation.

Kupfer, Cuprum, Cu: metallisches Element; ein Bioelement, das beim Menschen z.B. als Bestandteil vieler Enzyme von Bedeutung ist. Kupfersalze finden Anw. als Brechmittel, Desinfiziens (in Augen- u. Gurgelwässern; für Umschläge) u. äußerliche Ätzmittel (Kupferverbindungen sind im allgemeinen giftig), Radiokupfer als Diagnostikum. – Ferner sind einige Intrauterinpessare kupferhaltig.

Kupferdrahtarterie: prall gefüllte u. stärker geschlängelte Netzhautarterie mit breitem, goldgelbem Lichtreflexstreifen bei der Augenhintergrund-Betrachtung (Ophthalmoskopie); typisch bei Fundus hypertonicus.

Kupfer-T: T-förmiges ↑Intrauterinpessar aus Kupfer.

Kupffer* Sternzelle: phagozytosebereite Endothelzelle der Lebersinusoide; besitzt lange sternförmige Zytoplasmafortsätze, die sich in den Blutstrom erstrecken u. – als wichtiges RES-Element – dem Pfortaderblut körpereigene u. -fremde Stoffe entnehmen.

kupieren: abschneiden; *therap* den Verlauf einer Krankheit unterbrechen, ihren Ausbruch verhindern.

Kur: ambulante oder stationäre Vorsorgebehandlung, Müttergenesungskuren, ambulante Rehabilitationskuren, bei denen die Anw. ortsspezifischer natürlicher Heilmittel (z.B. Quellen, Peloide, Klima, Meerwasser) im Rahmen des Aufenthaltes in einem Kurort im Vordergrund stehen. Die Übergänge zur medizinischen ↑Rehabilitation sind fließend.

kurabel, curabilis: heilbar. – Gegenteil: inkurabel.

Kurare: ↑Curare.

kurativ: heilend, auf Heilung ausgerichtet (z.B. die kurative Medizin [z.B. neben der präventiven]); als **k. Medizin** z.B. bei einer Malignomerkrankung (vgl. palliativ).

Kurvatur: Krümmung, ↑Curvatura.

Kurzatmigkeit: ↑Dyspnoe.

Kurznarkose: Allgemeinnarkose von kurzer Dauer (ca. 3–4 Min.; als Ultra-K. von ca. 20–30 Sek.); allgemein auch mit schnell abklingender postnarkotischer Phase (so daß bald Transport- oder Straßenfähigkeit besteht).

Kurzpsychotherapie: Bez. für psychotherapeutische Konzepte, die (im Gegensatz z.B. zur klassischen Psychoanalyse) nur einen relativ kurzen Therapiezeitraum umfassen (z. B. 12 Stunden über 12 Wochen; 40–50 Stunden über ein Jahr).

Kurzrok*-Miller* Test, Invasionstest: als »gekreuzter Spermienpenetrationstest« ein Objektträgertest zur Differentialdiagnostik der Sterilität.

Kurzsichtigkeit: ↑Myopie.

Kurzwellentherapie: die ↑Hochfrequenztherapie mit Strömen von 10–300 MHz (3–30 m); es werden fast nur Wärmeeffekte erzielt (im Spulenfeld v.a. oberflächliche).

Kurzzeitgedächtnis: die Fähigkeit, einen Sachverhalt für kurze Zeit (ca. 10 Sek.) zu »behalten«, ohne das eigentliche Gedächtnis zu belasten.

Kussmaul* Atmung, K.*-KIEN* Atmung: die sog. große ↑Atmung bei Azidose.

kutan, cutaneus: die Haut betreffend.

Kutikula: ↗Cuticula.

Kutikularsaum: ↗Bürstensaum.

Kutis: ↗Cutis. – s.a. Haut.

Kutislappen: freies, autologes Hauttransplantat, bestehend aus Epidermis u. Korium oder aus Epidermis u. einer nur dünnen Koriumschicht (= Vollhaut- bzw. Spalthautlappen; ersterer evtl. als Mesh-Transplantat); ferner der Koriumlappen mit abgetragener Epidermis (REHN); vgl. Epidermislappen.

kutiviszeral, dermatoviszeral: mit Wirkung von der Haut aus auf die Eingeweide. – **k. Reflex:** s.u. Reflex.

Kwashiorkor: schwerer, weitgehend mit dem Mehlnährschaden identischer Eiweiß- u. Vitamin-Mangelzustand (»Polykarenz-Syndrom«) bei älteren Säuglingen u. Kleinkindern der tropischen Entwicklungsländer; Folge einseitiger Ernährung mit reiner Maisnahrung bei Unterernährung. Symptome: u.a. Gedeih-, Wachstumsstörung, Ödeme, pellagroide Hautveränderungen mit Pigmentverlust der Haut u. Haare (rötliche Färbung), Leberschaden, Osteoporose, Muskelatrophie, großer Bauch.

Kyem(at)o...: Wortteil »Leibesfrucht«.

Kyematopathie: Oberbegriff für Blasto-, Embryo-, Feto- u. Plazentopathie. I.e.S. die ↗Embryopathie.

Kymograph(ion): Apparat zur fortlaufenden Registrierung (»Kymographie«) von Zustandsänderungen (Blutdruck, Atmung etc.).

Kyphose: rückenwärts gerichtete (= dorsalkonvexe) Krümmung der Wirbelsäule; ist im Bereich der Brustwirbelsäule in leichter Ausprägung natürlich, dagegen im Hals- u. Lendenbereich stets krankhaft (»Buckel«), z.B. bei Rachitis als frühkindl. »Sitzbuckel«, bei Wirbelkörper-Minderwertigkeit als juvenile oder Adoleszenten-K. (↗SCHEUERMANN* Krankheit), bei Elastizitätsverlust der Haltemuskulatur u. Degeneration der Bandscheiben als Alterskyphose.

Kyphoskoliose: das gleichzeitige Bestehen einer krankhaften ↗Kyphose (oft durch torsionsbedingten Rippenbuckel nur vorgetäuscht) u. Skoliose der Wirbelsäule, v.a. der Brustwirbelsäule, u. dann oft mit starker Brustkorbdeformierung (= **»Kyphoskoliosethorax«** LOESCHKE) u. mit Verminderung der Atemkapazität, Verlagerung des Herzens (u. der Lungenstrombahn) mit pulmonaler Hypertonie, Rechtsherzbelastung u. -hypertrophie (**»Kyphoskolioseherz«**).

Kyst...: Wortteil Zyste; s.a. Cyst..., Zyst...

Kystadenom: ↗Cystadenoma.

KZ: **K**räfte**z**ustand bzw. **k**örperlicher **Z**ustand.

K-Zelle: ↗Killerzelle.

L

L: Kurzzeichen u.a. für **L**igament, **L**umbalwirbel bzw. -segment; **L**euchtdichte; **L**ues (↗Syphilis); **L**actat, **L**eucin. Römisches Zahlzeichen 50.

L1–3: FAB-Klassifikation der lymphatischen u. undifferenzierten Formen der ↗Leukämie.

L_{1-5}: die 5 Lumbalsegmente des Rückenmarks, i.w.S. auch die entsprechenden Lendenwirbel.

L I–L IV: die 4 Stadien der Syphilis (Lues). – Auch – weniger korrekt – mit gleicher Bedeutung wie ↗L_{1-5}.

LA: Abk. für »Lebensaktivitäten«; von Nancy Roper entwickeltes ↗Pflegemodell.

l.a.: **l**ege **a**rtis (nach den Regeln der Kunst).

Labferment, Chymase, Chymosin, Rennin: eiweißspaltendes, die Milch koagulierendes (Caseinfällung) Enzym im Labmagen der Wiederkäuer (u. im Säuglingsmagen).

labial(is): eine Lippe (Labium) betreffend, *dent* der Mundlippe zugewandt, lippenseitig; s.a. Lippen...

labil: nicht stabil, leicht veränderlich, unbeständig; z.B. l. ↗Diabetes, l. Faktor (der – bei 4 °C gegen Alterung bes. empfindl. – ↗Faktor V), l. ↗Hypertonie.

Labium: Lippe, Wulst; s.a. Labrum. – **L. anterius** (portionis vaginalis uteri): die vordere Muttermundlippe. – **L. majus pudendi:** die paarige »große Schamlippe« als Teil der Vulva. – **L. minus pudendi:** die paarige »kleine Schamlippe« als seitl. Scheidenvorhofbegrenzung. – **L. posterius** (portionis vaginalis uteri): die hintere Muttermundlippe. – **L. vocale:** ↗Plica vocalis.

Labrum: (latein.) Lippe einer Gelenkpfanne.

Labyrinth: ↗Labyrinthus.

Labyrinthektomie: operative Entfernung (= Exstirpation) oder Ausschaltung des Innenohres.

Labyrinthitis: umschriebene (bei Bogengangsfistel) oder diffuse »Innenohrentzündung«, serös (durch Toxindurchwanderung bei intakten Labyrinthfenstern, v.a. bei Otitis media, Meningitis, Scharlach- oder Diphtherie-Otitis, Cholesteatom), eitrig (bei Otitis media mit Knocheneinschmelzung, Fensterdefekt) oder hämorrhagisch (Trauma mit direktem massivem Keimeinfall; schwere Allgemeinerkrankung). Symptome: stärkste Vestibularis-Reizsymptome (Schwindel, Erbrechen, Ertaubung, Reiznystagmus zur kranken, später Ausfallnystagmus zur gesunden Seite); Gefahr meningealer u. zerebraler Komplikationen.

Labyrinthprüfung: die klin. Funktionsprüfung des Gehörs (↗Audiometrie) u. des Gleichgewichtssinnes (↗Vestibularisprüfung).

Labyrinthreflexe, tonische: von den Otolithen des Labyrinths ausgehende Tonusreflexe der Augen-, Hals- u. Skelettmuskulatur i.S. der statischen Koordination; ausgelöst durch Bewegungs- u. Richtungsänderung des Körpers u. Lage- u. Haltungsänderung des Kopfes im Raum (= **Labyrinthstellreflex**). Bewirken bei unphysiol. Reizung ↗Nystagmus, typ. Körperhaltung (z.B. Diskuswerferstellung), subjektive Mißempfindungen (Schwindel, Gleichgewichtsstörung).

Labyrinthschwerhörigkeit: s.u. Innenohr...

Labyrinthschwindel: s.u. Schwindel.

Labyrinthus: (latein.) Irrgang-ähnliches Gebilde. **1)** das in der Felsenbeinpyramide gelegene Innenohrlabyrinth (↗Auris interna). **2) L. ethmoidalis:** die Gesamtheit der Siebbeinzellen (↗Cellulae ethmoidales).

Lac: (latein.) Milch. – **L. Papaveris:** ↗Opium.

Laceratio: (latein.) Riß, Einriß, ↗Lazeration. – **L. cervicis:** ↗Zervixriß. – **L. perinei:** ↗Dammriß.

Lachgas: Distickstoffoxid. – Anw. für Inhalationsnarkose, im allg. nur als Kurz- oder als Basisnarkose (auch zur Narkoseeinleitung); rascher Wirkungseintritt, schnelle Bewußtseinswiederkehr (1–2 Min.).

Lachman* Test: Test zur Feststellung eines Kreuzbandrisses in 20-Grad-Beugestellung des Kniegelenks. Bei kompletter Ruptur des vorderen Kreuzbands läßt sich die Tibia schubladenartig gegen den Oberschenkelknochen nach vorn (sog. vordere Schublade), bei Durchriß des hinteren Kreuzbandes in gleicher Weise nach hinten ziehen (sog. hintere Schublade); ↗Abb. S. 420.

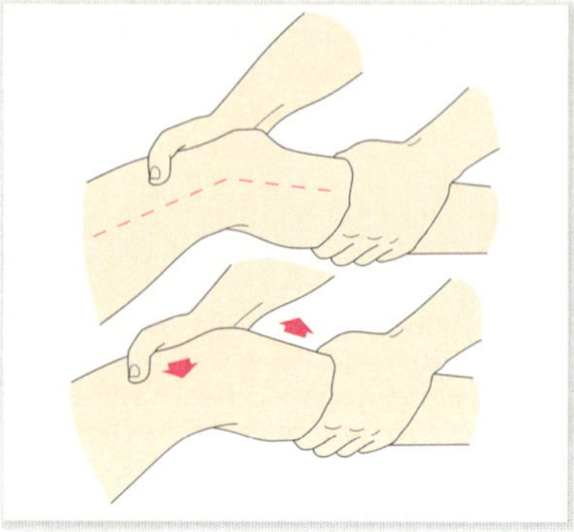

Lachman* Test zur Prüfung der Schubladenbeweglichkeit bei Verdacht auf frische Kreuzbandläsion [39]

Lackmus: blauer Farbstoff, der durch Säuren rot (Umschlag bei pH 5–7), durch Basen blau wird; früher gebräuchlich als **Lackmuspapier.**

Lackzunge: ↗MOELLER*-HUNTER* Glossitis.

Lacrimae: (latein.) ↗Tränen; s.a. Dakryo...

lacrimalis: (latein.) zum Tränenapparat gehörend.

Lact...: Wortteil »Milch«; s.a. Lakt..., Galakt...

Lactalbumin: Kuhmilchprotein (etwa 10% vom Gesamteiweiß) mit rel. hohem Tryptophan-Gehalt (7%; in Frauenmilch nur 2,5%).

β-Lactam-Antibiotica, -tika: die Synthese der Bakterien-Zellwand hemmende Stoffe; z.B. Penicilline, Cephalosporine.

Lactasemangel(-Syndrom): 1) erbliche Enzymopathie mit Fehlen oder mangelnder Aktivität der Dünndarmwand-Lactase (Milchzuckerspaltung unmöglich: Disaccharid-Intoleranz); Symptome: frühperinatale Gärungsdurchfälle, Gedeihstörung. **2)** häufiger, meist im Zusammenhang mit dem Genuß von Milch(produkten) auftretender, erworbener L. mit Verminderung der Enzymaktivität im Bürstensaum der Darmschleimhaut.

Lactat: Salz der Milchsäure.

Lactatazidose: mit schwerer metabol. Azidose einhergehende Milchsäurevermehrung im Blut (Hyperlactazidämie) u. Gewebe; Typ A infolge allg. oder regionaler Minderdurchblutung (Hypoxie) des Gewebes, Typ B mit anderer Ursache (z.B. Stoffwechselerkrankungen, Medikamente, neurolog. Erkrankungen, Muskelarbeit).

Lactat-Dehydrogenase, LDH: wichtiges, im Blut nachweisbares Enzym (katalysiert Pyruvatbildung [Brenztraubensäure] aus Milchsäure); erhöht bei perniziöser u. hämolyt. Anämie, Mononucleosis infectiosa, myeloischer Leukämie, nach Myokardinfarkt, bei akuter Hepatitis u. tox. Leberschäden, Malignommetastasierung.

lacticus: milchsauer (= ...lactat).

Lactobacillus, Milchsäurestäbchen: Bakteriengattung der Lactobacillaceae (zahlreiche Arten); meist lange, dünne (z.T. Fäden bildende), grampos., meist apathogene Stäbchen. Die meisten (»homofermentativen«) Arten bilden aus Kohlenhydraten u. hochwertigen Alkoholen Milchsäure (daher gelten die die Mundhöhle besiedelnden Arten – ebenso wie Streptococcus mutans – als an der Bildung der Zahnkaries beteiligte Keime). – **L. acidophilus:** Milchsäurebildner auf Schleimhäuten von Mundhöhle (als »L. odontolyticus« evtl. an Zahnkaries beteiligt) u. Vagina (DÖDERLEIN* Scheidenbazillus); bei Säuremangel u. Malignom auch im Magen (»BOAS* Stäbchen«), ferner im Neugeborenenstuhl. – **L. bifidus:** ↗Bifidobacterium. – **L. lactis:** vergärt alle Zucker zu D(–)-Milchsäure, keine Gasbildung; in allen Milchprodukten.

Lactoflavin: ↗Vitamin B_2.

Lactoprotein: das gesamte Milcheiweiß (v.a. Casein, Lactalbumin, Lactoglobulin).

Lactose: Milchzucker, Disaccharid aus D-Glucose u. D-Galaktose; Anw. u.a. als Säuglingsnährmittel, Laxans, galenischer Grundstoff, Nährbodenzusatz.

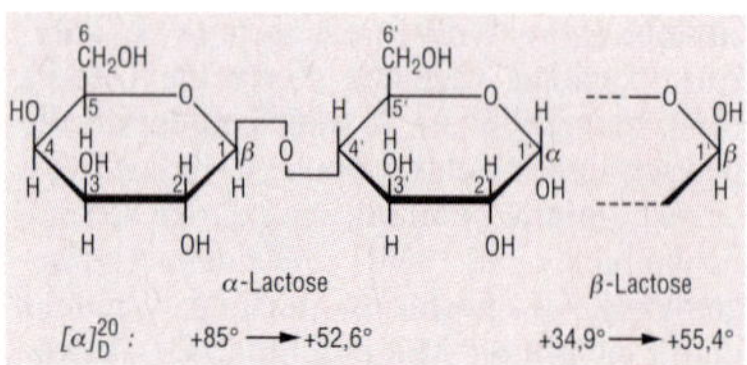

Lactose-Intoleranz, -Malabsorption: s.u. Lactasemangel(-Syndrom).

Lactosurie: Ausscheidung von Lactose durch die Nieren; physiologisch bei Schwangeren u. Wöchnerinnen u. als gutartige L. des Neugeborenen (infolge Enzymunreife); pathologisch als idiopath. L. (Enzymopathie ungeklärter Ätiologie) u. als Forme majeure des Lactasemangels.

Lacuna: (latein.) Grube, Lücke, Loch.

lacunaris: ↗lakunär.

Lähmung: Unfähigkeit, durch willkürliche Innervation einzelner Muskeln oder synergistischer Muskelgruppen eine individuell maximale Kraft zu produzieren. Bei vollständiger L. spricht man von Plegie oder ↑Paralyse; bei unvollständiger L. von ↑Parese. Ursachen: durch toxische, entzündl. oder mechanisch-traumat. Schädigung oder Erkrankung des Nervensystems (= neurogene L.) oder der Muskeln (= myogene L.; s.a. Myopathie) oder durch allg. Störung (z.B. beim Kaliummangelsyndrom) bedingt. – Klinisch als **schlaffe** oder **spastische L.** bzw. – nach Lokalisation der Schädigung – als **periphere** oder **zentrale L.** unterschieden; wobei bei der zentralen L. Zellen bzw. Neuriten der Pyramidenbahn betroffen sind u. diese L. allgemein die Symptome einer spastischen L. zeigt (s.u. Spastiker, Spastik); ferner nach Lokalisation der Symptomatik unterschieden als Mono-, Di-, Hemi-, Para- u. Tetraplegie. – Periphere neurogene Lähmungen werden i. allg. mit schlaffer L. gleichgesetzt (Muskeltonusverlust, erloschene Muskeleigenreflexe) u. meist nach den betroffenen Nerven (z.B. periphere Fazialislähmung, Armplexus-L.) oder Muskeln (z.B. Gluteus-L.) bezeichnet.

Lähmungshinken: ↑TRENDELENBURG* Hinken.

Längsband: ↑Ligamentum longitudinale (der WS).

Längslage: häufigste ↑Fruchtlage (99%) mit paralleler Einstellung der kindl. Längsachse zu der des Uterus, als Kopf- oder als Beckenendlage. Voraussetzung einer natürl. Entbindung. – vgl. Querlage.

Läppchen: ↑Lobulus.

Laesio, Läsion: umschriebene Störung einer Funktion oder des Gewebegefüges im lebenden Organismus.

Läuse: ↑Anoplura; s.a. Pediculus (Kleider- u. Kopflaus) u. ↑Phthirus (Filzlaus).

Läusebefall: ↑Pediculosis.

lävo...: Wortteil »links«, »nach li.« (s.a. sinistro...), *physik* »linksdrehend« (= lävogyr).

Lävo(kardio)gramm: Darstellung des li. Herzens oder des li. Ventrikels einschl. Aorta ascendens nach Kontrastmittelinjektion.

Lävulose: ↑Fructose.

Lageanomalien: alle Fruchtlagen außer der Kopf-Längslage; z.B. Beckenend-, Schräg-, Querlage.

Lageprüfung: ↑Vestibularisprüfung.

Lagerlöf* Sonde: doppelläufige Magen-Darm-Sonde für die Pankreasfunktionsdiagnostik (getrenntes Absaugen von Magensekret u. Duodenalinhalt).

Lagerungsprobe: s.u. RATSCHOW*.

Lageschwindel: durch best. Kopf- bzw. Körperstellung (z.B. Rechtsseitenlage) ausgelöster, von Nystagmus begleiteter labyrinthärer Schwindel bei Störung der Otolithenfunktion oder zentraler vestibulärer Bahnen.

Lagetyp: ↑Positionstyp.

Lagophthalmus: erweiterte Lidspalte mit unmöglichem Lidschluß. Als **paralytischer L.** bei Fazialisparese; als **mechanischer L.** bei extremem Exophthalmus, Ektropium, seniler Lidhauterschlaffung.

Lakritzensaft, Suc(c)us Liquiritiae: Saft aus ↑Glycyrrhiza glabra.

Lakt(o)...: s.a. Lact(o)...

lakt...: Wortteil »Milch«; s.a. lact..., galact..., galakt...

Laktagogum: ↑Galaktagogum.

Laktatazidose: ↑Lactatazidose.

Laktation: Milchproduktion u. -ausschüttung durch die weibl. Brustdrüse, normalerweise im Anschluß an eine Schwangerschaft.

Laktoflavin: ↑Vitamin B_2.

laktogen: der Milchbildung dienend. – **l. Hormon:** ↑Prolactin.

laktovegetabile Kost: Kost aus pflanzlicher Nahrung, Milch u. Milchprodukten.

lakunär, lacunaris: mit Lakunen versehen.

Lakune: Vertiefung, Grube, Lücke.

Lallatio, Lallen: spielerisch-rhythmisches Wiederholen von Silben- u. Lautreihen im Frühstadium der Sprachentwicklung (»Lallperiode« ab 2. Mon.); später als dementielles oder psychotisches Regressionsphänomen.

Lalopathie: artikulatorische Sprachstörung, s.u. Dysarthrie, Stottern.

Lambda-Wellen, λ-W.: steile Wellen des EEG (Transienten) mit Amplituden meist unter 50 μV, die im Wachzustand während visueller Exploration auftreten können.

Lamblia intestinalis: Protozoengattung;

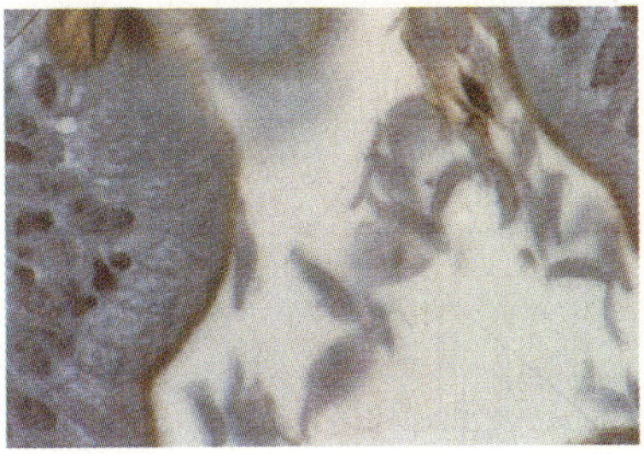

Lamblia intestinalis: mehrere sichelförmige Gebilde in der Umgebung des Epithelbürstensaumes (Hämatoxylinfärbung) [83]

L

Geißeltierchen, die im Darm vorkommen (Darmflagellat), auch als Giardia lamblia bezeichneter Erreger der ↗Lambliasis.

Lambliasis: Dünndarminfektion (Duodenum, oberes Jejunum) mit Lamblia intestinalis; häufig mit Gallenblasenbefall (Cholezystitis). Asymptomatisch oder aber Diarrhöen (im Wechsel mit Obstipation; evtl. auch Steatorrhö) infolge Resorptionsstörung durch dichten Lamblienrasen.

Lamella, Lamelle: Plättchen, dünne Schicht.

Lamellenknochen: der beim Menschen ab dem 2. Lj. den Geflechtknochen ersetzende – stabilere – Knochen mit lamellärer Schichtung der Interzellularsubstanz.

Lamellenkörperchen: ↗Corpuscula lamellosa.

Lamellennagel: Knochennagel mit seitl. herausragenden Lamellen; meist Dreilamellennagel (mit zentraler oder exzentr. Bohrung für Führungsdraht) zur Schenkelhalsnagelung oder (als Laschennagel) zur Osteosynthese hüftnaher Femurfrakturen.

Lamina: Platte, plattenförmige Gewebsschicht (z.B. die Schichten des Neocortex). – **L. bas(i)alis:** ↗Basalmembran. – **L. cribrosa (ossis ethmoidalis):** die »Siebplatte« bds. der Crista galli, mit Löchern für die Nn. olfactorii. – **L. muscularis mucosae:** dünne Schicht glatter Muskelzellen zwischen Lamina propria u. Tela submucosa der Schleimhaut des Gastrointestinaltraktes. – **L. orbitalis:** papierdünne Knochenplatte in der medialen Orbitawand; seitl. Abdeckung des Siebbeinlabyrinths.

Laminektomie: Resektion eines oder mehrerer Wirbelbögen (einschl. der Dornfortsätze) zur Freilegung bzw. Entlastung des Rückenmarks (z.B. bei Bandscheibenprolaps).

lanceolatus: (latein.) lanzenförmig.

Landau* Reflex: physiol., vom Labyrinthstellreflex abhängiger Reflex beim Säugling (5. Mo.–3. Lj.): in horizontaler Bauch-Schwebelage extreme Streckstellung von Rumpf u. Beinen u. Anheben (bis Retroflexion) des Kopfes (»LANDAU I«). Bei passiver Beugung des Kopfes generelle Beugereaktion (»LANDAU II«).

Landkartenschädel: Bez. für multiple, meist unregelmäßig scharf begrenzte osteolytische Defekte der Schädelkalotte bei eosinophilem Granulom, HAND*-SCHÜLLER*-CHRISTIAN* Krankheit.

Landouzy* Purpura: flächenhafte Hautblutungen mit schweren Allgemeinerscheinungen bei Sepsis.

Landry* Lähmung, Paralyse, Typ, Paralysis acuta ascendens: akute, schwere Verlaufsform des ↗GUILLAIN*-BARRÉ* Syndroms.

Langerhans* Inseln: im exkretorischen Pankreasgewebe gelegene, reichlich mit Blutkapillaren u. Nerven versorgte Zellgruppen, die – endokrine Hormone produzierende – ↗APUD-Zellen v.a. folgender Typen enthalten: ca. 10% A- = α-Zellen (für Glucagonbildung); ca. 80% B- = β-Zellen (Insulinsynthese); ca. 10% D- = δ-Zellen (Somatostatinproduktion); ca. 2% PP-Zellen (Produktion von pankreatischem Polypeptid). – **L.* Zellen:** zum Immunsystem gehörende ↗dendritische Zellen in der Epidermis; es handelt sich um die wesentlichen antigenpräsentierenden Zellen der Haut. – **L.* Zell-Histiozytose:** Histiocytosis-X-Gruppe (s.u. Histiozytose).

Langhans* Zelle: sog. L.* Riesenzelle im Granulationsgewebe, v.a. bei Tuberkulose, Syphilis u. Lepra, mit zahlreichen randständigen Kernen.

Langniere: Doppelniere mit Vergrößerung vorw. in der Längsachse des Organs.

Langzeitdialyse: intermittierende (2- bis 3mal/Wo.) Hämodialyse bei chron. Niereninsuffizienz.

Langzeit-EKG: mit Hilfe eines am Körper befestigten Registriergerätes (Mikro-EKG-Gerät) über bis zu 24 h geschriebenes EKG mit Zeitregistrierung (einschl. der Zeiten subjektiv empfundener, durch den Probanden markierbarer Besonderheiten).

Langzeitgedächtnis: das sog. »Altgedächtnis« mit der Fähigkeit zu langzeitiger Speicherung u. Reproduzierbarkeit von Sinneswahrnehmungen oder psychischen Vorgängen.

Langzeitintubation: Intubation zur assistierten oder kontrollierten Beatmung von Intensivpatienten.

Lanolin(um): Adeps Lanae hydricus; wasserhaltiges Wollfett, hergestellt aus Adeps Lanae, Wasser u. Paraff. liquid. (13 + 4 + 3); Salbengrundlage.

Lanthaniden: ↗Seltene Erden.

Lanugo: Sammelbegriff für das Primär- oder Flaumhaar (fein, pigmentarm; ab 4. Fetal- bis 6. Lebensmonat körperbedeckend) u. das dieses ersetzende Sekundär-, Woll- oder Vellushaar (etwas gröber, ebenfalls wenig gefärbt, etwa ab 6. Lebensmonat; wird während der Pubertät durch das Terminalhaar ersetzt, bleibt bei Frauen evtl. regional lebenslang).

Lanzette: bes. kleines u. spitzes Lanzenmesser; auch zur Blutentnahme aus Fingerbeere bzw. Ohrmuschel oder für Impfung (Impflanzette).

Lanzettegel: ↗Dicrocoelium dendriticum.

lanzinierend: lanzenstich-, blitzartig; z.B. **la. Schmerzen** bei Tabes dorsalis.

Lapara..., Laparo...: Wortteil »Bauch(decke, -höhle)«, »auf abdominalem Wege«.

Laparektomie: Bauchwandexzision, insbes. die bei Bauchdeckenplastik.

Laparoenterostomie: Anlegen eines Anus praeter in der Bauchdecke.

Laparoskop: Endoskop für die »Bauchspiegelung« (Laparoskopie); Trokar mit Hülse (mit automat. schließendem Ventil u. Stutzen für Schlauchanschluß), in die nach Punktion der Lichtträger (Kaltlicht) mit Optik eingeführt wird. – Als spez. Modell das Operations-L. (mit gesondertem Kanal zur Instrumenteneinführung) u. das Photo- oder Film-L. (mit bes. leistungsfähiger Optik u. »Blitzlicht«-Vorrichtung). Zubehör: Sonden, Biopsienadeln, Exzisions- u. Fremdkörperfaßzangen, Koagulationselektroden, Leber-, Gallengangs- u. Milzpunktions-Kanülen.

Laparoskopie: »Bauchspiegelung«; Betrachtung (Endoskopie) des Bauchraumes u. seiner Organe mit einem ↗Laparoskop; evtl. ergänzt z.B. durch Biopsie. – Als transvaginale gynäkolog. L. die ↗Kuldoskopie.

Laparotomie: op. Eröffnung der Bauchhöhle; meist von vorn durch einen typ. Bauchdeckenschnitt. – **L., explorative:** sog. »Probelaparotomie« u.a. zu diagnostischen Zwecken (Abklärung von Befunden) oder zur Tumorstadieneinteilung (↗Staging) z.B. bei Malignomen im Bauchraum bzw. bei HODGKIN* Krankheit.

Laparozele: ↗Bauchwandhernie.

Lapis: (latein.) Stein; *pharm* erstarrte Schmelze in Stiftform, z.B. **L. causticus** (Ätzstift aus K-Hydroxid), **L. divinus** (Cuprum aluminatum, »Kupferalaunstift« als ophthalm. Ätzmittel: »L. ophthalmicus«), **L. infernalis** (»Höllensteinstift« aus Argentum nitricum).

Lappen: **1)** durch Furchen, Spalten oder bindegewebige Septen abgeteilter Organabschnitt (↗Lobus). **2)** s.u. Hautlappenplastik, Hauttransplantation.

Lappenextraktion: eine Star-Op. mit Bulbuseröffnung durch Lappenschnitt, Abziehen des Hornhautlappens u. Linsenextraktion nach oben (möglichst mit Kapselresten, sonst Gefahr des Nachstars).

Lappenplastik: ↗Hautlappenplastik.

Lappenresektion: ↗Lobektomie.

Lappenschnitt: klassischer Amputations- u. Exartikulationsschnitt mit Bildung eines unterschiedlich großen vorderen u. hinteren Haut-Weichteillappens (im Ggs. zum Zirkelschnitt).

Lapsus: (latein.) Fall, Irrtum; z.B. **L. linguae** (Sich-Versprechen).

Larsen* Index: Index zur Auswertung röntgenologischer Veränderungen der einzelnen Gelenke nach 5 Stadien unter Verwendung von Standardreferenzfilmen.

Larva migrans: **1)** Hautmaulwurf, Creeping eruption, Dermatitis linearis (migrans): (engl.) »kriechender Ausschlag« durch Hautbefall mit tierischen Schmarotzern bzw. deren Larven, die in der Haut unter Bildung gewundener, mehr oder weniger entzündlich veränderter Gänge fortwandern. Haupttypen: durch Hakenwürmer, Fliegen (= Creeping myiasis; sog. »Hautmadenfraß«); evtl. bakterielle Infektionen durch Kratzen u. Verschmutzung. **2) L. m. visceralis:** ↗Toxokariasis.

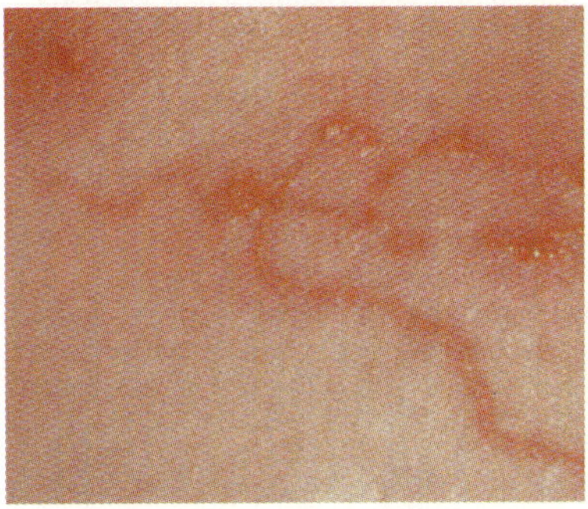

Larva migrans [393]

larviert, larvatus: versteckt, maskiert, in den Hintergrund gedrängt; z.B. l. Depression.

laryngeal(is): den Kehlkopf (Larynx) betreffend.

Laryngealfremitus: über dem Kehlkopf tastbare Vibration beim Sprechen.

Laryngektomie: i.e.S. die Totalexstirpation des Kehlkopfes mit resultierendem Tracheostoma u. Stimmverlust; z.B. bei Kehlkopfkarzinom.

Laryngismus: ↗Laryngospasmus.

Laryngitis: Entzündung von Kehlkopf-Schleimhaut u./oder -skelett, meist einschl. der Stimmbänder (↗Chorditis). – **L. acuta:** meist katarrhalische L., v.a. als Begleiterscheinung eines Infekts der Nasen-, Rachen- oder Bronchialschleimhaut; ferner nach starker stimmlicher Belastung (v.a. in trockenen, staubigen bzw. rauchigen Räumen). – **L. chronica:** langdauernde, mit Heiserkeit ein-

L

hergehende L., entweder nach ungenügend behandelter akuter L. oder infolge ständiger Einwirkung chem. Dämpfe, Gase, staubiger oder überhitzter Luft, bei chron. Nicotinabusus, ständiger Mundatmung, falscher Stimmtechnik etc. – **L. subglottica:** entzündliche Schleimhautschwellung unmittelbar unter den Stimmbändern zwischen Schild- u. Ringknorpel (Bereich Conus elasticus); perakutes Auftreten v.a. bei kleineren Kindern als ↗Krupp-Syndrom. – Bei weiterer Ausdehnung in der Luftröhre als stenosierende Laryngotracheitis (evtl. mit Bildung fibrinöser Beläge), bei Beteiligung der Bronchien als Laryngotracheobronchitis bezeichnet.

laryng(o)...: Wortteil ↗»Kehlkopf...«; s.a. Larynx...,Laryngo...

Laryngographie: Röntgendarstellung von Kehlkopfskelett u. -höhle; ferner Kehlkopf-»Schleimhautbild« nach Einbringen eines pos. Kontrastmittels (mittels Pulverbläser).

Laryngoparalyse, Laryngoparese: s.u. Kehlkopflähmung.

Laryngoskop: 1) ↗Kehlkopfspiegel. **2)** Endoskop mit Spatelrohr (Broncho-, Ösophagoskop-Rohr) oder halbrinnenförmigem Kehlkopfspatel (mit Beleuchtung) zur direkten Laryngoskopie bzw. zur Einstellung des Kehlkopfeinganges (bei Intubation etc.).

Laryngoskopie: Kehlkopfuntersuchung mittels Kehlkopfspiegel (= indirekte L.) oder mit dem Laryngo-, Broncho- oder Ösophagoskop (= direkte L. = ↗Autoskopie); s.a. Mikrolaryngoskopie.

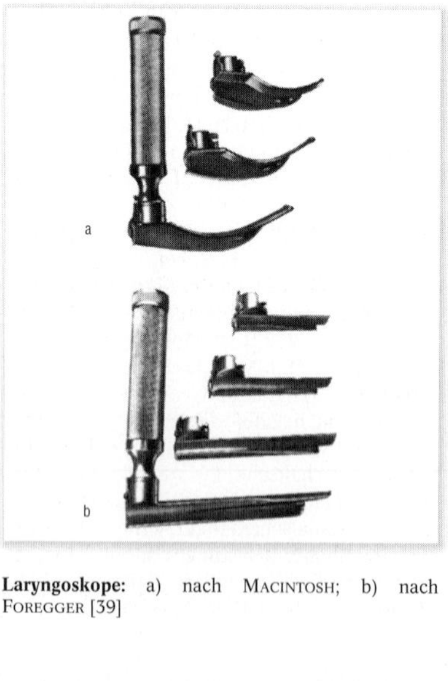

Laryngoskope: a) nach MACINTOSH; b) nach FOREGGER [39]

Laryngospasmus, Stimmritzenkrampf: krampfartige Verengung der Glottis mit Stridor, Atemnot, Angst, Zyanose; v.a. bei Tetanie, Spasmophilie, Eklampsie, Lyssa, als Komplikation bei Elektroschockbehandlung oder Inhalationsnarkose.

Laryngotomie: op. Eröffnung des Kehlkopfes.

Laryngotracheitis: Entzündung von Kehlkopf (↗Laryngitis) u. Luftröhre (↗Tracheitis). – **L., stenosierende:** s.u. Laryngitis subglottica.

Laryngotracheobronchitis: meist durch Viren verursachte Entzündung von Kehlkopf (↗Laryngitis), Luftröhre u. Bronchien (↗Tracheobronchitis), beim Kleinkind evtl. als L. fibrinosa maligna; oft mit bakterieller Sekundärinfektion (Bronchiolitis, Bronchopneumonie). – **L. fibrinosa maligna,** L. infectiosa peracuta maligna: bei Kleinkindern bes. im Winter u. in den Übergangszeiten auftretende L., v.a. durch Parainfluenzavirus Typ 2 (i.w.S. auch durch Influenza- u. Adenoviren), zunächst als unauffällige, akute Tracheobronchitis, dann perakut mit Larynxbeteiligung.

Laryngotracheobronchoskopie: ↗Bronchoskopie mit gleichzeitiger ↗Laryngoskopie.

Laryngotracheotomie: op. Eröffnung des Kehlkopfes (Laryngotomie) u. der Luftröhre (v.a. bei Neoplasma, Stenose).

Larynx: der in der mittleren Halsregion gelegene Kehlkopf; bestehend aus gelenkig verbundenen Knorpeln, ausgestattet mit Muskeln (Musculi laryngis), ausgekleidet mit Schleimhaut. Der der Stimmbildung dienende Teil der Atemwege; ↗Abb.; s.a. Glottis, Kehlkopf...

Larynxkarzinom: ↗Kehlkopfkarzinom.

Larynxstenose: ↗Kehlkopfstenose.

LAS: 1) die **o**berflächen**a**ktive **S**ubstanz (»OAS«; mit den Phospholipiden Lecithin u. Phosphatidyläthanolamin als Hauptfaktoren), die als dünner Film die innere Oberfläche der Lungenalveolen auskleidet. **2) L**ymph**a**denopathie-**S**yndrom (s.u. AIDS).

Lasègue* Zeichen, Phänomen: durch Ischiadikus-Dehnung (in Rückenlage Anheben = passive Beugung des gestreckten Beines im Hüftgelenk) ausgelöster heftiger Gesäß-Oberschenkel-Schmerz, z.B. bei Bandscheibenprolaps (s.a. Ischias-Syndrom), aber auch bei Hirndruck (Meningitis).

Laser: Lichtverstärkung (UR-, UV-sichtbares Licht) durch induzierte Emission (engl.: **L**ight **A**mplification by **S**timulated **E**mission of **R**adiation), z.B. als Festkörper-, Rubin-, Argon-, Xenon-, CO_2-, Neodym-(YAG-)Laser. **Laser-**

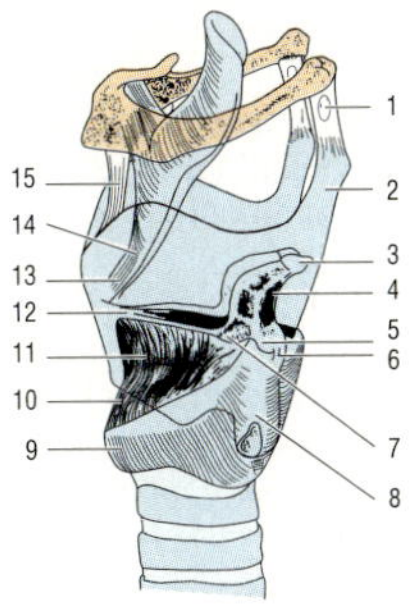

1) Cartilago triticea im Lig. thyrohyoideum laterale
2) Cornu superius
3) Cartilago corniculata
4) Cartilago arytenoidea
5) Proc. muscularis
6) Lig. cricoarytenoideum posterius
7) Proc. vocalis
8) Cornu inferius
9) Cartilago cricoidea
10) Lig. cricothyroideum
11) Conus elasticus
12) Lig. vocale
13) Lig. thyroepiglotticum
14) Petiolus epiglottidis
15) Lig. thyrohyoideum medianum

Larynx [28]

strahlen werden z.B. als »Strahlenmesser« genutzt, wobei sowohl der – gut begrenzbare – nekrotisierende u. adhäsionsbildende Effekt als auch die gleichzeitige Gefäßverödung von Vorteil sind (**L.-Koagulation,** z.B. endoskopische Blutstillung bei Magen-Duodenal-Ulkus); ferner z.B. zur **L.-Angioplastie** (Zerstörung von Ablagerungen in Gefäßwänden bei obstruktiven Gefäßerkrankungen mittels Ballondilatationskatheter); als **L.-Akupunktur** u. **-Reiztherapie** u. **L.-Lithotripsie** (Gallensteinzertrümmerung).

Laser-Scan-Mikroskop: Mikroskop, in dem das Präparat von einem fokussierten Laserstrahl punktförmig – wie beim Elektronenmikroskop – abgetastet u. das rückgestrahlte (bzw. absorbierte) Licht durch Photomultiplier (als Detektor) zum Bild verarbeitet wird.

Lasertherapie: Behandlung mit Laserstrahlen (s.u. Laser). – **L., photodynamische,** PDT: Therapieansatz mit photosensibilisierenden Substanzen (die sich in Malignomgewebe stärker anreichern als in normalem Gewebe) u. Laserlichtstrahlen (Rotlicht), mit denen der Tumor bestrahlt wird.

Lassa-Fieber: im trop. Westafrika durch das gleichnamige, extrem virulente Arena-Virus [ARBO-Viren] hervorgerufene Erkrankung mit hohem Fieber (ab 3.–6. Tag für 1–3 Wo.) u. Gelenkschmerzen, später Mund- u. Gaumengeschwüren, Hautblutungen, Pneumonie u. starker Exsikkose; erfordert strenge Isolierung; Therapie: u.a. Immunserum.

latens, latent: verborgen, inapparent, unsichtbar.

Latenz: »Verborgensein«, Symptomlosigkeit, *pharm* verzögerter Wirkungseintritt.

Latenzperiode, Latenzphase: 1) ↗Inkubationszeit. **2)** Zeitraum zwischen Infektion u. Lysis einer Bakterienzelle durch Phagen. **3)** Zeitraum zwischen Einwirkung einer Schädigung (z.B. Karzinogen, radioaktive Strahlung) u. Auftreten erkennbarer Symptome (z.B. Malignom bzw. Strahlensyndrom).

Latenzzeit: Zeit zwischen Reizeintritt u. Reizantwort bzw. Empfindung; begründet in der spezif. Struktur der nervösen Erregungsorgane; s.a. Latenzperiode.

lateral(is), lat.: seitlich, von der Mitte(llinie) abgewandt.

Lateralislähmung, Lateralisparese: 1) unvollständige Lähmung des M. cricoarytenoideus lateralis; mit weitem Klaffen der Stimmritze; z.B. bei Rekurrensschädigung. **2)** Lähmung des M. rectus lateralis, ↗Abduzenslähmung.

Lateralsklerose, amyotroph(isch)e oder **myatrophe:** Systemerkrankung des Rückenmarks mit Symptomen der Muskelatrophie u. der Pyramidenbahnläsion; beginnt im 4. bis 6. Ljz. mit schlaffen Lähmungen, Muskelatrophien u. faszikulären Zuckungen an Armen u. Beinen (= initial-atrophische Form = brachial- bzw. lumbosakral-myatrophischer Typ) oder mit spastischer Lähmung der Beine u. positiven Pyramidenzeichen (= initial-spastische Form = spastischer Typ = Erb* Sklerose) oder aber mit Bulbärparalyse (= bulbärer Typ).

Lateroflexio(n): Beugung zur Seite.

Lateropositio(n): Seitwärts(ver)lagerung.

Latex: wäßrige Emulsion aus Kautschuk (Polyisopren) u. Pflanzenproteinen, die durch Verletzen der Rinden bestimmter tropischer Pflanzen gewonnen wird; dient als Grundlage zur Herstellung verschiedener Gummiprodukte.

Latexallergie: allergische Unverträglichkeitsreaktion zumeist vom Soforttyp (IgE-vermittelt) auf latexhaltige Artikel (Handschuhe etc.).

Latextests: immunchemische Nachweismethoden, bei denen die Antigen(AG)-Antikörper(AK)-Reaktion durch Verklumpung (Agglutination) von AG- oder AK-beladenen Latexpartikeln sichtbar gemacht wird.

LATS: (engl.) ↗**l**ong-**a**cting **t**hyroid **s**timulator.
latus: (latein.) breit, weit, groß.
Laudanum: ↗Opium; **L. liquidum:** Tinctura Opii.
Lauren* Klassifikation: histopathologische Einteilung des ↗Magenkarzinoms.
Laus: s.u. Läuse...
Läusetyphus: ↗Fleckfieber.
LAV: **l**ymphadenopathy **a**ssociated **v**irus (s.u. AIDS).
Lavage, Lavement: (Aus-)Waschen, Spülung; z.B. Peritoneal-L., bronchoalveoläre L., Reinigungseinlauf. – Auch zur Zytodiagnostik (nach Anreicherung des dabei gewonnenen Materials).
Lavendel, Lavandula angustifolia: Heilpflanze; angewandter Pflanzenteil: Lavendelblüten (Lavandulae flos); Inhaltsstoffe u.a. ätherisches Öl mit Campher, Linalool, Cineol; Lamiaceen-Gerbstoffe; Anw. äußerlich als Hautreizungsmittel (z.B. in der Balneotherapie bei hypotoner Kreislaufschwäche), Aromatikum; innerlich (als Tee) u.a. zur Behandlung von Schlafstörungen, bei funktionellen Oberbauchbeschwerden.
Laxans, Laxativum: (Plural: **Laxanzien** bzw. **Laxativa**) ↗Abführmittel.
Laxanzienabusus: zu häufige oder nicht indizierte Anw. von Abführmitteln. Führt zu Störungen im Natrium-, Kalium- u. Kalziumhaushalt; der entstehende Kaliummangel verstärkt die (eigentlich behandelte) Obstipation im Sinne eines Circulus vitiosus.
Laxanzienenteropathie, Laxanziendarm: chronische Diarrhö (mit sek. Hypokaliämie) durch Abführmittelabusus **(= Laxanzienabusus)**.
Laxation, Laxieren: Abführen.
Lazeration, Laceratio: Zerreißung, Einriß, z.B. von Beckengelenkbändern (mit funktionsbeeinträchtigender Heilung: **»Lazerationsbecken«**), des äußeren Muttermundes während der Geburt (mit sek. Eversion der Zervixschleimhaut: **»Lazerationsektropium«**).
LCA: (engl.) **l**eft **c**oronary **a**rtery (linke Koronararterie).
LCAT(-Enzym): **L**ecithin-**C**holesterin-**A**cyl**t**ransferase; von der Leber sezerniertes, v.a. an ↗Lipoproteine (HDL) gebundenes Enzym, das die Bildung von Cholesterinestern katalysiert.
LCAT-Mangel: verminderte LCAT-Aktivität, die zu erhöhtem Anteil freien Cholesterins u. erniedrigtem der Cholesterinester führt. **1)** erworbener L. bei schweren Lebererkrankungen. **2)** angeborener Enzymdefekt. Symptome: Anämie (infolge Defekts der Erythrozytenmembran), Proteinurie, Kornea-Infiltrate, Nierenerkrankungen.
LCIS: ↗CLIS.
LCT: ↗Cholezystotomie, laparoskopische.
LDH: ↗**L**actat-**D**e**h**ydrogenase.
LDL: **l**ow **d**ensity **l**ipoproteins (s.u. Lipoproteine).
LDL-Rezeptoren: Membranrezeptoren für die LDL bzw. deren Apolipoprotein.
Lebendgeburt: G., bei der das Kind nach Verlassen des Mutterleibes Lebenszeichen (Herzschlag, Atmung, Nabelschnurpulsationen, Bewegungen willkürlicher Muskeln) erkennen läßt.
Lebendimpfstoff, Lebendvakzine: Impfstoff aus virulenz- u. pathogenitätsabgeschwächten, jedoch vermehrungsfähigen Keimen, die eine echte Infektion hervorrufen u. dadurch aktiv immunisieren; z.B. Masern-L., Poliomyelitis-L. »SABIN«, BCG-Impfstoff, ferner Mumps-, Röteln-, Varizellen-L.
Lebensaktivitäten: s.u. Pflegemodell.
Lebensmittelallergie: ↗Nahrungsmittelallergie.
Lebensmittelvergiftung: durch Verzehr verunreinigter (z.B. Chemikalien, Schwermetalle), zersetzter (Stoffwechselgifte aus Fischen, Muscheln, Pilzen) oder – am häufigsten – bakteriell infizierter Nahrung verursachte Krankheitserscheinungen. – Als »Lebensmittelvergifter« gelten toxinbildende Bakterien, v.a. Salmonellen (s.u. Salmonellenenteritis), Staphylokokken (s.u. Staphylokokkenenteritis), Clostridium botulinum (s.u. Botulismus); ferner andere Clostridien, Shigellen, Bac. cereus u.a.m.
Lebensmittelzusatzstoffe: Lebensmitteln im Herstellungsprozeß zugesetzte Substanzen, z.B. Konservierungsmittel, Farbstoffe, Antioxidanzien, Trägerstoffe. Es wurden u.a. pseudoallergische Unverträglichkeitsreaktionen auf L. (z.B. Sulfite) nachgewiesen.
Leber: ↗Hepar; s.a. Hepat(o)...
Leberadenom: Sammelbegriff für ↗Cholangiom (2) u. Leberzelladenom (↗Adenom, hepatozelluläres) sowie für kombinierte Formen (»gemischtzelliges Leber-Gallengangs-Adenom«).
Leberatrophie: Parenchymschwund der Leber mit Organverkleinerung. – **L., akute gelbe:** ↗Leberdystrophie. – **L., braune:** L. mit Lipofuscineinlagerung (im Alter, bei Hunger, Kachexie).
Leberazinus: das morphologische Substrat des sog. funktionellen ↗Leberläppchens.
Leberbiopsie: mikroskopische Untersuchung

von Lebergewebe, gewonnen als Punktat unter laparoskopischer Sicht (»gezielte L.«) oder durch perkutane Entnahme (= abdominale oder transthorakale **Leberblindpunktion**) oder aber als Exzisat.

Leberdystrophie, akute gelbe: lebensbedrohlicher Massenuntergang von Leberzellen (mit Leberzerfallskoma u. schwerem Ikterus) bei fulminanter Hepatitis oder Vergiftungen (z.B. Pilze, Chloroform).

Leberechinokokkus: Befall der Leber durch die Finnen von Echinococcus granulosus oder multilocularis; als alveoläre (mit tumorart. Durchwachsen der Leber) oder zystische Form (uni- oder multilokuläre Zysten; bei Punktion Gefahr allerg. Schocks!).

Leberegel: in den Gallengängen parasitierende Trematoden.

Leberegelkrankheit: ↑Fascioliasis.

Leberentzündung: ↑Hepatitis.

Leberenzymmuster: im Serum nachweisbare organspezif. Enzyme, nutzbar zur Diagnostik bei Lebererkrankungen; v.a. GOT, GPT, LDH (u. Isoenzyme), alkal. Phosphatase, GLDH, GGT, Cholinesterase.

Leberepithelverfettung: fettige Degeneration der Leberzelle infolge Hemmung der Fettverwertung (Oxidationsstörung), Steigerung der Fettsynthese, Herabsetzung des Fettabtransports; z.B. bei Anämie, Asphyxie, nach Einwirkung von Lebergiften, bei Alkoholvergiftung, Stoffwechselkrankheiten, Fehlernährung (Hungerfettleber).

Leberfibrose: erhöhter Bindegewebsgehalt der Leber bei erhaltener Läppchenstruktur.

Leberfleck: ↑Naevus spilus (v.a. im Gesicht als vermeintlicher Hinweis auf Leberkrankheit); i.w.S. ↑Lentigo simplex.

Lebergang: ↑Ductus hepaticus.

Lebergifte: für die Leberepithelzelle toxische Stoffe (die im Extremfall zu Zellnekrosen u. akuter Leberdystrophie führen); v.a. Phosphor, Tetrachlorkohlenstoff, Chloroform, Arsen, bei ausreichender Dauer u. Konzentration auch Alkohol, bestimmte Zytostatika, Phenothiazine, Ovulationshemmer.

Leberhämangiom: häufigster gutartiger Lebertumor, meist sonographischer Zufallsbefund; besteht aus dünnwandigen, meist endothelausgekleideten kapillären Gefäßen; evtl. als angeborene Fehlbildung.

Leberhilus: ↑Porta hepatis.

Leberinsuffizienz: Versagen der vitalen Funktionen der Leber; akut nach massivem Gewebezerfall (z.B. bei Hepatitis; Leberkoma); chron. z.B. bei Leberzirrhose.

Leberkarzinom: i.e.S. das ↑Leberzellkarzinom; i.w.S. das maligne ↑Cholangiom; auch das Hepatoblastom des Kleinkindes (maligner Mischtumor in zirrhosefreier Leber); sekundär Metastasen v.a. aus Pfortadergebiet, Lunge u. Mamma, ferner direkt übergreifendes Gallenblasen-Ca.

Leberkoma, Coma hepaticum: durch Lebererkrankungen verursachte schwere Bewußtseinsstörung (Coma), vermutlich durch Anhäufung hirntoxischer Substanzen.

Leberkrebs: s.u. Leberkarzinom.

Leberläppchen: 1) funktionelles L., »Azinus«: funktionelle Lebereinheit, gebildet von Leberarterien-, Pfortader- u. Gallengangsästen (samt deren Sinusoiden bzw. Gallenkapillaren) u. den zugehörigen Leberzellplatten mit dem GLISSON* Dreieck als räumlichem Mittelpunkt. **2)** morphologisches oder anatomisches L., »Lobulus«, Zentralvenenläppchen: aus Leberzellplatten (mit Gallenkapillaren, Sinusoiden, DISSE* Raum) u. der V. centralis als räumlichem Mittelpunkt bestehende Struktureinheit.

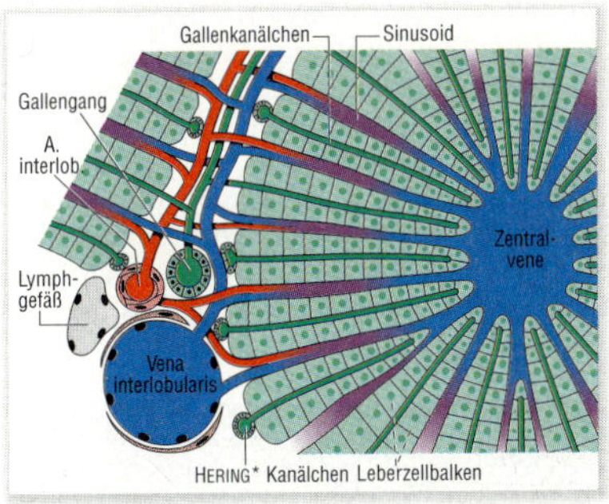

Periportalfeld (GLISSON* Dreieck) u. Ausschnitt eines **Leberläppchens** (Schema): die Arteria interlobularis (A. interlob.) ist ein Ast der A. hepatica propria, die Vena interlobularis ist ein Ast der V. portae. Am Rande des Läppchens fließen sauerstoffreiches Blut der Arterie und sauerstoffärmeres Blut der Pfortader zusammen. Die Anfangsabschnitte der Gallengänge heißen HERING* Kanälchen [473]

Lebermetastasen: Absiedlungen maligner Tumoren in der Leber, z.B. Metastasen gastrointestinaler Tumoren über die Pfortader oder von Bronchial-, Mamma- oder Schilddrüsenkarzinomen über die Arteria hepatica.

Leberparenchym: das aus Leberzellplatten, Gallenkapillaren u. Lebersinusoiden (Endothel, KUPFFER* Sternzellen) zusammengesetzte spezifische Lebergewebe.

Leberperfusion: 1) die künstliche Durchströmung (kalte, hyperoxygenisierte Nährlösung) einer exstirpierten Leber zu deren Konservierung zwecks Transplantation. **2) isolierte L.:** Durchströmung der Leber mit hochdosierter Zytostatika-Lösung zur Therapie bösartiger Lebertumoren bzw. Metastasen; auch als einmalige intraoperative Perfusion oder mittels subkutan implantierter Pumpe möglich zur regionalen Chemotherapie.

Leberpuls(ation): systolische Pulsation der Lebervenen bei Rechtsherzinsuffizienz.

Leberpunktion: s.u. Leberbiopsie.

Leberresektion: op. Entfernung von Leberteilen; atypisch (ohne Berücksichtigung segmentaler Gliederung) z.B. bei Probeexzision oder oberflächennaher Exstirpation randständiger krankhafter Gebilde; typisch (anatomiegerecht) als ↗Hemihepatektomie, evtl. Dreiviertelresektion; s.a. Hepatektomie.

Leberruptur: Leberzerreißung durch stumpfes, penetrierendes oder perforierendes Trauma, bes. oft bei Polytraumatisierten.

Leberstauung: s.u. Stauungsleber.

Lebersternchen: multipler ↗Naevus araneus als typ. Hauterscheinung am Oberkörper bei chron. Lebererkrankung (aber auch bei lebergesunden Jugendlichen u. – reversibel – in der Gravidität); oft kombiniert mit ↗Palmarerythem.

Leberszintigraphie: Darstellung (↗Szintigraphie) des Lebergewebes zur Größen- u. Formbestimmung sowie zum Nachweis umschriebener Prozesse (Zyste, Abszeß, Tumor, Metastasen etc.).

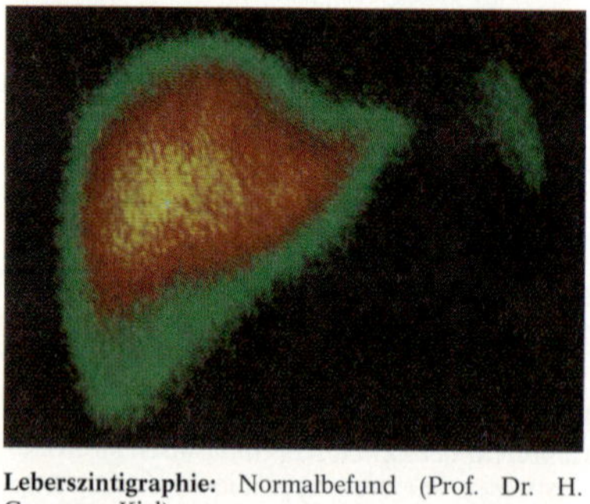

Leberszintigraphie: Normalbefund (Prof. Dr. H. GREMMEL, Kiel)

Lebertran: ↗Oleum Jecoris Aselli.

Lebertransplantation: allogener Organersatz nach Entfernung (Exstirpation) des erkrankten Organs. Häufigste Indikationen: Endstadien chron. Lebererkrankungen, Leberzellkarzinom, Autoimmunhepatitis, primär biliäre Zirrhose, postinfektiöse u. nichtinfektiöse Lebernekrosen, akutes Leberversagen. *Technik:* Die L. erfolgt orthotop, d.h., das Spenderorgan wird an der Stelle der erkrankten Leber implantiert. Die (peri- u. postoperative) Immunsuppression mit Ciclosporin, Corticoiden, Azathioprin u. Antilymphozytenserum ist obligatorisch.

Lebertumoren: Oberbegriff für gut- u. bösartige Tumoren in der Leber; Differentialdiagnose ↗Tab.

Lebertumoren [22]

benigne Lebertumoren	Leberhämangiom
	Leberzelladenom
	fokal noduläre Hyperplasie (FNH)
	Adenom, Papillom oder Zystadenom des Gallengangs
maligne Lebertumoren	primäres Leberzellkarzinom
	Cholangiom
	embryonales Hepatoblastom
	Angiosarkom
	Lebermetastasen

Lebervenenkatheterismus: Kathetereinführung in einen Lebervenenast zur Bestimmung des (post)sinusoidalen Drucks u. zur Lokalisation eines hepatischen Blocks.

Lebervenenverschlußkrankheit: ↗BUDD*-CHIARI* Syndrom.

Leberverfettung: ↗Leberepithelverfettung, Fettleber.

Lebervergrößerung: ↗Hepatomegalie.

Leberzelladenom: ↗Leberadenom.

Leberzellkarzinom, primäres, Carcinoma hepatocellulare: bösartiger Tumor der Leber; von Leberepithelzellen ausgehendes Karzinom (stromaarm, solid); *Ätiologie:* chronische Hepatitis B oder C, Leberzirrhose, Aflatoxin B1 (Aspergillus flavus), Thorotrast®. Meist uncharakteristische Symptome (wie bei Zirrhose), Ösophagusvarizen, paraneoplastische Erkrankungen; evtl. therapieresistenter Aszites. *Diagnostik:* charakteristische Erhöhung von ↗AFP; bildgebende Verfahren (Sonographie, Computer-, Kernspintomographie, Angiographie); Feinnadelpunktion u. Histologie. *Therapie:* Die Resektion ist die einzige kurative Behandlungsmöglichkeit; alternativ bei inoperablen Situationen systemische u. regionale Chemotherapie oder Chemoembolisation.

Leberzirrhose, Cirrhosis hepatis: Sammelbegriff für Leberkrankheiten, die mit Veränderung der Läppchenstruktur (irreversible »Pseudoläppchen«), Leberfibrose u. Bildung kleiner bis großer postdegenerativer Parenchym-Regeneratknoten einhergehen u. zu Gefäßobliterationen führen (hepatischer Block; mit Pfortaderhypertonie, Aszites). Häufigste Ursachen: u.a. Hepatitis, Hepatose (z.B. bei chronischem Alkohol-, Medikamentenmißbrauch), Cholestase, autoimmune chronisch-aktive Hepatitis. Symptome u.a.: Leistungsminderung, Schlafstörungen, psychische Labilität; Druck- u. Völlegefühl im Bauch, Inappetenz, evtl. Stuhlaufhellung, Hämatomneigung, »burning feet«, »restless legs«, Juckreiz, Ikterus (s.a. Abb.).

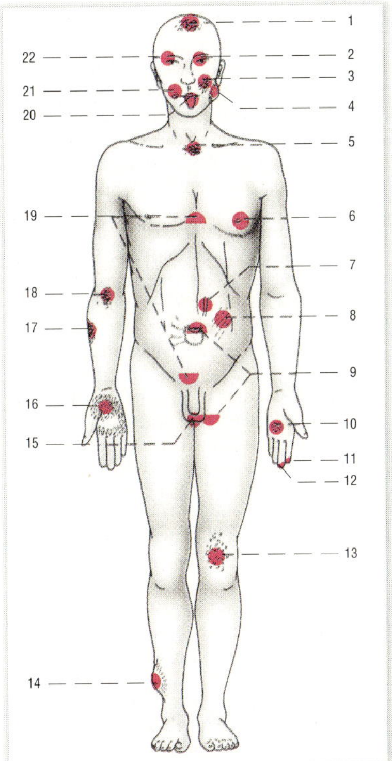

Symptome der Leberzirrhose:
1 = Teleangiektasien, 2 = Xanthelasmen, 3 = Akne vulgaris, 4 = Parotisschwellung, 5 = Gefäßspinnen, 6 = Gynäkomastie, 7 = Kollateralvenen, 8 = Striae, 9 = Nabel- u. Leistenbruch, 10 = DUPUYTREN* Kontraktur, 11 = Weißnägel, 12 = Uhrglasnägel, 13 = Weißfleckung nach Abkühlung, 14 = Ödem, 15 = Hodenatrophie, 16 = Palmarerythem, 17 = Exsikkose, 18 = Purpura (RUMPEL-LEEDE), 19 = fehlende männliche Sekundärbehaarung, 20 = glatte rote Zunge, 21 = Rhagaden, 22 = Ikterus [148]

Leboyer* Methode: ↗Geburt, sanfte.

Lecithin, Lezithin: ↗Phosphatidylcholin.

Lecithin-Cholesterin-Acyltransferase: ↗LCAT.

Lederhaut: 1) ↗Dermis. **2)** ↗Sclera.

Lederknarren: Reibegeräusch bei trockener Perikarditis u. Pleuritis.

Leeraufnahme: ↗Röntgenleeraufnahme.

Leerdarm: ↗Jejunum.

Leerwert: Meßwert, bestimmt ohne Einsatz der spezifischen Reaktionskomponenten (zum Vergleich).

LE-Faktor: ↗Lupus-erythematodes-Faktor.

Legasthenie: erschwertes Sinnverständnis für Gelesenes; meist als Schwäche im Erlernen des Lesens, d.h. Unfähigkeit, Buchstaben zu Silben bzw. Silben zu Wörtern zusammenzufügen; dadurch meist auch Rechtschreibschwierigkeiten mit Reihenfolgenumstellung u. gestaltlicher Buchstabenverwechslung (»Inversion« bzw. »Reversion«) = Lese-Rechtschreib-Schwäche. Oft mit Gestalterfassungs- u. Wortgestaltungsstörungen. Die L. ist kein Ausdruck eines Intelligenzmangels.

lege artis: (latein.) nach den Regeln der Kunst.

Legionärskrankheit: atyp. Pneumonie mit relativ hoher Letalität; Erreger: ↗Legionella pneumophila.

Legionella pneumophila: Erreger der **Legionellose** (↗Legionärskrankheit); bewegliches, gramnegatives Stäbchenbakterium ohne Kapsel; z.B. in Krankenhäusern mit Häufung atyp. Pneumonie aus der Warmwasseranlage isoliert (s.a. Nosokomialinfektionen).

Legumin: Protein aus Hülsenfrüchten **(Leguminosen)**.

Leibesfrucht, Frucht: medizinisch-juristischer Begriff für das – strafrechtlich durch § 218 StGB (modifiziert) geschützte – ungeborene Schwangerschaftsprodukt (↗Embryo, Fetus) bis zum Zeitpunkt der 1. Wehe (danach als »geboren« u. »Mensch« geltend).

Leichenöffnung: ↗Obduktion.

Leichenschau: Besichtigung (= äußere L.) der unbekleideten menschl. Leiche (einschl. der Ausstellung der entsprechenden schriftl. Bescheinigung = **Leichenschein** als Todesfallurkunde) durch einen Arzt zur Feststellung des Todes, der Todesart u. möglichst der Todesursache. – Bei ungeklärtem oder gewaltsamem

Tod »richterliche L.« oder aber ↗Obduktion (= innere L.).

Leihmutter: s.u. Embryotransfer.

Leinsamen: Semen Lini; der getrocknete, reife Samen von Linum usitatissimum (= Lein, Flachs). Diätetische Anw. (»Leinsaat«) roh u. frisch geschrotet oder als Müsli zur Peristaltikanregung u. als Darmgleitmittel. Bei Anw. als Laxans ist auf genügend Flüssigkeitszufuhr zu achten.

Leioderma, Leiodermie: ↗Glanzhaut.

Leiomyom(a): knotige oder knollige, oft deutlich abgekapselte, gutartige Geschwulst aus glatter Muskulatur.

Leiomyosarkom: ein bösartiger Tumor vom Typ der glatten Muskulatur; meist von Haarbalgmuskeln ausgehend.

Leishman* Körperchen: intrazellulär nachweisbare Leishmanien, z.B. DONOVAN* Körperchen (Leishmania donovanii).

Leishmania: Protozoen-Gattung der Klasse Mastigophora [Trypanosomatidae, Protomonadina]; Parasiten mit Wirtswechsel zwischen Wirbeltier bzw. Mensch u. Phlebotomus-Mücken (als Überträger). – **L. brasiliensis:** Erreger der südamerikan. ↗Haut-Schleimhaut-Leishmaniase (klassische Form = Espundia); Reservoir: v.a. Nager. – **L. donovanii:** Erreger der ↗Kala-Azar; Reservoir: v.a. Hunde. – **L. mexicana:** s.u. Leishmaniasis mexicana. – **L. tropica:** Erreger der Hautleishmaniase (mit lokal begrenzten Läsionen); Reservoir: Nagetiere u. Hunde.

Leishmaniase, Leishmaniasis: tropische, subtropische u. mediterrane Krankheiten durch Leishmania-Arten. – **L. americana:** ↗Haut-Schleimhaut-L. – **L. cutanea:** die ↗Hautleishmaniase. – **L. mexicana,** Ulcera de los chicleros: Haut-L. der Gummibaumzapfer durch Leishmania mexicana, mit Geschwüren an unbedeckten Körperstellen (v.a. Ohrmuschel). – **L. mucocutanea:** ↗Haut-Schleimhaut-L. – **L., viszerale:** ↗Kala-Azar.

Leistenband: ↗Ligamentum inguinale.

Leistenbruch: ↗Hernia inguinalis.

Leistendrüsen: ↗Nodi lymphatici inguinales.

Leistenhaut: die mit einem genetisch festgelegten Verlauf von Leisten unterteilte Epidermis an Hohlhand u. Fußsohle; vgl. Felderhaut.

Leistenhernie: ↗Hernia inguinalis.

Leistenhoden, Inguinalhoden: über das 2. Lj. hinaus bestehende ein- oder beidseit. inguinale ↗Hodenretention (infolge Störung des Deszensus); Hoden vor dem äußeren Leistenring, meist hypoplastisch, evtl. beweglich (s.a. Pendelhoden); oft kombiniert mit angeborener Leistenhernie. Therapie: konservativ mit Gonadotropinen oder LHRH oder Op. vor dem 3. Lebensjahr.

Leistenkanal: ↗Canalis inguinalis.

Leitsymptom: **1)** das besonders charakteristische oder hervorstechende Symptom eines Krankheitsbildes, das für die Diagnosestellung bestimmend (pathognomonisch) ist. **2)** das in der Homöopathie für die Wahl des Mittels als am wichtigsten angesehene Symptom.

Leitungsanästhesie: örtliche Schmerzausschaltung durch Leitungsunterbrechung, d.h. durch endo- oder perineurale Injektion eines Lokalanästhetikums an periphere (z.B. als Interkostalblock, Paravertebral-, Parasakralanästhesie) bzw. an Hirnnerven (= basale L.), an Nervenplexus (z.B. Armplexusanästhesie), sympathische Nerven oder Ganglien (z.B. Splanchnikusanästhesie, Stellatumblockade) oder aber durch peridurale (Sakral-, Peridural-, Epiduralanästhesie) oder intrathekale Injektion (sog. intradurale L.; ↗Spinal-, Lumbalanästhesie).

Leitungsbahn: aus Nervenfasern gleicher oder ähnlicher Funktion bestehendes Leitungssystem des zentralen Nervensystems; als **motorische L.** in Groß- oder Kleinhirnrinde beginnend, zu motorischen Vordersäulenzellen absteigend oder an Hirnnervenkernen endend; als **sensible L.** aufsteigend, für Oberflächensensibilität von der Haut zur Großhirnrinde (Körperfühlsphäre; z.B. Tractus spinothalamicus, -bulbaris), für Tiefensensibilität von Muskeln u. Gelenken zur Rinde des Kleinhirnwurms (z.B. Tractus bulbo-, spinocerebellaris anterior u. posterior).

LE, L.E., L.e.: ↗**L**upus **e**rythematodes.

Lembert* Naht: Standardtyp der seroserösen Darmnaht.

Lemm(o)...: ↗Lemn(o)...

Lemniscus: (latein.) Band, Schleife, Schlinge. – **L. lateralis:** Faserschleife der Hörbahn im Boden des IV. Ventrikels. – **L. trigeminalis:** von den sensiblen Trigeminuskernen zum Thalamus aufsteigender Faserzug.

Lende: ↗Lumbus; s.a. lumbal...

Lendenwirbelsäule, LWS: der von – normalerweise 5 – Lendenwirbeln gebildete WS-Abschnitt (zwischen BWS u. Kreuzbein) mit physiologisch nach vorne gewölbter (= ventral-konvexer) Krümmung (Lordose).

Lendenwirbelsäulensyndrom: die (vertebra-, neuro- u. myogenen) Krankheitsbilder im Bereich der Lendenwirbelsäule (einschl. lumbosakralen Übergangs): ↗Ischias-, Bandscheiben-Syndrom u. Lumbago.

Lens (crystallina): ↗Augenlinse.
lental: die Augenlinse betreffend.
lenteszierend: verzögernd bzw. verzögert.
lenticularis, -culatus, -formis: linsenförmig.
lentiginös: nach Art einer Lentigo.
Lentigo: linsenförm. Pigmentfleck; i.e.S. L. simplex. – **L. aestiva:** Sommersprossen. – **L. maligna,** Melanosis circumscripta praecancerosa, melanotische Präkanzerose, DUBREUILH*-HUTCHINSON* Krankheit: langsam (über Jahre bis Jahrzehnte) wachsende, prämaligne Veränderung (Carcinoma in situ) durch Proliferation atypischer Melanozyten innerhalb der Epidermis, die in ein malignes ↗Melanom (**Lentigo-maligna-Melanom**, LMM) übergehen kann; tritt hauptsächlich an lichtexponierten Stellen auf (Gesicht, bei Frauen auch am Unterschenkel); typisch ist ein Gemisch aus hell- u./oder dunkelbraunen bis zu schwarzen Farbtönen innerhalb der meist unscharf begrenzten Veränderung (↗Abb.). – **L. senilis:** der ↗Altersfleck. – **L. simplex,** L. juvenilis: kleine (bis etwa linsengroße), im Niveau der Haut bleibende, scharf begrenzte, gleichmäßig hell- bis dunkelbraune Hyperpigmentierungen; bei größerer Zahl spricht man von **Lentiginose**.

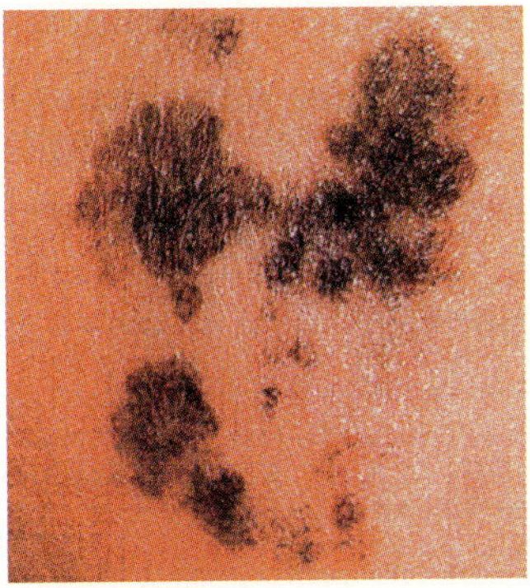

Lentigo maligna [393]

lento...: Wortteil »Augenlinse«.
lentus: (latein.) zäh, langsam.
Leopold* Handgriffe: geburtshilfl. Handgriffe zur Bestimmung von Fundusstand (= 1. Handgriff), Lage u. Stellung des kindl. Rückens (= 2. H.) bzw. des vorangehenden, noch über dem Beckeneingang stehenden Kindsteiles (= 3. H.) sowie näherer Einzelheiten am – ins Becken eingetretenen – vorangehenden Teil (= 4. H.).

Lepra, Aussatz, HANSEN* Krankheit: eine chronische, nach langer Inkubation schleichend beginnende Infektionskrankheit durch Mycobacterium leprae; Manifestation v.a. an Haut u. Nerven (periphere sensible u. sympath. Fasern), ferner an Schleimhäuten (Mund, Larynx, Pharynx), RES, Augen, Baucheingeweiden, Knochen, Hoden. – Einteilung in 2 Haupttypen: L. lepromatosa u. L. tuberculoides; ferner die L. dimorpha (»Borderline-L.«) u. L. indeterminata. Therapie: Sulfone (z.B. Diaminodiphenylsulfon = DADPS), Thiosemicarbazone, Rehabilitationsmaßnahmen, evtl. plastische Chirurgie. **1) L. lepromatosa tuberosa:** der bes. beständige Haupttyp mit chronisch fortschreitender Bildung makulär-diffus infiltrierender oder knotiger ↗Leprome v.a. in Haut (im Gesicht als Facies leontina, ↗Abb.) u.

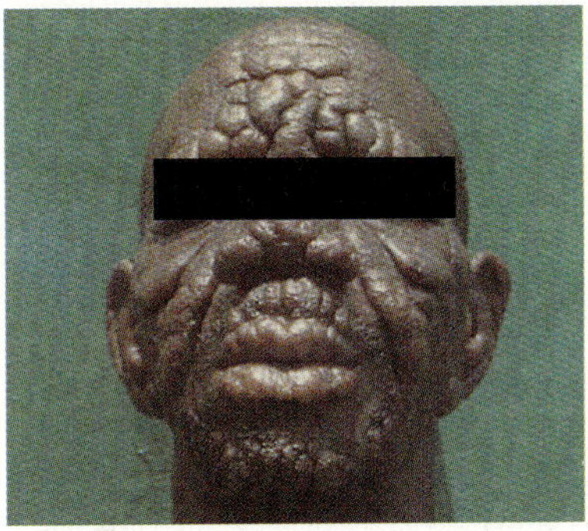

Lepromatöse Lepra [393]

Schleimhäuten, mit negativer Lepromin-Reaktion (infolge schlechter Abwehrlage) u. positivem Bakterienbefund. **2) L. tuberculoides,** L. maculoanaesthetica: der gutartige Typ mit Lepriden u. Nervensymptomen; positive Lepromin-Reaktion, negativer Bakterienbefund (↗Abb.).

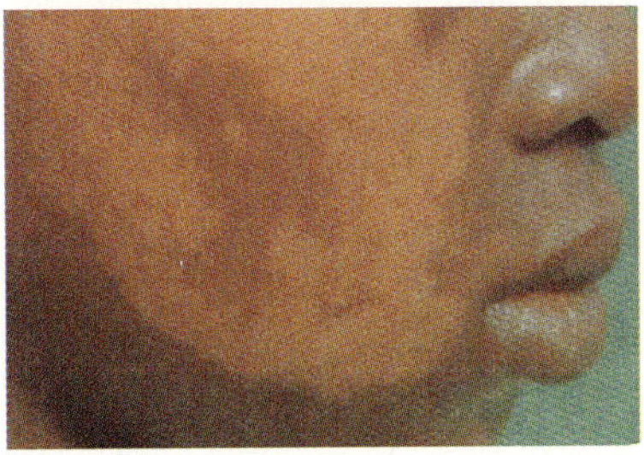

Tuberkuloide Lepra [393]

Leprid: »Id-Reaktion« bei a) Lepra tuberculoides (entweder im Aufbau einem Tuberkel entsprechende anästhet. u. anhidrotische Macula oder Plaque, oder aber »infiltrierte« kupfer- oder purpurfarbene Papel oder Knötchen) u. b) Lepra indeterminata (hypopigmentierte Macula, mit meist unscharfem Rand u. erhaltener Sensibilität).

leprös: die Lepra betreffend, an Lepra erkrankt.

Leprom, Lepraknoten**:** die für Lepra lepromatosa charakteristische knotige Granulationsgeschwulst; kugelig, breit aufsitzend, durchscheinend gelblich oder bräunlich, meist hart, blutarm.

Leprosorium: mit therap. Einrichtungen ausgestattete Siedlung (Dorf, Kolonie), in der Leprakranke isoliert von der Außenwelt leben; auch Krankenhaus zur Pflege Leprakranker.

leprosus: (latein.) leprös.

Leptin, OB-Protein**:** im Fettgewebe synthetisiertes Genprodukt des Adipositas-Gens (»obese gene«, »ob gene«), das in enger Beziehung zur Adipositas steht.

Leptomeningiom(a): ↗Meningiom der weichen Hirnhäute; meist sek. durch Übergreifen oder Metastasierung.

Leptomeningitis: ↗Meningitis der weichen Hirnhäute.

Leptomeninx: »weiche Hirnhäute« als Sammelbezeichnung für ↗Arachnoidea u. ↗Pia mater.

leptosom: schmalwüchsig, asthenisch.

Leptospira: eine Bakteriengattung der Spirochaetales mit der Spezies **L. interrogans** mit zahlreichen serolog. Untergruppen; Infektion des Menschen (Leptospirose) selten direkt (v.a. berufsbedingt), meist indirekt (in Urin-infizierten Gewässern, v.a. durch die verletzte Haut).

Leptospirose, Leptospirosis: durch Leptospiren hervorgerufene Infektionskrankheit mit zweiphasigem Fieberverlauf (1. akut mit Schüttelfrost) u. fieberfreien Intervallen, initialen Gastroduodenalsymptomen, Muskel- u. Gliederschmerzen (Wadenschmerz!), meningealen Erscheinungen, Konjunktivitis, Atemwegsreizung, Leber- u. Nierenaffektion (schwerste Form: ↗L. icterohaemorrhagica) sowie flüchtigem, masern- oder scharlachart. Erythem (3. Tg.). – **L. bataviae:** ↗Batavia-Fieber. – **L. canicola,** Stuttgarter Hundeseuche: Erkr. bei Hunden (u. Füchsen) durch Leptospiren der serolog. Gruppe L. canicola; Übertragung auf Menschen möglich: akutes Fieber, seröse Meningitis, selten Ikterus, flüchtiges Exanthem, Nierenbeteiligung, später evtl. Haarausfall, Anämie, Iridozyklitis. – **L. icterohaemorrhagica,** Icterus infectiosus, biliöses Typhoid, WEIL* Krankheit: schwerste Form der Leptospirose mit kombinierter Schädigung von Leber u. Nieren. Symptome: Schüttelfrost, hohes Fieber, Muskel- u. Gliederschmerzen, nach 3–6 Tg. Leberschwellung u. Ikterus (zwei Drittel aller Fälle), später hämorrhag. Glomerulonephritis; gegen Ende der einwöchigen Fieberperiode scharlach- oder masernförmiges Exanthem (Gesicht frei; Neigung zu Hämorrhagie), seröse Meningitis; nach fieberfreiem Intervall 2 (bis 4) Fieberperioden (»Relaps«), lange Rekonvaleszenz.

Leptozyt, Platyzyt**:** abnorm dünner Erythrozyt, v.a. bei Farbstoff- bzw. Eisenmangelanämie.

Lernbehinderung: verminderte Fähigkeit, die Lerninhalte der normalen Grundschule zu erfassen. – Pädagogischer Begriff zur Abgrenzung gegenüber ↗geistiger Behinderung.

lesbisch: Adjektiv für weibliche Homosexualität.

Leseunfähigkeit: ↗Alexie.

Lesezentrum: die für das Lesen u. das Verstehen des Gelesenen benötigten Großhirnrindengebiete (Umgebung des Gyrus angularis); bei Schädigung Leseunfähigkeit (Alexie; häufig als Teilsymptom einer sensor. Aphasie).

letal(is): tödlich.

Letalität(szahl): Zahl der Verstorbenen, bezogen auf die Zahl der Erkrankten einer bestimmten Krankheit (z.B. Cholera).

Letterer* Krankheit: s.u. ABT*-L.*-SIWE*.

Leuc...: s.a. Leuco..., Leuk(o)...

Leucin, L, Leu**:** essentielle Aminosäure.

Leucinurie: Ausscheidung von Leucin u. Tyrosin im Harn (bei Anstieg der Leucin-Werte im Serum) als Symptom eines schweren Leberparenchymschadens (z.B. bei Phosphorvergiftung). – I.e.S. die ↗Ahornsirup-Krankheit.

Leuco: Abk. für ↗Leukozyt.

leuco...: Wortteil »weiß«, »hell«; s.a. Leuko...

Leukämid: Hautinfiltrat (Knoten, Plaque: oft leicht blutend) bei Leukämie.

Leukämie: Sammelbegriff für umgangssprachl. als »Blutkrebs« bez. Erkrankungen, die durch maligne Umwandlung (Transformation) hämatopoetischer oder lymphatischer Zellen entstehen, mit Vermehrung (Proliferation) u. Akkumulation neoplastischer Zellen (»Leukämiezellen«) primär im Knochenmark, meist auch im Blut u. in lymphatischen Geweben, seltener in anderen Organen. Die Symptome resultieren aus der Verdrängung normaler Blutzellen, einer Beeinträchtigung

Diagnostische Leitbefunde bei den vier häufigsten **Leukämieformen** [351]

	akute lymphoblastische L.	**akute myeloische L.**	**chronische myeloische L.**	**chronische lymphatische L.**
Altersgipfel	Kindheit	jedes Alter	mittleres Alter	mittleres u. höheres Alter
Leukozytenwerte	H* in 50%; N* u. E* in 50%	H* in 60%; N oder E in 40%	H in 100%	H in 98%; N oder E in 2%
weißes Differentialblutbild	viele Lymphoblasten	viele Myeloblasten	ganze myeloische Reihe	kleine Lymphozyten
Anämie	bei > 90%, schwer	bei > 90%, schwer	bei 80%, meist mild	bei 50%, meist mild
Thrombozyten	E in > 80%	E in > 90%	H in 60%, E in 10%	E in 20–30%
Lymphknotenvergrößerungen	häufig	seltener	ungewöhnlich	häufig
Splenomegalie	60%	50%	meist u. massiv	gelegentlich, dann meist mäßig
andere Befunde	bei 50% ZNS-Befall nach 1 Jahr	selten ZNS-Befall, evtl. AUER* Stäbchen in den Myeloblasten	ALP niedrig, Ph[1]**-Chromosom bei 85%	gelegentlich hämolytische Anämien u. Hypogammaglobulinämie

* E = erniedrigt, N = normal, H = erhöht
** Ph[1] = Philadelphia

des Immunsystems u. Infiltration atypischer Zellen in Organe: u.a. Anämie, Blutungen (v.a. infolge Thrombozytopenie), Infektionen (durch Abwehrschwäche); Reizerscheinungen, Vergrößerung u. Funktionsminderung befallener Organe; s.a. Tab. – Mögliche Faktoren (Leukämogene), die das Leukämie-Risiko erhöhen: ionisierende Strahlung, Chemikalien (v.a. Benzol u. Zytostatika), Viren (s.a. Onkogen, Tumorviren, HTLV I), genetische Faktoren (vgl. Philadelphia-Chromosom). – **L., akute,** AL, unreifzellige Leukose**:** Erkrankungen der hämatopoetischen Stammzellen, die ohne intensive Therapie innerhalb kurzer Zeit letal verlaufen; mit rascher Vermehrung von Leukozytenvorstufen (Blasten) im Knochenmark u. meistens auch im Blut. Unterteilt in: **1) akute lymphatische L., a. lymphoblastische L.,** ALL: häufigste L. des Kindesalters; Pathogenese: maligne Transformation einer lymphatisch determinierten Stammzelle. Therapie: Kombinationen von Zytostatika in zeitlich festgelegten Schemata; evtl. Knochenmarktransplantation; intrathekale Chemotherapie; adäquate supportive Maßnahmen (Blutzellersatz, Infektionsprophylaxe bzw. -behandlung). **2) akute myeloische L.,** akute nichtlymphatische L., AML, ANLL**:** ca. 80% der akuten L. im Erwachsenenalter, zweithäufigste L. des Kindesalters; Pathogenese: maligne Transformation einer myeloisch determinierten Stammzelle; Therapie: wie bei der ALL (s.o.). **3)** die akute ↗Erythroleukämie (»AEL). – **L., chronische lymphatische,** CLL: häufigste Form der chron. L.; als lymphozytäres Lymphom niedrigen Malignitätsgrades zu den ↗Non-HODGKIN-Lymphomen gerechnete L. mit Häufung im Alter zwischen 60 u. 70 Jahren. Therapie: schonende, bei jüngeren Patienten intensive Chemotherapie; Infektionsprophylaxe u. -behandlung; evtl. Splenektomie; ggf. Gammaglobuline i.v. – **L., chronische myeloische,** CML**:** L. mit Häufung in mittlerem Lebensalter; in den meisten Fällen ist das – erworbene – ↗Philadelphia-Chromosom nachweisbar. Behandlung: Strahlentherapie (v.a. Milzbestrahlung), Zytostatika, Interferon-α, evtl. Knochenmarktransplantation. – **L., chronische myelomonozytäre,** CMML**:** zu den ↗myelodysplastischen Syndromen gehörende Stammzellerkrankung. – **L., schwelende:** langsame Verlaufsform akuter – meist myeloischer – L. – **L., sekundäre:** nicht einheitlich verwendeter Begriff; i.e.S. L., die infolge einer anderen hämatopoetischen Stammzellerkrankung entstehen (z.B. Myelodysplasien); i.w.S. alle Leukämieformen durch toxische Einflüsse.

Leukämoid, leukämische oder **leukämoide Reaktion:** extreme Leukozytose mit starker Linksverschiebung (oft bis zu Myeloblasten) als Reaktion auf schweren Infekt, Tumorerkrankung. – **L., eosinophiles:** L. mit Vorherrschen reifer u. unreifer eosinophiler Granulozyten im peripheren Blut bei Infektionskrankheiten u. Parasitosen.

Leukenzephal...: s.u. Leukoenzephal...
Leuko(s): Kurzbez. für ↗Leukozyt(en).
leuko...: Wortteil »weiß«, »hell«.
Leukoblast: ↗Myeloblast.
Leukoblastenleukämie: Form der akuten myeloischen ↗Leukämie.
Leukoderm(a): allgemeiner oder umschriebener Pigmentverlust der Haut; kann z.B. als vorübergehende Pigmentbildungshemmung im Bereich einer abgelaufenen Entzündung auftreten.
Leukodiapedese: aktive Wanderung der Leukozyten durch die Kapillarwand ins Gewebe.
Leukodystrophia, Leukodystrophie, degenerative diffuse Hirnsklerose: Sammelbez. für erbliche Entmarkungskrankheiten des zentralen Nervensystems.
Leukoenzephalitis: Sammelbez. für akute u. chron. Entmarkungsenzephalomyelitiden (Encephalomyelitis disseminata, Neuromyelitis optica, multiple diffuse [= subchron.] u. konzentr. Hirnsklerose).
Leukoenzephalopathie: krankhafte Veränderung der weißen Hirnsubstanz. – **L., progressive multifokale,** PML: eine Entmarkung des Groß- u. Kleinhirns sowie des Hirnstamms; Krankheitsbild, das offenbar in engem Zusammenhang mit der Reaktivierung von Papovaviren (JC-Virus) steht u. vorwiegend bei schwerem Immundefekt auftritt (in 2–4% aller AIDS-Erkrankungen). Vorkommen auch bei Patienten mit Leukämien u. maligner Lymphogranulomatose.
Leukom(a): 1) Leukoma(tosis) corneae, Albugo: dichte, weißliche Hornhautnarbe nach Verletzung oder Entzündung; mit erheblicher Beeinträchtigung des Sehvermögens, Blendungsüberempfindlichkeit, Tränenfluß. **2)** ↗Leukoplakie, Leukonychie.
Leukomelalgie: schmerzhafte Anfälle von Durchblutungsstörungen (Gefäßspastik) der Glieder mit Blässe u. Kälte der Haut; vgl. Erythromelalgie.
Leukomelanodermie: fleckförmige Hyper- u. Depigmentation der Haut.
Leukonychia, Leukonychie, Canities unguium: Weißfärbung des Nagels infolge Lufteinlagerung; angeboren oder erworben.
Leukopenie: ↗Leukozytopenie.
Leukopherese: Auftrennung des Blutes eines gesunden Spenders durch selektive Entfernung (= Leukapherese) von Leukozyten; z.B. mit dem Zellseparator oder durch reversible Adhäsion an Nylonfasern (»Filtrationsleukapherese«); die verbleibenden Blutbestandteile (Plasma, Erythrozyten) können in den Spender zurückgeführt werden. – Die Methoden sind auch geeignet zur Senkung hoher Leukozytenzahlen bei chron. lymphatischer u. myeloischer Leukämie.
Leukoplakia, Leukoplakie: Verhornungsstörung (»Epidermisierung«) der Mund- u. Übergangsschleimhäute (↗Abb.) sowie an Genitalien u. im Gastrointestinaltrakt; mit Bildung weißl. Herde in Form schleierartiger Trübungen bzw. Verdickungen (= L. plana s. simplex) bis zu kompakten, pflasterart., rissigen oder gefurchten Hornauflagerungen (= hyperkeratot. Form = L. verrucosa; gilt im Gegensatz zu sekundär-symptomatischen Formen oder denen bei allg. Keratose stets als Präkanzerose!). – **L. oris:** L. im Mundbereich mit Bildung weißer Flecken bis plattenartiger Schollen an Zungen- **(= L. lingualis),** Wangen- **(= L. buccalis)** u. Gaumenschleimhaut; v.a. als Reaktion infolge chron. Entzündung durch mechan. (z.B. Prothese) oder chem. (z.B. Rauch) Reizung. – **L. penis:** v.a. an Glans, Corona glandis u. Präputium auftretende L. (Präkanzerose!). – **L. portionis:** L. als »weißer Fleck« (Hyperkeratose) auf nicht verändertem Epithel oder aber bei Dysplasie oder präinvasivem Karzinom (nach Abstoßung bleibt als »Leukoplakiegrund« eine dünne Epithelschicht mit gefäßreichen Bindegewebspapillen u. sichtbar »getüpfeltem« Oberflächenrelief). – **L. vesicae,** Xerosis vesicae: »rudimentär«, im Trigonumbereich, oder »echt« (= L. diffusa) mit »Schneetreiben« (Epithelabschilferung) auftretende L. der Harnblase als Zystoskopiebefund. – **L. vulvae:** hyperkeratotische Verhornungsanomalie im Rahmen von Kraurosis, Lichen sclerosus oder ruber, Bowen* Krankheit; evtl. Präkanzerose; s.a. Vulvadystrophie.
Leukopoese: ↗Leukozytopoese.
Leukose: ↗Leukämie.

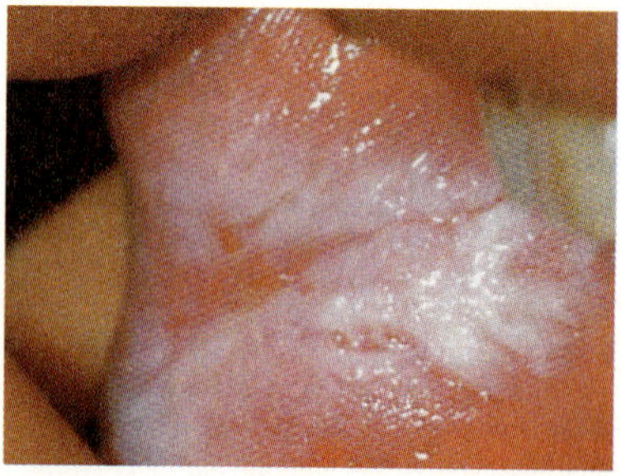

Leukoplakie an der Mundwinkelinnenseite [393]

Leukotaxis: durch chemische (Leukotaxine) oder physikalische Reize (Chemo-, Galvano-, Thigmotaxis etc.) ausgelöste amöboide Bewegung von Granulozyten.

Leukotomie: schwer eingreifende Gehirnoperation (operative Durchtrennung der Bahnen zwischen Thalamus u. Stirnhirn); bei unstillbaren Schmerzzuständen meist durch ↗stereotaktische Hirnoperationen ersetzt.

Leukotrichia, Leukotrichosis: »Weißhaarigkeit« bei Albinismus, Vitiligo, regenerierender Alopecia areata, als »weiße Haarlocke«.

Leukotriene, LT: aus Arachidonsäure v.a. in Leukozyten entstehende Substanzen, die bereits in geringsten Mengen als Vermittlerstoffe (Mediatoren) der Entzündung bzw. der allergischen Reaktion wirken. – s.a. Prostaglandine.

Leukozyten: »weiße Blutkörperchen«, unterschieden als ↗Granulozyten, Lymphozyten u. Monozyten.

Leukozytenindex: Verhältnis von neutrophilen Granulozyten zu Lymphozyten im Differentialblutbild.

Leukozytenkonserve: spez. Blutkonserve; z.B. als ↗Leukozytenkonzentrat oder als ↗Buffy-coat-Konserve.

Leukozytenkonzentrat: v.a. Granulozyten enthaltendes Produkt der ↗Leukozytenmanschette (als »buffy coat«) oder der ↗Leukopherese mit begrenzter Haltbarkeit (2–4 Stunden); für sofortigen Transport zum Empfänger ist zu sorgen; v.a. zur Therapie bei Granulozytenmangel.

Leukozytenmanschette, buffy coat: Auflagerung der Leukozyten auf der Erythrozyten-Säule nach Zentrifugieren von Blut oder Sedimentieren ungerinnbar gemachten Blutes.

Leukozytenzylinder: hyaliner oder granulierter ↗Harnzylinder mit Ein- u. Auflagerung von Leukozyten.

Leuko(zyto)penie: Verminderung der Leuko-Zahl im peripheren Blut auf Werte < 4000/µl = < 4 G/l (s.u. Neutropenie, Lymphozytopenie).

Leukozytopoese: die Bildung der weißen Blutkörperchen.

Leukozytose: Vermehrung der Leukozyten-Zahl im peripheren Blut auf Werte > 10 000/µl (= > 10 G/l); v.a. bei Infektionskrankheiten, lokalen Entzündungen, Leukämie; im ↗Differentialblutbild unterscheidbar als ↗Granulo-, Lympho-, Monozytose.

Leukozytose induzierender Faktor: ↗LIF.

Leukozyturie: Auftreten von Leukozyten im Urin; als geringgradige L. physiologisch; in stärkerer Form als ↗Pyurie (mit »falscher Proteinurie«), besonders ausgeprägt bei Urotuberkulose, sonstigen Harnwegsinfekten u. -tumoren.

Leuzin: ↗Leucin.

Levallorphan: Morphin-Antagonist.

Levamisol: ↗Immunmodulator, der z.B. in Kombination mit Fluorouracil beim Dickdarmkarzinom eingesetzt wird; ferner als adjuvante Therapie bei AIDS. Ursprünglich als Parasitenmittel bei Wurmbefall für die Veterinärmedizin entwickelt.

Levator: Kurzform für Musculus levator.

Levodopa: Vorstufe des Dopamins; ein Antiparkinson-Mittel.

Levomethadon: linksdrehende Form von ↗Methadon (Betäubungsmittel); morphinartig wirkendes Analgetikum; als Drogenersatzmittel für die Substituierungsbehandlung bei Heroinabhängigkeit angewandt.

Levonorgestrel: Hormonpräparat; ein ↗Gestagen mit relativ starker Potenz zur sekretorischen Umwandlung des Endometriums; in kleinerer Dosis Bestandteil vieler Ovulationshemmer, allein (als ↗»Minipille«) oder in Kombination mit einem Östrogen.

Leydig* (Zwischen-)Zellen: ↗Hodenzwischenzellen. – **L.*-Zell(en)-Tumor:** seltener, meist gutartiger, endokrin aktiver (Pubertas praecox oder – beim Erwachsenen – Gynäkomastie auslösende) Hodentumor aus L.* Zwischenzellen.

LE-Zelle: ↗**L**upus-**e**rythematodes-Zelle.

Lezithin: ↗Phosphatidylcholin; s.a. Lecithin…

LH: ↗**L**uteinisierungs**h**ormon (s.a. Gonadotropine).

Li: ↗**Li**thium.

Libido: *(latein. = Begierde, Wollust)* nach S. FREUD die Kraft, mit der der Sexualtrieb im Seelenleben auftritt (»etwas dem Hunger, dem Machtwillen u. dgl. bei den Ich-Trieben Analoges«) bzw. – in späterer Konzeption (z.B. bei C. G. JUNG) – die allgemeine psychische Energie = Lebensenergie.

Libman*-Sacks* Syndrom: ↗Endokarditis LIBMAN-SACKS.

Lichen: Sammelbegriff für akute oder chron. Hautkrankheiten mit Bildung kleiner, flacher oder zugespitzter, einzeln oder gruppiert stehender, evtl. leicht schuppender Knötchen (»Knötchenflechte«). – **Lichen ruber planus Kaposi*:** chron.-entzündl., juckende Erkrankung der Haut u. Halbschleimhäute mit stecknadelkopfgroßen, matt glänzenden, dunkel- bis violettroten Papeln mit kleiner zentraler Delle bzw. mit grau-weißlichen,

L

netzförmigen Leistenbildungen oder Streifen (»WICKHAM* Streifen«; Lichen-ruber-artige Exantheme auf Arzneimittel (z.B. Gold) sind möglich. – **Lichen simplex acutus:** ↗Strophulus infantum.

Lichenifikation, Lichenisation: Chagrinlederartige Hautveränderung durch Verdickung u. Vergröberung der Hautfelderung.

Licht: der sichtbare Bereich des elektromagnet. Spektrums; i.w.S. auch UR- u. UV-Licht. Wird von Körpern (Geweben) absorbiert unter Umwandlung der Energie in Wärme oder in – emittiertes – Licht anderer Wellenlänge; Eindringtiefe in menschl. Haut abhängig von Wellenlänge; als natürl. Lichtfilter bzw. -schutz wirken Stratum corneum (für Epidermis), Pigment (für Kutis) u. Behaarung.

Lichtallergie: ↗Photoallergie.

Lichtdermatose, Photodermatose: im wesentlichen durch Einwirkung von Sonnen-, UV- (v.a. UV B), UR-Licht oder durch ionisierende Strahlen beeinflußte Hauterkrankungen. Pathomechanismen: a) zu intensive Bestrahlung (z.B. Sonnenbrand); b) Überempfindlichkeit der Haut, d.h. gesenkte Reizschwelle: entweder infolge ↗Photoallergie (z.B. Lichtausschlag) oder phototoxisch nach photochemischer Sensibilisierung durch Teer, Mineral- oder Bergamottöl, Furanocumarin, Porphyrine etc.; c) lang andauernde Lichteinwirkung mit vorzeit. Hautalterung (z.B. Dermatitis actinica chronica), evtl. in Lichtkrebs (Plattenepithelkarzinom, Basaliom) übergehend. – I.w.S. auch jede durch Lichteinfluß ausgelöste oder verschlimmerte Hauterkrankung (z.B. Lupus erythematodes, Pellagra). – **L., polymorphe:** relativ häufige, polymorphe Veränderungen nach Sonneneinwirkung; wahrscheinlich zellvermittelte Photoallergie.

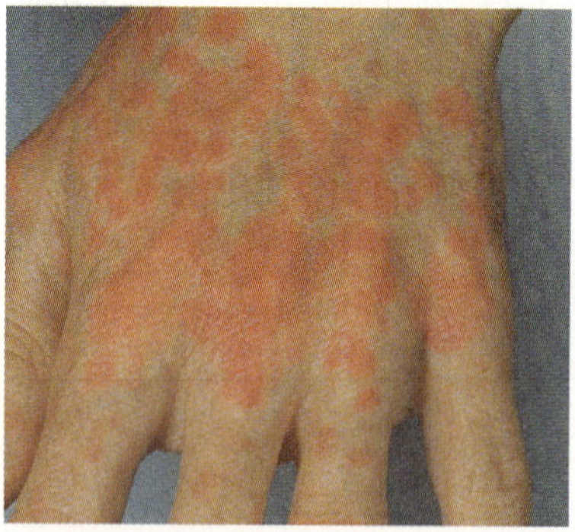

Polymorphe Lichtdermatose [393]

Lichtkrebs: nach wiederholter, lang andauernder UV-Bestrahlung (Sonnen-, Schweiß-, Quarzlampen-, Kohlebogenlicht) v.a. an Gesicht, Händen, Unterarmen u. Nacken auftretendes Hautkarzinom (meist ↗Basaliom oder ↗Plattenepithelkarzinom); begünstigt durch chronische Dermatitis actinica.

Lichtmikroskop: mit sichtbarem Licht zur Objektabbildung arbeitendes Mikroskop; das Licht wird durch einen Spiegel auf ein Linsensystem geworfen u. dort auf das Objekt (= Präparat) konzentriert; über dem Objekt Tubus mit Objektiv u. Okular. – Für feinere Untersuchungen wird ein spez. Objektiv (Ölimmersion) verwendet, wobei durch einen Tropfen Immersionsöl ein übergangsfreier optischer Kontakt (geringe Lichtablenkung) zum Präparat geschaffen wird; ermöglicht bessere Auflösung u. damit höhere Vergrößerung. Weitere Verfahren: Phasenkontrast-, Fluoreszenzmikroskopie.

Lichtquant: den korpuskulären Charakter des Lichtes hervorhebende Bezeichnung für ein »Lichtteilchen«.

Lichtreflex: 1) Pupillenreflex: reflektor. Verengung der Pupille auf Lichteinfall (Anlaufzeit ca. 0,2 Sek.); am belichteten (= direkter L.) u. am unbelichteten Auge (= konsensueller L.). **2)** bei der Ohrspiegelung sichtbarer dreieck. Reflex im unteren-vord. Trommelfellquadranten. Kriterium für Lage, Form u. Funktion des Trommelfells.

Lichtscheu: übermäßige Blendungsempfindlichkeit.

Lichtschutz: Schutz der Haut vor zu starker Lichtabsorption; erfolgt als **biologischer L.** durch Veränderung der Hautbeschaffenheit unter Lichteinfluß als Lichtschwiele u. Melaninpigmentierung, als **künstlicher L.** durch Abdecken (Kleidung, Sonnenbrille) u. durch Auftragen von Salben, wäßrigen oder öligen Lösungen bzw. Emulsionen mit UV-filterndem Effekt, wobei die Wirksamkeit als **L.-Faktor** in Stufen von 1–... angegeben wird.

Lichtschwiele: unsichtbare Verdickung der Hornschicht der Haut bei UV-Bestrahlung als biol. Lichtschutz (histol. Substrat der Lichtgewöhnung). Läuft der Pigmentierung nicht parallel.

Lichtsensibilisierung: ↗Photosensibilisierung.

Lichtskalpell: ↗Laser-Strahlen als chirurgisches »Schneidinstrument«.

Lichttherapie: therap. Anw. von natürlichen (s.a. Heliotherapie) oder künstlichen Lichtquellen (z.B. FINSEN*-, Rot-, Blaulicht, Quarzlampe); z.B. bei Psoriasis, Neurodermitis, Akne; bei saisonalen Depressionen (in der dunklen Jahreszeit); bei Lichtdermatosen in aufsteigender Dosierung (UV-hardening); s.a. Photochemotherapie, Blaulichtbestrahlung.

Lichturtikaria: 10–15 Min. nach Lichtexposition (der nicht adaptierten Haut) auftretende Quaddeln.

Lid, Palpebra: Ober- u. Unterlid (= P. superior bzw. inferior) als 10 bzw. 5 mm hohe Hautduplikaturen zum Schutz des Augapfels, in den Lidwinkeln durch die Commissura palpebrarum med. bzw. lat. verbunden, am freien Lidrand (Limbus palpebrae) mit Augenwimpern (Cilia) besetzt.

Lidentzündung: akute oder chronische Entzündung im Augenlidbereich; s.u. Hordeolum, Chalazion, Blepharitis.

Lidfalte: ↗Epikanthus.

Lidocain: Lokalanästhetikum (etwa 2fach stärker als Procain wirksam, u. auch rascher u. länger) u. Herzmittel (Klasse-IB-Antiarrhythmikum).

Lidödem, Hydroblepharon: Lidschwellung infolge Flüssigkeitsansammlung im lockeren Unterhautzellgewebe; entzündlich (z.B. bei Hordeolum, Blepharitis), angioneurotisch (Allergie) oder stoffwechselbedingt (Herz-, Niereninsuffizienz).

Lidspalte, Rima palpebrarum: der Zwischenraum zwischen Ober- u. Unterlidrand; erweitert (»Blepharodiastase«) bei erhöhtem (Schreck, Angst, Hyperthyreose), verengt bei erniedrigtem Sympathikotonus (bei Ermüdung, Blepharoplegie).

Lieberkühn* Krypten: ↗Glandulae intestinales.

Lien: (latein.; *sprich: li – en*) die ↗Milz; s.a. Splen... – **L. accessorius:** »Nebenmilz«; gestieltes Milzanhängsel (= L. caudatus) oder abgesprengte Organanlage (zusätzl. Milz, z.B. im Lig. gastrolienale, evtl. multipel). – **L. bipartitus, L. duplex:** »Doppelmilz« (oft durch tiefe Einschnürung); evtl. kombiniert mit weiteren abdomin. Fehlentwicklungen (z.B. Nierenlappung u. trichterförm. Wurmfortsatz). – **L. migrans, L. mobilis:** »Wandermilz« (meist tiefertretend), z.B. bei Splenomegalie, Aszites, Enteroptose; Gefahr der Stieldrehung.

lienal(is): (latein.) die Milz betreffend, von der Milz ausgehend.

Lienographie: Röntgenkontrastdarstellung der Milz; s.u. Splenoportographie.

Lienterie: Durchfälle mit unverdauten Nahrungsbestandteilen im Stuhl; z.B. bei gastrokolischer Fistel.

LIF: leukocytosis inducing factor, ein Stoff, der die Ausschwemmung von Granulozyten aus den Bildungsstätten in Blut u. Gewebe mobilisiert.

life events: (engl.) Lebensereignisse; i.e.S. Bez. für belastende Ereignisse (z.B. Tod einer nahestehenden Bezugsperson, Verlust des Arbeitsplatzes, schwere körperliche u. seelische Krankheiten); spielen u.a. im Rahmen des Vulnerabilitäts-Streß-Modells bei psychischen Erkrankungen oder in den Konzepten der Psychoonkologie (als mögliche Mitverursacher von Krebserkrankungen) eine Rolle.

life island: (engl.) Bez. für eine von der Außenwelt abschirmende sterile Pflegeeinheit für infektgefährdete Kranke (nach deren weitgehender »Entkeimung« durch Darmsterilisation, Hautdesinfektion); mit Schleusensystem als Zutritt, Verabfolgung autoklavierter Speisen etc. Anw. v.a. bei massiver zytostat. Therapie (Leukosen), Knochenmarktransplantation, bei Agranulozytose oder starker Immunsuppression.

Lifting: operative Straffung der Gesichts- u. Halshaut bei natürlicher Faltenbildung als kosmetische Operation.

Ligament(um), Lig.: (latein.) Band; zugfestes bindegewebiges, bandförmiges Gebilde, das die Beweglichkeit von Körperteilen, Organen u. Gelenken auf ein funktionell sinnvolles Maß einschränkt u. somit für deren Stabilisierung sorgt. – **Lig. arteriosum (Botalli):** Bindegewebsstrang zwischen der Teilungsstelle des Truncus pulmonalis u. Arcus aortae; Rest des Ductus arteriosus. – **Lig. cardinale Mackenrodt*:** zervikales Gebärmutteraufhängeband; Beckenbindegewebszug mit glatten Muskelfaserzügen in der Basis des Lig. latum uteri transversal zur seitl. Beckenwand. – **Ligg. collateralia:** Seitenbänder beidseitig an Scharniergelenken (als **Lig. c. radiale** u. **ulnare** im Ellenbogengelenk, als **Lig. c. carpi radiale** u. **ulnare** im Bereich des Handgelenks u. als **Lig. c. fibulare** u. **tibiale** am Kniegelenk). – **Lig. cruciatum:** das vordere u. hintere Kreuzband des Kniegelenks. – **Lig. cruciforme atlantis:** das vom Lig. transversum atlantis u. Fasciculi longitudin. gebildete »Kreuzband« zwischen Membrana tectoria u. Dens axis. – **Lig. falciforme hepatis:** sichelförmige Peritonealfalte an der Lebervorderfläche zwischen Pars affixa u. Lig. teres; Aufhängeband der Leber. – **Lig. flavum:** »gelbes Band« aus elast. Bindegewebe jeweils zwischen 2 Wirbelbögen. – **Lig. hepatoduodenale:** das »HARRIS* Band«, der Omentum-minus-Teil zwischen Leberpforte u. oberem

Duodenum; enthält vorwiegend den Ductus choledochus, A. hepatica propria, V. portae, Nerven u. Lymphgefäße. – **Lig. iliofemorale:** das BERTIN*, BIGELOW*, BELLINI* oder GUNN* Band als vorderes, Y-förm. Kapselband des Hüftgelenks zwischen Spina iliaca anterior inf. u. Crista femoris; stärkstes Körperband; hemmt Streckung des Beines u. dorsale Kippbewegung des Beckens. – **Lig. inguinale:** das »POUPART*« oder »Leistenband« als verdickter unt. Streifen der Aponeurose des Obliquus abdominis ext. zwischen Spina iliaca anterior sup. u. Tuberculum pub. – **Lig. interspinale:** breites, plattes Band zwischen 2 Dornfortsätzen. – **Lig. lacunare,** GIMBERNAT* Band**:** am Pecten ossis pubis befestigter, den Anulus femor. medial begrenzender Teil des Leistenbandes. – **Lig. latum,** Plica lata uteri: beidseits die Bauchfellduplikatur vom Uterus zur seitl. Wand des kleinen Beckens (Bindegewebsgrundstock); enthält Eileiter, Eierstock, Eierstockband u. rundes Mutterband. – **Lig. longitudinale anterius** u. **posterius:** das vordere, fest mit den Wirbelkörpern, bzw. hintere, fest mit den Zwischenwirbelscheiben verbundene Längsband der Wirbelsäule, letzteres in der Vorderwand des Wirbelkanals. – **Lig. patellae:** »Kniescheibenband«; der die Kniegelenkkapsel verstärkende Teil der Quadrizepssehne zwischen unterem Patellarand u. Tuberositas tibiae. – **Lig. plantare longum:** starkes, das Fußgewölbe längsverspannendes Band zwischen Fersenbein, Mittelfußknochenbasen u. Tuberositas ossis cuboidei. – **Lig. rotundum:** ↗Lig. teres uteri. – **Lig. sacrospinale:** Band zwischen Spina ischiadica u. den Seitenrändern von Kreuz- u. Steißbein; trennt Foramen ischiadicum majus u. minus. – **Lig. sacrotuberale:** starkes Band zwischen Tuber ischiadicum u. den Seitenrändern von Kreuz- u. Steißbein. – **Lig. suspensorium:** »Aufhängeband«; z.B. der Mamma (Fasern der Fascia pector. superf. zur Haut), des Augapfels (LOCKWOOD* Band), des Ovars (»CLADO* Band«; Bauchfellfalte mit Ovarialgefäßen von der Extremitas tubaria zum Beckeneingang), des Penis (von der Fascia penis prof. an die Schambeinfuge). – **Lig. teres:** rundes Band. **1) Lig. t. hepatis:** Chorda venae umbilicalis als untere Randverstärkung des Lig. falciforme zwischen Nabelring u. Leberpforte. **2) Lig. t. uteri:** das HUNTER* Band = »rundes Mutterband« zwischen Tubenwinkel u. großen Schamlippen im Lig. latum u. durch den Leistenkanal. – **Lig. vestibulare, Lig. ventriculare:** das »Taschen-« oder »falsche Stimmband«, als Bindegewebszug in der Plica ventricularis zwischen Schild- u. Stellknorpel. – **Lig. vocale:** das – elast. – »wahre Stimmband« in der Plica vocalis zwischen Schildknorpel u. Processus vocalis des Stellknorpels.

Ligamenta, Ligg.: Bänder; ↗Ligamentum.

Ligamentitis: entzündliche Veränderungen der Bänder (Ligamente), speziell bei entzündlichen rheumatischen Erkrankungen (bes. bei chronischer Polyarthritis).

ligamentosus: mit Band bzw. Bändern versehen.

Ligatur(a): Unterbindung eines Blut- oder Lymphgefäßes oder eines anderen Hohlorgans, evtl. als Um- oder Durchstechungs-L.; s.a. Gefäßligatur. – **L., elastische:** die Umschnürung einer Gliedmaße mit Gummischlauch oder -binde zur vorübergehenden Blutleere oder indirekten Blutstillung.

Ligg.: Abkürzung für ↗Ligamenta.

Lignum: (latein.) Holz, *pharm* Holzdroge. – **L. dulce:** »Süßholz«, Wurzel von Glycyrrhiza glabra.

lilac ring: (engl.) schmaler, hellbräunl. bis mattvioletter, unverhärteter Saum bei zirkumskripter Sklerodermie.

limbisch: einen Limbus bzw. das limbische System betreffend. – **l. System:** am Rand des Großhirns zum Zwischenhirn gelegenes u. dort einen inneren u. äußeren Ring bildendes funktionelles System, in dem Teile von Großhirn, Zwischenhirn u. Hirnstamm zusammenwirken; gilt als Hauptverschaltungssystem für Empfindungen, Motorik, autonome Reaktionen der Organe u. Stimmungen. Zum l. S. werden u.a. gerechnet: Hippocampus, Indusium griseum, Gyri parahippocampalis u. cinguli, Corpus amygdaloideum (Mandelkör-

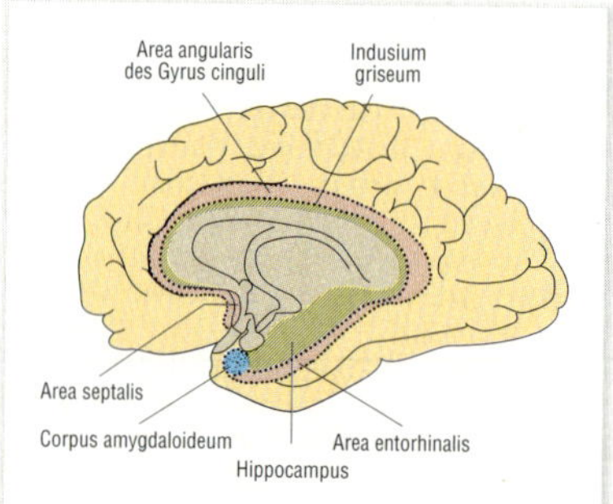

limbisches System [493]

per), Area piriformis u. septalis. Der Hippocampus scheint für komplizierte Lernvorgänge wesentlich zu sein; er entscheidet wahrscheinlich über die Aufnahme von Inhalten des Kurzzeit- in das Langzeitgedächtnis.

Limbus: (latein.) Saum, Rand, Kante. – **L. corneae,** Perikornealring: der in die Sklera eingefalzte, von transparenter Bindehaut überzogene, 1–3 mm breite Rand der Hornhaut. – **L. palpebralis:** der Lidrand; vorn Wimpern (Zilien) tragend, hinten der Schleimhaut angrenzend.

limitans: (latein.) begrenzend.

Lincomycin: Antibiotikum aus Streptomyces lincolnensis.

Lindenblüten: s.u. Tilia.

Linea: (latein.) Linie, (Knochen-)Leiste. – **L. alba,** HUNTER* Linie: derber weißer Sehnenstreifen (durch Aponeurosenverflechtung der seitl. Bauchmuskeln) in der vorderen Medianlinie zwischen bd. Mm. recti vom Schwertfortsatz bis zur Schamfuge. – **L. epiphysialis:** ↗Epiphysenlinie. – **L. fusca: 1)** dunkelbraune Bauchhautpigmentierung im Bereich der L. alba (v.a. in der Gravidität). **2)** ca. 1 cm breiter Pigmentstreifen am Haaransatz von Schläfe zu Schläfe. – **L. mamillaris:** die Senkrechte durch die Brustwarze. – **L. mediana: 1)** die »Mediosternallinie« über der Mitte des Brustbeines. **2)** die »Dornfortsatzlinie« an der Rück- = Dorsalseite des Rumpfes. – **L. medioclavicularis:** Linie durch die Schlüsselbeinmitte. – **L. parasternalis:** Vertikale in der Mitte zwischen Sternal- u. Mamillarlinie. – **L. paravertebralis:** Vertikale am lateralen Rand des M. erector spinae, über den Querfortsätzen. – **L. transversa (ossis sacri):** normalerweise 4 quere Verschmelzungslinien der Kreuzbeinwirbelkörper auf der pelvinen Fläche.

linear(is): (latein.) geradlinig.

Linearbeschleuniger: Teilchenbeschleuniger, in dem die Teilchen geradlinig Hochfrequenzgesteuerte energiezuführende elektr. Felder durchlaufen. Spezielle Konstruktionen für die Strahlentherapie mit ca. 3–10 MeV liefern Elektronenstrahlen u. ultraharte Röntgenstrahlen.

Linearextraktion: ↗Linsenextraktion mit geradem Hornhautschnitt (mit **Linearmesser** n. GRAEFE); v.a. bei quellender Linse u. Wundstar; vgl. Lappenextraktion.

Lingua: die Zunge; schleimhautbedeckter (mit Papillae linguales) Muskelkörper; im Bereich der Wurzel lymphat. Folliculi. Wichtiges Saug-, Kau-, Empfindungs-, Sprach-, v.a. aber ↗Geschmacksorgan; s.a. Gloss… – **L. pilosa nigra,** L. villosa nigra: »schwarze Haarzunge«; mit zottenförm., grauschwarzen Hyperkeratosen der filiformen Papillen; z.B. durch chem. Reizstoffe oder Medikamente, ferner bei Candida-Befall u. bei Mangel an Nicotinsäureamid (Vitamin PP).

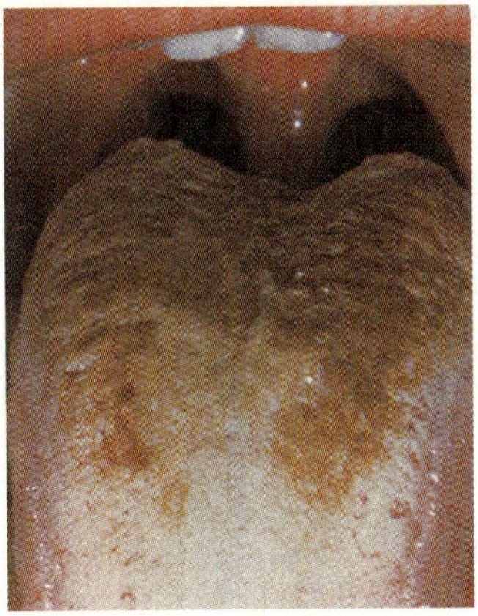

Lingua pilosa nigra: schwarze Haarzunge [83]

lingual(is): die Zunge betreffend, zungenförmig, *dent* zungenseitig (im Unterkiefer).

linguo…: Wortteil »Zunge«.

Liniment(um), Lin.: flüssiges bis halbfestes äußerliches Mittel (= Externum), meist eine Öl/Wasser-Emulsion (Seife, Fette, Wirkstoff, Wasser).

Linitis plastica, KONJETZNY* Syndrom, Magenszirrhus: diffus-infiltrativ wachsendes kleinzelliges ↗Magenkarzinom.

Links…: s.a. Laevo…, Sinistro…

Linksbypass: extrakorporaler Bypass (über Herz-Lungen-Maschine) vom li. Herzvorhof zur li. A. iliaca communis zwecks Blutversorgung der unteren Körperhälfte bei Eingriffen v.a. an der Brustaorta.

linksdrehend, lävogyr: Eigenschaft optisch aktiver Stoffe, die Ebene linear polarisierten Lichtes entgegen dem Uhrzeigersinn zu drehen; Symbol: (–), früher auch L-, l-.

Linksherz…: s.a. Herz…

Linksherzbelastung: vermehrte Belastung des li. Ventrikels als Widerstands- (bei Aortenstenose, Arteriosklerose) oder Volumenbelastung (durch Pendel-, Shunt-, Restblut); führt zu Linksherzhypertrophie, später zu myogener Linksherzdilatation.

Linksherz-Bypass: ↗Linksbypass.

Linksherzdilatation: krankhafte Ausweitung des li. Ventrikels als Ausdruck der Insuffizienz; Symptome: verbreiterter, hebender, nach außen-unten verlagerter Spitzenstoß, Li.-Vergrößerung von Ventrikel u. Vorhof.

Linksherzhypertrophie: Größenzunahme des linksventrikulären Myokards (↗Herzhypertrophie) infolge chron. Mehrbelastung z.B. bei arterieller Hypertonie oder als primäre Form i.S. der hypertrophischen ↗Kardiomyopathie; evtl. mit Übergang in ↗Linksherzdilatation. Symptome: verbreiterter, hebender Spitzenstoß, evtl. 3. u. 4. Herzton; geringe Verbreiterung (u. vermehrte Rundung) der li. Herzkontur, evtl. Vergrößerung des li. Vorhofs; typische EKG-Zeichen.

Links(herz)insuffizienz: Unfähigkeit des li. Ventrikels, eine den Erfordernissen des Organismus entsprech. Blutmenge auszuwerfen (s.a. Herzinsuffizienz) bzw. den venösen Rückfluß aus der Lunge aufzunehmen; Symptome: Lungenstauung, vermindertes Herzminutenvolumen, eingeschränkte Leistungsfähigkeit, periphere Zyanose.

Linksherzkatheterisierung: s.u. Herzkatheterisierung.

Linkslagetyp, Linkspositionstyp: ↗Linkstyp.

Links-rechts-Shunt: path. Blutübertritt aus der li. in die re. Herzhälfte oder von einem arteriellen in ein venöses Gefäß, z.B. bei Septumdefekt, offenem Ductus Botalli, a.-v. Fistel.

Linksschenkelblock: vollständige Leitungsunterbrechung im Verlauf des li. TAWARA* Schenkels oder seiner Hauptäste, mit verspäteter, vom – rechtzeitig depolarisierten – re. Ventrikel her erfolgender Erregung des li. Ventrikels über intakte Leitungssysteme oder auf myokardialem Wege (s.a. Schenkelblock).

Linkstyp, Horizontaltyp: im EKG der für den gesunden Erwachsenen (> 40 J.), für den Adipösen mit Zwerchfellhochstand u. für Linksherzhypertrophie charakterist. ↗Positionstyp.

Linksverschiebung: vermehrtes Auftreten jugendl. Formen u. früherer Vorstufen der neutrophilen Granulozyten im peripheren Blut. **1)** als reaktive L. (Stabkernige u. Metamyelozyten) bei akutem Infekt, Tumoreinschmelzung, Azidose, Koma, nach schwerer körperl. Arbeit; s.a. Leukozytose. **2)** als pathol. L. (Promyelozyten, Myeloblasten) bei Erkr. des blutbildenden Systems (v.a. Leukämie); s.a. Abb.

Linolensäure: dreifach ungesättigte, essentielle Fettsäure; v.a. im Leinöl.

Linolsäure: zweifach ungesättigte Fettsäure; in zahlreichen Pflanzenölen.

Linse: **1)** von zwei brechenden Rotationsflächen begrenzter durchsicht. Körper, als

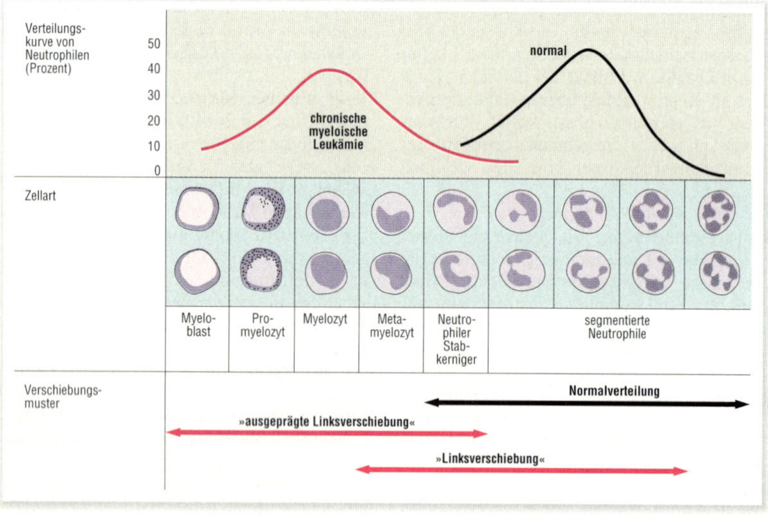

Charakteristische pathologische **Linksverschiebung** im Differentialblutbild bei chronischer myeloischer Leukämie [84]

Konkav-, Konvex- oder Zylinderlinse (= torische Linse). Charakteristische Größe ist die Brennweite. **2)** ↗Augenlinse; s.a. Linsen...

Linsenastigmatismus: ↗Astigmatismus (infolge asphärischer Krümmung der Linse).

Linsenektopie: ↗Ektopia lentis.

Linsenextraktion: op. Entfernung der getrübten Augenlinse.

Linsenkern, Nucleus lentis: der Kernbereich der ↗Augenlinse.

Linsenluxation: erworbene Totalverlagerung der Augenlinse (evtl. auch nur als Subluxation) in Vorderkammer oder Glaskörper oder zur Seite (unter die Konjunktiva). Gefahr der Drucksteigerung, daher op. Entfernung indiziert.

Linsentrübung: ↗Cataracta.

Linsentumor: ↗Phakoma.

Linton* Sonde: Ballonsonde (endständ. Gummiballon) zur Kompression von Ösophagusvarizen. – **L.* Test:** Prüfung der Durchgängigkeit der tiefen Beinvenen bei Varikose: Anlegen eines Oberschenkelstaus am Stehenden, dann Rückenlage u. Anheben des Beines (20–30°); bei ausreichendem venösem Rückfluß Entleerung der oberflächlichen Venen.

Lioderm(i)a: ↗Glanzhaut.

lip...: Wortteil »Fett«; s.a. lipo...

Lipämie: milchige Serumtrübung durch Neutralfette (↗Hyperlipämie).

Lip(ar)ozele: 1) zystischer Pseudotumor der Tunica vaginalis des Hodens nach Blutung. **2)** ↗Adipozele.

Lipase, Steapsin: Sammelbez. für fettspaltende Enzyme (Esterhydrolasen; spalten Triglyceride in Glycerin u. freie Fettsäuren); erhöht im Blut bei akuter Pankreatitis.

Lipatrophia, Lipatrophie: Fettgewebsschwund. – **L. circumscripta:** L. des Unterhautfettgewebes (flache Dellen) als Druckatrophie (Gesäß, Ellbogen etc.) sowie am Ort wiederholter Insulin-Inj. (= Dystrophia lipoidica diabeticorum) oder Steroidkristall-Infiltration.

Lipid(e): Sammelbez. für ↗Fette u. fettähnl. Stoffe (= ↗Lipoide), die unterschiedliche Stoffwechselfunktionen haben (s.a. Gesamtlipide); gemeinsam ist ihnen die schlechte Löslichkeit in Wasser (u. gute in organ. Lösungsmitteln), die auch die besonderen physikalisch-chemischen u. biochemischen Eigenschaften der L. bestimmt.

Lipid...: s.a. Lipoid..., Fett...

Lipidose(-Syndrom): Krankheiten mit vermehrter Speicherung von Lipiden im Gewebe; i.e.S. die ↗Sphingolipidosen.

Lipidsenker: Stoffe, die Fettstoffwechsel oder -resorption beeinflussen u. so zur Senkung erhöhter Blutfettwerte bei Hyperlipidämie führen (mit unterschiedl. Nebenwirkungen); z.B. Clofibrin- u. Nicotinsäure-Derivate, Ionenaustauscher (z.B. Colestyramin, Colestipol), Sitosterin, Probucol.

Lipidstatus: Untersuchung der Blutfette (Cholesterin, Triglyceride, Lipoproteinelektrophorese usw.).

lipo...: Wortteil »Fett«; s.a. lip...

Lipoatrophie: ↗Lipatrophie.

Lipochrom, Lipoidpigment: Gruppenbez. für fettlösliche Farbstoffe (Lipoide); u.a. Carotinoide.

Lipodystrophia, Lipodystrophie: Schwund von Fettgewebe.

Lipödem: Verdickung oder ödematöse Schwellung des subkutanen Fettgewebes. Als **schmerzhaftes L.** die meist bereits im Kindesalter einsetzende symmetrische Zunahme des Unterhautfettgewebes der Unterschenkel.

Lipofuscin: ein Protein- u. Cholesterin-haltiges bräunl. Gemisch lipo- u. argentophiler Pigmente, das sich – alters- u. stoffwechselabhängig – in Epithelzellen u. Zellen mesenchymaler Herkunft anreichert (»Abbau-«, »Alters-«, »Abnützungspigment«).

Lipogranulom: knötchenartige Veränderung (lipophages Granulom) im Unterhautfettgewebe; als blauroter, indolenter, teigiger bis derber Knoten, evtl. dünnflüssiges Fett (= »Pingranliquose«) oder Kalk enthaltend (= sklerosierendes L.), als Reaktion auf entzündlich (z.B. Pankreatitis), mechanisch (Prothesen-, Bruchbanddruck), thermisch, toxisch (z.B. Fleckfieber) oder allergisch bedingte Fettgewebsnekrose; ferner als Fremdkörpergranulom (z.B. »Paraffinom« etc.). Solitär oder multipel **(»Lipogranulomatose«)**.

Lipoide: den ↗Lipiden zugehörige fettähnl. Stoffklassen wie Phosphatide, Ganglioside, Cerebroside, Wachse, Steroide u. fettlösl. Naturstoffe (z.B. Carotinoide).

Lipoidnephrose: ↗glomeruläre Minimalveränderungen.

Lipoidose(-Syndrom): ↗Lipidose.

Lipolyse: Mobilisierung körpereigener Fettbestände.

Lipom(a): »Fett(gewebs)geschwulst«, gutartige, langsam wachsende, meist kugelige Geschwulst aus – vergrößerten – Fettgewebszellen, bevorzugt im Unterhautzellgewebe.

Lipomatose, Lipomatosis: Auftreten multipler ↗Lipome.

lipophil: in Fett (bzw. organischen Lösungsmitteln) löslich, Fette lösend, mit Affinität zu Fett.

Lipoproteine: aus Eiweiß (= Apolipoproteine) u. Lipiden bestehende Moleküle, die den Transport der wasserunlöslichen Lipide (v.a. Cholesterin, -ester, Triglyceride, Phospholipide) im Blut ermöglichen; s.a. Chylomikronen; Hyperlipoproteinämie. Die Einteilung erfolgt nach physikalisch-chemischen Eigenschaften: **1)** L. sehr geringer Dichte, prä-β-L., VLDL: besonders lipidreiche (v.a. Triglyceride) u. daher »leichte« L.; sie entstehen v.a. in der Leber u. der Dünndarmmukosa. **2)** L. geringer Dichte, β-L., LDL: die Betalipoproteine; sie enthalten ca. 80% des Serumcholesterins. **3)** L. hoher Dichte, α-L., HDL: die durch ihren hohen Proteinanteil (v.a. Apolipoprotein AI u. AII sowie E) »schweren« Alpha-L.; höhere HDL-Werte scheinen mit verringertem Risiko arteriosklerotischer Gefäßerkrankungen einherzugehen, während ein erhöhtes Konzentrationsverhältnis LDL/HDL (sog. Atheroskleroseindex) bzw. Apo B/Apo AI dieses Risiko erhöht. – **Lipoprotein (a):** cholesterinreiches Lipoprotein mit hohem Molekulargewicht; Werte > 0,3 g/l scheinen das Risiko arteriosklerotischer Gefäßerkrankungen zu erhöhen.

Lipoproteinelektrophorese: Auftrennung der Lipoproteine nach dem Prinzip der Eiweißelektrophorese; dient v.a. zur Untersuchung des Typs bei ↗Hyperlipoproteinämie.

Liposarkom: bösartiger Tumor des Fettgewebes als eines der häufigsten Weichteilsarkome; v.a. in tieferen Gewebsschichten der unteren Gliedmaßen u. im Retroperitoneum.

Lipoproteinelektrophorese: Lipoproteingruppen im Normalblut: die Reihenfolge der Beta- u. Prä-Beta-Lipoproteinase ist in der elektrophoret. Auftrennung umgekehrt (S_f = SVEDBERG-Einheit = Flotationseinheit, [1]Lipoproteine sehr niedriger, [2]niedriger, [3]hoher Dichte)

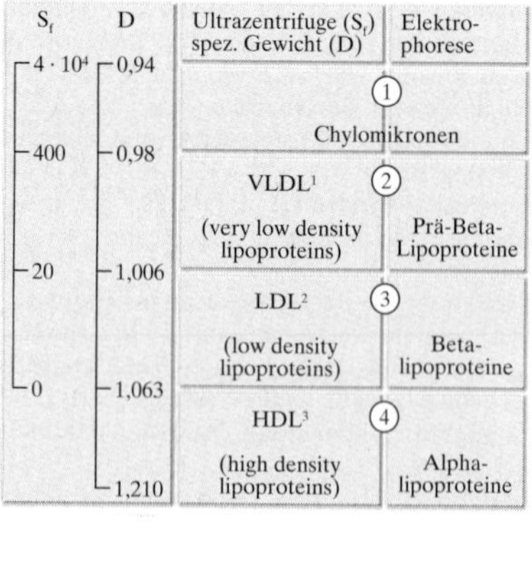

Liposome: kugelförmige Teilchen (Vesikel) aus Phospholipiden, die z.B. als Wirkstoffträger für die lokale Anw. bei Hautkrankheiten verwendet werden.

lipotrop: mit besonderer Affinität zu Fett(en).

Lipotrophie: Hypertrophie des Fettgewebes.

β-Lipotropin: lipolytisch (Mobilisierung körpereigener Fettbestände) wirkendes Hormon aus der Hypophyse.

Lipozele: ↗Liparozele.

Lipozyt: univakuoläre Fettzelle als Baustein des weißen Fettgewebes.

Lippe: ↗Labium; i.e.S. die Ober- u. Unterlippe (Labia oris), s.a. Cheil(o)…, Chil…

Lippenentzündung: ↗Cheilitis.

Lippenkarzinom: maligner Tumor (↗Plattenepithelkarzinom) der Unter-, seltener der Oberlippe; fast stets auf lichtgeschädigter (aktinisch-degenerativer) oder chronisch gereizter Schleimhaut (Pfeifenraucher), Narbe etc.; s.a. Cheilitis.

Lippen-Kiefer-Spalte: häufigste angeborene Fehlbildung (~1/500 Geburten); Spaltbildung kann ein- oder beidseitig sein u. verschiedene Strukturen betreffen (Lippenspalte, Lippen-Kiefer-Spalte, Lippen-Kiefer-Gaumen-Spalte, ↗Abb. S. 443). Therapie: operativer Verschluß (z.B. im 3. Mon. Lippenplastik, mit 2 J. Gaumenspaltenverschluß, gleichzeitig oder bald darauf Verschluß von hartem Gaumen u. Kiefer). Langfristig Sprachtherapie u. kosmetische Chirurgie bis zum Abschluß des Wachstums.

Lippenkrebs: ↗Lippenkarzinom.

Lippenspalte: angeborene, ein- oder beidseit. Spaltbildung (Hemmungsfehlbildung) der Oberlippe; isoliert (umgangssprachl. sog. »Hasenscharte«) oder bei ↗Lippen-Kiefer-(Gaumen-)Spalte; als **vollkommene L.** durch den Nasenboden bis in die Kieferspalte reichend.

Liq., liq.: ↗Liquor bzw. liquidus (= flüssig), liquefactus (= in flüss. Zustand übergeführt).

Liquor: (latein.) Flüssigkeit. **1)** Körperflüssigkeit. – **L. cerebrospinalis:** die Gehirn-Rückenmark-Flüssigkeit, von den Plexus choroidei gebildet, in den Liquorräumen zirkulierend u. vorwiegend in PACCHIONI* Granulationen resorbiert; klar, farblos, eiweißarm, fast zellfrei. Dient dem Schutz des zentralen Nervensystems vor mechan. Verformung u. dem schnellen Druckausgleich im Liquorsystem. Gewinnung für ↗Liquordiagnostik durch Lumbal-, Subokzipital- oder Ventrikelpunktion. – **L. folliculi:** vom Epithel

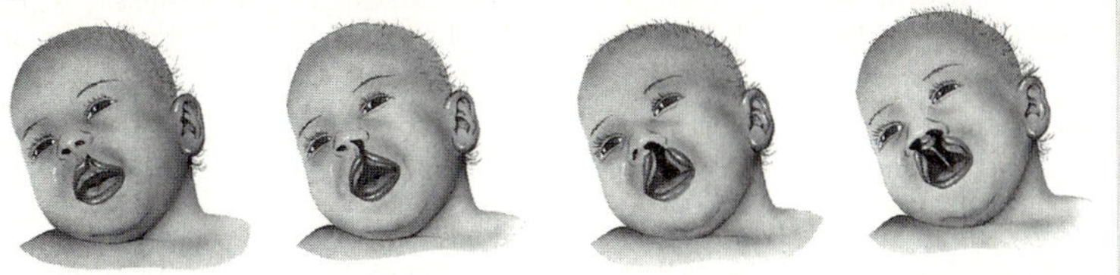

Lippen-Kiefer-Spalte [39]

der sekundären u. tertiären Eifollikel sezernierte Flüssigkeit mit reichl. Gehalt an Follikelhormon. **2)** arzneiliche Flüssigkeit; z.B. als **L. Ammonii caustici** (»Salmiakgeist«; wäßrige Lsg. von Ammoniak).

Liquorblock(ade): Behinderung der physiolog. Liquorzirkulation, z.B. durch Blutung, Entzündung, Tumor, Bandscheibenprolaps. Bei L. im Ventrikelbereich Hirndruckzeichen, bei L. im Spinalraum ↗Querschnittssyndrom, Sperrliquor u. patholog. QUECKENSTEDT* Zeichen.

Liquordiagnostik: Untersuchung des Liquor cerebrospinalis (zur Diagnostik von neurol. Erkrankungen) auf Erreger, Blut, Liquordruck, Abweichungen der zellulären u. humoralen Zusammensetzung (Liquorsediment, -zucker) einschl. serol. Tests (WaR u.a.), Liquorelektrophorese u. immunologischen Methoden.

Liquordrainage: Ableitung von Hirnflüssigkeit; Dauerdrainage des Ventrikelsystems oder äußerer Liquorräume bei ↗Hydrocephalus.

Liquordruck: der hydrostatische Druck des Liquor cerebrospinalis in Hirnventrikeln u. im Subarachnoidalraum, im allg. bestimmt nach Steigrohr-Prinzip (Röhrchenanschluß an eingeführte Punktionskanüle).

Liquorfistel: äußere Fistel der Subarachnoidalräume, v.a. traumatisch (Meningeneinriß bei Schädelbasisfraktur), aber auch als Operationsfolge; Symptome: dauernde oder rezidivierende Liquorrhö, Gefahr der Meningitis. – I.w.S. auch die innere Fistel, z.B. die operative bei Liquordrainage.

Liquor-Hirn-Schranke: Widerstand von Ependym u. Piamembran gegen den Stoffaustausch zwischen Liquor u. extrazellulärer Hirnflüssigkeit. Durchlässiger als Blut-Liquor- u. Blut-Hirn-Schranke; ermöglicht Entfernung von Metaboliten aus dem Gehirn.

Liquorpleozytose: erhöhter Zellgehalt des Liquor cerebrospinalis bei entzündl. Erkrankungen des zentralen Nervensystems.

Liquorpunktion: s.u. Lumbal-, Ventrikelpunktion.

Liquorrhö: Abfließen von Liquor via ↗Liquorfistel (als traumat. Rhino- oder Otorrhö, u.U. auch nur bei länger bestehendem Hirndruck).

Liquorsediment: fester Anteil des Liquor cerebrospinalis nach dessen Zentrifugieren, Filtrieren u. Sedimentieren. Differenzierung immunhistologisch u. mikroskopisch (Liquorzytologie); im gefärbten Ausstrich n. SAYK 4 Zellgruppen: 1. hämatogene neutrophile u. eosinophile Granulozyten; 2. leptomeningeale Histiozyten (Lympho-, Plasmo-, Mono-, Fibrozyten u. Makrophagen = »Gitterzellen«); 3. Ependym- u. Plexuszellen; 4. entartete Zellformen (Tumorzellen).

Liquor-Trias: ↗Hydrocephalus, Stauungspapille u. Liquorbefund als diagnostische Trias raumfordernder Prozesse des Schädelinneren.

Liquorzellen: s.u. Liquorsediment.

Listeria: Bakteriengattung; Typspezies: **L. monocytogenes,** der Erreger der ↗Listeriose.

Listeriose: durch Listeria monocytogenes hervorgerufene sporadische Infektionskrankheit des Menschen (Sommer-Herbst-Gipfel; wahrscheinlich durch verseuchte Milch, rohes Fleisch; auch Kontaktinfektion). Symptome oft uncharakteristisch; eine akut septische Form v.a. bei Schwangeren (evtl. Früh-, Fehlgeburt) u. als Neugeborenenlisteriose; zentralnervöse Form (Meningitis, Enzephalitis) v.a. im Säuglings- u. Greisenalter.

lith...: Wortteil »Stein«, »Konkrement«, »Tophus«.

Lithiasis, Calculosis**:** Bildung bzw. Vorhandensein von Konkrementen in einem (Hohl-) Organ oder Gewebe; i.w.S. das dadurch verursachte »Steinleiden«, ↗Cholelithiasis, ↗Nephrolithiasis.

Lithium, Li**:** Alkalimetall; Vork. u.a. als biologisches Spurenelement. Therapeutische Anw. finden Li-Salze bei manisch depressiven Erkrankungen als Dauer- bzw. Intervallbehandlung.

Lithocholsäure: eine natürliche Gallensäure.

lithogen: konkrementbildend; durch Konkremente (»Steine«) ausgelöst. – **l. Index:** Quotient aus Cholesterin-/Gallensäurengehalt der Galle; ermöglicht Aussagen über Gallensteinbildung u. wird z.B. durch einige ↗Lipidsenker verändert.

Lithoklasie: ↗Lithotripsie.

Litholapaxie: Absaugen der Steinfragmente nach ↗Lithotripsie, i.w.S. auch die Konkremententfernung als solche.

Litholyse: die intrakorporale therapeutische Stein- = Konkrementauflösung: v.a. als ↗Chemolitholyse erfolgreich.

Lithotomie: »Steinschnitt« zur unmittelbaren op. Entfernung von Harnkonkrementen.

Lithotripsie: Steinzertrümmerung; i.e.S. die verschiedenen Verfahren (endoskopisch, chemisch, Stoßwellen von außen) zur nichtoperativen Zerkleinerung von Konkrementen in Hohlorganen (Gallen-, Blasen- oder Nierensteine). **1) endoskopische Verfahren:** a) **mechanische L.:** L. mit einem schnabelförmigen Faßgerät, das im Hohlorgan aus dem vorderen Ende des Endoskops geschoben wird, den Stein (Blasenstein) faßt u. zerquetscht oder über ein Fangkörbchen (Dormia-Körbchen) das Konkrement umschließt u. durch konzentrisch ausgeübte Zugkraft zertrümmert (Gallenblasenstein, Choledochusstein). Die Konkrementteilchen werden über eine spezielle Absaugvorrichtung im Endoskop abgesaugt; – b) **elektrohydraulische L.:** L. mittels eines elektrischen Funkenschlages, der zur Verdampfung der Flüssigkeit führt, die den Stein umgibt. Die daraufhin entstehende Druckwelle bringt den Stein zum Bersten; – c) **Ultraschalllithotripsie** (endoskopische): L., bei der sich der Ultraschallkopf in der Spitze des Endoskops befindet u. der im Drahtkörbchen eingefangene Stein mit den Schallwellen »beschossen« wird; vgl. extrakorporale ↗Stoßwellenlithotripsie; – d) **Wasserdrucklithotripsie:** L. durch einen scharfen Wasserstrahl aus dem Endoskop auf das im Fangkörbchen liegende Konkrement; – e) **Laserlithotripsie:** L., bei der das Konkrement mittels eines Dauerstrichlasers nach perkutanem Zugang in das Hohlorgan zertrümmert wird; der sog. Q-switched-Laser stellt eine Weiterentwicklung dar. Dabei werden die Steine durch eine Laser-induzierte Schockwelle zerkleinert. **2) chemische Verfahren:** ↗Chemolitholyse. **3) Verfahren von außen** über gebündelte Stoßwellen: extrakorporale ↗Stoßwellenlithotripsie. – s.a. Cholelithotripsie. – **L., piezoelektrische:** s.u. Stoßwellenlithotripsie, extrakorporale.

Lithurie: Harnsteinabgang im Urin.

Little* Syndrom, Krankheit: spastische Lähmung (Paraplegie) infolge frühkindl. Hirnschädigung, z.B. durch Früh-, Schwergeburt oder Asphyxie, bei genet. Besonderheiten (Phenylketonurie, Kernikterus etc.), pränataler Entwicklungsstörung (Hydrozephalus, Gehirnfehlbildung etc.); s.a. zerebrale ↗Kinderlähmung, Spastik, Spastiker. – Symptome: spastische Lähmung (Diplegie) beider Beine, Klumpfußstellung, Bewegungsstörung, Sprachstörungen; evtl. Beteiligung der Arme.

Livedo: fleck-, streifen-/netzförmige Zyanose der Haut bei funktionell oder organisch bedingter venöser Stauung. – **L. racemosa:** großnetzige, baum- oder rankenförmige L. durch granulomatöse Wandveränderungen kleiner u. tiefer subkutaner Venen u. Arterien z.B. bei Vaskulitis, Periarteriitis nodosa, Arteriosklerose, Hypertonie.

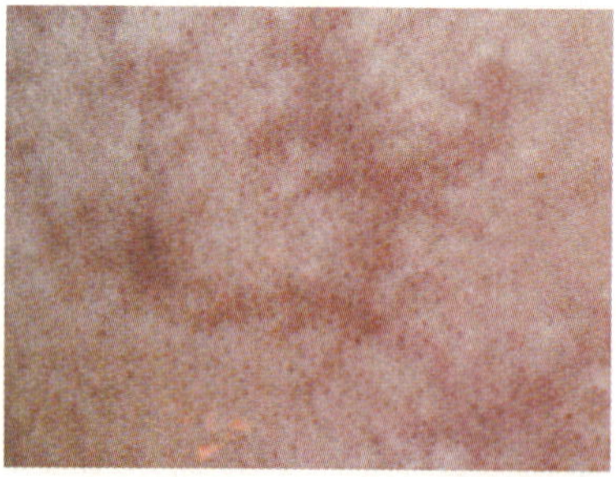

Livedo racemosa [393]

livid: bläulich verfärbt, fahl.

L-Ketten-Krankheit, Mikroparaproteinose: ↗Paraproteinämie mit Zellklon-Entartung der Immunglobuline i.S. der Beschränkung der Klone auf Bildung von L-Ketten des $\varkappa$- oder λ-Typs (ohne Ausprägung des M-Gradienten).

LMM: ↗Lentigo-maligna-Melanom.

LMP-Tumoren, Low-malignant-potency-Tumoren, Tumoren von niedrigem Malignitätsgrad: Tumoren des Eierstocks (epitheliale Ovarialtumoren) ohne Invasion der atypischen Zellen (Borderline-Tumoren); 10–15% aller malignen epithelialen Ovarialtumoren gehören zur LMP-Klasse; betroffen sind vorwiegend jüngere Patientinnen. Der Übergang in ein invasives Wachstum ist nicht die Regel (keine obligate Präkanzerose), auch wenn oft eine ausgedehnte peritoneale Aussaat wie beim fortgeschrittenen Ovarialkarzinom stattfindet.

Loa loa, Dracunculus oculi, Filaria oculi, Taglarvenfilarie, Westafrikan. Augenwurm: in West- u. Zentralafrika (trop. Regenwald) weitverbreitete Wanderfilarie [Nematoda]; Erreger der **Loa-loa-Filariose,** indem Larven (Microfilaria diurna), von stechenden Mangrovenfliegen (Chrysops) übertragen, sich im Bindegewebe innerer Organe zu 3 bzw. (♀) 5–7 cm langen adulten Würmern entwickeln (3 Mon. bis 1 J. u. länger), die durch Wanderung Hautprickeln (v.a. an Armen, Beinen, Brust, Penis), evtl. sog. Calabar-Beulen (Id-Reaktion auf Filarientoxine) hervorrufen, bei Invasion unter die Augenbindehäute **(= Loa-loa-Ophthalmie)** konjunktivale Injektion, Schmerzen, evtl. Schwellung.

lobär: Organlappen (↗Lobus) betreffend.

Lobärpneumonie: s.u. Pneumonie.

Lobektomie: anatomiegerechte Organlappen-Exstirpation; z.B. eines Leberlappens.

Lobi: Lappen (Mehrzahl von ↗Lobus).

Lobotomie: 1) ↗Leukotomie. **2)** frontopolare L.: op. Durchtrennung der Stirnhirn-Thalamus-Verbindung, v.a. zur Schmerzausschaltung; ersetzt durch ↗stereotaktische Hirnoperation.

lobulär, lobularis: einen ↗Lobulus betreffend, läppchenförmig. – **l. Pneumonie:** ↗Bronchopneumonie.

Lobuli (Mehrzahl), **Lobulus** (Einz.): Läppchen, Organläppchen.

Lobus: Lappen, lappenförm. Organteil. – **L. cerebralis:** ein Hirnlappen (Mehrz.: Lobi); s.u. L. frontalis, occipitalis, parietalis, temporalis. – **L. frontalis:** der paarige »Stirn-« oder »Frontallappen« als vorderster Großhirnlappen; mit Zentren für willkürliche Bewegungen (Gyrus precentralis) sowie Kontrolle u. Koordination vegetativer, affektiver u. geistiger Funktionen. – **L. hepatis:** Leberlappen; der rechte (L. dexter) größer, mit einem vorderen u. hinteren Segment, gegen den linken (L. sinister) viszeralseitig durch die Linie V. cava inf./Gallenblasenfundus, zwerchfellseitig durch die Insertion des Lig. falciforme abgegrenzt. – **L. inferior pulmonis:** der Lungenunterlappen; weitere Einteilung s.u. Segmenta bronchopulmonalia. – **L. medius: 1)** der Mittellappen der Prostata = Isthmus prostatae; häufiger Sitz eines Adenoms (mit Miktionsschwierigkeiten). **2)** der Mittellappen der re. Lunge; weitere Einteilung s.u. Segmenta bronchopulmonalia. – **L. occipitalis:** der »Hinterhaupt-« oder »Okzipitallappen«; kleinster Großhirnlappen; mit Sehzentrum u. Zentren für das Festhalten von Erinnerungsbildern. – **L. parietalis:** der »Scheitel-« oder »Parietallappen« des Großhirns; mit Körperfühlsphäre (Gyrus postcentralis) u. dem optischen Sprachzentrum. – **L. renalis:** Nierenlappen; funktionelle Einheit aus Markpyramide u. zugehörigem Rindenabschnitt. – **L. superior:** der »Lungenoberlappen«; weitere Gliederung s.u. Segmenta bronchopulmonalia. – **L. temporalis:** der »Schläfen-« oder »Temporallappen« des Großhirns; an der seitl. Hemisphärenoberfläche, mit Hör- u. akust. Sprachzentrum.

Loch: ↗Foramen.

Lochien, Wochenfluß: nach der Entbindung physiologisch für ca. 6. Wo. auftretender vaginaler Fluor aus Wundsekret u. normalem Scheiden- u. Zervixsekret.

Lochienstauung: Stauung der ↗Lochien in der Gebärmutterhöhle; z.B. bei Verlegung des Zervikalkanals (Blutkoagula, Eihautreste, Retro- oder Hyperanteflexio uteri) oder bei Überfüllung von Blase oder Rektum. Symptome: verringerter Lochialfluß, Gebärmuttervergrößerung, Fieber, oft Stirnkopfschmerz; Gefahr der Keimaszension u. Entzündung (Endometritis).

Löffel: 1) löffelartiges Instrument (oval oder rund) mit scharfem oder stumpfem Rand zur Exkochleation. **2)** ungenaues Dosierungsmaß von Arzneien (1 Tee- oder Kaffeelöffel = 5 ml; 1 Kinder- oder Dessertlöffel = 10 ml; 1 Eßlöffel = 15 ml; als Pulvermaß 1 »gestrichener« Eßlöffel = 3,0–5,0 g).

Loeffler* Bazillus: ↗Corynebacterium diphtheriae.

Löffler* Syndrom: eosinophiles ↗Lungeninfiltrat.

Löfgren* Syndrom: massive, gutartige, häufig spontan heilende Schwellung der Hiluslymphknoten (beidseits) mit Erythema nodosum u. Gelenkschmerzen; Frühphase einer akuten Sarkoidose.

Löhlein* Herdnephritis: Nierenerkrankung; bei länger dauernder bakterieller Endokarditis thrombokapilläre Glomerulonephritis nur eines Teiles der – segmental befallenen – Glomeruli, gekennzeichnet u.a. durch subkapsuläre fleckförmige Blutungen (»Flohstichniere«).

Lösung: **1)** homogene Mischung, molekular dispers verteilter Stoffe in einem Lösungsmittel. **2)** ↗Arm-, Plazentalösung. **3)** ↗Solutio.

Lösungsmittel: Flüssigkeiten, die ohne chemische Umsetzung Gase, Flüssigkeiten u. Feststoffe aufnehmen. – **L., organische:** z.T. hochtoxische flüssige Kohlenstoffverbindungen; z.B. Alkohole, Äther, Tetrachlorkohlenstoff, Benzol, gesättigte Kohlenwasserstoffe.

Löwenzahn: Taraxum officinale; angewandter Pflanzenteil: Löwenzahnkraut mit Wurzeln (Taraxaci radix cum herba); Inhaltsstoffe u.a. Bitterstoffe (Taraxacin), Triterpenoide, Phytosterine; Anw. zur Behandlung von Appetitlosigkeit, bei dyspeptischen Beschwerden infolge verminderter Magensaftsekretion.

log(o)...: Wortteil »Wort«, »Sprache«, »Lehre«.

Logagnosie: Unfähigkeit des Sinnverständnisses von Wörtern (bei intaktem Gehör).

Logasthenie: das Vergessen, Verdrehen oder Verlieren von Wörtern (»Wort-«, »Sprachschwäche«) bei Aphasie, nervöser Erregung etc.

Loge: präformierter, von Bändern, Faszien, Kapsel, Knochen begrenzter Spaltraum; z.B. Prostata-, Muskelloge (Adduktoren-, Psoas-L.), Sehnenfach. Insbesondere die Logen des Gesichtsschädels kommunizieren weitgehend miteinander, so daß darin auf- oder eintretende Eiterungen **(»Logenabszeß«)** voraussehbare Wege nehmen.

Logoklonie: rhythmisches Wiederholen kurzer Wörter oder der letzten Wortsilbe; z.B. bei postenzephalitischem Parkinsonismus, ALZHEIMER* Krankheit.

Logopäde: »Stimm- u. Sprachtherapeut«; in **Logopädie** (Stimm- u. Sprachheilkunde) ausgebildete u. examinierte ärztl. Hilfskraft. Behandelt Stimm-, Sprech- u. Sprachstörungen, u.a. bei neurologischen Erkrankungen (z.B. Patienten nach Schlaganfall) oder bei Kindern mit Entwicklungsstörungen. Therapeutische Maßnahmen je nach Diagnose z.B.: Beratung; einzelne Therapiesitzungen zum Einüben veränderter Sprechtechniken (z.B. bei Dysarthrien); intensive u. länger dauernde Einzeltherapie mit psychotherapeutischen Elementen (z.B. bei Aphasien).

Logopathie: Sprachstörung.

Logophobie: Sprechangst, -scheu des Sprachgestörten (z.B. des Stotterers).

Logo(r)rhö, Zungendelirium: ungehemmter Redefluß (oft bis zur Heiserkeit, Aphonie) infolge verlorener Selbstkontrolle des Gesprochenen.

lokal: örtlich.

Lokalanästhesie, örtliche Betäubung: Herbeiführen einer örtlichen bis regionalen reversiblen Empfindungs- u. Schmerzlosigkeit durch Ausschaltung der Rezeptoren (terminale = periphere Anästhesie, als ↗Infiltrations- oder Oberflächen-A.) oder der sensiblen Nerven (↗Leitungsanästhesie) durch ↗Lokalanästhetika bzw. durch Kälteeinwirkung. Anw. v.a. für kleinere Eingriffe (v.a. ambulant) u. bei Kontraindikation einer Narkose.

Lokalanästhetika, -tica: für ↗Lokalanästhesie geeignetes, d.h. an sensiblen Endorganen u. Nerven angreifendes, das zentrale Nervensystem wenig beeinflussendes Mittel; unterschieden als L. vom Estertyp (z.B. Procain) u. die – häufiger verwendeten – L. vom Säureamidtyp (z.B. Lidocain). – Kontraindikationen: Volumenmangelschock, Infektionen u. neurol. Erkrankungen im Bereich der Einstichstellen, Gerinnungsstörungen, allergische Reaktionen auf L. – Verwendung häufig mit Zusatz gefäßverengender Mittel (Adrenalin, Noradrenalin) zur Wirkungsverlängerung, deren Kontraindikationen ebenfalls zu berücksichtigen sind (verboten z.B. bei Eingriffen im Endstromgebiet, v.a. Finger, Zehen, Penis, da es hier durch die Vasokonstriktion zu Nekrosen kommen kann).

Lokalisationsdiagnostik: i.e.S. die Untersuchungsmaßnahmen (z.B. Röntgen- u. Ultraschalldiagnostik, Szintigraphie, Tastbefund usw.) zur genauen Lagebestimmung eines Krankheitsprozesses.

Lokalrezidiv: erneutes Auftreten einer Krankheit, z.B. eines Tumors (↗Rezidiv) am selben Ort.

long-acting thyroid stimulator, LATS, mouse thyroid stimulator, MTS: (engl.) Schilddrüsenantikörper; ein Serum-γ-Globulin (Typ IgG), das bei Hyperthyreose (BASEDOW* Krankheit) u. – sehr selten – bei HASHIMOTO* Thyreoiditis vorkommt.

longissimus: (latein.) der längste. – **Longissimus** = Kurzform für ↗Musculus longissimus.

Longitudinalschichtung: Schichtaufnahmeverfahren mit Ebenen parallel zur Körperlängsachse (im Ggs. zur Transversalschichtung).

Longuette: ↗Gipslonguette.

longus: (latein.) lang. – vgl. longissimus.

Loperamid: Mittel gegen Durchfall; greift an den Opiatrezeptoren an u. hemmt dadurch die Darmperistaltik.

Lorazepam: ein Benzodiazepin-Derivat mit mittellanger Halbwertszeit; Sedativum u. Schlafmittel.

Lordose: nach vorn gerichtete (= ventralkonvexe) Krümmung der Wirbelsäule (WS); an Hals- u. Lenden-WS physiologisch; evtl. vermindert oder aufgehoben (»Steilstellung«; evtl. sogar Kyphosierung) oder aber verstärkt (Hyperlordose).

Lordosierung: **1)** unphysiologische Lordosebildung, d.h. nach vorne gewölbte Verbiegung der gesamten Wirbelsäule (bei evtl. nur verminderter Kyphose der BWS); z.B. bei Lordoskoliose. **2)** Hyperlordosierung, v.a. der LWS bei Schwangeren.

Loslaßschmerz: ↗BLUMBERG* Zeichen.

Lost: Kampfgift. – L.-Abkömmlinge (z.B. Stickstoff-Lost) dienen z.T. als Zytostatika.

Lotio: »Schüttelmixtur«, wäßrige Suspension äußerlicher Mittel (Externa), evtl. mit Zusatz von Stabilisatoren; z.B. L. Zinci s. alba (mit Zinc. oxyd., Talcum, Glycerin, Aq. oder Spir. āā).

louping-ill, looping ill: (engl.) die sog. Spring- oder Drehkrankheit der Schafe (v.a. in Schottland, Nordengland, Irland) durch ein Flavivirus (ARBO-Virus B), übertragen von Zecken. Eine akute Enzephalomyelitis, beim Menschen (z.B. Laborinfektion) mit 2gipfligem Fieber, Kopf- u. Rückenschmerzen, Ataxie, Nystagmus, Liquorpleozytose.

Lovastatin: ↗Lipidsenker zur Therapie primärer Hypercholesterinämien, kombinierter Hypercholesterinämien u. Hypertriglyceridämien, bei denen die Hypercholesterinämie im Vordergrund steht.

low density lipoproteins, LDL: (engl.) ↗Lipoproteine geringer Dichte, v.a. Betalipoproteine.

Low-dose-Heparinprophylaxe: niedrigdosierte Heparinprophylaxe; 10 000–15 000 IE Heparin s.c. als Thromboseprophylaxe (perioperativ oder bei Bettlägerigkeit).

Low-dose-Therapie: i.e.S. individuell eingestellte, optimale Niedrigdosis bei Langzeitbehandlung mit Glukokortikosteroiden.

Low-malignant-potency-Tumoren: ↗LMP-Tumoren.

Lp(a): Lipoprotein (a), s.u. Lipoproteine.

LSD: ↗Lysergid.

Lubrikanzien: Gleitmittel. **1)** Wirkstoffe, die den Darminhalt aufweichen, z.B. Paraffinöl. **2)** Gleitmittel zur atraumatischen Applikation von Kathetern. **3)** G. zum Gebrauch mit Kondomen.

lucidus, luzid: (latein.) hell, leuchtend.

Lückenschädel: **1)** Leisten-, Wabenschädel: »lakunärer« Hirnschädel mit angeborenen, bindegewebig-membranös ausgefüllten, meist multiplen Knochendefekten. **2)** röntgenologische Lücken infolge von multiplen Knochendefekten (bei primär multiplem Plasmozytom, osteolytischen Knochenmetastasen, Gummen, Histiocytosis X).

Lues: Seuche, Siechtum, Krankheit; i.e.S. die ↗Syphilis mit ihren 4 Stadien.

luetisch, lueticus: durch ↗Syphilis bedingt.

LUF-Syndrom: Syndrom des **l**uteinisierten **u**nrupturierten **F**ollikels; Krankheitsbild, das gehäuft bei Frauen mit ↗Endometriose auftritt; Ursache: Follikel- u. Eizellreifungsstörungen im Rahmen einer zentralnervösen Fehlregulation, einer auto- u. parakrinen Dysregulation oder einer Störung der ektopen Prolaktinsynthese.

Luft...: s.a. Pneum(o)...

Luftembolie: Embolie durch mit dem Blutstrom verschleppte Gasbläschen. **1)** im Lungenkreislauf (= venöse L.) v.a. bei Eröffnung größerer herznaher Venen (Aspiration durch neg. endothorakalen Druck, Saugwirkung des Herzens), aber auch aus Femoral- oder während der Geburt eröffneten Uterusvenen, Hirnsinus, nach Luftinsufflation (Pneumothorax, Pertubation); bewirkt Blockade u. spastische Kontraktion der Lungenarterien, Leerlaufen des li. Herzens, rückläufigen Koronarvenenstau. **2)** im Körperkreislauf (= arterielle L.) nach Eindringen von Luft in Pulmonalvene (z.B. bei Brustkorbverletzung, Pneumo- oder Kardiotomie) oder – direkt – über ein offenes Foramen ovale; bewirkt u.U. tödlichen Koronar- oder Hirnarterienverschluß.

Luftenzephalographie: s.u. Pneumoenzephalo...

Luftkurort: offizielle (in der Bundesrepublik Deutschland vom Landesfachausschuß verliehene) Bez. für Ort(steil)e mit wissenschaftlich anerkanntem u. bewährtem »therapeutisch anwendbarem Klima«, entsprechende Kureinrichtungen u. Kurortcharakter.

Luftleitung: physiologische Schalleitung zum CORTI* Organ durch – zuletzt in Flüssigkeitsschwingungen umgeformte – Luftschwingungen über den sog. Schalleitungsapparat (Ohrmuschel, äußerer Gehörgang, Trommelfell, Gehörknöchelchen, ovales Fenster, Perilymphe).

Luftröhre: ↗Trachea; s.a. Tracheal..., Tracheo...

Luftröhrenschnitt: ↗Tracheotomie.

Luftsichel: bei Untersuchung am Stehenden sichtbarer sichelförmiger Luftschatten unter der Zwerchfellkuppel als Röntgenzeichen für spontanes (Perforation), posttraumat., postop. (Laparotomie) oder künstl. Pneumo(retro)peritoneum.

Lugol* Lösung: ↗Jodjodkalium.

luicus, luisch: (latein.) durch ↗Syphilis bedingt.

lumbär: ↗lumbal.

Lumbago: durch sensible Eigeninnervation der Lendenwirbelsäule ausgelöster, meist akut einsetzender (»Hexenschuß«), zunächst segmentaler, meist stechender Kreuzschmerz ohne Irritation der Ischiaswurzeln; oft mit Lähmungsgefühl, Zwangshaltung, Bewegungssperre, Hartspann, Dornfortsatzdruckschmerz etc.; nach schmerzarmem Intervall evtl. Übergang in chronische Form; vgl. Ischiassyndrom.

lumbal, lumbalis: die Lende(n) (lat. = »lumbus«) bzw. den Lendenteil (v.a. des Rückenmarks) betreffend.

Lumbalanästhesie: tiefe ↗Spinalanästhesie durch langsame Injektion eines Lokalanästhetikums in den Lumbalsack; bewirkt segmentäre Leitungsanästhesie (evtl. der ganzen unteren Körperhälfte) u. Blockade der Cauda equina; s.a. Periduralanästhesie.

Lumbalgie: »Kreuzschmerzen«, i.e.S. die ↗Lumbago (s.a. Ischiassyndrom).

Lumbalpunktion, LP: diagnostische, therapeutische (Dekompression, intrathekale Medikation) oder anästhesiologische Punktion (↗Lumbalanästhesie) des lumbalen Durasackes mittels Spezialkanüle, u. zwar – bei Seitenlage oder Sitzstellung der untersuchten Person u. bei maximaler Kyphosierung der Lendenwirbelsäule (Beugung nach vorn) – meist in der Medianlinie zwischen 2. u. 3. oder 3. u. 4. Dornfortsatz. Komplikationen: Kopfschmerz durch Liquorverlust (Nachsickern), Wurzelläsion, Arachnoiditis.

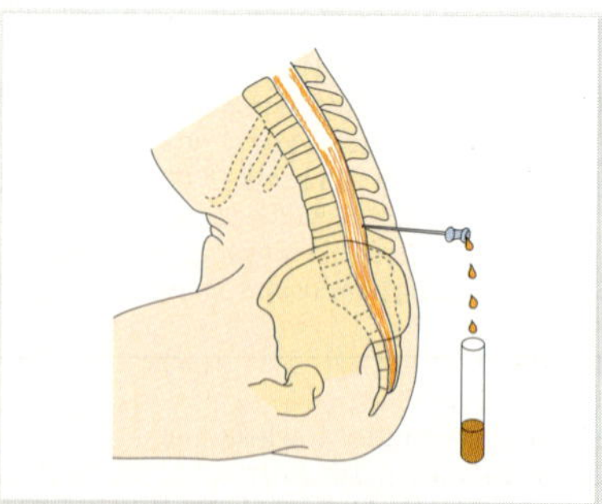

Lumbalpunktion am sitzenden Patienten [431]

lumbosakral: Lendenwirbelsäule u. Kreuzbein betreffend.

lumbricalis: (latein.) regenwurmähnlich; z.B. ↗Musculi lumbricales.

Lumbus: die Lende, der untere Rückenteil zwischen Rippenbogen u. Darmbeinkamm.

Lumen: **1)** Lichtung eines Hohlorgans. **2)** SI-Einheit (Kurzzeichen: lm) des Lichtstroms.

Lumineszenz-Immunoassay, LIA: analog dem ↗RIA (jedoch ohne Radioaktivität) arbeitende Methode zur Bestimmung biologisch aktiver Substanzen, bei der die Indikatorreaktion eine meßbare Lumineszenz (Selbstleuchten von Stoffen) erzeugt.

Lumpektomie, Tylektomie: sog. brusterhaltende Operation bei Mammakarzinom: alleinige Exstirpation des Tumors unter gleichzeitiger Exzision des angrenzenden Gewebes (mit Sicherheitsabstand) u. der darüber gelegenen Haut; vgl. Quadrantenresektion; s.a. brusterhaltende Therapie.

lunar(is): mondförmig; den Mond betreffend.

Lunarmonat: der »Mondmonat« mit 28 Tg.; z.B. als geburtshilfliches Zeitmaß (normale Schwangerschaft = 280 Tg. = 10 L.e = Mens I–X). Grundmaß auch weiterer biolog. **Lunarrhythmen,** z.B. des Menstruationszyklus.

Lunatum: Kurzform für Os lunatum.

lung alveolar surfactant: (engl.) ↗LAS.

Lunge: das Atmungsorgan, das mit 2 kegelförmigen, durch die Hauptbronchien mit der Trachea verbundenen »Lungenflügeln« (Pulmo dexter u. sin.) beidseits den seitl. Brustraum ausfüllt (↗Abb. S. 449); dient (mit ca. 30 Mio. Alveolen) dem Gasaustausch (↗Atmung); ist durch Exkretion saurer Valenzen am Säure-Basen- u. durch Abgabe von Wasserdampf am Wasserhaushalt beteiligt. – Ist bedeckt von der Pleura visceralis (»Lungenfell«) u. eingeschlossen im parietalen Pleurasack; an der herzzugewandten konkaven Facies medialis der Hilus u. Gefäßstiel; die rechte L. durch Fissura obliqua u. horizontalis in 3 Lappen (Lobus superior, med. u. inf.) unterteilt, die linke durch Fissura obliqua in 2 (Lobus sup. u. inf.).

Lungenabszeß: Abszeßbildung im Lungengewebe, z.B. nach Fremdkörperaspiration, Pneumonie, Lungentumor.

Lungenalveolen: ↗Alveoli pulmonis.

Lungenarterie: ↗Truncus u. Arteria pulmonalis.

Lungenaspergillose: s.u. Aspergillose.

Lungenatelektase: ↗Atelektase.

Lungenazinus, Acinus pulmonaris, Arbor alveolaris: funktioneller Endabschnitt der Lun-

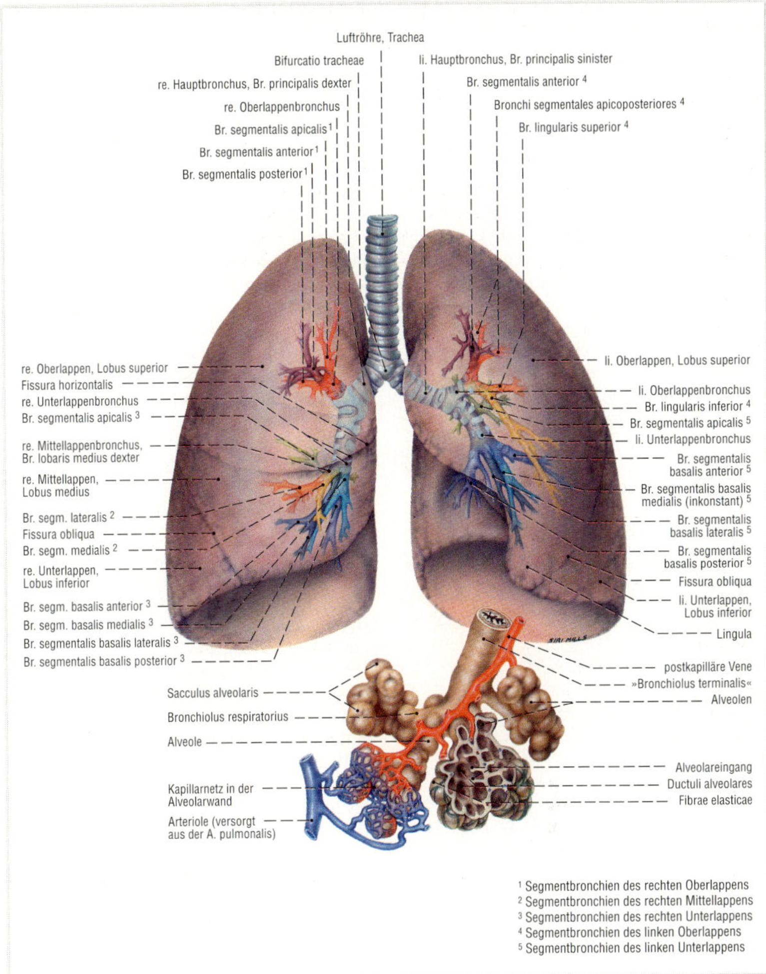

Lunge: Bronchialsystem u. Feinbau

ge, bestehend aus Bronchiolus terminalis, den daraus hervorgehenden Bronchioli respiratorii, den anschließenden Ductus alveolares (2–10), den Sacculi alveolares u. den Alveolen sowie gefäßführenden »interazinösen« Bindegewebssepten; das primäre Lungenläppchen (»Lobulus pulmonis primarius«).

Lungenbiopsie: Saug- oder Exzisions-Biopsie von Lungenparenchym (v.a. peripher), Pleura, Bronchus u./oder Hiluslymphknoten, gewonnen transthorakal (Lungenpunktion; als »offene L.« nach Minimalthorakotomie) oder über Broncho-, Thorako-, Ösophago- oder Mediastinoskop.

Lungenblähung: ↗Lungenemphysem.

Lungenbläschen: ↗Alveoli pulmonis.

Lungenblutung: s.u. Hämoptoe.

Lungenechinokokkose: Befall der Lunge mit ↗Echinococcus (meist E. granulosus; s.a.

L

Echinokokkose). Symptome: Husten, chron. Bronchitis, Hämoptoe, Fieberschübe (pneumonische Infiltration), Dyspnoe, Retrosternalschmerz; evtl. Einflußstauung (re. Obergeschoß), Abhusten von Zysten.

Lungenembolie: Verstopfung einer Lungenarterie, v.a. als ↗Thrombembolie aus Schenkel- u. Beckenvenen, V. cava (ca. 90%), seltener aus dem re. Herzen; u.U. lebensbedrohliche Komplikation, die v.a. bettlägerige Patienten (z.B. postoperativ, nach Unfällen) bedroht. Risikofaktoren für eine L. zeigt die Tab. – Kleinere L. evtl. gänzlich unerkannt verlaufend; größere L. führt zu akutem ↗Cor pulmonale (besonders gefährlich bei vorgeschädigtem Herzen); Brustschmerzen, Schocksymptome u. Dyspnoe verleiten zur Fehldiagnose Myokardinfarkt. – Therapie: Sauerstoffinsufflation, Herzglykoside, Sedativa, Schockbehandlung, u.U. Fibrinolyse, Heparin, Antikoagulanzien. Eine rechtzeitige Embolektomie kann lebensrettend sein.

Risikofaktoren für eine **Lungenembolie** [85]

Beinvenenthrombose in der Vorgeschichte nach chirurgischen Eingriffen
Trauma im Bereich der unteren Extremitäten
Immobilisierung
prolongierte Bettruhe
manifeste Herzinsuffizienz
Malignom
Schwangerschaft
orale Kontrazeptiva
Adipositas
fortgeschrittenes Alter
Protein-S-, Protein-C-Mangel

Lungenemphysem, Lungenblähung, Emphysema pulmonum: abnorme Vermehrung des Luftgehaltes der Lunge ohne (d.h. reversibel, bei akutem L.) oder mit Parenchymzerstörung bzw. -veränderung (d.h. irreversibel); primär (»idiopathisch«) oder sekundär bei chron. Lungen-, Bronchial-, Thoraxwandprozeß (z.B. obstruktives, Narben-, Überlastungsemphysem).

Lungenentzündung: ↗Pneumonie, ↗Bronchopneumonie.

Lungenfell: ↗Pleura pulmonalis.

Lungenfibrose: derbe, zur Restriktion führende Fibrose (Bindegewebsvermehrung) des Lungengerüsts; v.a. als Reaktion auf entzündliche, allerg. Exsudation u. Infiltration im Bereich der Alveolarwand (Alveolitis), als Endzustand chronisch entzündlicher oder destruktiver Lungenprozesse oder physikal. Schädigungen (Strahlenfibrose).

Lungenfunktionsprüfung: zahlreiche Verfahren zur Prüfung der Leistungsfähigkeit der Lunge (einschl. Leistungsreserven; v.a. vor operativem Eingriff) bezüglich Aufnahme von Sauerstoff u. Abgabe v.a. von Kohlendioxid (oder eines beigegebenen Fremdgases, meist He oder N).

Lungengangrän: Gewebeuntergang (feuchte Gangrän) eines – häufig vorgeschädigten – Lungenabschnitts durch Befall mit Anaerobiern. Symptome: blutiger Auswurf mit Parenchymfetzen, evtl. hohes Fieber, Schüttelfrost, Dyspnoe, Lippen- u. Akrozyanose, Schocksyndrom.

Lungengrenzen: die – z.T. atemvariable – Ausdehnung der Lungen als Perkussions- bzw. Rö.-Befund.

Lungenhilus: ↗Hilum pulmonis.

Lungeninfarkt: ↗Infarkt v.a. peripherer Lungenabschnitte infolge Verlegung mittelgroßer oder kleinerer Pulmonalarterienäste (v.a. bei Lungenembolie, ferner bei Thrombose, Zirrhose, Gefäßligatur etc.); infolge der doppelten Blutversorgung der Lunge kommt es meist zum hämorrhagischen L.

Lungeninfiltrat: umschriebene »Verdichtung« eines Lungenabschnitts durch Exsudation u. Ansammlung regulärer oder path. Zellen (z.B. als eitr., hämorrhag., eosinophiles, leukäm., lymphozytäres L.) als Lokalreaktion bei akutem (Anschoppung, Infarkt), subakutem (Frühinfiltrat), chron. (Tuberkulose) oder allerg. Prozeß. – **L., eosinophiles,** Löffler* Syndrom: eine flüchtige, rel. symptomarme, herdförmige Pneumonie (mit fibrinreichem, fast nur von eosinophilen Granulozyten durchsetztem Exsudat mit reichlich Alveolardeckzellen, Charcot*-Leyden* Kristallen u. Riesenzellen).

Lungeninsuffizienz: ↗respiratorische Insuffizienz.

Lungenkarzinom: i.e.S. ↗Bronchialkarzinom.

Lungenkaverne: s.u. Kaverne.

Lungenkollaps: Zusammensinken eines Lungensegments (»Selektivkollaps«), -lappens oder -flügels in Richtung Hilus.

Lungenkrebs: i.e.S. ↗Bronchialkarzinom.

Lungenkreislauf: 1) der »kleine Kreislauf« zwischen rechter Herzkammer u. linkem Vorhof über den Truncus u. die Arteria pulmonalis, Lungenkapillaren u. Venae pulmonales;

v.a. dem Gasaustausch dienend. **2)** der »Ernährungskreislauf« (Vasa privata) der Lunge.

Lungenlappen, Lobus pulmonis: s.u. Segmenta bronchopulmonalia.

Lungenmetastase: Fernmetastase eines Malignoms in der Lunge; broncho-, lympho- oder hämatogen (Lunge als prim. Blutfilter beider Hohlvenen; s.a. Kava-Typ). – Häufigste Primärtumoren mit L.: Knochensarkom, Struma maligna, Mamma- oder Prostatakarzinom, Hoden-, Nieren-, Nebennieren-, Uterus-, Ovarial- u. Nasen-Rachen-Tumoren.

Lungenödem: akute oder chron. Durchtränkung der Lunge mit einem Luftbläschendurchsetzten, zunächst zellfreien, wäßrigen, später Leuko- u. Erythrozyten u. Alveolardeckzellen enthaltenden gallert. ↗Transsudat in Alveolarräumen, kleinen Bronchien u. Interstitium. Symptome: Unruhe, Angstgefühl, hochgradige Dyspnoe, Zyanose, feuchte Rasselgeräusche mit Trachealrasseln (»Kochen auf der Brust«), dünnflüss., blutig-schaumiger Auswurf; s.a. Asthma cardiale.

Lungenperfusionsszintigraphie: s.u. Lungenszintigraphie.

Lungenpest: ↗Pest.

Lungenphthise: organbeschränkte, fortschreitende, fast stets offene ↗Lungentuberkulose mit ausgeprägter Kachexie.

Lungenpunktion: therapeut. (z.B. Kavernendrainage) oder diagnost. (↗Lungenbiopsie) transthorakale Punktion v.a. peripherer Lungenabschnitte unter Rö.-Kontrolle.

Lungenreife, fetale: Entwicklungsstand der fetalen Lunge in bezug auf die Fähigkeit nach der Geburt Luft zu atmen, ohne ein Neugeborenen-Atemnotsyndrom (↗Membransyndrom der Früh- u. Neugeborenen) zu entwickeln.

Lungenresektion: die meist einzeitige Resektion einer Lunge (↗Pneumonektomie) oder ihrer anatomischen Teile (↗Lungensegmentresektion, Lobektomie, Bilobektomie); ferner atypisch als »Ausschälung« bzw. Keilexzision kleiner peripherer Herde u. Läsionen oder als parenchymsparendes Verfahren mit gleichzeitiger Mitresektion einer Bronchusmanschette u. anschließender Bronchusnaht (v.a. bei Resektion des rechten Oberlappens wegen Bronchialkarzinom).

Lungensarkoidose: pulmonale Manifestation der ↗BESNIER*-BOECK*-SCHAUMANN* Krankheit, Stadium I mit v.a. symmetrischer Schwellung der Hiluslymphknoten beidseits (»Hilustyp«, ↗LÖFGREN* Syndrom), II mit lymphogener, seltener hämatogen-miliarer diffuser Ausbreitung (»Lungen-« bzw. »miliarer Typ«), später kombiniert; III mit Fibrose u. Pleuraverschwartung oder tumorartiger, meist hilusnaher Parenchymverdichtung. Komplikationen: Lungenzirrhose, Lungenemphysem, Cor pulmonale.

Lungenschwindsucht: ↗Lungenphthise.

Lungensegmentresektion: anatomiegerechte Exstirpation (stumpfe Ausschälung) eines oder mehrerer Segmente (bei begrenztem Prozeß).

Lungensiderose: ↗Siderosis pulmonum.

Lungenspitzenkatarrh: katarrhalisch entzündlicher Lungenprozeß (z.B. Bronchitis, Infiltrat mit kollateralem Ödem etc.); galt vor der Röntgen-Ära als typ. Initialsymptom der Lungentuberkulose.

Lungenszintigraphie: 1) »Ventilations-L.« mit radioaktiv markierten (v.a. ^{133}Xenon) Gasgemischen; zeigt die alveoläre Verteilung der Atemluft; mit Auswaschkurve auch als Lungenfunktionsprobe. **2)** »Perfusions-L.« nach i.v. Injektion radiomarkierter Partikel (z.B. ^{99m}Tc-Makroaggregate, -Mikrosphären); zeigt die Blutverteilung im kleinen Kreislauf (topographisch u. semiquantitativ). **3)** »Inhalations-L.« mit radioaktiven Aerosolen (z.B. Tc-markiertes Albumin oder Technetiumkolloid-Partikel).

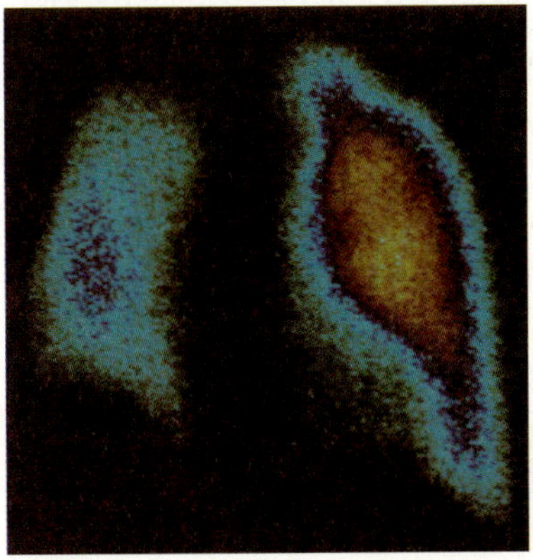

Lungenperfusionsszintigraphie (Aufnahme von ventral mit der Gamma-Kamera): Minderperfusion bei Pneumothorax

Lungentuberkulose: häufigste u. folgenschwerste Lokalisation der Tuberkulose (= Tbk; z.B. mit Blutsturz, Phthise, Amyloidose, Umgebungsgefährdung), die häufig zum Sekundärbefall anderer Organe führt.

Lungentumoren: gut- oder bösartige Tumoren der Lunge, z.B. ↗Bronchialkarzinom.

Lungenvenen: ↗Venae pulmonales.

Lungenvenentransposition: Fehleinmündung aller Lungenvenen in den re. Vorhof (= **komplette L.**; nur bei offenem Ductus Botalli oder Septumdefekt mit dem Leben vereinbar) oder aber nur einzelner **(= partielle L.).**

Lunula: *(latein. = kleiner Mond)* **1)** halbmond- oder sichelförmiges Gebilde. – **L. unguis:** die hautfreie, weißlich durchscheinende Basis des Nagelbettes. **2)** eitr. Exsudatsichel in der Augenvorderkammer nach Perforation eines Ulcus corneae.

lupös: nach Art des ↗Lupus (vulg.), Lupus betreffend.

lupoid: lupusähnlich. – **l. Infiltrat:** ↗Infiltrat, lupoides.

Lupus: »fressende Flechte«; ursprünglich Bez. für jeden verstümmelnden Prozeß des mittleren Gesichtes, heute nur noch für Prozesse bei Hauttuberkulose (L. vulgaris), BOECK* Krankheit (L. pernio) u. L. erythematodes. – **Lupus erythematodes,** LE, L. e., Erythematodes: eine Autoimmunerkrankung (Kollagenose), die sich unterschiedlich manifestiert. Einteilung: L. e. integumentalis (discoides): mit typischen Erythemen (schmetterlingsförmige Ausbreitung an Wangen, Stirn, Nase) an unbedeckten Körperpartien; L. e. disseminatus (LED): mit zahlreichen verstreuten Hautherden; L. e. visceralis: mit Beteiligung oder alleiniger Manifestation innerer Organe; L. e. systemicus (LES): Vollbild des L. e.: Multisystemerkrankung häufig mit Fieber, Gelenkschmerzen, nicht deformierender Oligo- oder Polyarthritis, Haut- u. Schleimhautsymptomen; Beteiligung innerer Organe (Glomerulonephritis, Pleuritis, Pneumonitis, Perikarditis, Myokarditis, Endokarditis LIBMAN-SACKS), des blutbildenden Systems, seltener des Nervensystems u. der Gefäße. – **Lupus vulgaris:** chron. Tuberkulose der Haut durch exogene, seltener hämatogene Superinfektion. Lokalisation häufig im Gesicht (Nase, Wangen, Ohrränder); die sich ausbildenden tuberkulösen Granulome führen im weiteren Verlauf zur Zerstörung von Haut u. unterliegenden Knorpelanteilen. Später kommt es zur Narbenbildung (s.a. Lupuskrebs).

Lupusendokarditis: ↗Endokarditis LIBMAN-SACKS.

Lupuskrebs, Lupuskarzinom: mit 10jähriger u. längerer Latenz auf dem Boden eines Lupus vulgaris (auf Narben) auftretendes ↗Plattenepithelkarzinom; seltener Basaliom, Melanom oder Sarkom.

Lutealinsuffizienz, Gelbkörperinsuffizienz: endokrine Störung des ↗Menstruationszyklus mit verkürzter ↗Lutealphase (bei evtl. normalem Eisprung); mögliche Ursache einer Sterilität. – Nachweis durch Messung der Basaltemperatur bzw. der Progesteronspiegel.

Lutealphase, Gelbkörperphase: die vom Progesteron beherrschte 2. Phase (= Sekretions-, Transformationsphase) des Menstruationszyklus nach der Ovulation, die – außer bei Konzeption – ziemlich konstant nach 14 (± 2) Tagen mit der nächsten Zyklusblutung endet (bei Dauer < 10 Tg. als »Lutealinsuffizienz«).

luteinisierendes Hormon, LH: ein hypophysäres ↗Gonadotropin, das bei geschlechtsreifen Frauen im Zusammenwirken mit FSH zur Follikelreifung u. Auslösung der ↗Ovulation führt.

luxans: (latein.) zur ↗Luxation führend, luxierend.

Luxatio(n), Verrenkung: **1)** Verschiebung zweier gelenkbildender Knochenenden aus ihrer funktionsgerechten Stellung; entweder als unvollkommene L. (Subluxation; Gelenkflächen stehen sich noch teilweise gegenüber; Kapselüberdehnung, Bänderzerrung) oder als vollkommene L., mit Kapsel-, Bänder-, seltener auch Muskel- u. Gefäß(ein)riß, schmerzhafter Gelenkschwellung, teilweise oder völlig aufgehobener Beweglichkeit, federnd-fixierter abnormer Stellung, evtl. Luxationslähmung. – Nach Entstehungsmechanismus unterschieden als **angeborene L.** (= konnatale L.; i.e.S. die angeborene ↗Hüftluxation), **habituelle L.** (Bereitschaft zur L. bereits bei geringster Inanspruchnahme, v.a. bei vorbestehender Kapselausweitung bzw. -läsion), **paralytische L.** (infolge Lähmung der zugehörigen Muskeln), sog. **pathologische L.** (bei vorbestehender Kapselüberdehnung durch Erguß etc. = Distensions-L.; bei Veränderung oder Zerstörung von Gelenkstrukturen = Destruktions-L.), u. – v.a. – die **traumatische L.** (durch direkte oder indirekte Gewalteinwirkung). – Benennung stets nach dem distalen Knochen bzw. nach dem Gelenk oder aber nach der Ursache, dem Mechanismus etc. **2)** angeborene, erworbene oder operative Verlagerung eines Organs in eine – meist funktionseinschränkende – Lage (z.B. die ↗Linsenluxation).

Luxationsfraktur: Knochenfraktur mit gleichzeitiger Verrenkung des Fragments oder eines benachbarten – nichtfrakturierten – Knochens.

luxieren: 1) verrenken (↑Luxation). **2)** auslösen u. »heraushebeln« eines beweglichen Organs aus seiner ursprünglichen Lage.

luzid, lucidus: hell, leuchtend; i.w.S. bei klarem Bewußtsein.

LWS: ↑Lendenwirbelsäule.

LWS-Syndrom, Low back pain: von der Lendenwirbelsäule ausgehende oder den Lendenwirbelsäulenbereich betreffende Beschwerden aufgrund degenerativer Wirbelsäulenveränderungen oder statisch-muskulär bedingter Störungen.

Lyell* Syndrom: ↑Epidermolysis acuta toxica (»Syndrom der verbrühten Haut«).

Lyme-Krankheit, L.-Borreliose: 1976 erstmals in der Ortschaft Lyme (USA) beschriebene Krankheit, die von Bakterien (Borrelia burgdorferi) verursacht u. v.a. von Zecken übertragen wird u. ein sehr vielfältiges klinisches Bild bietet. Beginnt meist mit einem ↑Erythema chronicum migrans; das ↑BÄFVERSTEDT* Syndrom wird heute ebenfalls zum (frühen) 1. Stadium der L.-Krankheit gerechnet. Nach Latenzzeit (Wochen bis Monate) kann es zu Herzbeteiligung u. neurolog. Symptomen kommen (= 2. Stadium). Charakteristisch für das chron. 3. Stadium: ↑Akrodermatitis chronica atrophicans; »Lyme-Arthritis« (v.a. an großen Gelenken); progressive Enzephalomyelitis. – Therapie: je nach Stadium lang anhaltende, ausreichend dosierte Antibiotikatherapie; unzureichende Behandlung des 1. Stadiums birgt Gefahr des Übergangs in chron. Stadien.

Lymphadenektomie, Lymphknotendissektion: die operative Entfernung von Lymphknoten, z.B. zur histologischen Diagnostik bei Verdacht auf lymphogene Metastasierung eines Tumors u. zur Stadienfestlegung; s.a. Halsdissektion, Staging.

Lymphadenitis: entzündliche Lymphknotenschwellung; akut (serös bis eitrig) mit Rötung, Schwellung, Druckschmerz, evtl. Fluktuation (Gefahr von ↑Perilymphadenitis, Phlegmone); oder chronisch (mit Hyperplasie, fibröser Induration).

Lymphadenom(a): geschwulstartige Hyperplasie lymphatischen Gewebes; s.a. Lymphom.

Lymphadenopathie: Erkrankung (mit Schwellung) der Lymphknoten (↑Lymphadenose, -adenitis).

Lymphadenopathie-assoziiertes Virus, LAV: ↑HIV.

Lymphadenopathie-Syndrom, LAS: s.u. AIDS.

Lymphadenose: 1) (chron.) Lymphknotenschwellung, s.a. Lymphom. **2) chronische L.:** chron. lymphatische ↑Leukämie. – **Lymphadenosis cutis benigna:** ↑BÄFVERSTEDT* Syndrom.

Lymphangiektasie: sack-, spindel- oder schlauchförmige Lymphgefäßausweitung; erworben (stauungsbedingt) z.B. bei Lymphknotenmetastasen; angeboren z.B. beim NONNE*-MILROY*-MEIGE* Syndrom.

Lymphangiektomie: die Resektion bzw. Exstirpation von Lymphgefäßen; z.B. als totale, superfizielle (bei Elephantiasis) durch Entfernen der Unterhautgewebe.

Lymphangiitis: ↑Lymphangitis.

Lymphangiom(a): meist angeborener, gutartiger Lymphgefäßtumor; v.a. in Haut, Schleimhaut, Weichteilen, selten in inneren Organen.

Lymphangiopathie: Erkrankung der Lymphgefäße, angeboren (als Aplasie, Atresie, Ektasie, Hypo-, Hyperplasie) oder erworben (als Lymphangitis, Lymphangiosis oder als posttraumatische L. nach flächenhafter Verbrennung u. Infektion, mit Spasmen u. Lymphödem).

Lymphangiosis carcinomatosa: Ausbreitung bösartiger Tumoren in den Lymphwegen unter Bildung eines Maschenwerks.

Lymphangiotomie: op. Eröffnung eines größeren Lymphgefäßes, z.B. bei Lymphographie zur Kathetereinführung.

Lymphangitis: Lymphgefäßentzündung nach Eindringen von Erregern in die Lymphkapillaren; im Bereich der Haut sichtbar als Schwellung u. streifenförmige Rötung. Als akute L. z.B. von infizierten Wunden ausgehend (**L. simplex** mit zellulärer Wandinfiltration; L. purulenta mit Ansammlung eitriger Massen, perlschnurartiger Verdickung, evtl. Abszeßbildung); als chronische L. mit Endothelwucherung, die zur Verdickung der Wand u. schließlich zum Verschluß führt (**L. fibrosa obliterans**).

lymphatisch, lymphaticus: die ↑Lymphe bzw. ein lymphat. Organ (z.B. Lymphknoten, Milz, Tonsillen) betreffend. – **l. Apparat:** ↑Systema lymphaticum. – **l. Rachenring Waldeyer*:** der vom lymphoepithelialen Gewebe der Tonsillae palatinae, pharyngealis (= pharyngica) u. lingualis gebildete Gewebsring an der Schlundenge. – **l. Reaktion:** Auftreten einer Lymphozytose im Blut – v.a. bei Infektionskrankheiten des Kindes – statt der häufigeren myeloischen Reaktion; i.w.S. die verstärkte Teilnahme des gesamten lymphat. Systems.

Lymphbahnen: Oberbegriff für Lymphe-ableitende Gewebsspalten, Lymphkapillaren, -gefäße, -knoten u. -stämme; als Hauptlymphstamm der Ductus thoracicus.

Lymphdrainage: 1) Ableitung von Lymphe (u. Lymphozyten) durch äußere Drainage des Ductus thoracicus. **2)** jede den Lymphabfluß aus dem Gewebe begünstigende Therapiemaßnahme; i.e.S. als **manuelle L.:** Massageform mit speziellen »Druck- u. Schöpfgriffen«, u.a. zur physikalischen Entstauung von Lymphödemen (z.B. in der Nachsorge bei Patientinnen mit Brustkrebsoperation) oder Ödemen anderer Genese (z.B. nach Verletzungen oder bei rheumatischen Gelenkerkrankungen); wird i.d.R. gemeinsam mit weiteren Methoden (Bandagierungen, Hautpflege, Bewegungsübungen, entstauende Lagerung etc.) angewendet.

Lymphdrüse: ↗Nodus lymphaticus; s.a. Lymphknoten...

Lymphe: die in den Lymphgefäßen enthaltene Flüssigkeit; wasserklar, nur viszeral (s.a. Chylus) durch Chylomikronen milchig getrübt, alkalisch, eiweißreich (etwa verdünntem Blutplasma entsprechend). Dient der Zell- u. Gewebsernährung u. dem Transport der Lymphozyten von den Bildungsorten in das Blut; wird über die Lymphbahnen abgeleitet.

Lymphfollikel: ↗Folliculi lymphatici.

Lymphgefäß(e): ↗Vas lymphaticum.

Lymphgefäßtransplantation: mikrochirurgische Verpflanzung autologer Lymphgefäßabschnitte; Indikation: v.a. bei Armödemen nach Ablatio mammae, Achsellymphknotenausräumung u. Nachbestrahlung, nach Traumen u. Operationen mit lokalisierter Blockade des Lymphabstroms meist im Beckenbereich.

Lymphknoten, LK: ↗Nodus lymphaticus. – Als »regionale« oder »regionäre« L. die für die Aufnahme u. Filterung der Lymphe einer Körperregion zuständigen (z.B. Inguinal-LK für vordere Bauchwand, Bein, äuß. Genitale).

Lymphknotendissektion: ↗Lymphadenektomie.

Lymphknotenmetastase: Tochtergeschwulst eines bösartigen Tumors in Lymphknoten, die (meist) durch Metastasierung über Lymphbahnen entstanden ist. Nachweisbar durch Biopsie, Lymphangiographie.

Lymphknotenpunktion: die meist perkutane Punktion eines – regionalen – Lymphknotens zur Gewebsentnahme im Rahmen der Biopsie.

Lymphknotenschwellung: Oberbegriff für Lymphknotenvergrößerungen aus unterschiedlichen Gründen (u.a. Infektionen, Malignome, immunolog. Erkrankungen); s.a. Lymphom, Lymphadenitis, Bubo, Lymphknotenmetastase.

Lymphknotenstatus: Untersuchung der Lymphknoten v.a. zur Stadienbeurteilung (Ausdehnung) einer malignen Erkrankung; erfolgt z.B. mit Hilfe von bildgebenden Verfahren wie Lymphographie, Ultraschall, Computer- oder Kernspintomographie u./oder mit Entnahme (z.B. Lymphknotendissektion) u. histologischer Beurteilung der Lymphknoten.

Lymphknotenszintigraphie: ↗Lymphszintigraphie.

Lymphkrebs: malignes Lymphom; als ↗HODGKIN* Krankheit oder Non-HODGKIN-Lymphom.

lympho...: Wortteil »Lymphe«, »lymphatisches Gewebe«, »Lymphsystem«, »Lymphozyt«, »lymphozytäre Reihe«.

Lymphoblast: großer, durch Kontakt mit einem Antigen veränderter ↗Lymphozyt.

Lymphoblastenleukämie: die akute lymphatische ↗Leukämie.

Lymphoblastom(a): 1) L. gigantofolliculare; L., großfollikuläres: ↗BRILL*-SYMMERS* Syndrom. **2)** i.w.S. die undifferenzierten (lymphoblastischen) ↗Non-HODGKIN-Lymphome.

Lymphoblastose: anomale Vermehrung von Lymphoblasten im Blut. – **L., benigne akute:** die ↗Mononucleosis infectiosa.

Lymphocyt...: s.u. Lymphozyt...

Lymphoedema, Lymphödem: eiweißreiches, teigiges ↗Ödem infolge angeborener Störung (z.B. bei Lymphgefäßaplasie u. NONNE*-MILROY*-MEIGE* Syndrom) oder erworbenen (= sekundäres L.) Verschlusses von Lymphbahnen mit chron. Lymphstauung (Lymphostase), z.B. durch Entzündungen (↗Lymphangitis, s.a. Lymphopathia venerea), narbige Veränderungen (z.B. nach op. Eingriffen, Strahlentherapie), Kompression durch Tumoren; s.a. Elephantiasis. – **L. des Armes:** ↗Armödem. – **L. des Beines:** ↗Beinödem.

lymphoepitheliale Organe: die aus lymphoretikulärem Gewebe in enger Verbindung mit Epithel bestehenden Tonsillen (»lymphoepithelialer Schlundring«, »lymphat. Rachenring WALDEYER«) u. der Thymus.

Lymphoepitheliom(a), lymphoepitheliales Karzinom: bösartiger Tumor lymphoepithelialer Organe; häufigste maligne Tumoren des Nasen-Rachen-Raums mit sehr raschem Wachstum, frühzeitiger Metastasierung, großer Strahlenempfindlichkeit.

lymphogen: **1)** mit lymphatischem Ursprung. **2)** auf dem Lymphwege entstanden.

Lymphogranulom(a): granulomatöser Prozeß lymphatischen Gewebes. – **L. benignum:** ↗BESNIER*-BOECK*-SCHAUMANN* Krankheit. – **L. inguinale:** ↗Lymphopathia venerea. – **L. malignum:** Lymphogranulomatose (↗HODGKIN* Krankheit). – **L. venereum,** LGV: ↗Lymphopathia venerea. – **L.-Psittakose-Trachoma-Gruppe:** ↗Chlamydia.

Lymphogranulomatose, -osis: **1) L. benigna:** ↗BESNIER*-BOECK*-SCHAUMANN* Krankheit. **2) L. inguinalis:** ↗Lymphopathia venerea. **3) L. maligna:** ↗HODGKIN* Krankheit. **4) Lymphogranulomatosis X:** angioimmunoblastisches ↗Non-HODGKIN-Lymphom der T-Zell-Reihe mit Schwellung der Lymphknoten, später von Leber u. Milz, evtl. mit Exanthemen, polyklonaler Gammopathie, Hämolyse; Symptome: Fieber, Pruritus, Gewichtsverlust. Häufigkeitsgipfel im Alter von 55–65 Jahren. Verlauf unterschiedlich.

Lymphographie: Darstellung von Lymphgefäßen (Lymphangiographie) u. -knoten (Lymphadenographie) nach Injektion eines (öligen) Kontrastmittels in ein – durch s.c. Farbstoffapplikation zuvor sichtbar gemachtes – Lymphgefäß.

lymphoid: lymphartig, lymphatisch, lymphozytenähnlich.

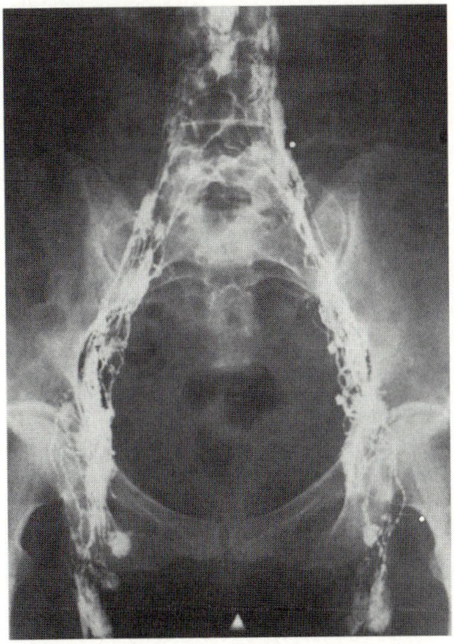

Lymphographie: pelvine u. aortale Lymphbahnen in a.p. Projektion [436]

Lymphokine: zu den ↗Zytokinen gehörende Stoffe, die v.a. von T-Lymphozyten nach Kontakt mit ihrem Antigen freigesetzt werden u. die zellvermittelten Immunreaktionen wesentlich beeinflussen, v.a. durch Aktivierung unspezifischer Zellen (Mono-, Granulo-, nichtsensibilisierte Lymphozyten); L. sind z.B. Interleukine, Interferone, Chemokine, koloniestimulierende Faktoren (CSF), Lymphotoxine.

Lymphom(a): **1)** Lymphknotenschwellung (z.B. als ↗Bubo, bei Mononucleosis infectiosa, Lymphopathia venerea etc.). **2) benignes L.:** das ↗BÄFVERSTEDT* Syndrom. **3) malignes L.:** **a)** ↗HODGKIN* Krankheit; **b)** die ↗Non-HODGKIN-Lymphome.

Lymphomatose: Auftreten multipler (gut- oder bösartiger) Lymphome in verschiedenen Körperregionen.

Lymphoma-Viren: ↗Tumorviren, die mit der Entstehung von Lymphomen (bei Tier oder Mensch) in Zusammenhang gebracht werden.

Lymphopathia, Lymphopathie: Erkrankung des lymphat. Systems. – **L. venerea,** Lymphogranuloma inguinale s. venereum, LGV: meist durch Geschlechtsverkehr übertragene Infektionskrankheit (v.a. in den Tropen) durch ↗Chlamydia trachomatis. Nach Inkubationszeit von mindestens 14 Tagen flüchtiger, uncharakterist. Primäraffekt in Form einer genitalen, seltener extragenitalen, in 5–15 Tg. heilenden kleinen Erosion, mit entzündl. Schwellung der inguinalen, evtl. auch iliakalen Lymphknoten zu derben Konglomeraten (Haut blaurot), die eitrig einschmelzen u. perforieren (Fistel mit geringer Selbstheilungstendenz); später genitales Lymphödem (= Elephantiasis genitoanorectalis = Esthiomène). Therapie: Sulfonamide, Tetracycline.

Lymphopenie: ↗Lymphozytopenie.

Lymphopo(i)ese: die Bildung von ↗Lymphozyten.

lymphoretikuläres Gewebe: das aus retikulärem Bindegewebe u. Lymphozyten (aller Reifungsstufen) zusammengesetzte Gewebe der lymphoretikulären Organe (Milz u. Lymphknoten); vgl. lymphoepitheliale Organe.

Lymph(o)sarkom: ein ↗Non-HODGKIN-Lymphom.

Lymphozyt: s.u. Lymphozyten.

lymphozytär: Lymphozyten betreffend. – **l. Heilphase:** Ansteigen der Lymphozytenzahl nach Überwindung eines Infekts. – **l. Reaktion:** s.u. Lymphozytose.

L

Lymphozyten: Untergruppe der weißen Blutkörperchen (Leukozyten); »immunkompetente Zellen« mit der Fähigkeit zur spezifischen Reaktion auf ein Antigen; Ly. sind Zellen mit rundem, chromatinreichem Kern u. schmalem, stark basophilem Zytoplasmasaum, im peripheren Blut (hier nur ca. 1% aller Ly.) u. in den lymphat. Geweben; morphol. unterschieden als kleine (< 10 μm) u. große Ly. (> 10–15 μm). Die Lympho(zyto)poese (Entwicklung der Ly.) erfolgt in Milz, Lymphknotenrinde u. lymphoepithelialen Organen, wobei die Vorläuferzellen aus dem Knochenmark stammen; von dort gelangen die Ly. über den Ductus thoracicus in das Blut. **1) B-Lymphozyten:** vom sog. ↗Bursa-Äquivalent abhängige Ly., die auf ihrer Oberfläche Immunglobuline tragen u. bei Kontakt mit einem bestimmten Antigen sich entweder zu den – Antikörper produzierenden – ↗Plasmazellen (Plasmazellreaktion) oder zu »Gedächtnis-« = »Memory-Zellen« entwickeln; letztere werden bei erneutem Kontakt mit dem gleichen Antigen – unter Mitwirkung von sog. »T-Helfer-Zellen« u. Makrophagen – wieder aktiv, geben die gespeicherte Information an die B-Zellreihe weiter (Keimzentrumsreaktion) u. führen rasch zu – Antikörper (v.a. IgG) produzierenden – Plasmazellen. **2) T-Lymphozyten:** vom Thymus abhängige Ly.; Träger der zellvermittelten Immunität; als »zytotoxische Zellen« bzw. als »**Killer-Lymphozyten**« befähigt, körperfremde Zellen zu zerstören; »Suppressor-Ly.« können Immunreaktionen unterdrücken; »Helfer-Zellen« wirken bei der Antikörperbildung mit (s.u. [1]); »Memory-« = »Gedächtniszellen« speichern die Information über ein bestimmtes Antigen u. führen bei erneutem Kontakt zu rascher Neubildung zytotoxischer Ly. – **L., große granuläre:** sog. natürliche ↗Killerzellen.

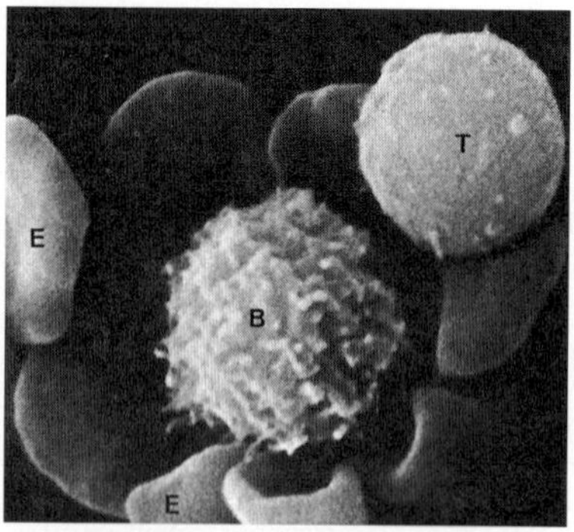

Rasterelektronenmikroskopische Aufnahme von **T-** und **B-Lymphozyten** mit der charakteristischen »Rosettenbildung« von Erythrozyten (nach K. D. Schneider, Med. Hochschule Hannover, in [15])

Lymphozytenfaktoren: ↗Lymphokine.

Lymphozytentransformation: die Umwandlung kleiner, ruhender Lymphozyten zu großen, aktivierten Lymphoblasten durch spezifische Antigene oder durch Mitogene, wobei in der Frühphase ↗Lymphokine freigesetzt werden.

Lympho(zyto)penie: 1) absolute L.: Verminderung der Lymphozytenzahl im Blut; z.B. in der akuten Infektphase, im Streß, bei Hyperkortizismus, nach Zytostatika-Medikation u. bei angeborenen Immundefekten. **2) relative L.:** Verminderung des Lymphozytenanteiles im Differentialblutbild unter 20–25% bei ↗Granulozytose (bei normalen absoluten Lymphozytenzahlen).

Lymphozytopoese: die Bildung der ↗Lymphozyten.

Lymphozytose, Lymphozythämie: **1)** absolute L.: erhöhte Lymphozytenzahl im Blut, v.a. als »lymphozytäre Reaktion« bei Kontakt mit einem Antigen, insbesondere reaktiv bei Infektionskrankheiten, Keuchhusten, Röteln, Mumps, Hepatitis, Viruspneumonie, Pocken, Windpocken, Malaria, Tbc, Syphilis, charakteristisch bei Bang* Brucellose, hochgradig bei Mononucleosis infectiosa u. akuter infektiöser L.; ferner bei leukämischen Verlaufsformen der lymphatischen Leukämie. **2)** relative L.: Erhöhung des Lymphozytenanteiles im Differentialblutbild bei ↗Neutropenie (u. normalen Lymphozytenzahlen). – **L., akute infektiöse:** gutartige, fieberhafte, vermutlich durch ein lymphotropes Virus verursachte Krankheit (v.a. im Kleinkindalter) mit hochgradiger L. (ca. 40 000/mm³), flüchtigen katarrhal. Erscheinungen (Husten, Schluckbeschwerden, Bindehautentzündung), evtl. mit morbilli- oder skarlatiniformem Exanthem.

Lymphsystem: ↗Systema lymphaticum.

Lymphszintigraphie: bildgebendes Verfahren (↗Szintigraphie) von Teilen des Lymphsystems nach Injektion eines Strahlers (v.a. ^{99m}Tc-Schwefel-Mikrokolloid) unter die Haut, wo er von Lymphgefäßen aufgenommen u. besonders in den zugehörigen Lymphknoten angereichert wird; v.a. zum Nachweis von ↗Lymphknotenmetastasen.

Lynestrenol: synthet. Gelbkörperhormon; Kontrazeptivum.

Lyophilisation, Lyophilisierung: ↗Gefriertrocknung (so getrocknetes Material: »**Lyophilisat**«).

Lyse, Lysis: **1)** Auflösung von Zellen (Bakterien, Blutkörperchen [s.u. Hämolyse]) nach Zerstörung der Zellmembran durch Lysine. **2)** allmähliches Abklingen eines Krankheitsgeschehens (lyt. Phase) bzw. des Fiebers (= lytische Deferveszenz).

Lysergid, LSD: chemisch den Secalealkaloiden verwandtes synthet. ↗Halluzinogen (wie Mescalin, aber ca. 10^4fach stärker).

Lysetherapie: ↗Fibrinolysetherapie.

lysierend: lösend, auflösend.

Lysin: 1) L-Lysin, Lys, K: in Getreideproteinen vorkommende, für den Menschen essentielle Aminosäure. **2)** zytotoxischer Antikörper. **3)** mikrobielles Toxin bzw. Enzym mit der Fähigkeit zu teilweiser oder vollständiger Lyse zellulärer Elemente; z.B. die Hämolysine von Staphylokokken u. Streptokokken (Streptolysine).

Lysis: ↗Lyse.

lyso...: Wortteil »auflösen«.

Lysosomen: von einfacher Elementarmembran (Lipoproteine) umgebene, im GOLGI* Apparat gebildete Zellorganellen, die reichlich Hydrolasen (wirksam bei saurem pH; z.B. Glucosidasen, Lipasen, Proteinasen etc.) enthalten. Ort der intrazellulären Verdauung von Kernsäuren, Glykogen, Proteinen, Mucopolysacchariden, Lipiden; bei Freisetzung der Enzyme (z.B. Zelltod, durch Pharmaka) Autolyse der Zelle.

Lysozym: Enzym (Hydrolase) in Geweben, Körperflüssigkeiten u. in neutrophilen Granulozyten; spaltet Mucopolysaccharide u. Mucopeptide (u.a. in Bakterienzellwänden [»Muraminidase«]) u. wirkt damit bakterizid.

Lyssa, Rabies, Tollwut: durch infizierten Speichel (Bißwunde, aber auch Lecken, Berührung) auf Mensch u. Warmblüter übertragbare Krankheit mit vorwiegender Beteiligung des Nervensystems; Erreger: Lyssa-Virus. Beim Menschen v.a. konvulsive Form: nach Inkubation (20–60 Tg. [12 Tg.–2 J.]) u. uncharakterist. Prodromi (u.a. Schmerzen in der Bißnarbe, Unruhe, Kopfschmerzen, Fieber) Exzitationsstadium mit Krämpfen der Schlund-, Extremitäten-, Rumpf- u. Atemmuskulatur, Delirien, Speichelfluß, Wutanfällen, Hydrophobie (= Wasserscheu) mit Schlingkrämpfen (schon durch Anblick von Wasser ausgelöst); dann Lähmungsstadium mit Sistieren der Paroxysmen, raschem Verfall u. Tod am 3.–5. Tag; seltener als stille (frühzeitig paralyt.) u. abortive Form. – Als Prophylaxe (alsbald nach verdächt. Biß oder Kontakt) **L.-Schutzimpfung** (↗Tollwut-Vakzine), bei schwerer Bißverletzung auch simultane Impfung (Vakzine + ↗Tollwut-Immunglobulin).

Lyssa-Virus, Rabiesvirus, Tollwutvirus: ein Warmblüter befallendes Rhabdovirus; Erreger der ↗Lyssa.

lytisch: eine ↗Lyse betreffend oder bewirkend (z.B. l. Bakteriophagen, l. ↗Cocktail), in Form einer Lyse.

L

M

M: Kurzzeichen u.a. für **M**assenzahl, **m**olar, **M**ega, **M**usculus (= **M.**), **M**orbus, **M**etastase (vgl. TNM-System), **M**yopie. – Ferner römisches Zahlzeichen 1000.

μ, M: griechischer Buchstabe »My«; **μ** ist u.a. Kurzzeichen für **M**ikro... – **μg:** Mikrogramm = 1/1000 mg = 10^{-6} g (das γ älterer Bezeichnungsart).

MAC, minimale alveoläre Konzentration: die alveoläre Konzentration eines ↗Inhalationsnarkotikums, bei der 50% aller Patienten auf den chirurgischen Hautschnitt nicht mehr mit einer Abwehrbewegung reagieren. Die MAC ist ein direktes Maß für die Wirkungsstärke eines Anästhetikums. – vgl. MAK.

Mac...*: s.a. Mc...*.

Maceratio: ↗Mazeration.

MacKenzie* Zonen: analog den HEAD* Zonen postulierte, auf die Skelettmuskulatur (u. Haut) bezogene Körperzonen, in die sich Schmerzen von Erkrankungen innerer Organe, die vom gleichen spinalen Segment innerviert werden, projizieren.

Macro...: Wortteil »groß«, »lang«; s.a. Makro..., Mega(lo)...

Macrogenitosomia praecox: die echte ↗Pubertas praecox.

Macrosomia: ↗Großwuchs.

Macula: (latein.) Fleck. **1)** »Hautfleck« infolge Änderung des Pigmentgehaltes oder der Durchblutung oder durch Blutaustritt. **2)** fleckförmiges Gebilde. – **M. densa:** in der Niere als Teil des juxtaglomerulären Apparates der dem Vas afferens (= Arteriola glomerularis afferens) anliegende Wandabschnitt, dessen Epithelzellen als Rezeptoren für die Natriumchlorid-Konzentration der Tubulusflüssigkeit fungieren. – **Macula (lutea),** Macula: der quer-ovale »gelbe Fleck« am hinteren Augenpol schläfenwärts des Discus nervi optici; in der Mitte die Foveola centralis als Stelle des schärfsten Sehens.

Madagaskar-Beule: ↗Hautleishmaniase.

Madarosis (ciliaris), Madesis: Verlust der Wimpern (u. Augenbrauen), z.B. bei Blepharitis ulcerosa u. als Frühsymptom der Lepra lepromatosa.

Madelung* Fetthals: häufig schmerzhafte, diffuse Zunahme des Unterhautfettgewebes (↗Lipomatose) des Halses (evtl. auch der oberen Rückenpartien).

Madenfraß: ↗Myiasis.

Madenwurm: Wurm der Nematoden-Familie Oxyuridae; i.e.S. der ↗Enterobius vermicularis.

madescens, madidans: (latein.) nässend; z.B. Ekzema madidans.

Madonnenfinger: die schmalen u. langen Finger bei Arachnodaktylie oder – leicht gebeugt – bei Sklerodermie.

Magen, Ventriculus, Gaster: im Leerzustand darmähnlich schlauchförmiges, im Füllungszustand dickeres u. längeres, sehr muskulöses Organ als Teil des Verdauungstraktes zwischen Speiseröhre u. Zwölffingerdarm. Die Wand ist 4schichtig; in der Magenschleimhaut (Tunica mucosa) liegen die vier wichtigsten Zellarten des M.: Hauptzellen (Pepsinogen), Nebenzellen (Magenschleim), Belegzellen (HCl, Intrinsic-Faktor), enterochromaffine Zellen (Gastrin). Funktionen: Nahrungsaufnahme, Nahrungsdesinfektion mittels Magensäure, Magenverdauung.

Magenatonie: Spannungs- = Tonusverlust der Magenmuskulatur. Akut als schlaffe Lähmung (= Gastroparese, -paralyse, -plegie), postoperativ infolge Vagusdurchtrennung oder -irritation bei Magenresektion bzw. Laparotomie (s.a. Vagotomie) oder bei toxischer Schädigung, z.B. bei Peritonitis, diabetischem Koma; oft kombiniert mit Ileus; führt zu vermehrter Magensaftabsonderung mit Erbrechen, zu Oberbauchschmerzen, Schocksymptomen.

Magenausheberung: Entleerung des Mageninhalts mittels eines Magenschlauches; z.B. bei akuter Vergiftung (meist mit anschließender Magenspülung) oder zur Gewinnung von Magensaft (letzteres meist als **fraktionierte M.,** d.h. zur Analyse der Sekretion), allgemein nach vorausgehender Stimulation; s.a. Azidität.

Magenbiopsie: Entnahme einer Gewebeprobe (↗Biopsie) der Magenschleimhaut (v.a. im Rahmen einer Gastroskopie).

Magenblase: die beim Stehenden die Magenkuppel (Fornix) ausfüllende Luft.

Magenblutung: arterielle oder venöse Blutung in den Magen, z.B. bei Ulkus oder Magenkarzinom, MALLORY*-WEISS* Syndrom, Fundusvarizen, Erosionen sowie – diffus (als Diapedeseblutung) – bei (erosiver oder hämorrhagischer) Gastritis. Führt zu – oft Kaffeesatz-artigem – Erbrechen (Hämatemesis), Schocksymptomen, Blutstuhl, chronisch zu Anämie.

Magen-Darm-Katarrh: ↗Gastroenteritis.

Magen-Darm-Passage, MDP: Röntgenuntersuchung des Verdauungstraktes durch Beobachtung der Passage eines oral verabfolgten Röntgenkontrastmittels. Kontrolliert werden der Schluckakt, das Schleimhautrelief der Speiseröhre u. des Magens, nach Füllung des Magens die Magenform, eventuelle Füllungsdefekte, die Magenperistaltik u. -entleerung; anschließend Beurteilung des Duodenums u. oberen Jejunums nach 2–4 Std. u. des unteren Dünndarms bzw. Dickdarms nach 8–24 Std.

Magendivertikel: falsches oder echtes Divertikel (Ausstülpung) der Magenwand.

Magenentfernung: ↗Gastrektomie (= Magenexstirpation); vgl. Magenresektion.

Magengeschwür: ↗Ulcus ventriculi.

Magenkarzinom, Carcinoma ventriculi, Magenkrebs: bösartiger (epithelialer) Tumor der Magenschleimhaut. Ätiologie u. Risikofaktoren: 1) genetische Faktoren; Ernährungsgewohnheiten; 2) karzinogene Stoffe, z.B. in der Nahrung (Nitrosamine) oder im Tabakrauch; 3) Achlorhydrie, MÉNÉTRIER* Syndrom, adenomatöse Polypen, Zustand nach Magenresektion, chronisch-atrophische Gastritis (Typ A), evtl. Helicobacter-pylori-assoziierte Gastritis (Typ B). Symptome: Inappetenz, Völlegefühl, Gewichtsverlust, Magenblutung. Diagnostik: Gastroskopie mit Biopsien, Röntgendiagnostik, ↗Staging mittels Endosonographie, Computertomographie etc.; übliche Klassifikationen zeigt die Tab. Therapie: kurative Chirurgie (Gastrektomie); palliative Chirurgie (z.B. Gastroenterostomie); Polychemotherapie; palliative endoskopische Lasertherapie, Tubus- oder Stenteinlage; palliative perkutane endoskopische Gastrostomie (PEG).

Klassifikationen des **Magenkarzinoms** [22]

Lauren* Klassifikation	a) intestinaler Typ mit Drüsenstrukturen u. expansiver Ausbreitung, günstige Prognose b) diffuser Typ ohne Drüsenstruktur mit infiltrativem Wachstum, ungünstige Prognose wegen Frühmetastasierung
TNM-Klassifikation	T1–T4 (Infiltrationstiefe) N1–N3 (regionärer Lymphknotenbefall) MX–M1 (Fernmetastasen) R0–R2 (Residualtumor)
Frühkarzinom (makroskopisch)	TypI vorgewölbt TypII oberflächlich IIa erhaben IIb eben IIc eingesenkt TypIII exkaviert

Magenkatarrh: ↗Gastritis.

Magenkrebs: ↗Magenkarzinom.

Magenperforation: Durchbruch der Magenwand. Meist als Komplikation eines Magengeschwürs oder Magenkarzinoms, seltener als Verletzungsfolge (z.B. bei Magenspülung, Sondierung, Gastroskopie). Führt als **freie M.** zu Mageninhaltsentleerung in die Bauchhöhle u. zu Perforationsperitonitis, als durch Verwachsungen **gedeckte M.** zu Einbruch der Wand von Nachbarorganen (Bildung z.B. einer Magen-Darm-, Magen-Gallenblasen-Fistel).

Magenperistaltik: autonome, durch Wanddehnung ausgelöste, vom Vagus gesteigerte, vom Sympathikus gehemmte wellenförmige Kontraktion (Peristaltik), die den Mageninhalt mit Magensaft durchmischt u. pyloruswärts schiebt. Bei leerem Magen sog. Hungerkontraktionen.

Magenpförtnerkrampf: ↗Pylorospasmus.

Magenpolyp: polypöse Gebilde der Magenlichtung; v.a. als Adenom der Magenschleimhaut (mit Risiko zu bösartiger Entwicklung) bzw. Hyperplasie der Schleimhaut mit zystenartiger Erweiterung der Foveolae gastricae.

Magenresektion: operative Teilentfernung des Magens bei – mit Komplikationen belastetem – Magengeschwür (vgl. aber Vagotomie), bei Neoplasma, Polyposis, Stenose. Typisch die M. nach ↗BILLROTH I u. II u. deren Modifikationen; s.a. Fundektomie.

Magenruptur, Gastrorrhexis: Zerreißung der Magenwand, z.B. durch extreme Gasfüllung (evtl. nach Fehlintubation), stumpfe Bauchverletzung oder zu starke Bauchpresse bei vollem Magen. – vgl. Magenperforation.

Magensäure: s.u. Magensaft.

Magensaft, Magensekret: das klare, wäßrige, farblose, saure (pH 1,0–1,5) Sekret der Magenschleimhaut bzw. ihrer Drüsen (Glandulae gastricae); normal 1–3 l/Tag. Bestandteile sind Wasser, Elektrolyte, Schleimsubstanzen (Mucopolysaccharide, ferner neutrale u. saure Glykoproteine), Serumproteine (Albumin,

Globuline, Immunglobuline, Blutgruppensubstanzen), Gastrone, Intrinsic factor u. andere Vitamin-B_{12}-Binder, Peptide (als Abbaustoffe von Proteinen, Mucoproteinen), Enzyme (Pepsin, Kathepsin, Gastricin, Amylasen, Nucleasen, Lipasen u. Ureasen) sowie Gastrin, Schleim (Mucoproteide), Salzsäure (HCl; abgesondert von Belegzellen) sowie verschiedene Ionen. Die Absonderung erfolgt – außer als Basal- oder Nüchternsekretion – in Phasen. – Hemmung der Sekretion z.B. physiologisch durch Gastrone, *therap* H_2-Rezeptorenblocker; Anregung z.B. durch Pentagastrin.

Magenschlauch: Gummischlauch mit massivem, abgerundetem vorderem Ende (Spitze) u. seitlicher Öffnung für die Magenausheberung. – Als Verweilsonde (u. für fraktionierte Magensaftuntersuchung) ein weicher Schlauch mit Längenmarkierung (= Magensonde).

Magenschleimhaut: die drüsenreiche, den Magensaft produzierende Tunica mucosa ventriculi. Ihre Drüsen (Glandulae gastricae, Gll. pyloricae u. Gll. cardiacae) sind vermindert bei chronischer Gastritis. – Ihr völliges Fehlen **(= Magenschleimhautatrophie)** liegt bei perniziöser Anämie vor. – **M., ektope:** außerhalb des Magens, z.B. im Bereich der Speiseröhre liegende Inseln von M. (↗Barrett* Syndrom).

Magenschleimhautentzündung: ↗Gastritis.

Magensekretion: Absonderung von ↗Magensaft.

Magensonde: s.u. Magenschlauch.

Magenspiegelung: ↗Gastroskopie.

Magenspülung, Gastrolavage: Entfernung von Mageninhalt (z.B. Gift) durch mehrmaliges Auffüllen des Magens mit lauwarmem Wasser (evtl. Medikamentenzusatz) u. nachfolgendes Aushebern über einen Magenschlauch.

Magersucht, Alipomatosis: extreme Abmagerung infolge Unter- oder Fehlernährung (z.B. bei Kwashiorkor) oder durch zehrende (= konsumierende, z.B. Malignome) u. endokrine Krankheiten (z.B. bei Addison* Syndrom, Basedow* Krankheit, Sheehan* Syndrom). – **M., psychogene:** ↗Anorexia nervosa als Magersucht i.e.S.

Magistralformeln: nicht-offizinelle Sammlung erprobter Rezepturen, z.B. Deutsche Rezeptformeln, Formulae Magistrales Berolinenses.

Magnesium, Mg: Element der Erdalkali-Gruppe; in Mineralen, Meer- u. Quellwasser, Pflanzen (Chlorophyll) enthalten; wesentliches Bioelement für Tier u. Mensch; physiologischer Calciumantagonist; ist unbedingt nötig für zahlreiche Enzymreaktionen (aktiviert alle Reaktionen, an denen ATP beteiligt ist). Anw. *therap* in Form seiner Salze. – **M. carbonicum,** Magnesia: basisches Magnesiumcarbonat; Antazidum, mildes Laxans. – **M. oxydatum:** Magnesiumoxid = »gebrannte Magnesia«; Antazidum, Laxans, Arsen-Antidot; ferner in Zahn- u. Streupulvern. – **M. sulfuricum:** das Bittersalz; Laxans, Cholagogum.

magnetic resonance imaging, MRI: ↗Kernspinresonanztomographie.

magnus: (latein.) groß.

Mahler* Zeichen: 1) Kletterpuls bei gleichbleibender Körpertemperatur als Thrombose- oder Emboliezeichen. **2)** Fußsohlendruckschmerz als Frühsymptom einer Beinvenenthrombose.

Maiglöckchen: ↗Convallaria majalis.

major: (latein.) größer(er).

major histocompatibility complex, MHC: Haupthistokompatibilitätskomplex; die das ↗HLA-System kodierende u. damit das Immunsystem steuernde Gengruppe des Chromosoms 6.

MAK: **m**aximale ↗**A**rbeitsplatz**k**onzentration.

Makro…: Wortteil »groß«, »mit bloßem Auge erkennbar«.

Makroangiopathie: Erkrankung der mittelgroßen u. großen Arterien (vgl. Mikroangiopathie). – **M., diabetische:** M. in Form der Atheromatose u. Arteriosklerose bei Diabetes mellitus (diabet. ↗Angiopathie).

Makrobiotik: auf der Philosophie des Zen-Buddhismus aufbauende ganzheitlich orientierte Lebensweise mit eigener Ernährungsform, in der die Nahrungsmittel nach ihrem Yin- oder Yang-Charakter eingeteilt werden; als optimal zusammengestellt gilt die Ernährung bei einem Yin-Yang-Verhältnis von 5:1 (v.a. Reis u. andere Vollkorngetreide).

Makroblast: kernhaltige Zelle als Erythrozytenvorstufe im Knochenmark.

Makroch(e)ilie: übermäßig große Lippen; z.B. bei Häm- oder Lymphangiom, bei chronischer ↗Cheilitis.

Makrodaktylie, Makrodactylia: übermäßige Größe der Finger u./oder Zehen; z.B. bei Elephantiasis.

Makrogamet: der relativ große weibliche ↗Gamet, v.a. der Sporozoen, z.B. der Malaria-Parasiten (entwickelt sich im Mückenmagen aus dem nach Platzen des Erythrozyten frei werdenden **Makrogametozyten**).

Makroglia: großzellige ↗Glia; als Astro- u. Oligodendroglia.

Makroglobulin: hochmolekulares Serumeiweiß der Globulin- bzw. Euglobulinfraktion (↗Plasmaproteine). Als **1)** γ-M. oder IgM (↗Immunglobulin M). Als **2)** α_2-M. (α_2-Glykoprotein) wirksam als Plasmin- u. Trypsininhibitor u. Hormone bindend.

Makroglobulinämie: Vermehrung von Makroglobulinen im Serum, z.B. bei Leberzirrhose, Nephrose. – **M. Waldenström***: Erkrankung des Immunsystems; eine Paraproteinämie mit Vermehrung monoklonaler IgM-Makroglobuline infolge lymphozytoider Proliferation im Knochenmark (bei zurückgedrängter Hämatopoese); meist auch Vermehrung der Gewebsmastzellen. Wird heute zum lymphoplasmozytoiden Lymphom (Immunozytom) gerechnet, aber auch bei anderen ↗Non-Hodgkin-Lymphomen als Symptom beobachtet. Symptome: u.a. mäßige Lymphknotenschwellungen, Milz- u. Lebervergrößerung, Hautinfiltrate, hämorrhagische Diathese, extrem beschleunigte BKS; Verlauf schleichend, kompliziert durch Infektneigung (Antikörpermangelsyndrom).

Makrohämaturie: mit bloßem Auge an der Harnfarbe erkennbare (= »makroskopische«) ↗Hämaturie (Blutharnen) nach stärkerer Blutung in die Harnwege.

Makrokaryose: abnorme Größe des Zellkerns, z.B. in der Tumorzelle.

Makrophagen: sog. »Freßzellen« des Immunsystems; haben als Antigen-präsentierende Zellen (APC) eine Schlüsselfunktion in der humoralen Immunantwort; besitzen u.a. die Fähigkeit zu ↗Phagozytose, Pinozytose.

Makropsie: Sehstörung (↗Metamorphopsie), bei der Gegenstände übergroß gesehen werden; z.B. infolge Störung des Akkommodationsapparates, bei Chorioretinitis.

makroskopisch: mit »unbewaffnetem« Auge (ohne Lupe bzw. Mikroskop) sichtbar (vgl. Makrohämaturie).

Makrosomie: ↗Großwuchs.

Makrotie: Übergröße der – normal geformten – Ohrmuschel.

Makrozephalie: allseitig gleichmäßige Übergröße des (Hirn-)Schädels. Als **relative M.** die M. des Neugeborenen, Frühgeborenen.

Makula: kleiner Fleck; s.a. Macula, Effloreszenzen. – Auch *ophth* Kurzform für ↗Macula lutea.

Makuladegeneration: pathologische Veränderungen der für Giftwirkungen u. sonstige Störungen besonders anfälligen ↗Macula lutea (»gelber Fleck«).

Makulaorgan: die Macula sacculi u. M. utriculi als die rezeptiven Bereiche des Gleichgewichtssinnes.

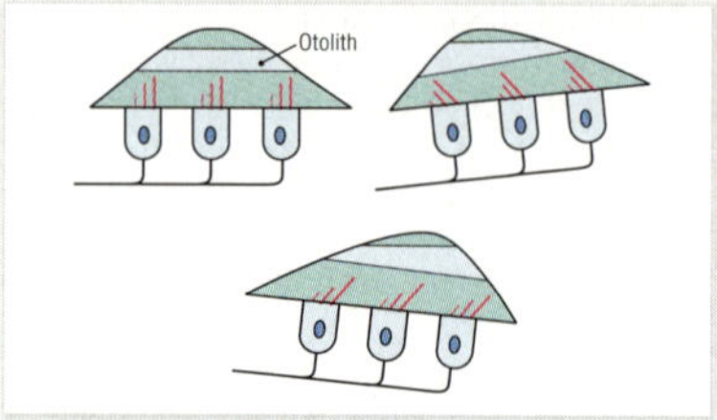

Kippung des **Makulaorgans** [172]

makulös, maculosus, macularis: mit Bildung von Flecken (↗Macula), fleck(förm)ig.

makulopapulös: fleckig u. mit Papelbildung; z.B. als m. Exanthem (bei Masern).

Mal: **1)** Muttermal, ↗Nävus. **2)** (französ., span., portugies.) Übel, Krankheit.

Mala: (latein.) die Wange, ↗Bucca.

Malabsorption: ungenügende Aufnahme von Nahrungsbestandteilen aus dem Verdauungstrakt, v.a. dem Dünndarm, u. zwar infolge Störung der Verdauung (↗Maldigestion) oder – i.e.S. – der Resorption (z.B. infolge verkleinerter Darmfläche, innerer Darmfistel, Darmwanderkrankung, biochemischer Anomalien, Lymphabflußstörung).

Malacia: ↗Malazie.

Maladie: (französ.) Krankheit.

Malaria, Sumpffieber, Wechselfieber: v.a. in wärmeren Ländern vorkommende Infektionskrankheit durch verschiedene Arten der Gattung ↗Plasmodium, die von Stechmücken (Anopheles-Arten) übertragen werden u. sich in den roten Blutkörperchen vermehren. Symptome: Fieberanfälle (mit Schüttelfrost, Schweißausbruch), Milz- u. Lebervergrößerung (evtl. Milzeinriß), Kreislaufkollaps, zunehmende Anämie sowie – im Endemiegebiet (mit ständ. Reinfektion) – Ödeme, Aszites; evtl. – bei M. tropica – komatöse Zustände, Delir; ferner Nachweisbarkeit der Parasiten in Blutkapillaren (v.a. in Leber, Knochenmark u. Milz), flohstichartige Blutungen, Granulome um die Gefäße, dunkelrote bis schokoladenfarbene weiche Milz, Blutfülle der Leber (evtl. Fibrose), Herzödem, Myokarditis. Die Diagnose stützt sich v.a. auf den Erregernachweis im Blutausstrich u. im »dicken Tropfen« sowie auf den Immunfluoreszenztest, die KBR, indirekte Hämagglutination, Agargel-Doppeldiffusion (Ouchterlony). – Die M. tritt gelegentlich – durch intrauterine Infektion – als angeborene Krankheit auf. –

M. cerebralis: s.u. Malaria tropica. – **M. quartana,** Malariae-Malaria, Febris quartana, Quartana: M. durch ↗Plasmodium malariae; im allgemeinen mit Fieberanfall an jedem 4. Tag. Hartnäckigste, aber seltenste Malariaform (Infektionsherde: Tropen, Italien, Balkan); führt gelegentlich zu Glomerulonephritis (mit nephrotischem Syndrom). – **M. tertiana,** Vivax-Malaria, Dreitagefieber: M. durch ↗Plasmodium vivax; in Tropen u. gemäßigten Klimazonen; Inkubation ca. 2 Wochen (v.a. in Nordeuropa bis zu 6 Mon.); typisch mit Fieberanfall an jedem 3. Tag (evtl. aber tägliches Fieber = »doppelte Tertiana«); relativ gutartig, unter günstigen Umständen evtl. von selbst erlöschend, aber Rezidivneigung. – **M. tropica,** Falciparum-Malaria, Febris (aestivo)autumnalis s. biliosa, Tropenfieber: M. durch ↗Plasmodium falciparum; Inkubation ca. 8–12 Tage; das Fieber ist unregelmäßig, evtl. als Kontinua; schwerste Form der M. Kommt vor in feucht-warmen Tropenzonen, aber auch in Italien u. auf dem Balkan.

Malariamittel: Medikamente (Chemotherapeutika) zur Therapie der Malaria (↗Tab.) u./oder zur **Malaria-Prophylaxe** (↗Tab.).

Malariamücke: ↗Anopheles.

Malariaplasmodien: s.u. Plasmodium.

Malariazyklus: Vermehrungsart der Malariaplasmodien; ↗Abb. S. 464

Malassezia furfur: Pilz; der Erreger der ↗Pityriasis versicolor (»Malasseziasis«).

Malassimilation: Störung der Ausnutzung der Nährstoffe; Oberbegriff für Maldigestion u. Malabsorption.

Malazie, Malacia: krankhafte Erweichung eines Gewebes oder Organs, z.B. ↗Osteo-, Chondromalazie.

Maldescensus: gestörter Abstieg (Descensus). – **M. testis:** gestörter Hodenabstieg (↗Descensus testis). Der Hoden bleibt auf seiner Abstiegsbahn retroperitoneal im Bauchbereich (Kryptorchismus), im Leistenkanal (kanalikulärer M.) bzw. zwischen äußerem Leistenring u. Eingang zum Hodensack (= Gleithoden) liegen.

Maldigestion: ungenügende Verdauung (Aufschluß) des Darminhalts infolge Enzymmangels (z.B. nach Magenresektion, bei Pankreasinsuffizienz, Leberkrankheiten bzw. Gallemangel), aber auch bei Allergie (z.B. gegen Milcheiweiß).

Malgaigne* Fraktur: vorderer u. hinterer Beckenringbruch, u. zwar Fraktur des oberen Schambein- u. des unteren Sitzbeinastes sowie des Darmbeines, ein- oder beidseitig.

Malariamittel (Therapie u. Prophylaxe) [362]

Malaria-Therapie
Unkomplizierte Malaria (durch Plasmodium falciparum, Chloroquin-sensibel)
Cloroquin-Base 1,5 g innerhalb von 48 h
Malaria durch Plasmodium falciparum mit Chloroquin-Resistenz
Mefloquin (Base) 1,25–1,5 g innerhalb von 12 h ***oder*** Halofantrin 1,5 g innerhalb von 12 h ***oder*** Chinin 0,5 g, dreimal täglich über 7–14 Tage, dazu evtl. Doxycyclin 0,1 g ***oder*** Mefloquin 1–1,5 g täglich
Nachbehandlung bei Malaria tertiana u. quartana
Primaquin 15 mg einmal täglich über 14 Tage im Anschluß an die Cloroquin-Gabe

Malaria-Prophylaxe
Allgemeine Vorbeugungsmaßnahmen gegen Malaria
Abdeckende Kleidung Mückensicherer Schlafraum Anwendung von Repellents (z.B. N,N-Diethyltoluamid) u. Insektiziden (Pyrethrinen)
Chemoprophylaxe der Malariainfektion
Gebiete ohne Chloroquin-Resistenz von Plasmodium falciparum: 300 mg Chloroquin (Base) einmal wöchentlich
Gebiete mit Chloroquin-Resistenz von Plasmodium falciparum:
300 mg Chloroquin einmal wöchentlich + 200 mg Proguanil täglich ***oder*** Mefloquin 250 mg einmal wöchentlich ***oder*** 100 mg Doxycyclin einmal täglich **Zeitraum:** 1–2 Wochen vor Einreise in das Endemiegebiet bis 4 Wochen nach Verlassen des Gebiets

Maliasmus: Rotz, (↗Malleus [2]).

maligne: bösartig; ↗Malignität. – **m. Diphtherie:** ↗Diphtheria toxica. – **m. Exophthalmus:** s.u. Exophthalmus. – **m. Lymphom:** bösartiges Lymphom (↗HODGKIN* Krankheit, Non-HODGKIN-Lymphome). – **m. Melanom:** ↗Melanom, malignes. – **m. Tumor,** Malignom: bösartiges Neoplasma; s.a. Carcinoma, Krebs…, Tumor… sowie unter dem jeweiligen Organtumor.

Malignität: Bösartigkeit; die Neigung eines Krankheitsprozesses, fortzuschreiten u. zerstörend zu wirken. Histologisch-zytologische Charakteristika der M. von Tumoren (»Malignomen«): schnelles, infiltratives u. destruktives Wachstum, Rezidive u. Fernmetastasen, vermehrte u. pathologische Mitosen, Zell- u. Kernpolymorphie u. -hyperchromasie, Verlust der normalen Kern-Zytoplasma-Relation (s.a. Tumorzelle); Anaplasie.

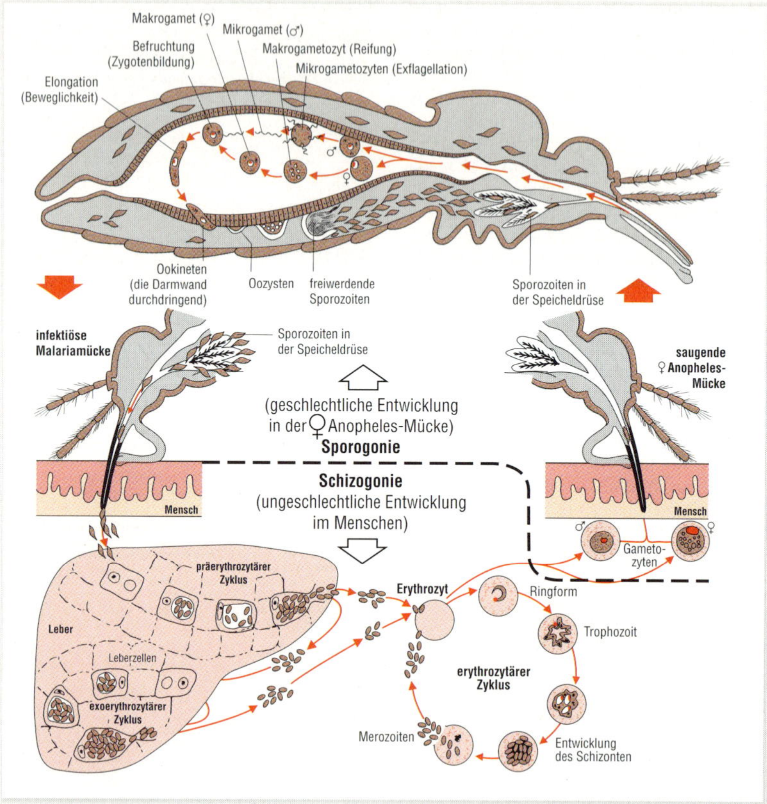

Malariazyklus (nach H. C. JEFFREY u. R. M. LEACH)

Malignom: bösartiger, d.h. Zeichen der ↗Malignität aufweisender Tumor.

Malleolarfraktur: ↗Knöchelbruch.

Malleolus: hammerförmiger Knochenvorsprung; als Handknöchel (Processus styloideus radii u. ulnae) oder – i.e.S. – als Fußknöchel (= M. lateralis u. medialis). – **M. lateralis:** der Wadenbeinknöchel = Außenknöchel. – **M. medialis:** der Schienbeinknöchel = Innenknöchel. – s.a. Knöchel...

Malleus: 1) das mit dem Trommelfell fest, mit dem Amboß gelenkig verbundene Gehörknöchelchen »Hammer«. **2)** Rotz; chronische, auf Menschen übertragbare Krankheit der Einhufer (Pferd, Esel, Maultier) durch Actinobacillus mallei. Knötchenförmige u. geschwürige Veränderungen an Haut u. Schleimhäuten (Nasenrotz) u. an inneren Organen (z.B. Lungenrotz). – **M. farciminosus:** Hautrotz; zunächst Bildung einer graugelblichen Primärpustel (geschwüriges Knötchen) am Infektionsort, dann lymphogene Generalisation: makulöses Exanthem mit Eiterpusteln u. geschwürigen Defekten, Abszeßbildung in Muskeln u. inneren Organen. – **M. humidus:** Nasenrotz. – vgl. Melioidosis.

Mallorca-Akne, Acne aestivalis: akneähnliches Krankheitsbild, meist im Frühjahr/Sommer, das durch UV-Bestrahlung (v.a. UV-A) hervorgerufen wird u. spontan narbenlos wieder abheilt. Betroffen sind sonnenlichtexponierte, talgdrüsenreiche Hautareale (Gesicht, Oberarme, Rücken); wird oft ursächlich mit öligen Lichtschutzmitteln u. Kosmetika in Verbindung gebracht, tritt aber auch ohne die Anwendung solcher Präparate auf.

Mallory* Körperchen: scholliges hyalines Gebilde im Zytoplasma hydropisch geschwollener Leberzellen (meist in Kernnähe) bei alkoholischem Leberschaden.

Mallory*-Weiss* Syndrom: längliche Schleimhauteinrisse des unteren Speiseröhrenteiles u. des Magens mit – z.T. massiver – Blutung, v.a. nach plötzlicher Druckerhöhung im Magen, z.B. bei Erbrechen, Pressen, Husten; bei Alkoholikern gehäuft.

Malnutrition: Fehl- bzw. ↗Mangelernährung.

Malpighi* Knäuel: ↗Glomerulus renis. – **M.* Körper(chen): 1)** Milzfollikel (↗Folliculi lymphatici lienales) als Element der weißen Milzpulpa. **2)** Nierenkörperchen (↗Corpuscula renalia); s.a. juxtaglomerulärer Apparat. – **M.* Schicht:** ↗Stratum basale der Epidermis. – **M.* Wundernetz:** ↗Rete mirabile.

Malrotation: Lageanomalie des Darmtraktes infolge Störung der fetalen Darmdrehung; oft kombiniert mit gestörter Rotation der Magen-Duodenal-Schleife u. sekundärer Verlagerung der mobilen Darmteile unter Entwicklung eines ↗Volvulus.

MALT: Akronym (u. Kurzbez.) für – engl. – **M**ucous Membrane **A**ssociated **L**ymphoid **T**issue = Schleimhaut- = Mukosa-assoziiertes lymphoides Gewebe; Schleimhautbereiche (einschl. Bindehaut), an denen – als den Haupteintrittspunkten der Antigene – Lymphozyten sensibilisiert werden, die dann in regionale Lymphknoten abwandern u. anschließend – stimulierend – in die ursprünglichen Bereiche zurückkehren (»homing«), evtl. auch in andere Schleimhautbezirke abwandern. Dann erfolgt starke IgA-Produktion. – Der Anteil im Darmtrakt (engl. »gut«) wird als GALT bezeichnet.

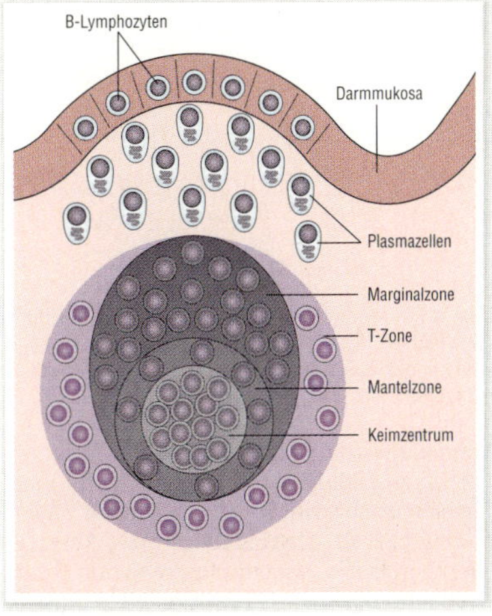

MALT: schematische Darstellung des lymphatischen Gewebes im Intestinaltrakt (GALT = gut-associated lymphoid tissue) [53]

Maltafieber: s.u. Mittelmeerfieber.

Maltose, Malzzucker: aus D-Glucose aufgebautes ↗Disaccharid.

Malum: (latein.) Krankheit (= Morbus), Leiden. – **M. perforans pedis:** durch Störung der Gewebsernährung bedingtes, evtl. bis an u. in die Knochen reichendes Fußsohlengeschwür (v.a. über dem Köpfchen des 1. u. 5. Mittelfußknochens); z.B. bei Dysrhaphie, Syringomyelie, Tabes dorsalis.

Malzzucker: ↗Maltose.

Mamilla, Mamille: die Brustwarze (Papilla mammae). – **M. accessoria:** zusätzliche Mamille. – **M. plana:** Flachwarze.

Mamille, blutende: Blutentleerung aus der Brustwarze, z.B. beim Stillakt durch zu kräftiges Saugen; i.e.S. die ↗blutende Mamma. – **M., sezernierende:** Allgemeinausdruck für den Austritt von Flüssigkeit aus der Mamille außerhalb der Laktationszeit; die Sekretion ist Symptom einer hormonellen oder ortsständigen Brustdrüsenveränderung (z.B. Galaktorrhö, Milchgangsektasie, -papillome oder -zysten, Karzinom), die abklärungsbedürftig ist (Zytologie, Prolactinbestimmung, Galaktographie, Mammographie); s.a. blutende Mamma. Die gutartigen Ursachen überwiegen bei weitem, insbesondere wenn das Sekret nicht blutig tingiert ist.

Mamma: i.e.S. – als sekundäres Geschlechtsmerkmal – die Brust der Frau, bestehend aus Drüsenkörper (↗Glandula mammaria), Fettgewebe, Bindegewebssepten u. Brustwarze (Mamilla) einschließlich Warzenhof (Areola). – I.w.S. auch die – rudimentäre – Brust des Mannes (M. masculina). – **M. aberrans:** s.u. Mammae accessoriae. – **M., blutende:** ↗blutende Mamma. – **M. lactans:** s.u. Laktation. – **M., sezernierende:** ↗Mamille, sezernierende.

Mammaadenom: ↗Fibroadenom.

Mammaamputation, Ablatio mammae: operative Entfernung der weiblichen Brust, v.a. bei ↗Mammakarzinom; als Ablatio simplex (↗Mastektomie) bzw. als modifizierte radikale M. mit Entfernung der Achsellymphknoten. – s.a. brusterhaltende Therapie. – **M., radikale** (nach ROTTER-HALSTED): En-bloc-Entfernung des ganzen Brustdrüsenkörpers einschließlich Mm. pectorales samt Faszie so-

M

wie des gesamten Fettgewebes der Achselhöhle; heute nicht mehr üblich (extrem verstümmelnd).

Mammaaugmentation: ↗Mammaplastik zur (kosmetischen) Brustvergrößerung.

Mammabiopsie: Gewebeexzision aus der Brustdrüse zur histologischen Untersuchung; grundsätzlich sollte sie einen krebsverdächtigen Herd großzügig umfassen, um eine Streuung zu vermeiden (s.a. Mammazytologie).

Mammadysplasie: ↗Mastopathie.

Mammae accessoriae s. **aberrantes** s. **erraticae:** im Bereich der embryonalen Milchleiste (die von der Achselhöhle bis zur Leistengegend reicht) kleine, zusätzliche Brustdrüsen als harmlose Variante.

Mammahypertrophie, -plasie: über die Norm hinausgehende Größe der weibl. Brust.

Mammakarzinom, Brustkrebs: das – meist vom oberen-äußeren Quadranten (↗Abb.) ausgehende – Karzinom der weiblichen Brustdrüse; gehört zu den häufigsten Malignomen der Frau. Ätiologie u. Risikofaktoren: diskutiert werden u.a. Adipositas, Diabetes, fettreiche Ernährung, endokrine Faktoren, genetische Prädisposition; s.a. Tab. Als prämaligne Mammaveränderungen gelten das Carcinoma ductale in situ (↗CDIS), das als echte Präkanzerose eingestuft wird u. das Carcinoma lobulare in situ (↗CLIS). Symptome: Knotenbildungen, krankhafte Drüsenabsonderungen, Bruströtung u. -schwellung (evtl. nur lokales Ödem), Ekzem u. Verziehung der Brustwarze, evtl. Mastitis, Abszeß, Geschwürsbildung, Apfelsinenschalenhaut. Eine *Früherkennung* des Tumors (Knoten!) kann durch Selbstuntersuchung möglich sein. Das Betasten der Brust sollte regelmäßig einige Tage nach der Menstruation erfolgen. Die Palpation wird mit der kontralateralen Hand von seitlich zur Mitte hin durchgeführt (↗Abb.). Die Diagnose stützt sich auf Mammo-, Galakto-, Sonographie, Punktionszytologie, *Gewebeentnahme* (Schnellschnittdiagnostik). – Die Therapie erfolgt individuell, die Tendenz zu einer ↗brusterhaltenden Therapie nimmt zu; weitere op. Verfahren: ↗Mammaamputation mit axillärer Lymphadenektomie, evtl. mit Vor- u. Nachbestrahlung; ferner mit (adjuvanter) additiver oder ablativer ↗Hormontherapie; ggf., je nach individueller Situation, (adjuvante) Chemotherapie. – **M., inflammatorisches:** rasch wachsendes M., über dem die Haut wie bei einer Entzündung ödematös, gerötet, induriert u. schmerzhaft ist.

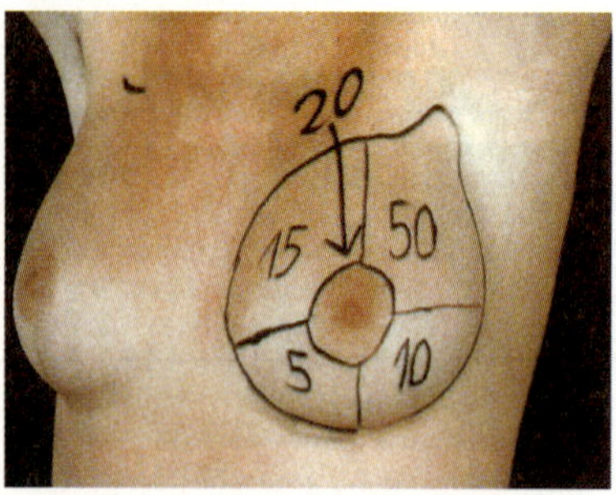

Häufigkeit des **Mammakarzinoms** in den einzelnen Bereichen der Brustdrüse (%, abgerundet) [316]

Risikofaktoren für ein **Mammakarzinom** [235]

1. BRCA-1(**br**east **ca**ncer gen)-Mutantenträgerinnen
2. Frauen mit behandeltem Mammakarzinom
3. familiäre Belastung (Mutter, Schwester)
4. atypische duktale/lobuläre Hyperplasie (Mastopathie Grad III nach PRECHTEL)
5. Malignom (Uterus, Ovar, Darm) in der Eigenanamnese
6. deutliches Übergewicht
7. Nullipara, späte Erstgebärende (> 35 J.)
8. frühe Menarche (< 12 J.), späte Menopause (> 52 J.)
9. Alter über 50 Jahre

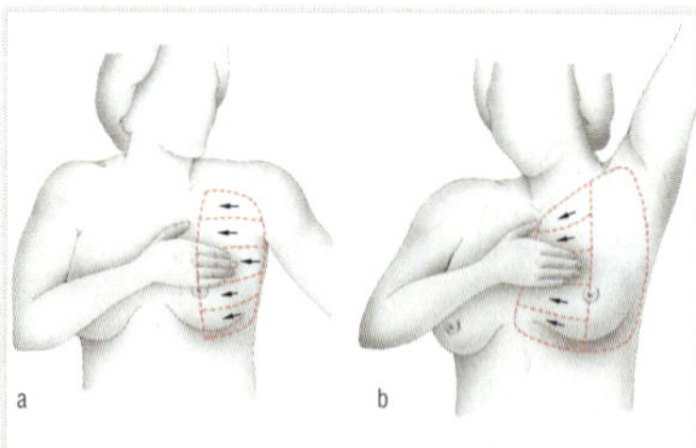

Selbstuntersuchung der Brust: a) Abtastung der beiden äußeren Quadranten, b) Abtastung der beiden medialen Quadranten [437]

Mammaplastik: i.e.S. Plastik der weiblichen Brust, z.B. bei fehlender Brust (Amastie) als »Mammaneoplastik«; bei Kleinheit oder Übergröße als Vergrößerungs- bzw. Verkleinerungsplastik (Mammaaugmentation bzw. -reduktion); ferner als Brustwarzen- = Mamillenplastik.

Mammaprothese: **1)** individuell modellierter Brustkörperersatz, der im Büstenhalter getra-

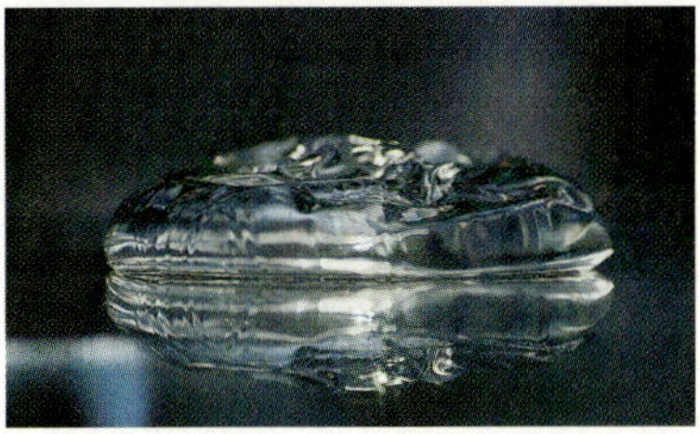

Mammaprothese: klassisches, glattwandiges, mit Silikongel gefülltes Brustimplantat [266]

gen wird, zur Wiederherstellung der Körperkonturen nach Mastektomie; zur Erstversorgung aus Baumwolle, später zur Dauerversorgung aus hautähnlichem Silikon. **2)** Brustimplantat: Endoprothese zur Mammaaugmentationsplastik u. zum Wiederaufbau der Mamma nach Mastektomie; es handelt sich meist um schlaffe Silikonkapseln mit Gelkern u. festen Hüllen (↗Abb.) oder um auffüllbare Modelle. – Nach weltweit millionenfacher Implantation von Silikonendoprothesen wurden Komplikationen registriert (v.a. die verunstaltende Kapselfibrose, Auslaufen des Kapselinhaltes bei Implantaten mit dünner Hülle), so daß vermehrt wieder auf Verfahren zur plastischen Rekonstruktion der Brust aus körpereigenem Gewebe zurückgegriffen wird (Lappenplastik).

Mammapunktion: ↗Mammazytologie.

Mammareduktion(splastik): verkleinernde Mammaplastik.

Mammasonographie: Ultraschalluntersuchung der Brustdrüse v.a. zur Diagnostik von Mammatumoren; dabei ist eine gute Differenzierung zwischen soliden u. zystischen Veränderungen möglich. Im Unterschied zur ↗Mammographie lassen sich Mikroverkalkungen allerdings nicht darstellen; die Mammasonographie gilt daher als wichtige Ergänzung.

Mammatumoren: als primäre (gutartige) Neoplasmen der weiblichen Brust u.a. das ↗Fibroadenom sowie – maligne – das ↗Mammakarzinom.

Mammazytologie: Zellausstrichuntersuchung zur Erkennung eines Mammakarzinoms oder bestimmter gutartiger Gewebeveränderungen (Mastopathie, Fibroadenome, Narben u.a.m.). Untersucht werden: Mamillensekret (↗Mamille, sezernierende), Abstrichmaterial (Mamille, Areola), durch Feinnadelbiopsie aspirierte Zystenflüssigkeit oder Mammazellen.

Mammographie: Kontrastdarstellung (Röntgenuntersuchung) der weibl. Brust (in 3 Ebenen); i.e.S. als Nativbild unter bes. Weichteilbedingungen (Isodens-Technik) zur Tumorfrüherkennung. – Als ergänzende Untersuchung evtl. die Dukto- oder ↗Galaktographie, die Mammovaskulographie (mit ^{131}J-Serumalbumin), zunehmend die ↗Mammasonographie.

Mandel: 1) ↗Amygdalae (1). **2)** ↗Tonsilla; s.a. Tonsillen..., Tonsillar...

Mandelentzündung: ↗Tonsillitis; s.a. Angina.

Mandibula: der Unterkiefer; ein beweglicher Gesichtsschädelknochen.

Mandrin: (französ.) »Fülldraht« von Kanülen (als Schutz gegen Verschmutzung, Verstopfung) bzw. Führungsstab u. Spanninstrument für weiche Sonden, Katheter u. Trachealtuben.

Mangan, Mn**:** Schwermetallelement; u.a. in Manganquellen (eisen- u. manganhaltige Mineralquellen) enthalten. Essentielles Spurenelement (z.B. in Enzymen), dessen Tagesbedarf durch Nahrung gedeckt wird (v.a. Früchte, Spinat, Erd- u. Haselnüsse, Reis, Kleie).

Mangelanämie: Blutarmut (↗Anämie) infolge Mangelernährung oder gestörter Resorption der für die Blutbildung (Erythropoese u. Hb-Synthese) notwendigen Faktoren, z.B. Eisen, verschiedene Vitamine (Vit. A, B_{12}, Folsäure), Proteine, Orotsäure. – s.a. Schwangerschaftsanämie.

Mangeldurchblutung: ↗Durchblutungsstörung, Ischämie.

Mangelernährung, Malnutrition**:** Ernährung mit negativer Energiebilanz infolge mangelhafter Nahrungszufuhr (Exokarenz; z.B. Hunger, Unterernährung), gestörter Verdauungsleistung (Enterokarenz, z.B. bei Gastroenteritis, Colitis; s.a. Maldigestion, Malabsorption) oder infolge einer Verwertungsstörung (Endokarenz; z.B. bei Hyperthyreose, Diabetes mellitus); i.e.S. die energetisch (kalorisch) ausreichende, jedoch einseitige Ernährung mit unzureichendem Gehalt an Eiweiß, Vitaminen u. Mineralien (v.a. Spurenelemente), die zur Mangelkrankheit führt; vgl. Unterernährung.

Mangelkrankheit: jede Krankheit infolge qualitativ oder quantitativ unzureichender Ernährung (↗Mangelernährung); z.B. Vitaminmangelkrankheiten (meist als Hypovitaminosen), Mangelanämie, Hungerdystrophie.

Manie, Mania**:** affektive Psychosen, u. zwar v.a. als Teilerscheinung der manisch-depressiven Erkrankung. Symptome: u.a. euphorische Grundstimmung, Antriebsüberschuß, Ideenflucht, Selbstüberschätzung, gesteigertes körperliches Wohlbefinden.

Manifestation: **1)** Offenbar-, Erkennbarwerden einer Krankheit (im Gegensatz zur ↗Latenz). **2)** Ausbildung von bestimmten morphologischen oder funktionellen Erbeigenschaften als Auswirkung der Aktivität von Genen (»Gen-M.«).

Manipulation, genetische: gezielte Übertragung von DNS-Fragmenten als Methode der ↗Gentechnologie.

manisch-depressive Erkrankung: endogene Psychose, bei der depressive u. manische Phasen (↗Depression; Manie) aufeinanderfolgen.

Mannit, Mannitol: süß schmeckender Hexitzucker. Anw. als Diabetikerzucker, Abführmittel, Gallemittel (i.S. der Cholekinese), Diuretikum (↗Mannit-Diurese; geeignet zur Prüfung der glomerulären Clearance).

Mannit-Diurese: durch Infusion 10- bis 20%iger Lösung von Mannit erzwungene osmotische Diurese als Prophylaxe-Maßnahme bei akutem Nierenversagen.

Manometer: Instrument zur Druckmessung in Gasen oder Flüssigkeiten (**»Manometrie«**).

Manschette: **1)** aufblasbarer Weichteil-Kompressionsschlauch des Blutdruckapparats (↗Blutdruckmessung). **2) a)** manschettenförmige Lokalanästhesie; **b)** manschettenförmiger, aufblasbarer Abschluß eines Endotrachealtubus zur Abdichtung bei positiver Druckbeatmung u. zur Verhütung von Aspiration.

Mantelfeld: aneinandergesetzte Stehfelder oder großes Bestrahlungsfeld zur partiellen oder totalen Bestrahlung, z.B. des Lymphsystems; die zu schonenden Organe innerhalb des Bestrahlungsgebietes werden durch individuelle oder standardisierte Abschirmblöcke ausgeblendet.

Manualhilfe: geburtshilfliche Maßnahmen zur Leitung der Spontangeburt bei Beckenendlage unter Umfassen der Fruchtwalze ohne tieferes Eingehen in die Scheide.

Manualtherapie: ↗Chirotherapie.

Manubrium: *(latein. = Handhabe)* **1) M. mallei:** der in das Trommelfell eingefügte »Griff« des Hammers (↗Malleus). **2) M. sterni:** der »Schwertgriff« des Brustbeines (dessen oberes Ende).

manuell: mit der Hand (Manus) bzw. mit beiden Händen (= bimanuell) ausgeführt. – **m. Extraktion:** s.u. Extraktion. – **m. Medizin:** ↗Chirotherapie.

Manus: die Hand; mit Handteller u. Handrücken (Palma bzw. Dorsum manus); unterteilt in Handwurzel (Carpus), Mittelhand (Metacarpus) u. Finger (Digiti). Tast- u. Greifwerkzeug (mit Opponensfunktion des Daumens).

MAO: **1)** (engl.) **m**aximal **a**cid **o**utput; die maximale Sekretion von Magensäure nach Stimulation (z.B. mit Pentagastrin), berechnet als Summe der Salzsäure- = HCl-Werte (mval/l/h) in den ersten vier 15-Minuten-Portionen der fraktionierten Magenausheberung; vgl. PAO. **2) M**ono**a**mino**o**xidase.

MAO-Hemmer: ↗**M**ono**a**mino**o**xidase-Hemmer.

Mapping: *(engl. = Kartographie)* landkartenartige Registrierung der Herzaktionsströme mittels besonderer EKG-Ableitungen.

Mapping-Biopsie: Gewebeentnahme aus verschiedenen Bereichen eines Organs, z.B. bei Blasen-, Prostatakarzinom.

Marasmus: ein über Monate bis Jahre ablaufender Auszehrungs-, Entkräftungsprozeß. – **M. senilis:** der körperliche u. geistige Abbau im hohen Alter.

Marfan* Syndrom, Arachnodaktylie-Syndrom: erbliche Bindegewebskrankheit mit dem Leitsymptom »Lang-Schmal-« oder »Spinnengliedrigkeit« (Dolichostenomelie), d.h. mit grazilen, überlangen Röhrenknochen (Hochwuchs) u. Überstreckbarkeit der Gelenke; gehäuft Herzfehler u. Gefäßanomalien, Augenfehlbildungen.

marginal(is): (latein.) randbildend, randständig.

Margination: ↗Adhärenz (2).

Margo: (latein.) Rand, Kante, *(PNA)* Organkante, -rand. – **M. anterior:** vordere Kante eines Organs.

Marie* Syndrom: a) M.* Syndrom I: ↗Akromegalie; **b) M.* Syndrom II,** NONNE*-M.* Syndrom: eine Kleinhirnerkrankung infolge vorzeitiger Alterung des Hirngewebes, begünstigt durch chronischen Alkoholismus, schwere Infektions- u. chronische Krankheiten; **c) M.*-Strümpell* Krankheit:** ↗v. BECHTEREW* Krankheit.

Mariendistel: s.u. Silymarin.

Marihuana: getrocknete Blätter, Blüten u. Stengel des Indischen Hanfs (Cannabis sativa var. indica); Wirkungen s.u. Haschisch.

Mariske, Marisque sentinelle: nicht reponierbare, schlaffe Hautfalten am Anus, oft Restzustand nach perianalen Thrombosen; können ein Analekzem unterhalten.

Mark: das zentrale, meist weichere Gewebe eines Organs; von der umgebenden Rinde (Cortex) hinsichtlich Struktur u. Funktion unterschieden; z.B. Nieren-, Knochen-, Rückenmark (Medulla renalis bzw. ossea bzw. spinalis). – **M., verlängertes:** ↑Medulla oblongata.

Markausstrich: Knochenmarkausstrich (↑Hämatomyelogramm).

Markersubstanzen: i.e.S. Hormone, Enzyme, besondere Eiweißkörper (z.B. ↑Tumormarker), deren – vermehrtes – Vorkommen im Blut oder Gewebe einen Krankheitszustand anzeigt.

markhaltige Nervenfaser: mit ↑Markscheide ausgestattete Nervenfaser.

Markierungsgene, Marker: Gene (beim Menschen z.B. für die Bildung der Blutantigene), an deren erkennbarer – meist dominanter – Wirkung (»Marker-Eigenschaft«) das Vorhandensein anderer, mit ihnen gekoppelter – meist rezessiver – Gene oder eines bestimmten Chromosoms festgestellt werden kann.

Marknagel: Knochennagel als Kompressions-, Spreiz- oder Dreilamellennagel, Gewindestift, RUSH* Pin oder (i.e.S.) ↑KÜNTSCHER* Nagel für die »intramedulläre« Frakturnagelung (**Marknagelung;** s.a. Osteosynthese).

Markscheide, Stratum myelini: die Isolierschicht um die Axone der Nervenzellen. Im peripheren Nervensystem das Produkt der Mehrfacheinhüllung der Nervenfaser durch die myelinreiche Zellmembranausstülpung der SCHWANN* Zellen; im ZNS gebildet von Oligodendrozyten als deren »myelinopoet. Fortsatz«. – Die M. ist diskontinuierlich (= »segmentiert«), wobei die Segmente durch Einschnürungen getrennt sind (= RANVIER* Schnürringe). Die so umhüllten Fasern werden als markhaltig = -reich bezeichnet. – Der unter Markballenbildung erfolgende Untergang (**»Markscheidenzerfall«** = »Myelinscheidenzerfall« = ↑Entmarkung) führt zu Funktionsverlust.

Markschwammniere: angeborene, evtl. erbliche Nierenfehlbildung mit zahlreichen kleinsten Zysten.

Markumarisieren: Bez. für Behandlung mit ↑Cumarin-Derivaten als Thromboseprophylaxe.

Marmorknochenkrankheit, Osteopetrose, ALBERS//SCHÖNBERG* Krankheit: familiäre, klinisch meist um die Pubertät erkennbar werdende seitensymmetrische Knochenbildungsstörung (↑Osteosklerose); trotz regelrechten Mineralgehalts besteht erhöhte Sprödigkeit der Knochen u. Neigung zu – relativ rasch heilenden – Frakturen.

Marschfraktur: Ermüdungsbruch (Dauerfraktur) des 2., seltener auch 3. u. 4. Mittelfußknochens als Fissur oder als kaum dislozierter Bruch; evtl. mit heftigen Schmerzen u. örtlicher Geschwulst (**»Marschgeschwulst«);** Überlastungsschaden z.B. nach langen Märschen, begünstigt durch schwere Traglasten, ungeeignetes Schuhwerk (vgl. Streßfraktur).

Marsupialisation: Herausnähen der Ränder einer schlecht entfernbaren Zyste (z.B. BARTHOLIN* Zyste) an die Körperoberfläche, so daß nach Eröffnung eine Tasche entsteht, die anschließend durch Drainage, Tamponade, Koagulation u./oder Exkochleation weiterbehandelt wird. Analog die Bildung einer inneren Fistel zum Verdauungstrakt bei Zysten innerer Organe (z.B. Anastomosierung bei Pankreaszyste mit dem Magen = **Marsupiogastrostomie**) mit dem Ziel der allmählichen Spontanobliteration.

Maschentransplantat: ↑Meshgraft.

masculinus: (latein.) männlich.

Masern, Morbilli: durch das Masernvirus hervorgerufene exanthematische Infektionskrankheit von hoher Kontagiosität; mit Häufigkeitsgipfel im 5.–7. Lj. (junge Säuglinge sind durch mütterliche Leihimmunität geschützt); hinterläßt lebenslange stabile Immunität. Übertragung erfolgt v.a. durch Tröpfchen (auch auf Distanz, von Raum zu Raum, als sog. »fliegende« Infektion), u. zwar meist im Prodromalstadium, wobei Augenbindehaut u. Atemwege die Eintrittspforte sind. Nach einer Inkubationszeit von 9–11 Tg. kommt es zu Virämien (eine erste bis zum 3. Tag mit diskreten Krankheitszeichen; die zweite vom 5.–7. Tag bis zum Exanthem); klinisch entspricht dies einem 2- bis 4tägigen Prodromalstadium mit Fieber, Atemwegskatarrh, Konjunktivitis, Kopfschmerzen, psychischen Veränderungen, KOPLIK* Flecken u. beginnendem Enanthem, auf das – nach kur-

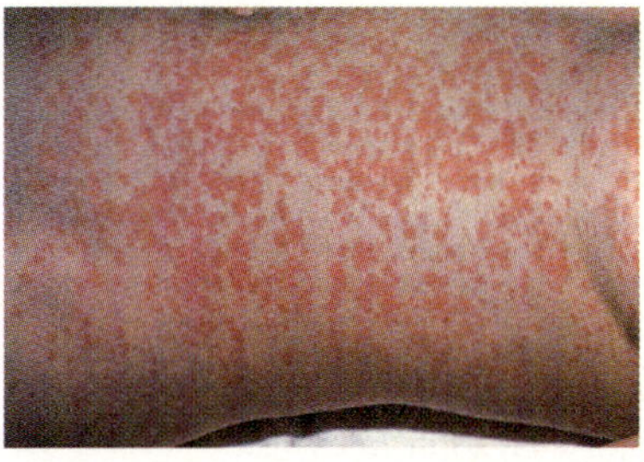

Masernexanthem am Körperstamm (H. RASOKAT, Köln) [84]

M

zer Entfieberung – das 4- bis 5tägige Exanthemstadium (Masernexanthem, ↗Abb.) mit 2. Fieberschub, typischem »Maserngesicht«, Reizhusten, Milzschwellung u. allgemeiner Lymphknotenschwellung, evtl. auch Durchfall folgt; am 7.–8. Tag erfolgt lytische Entfieberung. – Die Prognose ist gut, jedoch sind Komplikationen (auch bakteriell u. allergisch) möglich: Bronchiolitis, Krupp, Pneumonie (meist bakterielle Superinfektion), Appendizitis, Enzephalitis, Otitis media (Mittelohreiterung in der 2. Wo.), Polyradikulitis, Pemphigoid. – Prophylaxe erfolgt durch die ab 2. Lj. mögliche Impfung mit Lebendvakzine; mit inaktivierter Vakzine (nur bei Säuglingen sinnvoll); passive Immunisierung mit γ-Globulin ist bis 5. Tag in 80% krankheitsverhütend.

Masernenzephalitis: 1) ↗Enzephalitis als Maserkomplikation; meist am 3.–10. Tag nach Exanthemausbruch. **2)** subakute sklerosierende Panenzephalitis (SSPE) oder Leukenzephalitis; eine seltene »Slow-Virus-Erkrankung« (s.a. Masernvirus).

Masernimpfstoff: s.u. Masern.

Masernvirus, Morbilli-Virus: großes Paramyxovirus mit lipidhaltiger Hülle; Erreger der ↗Masern. Eine Variante ist evtl. Erreger der ↗Masernenzephalitis (2).

Maskengesicht: mimische Starre; z.B. bei Parkinsonismus, Fazialislähmung, Grippeenzephalitis, Myopathien (Facies myopathica).

Maskierung: Überlagerung – u. dadurch evtl. Verborgenbleiben – z.B. eines Krankheitszeichens oder einer Krankheit (»maskiert«, »larviert«).

Maskulinisierung, -ismus: ↗Virilisierung.

Masochismus: nach dem Schriftsteller v. SACHER//MASOCH (1835–1895) benannte Variante des Sexualverhaltens, durch Erdulden körperlicher Mißhandlung, Erniedrigung etc. (meist durch Personen des anderen Geschlechts) zum Höhepunkt sexueller Erregung zu gelangen.

Massagetherapie: die mechanische, systematische, schichtweise Durcharbeitung der äußeren Gewebsschichten des Körpers zu Heilzwecken; als Teil- oder als Ganzkörper-M., evtl. nach Auftragen flüssiger oder salbenförm. »Massagemittel« (Vaseline, Paraffinöl etc.); die **klassische M.** unterscheidet 5 Grifftechniken: Streichungen (Streichmassage), Knetung, Reibung, Vibrationen, Klopfungen u. Klatschungen; weitere wichtige M. sind z.B.: manuelle ↗Lymphdrainage, ↗Reflexzonenmassage, Bürstenmassage.

Maßeinheit: s.u. SI-Einheit.

Massenblutung: massive Blutung aus einem eingerissenen Gefäß in einen umschriebenen Bereich; i.e.S. als Hirnblutung, z.B. hypertonisch bedingt als Ursache eines Schlaganfalls (↗Apoplexie).

Massentransfusion, Massivtransfusion: Bluttransfusion, bei der die übertragene Menge ⅓ bis ½ des Blutvolumens (Bv.) des Empfängers entspricht (bei ½ Bv. etwa 1,5 ml/kg Körpergewicht/Min.). Größere Gefahr eines ↗Transfusionszwischenfalls (v.a. Gerinnungsstörungen) bzw. der Hepatitisübertragung.

Masseter: ↗Musculus masseter (als **»Massetergruppe«** einschließlich des M. pterygoideus medialis).

Mastalgie: ↗Mastodynie.

Mastdarm: Intestinum rectum, ↗Rectum; s.a. Rekt(um)..., Prokt...

Mastdarmentzündung: ↗Proktitis.

Mastdarmkrebs: ↗Rektumkarzinom.

Mastdarmvorfall: ↗Rektumprolaps.

Mastektomie: operative Entfernung der weiblichen Brustdrüse (↗Mammaamputation) bei malignen Mammatumoren. – s.a. brusterhaltende Therapie. – **M., modifizierte radikale:** totale M. mit axillärer Lymphknotenentfernung. – **M., subkutane:** Exstirpation des Brustdrüsenkörpers unter Erhaltung der Mamille sowie der Brusthaut samt Subkutis. – **M., totale:** M. unter Verzicht auf Ausräumung der axillären Lymphknoten (= Ablatio mammae).

Mastitis, Mastadenitis: Entzündung der weiblichen Brustdrüse; als einfache Stauungs- oder als Schwangerschafts-M., meist aber als M. puerperalis. – **M. neonatorum:** Neugeborenenmastitis; meist am 4.–6. Tag im Anschluß an die bei beiden Geschlechtern vorkommende physiologische Brustdrüsenschwellung; evtl. abszedierend, häufig begünstigt durch »Abdrücken« der Hexenmilch. – **M. nonpuerperalis:** bakterielle oder abakterielle Entzündung des Brustdrüsenparenchyms außerhalb der Laktationszeit; manchmal rezidivierend, bevorzugtes Alter: 18–40 Jahre (50%). In jedem Fall muß ein Karzinom ausgeschlossen werden. Therapie: ↗Prolactinhemmer, physikalische Maßnahmen, bei Abszedierung Drainage; in zweiter Linie Antibiotika. – **M. puerperalis,** M. lactantium: M. der stillenden Wöchnerin; meist akut nach einer in den Drüsengängen (= intrakanalikulär) aufsteigenden Infektion; Erreger ist meist der Staphylococcus aureus. Symptome: Schüttelfrost, Fieber, Vergrößerung sowie Derbheit,

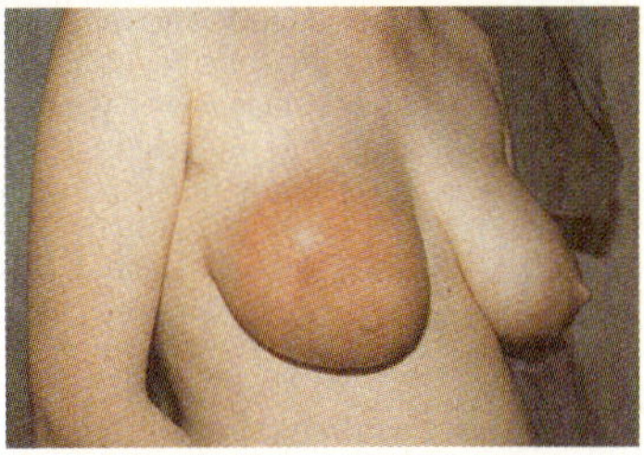

Abszedierende **Mastitis puerperalis** [380]

Druck- u. Spontanschmerz der Drüse, Lymphangitis, regionale Lymphadenitis. Therapie: vorzugsweise Abstillen oder Senkung der Milchproduktion mit ↗Prolactinhemmern; physikalische Maßnahmen (Umschläge); bei Abszedierung (↗Abb.) Inzision, Drainage. Prophylaxe: Brustwarzenpflege, Verhinderung von Milchstauung (Milchabpumpen, evtl. mit Hilfe von Oxytocin-Spray).

Mastodynie, Mastalgie**:** Schmerzhaftigkeit der – oft geschwollenen – weiblichen Brust ohne organische Veränderungen; beim prämenstruellen Syndrom (zyklisch), bei Gynäkomastie.

Mastoid: ↗Processus mastoideus.

Mastoidektomie: operative Ausräumung der Warzenfortsatzzellen, verbunden mit breiter Eröffnung u. Kürettage des Antrum mastoideum. – Inkorrekt auch »Antrotomie« genannt.

Mastoiditis: seröse bis eitrige Entzündung der Schleimhaut der pneumatischen Zellen des Warzenfortsatzes; mit umschriebener Knochenentzündung (Ostitis mastoidea u. Periostitis). Meist bei (sub)akuter Mittelohrentzündung oder als Exazerbation einer chronischen Mittelohreiterung; häufig gefolgt von eitriger Knocheneinschmelzung (Empyema mastoideum). Symptome (außer denen der Otitis media): örtliche Schwellung u. Druckempfindlichkeit (Tragus schmerzfrei!), pulssynchroner klopfender Schmerz im Ohr, einengende Senkung der hinteren Gehörgangswand, Schalleitungsschwerhörigkeit.

Mastopathie, Mammadysplasie, ANDI (aberration of normal development and involution)**:** häufigste Brusterkrankung zwischen dem 35. u. 50. Lj. mit proliferativen u. regressiven Parenchymveränderungen; als Ursache wird ein relativer Hyperöstrogenismus angesehen; typ. Symptome: palpatorisch »unruhiger« Brustkörper; diffuse fein-, mittel- u. grobknotige Veränderungen, Tastbefund besonders prämenstruell. Diagnose: Palpation, Sono-, Mammographie, evtl. Exzisionsbiopsie; die Klassifikation erfolgt nach PRECHTEL (nur histopathologisch zu verifizieren, z.B. Mikroverkalkungen sollten immer bioptisch abgeklärt werden): Grad I: einfache M. *ohne* Epithelproliferation; Grad II: M. *mit* Epithelproliferationen, aber *ohne* Atypien; Grad III: M. *mit* Epithelproliferationen *u.* Atypie. Mammakarzinomrisiko bei Grad III deutlich erhöht. – Therapie: Hormongabe zur symptomatischen Behandlung mit stufenweisem Vorgehen (u.a. Gestagene bzw. gestagenbetonte Ovulationshemmer, Prolactinhemmer).

Mastoptose: die – meist beidseitige – sog. Hängebrust bei Frauen (Mamma pendulans), wobei die Mamille unterhalb der Inframammarfalte liegt; infolge übermäßiger Drüsenentwicklung (= hypertrophische M.) sowie bei Adipositas, Lockerung der Pektoralisfaszie, Abmagerung u. im Alter (= atrophische M.); ferner als »schlaffe Mammae« bei allgemeiner Bindegewebsschwäche.

Mastozyt: ↗Mastzelle (1).

Mastozytose: übermäßige Vermehrung der Gewebsmastzellen, v.a. in der Haut (als gutartiges Mastozytom oder als Urticaria pigmentosa) oder systematisiert als **maligne M.** (= **Mastozytose-Syndrom** = mastozytäre Retikulose).

Masturbation: ↗Onanie.

Mastzelle: große Zelle mit groben Körnchen (metachromatische Granula), die reichlich Histamin u. andere Mediatoren der allergischen Entzündung enthalten. Primäre Effektorzelle der allergischen Soforttyp-Reaktion. Mastzellen finden sich im lockeren kollagenen Bindegewebe von Haut, Lunge, Gastrointestinaltrakt u. anderen Geweben. Sie sind eng verwandt mit den basophilen Granulozyten, die sich im Knochenmark u. Blut befinden.

Matching: (engl.) Anpassen; Tests bei der Suche nach einer günst. Spender-Empfänger-Kombination bei Bluttransfusion oder Organtransplantation; z.B. als ↗Kreuzprobe (»cross match«, »cross matching«), als Histokompatibilitätstest.

maternal: die Mutter betreffend, mütterlich. – **m. deprivation:** (engl.) Affektentzugssyndrom (s.u. Deprivationssyndrom; s.a. Hospitalismus, psychischer).

Maternität, Maternitas: Mutterschaft.

maternofetale Inkompatibilität: Blutgruppenunverträglichkeit zwischen mütterlichem Blut u. dem des Feten; Ursache des ↗Morbus haemolyticus neonatorum.

Matricaria chamomilla: echte ↗Kamille.

Matrix: Muttergewebe. **1) a)** amorphe Grundsubstanz, in die eine Struktur eingelagert ist; **b)** ↗Stroma; **c)** »Keimschicht«. **2)** die endgültige, funktionsfähige Form der RNS. **3)** Kolposkopie-Terminus für die sich atypisch darstellenden Epithelformen als Mutterboden eines Karzinoms. – **M. pili:** die innere Schicht der Haarzwiebel. – **M. unguis:** Nagelmatrix; die bis in das Möndchen (»Lunula«) reichende Epidermis der Nageltasche, die die Nagelplatte bildet.

Matrize: der DNS-Strang, dessen Nucleotidsequenz bei der Reduplikation die Sequenz eines komplementären DNS-Stranges oder bei der Transkription die Sequenz der m-RNS bestimmt (letztere ist als »Matrizen-RNS« Informationsträger für die Eiweißsynthese).

Maturatio, Maturation: Reifung, Zellreifung (z.B. in der Erythro-, Spermiogenese); *virol* Zusammenbau des Virions in der Wirtszelle.

Maturitas: Reife, Geschlechtsreife; *anthrop* reifes Alter (etwa 6. Ljz.).

maturus: (latein.) reif (↗Maturitas); z.B. Cataracta matura (reifer Altersstar, d.h. mit vollständiger Linsentrübung).

Maul- u. Klauenseuche, MKS, Febris aphthosa**:** akute Infektionskrankheit der Klauentiere (selten auch des Menschen; bei Melkern), hervorgerufen durch das MKS-Virus (ein ↗Picorna-Virus). Übertragung erfolgt durch Kontaktinfektion, u. zwar durch verseuchtes Futter u. Milch (auch Mensch als Virusträger?). Nach der Inkubationszeit von 2–18 Tg. treten aphthöse Exantheme an der Maulschleimhaut, Zwischenklauen- u. Euterhaut auf (beim Menschen an Fingerspitzen u. in Interdigitalräumen) sowie Fieber, Myokarditis. – Diagnose-Bestätigung durch Neutralisationstest, KBR. – Meldepflichtig!

Maus: freier ↗Gelenkkörper (»Gelenkmaus«), z.B. bei Osteochondrosis dissecans (zurückbleibender Defekt: sog. **»Mausbett«**).

Maxilla: der Oberkiefer (OK); paariger Knochen des Gesichtsschädels, der den Boden der Augenhöhle, Boden u. Seitenwand der Nasenhöhle u. das Dach der Mundhöhle (mit)bildet.

maximal, maximus: höchstgradig; z.B. m. ↗Arbeitsplatzkonzentration.

Maximaldosis, Dosis maxima**: 1)** Höchstdosis eines Arzneimittels, deren Überschreitung bei Rezeptur mit »!« kennzeichnungspflichtig ist (für Betäubungsmittel); im Deutschen Arzneibuch (DAB) festgelegt. **2)** höchstzugelassene Strahlendosis; ↗Personendosis.

maximale Immissionskonzentration, MIK: erlaubte Höchstwerte an ↗Immissionen.

Maximalsekretion (des Magens): ↗PAO.

Mazeration, Maceratio: **1)** Aufquellung bzw. Erweichung von Geweben durch längeren Kontakt mit Flüssigkeiten. **2)** die Extraktion von Drogen einleitende Durchfeuchtung mit der Extraktionsflüssigkeit; i.w.S. der Kaltauszug der Droge.

mb, mbar**: Milli**bar.

MBC, MLK: (engl.) **m**inimum **b**actericidal **c**oncentration; die minimale bakterizide Antibiotika-Konzentration (bei der Resistenzbestimmung ermittelt).

McBurney* Punkt: Mittelpunkt der Verbindungslinie zwischen Nabel u. Darmbeinschaufel (vorne oben rechts) als Projektionsort des Appendixansatzes am Zäkum u. als Druckschmerzpunkt bei Blinddarmentzündung (↗Appendizitis).

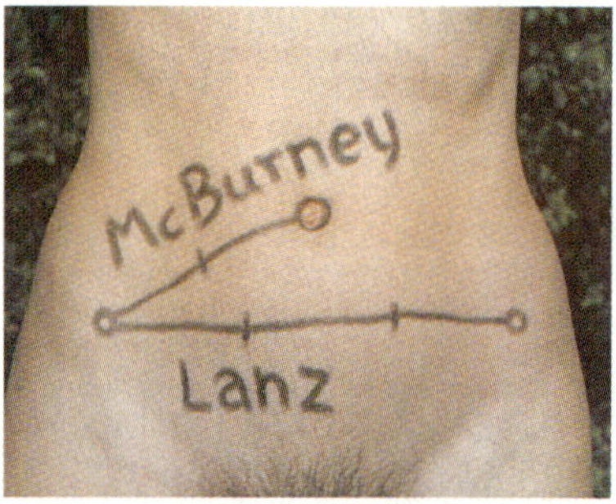

McBurney* Punkt: Mittelpunkt der oberen schrägen Linie (untere quere Linie mit ↗LANZ* Punkt) [316]

MCH: (engl.) **m**ean **c**orpuscular **h**aemoglobin; der mittlere absolute Hämoglobingehalt des Einzelerythrozyten = Hb_E; ↗Färbekoeffizient.

MCHC: (engl.) **m**ean **c**orpuscular **h**aemoglobin **c**oncentration, die mittlere korpuskuläre ↗Hämoglobinkonzentration.

McMurray* Zeichen: bei Hinterhornverletzung des äußeren bzw. inneren Kniegelenkmeniskus durch Innen- oder Außenrotation des gebeugten Unterschenkels auslösbare örtliche Schmerzen (bei Einklemmung auch hör- u. fühlbares Schnappen).

MCTD: (engl.) **m**ixed **c**onnective **t**issue **d**isease; Mischkollagenose, ↗SHARP* Syndrom.

MCV: (engl.) **m**ean **c**orpuscular **v**olume, mittleres Erythrozytenvolumen; ein Parameter zur Diagnostik von Anämien.

MdE: **M**inderung **d**er **E**rwerbsfähigkeit.
MDP: ↗**M**agen-**D**arm-**P**assage.
M.D.S.: latein. Rezepturanweisung »**m**isce, **d**a, **s**igna!« (»Mische, gib ab u. kennzeichne!«).
MEA: ↗MEN.
Meatoskop: ↗Urethroskop.
Meatotomie: operative, mit dem **Meatom** (= spezielles Skalpell) ausgeführte Erweiterung der verengten äußeren Mündung der männlichen Harnröhre.
Meatus: (latein.) Gang. **1) M. acusticus:** der Gehörgang. Der äußere **(= M. a. externus)** von der Ohrmuschelhöhle bis zum Trommelfell; ist im äußeren Drittel knorpelig, sonst knöchern. – Der innere **(= M. a. internus)** liegt im Felsenbein u. reicht – etwa 1 cm lang – vom Porus acusticus internus bis zum Fundus meatus; in ihm verlaufen Nervus facialis, N. vestibulocochlearis u. die Blutgefäße des Labyrinths. **2) M. nasalis:** der Nasengang; der untere **(M. n. inferior)** zwischen unterer Nasenmuschel u. Nasenboden ist Mündungsort des Ductus nasolacrimalis; der mittlere **(= M. n. medius)** zwischen mittlerer u. unterer Nasenmuschel ist Mündungsort der Kiefer- u. Stirnhöhle u. der vorderen Siebbeinzellen; der obere **(= M. n. superior)** zwischen oberer u. mittlerer Nasenmuschel ist Mündungsort der mittleren u. hinteren Siebbeinzellen.
Meatusstenose: Harnröhrenenge nahe der äußeren Mündung (↗Ostium urethrae); erworben (z.B. nach Verletzung, Entzündung) oder angeboren (u. evtl. mit hinterer Harnröhrenklappe kombiniert). Verursacht einen gedrehten oder gespaltenen Harnstrahl, Nachträufeln, evtl. Harnrückstauung (u. Hydroureter, Hydronephrose).
Mechanokardiographie, MKG: Registrierung von typ. Pulskurven (Karotis-, Femoralis- u. Jugularispuls) u. der herzsynchronen Thoraxbewegungen (Apexkardiogramm) sowie des Phonokardiogramms (dieses mit simultanem EKG) zur Beurteilung der Hämodynamik des Herzens.
Mechanorezeptoren: sensible Endorgane, die durch mechanische Reize (Dehnung, evtl. auch Druck) adäquat, u. zwar tonisch oder phasisch erregt werden; z.B. Muskel- u. Pressorezeptoren, Rezeptoren im Ohrlabyrinth (in der Macula u. Cupula), Berührungsrezeptoren der Haut.
Meckel* Divertikel: Dünndarmdivertikel als fortbestehender Rest des Ductus omphaloentericus. Ist evtl. sehr lang; ist im Ileum vor der BAUHIN* Klappe gelegen, evtl. mit strangförmiger Verbindung zum Nabel; enthält häufig ektopisches Magen- u. Pankreasgewebe (bei Divertikulitis Gefahr eines peptischen Ulkus).
Meconium: **1)** ↗Opium, Morphium. **2)** ↗Mekonium (2).
Media: Kurzbezeichnung der ↗Tunica media (der Gefäße) bzw. der Arteria cerebri media bzw. A. meningea media.
medial: **1) medialis**, med.: näher zur Mittel- = Medianlinie bzw. -ebene hin gelegen; innere(r) (z.B. ↗Lemniscus medialis). **2)** ein Medium betreffend.
Medialisparese: Lähmung des Musculus rectus internus (s. »medialis«) oculi; dadurch Störung der Konvergenz; einseitig meist als Symptom der inkompletten Okulomotoriuslähmung.
median, medianus: in der Mittellinie (↗Linea mediana) bzw. Medianebene (↗Mediansagittalebene) gelegen.
Medianekrose: reaktionsloser Schwund der Muskulatur u. elastischen Lamellen in der Tunica media großer Arterien; s.a. GSELL*-ERDHEIM* Syndrom.
Median(sagittal)ebene: die den Körper in etwa gleiche Hälften teilende Sagittalebene in der Körperlängsachse.
Mediansyndrom: Symptome nach Aufprall von Stirn u./oder Hinterhaupt (z.B. als Windschutzscheiben-, Peitschenhiebtrauma) u. der dadurch bedingten Schädigung an Hirnstamm u. sensiblen Spinalnervenwurzeln des oberen Halsmarks sowie der Stauchung u. Quetschung des 2. Spinalganglions (die Zeichen treten evtl. erst nach Abklingen einer allfälligen Commotio cerebri auf). Hinterkopfschmerzen, Geruchsstörungen, Sexual- u. Schlafstörungen, Gewichtsverlust (Hypothalamusschäden), evtl. Abduzenslähmung; oft Übergang in ein ↗Zwischenhirnsyndrom.
Medianusblockade: Leitungsanästhesie des Nervus medianus.
Medianus-Kompressionssyndrom: typisch als ↗Karpaltunnelsyndrom.
Medianuslähmung: Lähmung des Nervus medianus nach Schädigung des Nervs durch Druck, Fraktur, Schnittverletzung. Es bestehen sensible Ausfälle (streckseitig über Mittel- u. Endglied des 2.–4. Fingers, beugeseitig am 1.–3. Finger u. an der radialen Hälfte des 4. Fingers, der Hohlhand u. des Handgelenkes [fehlt bei peripherer Lähmung]; evtl. nachts verstärkt als »Brachialgia paraesthetica nocturna«), trophische Störungen der Haut u. Nägel u. Kälteüberempfindlichkeit

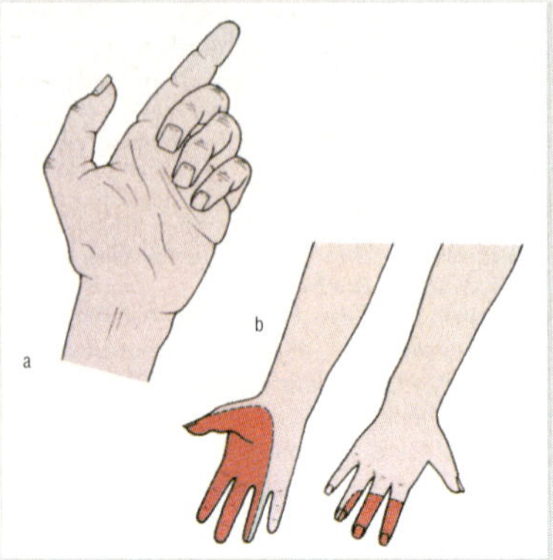

Medianuslähmung. Schwurhand (a), Sensibilitätsstörung im dunkelroten Bereich (b) [349]

sowie – von der Schädigungshöhe abhängige – Muskelausfälle.

Mediasklerose: Gefäßsklerose der Tunica media, im Gegensatz zur Intimasklerose meist ohne Lichtungseinengung (s.a. Arteriosklerose); v.a. bei arterieller Hypertonie, Calciumstoffwechselstörungen, Diabetes mellitus, aber auch idiopathisch. – s.a. MÖNCKEBERG* Sklerose.

mediastinal: das ↗Mediastinum betreffend.

Mediastinalbiopsie: s.u. Mediastinoskopie, Lungenbiopsie.

Mediastinalemphysem: Luftansammlung im Mediastinalraum; meist nach Lungenalveolenriß durch Husten, ferner nach Lungenparenchymverletzung (bei ärztlichen Eingriffen, Explosionstrauma) sowie bei Luftröhren-, Speiseröhrenverletzung, bei Pneumoperitoneum, nach Tonsillektomie; als **künstliches** (↗Pneumomediastinum) für die Mediastinographie. – Symptome: retrosternale oder präkordiale Schmerzen, Schluck- u. Sprachstörungen, Dyspnoe, Hautemphysem des Halses, obere Einflußstauung durch extraperikardiale Herztamponade, Zyanose, Tachykardie. Bedarf dringend sofortiger Behandlung (Notfall!).

Mediastinalflattern: s.u. Mediastinalpendeln.

Mediastinalhernie: **1)** umschriebene Mittelfellausbuchtung infolge Druckdifferenz im Brustkorb, z.B. bei Pneumothorax, Spannungszyste, nach Pneumektomie. **2)** Hernia pulmonalis mediastinea: Eindringen von Lungenteilen in das Mittelfell nach Verletzung der mediastinalen Pleura.

Mediastinalpendeln: durch Druckdifferenz zwischen den Brustkorbhälften bedingte, atmungsabhängige, seitl. Mittelfellverschiebung, u. zwar bei Einatmung (»inspiratorisch«) stets zur Seite des geringeren Drucks (bzw. eines Narbenzuges), d.h. zur erkrankten = behinderten Lungenseite hin, z.B. bei Bronchusstenose, Pneumothorax, Pleuraerguß. Nachweisbar oft erst im Schnupf- u. Hustenversuch (wird dann als sog. »Mediastinalschnellen« oder »-flattern« bezeichnet).

Mediastinalraum, Mittelfellraum: ↗Mediastinum.

Mediastinalschatten: ↗Mittelschatten.

Mediastinaltumor: geschwulstartige Vergrößerung (»Pseudotumor«) des Mediastinums, z.B. durch eine mediastinale Struma, Echinokokkuszyste, bei Sarkoidose. – I.e.S. aber ein Tumor mit Lage im Mediastinum, z.B. bei Lymphogranulomatose, Sarkom.

Mediastinitis: Entzündung des lockeren Bindegewebes im Mediastinum (evtl. eitrig, als Mediastinalphlegmone oder -abszeß).

Mediastinoskopie: in Intubationsnarkose mit einem Mediastinoskop ausgeführte Betrachtung (↗Endoskopie) des Mediastinums zur – allgemein durch Biopsie gestützten – Klärung zentralthorakaler Krankheitsprozesse (z.B. Tumoren, Sarkoidose); ferner für Schrittmacherimplantation.

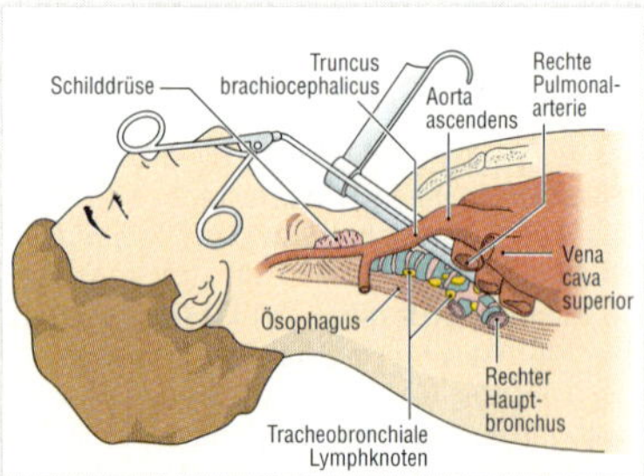

Schematische Darstellung der **Mediastinoskopie** mit den wichtigsten anatomischen Strukturen [39]

Mediastinotomie: operative Eröffnung des Mediastinalraums.

Mediastinum, Mittelfellraum: *(latein. = in der Mitte Stehendes)* der im Brustkorbraum zwischen beiden Brustfellhöhlen (Cavitates pleurales) gelegene Raum (= Cavum mediastinale), der – von der Brustwirbelsäule u. dem Brustbein begrenzt – von der oberen Thoraxapertur bis zum Zwerchfell reicht u. Brusteingeweide enthält.

Mediator(substanz): chemischer »Vermittler-« oder »Überträgerstoff« des Nervensystems (↗Transmitter, Neurotransmitter) bzw. eine Substanz, die als »zellulärer M.« außerhalb von Synapsen gebildet wird, z.B. infolge einer Antigen-Antikörper-Reaktion oder einer Entzündung (als »Entzündungsmediator«), u. die dann entsprechende Gewebsantworten auslöst.

Mediaverkalkung: Einlagerung von Kalksalzen in die Tunica media (= mittlere oder Muskelschicht der Blutgefäße; i.e.S. der Arterien); ↗Atherosklerose.

Medicus: (latein.) Arzt.

Medikation: Arzneimittelverordnung, -anwendung.

Medinawurm: ↗Dracunculus medinensis.

Meditation: i.e.S. psychotherapeutisch orientiertes Entspannungsverfahren als »Oberstufe« des autogenen Trainings.

Medium: (latein.) Mittel, Mitte. **1)** Nährboden, -lösung. **2)** Träger/Überträger physikalischer Zustände u. Wirkungen, z.B. Luft; *opt* lichtdurchlässiges Mittel. **3)** Lösungsmittel; auch als pH, in dem eine Reaktion abläuft. **4)** Mensch als »Mittler« spiritistischer Phänomene.

Medrogeston: ein Gestagen; Hauptanw. bei Beschwerden, die mit einer ↗Lutealinsuffizienz zusammenhängen können (Menstruationsstörungen, prämenstruelles Syndrom, Sterilität), zur Menstruationsverschiebung; in höherer Dosierung als Adjuvans bei Mamma- u. Endometrium-Karzinom.

Medroxyprogesteron(acetat), MPA: Hormonpräparat; oral wirksames Gestagen (Derivat des Hydroxyprogesterons); Anw. zur Östrogenergänzungstherapie in den Wechseljahren; hochdosiert bei Mamma- u. Endometrium-Karzinom sowie bei Hypernephrom. Obwohl MPA sich als »Dreimonatsspritze« weltweit bewährt hat, ist es in der BRD u. in den USA wegen des Verdachts, ausgerechnet die Krebsarten auszulösen, gegen die es in der Tumortherapie eingesetzt wird, als empfängnisverhütendes Mittel nicht mehr zugelassen; in der Schwangerschaft wegen Gefahr der Virilisierung weiblicher Feten kontraindiziert.

Medulla: (latein.) Mark; der innere Anteil eines parenchymatösen Organs; auch Kurzform für Knochen-, Rückenmark. – **M. glandulae suprarenalis:** ↗Nebennierenmark. – **M. oblongata,** Myelencephalon: das »verlängerte Mark«; der kopfwärts an die Medulla spinalis (Rückenmark) anschließende, in der hinteren Schädelgrube dem Clivus aufliegende Teil des Zentralnervensystems, der mit dem Metencephalon (Pons) das Rautenhirn bildet. Enthält Hirnnervenkerne (ist Ursprungsort von Hirnnerven), Teile der Formatio reticularis, auf- u. absteigende Projektionsbahnen von u. zur Großhirnrinde, zum Thalamus, zur Kleinhirnrinde, ferner Formatio-reticularis-Teile mit entsprechenden Bahnen, Kerngebiete, das Atem-, Kreislaufzentrum.

Medulloblastom(a): bösartiger, im Zelltyp uneinheitlicher Tumor der hinteren Schädelgrube. Tritt v.a. im Kindes- u. Jugendalter auf, wächst rasch, liegt meist im Kleinhirn, greift oft frühzeitig über auf die Brücke u. Medulla oblongata bzw. wächst in den IV. Ventrikel ein.

Medusenhaupt: ↗Caput Medusae.

Meerträubel: ↗Ephedra sinica.

Meerzwiebel: ↗Scilla.

Mefloquin: ein Malariamittel; unterdrückt die Vermehrung der Plasmodien in den Erythrozyten; wird auch zur Malariaprophylaxe angewandt.

mega...: Wortteil »(übermäßig) groß«, »lang«, »weit«; s.a. makro...

Megacolon (congenitum): ↗Megakolon.

Megakaryozyt, Knochenmarkriesenzelle: die größte Knochenmarkzelle; bildet durch »Plasmaabschnürungen« die Thrombozyten.

Megakolon, Megacolon: angeborene (aganglionäres M.) oder erworbene, dauerhaft abnorme Weitstellung des Dickdarms (Colon), u. zwar meist seines unteren Bereiches, oberhalb einer angeborenen oder sekundären Dickdarmenge oder als Begleitgeschehen einer Wandschädigung (= symptomatisches M.). – **M., aganglionäres** oder **kongenitales,** Megacolon congenitum, HIRSCHSPRUNG* Krankheit: M. auf der Grundlage eines aganglionären Segments des Dickdarms (Sigma, Rektum), das – als »enges Segment« imponierend – nicht zu Peristaltik u. zur Weiterbeförderung von Stuhl fähig ist, woraus eine Aufweitung u. Hypertrophie vorgeschalteter Kolonabschnitte resultiert. In 90% bereits beim Neugeborenen (bevorzugt männliche) bestehend; führt hierbei zu Mekoniumverhaltung bis -ileus, galligem Erbrechen, bei späterer Manifestation zu hartnäckiger Verstopfung, Bauchauftreibung mit sichtbarer Peristaltik u. knetbaren Kotmassen, Fäulnisdyspepsie, Dystrophie. Der Enddarm ist frei von Stuhl. – **M., idiopathisches,** »Pseudo-HIRSCHSPRUNG«: als sog. funktionelles oder atonisches M. eine erst beim Kleinkind – oder später – auftretende Stuhlverhaltung mit Auftreibung des Enddarms bis kurz oberhalb des Afters ohne nachweisbare Aganglionose. Symptome: eingedickte Kotmassen in der Mastdarmampulle, Überlaufinkontinenz, paradoxe Durchfälle, schmerzhafte Stuhlentleerung. Meist psychogen bedingt. – **M., symptomatisches:** M. als Begleitgeschehen anderer Krankheitsprozesse des Dickdarms; bei Colitis ulcerosa als fulminantes **toxisches M.** (mit hohem Fieber, Kreislaufschwäche; Perforationsgefahr).

Megaloblast: abnorme, besonders große, bereits Blutfarbstoff enthaltende Vorstufe des ↗Megalozyten. Pathognomonisch für Vitamin-B_{12}- u. Folsäuremangel, charakteristisch für alle megaloblastischen ↗Anämien.

Megaloblastose: 1) Überwiegen von Megaloblasten im Knochenmark. **2)** Auftreten von Megaloblasten im peripheren Blut.

Megalozyt: ein fast nur bei megaloblastischer Anämie im peripheren Blut auftretender, besonders großer Erythrozyt.

Megaösophagus: hochgradige, dauerhafte Erweiterung der Speiseröhre (Ösophagus), evtl. kombiniert mit Überlänge (= Dolichomegaösophagus).

Megapyelon: angeborene, dauerhafte, abnorme Weite des Nierenbeckens (im Extrem als parenchymlose »Papierhydronephrose«); als Folge örtlicher Fehlbildungen bzw. eines Megaureters bzw. bei Megaureter-Megazystis-Syndrom.

Megaureter: angeborene, dauerhafte, ein- oder beidseitige erhebliche Erweiterung (u. Schlängelung), evtl. auch Verlängerung des Harnleiters infolge segmentaler Funktionsstörung (neuromuskuläre Dyskinesie infolge Fehlbildung mit Peristaltik-Stopp = **primär obstruktiver M.**, ↗Abb.); ferner bei Harnleiterstenosen. Häufig verbunden mit vesikoureteralem Reflux, Hydronephrose u. sekundärem Harntraktinfekt.

Megavolttherapie: Strahlentherapie im MeV-Energiebereich (sehr harte u. ultraharte Photonen-, Elektronenstrahlung). – vgl. Hochvolttherapie.

Mehlnährschaden: durch Eiweißmangel bedingte ↗Säuglingsdystrophie bei Kohlenhydrat(KH)-Überernährung u. quantitativ u. qualitativ ungenügender Eiweißzufuhr. Symptome: pastöser Habitus (Plusdystrophie), Ödemneigung, Dyspepsie (Mehldyspepsie), Hypoproteinämie, Rachitis, Wachstumsverlangsamung etc.; s.a. Kwashiorkor.

Mehlregel: Als Säuglingsnahrung darf Mehl erst nach dem 2. Lebensmonat gegeben werden, wobei die Tagesmenge 5 g × Zahl der Lebensmonate nicht überschreiten soll.

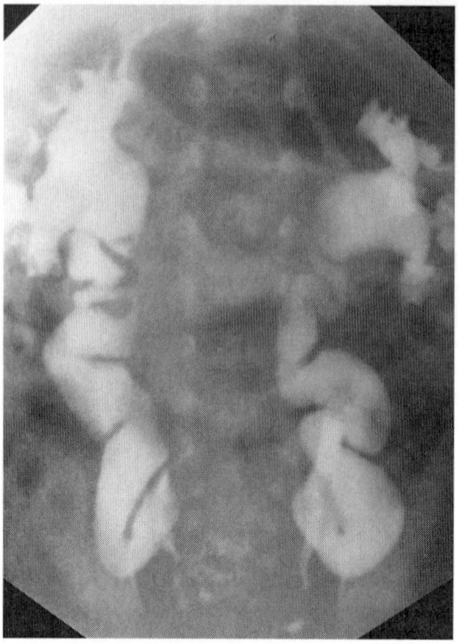

Primär obstruktiver **Megaureter** bei einem Neugeborenen im i.v. Urogramm [443]

Mehrfachimpfstoff, Mehrfachvakzine: ↗Kombinationsimpfstoff.

Mehrfachresistenz: Resistenz eines Krankheitserregers gegen mehrere Antibiotika. Bei Bakterien von einem Stamm auf den anderen übertragbar.

Mehrfachverletzung, Kombinationsverletzung, Polytrauma: gleichzeitige Verletzung in verschiedenen Körperregionen, deren – aus dem Summationseffekt von Organ-/Gewebe- u. Funktionsschäden resultierende – Schwere u. hohe Komplikationsrate den Patienten oft zum Problemfall (bezüglich Transport, Behandlung; auch Klinikausstattung etc.) werden läßt, v.a. bei ↗Schädel-Hirn-Trauma. Große Gefahr ist v.a. durch den meist auftretenden schweren hypovolämischen Schock mit respiratorischer Insuffizienz u. Anurie (Schockniere) gegeben, in den ersten Tagen auch durch Fettembolien. Klinische Klassifikation: bei Schock Polytrauma 2. Grades, bei lebensbedrohlicher Blutung Polytrauma 3. Grades. – s.a. Schwerverletzter.

Mehrling: einer von mehreren sich in einer Gebärmutter gleichzeitig entwickelnden Keimlingen (Zwilling, Drilling etc.).

Meibom* Drüsen: ↗Glandulae tarsales.

Meiose, Meiosis, Reduktions-, Reifeteilung: die 2 aufeinanderfolgenden Teilungsschritte für die Bildung von Keimzellen (Gameten) aus ↗Oogonien bzw. ↗Spermatogonien durch Verminderung (Reduktion) der Chromosomen auf die einfache = haploide Anzahl in den beiden Tochterzellen, verbunden mit dabei erfolgender Rekombination des Erbgutes (der elterlichen Chromosomen bzw. Gene). Die erste Teilung (1. Reifeteilung = 1. meiotische Phase = M I = heterotype Zellteilung) führt zur Bildung von 2 haploiden Zellkernanlagen. Die 2. Reifeteilung (M II) läuft nach dem Modus der ↗Mitose (= homöotype Teilung) ab. Als Deszendenten beider Teilungen resultieren 4 Tochterzellen mit einfachem Chromosomensatz aus einfädigen Chromosomen; es sind dies 1 Eizelle u. 3 Polkörperchen bzw. 4 Spermatiden (jeweils 2 mit je 1 X- bzw. Y-Chromosom).

Meißner* Plexus: ↗Plexus submucosus. – **M.* (Tast-)Körperchen:** ↗Corpuscula tactus.

Mekonium: 1) ↗Opium. **2)** Kindspech: der in der Fetalperiode im Darm gebildete, in Farbe u. Konsistenz dem eingedickten Mohnsaft ähnliche Darminhalt des Neugeborenen. Eine schwarz-grüne, klebrige Masse, die erstmals 12–24 Std. nach Geburt als schleimiger Pfropf entleert wird (vollständig bis zum 4. Tag). – Kann dem Fruchtwasser beigemengt sein (z.B. bei Asphyxie; s.a. Fruchtwasserembolie).

Mekoniumaspirationssyndrom (MAS): Kindspechaspiration; lebensbedrohliche Komplikation beim Neugeborenen. Therapie: gründliche Absaugung, evtl. unter Spülung (Verdünnung) mit physiologischer Kochsalzlösung.

Mekoniumileus: Darmverschluß beim Neugeborenen durch zäh-kittartiges Mekonium infolge gestörter Darmschleimbildung u. Pankreasfermentmangels (bei Mukoviszidose); ergibt ein typisches Röntgenbild.

Mel: 1) (latein.) Honig. – Als **M. crudum** s. **flavum** natürlicher (Bienen-)Honig; enthält Invert-, Rohrzucker, Eiweiß, organische Säuren, Spuren von Enzymen, Vitaminen, Mineralien, Farbstoffen, Wachs. – In Lösung, gereinigt **(M. depuratum),** auch zur i.v. Anw. **2)** phonometrische Einheit für das subjektiv empfundene Verhältnis zweier Tonhöhen.

Melaena (vera), Teerstuhl: durch Blutbeimengungen aus dem Verdauungstrakt rötlich-schwarz verfärbter Stuhl (s.a. »Blutstuhl«); tritt v.a. bei Blutungen aus dem oberen Gastrointestinaltrakt auf.

Melalgie: Gliederschmerzen.

Melanämie: Auftreten von ↗Melanin im Blut nach Erythrozytenzerfall (u.a. bei Malaria). Ablagerung in inneren Organen möglich.

Melancholie: historischer Begriff (HIPPOKRATES, GALEN) für trübsinnige Gemütsverfassung, schwermütige Verstimmung; auch als Synonym für »endogene ↗Depression«. – Volkstümlich Bez. für jede traurige Stimmung.

Melanin: braunes bis schwarzes Pigment, das in Melanoblasten u. -zyten gebildet u. von bestimmten Zellen in der Haut, Aderhaut, Substantia nigra, Haaren etc. gespeichert wird. Bedingt die Hautfarbe, Sonnenbräunung.

Melanoakanthom: sehr dunkel pigmentierte seborrhoische Warze (↗Alterswarze).

Melanodermia, -dermie: fleckförmige oder flächenhafte dunkle Hautverfärbung (»Pigmentierung«, evtl. im Wechsel mit Depigmentierung) durch innerliche oder äußerliche (z.B. mechanische, chemische, aktinische) Einflüsse.

Melanom(a), malignes: bösartiger Tumor der Haut/Schleimhäute, der von Melanomzellen ausgeht, die als eine maligne Variante des melaninbildenden Zellsystems der Haut aufgefaßt werden können; entsteht auf vorher unauffälliger Haut **(Mélanome d'emblée)** oder

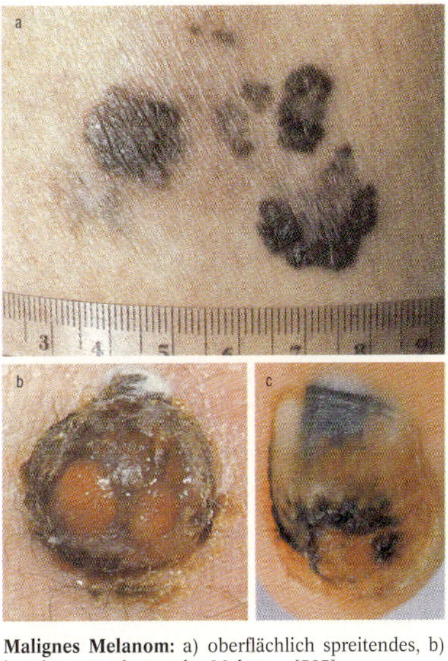

Malignes Melanom: a) oberflächlich spreitendes, b) knotiges, c) subunguales Melanom [393]

Beurteilung einzelner Pigmentmerkmale nach der ABCDE-Regel zur Früherkennung eines **malignen Melanoms** (nach RIGEL et al.) [295]

Asymmetrie	
Begrenzung	unregelmäßig mit Ausläufern
Color	Farbe gesprenkelt, hell bis dunkel
Durchmesser	mehr als 5 mm
Erhabenheit	mehr als 1 mm
Sind mehr als 3 Kriterien erfüllt, besteht der Verdacht auf ein malignes Melanom	

auf dem Boden einer melanotischen Präkanzerose (als – buntscheckiges, hell- bis schwarzbraunes – **Lentigo-maligna-M.** [LMM] auf einer ↗Lentigo maligna [= Melanosis circumscripta praeblastomatosa s. praecancerosa DUBREUILH]; v.a. im Gesicht u. an Unterschenkeln, bei älteren Frauen) bzw. eines Nävuszellnävus. Das M. besitzt eine sehr starke u. oft recht frühzeitige Neigung zu lymphogener oder/u. hämatogener Metastasenbildung. Das Metastasierungsrisiko für den einzelnen Patienten läßt sich aufgrund der Eindringtiefe nach CLARK u. der Tumordicke nach BRESLOW vorhersagen. Zu den Risikofaktoren für ein M. gehört extreme Sonnenexposition, besonders im Kindes- u. Jugendalter. Die wichtigste Therapie ist Früherkennung u. Totalexzision im Gesunden. – Klinische Kriterien: verletzliche Oberfläche einer pigmentierten Hautveränderung (Blutung, Erosion, Ulzeration, Krusten), Wachstum, Juckreiz, Randerythem, Fehlen deutlicher Follikel, dunkle bzw. unterschiedliche Pigmentierung, Infiltration auch der Umgebung, Randsatelliten, höckrig-warziges oder glattgespanntes Hautrelief. Einzelne Pigmentmale können nach der ABCDE-Regel (↗Tab.) beurteilt werden. – Klinische Haupttypen (außer dem genannten Lentigo-maligna-Typ): das **akrolentiginöse M.** (ähnlich dem LMM buntscheckig [evtl. grau bis weiß gefleckt infolge Regression; rosa bis rötlich bei Entzündung]; an Handflächen, Fußsohlen, peri- u. subungual [»Nagel-M.«]), das **oberflächlich (superfiziell) spreitende M.** (SSM, flach, mit zentrifugaler Ausbreitung, evtl. mit scheinbaren Aussparungen; später auch knotig) u. das **primär knotige** oder **noduläre M.** (NM); evtl. amelanotisch; als D'emblée-Typ oder als Nävuszellnävus-Typ; halbkugelig-glatt oder flächenhaft oder mehr verrukös; blauschwarz, evtl. durch Regression grau oder rosa gescheckt. – **M., amelanotisches,** AMM: malignes M. ohne makroskopisch erkennbare Pigmentbildung; z.B. an Fußsohlen. – **M., benignes juveniles,** Spindelzellnävus: gutartiges Nävuszellnävus-artiges Neoplasma v.a. bei Kleinkindern, u. zwar in Form glasstecknadelkopf- bis bohnengroßer (evtl. größer), flacher, gelblich-rötlicher bis graubrauner Infiltrate, v.a. im Gesicht.

Melanose, Melanosis, Melasma: eine flächenhafte Dunkelfärbung (Hyperpigmentierung) der Haut oder Schleimhaut durch vermehrte Ablagerung von ↗Melanin (im Gegensatz zu abgegrenzten Pigmentvermehrungen). – **M. circumscripta praeblastomatosa,** M. praecancerosa: ↗Lentigo maligna.

Melanozyt: mit Melanin beladene Zelle der Haut (Melanoblast), die das als Melaningranula vorliegende Pigment an sonst pigmentlose Epithelzellen (Keratinozyten) abgibt. – Bildet mit den Melanin-aufnehmenden Epidermiszellen eine funktionelle Einheit **(»Melanozyteneinheit«)**.

Melasma: *(griech. = das Geschwärzte)* **1)** ↗Melanosis. **2)** ↗Chloasma **(= M. gravidarum). 3)** Nigrities cutis: Hautpigmentierung durch anomal-schwarzes oder vermehrtes normales Pigment, z.B. bei Pellagra, Ichthyosis.

Melatonin: in der Zirbeldrüse (Corpus pineale) produziertes Hormon (Tryptophanderivat), welches fast ausschließlich nachts synthetisiert wird, Tageslicht hemmt die Synthese. M. wirkt als primäres Signal des zirkadianen Rhythmus; es reguliert zahlreiche physiologische Funktionen, z.B. Einstellung der saisonbedingten Umstellung der zentralen biologischen Uhr; exogenes M. hat einen stabilisierenden Einfluß auf zirkadiane Funktionen (wird in der Therapie von Schlafstörungen genutzt).

Meldepflicht: in der Bundesrepublik Deutschland die gesetzliche Pflicht zur Meldung bestimmter Krankheiten, u. zwar meldepflichtige Infektionskrankheiten (Tab. im Anhang), Berufskrankheiten gemäß BKVO sowie (nur beschränkt) Geschlechtskrankheiten wie Syphilis, Gonorrhö u. Lymphopathia venerea; nach der Verordnung vom 9. 9. 1987 ist die Meldepflicht nach § 7 erweitert worden um die Berichtspflicht für positive HIV-Bestätigungstests (anonyme Meldung). Seit 1. Januar 1990 besteht auch eine Meldepflicht für Vergiftungen.

-melie, -melus: Wortteil »Gliedmaße(n)«.

Melioidose, Melioidosis, Malleoidose: Pseudorotz; eine v.a. in Südostasien bei Nagern verbreitete infektiöse Krankheit durch Malleomyces = ↗Pseudomonas pseudomallei. Selten – durch Lebensmittel, Kontakt – auf den Menschen übertragen; äußert sich nach Inkubationszeit von 3–14 Tg. sehr verschieden; die akute Form als Septikämie mit Erbrechen, Durchfall, Abszessen (»Pseudocholera«); die chronische verläuft mit Eiterungen (Darm, Leber, Milz, Lunge, Niere, Lymphknoten, Subkutis) u. vesikulopustulösem Hautexanthem.

Melissa officinalis: Melisse; Heilpflanze, angewandter Pflanzenteil: Melissenblätter (Melissae folium); Inhaltsstoffe u.a.: ätherisches Öl mit Citronellal, Citral a u. b, Lamiaceen-Gerbstoffe, Triterpensäuren, Bitterstoffe, Flavonoide; wirkt sedativ, leicht spasmolytisch, antiviral; Anw. u.a. als Tee bei Magen-Darm-Beschwerden, Schlafstörungen; bei Herpes simplex (als Fertigarzneimittel zur äußerlichen Anw.).

Melittin: ein Polypeptid als Haupttoxin (hämolytisches Prinzip) des Bienengiftes.

Melkerknoten: bei Umgang mit pockenkranken Rindern (aber auch anderen Tieren) vorkommende Hauterkrankung (v.a. der Hände) durch das bovine Paravaccinia-Virus, dessen Übertragung aber auch von Mensch zu Mensch erfolgt; 5–7 Tg. nach Infektion treten blaurote Papeln mit erythematöser Zone u. zentraler Einziehung sowie Juckreiz auf; Abheilung in 4–6 Wo. ohne Narbe.

Melkersson*-Rosenthal* Syndrom, Ganglion-geniculi-Syndrom: idiopathische, periphere Fazialislähmung, kombiniert mit rezidivierender, später dauerhafter Lippenschwellung (Cheilitis granulomatosa) u. Gesichtsschwellung, Lingua plicata (als L. scrotalis).

Melliturie: mit dem Harn erfolgende Ausscheidung von Zuckern.

mellitus: (latein.) honigsüß; *med* mit Hyperglykämie u. Glucosurie (z.B. Diabetes mellitus).

Melorheostose, Léri*(-Joanny*) Syndrom: *(griech. melos = Glied; rheein = fließen; osteon = Knochen)* Knochen- bzw. Bindegewebserkrankung mit Verdichtungen (»wie von herabfließendem Wachs«) i.S. der end- u. periostalen Osteosklerose, Gliederschmerzen, Trophödem, Muskelatrophie, Weichteilverkalkungen.

Meloschisis: Wangenspalte, ↗Gesichtsspalte.

Melphalan: ein ↗Zytostatikum der Gruppe ↗Alkylanzien.

Membran: 1) Schicht (»Haut«, »Häutchen«) biologischer Strukturen, z.B. als Zell-, Kern-, Zyto-, Synapsen-, Basal-, Einheits- oder Elementarmembran. **2)** krankhaft entstandenes häutiges Gebilde. – **M., elastische:** M. aus eng verflochtenen elastischen Fasern, z.B. in der Arterienwand (als Membrana elastica interna u. externa). – **M., hyaline:** membranöses Gebilde aus Hyalin, z.B. bei Lungenödem.

Membrana: (latein.) ↗Membran, z.B. als Teil von Gelenken, Geweben; vgl. Lamina. – **M. basalis:** ↗Basalmembran. – **M. basilaris placentae:** die (vom Epithel der Plazentarzotten u. vom Endothel der Zottenkapillaren gebildete) Trennschicht zwischen dem Blut des mütterlichen u. des fetalen Kreislaufs. – **M. synovialis,** Stratum synoviale: die Innenhaut = »Synovialhaut« der Gelenkkapsel; besteht aus lockerem Bindegewebe, fett- u. schleimproduzierenden Synovialzellen; s.a. Synovialis... – **M. tympani:** ↗Trommelfell.

Membranoxygenation, extrakorporale: die Arterialisierung (Sauerstoffbeladung) venösen Blutes über ein außerhalb des Körpers gelegenes Membransystem, i.e.S. der zeitweise Ersatz der in ihrer Funktion eingeschränkten Lunge durch eine Maschine.

Membranpotential: i.e.S. das bioelektrische Potential an Biomembranen als Resultat der asymmetrischen Verteilung von Ladungsträgern (Ionen) beidseits der Membran.

Membranrezeptor: besondere Molekülgruppierungen der Zellmembran, bestehend aus integrierten Proteinen, Lipiden u. einem Effektorprotein (Enzym). Sind auf bestimmte Bereiche der Membran verteilt (»Rezeptorareale« = »Triggerareale«) u. dienen der Aufnahme u. der Integration an die Zelle gerichteter Signale u. der Realisierung des Signalauftrags.

Membransyndrom der Früh- u. Neugeborenen, Atemnotsyndrom der Neugeborenen, Hyaline-Membran-Krankheit: eine spätestens am 2. Lebenstag auftretende, auf der Bildung hyaliner Membranen in den Lungenalveolen basierende Entfaltungsstörung der Lunge bei Mangel an ↗Surfactant-Faktor; Pathogenese ↗Abb. S. 480. Symptome: graue Zyanose mit Tachypnoe, Apnoe-Anfälle, Sklerödem-ähnliche Ödeme, fortschreitende Verschlechterung des Allgemeinzustandes, metabolische Azidose u. Hyperkaliämie.

Membrum: (latein.) Glied, Gliedmaße (= Extremität).

Memory-Zellen: Gedächtniszellen; das sind durch Proliferation jeweils einen eigenen antigenspezifischen Klon bildende Lymphozy-

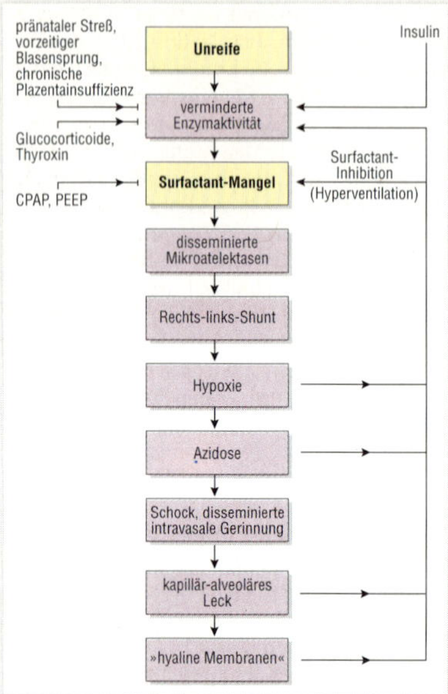

Schematische Darstellung der Pathogenese des **Membransyndroms der Früh- u. Neugeborenen** (nach OBLADEN, in [287])

ten (B-, aber auch T-Lymphozyten), deren Entwicklung mit der erstmaligen Anregung durch ein Antigen einsetzt.

MEN: (engl.) Abk. für **m**ultiple **e**ndocrine **n**eoplasia = multiple endokrine Adenomatose (MEA); komplexes, autosomal-dominant vererbtes Krankheitsbild mit verschiedenen benignen u. malignen endokrinen Tumoren u. neurokutanen Veränderungen. Unterteilt in MEN-1 u. MEN-2. **MEN-1**, WERMER* Syndrom: Hypophysentumor, primärer Hyperparathyreoidismus, Pankreastumoren; **MEN-2:** (MEN-2a, SIPPLE* Syndrom) medulläres Schilddrüsenkarzinom, Phäochromozytom, primärer Hyperparathyreoidismus (MEN-2b = MEN Typ III: plus Ganglioneuromatose).

Menadion: ein künstlich synthetisiertes ↗Vitamin K; von seiner Struktur sind alle K-Vitamine ableitbar.

Menarche: Zeitpunkt des Auftretens der ersten Monatsblutung (Menstruation).

Mendel* Gesetze, Lehre, Regeln: die 1865 von M. erkannten statistischen Gesetzmäßigkeiten des Erbgangs.

Mendel*-Mantoux* Probe: abgestufte intrakutane Tuberculinprobe (mit 0,1 ml einer 1:100 000- bis 1:10-Verdünnung) zur Frühdiagnostik der Tuberkulose anhand der auftretenden örtlichen Rötung u. Schwellung sowie zur Bestimmung der Allergielage (vor der BCG-Impfung; außer bei Neugeborenen bis 5. Wo. als obligate »Vorprobe«) u. zur Kontrolle der Konversion nach Impfung.

Ménétrier* Syndrom: ↗Gastropathia hypertrophica gigantea.

Menghini* Nadel: feine Hohlnadel zur Aspiration von Gewebe (v.a. Lebergewebe) bei Biopsie (als »Feinnadel-B.«). Die Entnahme erfolgt evtl. als **M.* »Sekundenbiopsie«,** wobei die an der Injektionsspritze befestigte Nadel unter gleichzeitiger Aspiration ins Organ gestoßen wird.

Menhidrosis, Menidrosis**:** vermehrte Schweißabsonderung zur Zeit der Menstruation.

Menière* Krankheit: eine meist einseitige, auf einem sog. endolymphatischen Hydrops beruhende Krankheit mit akut anfallsweise auftretenden Symptomen: Drehschwindel, Ohrensausen u. Schallempfindungsschwerhörigkeit; im Anfall auch Spontannystagmus (meist zur kranken Seite) u. vegetative Störungen (Übelkeit, Erbrechen). – Unter der Bezeichnung **»Vestibularissyndrom«** auch Sammelbegriff für alle Erkrankungen mit Anfällen von Schwindel, Hörverlust u. Ohrensausen **(= M.* Trias)**.

Meningeom: ↗Meningiom.

Mening(e)osis leucaemica: ↗Meningoencephalomyelopathia leucaemica.

Meninges, Meningen: die Hirn- u. Rückenmarkshäute: die ↗Dura mater = Pachymeninx u. die Leptomeninx (= ↗Arachnoidea mater u. Pia mater).

Meningiom(a), Meningeom: intrakranieller (seltener im Wirbelsäulenbereich gelegener = intraspinaler), i.d.R. gutartiger, langsam wachsender, bevorzugt bei Frauen auftretender Tumor mit Ursprung in Deckzellnestern der Arachnoidea. M. werden häufig nach ihrer Lokalisation bezeichnet: z.B. Falxm., Keilbeinm., Olfaktoriusm., Tentoriumm.; Symptome (bei meist langer Anamnese) je nach Lokalisation: u.a. Krampfanfälle, Kopfschmerzen, Sehverschlechterungen; Diagnose: Computer-, Kernspintomographie, Hirnszintigraphie, präoperative Angiographie. Therapie: Operation. – **M., malignes:** sarkomatös entartetes M.; gefäßreich, in die Hirnsinus u. Schädelknochen infiltrierend, rezidivierend.

Meningismus, Meningose: Pseudomeningitis; meningeales Syndrom bei nicht nachweisbaren Zeichen einer ↗Meningitis; z.B. als Begleit-M. fieberhafter Erkrankungen.

Meningitis: Entzündung der Meningen = Hirn- u./oder Rückenmarkshäute (= ↗M. cerebralis bzw. spinalis bzw. cerebrospinalis). – **M., abakterielle:** meist akute M. auf toxischer oder allergischer Grundlage sowie als Strahlenschaden oder durch Fremdkörper, Pilze, Leptospiren, Zystizerken, als sekundäre Karzinose, v.a. aber als ↗Virusmeningitis. – **M., bakterielle:** M. durch Bakterien, z.B. Pneumo-, Staphylo-, Strepto-, Meningokokken (letztere als M. epidemica), Haemophilus, Listerien (Übertragung durch Käse), Proteus, Salmonellen, Colibakterien (v.a. bei Neugeborenen). – **M. cerebralis:** Hirnhautentzündung; i.e.S. die Meningitis der weichen Hirnhäute (Leptomeningitis; vgl. Pachymeningitis). Symptome: Kopf- u. Rückenschmerzen, Krämpfe, Nackensteife u. -beugeschmerz, Opisthotonus, Fieber, Bewußtseinstrübung, positives KERNIG*, BRUDZINSKI* u. LASÈGUE* Zeichen; im Liquor Pleozytose u. Eiweißvermehrung; meist zugleich Enzephalitis (↗Meningoenzephalitis) bzw. Myelitis (↗Meningomyelitis). – **M. cerebrospinalis:** Entzündung der Hirn- u. Rückenmarkshäute. – **M. (cerebrospinalis) epidemica:** die durch Tröpfcheninfektion übertragbare eitrige »Meningokokken-M.« durch ↗Neisseria meningitidis; nach der Inkubationszeit von 1–5 Tg. treten Krankheitsgefühl, evtl. Herpes simplex, Rumpfexanthem, Erbrechen, heftigste Kopfschmerzen u. die einleitend beschriebenen M.-Symptome auf, gelegentlich das septische ↗WATERHOUSE*-FRIDERICHSEN* Syndrom; Verdachts-, Erkrankungs- u. Todesfälle sind meldepflichtig. – **M. herpetica:** M. durch das Herpes-simplex-Virus; außerordentlich gefährlich (letaler Verlauf oder Dauerschäden möglich, bes. beim Säugling). – **M. purulenta:** eitrige M. (v.a. als bakterielle M.). – **M. serosa:** ungeklärte abakterielle M. mit Lymphozytose u. starker Eiweißvermehrung im Liquor; i.e.S. die Arachnitis adhaesiva cystica (als ↗Pseudotumor cerebri). – **M. spinalis:** Entzündung der Rückenmarkshäute; meist nur als ↗Arachnitis, aber auch als M. cerebrospinalis.

Meningoencephalomyelopathia leucaemica: leukämische Infiltrate (evtl. auch Blutungen) im Zentralnervensystem u. dessen Hüllen unter dem klinischen Bild eines Hirntumors (»Pseudotumor cerebri«), v.a. als örtliches Rezidiv nach Leukämie-Behandlung mit Zytostatika.

Meningoenzephalitis: Hirnhautentzündung (↗Meningitis) mit ↗Encephalitis (des angrenzenden Hirngewebes); v.a. bei Virusinfektionen (hier z.T. biphasisch, d.h. zunächst grippeähnlich u. danach mit den Symptomen der M.), aber auch z.B. bei Listeriose, Leptospirose, Rickettsiose, Toxoplasmose, Blastomykose sowie nach Pocken- u. Tollwut-Schutzimpfung; ferner als sog. Entmarkungs-M.

Meningoenzephalomyelitis: Meningoenzephalitis mit Rückenmarkbeteiligung.

Meningokokken: s.u. Neisseria.

Meningokokkenmeningitis: ↗Meningitis cerebrospinalis epidemica. – **M., fulminante:** ↗WATERHOUSE*-FRIDERICHSEN* Syndrom.

Meningokokkensepsis: Sepsis durch Infektion mit Neisseria meningitidis mit Schüttelfrost, Übelkeit, Kreislaufschwäche, Leukozytose bei stark ausgeprägtem Exanthem. Fulminanter Verlauf: ↗WATERHOUSE*-FRIDERICHSEN* Syndrom.

Meningomyelitis: ↗Meningitis spinalis mit Beteiligung des Rückenmarks, evtl. auch der Spinalnervenwurzeln **(= Meningomyeloradikulitis)**.

Meningomyelozele: hernienartige Vorwölbung eines Rückenmarkabschnitts ein-

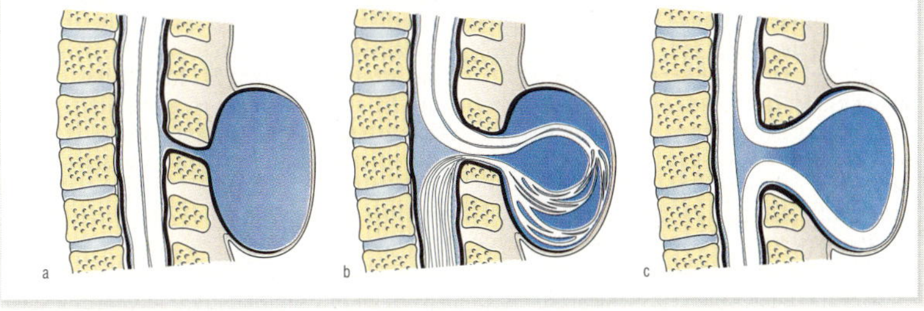

Meningomyelozele: Verschiedene Formen der Ausstülpungen des Wirbelkanalinhaltes: a) Meningozele, b) Meningomyelozele, c) Myelozystozele [408]

M

schließlich seiner – den Bruchsack bildenden – Meningen durch einen Wirbelsäulendefekt (Spina bifida, Rachischisis); Gefahr der Ruptur der dünnen Bedeckung (**»offene M.«**) sowie der Hydrozephalusbildung (Optikusatrophie, Amaurose); Prophylaxe: Liquordrainage; s.a. Abb.

Meningoradikulitis: ↗Meningitis mit Entzündung benachbarter Spinalnervenwurzeln, evtl. auch der Spinalnerven (= **Meningoradikuloneuritis;** idiopathisch als ↗GUILLAIN*-BARRÉ* Syndrom).

Meningo(r)rhagie: Blutung aus meningealen Gefäßen.

Meningose: **1)** ↗Meningismus. **2)** nichtentzündliches Krankheitsgeschehen der Meningen; z.B. bei Leukämie als Infiltrate.

Meningozele: hernienartige Vorwölbung der Meningen durch einen Schädel- oder Wirbelsäulendefekt; mit Bildung einer Pseudozyste (**= Meningozystozele).** – vgl. Meningomyelozele.

Meninx: Hirn-, Rückenmarkshaut (↗Meninges).

Meniscus: *(latein. = kleiner Mond)* scheibenförmiges Gebilde, s.a. Meniskus. – **M. articularis:** der bindegewebig-faserknorpelige, im Querschnitt keilförmige Gelenkring als »Gelenkzwischenscheibe« zum Inkongruenzenausgleich; vgl. Discus articularis. – **M. lateralis** s. **fibularis:** der seitliche, mehr kreisförmige M. articularis des Kniegelenks; an der Eminentia intercondylaris befestigt u. peripher mit der Kapsel verwachsen. – **M. medialis** s. **tibialis:** der halbmondförmige innere M. articularis des Kniegelenks; vorn am Condylus medialis, hinten in der Fossa intercondylaris tibiae befestigt, peripher mit der Kapsel u. dem inneren Seitenband verwachsen; s.a. Meniskus...

Meniskektomie: operative Entfernung eines Meniscus articularis (i.e.S. eines Kniegelenk-Meniskus).

Meniskopathie: vorzeitige Degeneration eines Kniegelenkmeniskus; v.a. als (Sport-)Verletzungsfolge sowie bei Bergmannsknie.

Meniskus: **1)** ↗Meniscus articularis. **2)** obere Begrenzungsfläche einer Flüssigkeit im stehenden Rohr. **3)** beidseits durchgebogenes Brillenglas; als Minusglas (konvex-konkav) oder als Plusglas (mit + bzw. – 6 dpt an der Außen- bzw. Innenfläche); schwächer gebogen (1,25 dpt) als periskopisches Glas.

Meniskuseinklemmung: plötzliche Verlagerung eines geschädigten Meniskus(teils) in die Belastungszone des Kniegelenks; mit Schmerz u. Bewegungssperre (meist Streckhemmung); oft seröser Reizerguß.

Meniskusriß, -verletzung: Riß eines Kniegelenkmeniskus bei dessen akuter Fehlbeanspruchung. Symptome: Druck- oder Funktionsschmerz am entsprechenden Kniegelenkspalt, evtl. tastbare Vorwölbung, schmerzhafte Streckhemmung (bei ↗Meniskuseinklemmung), Überstreckschmerz, Beugebehinderung.

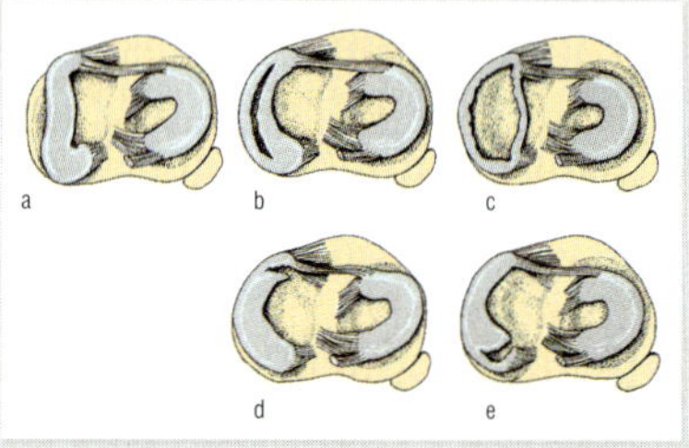

Meniskusverletzungen: a) Ablösung der Meniskusbasis am Kapselrand, b) Längsriß (Korbhenkelriß) ohne, c) mit Verlagerung in das Gelenk, d) Riß im Vorderhorn, e) im Hinterhorn [386]

Mennell* Zeichen: Schmerzen im Iliosakralgelenk, ausgelöst – in Rückenlage – durch senkrechten Druck auf beide Darmbeine bzw. durch Beinüberstreckung im Hüftgelenk bei Lagerung auf der Gegenseite. Hinweis auf Entzündung bzw. degenerativen Schaden des Gelenks (u.a. bei BECHTEREW* Krankheit).

Menolyse: Ausschaltung der Menstruationsblutung; eine Form der ablativen ↗Hormontherapie des Mammakarzinoms, bei der durch Gabe von Antigonadotropinen die Aktivität der Ovarien reversibel ausgeschaltet wird.

Menopause: der Zeitpunkt der letzten Monatsblutung (Menstruation) bei der Frau infolge Nachlassens der Ovarialfunktion, meist zwischen 47. u. 52. Lj. Trennt die bereits zum Klimakterium gehörende Prämenopause von der Postmenopause. – **M., künstliche:** vorzeitige M. durch ↗Menolyse, ↗Ovarektomie.

Menorrhagie: verlängerte u. verstärkte Menstruationsblutung. – vgl. Metrorrhagie.

Menses: ↗Menstruation.

menstrual(is): (latein.) die ↗Menstruation betreffend.

Menstrualschweiß: ↗Menhidrosis.

Menstruatio, Menstruation, Monats-, Regelblutung, Menses, Periode: die sich periodisch ca. alle 28 Tg. wiederholende, 3–5–7tägige

Blutung aus dem Endometrium der Gebärmutter infolge Abbaus u. Abstoßung (= Desquamation) der Schleimhaut (Funktionalis) im Rahmen des Genitalzyklus der geschlechtsreifen, nicht schwangeren Frau. – Kann durch Gestagen-Östrogen-Verabfolgung verschoben, durch ↗Menolyse völlig ausgeschaltet werden. – **M. praecox:** vorzeitig, vor dem 10. Lj. einsetzende ↗Menarche, z.B. bei hormonbildendem Tumor.

Menstruationsstörungen: hormonal oder uterin bedingte Störungen der Menstruation; als Oligo-, Poly-, Hypo-, Hypermenorrhö, Zusatz-, Follikelpersistenzblutung (Art der Dauerblutung); s.a. Dysmenorrhö.

Menstruationszyklus: die mit dem 1. Tag der Menstruation beginnenden, periodisch wiederkehrenden Veränderungen an Eierstock u. Gebärmutterschleimhaut (»ovarieller« bzw. »endometrialer Zyklus«) im Rahmen des ↗Genitalzyklus. Die physiologische Dauer beträgt 21–31 (28) Tage. – Erste Phase ist die Follikelreifungs- bzw. Proliferationsphase (1.–12./14. Tag), auf die nach Follikelsprung (12.–14. Tag) die Corpus-luteum- oder Luteal- bzw. Sekretions- oder Transformationsphase folgt (13./14.–28. Tag), mit abschließender Desquamationsphase (s.a. Menstruation). – Bei Follikelpersistenz wird der M. als »follikulogen« oder ↗anovulatorisch bezeichnet.

mental(is): 1) den Geist (latein.: mens, mentis) betreffend. **2)** das Kinn (latein.: mentum) betreffend.

Mentha piperita: »Pfefferminze« [Labiatae]; angewandter Pflanzenteil: Blätter (Menthae piperitae folium); Inhaltsstoffe: ätherisches Öl (Menthae piperitae aetheroleum = Pfefferminzöl) u.a. mit ↗Menthol als Hauptkomponente, Gerb- u. Bitterstoffen; Anw. u.a. als Tee bei dyspeptischen Beschwerden, Gastritis; als Zusatz in Hustenmitteln; äußerlich als Pfefferminzöl bei Myalgien, Kopfschmerzen.

Menthol: im Öl der Pfefferminzenblätter (↗Mentha) enthaltener Pfefferminzkampfer; dient in Form von Alcohol mentholicus als kühlendes, leicht anästhesierendes Einreibemittel, als Riech- u. Schnupfmittel; ferner Anw. in Mundwässern, Kosmetika.

Mentum: (latein.) das Kinn.

Mepacrin: ein schizontozid wirksames Malariamittel.

Meperidin: ↗Pethidin.

Mepindolol: ein ↗Betarezeptorenblocker; Klasse-II-Antiarrhythmikum, s.a. Antiarrhythmika.

Meprobamat: Tranquilizer, Muskelrelaxans.

Meralgia paraesthetica: isolierte Entzündung (Neuritis) des Nervus cutaneus femoris lateralis (Kompressionssyndrom, bedingt durch Druck unter dem Leistenband), äußert sich in brennenden Schmerzen, Empfindungs-, evtl. auch trophischen Störungen an der Oberschenkelaußenseite, Druckschmerz einwärts vom vorderen oberen Darmbeinstachel. Ursachen: infektiös-toxisch (z.B. bei Alkoholismus, Syphilis) oder mechanisch (Druck- oder Zugeffekte im Nervenverlauf, v.a. am Austrittsort aus dem Becken).

Mercaptopurin, MP, 6-MP: zu den ↗Antimetaboliten gehörendes Zytostatikum (Purin-Antagonist).

Mercur...: Wortteil Quecksilber.

Meridian: s.u. Akupunktur.

Merkel* Zelle: einzeln oder in Gruppen vorkommende Sinneszellen in der Haut (im Stratum basale der Epidermis); unmittelbar unter der M.* Zelle befindet sich eine flache Nervenendplatte (der Komplex M.* Zelle u. Nervenendigung wird als M.* Scheibe bezeichnet); die M.* Zelle wurde ursprünglich als Mechanorezeptor interpretiert; wahrscheinlich handelt es sich um neurosekretorische Zellen, die zum ↗APUD-System gehören.

Merkurialismus: chronische Quecksilbervergiftung, z.B. als Enzephalopathie.

Merseburger Trias: s.u. BASEDOW* Krankheit.

Mesaortitis: Entzündung der Media der Aorta; v.a. bei ↗Aortensyphilis.

Mesarteriitis: ↗Arteriitis mit Entzündung vorwiegend der Media.

Mescalin, Meskalin, Mezcalin: aus dem Kaktus Lophophora williamsii gewonnenes, in Mexiko in Form des Peyote (= Peyotl) als Droge genutztes biogenes Amin, wirkt als ↗Halluzinogen.

Mesencephalon: ↗Mittelhirn.

Mesenchym, Mesenchyma: Muttergewebe des Bindegewebes sowie der daraus sich entwickelnden Stützgewebe (Knorpel-, Knochengewebe), des Fettgewebes, des Blutes (u. der Blut- u. Lymphgefäße).

mesenterial, mesenterialis: das ↗Mesenterium betreffend. – **m. Entzugssyndrom:** das ↗Anzapfsyndrom der Arteria mesenterica inferior infolge Verschlusses der Aortengabel oder der Arteria iliaca communis, so daß die untere Gliedmaße über die A. mesenterica inf. versorgt – u. dadurch dem Dickdarm Blut entzogen – wird; bei Beinarbeit kommt es zu Ischämie der unteren Darmabschnitte, Unterbauchschmerzen, Claudicatio intermittens.

Mesenterialgefäßverschluß: komplette Stenose eines oder mehrerer Mesenterialgefäße.

Mesenterialinfarkt: Infarkt des Darmes u. des Gekröses bei akutem Mesenterialgefäßverschluß, häufiger durch akuten Mesenterialarterienverschluß als durch Mesenterialvenenthrombose. Akut lebensbedrohliches Krankheitsbild.

Mesenterium: das Dünndarmgekröse; von der Bauchwand ausgehende, in die Serosa des Dünndarms übergehende Verdoppelung des Peritoneums, die Binde- u. Fettgewebe, Lymphknoten, Gefäße u. Nerven einschließt u. das frei beweglich in der Peritonealhöhle liegende Jejunum u. Ileum an der hinteren Bauchwand aufhängt.

mesenzephal, mesencephalicus: das Mittelhirn (↗Mesencephalon) betreffend.

Mesenzephalitis: Gehirnentzündung (↗Encephalitis) im Mittelhirn- = Mesencephalon-Bereich; führt u.a. zu Augenmuskelstörungen, Tremor, Schlafsucht.

meshgraft, Mesh-Transplantat, Maschentransplantat: (engl.) freies Hauttransplantat als dünner Spalthautlappen, der durch Kleinstmesser eines speziellen Dermatoms (**»Meshdermatom«**) mit feinsten Schnitten versehen ist, so daß er wie ein Maschengitter auseinandergezogen werden kann; ermöglicht Deckung eines relativ großen Defektareals mit wenig Haut.

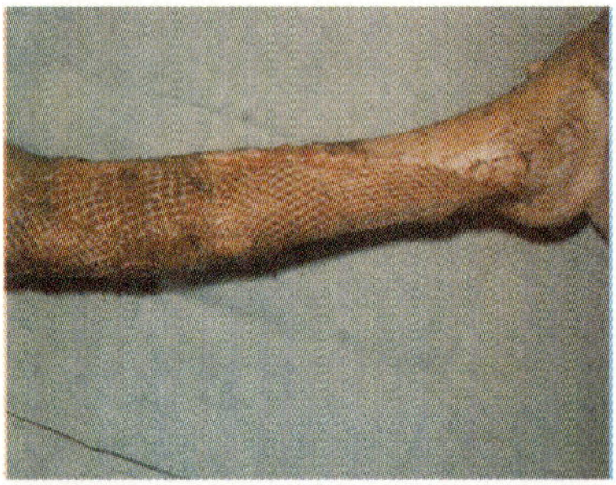

Meshgraft-Transplantat bei Hautablederung im Unterschenkelbereich [112]

Meskalin: ↗Mescalin.

meso-: Wortteil »mitten«, »dazwischen«.

Mesocolon: das Gefäße u. Nerven führende Gekröse des Grimmdarms.

Mesoderm, -derma: das »mittlere« oder »3. Keimblatt« in der frühen Entwicklungsphase des Embryos.

Mesogastrium: 1) Mittelbauch (Regiones umbilicalis u. laterales). **2)** das embryonale ↗Mesenterium des Magens.

mesokaval: die Mesenterialgefäße u. die Vena cava betreffend.

Mesokolon: ↗Mesocolon.

Mesometrium: 1) der untere Teil der Plica lata (Ligamentum latum uteri) mit Gefäßen u. Nerven für die Gebärmutter; vgl. Mesosalpinx. **2)** ↗Myometrium.

Mesonephroma ovarii, GRAWITZ* Tumor, Hypernephrom des Ovars: seltener, von Resten des meso- u. metanephrogenen Gewebes (WOLFF* Gang, GARTNER* Gang) abgeleiteter, sehr bösartiger Tumor des Eierstocks (s.a. Ovarialtumoren). Histologisch manchmal ähnlich den Nierenzellkarzinomen (klarzellig, hypernephroid). – **M., gutartiges:** Adenom des WOLFF* Ganges.

Mesopharynx: der mittlere Schlundteil (Pars oralis des ↗Pharynx).

mesophil: mit optimalen Lebensbedingungen bei mittlerer Temperatur (z.B. *bakt* bei 37 °C).

Mesosalpinx: der kraniale Teil der Plica lata (Ligamentum latum uteri) als »Eileitergekröse«.

Mesotendineum, Mesotenon(ium): das gekröseartige, z.T. gefäß- u. nervenführende Bindegewebe zwischen Vagina fibrosa u. Vagina synovialis der Sehnenscheide.

Mesothel: das einschichtige mesenchymale Plattenepithel der serösen Häute; besteht aus polygonalen Zellen mit glatter Oberfläche u. mit ins Bindegewebe reichenden Zytoplasmafortsätzen; ist beteiligt an der Bildung seröser Flüssigkeit.

Mesotheliom: ↗Pleuramesotheliom.

messenger-Ribonucleinsäure, Boten-RNS, mRNS, mRNA: einsträngige, unverzweigte RNS-Ketten verschiedener Größe, die im Zellkern an einem der beiden Stränge der DNS jedes Gens synthetisiert werden als Basen-komplementäres Sequenzmuster von Ribonucleotiden (s.a. Transkription). Diese Syntheseprodukte übertragen mit Hilfe der Ribosomen u. der transfer-RNS die genetische Information (Aminosäuresequenz) auf ein Protein (Translation), das entweder ein endgültiges Genprodukt ist oder aber als Enzym zu einer genspezifischen Erbeigenschaft beiträgt.

metabolic pool: (engl.) die Gesamtheit der exo- u. endogenen (zugeführten bzw. dem Stoffwechsel entstammenden) Stoffe im Organismus, die je nach Bedarf zur Biosynthese (bzw. Umbau) organischer Substanzen oder aber zur Energiegewinnung (durch Abbau) verwendet werden.

Metabolie: die – hypothetische – Umbildung eines Gewebes in ein genetisch fremdes als Teilfaktor der Krebsentstehung (↗Karzinogenese; Onkogen); vgl. Metaplasie.

metabolisch: veränderlich, den Stoffwechsel betreffend, stoffwechselbedingt.

metabolisches Syndrom, Syndrom X: klinische Bez. für die Symptomkombination Insulinresistenz, Glucoseintoleranz, Hyperinsulinämie, erhöhte VLDL-Triglyceride, erniedrigtes HDL-Cholesterin u. Hypertonie.

Metabolisierung: Bez. für ↗Verstoffwechslung, z.B. von Arzneistoffen (vgl. Pharmakokinetik).

Metabolismus: 1) Veränderung, Umwandlung. **2)** der Stoffwechsel, die Gesamtheit aller biochemischen Vorgänge, die in einer Zelle oder einem Organismus ablaufen, i.e.S. die Stoffwechselvorgänge zwischen Anabolismus **(konstruktiver M.)** u. Katabolismus **(destruktiver M.)**.

Metabolit: jede im biologischen Stoffwechsel auftretende niedrigmolekulare Substanz (von den sog. Biopolymeren nur deren Vorstufen, Abbau- u. Bildungsprodukte); unterschieden auch als Ana- u. Kataboliten (d.h. als Anabolismus- u. Katabolismus-Produkt).

Metacarpus: die Mittelhand (zwischen Handwurzel = Carpus u. Fingern). – s.a. Ossa metacarpalia.

Metalues: ↗Metasyphilis.

Metamerie: 1) Isomerie bei Verbindungen gleicher Summenformel u. unterschiedlicher Struktur (z.B. Aceton u. Allylalkohol = C_3H_6O). **2)** Gliederung eines Organismus in hintereinanderliegende Segmente **(»Metamere«)** gleicher (z.B. *helminth* ↗Proglottide) oder ungleicher Bauweise (z.B. Wirbel, Spinalnerven).

Metamizol: ein Pyrazolderivat mit starker analgetischer Wirkung; Anw. v.a. bei kolikartigen Schmerzen; gefürchtete Nebenwirkung: ↗Agranulozytose.

Metamorphopsie: Sehstörung, bei der das Objekt in Form (= Dysmorphopsie), Farbe u./oder Größe (Mikro-, Makropsie) verändert oder verzerrt wahrgenommen wird; v.a. bei Störungen der lichtbrechenden Strukturen des Auges, bei Akkommodationsstörung, Choroiditis, Netzhautablösung, Makuladegeneration.

Metamorphose: Umgestaltung, -formung. **1)** Gestaltwandel; z.B. die M. der Larve zum »adulten« (= voll ausgereiften) Wesen. **2)** strukturelle Umgestaltung von Zellen u. Geweben als Prozeß i.S. der Degeneration.

Metamyelozyt, jugendlicher Granulozyt: die Übergangsform zwischen rundkernigen Myelozyten u. dem reifen stabkernigen Granulozyten als letzte (nicht mehr teilungsfähige) Stufe der Reifungsreihe der Granulozyten (= Granulozytopoese) im Knochenmark.

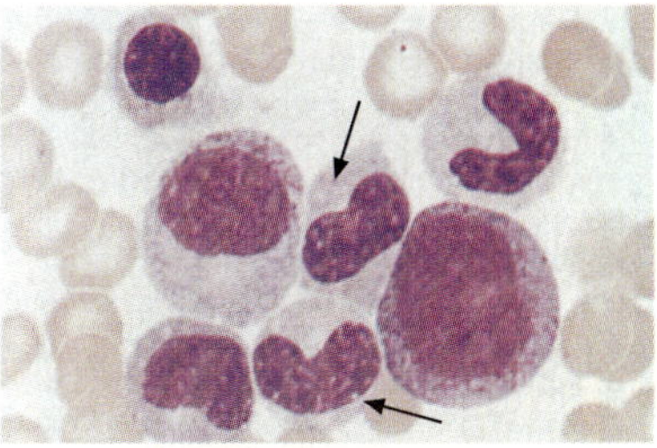

Neutrophile **Metamyelozyten** [189]

Metanephrine: Normetanephrin u. Melanephrin als physiologische Abbauprodukte der ↗Catecholamine Noradrenalin bzw. Adrenalin durch Catecholamin-O-Methyltransferase (COMT). Weiterer Abbau zu Vanillinmandelaldehyd u. zu Vanillinmandelsäure; erhöhte Werte z.B. bei Phäochromozytom.

Metaphase: Stadium der Meiose u. Mitose, in der die Chromosomen im Mikroskop sichtbar sind.

Metaphylaxe, Metaphylaxie: nachgehende Fürsorge; z.B. Maßnahmen zur Verhütung einer neuerlichen Erkrankung bei nicht möglicher Beseitigung des Grundleidens, z.B. bei einer Harnsteindiathese.

Metaphyse, Metaphysis: der spongiöse Abschnitt langer Röhrenknochen zwischen Dia- u. Epiphyse; die auch als Epiphysenfuge bezeichnete Längenwachstumszone.

Metaplasie: v.a. durch chronische Reize, Ernährungs- oder Funktionsmangel ausgelöste Umwandlung eines regelhaft reifen (= voll ausdifferenzierten) Gewebes in ein embryologisch verwandtes; z.B. die intestinale M. bei chronisch-atrophischer ↗Gastritis, die Bildung von Plattenepithel in den Bronchien, im Zervixkanal, die M. von Muskel- oder Bindegewebszellen in knochenbildende (bei Myositis ossificans), die M. bei Narbenbildung. – **M., anaplastische:** ↗Anaplasie. – **M., myeloische:** extramedulläre ↗Blutbildung.

Metastase, Metastasis: »Absiedelung«; i.e.S. die Geschwulst-M. durch Verschleppung von

Tumorzellen (Tochtergeschwulst); unterschieden nach örtlicher Beziehung zum Primärneoplasma als **lokale M.** (Nahmetastase), als **regionale M.** (im Bereich des regionalen Lymphsystems) u. als – meist hämatogene – Fernmetastase. – **M., duktogene:** M. durch Materialverschleppung in einem Gangsystem; z.B. in Gallen-, Harnwegen. – **M., hämatogene:** M. durch Materialverschleppung auf dem Blutwege; v.a. als Fernmetastase von Malignomen; bei Einbruch von Tumorpartikeln in den venösen Kreislaufschenkel meist als Lungenmetastase, von der Hohlvene aus meist als Lebermetastase; bei arterieller Ausbreitung Befall aller Organe möglich. – **M., kanalikuläre:** M. durch Materialverschleppung über ein Kanalsystem; als duktogene oder als aerogene M. (in den Atemwegen). – **M., liquogene:** M. in den Liquorraum; i.w.S. auch innerhalb der – Flüssigkeit enthaltenden – Pleura-, Peritoneal-, Perikardhöhle. – **M., lymphogene:** M. durch Materialverschleppung über die Lymphbahnen (bei deren Block evtl. auch retrograd) in regionale oder entferntere Lymphknoten, evtl. auch mit Überspringen von Stationen. – **M., osteolytische:** Knochenmetastase mit Knochengewebszerstörung (im Gegensatz zur Knochenbildung anregenden **osteoplastischen M.**).

Metastasierung, Filialisierung: i.e.S. Absiedlung von Zellen oder Zellverbänden bösartiger Tumoren aus einer primär erkrankten Körperregion auf dem Blut- oder Lymphweg in andere Körperregionen. – **M., paradoxe** oder **retrograde:** M. entgegengesetzt zum Blut- oder Lymphstrom.

metastatisch: durch ↗Metastasierung entstanden.

Metasyphilis, Metalues: ältere Bez. für das IV. Stadium der ↗Syphilis (d.h. für Tabes dorsalis u. progressive Paralyse).

metatarsal: den Mittelfuß (↗Metatarsus) betreffend.

Metatarsus: der zwischen Fußwurzel (Tarsus) u. Zehen gelegene Mittelfuß; s.a. Ossa metatarsalia.

Metencephalon, Metenzephalon: das ↗»Hinterhirn«.

Meteorismus, Blähsucht: übermäßige Gasansammlung im Magen-Darm-Trakt **(= M. intestinalis);** evtl. mit Auftreibung des Leibes u. Zwerchfellhochstand.

Methadon: zu den Betäubungsmitteln gehörende, morphiumähnliche Substanz; Gemisch aus links- u. rechtsdrehender Form, wovon die linksdrehende (↗Levomethadon) als Drogenersatzmittel (»Methadon-Substitution«) bei Heroinabhängigkeit verwendet wird.

Methämoglobin, Met-Hb: ↗Hämiglobin (= Ferrihämoglobin).

Methämoglobinämie, Hämiglobinämie: erhöhte Konzentration von Methämoglobin (↗Hämiglobin) in den roten Blutkörperchen; führt ab 1,5 g% (= > 10% Anteil am gesamten Hämoglobin) aufgrund von Sauerstoffmangel zu Zyanose (mit schiefergrauer Tönung) u. kompensatorischer Polyglobulie, bei > 40%igem Anteil zu Übelkeit, Schwindel, Unruhe, Kopfschmerz, Beschleunigung der Herztätigkeit, Atemnot (v.a. bei Belastung), Somnolenz, bei 70–80% zum Tode. Therapie: Toluidinblau-Lösung. – **M., toxische:** sekundäre M. durch sog. Met-Hb-Bildner wie Phenacetin, Sulfonamide, Chinin, PAS, Nitrite (alimentäre M.), Stickoxide, Arsenwasserstoff, aromatische Nitro- u. Aminoverbindungen (z.B. Anilin), Oxidationsmittel (Chlorate, Bromate).

Methämoglobinurie: Methämoglobinausscheidung mit dem – dadurch braunen – Harn; bei Methämoglobinurie u. Hämoglobinurie (mit autooxidativer Met-Hb-Bildung).

Methanol: »Methylalkohol«, der einfachste aliphatische Alkohol; technisches Lösungsmittel, Vergällungsmittel für ↗Äthanol, auch Kraftstoff für Otto-Motoren. In geringen Mengen im Obstschnaps enthalten u. im Tabakrauch; wesentlich toxischer als Äthanol.

Methionin, Met, M: eine schwefelhaltige, essentielle Aminosäure.

Methotrexat, Amethopterin, MTX: zu den ↗Antimetaboliten gehörendes Zytostatikum (ein Folsäure-Antagonist); Basistherapeutikum in der Therapie der chronischen Polyarthritis.

8-Methoxypsoralen: ein pflanzliches ↗Furanocumarin-Derivat, das die Melaninbildung in UV-bestrahlter Haut verstärkt. Anw. z.B. bei Psoriasis, ↗Photochemotherapie.

Methylalkohol: ↗Methanol.

Methylchlorid, Chlormethan, -methyl: farbloses Gas; Inhalationsgift mit narkotischer Wirkung (früher wie Äthylchlorid angewendet, auch lokales Kälteanästhetikum). Verursacht Schwindel u. Gleichgewichtsstörung, Doppeltsehen, Akkommodations- u. Atemstörungen, epileptiforme Krämpfe, ZNS-, Leber-, Nieren- u. Knochenmarkschäden.

Methyldopa: Antihypertonikum; vgl. DOPA.

Methylergometrin, Methylergonovin: halbsynthetisches Secale-Alkaloid; Anw. z.B. in der Nachgeburtsperiode zur Förderung der Uteruskontraktion.

Methylmorphin: ↑Codein.

Methylprednisolon: ein (nichthalogeniertes) synthetisches Glucocorticoid.

Methylthiouracil, MTU: ein synthetisches Thyreostatikum.

Metoclopramid: ein Benzamid-Derivat; Antiemetikum, Magen-Darm-Regulans; Anw. auch zur Migränetherapie.

metopicus: die Stirn (Vorderkopf) betreffend.

Metoprolol: ein ↑Betarezeptorenblocker (Klasse-II-Antiarrhythmikum); s.a. Antiarrhythmika.

metr...: Wortteil **1)** »Maß« *(griech. = metron)* bzw. **2)** »Gebärmutter« *(griech. = metra).*

Metralgie, Metrodynie: Schmerzen im Gebärmutterbereich.

Metritis: Entzündung der Gebärmutter, i.e.S. als Myometritis. – vgl. Endometritis.

Metronidazol: Antibiotikum mit breitem antibakteriellem Spektrum; Anw. v.a. gegen Amöben u. Trichomonaden.

Metropathie: Erkrankung der Gebärmutter; i.e.S. die mit Dauerblutung **(= hämorrhagische M.)** bei Follikelpersistenz.

Metropie: normale Brechkraft (= Refraktion) des Auges.

Metrorrhagie: außerhalb der Menstruation auftretende Gebärmutterblutung, i.e.S. als ↑Dauerblutung.

Metz* Zählkammer: photographisch hergestellte Zählplatte (in der Blende des Mikroskopokulars).

Meulengracht* Ikterus: Gelbsucht (Icterus juvenilis intermittens) beim ↑M.*-GILBERT* Syndrom. – **M.*(-Gilbert*) Syndrom:** die häufigste familiäre (autosomal-dominant erbliche), nicht-hämolytische Hyperbilirubinämie infolge angeborener Störung des intrazellulären Bilirubintransportes.

Mexiletin: ein Antiarrhythmikum vom Lidocaintyp (Klasse-IB-Antiarrhythmikum).

Meyer* Druckpunkte: Druckschmerzpunkte abwärts der Wade (v.a. medial der Tibiakante u. entlang den Venenverläufen) bei tiefer Beinvenenthrombose (↑Venenthrombose).

Mezlocillin: Acylpenicillin-Derivat mit breitem Wirkspektrum.

M. f.: Rezepturanweisung »**M**isce, **f**iat...« (latein. = »Mische, auf daß daraus ... werde«).

Mg: Symbol für ↑**Mag**nesium.

mg%: Milligrammprozent.

MHC: (engl.) ↑**M**ajor **H**istocompatibility **C**omplex.

MHN, Mhn: ↑**M**orbus **h**aemolyticus **n**eonatorum.

MIC: ↑**m**inimal **i**nvasive **C**hirurgie.

micr(o)...: Wortteil »klein«; s.a. mikr(o)...

Microfilaria, Mikrofilarie: das im Blut oder im Unterhautbindegewebe des Endwirts lebende Larvenstadium von ↑Filarien; z.B. die Larve der ↑Loa loa, von ↑Brugia malayi u. Wuchereria bancrofti; s.a. Abb.

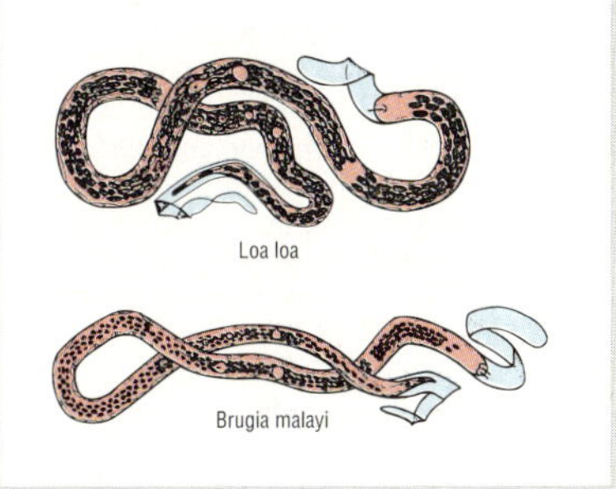

Microfilaria [234]

Microsomia: (proportionierter) ↑Kleinwuchs.

Microsporum, -sporon: eine Pilzgattung; Erreger der ↑Mikrosporie (Tinea). – s.a. Dermatophyten.

Mictio: ↑Miktion. – **M. involuntaria:** ↑Enuresis.

Midazolam: ein Benzodiazepin-Derivat von kurzer Wirkdauer; Anw. in der Anästhesie zur Prämedikation, in höherer Dosierung zur Narkoseeinleitung.

Mifepriston (RU 486): sog. »Abtreibungspille«; stark wirksames ↑Antigestagen, das nach oraler Einnahme die Gestagenrezeptoren blockiert u. damit die gestagene Wirkung an der Gebärmutterschleimhaut ausschaltet; dadurch wird postkoital die Implantation eines befruchteten Eies verhindert (Kontragestion) oder nach bereits erfolgter Implantation ein ganz früher Abort ausgelöst. Die Substanz wurde im Juli 1999 vom Bundesinstitut für Arzneimittel u. Medizinprodukte nach jahrelangen Diskussionen in der BRD zugelassen.

Migräne: anfallsweise, funktionelle (vasomotorisch bzw. angioneurotisch bedingte?), sich periodisch wiederholende, meist halbseitige (= Hemicrania) Kopfschmerzen, u. zwar ohne begleitende neurolog. Funktionsstörungen als **einfache M.** oder aber – als **klassische M.** – mit begleitenden kurzdauernden neurologischen Funktionsstörungen, z.B. visuellen (Flimmerskotom, Gesichtsfeldeinschränkungen), sensorischen, motorischen u. Sprachstörungen sowie mit vegetativen Reiz- u. Ausfallserscheinungen, sämtlich evtl. von Übelkeit u. Brechreiz begleitet; ferner – als **»Migraine accompagnée«** – mit die eigentliche Kopfschmerz-Symptomatik überdauernden neurologischen Störungen (Par- u. Anästhesien, Paresen, aphasische Störungen).

migrans: (latein.) wandernd (z.B. ↗Larva m.), mit wechselnder Lokalisation.

Migratio, Migration: *(latein. migrare = wandern)* **1)** Wanderung (z.B. der Leukozyten durch die Gefäßwand), spontaner Ortswechsel; s.a. Zellmigration. **2)** *embryol* die Wanderung von Nervenzellen aus der ventrikulären oder subventrikulären Schicht zur Gehirnrinde während der Embryonalentwicklung (3.–5. Monat); bei Störungen der M. kommt es zu Fehlbildungen des Gehirns.

MIK: **m**aximale **I**mmissions**k**onzentration; die für bestimmte Stoffe gesetzlich festgelegte maximal zulässige Abgabe in bodennahe Luftschichten.

mikro...: Wortteil »klein«; nicht mit bloßem Auge erkennbar; mit nur kleinen Substratmengen ausgeführt (z.B. Mikrotest); *physik* Maßeinheit-Wortteil (Symbol: μ) mit der Bedeutung des 10^{-6}fachen (= 1 Millionstel). – s.a. micro...

Mikroangiopathie: lichtungseinengende oder -verlegende (stenosierende bzw. obliterierende) Veränderungen kleiner u. kleinster Arterien. – **M., diabetische:** M. bei Zuckerkrankheit, s.u. Angiopathie.

Mikroben: ↗Mikroorganismen.

Mikroblutanalyse, -untersuchung, MBU: apparative Untersuchung kleinster Blutproben, z.B. als ↗Fetalblutanalyse.

Mikrocandela: Untereinheit der ↗Candela als *ophth* photometrische = lichttechnische Größe, z.B. als Pupillenstrahlstärke.

Mikrocheilie: Kleinheit der Lippen als Hemmungsfehlbildung.

Mikrochirurgie: »mikromanipulative« Operationsverfahren unter Verwendung spezieller optischer Hilfsmittel (Lupenbrille, Operationsmikroskop), spezieller Instrumente u. atraumatischen Nahtmaterials.

Mikrodaktylie: Kleinheit der Finger oder Zehen als Hemmungsfehlbildung.

Mikroembolisation: **1)** ↗Embolie durch kleinste (Gewebe-)Teilchen. **2)** als Variante der Infiltrationsmethode die Strahlentherapie durch Einbringen kleinster Partikel (z.B. Kohle mit ^{198}Au) als Emboli in die Endstrombahn des entsprechenden Organs.

Mikrofilamente: in der Zytologie noch gebräuchl. Bez. für Actinfilamente (↗Actin), i.e.S. für die nicht Myosin-assoziierten des Zellskeletts.

Mikrofilarie: ↗Microfilaria.

Mikroglia: die von Hortega* Zellen gebildete kleinzellige ↗Glia.

Mikrognathie: Kleinheit des Oberkiefers.

Mikrohämaturie, Erythr(ozyt)urie: geringgradige (= »mikroskopische«) Blutbeimengung im Urin (↗Hämaturie); v.a. bei Harnwegsentzündung, Stein-, Prostataleiden; mit gleichzeit. Pyurie typisch für Tbk u. Neoplasma der Harnwege.

Mikroinsemination: assistierte ↗Fertilisation.

Mikrokalk: ↗Mikroverkalkungen.

Mikrokarzinom: präklinisches (nur histologisch erfaßbares) Stadium eines Karzinoms (z.B. Kollumkarzinom) mit beginnendem Tiefenwachstum.

Mikrolaryngoskopie: direkte ↗Laryngoskopie zur mikroskopischen Diagnostik u. mikrochirurgischen Behandlung von Kehlkopferkrankungen.

Mikrolith: Harnsteinvorstufe in Harnkanälchen u. Bowman* Kapsel.

Mikroorganismen: die mit bloßem Auge nicht sichtbaren tierischen u. pflanzlichen Kleinlebewesen; z.B. Bakterien, Protozoen, Viren.

Mikrophthalmie: ausgeprägte Kleinheit (evtl. nur rudimentäre Ausbildung) der Augäpfel **(Mikrophthalmus);** meist erblich u. oft mit anderen Hemmungsfehlbildungen kombiniert.

Mikropille: populäre Bezeichnung für einen einphasigen ↗Ovulationshemmer, der < 50 μg (meist 20–30 μg) Ethinylestradiol enthält, im Gegensatz zu den (älteren) Präparaten mit 50 μg. – vgl. Minipille.

Mikropunktion, Kapillarpunktion: Punktion mittels dünner Kanüle, z.B. bei ↗Mikroblutanalyse oder als suprapubischer Blasenstich zur Harnblasenentlastung bei Harnretention (u. Unmöglichkeit des Katheterismus), aber auch zur sterilen Entnahme von Harn.

Mikroradiographie: röntgenologische Darstellung feiner Strukturen, z.B. eines Gewebeschnittes (= Historadiographie; mit nachfolgender mikroskopischer Auswertung).

Mikroskop: s.u. Licht-, Elektronenmikroskop; s.a. Laser...

mikroskopisch: nicht mit dem bloßen Auge, sondern nur bei Betrachtung durch das Mikroskop **(= Mikroskopie)** sichtbar; das Mikroskop betreffend.

Mikrosomen: bei der ↗Zellfraktionierung entstehende, aus membranbegrenzten, meist kugeligen Hohlräumen bestehende Zellbestandteile.

Mikrosomie: Bez. für Kleinwuchs; s.u. Minderwuchs.

Mikrosporie: allgemein nur bis zur Pubertät vorkommende oberflächliche Pilzerkrankung der Haut (Dermatomykose) durch Microsporum audouinii, M. canis oder M. gypseum. Am behaarten Kopf (= Tinea capitis) mit meist kreisrunder entzündlicher Reaktion, weiß umscheideten, wie mit Mehl bestäubten Haarstümpfen, evtl. mit oberflächlicher Schuppung; am Körper (= Tinea corporis) erythematosquamöse Herde (wie bei Pityriasis rosea). – **M., tiefe:** s.u. Trichophytia.

Mikrotie: Kleinheit der – fehlgebildeten – Ohrmuschel.

Mikrotransfusion: über die Plazenta erfolgender Übertritt roter Blutkörperchen des Kindes in den mütterlichen Kreislauf (= fetomaternale Transfusion); s.a. Morbus haemolyticus neonatorum, Rhesus-Inkompatibilität.

Mikrotubuli: elektronenmikroskopisch erkennbares Röhrensystem als Teil des Zellskeletts; wichtiger Faktor für die Zellform sowie den Informationstransport von der Zelloberfläche zum Kern.

Mikroverkalkungen, gruppierte: krebsverdächtiger Mammographiebefund, der Nester von extrem kleinen (150–400 μm, Lupe!), oft unregelmäßig geformten Kalkschatten aufweist; histologische Klärung unbedingt erforderlich; s.a. CDIS.

Mikrovilli, Kleinzotten: fingerförmige, sehr kleine Ausstülpungen der Plasmaoberfläche bestimmter Epithelzellen, z.B. der Darmwand, in Nierentubuli, Plexus choroidei; bilden den sog. Bürstensaum dieser Epithelien; besitzen Verdauungsenzyme, aktive Transportaktivitäten; verbessern durch Vergrößerung der Zelloberfläche die Resorption (↗Abb.).

Mikrowellen: elektromagnetische Wellen im Dezi-, Zenti- u. Millimeterbereich.

Mikrowellentherapie, -diathermie: medizinische Anw. hochfrequenter Zentimeterwellen, die im Strahlungsfeld eine nur relativ geringe Tiefenwirkung erzielen (HWD bei ca. 2,5 cm); Anw. bei oberflächlichen Prozessen.

Mikrozephalie: Kleinheit des Kopfes infolge primärer Fehlentwicklung des Gehirns u. vorzeitigen Schlusses der Schädelnähte.

Mikrozirkulation: die Blutbewegung in der Endstrombahn. – Funktionelle Beschleunigung der M. äußert sich in Hyperämie. Störungen der M. ergeben sich bei ausgeprägter Blutdruckminderung (z.B. bei Schock), bei Endstrombahneinengung bis -verlegung (z.B. arterielle Verschlußkrankheit, Mikroembolien [auch bei Thrombozytose, DIC]), venösem Rückstau (Thrombose), vermehrter Blutviskosität (z.B. bei Hämokonzentration).

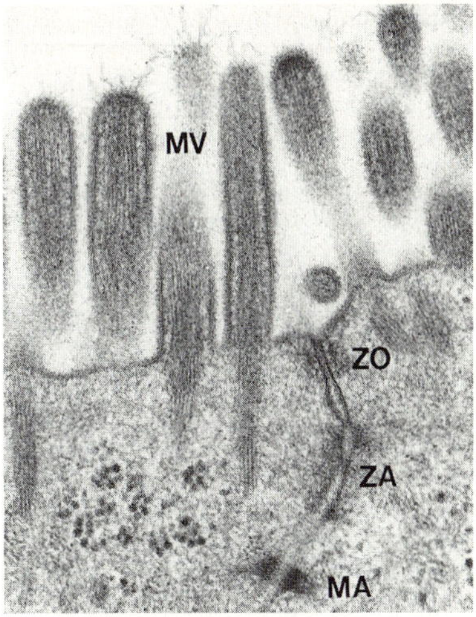

Apikaler Abschnitt des Darmepithels vom Dickdarm des Menschen mit junktionalem Komplex (Schlußleistenkomplex). MV: **Mikrovilli** mit Glykokalix; ZO: Zonula occludens; ZA: Zonula adhaerens; MA: Macula adhaerens. TEM, elektronenmikrosk. Aufnahme [27]

Mikrozyt: kleiner Erythrozyt.

Mikrozytose: vermehrtes Vorkommen von Mikrozyten im peripheren Blut, z.B. bei Eisen- u. Eiweißmangel-, Blei-, Kugelzellenanämie, Thalassaemia minima.

Miktion: die natürliche Harnentleerung aus der Blase, v.a. als Funktion des ↗Detrusor vesicae (dessen Dehnung die M. reflektorisch in Gang setzt). – **M., imperative:** der durch reflektorische Erhöhung der Muskelspannung der Harnblase bedingte »Harnzwang«, dem sofort nachgegeben werden muß u. der so stark sein kann, daß eine relative Harninkontinenz vorgetäuscht wird; z.B. bei Reizblase, spastischer Blase (bei akuter Zystitis, Prostatitis etc.), funktioneller Schrumpfblase.

Miktionsprotokoll: Hilfsmittel bei Diagnostik u. Therapie der Harninkontinenz mit exakter Protokollierung über Zeitpunkt, Menge u. evtl. Anlaß des Harnabgangs. Zusätzliche Informationen liefern Angaben über Nahrungs- u. Medikamenteneinnahme, Stuhlgang etc.

Miktionsstörung: Störung der Harnblasenentleerung (↗Miktion). Als Harnstrahlveränderung, Blasenautomatie, -autonomie, Incontinentia urinae, aber auch als Pollakis-, Nykturie; evtl. schmerzhaft (↗Strangurie, Dysurie).

Miktionsurogramm: ↗Urethrozystographie während des Wasserlassens.

Milben: ↗Acarida.

Milbendermatitis: Acarodermatitis, ↗Skabies.

Milch-Alkali-Syndrom: ↗BURNETT* Syndrom.

Milchdrüse: ↗Glandula mammaria.

Milchdrüsenentzündung: ↗Mastitis.

Milcheinschuß: populäre Bezeichnung für den Beginn der aktiven Milchsekretion am 2.–4. Tag nach der Geburt; geht meist mit erheblicher, oft schmerzhafter Brustanschwellung einher. Zur Linderung der Beschwerden haben sich frühzeitiges Anlegen des Neugeborenen, ggf. Abpumpen der Milch, Oxytocin-Nasenspray kurz vor dem Stillen, kühlende Umschläge u. beruhigende Aufklärung der Frau bewährt.

Milchfluß, Galaktorrhö: spontane Milchabsonderung aus der Mamma während der Stillpausen als physiologisches Geschehen bei besonders ergiebiger Brust. – **M., pathologischer:** Milchabsonderung außerhalb der Still- = Laktationsperiode, z.B. bei der ↗Hyperprolactinämie.

Milchgangkarzinom: ↗Mammakarzinom mit vorwiegender Ausbreitung in den erweiterten Milchgängen.

Milchgebiß: das aus der 1. ↗Dentition resultierende Gebiß (20 »Milchzähne«). Das gesunde M. ist wichtig für die Ernährung sowie Kiefer- u. Gesichtsentwicklung u. als Platzhalter für bleibende Zähne (daher ist die Verhütung von **Milchgebißkaries** durch Prophylaxe u. Füllung kleinster Defekte wichtig).

Milchleiste: bei beiden Geschlechtern eine sich beidseits ventrolateral von der Brust- bis zur Leistengegend erstreckende Epidermisleiste, aus deren Brustabschnitt beim Menschen »Milchhügel« (als Vorstufen der Milchdrüse) hervorgehen. Bei unvollständiger Rückbildung des Restes (normal im 3. Mon.) entstehen ↗Mammae accessoriae.

Milchnährschaden: ↗Säuglingsdystrophie bei einseitiger – u. übermäßiger – Kuhmilchernährung, d.h. durch Kohlenhydratmangel u. Eiweißüberangebot. Führt zu Stillstand der Gewichtszunahme, Verstopfung, Kalkseifenstühlen, Muskelhypertonie, evtl. Anämie u. Rachitis, großer Infektionsanfälligkeit.

Milchpocken: ↗Alastrim.

Milchsäureazidose: ↗Lactatazidose.

Milchsäurebakterien: ↗Lactobacillus.

Milchschorf, Crusta lactea: kleinschuppige u. weißlich verkrustete Rötung des Kopfes, häufig als Erstmanifestation des atopischen ↗Ekzems im Säuglingsalter.

Milchstau(ung), Galaktostase: Verhaltung der produzierten Milch im Drüsen- u. Gangsystem der weiblichen Brust infolge Abflußbehinderung oder unzureichender Entleerung. Gefahr der Mastitis u. Zystenbildung.

Milchzucker: ↗Lactose.

miliar, miliaris: von der Größe eines Hirsekorns (latein. = milium). – **m. Tuberkulose:** ↗Miliartuberkulose.

Miliaria, Sudamina, Hitzepickel, Schweißfriesel: infolge starken Schwitzens von den Schweißdrüsen ausgehender Hautausschlag als hirsekorngroße, juckende Papeln oder bald eintrocknende Bläschen mit milchigem oder klarem Inhalt **(= M. alba** bzw. **cristallina)** bzw. eitrig **(= M. pustulosa);** z.B. bei Fieber.

Miliartuberkel: der hirsekorngroße ↗Tuberkel bei der ↗Miliartuberkulose.

Miliartuberkulose: generalisierte ↗Tuberkulose mit Bildung vieler Miliartuberkel infolge Erregeraussaat auf dem Blut- u./oder Lymphwege; klinisch je nach bevorzugtem Organbefall unterschieden z.B. als **meningeale** (= tuberkulöse Meningitis) oder **pleuropulmonale M.** (Lungen-Brustfell-Befall; mit Atemnot, Husten u. Zyanose, *röntg* kleinstherdigen Schatten). Der Verlauf ist akut, subakut oder chronisch, mit sehr schwerem Krankheitsbild.

Milium, Hautgrieß, Akne miliaris: bis stecknadelkopfgroße, gelblich-weiße, mit Hornperlen gefüllte, nicht-entzündliche Hautzyste (als Erweiterung eines Haarfollikels oder Schweißdrüsenausführungsganges) im Gesicht (v.a. Nasenbereich) der Neugeborenen; spontan heilend. – Ferner als sekundäre, narbenbedingte Retentionszyste (nach Brandblase, Pemphigus). – **M. neonatorum:** Talgretentionszyste bei Neugeborenen, v.a. an Kopf u. Brust; spontane Rückbildung.

Miller*-Abbott* Sonde: aus Weichgummi gefertigte, röntgenfähige, dünne, graduierte, doppelläufige Ballonsonde (ca. 3 m, Kindermodell 2,3 m lang) mit Metallansatz; dient zum Absaugen des bei mechanischem Darmverschluß (Ileus) vor der Darmstenose angestauten Darminhalts, ferner – als Ileusprophylaxe nach Darmresektion – zur Dauerdrainage des Darms sowie zur Sondenernährung unter Umgehung von Magen u. Duodenum.

Milli-: Präfix (für Maßeinheiten) mit der Bedeutung des 10^{-3}fachen (= 1/1000).

Millival, mval: s.u. Äquivalentgewicht.

Milz, Splen, Lien: das unpaare größte lymphoretikuläre Organ, das tief im linken Hypochondrium in der Bauchhöhle liegt (etwa parallel zur 10. Rippe). Ist in den Kreislauf eingeschaltet als Blutspeicher, Antikörper-Bildungsstätte, Aussonderungsort nicht mehr intakter Blutzellen. – s.a. Milz..., Splen(o)...

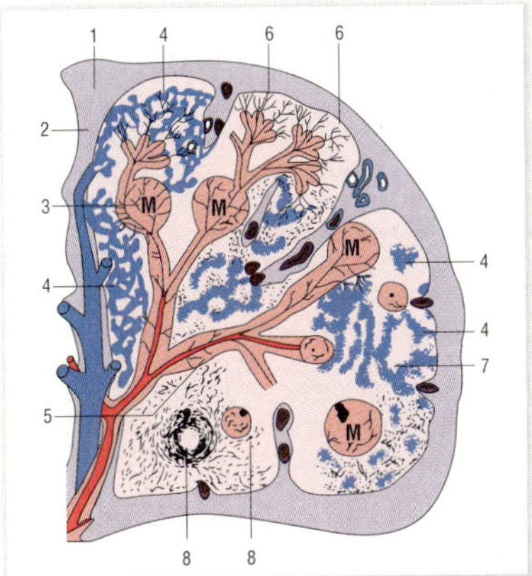

Schema der **Milz** (venöser Schenkel dunkel): 1: Tunica fibrosa (»Milzkapsel«), 2: Trabeculae (»Milzbälkchen«), 3: Folliculus lymphaticus (»Milzfollikel«, mit Zentralarterie u. »Knötchenkapillaren«), 4: Sinus venosus, 5: Vagina periarterialis lymphatica, 6: Penicilli (»Pinselarterien«, mit »Hülsenkapillaren«), 7: »Milzstrang«, 8: Fibrae reticulares [28]

Milzbrand, Anthrax: vom Tier (v.a. Rind, Schaf, Schwein, Pferd) auf den Menschen übertragbare, meldepflichtige Infektionskrankheit, hervorgerufen durch den **Milzbrandbazillus** (↗Bacillus anthracis). Manifestiert sich nach 1- bis 3tägiger Inkubationszeit als an den Ort des Erregereintritts gebundene Krankheit, d.h. als Hautmilzbrand (sog. **Milzbrandkarbunkel;** die beim Menschen häufigste Form) oder aber als Lungenmilzbrand, Darmmilzbrand, evtl. als septisches Krankheitsbild (**Milzbrandsepsis** = Anthrax malignus; mit Erbrechen, Durchfällen, Koliken, Herzmuskelschaden, Milztumor, septischem Fieber; sehr schweres Krankheitsbild, i.d.R. infaust).

Milzentzündung: ↗Splenitis.

Milzexstirpation: ↗Splenektomie.

Milzfollikel, -körperchen: s.u. Milzpulpa, weiße.

Milzinfarkt: ein meist keilförmiger anäm. ↗Infarkt durch v.a. Embolie-bedingten Verschluß (z.B. bei rheumatischer Endokarditis) der Milzarterie oder eines ihrer Äste.

Milzpulpa: das Milzmark; das in den Maschen des bindegewebigen Gerüstes der Milz befindliche Gewebe. – **M., rote:** der vorwiegend aus retikulärem Bindegewebe, freien Retikulumzellen (Lympho- u. Histiozyten), kleinen zartwandigen Blutgefäßen sowie extravaskulären Erythrozyten bestehende Teil des Milzparenchyms; Ort der Phagozytose roter Blutkörperchen (»Blutmauserung«), im Blut befindlicher Zelltrümmer, Krankheitserreger u. Fremdstoffe. – **M., weiße:** der vorwiegend aus lymphatischem Gewebe, den Lymphfollikeln (Folliculi lymphatici lienales) u. dem periarteriolären Lymphozytensaum bestehende Teil der Milz; Bildungsstätte für Lymphozyten u. Antikörper.

Milzruptur: Milzriß durch gegen den Bauch gerichtete stumpfe Gewalteinwirkung (auch als Geburtstrauma). – **M., einzeitige:** gleichzeitiger Einriß der Milzkapsel u. des von ihr umschlossenen Gewebes. – **M., zweizeitige:** Einriß im Bereich der Milzpulpa mit daraus resultierendem subkapsulärem Hämatom, unter dessen zunehmender Druckwirkung die Kapsel einreißt; klinisch besteht ein freies Intervall zwischen Trauma u. der – auch bei einzeitiger M. erfolgenden – akuten intraabdominalen Blutung.

Milztumor: 1) Milzvergrößerung, ↗Splenomegalie. **2)** Tumor der Milz; gutartig: Hämangiom, Lymphangiom, Fibrom, Lipom sowie – als tumorförmige Hyperplasie – das Pulpom; bösartig: Lympho-, Retikulo- oder – selten – Angiosarkom (oft im Rahmen einer Systemerkrankung wie Retikulose, Leukämie, Lymphogranulomatose); auch Tumormetastasen.

Mimik: die durch die – vom Nervus facialis versorgte – mimische Muskulatur geformten Gesichtsbewegungen als Ausdruck seelischen Erlebens.

mimisch: die ↗Mimik betreffend.

Minamata-Krankheit: im Gebiet der gleichnam. südjapan. Stadt (Insel Kyushu) beobachtete degenerative Nervenkrankheit bei Fischern (wahrscheinl.) infolge chronischer Vergiftung durch Quecksilberalkylverbindungen (der Vinylchlorid-Produktion) durch Verzehr kontaminierter Meerestiere. Symptome: Schlaflosigkeit, Ataxie, Tremor, Dysarthrie,

Ertaubung, fortschreitende Gesichtsfeldeinschränkung, generalisierte Krampfanfälle.

Minderwuchs: primäres oder sekundäres Zurückbleiben des Längenwachstums gegenüber dem geschlechtsbezogenen Altersdurchschnitt einer vergleichbaren Bevölkerung; mit resultierendem Kleinwuchs (Standardabweichung 1–3 σ bzw. unter der Perzentile P_{10}) oder extremem M. (früher »Zwergwuchs« genannt; Standardabweichung > 3 σ). – Minderwuchs ist meist mit einer größeren oder kleineren Abweichung der *Körperproportionen* von der Norm verbunden. Sind die Abweichungen sehr ausgeprägt, so spricht man von disproportioniertem Minderwuchs. – Nach ihrer *Ätiologie* können die verschiedenen Minderwuchsformen in folgende Hauptgruppen eingeteilt werden: konstitutionell (oft familiär); alimentär (Mangel-, Fehlernährung); hypoxämisch (z.B. bei Herzfehlern, Anämie); metabolisch (bei Stoffwechselleiden); neurohormonal (z.B. bei Hirnschäden; Unterfunktion der Hypophyse, der Schilddrüse); dysplastisch (ätiologisch verschiedenartige Fehlbildungssyndrome).

Mineral: Oberbegriff für einen festen, chemisch u. physikalisch einheitlichen Bestandteil der Erdkruste. – s.a. Elektrolyt...

Mineralhaushalt: ↗Mineralstoffwechsel.

Mineralisation: 1) Abbau organischer Stoffe zu anorganischen = »mineralischen«; v.a. durch Mikroorganismen. **2)** Einbau (»Thesaurierung«) von Mineralstoffen in Körpergewebe, *physiol* v.a. in Knochengewebe, Zähne.

Mineralocortico(stero)ide, Halosteroide: Steroidhormone der Nebennierenrinde als Regulatoren für den Elektrolytstoffwechsel; v.a. das ↗Aldosteron; s.a. Corticosteroide.

Mineralstoffwechsel: Aufnahme, Ein- u. Umbau sowie Ausscheidung der anorganischen Stoffe, von denen mehrere über die gemeinsame osmoregulatorische Funktion (s.a. Wasser-Elektrolyt-Haushalt) hinaus auch lebensnotwendig = essentiell sind, so z.B. Eisen, Jod; der benötigte Mindestbedarf an (»essentiellen«) anorganischen Elektrolyten ist bei gemischter, kalorisch ausreichender Kost im allgemeinen gewährleistet.

minimal-changes nephritis: (engl.) ↗glomeruläre Minimalveränderungen.

minimale Hemmkonzentration, MHK, MIC: die kleinste Konzentration eines antimikrobiellen Wirkstoffes (z.B. ↗Antibiotikum), die die Keimvermehrung im Kulturansatz noch verhindert.

minimal invasive Chirurgie: alle operativen (d.h. unter Verletzung der Körperoberfläche durchgeführten) therapeutischen u. diagnostischen Maßnahmen, die ohne größeren Hautschnitt (v.a. ohne breite Eröffnung einer Körperhöhle) u. bei verhältnismäßig geringer Belastung des Patienten stattfinden können, v.a. die endoskopischen Operationsverfahren (z.B. Meniskotomie, Karpaltunnelspaltung bei Karpaltunnelsyndrom, endoskopische Sterilisation oder endoskopische Appendektomie bzw. Cholezystektomie).

Minipille: orales Kontrazeptivum mit alleiniger, niedrigdosierter Gestagenkomponente; verhindert den Eisprung nicht, ist also kein ↗Ovulationshemmer i.e.S.

Minipumpe: Kleinstpumpe; als Feedback-gesteuerte elektronische Pumpe z.B. Teil des sog. künstlichen ↗Pankreas.

Minor* Test: Prüfung auf Schweißsekretionsstörung.

minor epileptic status: (engl.) bei Epilepsie ein plötzlich einsetzender, Stunden bis Tage anhaltender Zustand mit psychischen (Bewußtseinstrübung, Verlangsamung) u. motorischen Störungen (Ataxie, verwaschene Sprache, Myoklonie); ist durch EEG vom Petit-mal-Status unterscheidbar.

Minusglas: ↗Konkavlinse.

Minuskoagulopathie: Blutgerinnungsstörung (↗Koagulopathie) durch Mangel/Verlust an Gerinnungsfaktoren (↗Blutgerinnung), z.B. als Verbrauchskoagulopathie.

Minutenvolumen: ↗Herzminutenvolumen.

Minutenvolumenhochdruck: arterielle ↗Hypertonie durch erhöhtes Herzminutenvolumen (z.B. bei Hyperthyreose). – vgl. Widerstandshochdruck.

Miosis: die – zeitweise – Engstellung der Pupille durch Kontraktion des Musculus sphincter pupillae oder infolge Lähmung des Musculus dilatator pupillae; physiologisch als Licht- u. Konvergenzreaktion; ferner *ophth* als Effekt von Parasympathomimetika (↗Miotika).

Miotica, -tika: pupillenverengende (= ↗Miosis bewirkende) Mittel; Anw. v.a. bei ↗Glaukom (begrenzt auf M. mit parasympathomimet. Wirkung, z.B. Pilocarpin, Neo- u. Physostigmin [ersteres mit Langzeitwirkung], Demecarium).

misce, M.; m.: lateinische Rezepturanweisung »mische!«; s.a. M.f., M.D.S.

Mischblutzyanose: ↗Mischzyanose.

Mischinsulin: Kombinationsinsulin; Insulin, das teils als Kristallsuspension, teils in Form von Lösung oder als amorphe Partikel vorliegt.

Mischkollagenose: ↗SHARP* Syndrom.

Mischkonkrement: aus verschiedenen Stoffen zusammengesetztes Konkrement (z.B. Cholesterin-Pigment-Kalkstein).

Mischstaubsilikose: Lungenerkrankung; »modifizierte Silikose«; eine durch quarzhaltige Mischstäube verursachte Pneumokoniose, wobei die Quarzkomponente (SiO_2) für Entstehung, Entwicklungszeit u. Schweregrad maßgeblich ist; z.B. im Kohlen- u. Erzbergbau, Tunnelbau im Urgestein, in Porzellan-, Graphitindustrie.

Mischzyanose: Zyanose infolge Zustroms venösen Blutes in das arterielle System unter Umgehung der Lungenkapillaren (z.B. bei Rechts-links-Shunt innerhalb des Herzens [z.B. FALLOT* Tetralogie] oder zwischen großen Gefäßen [z.B. bei offenem Ductus arteriosus nach Shuntumkehr u. bei arteriovenöser Lungenfistel]), v.a. aber bei Durchblutung minderbelüfteter Lungen(alveolar)abschnitte (d.h. bei intrapulmonaler Verteilungsstörung).

Miserere: *(latein. = erbarme dich)* ↗Koterbrechen.

mismatch: (engl.) fehlende Übereinstimmung im HLA-System zwischen Spender u. Empfänger (eines Transplantates) bei der Kreuzprobe (cross-match); bedeutet ↗Histoinkompatibilität.

Misoprostol: ein Prostaglandin-Analog; bewirkt Hemmung der Salzsäuresekretion, aktiviert Bicarbonat- u. Schleimproduktion. Anw. v.a. zur Prophylaxe von medikamentös bedingten Magen-Darm-Ulzera, z.B. während Applikation von Antirheumatika, Acetylsalicylsäure.

Mißbildung: ↗Fehlbildung.

Mißbrauch, Abusus: pathologische Anw. einer Droge (z.B. Alkohol, Medikamente, Nikotin); die Grenzen zur ↗Abhängigkeit sind fließend.

Mißempfindung: ↗Dys-, Parästhesie.

Mistel: ↗Viscum album.

Mitella, Armtragetuch: als Schlinge zu tragende (im Nacken verknotet) breite Binde (**= M. quadrangularis** s. magna) oder Dreiecktuch **(= M. triangularis)** zur breiten Unterstützung u. Ruhigstellung des gebeugten – dem Rumpf anliegenden – Unterarmes. – Bei langzeitiger Anw. Gefahr der Versteifung im Ellbogengelenk.

Mitesser: ↗Komedo.

mitigatus, mitigiert: abgeschwächt.

Mitochondrion, Mitochondrium, Chondriosom: stäbchenförmiges bis kugeliges, im Zelleib zahlreich vorhandenes ↗Organell als »Kraftwerk« der Zelle für Umwandlung von Substraten in energiereiches ATP.

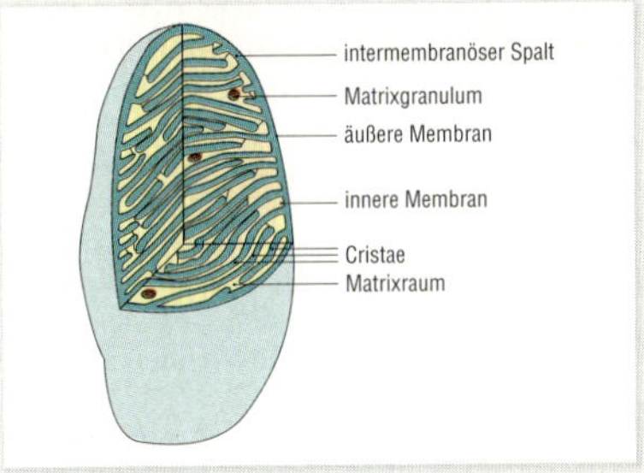

Mitochondrion [507]

mitogen, mitogenetisch: 1) Mitosen erzeugend. **2)** bei der Mitose entstehend.

Mitose, Karyokinese: die »indirekte Kernteilung« im Dienste der Wachstums- u. Zellerneuerungsprozesse, bei der identische Tochterzellen entstehen. Verläuft – wie die ↗Meio-

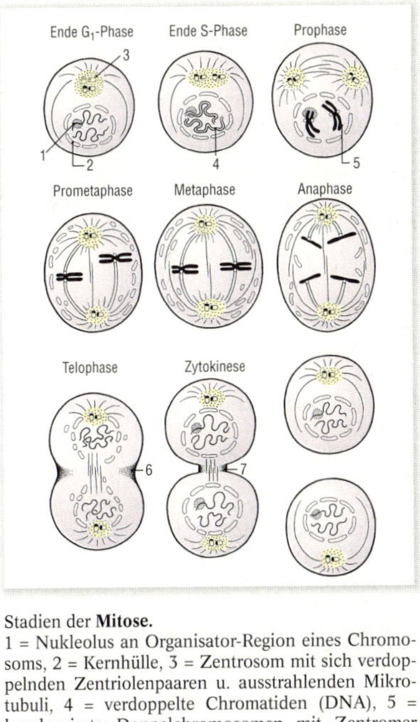

Stadien der **Mitose.**
1 = Nukleolus an Organisator-Region eines Chromosoms, 2 = Kernhülle, 3 = Zentrosom mit sich verdoppelnden Zentriolenpaaren u. ausstrahlenden Mikrotubuli, 4 = verdoppelte Chromatiden (DNA), 5 = kondensierte Doppelchromosomen mit Zentromer (Kinetochor), 6 = kontraktiler Schnürring, 7 = Zytoplasmabrücke mit Mittelkörper [27]

M

se – in mehreren Phasen, deren Gesamtheit als »mitotischer Zellzyklus« bezeichnet wird. Ist charakterisiert durch 2 Vorgänge: 1) autonome Teilung der bezüglich der DNS-Masse bereits in der Interphase des vorausgegangenen Zellzyklus verdoppelten ↗Chromatiden; 2) Verteilung der in der Prometaphase erkennbar werdenden, durch Längsteilung der verdoppelten Chromatiden entstehenden Tochterchromosomen auf die beiden neu entstehenden Zellkerne.

Mitosegift: chemisches Agens, das durch Einwirkung auf den Ruhekern oder auf die Mitose (bzw. Meiose) schädliche, meist irreversible Veränderungen der Chromosomen oder Störung des Spindelapparates oder der Plasmateilung (Bildung mehrkerniger Tochterzellen) bewirkt; dementsprechend unterschieden als Chromosomen- (= radiomimetische M.), Spindel- (= C-mitotische M.) u. Teilungsgifte.

Mitosehemmer: ↗Mitosegifte, die die Zellteilung in einer bestimmten Phase temporär blockieren; z.B. Alkaloide aus Colchicum u. Vinca.

Mitoseindex: ↗Zellteilungsindex (spezifiziert als Mitosestadienindex).

Mitoserate: ↗Zellvermehrungsrate.

Mitoxanthron: ein Anthrachinon-Derivat; zytostatisch wirksames Antibiotikum.

Mitra (Hippocratis): mittels zweiköpfiger Binde (2 Binden aneinandergenäht) angelegter Kopfverband in Form einer Haube.

Mitral(is)...: Wortteil Mitralklappe(nfehler).

Mitralherz: das Herz bei Mitralklappenfehlern; s.a. Mitralkonfiguration.

mitralis, mitral: (latein.) zweizipflig-haubenförmig (einer Bischofsmitra ähnlich); z.B. *kard* Valva mitralis (Mitralklappe).

Mitralklappe, Valva mitralis: ↗Valva atrioventricularis sinistra.

Mitral(klappen)atresie: angeborenes Fehlen der Mitralklappe.

Mitralklappendilatation: die Aufdehnung einer stenosierten Mitralklappe mittels Ballonkatheter; s.a. Ballonvalvuloplastie.

Mitral(klappen)fehler: ↗Mitralvitium.

Mitral(klappen)insuffizienz: Schlußunfähigkeit der Mitralklappe v.a. infolge Schädigung (Schrumpfung, Zerstörung) oder Fehlbildung der Segelklappen bzw. der zugehörigen Papillarmuskeln; erworben (v.a. nach rheumatischer Karditis, bakterieller Endokarditis) oder angeboren. Symptome: Palpitationen, Extrasystolen (später absolute Arrhythmie mit Vorhofflimmern), Dyspnoe, Links(herz)versagen (mit Lungenödem, Hämoptysen), evtl. beidseitiges Versagen. Korrektur erfolgt v.a. durch Herzklappenprothese.

Mitralklappenprolapssyndrom: ↗Mitralsegelprolaps.

Mitral(klappen)stenose: Enge der Mitralklappenlichtung, z.B. durch Verdickung (evtl. auch Verkalkung) der Klappensegel, Verlötung der Kommissuren, Verkürzung u. Verklebung der Chordae tendineae. Angeboren (u. evtl. mit anderen angeborenen Herzfehlern kombiniert) oder erworben, u. zwar v.a. infolge rheumatischer Karditis oder bakterieller Endokarditis. Symptome: Leistungsminderung, Belastungsdyspnoe, -husten, Lungenödem, Hämoptysen, Neigung zu Bronchitis u. systemarteriellen Embolien, Belastungsschwindel, Facies mitralis (Lippenzyanose u. Wangenlividität), periphere Zyanose, kühle Gliedmaßen, kleiner, evtl. (frühzeitig) unregelmäßiger u. inadäquater Puls, paukender 1. Herzton. – Korrekturmöglichkeiten: ↗Ballonvalvuloplastie, Kommissurotomie, Implantation einer Herzklappenprothese.

Mitralkonfiguration: die für Mitralklappenfehler typische Veränderung der Herzsilhouette: Vergrößerung des »Schattens« des linken Vorhofs bei überwiegender Mitralklappenstenose (mit Dorsalverlagerung der Speiseröhre) u. Erweiterung des Pulmonalarterienbogens (infolge Stauung im kleinen Kreislauf), Zeichen der Hypertrophie u. Dilatation des rechten Ventrikels; dadurch verstrichene Herztaille mit vorspringendem Pulmonal- u. Vorhofbogen (v.a. bei Stenose: »stehende Eiform«).

Mitralsegelprolaps, Mitralklappenprolapssyndrom, Papillardysfunktion, Click-Syndrom, Barlow* Syndrom, Syndrom des wogenden Mitralsegels, Floppy-valve-Syndrom: Funktionsabweichung der Mitralklappe als holosystolische (»Hängemattenphänomen«) oder plötzliche mesosystol. Dorsalbewegung der Herzklappe (= Prolaps in Richtung Vorhof), einhergehend mit typischem, echokardiographisch nachweisbarem mittsystolischem Click (übriger Auskultationsbefund variabel). Meist symptomlos, evtl. aber Herzstiche, Palpitationen, Pulsunregelmäßigkeiten; bei ausgeprägter Form mit Mitralinsuffizienz einhergehend. – s.a. floppy valve.

Mitralvitium: Mitralklappenfehler; ↗Mitralklappeninsuffizienz, -stenose. – **M., kombiniertes:** Herzklappenfehler mit Verengung u. Schlußunfähigkeit der Mitralklappe.

Mittelblutung, Intermenstrualblutung: gelegentlich in der Mitte des Menstruationszyklus – in Zusammenhang mit der Ovulation – eintretende uterine Blutung.

Mitteldruck, arterieller, P_m**:** der Durchschnitt aller während der Pulsdauer auftretenden Arteriendruckwerte (Integral aus Pulsdruckkurve/Pulsdauer).

Mittelfell: ↗Mediastinum.

Mittelhirn, Mesencephalon: der mittlere, zwischen Brücke (= Pons) u. Zwischenhirn (= Diencephalon) gelegene, den Aquaeductus mesencephali s. cerebri umgebende Teil des Hirnstammes.

Mittellagetyp: Normaltyp im EKG (s.u. Positionstypen).

Mittelmeeranämie: ↗Thalassämie.

Mittelmeerfieber: ↗Brucellosis, i.e.S. das v.a. durch Milch erkrankter Tiere übertragene »Maltafieber« des Menschen durch Brucella melitensis. Nach Inkubationszeit von 8–21 Tg. treten unspezifische Prodromalerscheinungen u. eine 2- bis 3wöchige ↗Febris undulans auf mit Hepato-Splenomegalie, Neuralgien, Arthritiden, evtl. Orchitis, Epididymitis, Pneumonie; auch typhöse Bilder.

Mittelmeerleishmaniase: Kinderleishmaniase (s.u. Kala-Azar).

Mittelohr: ↗Auris media.

Mittelohrentzündung: ↗Otitis media.

Mittelohrschwerhörigkeit: ↗Schalleitungsschwerhörigkeit.

Mittelohrsklerose: ↗Otosklerose.

Mittelschatten: die gemeinsame Schattenfigur der Mediastinalorgane (Herz, Pulmonalarterienstamm u. zugehörige Begleitvenen, Aorta; i.w.S. einschließlich Speiseröhre, Trachea, Sternum, Wirbelsäule).

Mittelschmerz: ↗Intermenstrualschmerz.

Mittelstrahlurin: eine im mittleren Abschnitt der Harnentleerung (Miktion) nach besonders sorgfältiger Reinigung der Eichel bzw. des weibl. Genitales (u. unter Labienspreizung) steril aufgefangene Harnportion als *bakt* Untersuchungsmaterial für eine diagnostische Kultur.

mixed connective tissue disease: (engl.) Mischkollagenose, das ↗Sharp* Syndrom.

Mixtura, Mixt.: durch Mischen u./oder Lösen mehrerer Bestandteile erhaltenes Arzneimittel. – **M. agitanda:** Schüttelmixtur (↗Lotio).

Mizelle: Bez. für kleine (etwa Kolloidteilchengroße) Bereiche in einer kolloidalen Lösung, die sich durch besondere Beschaffenheit (Kristallstruktur; als Molekülverband etc.) von der Umgebung abheben.

mJ: Milli-Joule (= 10^{-3} Joule).

Mneme: (griech.) Gedächtnis; die Fähigkeit organischer Substanzen der lebenden Zelle, Engramme (= Gedächtnisspuren) zu bewahren u. zu reproduzieren.

mnemisch, mnestisch: das Gedächtnis betreffend. – **mn.-assoziative Störungen:** ↗Aphasie, Ataxie, Agnosie etc. infolge Verlustes der Erinnerungsvorstellungen.

MNSs-System: ein vom AB0-System genetisch, serologisch u. biochemisch unabhängiges komplexes Blutgruppensystem mit den – nur am Erythrozyten nachweisbaren (membrangebundenen) – Faktoren M, N sowie S u. s, wobei erstere mit letzteren fest gekoppelt sein können.

MNS-Syndrom: **M**üdigkeit – (bzw. Erschöpfung) – **N**ervosität – **S**chlaflosigkeit als Zivilisationskrankheit aller Lebensalter, v.a. aber als Trias der beginnenden Hirnsklerose.

Mo.: Abk. für **Mo**rphin.

mobilis: (latein.) beweglich, v.a. *path* abnorm beweglich, z.B. Ren mobilis (Wanderniere).

Mobilisationstherapie: Anw. dehnender Grifftechniken zur Gelenkmobilisierung (einschließlich der Wirbelsäule) bei Krankheiten des Bewegungsapparates, v.a. bei schmerzhaften Bewegungseinschränkungen (↗Chirotherapie). – I.w.S. auch die Sitz-, Geh- u. Bewegungsübungen (»Krankengymnastik«) zur Anregung des Kreislaufs; als Thrombose-, Embolie-, Pneumonieprophylaxe bei Bettlägerigen.

Mobilisierung, Mobilisation: **1)** das aktive u. passive »Wiederbeweglichmachen« eines Gelenkes nach Ruhigstellung. **2)** Bewegungsübungen u. andere (krankengymnastische oder allg. Maßnahmen) mit dem Ziel, Beweglichkeit u. Gehfähigkeit eines bettlägerigen Patienten nach längerer Inaktivität, Operation etc. wiederherzustellen; z.B. Aufrichten u. an die Bettkante setzen; Hilfsgriffe zur Lageveränderung des Patienten; Unterstützung beim Gehen (Führen des Patienten bzw. Einsatz von Gehhilfen). Besondere Formen sind passive, assistive, aktive oder resistive Bewegungsübungen u. isometrische Übungen; ↗Abb. S. 496.

Mobilität: Beweglichkeit; i.e.S. die aktive Beweglichkeit in einem Körpergelenk (vgl. Motilität.

Modulation: durch Reize bzw. Signale bedingte, leicht reversible Änderung eines Funktionsablaufes (vgl. Motoneuron) bzw. des Funktionszustandes einer Zelle.

Moeller*-Barlow* Krankheit, rachitischer Säuglingsskorbut: Vitamin-C-Mangelkrank-

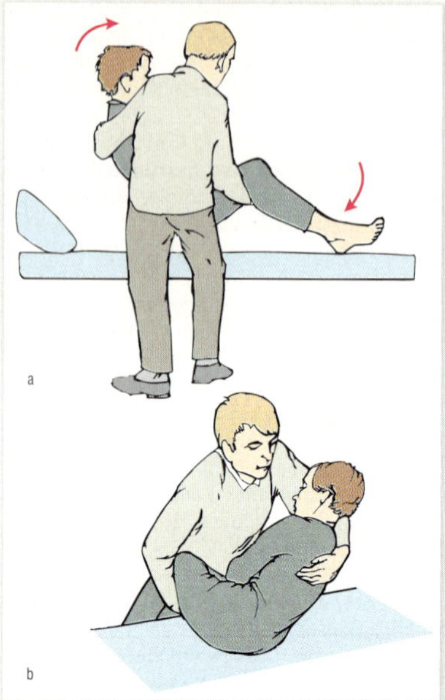

Mobilisierung: En-bloc-Aufsetzen; a) die Pflegekraft stützt den Rücken des Patienten ab, greift unter den Knien durch u. zieht die Beine des Patienten vom Bett; b) die Pflegekraft stützt den Rücken des Patienten ab, greift über die Beine u. zieht sie vom Bett [258]

heit beim älteren Säugling u. Kleinkind. Symptome: weinerliche Stimmung, Appetitlosigkeit, subfebrile Temperatur, Infektanfälligkeit, Blutungsneigung (insbes. Zahnfleischblutungen), Schwellung u. Schmerzhaftigkeit der Gliedmaßen durch gelenknahe subperiostale Blutergüsse (die oft verkalken), Verknöcherungsstörungen des Skeletts (führt zu »Rosenkranz«-Bildung, Osteoporose der Röhrenknochen, Trümmerfeldzonen). Häufig mit Vitamin-D-Mangel kombiniert. – **M.*-Hunter* Glossitis:** Entzündung der Zungenschleimhaut bei schwerer, v.a. bei perniziöser Anämie; führt zu Atrophie (Lingua glabra); geht einher mit Zungenbrennen u. -parästhesien.

Mönckeberg* Sklerose: spangenförmige Verkalkung (z.T. Verknöcherung) der mittleren Gefäßschicht (Tunica media) der Gliedmaßenschlagadern (zu »Gänsegurgelarterien«). Von der Arteriosklerose unabhängig; vielfach bei männlichen Diabetikern.

MOF: (engl.) Abk. für **m**ultiple **o**rgan **f**ailure (= ↗Multiorganversagen).

Mohn: ↗Papaver somniferum (= Schlafmohn).

Mol: Basiseinheit der Stoffmenge im SI-System; definiert als die Menge, welche aus ebenso vielen Elementareinheiten (Teilchen) besteht, wie Atome in 0,012 kg des Nuclids ^{12}C enthalten sind:
1 Mol = 6,022169 · 10^{23} Stück.

Mola (uterina), Mole: entwicklungsgestörtes Ei (Abortivei); unterschieden als Embryonal-, Wind-, Blut-, Fleisch-, Blasen-, Stein-, Trauben-, Breus* Mole.

molal: ↗Molalität betreffend. – vgl. molar.

Molalität: in Mol definierte Konzentration eines gelösten Stoffes pro kg Lösungsmittel.

molar, mol., m, M: **1)** die ↗Molarität betreffend; ersetzt durch Mol/l (SI-Einheit); vgl. molal. **2)** die Mahlzähne = **Molaren** (↗Dentes molares) betreffend.

Molarität: in Mol definierte Konzentration eines gelösten Stoffes pro Liter Lösung.

Mole: ↗Mola.

Molekül: aus 2 oder mehr Atomen bestehende, kleinste Stoffeinheit einer chemischen Verbindung, die in der Regel in allen Aggregatzuständen unverändert bleibt.

Molekularbiologie: interdisziplinäre Fachrichtung als Teilgebiet der Biologie, die Aufbau, Stoffwechsel, Differenzierung, Wechselwirkung etc. von Zellen auf molekularer Ebene untersucht; z.B. Struktur u. Funktion der Nucleinsäuren oder Proteine, die molekularen Vorgänge bei biologischer Katalyse oder beim Stofftransport; umfaßt ferner z.B. die Erforschung der Struktur u. Vermehrung von Viren sowie aller Lebenserscheinungen, die auf die Wechselwirkung von Atomen u. Molekülen zurückzuführen sind.

Molenschwangerschaft: Schwangerschaft mit Bildung einer Mole; s.a. Abortivei.

Molke: das nach Casein- u. Fettabscheidung verbleibende »Milchserum«; enthält Milchzucker, Proteine (Lactalbumine, Lactoglobulin), mütterliche Antikörper, Mineralsalze, Vitamine etc., als **Fett-M.** (»Sirte«) bis 1% Fett.

mollis: (latein.) weich.

Molluscum: **1)** Molluske = Weichtier (z.B. Schnecken). **2)** weicher Hauttumor. – **M. contagiosum Bateman*, M. epitheliale,** Dellwarze: wenig ansteckende, durch ein Paravaccinia-Virus bedingte Hautkrankheit, v.a. bei Kindern (oft im Schwimmbad übertragen). Nach Inkubationszeit von 17 Tg. bis 20 Mon. treten an Fußsohlen, Handtellern, Gesicht, Hals u. Geschlechtsteilen einzelne oder zahlreiche perlartig-mattglänzende, milch-

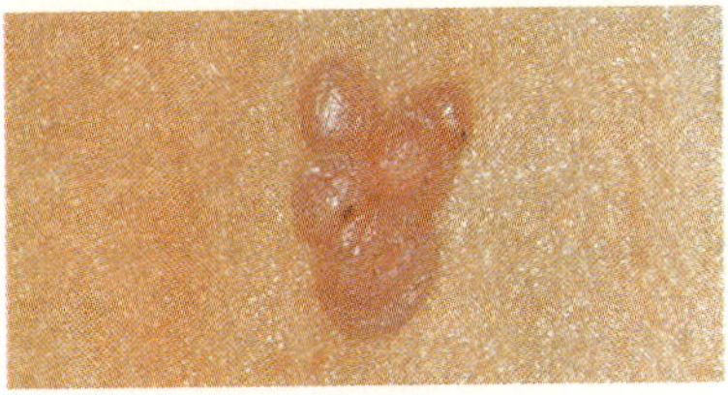

Molluscum contagiosum [518]

weiße bis rötliche, etwa reiskorngroße, weiche Knötchen mit zentraler Eindellung auf (»Dellwarzen«); Druck führt zu Entleerung rahmartig-teigiger Massen. – **M. pseudocarcinomatosum** s. **sebaceum:** ↗Keratoakanthom.

Monarthritis: auf ein einziges Gelenk beschränkte = »mon(o)artikuläre« Gelenkentzündung; z.B. als gonorrhoische oder – seltener – rheumat. ↗Arthritis.

Monatsblutung: ↗Menstruation.

monaurales Hören: nur mit einem Ohr (= monotisch) erfolgendes Hören; geht einher mit Teilverlust des Richtungshörens.

Mongolenfalte: s.u. Epikanthus.

Mongolenfleck: umgangssprachlich für bis handtellergroßen ↗Naevus caeruleus in der Kreuz-Steiß-Gesäß-Gegend (selten andernorts). Meist angeboren u. sich bald zurückbildend.

Mongolismus (trisomaler): veralteter Begriff für ↗DOWN* Syndrom.

Monitoring: die kontinuierliche, elektronische Überwachung von Patienten (insbesondere Risikopatienten); i.e.S. die fortlaufende Aufzeichnung (EKG, Druckmesser, Thermometer etc.) der Meßgrößen biologischer Funktionen, wobei Herztätigkeit u. Atmung die zentrale Rolle spielen.

Mono: Kurzform für ↗Monozyt.

mono-: Wortteil »einzeln«, »allein«, auf eine Seite beschränkt (= unilateral).

Monoamin(o)oxidase, MAO, Adrenalinoxidase, Tyraminase: wichtiges Enzym (in Mitochondrien). – MAO-A baut vorwiegend Noradrenalin (vgl. Metanephrine) u. Serotonin, MAO-B Phenyläthyl- u. Benzylamin ab.

Monoaminooxidase-Hemmer, MAO-Hemmer, MAOH: Substanzen, die (durch Hemmung der Monoaminooxidase) den Abbau der Catecholamine u. Tryptamingruppe aufheben, so daß ggf. durch Aminanreicherung therapeutisch erwünschte zentrale »antidepressive« Wirkungen ausgelöst werden (Anw. z.B. als Psychopharmaka).

mon(o)artikulär: nur 1 Gelenk betreffend; vgl. Monarthritis.

Monochromasie, Monochromatopsie: die »totale Farbenblindheit« (vgl. Achromatopsie), bei der die Empfindung von 2 oder 3 Grundfarben fehlt u. alle Farben des Spektrums nur als verschiedene Grautöne empfunden werden. – vgl. monochromatisch.

monochrom(atisch): einfarbig; nur einen sehr schmalen Wellenbereich des Lichtspektrums umfassend.

Monogenie: die Entstehung nur männlicher oder nur weiblicher Nachkommen.

monogenomatisch: mit einem einzigen Chromosomensatz (als Genom) ausgestattet.

Monoglycerid: an nur einer alkoholischen Gruppe mit Fettsäure verestertes Glycerin.

3-Monojodtyrosin, MIT, MJT: jodiertes Tyrosin; Biosynthese-Vorstufe der Schilddrüsenhormone.

Monokelhämatom: einseitiges ↗Brillenhämatom.

Monokine: verschiedene unspezifische, teilweise aber auch spezifische Lymphozyten-aktivierende Makrophagenfaktoren sowie einige Wachstumsfaktoren; s.a. Interleukin-1, Lymphokine, Immunsystem.

monoklonal: bezogen auf einen einzigen Zellklon; einem einzigen Klon entstammend; von einem Zellklon produziert (z.B. monokl. ↗Antikörper).

Monokrotie: Eingipfeligkeit der Pulskurve pro Herzaktion (als Normalbefund).

monokular: nur 1 Auge betreffend, einäugig, bei einäugigem Sehen; z.B. die monokulare ↗Diplopie.

Monomere: Stoffe, deren Moleküle nur in Form einfacher, getrennter Einheiten vorliegen, z.B. als Fibrinmonomer (nach Abspaltung der Fibrinopeptide aus Fibrinogen; legt sich über Bildung von Fibrinketten zum unlöslichen Fibrinnetz zusammen).

Mononeuritis: Entzündung eines einzelnen Nervs. – **M. multiplex:** gleichzeitige oder in rascher Folge auftretende Neuritis mehrerer einzelner Nerven oder Plexusanteile in asymmetrischer Verteilung; v.a. bei Periarteriitis nodosa, Diabetes mellitus, nach Seruminjektion.

Mononucleosis infectiosa, PFEIFFER* Drüsen-, Studentenfieber, Monozytenangina: akute, fieberhafte Systemerkrankung des lymphatischen Gewebes durch das EPSTEIN*-BARR* Virus. Ansteckung v.a. durch Tröpfchen- u. Kontaktinfektion. Symptome (nach Inkubationszeit von 8–21 Tg.): atypisches Fieber, all-

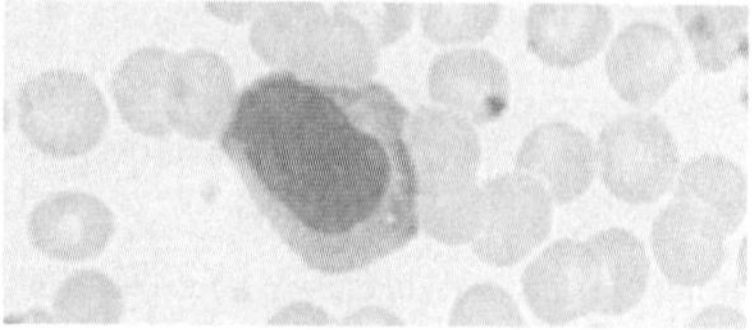

Mononucleosis infectiosa: PFEIFFER* Zelle (R. FISCHER, Institut für Pathologie, Univ. Köln) [83]

gemeine oder regionale – v.a. zervikale, okzipitale – Lymphknotenschwellung, Milz- u. Lebervergrößerung, Leukozytose mit massenhaft lymphomonozytoiden Zellen (»PF.*-Drüsenfieberzellen« = atypische T-Lymphozyten); beginnt häufig mit Angina (↗Monozytenangina), evtl. mit Exanthem; ferner meningeale, kardiale u. hepatische Verlaufsformen.

Mononucleotid: der Grundbaustein der Polynucleotide (Nucleinsäuren); allgemeine Struktur: N-haltige Base (Purin- oder Pyrimidin-Base) – Pentose – Phosphorsäure.

mononukleär: **1)** nur einen Hirnnervenkern betreffend. **2)** einkernig, einfachkernig (im Gegensatz zu gelappt- oder segmentkernig), Lymphozyten oder Monozyten bzw. Makrophagen u. das ↗RES betreffend. – **mononukleär-phagozytierendes System, mononukleäres Phagozytensystem,** MPS: im Dienste der Abwehr stehendes Zellsystem.

Mononukleose: **1)** Zunahme der mononukleären Leukozyten im peripheren Blut. **2)** ↗Mononucleosis infectiosa.

Monoparese; -paralyse: teilweise bzw. vollständige Lähmung nur einer Gliedmaße (= Monoplegie) oder eines Gliedabschnittes.

Monoplegie: s.u. Monoparese.

monoploid: ↗haploid.

Monosaccharide, Monosen: einfache, hydrolytisch nicht weiter aufspaltbare Zucker; s.a. Kohlenhydrate.

Monosomie: Fehlen eines Chromosoms im diploiden Chromosomensatz des Genoms; beim Menschen z.B. bei Vorliegen von nur 45 Chromosomen (z.B. 45,X0 bzw. 45,X statt 46,XX bzw. 46,XY).

monospezifisch: **1)** durch Immunisierung mit einem einzigen Antigen gewonnen (z.B. m. Antiserum). **2)** nur mit einem bestimmten Antigen bzw. einer antigenetischen Determinante reagierend.

Monosporiose: Pilzerkrankung (↗Mykose) durch **Monosporum apiosperm(i)um** = Pseudoallescheria boydii = Petriellidum boydii.

monostotisch: auf einen Knochen beschränkt.

Monotherapie: Therapie mit einem einzigen Wirkstoff (im Gegensatz zur Kombinationstherapie).

monozygot: eineiig, sich aus einer einzigen Eizelle herleitend (u. daher genetisch identisch); z.B. monozygote Zwillinge.

Monozyt: die größte weiße Blutzelle mit großem, meist gelapptem u. unregelmäßig geformtem Kern (mit lockerem Chromatingerüst). Ist befähigt zu Migration u. Phagozytose.

monozytär: auf Monozyten bezüglich; mit ↗Monozytose einhergehend.

Monozytenangina: lymphoidzellige, mit Monozytose einhergehende Angina (evtl. mit diphtheroiden Belägen, Nekrosen); meist als Initialphase der infektiösen Mononukleose.

Monozytenleukämie: akute Leukämie mit Ausschwemmung monozytenähnlicher Zellen; oft mit erheblicher Gingivahyperplasie; ausgeprägte Therapieresistenz.

Monozytopenie: Monozytenverminderung.

Monozytose: Vermehrung der Monozyten im peripheren Blut; v.a. in der monozytären Abwehr- oder Überwindungsphase eines Infektes.

Monro* **(-Richter*) Linie:** Verbindungslinie zwischen Nabel u. vorderem oberem Darmbeinstachel; in ihrem 3. äußeren Viertel liegt der M.* Punkt für die Bauchpunktion.

Mons pubis, M. veneris: der vor u. oberhalb der Symphyse der Frau gelegene, durch ein Unterhautfettpolster bedingte »Schamhügel«; ist postpubertal mit lockerer Schambehaarung bedeckt.

Moorbad, -packung: Voll- oder Teilbad bzw. Packung unter Verwendung des ↗Peloids »Torf« als Brei, Extrakt, Suspension. Das Mittel, ein kohlenstoffreiches Gemenge unter Luftabschluß zersetzter Pflanzen, enthält Cellulose, Lignin, Pektin, Harz, »östrogene Stoffe«, Gerbsäuren, Bitumen, Huminsäuren, Schwefelsäure, Kalk, Silicate; seine Wirkung wird gedeutet durch die Summation thermophysikalischer (v.a. hohe Wärmehaltung), chemischer u. mechanischer Faktoren auf der Basis von Sorptionseffekten, Ionenaustausch u. hormonaler Beeinflussung.

MOPP-Schema: Abk. für ↗Polychemotherapie mit den Zytostatika **M**ustargenhydrochlorid (= Stickstofflost), **O**ncovin® (= Vincristin), **P**rocarbazin, **P**rednison.

Moraxella: Gattung der Bakterienfamilie Neisseriaceae. – **M. lacunata,** MORAX*-AXEN-

FELD* Diplobazillus: Erreger der Diplobazillenkonjunktivitis. – **M. liquefaciens,** M. duplex: Erreger der ulzerösen Keratokonjunktivitis u. gewisser Meningitisformen.

morbid: krank(haft), kränklich.

Morbidität: Erkrankungsrate; Zahl der Erkrankten an einer bestimmten Krankheit auf z.B. 100 000 Einwohner oder die Gesamtbevölkerung.

Morbilli: ↗Masern.

morbilliformes Exanthem: masernähnlicher Ausschlag, z.B. Arzneimittel-E.

Morbus: (latein.) Krankheit. – Siehe z.B. unter ADDISON*, BASEDOW* Krankheit etc. – **M. caeruleus, M. coeruleus:** »Blausucht«; Sammelbegriff für angeborene Herzfehler mit allgemeiner, unter Belastung zunehmender ↗Zyanose (»blue baby«) als Ausdruck eines venös-arteriellen Kurzschlusses (Rechtslinks-Shunt), z.B. FALLOT* Tetralogie, Transposition der großen Arterien, Truncus arteriosus communis, EBSTEIN* Anomalie. – **M. haemolyticus neonatorum,** hämolytische Fetose: »fetale Erythroblastose« mit beschleunigtem Abbau roter Blutkörperchen durch mütterliche Isoantikörper infolge Blutgruppenunverträglichkeit (v.a. bei Rh- oder AB0-Inkompatibilität) zwischen Mutter u. Kind, d.h. bei Rh-Kindern rh-negativer Mütter bzw. bei A- oder B-Kindern von Müttern mit Blutgruppe 0. Rh-Fälle treten allgemein nur bei der 2. oder weiteren Schwangerschaft, AB0-Fälle evtl. schon bei der 1. auf. Hauptsymptome: Anämie, Gelbsucht (↗Icterus gravis), Hydrops universalis (v.a. bei Rh-Erythroblastose), ferner Milz- u. Lebervergrößerung. Die Diagnose ist vor der Geburt möglich durch Nachweis mütterlicher irregulärer IgG-AK (ab 22. Wo.); nach der Geburt durch Nachweis Ery-gebundener Rh-AK durch direkten COOMBS* Test u. von IgG. Bedarf der Austauschtransfusion, evtl. einer pränatalen fetalen Transfusion; s.a. Blaulichtbestrahlung. – Nach einer 1. Rh-inkompatiblen Schwangerschaft ist Vorbeugung möglich durch Verabfolgung von Anti-D-Gammaglobulin an die Schwangere unter Kontrolle der fetalen Ery im mütterlichen Blut. – **M. haemorrhagicus neonatorum:** Blutgerinnungsstörung der Neugeborenen durch verminderte Synthese der Vitamin-K-abhängigen Gerinnungsfaktoren.

Morganella: ↗Proteus morganii.

Morgensteifigkeit: Steifheit (»Gefühl des Eingerostetseins«) am Morgen nach dem Erwachen bzw. Aufstehen; angegeben in Minuten bzw. Stunden ihrer Dauer.

moribund: sterbenskrank, sterbend.

morning-after pill: (engl.) ↗Pille danach.

Moro* Probe: Test der ↗Tuberculinreaktion beim Kleinkind durch Einreiben von Tuberculinsalbe in ein pfennigstückgroßes, mit Äther entfettetes Hautareal (meist über dem Sternum); als positive Reaktion (nach ca. 48 Std.) treten beim Tbk-Infizierten u. Tbk-Schutzgeimpften rote, lichenoide, ca. stecknadelkopfgroße Papeln oder bläschenförmige Effloreszenzen auf. – **M.* Reaktion, Reflex,** Umklammerungsreaktion: durch Erschütterung der Unterlage oder Zurückfallenlassen des leicht angehobenen Oberkörpers (»head drop«), d.h. durch Vestibularisreizung ausgelöste Aktionssequenz: Abduktion der gestreckten Arme mit Fingerspreizen u. Öffnen des Mundes, gefolgt von Armadduktion u. -beugung mit Faustschluß, Mundschluß u. Rückkehr in die Ausgangslage; begleitet von Weinen. Ein physiologischer »Schreckreflex« des Neugeborenen u. jungen Säuglings (mit Ursprung in Halsmuskulatur-Rezeptoren?). Fehlen, Asymmetrie oder Überdauern ins 2. Halbjahr deuten auf Zerebralschaden hin.

Morphaea: 1) umschriebene ↗Sklerodermie. **2) M. leprosa:** Morphaea-ähnliche fleckige Herde der tuberkuloiden Lepra, oft entfärbt **(= M. alba)** u. empfindungslos = anästhetisch.

Morphe: (griech.) Form, Gestalt, Aussehen; *derm* ↗Effloreszenz.

Morphin, Morphi(n)um, Mo.: wichtigstes Alkaloid des ↗Opiums; in Form der Salze (v.a. Morphinum hydrochloricum) ein stark wirkendes Analgetikum sowie suchterzeugendes ↗Betäubungsmittel (s.a. Morphinismus). Als Ersatzmittel dienen ähnlich wirkende, z.T. von M. abgeleitete »reine« oder selektive **Morphinagonisten** (»Morphinomimetika«; s.a. Opioide), z.B. die Narkoanalgetika Levomethadon, Pethidin u. Fentanyl (auch Betäubungsmittel), die – wie das M. – am µ-Typ der ↗Opioidrezeptoren wirken; partielle selektive M.-Agonisten (z.B. Buprenorphin) erreichen eine geringere Maximalwirkung; gemischte M.-Agonisten-Antagonisten (Pentazocin, Nalbuphin) können an den verschiedenen

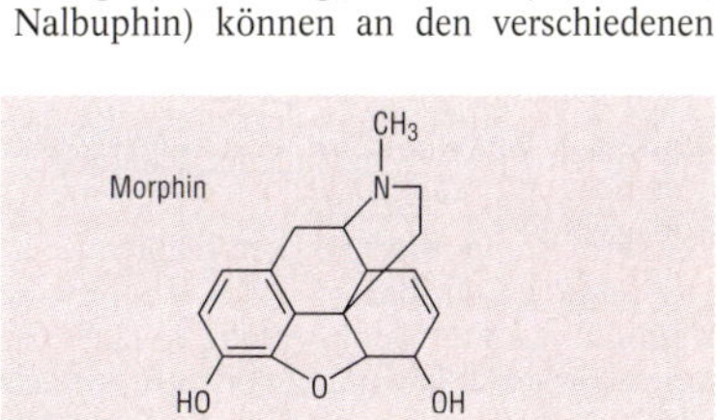

Rezeptortypen (μ, κ, δ) unterschiedlich wirken (agonistisch oder antagonistisch).

Morphinantagonisten: dem Morphin u. anderen Opioiden an den ↗Opioidrezeptoren entgegenwirkende Derivate des **Morphinans** (= vom Morphin-Ringsystem abgeleitete tetrazyklische Verbindung). Reine, selektive M. werden v.a. in der Toxikologie u. Anästhesiologie eingesetzt, z.B. Naltrexon (unterstützend nach Opiatentgiftung) u. Naloxon (bei Opioidvergiftung u. zur Antagonisierung von Narkoseüberhängen nach Neuroleptanalgesien).

Morphinismus, Morphinabhängigkeit, -sucht: süchtiges Verlangen nach Morphin (oder analogen Betäubungsmitteln, z.B. Heroin = Diacetylmorphin); Prototyp einer Abhängigkeit bzw. Sucht. *Therapie* (auch bei Heroinabhängigkeit): 1) Entgiftung. 2) längere Entwöhnungsbehandlung in qualifizierter Facheinrichtung. Versuche mit schnellem Entzug unter Narkose (»forcierter Narkoseentzug«, »Turboentzug«). – Das Entzugssyndrom (Unruhe, Erregung, Erbrechen, Durchfälle, Schlaflosigkeit, Depressionen) kann durch Schlaftherapie u. medikamentöse Behandlung mit Clonidin (kurzzeitig!) gemildert werden. Unter kontrollierten Bedingungen wird auch Substitutionstherapie mit Morphinagonisten (Methadon bzw. Levomethadon; auch suchterzeugend: »iatrogene Methadonabhängigkeit«) versucht.

Morphinrezeptor: ↗Opioidrezeptor.

Morphinum: ↗Morphin. – **M. hydrochloricum:** weißes, lichtempfindliches (Gelbfärbung) Pulver; wichtigstes, oral, rektal, parenteral anwendbares Morphinsalz. – **M. methylatum:** ↗Codeinum.

Morphologie: Lehre von Bau u. Gestalt (Morphe) der Lebewesen u. ihrer Organe.

Mors: (latein.) der Tod. – **M. subita:** plötzlicher Tod, z.B. Sekundenherztod. – **M. s. infantum:** ↗Kindstod, plötzlicher.

Mortalität: *statist* Sterbeziffer: Zahl der Sterbefälle an einer bestimmten Krankheit, bezogen z.B. auf 100 000 Einwohner oder die Gesamtbevölkerung.

Morula: *(latein. = kleine Maulbeere)* der frühembryonal durch totale Furchung der befruchteten Eizelle entstandene Zellkomplex mit höckeriger Oberfläche.

Moskito: Bez. für Stechmücken [Diptera], v.a. der Gattung Culicidae.

Motilität: das Bewegungsvermögen; i.e.S. die unwillkürlichen Bewegungsvorgänge, je nach Organ bezeichnet z.B. als Magen-, Darm-M.; i.w.S. aber auch die Beweglichkeit als Leistung der Skelettmuskulatur.

Motoneuron: letzte Nervenzelle (Neuron) in der efferenten Innervation der Skelettmuskulatur; bestehend aus einer im Vorderhorn des Rückenmarks (bzw. in Gehirnkernen) gelegenen Ganglienzelle u. dem Neuriten, der die Nervenzellen innerviert.

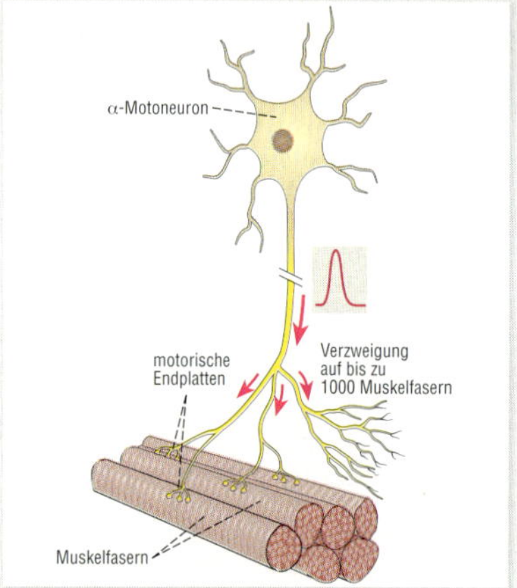

Motoneuron: eine motorische Einheit des Skelettmuskels besteht aus einem α-Motoneuron mit allen von diesem Neuron innervierten Muskelfasern, wobei jede Muskelfaser nur eine motorische Endplatte besitzt [156]

Motorik: die von der Hirnrinde (= kortikal) über das pyramidal-motorische System gesteuerten u. über das extrapyramidal-motorische System modulierten aktiven Bewegungsvorgänge des willkürlichen Systems; stets in enger Verknüpfung mit der Sensibilität u. Sensorik (»Sensomotorik«).

motorisch: der Bewegung dienend; die Motorik betreffend. – **m. Aphasie:** s.u. Aphasie. – **m. Bahn:** Leitungsbahn (Tractus), gebildet von absteigend leitenden (= efferenten) Neuriten motorischer Nervenzellen der Großhirnrinde (motorischer Kortex), die als 1. Neuron in der ↗Pyramidenbahn zu den ↗Motoneuronen (Mn.) verlaufen; wird fortgesetzt durch die Neuriten der Mn., die in rein motorischen oder – zusammen mit sensiblen afferenten Fasern – in gemischten peripheren Nerven ihre Zielorgane (Muskeln) erreichen. – **m. Einheit:** Funktionseinheit aus ↗Motoneuron u. den von ihm innervierten Muskelfasern. – **m. Endplatte:** ↗Endplatte. – **m. Rin-**

de: die mit motorischen Nervenzellen ausgestatteten Bereiche der Großhirnrinde, i.e.S. der beidseitige Gyrus precentralis (Area 4; primär motor. Rindenfeld) u. die umgebenden Areae 5–8 als »Supplementärfelder«. Ursprungsbereich des 1. Neurons der motor. Bahn (Fibrae corticospinales u. -nucleares). – **m. Unruhe:** übermäßige Spontanbewegungen z.B. beim psychisch Kranken.

Mottenfraß: 1) fleckförmige syphilitische Alopezie. **2)** fleckiger Knochensubstanzabbau, z.B. bei Osteomyelosklerose/-fibrose-Mischformen.

Mouches volantes: (französ.) das »Mückensehen« als entoptische Erscheinung (z.B. bei Glaskörpertrübung, Netzhautablösung).

Moxa, Moxibustion: *(japan. mogusa = Brennkranz)* der Akupunktur entsprechende Methode der ↗Traditionellen Chinesischen Medizin; Setzen ca. pfenniggroßer Brennstellen (meist Abbrennen kleiner Kegel aus getrocknetem Beifuß) in bestimmten, etwa den Akupunkturstellen entsprechenden Hautarealen.

MRI: (engl.) **M**agnetic **R**esonance **I**maging (↗Kernspinresonanztomographie).

mRNA, mRNS: (engl.) **m**essenger-RNA bzw. ↗**m**essenger-**R**ibo**n**uclein**s**äure.

MS: 1) ↗**M**ultiple **S**klerose. **2)** ↗**M**itral(klappen)**s**tenose.

MTA: medizinisch-**t**echnische **A**ssistentin.

MTD: mittlere **T**ages**d**osis.

Muci...: s.a. Muzi...

Mucilaginosum, Mucilago, Muc.: Arzneimittel aus pflanzlichen Schleimdrogen oder aus synthetischen Schleimstoffen; wirkt einhüllend, reizmindernd, erweichend, mild laxierend.

Mucin(e): »Schleimstoffe« (große Glykoproteine mit besonders vielen Oligosaccharid-Seitenketten); unterschieden werden 6 verschiedene M. im schützenden ↗Schleim v.a. der Schleimhäute; z.B. die von Nebenzellen gebildete M.-Schicht der Magenschleimhaut, die die Zellen vor der Säureeinwirkung bewahrt.

Muco...: s.a. Muko...

Mucolipidose: Sammelbegriff für erbliche Speicherkrankheiten mit Ablagerung von Mucopolysacchariden u. Glykolipiden in den Eingeweiden.

Mucolytica: s.u. Expektoranzien.

Mucopolysaccharide, MPS, Glykosaminoglykane: in der Grundsubstanz des Bindegewebes vorkommende Substanzen, u. zwar als Proteoglykane oder als freie M. (Heparin, Hyaluron-, Chondroitinschwefelsäure [Ch.-sulfat], Dermatan-, Keratansulfat). – Störungen ihres Abbaus führen zu Mucopolysaccharidosen.

Mucopolysaccharidosen, Mukopolysaccharidosen: angeborene Speicherkrankheiten (Thesaurismosen) mit Veränderungen des Skelettsystems, des ZNS, viszeraler Organe, der Haut u. des Endokards; beruhen auf einer Störung des enzymat. Abbaus der sauren Mucopolysaccharide durch die Lysosomen, in welchen sie abgelagert werden (im ZNS zusätzlich Gangliosidablagerung). Gespeichert werden 4 Typen von Mucopolysacchariden (je nach Krankheitstyp mit unterschiedlichem Verteilungsmuster; Speicherung einzeln oder kombiniert). Als **Typ I-H** das v. PFAUNDLER*-HURLER* Syndrom (= HURLER* Krankheit), **Typ I-S** die ULLRICH*-SCHEIE* Krankheit, **Typ I-H/S** die HURLER*-SCHEIE* Variante.

Mucor: ein Kopfschimmel der Familie Mucoraceae [Mucorales]; fakultative Parasiten des Menschen: ↗Mukormykose.

Mucosa: ↗Tunica mucosa (= Schleimhaut); s.a. Mukosa...

Mucoviscidosis: ↗Mukoviszidose.

Mückensehen: ↗Mouches volantes.

Müdigkeits-Syndrom, chronisches, CFS, **c**hronic **f**atigue **s**yndrome, chron. Erschöpfungssyndrom: Symptomenkomplex mit dem Leitsymptom einer mindestens 6 Monate andauernden Erschöpfung (ohne eine diese erklärende Grundkrankheit) u. weiteren diagnostischen Nebenkriterien, von denen mindestens 4 vorliegen müssen; ↗Tab. S. 502.

Münzenzählen: ↗Pillendrehen (als Tremor).

M. u. f.: Misce **u**t **f**iat (»Mische, um daraus ... herzustellen«).

Muko...: Wortteil Schleim(gehalt, -haut); s.a. Muc(o)..., Muz..., Myx(o)...

mukös: schleimig, schleimbildend (teilsynonym mit muzinös, myxomatös, mukoid).

mukoid: schleimähnlich, einen muzinähnlichen Stoff bildend. – **m. Drüsen:** Drüsen im Magen u. Zwölffingerdarm, die einen – im Gegensatz zum Muzin – phosphorfreien, in Salzsäure unlöslichen, in kalter Essigsäure gerinnenden Schleim bilden.

mukokutan: Haut u. Schleimhaut betreffend.

Mukolyse: Verflüssigung von Schleim, z.B. durch **Mukolytika** (s.u. Expektoranzien).

mukopurulent: schleimig-eitrig.

Mukormykose: akute Pilzerkrankung (Mykose) durch fakultativ pathogene ↗Mucor-Arten (u.a. Rhizopus, Absidia). Meist »opportunistisch« (z.B. bei Diabetes mellitus, Leuk-

Müdigkeitssyndrom, chronisches: Definition der »International CFS Study Group« (nach Fukuda et al., in [207])

Hauptkriterien
1. Unerklärbare, persistierende oder rekurrierende Erschöpfung für die Dauer von mindestens sechs Monaten, welche zu einer substantiellen Reduktion der vorherigen Aktivität geführt hat
2. Ausschluß anderer Krankheiten, welche die Erschöpfung erklären
3. Kein notwendiger Ausschluß folgender Erkrankungen: Fibromyalgie, Angsterkrankung, Somatisierungsstörung, reaktive Depression, Neurasthenie u. Multiple-Chemical-Sensitivity-Syndrom
Nebenkriterien
1. Beeinträchtigung des Kurzzeitgedächtnisses u. der Konzentration
2. Pharyngitis
3. Schmerzhafte zervikale oder axilläre Lymphknoten
4. Myalgien
5. Arthralgien
6. Kopfschmerzen
7. Kein erholsamer Schlaf
8. Unwohlsein nach körperlicher Anstrengung
Das CFS gilt als gesichert bei Vorliegen der Hauptkriterien u. mindestens vier Nebenkriterien
Idiopathic Chronic Fatigue (ICF)
Alle Fälle chronischer Erschöpfung, welche nicht die Kriterien des CFS erfüllen

ämie), mit Sitz z.B. in der Nase (Rhinophykomykose; in Lungen, Darm, Gehirn metastasierend), an der Eichel **(»Mukor-Balanitis«)**, in der Haut (Paronychie), im Herz; evtl. – als Sepsis – mit Granulom- u. Abszeßbildungen.

Mukosa: Tunica mucosa, ↗Schleimhaut.

Mukoviszidose, zystische (Pankreas-)Fibrose: angeborenes, autosomal-rezessiv vererbtes Multiorgansyndrom; hervorgerufen durch Mangel an CFTR (**c**ystic **f**ibrosis **t**ransmembrane **r**egulator), einem Regulatorprotein des Chlorid-Transports durch die Zellmembran mit konsekutiver Erhöhung der Zähigkeit (Viskosität) von Körpersekreten. Die schwersten Folgeerscheinungen finden sich pulmonal (chron. Bronchitis) u. gastrointestinal (z.B. Mekoniumileus, Pankreasinsuffizienz, Maldigestion, Rektumprolaps, Cholestase mit Gallepfropfsyndrom, Icterus prolongatus, cholestatische Leberzirrhose). Diagnose: erhöhte Osmolalität u. erhöhter NaCl-Gehalt des Schweißes; beim Neugeborenen-Screening routinemäßig mittels Schweißtest. Therapie: symptomatisch (mit dem Ziel, Organfunktionen möglichst lange aufrechtzuerhalten).

Mukozele, Schleimzyste: durch Abflußbehinderung bedingte Ansammlung von Schleim in vorgebildeten Hohlorganen (= Retentionszyste).

Muldenplastik: Hüftarthroplastik (bei Koxarthrose) durch fräsende Neuformung der Hüftgelenkpfanne (mit Anpassung auch des Hüftkopfes) u. Einpflanzen einer muldenförmigen Hüftpfannen-Endoprothese (z.B. Vitalliummulde = »Cup«).

Mull: ↗Verbandmull.

multangulus: (latein.) vieleckig.

multi-: Wortteil »viel«, »mehrfach«; s.a. pluri-, poly-, hyper-.

multifaktoriell: durch eine Vielzahl von Faktoren bedingt; z.B. *genet* multifaktorieller Erbgang; m. Krankheitsursachen.

Multimorbidität: das gleichzeitige Bestehen mehrerer Krankheiten bei einer Person; ↗Polypathie.

Multiorganversagen: gleichzeitiges Versagen bzw. schwere Funktionseinschränkung verschiedener lebenswichtiger Organe (Niere, Leber, Lunge); tritt meist im Rahmen eines protrahierten ↗Schocks als Folge der Minderperfusion auf.

Multipara, Pluripara: die »Mehrgebärende«, d.h. eine Frau, die bereits mindestens 2 Schwangerschaften ausgetragen hat.

Multiple-Chemical-Sensitivity-Syndrom (MCS-Syndrom): die sog. »vielfache Chemikalienüberempfindlichkeit«; noch weitgehend ungeklärtes Krankheitsbild, gekennzeichnet durch Atemwegsbeschwerden, Abgeschlagenheit, Herz-Kreislauf- u. Verdauungsprobleme; weiterhin werden Konzentrationsschwierigkeiten, Verlust des Kurzzeitgedächtnisses u. depressive Verstimmung beobachtet; ursächlich kommt eine Vielzahl chemischer Umweltfaktoren in Frage.

Multiple Persönlichkeit(sstörung), dissoziative Identitätsstörung (nach DSM-IV): seltene, zu den dissoziativen ↗Persönlichkeitsstörungen gerechnete psychische Erkrankung; wird ursächlich v.a. mit schweren kindlichen Traumen (z.B. sexueller Mißbrauch, Mißhandlung) in Verbindung gebracht. Als Hauptmerkmal gilt das offensichtliche Vorhandensein von 2 oder mehr unterscheidbaren Identitäten oder Persönlichkeitszuständen in einer Person, wobei zu einem Zeitpunkt immer nur eine Persönlichkeit nachweisbar ist, die jeweils keinen (oder fast keinen) Zugang zur

Existenz oder zu den Erinnerungen der anderen hat.

Multiple Sklerose, MS, disseminierte Enzephalomyelitis, Entmarkungs-Encephalomyelitis, Polysklerose: relativ häufige Entmarkungskrankheit des zentralen Nervensystems mit herdförmig regellos verteiltem Markscheidenzerfall, perivaskulären Infiltraten, gliösen Proliferationen u. Narben; exogen oder endogen induzierter autogener immunologischer Prozeß. Tritt vorwiegend im 20. bis 50. Lebensjahr auf. Die Ätiologie ist möglicherweise vielfältig; angenommen wird u.a. eine wahrscheinlich im Kindesalter eintretende latente sog. Slow-Virus-Infektion, die erst nach Jahren klinisch faßbare Ausfallserscheinungen hervorruft. Symptome (nicht spezifisch!): pseudoneurasthenisches oder -rheumatisches Prodromalstadium; Hirnnervenausfälle (retrobulbäre Neuritis, Augenmuskellähmung, skandierende Sprache), spastische Lähmungen, Kleinhirnsymptome, Sensibilitäts-, Blasen- u. Mastdarmstörungen. Die Diagnose wird entscheidend mitbestimmt durch akustisch u. visuell ↑evozierte Potentiale, Computer- u. Kernspintomographie. Verlauf schubweise mit Remissionen oder chronisch-progredient; bisher keine kausale Therapie möglich.

Multiplex-Typ der Polyneuritis: Nervenentzündungen (↑Polyneuritis) mit asymmetrischer, wahllos anmutender Lokalisation. Symptome: schlaffe Lähmungen, verminderte Reflexaktivität, Störung der Oberflächen- u. Tiefensensibilität, vegetative Störungen; z.B. bei Diabetes mellitus.

multivalent, polyvalent: mit mehreren Valenzen; z.B. multivalenter ↑Impfstoff.

multivalvulär: mit vielen Klappen; mehrere Herzklappen betreffend (z.B. als Herzfehler).

Mumifikation, Mumifizierung: trockene Gangrän.

Mumps, Parotitis epidemica, Salivitis epidemica: akute Infektionskrankheit durch das gleichnamige RNS-Virus der Paramyxo-Gruppe. Eine nichteitrige Entzündung der Speicheldrüse(n) u. evtl. der Bauchspeicheldrüse, der Hoden (↑Mumpsorchitis) bzw. Eierstöcke, des ZNS (↑Mumps-Meningoenzephalitis). Infektion erfolgt nur durch direkten Kontakt (z.B. ist Speichel 2–4 Tg. vor bis 5–7 Tg. nach Krankheitsmanifestation infektiös). Nach der Inkubationszeit (18–21 [12–35] Tage) treten als uncharakteristische Prodromi Kopf-, Hals-, Ohren-, Nackenschmerzen u. subfebrile Temperatur auf, danach eine einseitige, nach 1–3 Tg. beidseitige, 3- bis 7tägige Schwellung der Ohrspeicheldrüse (»Parotis«), in ca. 75% der Fälle auch der anderen Speicheldrüsen (Submandibularis, Sublingualis); eine umgebende, teigige, schmerzhafte Schwellung (Kollateralödem) führt zu Abstehen des Ohres, Behinderung seitlicher Kopfbewegungen u. des Kauens, zu Ohrenschmerzen. Nach Heilung besteht lebenslange Immunität. Prophylaxe ist möglich durch Schutzimpfung mit abgeschwächter Lebendvakzine ab 2. Lj.; langanhaltender Schutz.

Mumps-Meningitis: bei ca. einem Drittel der Mumps-Erkrankungen vorkommende Hirnhautentzündung (↑Meningitis; zugleich mit oder nach der Drüsenschwellung).

Mumps-Meningoenzephalitis: Hirnhaut- u. Gehirnentzündung (Meningoenzephalitis) als Mumps-Komplikation. Evtl. nur als reine Enzephalitis (Hirnnervenausfälle, v.a. II u. IV, seltener V u. VII; Innenohrschaden, evtl. bleibende Taubheit) oder reine Meningitis (↑Mumps-Meningitis).

Mumps-Orchitis: fieberhafte Hodenentzündung (↑Orchitis) als Mumpsfolge (bei Adoleszenten); evtl. auch mit Entzündung der Nebenhoden, Samenstränge, Prostata. Gefahr der Hodenatrophie u. – bei beidseitigem Befall – der Azoospermie.

Mundatmung: Atmung durch den offenen Mund; meist bei behinderter Nasenatmung (z.B. Rachenmandelhyperplasie), bei Bißanomalie (v.a. Prognathie), ferner habituell.

Mundbodenphlegmone: im Mundboden ablaufende eitrige Entzündung (↑Phlegmone); i.e.S. die tiefe Halsphlegmone (Angina Ludovici) mit Ursprung z.B. in Zahnkaries, geschwüriger Stomatitis, örtlichem Lymphknotenabszeß. Symptome: brettharte, schmerzhafte Infiltration, Schluckschmerzen, Mundsperre, Sprachbehinderung, septische Allgemeinsymptome. – Gefahr der eitrigen Einschmelzung mit Mediastinitis, Meningitis; evtl. para- u. retropharyngealer Abszeß.

Mundentzündung: ↑Stomatitis.

Mundfäule: schwere, aphthöse u. infektiöse Mundhöhlenerkrankung; v.a. als ↑Stomatitis herpetica, Aphthoid.

Mundgeruch: ↑Foetor ex ore.

Mundsoor: ↑Candidamycosis an Mund- u. Zungenschleimhaut.

Mundtrockenheit: ↑Xerostomie.

Mundwinkelrhagaden: ↑Angulus infectiosus.

Mund-zu-Mund-Beatmung: bei Unmöglichkeit einer endotrachealen Intubation die re-

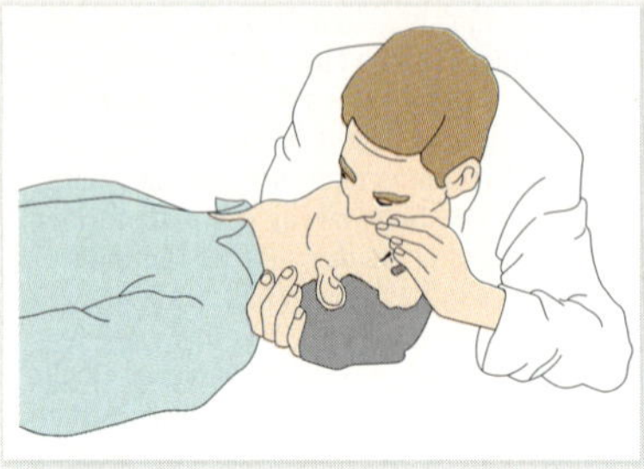

Mund-zu-Mund-Beatmung: Überstreckung des Kopfes, Verschluß der Nase des Patienten, Einblasen der ausgeatmeten Luft des Helfers in den Mund des Patienten. Der Patient atmet passiv aus. Frequenz 10–12/Min.

spiratorische ↗Reanimation durch Atemspende von Mund zu Mund, evtl. unter Zwischenschaltung eines Mund- bzw. Zungengrundtubus. Die Nase wird durch Klemme oder Fingerdruck verschlossen.

Mund-zu-Nase-Beatmung: Atemspende durch Lufteinblasung durch die Nase. Kopf des Kranken überstreckt, die linke Hand des Helfers liegt an der Stirn-Haar-Grenze, die rechte unter dem Unterkiefer (schließt den Mund); rhythmisches Lufteinblasen mit angemessenem Einblasdruck (an Thoraxbewegungen kontrollierbar).

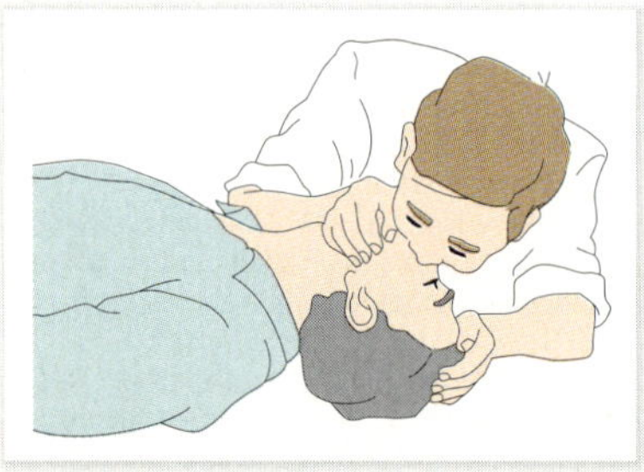

Mund-zu-Nase-Beatmung: Verschluß des Mundes des Patienten durch den Helfer. Einblasen der ausgeatmeten Luft des Helfers in die Nase des Patienten. Frequenz 10–12/Min.

Munro* Mikroabszeß: Granulozytenansammlung in oder unter der Hornschicht der Haut im Bereich frischer Effloreszenzen der Psoriasis (ähnlich auch z.B. bei seborrhoischer Dermatitis).

Munro* Punkt: Mitte der Verbindungslinie zwischen Nabel u. vorderem oberem Darmbeinstachel; typische Einstichstelle für Bauchpunktion.

mural(is): (latein.) die Wand eines Hohlorgans betreffend, auch i.S. von ↗intramural.

murin: die Maus bzw. Ratte [Murinae] betreffend. – **m. Fleckfieber:** s.u. Fleckfieber.

Muscarin, Muskarin: giftige quartäre Ammoniumbase verschiedener Pilze (Inocybe, Clytocybe, Entoloma lividum, Amanita muscaria [= Fliegenpilz]). Ein Parasympathomimetikum von toxikologischer u. neurophysiologischer Bedeutung, dessen – durch Atropin aufhebbares – Wirkungsbild (negativ chrono- u. inotrope Wirkung am Herzen, Miosis, periphere Vasodilatation, Engstellung der Bronchien, Tonus- u. Peristaltiksteigerung an Magen u. Darm, Speichel- u. Tränenfluß) als **Muscarintyp** der Pilzvergiftung bezeichnet wird, u. das mit Hitzegefühl, Schweißausbruch, Erbrechen, Zyanose, Mikropsie, Benommenheit, Bradykardie, evtl. Kreislaufkollaps, Lungenödem einhergeht.

Muscarin-Rezeptoren, m-Cholinozeptoren: ↗Membranrezeptoren an Auge, Herz, Bronchial- u. Darmmuskulatur für Impulse (postganglionärer cholinerger) parasympathischer Nervenfasern.

Muschelresektion: Teilentfernung einer Nasenmuschel (Concha); ↗Konchotomie.

MuSchG: Abk. für ↗**Mu**tter**sch**utz**g**esetz.

Muscimol: ein halluzinogener Hauptwirkstoff des Fliegenpilzes (Amanita muscaria).

muscularis: (latein.) aus Muskelgewebe bestehend, muskulär; z.B. ↗Tunica muscularis **(= Muskularis),** Lamina muscularis mucosae.

Musculus: *(latein. = Mäuschen)* ↗Muskel. – Im nachfolgenden Text *F* = Funktion, **Mm. = Musculi** (Muskeln). – **Mm. abdominis:** ↗Bauchmuskeln. – **M. abductor:** Muskel, der ↗Abduktion bewirkt (evtl. einschl. Seithebung über die Horizontale). – **M. adductor:** heranziehender = adduzierender Muskel; s.a. Adduktoren..., ↗Adduktion. – **M. arrector pili:** kleiner glatter Hautmuskel; *F:* Aufrichten der Haare unter höckerartigem Anheben der Haut (»Gänsehaut«); wahrscheinlich auch Entleerung der Talgdrüsen. Fehlt an Wimpern, Augenbrauen u. Haaren von Nase, Ohr u. Bart. – **M. biceps brachii:** 2köpfiger Oberarm-M.; *F:* Unterarmbeugung u. -supination im Ellbogengelenk, Nachvornführen des Armes im Schultergelenk (= Anteversion) u. Abduktion im Schultergelenk durch beide Köpfe, durch den kurzen auch Innenrotation. – **M. biceps femoris:** 2köpfiger Oberschenkel-M.; *F:* langer Kopf: Beinstreckung u. -adduktion im Hüftgelenk, bd. Köpfe Beugung u. Außenrotation im Kniegelenk. – **M. buccinator:** ein Wangenmuskel in Fortsetzung des M. orbicularis oris; *F:* Seitwärtsziehen der Mundwinkel, Pressen der Lippen u. Wangen an die Zähne, Versteifung der Wange beim Saugen, Drängen der Speisen zwischen die Zähne. – **Musculi bulbi:** die quergestreiften äußeren Augenmuskeln. – **M. bulbospongiosus, M. bulbocavernosus:** Schwellkörper-Muskel der männlichen Harnröhre bzw. des Scheidenvorhofes. – **M. ciliaris:** im Querschnitt dreieckiger Muskel des Ziliarkörpers aus sich zu einem Netzwerk durchflechtenden 3 Fasergruppen. *F:* Nachvornziehen der Aderhaut, dadurch Erschlaffung der Zonula ciliaris u. Wölbung der Linse (↗Akkommodation). – **Musculi colli:** die Halsmuskeln; ↗Platysma u. die Mm. sternocleidomastoideus, supra- u. infrahyoideus, scaleni, longus colli, longus capitis u. rectus capitis anterior. – **M. constrictor:** Schnürmuskel. – **M. c. pharyngis:** unterer, mittlerer u. oberer Schnürmuskel in der Tunica muscularis des Schlundes = **M. c. ph. inferior** bzw. **medius** bzw. **superior;** *F:* Schlundschnürung, -senkung u. -hebung (u. Beteiligung an Nasenabschluß durch PASSAVANT* Wulst). – **M. cremaster:** vom queren u. schrägen inneren Bauchmuskel abzweigende Faserbündel mit Ansatz am Samenstrang u. Hoden; *F:* Hochziehen des Hodens (↗Kremasterreflex). – **M. cricoarytenoideus lateralis** u. **posterior:** *F:* Verengung bzw. Erweiterung der Stimmritze; s.a. Postikus... – **M. cricothyr(e)oideus:** *F:* Fixieren u. Nachvornkippen des Schildknorpels = Spannen des Stimmbandes. – **M. detrusor vesicae:** ↗Detrusor. – **Mm. dorsi:** die Rückenmuskeln; oberflächlich – als spinohumoraler Muskel (von Wirbelsäule [WS] an Oberarm) – der M. latissimus dorsi, ferner als spinokostale Gruppe (von WS an Rippen) die Mm. serratus posterior sup. u. inf., als spinoskapulare (von WS an Schulterblatt u. Schlüsselbein) die Mm. trapezius, rhomboideus major u. minor, levator scapulae; in der Tiefe die ↗autochthone Rückenmuskulatur; ferner die Mm. intertransversarii laterales lumborum u. transversus nuchae. – **M. epicranius:** Kopfhaubenmuskel; die Galea aponeurotica mit den Mm. occipitofrontalis u. temporoparietalis; *F:* Bewegung der Kopfschwarte. – **M. erector spinae:** Summe aller ↗autochthonen Rückenmuskeln; *F:* Streckung u. seitliche Neigung der Wirbelsäule. – **M. extensor:** Strecker, Streckmuskel. Als Unterarmmuskeln mit ei-

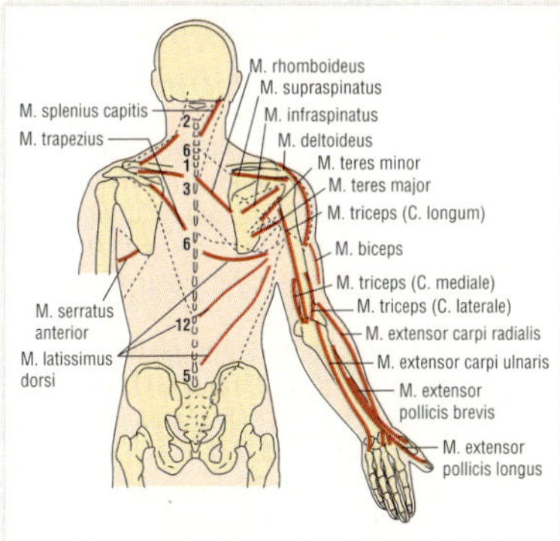

Muskelgruppen des Rückens, der Schulter u. der Armstreckseite [447]

nigen Ausnahmen am Epicondylus lat. des Humerus entspringend. – **M. e. digitorum brevis:** der Kleinzehenstrecker; *F:* Zehenstrecken u. -lateralabduktion. – **M. e. digitorum longus:** der lange Zehenstrecker; *F:* Dorsalflexion des Fußes u. der 2.–5. Zehe, Abduktion u. Pronation des Fußes. – **M. e. digitorum:** der lange – gemeinsame – Fingerstrecker **(= »M. e. d. communis«),** dessen durch das Retinaculum extens. an den Streckseiten des 2.–4. Fingers verlaufenden 4 Sehnen durch verbindende Bindegewebsstränge (Connexus intertendinei) unabhängige Streckbewegungen einzelner Finger einschränken; *F:* Strecken der Finger, Dorsalflexion der Hand. – **M. e. hallucis brevis:** *F:* Großzehenstreckung u. -abduktion im Grundgelenk. – **M. e. hallucis longus:** *F:* Strecken der Großzehe in bd. Gelenken, Dorsalextension im oberen Sprunggelenk (Fußspitzenhebung), geringe Fußpronation (u. -abduktion); bei Hallux valgus ist die Sehne seitlich verrutscht (verstärkt die Valgität). – **M. fibularis:** ↗Musculus peroneus. – **M. flexor:** Beugemuskel. – **M. f. digitorum brevis:** kurzer Zehenbeuger; *F:* Beugen der Mittelglieder II–V, Stützung (Spannen) des Fußlängsgewölbes. – **M. f. digitorum longus:** langer Zehenstrecker; *F:* Beugung in allen Zehengelenken (»Anpressen« an den Boden beim Gehen), Supination u. Plantarflexion des Fußes. – **M. f. digitorum profundus:** tiefer Fingerbeuger; *F:* Beugen der Endglieder II–V u. der Hand. – **M. f. digitorum superficialis:** oberflächlicher Fingerbeuger; *F:* Beugen der Mittelglieder II–V der Hand u. des Vorderarmes. – **M. f. hallucis brevis:** *F:* Großzehenbeugung, Stützung des Fußlängsgewölbes. – **M. f. hallucis longus:** *F:* Großzehenbeugung, Beugung u. Adduktion des Fußes. – **M. f. pollicis brevis:** *F:* Beugen u. Adduktion des Daumens. – **M. f. pollicis longus:** *F:* Beugung in bd. Daumengelenken u. im Handgelenk; auch Daumenadduktion u. – gering – Radialabduktion der Hand. – **M. gastrocnemius:** »Zwillingswadenmuskel«; *F:* Fuß- u. Unterschenkelbeugung (in ob. Sprunggelenk/Kniegelenk); Supination des Fußes. – **M. gemellus inferior** u. **superior:** 2 Oberschenkelmuskeln als »Paar«; *F:* Außenrotation u. – geringfügig – Ad- u. Abduktion des Beines. – **M. gluteus,** »Glutäus«, Gluteus: Gesäßmuskel. – **M. gl. maximus:** *F:* Strecken, Ad- u. Abduktion, Außenrotation des Beines; Hemmung der Beckenvorwärtskippung, Aufrichten des Oberkörpers beim Aufstehen u. Treppensteigen. – **M. gl. medius:** *F:* wie M. gl. minimus. – **M. gl. minimus:** *F:* Abduktion (Abspreizen), Innen- u. Außenrotation, Beugung u. Streckung des Beines. – **M. iliopsoas:** die sich vereinigenden Mm. iliacus u. psoas major; mit gemeinsamem Ansatzort u. etwa gleicher Funktion der bd. Teile: Beugen sowie Außenrotation des Beines, Aufrichten des Beckens in Rückenlage bei gestreckten Beinen. – **Mm. infrahyoidei:** die Unterzungenbeinmuskeln; der M. sternothyroideus, sterno-, thyro-, omohyoideus. – **Mm. intercostales:** die Zwischenrippenmuskeln; die äußeren **(= Mm. i. externi),** jeweils – zwischen Rippentuberkulum u. -knorpel – vom unteren Rippenrand schräg ventral-kaudalwärts zum Oberrand der benachbarten Rippe ziehend (mediale Fortsetzung: Membrana intercostalis externa), von den Interkostalnerven I–XI versorgt, verspannen die Rippen u. heben sie (zur Einatmung = Inspiration); die inneren **(Mm. i. interni),** jeweils – in Fortsetzung einer Membrana intercostalis interna – zwischen Angulus u. brustbeinseitigem Rippenende – vom unteren Rippenrand schräg dorsal-kaudal zum oberen Rand der benachbarten Rippe ziehend u. von den Interkostalnerven I–XI versorgt, verspannen die Rippen u. senken sie (zur Ausatmung = Exspiration). – **Mm. interossei:** zwischen den Mittelfuß- bzw. Mittelhandknochen gelegene Muskeln. – **Mm. interspinales:** paarige ↗autochthone Rückenmuskeln (»Interspinalsystem«) zwischen den endständig gespaltenen Dornfortsätzen der Halswirbel bzw. unpaare Muskeln zwischen den Dornfortsätzen der Brust- bzw. Lendenwirbel; *F:* Strecken des jeweiligen WS-Abschnittes. – **Mm. intertransversarii:** 3 paarige autochthone Rückenmuskeln (»intertransversales System«) der Wirbelsäule zwischen den vorderen bzw. hinteren Höckern der Halswirbelquerfortsätze, zwischen Querfortsätzen der BW (inkonstant) u. zwischen den Processus mamillares u. accessorii der LWS **(= Mm. i. anteriores** bzw. **post. cervicis, Mm. i. thoracis, Mm. i. mediales lumborum);** *F:* WS-Seitwärtsneigung. – **M. ischiocavernosus:** beim Mann Muskelbündel um die Wurzel des Corpus cavernosum; *F:* Spannen der Tunica albuginea, Kompression der Vena dorsalis penis = Hemmung des venösen Blutabflusses aus dem Gliedschwellkörper; bei der Frau schwache Bündel vom Sitzbeinast zum Kitzlerrücken; *F:* Aufrichtung der Klitoris. – **M. latissimus dorsi:** breiter Rückenmuskel; *F:* Abwärtsziehen des senkrecht erhobenen, Rückwärtsziehen u. Adduktion des hängenden Armes; Innenrotation. – **M. levator:** Hebemuskel. – **M. l. ani:** trichterförmiger, aus den Mm. pubococcygeus, iliococcygeus, puborectalis u. (♀) pubovaginalis bzw. (♂) levator prostatae bestehender M. als Teil des ↗Diaphragma pelvis; *F:* Verschluß des Beckenausganges (»Beckenboden«); s.a. Levator... – **Mm. linguae:** die quergestreiften Zungenmuskeln: Mm. genio-, hyo-, chondro-, styloglossus, longitudinalis superior u. inferior, transversus, verticalis linguae. – **M. longissimus:** der mediale Teil des M. erector spinae. – **M. longus:** langer Muskel. – **M. l. capitis:** langer Kopfmuskel (vor der WS); *F:* Vor- u. Seitbeugen von Kopf u. Halswirbelsäule. – **M. l. colli:** langer Halsmuskel; *F:* Vor- u. Seitbeugen der Halswirbelsäule (beidseitiger bzw. einseitiger Effekt). – **Mm. lumbricales:** spulwurmförmige Muskeln. **1)** 4 Mittelhandmuskeln; *F:* Beugen des 2.–5. Fingers im Grundgelenk bei gleichzeitiger Streckung in den übrigen Gelenken. **2)** 4 Muskeln des Mittelfußes; *F:* Beugen der Zehen im Grundgelenk bei gleichzeitiger Streckung in den übrigen Gelenken; Medialabduktion 2.–5. Zehe. – **M. masseter:** ein gefiederter Kaumuskel; *F:* Mundschluß (Heben des UK); Vorschieben des UK beim Kauakt durch oberflächlichen Teil. – **Mm. multifidi:** autochthone Rückenmuskeln des transversospinalen Systems, 2–3(4) Wirbel überspringend; *F:* Strecken u. Drehen (zur Gegenseite) der Wirbelsäule. – **M. mylohyoideus:** ein suprahyoidealer Mundbodenmuskel; *F:* Kranialverlagerung des Zungenbeines beim Schlucken; Unterkieferkaudalverlagerung

(Mundöffnung). – **M. obliquus:** schräger Muskel. – **M. obl. capitis inferior** u. **superior:** unterer u. oberer schräger Kopfmuskel (als autochthone Rückenmuskeln); *F:* gegenseitige Drehung bzw. gleichseitige Neigung des Kopfes. – **M. obl. externus abdominis:** äußerer schräger Bauchmuskel; *F:* Vorbeugen des Rumpfes bzw. Rumpfdrehen zur Gegenseite (bei beid-/einseitiger Aktivität); in Rückenlage Aufrichten des Oberkörpers bzw. Beckenannäherung an Brustkorb; Beteiligung an Bauchpresse. – **M. obl. inferior:** unterer schräger Augenmuskel; *F:* Drehung des vorderen Augapfelpoles nach außen-oben; Blickhebung. – **M. obl. internus abdominis:** innerer schräger Bauchmuskel; *F:* wie Obliquus externus, jedoch Rumpfdrehung zur gleichen Seite bei einseitiger Aktivität. – **M. obl. superior:** oberer schräger Augenmuskel; *F:* Drehung des vorderen Augenpols nach unten-innen; Blicksenkung. – **M. obturator:** (hüftloch)verschließender Muskel (als Hüftmuskel). – **M. opponens:** entgegenstellender Muskel. – **M. orbicularis:** »Ringmuskel«. – **M. o. oculi:** die Augenhöhle umkreisender, mit seinem um die Lidspalte gelegenen Teil zum Tränensack u. Tränenkanälchen bzw. in die Lider (»M. tensor tarsi«) einstrahlender Muskel; *F:* Lidschluß, Zusammenkneifen der Lider, Median- u. Kaudalverziehen der Augenbraue, Erweiterung des Tränensackes. – **M. o. oris:** Ringmuskel des Mundes; *F:* Schließen u. Spitzen des Mundes. – **M. orbitalis:** glatter, in der Knochenhaut (Periorbita) der Augenhöhle fixierter Muskel in der Fissura orbitalis inferior. – **M. palatoglossus:** Gaumen-Zungen-Muskel (des vorderen Gaumenbogens); vor der Gaumenmandelnische; *F:* Senken des weichen Gaumens, Heben des Zungengrundes, Verengung der Schlundenge (Isthmus faucium). – **M. palatopharyngeus:** Muskel im hinteren Gaumenbogen; *F:* Senken des weichen Gaumens, Heben des Schlundes, Verengung des Isthmus faucium. – **M. palmaris:** Hohlhandmuskel. – **M. p. brevis:** *F:* Spannen der Palmaraponeurose (samt Haut). – **M. p. longus:** *F:* Spannen der Palmaraponeurose, Beugen der Hand im Grundgelenk. – Variabel, inkonstant. – **Mm. papillares:** von der Herzwand in die Kammerlichtungen ragende kegelförmige Muskeln, die mit Chordae tendineae in den Segeln der Herzklappen enden u. deren Zurückschlagen in die Vorhöfe verhindern; im rechten Ventrikel 3 (vorn, hinten u. septal; für Segel der Trikuspidalklappe); im li. Ventrikel 2 (vorn u. hinten; für die Mitralklappe). – **Mm. pectinati:** »kammartige Muskeln«; in Richtung Herzohr vorspringende Leisten der Muskulatur des li. Vorhofes als »Trabeculae carneae«. – **M. pectineus:** *F:* Beinadduktion, -flexion u. -außenrotation. – **M. pectoralis:** Brustmuskel. – **M. p. major:** großer Br.; *F:* Armadduktion, -innenrotation u. -anteversion; inspiratorischer Atemhilfsmuskel (bei Armaufstützen). – **M. p. minor:** kleiner Br.; *F:* Senken des Schultergürtels; Atemhilfsmuskel (wie der große). – **Mm. perinei:** Dammuskeln; die Mm. bulbospongiosus, ischiocavernosus, transversus perinei superficialis u. profundus, sphincter urethrae u. urethrovaginalis, compressor urethrae; darüber – als Diaphragma pelvis – die Mm. levator ani, coccygeus, sphincter ani externus. – **M. peroneus,** M. fibularis: Wadenbeinmuskel. – **M. per. brevis:** *F:* Abduktion, Pronation u. Plantarbeugung sowie Eversion des Fußes. – **M. per. longus:** *F:* Abduktion, Pronation, Plantarflexion des Fußes; Stützung des Fußgewölbes. – **M. popliteus:** Kniekehlenmuskel; *F:* Unterschenkelbeugung u. -innenrotation. Verhindert bei mittlerer Beugestellung Meniskuseinklemmung. – **M. pronator:** Pronationsmuskel. – **M. psoas:** Lendenmuskel. – **M. pterygoideus:** »Flügelmuskel«; 2 vom Processus pterygoideus des Keilbeines entspringende Kaumuskeln. – **M. pubococcygeus:** Teil des Musculus levator ani vom Scham- zum Steißbein, teilw. auch zum Mastdarm, zwischen dem rechts- u. linksseitigen Teil des Levatortores. – **M. puboprostaticus:** glatte Muskulatur im gleichnam. Prostata-Band. Analog M. pubovagin. der Frau. – **M. puborectalis:** Teil des M. levator ani seitlich des M. pubococcygeus, vom Schambein schlingenförmig um die Flexura perinealis des Mastdarms; dahinter mit dem M. der Gegenseite vereinigt (in Raphe anococcygea). – **M. pubovaginalis:** Teil des M. pubococcygeus; *F:* Verengung der Scheide. – **M. pubovesicalis:** glatte Muskelfasern vom unteren Symphysenrand zum Blasenhals; im gleichnam. Ligament. – **M. pyramidalis:** kleiner Bauchmuskel in einer Doppelung der vorderen Rektusscheide; *F:* Spannen der Linea alba. – **M. quadriceps femoris:** vierköpfiger Oberschenkelmuskel (der M. rectus femoris u. die Mm. vasti lat., intermedius u. medialis); *F:* Unterschenkelstreckung; M. rectus auch Beugen des Oberschenkels. – **M. rectouterinus:** glatter Muskel im Parametrium, in der Plica rectouterina; vom Gebärmutterhals am Mastdarm vorbei zum Kreuzbein. – **M. rectus:** gerader Muskel. – **M. r. abdominis:** *F:* Senken des Brustkorbs, Vorneigen des Rumpfes (WS-Beugung), Heben des vorderen Beckenrandes bei fixiertem O'körper, Bauchwandverspannung; vgl. Intersectiones. – **M. r. capitis:** gerader Kopfmuskel; als **M. r. c. anterior** (zwischen 1. Halswirbel u. Hinterhauptbasis; für Vor-, Seitneigung des Kopfes), **M. r. c. lateralis** (zwischen Atlas-Querfortsatz u. Processus jugularis des Okziputs; für Seitneigung des Kopfes), **M. r. c. posterior major** u. **minor** (zwischen Axis-Dornfortsatz bzw. hinterem Atlas-Tuberculum u. der Linea nuchae inferior des Okziputs); für die gleichseitige Kopfdrehung (durch Major). – **M. r. femoris:** Teil des ↗M. quadriceps; *F:* Beugen des Ober-, Strecken des Unterschenkels. – **M. r. oculi:** gerader Augenmuskel; u. zwar je ein unterer, äußerer, innerer u. oberer, die sämtlich jeweils am Anulus tendineus communis (= Sehnenring am Canalis opticus) u. an Knochen der Augenhöhle entspringen u. an der Sklera des Augapfels, vor dessen Äquator, ansetzen. – **M. rhomboideus major** u. **minor:** Rhomboidmuskel; *F:* Heben u. Nachhintenziehen des Schultergürtels, Rückführen des Schlüsselbeines, Rückwärtsschwenken des unteren Schulterblattwinkels; Festhalten des Schulterblattes am Rumpf. – **Mm. rotatores:** Drehmuskeln der transversospinalen autochthonen Rückenmuskulatur tief in der Rinne zwischen Querfortsätzen u. Dornfortsätzen der ganzen Wirbelsäule (am stärksten an der BWS); *F:* Drehung (u. Streckung) des jeweiligen WS-Abschnitts. – **M. salpingopharyngeus:** Ohrtrompeten-Schlund-Muskel; *F:* Schlundheber. – **M. sartorius:** »Schneidermuskel«; *F:* Beugung, Abduktion, Außenrotation des Ober-, Beugung u. Innenrotation des Unterschenkels. – **M. scalenus:** 3 an Halswirbeln entspringende Rippenheber der tiefen Halsmuskulatur; *F* (komplex): Brustkorbanhebung (als auxil. ↗Atemmuskeln), Pleurakuppelspannung, Seitneigen der HWS. – **M. semispinalis:** 3 dem »transversospinalen System« der ↗autochthonen Rückenmuskulatur zugehörige Muskeln **(M. s. capitis, cervicis** u. **thoracis).** – **M. serratus:** Sägemuskel. – **M. serr. anterior:** *F:* Fixieren, Drehen, Vorziehen des Schulterblattes; Atemhilfsmuskel. – **M. serr. posterior inferior:** *F:* Seit- u. Rückziehen der 4 untersten Rippen (Inspiration) gegen den Einwärtszug des Zwerchfells. – **M. serr. post. superior:** *F:* Heben des Brustkorbs (Inspiration). – **M. soleus:** »Schollenmuskel«; Teil des M. triceps surae; *F:* Heben der Ferse,

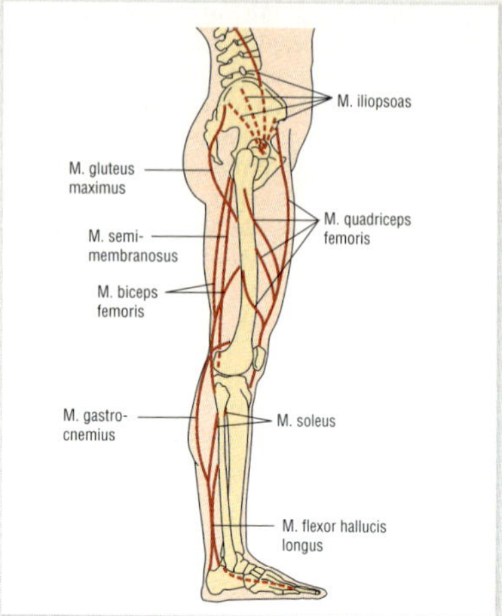

Wichtige Muskelgruppen des Beines, nach Zugrichtungen dargestellt (nach ROTHSCHUH) [447]

Plantarbeugung u. Supination des Fußes. – **M. sphincter:** Schließmuskel; s.a. Sphinkter… – **M. sph. ampullae hepatopancreaticae,** Sphincter ampullae; Sph. Oddii: glatter Schließmuskel (Ring-, Schrägfasern) am Durchtritt des Ductus choledochus u. pancreaticus major durch die Wand des Zwölffingerdarmes (↗Papilla duodeni); mit besonderen Fasern für den ↗Ductus pancreaticus. – **M. sph. ani:** Afterschließmuskel. **1) M. sph. ani externus:** außen dem M. levator ani aufliegender M.; seine tiefe, schleimwandnahe Schicht bewirkt – zusammen mit dem M. puborectalis – Kompression des Rektums, seine oberflächliche eine Abklemmung des Analkanals, sein als Schlinge ausgebildeter, vom Ligamentum anococcygeum in das Dammzentrum ausstrahlender Teil eine seitl. Abklemmung der Afteröffnung (vgl. Kontinenzorgan); oberflächlichste Lagen – bindegewebig u. glatt-muskulär durchsetzt – strahlen in die Haut der Aftergegend ein. **2) M. sph. ani internus:** der glatt-muskuläre, verdickte, in die oberflächliche Schicht des äußeren Schließmuskels einstrahlende Endabschnitt der inneren Mastdarm-Ringmuskulatur, innerviert vom N. pudendus. – Beide Muskeln gemeinsam bewirken den willkürlichen bzw. unwillkürlichen Afterschluß (»Stuhlkontinenz«), u. zwar im Zusammenspiel mit Rezeptoren der Darmwand u. unter Kontrolle der Defäkationszentren. – **M. sph. pupillae:**

glatter Ringmuskel im vorderen Pupillarrand der Regenbogenhaut; *F:* Pupillenverengung (in Antagonismus zum sympathisch innervierten M. dilatator pupillae). – **M. sph. pyloricus:** glatter Schließmuskel des Magenausganges (↗Pylorus). – **M. sph. urethrae,** Sphincter urethrae externus: quergestreifter Schließmuskel (»Rhabdosphinkter«) der Harnröhre; seine Tonusminderung (zugleich mit Tonuszunahme des ↗Detrusors) ermöglicht ↗Miktion. – **M. spinalis:** 2- bis 3teiliger »Dornfortsatzmuskel«; »interspinaler« Teil der tiefen autochthonen Rückenmuskulatur, von Dornfortsatz zu Dornfortsatz (mehrere Wirbel überspringend), evtl. auch an das Hinterhauptbein; *F:* Strecken, Rückbeugen u. Seitneigen der WS; evtl. (Kopfteil): Kopfdrehung u. -neigung zur selben Seite oder -rückwärtsneigung (bei einseitiger bzw. doppelseit. Aktivität). – **M. splenius:** beidseits als Teil des »spinotransversalen Systems« der ↗autochthonen Rückenmuskeln je ein Kopf- u. Halsmuskel **(M. spl. capitis** u. **cervicis);** *F:* Rückneigen des Kopfes u. Dorsalextension der HWS bzw. Kopfdrehung u. Kopf-HWS-Neigung zur gleichen Seite (bei doppel- bzw. einseitiger Aktivität des Kopfmuskels); HWS-Drehung zur gleichen Seite oder HWS-Dorsalextension (einseit. oder beidseit. nach Aktivität). – **M. stapedius:** der Steigbügelmuskel der Gehörkette; *F:* Spannen des Ligamentum anulare, Verkanten der Steigbügelplatte (Schwingungsabschwächung). – **M. sternocleidomastoideus:** der Kopfnicker; *F:* Vorschieben des gesenkten Kopfes unter Heben des Kinns (Hinterhaupt nackenwärts gezogen) bei beidseit. Zug; gleichseitige HWS-Beugung mit Kopf-Gesichtsdrehung zur Gegenseite. – Ferner Heben des Schlüsselbeines u. Brustkorbs (Atemhilfsmuskel). – **M. temporalis:** Schläfenmuskel; ein Kaumuskel; *F:* Heben u. Rückführen des Unterkiefers, Gegeneinanderpressen der Zahnbögen. – **M. thyroarytenoideus:** *F:* Stimmritzenverengung. – **M. thyroepiglotticus:** *F:* Herunterziehen des Kehldeckels. – **M. thyrohyoideus:** *F:* Schildknorpelhebung, Zungenbeinsenkung. – **M. tibialis:** Schienbeinmuskel. **1) M. tib. anterior:** Muskel der Unterschenkel-Extensorengruppe; *F:* Dorsalflexion u. Supination sowie Inversion des Fußes. **2) M. tib. posterior:** *F:* Plantarflexion, Supination u. Adduktion des Fußes, Spannen der Fußgewölbe. – **M. trachealis:** glatte Fasern im membranösen Wandteil der Luftröhre zwischen den freien Enden der Knorpelspangen. – **M. transversospinalis:** autochthone Rückenmuskeln zwischen Quer- u. Dornfortsätzen ab dem 2. Halswirbel bis zum Kreuzbein; besser bezeichnet als »transversospinales System« mit den Anteilen Mm. semispinalis, multifidi u. rotatores. – **M. transversus:** querer Muskel. – **M. tr. abdominis:** querer Bauchmuskel; *F:* Einziehung der Bauch- u. unteren Brustkorbwand; beteiligt an Bauchpresse. – vgl. M. cremaster. – **M. tr. linguae:** querer Zungenmuskel (Eigenmuskel zwischen deren Scheidewand u. Seitenrändern; verflochten mit den longitudinalen Muskeln); *F:* Querwölbung u. Verlängerung der Zunge; Zungenverformung beim Kauen, Sprechen etc. – **M. tr. perinei:** querer Dammuskel; **1) M. tr. per. profundus** zwischen bd. Schambeinen (im Schambogen) als Grundlage des Diaphragma urogenitale; **2) M. tr. per. superficialis** am Hinterrand des ersteren. – **M. tr. thoracis:** querer Brustkorbmuskel; *F:* Senken der Rippen (Ausatmung), Brustkorbverspannung. – **M. trapezius:** »Kapuzenmuskel«; *F:* Heben, Senken, Medianwärtsziehen u. Drehen des Schulterblattes; Kopfdrehung zur Gegenseite. – **M. triceps:** dreiköpfiger Muskel. – **M. tric. brachii:** dreiköpfiger Oberarmmuskel; *F:* Strecken des Vorderarmes; durch langen Kopf auch Adduktion u. Retroversion des Armes. – **M. tric. surae:** dreiköpfiger Wadenmuskel, gebildet vom zweiköpfigen M. gastrocnemius u. dem M. soleus (bilden gemeinsam die Achillessehne); *F:* Unterschenkelbeugung; Plantarbeugung u. Supination des Fußes. – **M. vocalis:** Stimmuskel; *F:* Stimmlippenspannung (ohne Verkürzung; dadurch Änderung der Eigenschwingung), Stimmritzenverschluß. – **M. zygomaticus:** Jochbeinmuskel (je ein großer u. kleiner); *F:* Seit- u. Aufwärtsziehen des Mundwinkels (als eigentlicher Lachmuskel) bzw. Seit- u. Aufwärtsziehen der Oberlippe.

Musiktherapie: aktiver oder rezeptiver Einsatz von Musik oder musikalischen Elementen z.B. in der Heilpädagogik, Verhaltens- u. Gestalttherapie (v.a. bei verminderten verbalen Kommunikationsmöglichkeiten).

Muskarin: ↗Muscarin.

Muskel, Musculus: spindel- bis plattenförmiges, von einer bindegewebigen Hülle (Muskelfaszie) umgebenes Organ; als **quergestreifter M.** (Skelettmuskel) bestehend aus zu Bündeln geordneten Muskelfasern u. im Dienste der Statomotorik stehend, wobei sich die Funktion aus dem spezif. Ursprung (»Origo«), Verlauf u. Ansatz (»Insertio«; vgl. Sehne) ergibt; wird von »Muskelästen« der Blutgefäße, neural von peripheren Ästen der Spinal- bzw. Hirnnerven versorgt. Als **glatter M.** bestehend aus von Muskelzellen gebildetem Gewebe; wird als Eingeweidemuskel von sympathischen u. parasympathischen Nervenfasern versorgt (z.B. als Plexus myentericus, submucosus). – Die histolog. Unterscheidung »glatt« u. »quergestreift« wird ergänzt – auf die Innervation bezogen – durch die Gliederung in »unwillkürliche« u. »willkürliche« Muskulatur. – s.a. Myo...

Muskelatonie: ↗Myatonie.

Muskelatrophie, Myatrophie: Verminderung der Skelettmuskelmasse. Als **einfache M.** (Verschmälerung der Fasern, Schwinden der kontraktilen Substanz) oder als – numerische – Atrophie (Abnahme der Faserzahl); tritt auf bei Kachexie, als Hungeratrophie, im Alter (»braune Atrophie«), als Inaktivitätsatrophie sowie als myo- u. neurogene M.; s.a. Abb. – **M., idiopathische:** ein Typ der neurogenen M. – **M., infantile:** infantile Formen der spinalen M., s.u. M., neurogene. – **M., myogene** oder **myopathische:** eine im allgemeinen erbliche u. fortschreitende M. als Folge einer angeborenen Muskelstoffwechselstörung mit systemischer Verarmung an Enzymen. – I.w.S. auch sekundäre Formen, z.B. bei Myositis, Gerinnungsstörungen (Skorbut, Hämophilie), nach Verletzung, Verbrennung. – **M., neurogene** oder **neuropathische:** sekundäre M. infolge Ausfalls, Untergangs der zugehörigen Nerven durch Schädigung des II. motorischen Neurons (s.a. Motoneuron), z.B. als symptomatische M. bei Poliomyelitis, toxischer oder stoffwechselbedingter Polyneuropathie; oder aber als M. im Zusammenhang mit einer idiopathischen Nervenkrankheit, u. zwar meist erblich u. fortschreitend, z.B. die **spinalen Muskelatrophien;** ferner die M. bei Syringomyelie, myatropher Lateralsklerose, progressiver Bulbärparalyse; als **neurale M.** (d.h. bei neuroradikulärer Heredodegeneration oder bei degenerativer Neuropathie). Als sog. idiopathische Typen das DUCHENNE*-LEYDEN*, ERB*-LANDOUZY*, CURSCHMANN* (-BATTEN*-STEINERT*) = DÉLÉAGE* Syndrom. Als neuralgische M. die bei Plexus-brachialis-Erkrankung unbekannter Ursache. Die spastische Spinalparalyse, myatrophe Lateralsklerose u. progressive Bulbärparalyse als zerebrospinale M.

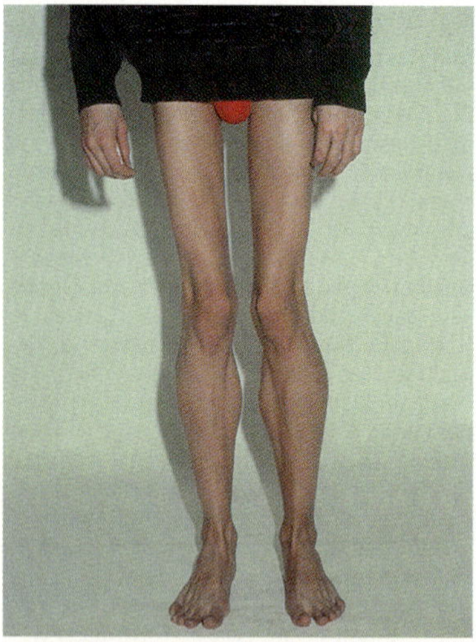

Muskelatrophie der Beckengürtel- u. Oberschenkelmuskulatur [85]

Muskelbiopsie: ↗Biopsie des Muskelgewebes (einschließlich seiner Nerven- u. Gefäßanteile); z.B. zur Diagnostik von Muskelerkrankungen.

Muskeldehnungsreflex: reflektorische, durch Längendehnung ausgelöste Kontraktion eines Muskels.

Muskeldystrophie: Sammelbegriff für nichtneurogene Muskelschwunderkrankungen, ↗Dystrophia musculorum progressiva.

Muskelentspannung, progressive: ↗Muskelrelaxation, progressive.

Muskelentzündung: ↗Myositis.

Muskelerkrankungen, progressive: ↗Dystrophia musculorum; ferner die fortschreitenden Formen der ↗Muskelatrophie u. Myopathien.

Muskelfaser: das kontraktile Grundelement des quergestreiften Skelettmuskels; enthält zahlreiche dichtgepackte, parallele ↗Myofibrillen. Nach funktionellen Gesichtspunkten werden unterschieden sog. **rote** u. **weiße** Muskelfasern.

Muskelgruppe: funktionell gleich arbeitende Muskeln, z.B. als Extensoren-, Flexorengruppe.

Muskelhämoglobin: ↗Myoglobin.

Muskelhärte: ↗Myogelose.

Muskelhartspann: reflektorischer Dauertetanus eines quergestreiften Muskels (wie Myogelose, jedoch den ganzen Muskelbauch betreffend).

Muskelhernie, Muskelbruch: als »echte« Hernia muscularis der Durchtritt von Teilen eines Skelettmuskels durch einen Defekt der Muskelfaszie; klinisch als Vorwölbung, die bei Kontraktion deutlich kleiner wird. – **M., falsche:** Vorwölbung eines Muskels im Bereich eines geschwächten Faszienabschnitts; sog. Myozele.

Muskelkater: vorübergehende schmerzhafte Muskelermüdung (evtl. mit Krampfneigung) als Folge einer Anreicherung von Stoffwechselprodukten nach Überbeanspruchung.

Muskelkontraktion: durch direkte oder indirekte Reizung des Muskels ausgelöste, unter ATP-Verbrauch erfolgende Verkürzung des Muskels (mit nachfolgender Relaxation = Muskelerschlaffung). Je nach den Bedingungen von Längen- u. Spannungsänderungen werden folgende Kontraktionsformen unterschieden: **a)** isometrische M. (reine Spannungs- bzw. Kraftzunahme ohne Verkürzung), **b)** isotonische M. (reine Verkürzung bei konstanter Spannung), **c)** auxobare M. (mit Verkürzung gleichzeitig zunehmende Spannung), **d)** Anschlagszuckung oder -kontraktion (zunächst isotonische Verkürzung bis zu einem Anschlag, der keine weitere Verkürzung mehr zuläßt, dann Spannungszunahme), **e)** Unterstützungszuckung oder -kontraktion (zunächst Spannungszunahme, bis die Kraft zum Anheben der Last ausreicht, dann Verkürzung).

Muskelkrampf: ↗Spasmus; i.e.S. die anfallartige, schmerzhafte, tonische oder klonische teilweise Muskelkontraktion, z.B. bei Ischämie, Übermüdung. – s.a. Crampus-Syndrom.

Muskellähmung: Funktionsausfall eines Muskels (↗Parese, Paralyse), i.e.S. als Folge eines krankhaften Muskelgeschehens (d.h. als **myogene M.** im Gegensatz zur nerval bedingten = **neurogenen**).

Muskelreflexzonenmassage: eine ↗Reflexzonenmassage bei reflektorisch verspannten Muskeln; von Bedeutung sind dabei die ↗tender points (Maximalpunkte).

Muskelrelaxanzien: Mittel (Neuromyopharmaka), die eine Muskelentspannung herbeiführen. Als **»periphere M.« 1)** Substanzen als Blocker der n-Cholinozeptoren (= Nicotinrezeptoren) motorischer Endplatten, z.B. D-Tubocurarin, Dimethyltubocurarin, Pancuronium, Alcuronium u. Vecuronium (»Curare-Gruppe«); sämtlich als **»nicht-depolarisierende M.«** oder »stabilisierende M.« (= »n. Acetylcholin-Antagonisten«; Antidot: Neo-, Pyridostigmin [Cholinesterasehemmer]). **2)** Substanzen mit – langanhaltender – Endplatten-Depolarisation u. daraus resultierender Unmöglichkeit von Erregungsübertragung durch Acetylcholin: **»depolarisierende M.«** (»d. Acetylcholin-ähnliche Agonisten«), z.B. Suxamethonium, Hexacarbacholin. – Beide Gruppen für Anw. in der Anästhesie (bewirken auch in oberflächlicheren Narkosestadien genügende Muskelerschlaffung [»Relaxationsnarkose«]), als Prämedikation vor bestimmten Elektrotherapie-Maßnahmen sowie als krampfhemmendes Mittel bei Strychninvergiftung, Tetanus. – **M., zentrale:** Substanzen, welche den Muskeltonus zentralnervös dämpfen, z.B. Benzodiazepin-Derivate.

Muskelrelaxation: Muskelentspannung; physiologisch oder therapeutisch z.B. durch ↗Muskelrelaxanzien. – **M., progressive (nach Jacobson),** progressive Relaxation, progressive Muskelentspannung, Tiefenmuskelentspannung (nach Jacobson), PMR: ↗Entspannungsverfahren, bei dem schrittweise (progressiv) immer weitere Muskelgruppen trainiert (angespannt, entspannt) werden; die Effekte ähneln den Schwere-Wärmeübungen des autogenes Trainings. Anw. u.a. bei Nervosität, Schlafstörungen, An- u. Verspannung, zur Schmerzlinderung.

Muskelrheumatismus: Sammelbegriff für schmerzhafte, funktionsbeeinträchtigende rheumatische Zustände der Muskulatur; z.B. als ↗Myositis, Fibrositis, Myopathien; häufig als sekundäre Erkrankung bei Infektions- u. Gefäßkrankheiten.

Muskelschwund: ↗Muskelatrophie.

Muskelspindel: Dehnungsrezeptor im Skelettmuskel, der für den Muskelsinn (Bewegungs- u. Lagesinn) u. für die Regulation der Motorik von Bedeutung ist.

Muskeltonus: der Spannungszustand des Muskels; besteht aus einer passiven, viskös-elastischen Komponente in Abhängigkeit vom Dehnungsgrad, u. aus einer aktiven, durch die Kontraktion bedingten Komponente **(= kontraktiler M.).** Der aktive Tonus läßt sich beim Skelettmuskel durch Messung der elektrischen Erregung mittels ↗Elektromyographie bestimmen. Glatte Muskulatur besitzt häufig einen spontanen Tonus.

Muskeltrichinen: Larven von Trichinella spiralis, die sich nach ihrer Wanderung in besonders gut durchbluteter Muskulatur (z.B. Zwerchfell, Zwischenrippenmuskeln) einkapseln u. zur Degeneration von Muskelfasern führen.

Muskeltumoren: s.u. Leiomyom, Leiomyosarkom (Tumoren der glatten Muskulatur) bzw. Rhabdomyom, Rhabdomyosarkom (Tumoren der quergestreiften Muskulatur).

Muskelverhärtung: ↗Muskelhartspann, Myogelose.

Muskelzelle: das kontraktile Grundelement der Herz- u. der glatten Muskulatur. Die M. des Skelettmuskels wird dagegen meist als ↗Muskelfaser bezeichnet.

Muskelzittern: 1) ↗Tremor. **2)** Registrierartefakte im EKG, die durch mangelnde Ruhigstellung während der EKG-Aufzeichnung zustande kommen; z.B. durch Kältereize; besonders deutlich bei PARKINSON* Krankheit.

muskulär: die Muskulatur betreffend; z.B. **m. Dystrophie** (↗Dystrophia musculorum).

Muskularis: ↗Tunica muscularis der Gefäßwand.

Muskulatur: 1) M., somatische: die Skelettmuskulatur; wird von Spinalnerven versorgt. **2) M., viszerale:** die Eingeweidemuskeln.

Mutagen: Faktor, der in direkter Reaktion mit genetischen Strukturen oder indirekt durch zellinterne Reaktionsprodukte Mutationen auslöst (»mutagen« wirkt); z.B. ionisierende Strahlen, chemische Substanzen.

Mutation: sprunghafte qualitative oder quantitative Änderung der DNA-Struktur (Gene, Chromosomen); i.e.S. nur, soweit der veränderte Zustand identisch reduplizierbar u. über Mitosen vererbbar ist.

mutilans, mutilierend: (latein.) zu Verstümmelung (»Mutilation«) führend.

Mutilation: Verstümmelung.

Mutismus: beharrliches Schweigen (»Stummheit«) bei intaktem Sprechorgan u. erhaltenem Sprachvermögen, z.B. bei depressivem Syndrom, Stupor.

Mutisurditas: ↗Taubstummheit.

Mutitas: ↗Stummheit; s.a. Alalie, Mutismus.

Mutterband: Gebärmutterband. – **M., breites:** Ligamentum latum uteri. – **M., rundes:** Ligamentum teres (uteri), Ligamentum rotundum.

Mutterkorn: ↗Secale cornutum.

Mutterkornalkaloide, Ergotalkaloide: v.a. in Sklerotien von Claviceps-Arten (↗Secale cornutum) vorkommende Alkaloide mit dem – tetrazyklischen – Grundgerüst des Ergolins.

Mutterkuchen: ↗Placenta.

Muttermal: ↗Nävus (i.e.S. Naevus flammeus u. Pigmentnävus).

Muttermilch: ↗Frauenmilch (der eigenen Mutter).

Muttermund, MM: das Ostium uteri u. der Isthmus uteri als **äußerer** bzw. **innerer M.** Der äußere M. wird geburtshilflich vom After oder der Scheide aus kontrolliert u. beurteilt hinsichtlich Beschaffenheit (dick-/dünnsaumig, nachgiebig/rigid) u. Größe (geschlossen bzw. für einen Finger durchgängig bis – kurz vor Durchtritt des kindlichen Kopfes – auf > 10 cm erweitert bzw. »verstrichen«).

Mutterschaftsrichtlinien: gesetzlich festgelegte Regeln über den Umfang der ärztlichen Betreuung während der Schwangerschaft u. nach der Geburt des Kindes; festgelegt vom Bundesausschuß der Ärzte u. Krankenkassen. Dazu zählen regelmäßige Termine zur Schwangerenvorsorge mit Tast-, Blut- u. Urinuntersuchungen, Messung des Blutdrucks, die Kontrolle der kindlichen Herztöne, Feststellung der Kindslage sowie Ultraschalluntersuchungen. Von Bedeutung sind weiterhin serologische Untersuchungen zur frühzeitigen Erkennung einer Rhesusinkompatibilität. Darüber hinaus sehen die M. auch die umfassende Beratung der Schwangeren (z.B. Ernährung, Aufklärung über Einfluß von Noxen auf das Kind etc.) u. der Wöchnerin (z.B. Säuglingsnahrung, Pflege) vor. Die Abstände der Untersuchungen bzw. Beratungen sind im Mutterpaß festgelegt.

Mutterschutzgesetz: Gesetz (Fassung vom 18. 4. 1968) zum Schutz der erwerbstätigen werdenden Mutter; bestimmt u.a. nach § 9 das Kündigungsverbot bis zum Ablauf von 4 Monaten nach der Entbindung, die Sicherstellung der wirtschaftlichen Versorgung, Beschäftigungseinschränkungen, Beschäftigungsverbot ab 6 Wo. vor bis 8 Wo. (bei Früh- oder Mehrlingsgeburten 12 Wo.) nach der Niederkunft; zusätzlich bis 36monatiger Erziehungsurlaub (§§ 15, 16, 18 u. 19 BErzGG) für den Erziehenden.

mutuell: wechselseitig, gegenseitig.

mutus: (latein.) stumm.

Muz...: Wortteil »Schleim«; s.a. Muc..., Muk...

Muzin: ↗Mucin.

muzinös: 1) schleimig (= mukös). **2)** Muzin betreffend.

Muzinose: durch primäre Anreicherung von Schleimhautsubstanzen in Bindegewebszellen charakterisiertes Krankheitsbild; i.e.S. das symmetrische prätibiale Myxödem bei Hyperthyreose u. verschiedene Myxodermien bei Euthyreose.

mval: Millival.

Myalgie, Myago: örtlicher oder diffuser Muskelschmerz verschiedener Genese; s.a. Myopathien.

Myasis: ↗Myiasis.

Myasthenia, Myasthenie: krankhafte Muskelschwäche oder -ermüdbarkeit. – **M. gravis** s. **pseudoparalytica:** Autoimmunerkrankung;

postsynaptische Störung der neuromuskulären Übertragung mit dem Leitsymptom einer abnormen Ermüdbarkeit der quergestreiften Muskulatur. Symptome: langsam an Intensität zunehmende Ermüdungslähmung mit charakteristischer Folge (Augenlid-, äußere Augen-, Schlund-, Kehlkopf-, Gesichts-, Gliedmaßen-, Atem-, Rumpf- u. Halsmuskeln).

Myatonia, Myatonie: verringerter bis fehlender ↑Muskeltonus. I.w.S. auch die Erkrankungen mit Muskeltonusminderung als Leitsymptom.

Myatrophie: ↑Muskelatrophie; s.a. Lateralsklerose, amyotrophische.

Myc...: Wortteil »Pilz«; s.a. Myk..., Myz...

Mycetes: Pilze (↑Fungi).

Mycetoma: ↑Myzetom; z.B. als Madurafuß **(M. pedis)**.

Mycobacterium: Bakteriengattung der Familie Mycobacteriaceae; aerobe, grampositive Stäbchen (↑Abb.), die sich von den meisten anderen Bakterien durch eine hohe Festigkeit gegen Säuren u. Basen unterscheiden; z.T. artspezifische Tuberkulose-Erreger; ferner als sog. **atypische Mykobakterien** Erreger anderer Krankheiten: z.B. tuberkuloseartige Krankheitsbilder oder geschwürige Veränderungen; M. avium u. M. intracellulare (= M. avium-intracellular-Komplex) sind bei AIDS-Patienten Sepsiserreger. – **M. avium:** Tuberkulose-Erreger bei Vögeln; im allgemeinen für Menschen apathogen. – **M. bovis:** der sog. Typus bovinus des M.; Tuberkulose-Erreger beim Rind (auf Mensch u. Haustiere übertragbar); ein abgeschwächter Stamm dient als ↑BCG-Stamm. – **M. fortuitum:** atypisches M.; gefunden bei Lungen-, Augenerkrankungen. – **M. intracellulare:** der Battey-Bazillus; ein atypisches M.; Erreger von Lungenkrankheiten, Lymphadenitis. – **M. leprae:** Erreger der Lepra (in Krankheitsherden der L. lepromatosa massenhaft nachzuweisen). – **M. tuberculosis:** (Koch 1882) der sog. Typus humanus des M.; Tuberkulose-Erreger bei Mensch, Affe, Hund.

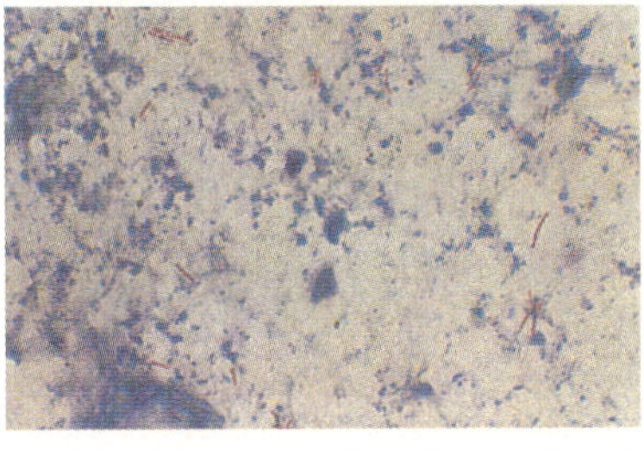

Mycobacterium tuberculosis (mikrosk. Präparat): rote Stäbchen [83]

Mycoplasma: s.u. Mykoplasmen.

Mycosis: 1) Erkrankung durch Pilze (↑Mykose). **2) M. fungoides:** v.a. in der 2. Lebenshälfte auftretendes malignes T-Zell-Lymphom (↑»Non-Hodgkin-Lymphome«), das mit knotig wuchernden Herden in der Haut beginnt, später auf Lymphknoten u. innere Organe übergreift.

Mydriasis: Weitstellung der Pupille; physiologisch bei Dunkeladaptation u. Blick in die Weite; krankhaft u. anhaltend bei Sympathikusreizung **(= M. spastica)** oder bei Parasympathikuslähmung **(= M. paralytica;** durch Erschlaffen des M. sphincter, z.B. bei Botulismus, nach Atropin, Scopolamin). – **M. alternans:** M. mit wechselseitiger (»springender«) Pupillenerweiterung bei Störung des Zentralnervensystems.

Mydriaticum, Mydriatikum: pupillenerweiternde Substanz, z.B. Atropin, Homatropin.

Myektomie: operative (Teil-)Entfernung eines Muskels, i.e.S. als Augenmuskeleingriff bei Schiel-Operation.

myel...: Wortteil »Mark« (Rücken-, Knochenmark, Markscheide); s.a. myelo...

Myelin: komplexes Gemisch aus Lipoiden, das zusammen mit Neurokeratin wesentlicher Bestandteil der ↑Markscheide (»Nervenmark«) ist.

myelinarm: markscheidenarm (= markarm); z.B. die B-Fasern (↑Fasergruppe [der Nervenfasern]).

myelinfrei: markscheidenfrei; die C-Fasern (↑Fasergruppe).

myelinreich: markscheidenreich, markhaltig; z.B. die A-Fasern (↑Fasergruppe).

Myelinscheide: ↑Markscheide.

Myelitis: 1) Entzündung des Knochenmarks (↑Osteomyelitis). **2)** als Myelitis i.e.S. ein mit entzündlichen Gewebsreaktionen einhergehender Rückenmarksprozeß, unterschieden als **akute disseminierte M.** (meist als ↑Encephalomyelitis), als Herd- oder **metastatische M.** (z.B. bei bakterieller Endokarditis), als **parainfektiöse M.** (v.a. bei Virosen; oft als ↑Encephalomyelitis) u. als ↑Meningomyelitis. Symptome: allgemeine Entzündungszeichen u. – in Abhängigkeit von Lokalisation u. Ausmaß des Geschehens – Schmerzen, Paresen, Empfindungs- = Sensibilitätsstörungen, Querschnittssyndrom, auch Pseudotumor spinalis; Liquor häufig mit Zell-, Eiweißvermehrung.

myelo...: Wortteil »Mark« (Marksubstanz); auch *hämat* »granulozytäre Reihe«.

Myeloblast: die jüngste Knochenmarkzelle der Granulozytopoese.

Myeloblastenleukämie: akute ↗Leukämie mit Myeloblastenwucherung.

Myeloblastenschub (terminaler), myeloische Blastenkrise, CML-BC: Leukozytose mit Vorherrschen von (Para-)Myeloblasten in Blut u. Knochenmark (**»myeloblastisches KM«**) bei Übergang einer chronischen myeloischen Leukämie in das akute Stadium.

Myelo-CT: ↗Computertomographie des Rückenmarkkanals; Anw. zur Diagnostik von Tumoren, Bandscheibenvorfällen u. Traumen.

myelodysplastische Syndrome, MDS, Präleukämie, oligoblastische Leukämie, smouldering leukemia: chronische, maligne Reifungsstörung der Blutbildung (Hämatopoese); betroffen sind eine oder mehrere Zellreihen. Einteilung in 5 morphologische Entitäten entsprechend der Französisch-Amerikanisch-Britischen Arbeitsgruppe für die Leukämie-Klassifikation (FAB) von 1982. Der Zeitpunkt des Auftretens der myelodysplastischen Syndrome liegt im Median bei über 60 Jahre; oft auch sekundär nach Gabe von knochenmarktoxischen Substanzen (z.B. Chemo-, Strahlentherapie).

Myeloencephalitis: ↗Encephalomyelitis.

Myelofibrose: ↗Osteomyelofibrose.

myelogen: im (Knochen-)Mark entstanden.

Myelographie: Röntgenkontrastdarstellung des Wirbelkanals (u. seines Inhalts); invasive, für den Patienten unangenehme u. mit Komplikationsmöglichkeiten behaftete Untersuchungsmethode, die in vielen Fällen durch Computer- (Myelo-CT) u. Kernspintomographie ersetzt werden kann.

myeloisch: 1) knochenmarkähnlich (= myeloid). **2)** die – normalerweise im Knochenmark erfolgende – ↗Granulopoese betreffend. – **m. Leukämie:** s.u. Leukämie.

Myelom: plasmazellulärer Tumor; i.e.S. das multiple M. = ↗Plasmozytom. – **endotheliales M.,** Myeloendotheliom: ↗Ewing* Sarkom.

Myelomeningitis: ↗Meningomyelitis.

Myelomeningozele: ↗Meningomyelozele.

Myelon: Mark, i.e.S. das ↗Rückenmark.

Myelopathia, -pathie: Rücken- bzw. Knochenmarkerkrankung.

myeloproliferative Syndrome, MPS, chronische myeloproliferative Krankheiten: Oberbegriff für chronisch myeloische Leukämie (CML), Polycythaemia vera (P. vera), Osteomyelofibrose/-sklerose (OMF/OMS), essentielle Thrombozythämie (ET). Übergänge zwischen den einzelnen Krankheitsbildern sind häufig. Alle chronischen myeloproliferativen Syndrome haben eine Tendenz zur Fibrosierung u. Sklerosierung des Knochenmarks in späten Krankheitsstadien. Ein Teil geht in eine akute Leukämie über, die man als Blastenschub bezeichnet.

Myeloschisis: angeborene mediane Spaltbildung des Rückenmarks.

Myelose: 1) degenerativer Rückenmarkprozeß, z.B. **funikuläre M.** (s.u. Spinalerkrankung). **2)** Erkrankung des myeloischen Gewebes; z.B. (chronische) myeloische Leukämie, reaktive Knochenmarkhyperplasie.

Myelosklerose: s.u. Osteomyelofibrose.

Myelosuppression, Knochenmarkdepression: Knochenmarkschädigung mit der Folge einer Verminderung (Zellreifungs- u. Zellteilungshemmung) aller Knochenmarkzellen, verbunden mit Panzytopenie im peripheren Blut; z.B. als Nebenwirkung von Zytostatika oder im Rahmen einer Strahlentherapie.

Myelotomie: 1) operativer Einschnitt in das Rückenmark (Durchtrennung bestimmter Strukturen). **2)** operative Eröffnung der Markhöhle; v.a. als ↗Beckenkammpunktion (Crista-Punktion) für die Knochenmarkbiopsie.

Myelozele: krankhafte Rückenmarkausstülpung durch einen Dysrhaphie-bedingten Defekt des knöchernen Wirbelkanals; vgl. Meningomyelozele.

Myelozyt: Knochenmarkzelle; letzte teilungsfähige Zelle der Granulopoese. Als **baso-, eosino-** oder **neutrophiler M.** die unreife Vorstufe des entsprechenden segmentkernigen ↗Granulozyten.

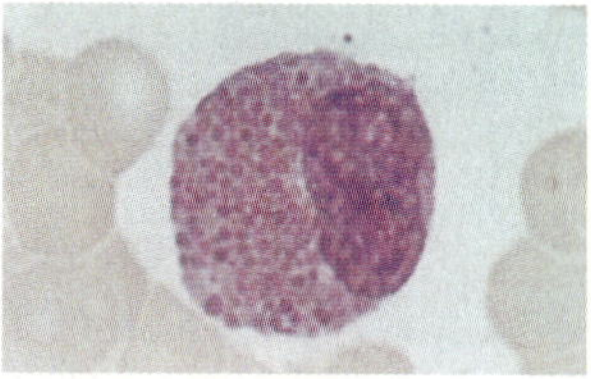

Eosinophiler Myelozyt [189]

Myiasis: Parasitismus von Fliegenlarven (Maden) bei Wirbeltier u. Mensch; i.e.S. das dadurch verursachte Krankheitsbild, z.B. als Dermato-M. (s.u. Larva migrans), Wund-M., Darm-M. (z.B. durch Sarcophaga-haemorrhoidalis-Larven; sind lebensfähig in Darmgasen, verursachen Magen-Darm-Beschwerden, evtl. Durchfälle).

Myko...: Wortteil »Pilz«; s.a. Myc(o)...
Mykobakterien: ↑Mycobacterium.
Mykologie: Pilzkunde; die Lehre von den Pilzkrankheiten (Mykosen).
Mykoplasmen: Arten der Gattung Mycoplasma, die zu den kleinsten Bakterien gehören u. für die das Fehlen einer Zellwand charakteristisch ist. – s.a. Ureaplasmen. – **Mycoplasma hominis:** fakultativ pathogen; wahrscheinlich der Erreger von Infektionen des Atemtraktes. – **Mycoplasma pneumoniae:** Erreger einer – durch Tröpfcheninfektion übertragbaren – primär-atypischen Pneumonie u. anderer Infektionen des weiblichen Genitaltraktes.
Mykose, Mycosis: durch Pilze verursachte Krankheiten; lassen sich je nach Eindringtiefe der Erreger in oberflächliche, kutane u. subkutane M. sowie Systemmykosen unterteilen. Klinisch wird oft zwischen ↑Dermatomykosen (Hautpilzerkrankungen) u. ↑Systemmykosen (Erkrankungen anderer Organe u. Organsysteme) unterschieden. – s.a. Pilzdiagnostik. – **M., allergische bronchopulmonale:** ↑ABPM.
mykotisch: durch Pilze, i.w.S. auch durch Bakterien (»Spaltpilze«) hervorgerufen; Mykose betreffend.
myo...: Wortteil »Muskel(gewebe)«.
Myocard...: ↑Myokard...
Myodynie: Muskelschmerz; ↑Myalgie.
Myodystrophie: ↑Muskeldystrophie.
Myofibrille: Untereinheit der quergestreiften ↑Muskelfaser, die aus dicht zusammengelagerten ↑Myofilamenten besteht.
Myofibrom: ↑Fibromyom.
Myofilamente: elektronenmikroskopisch erkennbare längsparallele fädige Gebilde; beim Skelettmuskel unterscheidet man dicke, vorwiegend aus ↑Myosin bestehende, u. dünne, vorwiegend aus ↑Actin bestehende Filamente (»Actinfilamente«).
Myogelose: spindelig-knotige, druckschmerzhafte, auch in Narkose nicht schwindende Muskelverhärtung infolge kolloidchemischer Veränderungen oder Spannungszunahme (↑Muskeltonus) einzelner Fasern; v.a. nach längerer Fehlbeanspruchung, bei »Muskelrheumatismus«; vgl. Muskelhartspann.
myogen: von der Muskulatur ausgehend.
Myoglobin, Muskelhämoglobin, Myochrom, Mb: der dem ↑Hämoglobin ähnliche Eiweißkörper des Muskels, dient der Muskelversorgung mit Sauerstoff.
Myoglobinämie: Einschwemmung gelösten Myoglobins aus geschädigter quergestreifter Muskulatur in die Blutbahn; als Streß-Myoglobinämie nach Überanstrengung der Muskulatur.
Myoglobinurie: Myoglobinausscheidung im Harn bei Myoglobinämie, z.B. nach ↑Crush-Syndrom, Myokardinfarkt (Nachweis sehr sensitiv), ferner z.B. nach Karate.
Myokard, Myocardium: der Herzmuskel; die mittlere, zwischen Endo- u. Epikard gelegene Herzwandschicht. Ein raumgitterartiger, von gefäßführendem (Koronarien) Bindegewebe durchzogener Hohlmuskel, der – das spezifische Muskelgewebe (= Erregungsleitungssystem) ausgenommen – die Arbeitsmuskulatur darstellt.
Myokardbiopsie: Entnahme von Herzmuskelproben; erfolgt heute mittels perkutan-transvenöser (von der V. femoralis oder V. jugularis) oder retrograd-transarterieller Technik unter Verwendung flexibler Biopsiezangen (Bioptome). Routineverfahren v.a. bei Patienten nach Herztransplantation zur Erkennung einer Organabstoßungsreaktion.
Myokardfibrose: begrenzte bis ausgedehnte Bindegewebsvermehrung (↑Fibrose) des Herzmuskels, z.B. nach Myokarditis, Myokardinfarkt.
Myokardinfarkt, Herz(muskel)infarkt: durch Koronarinsuffizienz (v.a. infolge ↑Koronarsklerose), d.h. durch rasche, kritische Ausmaße erreichende Einengung eines Astes der Herzkranzgefäße (Koronararterien) bedingte Mangelversorgung des Herzmuskels mit

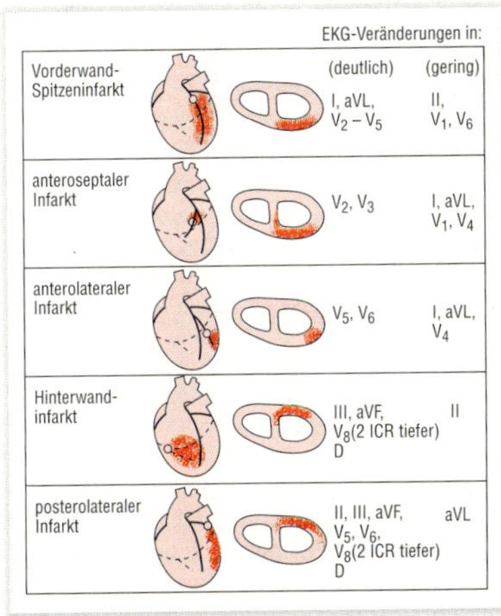

Myokardinfarkt: Lokalisation u. charakteristische EKG-Veränderungen [466]

mehr oder weniger ausgedehntem Gewebsuntergang eines ganzen Wandabschnittes (**= transmuraler M.**) oder nur begrenzter Wandbereiche (**= subendokardialer, rudimentärer** oder Teilschichtinfarkt). Je nach Lokalisation unterschieden, Beispiele ↗Abb. Oft mit uncharakteristischen vorangehenden = »prämonitorischen« Beschwerden (z.B. Schwächegefühl, Herzschmerzen) einsetzend, auf die meist akut eine schwere Angina pectoris folgt, sowie Atemnot, Todesangst, Übelkeit, Schweißausbruch, häufig auch Herzrhythmusstörungen, Zeichen der Herzinsuffizienz, kardiogener Schock, später Beschleunigung der Blutsenkung, Leukozytose, Hyperglykämie, Anstieg der Serumenzyme (SGOT, LDH, Alpha-HBDH, CK u. Isoenzym CK-MB), Myoglobinämie u. -urie u. charakteristische EKG-Veränderungen. – **M., drohender:** ↗Angina pectoris gravis (»Präinfarkt«). – **M., stummer:** ohne subjektive Beschwerden oder ohne EKG-Veränderungen bzw. ohne Veränderungen des Enzymmusters verlaufender, d.h. klinisch bzw. elektrokardiographisch bzw. enzymatisch stummer Myokardinfarkt.

Myokardinfarkt-Spätsyndrom: ↗DRESSLER* Myokarditis.

Myokardinsuffizienz: Kontraktionsschwäche des Herzmuskels; ↗Herzinsuffizienz.

Myokardischämie: Verminderung oder vollständige Unterbrechung der Durchblutung eines Herzmuskelbezirks; tritt auf im Rahmen eines Angina-pectoris-Anfalls oder eines Myokardinfarkts bei atherosklerotischer Stenosierung eines Koronarastes; möglich auch als Folge eines Vasospasmus von Koronargefäßen (↗PRINZMETAL* Angina); s.a. Angina pectoris, Myokardinfarkt.

Myokarditis, Myocarditis**:** Entzündung des Herzmuskels; unterschieden wird eine akute oder chronische, parenchymatöse oder interstitielle Entzündung (serös bis eitrig); als »entzündliche« Mitreaktion bei Stoffwechsel- (Urämie), Skelettmuskelerkrankungen (Myopathie), als Catecholamin-Effekt, als metastatisches, septisches, pyämisches, Infekt- oder Arzneimittel-allergisches Geschehen; oder aber eigenständig, z.B. bei Kollagenosen, durch Einwirkung von Erregern bzw. Parasiten (z.B. Diphtheriebazillen, Syphilisspirochäten, Tuberkulosebakterien; Viren; Trypanosomen; Helminthen), bei Sarkoidose; als FIEDLER* M. (**= idiopathische M.**). – Symptome: Unruhe, Brustenge, zyanotische Blässe, Hypotonie, kleiner Puls, Herzrhythmusstörungen, Herzdilatation, Herzinsuffizienz. Oft auch kombiniert mit Endo- u./oder Perikarditis (letztere als Perimyokarditis).

Myokardruptur: Herzmuskelriß; v.a. als Komplikation bei ↗Myokardinfarkt; als Wandeinriß oder als Papillarmuskelabriß.

Myokardszintigraphie: Herzszintigraphie zur Beurteilung von Herzmuskeldurchblutung u. Ventrikelfunktion: **1)** selektive koronare Perfusionsszintigraphie. **2)** Isotopenangiographie; u. zwar als Xenon-133-Clearance-Technik. **3)** Erfassung der Ventrikelmasse zur Infarkt-Darstellung mit markiertem Technetium (3b) oder Thallium (3a).

Myoklonus: 1) ↗Klonus. **2)** Myoklonie: unwillkürliche, blitzartige, arrhythmische Einzelzuckung von Muskeln, Muskelgruppen oder von Muskelteilen (**= parzellärer M.**), evtl. eines großen Körperbereiches (**massiver M.**). Physiologisch beim Einschlafen oder Erwachen; krankhaft v.a. bei Vergiftungen, nach Geburtstrauma oder frühkindlichem Hirnschaden, im Früh- u. Spätstadium der Enzephalitis u. Multiplen Sklerose. – **M., epileptischer:** M. – mit typischem EEG – bei Epilepsie.

Myom, Myoma: gutartiger Tumor aus glatten Muskelzellen (**= M. laevicellulare,** ↗Leiomyom) oder quergestreiften Muskelfasern (**= M. striocellulare,** ↗Rhabdomyom). – Allgemein auch Kurzbezeichnung für ↗Uterusmyom.

Myomatose: gleichzeitiges Vorliegen mehrerer (zahlreicher) Myome; ↗Uterusmyomatose.

myomatosus: (latein.) mit Myomen behaftet.

Myometritis: Myometriumentzündung als ↗Metritis i.e.S.

Myometrium: die von glatter, spiralig angeordneter Muskulatur gebildete kräftige Mittelschicht der Gebärmutter- = Uteruswand (zwischen Endo- u. Perimetrium).

myop: kurzsichtig; ↗Myopie.

Myopathia, -pathie: nichtentzündliche Muskelerkrankungen aus vielfältiger Ursache; z.B. erblich (↗Dystrophia musculorum progressiva); endokrin (z.B. bei Schilddrüsenfunktionsstörungen); metabolisch (z.B. bei Diabetes mellitus); vaskulär; ernährungsbedingt (z.B. bei Mangelernährung); bei Elektrolytverschiebungen; toxisch; paraneoplastisch.

Myopie, Myopiose: Kurzsichtigkeit. Beugungs- = Refraktionsanomalie, bei der sich parallel einfallende Lichtstrahlen wegen Überlänge des Augapfels (Achsenmyopie) oder wegen zu starker Brechkraft der Medien (Brechungsmyopie) bereits vor der Netzhaut schneiden (auf dieser entstehen statt scharfer

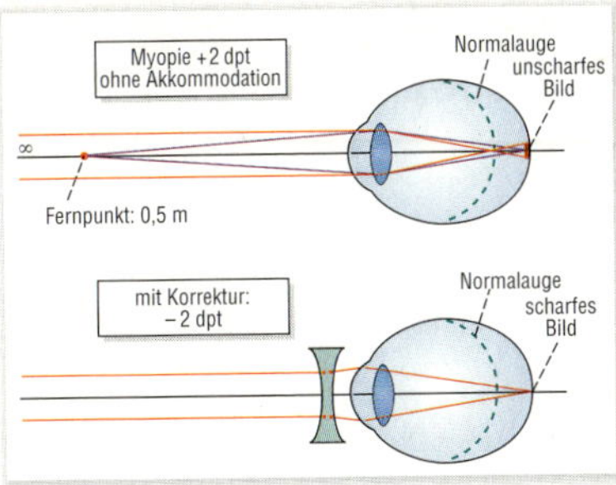

Strahlenverlauf bei **Myopie**, bei Ferneinstellung. Beispiel für eine Achsen-Myopie von 2 Dioptrien, oben ohne Korrektur, unten nach Korrektur mit einer Zerstreuungslinse von –2 Dioptrien [156]

Bildpunkte Zerstreuungskreise; nur nahe Gegenstände werden scharf gesehen). Unterschieden als **gut-** u. als **bösartige M.** (letztere mit Glaskörper- u. Netzhautveränderungen). Korrektur erfolgt durch Konkav- = Minusgläser. – s.a. Ametropie.

Myoplegia, -plegie: ↗Muskellähmung.

Myosarkom: maligner Tumor (↗Sarkom) der glatten oder der quergestreiften Muskulatur (Leio- bzw. Rhabdomyosarkom).

Myosen: i.e.S. degenerative Muskelerkrankungen.

Myosin: stabförmiger Eiweißkörper (Enzym) der Muskelfaser; die aus M. bestehenden Myofilamente der ↗Myofibrille stehen mit seitlichen Fortsätzen mit Actinfilamenten in Verbindung u. gleiten bei der Muskelkontraktion in die Zwischenräume der letzteren.

Myositis: entzündliche Erkrankungen der Muskulatur; z.B. als ↗Polymyositis (Dermatomyositis), Polymyalgia rheumatica; ferner u.a. reaktive (symptomatische) Myositiden infektiöser Genese (bakterielle u. virale Infektionskrankheiten) oder nichtinfektiöser Genese (u.a. Medikamente). – **M. epidemica,** BORNHOLMER* Krankheit: infolge einer Infektion mit Coxsackie-B5-Virus erkranken mit flüchtigen bis erheblichen Muskelschmerzen für wenige Tage Abschnitte der unteren Thorax-, Abdominal- u. Paravertebralmuskulatur, weniger die Extremitätenmuskulatur. Spontanrückgang in Tagen. – **M. purulenta:** eitrige M. (Phlegmone, Abszesse); evtl. mit Muskelzerfall u. Sequesterbildung; z.B. nach offener Verletzung, bei Osteomyelitis. Sonderformen: Holzphlegmone, Gasödemkrankheit, Pyomyositis tropica.

Myotomie: operative Muskeldurchtrennung. – **M., intraokuläre:** M. des Ziliarmuskels bei Glaukom.

Myotonia, Myotonie: vermehrte Muskelspannung willkürlich innervierter Skelettmuskeln infolge veränderten Kontraktionsablaufs (verlangsamte Erschlaffung).

myotrop: mit Affinität zu bzw. Wirkung auf Muskelgewebe; z.B. myotrope ↗Spasmolytika.

Myring...: Wortteil »Trommelfell«.

Myringitis: Trommelfellentzündung.

Myringoskopie: Trommelfellbetrachtung.

Mytilismus, Mytilotoxismus: Vergiftung durch Mies- oder Pfahlmuscheln (Mytulis edulis), seltener durch Austern (Ostrea edulis).

myx...: Wortteil »Schleim« (griech. = myxa).

Myxödem, Myxoedema: primäre Anreicherung schleimartiger Substanzen (Mucopolysaccharide) im subkutanen Fettgewebe, v.a. bei Hypothyreose (generalisiert). – **M. circumscriptum pretibiale symmetricum:** M. als kissenartige, gelblich-rosarote Anschwellungen an den Unterschenkelstreckseiten bei BASEDOW*-Hyperthyreose. – **M. diffusum:** als Myxödem i.e.S. das M. bei Hypothyreose: trockene, rauhe, wachsartige, blaß-fahle, leicht eindrückbare (die Delle aber nicht bewahrende) Haut im Gesicht (Unterlider) u. an Gliedmaßen (Handrücken), meist kombiniert mit trockenen brüchigen Nägeln u. schütterem Haar.

Myxom(a): gutartige, meist gefäßreiche, mesenchymale, knollige, fungöse oder polypöse Geschwulst vom Typ des embryonalen Schleimgewebes; z.B. in der Unterhaut der Nabelgegend, in peripheren Nerven (Myxoneurom), Mamma (als Myxadenom).

myxomatös, myxomatosus: schleimig, schleimbildend, schleimähnlich **(= myxomatodes),** myxomartig.

Myzel: Geflecht aus septierten oder nichtseptierten Pilzfäden (Hyphen); evtl. als Dauermyzel (= Sklerotien). – Bei »diphasischen« Pilzen (z.B. Blastomyces dermatitidis) wechseln Myzel- u. Hefephase (vgl. Pseudomyzel) ab.

Myzetom, Mycetoma: endemisch in den Tropen vorkommende Granulationsgeschwulst (Pseudotumor) durch meist über Hautverletzungen (bei Barfußgehen) eingedrungene Pilze oder Strahlenpilze (Aktinomyzeten), z.B. durch Madurella. Im Sekret lassen sich mit bloßem Auge weißlich-gelbliche oder schwarze Körner (Drusen) erkennen. Meist als Madurafuß.

N

N: Kurzzeichen u.a. für **N**ervus (N.); Stickstoff (**N**itrogenium), **N**ormallösung; **N**ewton, **N**eutron, AVOGADRO* Zahl; *pharm* zur Angabe therapiegerechter Packungsgrößen von Fertigarzneimitteln (N_1 bis N_3).

Na: Symbol für *chem* ↑**Na**trium.

Nabel, Bauchnabel: physiolog. Bauchnarbe am Ort des Nabelschnuransatzes. – **N., nässender:** ↑Blennorrhoea umbilici.

Nabelarterie: ↑Arteria umbilicalis.

Nabelblennorrhö: ↑Blennorrhoea umbilici.

Nabelblutung: meist nur geringe Blutung am – noch nicht epithelialisierten – Nabelgrund nach Abfall des Nabelschnurrestes; vgl. Nabelschnurblutung.

Nabelbruch: angeborener (z.B. bei Nichtverschluß des Nabelringes; kleiner N. beim Neugeborenen physiologisch u. ohne Krankheitswert) oder erworbener Bauchwandbruch mit dem erweiterten sekundären Nabelring als Bruchpforte.

Nabeldiphtherie: Di. beim Neugeborenen; harte, trockene, düsterrote Infiltration; meist ohne Membranbildung.

Nabelentzündung, Omphalitis: infektiöse Entzündung der Nabelwunde bzw. des Nabels mit Schwellung u. Borkenbildung; als eitrige N. (↑Blennorrhoea umbilici).

Nabelgranulom: blaurote, bis erbsgroße, oft gestielte Granulationsgeschwulst in der Nabelwunde des Neugeborenen infolge Epithelisationsstörung.

Nabelhernie: ↑Nabelbruch.

Nabelkolik: in die Nabelgegend projizierte rezidivierende Darm-Spasmen ohne oder mit organischer Ursache beim Kind.

Nabelschnurblutung: Bl. aus dem Nabelschnurrest des Neugeborenen; bei Gerinnungsstörung, abnormen Druckverhältnissen in den Nabelschnurgefäßen (z.B. bei Herzfehler) oder bei Nabelinfektion; ferner nach mangelhafter Abnabelung; vgl. Nabelblutung.

Nabelschnurbruch, Omphalozele: Verschlußstörung der vorderen Bauchwand mit abnormer Weite des – persistierenden primären – Nabelrings u. Herniation weniger Darmschlingen in die Nabelschnur (= einfacher = kleiner N. = hernia into the cord) oder aber mit angeborener umbilikaler Eventration zahlreicher Schlingen, evtl. auch der Oberbaucheingeweide (= Omphalozele i.e.S.).

Nabelschnurumschlingung: ein- oder mehrfache intrauterine Umschlingung (bis Abschnürung) eines kindl. Körperteiles (v.a. Hals, Arme, Beine) durch die – meist zu lange – Nabelschnur oder Hydramnion. Symptome: Schlechterwerden der kindl. Herztöne während der Wehen.

Nabelschnurvorfall: dem Blasensprung unmittelbar folgendes Vorfallen einer oder mehrerer Nabelschnurschlingen vor den im Geburtskanal vorangehenden Kindsteil (bei Schädellage mit Gefahr der Nabelschnurkompression).

Nabelsepsis: s.u. Neugeborenensepsis.

Nabelvene: Vena umbilicalis. – Ist post partum für diagnostische (Blutentnahme) u. therapeut. Zwecke katheterisierbar, letzteres v.a. zur Azidosepufferung, parenteralen Ernährung sowie zur Austauschtransfusion **(Nabelvenenmethode)**.

Nachbestrahlung: nach op. Behandlung bösartiger Tumoren durchgeführte örtl. Strahlentherapie (evtl. einschl. regionaler Lymphknoten).

Nachblutung: nach sachgerechter Versorgung einer Wunde (einschl. primärer Blutstillung) erneut auftretende örtl. Blutung.

Nachgeburt: die – nach der Geburt der Leibesfrucht ausgestoßene – Plazenta nebst Eihäuten u. Nabelschnur.

Nachgeburtswehen: rhythmische Kontraktionen (alle 2–3 Min.) der Uterusmuskulatur nach der Geburt des Kindes; bewirken Lösung u. Austreibung der Plazenta; vgl. Nachwehen.

Nachhirn: Myelencephalon (↑Medulla oblongata).

Nachladetechnik: (engl.) Afterloading; Technik für die Strahlentherapie, bei der zunächst der leere Applikator in das Zielvolumen gebracht u. erst dann (nach Lagekontrolle) – meist ferngesteuert – beschickt wird; z.B. zur Kurzzeittherapie von Kollum-, Korpus-, Oberflächen-, Weichteiltumoren.

Nachschlaf: Schlafphase nach großem epileptischem Anfall oder akuter zerebraler Störung oder nach Narkose bzw. nach Anw. narkotisch oder hypnotisch wirkender Arzneistoffe (infolge verzögerter Ausscheidung).

Nachsorge: i.e.S. die intensive ärztliche Betreuung u. Überwachung eines Patienten nach chirurgischer oder medikamentöser (z.B. Chemotherapie, Bestrahlung etc.) Behandlung eines Tumors; dient der möglichst frühzeitigen Erkennung eines Tumorrezidivs u. der schnellen Intervention.

Nachstar: ↗Cataracta secundaria.

Nachtblindheit: ↗Hemeralopie.

Nachtklinik: teilstationäre Einrichtung, in der Patienten, die z.B. für eine Übergangsphase tagsüber einer Beschäftigung nachgehen, übernachten können.

Nachträufeln: Harnträufeln nach Abschluß der eigentl. Miktion; bei mechanischem Entleerungshindernis (z.B. Prostataadenom), aber auch bei nervaler oder muskulärer Störung; s.a. Harninkontinenz.

Nachtschattengewächse: ↗Solanaceae.

Nachtschweiß: nächtlich-frühmorgendliche starke Schweißsekretion, z.B. bei Leukämie, Lymphogranulomatose, AIDS, fortgeschrittener Lungentuberkulose.

Nachtwandeln: ↗Somnambulismus.

Nachwehen: wenige Stunden nach der Geburt spontan einsetzende, 2–3 Tage andauernde, v.a. bei Mehrgebärenden oft sehr schmerzhafte, beim Stillakt verstärkte (»Stillwehen«) Wehentätigkeit zur Involution des Uterus; vgl. Nachgeburtswehen.

Nackenstarre, -steife: tonischer Krampf der Nackenmuskulatur mit Geradhaltung bis Deflexion des Kopfes (»Kissenbohren«), Widerstand u. Schmerz beim Vorbeugen, evtl. auch Opisthotonus als typ. Symptom meningealer Reizung (bei Meningitis, Tumor der hinteren Schädelgrube).

Nackenzeichen: **1)** Nackenwurzelsymptom: durch aktives oder passives Vorbeugen des Kopfes auslösbares Reizphänomen der Hinterstränge mit Mißempfindungen (»Elektrisieren«) vom Nacken bis in den Rücken u. – besonders untere – Gliedmaßen bei chronischer Entzündung der – zervikalen – Rückenmarkhäute, Multipler Sklerose, Syringomyelie (nicht pathognomonisch!). **2)** Nackenphänomen: s.u. BRUDZINSKI* Zeichen.

NaCl...: ↗Kochsalz...

Nadel: mit Fädel- oder Sprungöhr versehenes Instrument für Nahtverschluß; unterschieden nach Querschnittsprofil als scharfe (dreikantig für Faszie, Haut etc.) u. runde = drehrunde N. (v.a. für Magen-Darm), ferner als gerade (für fortlaufende Naht mit der Hand) u. gebogene N. (halbkreis-, angelhakenförmig; halbgebogen, d.h. nur im Spitzenbereich; alle für Nadelhalter), als atraumat. N. (öhrlos, mit schon fest in das Nadelende eingeführtem Faden; v.a. für Gefäß-, Sehnen-, Nervennaht), gestielte N. (REVERDIN, PAYR; auch Septum-, Tonsillen-N.), N. mit Trokarspitze (MAYO, SCHAUTA) u.a.m. – Auch Kurzbez. für nadelähnl. Schneideinstrumente (»Nadelmesser«), z.B. Diszisions-, Fremdkörper-, Parazentese-N.

Nadelbiopsie: Biopsie mit Gewebsgewinnung (Stich, evtl. Aspiration) mittels spez. Hohlnadel (»Biopsienadel«), meist als Feinnadelbiopsie (z.B. der Lunge; der Prostata).

Nadelhalter: Halte- u. Führungsinstrument (meist Zangenform) für die Nadel bei der chir. Naht; vielfält. Modelle, z.B. nach DEUS-BECK, GILLIES, HAGEDORN, HEGAR, LANGENBECK, MATHIEU.

NAD, NAD$^+$: ↗**N**icotinamid-**a**denin-**d**inucleotid.

Nägelbeißen: ↗Onychophagie.

Nähapparat, Klammernahtgerät: Apparat für maschinelles Nähen unter asept. Bedingungen, v.a. bei Resektion u. Anastomosierung von Hohlorganen; Prinzip: zwei an- bzw. ineinander passende Branchen, deren eine mit U-förmigen Metallklammern beschickt ist, werden aneinandergedrückt (Ringschluß der Klammern).

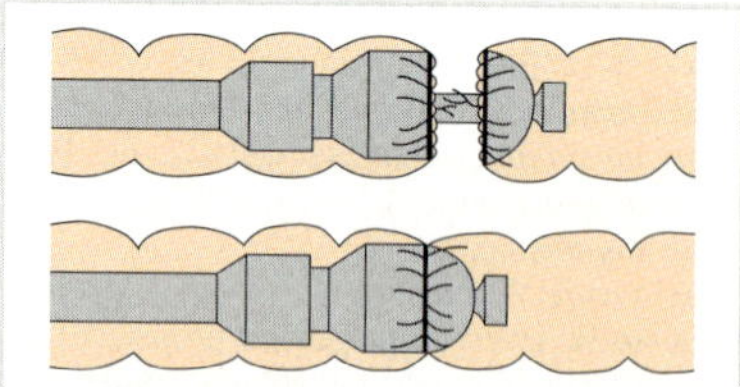

Nähapparat zur zirkulären Naht bei Darmanastomosen [199]

Nährboden, Nährmedium: steriles Substrat zur Züchtung von Mikroorganismen (Bakterien-, Pilznährboden).

Nährlösung: **1)** flüssiger ↗Nährboden. **2)** Nährstoffquelle für isolierte Organe, Gewebe oder Zellen (Gewebe-, Zellkultur), um diese längere Zeit lebend u. leistungsfähig zu halten. **3)** Infusionslsg. (meist gebrauchsfertig) für die parenterale Ernährung, z.B. Zucker-Lsg. (Glucose, Lävulose, Sorbit), Fettemulsionen, Aminosäuren-Gemische.

Nährstoffe: die für die Ernährung erforderl. Nahrungsbestandteile, d. s. Kalorienträger (Kohlenhydrate, Fette u. Eiweiß einschl. der essentiellen Amino- u. Fettsäuren), Schutzstoffe (= **akzessor. N.** = Ergänzungsstoffe; v.a. Vitamine), Salze u. Wasser. Ihre Art (einschl. Aufschließ- u. Nutzbarkeit) u. Menge bestimmen den **Nährwert** (quantitativ anzugeben in Kalorien oder – als SI-Einheit – in Joule) eines Lebensmittels als Bau- u. Betriebsstofflieferant.

Naevus, Nävus: i.e.S. jede auf embryonaler Entwicklungsstörung beruhende, meist nicht-erbliche, angeborene oder später auftretende, scharf umschriebene, flächenhafte oder tumorförm. Haut- oder Schleimhautfehlbildung von im allg. konstanter Form; grob unterschieden als: **1)** organoider N. mit Mischung normaler Gewebebestandteile (oder deren Organellen); **2)** ↗Nävuszellnävus; **3)** andere gutart. Wucherungen der Haut, z.B. Häm-, Lymphangiom. – **N. araneus, N. arachnoides,** Gefäßspinne, Spiderangiom: v.a. im Gesicht auftretende, bis stecknadelkopfgroße, leicht erhabene, rote Papel mit feinen strahlenförmigen Gefäßreisern; gehäuft (auch am übrigen Körper) bei Leberkrankheiten (»Lebersternchen«), bei systemischer Sklerodermie, während einer Schwangerschaft. – **N., blauer, N. caeruleus Jadassohn*-Tièche*:** angeborener, bis linsengroßer, leicht erhabener, dunkelblauer Fleck durch Ansammlung DOPA-pos. Melanophoren in der Kutis; v.a. an Hand- u. Fußrücken. Das maligne ↗Melanom hat meist eine kürzere Anamnese u. Wachstumszeichen. – **N. flammeus,** Feuermal, Gefäßmal, Weinfleck: angeborener, meist kapillärer Blutgefäß-N.; plan, hellrot-violett, meist zackig begrenzt, fleckförmig. – **N. lenticularis:** ↗Lentigo simplex, Lentigines. – **N. naevocellularis:** ↗Nävuszellnävus bzw. N. pigmentosus. – **N. pigmentosus:** pigmentierter Nävuszellnävus, i.e.S. der ↗N. spilus. – **N. sebaceus,** Talgdrüsennävus JADASSOHN*: angeborene oder frühzeitig auftretende weiche, bräunl.-gelbl. Erhabenheit mit feingefurchter Oberfläche in talgdrüsenreichen Regionen; oft auf der behaarten Kopfhaut. – **N. spilus,** Pigmentnävus: gleichmäßig hellbraune, fleckförmige, lichtunabhängige, rein epitheliale Haut- u. Mundschleimhaut-Hyperpigmentierung; oft mit Epheliden untermischt. – **N. teleangiectaticus:** Blutgefäßnävus; Variante des N. flammeus; dichtes Netz aus Teleangiektasien; v.a. im Gesicht.

Nävuszellen: gutartige Abkömmlinge der Neuralleiste in der Haut, die den Nävuszellnävus bilden.

Nävuszell(en)nävus: gutartige Hautgeschwulst (Hamartom) mit Anreicherung von ↗Nävuszellen an der Epidermis-Kutis-Grenze (Junktionsnävus) oder in der Kutis (= **dermaler** = **korialer N.**) oder in Epidermis u. Kutis (= **intermediärer N.** = Compound-Nävus), u. zwar am ganzen Körper vereinzelt oder multipel. Scharf begrenzt rundlich, mit glatter, höckeriger oder warziger Oberfläche, ohne oder mit Hyperpigmentierung oder -trichose (bis zu neurokutaner Melanosis TOURAINE* bzw. Tierfellnävus); evtl. mit umgebender ringförm. Depigmentierung (»Halo-N.«). Als Junktionsnävus, seltener als dermaler N., mit Gefahr maligner Entartung zu Melanom.

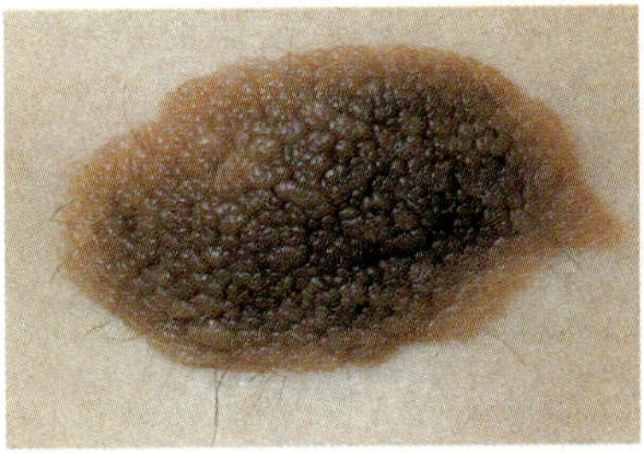

Nävuszellnävus [393]

Nafarelin: s.u. GnRH-Agonisten.

Nagel: 1) Unguis: quergewölbte Hornplatte, die dem Nagelbett fest aufliegt. – **N., eingewachsener:** ↗eingewachsener N. **2)** Knochennagel.

Nagelbettentzündung: ↗Onychie.

Nagelextraktion: 1) op. Entfernung eines kranken Finger- oder Zehennagels unter Schonung der Nagelmatrix; meist in Lokalanästhesie. – Auch einfache Ablösung nach Erweichen mit Thioglykolat oder Harnstoff. **2)** Entfernung eines Knochennagels.

Nagelfalzentzündung: ↗Paronychie.

Nagelmykose: ↗Onychomykose.

Nagelpanaritium: ↗Onychie, Paronychie, Panaritium subunguale.

Nagelpilz: ↗Onychomykose.

Nagelpsoriasis: typ. Nagelveränderungen bei Psoriasis (Schuppenflechte); oft als erster diagnostischer Hinweis: Tüpfelnägel (Tüpfel oder Grübchen in der Nagelplatte); Ölflecke; Onycholysis psoriatica (Abhebung der Nagelplatte); Krümelnägel (aufgelockerte Hornmassen).

Nagelwallentzündung: ↗Paronychie.

Nahbrille: Brille zur Korrektur einer Hyper- bzw. Presbyopie.

Nahpunkt, Punctum proximum: **1)** N. der Akkommodation: der geringste Abstand vor dem Auge, in dem ein Gegenstand bei maximaler Nah-Akkommodation gerade noch scharf gesehen werden kann; wird mit zunehmendem Alter wegen nachlassender Akkommodationsfähigkeit größer; s.a. Tab.; Alterssichtigkeit. **2)** N. der Konvergenz: Kreuzungspunkt der Foveolarstrahlen bei max. Konvergenz. **3)** N. der Fusion: die geringste Entfernung, bei der binokulares Einfachsehen erzielt werden kann.

Nahpunkt

8 Jahre – 13,8 dptr	40 Jahre – 5,8 dptr
16 Jahre – 12,0 dptr	48 Jahre – 2,5 dptr
24 Jahre – 10,2 dptr	56 Jahre – 1,25 dptr
32 Jahre – 8,2 dptr	64 Jahre – 1,1 dptr

Abnahme der Akkommodationsbreite (Dioptriewerte) bei Normalsichtigen mit zunehmendem Alter (nach Duane)

Nahrungsfett: ↗Fett.

Nahrungsmittelallergie: Allergie, die durch Bestandteile von Lebensmitteln (v.a. Eiweiß) als Allergen hervorgerufen wird u. sich durch Symptome an der Haut (z.B. Urtikaria, Exazerbation eines atopischen Ekzems), dem Gastrointestinaltrakt (Gastroenteritis), den oberen Atemwegen (Bronchialasthma), im kardiovaskulären System (anaphylaktischer Schock) u./oder durch andere allergische Symptome äußern kann (zumeist allergische Soforttypreaktion). – **N., pollenassoziierte:** Nahrungsmittelallergie bei Patienten mit Pollenallergie (durch Kreuzreaktion von spezifischen IgE-Antikörpern auf Pollen mit bestimmten Nahrungsmitteln).

Nahrungsmittelvergiftung: ↗Lebensmittelvergiftung.

Naht: 1) ↗Sutura. **2)** Vereinigung von Geweben oder Organteilen mit chir. Nadel u. Nahtmaterial; i.w.S. auch mit Klammern, Pflaster, Wundkleber etc. (»unblutige N.«); bei Wundnaht zeitlich unterschieden als **primäre N.** (unmittelbar oder bald nach dem Trauma); als **primär verzögerte N.** (mit Knüpfen der Fäden erst 12 Std. nach typ. Wundversorgung) u. als **sekundäre N.** (bei infizierter u. dehiszenter Wunde erst nach erfolgter Reinigung u. Granulationsbildung). – **N., adaptive:** lockeres, zugarmes Aneinanderheften der Schichten bzw. Ränder. – **N., atraumatische:** läsionsarme N. mit atraumat. Nadel. – **N., evertierende:** N. mit Ausstülpung beider Schnittflächen; z.B. bei Gefäßnaht. – **N., invertierende:** N. mit Wundrandeinstülpung.

Nahtinsuffizienz: zu Fistelbildung führende postop. Undichtigkeit einer Anastomosen-, Hohlorgannaht.

NAIDS: (engl. **N**utritional-**A**cquired **I**mmuno **D**eficiency **S**yndrome); durch Unterernährung bedingte Immunschwäche; v.a. bei Kindern in den armen Ländern der sog. Dritten Welt.

Nalbuphin: starkes Analgetikum; ↗Morphinantagonist.

Nalidixinsäure: Chemotherapeutikum (gegen gramnegative Bakterien); ein Gyrasehemmer.

Nalorphin, N-Allylnormorphin: Antagonist des Morphins u. morphinähnl. Wirkstoffe (auch Codein); hebt v.a. Atemdepression auf; wirkt als partieller ↗Morphinantagonist.

Naloxon: ein reiner ↗Morphinantagonist.

NANB: Virushepatitis-Non-A-Non-B (= ↗Virushepatitis C).

Nano...: Einheiten-Präfix i.S. von 10^{-9} (Kurzzeichen: n).

Nanosomie: Bez. für sog. Zwergwuchs; ↗Minderwuchs.

Naproxen: Antirheumatikum, Analgetikum.

Narbe: ↗Cicatrix; s.a. Wundheilung, Narben...

Narbenbruch: v.a. Bauchwandhernie im Bereich einer (noch) nachgiebigen (Op.-)Narbe.

Narbenbulbus: durch narb. Abheilung eines oder mehrerer Ulzera deformierter Bulbus duodeni; z.B. »Sanduhr-«, »Schmetterlings-«, »Kleeblattform«.

Narbenhernie: ↗Narbenbruch.

Narbenkarzinom: bösartiger Tumor im Bereich einer Narbe, v.a. bei mit Komplikationen heilenden oder einer Dauerirritation ausgesetzten Wunden (mit nachfolgender Metaplasie des Narbengewebes). – **N. der Lunge:** ein meist in tuberkulösen Narben entstehendes kleines Bronchialkarzinom, v.a. im Oberlappen; ist oft mit einer ausgedehnten generalisierten Metastasierung verbunden.

Narbenkeloid: ↗Keloid.

Nares: die vom Nasenflügel u. -septum begrenzten Nasenlöcher.

Narko...: Wortteil »Lähmung«, »Narkose«, »Narkotikum«.

Narkolepsie: in Kindheit oder Pubertät beginnende genuine, seltener symptomat. Krankheit (z.B. bei oder nach Enzephalitis, Hirntrauma, -tumor, ventrikelnaher Encephalomyelitis disseminata) mit anfallsweisem, unüberwindlichem Schlafzwang am Tage (1–30 Min. dauernde Schlafanfälle), affektivem Tonusverlust der Muskulatur, Wachanfällen u. kurzen, lebhaften hypnagogen Halluzinationen; elektrophysiologisch normales oder desynchronisiertes Schlafbild.

Narkose, Allgemeinanästhesie: temporäre, reversible Funktionshemmung des zentralen Nervensystems (an höheren, phylogenetisch jüngeren Hirnteilen zuerst einsetzend) zur Herbeiführung einer Bewußt- u. Schmerzlosigkeit für op. Eingriffe; verbunden mit Ausschaltung der willkürlichen, graduell (je nach Tiefe) auch der reflektor. Muskeltätigkeit, Abnahme des Muskeltonus, Dämpfung von Atmung u. Kreislauf; Tiefe feststellbar anhand charakterist. Symptome (↗Narkosestadien). Unterschieden nach Applikationsart als Inhalations- (= pulmonale N.), Injektions-, Infusionsnarkose, nach der N.-Technik als Apparat-, Masken-, Tropf-, Intubations-N., nach dem Narkotikum als Halothan-, Lachgas-, Isofluran-, Enfluran-, Ketamin-, Neurolept-, Barbiturat-, Kombinations-N.

Narkosebreite: Spanne zwischen der zur Vollnarkose nötigen u. der zum Tode führenden Dosis eines Narkotikums; abhängig von Anflutungszeit, Konzentration u. Elimination (Abbau, Ausscheidung, Entgiftung).

Narkoseentzug, forcierter: s.u. Morphinismus.

Narkosegas: das Gemisch aus Luft oder Sauerstoff (als Vehikel = Träger) u. narkotisch oder analgetisch wirkenden Gasen oder Dämpfen; i.e.S. das gasförmige ↗Inhalationsnarkotikum.

Narkoselähmung: 1) mechan. Parese peripherer motor. Nerven bei unsachgemäßer Lagerung des Narkotisierten. **2)** die Narkotika-bedingte Relaxierung.

Narkoserisiko: das der Narkose anhaftende, vom Allgemeinzustand (AZ) des Pat. sowie Art u. Umfang der Operation beeinflußte Risiko. Gruppen gemäß American Society of Anesthesiologists: I) keine oder nur lokalisierte organ. Erkrankung, ohne Störung des AZ; II) leichte bis mäßige Störung des AZ; III) schwere Störung des AZ (z.B. Herzinsuffizienz, schweres Emphysem); IV) schwerste, bereits lebensbedrohliche Störung des AZ (z.B. Herzdekompensation, Ileus); V, VI) dringender Notfall, sonst aber Gruppe I bzw. III oder IV; VII) bereits vor Op. moribund.

Narkosestadien: die anhand typ. Narkosezeichen beurteilbaren Stadien der Narkosetiefe; z.B. n. Guedel: I) analget. Stadium (Erhöhung der Schmerzschwelle u. Bewußtseinstrübung; für kleine Kurzeingriffe geeignet); II) Exzitations-St. (Bewußtseinsverlust; Steigerung der allg. nervösen Erregbarkeit); III) Toleranz-St. (»chir. Narkose«, mit 4 Unterstadien, von denen III/4 bereits zu IV überleitet); IV) Asphyxie-St. (Gefahr von Herzstillstand).

Narkosezwischenfall: während der Narkose eintretende u. durch sie bedingte Komplikation; Hauptursachen: unerkannte oder nicht genügend berücksichtigte präop. Erkrankungen u. Störungen (s.a. Narkoserisiko), fehlerhafte Narkotika- u. Relaxanzien-Anw. (Überdosierung), apparative Mängel.

Narkotikum: 1) kurz-, mittel- oder langwirkendes Mittel, das eine Narkose hervorruft, bei wohldosierter Anw. die Funktion lebenswichtiger Zentren (Atem-, Kreislaufzentrum) aber nicht wesentlich beeinträchtigt; s.a. Inhalationsnarkotika, Kurznarkose. **2)** ↗Betäubungsmittel.

nasal(is): zur Nase gehörend, nasenseitig, die Riechfunktion betreffend (s.a. Nasal...); Nasenlaut...

Nase: das der Nasenatmung u. dem Geruchssinn dienende Organ. **1) äußere N.,** Nasus externus: der im mittl. Gesicht vorspringende knorpelig-knöcherne (Nasenskelett), hautbedeckte Teil mit mimischen Muskeln. **2) innere N.,** Cavitas nasi: die durch das Septum nasi zweigeteilte u. durch die Muscheln (Conchae) bds. in Gänge (Meatus) unterteilte Nasenhöhle; größtenteils von Schleimhaut ausgekleidet (Regio respiratoria u. olfactoria), deren Drüsen (Gll. nasales) das Nasensekret produzieren.

Nasenatmung: die physiolog. Atmung des Menschen (beim Erwachsenen bei körperl. Belastung auch Mundatmung), bei der die Atemluft durch die Nase eingeatmet u. dort erwärmt, angefeuchtet, gereinigt u. geruchskontrolliert wird.

Nasenbein: ↗Os nasale.

Nasenbluten: ↗Epistaxis.

Nasenflügelatmen: atmungssynchrone Bewegungen der Nasenflügel (meist auch Tachypnoe) als Zeichen der Dyspnoe bei Säuglingen, bei Neugeborenenbronchitis, Pneumonie, in Erregung.

Nasennebenhöhlen: ↗Sinus paranasales.

Nasennebenhöhlenentzündung: ↗Sinusitis.

Nasenpolyp: meist im mittleren oder oberen Nasengang an mittl. Muschel, gestielt oder breit aufsitzendes Fibrom. Symptome: behinderte Nasenatmung, respirator. Anosmie, Hypersekretion (wäßrig, schleim.-eitrig), Kopfschmerzen; evtl. eitrige Sinusitis.

Nasenschleimhautentzündung: ↗Rhinitis.

Nasensonde: durch die Nase einzuführende Magen-Darmsonde für Sondenernährung, Darmdialyse, als Verweilsonde zur Dauerabsaugung (Ileus), je nach Material (Spezialsiliconsonden) auch Langzeitanwendung möglich.

Nasenspekulum, Nasenspiegel, Rhinoskop: Instrument zum Spreizen der Nasenflügel u. Zurückhalten der Nasenhaare für die vordere u. mittlere Rhinoskopie.

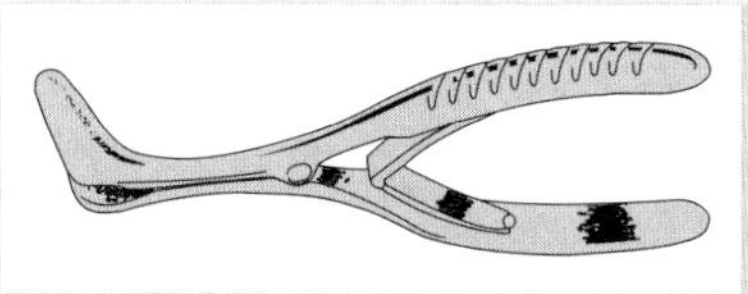

Nasenspekulum

Nasentamponade: Stillung einer Nasenblutung durch Einführung des Tampons (doppelter Gazestreifen), entweder von vorn unter Sichtkontrolle (Spekulum) mit kniegebogener Pinzette bis Mitte der unteren Muschel; oder von hinten mittels nasal eingeführten u. via Nasenrachen aus dem Mund herausgeführten NELATON* Katheters (mit an der Spitze fixiertem Tampon) oder als ↗BELLOC(Q)* Tamponade.

Nasolabialfalte: von den Mm. risorius u. zygomaticus (u. buccinator) aufgeworfene Weichteilfalte vom Außenrand des Nasenflügels zum Mundwinkel.

nasopharyngeal: den Nasenrachen betreffend.

Nasopharyngealkatheter: bei mechan. Mundsperre (Kieferfraktur, Masseterkrampf, postnarkotisch) durch die Nase in den Rachen (vor die Stimmritze) einzuführender Gummi- oder Plastiktubus; z.B. WENDL* Tubus. Brechreiz geringer als bei Oropharyngealkatheter, aber fehlender Schutz gegen Aspiration.

natal(is): die Geburt betreffend.

Nates: 1) Clunes: die von den Mm. glutei u. Fettgewebe gebildeten Gesäßbacken bds. der Crena ani. **2)** die bd. oberen »Zweihügel« der Lamina tecti.

nativ: angeboren, natürlich, unverändert, nicht denaturiert.

Nativaufnahme: ↗Leeraufnahme.

Nativblut: zusatzloses u. unverdünntes arterielles oder venöses Blut.

Natr(i)ämie: ↗Hypernatriämie.

Natrium, Na: Leichtmetall-Element (Alkalimetall); wichtiges Bioelement, z.B. für Membranpotential, Transportprozesse; im Blut vermindert bei schwerem Erbrechen, Diarrhö, Gastrointestinalfistel, ADDISON* Syndrom, Verbrennungen, Pneumonie, Quecksilbervergiftung etc.; vermehrt bei Exsikkose, Transmineralisation, Salzverlustsyndrom, s.a. Hypernatriämie. – **N. bicarbonicum,** Natriumbi- oder -hydrogencarbonat, doppeltkohlensaures Na, Natron: Anw. als Antazidum, Adstringens, als i.v. Infusion bei Azidose, in biol. Lsgn. als Pufferzusatz, in Back- u. Brausepulvern. – **N. chloratum,** Natriumchlorid, Kochsalz: NaCl; vork. als Steinsalz, in salin. Wässern, in Meerwasser; Anw. als physiol. Kochsalz-Lsg., als – lebensnotwendige (!) – Speisewürze. – **N. sulfuricum,** Natriumsulfat: das sog. Glaubersalz: natürl. Vork. in Mineralquellen; salin. Laxans mit ED 10–30 g.

Natriumantagonisten: ↗Antiarrhythmika (der Klasse I) .

natriumarme Diät: kochsalzarme Diät.

Natriumchlorid: ↗Natrium chloratum.

Natriumcyclamat: ein Süßstoff (Zuckerersatzmittel).

Natriummangel: Hyponatriämie, s.u. Salzmangelsyndrom, Salzverlust...

Natriumretention: Na-Zurückhaltung im Organismus, entweder durch vermehrte tubuläre Rückresorption (bei Hyperaldosteronismus) oder durch vermindertes Glomerulusfiltrat (bei Glomerulonephritis, Herzinsuffizienz); evtl. mit Bildung sichtbarer Ödeme.

Natriumverlust: ↗Salzverlust..., Salzmangel...

Natriuretikum: s.u. Diuretika.

natriuretisches Hormon, atriales: s.u. atrial.

Natriurie: verstärkte bis überschießende (**»Natriurese«**) renale Ausscheidung von Natrium; v.a. bei Salzverlustnephritis u. DEBRÉ*-FIBIGER* Syndrom, ferner bei Rückbildung von Ödemen, bei chron. Niereninsuffizienz, geringgradig bei nephrogenem Diabetes insipidus, Amyloidose, Hypokali- u. Hyperkalziämie, Pyelonephritis.

Natron, doppeltkohlensaures N.: ↗Natrium bicarbonicum.

Natural-Killer-Zellen: ↗Killerzellen, natürliche.

Naturheilkunde: von Ärzten u. Nichtärzten betriebene Heilkunde unter prophylaktischer u. therapeutischer Nutzung natürlicher Reize: kaltes u. warmes Wasser, Heilquellen, Luft, Bewegung, Gymnastik, Massagen, Diät, Regelung der Lebensweise nach natürlichen Gesichtspunkten.

Naturheilverfahren: nicht einheitlich definierter Oberbegriff für unterschiedliche Therapiemethoden u. Konzepte, die mit möglichst nebenwirkungsarmen natürlichen Mitteln die individuellen, körpereigenen Ordnungs- u. Heilkräfte anregen (v.a. stärken) sollen. Als **klassische N.**, die weitgehend in die sog. Schulmedizin integriert sind, werden bezeichnet: physikalische Therapie (einschließlich Hydro- u. Bewegungstherapie), Ernährungstherapie (Diätetik), Phytotherapie, Ordnungstherapie. Zu N. i.w.S. werden u.a. gezählt: Neuraltherapie, Akupunktur, Homöopathie, Chirotherapie.

Nausea: Übelkeit, Brechreiz.

Naviculare, Navikulare: Kurzform für ↑Os naviculare u. Os scaphoideum (= Os nav. manus).

Nearthrose: Gelenkneubildung.

Nebeneierstock: ↑Epoophoron.

Nebenhoden: ↑Epididymis.

Nebenhodenentzündung: ↑Epididymitis.

Nebenhöhlenentzündung: ↑Sinusitis.

Nebenniere, NN: ↑Glandula suprarenalis; s.a. Nebennierenmark, -rinde, Adren...

Nebenniereninsuffizienz: ↑Nebennierenrindeninsuffizienz, ADDISON* Krankheit.

Nebenniereninzidentalom: ↑Inzidentalom 1).

Nebennierenmark, NNM, Medulla glandulae suprarenalis: die von der Nebennierenrinde umschlossenen, braunroten, zentralen Strukturen der Nebenniere; bestehen aus Adrenalin- u. – weniger zahlreich – Noradrenalin-bildenden Markzellen; Bindegewebe; Blutgefäßen (mit venösem Plexus); großen, multipolaren sympathischen Ganglienzellen u. Nervenfasern.

Nebennierenrinde, NNR, Cortex glandulae suprarenalis: der das Nebennierenmark umhüllende, etwa ⅘ des Gewichts ausmachende Anteil der Nebenniere; besteht aus großen Zellen, die in der *Zona glomerulosa* (Außenschicht) überwiegend in Haufen angeordnet sind, in der *Zona fasciculata* (Mitte) in parallelen Bündeln oder Strängen u. in der *Zona reticularis* (Innenschicht) als Strangnetz. Die Bildungsstätte lebensnotwendiger ↑Gluco- u. ↑Mineralocorticoide u. der Sexualhormone.

Nebennierenrindenadenom, -adenomatose: solitäre oder multiple Adenombildung in der – sekundär atrophischen – Nebennierenrinde (NNR); je nach betroffenem Gewebe bzw. Hormonproduktion als Aldosteronom (= CONN* Syndrom = prim. ↑Aldosteronismus) bzw. mit den Symptomen des ↑CUSHING* Syndroms (durch Cortisol).

Nebennierenrindendysplasie, bilaterale noduläre: Bez. für eine primäre, oft familiäre Krankheit der Nebennierenrinde, bei der die Cortisolsekretion autonom u. die ACTH-Sekretion unterdrückt ist.

Nebennierenrindeninsuffizienz: vermind. Produktion von Nebennierenrinden(NNR)-Hormonen u. resultierende Krankheitsbilder (evtl. als **partielle N.**); als **primäre N.** infolge akutem oder allmählichen Ausfall der NNR (z.B. Tumor, Autoimmunprozeß, Blutung; nach Adrenalektomie) meist total (↑ADDISON* Krankh.); als **sekundäre N.** infolge Ausfalls der ACTH-Produktion (bei Hypophysenvorderlappeninsuffizienz), nach langdauernder Glucocorticoid-Verabfolgung (SLOCUMB* Syndrom). – Als **akute N.** (ADDISON* Krise) eine stets lebensbedrohl. Verschlechterung der chronischen N., oft ausgelöst durch Infekt, Trauma. – Therapie: Substitution von Gluco- u. Mineralocorticoiden.

Nebennierenrindenkarzinom: maligner, i.d.R. cortisolproduzierender Tumor der Nebennierenrinde mit den klinischen Zeichen des ↑CUSHING* Syndroms (bei Kindern unter 15 Jahren die häufigste Ursache).

Nebennierentumor: Oberbegriff für **1)** Nebennierenmarktumor: ↑Phäochromozytom, ↑Sympathoblastom, ↑Ganglioneurom (maligne; stets hormoninaktiv). **2)** ↑Nebennierenrindenadenom. **3)** ↑Nebennierenrindenkarzinom. **4)** bilaterale noduläre ↑Nebennierenrindendysplasie. **5)** ↑Inzidentalom. **6)** seltene Tumoren der Nebenniere: Lymphangiom, Zysten, Myelolipom.

Nebenschilddrüse: ↑Glandula parathyreoidea.

Nebenschluß: ↑Shunt; s.a. Bypass.

Nebenwirkung: jeder nicht erwünschte Effekt einer Maßnahme oder eines Arzneimittels.

Nebenzellen: 1) niedrige, helle, schleimbildende Epithelzellen in den Magenfundus- u. -korpusdrüsen. **2)** neurogene N.: Zellen in sympath. Ganglien; zwischen den Ganglienzellen, u. diese als »Hüllenplasmodium« umgebend.

Necator, Hakenwurm: Gattung blutsaugender Dünndarmparasiten [Ancylostomatidae, Nematodes] bei Säugetieren; beim Menschen v.a. der **N. americanus** s. africanus s. argentinus (verursacht ↑Ancylostomiasis = **»Necatoriasis«**).

neck dissection: (engl.) ↗Halsdissektion.

Necrobiosis, Nekrobiose: **1)** der Übergang der Zelle vom Leben zum Tod als intermediäres Stadium der Nekrose, mit irreversiblen Kern- u. Protoplasmaveränderungen. **2)** auf N. (1) beruhende Krankheitsbilder der Haut. – **N. lipoidica (diabeticorum):** symmetrische, bis handtellergroße, (braun-)rote Hautatrophie mit großbogiger violetter Begrenzung an den Streckseiten der Unterschenkel (seltener Hände u. Oberschenkel), oft kombiniert mit (Prä-)Diabetes mellitus.

Necrosis: ↗Nekrose.

needle sharing: (engl.) gemeinsame Benutzung z.B. von Injektionsnadeln bei Drogenabhängigen; gilt als ein Hauptübertragungsweg von AIDS.

negativ: ergebnislos (z.B. n. Befund), nicht positiv, unter der Nullinie.

Negativliste: Verzeichnis von Arzneimitteln, deren Verordnung auf Kosten gesetzlicher Krankenkassen nicht gestattet ist.

Negri* Körperchen: für das Spätstadium der Tollwut charakteristische zytoplasmatische Einschlüsse im Zentralnervensystem.

Nehb* Dreieck: bipolare Brustwandableitung des EKG im sog. kleinen Herzdreieck; besonders geeignet zur Darstellung von Vorder- u. Hinterwandinfarkt u. von Vorhoferregungen.

Neisseria: Bakteriengattung der Fam. Neisseriaceae; gramneg. Diplokokken. – **N. catarrhalis,** Branhamella c.: Mund-Luftwege-Saprophyt; gelegentlich Erreger von Mundinfektionen, Angina, Meningitis. – **N. flavescens:** Saprophyt des Nasen-Rachen-Raumes; gelegentlich Erreger von Meningitis. – **N. gonorrhoeae:** Erreger der ↗Gonorrhö, in Eiterzellen nachweisbar; s.a. Gonokokken... – **N. meningitidis,** Meningokokkus: ausschließlich beim Menschen vorkommende Endotoxin-Bildner; mit – entsprechend den Kapsel-Polysacchariden – verschiedenen serolog. Typen: Erreger der Meningitis cerebrospinalis epidemica u. der Meningokokkensepsis; s.a. Meningokokken... – Impfschutz nur kurzzeitig, v.a. für Postexpositionsprophylaxe (zusammen mit Antibiotika).

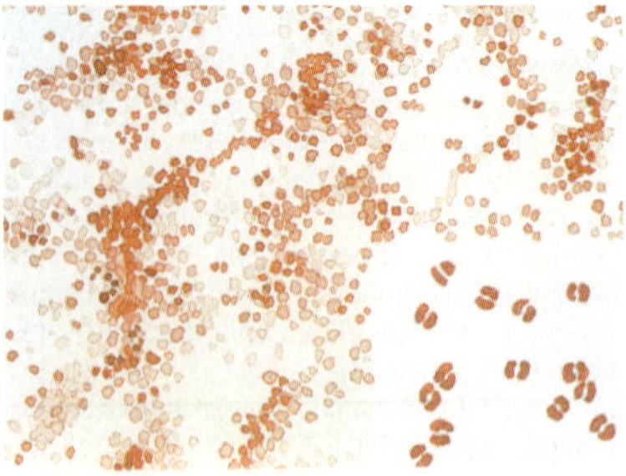

Neisseria meningitidis u. andere Neisserienarten (mikrosk. Bild): semmelförmige gramnegative Diplokokken, nur im Untersuchungsmaterial deutlich ausgebildet (rechts vergrößert) [456]

Nekrobiose: ↗Necrobiosis.

Nekrose, Necrosis: lokaler Gewebstod in einem lebenden Organismus als schwerste Folge einer örtl. Stoffwechselstörung, z.B. infolge Sauerstoffmangel, chemischer (einschl. bakterieller Gifte), physikal. (Wärme, Kälte, Strahleneinwirkung) oder traumat. Ursache; s.a. Gangrän, Mumifikation, Degeneration, Necrobiosis.

nekrotisierend, necroticans: in Nekrose übergehend, Nekrose verursachend.

Nekro(zoo)spermie: Abgestorbensein (= irreversible Unbeweglichkeit u. Eosin-Färbbarkeit) aller Spermien im Ejakulat; bei akuter Prostatitis, Spermatozystitis; Zeichen der Impotentia generandi.

Nélaton* Katheter: einfacher oder doppelläuf., gerader Weichgummikatheter (verschied. Stärken) mit vielfält. Zahl u. Stellung der »Augen« im Spitzenteil.

Nelson*(-Mayer*) Test, Treponema-pallidum-Immobilisationstest, TPI-Test: ↗Syphilisreaktion anhand der Immobilisierung lebender Treponemen (NICHOLS* Stamm) durch die spezif. Antikörper im Probandenserum.

Nemathelminthes: der Stamm »Faden-, Rund-, Schlauchwürmer«; ungegliederte wurmförmige Tiere mit primitiver Leibeshöhle (Pseudozöl); parasit. Formen: Nematodes, Nematomorpha, Acanthocephala.

Nematoden, Nematodes: die Klasse »Fadenwürmer«; frei oder parasitisch lebende Nemathelminthes mit Zellkonstanz (Eutelie). Humanmedizinisch wichtige Familien: Ancylostomatidae, Oxyuridae, Ascarididae, Dracunculidae, Filariidae, Trichuridae, Strongyloididae.

Nematodiasis, -tosis: Befall mit Nematoden.

neo...: Wortteil »neu«.

Neocortex: der phylogenetisch jüngste, am stärksten differenzierte Teil der Großhirnrinde.

Neodym-YAG: mit Neodym-Ionen versehene **Y**ttrium-**A**luminium-**G**ranat-Kristalle als aktives Material für ↗Laser.

Neogenese: Neubildung, Regeneration, Neoplasie.

Neologismus: Wortneubildung, i.w.S. auch die

ungewöhnliche sprachl. Verwendung eines Wortes; kommt im Traum vor, aber auch z.B. bei Schizophrenie.

Neomycin: Antibiotikakomplex (A, B, C). – N.-B (= Framycetin) wird wegen seiner hohen Oto- u. Nephrotoxizität ausschließlich lokal angewandt; z.B. zur selektiven Darmdekontamination vor Dickdarmoperationen; zur Lokalbehandlung von Haut- u. Schleimhautinfektionen (Gefahr der Sensibilisierung).

neonatal: die Zeit nach der Geburt (= ↗Neugeborenenperiode) betreffend.

Neoplasie: Neubildung von Körpergeweben (z.B. Regeneration, aber auch als Vorstufe eines malignen Tumors); i.w.S. auch das ↗Neoplasma. – **N., zervikale intraepitheliale:** ↗CIN. – **N., lobuläre:** neuere Bez. für ↗CLIS. – **N., multiple endokrine:** ↗MEN. – **N., testikuläre intraepitheliale:** ↗TIN. – **N., vulväre intraepitheliale:** ↗VIN.

Neoplasma: Neubildung von Körpergeweben i.S. des dysregulierten, autonomen Wachstums (s.a. Tumor..., Karzinogenese). Einteilung nach Dignität (benignes bzw. malignes N.), Muttergewebe, Zelltyp, Organ, evtl. Form. – **N., benignes:** gutartiges N.; Wachstum im allg. langsam, v.a. expansiv, verdrängend; geringe, meist nur mechan. Rückwirkung auf den Allgemeinzustand, keine Metastasierung; selten rezidivierend. – **N., malignes,** Malignom: bösartiges N. (s.a. Malignität) mit weitgehender Unreife (Atypie, Anaplasie) der Zellen; Wachstum evtl. sehr rasch, infiltrierend, invasiv u. zerstörend; im fortgeschrittenen Stadium erhebl. Rückwirkung auf den Allgemeinzustand (z.B. Anämie, Kachexie) möglich; nach Einbrechen in Blut- u. Lymphbahnen oder in Hohlorgane ↗Metastasierung. – **N., semimalignes:** weitgehend ausgereiftes epitheliales oder bindegewebiges N. mit infiltrierendem Wachstum, aber fast nie metastasierend (z.B. Basaliom, Bronchialadenom, Karzinoid, Zylindrom, Epulis).

Neopterin: Stoffwechselprodukt von Makrophagen; erhöht bei allen Aktivierungen des Immunsystems einschließlich Entzündungen, Infektionen, rheumatischen Systemerkrankungen u. Organabstoßungen nach Transplantation.

Neostigmin: Cholinesterasehemmer; hemmt an cholinergen Synapsen den Abbau des Transmitters Acetylcholin u. verstärkt somit u.a. die Parasympathikus-Wirkungen (»indirektes Parasympathomimetikum«). Anw. bei Glaukom (drucksenkend), Myasthenia gravis, als Curare-Antidot.

Nephela, Nephelium: ↗Nubekula (3).

Nephralgie: Nierenschmerz; kolikartig u. ausstrahlend (infolge Hyperperistaltik von Kelchmuskulatur oder oberstem Harnleiter) bei Konkrement u. akutem Rückstau; oder konstant u. auf die Flankengegend beschränkt (infolge Nierenschwellung oder Kapseldehnung), z.B. bei entzündlichem Prozeß, chron. Abflußstörung.

Nephrektomie: op. Entfernung der Niere (nur bei ausreichender Funktion der verbleibenden!).

Nephritis: parenchymatöse, überwiegend am Gefäßapparat (↗Glomerulonephritis) oder am intertubulären Bindegewebe (= interstitielle N.) ablaufende akute oder chron. Entzündung der Niere; i.w.S. auch die ↗Pyelonephritis. – **N., interstitielle: 1)** akute i. N.: lympho- bzw. plasmazelluläre Infiltration v.a. an der Nierenrinden-Markgrenze. – Ursachen: a) bakterielle Infekte, z.B. durch Staphylokokken, Streptokokken (v.a. Scharlach), Leptospiren; – b) als Begleitreaktion einer Glomerulo- oder Pyelonephritis; – c) als allergische Reaktion, v.a. gegen Medikamente, z.B. Penicillin. **2)** chron. i. N.: lympho- bzw. plasmazelluläre Infiltration u. diffuse Verbreiterung des Interstitiums v.a. im Nierenmarkbereich; z.T. verursacht durch ständigen Gebrauch von Schmerzmitteln (»Phenacetinniere«, s.u. Analgetikanephropathie).

nephritisches Syndrom: die Symptome bei akuter ↗Glomerulonephritis: Makrohämaturie, Ödeme, Hypertonie (= VOLHARD* Trias); vgl. nephrotisches Syndrom.

Nephroblastom: unreifzell. Mischgeschwulst der Niere, i.e.S. der ↗WILMS* Tumor.

nephrogen: von der Niere ausgehend, durch die Nieren(funktion) entstanden (s.a. renal).

Nephrographie: Darstellung des aktiven Nierenparenchyms durch schnelle Kontrastmittelinjektion (3–5 Sek.) u. sofortige Aufnahmen (bis 20 Sek.). – Ähnliche Bilder (»Nephrogramm«) auch in der Parenchymphase von Aortorenographie u. Ausscheidungsurographie (v.a. bei Abflußstauung); s.a. Radioisotopennephrographie, Nierenszintigraphie.

Nephrokalzinose: diffuse Ausfällung u. multiple Einlagerung von Kalksalzen in Niereninterstitium, Tubuluslumina u. -epithelien, mit nachfolg. Fibrose u. Harnabflußhemmung (u. chron. Pyelonephritis); Verlauf oft symptomenarm; später Einschränkung der Nierenfunktion; ↗Abb. S. 528.

Nephrolithiasis, Nierensteinleiden: Konkrementbildung in der Niere; solitär (u.a. als Ko-

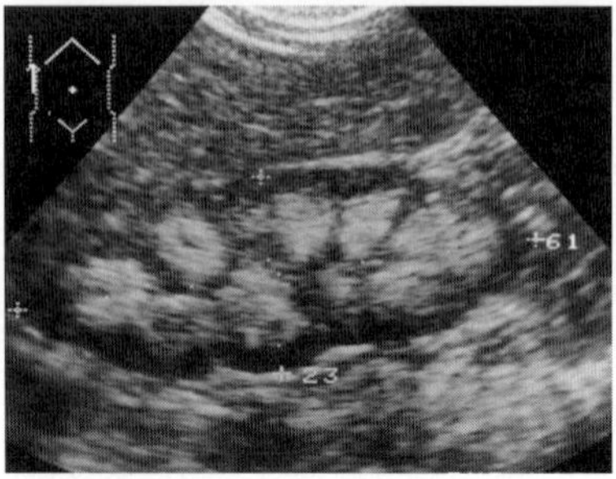

Nephrokalzinose vom Typ I, Stadium III, bei einem 8 Monate alten Knaben mit tubulärer Azidose [443]

rallen-, Hirschgeweih-, Ausguß-, Ventilstein) oder multipel; im ableitenden Hohlsystem als Kelch- oder Beckenstein (Calciumoxalat-, Calciumphosphat- u. Magnesiumammoniumphosphat-, seltener Urat-Cystinstein) oder aber – bei ↗Nephrokalzinose – intrarenal (»Parenchymstein«); s.a. Harnkonkrement; Urolithiasis. Symptome: Koliken, ausstrahlende Schmerzen, Dys- bis Anurie; als Leitsymptom Blut im Urin (Mikro- oder Makrohämaturie). Therapie: medikamentös-diätetisch (abhängig von Steinart), Chemolitholyse, (Nephro-) Pyelolithotomie, Nierenlithotripsie.

Nephrolithotomie: op. Nierensteinentfernung; vgl. Nierenlithotripter, Stoßwellen...

Nephrom: ↗Nephroblastom.

Nephron(um): die morphol.-funktionelle Niereneinheit aus Glomerulus, BOWMAN* Kapsel u. Harnkanälchen.

Nephropathia, Nephropathie: Oberbegriff für die Erkrankungen der Niere; v.a. gebräuchlich für nicht (sicher) entzündliche – z.B. toxische, erbliche u. als Begleitkrankheit auftretende – Nierenschädigungen. – Unterschieden nach Lokalisation (z.B. Glomerulo- bzw. Tubulopathie), nach schädigender Ursache (z.B. Äthylenglykol-, Antibiotika-, Cephalosporin-, Analgetika-, Phenacetin-N. [s.u. Analgetikanephropathie]), Grundkrankheit (z.B. N. diabetica, Gicht-N., Hyperkalzämie-N.) oder path.-anat. Veränderungen (z.B. Amyloidose-N.). – **N. actinica:** ↗Strahlennephropathie. – **N. diabetica:** N. bei Diabetes mellitus als Spätkomplikation: Pyelonephritis, Glomerulosklerose (↗KIMMELSTIEL*-WILSON* Syndrom), Arterio- u. Arteriolosklerose. – **N., hypertonische:** ↗Nephrosklerose.

Nephrophthisis: Nierentuberkulose.

Nephroptose, Ren mobilis, Wanderniere: abnorme Beweglichkeit der – mit langem Gefäßstiel versehenen – Niere in kaudaler Richtung. Symptome: Verschieblichkeit, evtl. Oberbauch- oder Lendenschmerzen.

Nephro(r)rhagie: ↗Nierenruptur, Nierenblutung.

Nephros: (griech.) Niere.

Nephrose, Nephrosis: ursprüngl. Bez. für Nierenparenchymkrankheiten rein degenerativer oder nicht sicher entzündl. Natur (s.a. Nephropathie); ersetzt durch die pathogenetisch zutreffende Bez. – Ferner klin. Bezeichnung für das ↗nephrotische Syndrom.

Nephrosklerose: Arteriolonekrosen u. zwiebelschalenförmige Intimaproliferationen an mittleren u. kleinen Rindenarterien als an der Niere nachweisbares anatom. Korrelat der malignen Hypertonie. – **N., diabetische:** ↗KIMMELSTIEL*-WILSON* Syndrom.

nephrotisches Syndrom, »Nephrose«: klin. Symptomenkomplex mit Proteinurie, Hypo- u. Dysproteinämie, Hyperlipidämie, Hypokalzämie, beschleunigte Blutkörperchensenkungsgeschwindigkeit, Ödembildung; Folge veränderter Durchlässigkeit der glomerulären Basalmembran sowohl bei entzündl. als auch bei degenerat. Nierenerkrankungen (z.B. Glomerulonephritis, -sklerose, nach Nierenvenenthrombose).

Nephrotomie: Schnitt ins Nierengewebe; z.B. zur Biopsie, Entfernung von Konkrementen.

nephrotoxisch: giftig für die Niere.

ne rep.: »ne repetatur« als Anweisung, das Rezept nicht zu erneuern.

Nerv: aus Bündeln von Nervenfasern u. Bindegewebe (Endo-, Peri-, Epineurium) bestehender strangartiger Erregungsleiter; als motorischer N. für Efferenzen vom ZNS zu Muskeln, Gefäßen u. Drüsen, als sensibler bzw. sensor. N. für Afferenzen von der Körperoberfläche u. -tiefe bzw. von Sinnesorganen zum ZNS; meist als gemischter N. (d.h. motor., sensible u. vegetat. Fasern führender peripherer N., i.e.S. der Spinalnerv; s.a. Hirnnerv).

nerval: einen Nerv bzw. das Nervensystem (u. dessen Tätigkeit) betreffend; vgl. nervös.

Nervenanastomosierung: primäre (im Rahmen der Wundversorgung) oder sek. Wiedervereinigung zweier Nervenstümpfe.

Nervenaustrittspunkt, NAP: definierter Bezirk, in dem ein peripherer Nerv eine Körperhöhle (z.B. Schädelhöhle) verläßt; als Nervendruckpunkt von diagnostischem Interesse.

Nervenblock(ade): Unterbrechung der Erregungsleitung längs einer Nervenfaser oder an einer Stelle des Neurons (Zellkörper, Axonursprung, Verzweigung, Synapse); physiologisch in der Refraktärphase, bei Überlastung (überfrequente Entladung); artifiziell-therapeutisch z.B. durch Anw. von Kälte, Druck (Nervenquetschung), Pharmaka, elektrische Polarisation.

Nervendruckpunkte: die »VALLEIX* Punkte« der Nervenstämme, die infolge herabgesetzter Reizschwelle (z.B. bei Neuritis, Neuralgie) auf Druckreiz mit Schmerz reagieren.

Nervendurchtrennung: ↗Neurotomie.

Nervenentzündung: ↗Neuritis.

Nervenfaser: der ↗Neurit (Axon) des peripheren Nervs; vgl. Dendrit.

Nervenfortsatz: ↗Neurit, Dendrit.

Nervengeflecht: s.u. Plexus.

Nervengift: auf Nervengewebe toxisch wirkende Substanz (z.T. mit selektiver Affinität); mit narkotischem (z.B. CO, Alkohol, Narkotika, Hypnotika), spast. (»Krampfgift«; z.B. Alkaloide, Alkylphosphate etc.) oder zerstörendem Effekt (v.a. bakterielle Ektotoxine; verursachen fettige Degeneration der Myelinhülle u. der weißen Substanz des ZNS).

Nervenhüllen: ↗Epi-, Perineurium, Neurolemm.

Nervenkern: ↗Nucleus (des Zentralnervensystems).

Nervenknoten: ↗Ganglion.

Nervenkompressionssyndrome: Krankheitsbilder, die durch lokale mechanische Schädigung von Nerven hervorgerufen werden u. bevorzugt an Stellen auftreten, an denen ein anatomischer Engpaß besteht oder der Nerv ungeschützt direkt am Knochen verläuft (↗Abb.).

Nervenquetschung: umschriebene Kompression eines Nervs mit Funktionsausfall. – **N., therapeutische,** Neurotripsie: op. N. für eine – meist – permanente Leitungsunterbrechung (z.B. Phrenikusquetschung).

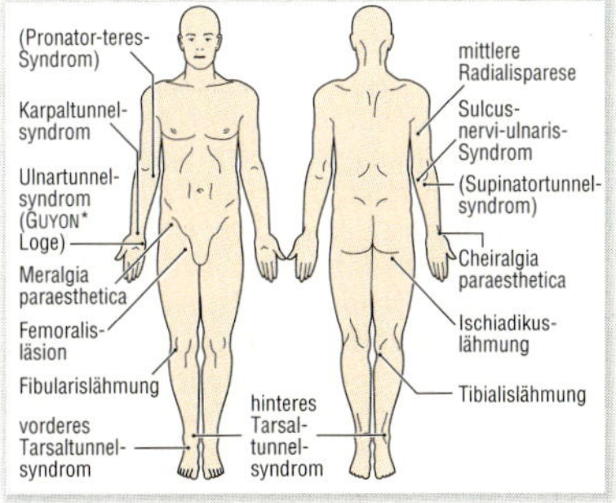

Nervenkompressionssyndrome der oberen u. unteren Extremitäten [308]

Nervenregeneration: Heilungsvorgang am durchtrennten Nerv.

Nervenschmerz: ↗Neuralgie.

Nervenstatus: der neurolog. Untersuchungsbefund (Motorik, Sensibilität, Koordination).

Nervenstimulation: Reizung peripherer Nerven mittels elektrischer Impulse. Die N. wird v.a. zur Therapie postoperativer u. chronischer Schmerzen angewandt, meist als transkutane elektrische Nervenstimulation (TENS) mit Gummielektroden, die – variierbar – über dem Schmerzareal angebracht werden können.

Nervensystem, Systema nervosum, NS: die Einheit der nervösen Strukturen; unterteilt morphologisch in zentrales (»ZNS«: Gehirn u. Rückenmark) u. peripheres N. (Hirn- u. Spinalnerven), funktionell in ↗somatisches u. ↗vegetatives (= autonomes, unwillkürl. viszerales) N., dieses wiederum in sympathisches u. parasympath. N. sowie ein enterisches N. (↗Plexus myentericus u. submucosus).

Nerventransplantation: Verpflanzung eines Nervenabschnitts, insbes. zur Überbrückung eines traumat. Defekts.

Nerventumoren: vom Nervengewebe ausgehende Neoplasmen; a) am vegetativen Nervensystem als Neuroblastoma sympathicum, Ganglioneurom, Paragangliom (Phäochromozytom, Chromaffinom), Glomus-caroticum-Tumor; b) am peripheren als Amputationsneurom, Neurofibrom, Neurinom (Neurilemmom, Schwannom), malignes Schwannom; c) am zentralen als Hirn-, Rückenmarkstumoren.

Nervenwurzel: die am ZNS ein- u. austretenden Nervenfasern u. Faserbündel, i.e.S. die Spinal(nerven)wurzel (s.u. Radix; s.a. Radikul[o]..., Wurzel...).

Nervenzelle: ↗Neuron.

Nervenzucken: ↗Tic.

Nervenzusammenbruch: umgangssprachliche Bez. für akute (sich mit einer Vielzahl psychiatr. Diagnosen deckende) psychisch-emotionale Symptome.

Nervi: Mehrzahl von ↗Nervus.

nervös: 1) nervosus: ↗nerval. **2)** durch Überlastung des Nervensystems bedingt, übererregt, nervenschwach, z.B. **n. Erschöpfung** (neurovegetat. ↗Dystonie).

Nervus, N.: ↗Nerv (Mehrzahl: Nervi, Abk. **Nn.**); besteht aus Fasern von Nervenzellen u. umgebenden Hüllen. – **N. abducens:** der VI. Hirnnerv; versorgt den Musculus rectus lateralis; s.a. Abduzenslähmung. – **Nn. accelerantes:** die Herzschlagfolge beschleunigende Herznerven; s.a. N. cardiacus. – **N. accessorius:** der (motor.) XI. Hirnnerv; s.a. Akzessorius… – **N. acusticus:** der N. vestibulocochlearis (i.e.S. – als Hörnerv – dessen N. cochlearis). – **N. axillaris:** aus dem Fasciculus posterior des Plexus brachialis (C_{4-6}); durch die laterale Achsellücke zur hinteren Schultergegend; für Mm. deltoideus, teres minor, Haut über Deltoideus u. an proxim. Oberarmstreckseite. – **N. cardiacus:** Herznerv(en); als **Nn. cardiaci cervicales** Äste von Halsganglien des Grenzstrangs zum Plexus cardiacus; als **Nn. c. thoracici** Äste von Brustganglien, mit efferenten, die Herztätigkeit beschleunigenden u. mit afferenten, schmerzleitenden Fasern. – **Nn. cervicales:** die 8 Spinalnervenpaare des Halsmarks; 1. zwischen Os occipitale u. Atlas, 2.–8. durch die Foramina intervertebralia der HWS austretend; Aufteilung in Rami dorsales u. ventrales; 1. dorsaler Ast (= N. suboccipit.) motorisch, alle übrigen auch sensibel; ventr. Äste bilden den Plexus cervicalis u. Pl. brachialis. – **N. cochlearis:** s.u. Nervus vestibulocochlearis. – **Nn. craniales:** die 12 Kopf- bzw. ↗Hirnnerven. – **N. cutaneus:** sensibler Haut- u. Unterhautnerv. – **Nn. digitales:** Finger- bzw. Zehennerven. – **N. dorsalis clitoridis** (♀) bzw. **N. d. penis** (♂): Endast des N. pudendus zur Klitoris bzw. zum Penisrücken. – **N. facialis:** der VII. Hirnnerv, ↗Abb.; 3 Verlaufsstrecken: 1. bis Ggl. geniculi, 2. fast rechtwinklig okzipitalwärts gerichteter Bogenteil (= »äußeres Fazialisknie« = »Geniculum«), 3. unter seitl. Bogengang, dann über u. um Paukenhöhle (Kontakt zum Sinus sigmoideus) zur Schädelbasis, dann aus Foramen stylomastoideum (Abgabe des N. auricul. post.) u. in die Ohrspeicheldrüse (Bildung des Plexus parotideus, mit Ästen für Kopfmuskeln u. Hals [Platysma]); als intrakranielle Äste N. stapedius u. Kommunikation zum Plexus tympanicus. – s.a. Fazialis… – **N. femoralis:** aus 3 (4) sich im M. iliopsoas vereinigenden Wurzeln des Plexus lumbalis (L_{1-3-4}); Muskeläste für Mm. iliacus, psoas (Teilversorgung), quadriceps femoris, sartorius u. pectineus; Hautäste für Vorderseite der Ober- u. Innenseite des Unterschenkels. – s.a. Femoralis… – **N. fibularis:** ↗Nervus peroneus; s.a. Fibularis… – **N. glossopharyngeus:** der IX. Hirnnerv (mit sensiblen, sensorischen, parasympath. u. motor. Anteilen). – s.a. Glossopharyngeus… – **N. gluteus inferior:** sensibel-motor. aus Plexus sacralis (L_5,

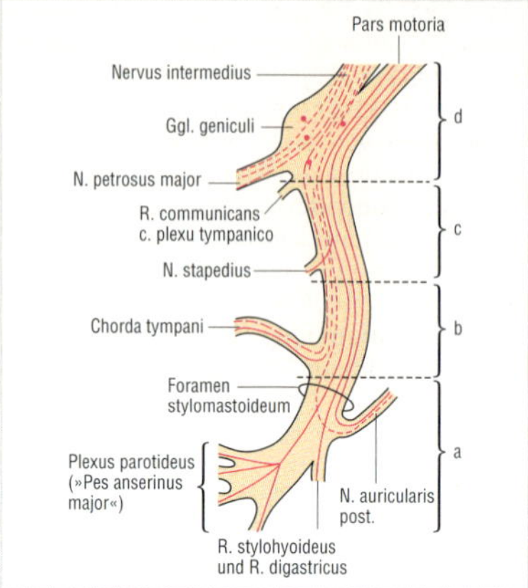

Nervus facialis (bei Schädigung im Abschnitt a: Lähmung der Gesichtsmuskeln; b: zusätzlich Störung der Geschmacksempfindung u. Speicheldrüsensekretion; c: zusätzliche Hörstörungen; d: zusätzliches Erlöschen der Tränensekretion) [81]

S_{1-2}), aus dem kleinen Becken durch Foramen infrapiriforme; Äste zum M. gluteus max.; sensible Äste für Hüftgelenkkapsel. Bei Lähmung Streckschwäche im Hüftgelenk. – **N. gluteus superior:** motor. Ast des Plexus sacralis (L_{4-5}, S_1); aus dem kleinen Becken durchs Foramen suprapiriforme zwischen den – von ihm versorgten – Mm. glutei med. u. min. zum M. tensor fasciae latae. Bei Lähmung Watschelgang, pos. TRENDELENBURG* Zeichen. – **N. hypogastricus (dexter et sinister):** Nerv, der die autonomen Plexus hypogastricus sup. u. inf. verbindet; i.e.S. die stärksten Äste des ersteren. – **N. hypoglossus:** der 12. (motor.) Hirnnerv; bei Lähmung Glossoplegie (u. Atrophie) mit Sprach- u. Schluckstörung; bei einseit. Ausfall Abweichen der Zunge im Mund zur gesunden, beim Herausstrecken zur gelähmten Seite. – **N. ischiadicus:** der »Ischiasnerv«, motor.-sensibler Ast des Plexus sacralis (L_4–S_3); aus dem Becken durch das Foramen infrapiriforme, zwischen Trochanter major u. Tuber ossis ischii abwärts (auf M. adductor magnus) zur Kniekehle, dort Teilung in N. tibialis u. N. peroneus communis; für Mm. semitendinosus, semimembranosus u. biceps femoris, alle Muskeln u. Haut des Unterschenkels u. Fußes (außer Saphenus-Bereich). Bei Lähmung des Stammes Außenrotationshemmung, »Stelzbein« u. Symptom der ↗Fibularis- u. Tibialislähmung; s.a. Ischiadikus…, Ischias… – **N. laryngealis**

recurrens: motor.-sensibler Ast des Vagus; endet als **N. l. inferior** (für alle Kehlkopfmuskeln außer M. cricothyroideus; subglott. Schleimhaut); s.a. Rekurrenslähmung. – **N. l. superior:** medial der A. carotis interna kehlkopfwärts verlaufender Ast des N. vagus; teilt sich in Höhe des großen Zungenbeinhorns auf u. versorgt sensibel (Ramus internus) den oberen Kehlkopfbereich u. motor. (R. externus) den M. cricothyroideus. – **N. mandibularis:** der vom Ggl. semilunare abgehende 3. u. stärkste Trigeminusast (V_3) mit sensiblen u. motorischen Fasern; nach Durchtritt durch Foramen ovale sternförmige Aufzweigung in rein sensible, rein motor. u. gemischte Äste; erstere für Dura mater, Haut von Kinn, Unterlippe u. untere Wange, Schleimhaut von Wange, Mundhöhlenboden u. vordere ⅔ der Zunge, für Zähne u. Unterkiefer-Zahnfleisch, für alle Kaumuskeln sowie Mm. tensor tympani, t. veli palatini, mylohyoideus, digastricus (Venter ant.). – **N. maxillaris:** der 2., rein sensible Trigeminusast (V_2); für Dura mater, Haut von Unterlid, äuß. Augenwinkel, vord. Schläfe, oberer Wange, Nasenflügel u. Oberlippe, Schleimhaut von Nase, Keilbeinhöhle u. Oberkiefer. – **N. medianus:** motor.-sensibler N. des Plexus brachialis, mit Urspr. (»Medianusgabel«) aus Fasciculus med. (C_5–C_7) u. lat. (C_8, Th_1); in Begleitung der A. brach., dann unter der Bizepsaponeurose in die tiefe Vorderarmschicht; motorisch für Unterarmbeuger; sensibel (palmar) für Haut von Handwurzel u. Hohlhand, 1.–3. u. Radialseite 4. Finger. – s.a. Medianuslähmung. – **N. obturatorius:** unterster motor.-sensibler Nerv des Plexus lumbalis (L_{1-2-4}); für Mm. obturator ext., pectineus u. adductores, Hüftgelenk, Haut der Oberschenkelinnenseite (bis Kniegegend). Bei Lähmung Ausfall der Adduktoren (unsicherer Gang, Unfähigkeit von Schenkelschluß u. Übereinanderschlagen der Beine). – **N. oculomotorius:** der III. (motor.) Hirnnerv. – s.a. Okulomotorius... – **Nn. olfactorii,** Fila olfactoria: etwa 20 kleine Bündel markloser Riechzellen-Neuriten (Geruchsfasern); dringen durch die Lamina cribrosa des Siebbeines in den Bulbus olfactorius ein u. gehen in den Glomeruli olfactorii synapt. Verbindungen mit Dendriten der Mitralzellen ein; 1. Neuron der Riechbahn. – **N. ophthalmicus:** 1. (sensibler) Trigeminusast (V_1) aus dem Ggl. semilunare; nach Verlauf seitl. des Sinus cavernosus vor der Fissura orbitalis sup. Aufteilung in die 3 in die Orbita eintretenden Endäste: N. lacrim., N. front., N. nasocil.; versorgt Dura der vord. Schädelgrube, mittlere u. äuß. Augapfelhaut, Schleimhäute von oberer-vord. Nasen-, Stirn- u. Keilbeinhöhle u. Siebbeinzellen, Haut an Stirn u. Nasenrücken (bis Spitze), Haut u. Schleimhaut von Oberlid u. inn. Augenwinkel. – **N. opticus,** Fasciculus opt.: der »Sehnerv« als II. (sensor.) Hirnnerv; beginnt an der Lamina cribrosa der Sklera, ist ca. 4,5 cm lang (davon etwa 1 cm in der vorderen Schädelgrube); besteht aus Neuriten der Ganglienzellen der inneren Schicht der Netzhaut; ist von Arachnoidea u. Pia umhüllt (aber keine Verbindung zum Subarachnoidalraum der Hirnhäute); verläuft zentral in der Augenhöhle nach hinten u. durch den Canalis opticus (des kleinen Keilbeinflügels) in die Schädelhöhle u. endet im Chiasma opticum. – s.a. Optikus... – **N. peron(a)eus,** N. fibularis: als **N. p. communis** motor.-sensibler Ast des N. ischiadicus (aus L_4–S_2) im unteren Oberschenkel; kniekehlenwärts u. ums Collum fibulae (hier ungeschützt direkt unter der Haut, s.a. Fibularislähmung) nach vorn, unter dem M. peron. longus sich in Nn. p. superficialis u. profundus aufteilend; versorgt direkt Femurbizeps (Caput breve) u. Kniegelenk, gibt den N. cutaneus surae lat. ab; der überwiegend motor. **N. p. profundus** zieht unter dem M. extensor digitorum longus in die Tiefe des Streckerfaches u. gelangt am oberen Sprunggelenk auf den Fußrücken (Innervation der Extensoren); der **N. p. superficialis** (mit Ästen für Mm. peron. longus u. brevis) verzweigt sich am Fußrücken in Hautäste. – **N.-p.-Kompressionssyndrom:** Engpaßsyndrom des Wadennervs infolge Druckwirkung im Bereich des Wadenbeinkopfes. – **N. phrenicus:** motor.-sensibler Ast des Plexus cervicalis (C_4; Zuschuß aus C_3 oder C_5), auf dem M. scalenus anterior kaudal-medianwärts (rechter seitlich der V. brachioceph. u. cava sup.; linker überkreuzt Vena subclavia, Venenwinkel u. Vagus) über die Pleurakuppel ins vordere Mediastinum, zwischen Herzbeutel u. Pleura (vor der Lungenwurzel) zum Zwerchfell; versorgt letzteres, sensibel auch Herzbeutel u. Pleura mediastinalis; s.a. Phrenikus... – **N. pudendus:** Ast des Plexus sacralis (S_{2-4}); als Endäste Nn. rectales inf., perineales, dorsalis penis bzw. clitoridis; s.a. Pudendus... – **N. radialis:** motor.-sensibler Nerv aus dem Fasciculus posterior des Plexus brachialis (C_5–Th_1); für die Streckmuskeln des Ober- u. Unterarmes (Mm. triceps brachii, anconeus, articularis cubiti bzw. brachioradialis, extensor carpi rad. longus u. brevis, pollicis longus u. brevis, indicis, ferner Mm. abductor pollicis longus, supinator); sensible Nn. cutanei brachii u. antebrachii. – s.a. Radialislähmung. – **N.-r.-Kompressionssyndrom:** Reiz-, Lähmungszeichen seitens des N. radialis bei Kompression z.B. des tiefen Astes im Bereich seiner Supinator-Passage; Behinderung der Fingerstreckung. – **Nn. sacrales:** die 5 Spinalnervenpaare des Sakralmarks; Rami dors. durch die Foramina sacr. dors. bzw. (der unterste) durch den Hiatus sacr. zum kaudalen Abschnitt des M. multifidus u. an Haut von Gesäß-, Kreuz- u. Steißbeingegend; Rr. ventr. durch die Foramina sacr. pelvina, bilden den Plexus sacralis. – **N. saphenus:** stärkster Hautast des N. femoralis, lateral neben der A. femoralis im Canalis adductorius, unter dem Sartorius auf die mediale Knieseite zur V. saphena magna; für Haut der med. Knie- u. Unterschenkelfläche einschl. Fußrand. – **Nn. spinales:** die in den Rückenmarksegmenten wurzelnden 31 Spinalnervenpaare: 8 im

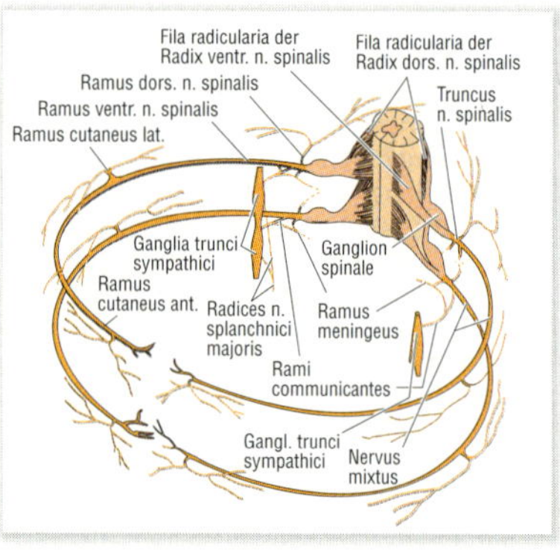

Nervi spinales (Spinalnerven mit Wurzeln u. Ästen) [468]

Hals- (= Nn. cervicales), 12 im Brust- (= Nn. thoracici), je 5 im Lenden- u. Sakral- (= Nn. lumbales bzw. sacrales), 1 im Steißabschnitt (= N. coccygeus); alle dorsalen Äste u. die ventralen der Nn. thoracici bleiben segmental, die übrigen bilden die Plexus cervicalis, brachialis, lumbalis u. sacralis (mit Haut- u. Muskelnerven); s.a. Abb. – **Nn. splanchnici:** aus afferenten u. – v.a. im Anfangsteil – efferenten (präganglionär), parasympathischen u. sympath. Fasern bestehende autonome Eingeweidenerven als Reflexbahnen zwischen Rückenmark u. inneren Organen (mit Umschaltung in prävertebralen u. intramuralen Ganglien). – **N. suralis:** hervorgehend aus der Vereinigung von Hautästen des N. peroneus comm. u. N. tibialis; um den Außenknöchel zum seitl. Fußrand. – **N. sympathicus:** ↗Sympathikus; meist als Plexus, seltener als Nerven (↗N. splanchnicus); s.a. Nervensystem. – **Nn. thoracici:** die 12 Spinalnervenpaare des Brustmarks; Rami dors. für tiefe autochthone Rückenmuskeln u. Rückenhaut; segmental bleibende Rr. ventr. (= Nn. intercostales) für Brust- (außer Mm. pector. major u. minor, latissimus dorsi, serratus ant., rhomboidei) u. Bauchmuskeln, Brust- u. Bauchhaut. – **N. tibialis:** motor.-sensibler Gabelungsast des N. ischiadicus (L_4–S_3); senkrecht durch Kniekehle, unter dem Arcus tendineus des M. soleus u. unter dem Retinaculum mm. flexorum u. medialen Knöchel; sensibel für Unterschenkelinnenseite (N. suralis) u. Fußsohle, motor. für Mm. biceps femoris (Caput longum), semimembranosus, semitendinosus, popliteus, triceps surae, plantaris, flexores digitorum u. hallucis longus, tib. post. sowie alle Sohlenmuskeln. – s.a. Tibialis... – **N.-t.-Kompressionssyndrom:** Reiz- u. Lähmungserscheinungen seitens des N. tibialis (↗Tibialislähmung) bei Druckeinwirkung auf den Nerv im Bereich des Innenknöchels (unter Lig. laciniatum) oder im Tarsaltunnel. – **N. transversus colli:** aus dem Plexus cervicalis (C_3); über den M. sternocleidomastoideus; Äste durch das Platysma für den seitl. Hals (U'kieferrand bis Jochgrube); gemeinsame Nervenscheide mit Halsast des N. facialis (sog. Ansa cervic. superficialis). – **N. trigeminus:** der V. Hirnnerv, der am seitl. Rand der

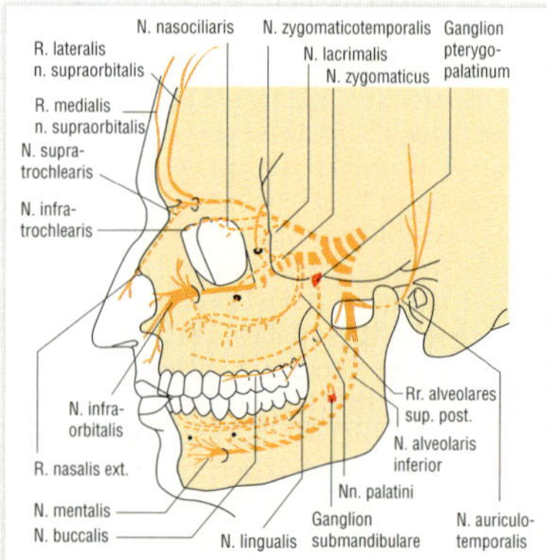

Nervus trigeminus [30]

Brücke hervortritt mit 2 Wurzeln; die sensorische tritt in eine unter dem Kleinhirnzelt gelegene Dura-Arachnoidea-Tasche, wo sie sich zum Ganglion trigeminale verbreitert; teilt sich in 3 Endäste: Nn. ophthalmicus, maxillaris u. mandibularis (V_1, V_2, V_3); die motorische vereinigt sich nach Unterkreuzung des Ganglions mit ersterer; ↗Abb. – **N. trochlearis:** der (motor.) IV. Hirnnerv; bei Lähmung (↗Trochlearislähmung) Diplopie, leichter Strabismus con- u. divergens. – **N. tympanicus:** der ab Ggl. inferius selbständ. parasympathische u. sensible Teil des N. glossopharyngeus. – **N. ulnaris:** motor.-sensibler N. aus dem Fasciculus med. des Plexus brach. – s.a. Ulnaris... – **N.-u.-Kompressionssyndrom:** Reiz-/Lähmungserscheinungen (↗Ulnarislähmung) bei Druck auf den Nerv im Ellbogenbereich oder in der GUYON* Loge. – **N. vagus:** der X. Hirnnerv; mit viszerosensiblen u. -motor. End- bzw. Ursprungskernen; Verlauf zwischen A. carotis interna u. V. jugularis interna in das hintere Mediastinum (der li. Nerv vor Aortenbogen u. Hauptbronchus zur ventralen Speiseröhrenseite; der re. über Arteria subclavia, dextra u. zwischen Vena brachiocephal. u. Truncus brachiocephal. hinter den re. Hauptbronchus; beide bilden den Plexus oesophageus); weiter durch das Zwerchfell (Hiatus oesophageus); der vordere (= li.) Vagusstamm an Magenvorderfläche (vgl. Vagotomie) u. Ganglion coeliacum, der hintere = re. an Magenhinterwand u. re. Ggl. coeliacum. Diesem größten Eingeweidenerv entstammen die Nn. auricularis, lingualis, laryngeus sup. u. lar. recurrens (s.a. Rekurrens...) u. zahlreiche Äste. – s.a. Vagus..., Vago... – **N. vestibulocochlearis:** der VIII. Hirnnerv. Der Hör- u. der Gleichgewichtsnerv = Nervus cochlearis u. N. vestibularis vereinigen sich in der Tiefe des Meatus acusticus internus u. treten makroskopisch als ein einziger Nerv gemeinsam in den Hirnstamm ein, wo ihre Fasern an ihre getrennt im Rautenhirn gelegenen Endkerne heranführen.

Nesselausschlag, Nesselfieber, Nesselsucht: ↗Urticaria.

Netz: netzförm. Zell- oder Fasergebilde (z.B. Gitterfasernetz), netzartige Bauchfellduplikatur (↗Omentum).

Netzeinklemmung, Incarceratio omentalis: spontane Einklemmung von Bauchnetzteilen in Bruchring oder -kanal; hat zunehmende venöse, später auch arterielle Stauung zur Folge, evtl. Nekrose (Netzgangrän).

Netzhaut: ↗Retina; s.a. Retin(o)...

Netzhautablösung: ↗Ablatio retinae.

Netzhautdegeneration: s.u. Retinopathie; s.a. Makuladegeneration.

Netzhautentzündung: ↗Retinitis.

Netzhautkolobom: angeborene Spaltbildung in der Netzhaut (Retina) des Auges.

Netzhautriß: auf Degeneration (meist vaskulärer Genese) beruhender Einriß der Retina (oft ausgelöst z.B. durch Erschütterung des Kopfes, rasche Blickbewegung, starkes Reiben des Auges etc.). Gefahr der ↗Ablatio retinae durch austretende Glaskörperflüssigkeit.

Netzmittel: ↗Detergenzien.

Netztorsion, Omentovolvulus: Drehung des großen Netzes (Omentum majus); v.a. bei Netzbruch; als Adhäsionsfolge; selten frei; bewirkt Stauung u. Infarzierung; Symptome: peritoneale Reizerscheinungen, Ileus.

Neu...: s.a. Neo...

Neubauer* Zählkammer: ↗Zählkammer.

Neugeborenenperiode, Neonatalperiode: die Zeitspanne vom ersten Atemzug bis 28. Lebenstag.

Neugeborenensepsis: septische Infektion des Neugeborenen (meist in 1.–2. Wo. oder später) z.B. mit Streptokokken (serol. Gruppe B oder A), E. coli, Pseudomonas, Haemophilus, Proteus oder Listeria; meist über die Nabelwunde, oft durch Venenkatheter oder Trachealtubus, auch nach Pyodermie (evtl. als Phlegmone), über die Darmschleimhaut. Symptome: Nahrungsverweigerung, Erbrechen, Ikterus, Thrombozytopenie, Blutungen, Exantheme, evtl. Fieber u. Milzschwellung; entzündl. Blutbild, Anämie.

Neugeborenensterblichkeit: Mortalität der Lebendgeborenen in den ersten 4 Wo.; i.e.S. die »early neonatal mortality« der 1. Wo. mit > 50% der gesamten ↗Säuglingssterblichkeit.

Neugeborenentetanie, -spasmophilie: tetaniforme Krämpfe in den ersten 3 Lebenstagen z.B. infolge gutartiger transitor. Hypokalzämie.

Neugeborenes: Kind von der vollendeten Lebendgeburt bis zum 28. Lebenstag; vgl. Säugling. – **N., unreifes:** ↗Frühgeborenes.

Neunerregel (Wallace*): klinische Faustregel für die prozentuale Ausdehnung einer Verbrennung beim Erwachsenen: Kopf 9%, Arme je 9%, Rumpf vorne u. hinten je 18%, Beine je 18%, Anal-Genital-Region 1%; ↗Abb. S. 534.

neural: einen Nerv bzw. das Nervensystem oder dessen Funktion betreffend.

Neuralgia, Neuralgie: attackenweise auftretende »helle« Schmerzen im Ausbreitungsgebiet eines sensiblen oder gemischten Nervs,

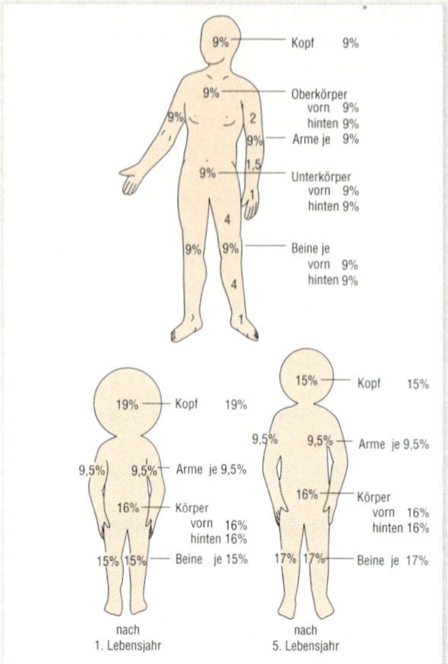

Neunerregel: zum Vergleich die Oberflächenverhältnisse beim Klein- u. Schulkind [45]

i.e.S. ohne Sensibilitätsstörung u. ohne nachweisbare Ursache (Neuralgia sui generis); fließende Übergänge zur ↗Neuritis. – Auch inkorrekte Bez. für organisch begründbare Schmerzen im Ausbreitungsgebiet eines Nervs infolge Hypoxämie, mechan., tox. oder infektiöser Schädigung (= symptomat. N.), z.B. Ischiadikus-N. (↗Ischiassyndrom), Interkostal-N. – **N. brachialis:** ↗Zervikobrachialsyndrom, Brachialgie. – **N. (cervico)occipitalis:** ↗Okzipitalsyndrom.

neuralgiform: Neuralgie-artig.

neuralgisch: mit Nervenschmerzen verbunden, in Form einer ↗Neuralgie.

Neuralrohrdefekt: Sammelbegriff für Hemmungsfehlbildungen des Zentralnervensystems (↗Anenzephalie, Spina bifida, Meningomyelozele), die durch mangelhaften Verschluß des Neuralrohrs in der 4. Embryonalwoche entstehen. **Offene N.** haben keine Hautabdeckung u. fallen durch erhöhte α-Fetoproteinspiegel im Fruchtwasser u. im Plasma der Mutter auf (Untersuchung in der Schwangerschaft bei entsprechender Familienanamnese); sonographisch ist ein Anenzephalus vor der 20. Woche fast immer gut, eine Spina bifida oder Meningomyelozele in der 15.–20. Woche (je nach Ausprägung) weniger sicher zu erkennen (1. Routine-Ultraschalluntersuchung).

Neuraltherapie: Methode, die z.B. bei schmerzhaften Verspannungen durch gezielte – i.c., i.m., i.v., i.a., periartikuläre, perineurale etc. – Injektion von Lokalanästhetika im »Störfeld« wieder normale physikal. Bedingungen herstellen (»Entblockierung«) u. den Heilungstendenzen u. weiterer Therapie den Weg freimachen will; i.w.S. auch die ↗Segmenttherapie.

Neurasthenia, Neurasthenie: durch Überarbeitung oder andere äußere Einflüsse (Infektion, Intoxikation, Streß etc.) bedingte Schwäche oder Erschöpfung der Funktion des – an sich gesunden – Nervensystems.

Neurektomie: Teilresektion eines Nervs.

Neurexhärese, Neurexhairese: operative Teilentfernung eines – freigelegten – peripheren Nervs; v.a. als Neuralgie-Therapie oder zur Ausschaltung des Erfolgsorgans (z.B. als Phrenikusexhärese).

Neurilemm: ↗Neurolemm.

Neurilem(m)om, Neurinom: gutartiges, von Kapsel umgebenes Neoplasma eines peripheren, sympath. oder Hirnnervs (N. acusticus; ↗Akustikusneurinom), abgeleitet von Zellen der SCHWANN* Scheide (»Schwannom«).

Neurit, Axon, Achsenzylinder: der lange, einzelne (evtl. aber in Kollateralen aufgezweigte) Fortsatz der Nervenzelle (Neuron), der mit seinen knopfförmig verdickten Endigungen (Endknöpfe = Telodendren) synaptisch an anderen Nervenzellen oder an Erfolgsorganen (= Effektoren, Muskel-, Drüsenzellen) endet u. ihnen auf diese Weise die von ihm weitergeleiteten Erregungen übermittelt. Wird begrenzt von einer Zellmembran; in seinem Zellplasma = Axoplasma sind außer Mitochondrien reichlich Neurofilamente u. Neurotubuli enthalten; vgl. Dendrit.

Neuritis: die entzündl., i.w.S. auch degenerative, toxische oder posttraumat. Erkrankung eines peripheren oder Hirnnervs. Symptome: schlaffe Lähmung (evtl. Muskelatrophie), sensible Reiz- u. Ausfallserscheinungen, vegetat. Störungen, entzündliche Liquorveränderungen; s.a. Mono- u. Polyneuritis.

Neuro-AIDS: i.e.S. die AIDS-Encephalopathie, in seltenen Fällen als isolierte Symptomatik bei ↗AIDS.

Neuroblastom: bösartiger Tumor im Kindesalter, der vom Nebennierenmark oder von den Sympathikuszellen des Grenzstranges ausgeht; im Harn ist die Ausscheidung der Catecholamine (Noradrenalin, Dopamin, Homovanillinsäure, Vanillinmandelsäure) stark erhöht. Therapie (in geeigneten Zentren): radikale chirurgische Entfernung, evtl. präoperative Chemotherapie; postoperativ (je nach Stadium) Chemotherapie. In den ersten 15 Lebensmonaten spontane Rückbildung möglich.

Neurochirurgie: mit den op. Eingriffen am zentralen u. peripheren Nervensystem befaßtes Teilgebiet der Chirurgie.

Neurodermatose: Hautveränderungen bei Störungen des Nervensystems, z.B. weißer Dermographismus, Prurigo.

Neurodermie: Veränderungen der Haut u. ihrer Anhänge im Bereich einer Nervenschädigung; z.B. trophisches Ödem, Hyperkeratose, Hautatrophie, Geschwüre, Haar-, Nagelveränderungen.

Neurodermitis: atopisches ↗Ekzem.

Neuroendokrinium: alle an der Produktion, Speicherung u. Ausschüttung von ↗Neurohormonen beteiligten Elemente: Hypophysen-Zwischenhirn-System, APUD-Zellen, Nervenendigungen u. Synapsen.

Neurofibrom: mäßig zellreiches, gutartiges Neoplasma aus SCHWANN* Zellen u. Elementen des endo- u. perineuralen Bindegewebes.

Neurofibromatose (v. Recklinghausen*): erbliche Krankheit (eine ↗Phakomatose) u.a. mit multiplem Auftreten knotiger, weicher, mit dem Finger wie durch ein Loch eindrückbarer (»Klingelknopfphänomen«) Neurofibrome des zentralen (einschl. Meningen), peripheren u. vegetativen Nervensystems. Pigmentnävi (»Milchkaffeeflecken« = ↗Café-au-lait-Flecken), Skelettveränderungen.

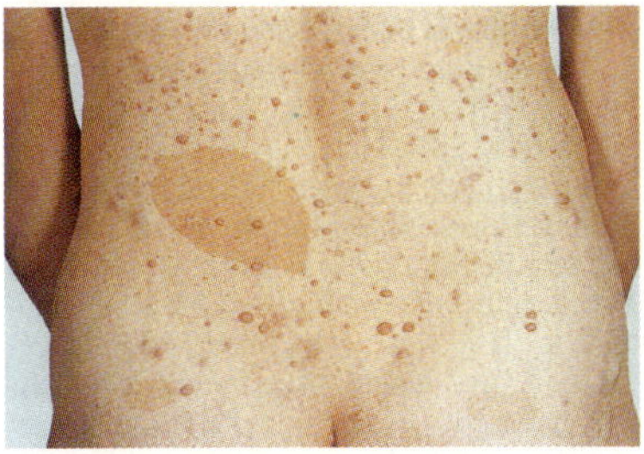

Neurofibromatose (v. RECKLINGHAUSEN) [169]

Neurofibrosarkom: von SCHWANN* Zellen ausgehendes Malignom des peripheren Nervs.

neurogen: in Nerven(zellen) entstehend, mit dem Nervensystem zusammenhängend.

Neuroglia: ↗Glia.

Neuroglioblastom: ↗Medulloblastom.

Neurogliom(a): **1)** Nervenzellen enthaltendes Gliom. **2)** Neoplasma aus Neuroglia.

Neurohormone: **1)** die im Hypothalamus gebildeten inhibiting- u. releasing-Faktoren sowie Oxytocin u. Vasopressin. **2)** i.w.S. alle in APUD-Zellen gebildeten Gewebshormone (d.h. auch die Intestinalhormone). **3)** die Transmitter. **4)** Neuropeptide i.w.S. die opioiden Peptide (z.B. Endorphine).

Neurohypophyse: ↗Hypophysenhinterlappen.

neurokutane Syndrome: ↗Phakomatosen.

Neurolemm: lichtmikroskopisch die zytoplasmatische äußere Schicht der Axonscheide; auch Bez. für die aus einzelnen, in sich begrenzten Zellen (↗RANVIER* Schnürring) bestehende gliöse Hülle der Nervenfaser.

Neuroleptanalgesie: allg. Anästhesie durch kombinierte i.v. Injektion (bzw. Infusion) eines starken Neuroleptikums u. eines Analgetikums (meist Fentanyl); wegen der atemdepressiven Wirkung des Analgetikums immer unter kontrollierter (maschineller) Beatmung.

Neuroleptica, -tika, Neuroplegica: psychotrope Substanzen mit antipsychotischer, sedierender u. psychomotorischer Wirkung u. vielfältig möglichen Nebenwirkungen; werden vor allem bei akuten psychotischen Krankheitsbildern, Schizophrenien u. bei der Neuroleptanalgesie eingesetzt; wirken wahrscheinlich über eine Blockade prä- u. postsynaptischer Dopaminrezeptoren. Unterschieden (nach chemischer Struktur u. pharmakologischen Eigenschaften) werden trizyklische N. (Phenothiazine u. Phenothiazin-Analoge), Butyrophenone u. Diphenylbutylpiperidine sowie N. vom Sulpirid-Typ. Aufgrund ihrer durchschnittlichen **»neuroleptischen Potenz«** werden die N. in schwach, mittelstark, stark u. sehr stark wirkende Verbindungen unterteilt, die Bezugssubstanz ist Chlorpromazin (neurolept. Potenz = 1). Nebenwirkungen u.a.: extrapyramidal-motorische (u.U. lebensbedrohlich: malignes neuroleptisches Syndrom mit Rigor, Stupor, Bewußtseins- u. Kreislaufstörungen, hohem Fieber), vegetative, hormonelle u. psychische Störungen sowie allergische Reaktionen.

Neurolues: ↗Neurosyphilis.

Neurolyse: **1)** induzierte (z.B. Alkoholinjektion) oder krankheitsbedingte »Auflösung« von Nervensubstanz; als schmerztherapeutische Maßnahme z.B. die N. des Ganglion coeliacum oder des lumbalen Grenzstranges. **2)** op. Lösung von Verwachsungen (»Adhäsiolyse«) um einen Nerv (= äußere N. = Exoneurolyse) bzw. Isolierung intakter Nervenfaserbündel aus einer endoneuralen Narbe (= innere N. = Endoneurolyse).

Neurom(a): gutartiges Neoplasma aus Nervenzellen u. -fasern, i.e.S. das ↗Ganglioneurom (= echtes N.); im Ggs. zum N. spurium (↗Neurinom) u. dem ↗Amputationsneurom.

Neuromonitoring: alle auf die Funktion des Nervensystems ausgerichteten Überwachungsmaßnahmen während u. nach einer Operation, die über die Registrierung der Kreislauf- u. Atemfunktion hinausgehen, z.B. die Registrierung evozierter Potentiale, die intraoperative EEG-Ableitung, spezielle neurologische Ultraschalluntersuchungen, evtl. auch intraoperative Hormonbestimmungen (z.B. bei Eingriffen an der Hypophyse).

neuromuskulär: Nerven u. Muskeln (i.e.S. deren Zusammenspiel) betreffend. – **n. Blockade:** partielle oder totale Unterbrechung der **n. Erregungsübertragung** an der motorischen Endplatte durch Nicotinrezeptor-Agonisten oder -Antagonisten; s.a. Muskelrelaxanzien.

Neuron: die Nervenzelle; Bauelement des Nervensystems; besteht aus einem Zelleib (Soma, Perikaryon) u. meist mehreren Zellfortsätzen (Neurit, Dendrit); hochdifferenzierte, zu Empfang, Verarbeitung u. Weiterleitung nervöser Erregungen befähigte Zelle in ZNS, Ganglien (als Ganglienzelle) u. Sinnesorganen. – Unterschieden z.B. als zentralwärts leitendes = **afferentes N.** (↗Afferenz) u. peripherwärts leitendes = **efferentes N.** (↗Efferenz), als **periphermotor. N.** (die Vorderhornzelle des Rückenmarks = Motoneuron), **postganglionäres** u. **präganglionäres N.** (im ZNS gelegenes N. des vegetat. Systems); als **sensibles N.** (der Erregungszuleitung von spezialisierten Sinneszellen oder sensiblen = rezeptiven Endaufzweigungen her dienend), **zentral-motor. N.** (als corticospinales oder extrapyramidales N. die Efferenz höhergelegener ZNS-Abschnitte für Motoneurone).

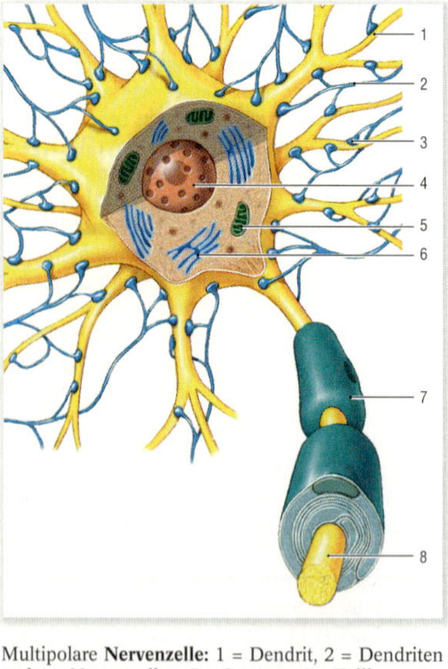

Multipolare **Nervenzelle:** 1 = Dendrit, 2 = Dendriten anderer Nervenzellen, 3 = Synapse, 4 = Zellkern, 5 = Mitochondrium, 6 = endoplasmatisches Retikulum, 7 = Markscheide, 8 = Neurit (Nervenfaser) [1]

neuronal: die Nervenzelle (↗Neuron) betreffend; zum Neuron gehörend.

Neuropathie, Nervenleiden: **1)** Nervenschädigung; i.e.S. die degenerativen, toxischen, metabolischen, ischämischen etc. Formen; s.u. Neuritis, Polyneuropathie. **2)** histor. Oberbegriff für »reizbare Schwäche«, Nervosität, Neurasthenie, Neurose.

Neuropeptide: ↗opioide Peptide (z.B. ↗Endorphine), i.w.S. ↗Neurohormone.

Neuroplegica, -plegika: ↗Neuroleptica.

Neuroprotektiva: Stoffe, die die Nervensubstanz vor endogenen oder exogenen schädlichen Wirkungen schützen (z.B. NMDA-Rezeptor-Antagonisten); werden z.B. bei Schlaganfällen, Epilepsie, PARKINSON* Krankheit, degenerativen Hirnerkrankungen erprobt.

Neuro(r)rhaphie: Nervennaht.

Neurose: ursprünglich jede Erkrankung des Nervensystems ohne nachweisbare Ursache; im 19. Jh. Bez. für Organstörungen ohne Strukturläsion (etwa i.S. der psychosomat. Krankheit, z.B. Herz-N., Hysterie, Hypochondrie); seit S. FREUD Bez. für psychisch bedingte Gesundheitsstörung, deren Symptome unmittelbare Folge u./oder symbol. Ausdruck eines unbewußten, in der Kindheitsentwicklung verwurzelten seel. Konfliktes sind (u. aus einem Kompromiß zwischen Triebwünschen u. einer ihre Realisierung verhindernden Abwehr resultieren). – In der Regel von der Psychose eindeutig abgrenzbar. Grenzform: Borderline-Syndrom. – Klin. Formen: z.B. Angst-, Zwangs- u. Konversionsneurose. Behandlung: außer der klassischen psychoanalytischen Psychotherapie u.a. Gesprächspsychotherapie u. Verhaltenstherapie.

Neurosekretion: Produktion von ↗Neurohormonen **(= »Neurosekreten«)**.

Neurostimulation: ↗Nervenstimulation.

Neurosyphilis: die ↗Syphilis des Nervensystems mit spezif. Veränderungen; im Stadium II meningeale Reizung bis zur Meningitis syphilitica; im Stadium III meningeale (Kopfschmerzen, Hirndruckzeichen, Hirnnervenstörungen), vaskuläre (meist akute Hemiplegie, Hirnstammsymptome) oder gummöse Veränderungen (raumfordernd); Stadium IV = progressive Paralyse (primär chron. Enzephalitis u. ↗Tabes dorsalis).

Neurotensin: in N-Zellen (= APUD-Z.) des Dünndarms gebildetes Intestinalhormon, das auch im Gehirn nachgewiesen wurde (hemmt die Säuresekretion des Magens, stimuliert die Darmkontraktion u. Glucagonfreisetzung).

Neurotomie: op. Durchtrennung eines Nervs; zur Schmerzausschaltung, Behebung neurogener Muskelkontraktur, als Neurotomia opticociliaris am erblindeten Auge zur Prophylaxe einer sympath. Ophthalmie. – Auch synonym mit ↗Neurektomie.

Neurotonie: therapeutische Nervendehnung (z.B. bei Ischialgie).

Neurotoxin: ↗Nervengift.

Neurotransmitter: Überträgerstoffe, die Signale von Nervenzellen weiterleiten; ↗Transmitter.

Neurotransplantation: die Verpflanzung von Geweben des Nervensystems entweder an eine andere Stelle desselben Organismus (autologe N.) oder in einen anderen Organismus (homologe N.); auch die (im Versuchsstadium befindliche) Verpflanzung fetaler Nervenzellen bei Patienten mit PARKINSON* Krankheit.

Neurotripsie: operative ↗Nervenquetschung.

neurotrop: auf Nerven wirkend, mit bes. Affinität zu Nervengewebe (↗Neurotropie).

Neurotrophie: 1) Ernährung des Nervengewebes. **2)** der nervale Einfluß auf den Gewebsstoffwechsel.

Neurotropie: bes. Affinität zum bzw. Ausrichtung auf das Nervengewebe als Eigenschaft von (»neurotropen«) Mikroorganismen, Substanzen, Pharmaka.

Neurovakzine: aus tierischem Nervensystem (meist Kaninchen) nach darin erfolgter Virusvermehrung gewonnener Impfstoff, z.B. Tollwut-Vakzine n. HEMPT.

neurovaskulär: Nerven- u. Gefäßsystem betreffend.

neurovegetativ: das vegetative Nervensystem betreffend.

neuroviszeral: Nervensystem u. Eingeweide betreffend.

Neurozyt, -cytus: ↗Nervenzelle.

Neutralbiß(lage), Regelbiß: Lage der Kieferbasen, bei der (von der Seite gesehen) die Oberkieferbasis geringfügig vor der Unterkieferbasis zu liegen kommt (bei entspannter Mundöffner- u. Schließermuskulatur). Das Kiefergelenkköpfchen ruht an dem am weitesten hinten u. oben gelegenen Scharnierachsenpunkt (»terminal hinge axis«).

Neutralfett: mit Fettsäuren vollständig verestertes (d.h. abgesättigtes, »neutrales«) Glycerid; s.a. Triglyceride.

Neutral-Null-Methode, Nulldurchgangsmethode: Messung u. Dokumentation (z.B. mit »Befund-Männchen«) der Gelenkbeweglichkeit; die Ausgangsstellung ist dabei die »anatomische Normalstellung« (Nullstellung), d.h.: Aufrechtstehen mit herabhängenden Armen, die Handflächen zum Oberschenkel gewandt (Daumen zeigen nach vorn), Füße parallel nebeneinander stehend.

Neutron: Elementarteilchen mit Ladung 0, Spin ½ u. Ruhemasse $1{,}675 \cdot 10^{-24}$ g. Setzt mit Protonen den Atomkern zusammen (Anzahl beider = Kernladungs- = Ordnungszahl); als »freies« (durch Kernreaktion vom Atomkern losgelöstes) N. mit definierter kinet. Energie instabil (Zerfall in je 1 Proton, Elektron [β-Emission] u. Antineutrino). Nach kinet. Energie unterschieden als subthermische, therm. u. mittelschnelle sowie als schnelle u. relativist. = energiereiche Neutronen.

Neutronenstrahlung: Korpuskularstrahlung aus schnellen (fast Lichtgeschwindigkeit), durch Kernreaktion erzeugten Neutronen. Besitzt wegen fehlender Ladung ein sehr hohes, von der Energie nur wenig abhäng. Durchdringungsvermögen; auch als therapeutische Strahlung genutzt.

Neutropenie: Verminderung der neutrophilen ↗Granulozyten im Blut (extrem als ↗Agranulozytose); erhöht die Anfälligkeit für bakterielle Infektionen. Einteilung u. Ursachen ↗Tab. S. 538.

Neutrophile: neutrophile ↗Granulozyten.

Neutrophilie: Vermehrung der neutrophilen ↗Granulozyten im Blut; s.a. Granulozytose, Leukozytose.

Neutrozytopenie: ↗Neutropenie.

ng: Nanogramm = 10^{-9} g.

NHL: ↗**N**on-**H**ODGKIN-**L**ymphom.

Ni: ↗**Ni**ckel.

nichtsteroidal: keine Steroide enthaltend; z.B. n. ↗Antirheumatika.

Neutropenie: Einteilung der granulozytopenischen Störungen [516]

verminderte Granulozytopoese
a) im Rahmen einer Panzytopenie – Knochenmarkhypoplasie/-aplasie – leukämische u. andere neoplastische Infiltrationen des Knochenmarkes – megaloblastäre Anämien b) medikamentös ausgelöste Idiosynkrasie mit unbekanntem Reaktionsmechanismus (zahlreiche Medikamente) c) chronische idiopathische Neutropenie d) zyklische Neutropenie e) kongenitale Neutropenie (KOSTMANN* Syndrom)
verminderte Überlebenszeit der ausgereiften Granulozyten
a) virale Infekte (meist postinfektiös) sowie bakterielle Infekte (z.B. Typhus, Tbk) b) Sepsis c) Hypersplenismus d) Autoimmunneutropenie (z.B. bei AIDS) e) arzneimittelallergische Granulozytopenie vom Typ der Pyramidon®-Agranulozytose
benigne familiäre Leukopenie (ca. 2000 Neutrophile/ml; keine Infektzeichen)
dominant vererbte Erkrankung, bei verschiedenen ethnischen Gruppen, z.B. bei der schwarzen Bevölkerung. Keine klinische Bedeutung

Nickanfall: ↗Blitz-Nick-Salaam-Krämpfe.

Nickel, Nicolum, Ni**:** glänzendes metallisches Element; durch Ni-Verbindungen u. -salze v.a. berufl. Vergiftungen u. Schäden, z.B. – kontaktbedingt bei Galvaniseuren – die **Nickeldermatitis** (Ekzem an den Händen); die **Nickelallergie** (häufig; z.B. durch Ni-haltigen Schmuck); die akut einsetzende **Nickelcarbonyl-Pneumonie** (durch Einatmen oder Hautresorption von Nickelcarbonyl); der **Nickelkrebs** (undifferenziertes oder Plattenepithel-Ca. im Bergbau, Hüttenwesen, bei Schleif- u. Poliermaterial-, Emaille-Herstellung, Fett-, Ölhydrierung).

Nicotin, Nikotin**:** Alkaloid im Tabakblatt (Nicotiana); starkes Gift (↗Nicotinvergiftung); wirkt bei medizin. Anw. (Derivate) zunächst erregend, dann lähmend auf vegetative Ganglien; setzt – da hirnaffin – Serotonin u. Catecholamine frei.

Nicotinamid-adenin-dinucleotid, NAD^+, Coenzym I**:** ein Dinucleotid, in dem Nicotinamid u. Adenin jeweils über Ribose an Pyrophosphorsäure gebunden vorliegen. Vork. in allen Zellen; ebenso wie das einen 3. Phosphorsäure-Rest enthaltende NADP als Coenzym unentbehrlich für Funktion der Oxidoreductasen, insbes. der H-übertragenden Enzyme der Gärung, Glykolyse etc.

Nicotinsäure, Acidum nicotinicum, Niacin**:** ebenso wie ihr Amid vitaminwirksam (als »Antipellagra-Vitamin«; s.a. Vitamin PP); Mangel an N. führt zu Enzephalopathie; Anw. von Derivaten als Lipidsenker, gefäßerweiternde Stoffe sowie (äußerlich) zur Hyperämisierung.

Nicotinvergiftung, Nicoti(a)nismus**:** Intoxikationsbild nach pulmonaler, perkutaner (schnell) oder intestinaler (langsam) Resorption von ↗Nicotin. Akut durch mehrere mg (50–60 mg tödlich!) mit Blässe, Schwindel, Kopfschmerzen, Schweißausbruch, Speichelfluß, Koliken, Diarrhö, Brady-, später Tachykardie, Miosis oder Mydriasis, Herzmuskelstörungen, Hyper-, danach Hypotonie, Sehstörung, Herz-Kreislauf-Versagen, Delirien, tonisch-klonische Krämpfe, Koma. – Bei chronischer N. neurasthenische Erscheinungen, Sehschwäche, arterielle Verschlußkrankheit, chronischer Luftwegskatarrh, Magen-Darmstörungen; ↗Raucherkrebs. – Nicotinentwöhnung des chron. Rauchers (bei ca. 40% psychische Abhängigkeit!) meist ohne Entzugserscheinungen möglich; am besten durch Suggestion, Psychotherapie, Entwöhnungsmilieu u. medikamentöse Unterstützung (z.B. Verekelungsmittel), auch durch Ohr-Akupunktur.

Nidation: »Einnistung« (Implantation) des nidationsreifen, aus dem befruchteten Ei entstandenen Keimes in die hormonal (Progesteron) vorbereitete Uteruswand.

Nidationshemmer: Mittel, die das Angehen einer Schwangerschaft durch Störung der ↗Nidation des befruchteten Eies verhindern. Dazu zählen das ↗Intrauterinpessar u. die Postkoitalpille (»Pille danach«; s.u. Interzeption). Gelten nicht als ↗Abortivum, da sie vor der Implantation wirken.

NIDD: (engl.) **n**on **i**nsulin **d**ependent **d**iabetes; ↗Diabetes mellitus Typ II.

Niederdrucksystem: funktioneller Sammelbegriff (in Gegenüberstellung zum ↗Hochdrucksystem) für die Kreislaufabschnitte niedrigen Drucks u. großer Kapazität (ca. 85% des Blutvolumens).

Niederfrequenz: die für das menschl. Ohr wahrnehmbaren »Tonfrequenzen« zwischen 16 u. 20 000 Hz.

Niederfrequenztherapie: Behandlung mit elektrischen Strömen in einem Frequenzband zwischen 0 u. 1000 Hz; unterschieden wird die »echte« N. mit Impulsströmen (↗Reizstromtherapie) u. die Therapie mit Gleichstrom (↗Galvanotherapie).

Niederschlag: 1) ↗Präzipitat. **2) radioaktiver N.:** ↗Fallout.

Niemann*-Pick* Krankheit, Sphingomyelinose**:** Gruppe autosomal-rezessiv erblicher Krankheiten (↗Sphingolipidosen) mit Speicherung von Sphingomyelin in Körpergeweben, im retikulohistiozytären System (v.a. Leber, Milz, Lymphknoten, Knochenmark) unter Bildung der **N.*-P.* Zellen.** – Unterschieden nach klin. Verlauf u. biochemischen Befunden.

Niere, Ren, Nephros**:** das paarige, retroperitoneal im Nierenlager gelegene Ausscheidungsorgan, das im Dienste der Konstanthaltung von Volumen u. Zusammensetzung der extrazellulären Flüssigkeit aus dem in den Glomeruli gebildeten Primärharn unter erhebl. Konzentrationsarbeit einen – bedarfsweise modifizierten – Endharn ausscheidet. Die Harnbereitung wird gesteuert a) von der Blutdurchströmung der Glomeruli (normal ca. 1000 l pro Tag), b) nervös. Ist durch inkretor. Funktion (Bildung von Erythropoietin u. Renin im juxtaglomerulären Apparat) an Erythropoese u. Blutdruckregulation beteiligt. – s.a. Nephr... – **N., akzessorische:** kleine, zusätzl. Niere, separat u. mit eigenen »akzessor.« Blutgefäßen oder aber mit der Hauptniere verschmolzen; zeigt erhöhte Neigung zu Infektionen, Steinbildung, Hydronephrose; vgl. Doppelniere. – **N., künstliche:** s.u. Hämodialyse. – **N., polyzystische:** Erwachsenenform der ↗Zystenniere. – **N., stumme:** fehlende Darstellung des Nierenhohlsystems bei Ausscheidungsurographie; z.B. bei hochsitzender Harnleiterstenose (Stein, Tumor, Entzündung), Pyo- u. Hydronephrose, Nierenarterienveränderungen.

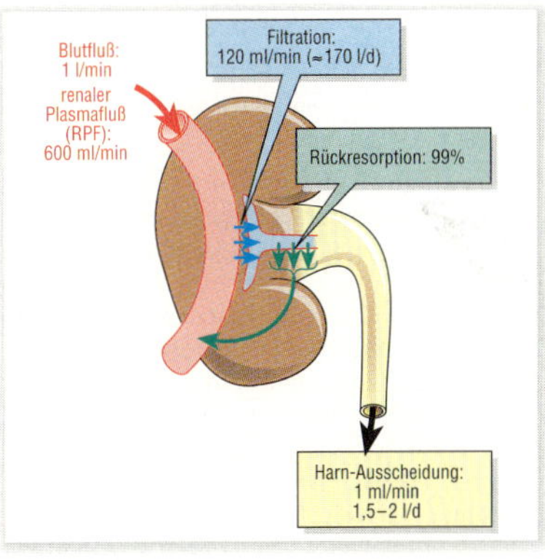

Schema mit einigen wichtigen Funktionsgrößen der **Nieren** [156]

Nierenadenomyosarkom: ↗Wilms* Tumor.

Nierenangiographie: Darstellung der Nierengefäße nach Einbringen eines Kontrastmittels in die Aorta abdomin. (lumbale oder retrograde Aortographie) oder – besser – selektiv mit Spezialkatheter in die A. renalis; v.a. bei Verdacht auf Fehlbildungen, Tumor, »stumme Niere«.

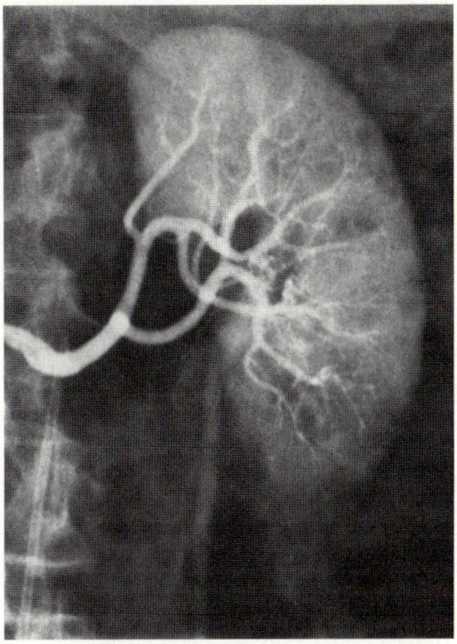

Nierenangiographie [509]

Nierenarterienstenose: Einengung einer Nierenhauptarterie infolge fibromuskulärer Dysplasie, Arteriosklerose, Abknickung bei falschem Abgang etc. Symptome: häufig Stenosegeräusche in Nabel- oder Lendengegend (ca. 25%), arterielle Hypertonie (durch gefäßchirurg. Eingriff oft günstig zu beeinflussen).

Nierenbecken, Pelvis renalis**:** der aus der Vereinigung der Nierenkelche hervorgehende, sich ureterwärts – hinter den Nierengefäßen – verjüngende Teil des Nierenhohlsystems. Sammelorgan für den – aus den Sammelrohren austretenden – Endharn (Fassungsvermögen 3–6 ml, bei Rückstauung bis > 50 ml); s.a. Pyelo...

Nierenbeckenausgußstein: das Nierenbecken mehr oder weniger ausfüllendes Harnkonkrement; s.u. Nephrolithiasis.

Nierenbeckenentzündung: ↗Pyelitis.

Nierenbeckenkarzinom: zu den ↗Urothelkarzinomen gehörendes Malignom; Risikofaktoren (dem Blasenkarzinom entsprechend) u.a. Industriekarzinogene (Naphthylamin, Benzidin), Zigarettenrauchen; endemische Nephropathie (»Balkannephritis«); als Leitsymptom gilt Blut im Urin (↑Hämaturie).

Nierenbeckenstein: s.u. Nephrolithiasis.

Nierenbiopsie: Röntgen-kontrollierte Blindpunktion oder offene (intraop.) Probeexzision von Nierenparenchym (Gewebszylinder, Aspirat bzw. Exzisat); heute z.B. als sonographisch gesteuerte Feinnadelpunktion (u.a. bei zystischen Raumforderungen in der Niere).

Nierenblutung, Nephrorrhagie: Blutung in den Nieren als Mikro- oder Makrohämaturie (Urin rot, rotbraun oder fleischwasserfarben); massiv z.B. bei Nierenruptur, -tumor, -infarkt, geringer bei akuter Glomerulo- u. Pyelonephritis, Nephrolithiasis, hämorrhagischer Diathese, als vasofunktionelle Hämaturie. Lokalisierung durch Dreigläserprobe (Blut in allen Portionen, v.a. in der letzten), Zystoskopie, Ureterkatheterung; s.a. Hämaturie.

Nierendegeneration, polyzystische: s.u. Zystenniere.

Nierendiabetes: ↑Diabetes renalis.

Nierendysplasie: s.u. Nierenfehlbildung.

Nierenembolie: s.u. Niereninfarkt.

Nierenentzündung: ↑Nephritis, Glomerulo-, Pyelonephritis.

Nierenexstirpation: ↑Nephrektomie.

Nierenfehlbildung: Fehlbildung (Dysplasie) der Niere, z.B. als Persistenz der fetalen bzw. kindl. Nierenlappung, Anlagenverschmelzung, fehlende Vereinigung von Tubuli u. Glomerula etc.; ferner als Verschmelzungs-, Doppel-, Kuchen-, Klumpen-, Hufeisenniere, Nierenhyper-, -hypo- bzw. -aplasie; s.a. Niere, akzessorische.

Nierenfunktionsprüfung: Prüfung der quant. u. qualitativen exkretor. Leistung, v.a. des Verdünnungs- u. Konzentrationsvermögens der Nieren; ferner des Glomerulusfiltrats, einzelner tubulärer Leistungen (z.B. Glucoseresorption, Phosphatrückresorption) u. der Organdurchblutung.

Nierengrieß: ↑Harngrieß.

Niereninfarkt: durch venösen bzw. arteriellen Verschluß bedingter hämorrhag. (Nierenvenenthrombose) oder – i.e.S. – anäm. Infarkt; embolisch bei Aorten-, Mitralvitium, Endokarditis, Herzwandthrombose; thrombotisch bei stumpfem Bauchtrauma, Arteriosklerose, Periarteriitis. Symptome: akutes Abdomen, Hämaturie, Oligo- oder Anurie.

Niereninsuffizienz, renale Insuffizienz: Einschränkung des Glomerulusfiltrats mit Zunahme harnpflichtiger Substanzen im Serum, akut als ↑Nierenversagen, chronisch (irreversibel) bei primärer Nephropathie mit fortschreitendem Parenchymuntergang, aber auch bei chron. Harnwegsobstruktion u. bestimmten Systemkrankheiten; kompensiert (ohne schwere urämische Symptomatik) oder dekompensiert. Als Frühsymptom häufig Nykturie (infolge Isosthenurie); später kardiovaskuläre, gastrointestinale u. neurol. Symptome, Urämie.

Nierenkarzinom: i.e.S. ↑Nierenzellkarzinom.

Nierenkelche: ↑Calices renales; s.a. Kelch...

Nierenkolik: kolikartige Schmerzen in der Nierengegend, hervorgerufen durch Harnrückstauung, Nierenbecken-, -kelch-, evtl. auch Kapseldehnung, Hypermotilität u. Spasmen, Zirkulationsstörung, akute Nierenschwellung; mit Ausstrahlung, v.a. in die Blasengegend, u. Ileuserscheinungen (reflektor. Darmlähmung); v.a. bei Urolithiasis, ferner bei Niereninfarkt, -tuberkulose, -venenthrombose, Papillitis necroticans, Nierenbeckenluxation, Hydronephrose, Pyelitis, Megaureter.

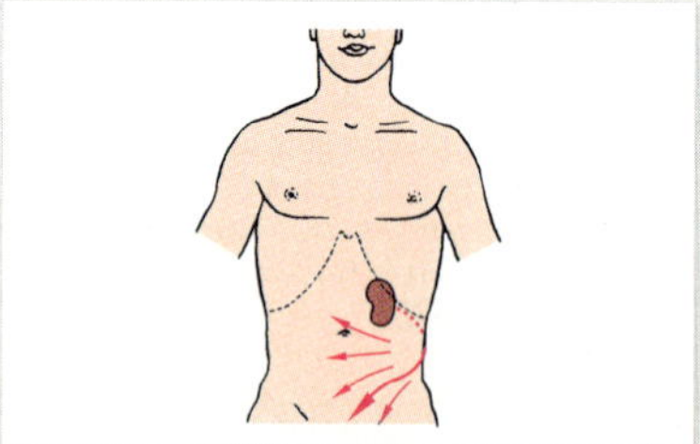

Schmerztopographie bei linksseitiger **Nierenkolik** [215]

Nierenkompressorium: Gurt- oder Ballonkompressorium zur Verzögerung der Nierenbeckenentleerung bei der Ausscheidungsurographie.

Nierenkrebs: ↑Nierenzellkarzinom.

Nierenlager, Nierenloge: der retroperitoneale, paravertebral-subphrenische Raum (etwa vom 12. BWK bis 3./4. LWK) als anatom. Bett der Niere (samt Hüllen); Hilus etwa in Höhe L_1, oberer Nierenpol rel. näher zur Medianlinie, re. Niere meist tiefer als li. Rechts seitlich von Leber u. Duodenum, li. von Milz, Magenfundus u. Pankreas begrenzt.

Nierenleeraufnahme: Röntgenuntersuchung;

a.-p. Abdomenleeraufnahme im Liegen zur Darstg. schattengebender Veränderungen im Bereich der Harnwege (z.B. Größen- u. Formabweichung der Niere, Verkalkung, Konkremente); meist mit anschließender Urographie.

Nierenlithotripter: Gerät zur intrakorporalen Harnsteinzertrümmerung durch Stoßwellen (bei ↗Nephrolithiasis).

Nieren-Pankreas-Transplantation: Simultantransplantation von Niere u. Pankreas. Operative Therapie des Diabetes mellitus Typ I mit terminaler Niereninsuffizienz bei diabetischer Nephropathie.

Nierenquengelung: op. Lageänderung der Niere mittels angeschlungenen Catgutbandes.

Nierenrinde: ↗Cortex renalis.

Nierenruptur: Zerreißung der Niere; als offene N. mit Verletzung der fibrösen Kapsel nach penetrierender Verletzung; geschlossene N. nach direkter oder indir. (Fall auf die Füße, Verschüttung, Tragen schwerer Lasten) Nierenkontusion.

Nierensarkom: seltener bösartiger Nierentumor; tritt bevorzugt bei Frauen (v.a. im 5. Lebensjahrzehnt) auf.

Nierenschale: nierenförmige Schale, z.B. zum Ablegen gebrauchter Instrumente.

Nierenschrumpfung, -schwund: ↗Schrumpfniere, Nephrosklerose.

Nierenschwelle: die max. Rückresorptionskapazität der Niere für eine bestimmte nierengängige Substanz; ausgedrückt als diejenige Plasmakonzentration der Substanz, mit deren Überschreiten sie im Endharn nachweisbar wird.

Nierensteinleiden: ↗Nephrolithiasis.

Nierenszintigraphie: ↗Szintigraphie mit Speicherung z.B. von ^{99m}Tc-Dimercaptosuccinat im funktionstüchtigen Nierenparenchym oder als Sequenzszintigraphie zur gleichzeitigen Erfassung des zeitlichen Ablaufs von Nierenerkrankungen; als Perfusionsszintigraphie eine durch Bolus-Injektion modifizierte Phasen-Sz; ↗Abb.

Nierentransformation, multizystische: erworbene zystische Nierenerkrankung (Zystenbildung) bei Patienten mit chronischer Niereninsuffizienz; findet sich nach jahrelanger Dialysebehandlung bei bis zu 90% der Patienten.

Nierentransplantation: Übertragung einer Spenderniere bei terminaler Niereninsuffizienz bzw. Verlust beider Nieren. Beste Erfolgsaussichten als syngenetische Transplantation; bei allogenetischer müssen Hauptblutgruppen u. Leukozytenantigene übereinstimmen.

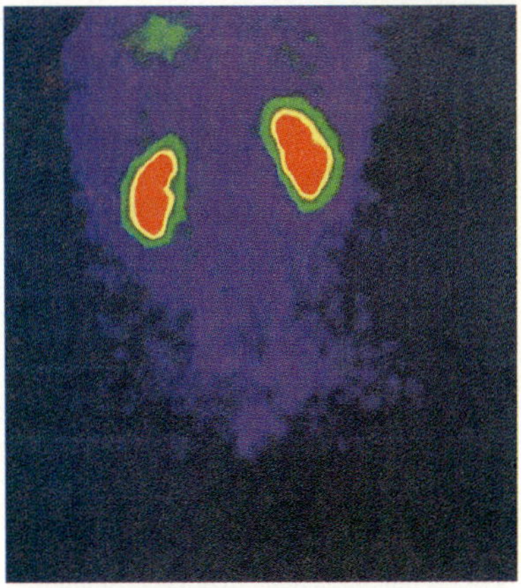

Nierenszintigraphie: Normalbefund [510]

Nierentuberkulose: fast stets hämatogene (bei Miliar- oder Lungen-Tbk), beidseitige Tbk der Niere: im Initialstadium oft jahrelang asymptomatisch.

Nierentubulus: s.u. Tubuli renales.

Nierentumoren: Oberbegriff für gut- u. bösartige Neoplasmen der Niere; Leitsymptom der malignen Tumoren ist die ↗Hämaturie (i.d.R. als schmerzlose Makrohämaturie). **1)** ↗Nierenzellkarzinom (früher: Hypernephrom, Grawitz* Tumor). **2)** ↗Wilms* Tumor (Nephroblastom). **3)** ↗Nierenbeckenkarzinom (gehört zu den ↗Urothelkarzinomen). **4)** selten: Nierensarkom. **5)** seltene gutartige Nierentumoren: Angiomyolipom; Onkozytom; Adenome (von einigen Autoren als Vorstufe zum Nierenzellkarzinom angesehen). **6)** Metastasen (v.a. Bronchialkarzinom).

Nierenversagen: ↗Niereninsuffizienz; i.e.S. das – unabhängig von einem renalen Grundleiden kurzfristig entstehende – **akute N.** infolge plötzlicher Herabsetzung der renalen Ausscheidungsfunktion (Olig- bis Anurie, mit Anstieg der harnpflicht. Substanzen), im allg. reversibel, evtl. zu akuter Urämie fortschreitend. – Häufigste Ursachen: zirkulator. Störung i.S. der Schockniere, v.a. durch Hypovolämie (Blutverlust, Trauma, Op., Sepsis, allerg. oder anaphylakt. Reaktion, Lungenembolie, Kreislaufstillstand, Vergiftung) u. intravasale Hämolyse (toxisch, immun-reaktiv, infektiös etc.).

Nierenzellkarzinom, NZK, Hypernephrom, Grawitz* Tumor: häufigster bösartiger Tumor des Nierenparenchyms (Adenokarzinom);

Männer erkranken etwa doppelt so häufig wie Frauen; der Altersgipfel liegt jenseits des 5. Lebensjahrzehnts. *Ätiologie:* diskutiert werden u.a. hormonelle Einflüsse, Schwermetallbelastung (z.B. Cadmium, Blei), starker Zigarettenkonsum, vernarbende Prozesse der Niere, Virusinfektionen. *Symptome:* im frühen Stadium meist klinisch stumm; Leitsymptom: schmerzlose Hämaturie (meist Makrohämaturie); Allgemeinsymptome (u.a. Fieber, Gewichtsverlust, Appetitlosigkeit). Diagnose: u.a. Sonographie (ggf. mit Feinnadelpunktion), Ausscheidungsurographie, Computer-, Kernspintomographie. Therapie: Operation; bei disseminierter Tumorerkrankung Hormon-, Chemo-, Immuntherapie.

Nierenzyste: solitäre oder multiple Zystenbildung im Nierengewebe; erblich-degenerativ, d.h. als infantile oder – evtl. lange stumme – Erwachsenenform der ↗Zystenniere oder erworben durch Abschnürung einzelner Tubuli bei Nephrosklerose, Pyelonephritis, Nierentuberkulose, Schrumpfniere etc.

Nifedipin: ein ↗Calciumantagonist.

Nikotin...: ↗Nicotin...

nil nocere: »Nicht schaden«; ↗primum nil nocere.

Niphablepsis: Schneeblindheit (↗Conjunctivitis nivalis).

Niridazol: ein Anthelminthikum mit besonderer Wirksamkeit gegen Saug- u. Fadenwürmer, Amöben u. bestimmte anaerobe Bakterien.

Nisse: das Ei der Läuse (Anoplura) u. der Haar- u. Federlinge (Mallophaga); mit Chitingehäuse (bei fehlendem »Deckel« Larve ausgeschlüpft), das mittels Kittsubstanz an Haaren, Kleidern bzw. Federn haftet; s.a. Pediculosis capitis.

Nissl* Schollen: fein- bis grobscholliger Bestandteil fast aller Nervenzellen **(»N.*-Zellen«),** u. zwar im Neuroplasma u. in zentralen Dendritenbereichen; ist in geschädigten Zellen aufgelöst.

Nitrate: 1) a) Salze der Salpetersäure (HNO_3); **b)** Ester der Salpetersäure; z.B. ↗Glyceryltrinitrat. **2)** »Nitroverbindungen«, »Nitrite«, »Nitrokörper«: Sammelbezeichnung für herzwirksame (v.a. bei Angina pectoris) Verbindungen der Gruppen Nitrate (Ester) u. Nitrite (Ester u. Salze); bekanntester Vertreter: das sog. »Nitroglycerin« (↗Glyceryltrinitrat).

Nitratkopfschmerz: bei Therapie mit ↗Nitraten (2) gelegentlich auftretende bohrende Kopfschmerzen.

Nitrazepam: ein Benzodiazepin-Derivat mit langer Halbwertszeit; Anw. als Sedativum u. Hypnotikum.

Nitrendipin: ↗Calciumantagonist mit ausgeprägt vasodilatierender Wirkung; Anw. als Antihypertonikum.

Nitritvergiftung: Intoxikation durch Nitrite (z.B. in gepökeltem Fleisch) oder ↗Nitrate (s.a. Methämoglobinämie): Hypotonie, Hautrötung, später Zyanose, Tachykardie, Übelkeit, Erbrechen, Erregung, später Bewußtlosigkeit, Kollaps; vgl. Nitrovergiftung.

Nitro-: Kennsilbe für die »Nitrogruppe« $-NO_2$ (als Merkmal aller ↗Nitroverbindungen).

Nitrofurane: 5-Nitrofuran-Derivate (z.B. Nitrofural = Nitrofurazon, Nitrofurantoin) mit antibakterieller Wirkung (gegen grampositive u. -neg. Keime). – Mögliche Nebenwirkungen: u.a. Übelkeit, Polyneuritis sowie ein pulmonales immunreaktives Syndrom **(»Nitrofurantoinlunge«)**.

Nitroglycerin: weitverbreitete, jedoch falsche Bez. für ↗Glyceryltrinitrat.

nitro-positiv: das Abklingen subjektiver (z.B. retrosternaler Druck) u. objektiver (z.B. ST-Senkung) Zeichen einer akuten Myokardischämie nach Gabe von Nitroglycerin oder eines anderen Nitrats innerhalb weniger Minuten; differentialdiagnostisch bedeutsam für die Unterscheidung zwischen Angina-pectoris-Anfall u. Myokardinfarkt.

nitrose Gase: bei Umsetzung von Salpetersäure (HNO_3) u. Nitraten gebildete Stickstoffoxide (Nitroxide, N-Oxide, NOx), v.a. NO (↗Stick[stoffmon]oxid), N_2O_4 (-tetroxid), NO_2 (-dioxid); letzteres wird durch UV-B-Strahlung wieder zu NO u. O (bzw. O_3 = ↗Ozon) zersetzt; n.G. wirken stark toxisch auf Atemwege; entstehen bei der Emission von Abgasen v.a. aus Industrieanlagen u. Kraftfahrzeugen.

Nitroverbindungen: $-NO_2$ (»Nitrogruppe«) enthaltende organ. Verbindungen; auch Bez. für organ. Salpetersäureester (z.B. Nitroglycerin); s.u. Nitrate 2).

Nitrovergiftung: 1) Gesundheitsschäden durch Umgang mit sog. »Nitrofarben«, »-lacken«, »-verdünnungen« (schädlich sind die Lösungsmittel). **2)** Intoxikation (Methämoglobinbildung) durch ↗Nitroverbindungen, insbes. Nitroderivate von Phenol, Kresol, Naphthalin, Benzol u. entsprech. Amino-Derivate.

NMR-Imaging: (engl.) **1)** die ↗Kernspintomographie (als bildgebendes Verfahren). **2)** für klinische Zwecke geplante Tumordiagnostik durch Einsatz monoklonaler, an paramagnetische Teilchen (z.B. metallionenhaltige Chelate) gebundener Antikörper u. der NMR.

N-Nitrosoverbindungen: Verbindungen mit der Nitrosogruppe an einem Stickstoffatom (ON–N=), das sind Nitrosamine (z.B. Dimethylnitrosamin), Nitrosamide u. Nitrosoharnstoffe; darunter viele ↗Karzinogene; kommen in geringen Mengen z.B. in Nahrungsmitteln vor (v.a. in Nitrit-konservierten u. danach erhitzten Fleischwaren), können aber auch im Magen aus sekundären u. tertiären Aminen u. Nitrit gebildet werden.

NO: ↗Stickstoffmonoxid; als **–NO** die »Nitrosogruppe«. – **NO_2:** ↗Stickstoffdioxid; als **$-NO_2$** die Nitrogruppe (s.u. Nitroverbindungen). – **N_2O:** ↗Lachgas.

Nocardia: Bakteriengattung der Actinomycetaceae; Erreger der ↗**Nokardiose**.

nocturnus: (latein.) nächtlich.

nodal: einen Knoten, i.e.S. *(kard)* den ↗Atrioventrikularknoten betreffend.

Nodi, Ndd.: die »Knoten« (Mehrzahl von ↗Nodus). – **N. lymphatici,** Nll: die von einer bindegewebigen Kapsel umschlossenen etwa bohnengroßen »Lymphknoten« (LK) am Zusammenfluß von Lymphgefäßen (↗Abb.); dienen als wesentl. Teil des Systema lymphaticum v.a. der Abfilterung von Fremd- u. Giftstoffen u. der Infektabwehr (auch i.S. der Antikörperbildung); die lokalen Lymphknoten sind erste Station bei der lymphogenen Metastasierung eines Tumors; – s.a. Folliculi lymphatici. – **N. l. axillares:** im Fettkörper der Achselhöhle gelegene LK für Mamma, Arm, Brust- u. Bauchwand, Rücken. – **N. l. bronchopulmonales:** LK unmittelbar am Hilus für Lunge u. Bronchien. – **N. l. cervicales profundi:** LK entlang der Jugularis interna; Gruppen für Tonsille u. Zunge. – **N. l. cerv. superficiales:** LK entlang der Jugularis ext.; für Hals-, Parotis-Oberfläche. – **N. l. inguinales:** größere oberflächl. LK-Gruppe für Haut unterhalb des Nabels, äuß. Genitale, Anus, Urethra; Abfluß iliakal u. über tiefe Gruppe; diese – entlang der V. femoralis – für tiefe Lymphgefäße des Beines. – **N. l. lumbales:** LK entlang Aorta abdominalis u. V. cava inferior; für Bein, Becken, Urogenitalsystem, Bauchwand. – **N. l. mediastinales:** Mediastinal-LK; vord. Gruppe an Vv. brachiocephal., Thymus u. Aortenbogen, für Thymus, Perikard, re. Herz, mit Abfluß über Ductus thoracicus, re. über Duct. lymphaticus dexter; hintere Gruppe auf Zwerchfelloberfläche am Hiatus oesophageus u. Foramen venae cavae, für Centrum tendineum u. unt. Speiseröhre, mit Abfluß über Duct. thorac. – **N. l. mesenterici:** Mesenterial-LK; obere Gruppe für Dünn- u. Dickdarm bis zur li. Kolonflexur, untere für li. Transversum-Drittel, Deszendens, Sigmoid u. oberes Rektum. – **N. l. retroauriculares:** LK auf der Ansatzsehne des Sternocleidomastoideus, für Kopfschwarte u. hintere Ohrmuschel.

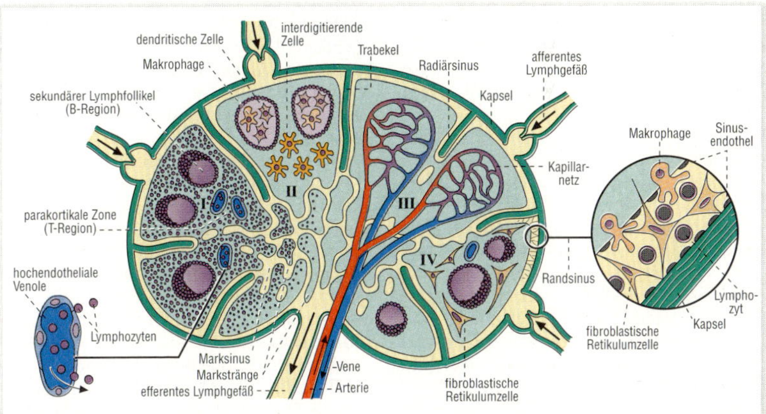

Nodi lymphatici: schematische Darstellung eines Lymphknotens. Der Übersichtlichkeit wegen sind in 4 Sektoren (I–IV) verschiedene Anteile hervorgehoben, die natürlich im ganzen Lymphknoten in gleicher Weise vorkommen. Im Sektor I mit B- u. T-Lymphozyten assoziierte Strukturen; in Sektor II Makrophagen u. antigenpräsentierende Zellen; in Sektor III Mikrozirkulation; in Sektor IV Follikel u. fibroblastische Retikulumzellen. In den hochendothelialen Venolen der T-Region emigrieren Lymphozyten aus dem Blutstrom [473]

nodosus: knotig, mit Knotenbildung einhergehend.

nodulär, nodularis: knötchenförmig.

Nodulus: (latein.) kleiner Knoten, ↗Knötchen (Mehrzahl: **Noduli,** nachfolgend = **Nnd.**). – **Nd. atrioventricularis:** ↗Atrioventrikularknoten. – **Nd. rheumaticus:** ↗Rheumaknötchen. – **Nd. vocalis:** »Stimmbandknötchen«; meist symmetr. Fibrome oder Retentionszysten infolge Überanstrengung beim Sprechen oder Singen, beim Kleinkind als »Schreiknötchen«.

Nodus, Nd.: (latein.) Knoten, *anat, path* knotenförm. Gebilde (s.a. Nodulus, *derm* Tuber). – **N. arthriticus:** ↗Gichtknoten. – **N. atrioventricularis:** ↗Atrioventrikularknoten. – **N. lymphaticus,** Lymphknoten, Lymphoglandula, Lymphonodus: s.u. Nodi lymphatici.

Nokardiose: v.a. durch Nocardia asteroides verursachte, der ↗Aktinomykose ähnliche Krankheit, mit Abszessen vorwiegend an Lunge u. zentralem Nervensystem, mit Generalisierungstendenz; als opportunistische Infektion v.a. bei immungeschwächten Patienten.

Noktambulismus: ↗Somnambulismus.

Noma, Cancer aquaticus, Wasserkrebs, Wangenbrand: ulzeromembranöse, nekrotisierende oder gangränöse Entzündung der Mundschleimhaut u. Wangen; eine früher relativ häufige Komplikation bei Infektionskrankheiten, Unterernährung, Kachexie; in Entwicklungsländern noch heute, v.a. bei hungernden u. vernachlässigten Kindern.

nom(o)...: Wortteil »Regel«, »regelrecht«, »gesetzmäßig«.

Non-A-Non-B-Typ: s.u. Virushepatitis (Hepatitis C).

non-disjunction, Nichttrennen: (engl.) Ausbleiben der Trennung **1)** eines Chromosomenpaares während der ↗Meiose, wobei Ei- bzw. Samenzellen mit einem überzähligen u. einem fehlenden Chromosom entstehen; häufigste Ursache einer ↗Trisomie (numerische Chromosomenaberration); bzw. **2)** der Schwesterchromatiden eines Chromosoms bei einer mitotischen Zellteilung; Folge: Entstehung von Körperzellen mit verschiedenen Chromosomensätzen (»Mosaik«), d.h. beim Menschen mit 46, 47 u. 45 Chromosomen.

Non-Hodgkin-Lymphome, NHL: maligne Erkrankungen, die von B- oder (seltener) T-Zellen des lymphatischen Gewebes ausgehen u. sich von den ↗HODGKIN* Lymphomen durch das Fehlen der typischen HODGKIN* Zellen u. der STERNBERG*-REED* Zellen abgrenzen lassen. Die Klassifikation erfolgt nach histologischen, zytologischen u. immunologischen Kriterien, wobei die Unterteilung in Lymphome von niedrigem u. von hohem Malignitätsgrad von prognostischer Bedeutung ist; die Symptome der NHL sind ähnlich wie beim malignen HODGKIN* Lymphom; die Therapie richtet sich nach Lymphom-Typ, Malignitätsgrad u. Stadium: Strahlentherapie, oft im Rahmen eines kombinierten radiologisch-zytostatischen Therapiekonzepts, Polychemotherapie.

Nonne*-Milroy*-Meige* Syndrom: familiäres, chron., schmerzloses Lymphödem der unteren, seltener auch der oberen Extremitäten mit Minderwuchs, Akromikrie, Adipositas.

Nonnensausen: dumpfes, Brummkreisel-ähnl. Strömungsgeräusch über der Jugularvene, v.a. bei Anämie.

Non-responder: (engl.) Individuum, bei dem auf Zufuhr eines bestimmten Antigens oder Medikamentes keine entsprechende Immunreaktion bzw. pharmakologischer Effekt erfolgt.

Nonrotation: das Ausbleiben der physiologisch in bestimmten Phasen auftretenden Drehung eines Körperteils oder Organs (z.B. Darm) während seiner Embryonalentwicklung; s.a. Malrotation.

Noopsyche: *(sprich: no-o-...)* die verstandesmäßige, intellektuelle Seite der menschl. Psyche, die den Gegenpol zur Thymopsyche (Gemütsseite) bildet; topographisch heute v.a. der linken Hirnhemisphäre zugeordnet.

Nootropica: Arzneimittel, denen eine günstige Beeinflussung auf die Hirnfunktionen zugeschrieben wird (z.B. Aktivierung, Vigilanz-Anhebung).

Noradrenalin, Norepinephrin: Hormon des Nebennierenmarks (wie das ↗Adrenalin); ein Catecholamin, wirksam als ↗Transmitter des Sympathikus, Vasokonstriktor; β-Sympathomimetikum, dessen Wirkung durch MAO-Hemmer beeinflußbar ist; Anw. z.B. *therap* bei hypotensiver Kreislaufschwäche.

noradrenerg: mittels Noradrenalin (oder durch entsprechende Stoffe, die wie dieses wirksam sind) wirkend; s.a. adrenerg.

Norfloxacin: Chinolon-Antibiotikum; wirksam gegen grampositive u. gramnegative aerobe Keime; Anw. bei Infektionen der ableitenden Harnwege.

Norgestrel: ein synthetisches Gestagen-Derivat; Kontrazeptivum.

Norleucin: natürliche Aminosäure.

Normalkost: s.u. Vollkost.

Normalserum: meist durch Mischen (»gepooltes N.«) von Blutserum vieler gesunder Blutspender gewonnenes Referenzpräparat zur Qualitätskontrolle von Laborbestimmungen, hat den durchschnittl. Gehalt der normalen Komponenten.

Normalsichtigkeit: ↗Emmetropie.

Normaltyp, Mittellage-, Indifferenztyp: im EKG der häufigste ↗Positionstyp der elektr. Herzachse beim Erwachsenen: QRS in Ableitung I–III überwiegend positiv (größte Amplitude in II; in I größere als in III), in aVL kleinpositiv oder biphasisch, in aVF positiv.

Normazidität: normaler Säurewert einer Lösung, z.B. des Magensaftes (↗Azidität).

Normethadon: Methadon-Derivat; Analgetikum, Antitussivum; gehört zu den Betäubungsmitteln.

normo...: Wortteil »normal«, »der Norm entsprechend«; s.a. nomo..., ortho...

Normoblast: reifste, kernhalt. Zelle der ↗Erythropoese, aus der durch Kernausstoßung der Erythrozyt entsteht.

Normochromie: normales färber. Verhalten der Erythrozyten als Ausdruck ihres normalen Hämoglobingehaltes; s.a. Färbeindex, Färbekoeffizient.

Normospermie: ↗Normozoospermie.

Normosthenurie: Fähigkeit der Niere zur Harnkonzentration auf ein normales spezifisches Gewicht (1012–1025).

no(r)motop: am regelrechten Ort.

Normovolämie: normales Gesamtblutvolumen.

Normo(zoo)spermie: Vorhandensein von 20(40)–120 Mill. Spermien/ml Ejakulat; davon mindestens 70% (60–80%) lebhaft beweglich (= Normokinospermie); s.a. Spermatogramm.

Normozyt: regelrecht entwickelte Zelle; *hämat* der Erythrozyt.

Norton* Skala: Skala zur Einschätzung des Dekubitusrisikos; s.a. Dekubitus.

Norvalin: natürliche Aminosäure.

noso...: Wortteil »krank«, »Krankheit«.

Nosode: aus krankhaften Körperprodukten hergestellte u. in höheren ↗Potenzen zur Therapie der gleichen Krankheit angewandte Arznei (z.B. Tonsillenexprimat).

nosokomial: mit Bezug zum Krankenhaus.

Nosokomialinfektion: Infektionen, die durch den Krankenhausaufenthalt entstehen (z.B. durch hygienische Mängel bzw. Abwehrschwäche der Patienten begünstigt); operative Fächer sind häufiger betroffen als konservative; besondere Probleme ergeben sich auf Intensivtherapieabteilungen; Erreger von N. sind v.a. gegen Antibiotika resistente Mikroorganismen (Hospitalkeime), z.B. multiresistente Enterobakterien, Pseudomonaden, methicillinresistente Staphylokokken; als häufigster Übertragungsweg gelten Kontaktinfektionen durch die Hände des Pflegepersonals (s.a. Tab.); häufigste Manifestationen sind Harnwegsinfektionen (v.a. durch Harnblasenkatheter); postoperative Wundinfektionen, Pneumonien (besonders bei Beatmungspatienten), Haut- u. Weichteilinfektionen, septische Erkrankungen (v.a. durch intravenöse Verweilkatheter). – Vorbeugung: u.a. sorgfältige Krankenhaushygiene (Händewaschen!), Einschränkung invasiver Maßnahmen soweit möglich; sinnvoller Antibiotikaeinsatz u. restriktive Handhabung neuer Antibiotika (zur Vermeidung weiterer Resistenzentwicklungen).

Wichtigste Erregerreservoire für **nosokomiale Infektionen** in der Chirurgie [39]

Erreger	Erregerreservoir
S. aureus	Hände u. Haut des Patienten, Nasen-Rachen-Raum u. Haut des OP-Teams oder Pflegepersonals, sehr selten Luft (Staub)
A-Streptokokken	Nasen-Rachen-Raum oder Ekzeme von engen Kontaktpersonen oder des OP-Personals, selten perineale oder vaginale Besiedlung
Enterokokken	Darmflora, Hände
Anaerobier	Flora der Mundhöhle u. des Magen-Darm-Traktes des Patienten
gramnegative Erreger	Darmflora von Patienten u. Personal, Hände, Flüssigkeiten (z.B. Spüllösungen, Leitungswasser, Infusionen, Desinfektionsmittel, Kosmetika)
Candida-Spezies	durch Antibiotika veränderte Darmflora des Patienten, Hände

Nosologie: systematische Beschreibung (»Nosographie«) u. Lehre von den Krankheiten; Teilgebiet der Pathologie.

Notfall (ärztlicher): 1) Elementargefährdung; im Rettungswesen definiert als schwere Verletzung, akuter lebensbedrohlicher Erkrankungszustand oder Vergiftung, häufig mit Störung der vitalen Funktionen. Ohne sofortige Hilfeleistung sind erhebliche gesundheitliche Schäden oder der Tod des Patienten zu befürchten. **2)** Behandlungsfall im Rahmen des ärztl. Bereitschaftsdienstes (Notfalldienst) bei Nichterreichbarkeit des Hausarztes etc.

Notfallchirurgie: bei Lebensgefahr vorzunehmende chirurgische Sofortmaßnahmen zur Erhaltung, Wiederherstellung vitaler Funktionen; z.B. Tracheotomie.

Notfallendoskopie: die ↗Endoskopie bei Verdacht auf lebensbedrohliche Blutung im Magen-Darm-Trakt; zur Lokalisation der Blutungsquelle, evtl. zur schnellen Blutstillung z.B. durch Unterspritzung mit blutungsstillenden Mitteln oder Wandsklerosierung bzw. zur Indikationsstellung einer (Not-)Operation.

Notfallset: antiallergische Medikamente, die von Personen mit möglichen lebensbedrohlichen allergischen Sofortreaktionen (Anaphylaxie) ständig mitgeführt u. ggf. sofort zur Behandlung einer anaphylaktischen Reaktion verwendet werden können; besteht i.d.R. aus einem Kortisonpräparat, einem Antihistaminikum u. Adrenalin.

Notfalltherapie: Sofortmaßnahmen zur Sicherung vitaler Funktionen (z.B. künstliche Beatmung, Schock-Therapie); s.a. Notfall.

No-touch-Technik: 1) Vorgehen bei der Entfernung maligner Tumoren, das jegliche Manipulation möglichst vermeidet, solange eine (hämato-, lymphogene oder intraluminale) Aussaat möglich ist; z.B. bei kolorektalen Tumoren oder als No-touch-Nephrektomie bei Nierenzellkarzinom. **2)** spezielle Form des Verbandwechsels ausschließlich mit Instrumenten u. ohne Gebrauch der Hände, um eine Wundinfektion zu vermeiden.

Notzucht, Vergewaltigung: durch Gewalt erzwungener oder bei Willens- bzw. Bewußtlosigkeit durchgeführter Geschlechtsverkehr.

Novocain®, Novokain: ↗Procainum.

Noxe: Schädlichkeit, Krankheitsursache. – **N., teratogene:** s.u. Embryopathie.

Nozi(re)zeptor: durch schädliche Einwirkungen (Noxen) spezifisch erregbarer Rezeptor; evtl. mit Schmerzrezeptor identisch. Weiterleitung z.B. über Aδ-Fasern (gute Lokalisation), C-Fasern (ungenaue Lokalisation; brennender fortbestehender Schmerz).

Nozizeption: Meldung einer Gewebeschädigung (z.B. durch Entzündungsmediatoren, Tumor- u./oder Metastasenwachstum etc.) von peripheren Rezeptoren über sensible Nervenfasern, Leitungsbahnen im Rückenmark u. Verschaltungen im Zentralnervensystem an die Repräsentationsfelder in der Großhirnrinde (Cortex).

nozizeptiv: Schaden erleidend; auf Schädlichkeiten (Noxen) ansprechend.

NREM-Schlaf: Schlafphase ohne rasche Augenbewegungen (engl.: »**n**on-**r**apid **e**ye **m**ovements«); im EEG langsame Wellen oder sog. Schlafspindeln; vgl. REM-Phase.

NSAR: **n**icht-**s**teroidale ↗**A**nti**r**heumatika.

NSILA: (engl. = **n**on-**s**uppressible **i**nsulin-**l**ike **a**ctivity) im Fettgewebe insulinähnlich wirkende Substanz mit Antiinsulin-Effekt im Muskelgewebe, die sich nicht durch Insulin-Antikörper unterdrücken läßt; biochemisch verwandt mit ↗Somatomedin.

Nubecula, Nub(ek)ula: *(latein.: Wölkchen)* **1)** wolkige Trübung der unteren Portion eines stehenden Harns durch Phosphata, Mucine u. Harnwegsepithelien. **2)** ↗Leukonychie. **3)** Nephelion: feinnarbige Hornhauttrübung.

Nucha: der Nacken.

nuchal(is): den Nacken betreffend.

nucl(e)...: Wortteil »Kern«; s.a. nukl...

nuclearis: einen Kern (Nucleus) betreffend; vgl. nuklear.

Nuclease: ↗Nucleinsäuren spaltendes Enzym; unterschieden z.B. als ↗Endonuclease u. ↗Exonuclease.

Nucleinbasen: Sammelbez. für Purin- (Adenin, Guanin) u. Pyrimidinbasen (Thymin, Uracil, Cytosin) als basische Bausteine der ↗Nucleinsäuren.

Nucleinsäure: Sammelbezeichnung für ↗Ribo- u. ↗Desoxyribonucleinsäuren (»RNS«, »DNS« [»RNA«, »DNA«]; Ribose bzw. Desoxyribose enthaltend); Vork. in jeder lebenden Zelle; Träger der Erbanlagen (genetischer Code) u. Schlüsselsubstanzen der Eiweißbiosynthese. – Als infektiöse N. der DNS- bzw. RNS-Viren mit der Fähigkeit, in Zellen einzudringen u. vorhandene Enzymsysteme für die Replikation zu benutzen (Synthese viruseigener Nucleoproteine).

Nucleosid: Baustein der ↗Nucleotide; z.B. Adenosin, Guanosin, Uridin, Cytidin, Thymidin.

Nucleotid: aus Nucleinbase, Pentose u. Phosphorsäure bestehender Grundbaustein der ↗Nucleinsäuren.

Nucleotidsequenz: die Reihenfolge der Nucleotide in der DNA bzw. RNA als »Schrift« des genetischen Codes.

Nucleus: *(latein. = Kern)* **1)** Zellkern. **2)** zentraler Organteil, z.B. Nucl. lentis oder Nucl. pulposus (Gallertkern der Bandscheibe, ↗Discus intervertebralis; s.a. Bandscheibenprolaps. **3)** Ganglienzellen-Ansammlung als Ursprungs- oder Endkern bzw. als Schaltkern

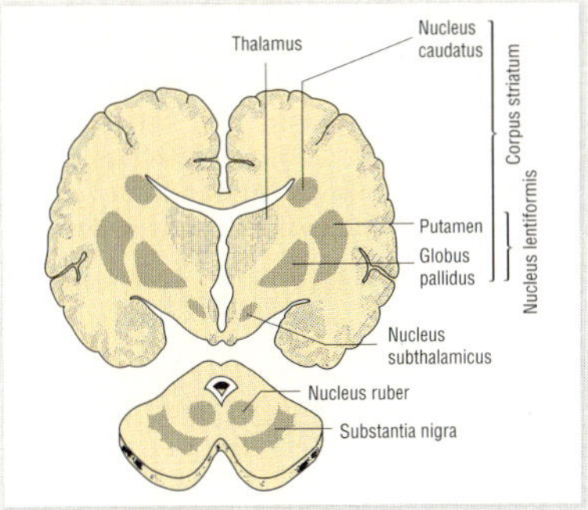

Nucleus: die Kerngebiete (dunkel) des extrapyramidalmotorischen Systems [422]

von Hirnnerven, Nervenbahnen, Bahnsystemen, Hirnstrukturen (Thalamus, Hypothalamus).

Nuclid: durch Protonen- u. Neutronenzahl charakterisierte Atom(kern)art.

nüchtern: 1) ohne – morgendl. – Nahrungsaufnahme. **2)** nicht unter – klinisch manifestem – Alkoholeinfluß stehend.

Nüchternblutzucker: s.u. Nüchternwert.

Nüchternschmerz: ↗Hungerschmerz (2).

Nüchternsekretion: das ohne Nahrungsaufnahme oder sonstige Stimulation produzierte Verdauungssekret.

Nüchternwert: der nach 12stündiger Nahrungskarenz des Patienten ermittelte Wert einer biolog. Substanz; z.B. der – bei Diabetes mellitus meist erhöhte – Nüchternblutzucker.

nukl...: Wortteil »Kern«; s.a. nucl..., Kern...

nukleär: einen Zell- oder ZNS-Kern (Nucleus) betreffend.

nuklear: 1) den Atomkern (u. seine Phänomene) betreffend. **2)** ↗nukleär.

Nuklearmedizin: diagnostische (Funktions-, Stoffwechsel-, Lokalisationsdiagnostik) u. therapeut. Anw. (interstitiell, intrakavitär) offener radioaktiver Substanzen (Radioisotope oder damit markierte biolog. Stoffe, Radiopharmaka etc.). – s.a. Radio..., Isotopen...

Nuklein...; Nukleo...: s.a. Nuclein...; Nucleo...

Nukleographie: ↗Diskographie.

Nukleolyse: ↗Chemonukleolyse.

Nukleotomie: 1) op. Entfernung eines Bandscheibenvorfalls (i.e.S. des Nucleus pulposus). **2) N., perkutane:** N., die über eine perkutan in die Bandscheibe eingeführte Faßzange mit Saugvorrichtung unter endoskopischer Sicht vorgenommen wird; mikrochirurgisches Verfahren; Anw. v.a. bei lumbalem Diskusprolaps ohne Sequesterbildung.

Nukleus: ↗Nucleus.

Nukleusverlust: Kernverlust, ↗Karyolyse.

Nulldiät: totales Fasten (unter Elektrolyt- u. Vitaminsubstitution u. Flüssigkeitszufuhr) bei Übergewicht u. zum Stoffwechselausgleich.

Nullipara: Frau, die noch kein Kind geboren hat.

Null-Karzinom, 0-Ca.: auf die Schleimhaut begrenzte Zellatypien, ↗»Carcinoma in situ«.

Null-Linien-EEG, isoelektrisches EEG: Elektroenzephalogramm ohne jegliche elektr. Aktivität; eines der Hauptkriterien des (↗Hirntodes).

Nullpunkt: der Ausgangspunkt jeder Meßskala; als **»absoluter N.«** die bei Sistieren jeder Molekular- u. Atombewegung zu erwartende Temperatur von –273,16 °C (= 0 Kelvin).

numerisch: zahlenmäßig, die Anzahl betreffend; z.B. die n. ↗Chromosomenmutation.

Numerus: (latein.) Zahl.

nummulär, nummularis: münzenförmig.

nutricius: (latein.) ernährend (z.B. Arteria nutricia). – **nutriens:** nährend. – **Nutrientia:** Nährstoffe. – **Nutrimentum:** Nahrung. – **Nutritio:** Ernährung. – **nutritionell:** ernährungsbedingt.

nutritiv: Nahrung bzw. Ernährung (auch i.S. der Blutversorgung) betreffend.

Nux, Nuces: (latein.) die »Nuß« bzw. »Nüsse« als pflanzl. Droge (Semen); z.B. N. Arecae (Betelnuß), N. vomica (Semen Strychni; Strychnos nux vomica).

Nyktalgie: nachts (besonders heftig) empfundene Schmerzen.

Nykt(er)alopie, Tagblindheit: mit Lichtscheu, Lidschlagsteigerung, Lidkrampf einhergehende starke Herabsetzung des Sehvermögens bei hellem Licht; als angeborene u. erbl. Adaptationsstörung bei Achromatopsie u. bei Albinismus; als Begleitsymptom bei vielen Bindehaut- u. Hornhauterkrankungen, bei Optikusneuritis; vgl. Hemeralopie.

nykt(o)...: Wortteil »Nacht«, »nächtlich«.

Nykturie: verstärkte Harnproduktion (u. Pollakisurie) während der Nacht; v.a. bei benigner Prostatahyperplasie, Diabetes, (latenter) Herzinsuffizienz, Schrumpfniere.

Nystagmus: unwillkürliche, rhythmische Bewegungen eines Organs; i.e.S. das »Augenzittern« mit langsamer Bewegung in der einen u. schneller nachfolgender in der entgegengesetzten Richtung (nach der der N. benannt wird!) oder aber in Form gleichmäßig-pendelnder Bewegungen (»undulierender N.«). – **N., vestibulärer:** N., basierend auf der Verbindung zwischen Vestibulariskernen u. Augenmuskeln; physiologisch als Drehnystagmus u. als kalorischer N.; pathologisch bei akuter, einseitiger Labyrinth- oder Vestibularisstörung als richtungsbestimmter N. mit 3 Schweregraden: I nur bei Blick in Richtung der raschen Phase, II bei Blick geradeaus, III bei Blick in Richtung langsame Phase; innerhalb von 4. Wo. zentrale Kompensation.

Nystatin: Antibiotikum aus Streptomyces noursei; fungistatisch (gegen Pilzinfektionen, v.a. Candida) wirksam; Anw. nur an Haut u. Schleimhäuten (einschl. Darm, keine Resorption).

O

O: Kurzzeichen für Sauerstoff (**O**xygenium); **O**culus.

Oatcell-Karzinom: (engl.) ↗Haferzellkarzinom.

o. B.: ohne (pathol.) **B**efund.

Obduktion, Autopsie, Nekropsie, Sektion: Leicheneröffnung zur Feststellung der Todesursache. Im allg. nach schriftlich niedergelegter Zustimmung des Verstorbenen bzw. der Angehörigen. Eine O. kann auch von der Staatsanwaltschaft oder dem Gericht gem. § 87 StPO angeordnet werden, wenn ein fremdes Verschulden am Tod in Betracht kommt u. Todesursache oder Todeszeitpunkt festgestellt werden muß. In diesem Fall wird die O. von 2 Ärzten, unter denen sich 1 Gerichtsmediziner befinden muß, im Beisein des Richters vorgenommen.

obduzieren: eine ↗Obduktion vornehmen.

O-Bein: ↗Genu varum.

Oberarm, Brachium: der proximale Abschnitt der oberen Extremität, durch das Schulter- bzw. Ellbogengelenk mit dem Schultergürtel bzw. Unterarm verbunden; s.a. Humerus…

Oberbauch: Bauch oberhalb des Nabels. – vgl. Epigastrium.

Oberbauchsyndrom: auf die Erkrankung von Magen, Duodenum, Pankreas, Leber u./oder Gallenblase hinweisende Symptomatik, z.B. Übelkeit, Erbrechen, örtl. Druckschmerz, Abwehrspannung etc.

Oberflächenanästhesie: lokale Schmerzausschaltung an der Haut oder einer zugängl. Organoberfläche (Auge, Respirations-, Verdauungstrakt, Harnröhre) durch Auftupfen, -tropfen oder -sprühen eines geeigneten Lokalanästhetikums (**»Oberflächenanästhetikum«**).

Oberflächenantigen: 1) die an der Oberfläche von Zellen nachweisbaren (z.B. mit monoklonalen Antikörpern) speziesspezifischen, individualspez. u. gewebsspez. Antigene; v.a. die in »clusters of differentiation« (↗CD) eingeteilten O. auf menschl. Leukozyten; ferner die ↗Tumorantigene. **2)** das an der Oberfläche bestimmter Bakterien lokalisierte K-Antigen.

Oberflächendosis, OD: Dosis einer Röntgenstrahlung an der Oberfläche der Strahleneintrittsseite (= Einfalls- + Streuzusatzdosis).

Oberflächenfaktor: ↗Faktor XII (der Blutgerinnung).

Oberflächenkarzinom: ↗Carcinoma in situ.

Oberhaut: ↗Epidermis.

Oberkiefer: Maxilla; s.a. Kiefer…

Oberkieferhöhle: Sinus maxillaris; s.a. Kieferhöhlen…

Oberlappen, Lobus superior pulmonis: s.u. Segmenta bronchopulmonalia.

Oberschenkel: der proximale Abschnitt der unteren Extremität, mit Becken u. Unterschenkel durch Hüft- bzw. Kniegelenk verbunden; s.a. Schenkel…

Oberschenkelbruch: Fractura femoris, unterschieden als Kopfkalotten- u. Epiphysenablösung, Schenkelhals-, Trochanter-, Kondylenfraktur sowie als Schaftbruch; Symptome je nach Ort u. Dislokation; s.a. Schenkelhalsfraktur.

Oberschenkelhals: Collum femoris; s.a. Schenkelhals…

Oberschenkelknochen: ↗Femur.

Oberschenkelkopf: Caput femoris; s.a. Hüftkopf…

Oberschenkelluxation: ↗Hüftluxation.

Objektiv: das auf der Objektseite liegende Linsensystem eines opt. Gerätes (Mikroskop etc.); entwirft ein vergrößertes reelles Bild des Gegenstandes; vgl. Okular.

Objektträger: planparallele Glasplatte zum Auflegen oder Ausstreichen des mikroskopisch zu untersuchenden Objekts bzw. zum Aufbringen der Reaktionsteilnehmer für O.-Tests.

obligat(orisch): unerläßlich, unbedingt.

obliquus, obl.: (latein.) schräg, schief, seitwärts.

obliterans, obliterierend: (latein.) verschließend, zur ↗Obliteration führend.

Obliteratio(n): Lichtungsverschluß eines Körperhohlraumes (Hohlorgan, seröse Höhle); angeboren durch Entwicklungsstörung (= Atresie), erworben durch entzündl. Prozeß (Pleuritis, Perikarditis, Endangiitis), Neoplasma, Thrombus sowie operativ (z.B. Endoaneurysmorrhaphie, Varizenverödung).

Oblongata: Kurzform für ↗Medulla oblongata.
obsolet: (latein.) veraltet, nicht mehr gebräuchlich.
Obstetrik: Geburtshilfe.
Obstipation, Constipatio alvi, Darmträgheit: die – meist chron. – Stuhlverstopfung infolge verlängerten Verweilens der Fäzes im Dickdarm (= Kolonstase), mit seltener u. verminderter, meist schwieriger Entleerung eines verhärteten Stuhles. Vielfältige Ursachen; z.B. ernährungsbedingt (ballaststoffarme Nahrung); funktionell, z.B. als spastische O. (»Reizkolon« = ↗Colon irritabile); Darmwandveränderungen (z.B. durch Tumor, chron. Entzündungen, Divertikulitis); Erkrankungen des Analkanals (z.B. Hämorrhoiden, Analfissuren); endokrin (z.B. bei Hypothyreose); organische Nervenstörungen (z.B. Wirbelsäulenverletzungen). Auch Arzneimittel (z.B. Sedativa, Psychopharmaka, Analgetika, Laxanzienabusus) können obstipierend wirken. – Therapie: Beseitigung der Ursache; ballaststoffreiche Ernährung, Bewegung; evtl. ↗Abführmittel.
obstipus: (latein.) schief.
Obstruktion: (latein.) totaler Verschluß eines Hohlorgans (auch Gang, Gefäß etc.), insbes. seines Zu- oder Ausganges, durch Verlegung, Verstopfung, i.w.S. auch durch Kompression.
Obstruktionsikterus: ↗Verschlußikterus.
Obstruktionsileus: s.u. Ileus, mechanischer (2).
obstruktiv: verschließend (↗Obstruktion...). – **o. Atemwegserkrankungen:** ↗Ventilationsstörung.
Obturatio(n): Lichtungsverschluß eines Hohlorgans bzw. Gefäßes durch Verstopfung.
Obturationsileus: s.u. Ileus, mechanischer (2).
obturatorius: (latein.) verstopfend, verschließend (z.B. Membrana obturatoria).
Obturatoriusblockade: Leitungsanästhesie des Nervus obturatorius suprapubisch zur Ausschaltung der durch thermische Reizung auftretenden Adduktorenspastik bei transurethraler Prostatektomie.
obtusus: (latein.) stumpf.
occipitalis, occ(ip)...: (latein.) das Hinterhaupt (Occiput) betreffend; s.a. Okzipital...
Occiput: das Hinterhaupt, mit dem Os occipitale als Skelett; s.a. Okzipital...
Occlusio: (latein.) Einschließung, Verschluß; s.a. Okklusion(s...).
Ochronosis: blauschwärzl. Verfärbung von Bindegewebe u. Knorpel durch Einlagerung eines »ockerfarbenen« Pigments; angeboren bei ↗Alkaptonurie, erworben durch langen u. übermäßigen Atebrin-Gebrauch.
ocularis: (latein.) das Auge betreffend.
Oculentum, Unguentum ophthalmicum: Augensalbe.
Oculoguttae: Augentropfen (Collyria).
oculomotorius: (latein.) das Auge bewegend; **Oculomotorius:** Kurzform für Nervus oculomotorius (s.a. Okulomotorius...).
Oculus, O: das ↗Auge.
Ocytocin: ↗Oxytocin.
ODA: **O**n-**d**emand-**A**nalgesie, meist computergesteuerte (z.B. intravenöse, bzw. peridurale) Analgetikaapplikation, die vom Patienten innerhalb bestimmter Dosisgrenzen u. Zeitabstände selbst abgerufen bzw. nach Bedarf geändert werden kann.
Oddi* Muskel, Sphinkter: ↗Musculus sphincter ampullae.
odont...: Wortteil »Zahn«; s.a. dent...
Odontagra, Odontalgie: Zahnschmerz.
Odontitis: Oberbegriff für Pulpitis, Parodontitis, Periodontitis, Parulis.
Odontium: Oberbegriff für Schmelz, Dentin u. Pulpa.
odontogen, dentogen: von den Zähnen ausgehend.
Odontogenese: die Zahnentwicklung.
Odontopathie: Zahnerkrankung, -fehlbildung.
Odor: (latein.) Geruch.
Ödem, Oedema, Gewebswassersucht: meist schmerzlose Ansammlung aus dem Gefäßsystem ausgetretener seröser Flüssigkeit in den Gewebsspalten von Haut (↗Anasarka) oder Schleimhaut, aber auch in Nervengewebe, im Interstitium parenchymatöser Organe; ferner interzellulär u. interfibrillär (z.B. bei Elephantiasis). – Ursachen: a) erhöhter Gefäßdruck; z.B. bei Herzinsuffizienz oder Abflußhindernis (Stauungsödem; s.a. Lymphödem); – b) geringer Eiweißgehalt – u. damit verminderter onkotischer Druck – des Blutes (z.B. bei renalem Ö., Hungerödem, Leberzirrhose); – c) erhöhte Durchlässigkeit der Gefäßwand (z.B. infolge Entzündung oder durch Gifte u. Reizstoffe). – Als wichtigste Organformen das Lungenödem, Hirnödem. – **Ö., angioneurotisches:** s.u. Quincke* Ödem. – **Oe. cerebrale:** ↗Hirnödem. – **Ö., endokrines:** ↗Myxödem. – **Oe. glottidis:** ↗Glottisödem, s.a. Kehlkopfödem. – **Ö., hepatogenes:** Ö. bei Leberzirrhose. – **Oe. indurativum:** syphilitischer Primäraffekt v.a. bei Frauen (Labien) in Form einer kugeligen Verhärtung. – **Ö., kardiales:** Ö. bei Herzinsuffizienz; bei Rechtsherzinsuffizienz v.a. in unteren Körperpartien (prätibiales Ö., Knöchel-Ö.); bei Linksherzinsuffizienz als

↗Lungenödem. – **Oe. laryngis:** Kehlkopfödem. – **Ö., malignes:** ↗Gasödem. – **Ö., renales:** bei Nierenerkrankungen (s.u. nephritisches u. nephrotisches Syndrom, Glomerulonephritis) auftretendes Ö. infolge starker Eiweißverluste (Proteinurie); zunächst latentes, dann generalisiertes Ö., meist im Gesicht beginnend, v.a. morgens an den Lidern.

ödematös: in Form eines Ödems.

Öl, Oleum**:** flüssige, sich fettig anfühlende organ. Verbindungen, unterschieden als pflanzliche, tierische u. mineral. Öle. – Therap. genutzte Öle s.u. Oleum...

Ölakne: Schmutzimbibierung u. Follikelkeratosen der Haut mit papulo-pustulöser Umwandlung durch chron. Kontakt mit Mineralölen bzw. öldurchtränkter Kleidung; s.a. Akne.

Ölembolie: ↗Fettembolie (v.a. Lunge, Großhirn, Niere) nach versehentlich intravasaler Injektion öliger Substanzen.

Ölfleckphänomen: subunguale Hyperkeratosen (gelblicher Fleck im Nagel) bei Psoriasis; s.a. Nagelpsoriasis.

Ölimmersion: s.u. Lichtmikroskop.

örtliche Betäubung: ↗Lokalanästhesie.

ösophageal: die Speiseröhre betreffend; s.a. Ösophagus..., Ösophago...

Ösophagektomie: totale oder subtotale op. Entfernung der Speiseröhre (v.a. bei Malignom im oberen u. mittleren Drittel).

Ösophagitis, Oesophagitis: umschriebene oder diffuse Entzündung der Speiseröhre; häufig ausgelöst durch chemische (Reflux-Ö., Verätzung), thermische oder mechanische Reize u. bakteriell superinfiziert. Als akute infektiöse Ö. entweder aus dem Rachenraum fortgeleitet oder Begleit-Ö. bei Typhus, Scharlach, Diphtherie etc. oder als Soor-Ö. – **Oe. peptica:** die ↗Refluxösophagitis.

Ösophagodynie: 1) Speiseröhrenschmerz. **2)** ↗Dysphagie.

Ösophagographie: Röntgendarstellung der Speiseröhre (Schleimhaut- u. Füllungsbilder) nach Schlucken von Kontrastmittel.

Ösophagoskopie: Betrachtung (Endoskopie) der Speiseröhre mit flexiblen Fiberglas-Endoskopen mit Möglichkeit zur Entnahme von Gewebeproben oder instrumentellen Eingriffen (z.B. Blutstillung, Varizensklerosierung, -ligatur etc.).

Ösophagospasmus: Speiseröhrenkrampf, meist als diffuser ösophagealer Spasmus mit akuter Schluckstörung (↗Dysphagie), retrosternalem u./oder epigastrischem Schmerz sowie Bradykardie bzw. Arrhythmie (evtl. schwierig von koronarer Herzkrankheit zu unterscheiden); kann in ↗Ösophagusachalasie übergehen.

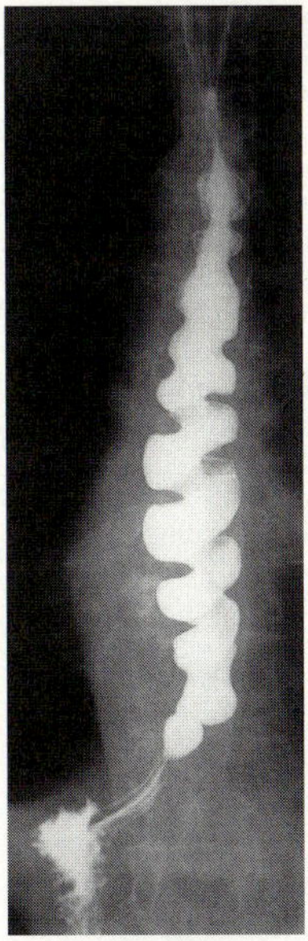

Typischer radiologischer Befund bei diffusem **Ösophagospasmus** mit tertiären Kontraktionen u. Ausbildung von Pseudodivertikeln (»Korkenzieherösophagus«). (Radiologisches Institut, Prof. GERHARDT, Klinikum rechts der Isar, Technische Universität München, in [85])

Ösophagotrachealfistel: Verbindung zwischen Speise- u. Luftröhre.

Oesophagus: die »Speiseröhre« als – ca. 30 cm langer – Abschnitt des Verdauungstraktes zwischen Ösophagusmund (etwa Höhe C_6) u. Pars cardiaca des Magens (etwa in Höhe 10. Brustwirbel); unterteilt in Pars cervicalis, thoracalis u. abdominalis. Ist an 3 Stellen physiologisch verengt, ↗Ösophagusengen.

Ösophagusachalasie: Öffnungshemmung (↗Achalasie) der terminalen Speiseröhre; s.a. Kardiaachalasie.

Ösophagusatresie: angeborene Hemmungsfehlbildung i.S. völliger Undurchgängigkeit der Speiseröhre.

Ösophagusblutung: Blutung mit Lokalisation in der Speiseröhre; z.B. nach Verletzung, Schleimhautarrosion, Perforation oder Ruptur (MALLORY*-WEISS* Syndrom, BOERHAAVE* Syndrom), bei hämorrhag. Diathese u. v.a. bei Ösophagusvarizen.

Ösophaguschalasie: Erschlaffung der Speiseröhre; i.e.S. die ↑Kardiainsuffizienz.

Ösophagusdruckmessung: Messen des Drucks in der Speiseröhre mit volumenkonstant perfundiertem Katheter; v.a. für die Diagnostik von Motilität u. Kardiaschlußmechanismus bei Ösophaguserkrankungen sowie bei Ösophagusmitbeteiligung im Rahmen von Kollagenosen u. diabetischer Polyneuropathie.

Ösophagusenge, physiologische: als »1.« oder »obere« der Ösophagusmund; als »2.« (oder »Aortenenge«) die etwa in Speiseröhrenmitte durch Aorta u. Trachea bzw. li. Hauptbronchus bedingte; als »3.« oder »untere« (oder »Zwerchfellenge«) der sog. Sphincter cardiae.

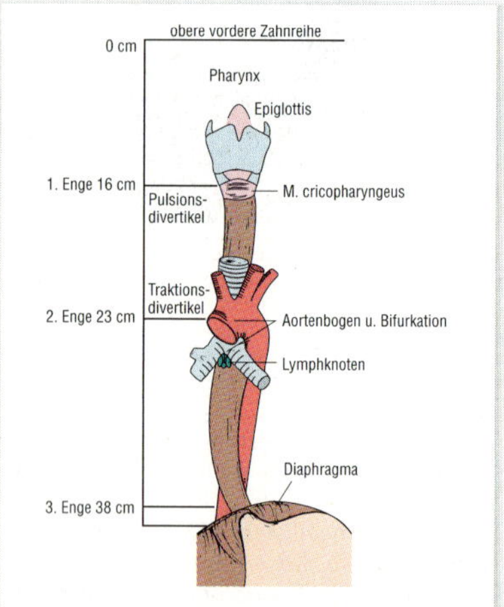

Die physiologischen **Ösophagusengen** (nebst Lokalisation der Pulsions- u. Traktionsdivertikel) [70]

Ösophagushernie: s.u. Hiatushernie.

Ösophaguskarzinom: maligner Tumor der Speiseröhre; betroffen sind v.a. ältere Männer. *Ätiologie u. Risikofaktoren:* Alkohol-, Nikotinabusus, heiße Getränke, Nitrosamine etc.; als Präkanzerosen gelten z.B. BARRETT* Syndrom oder PLUMMER*-VINSON* Syndrom; zur Karzinomentstehung disponieren auch die Schleimhautveränderungen bei Ösophagusachalasie (s.u. Kardiaachalasie) oder nach Verätzungen. *Symptome:* Schluckstörungen (Dysphagie), Gewichtsverlust, retrosternale Schmerzen. *Diagnostik:* u.a. Endoskopie mit Biopsien, Röntgen-Kontrastmitteluntersuchung, Computertomographie. *Therapie:* Operation, Strahlentherapie; palliative operative Eingriffe oder endoskopische Stenteinlage.

Ösophagusmanometrie: ↑Ösophagusdruckmessung.

Ösophagusperforation: Durchbruch der Speiseröhrenwand.

Ösophagusplastik: konstruktive, rekonstruktive oder reparative Funktionsplastik der Speiseröhre.

Ösophagusreflux: Zurückfließen von Mageninhalt in die Speiseröhre bei ↑Kardiainsuffizienz; s.a. Refluxösophagitis.

Ösophagusruptur: Zerreißung der Speiseröhre; traumatisch oder spontan als Längsriß im unteren thorakalen Abschnitt (z.B. bei Alkoholikern nach umfangreicher Mahlzeit). Symptome: Schock, heftiger Retrosternalschmerz, zunehmender Pleuraerguß.

Ösophagusspasmus: ↑Ösophagospasmus.

Ösophagusstenose: ring- oder röhrenförmige Einengung der Speiseröhre. Leitsymptom: Dysphagie.

Ösophagusvarizen: Erweiterung submuköser, peri- u. paraösophagealer Venen, v.a. bei Leberzirrhose mit portaler Hypertension u. Kollateralkreislauf; bei Leberzellkarzinom; kompressionsbedingt z.B. bei Tumoren im Mediastinum (DOWNHILL* Varizen). Blutungsgefahr. Diagnose: Röntgenuntersuchung (Breipassage, Splenoportographie), Ösophagoskopie.

Östradiol, Estradiol: natürliches ↑Östrogen in Schwangerenharn, Eifollikel, Gelbkörper, auch in männl. Keimdrüsen.

Östran: das Steroidgerüst der Östrogene.

Östriol, Estriol: natürliches ↑Östrogen, relativ schwache östrogene Wirksamkeit. In der Schwangerschaft ein Parameter für die Funktion der ↑fetoplazentaren Einheit. Anw. im Klimakterium zur Behebung von Östrogenausfallssymptomen.

Östrogene, östrogene Hormone, Follikelhormone: bei Frauen v.a. im GRAAF* Follikel u. Corpus luteum, während der Schwangerschaft auch in der Plazenta gebildete Steroidhormone, deren Konzentration im Verlauf des ↑Genitalzyklus im Zusammenhang mit den ↑Gonadotropinen schwankt. Wichtigste **natürliche Ö.:** Östron, Östradiol-17β u. Östriol.

Östrogenentzugsblutung: ↑Abbruchblutung.

Östrogenrezeptoren: die Hormonrezeptoren für Östrogene, deren Bestimmung z.B. für die Therapie bei Mammakarzinom bedeutsam ist; sind sie nur in geringen Mengen vorhanden, ist nicht mit der Wirksamkeit einer endokrinen Behandlung zu rechnen.

Östrogen-Test: Abklärung einer ↑Amenorrhö (nach neg. ↑Progesteron-Test) durch Nachweis stimulierbarer Gebärmutterschleimhaut anhand einer Abbruchblutung nach oraler Gabe von Äthinylöstradiol oder nach i.m. Injektion der Depot-Form (Gefahr einer Fruchtschädigung bei vorliegender Schwangerschaft!); bei positivem Test weitere Klärung durch Gonadotropin-Belastung.

Östron, Estron, **Folliculin:** ein natürliches ↑Östrogen.

offizinell: die in Arzneibüchern festgelegten Arzneimittel betreffend.

Ohnmacht: ↑Synkope.

Ohr: ↑Auris; s.a. Ohr(en)..., Aurikular..., Ot(o)..., Innenohr..., Gehör..., Labyrinth..., Vestibular...

Ohrakupunktur, Auriculo-Medizin: Verfahren der ↑Akupunktur, bei dem die Ohrmuschel als Reflexzone des ganzen Körpers herangezogen wird.

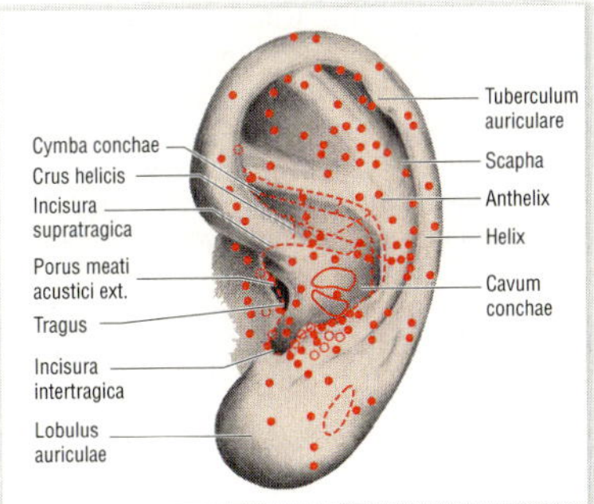

Ohrakupunktur [7]

Ohrblutung: Blutung aus einem oder bd. äußeren Gehörgängen, z.B. bei Grippeotitis (hämorrhag. Blase), nach Schädeltrauma (Basisfraktur).

Ohr(en)entzündung: ↑Otitis.

Ohr(en)fluß: seröse oder eitrige (= Otopyorrhö), geruchlose oder fötide Absonderung aus dem äußeren Gehörgang, v.a. bei Otitis externa u. media; s.a. Liquorrhö, ↑Ohrblutung.

Ohr(en)sausen: ↑Tinnitus aurium.

Ohr(en)schmalz: ↑Zerumen.

Ohr(en)spekulum: trichterförmiger Tubus für den äußeren Gehörgang (»Ohrtrichter«; ca. 4 cm lang, lichte Weite 2,5–11 mm).

Ohr(en)spiegel: ↑Ohrenspekulum, ↑Otoskop.

Ohrfurunkel: s.u. Otitis externa.

Ohrgeräusche: ↑Tinnitus aurium.

Ohrlabyrinth: ↑Labyrinthus.

Ohrschnecke: ↑Cochlea.

Ohrschwindel: labyrinthärer ↑Schwindel.

Ohrspeicheldrüse: ↑Glandula parotis.

Ohrspiegelung: ↑Otoskopie.

Ohrtrompete: ↑Tuba auditiva; s.a. Tuben...

okk...: s.a. occ...

Okklusion: Ein-, Umschließung; s.a. Verschluß... **1)** Verschluß eines Hohlorganlumens, i.e.S. durch Einengung von der Wandung her (vgl. Obstruktion, Obturation). **2)** Reduktion von Erregungsprozessen aufgrund der Überlappung von Entladungszonen. **3)** der »Zahnreihenschluß«, i.e.S. die Stellung der unteren zur oberen Zahnreihe beim Schlußbiß.

Okklusionsbrille: orthoptische Brille mit einem Dunkelglas zum Ausschluß des betreffenden Auges vom Sehakt; auch als Kapselbrille, d.h. mit völligem Lichtabschluß i.S. der ↑Okklusionstherapie.

Okklusionsikterus: ↑Verschlußikterus, i.e.S. der bei mechanischem Hindernis in extrahepatischen Gallenwegen.

Okklusionsileus: mechan. ↑Ileus durch »Darmverschluß«.

Okklusionstherapie: Schielbehandlung durch zeitweiliges Abdecken des besseren Auges (mit Schielkapsel, Okklusionsbrille), um die Fixation durch das sehschwache Auge zu erzwingen; s.a. Okklusivverband.

Okklusivpessar: ↑Portiokappe.

Okklusivverband: 1) dicht abschließender Verband als Schutz vor Schädlichkeiten u. vor Zugriff (evtl. mit Gips- oder Stärkebinden). **2)** Kunststoff-Folienverband, der dem besseren Eindringen von Medikamenten dient. **3)** abdeckender Augenverband, einseitig v.a. für die ↑Okklusionstherapie, beidseitig z.B. als Dunkelbelastung bei Glaukomdiagnostik.

okkult, occultus: verborgen; z.B. o. ↑Blut.

okulär, okular: das Auge betreffend, mit Hilfe des Auges bzw. Gesichtssinnes.

Okular: bei optischen Geräten das dem Auge zugewandte System bzw. Einzellinse; vgl. Objektiv.

okulo...: Wortteil »Auge(n)«; s.a. ophthalmo...

okulokutane Syndrome: Erkrankungen mit akuter Binde- u. Schleimhautentzündung u. Hautexanthemen verschiedener Lokalisation.

O

okulomotorisch: das Auge bewegend, die Beweglichkeit des Auges betreffend.

Okulomotoriuslähmung: als komplette oder totale O. mit Ausfall aller inneren u. äußeren Augenmuskeln.

okzipital: das Hinterhaupt bzw. das Hinterhauptbein betreffend, am oder zum Hinterkopf gelegen.

Okzipitalsyndrom: Wurzelirritation (Spondylose, -arthrose) des 2. u. 3. Zervikalsegments; dumpfe neuralgiforme Hinterhauptschmerzen; evtl. Übelkeit, Schwindel, Ohrensausen; Okzipitalispunkt druckschmerzhaft.

okzipito...: Wortteil »Hinterhaupt«; z.B. *geburtsh* **o.-anteriore** bzw. **o.-posteriore Lage** = vordere bzw. hintere Hinterhauptslage.

Oleandrin: Herzglykosid aus Oleander (Nerium oleander).

Olecranon: das mit der Trochlea humeri artikulierende schraubenschlüsselförmige Ende (»Hakenfortsatz«) der Elle.

Oleom, Oleosklerom: knotenförmiges Fremdkörpergranulom als spätmanifeste Reaktion auf injizierte schwer resorbierbare ölige Substanzen.

Oleum: (latein.) Öl; therapeut. oder diätet. genutzte Öle, z.B.: – **O. aethereum:** »ätherisches Öl«, flüchtiges Gemisch pflanzl. Herkunft. – **O. Anisi:** äther. Öl der Anisfrüchte; Expektorans, Magen- u. Gallemittel. – **O. Cacao:** Kakaobutter(fett); spröde Masse, u.a. für Suppositorien u. Salben. – **O. Carvi:** Kümmelöl; ein Carminativum. – **O. Castoris:** s.u. Ricinus. – **O. Chamomillae:** Kamillenblütenöl; Azulen-haltig; Wundheilmittel, Spasmolytikum, Carminativum, Cholagonum. – **O. Eucalypti:** s.u. Eucalyptus globulus. – **O. Foeniculi:** Fenchelöl; Carminativum, Geschmackskorrigens, Einreibemittel, Insektifugum, Aromastoff. – **O. Jecoris Aselli:** Dorschlebertran; nach DAB mit mind. 850 IE/g Vit. A, 85 IE/g Vit. D: Stärkungs- u. Wundheilmittel. – **O. J. Hippoglossi:** Heilbuttleberöl; nach DAB mit je 3000–5000 IE Vitamin A u. 600 IE Vit. D_3/g. – **O. Lauri:** Lorbeerbutter; Einreibung, Insektifugum. – **O. Lavandulae:** Lavendelöl; Sedativum, Einreibemittel. – **O. (Ligni) Cedri:** Zedernholzöl; Mikroskopie-Immersionsöl. – **O. Lini:** Leinsamenöl; in Salben, Brandliniment, als Speiseöl. – **O. medicatum:** »arzneiliches Öl«, durch Extraktion von Drogen etc. mit Öl oder Einbringen von Wirkstoffen in Öl hergestellte ölig-flüss. Arzneizubereitung. – **O. Menthae piperitae:** Pfefferminzöl; Choleretikum, Nervinum, Einreibemittel. – **O. olivae:** Olivenöl. – **O. Papaveris:** Mohnöl. – **O. Petroselini:** Petersilienöl; enthält u.a. Apiol; Diuretikum, Emmenagogum, Aromastoff. – **O. Pini:** ätherisches Öl aus Nadeln u. Zweigspitzen von Abies- u. Pinus-Arten; Inhalations-, Einreibe-, Desinfektionsmittel. – **O. Ricini:** s.u. Ricinus. – **O. Valerianae:** Baldrianöl; ätherisch, aus der Wurzel von Valeriana-Arten; Sedativum. – **O. Vaselini:** Vaselinöl; galen. Rohstoff. – **O. Zinci:** Zinköl; Hautmittel aus Zinkoxid u. Oliven- oder Erdnußöl.

olfaktorisch: den Geruchssinn betreffend.

Oligämie: ↑Hypovolämie.

Oligak(is)urie: seltenes Harnlassen.

oligo...: Wortteil bei Wortzusammensetzungen mit der Bedeutung »wenig«.

Oligodaktylie: Hemmungsfehlbildung mit verringerter Finger- oder Zehenzahl.

Oligodendroglia: die aus den Oligodendrozyten der grauen u. weißen Substanz des zentralen Nervensystems bestehende ↑Glia. Zellen klein u. wenig verzweigt, bilden als »Satellitenzellen« der Nervenzellen die Markscheiden.

Oligodendrogliom: aus Zellen der Glia (Oligodendrozyten) aufgebauter ↑Hirntumor.

Oligohidrosis: Einschränkung der Schweißbildung.

Oligohydramnie: verminderte Fruchtwassermenge, möglicherweise im Zusammenhang mit verminderter Perfusion der Plazenta; tritt insbesondere bei Übertragungen u. bei Gestosen auf. Diagnose durch Sonographie (Fruchtwasserdepot < 2 cm).

Oligohypnie: Schlaflosigkeit; i.e.S. die konstitutions- u. altersbedingte Verkürzung der Schlafdauer.

Oligomenorrhö: zu seltene Menstruationsblutung (Zyklus > 35, < 90 Tage); z.B. bei generativer Ovarialinsuffizienz.

Oligophrenia, Oligophrenie: heute meist durch ↑geistige Behinderung bzw. ↑Lernbehinderung ersetzter Begriff für alle Ausprägungsgrade angeborener oder früh erworbener Intelligenzminderung. Eine Unterscheidung in sog. Idiotie, Imbezillität u. Debilität ist, ebenso wie die Festlegung auf Grenzwerte des IQ, nur von scheinbarer Genauigkeit u. sollte zugunsten einer individuellen Beschreibung der Fähigkeiten verlassen werden. Mögliche Ursachen: z.B. Stoffwechseldefekte, Chromosomenaberrationen, Embryopathien, Hirnschäden (z.B. durch Sauerstoffmangel vor, während oder nach der Geburt), Enzephalitis, Impfschäden, ungünstige psychosoziale Bedingungen etc.

Oligosaccharide: Kohlenhydrate aus 3–12 Monosacchariden.

Oligozoospermie: verminderte Spermienzahl im ↗Spermatogramm; als anlagebedingte Bildungshemmung oder infolge Altersinvolution sowie nach häufigen Ejakulationen etc.

Oligurie: verminderte Harnproduktion u./oder -ausscheidung (Tagesmenge < 500 ccm; um ca. 100 ml auch als Oligoanurie bezeichnet); physiol. z.B. nach Flüssigkeitsverlust, pathol. bei Nierenversagen, bei Verlegung der Harnwege; s.a. Anurie.

Om..., Omo...: Wortteil »Schulter« (griech. = omos).

...om(a): Wortteil »Geschwulst« (Neoplasma u. auch durch Entzündung, Erguß etc. bedingte).

Omagra: Schulterschmerzen, insbesondere bei Gicht.

Omalgie: Schulterschmerzen, insbesondere muskulär rheumatisch bedingte.

Omarthritis: ↗Schultergelenkentzündung.

Omega-3-Fettsäuren, Fischölfettsäuren: in Fischöl besonders angereichert vorkommende, langkettige, mehrfach ungesättigte ω-3-Fettsäuren (v.a. Eicosa- u. Docosapentaensäure) mit entzündungshemmenden Eigenschaften.

omental(is): das Bauchnetz, ↗Omentum betreffend.

Omentitis: Entzündung des Bauchnetzes; oft als entzündlicher Netztumor.

Omentum: (latein.) Netz; das Bauchnetz (»Epiploon«). – **O. majus,** großes Netz, Darmnetz: die schürzenförmige, fettgewebsreiche Bauchfellduplikatur, die von der großen Magenkurvatur u. vom Colon transversum über den Darm herabhängt u. die Bursa omentalis bildet. – **O. minus,** kleines Netz: die viszerale Bauchfellplatte zwischen kleiner Magenkurvatur u. Leber.

Ommaya* Reservoir: implantierbares Arzneimittelreservoir zur protrahierten Verabfolgung geeigneter Wirkstoffe in den Liquorraum; Verwendung z.B. zur Behandlung von Tumoren des ZNS (unter Einsatz von Zytostatika) oder zur Therapie von Schmerzsyndromen mit hochgradiger Spastik; ↗Abb.

omnipotente Zelle, totipotente Z.: Zelle, die über alle Entwicklungsmöglichkeiten des Gesamtorganismus verfügt; bei Tieren nur die Keimzellen u. die Blastomeren der 1. Furchung.

omo...: Wortteil **1)** »Schulter«. **2)** »roh«, »undifferenziert«.

omphal...: Wortteil ↗Nabel... (Omphalos).

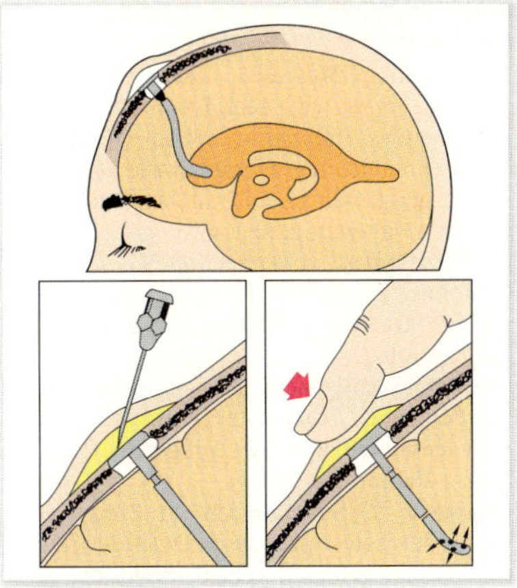

Ommaya* Reservoir [346]

Omphalitis: ↗Nabelentzündung.

Omphalophlegmone: phlegmonöse ↗Nabelentzündung.

Omphalorrhagie: ↗Nabelblutung.

Omphalozele: ↗Nabelschnurbruch.

Onanie, Masturbation: sexuelle Selbstbefriedigung.

Onchozerkose, Onchocercosis, Dermatitis nodosa tropica: Erkrankung durch Befall mit Fadenwürmern (Onchocerca-Arten; beim Menschen: O. volvulus). Zunächst Prurigo-, Ekzem-, Erysipel- oder Sklerodermie-artige, lichenifizierte Hautveränderungen durch in die Subkutis eingedrungene Larven (Mikrofilarien); oft Bluteosinophilie, evtl. Fieber; später subkutane Knoten durch Würmerknäuel; bei afrikan. O. v.a. am Rumpf, bei amerikan. am Kopf; in Arabien u. Ostafrika evtl. schwere Dermatitis mit erschlaffender Haut (v.a. Hüftgegend); bei Eindringen der Mikrofilarien in die Kornea Erblindung (»river blindness«).

Oncorna-Viren: *(Kunstwort aus gr. onkos = Geschwulst u. RNA)* bestimmte, Tumoren (z.B. Geflügelleukämie, Mammatumor der Maus) erzeugende ↗Retroviren (s.a. Tumorviren); beim Menschen ↗HTLV I u. II.

Ondansetron: Antiemetikum u. Antivertiginosum; Anw. v.a. bei Übelkeit u. Erbrechen während Therapie mit Zytostatika bei Strahlentherapie.

On-demand: (engl.) »bei Bedarf«; z.B. **O.-d.-Analgesie,** ↗ODA, **O.-d.-Herzschrittmacher** (↗Demand-Schrittmacher).

oneir...: Wortteil »Traum«, »Träumen«.

Oneirismus: bei Vergiftungen (Alkohol, Schlafmittel, Mescalin, LSD), Infektionskrankheiten u. nach seel. Erschütterung vorkommendes, traumähnl. Sehen, Hören oder Erleben halluzinierter Szenen wie bei aktiver Beteiligung, während die äußere Realität nur flüchtig wahrgenommen wird.

onko...: Wortteil »Geschwulst«.

Onkobiogramm: Darstellung der In-vitro-Ansprechbarkeit von Tumorzellen auf Chemotherapeutika.

onkofetale Antigene: Gruppe tumorassoziierter Antigene (↗Tumormarker); dazu gehören das karzinoembryonale Antigen (CEA), Alpha-1-Fetoprotein (AFP).

Onkogen: DNS-Sequenzen im Erbgut (Genom) der Zelle mit krebserzeugender Aktivität; O. entstehen durch Veränderung (z.B. aufgrund chemischer, physikalischer, sekundär viraler etc. Einflüsse) von **Protoonkogenen**, die eine wichtige Rolle bei der physiologischen Regulation des Zellzyklus (Proliferation) u. der Differenzierung der Zelle spielen. Identifiziert wurden die O. zunächst als Bestandteile des Genoms onkogener Retroviren (virale Onkogene: v-onc). Inzwischen sind mehr als 50 Protoonkogene bekannt. Eine Auswahl zeigt die Tab.

Onkogene: Beispiele von Protoonkogen-Alterationen bei menschlichen Tumoren (modifiziert nach H. J. Kolb et al., J. T. Reilly, in [372])

Gen	Tumor
sis	Glioblastom
int-2	Mamma-, Kopf-/Halskarzinom
erbB-1/ EGFR	Glioblastome, Plattenepithelkarzinome
erbB-2/ her-2/neu	Mamma-, Ovarial-, Bronchialkarzinom
ret	Schilddrüsenkarzinom
ros	Glioblastom
trk	Schilddrüsenkarzinom
H-ras	Lungen-, Kolon-, Pankreaskarzinom
K-ras	Melanom, Schilddrüsenkarzinom, AML, ALL
N-ras	Melanom, Schilddrüsen-, Harnblasenkarzinom
src	Kolonkarzinom
abl	CML
myc	Burkitt* Lymphom, Bronchial-, Zervix-, Mammakarzinom
L-myc	Bronchialkarzinom
N-myc	Neuroblastom, kleinzelliges Bronchialkarzinom
myb	kolorektales Karzinom
ets	Lymphome, Leukämien
CyclinD/ prad-1	Mammakarzinom

onkogen: eine – maligne – Geschwulst erzeugend.

Onkogenese: Tumorbildung (↗Karzinogenese).

Onkologie: Lehre von den (malignen) Geschwülsten.

Onkolyse: Nekrotisierung von Tumorgewebe; i.e.S. die therapeutische O. durch Einwirkung von Strahlen u. Chemotherapeutika.

Onkorna-Viren: ↗Oncorna-Viren.

onkostatisch: die Tumorzellenvermehrung durch ↗Zytostatika hemmend.

Onlay: (engl.) Einlagefüllung, die die Kaufläche der Zahnkrone umfaßt.

Onlay-Span, Anlegespan: freier, an die zu verbindenden Knochen angelegter Knochenspan. Gegenstück: Inlay- oder Einlegespan.

Ontogenese, Ontogenie: Verlauf der typischen Entwicklung eines Organismus vom befruchteten Ei bis zum Abschluß von Wachstum u. Differenzierung; Stadien: Keimentwicklung = Kyematogenese (mit Embryo- u. Fetogenese), Jugend- oder Postembryonalentwicklung, Geschlechts- u. Fortpflanzungsperiode, Periode des Alterns (mit natürl. Tod). – vgl. Phylogenese.

onych...: Wortteil »Finger-«, »Zehennagel« (s.a. Nagel...).

Onychatrophie: »Nagelatrophie«; Nägel brüchig, gestreift, dünn. Vorkommen nach Trauma, bei verschiedenen Hauterkrankungen sowie angeboren.

Onychia, Onychie, Onychitis, Onyx(it)is: akute oder chron. Entzündung des Nagelbetts (= O. subungualis); oft eitrig, mit Onycholyse u. gelbgrüner Verfärbung der Nagelplatte; meist nach oder zus. mit ↗Paronychie (= O. periungualis), Pyodermie, Panaritium. – **O. maligna:** eine chron. u. therapieresistente ulzerierende Nagelwall- u. -bettentzündung mit starker Granulationsneigung; v.a. im Kindesalter, bei Diabetes, Angiopathien etc.

Onychodystrophia: erworbene (durch Trauma; Hautkrankheiten wie z.B. endogenes Ekzem, Psoriasis; Stoffwechselstörung etc.) hypo- oder hyperplastische Entwicklungsstörung der Nägel; ↗Abb. S. 557.

Onychogryp(h)osis, Klauennagel: krallenartige Wölbung, Verdickung, Verhärtung u. Ver-

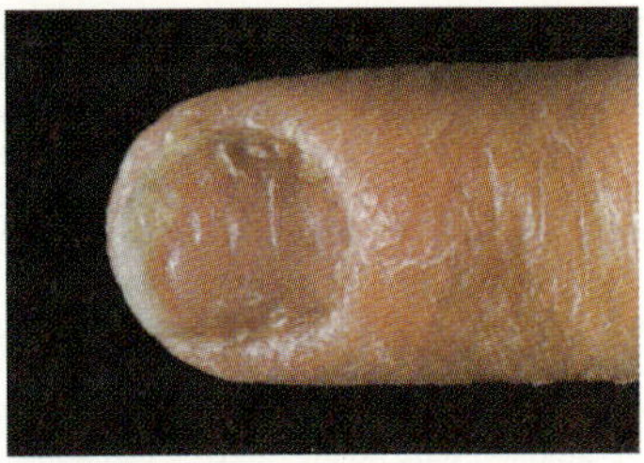

Onychodystrophie bei endogenem Ekzem [393]

krümmung der Nagelplatte; angeboren (v.a. bei Ichthyosis hystrix) oder erworben (chron. Druck, Pilzbefall etc.).

Onychoklasie: brüchiger Zerfall des Nagels, meist in Längsleistenrichtung, z.B. durch chem. Noxen, Strahlen-, Hitzeschädigung, Ernährungs-, hormonelle Störung, bei Hauterkrankungen.

Onycholysis: angeborene oder erworbene Ablösung der Nagelplatte; s.a. Nagelpsoriasis. – **O. totalis,** Lapsis unguium**:** vollständige O. an einem oder mehreren oder allen Nägeln infolge mechanischer, toxischer oder trophischer Schädigung der Matrix u. bei bullösen Dermatosen.

Onychomycosis, Onychomykose, Nagelmykose, Tinea unguium**:** häufigste Nagelerkrankung; Finger- u./oder Zehennagelbefall durch pathogene Sproß- oder Fadenpilze; mit Nagelverfärbung (Dyschromasie), subungualer Hyperkeratose, später Onycholyse.

Onychophagie: »Nägelkauen« als unterschiedlich bewertete Verhaltensweise (z.B. im Kindesalter).

Oo...: *(sprich: O-o)* Wortteil »Ei(zelle)«; s.a. Ei..., Ovar..., Ovo...

Oogamie: Befruchtung der größeren, unbeweglichen »weiblichen« Geschlechtszelle (= Makro-, Gynogamet) durch die kleinere, bewegliche »männliche« (= Spermatozoid).

Oogenese, Oogenie: ↗Eireifung.

Oogonien: sog. Ureier im weibl. Keimepithel.

oophor...: Wortteil »Ovar« (s.a. Ovar[ial]..., Eierstock...).

Oophoritis: Eierstockentzündung; primäre (isolierte) oder – meist – sekundäre Entzündung des Eierstocks (Ovars); meist sehr oberflächlich oder als Ödem (= O. serosa), aber auch als O. purulenta (Ovarialabszeß); bei tertiärer Syphilis gummös.

Op.: Operation(s...) – **OP: 1) O**riginal**p**ackung. **2) Op**erationssaal.

Opaleszenz: durch diffuse Streuung des Lichtes hervorgerufener milchiger Schimmerglanz. – **O. des Harns:** O. infolge diffuser Trübung u. Lichtstreuung durch kolloidal verteilte Eiweißspuren.

operabel: s.u. Operabilität (1).

Operabilität: 1) Eignung eines path. Prozesses für einen op. Eingriff; bei (bösartigen) Tumoren z.B. abhängig von Lokalisation, Größe, Invasivität, Metastasierung etc. **2)** ↗Operationsfähigkeit.

Operationsfähigkeit: der allgemein-klinische Gesundheitszustand des Patienten bei Ausschluß funktioneller Organstörungen, die eine Op.-Belastung verbieten würden (z.B. kardiale u. respirator. Insuffizienz, Stoffwechselentgleisungen, Schock etc.).

Operationsrisiko: Gefährdung des Patienten durch den op. Eingriff, abhängig von Ausmaß u. Art der Op., Zustand des Patienten.

Operationsvorbereitung: Maßnahmen zur Minderung des Operationsrisikos; z.B. Schock-, Blutungs-, Thromboseprophylaxe sowie – als »dir. Vorbereitung« – Blasen- u. Darmentleerung, ggf. Magenspülung, Prämedikation.

operativ, op.**:** durch Operation (im Gegensatz zu konservativ).

ophthalm...: Wortteil Auge(n).

Ophthalmia, Ophthalmie: mehrere oder alle Schichten des Auges betreffende Entzündung. – **O. gonorrhoica:** ↗Gonoblennorrhö. – **O., sympathische,** Neuritis bulbi sympathica**:** eine nach – evtl. mehrmonatiger – Latenz, z.B. nach Augenoperationen oder perforierenden Verletzungen, auch am anderen, vorher gesunden Auge auftretende chron.-exsudative Entzündung (Uveitis).

Ophthalmika: 1) Ophthalmica: in der Augenheilkunde verw. Mittel, z.B. Augentropfen, -wässer, -salben. **2)** Kurzform für Arteria ophthalmica.

Ophthalmikus: Kurzform für Nervus ophthalmicus.

ophthalmo...: s.a. okulo...

Ophthalmoblennorrhoea: ↗Blennorrhö, Gonoblennorrhö.

Ophthalmometer: Gerät zur Messung der Hornhautkrümmung u. Bestimmung eines Hornhautastigmatismus **(= Ophthalmometrie)**.

Ophthalmomykose: Augeninfektion durch Pilze; z.B. Chorioretinitis als Komplikation einer Candida-Sepsis.

Ophthalmopathia, Ophthalmopathie: »Augenleiden«, unterschieden als O. externa (im vorderen Augenabschnitt) u. O. interna

(Uveitis, Retinopathie). – **O., endokrine:** ↗endokrine Ophthalmopathie.

Ophthalmoplegia, Ophthalmoplegie: Lähmung der Augenmuskeln.

Ophthalmo(r)rhagie: ↗Haemophthalmus.

Ophthalmo(r)rhexis: Zerreißung des Augapfels.

Ophthalmoskop: »Augenspiegel«; i.e.S. das elektr. Hand-O. für die Betrachtung des Augenhintergrunds (↗Ophthalmoskopie) im aufrechten Bild, mit eingebauter Lichtquelle, Hornhautlichtreflexe weitgehend ausschaltender Optik u. hoher Beleuchtungsstärke.

Ophthalmoskopie: Beobachtung des Augenhintergrundes mit dem »Augenspiegel« (↗Ophthalmoskop) oder – als indirekte O. – mittels Hohlspiegel u. einer Lupe verschiedener Dioptriezahlen (+13, +20).

Ophthalmotonometer: ↗Tonometer.

Opiat: opiumhaltiges Präp.; i.w.S. jedes ↗Betäubungsmittel, häufig ersetzt durch den Begriff ↗Opioid; s.a. Morphin…, Opium…

Opiatanalgesie: durch Opiate (Opioide) erzielte Schmerztherapie. – **O., peridurale:** Schmerzausschaltung durch peridurale Opioidgaben (als Einzeldosen oder kontinuierlich mittels Periduralkatheter), womit gezielt die Opiatrezeptoren des Rückenmarks (regionale Wirkung) sowie – durch intrathekale Diffusion – auch die des Gehirns aktiviert werden (zentrale Wirkung).

Opiatantagonisten: ↗Morphinantagonisten.

Opiatrezeptoren: ↗Opioidrezeptoren.

Opioide: 1) endogene O.: ↗opioide Peptide. **2) exogene O.:** Gruppe zentral angreifender Analgetika (an ↗Opioidrezeptoren), die in der Wirkung dem Prototyp ↗Morphin stark ähneln (z.B. Piritramid, Pethidin, L-Methadon u. Nalbuphin), sowie Substanzen, die zwar – wie das Morphin – eine eigene analgetische Wirkung besitzen, die Morphinwirkung anderer Opioide aber auch teilweise aufheben können (**Opioid-Agonist-Antagonisten**, z.B. Pentazocin, Buprenorphin u. Nalbuphin).

opioide Peptide: körpereigene Substanzen (Peptide; z.B. ↗Endorphine), die Effekte hervorrufen, die denen des Morphins ähnlich sind; beeinflussen über spezifische Rezeptoren (↗Opioidrezeptoren) die Schmerzleitung u. -verarbeitung.

Opioid-Pflaster: s.u. TTS.

Opioidrezeptoren, Opiatrezeptoren: die dem Endorphinsystem zugehörigen Membranrezeptoren des Zentralen Nervensystems; unterschieden als μ-, δ- u. ϰ-Rezeptoren; binden im Rahmen der physiologischen Schmerzdämpfung die ↗opioiden Peptide (wodurch die afferente Leitung von Schmerzreizen gestört wird) sowie exogen zugeführte ↗Opioide.

Opisthorchiasis: Erkrankung durch ↗Opisthorchis-Befall; mit Besiedlung von distalen Gallengängen, Gallenblase, selten auch Ductus pancreaticus.

Opisthorchis: »Saugwürmer« (Trematoden-Gattung); Parasiten der Gallenwege (↗Opisthorchiasis; Infektion des Menschen durch rohe Fischspeisen). – **O. felineus,** Distomum felineum: der »Katzenleberegel«, auch beim Menschen parasitierend. – **O. sinensis:** der Chinesische Leberegel; Erreger der ↗Clonorchiasis.

Opisthotonus: extreme dorsalkonkave (nach hinten) Körperbeugung infolge Kontraktion der ges. Körpermuskulatur mit Überwiegen der Strecker; z.B. bei psychogenem Anfall (»Arc de cercle«), Tumoren im Kleinhirn (Oberwurm) u. Vierhügel, kurzfristig bei Blausäurevergiftung.

Opium, Laudanum, Meconium: aus unreifen Kapseln von Papaver somniferum durch Anritzen gewonnener u. luftgetrockneter Milchsaft (»Lac Papaveris«); bräunliche Masse mit 37 Alkaloiden (v.a. Morphin, Codein, Narcotin, Papaverin, Thebain, gebunden an organ. Säuren wie Mekonsäure u.a.). Therap. Anw. früher als kräftiges Analgetikum mit hypnotischer Komponente (Suchtgefahr, ↗Betäubungsmittel, s.a. Morphin…); wichtiger Alkaloidlieferant.

Opiumgesetz: ↗Betäubungsmittel-Verschreibungsverordnung.

opponens: (latein.) gegenüber-, entgegenstellend; s.a. Opposition. – Kurzform für Musculus opponens.

opportunistisch-pathogene Erreger: im Organismus als apathogen vorhandene, erst nach immunschwächender Vorkrankheit (auch als Folge von Stoffwechselerkrankungen wie Diabetes mellitus) pathogen werdende Keime.

Oppositio(n): die durch den Musculus opponens pollicis bewirkte – bei Medianuslähmung nicht mögliche – Bewegung des Daumens in eine Gegenstellung zu den anderen Fingern. Im gleichen Sinne auch die Kleinfingerbewegung in Richtung Hohlhand (durch den M. opponens digiti minimi).

OPSI-Syndrom: ↗**O**verwhelming **P**ost **S**plenectomy **I**nfection Syndrome.

Opsonin: körpereigene Stoffe, die durch Anlagerung (Opsonisieren) an körperfremdes Material (z.B. Bakterien, Pilze) dessen ↗Phagozytose begünstigen u. so v.a. der Infektionsabwehr dienen. Dazu gehören Antikörper = Immunglobuline (IgG u. IgM) u. Faktoren des ↗Komplementsystems.

opticus: (latein.) das Sehen (s.a. optisch) bzw. den Sehnerv betreffend (s.a. Optikus...).

Optikus, Opticus: Kurzform für ↗Nervus opticus.

Optikusatrophie: schwere Schädigung des Sehnervs durch Degeneration der Sehnervenfasern als Folge von Druckeinwirkung (Tumor), toxischer oder infektiöser Schädigung (↗Optikusneuritis), druck- oder arteriosklerosebedingter Ischämie sowie von bestimmten Systemerkrankungen (z.B. Multiple Sklerose); Symptome: Abblassung der Papille u. Herabsetzung des Sehvermögens (nicht immer im Ausmaß parallel).

Optikusneuritis, Neuritis nervi optici: Entzündung des Sehnervs; bei Erkrankungen des zentralen Nervensystems durch neurotrope Viren, nach endo- oder exogener Intoxikation, als fortgeleiteter Prozeß v.a. aus Orbita u. Nasennebenhöhlen. Symptome (je nach Sitz): im akuten Stadium Papillenschwellung, peripapilläres Ödem, Papillenabblassung, hochgradige Sehstörung; als Endstadium ↗Optikusatrophie.

Optikuspapille: ↗Discus nervi optici.

optisch: die Lichtstrahlung, das Sehen bzw. die Optik betreffend, mit opt. Mitteln.

optokinetisch: das Sehen bewegter Gegenstände betreffend.

Optometer: Gerät zur Bestimmung der Brechkraft des Auges.

Optometrie: **1)** angewandte Wissenschaft von der Prüfung der Brechkraft des Auges. **2)** Bestimmung der Brechkraft der Augen durch diplomierten Optiker (**»Optometrist«**). **3)** Opsiometrie: Fernpunktbestimmung des Auges mit dem Optometer; s.a. Refraktometer.

Optotypen: die ↗Sehzeichen der Sehproben(tafeln).

oral(is): zum Mund bzw. zur Mundhöhle gehörig, durch den Mund (= peroral).

Oralvakzine: Impfstoff für die ↗Schluckimpfung.

Orangenhaut: umgangssprachl. Bez. für ↗Cellulitis.

orbicularis: (latein.) kreisförmig; auch Kurzform für Musculus orbicularis.

Orbita: die den Augapfel u. seine Anhangsgebilde (Muskeln, Nerven, Gefäße, Tränenapparat, Corpus adiposum) aufnehmende knöcherne »Augenhöhle«.

Orbitafraktur: Augenhöhlenbruch; außer Randbrüchen v.a. der Orbitawandbruch (Blow-out-Fraktur).

Orbitalphlegmone: schwere eitrige Entzündung (Phlegmone) der Augenhöhlengewebe, mit – ödembedingtem – Exophthalmus sowie Beweglichkeitsverlust des Auges, Chemosis, Lidentzündung; v.a. bei infizierter Orbitaverletzung oder fortgeleitet (bei Sinusitis, Oberlippen-, Nasenfurunkel). Komplikationen: Übergreifen auf Sehnerv oder Hirnhäute, Sinusthrombose.

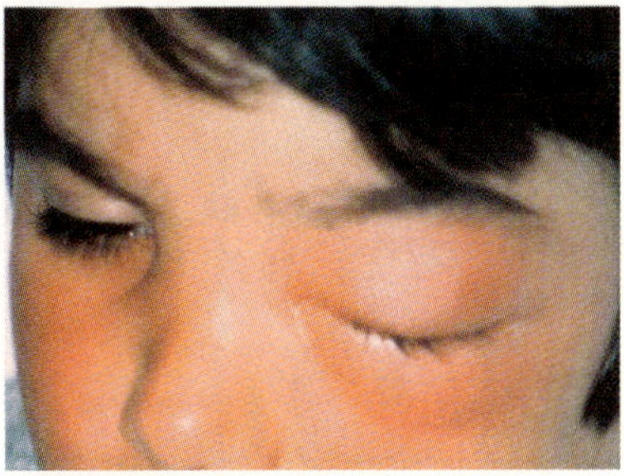

Orbitalplegmone [373]

Orbitatumoren: gut- oder bösartige Neubildungen in der Augenhöhle, die verdrängend u./oder invasiv wachsen können; – **bösartige O.:** z.B. ↗Neuroblastom (einer der häufigsten O. im Kindesalter); ↗Meningiom; Metastasen.

Orbitopathie: ↗Ophthalmopathie.

Orbitotomia, Orbitotomie: op. Eröffnung der Augenhöhle hinter dem Septum orbitale.

Orchialgie: Hodenschmerz infolge örtlichen Krankheitsprozesses oder als fortgeleiteter Schmerz (bei Harnsteinkolik, retroperitonealem Prozeß).

Orchi(d)...: Wortteil ↗Hoden...

Orchi(d)ektomie: Exstirpation des Hodens (z.B. bei Nekrose, Malignom).

Orchis: ↗Testis (Hoden).

Orchitis, Didymitis: die meist hämatogen-metastatische (z.B. bei Mumps, Gonorrhö, Tuberkulose), seltener posttraumat. Hodenentzündung. Akut mit Schwellung, hohem Fieber, in Leiste u. Rücken ausstrahlenden Schmerzen, später oft mit Beteiligung von Nebenhoden u. Samenstrang (Epididymoorchitis); evtl. nachfolgende Azoospermie, Sterilität.

Orciprenalin: β-Sympathomimetikum; Antiasthmatikum, Bronchospasmolytikum; am

Herzen wird die β_1-stimulierende Wirkung von O. bei Überleitungsstörungen (bradykarde Arrhythmien bzw. AV-Block) genutzt.

Ordnungszahl, OZ, Kernladungszahl: Zahl der positiv geladenen Elementarteilchen (Protonen) im Atomkern eines Elementes; bestimmt dessen Stellung im Periodensystem.

Organell: Struktur oder strukturell abgegrenzter Raum von charakterist. Bau u. Funktion, entweder innerhalb einer Zelle (z.B. Kern, Mitochondrium, Ribosomen, endoplasmat. Retikulum) oder an der Zelloberfläche (z.B. Geißel, Wimper als lokomotorisches O.).

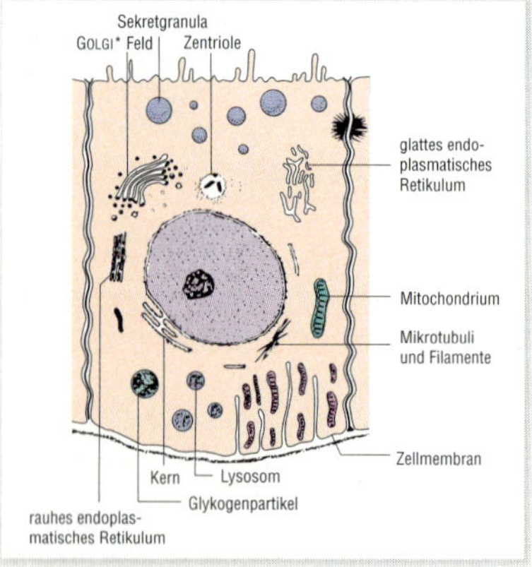

Halbschematische Darstellung einer tierischen Zelle mit **Organellen** [13]

Organisation: **1)** struktureller Aufbau eines Organismus. **2)** reaktiver, unter Resorption erfolgender Ersatz toten Gewebes (z.B. Thrombus, Nekrose) durch ein **»Organisationsgewebe«** (Granulationsgewebe, bestehend aus Angio- u. Fibroblasten u. Histiozyten), das dann durch Wasserverlust u. Umwandlung der gebildeten Reticulin- zu kollagenen Fasern in Narbengewebe umgebildet wird.

organisch: **1)** einen Organismus oder seine Organe betreffend; belebt, lebendig, von einem lebenden Organismus gebildet. **2)** somatisch (im Unterschied zu »psychisch« u. »funktionell«). – **organische Chemie:** ursprünglich die Chemie der von Organismen erzeugten Stoffe; seit der ersten Harnstoffsynthese ausgedehnt auf die der natürl. u. synthet. Kohlenstoffverbindungen (o. Stoffe). – **o. Lösungsmittel:** s.u. Lösungsmittel.

Organkapsel: ↗Capsula.

Organogenese: Organentwicklung; s.u. Embryogenese.

organoleptisch: ein Körperorgan bzw. einen sensorischen Rezeptor erregend; z.B. die **o. Prüfung** (= »sensor.« oder »Sinnenprüfung«) eines Nahrungs- oder Genußmittels nach Aussehen, Geruch, Geschmack.

Organotherapeutikum: »Organpräparate« aus getrockneten tier. Organen bzw. Trockenextrakten (z.B. Thyreoidea siccata) für eine Substitutionstherapie bei verminderter Organfunktion **(»Organotherapie«);** s.a. Frischzellentherapie.

Organotropie: Affinität von Stoffen (z.B. Gifte, Hormone) zu einem bestimmten Körperorgan.

Organperfusion: künstl. Durchströmung eines Körperorgans; z.B. zur Transplantatkonservierung oder zur Therapie mit Zytostatika (s.u. Leberperfusion).

Organspendepaß: die schriftliche Einwilligung zur Organexplantation im Todesfall; liegt dem Paß bei u. dient als juristische Grundlage für die Organentnahme beim Hirntoten.

Organspender: s.u. Transplantation.

Organtoleranzdosis, OTD: die maximale Strahlendosis, die bei den meisten Patienten keine schweren funktionellen Früh- oder Spätfolgen hervorruft.

Organtransplantation: s.u. Transplantation.

Orgasmus: Höhepunkt der sexuellen Erregung mit intensiver Lustempfindung.

Orientbeule: ↗Hautleishmaniase.

Orificium: Körper- oder Organöffnung.

originär: ursprünglich, angeboren, unverändert.

Origo: (latein.) Ursprung; z.B. Muskelursprung.

Ornipressin: ein Analogon des Hypophysenhinterlappen-Hormons Vasopressin; wirkt als α-Sympathomimetikum vasokonstriktorisch. Anw. z.B. im HNO-Bereich u. in der Mund- u. Kieferchirurgie als Zusatz zu Lokalanästhetika.

Ornithin: an der intermediären Harnstoffbildung beteiligte Aminosäure.

Ornithose: durch ↗Chlamydia psittaci verursachte bakterielle Infektionskrankheit. Übertragung auf den Menschen durch erregertragende Vögel. 4 Verlaufsformen: **1)** »inapparente«, **2)** »grippale« (subfebrile Temp., Luftwegkatarrh; selten hochfebril, mit Kopf-, Muskelschmerzen), **3)** »pulmonale« (uncharakteristischer, hochfebriler Beginn mit Husten, Brustschmerzen; Bronchopneumonien; wie die »grippale« mit sehr langwieriger Rekonvaleszenz), **4)** »typhöse« Form (selten; Typhus-abdomin.-artiges Bild).

oropharyngeal: Mund u. Schlund betreffend.

Oropharyngealtubus: durch den Mund in den Rachen einzuführender Tubus als Beatmungshilfsmittel (z.B. bei Maskenbeatmung); verhindert das Zurückfallen der Zunge auf den Kehldeckel; s.a. Intubation.

Orotubus: Tubus für die ↗Mund-zu-Mund-Beatmung.

Orthese: Orthopädie-technischer Behelf mit haltungskorrigierender u. Stützfunktion.

orth(o)...: Wortteil »richtig«, »gerade« (s.a. normo...).

Orthodiagraphie: Umrißwiedergabe eines Körperorgans, unverzeichnet u. in wahrer Größe.

Orthodontie: »Geraderichten der Zähne«, v.a. mittels festsitzender, auf das Zahnsystem aufzementierter Apparaturen. Auch synonym mit Kieferorthopädie.

Orthopädie: Lehre von der Entstehung, Prophylaxe u. Therapie angeborener u. erworbener Form- u. Funktionsfehler des Bewegungsapparates. Fachgebiet der klin. Medizin.

orthopädische (Schuh-)Einlage: nach Gipsabdruck aus Metall oder Kunststoff u./oder Leder hergestellte Schuheinlage zur funktionellen Korrektur von Fehlstellungen, z.B. (Knick-)Plattfuß etc. Die aktive Einlage korrigiert durch Muskeltraining, die passive E. nur durch Stützung, z.B. als Abroll-, Abwinkelungs-, Detorsionseinlage.

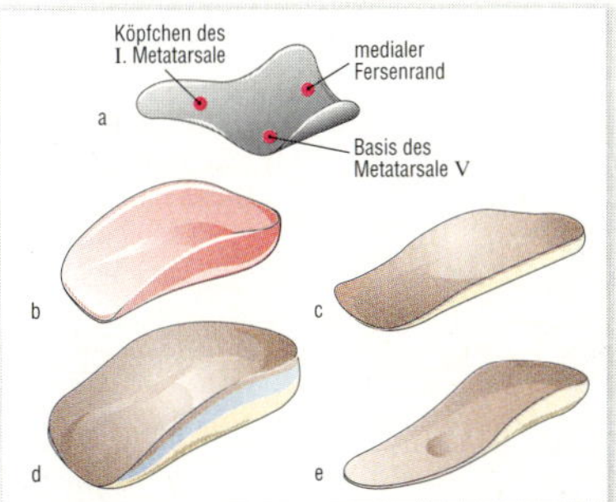

Orthopädische Einlagen für den Konfektionsschuh: a) Schaleneinlage aus Kunststoff bei kindlichem Sichelfuß mit Dreipunktabstützung, b) Schaleneinlage aus Plexidur bei ausgeprägtem kindlichem Knickplattfuß, c) Korkeinlage mit Lederdecke, mit Unterstützung des Längsgewölbes zur Entlastung des plantaren Bandapparates bei schmerzhaftem Hohlfuß, d) Schaleneinlage aus Kork-Leder bei Plattfuß nach Gipsabdruck, e) langsohlige Einlage mit Anhebung des Quergewölbes durch Metatarsalpelotte bei Spreizfuß [408]

Orthophorie: »Sehgleichgewicht«, Idealfall des beidäugigen Sehens bei ausgeglichener Refraktion u. Augenmuskelfunktion.

Orthopnoe: Luftnot, die in horizontaler Lage auftritt u. durch Aufsitzen gebessert wird. Typisch für ↗Linksherzinsuffizienz. Bei besonders starker Ausprägung anfallsartige Steigerung bis zum Lungenödem in Form der kardialen paroxysmalen ↗Dyspnoe.

Orthoptik: »Binokularschulung« als Therapie von Augenmuskelstörungen, mit dem Ziel, die normale sensor. u. motor. Zusammenarbeit bd. Augen wiederherzustellen u. zu festigen.

Orthostase: aufrechte Körperhaltung.

Orthostase-Syndrom: nur im Sitzen oder Stehen auftretende, auf Störung des Regelsystems oder der orthostat. Anpassung beruhende hypotone Kreislaufregulation mit Schwindelzuständen, Ohrensausen, herabgesetzter körperl. u. geist. Leistungsfähigkeit, evtl. Bewußtseinsstörung; Vork. v.a. bei Leptosomen, Rekonvaleszenten, bei Varikosis.

Orthostaseversuch: ↗Stehversuch.

ortho(sta)tisch: die aufrechte Körperhaltung betreffend; z.B. o. Kreislaufdysregulation (↗Orthostase-Syndrom), o. (= vasovagale) ↗Synkope.

Ortolani* Phänomen: am liegenden Säugling hörbares **(»O.* Click«)** u. fühlbares Einschnappen der Hüfte bei passiver Abduktion u. Außenrotation (u. gleichzeit. Hüftwärtsdrücken) des in Hüft- u. Kniegelenk gebeugten Beines als wichtiges diagnostisches Kriterium zur Beurteilung dysplastischer bzw. instabiler Gelenkverhältnisse.

Os: 1) Symbol für **Os**mium. **2)** Mund (Mehrzahl Ora). **3)** Knochen (Mehrzahl **Ossa**) als Teil des Skeletts; s.a. Knochen (2). – **Ossa accessoria:** zusätzl. Knochen als physiol. Variante. – **Os capitatum:** das »Kopfbein« in der Mitte der distalen Handwurzelreihe. – **Ossa carpi:** die Handwurzelknochen; distale Reihe: Os trapezium, trapezoideum, capitatum, hamatum; proximale Reihe: Os scaphoideum, lunatum, triquetrum, pisiforme. – **Os coccygis:** das Steißbein, der platte, kaudale Endabschnitt der Wirbelsäule. – **Os coxae:** das »Hüftbein«, bestehend aus den in der Y-Fuge verbundenen Ossa ilium, ischii u. pubis; mit Foramen obturatum, Acetabulum. – **Ossa cranii:** die Schädelknochen, s.a. Cranium, Schädel. – **Os cuboideum:** das »Würfelbein«, lateral in der distalen Fußwurzelreihe. – **Ossa cuneiformia:** die 3 »Keilbeine« im großzehenseit. Abschnitt der distalen Fußwurzelreihe. – **Os ethmoidale:** das unpaare »Siebbein« des Schädels mit zahlreichen, von Knochenlamellen umkleideten ↗Cellulae ethmoidales. – **Os frontale:** das »Stirnbein«, paarig als Deckknochen angelegt. – **Os hamatum:** das »Hakenbein«, lateral in der distalen Handwurzelreihe. – **Os hyoideum:** das »Zungenbein«. – **Os ilii s. ilium:** das paar. »Darmbein«, der kranial-laterale Teil des Os coxae; bildet oberen Abschnitt der Hüftpfanne. – **Os ischii:** das »Sitzbein«, der lateral-kaudale Teil des Os coxae; bildet den seitl. Teil der Hüftpfanne. – **Os lacrimale:** das »Tränenbein« vor der Lamina orbit. des Siebbeines. – **Os lunatum:** das halbmondförmige »Mondbein« in der Mitte der proximalen Handwurzelreihe. – **Ossa metacarpi s. metacarpalia (I–V):** die »Mittelhandknochen«. – **Ossa metatarsi, Ossa metatarsalia I–V:** die »Mittelfußknochen«. – **Os nasale:** das paarige »Nasenbein«, das oben-seitlich die Nasenhöhle überdeckt; mit Rändern für Stirnbein, Nasenknorpel u. Oberkiefer. – **Os naviculare:** das »Kahnbein« zwischen der proximalen u. distalen Fußwurzelreihe. – **Os occipitale:** das »Hinterhauptsbein«, der untere-hint. Teil der Schädelkapsel zwischen Keil-, Schläfen- u. Scheitelbein; in der Articulatio atlantooccipit. gelenkig mit der Wirbelsäule verbunden. – **Os palatinum:** das »Gaumenbein«, im knöchernen Gaumen hinten die Maxilla fortsetzend. – **Os parietale:** das paar. »Scheitelbein« als Teil der Schädelkapsel zwischen Hinterhaupts-, Stirn- u. Schläfenbein. – **Os pisiforme:** das »Erbsenbein« volar vom Triquetrum in der Sehne des Musculus flexor carpi uln. als Handwurzelknochen der prox. Reihe. – **Os pubis:** das »Schambein«, der untere-mediale Teil des Os coxae; bildet den med. Teil der Hüftpfanne u. die obere u. vordere Begrenzung des Foramen obturatum. – **Os sacrum:** das etwa 3eckig-schaufelförm., dorsal-konvexe »Kreuzbein«; häufig Formvarianten. – **Os sphenoidale:** das »Keil-«, »Flügel-« oder »Wespenbein«, unpaar, in der Mitte der Schädelbasis zwischen Stirn-, Hinterhaupts- u. Schläfenbein. – **Ossa tarsi:** die »Fußwurzelknochen«, als distale Reihe Ossa cuneiformia I–III, cuboideum, als proximale Talus, Calcaneus; dazwischen – als Os intermedium – das Os naviculare. – **Os temporale:** das »Schläfenbein« (im Ohrbereich als Ersatz-, sonst als Deckknochen) an der Basis u. Seitenwand der Schädelkapsel zwischen Hinterhaupts-, Keil- u. Scheitelbein, das Innen- u. Mittelohr enthaltend. – **Os trapezium:** das »große Vieleckbein« an der radialen Seite der distalen Handwurzelreihe. – **Os trapezoideum:** das »kleine Vieleckbein« in der distalen Handwurzelreihe. – **Os zygomaticum:** das »Jochbein« im Gesichtsschädel zwischen Schläfen-, Stirnbein u. Oberkiefer.

-ose: **1)** -osis Wortteil »nichtentzündlich krankhafter Zustand« (z.B. Hepatose, Alkalose), »Einwirkungsfolge« (z.B. Toxikose, Mykose), »Zunahme« (z.B. Leukozytose, Fibrose), »multiples Vorkommen« (z.B. Karzinose, Adematose), »Irreversibilität« (z.B. Sklerose, Nekrose). **2)** Wortteil für organische Verbindungen, v.a. zur Kennzeichnung von Mono- u. Disacchariden (z.B. Glucose, Fructose), auch mit Angabe der C- bzw. O-Atome (z.B. Hexose, Heptose).

Osgood*-Schlatter* Syndrom: ein- oder beidseitige asept. Nekrose der Apophyse der Tuberositas tibiae (s.a. Epiphysennekrose) bei Knaben im 7.–14. Lj. (»juvenile Osteochondrose«); Symptome: Druck-, Bewegungsschmerz; im Röntgenbild Fragmentierung des Knochenkerns, evtl. Porosierung der benachbarten Metaphyse.

-osis: ↗-ose (1).

Osler* Knötchen: purpurrote, leicht erhabene Hauteffloreszenzen v.a. an Finger- (↗Abb.) u. Zehenkuppen, meist – nach örtl. Schmerz auftretend – bei subakuter bakterieller Endokarditis, selten bei Typhus abdominalis, Gonorrhö, Erythematodes. – **O.*(-Rendu*-We-**

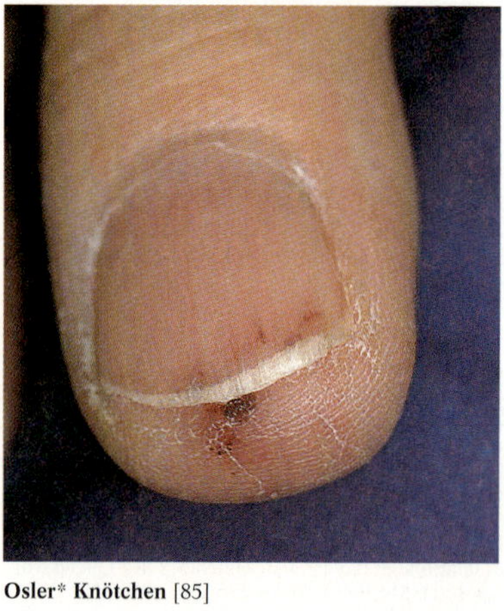

Osler* Knötchen [85]

ber*) Syndrom, Teleangiectasia hereditaria haemorrhagica: (autosomal-dominant) erbliches Vorkommen multipler, angiomatöser Teleangiektasien an Haut, Schleimhäuten u. inn. Organen.

osmo...: Wortteil **1)** »Osmose«, **2)** »Geruch«.

Osmol: in der Medizin gebräuchliche Einheit für eine Stoffmenge, die $6{,}022169 \times 10^{23}$ gelöste, osmotisch wirksame Teilchen enthält; s.a. Osmolalität, -larität; vgl. Mol.

Osmolalität: die osmolare Konz. (angegeben in Osmol) pro kg H_2O.

Osmolarität: Maß der osmotisch wirksamen Konz., bezogen auf die Volumeneinheit einer Lsg.; angegeben in Osmol/l Lsg.

Osmologie: Lehre vom Geruchssinn.

Osmoregulation: s.u. Wasser-Elektrolyt-Haushalt.

Osmorezeptoren: im Hypothalamus (Versorgungsgebiet der Arteria carotis interna) gelegene Rezeptoren, die – von der Blutosmolarität abhängig – durch Steuerung der Vasopressin-Ausschüttung in den Wasser-Elektrolyt-Haushalt eingreifen.

Osmose: einseitige Diffusion einer Flüssigkeit durch eine semipermeable Membran mit der Tendenz, die Konzentrationsunterschiede gelöster Teilchen auf beiden Seiten auszugleichen.

Osmotherapie: intravenöse Injektion hochkonzentrierter Zuckerlösungen (Mannit, Sorbit, Dextrose) zur Erhöhung der Blut-Osmolarität mit nachfolgendem Einstrom extravasaler Flüssigkeit in die Blutbahn (zwecks Entquellung u. Entwässerung der Gewebe); v.a. bei kardialem Lungenödem, postkommotionellem Hirnödem, zur »Entgiftung«.

osmotisch: die ↑Osmose betreffend.

Ossa: (latein.) die Knochen (Mehrz. von ↑Os).

ossär, ossal: Knochen betreffend, knöchern; s.a. osteo...

Ossicula: (latein.) die Knöchelchen (Mehrzahl von Ossiculum). – **O. auditus:** die im Mittelohr gelenkig zu einer Leitungskette vom Trommelfell zur Fenestra vestibuli verbundenen »Gehörknöchelchen« Malleus, Incus u. Stapes (= Hammer, Amboß, Steigbügel).

ossificans, ossifizierend: (latein.) Knochen bildend, verknöchernd (↑Ossifikation).

Ossificatio, Ossifikation: die Knochenbildung; i.e.S. die vom Perichondrium des vorgebildeten Knorpelmodells ausgehende, in der Regel zweistufige **chondrale O.**

Ossifikationsalter: das aus Skelettreifung, d.h. aus dem Muster (röntgenologisch) nachweisbarer Knochenkerne, aus der Verknöcherung der bindegewebig u. knorpelig präformierten Knochen u. der Schädelnähte, Schluß der Epiphysen etc. ermittelte biologische Alter (»Skelettalter«).

Osteitis: ↑Ostitis.

osteo...: Wortteil »Knochen«.

Osteoarthropathie: Knochenerkrankungen (↑Osteopathie) mit Gelenkbeteiligung.

Osteoarthrosis: ↑Arthrose.

osteoblastisch: auf Osteoblasten bezüglich; s.u. osteoplastisch.

Osteoblastom: gutartiger Knochentumor unterschiedlichen Aufbaus.

Osteochondritis: umschriebene Knochen-Knorpel-Entzündung (i.e.S. im Gelenk-, Epiphysenbereich); auch synonym mit Osteochondrosis. – **O. deformans juvenilis:** ↑SCHEUERMANN* Krankheit.

Osteochondrom: s.u. Exostose, Enchondrom.

Osteochondrosarkom: 1) maligne entartetes Osteochondrom. **2)** ↑Chondrosarkom.

Osteochondrosis: degenerative Knochen-Knorpel-Veränderungen im Gelenk- oder Epiphysenbereich; i.e.S. die asept. ↑Epiphysennekrosen (»juvenile O.«). – **O. dissecans:** Demarkierung einer Knorpel-Knochen-Scheibe aus einer Gelenkfläche bis hin zum freien Gelenkkörper (»Gelenkmaus«), vorwiegend bei Jugendlichen; betroffen sind v.a. Knie, Ellbogen, Sprunggelenk, seltener Hüftgelenk. – **O. (inter)vertebralis:** die Verbrauchs- u. Degenerationserscheinungen der hyalinknorpeligen Deck- u. Grundplatten des Wirbelkörpers mit reaktiver Sklerose benachbarter Spongiosa.

Osteodensitometrie: ↑Knochendichtemessung.

Osteodesmose: die Sehnen-, Bandverknöcherung.

Osteodynie: Knochenschmerz.

Osteodysplasie: Fehlbildungen (Dysplasie) des Skelettsystems.

Osteodystrophia, Osteodystrophie: Knochenveränderungen (Knochendystrophie). – **O. deformans:** das ↑PAGET* Syndrom. – **O. fibrosa:** Knochendystrophie infolge mangelhafter Mineralsalzeinlagerung in das Osteoid, lokalisiert als ↑PAGET* Syndrom bzw. als juvenile Form das ↑JAFFÉ*-LICHTENSTEIN* Sy., generalisiert (**O. f. cystica generalisata**) als v. RECKLINGHAUSEN* Krankheit infolge vermehrter Ausschüttung von Parathormon bei primärem ↑Hyperparathyreoidismus; Symptome: Knochenschmerzen u. Neigung zu Spontanfrakturen, posttraumat. Knochenzysten u. Pseudozysten = Osteoklastome, bei allg. Knochenatrophie (mit Osteoklastenvermehrung: »Osteoklastenosteoporose«). – **O., renale,** Osteopathie, renale: Knochenveränderungen (i.S. der Osteomalazie u./oder -porose u./oder -sklerose) bei chron. Niereninsuffizienz; i.e.S. nach glomerulären, i.w.S. auch nach tubulären Nierenerkrankungen (letztere meist als renale Osteopathie bezeichnet).

Osteofibrom: gutartige Kiefergeschwulst mit Knochenbälkchen u. zellarmem fibrillärem Bindegewebe in den Markräumen.

osteogen: 1) vom Knochen ausgehend. **2)** osteoplastisch: knochenbildend.

Osteogenese: Bildung u. Entwicklung von Knochengewebe (Ossifikation).

Osteogenesis imperfecta: Störung im Aufbau des harten u. weichen Bindegewebes mit abnormer Knochenbrüchigkeit infolge gestörter Kollagensynthese. Genetisch uneinheitliche, klinisch in 4 Typen eingeteilte Krankheitsbilder.

Osteoid: die von den Osteoblasten gebildete, noch unverkalkte Knochengrundsubstanz. – Als Saum an Spongiosabälkchen oder in HAVERS* Kanälen pathognomonisch für Rachitis u. Osteomalazie.

Osteoidosteom (Jaffé*-Lichtenstein*): gutartige »tumoröse« Skeletterkrankung mit kleinen, von Knochenverdichtungen umgebenen Höhlen (»Nidus«) u. Osteoidherden in der Kortikalis der Röhrenknochen; Symptome: örtl. Schmerzen, v.a. nachts.

Osteoklase, Osteoklasie: 1) modellierendes apparatives Umformen bzw. Redressieren von Knochen. **2)** die (vermehrte) Tätigkeit der ↗Osteoklasten.

Osteoklast: 1) Osteoclastocytus, Knochenfreßzelle: Riesenzelle; baut enzymatisch u. phagozytisch Knochengewebe ab. **2)** Gerät zur Osteoklasie (1) an der fixierten Extremität.

osteoklastisch: Osteoklase betreffend, durch Osteoklasie.

Osteoklastom: gut- oder lokal bösartiger (»semimaligner« bzw. in 10% metastasierender) Riesenzelltumor des Knochens; wird nach teilweiser Zerstörung durch Blutungen, zystische Umwandlung u. Hämosiderinablagerung zum sog. ↗»braunen Tumor«. Bedingt evtl. Spontanfrakturen.

Osteolyse: Auflösung u. Abbau von Knochensubstanz (i.e.S. durch Überwiegen der Osteoklasie), v.a. bei Entzündung, chron. Traumatisierung, Tumormetastasen.

osteolytisch: Knochen abbauend, Osteolysen bildend; z.B. als o. ↗Knochenmetastase.

Osteom(a): gutartige Geschwulst des Knochengewebes mit regelmäßigem Aufbau, v.a. an Schädel u. Kiefer. – **O., chondrales:** ↗Exostose, kartilaginäre.

Osteomalazie, Osteomalacia: Knochenerweichung; generalisierte Skelettveränderung mit unzureichender Mineralisation der Grundsubstanz infolge Calcium- u. Phosphat-Minderangebotes oder -entzuges z.B. bei Vitamin-D-Mangel, Malabsorption, Vit.-D-Resistenz (z.B. Phosphatdiabetes), Stoffwechselerkrankungen (z.B. idiopath. Hyperkalziurie, glomeruläre Niereninsuffizienz); Symptome: Knochendeformierung (Glockenthorax, Skoliose, Keil-, Fischwirbel, Kyphosen, Genu valgum u. varum), rasche Ermüdbarkeit, Muskelschmerzen.

Osteomyelitis: primär-hämatogene, seltener lymphogene oder durch direkte (traumat.) Keimeinschleppung entstandene, akute oder chron., abszedierende bis phlegmonöse Entzündung des Knochenmarks (allgemein einschließlich des Knochengewebes u. Periostes = ↗Ostitis, Periostitis); führt durch sekundäre Zirkulationsstörung u. demarkierende Granulationen (u. deren Einschmelzung) zu Nekrotisierung u. zu Sequesterbildung, evtl. mit sekundären abgrenzenden osteoplast. Prozessen. Symptome: schwere Beeinträchtigung des Allgemeinbefindens (oft Sepsis!), lokaler Schmerz, Schwellung (Weichteilbeteiligung) u. Durchbruch (mit Kloakenbildung, Fisteleiterung). Therapie ↗Abb.

Osteomyelofibrose, OMF, Myelofibrose: fortschreitende bindegewebige Verödung des

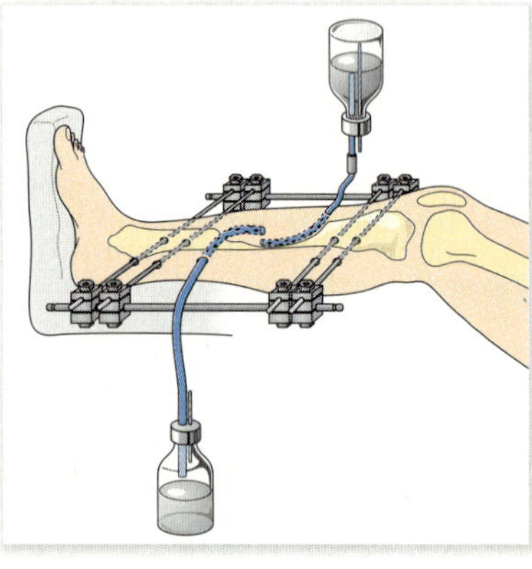

Therapie der chron. **Osteomyelitis:** radikale Ausmuldung des Knochens, Spüldrainage u. Ruhigstellung durch Fixateur externe [408]

Knochenmarks (grauweißl. Verfärbung, Zunahme der kollagenen, später auch retikulären Fibrillen bei gleichzeit. Schwund des blutbildenden Gewebes); unterschieden als Typ HUECK-ASSMANN u. HARRISON-VAUGHAN, ferner sek. Formen nach Einwirkung tox. Substanzen u. ionisierender Strahlen, bei Karzinommetastasen, Tuberkulose, chron. Myelose, Polyzythämie.

Osteon: aus Knochenlamellen bestehendes »Knochensäulchen«; entspricht als morphologische Baueinheit einem HAVERS* Lamellensystem.

Osteonekrose: ↗Knochennekrose. – **O., aseptische:** ↗Epiphysennekrose.

Osteopathie: 1) Bez. für – meist systemische, nichtentzündliche – Knochenerkrankungen; s.a. Osteodystrophie, -malazie, -porose, -sklerose. – **O., renale:** ↗Osteodystrophie, renale. **2)** ↗Chirotherapie.

Osteoperiostitis: Entzündung von Knochengewebe u. Periost.

Osteophonie: ↗Knochenleitung.

Osteophthise: fortschreitende Osteolyse.

Osteoplastik: plastische Op. am Skelett, z.B. Knochenumformung, -transplantation, Defektbeseitigung.

osteoplastisch: 1) knochenbildend; z.B. die o. ↗Knochenmetastase (des Mamma-, Prostata-Ca.). **2)** durch ↗Osteoplastik.

Osteoporose, Osteoporosis: Verminderung der Gesamtknochenmasse, die über die alters- u. geschlechtsentsprechende Norm hinausgeht u. schließlich zu vermehrter Knochenbrüchigkeit führt. Je nach Ursache der Osteoporose teilt man ein in primäre u. sekundäre Osteoporose, wobei letztere aufgrund anderer Gesundheits- u. Funktionsstörungen (endokrinologisch, medikamentös, onkologisch, Immobilisation, intestinal, alimentär, renal usw.) entsteht. Die primären Osteoporosen werden untergliedert in eine sog. idiopathische Osteoporose, die postmenopausale Osteoporose (Typ-I-Osteoporose), die wegen des bekannten pathogenetischen Faktors des Östrogenmangels eigentlich schon als sekundäre Osteoporose bezeichnet werden könnte, u. die senile Osteoporose (Typ-II-Osteoporose).

Osteoporoseprophylaxe: vorbeugende (hormonelle u. nicht-hormonelle) Maßnahmen gegen Osteoporose. Bei hohem Osteoporoserisiko (niedrige Knochendichte) bei Frauen gelten natürliche Östrogene als Mittel der ersten Wahl. Wichtig sind ausreichende Calciumzufuhr in der Nahrung, wenig Phosphate, Reduktion von Noxen wie Nikotin u. übermäßigem Alkohol- u. Kaffeegenuß; regelmäßige körperliche Betätigung u. ausreichende Sonnenexposition (Vitamin-D-Metabolismus!).

Osteoradionekrose: Knochenschaden nach zu hoch dosierter Strahlentherapie.

Osteosarkom: bösartiger Tumor (Knochensarkom), i.e.S. das osteoplastische ↗Sarkom; häufigster maligner Knochentumor, vorwiegend bei Jugendlichen.

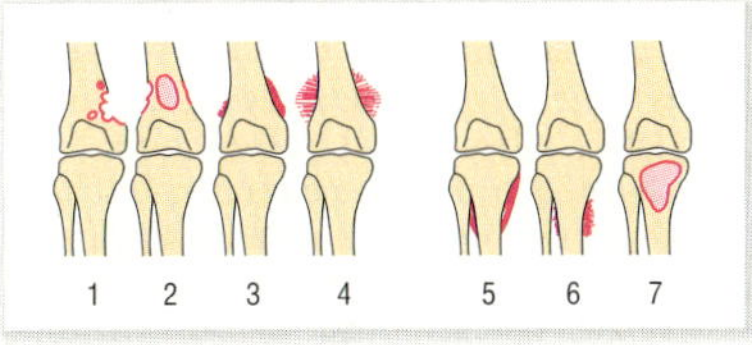

Charakterist. Röntgenbilder beim **Osteosarkom** (1–4: osteolytisches, osteoklast., osteophyt. u. kombin. Tumorwachstum; 5–7 EWING* Sarkom: Knochenlamellen, Spiculae, Osteolysen) [522]

Osteosklerose: 1) Eburnisation, Eburneation: umschriebene oder generalisierte Knochenvermehrung (Knochenhypertrophie) mit Zunahme der Knochenhärte u. Verminderung der dynam. Belastbarkeit; primär bei sog. generalisierten O.-Syndromen wie z.B. ↗Marmorknochenkrankheit (= Osteosclerosis congenita diffusa s. fragilis generalisata); sekundär-reaktiv bei entzündl., tumorösen u. degenerat. Prozessen, ferner die renale O. (s.u. Osteodystrophie, renale). **2)** ↗Osteomyelofibrose.

Osteosynthese: op. Vereinigung reponierter Knochenfragmente (z.B. nach Bruch, Osteotomie) durch Verschrauben, Nageln, Plattenanlagerung etc.; i.e.S. die zu primärer Knochenheilung führende ↗Druckosteosynthese (Prinzip ausgearbeitet von der **A**rbeitsgemeinschaft **O**steosynthese: »AO«). Als **stabile O.** die eine sofortige Beübung ohne Belastung (= »übungsstabile«) oder aber die volle Belastung erlaubende (= »belastungsstabile«) O.

Osteotomie: Knochendurchtrennung, meist mit anschließender Osteosynthese.

Ostitis: Entzündung von Knochengewebe, i.e.S. die von den Gefäßen der HAVERS* Kanäle ausgehende (im Ggs. zur vom Markraum ausgehenden ↗Osteomyelitis). – **O. deformans:** ↗PAGET* Sy. – **O. cystoides (multiplex):** ↗PERTES*-JÜNGLING* Krankheit.

Ostium: (latein.) Öffnung, Mündung (Mehrzahl: Ostia). – **O. abdominale tubae uterinae:** die der Bauchhöhle zugewandte, von Fimbrien umgebene Öffnung des Eileiters; hier Aufnahme der Eizelle nach dem Follikelsprung.

Oszillographie: in der Angiologie die graphische Aufzeichnung des zeitlichen Verlaufs von Druck- u. Volumenschwankungen innerhalb eines Gefäßabschnittes; geschieht i.d.R. mittels eines Oszilloskops, das die Schwankungen auf einem Bildschirm (Kathodenstrahlprinzip) sichtbar macht. Unterschieden wird eine **mechanische O.** über Blutdruckmanschetten u. eine **elektronische O.,** bei der spezielle Meßfühler (z.B. elektronische Pulsabnehmer) über dem zu messenden Abschnitt angebracht werden. Die fortlaufende Darstellung der Meßgrößen kann gleichzeitig auf Papierstreifen erfolgen. Anw. v.a. zur Erstellung von Extremitätenpulskurven bei Verschlußleiden.

Oszillometrie: Messung pulsatorischer Druckschwankungen (z.B. in der Blutdruckmanschette).

Ot...: Wortteil »Ohr(en)«.

Otalgia, Otalgie, Otodynie: Ohrenschmerz; i.e.S. der in das Ohr (einschl. Tube) lokalisierte u. organisch nicht begründbare.

Otitis: Entzündung des Ohres oder eines seiner Teile; s.a. Labyrinthitis (= O. interna), Mastoiditis. – **O. externa:** O. des äußeren Gehörganges, u. zwar umschrieben (= O. e. circumscripta = Gehörgangsfurunkel) mit starken Schmerzen in Ohrmuschel u. Gehörgang, Druckschmerzhaftigkeit des Tragus, Ohrmuschel-, häufig auch Warzenfortsatzödem (sog. »Pseudomastoiditis«); oder aber diffus z.B. sekundär bei Ekzem, Trauma, Fremdkörper, Mittelohreiterung, mit zirkulärer stenosierender Schwellung, Spontan- (beim Kauen, Sprechen) u. Druckschmerz, Juckreiz. – **O. media acuta:** akute, u.U. sehr schwer verlaufende Mittelohrentzündung: v.a. durch die Ohrtrompete (Tuba auditiva) vom Nasen-Rachen-Raum her, seltener via Trommelfellperforation eingeschleppte bzw. hämato- oder lymphogene Entzündung der Paukenhöhlenschleimhaut; meist verursacht durch hämolysierende Streptokokken, Staphylokokken, Haemophilus influenzae oder Pneumokokken, Viren. Vielfach als Säuglingsotitis. – **O. media chronica:** rezidivierende oder gleichmäßig andauernde Mittelohrentzündung, rel. häufig bei unzureichender Mastoid-Pneumatisation u. Schleimhauthyperplasie, oft schon in der Kindheit entstanden.

Oto...: Wortteil »Ohr(en)«, »Gehör«.

Otoblennorrhö: schleimiger Ohrausfluß.

Otodynie: ↗Otalgie.

otogen: vom Ohr ausgehend.

Otoklisis: op. Korrektur abstehender Ohrmuscheln.

Otolithen: **1)** ↗Statoconia. **2)** Konkrement in der Paukenhöhle oder dem äußeren Gehörgang bei chron. Entzündung **(Otolithiasis)**.

Otomykose: Erkrankung des äußeren Gehörganges durch im Ohr lebende, fakultativ pathogene Pilze.

Otopexie: ↗Otoklisis.

Otopyorrhö: eitriger ↗Ohrenfluß.

Otorrhagie: ↗Ohrblutung.

Otorrhö: ↗Ohrenfluß.

Otosalpingitis: die katarrhalische ↗Otitis media (mit Beteiligung der Ohrtrompete).

oto-sino-bronchiales Syndrom: rezidivierende katarrhal. Entzündung der oberen Luftwege mit Bronchopneumonie, Sinusitis u. Otitis media.

Otosklerose: erbliche (gynäkotrope), fortschreitende, meist symmetr. Erkrankung der knöchernen Labyrinthkapsel mit osteosklerot. Herden (v.a. ovales Fenster, auf den Stapes übergreifend, dadurch Ankylose); häufig auch Degeneration an CORTI* Organ u. Hörnerv. Beginn schleichend (meist ab 2.–3. Ljz.): zunehmende Schalleitungsschwerhörigkeit, Ohrensausen, evtl. Innenohrschwerhörigkeit; Therapie: Stapedektomie.

Otoskop: ↗Ohrenspekulum; ferner das elektr. Otoskopiegerät mit Batteriehandgriff, Beleuchtungsquelle, Lupe u. Ansatz für div. Ohrspekula. Beide für die Untersuchung des äußeren Gehörganges einschl. Trommelfell **(Otoskopie)**.

ototoxisch: auf das Gehörorgan (v.a. Nervus vestibulocochlearis) toxisch wirkend (z.B. Streptomycin, Kanamycin).

Output: (engl.) Ausstoß. **1)** ↗Herzminutenvolumen. **2)** Reizintensität (»Energie«) bei ↗Herzschrittmachern.

Ovar: der Eierstock, ↗Ovarium; s.a. Ovarial...

Ovarektomie: ↗Ovariektomie.

Ovarialgravidität: extrauterine ↗Gravidität im Eierstock.

Ovarialhormone: die im Eierstock (Ovar) unter Einfluß hypophysärer ↗Gonadotropine erzeugten Hormone: ↗Östrogene in der Follikel- u. Gelbkörperphase, Progesteron, 20α-Progesterol, 17α-Hydroxyprogesteron u. kleine Mengen Androgene (Androstendion,

Testosteron, Dehydroepiandrosteron) v.a. in der späten Follikel- u. Gelbkörperphase.

Ovarialinsuffizienz: Funktionsschwäche der Ovarien; **primäre O.** mit prim. Amenorrhö oder Zyklusstörung oder mit sek. Amenorrhö nach kurzer Funktionsdauer (z.B. bei Ovarialhypoplasie); **sekundäre O.** entweder Folge gonadotroper Hypophysenvorderlappeninsuffizienz (z.B. beim SHEEHAN* Syndrom) oder hypothalamisch bedingt oder aber – häufig – psychogen (mit Amenorrhö, Anovulation, Sterilität). Unterschieden als »vegetative O.« (inkretorische Ausfälle mit vegetat. Beschwerden) u. als »generative O.« (Störung von Follikelwachstum, Ovulation, Gelbkörperbildung u. damit der Fertilität).

Ovarialkarzinome: bösartige, vom Oberflächenepithel abgeleitete Tumoren des Eierstockes. Dritthäufigstes Genitalneoplasma der Frau; betroffen sind meist ältere Frauen; Risikofaktoren u.a.: familiäre Disposition, Kinderlosigkeit. O. sind oft lange Zeit symptomlos; Verdachtshinweise sind eine Resistenz im Bereich der Adnexe bzw. im Unterbauch (z.B. im DOUGLAS* Raum) oder Aszites. *Diagnose* (vielfältige Differentialdiagnose): u.a. gyn. Untersuchung, CA-125-Tumormarker, (transvaginale, transabdominale) Sonographie, evtl. Abrasio. *Therapie* (je nach Stadium u. Tumortyp): Operation, Chemotherapie (adjuvant, kurativ, palliativ), evtl. Strahlentherapie.

Ovarialtumoren: Oberbegriff für gut- oder bösartige (evtl. Borderline-Malignität) Tumoren des Eierstockes, die vom Oberflächenepithel, von den Keimzellen oder dem Stroma ausgehen; s.a. Ovarialkarzinom, LMP-Tumoren.

Ovarialzyklus: ↑Genital-, Menstruationszyklus.

Ovarialzyste: Retentionszyste im Eierstockfollikel oder im Corpus luteum (»cysticum«); ferner die zystische ovarielle ↑Endometriose u. das ↑Cystadenoma.

Ovar(i)ektomie: op. Entfernung eines oder beider Eierstöcke wegen Erkrankung (Zyste, Tumor) oder zur Ausschaltung der endokrinen Funktion (z.B. bei Mammakarzinom); auch als operativ-pelviskopischer Eingriff möglich. Bei gutartigem Prozeß u. jungen Frauen nur partiell (Erhaltung von Fertilität oder – zumindest – Menstruationszyklus); bei bösartigem Prozeß u. im Klimakterium Total-Op.

Ovariohysterektomie: ↑Uterusexstirpation mit Ovariektomie.

ovari(o)priv: durch Funktionsausfall oder Entfernung der Ovarien bedingt.

Ovariosalpingektomie: op. Entfernung eines oder. beider Eierstöcke einschließlich der Eileiter.

Ovarium, Ovar, Oophoron**:** der paarige »Eierstock« als weibliche Keimdrüsen. – Als »generative Funktion« die Produktion befruchtungsfähiger Eier während der fertilen Phase (etwa 13.–45. Lj.); als »inkretorische« oder »vegetative« Funktion die Östrogen- u. Gestagen-Produktion.

Overhang: (engl.) Nachwirkung der ↑Narkose.

Overhead-Methode: (engl.) schonende geschlossene Einrenkung der angeborenen Hüftluxation (über den hinteren Pfannenrand) durch 1- bis 3wöchige Extension (mit Pflaster- oder Zinkleimzug) in vertikaler Richtung (nach oben, mit zunehmender Abduktion); evtl. mit Längsextension.

Overwhelming Post Splenectomy Infection Syndrome, OPSI-Syndrom**:** Entwicklung einer schweren Allgemeininfektion bei fehlender Milz (nach Splenektomie); kann auch Jahre nach der Op. auftreten, v.a. wenn diese im Kindesalter stattfand.

Ovo...: Wortteil Ei..., s.a. oo..., ovi...

Ovulation: die normalerweise (»spontane« O.) durch Zusammenwirken der Gonadotropine FSH u. LH ausgelöste Ausstoßung der reifen Eizelle (↑Abb.) aus dem GRAAF* Follikel (»Follikelsprung«) etwa 14 Tage vor Menstruationsbeginn (»Ovulationstermin«; bei 28tägigem Zyklus um den 14., bei 32täg. um den 18., bei 21täg. um den 7. Tag); gelegentlich ausbleibend oder verzögert. Zeitpunkt der max. Empfängnisfähigkeit; mehr oder weniger unsicher bestimmbar anhand von sog. Ovulationszeichen im Scheidenabstrich u.

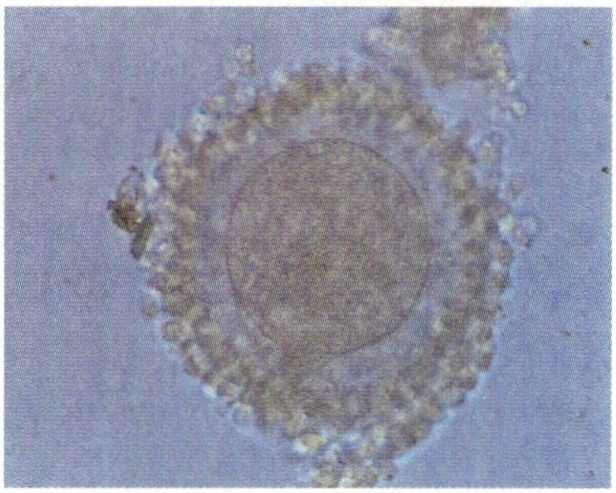

Ovulation: präovulatorische Eizelle [275]

Zervikalsekret (Menge, Aussehen, Spinnbarkeit, Farnkrauttest), von Basaltemperatur (s.a. KNAUS*-OGINO* Methode), Blutspiegeln gonadotroper u. ovarieller Hormone, durch Endometriumbiopsie, Sonographie, Laparoskopie, ferner anhand von Mittelschmerz, Ovulationsblutung, prämenstruellem Syndrom.

Ovulationsblutung: ↗Mittelblutung.

Ovulationshemmer: Östrogen-Gestagen-Präparat mit Hemmwirkung auf den Eisprung (Ovulation) durch Angriff an dem Hypothalamus-Hypophysenvorderlappen-System (wahrsch. auch direkt am Ovar); ferner – als Gestageneffekt – durch Herabsetzung der Permeabilität des Zervixschleims, Beeinflussung von Endometrium u. Tuben i.S. einer Verschlechterung von Eitransport u. Nidationsbedingungen. Anw. v.a. als orale Kontrazeptiva (= »Pille«; nur 0–1 Versager auf 100 Frauenjahre = PEARL* Index; s.a. Konzeptionsverhütung), ferner bei Dysmenorrhö, prämenstruellem Syndrom, Akne etc. u. zur Zyklusregulierung. – Medikationsprinzipien: **1)** Einphasen- oder kombinierte Methode: Östrogen(Ö)-Gestagen(G)-Kombination vom 5. bis 25. Tag. **2)** Zwei- oder Dreistufen-(phasen-)methode: **a)** Sequenzmethode: Ö. in der 1., G. + Ö. in der 2. Phase (also »normophasisch«; mit Durchbruchovulation); **b)** Step-up-Methode: relativ hohe Ö.-Dosis u. Vorziehen der G.-Medikation in die letzten Tage der 1. Phase oder aber kleine G.-Dosen bereits in der Ö.-Phase. **3)** Dreimonatsspritze: intramuskulär verabreichtes, relativ hochdosiertes Gestagen (alle 2–3 Mo.). **4)** Monatspille: Ö.- + G.-Präp. einmal im Mon.; vgl. Interzeption (Postkoitalpille, »Pille danach«), Minipille (keine Ovulationshemmer!).

Ovulationsinduktion: die Auslösung eines Eisprungs durch Applikation eines zyklusstimulierenden Hormons (z.B. Epimestrol, Cycloferil, Clomifen).

Ovulationstiming: medikamentöse Steuerung des Ovulationstermins; z.B. als Vorbereitung für die extrakorporale Befruchtung bzw. für ↗Embryotransfer.

ovulatorisch: die Ovulation betreffend, mit erfolgender Ovulation (vgl. anovulatorisch).

Ovum: (latein.) das Ei; die für die Befruchtung bereitstehende Eizelle.

Oxacillin: Penicillinase-festes halbsynthet. Penicillin-Derivat.

Oxalacetat: Salz der Oxalessigsäure.

Oxalatblut: durch Zusatz von Oxalat-Lsg. (Ausfällung des Blutcalciums als unlösliches Calciumoxalat) ungerinnbar gemachtes Blut zur Gewinnung von Plasma.

Oxalatstein: Harnkonkrement, bestehend aus – meist – Calciumoxalat-mono- oder -dihydrat (im Sediment: Hantel- bzw. Briefumschlagformen).

Oxalessigsäure: wichtiger Metabolit im Citratzyklus.

Oxalsäurediathese: klin. Symptomatik bei Hyperoxalämie: Oxalatsteinbildung oder -kristallurie mit Nierenkoliken, Dyspepsie, Flatulenz, schleimigen Diarrhöen, Neuralgien, Migräne, Gelenkveränderungen (Typ PCP).

Oxazepam: Benzodiazepin-Derivat; Tranquilizer.

Oxidation: elementare, stets als Redoxreaktion erfolgende, Energie liefernde stoffl. Umsetzung, bei der einer der Reaktionspartner (Reduktionsmittel = Elektronendonator) unter Abgabe von Elektronen (= Oxidation) an den anderen (Oxidationsmittel = Elektronenakzeptor) oxidiert bzw. dehydriert (»verbrannt«) wird. – **O., biologische:** alle oxidativen Vorgänge im Intermediärstoffwechsel, auch bei der Biotransformation von Arzneimitteln. Erfolgt durch Oxidasen bzw. Oxygenasen.

Oxidationstherapie, hämatogene, HOT, Blutwäsche: Entnahme von 50 ccm Blut, das nach Anreicherung mit gasförmigem Sauerstoff u. UV-Bestrahlung reinfundiert wird.

Oxprenolol: ein ↗Betarezeptorenblocker. Klasse-II-Antiarrhythmikum, s.a. Antiarrhythmika.

Oxy-: Wortteil **1)** »(Luft-)Sauerstoff« (auch Präfix für »Hydroxy-« u.a. O-haltige Gruppierungen); vgl. Oxi...; **2)** »spitz«, »scharf«, »übermäßig« (= hyper...).

Oxygenation: Sauerstoffzufuhr, -sättigung; s.a. Arterialisation, hyperbare Oxygenation.

Oxygenator: Gerät für die Arterialisierung (CO_2-Entzug, O_2-Zuführung) des temporär in einen extrakorporalen Kreislauf (Herz-Lungen-Maschine) geleiteten Blutes.

Oxygen(ium): ↗Sauerstoff.

Oxyhämoglobin, Oxy-Hb, O_2-Hb: das durch reversible Anlagerungsverbindung von molekularem Sauerstoff (O_2) mit dem 2wertigen Häm-Eisen »sauerstoffbeladene« Hb als für den O_2-Transport ins Gewebe wesentl. Form.

Oxymetrie: spektralphotometrische Bestimmung der Sauerstoffsättigung des Blutes.

Oxyphenbutazon: nichtsteroidales Antirheumatikum mit analgetischer Wirkung. Anw. wg. Nebenwirkungen (wie bei ↗Phenylbutazon, dessen Metabolit O. ist) auf akute

Schübe bei Gicht u. Spondylarthritis ankylopoetica (BECHTEREW) eingeschränkt.

Oxytocica: die Uterusmuskulatur zur Kontraktion anregende Mittel (»Wehenmittel«); i.e.S. ↗Oxytocin u. Secale-Alkaloide (Dauerkontraktion), i.w.S. auch Bradykinin, Vasopressin u.a.

Oxytocin: in neurosekretorischen Nervenzellen des Hypothalamus gebildetes, zum Hypophysenhinterlappen transportiertes u. dort gespeichertes Hormon, das die Kontraktion der Uterusmuskulatur u. der myoepithelialen Zellen der Brustdrüse anregt; Anw. in der Geburtshilfe (z.B. zur Geburtseinleitung).

Oxyuren: ↗Oxyuridae.

Oxyuriasis: ↗Enterobiasis.

Oxyuridae, Madenwürmer: eine Nematoden-Familie [Oxyuroidea]; beim Menschen v.a. ↗Enterobius vermicularis.

Ozaena, Rhinitis atrophicans, Coryza foetida, Stinknase: chron.-progrediente Atrophie der Nasenschleimhaut u. -muscheln; als genuine oder **primäre O.** auf fam.-konstitutioneller Basis, als **sekundäre O.** bei übermäßig weitem Nasenlumen, nach großer Septumperforation, Tumorresektion etc.; Symptome: gelbgrüne, abstoßend süßlich riechende Borkenbeläge, reduziertes bis erloschenes Geruchsvermögen, evtl. begleitende Pharyngitis chronica atrophicans et sicca **(»O. laryngotrachealis«)**. Ätiogenese unbekannt (evtl. Zusammenhang mit ↗Klebsiella ozaenae). Therapie: Spülungen etc. oder Op. (Reduktionsplastik).

Ozon: O_3, die energiereiche, instabile Form des Sauerstoffs; starkes Oxidationsmittel; bildet mit ungesättigten organ. Stoffen **Ozonide**. Natürlich angereichert in der **Ozonosphäre** (20–35 km ü. d. Erdoberfläche; Bildung durch UV-Wirkung; absorbiert v.a. kurzwellige UV-Anteile: »**Ozonsperrschicht**«). V.a. Stickstoffoxide (NOx, s.u. nitrose Gase) sind »Vorläufersubstanzen« von O_3 in bodennahen Luftschichten (NOx spalten, begünstigt durch UV-B-Strahlung, O ab, $O + O_2 \rightarrow O_3$). Erhöhter Gehalt in der Atemluft wirkt toxisch (Schleimhautreizung, Müdigkeit, Kopfschmerzen, Dyspnoe, substernale Schmerzen).

Ozonloch: Verringerung der Ozonschicht in der Stratosphäre, v.a. im Bereich 14 bis 20 km über der Antarktis. Ursache: in erster Linie Fluorchlorkohlenwasserstoffe (Verwendung v.a. als Treibgas, in Kühlgeräten u. bei der Herstellung von Schaumstoffen), die durch UV-Strahlung gespalten werden. Dabei entsteht freies Chlor, das die Ozonmoleküle zerstört. Die Ozonschicht wirkt als schützender Filter gegen die UV-Strahlung aus dem Weltall, so daß bei Verdünnung dieser Schicht vermehrt UV-Strahlen auf die Erde gelangen; als Folge des O. wird u.a. eine Zunahme von Hautmalignomen (Plattenepithelkarzinome, Basaliome, evtl. Melanome) diskutiert.

Ozontherapie: 1) therap. Begasung gangränöser Zahnwurzelkanäle mit einem O_2-O_3-Gemisch. **2)** Hydrotherapie (Bäder, Duschen, Waschungen etc.) mit 0,5–5% Zusatz eines O_2-O_3-Gemisches zum Wasser (= Ozonisierung). **3)** i.e.S. Behandlungsverfahren mit Ozon; z.B. als Eigenblutbehandlung, bei der Blut aus der Vene entnommen, mit Ozon verschüttelt u. dem Patienten wieder injiziert wird. Der Methode wird u.a. eine durchblutungsfördernde Wirkung zugesprochen. – vgl. Sauerstoffbehandlung.

P

P

P: Kurzzeichen u.a. für **P**hosphor, Druck, P-Zacke, **P**ulmonalton, **P**lättchenfaktor (s.u. Thrombozytenfaktoren), **P**erzentile, **P**robabilität.

PA: 1) Primär**a**ffekt. **2) P**ulmonalis**a**real. **3) p**erniziöse ↗**A**nämie.

p. a.: posterior-**a**nterior.

PABA-Peptid: synthet. Peptid, das nach oraler Applikation selektiv durch Chymotrypsin gespalten wird, so daß die im Urin ausgeschiedene PABA bzw. p-Aminohippursäure als Parameter für die exokrine Pankreasfunktion gilt **(»PABA-Test«)**.

Pacemaker: (engl.) ↗Herzschrittmacher.

pachy...: Wortteil »dick«, »verdickt«.

Pachydermia, Pachydermie: flächenhafte Verdickung der Haut (mit vermehrter Furchung u. Konsistenz) durch – bindegewebige – Hyperplasie aller Hautschichten.

Pachymeningitis: Entzündung (eitrig, hämorrhag., fibrinös) der ↗Dura mater.

Pacini* Körperchen: ↗Corpuscula lamellosa.

Packung: Einwickeln des Körpers oder einzelner Körperabschnitte (= Ganz- bzw. Teil-P.; s.a. Wickel) mit trockenen oder feuchten, kalten oder warmen Tüchern (darüber Wolldecke), oder aber mit anderen guten Wärmeträgern (Kataplasmen, Peloide); Anw. bei Haut-, Infektions- u. rheumat. Krankheiten.

Paclitaxel: Substanz mit zellgiftiger (zytotoxischer) Wirkung, die ursprünglich aus der Rinde der Pazifischen Eibe (Taxus brevifolia) gewonnen wurde. Die Herstellung erfolgt heute halbsynthetisch aus Zweigen u. Nadeln verschiedener Eibenarten. Wird angewendet bei metastasiertem Ovarial- u. Mammakarzinom.

P. ae.: Partes **ae**quales (»gleiche Teile«).

Pädiater: Arzt für Kinderheilkunde **(»Pädiatrie«)**.

Pärchenegel: ↗Schistosoma.

PAG: (engl.) **p**regnancy **a**ssociated **g**lycoprotein; hochmolekulares Plasmaprotein. Als α_2-PAG steigt es während der Schwangerschaft, bei oraler Östrogenzufuhr sowie bei verschiedenen Tumoren an.

Paget* Krebs, Dermatitis (papillaris) maligna, Krebsekzem der Brust: ↗Mammakarzinom mit ekzemähnlichen, meist einseitigen Veränderungen der Brustwarze u. des Warzenhofes; langsam fortschreitend; braunrotes, schuppendes, nässendes u. verkrustetes Infiltrat (↗Abb.); wichtigste DD: das Mamillenekzem (meist beidseitig). – **P.* Syndrom,** Ostitis s. Osteodystrophia deformans: Knochenerkrankung mit massivem Knochenumbau einzelner (»Ostitis fibrosa localisata«) oder mehrerer Knochen (v.a. Becken, Wirbelkörper der LWS, Os sacrum, Schädel), mit Verdickung u. Verkrümmung, später häufig Spontanfrakturen, ggf. neurol. Symptome (Wurzelschmerzen, Lähmungen, Optikusatrophie etc.).

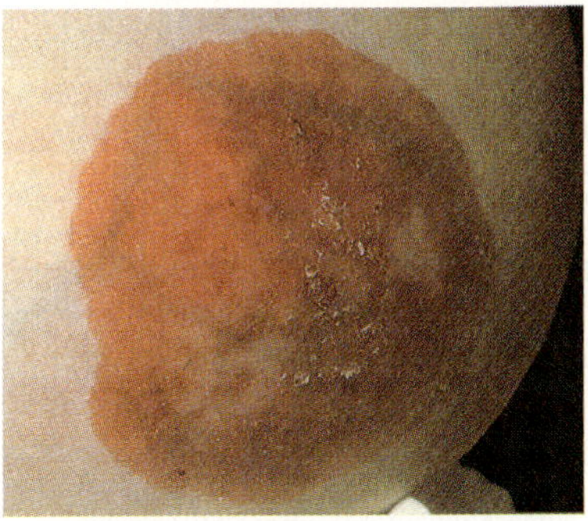

Paget* Karzinom (Brust) [393]

pagetoid: dem Paget* Karzinom ähnlich (z.B. das Bild der Bowen* Dermatose).

PAH: Para**a**mino**h**ippursäure, ↗p-Aminohippursäure.

PAH-Clearance: quant. Nierenfunktionsprobe (s.u. Clearance) zur Untersuchung der tubulären Transportmechanismen (mit PAH) sowie zur Bestimmung des Nierenplasmastroms, aus dem zusammen mit dem Hämatokritwert die Nierendurchblutung errechnet werden kann, zus. mit der Inulin-Clearance auch zur Bestg. der Filtratfraktion.

pain: (engl.) Schmerz.

palae(o)...: Wortteil »alt«.

Palatinum: ↗Os palatinum.

palato...: Wortteil »Gaumen«.
Palatoschisis: ↗Gaumenspalte.
Palatum: der – bds. schleimhautüberzogene – Gaumen; als harter (= P. durum; Dach der Mund- u. Boden der Nasenhöhle) u. – hinten anschließend – weicher Gaumen (= P. molle).
Palikinesie: dauernde Wiederholung der gleichen Geste als Teilerscheinung des psychomotorischen Anfalls.
Palilalie: ständige, unwillentliche Wiederholung gesprochener Wörter oder Satzenden.
Pallästhesie: das »Vibrationsgefühl« als Teil der Tiefensensibilität. Fehlt **(= Pallhyp-** oder **Pallanästhesie)** z.B. bei diabetischer Polyneuropathie.
palliativ: krankheitsmildernd (ohne zu heilen); z.B. p. Chemotherapie.
Palliativbehandlung: Therapie mit palliativer Zielsetzung, d.h. z.B. bei nicht heilbarem Tumorleiden die Linderung oder Prophylaxe tumorbedingter Symptome.
Palliativoperation: Op. zur – evtl. zeitweiligen – Wiederherstellung einer schwer beeinträchtigten Organfunktion ohne Beseitigung der Ursache (z.B. eines bösartigen Tumors).
Pallidumsyndrom: ↗PARKINSON* Syndrom (Parkinsonismus).
pallidus: (latein.) blaß.
Pallium: (latein. = Mantel) ↗Cortex cerebri.
Palliumsyndrom: das ↗apallische Syndrom.
Pallor: (latein.) Blässe.
Palma manus: die durch die Beugefalten an den Fingergrundgelenken begrenzte Hohlhandfläche (»Handteller«), deren Leistenhaut unverschieblich mit der Palmaraponeurose verbunden ist.
palmar(is): zur Hohlhand (Palma) gehörend, sie betreffend, hohlhandseitig.
Palmaraponeurose: ↗Aponeurosis palmaris.
Palmarerythem: flächenhafte Rötung insbes. der Daumen- u. Kleinfingerballen z.B. bei Leberzirrhose, chron. Hepatitis.
Palmarkontraktur: ↗DUPUYTREN* Kontraktur.
Palmitinsäure, Acidum palmitinicum, Cetylsäure: höhere gesättigte Fettsäure; Hauptbestandteil des Palmfettes; technischer u. pharmazeutischer Grundstoff.
palpabel, palpabilis: tast-, greifbar (↗Palpation).
Palpation: Tastuntersuchung (mit einem oder mehreren Fingern, auch bimanuell) der Körperoberfläche oder zugänglicher Körperhöhlen (»Austastung«) zur Beurteilung von Konsistenz, Elastizität, Beweglichkeit, Schmerzempfindlichkeit etc.; ↗Abb.

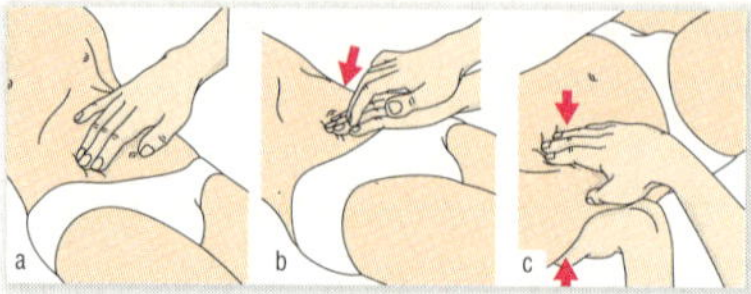

Palpation des Abdomens: a) orientierende Palpation, b) Palpation mit beiden Händen, c) bimanuelle Palpation [352]

Palpationsgeräusch: durch Palpation des Abdomens (bes. ileozäkal) auslösbares gurrendes oder glucksendes Geräusch im Kolonbereich, v.a. bei Durchfallkrankheiten, Colon spasticum.
Palpebrae: die Augenlider (↗Lid).
palpebral(is): das Augenlid betreffend.
Palpieren: Untersuchung durch ↗Palpation.
Palpitatio cordis, Palpitation, Kardiopalmus: subjektive (Miß-)Empfindung einer verstärkten u. beschleunigten Herzaktion (»Herzklopfen«).
p-Amino...: s.u. Amino...
pan...: Wortteil »ganz«, »alles«, s.a. holo...
Panalgesie: Schmerz, der sich auf den gesamten Körper ausdehnt.
Panangi(i)tis: 1) alle Wandschichten betreffende Gefäßentzündung (Panarteriitis, Panphlebitis; s.a. Vasculitis). **2)** generalisierte Endarteriitis u./oder Endophlebitis.
Panaritium: eitrige (phlegmonöse) Entzündung an Finger oder Zehe. Symptome: Schwellung (bes. dorsal, auf Handrücken übergreifend; nur im eigentl. Herdbereich druckempfindlich), klopfende Schmerzen, evtl. Lymphangitis, -adenitis, gestörte Funktion. Therapie: Ruhigstellung, Antibiotika, meist op. Eröffnung mit Schlauchdrainage (Blutleere, Anästhesie). – **P. parunguale,** Paronychia acuta purulenta: meist vom Nagelfalz ausgehende Eiterung mit einseitiger Auftreibung, Rötung u. Druckschmerzhaftigkeit des Endgliedes, evtl. Ausdehnung auf Periost u. Sehnen; als »Kürschnerkrankheit« nach Hautläsionen. – **P. subunguale,** Paronychia subung.: oft durch den Nagel durchschimmernde Eiterung mit stark klopfendem Schmerz (u. sehr druckschmerzhaft). Therapie: bei distalem Sitz dreieckige Exzision, bei proximalem basale Teilresektion oder Totalentfernung des Nagels. – **P. tendinosum,** P. tendovaginosum: P. mit Befall der Beugesehnen u. -sehnenscheiden der Hand, mit Gefahr von Sehnennekrose u. Hohlhand-, insbes. V-Phlegmone.

Panarteri(i)tis: **1)** Gefäßentzündung (Arteriitis) mit Beteiligung aller Wandschichten. **2)** P. nodosa: ↑Periarteriitis nodosa.

Panarthritis: Gelenkentzündung (↑Arthritis) mit Beteiligung aller Gelenkstrukturen.

Panax ginseng: die ostasiat. »echte Ginsengpflanze« [Araliaceae]. Therapeutische Anw. der Wurzel als Universalmittel, spez. auch als stimulierendes u. tonisierendes Herz-Kreislauf-Mittel, Aphrodisiakum, Antidepressivum etc.

Pancoast* Tumor: rasch fortschreitendes peripheres ↑Bronchialkarzinom der oberen Lungenfurche bzw. -spitze, das schnell auf Rippen, Halsweichteile, Armplexus u. Wirbel übergreift (»Ausbrecherkrebs«), oft mit charakteristischem P.* Syndrom: Schulter-Arm-Schmerz, obere Einflußstauung, Hyp-, An- u. Parästhesie am Unterarm, Handmuskelatrophie, Rippenschmerz u. HORNER* Trias.

Pancreas, Pankreas: die quer im Oberbauch retroperitoneal hinter dem Magen liegende »Bauchspeicheldrüse« (Caput in der Duodenalschleife, Cauda an der Milz), mit kleinerem endokrinen (↑LANGERHANS* Inseln u. a. Ort der Insulinsynthese) u. größerem exokrinen Anteil: rein seröse Drüse mit azinösen Endstücken, bildet Vorstufen der Enzyme α-Amylase, Lipase, Phospholipase, Cholinesterase, Trypsinogen, Carboxypeptidasen, Kollagenasen, Ribonucleasen.

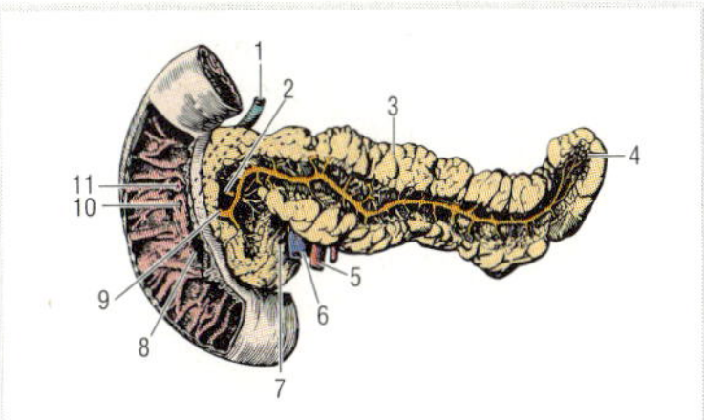

Pancreas (mit Pars descendens duodeni): **1:** Ductus choledochus; **2:** Ductus pancreaticus accessorius; **3, 4:** Corpus bzw. Cauda pancreatis; **5, 6:** A. bzw. V. mesenterica sup.; **7:** Proc. uncinatus; **8:** Plica longitud. duodeni; **9:** Ductus pancreaticus; **10, 11:** Papilla duodeni major bzw. minor [28]

pancreaticus: (latein.) das Pankreas betreffend, zum P. gehörig. – **Pancreaticus,** Pankreatikus: Kurzform für Ductus pancreaticus.

Pancreatitis: ↑Pankreatitis.

Pandemie: auf große Gebiete eines Landes oder Erdteils übergreifende Epidemie.

Panenzephalitis: knötchenförmige Entzündung (meist virusbedingt) der grauen Substanz des ganzen Gehirns, i.e.S. die subakuten (malignen) Enzephalitiden: Einschlußkörperchen-Enz. (DAWSON), Enz. PETTE-DÖRING (»einheimische P.«), subakute sklerosierende Leukoenzephalitis VAN BOGAERT (»SSLE«, »SSPE«; s.a. Slow-virus-Infektion).

Panhypopituitarismus: Produktionsminderung bis -ausfall aller Hypophysenhormone; akut nach Hypophysektomie u. Trauma, wobei die sekundäre Nebenniereninsuffizienz, später auch Hypogonadismus u. -thyreose das Bild beherrschen; subakut bis chron. bei Schädelbasis- u. Hypophysentumor (SIMMONDS* Kachexie) oder post partum (SHEEHAN* Syndrom), wobei – der Reihe nach – sekundärer Hypogonadismus, -thyreose u. -kortizismus auftreten.

Pankarditis: Herzmuskelentzündung (Karditis) mit Beteiligung aller 3 Herzwandschichten (»Endo-Myo-Perikarditis«).

pankochleär: die ganze Hörschnecke (Cochlea) betreffend; z.B. p. Schwerhörigkeit mit Hörverlust für alle Frequenzen.

Pankrealgie: Pankreasschmerz.

Pankreas: ↑Pancreas; s.a. Pankreas... – **P., künstliches:** sog. Betazelle; 2teiliges Gerät (1. für Blutzuckerbestimmung; 2. ↑Insulinpumpe für bedarfsgerechte Insulinverabfolgung); Technik (i.S. eines tragbaren Gerätes) in Entwicklung.

Pankreasentzündung: ↑Pankreatitis.

Pankreasfibrose: fibrotische Induration (bindegewebiger Ersatz des untergegangenen Drüsengewebes) bei chron. Pankreatitis mit Einschränkung der ex- u. inkretorischen Leistung. – **P., zystische:** ↑Mukoviszidose.

Pankreasgang: ↑Ductus pancreaticus.

Pankreasinseln: ↑LANGERHANS* Inseln; s.a. Inselzell...

Pankreasinsuffizienz: exokrine (↑Achylia pancreatica) u. evtl. auch endokrine Unterfunktion der Bauchspeicheldrüse z.B. bei chronischer Pankreatitis.

Pankreaskarzinom: maligner Tumor der Bauchspeicheldrüse; dritthäufigstes Malignom des Gastrointestinaltraktes; als Risikofaktoren gelten: chron. Pankreatitis, Nikotinabusus, Diabetes mellitus. Die meisten P. sind im Pankreaskopf lokalisiert (70%). Symptome: Der Tumor bleibt lange asymptomatisch; dann Oberbauchschmerzen mit Ausstrahlung in rechte Flanke, linkes Schulterblatt u. Rücken; Appetitlosigkeit, Gewichtsverlust, Übelkeit, Blähungen, Dyspepsie, evtl. Ikterus, positives COURVOISIER* Zeichen, evtl.

Pankreatitis, Thrombosen unklarer Genese, Diabetes mellitus. Diagnostik: u.a. Oberbauchsonographie, Computertomographie, ↗ERCP, Endosonographie, Feinnadelpunktion des Pankreas. Therapie: sofern möglich Operation; palliative Maßnahmen: Schmerztherapie, endoskopische Stenteinlage oder Choledochojejunostomie.

Pankreas-Lipase: s.u. Pancreas.

Pankreasnekrose: Gewebszerfall im Pankreas mit Fermentaktivierung u. Selbstverdauung; schwerste Verlaufsform der akuten hämorrhagischen ↗Pankreatitis.

Pankreas-Nieren-Transplantation: ↗Nieren-Pankreas-Transplantation.

Pankreassaft: der stark alkal. (pH 8,3–9,0), Pankreasenzyme enthaltende »Bauchspeichel«, der durch den Ductus pancreaticus major an der Papilla duodeni major zusammen mit der Galle ins Duodenum fließt (ca. 1,5–2 l/Tag).

Pankreassekretion: die Absonderung des Pankreassaftes in den Zwölffingerdarm.

Pankreasstein: Konkrement aus Calciumcarbonat u./oder -phosphat; v.a. bei chron. Pankreatitis, ferner bei Abflußbehinderung. Führt zu Stase u. damit zu Entzündung, evtl. Degeneration u. Nekrose. Symptome: Schmerzen, Pankreatitisschübe, Verdauungsinsuffizienz.

Pankreasstühle: voluminöse, breiige Stühle von grauer Farbe, mit vermehrtem Fettgehalt (Steatorrhö) als Folge verminderter Enzymproduktion bei chron. Pankreatitis.

Pankreastransplantation: Transplantation der Bauchspeicheldrüse (Pankreas) unter Ausschaltung des exokrinen Anteils durch Ausguß des P.-Ausführungsgangs mit synthetischen Polymeren; meist in Kombination mit Nierentransplantation. Hauptindikation ist der insulinpflichtige (juvenile) Typ I des Diabetes mellitus.

Pankreaszirrhose: ↗Pankreasfibrose.

Pankreatektomie: die stets zu Diabetes mellitus führende op. Entfernung des Pankreas (= totale P.), meist bei gleichzeit. Entfernung von Milz u. Duodenum. – Ferner als **partielle P.** (nur Körper- u. Schwanzteil, nach Trauma auch kleinerer Abschnitte), insbes. als Pankreaskopfresektion.

pankreatiko...: Wortteil »Ductus pancreaticus«. – Oft fälschlich für pankreato...

Pankreatikocholangiographie: s.u. Pankreatographie.

Pankreatikus: ↗Ductus pancreaticus.

Pankreatitis, Pancreatitis: Entzündung der

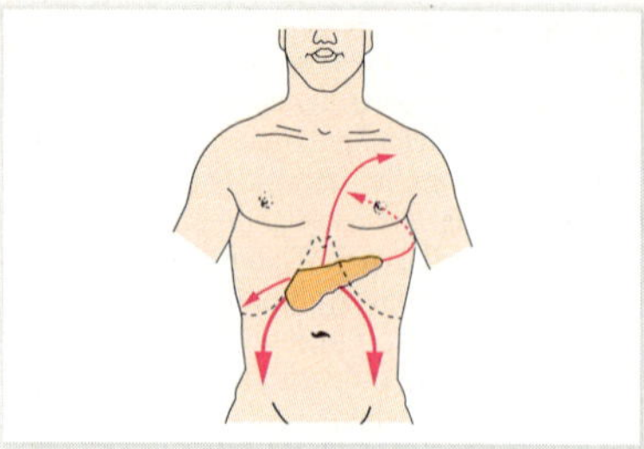

Schmerztopographie der **akuten Pankreatitis** [215]

Bauchspeicheldrüse (Pankreas). – **P., akute:** akute Entzündung der Bauchspeicheldrüse; geht einher mit akutem Oberbauchschmerz (s.a. Abb.) u. Amylaseerhöhung in Serum oder Urin; in 80–90% liegt eine komplikationslose P. vor; bei 10–20% hämorrhagisch-nekrotisierende P. mit klinisch schwerem Verlauf u. Multiorganschäden. Ätiologie: am häufigsten biliär (z.B. Gallensteine) u. alkoholtoxisch verursacht. Therapie: **1)** konservativ: Nulldiät, Volumen- u. Elektrolytersatz, Analgetika, Antibiotika bei nekrotisierender Form. **2)** kausal: evtl. Entfernung eines Gallengangssteines nach Papillotomie; Zystenpunktion/-drainage, Abszeßdrainage. **3)** chirurgisch: bei nekrotisierender P. Entfernung der – infizierten – Nekrosen u. Spül-Saug-Drainage. – **P., chronische:** chronisch fibrosierende Entzündung der Bauchspeicheldrüse; Ursachen: meist chron. Alkoholkonsum. Leitsymptom sind rezidivierende bzw. persistierende abdominelle Schmerzen; dyspeptische Beschwerden u. Gewichtsverlust; gilt als Risikofaktor für ein ↗Pankreaskarzinom. Therapie: absolute Alkoholkarenz, Schmerztherapie, Enzym- u. Hormonsubstitution.

pankreato...: Wortteil »Bauchspeicheldrüse« (Pancreas); vgl. pankreatiko...

Pankreatographie: intraop. Röntgendarstellung des Pankreasgangsystems nach Inj. eines Kontrastmittels in den Ductus pancreaticus (Katheter durch die Papilla Vateri). Auch als »endoskopische retrograde Pankreatikocholangiographie« (ERPC = ERCP; s.a. Cholangiographie).

Pankre(at)opathie: Erkrankung der Bauchspeicheldrüse.

Panmyelopathie, Panmyelophthise, aplastisches Syndrom, Panzytopenie, Knochenmarkschwund: schweres, u.U. lebensbedrohliches Krankheitsbild durch fortschreitende, alle Zellsysteme betreffende Störung der blutbildenden Knochenmarkfunktion mit Verminderung aller Blutkörperchen (Panzytopenie) im peripheren Blut. Symptome u.a.: Leistungsschwäche, Anämie, Infektanfälligkeit, Blutungsneigung, Schleimhautgeschwüre. – Ursachen: idiopathisch (FANCONI* Anämie) oder erworben; z.B. nach viralem oder bakteriellem Infekt, durch Benzol, Chloramphenicol, Gold, Zytostatika, allerg.-hyperergisch durch Barbiturate, Santonin, Kalomel, Aminopyrin, Sulfonamide, Penicillin, Antihistaminika, Thyreostatika, nach Strahlenschäden, bei Immunprozessen, Osteomyelofibrose. – Evtl. Vorstadium einer akuten Leukämie (»Präleukämie«).

Panniculitis: entzündliche Systemerkrankung des Fettgewebes, besonders am Stamm u. an den unteren Extremitäten.

Panniculus: (latein.) kleiner Lumpen, Lappen; ärmliches Kleidchen. – **P. adiposus:** die durch bindegewebige Septierung u. Maschenbildung unterteilte (Träubchen- u. Läppchenformen) Fettgewebsschicht der Unterhaut (= Tela subcutanea).

Pannikulitis: ↗Panniculitis.

Pannikulose: ↗Cellulitis.

Pannus: gefäßreiche, entzündlich-reaktive Bindegewebsbildung. – **P. corneae,** Keratitis vascularis: flächenhafte Gefäßeinsprossung in das Hornhautstroma des Auges.

Panophthalmie, Panophthalmitis: akute eitrige Entzündung des gesamten Augapfels (mit heftiger Chemosis); v.a. nach perforierender Verletzung oder Operation.

Panostitis: Knochenentzündung mit Beteiligung aller Schichten (Periost, Kortikalis, Spongiosa, Mark).

Panotitis: Entzündung des Mittelohrs (einschl. Mastoid) u. Innenohrs (s.u. Otitis), v.a. bei Scharlach.

Panphlebitis: Phlebitis mit Beteiligung aller Wandschichten der Vene.

Pansinusitis: Entzündung aller Nasennebenhöhlen.

Pantothensäure, Acidum pantothenicum, Vitamin B_3: natürlicher (Gemüse, Getreide, Hefe, Leber, Herz, Gelée royale) Coenzym-A-Baustein mit Vitamineigenschaften; tgl. Bedarf ca. 10 mg (gedeckt durch Nahrung u. mikrobielle Synthese im Darm).

Panus: ↗Lymphopathia venerea.

Panzerherz: ↗Pericarditis calcarea.

Panzerkrebs: ↗Cancer en cuirasse.

Panzystitis: alle Schichten der Harnblase u. perivesikale Gewebe ergreifende Zystitis.

Panzythämie: Vermehrung aller zellulären Elemente im peripheren Blut, z.B. initial bei Osteomyelofibrose, bei Polycythaemia vera.

Panzytopenie: Verminderung der Erythro-, Granulo- u. Thrombozyten im strömenden Blut; entweder infolge verminderter Produktion in den blutbildenden Organen (↗Panmyelopathie) oder erhöhten Zelluntergangs (toxisch-allerg. Effekt) oder Verlagerung in den marginalen Pool (↗Hypersplenismus).

P

PAO: (engl.) **p**eak **a**cid **o**utput, die maximal mögl. Säuresekretion (»Gipfelsekretion«) des Magens innerhalb 60 Min. nach Stimulation.

Pap: ↗PAPANICOLAOU* Färbung.

Papageienkrankheit: Psittakose (↗Ornithose).

Papain: Peptide, Amide u. Ester hydrolysierende SH-Proteinase im Milchsaft von Carica papaya; therapeutische Anw. des gereinigten P. (»Papayotin«) als Antiekzematikum u. Wundreinigungsmittel sowie zur Reinigung weicher Kontaktlinsen; als Chymopapain zur ↗Chemonukleolyse.

Papanicolaou* Abstrich: Zellenuntersuchung der Scheidenschleimhaut durch Vaginalabstrich (seitl. Scheidenwand für hormonale Diagnostik, Zervix, Portio oder hinteres Scheidengewölbe für Krebsdiagnostik) mit anschließender **P.* Färbung.** Zytologisch erfaßt werden Form- u. Größenabweichung der Kerne, veränderte Kern-/Plasma-Relation, Mitoseanomalien, Mehrfachkerne etc., um auf die hormonale Aktivität des Ovars bzw. auf ein Uterus-Malignom zu schließen (Sicherheit beim Zervix-Ca. 80–90%); Einteilung ↗Tab.; s.a. CIN, Scheidenabstrich.

Papaverin: im Opium vorkommendes, synthetisch zugängl. Alkaloid mit spasmolyt. Wirkung auf glatte Muskulatur; therapeutische

Zytodiagnostik nach Papanicolaou* (s.a. CIN) (nach einer Empfehlung der Deutschen Gesellschaft für Zytologie)

negativ	I	normales Zellbild
	II	entzündliche, regenerative, metaplastische oder degenerative Veränderungen, Hyper- u. Parakeratosezellen
zweifelhaft	III	schwere entzündliche oder degenerative Veränderungen
	III D	Zellen einer Dysplasie leichten bis mäßigen Grades
positiv	IVa	Zellen einer schweren Dysplasie oder eines Ca. in situ
	IVb	Zellen einer schweren Dysplasie oder eines Ca. in situ, invasives Ca. nicht sicher auszuschließen
	V	Zellen eines invasiven Zervixkarzinoms oder anderer maligner Tumoren

Anw. (p.o., i.v., s.c.) bei Koliken, Uterusspasmen, Bronchialasthma, Durchblutungsstörungen.

Papaver somniferum: »Schlafmohn« [Papaveraceae], aus dessen milchsaftführenden Kapseln (Fructus Papaveris) Opium nebst Alkaloiden, aus dessen Samen (Semen P.) Öl gewonnen wird.

Papel, Papula, Knötchen: bis linsengroße, solide Erhabenheit der Haut mit glatter, rauher, warzenförmiger oder abgeschliffener Oberfläche, von unterschiedl. Farbe u. Konsistenz; Grundeffloreszenz zahlreicher Hautkrankheiten.

Papierblase: extrem überdehnte Harnblase mit papierdünner Wand, so daß Spontankontraktion nicht mehr möglich ist.

Papilla, Papille: (Mehrzahl **Papillae** = **Pp.**) warzenförmige Erhabenheit an Haut oder Schleimhaut. – **P. duodeni major:** die VATER* Papille am unteren Ende der Plica longitudinalis mit Mündung von Ductus pancreaticus u. D. choledochus; ferner die **P. d. minor** mit Mündung des Ductus pancreaticus minor. – **Pp. filiformes:** die dem Zungenrücken ein samtartiges Aussehen verleihenden »Fadenpapillen«, mit mehrschichtigem, zipflig verhorntem Plattenepithel u. endständiger Spalte. – **P. mammae:** die von der Areola mammae umgebene »Brustwarze«. – **P. nervi optici:** ↗Discus nervi optici. – **P. pili:** die »Haarpapille«, s.u. Haar. – **Pp. renales:** die in die Kelche hineinragenden, mit feinen Öffnungen versehenen »Nierenpapillen«, die Spitzen der Pyramides renales. – **Pp. vallatae:** die 7–12 mit Geschmacksknospen besetzten großen, rundl. »Wallpapillen« des Zungenrückens. – **P. Vateri:** ↗Papilla duodeni major.

papillär, papillaris: papillen- bzw. warzenförmig.

Papillarkörper, Papillarschicht: ↗Stratum papillare corii.

Papillarmuskeln, Musculi papillares: Zu den Herzkammern kegelförmig vorspringendes Myokardgewebe; mit den von hier ausgehenden Sehnenfäden werden die Atrioventrikularklappen während der Systole in Schließposition gehalten.

Papille: ↗Papilla.

Papillennekrose: entzündl.-nekrotische Veränderungen an einer oder mehreren Nierenpapillen als Komplikation einer interstitiellen Nephritis bei Diabetes, Phenacetin-Abusus, Sichelzellenanämie, nach Papilleninfarkt; Symptome: u.a. dumpfe Nierenschmerzen, Pyurie, massive Hämaturie.

Papillenödem: Schwellung der Sehnervenpapille infolge Stauung des aus dem Auge abfließenden Blutes (mit Stauungshyperämie, hochgradiger Venenschlängelung); v.a. bei Optikusneuritis, Hirntumor (dann sehr bald Vollbild der Stauungspapille).

Papillom(a): aus gefäßhaltigem Bindegewebe bestehende u. mit Epithel bekleidete, meist gutartige Haut- bzw. Schleimhautwucherung; als P. molle rel. weich, als P. durum mit Vorherrschen der hyperkeratotischen Anteile; s.a. Verruca. – **P. acuminatum, P. venereum:** ↗Condyloma acuminatum. – **P. vesicae:** ↗Blasenpapillom.

Papillomatose, Papillomatosis: multiple Haut- oder Schleimhautpapillome; i.e.S. die auf die Oberfläche gerichtete Proliferation der Papillarkörper mit Wellung der Epidermis.

Papilloma-Viren: kleine DNS-Viren (der Papovaviridae); ubiquitäre Erreger, die eine Vielzahl unterschiedlicher Läsionen auf der Haut u. den Schleimhäuten vieler Spezies hervorrufen. – **P., humane,** human papilloma virus, humane Papillomviren, HPV, Warzenvirus des Menschen: P., von denen inzwischen mehr als 70 verschiedene Genotypen bekannt sind, die mit verschiedenen Krankheiten beim Menschen assoziiert werden: u.a. gewöhnliche Warzen (Verrucae vulgares), Condylomata acuminata, Zervixdysplasien (↗CIN), ↗Kollumkarzinom, präkanzeröse Hautläsionen u. Plattenepithelkarzinome.

Pappatacifieber, Dreitage-, Moskito-, PICK* Fieber: *(italien. = Stechmückenfieber)* in Süd- u. Ostasien, Ostafrika, Mittel-/Südamerika u. Mittelmeerländern epi- u. endemische, für 3 Tage hochfieberhafte Infektionskrankheit durch – von Phlebotomus übertragene – Phlebotomus-Fieberviren der Familie ↗Togaviridae; mit Glieder-, Muskel- u. retrobulbären Schmerzen, Gesichtsschwellung u. -rötung, Bradykardie.

P-A-Projektion: posterior-anteriore Projektion; Röntgenaufnahme, bei der die Bildverstärkerröhre ventral positioniert wird.

Papula: *(latein. = Blatter)* ↗Papel.

papulös: mit Papelbildung einhergehend.

papyraceus: (latein.) papierartig, -dünn.

par(a)...: Präfix »bei«, »neben«, »entlang«, »gegen«, »über...hinaus«. – **...para:** Wortteil »...gebärende«.

Paraamnesie: Gedächtnisstörung mit Konfabulationen; i.e.S. das ↗Déjà-vu-Erlebnis.

Paraamyloid: ein atypisches, amyloidähnliches Protein mit struktureller u. immunologischer Ähnlichkeit mit den ϰ- u. λ-Ketten der Immunglobuline. Wird bei der atyp. oder primären ↗Amyloidose (**Paraamyloidose**; i.e.S. als LUBARSCH*-PICK* Syndrom) in verschiedene Organe eingelagert, u.a. auch in die Haut (Paraamyloidosis cutanea).

Paraappendizitis: ↗Perityphlitis.

par(a)artikulär: neben einem Gelenk, extraartikulär.

Paracelsus: PHILIPP THEOPHRASTUS BOMBASTUS V. HOHENHEIM, genannt P., 1493–1541; einem schwäbischen Geschlecht entstammender Arzt u. Naturforscher, Begründer einer auf Naturbeobachtung u. Erfahrung beruhenden Medizin, Verfasser zahlreicher Schriften (u.a. »Über die Medizin«); bekämpfte v.a. die auf Galen begründete dogmatische Medizin des Mittelalters.

Paracetamol: Analgetikum u. Antipyretikum; P. entsteht im Organismus als Metabolit des ↗Phenacetins.

Paracholie: Störung der Gallensekretion bei Leberzellschädigung, i.w.S. auch der so bedingte Ikterus.

Paracoccidioides brasiliensis: s.u. Blastomyces.

Paracoccidioidomycosis: ↗Parakokzidioidomykose.

Paracusis: Hörstörung i.S. von Diplacusis, Hyperacusis (dolorosa), **P. loci** (Schallquelle wird nicht richtig lokalisiert); i.e.S. die **P. Willisii** (bei Mittelohrschwerhörigkeit, insbes. Otosklerose), das »Phänomen des Besserhörens« bei Umgebungslärm von 60 dB (der vom Kranken nicht wahrgenommen wird, so daß Vertäubungseffekt fehlt).

paradent...: s.u. parodont...

Paradidymis: »Beihoden« (blind endende Kanälchen) im Samenstrang nahe dem Nebenhodenkopf.

Paradysenterie: ↗Bakterienruhr; i.e.S. die durch Shigellen der Gruppen B u. C verursachten Formen.

Parästhesie: Fehlempfindung; i.e.S. die des Hautsinnes in Form von »Kribbeln«, »Pelzigsein«, »Ameisenlaufen« etc., u.U. mit Schmerzcharakter.

Paraffin: Gruppenbezeichnung für gesättigte aliphatische Kohlenwasserstoffe.

Paraffinkrebs: ↗Plattenepithelkarzinom nach jahrelanger Einwirkung von Rohparaffin.

Paraffinom, Lipoidgranulom, Elaiom: knotenförm. Fremdkörpergranulom am Ort einer kosmetischen oder therap. Paraffinapplikation (Paraffininjektion, -plombe etc.).

parafollikuläre Zellen: in der Schilddrüse zwischen den Schilddrüsenfollikeln gelegene, argentaffine Zellen, die sog. »C-Zellen«; bilden ↗Calcitonin.

Paraform(aldehyd), Paraformalin: polymerisierter Formaldehyd; therapeutische Anw. als Mund-Rachen-Desinfiziens, ferner als Raumdesinfiziens u. Fungizid.

Paraganglien: sich vom peripheren vegetativen Nervensystem herleitende »Ganglien« aus hormonal aktiven, epitheloiden Parenchymzellen, gefäßreichem Interstitium u. Bindegewebskapsel. – **Parasympathische P.** sind ↗Glomus caroticum u. **Paraganglion supracardiale,** deren ektodermale Anteile z.T. als Chemorezeptoren auf Änderung des CO_2- u. O_2-Gehaltes des Blutes reagieren u. über den Nervus glossopharyngeus bzw. N. vagus das Atemzentrum beeinflussen. **Sympathische (chromaffine) P.** (»Adrenalsystem«) sind Nebennierenmark, ZUCKERKANDL* Organ u. die inkonstanten, etwa hanfkorngroßen P. in Retroperitoneum, Hoden, Nebenhodenkopf, Samenstrang, Eierstock u. Eileiter (mit teils Adrenalin, teils Noradrenalin bildendem Parenchym).

Paragangliom: aus Paragangliengewebe hervorgehendes Neoplasma. – Maligne Formen (außer ↗Phäochromozytom) extrem selten.

Paraganglion: s.u. Paraganglien.

Parageusie: Fehlempfindung des Geschmackssinnes, meist Störung im Bereich des Nervus lingualis (s.a. Chorda tympani) u. N. glossopharyngeus.

Parahidrosis, Paridrosis: Oberbegriff für ↗Brom-, Chrom-, Urhidrosis.

parainfektiös: während oder nach einer Infektionskrankheit auftretend, aber nicht durch deren spezifische Erreger bedingt; vgl. postinfektiös.

Parainfluenza-Virus: RNS-haltiges Virus der Gruppe der ↗Paramyxoviridae mit Serotypen 1–7; Erreger katarrhalischer Entzündungen des Respirationstraktes, bes. bei Neugeborenen (»newborn pneumonitis virus«) u. Kindern (»croup associated virus« = P. Typ II), aber auch bei Tieren (Sendai-Virus).

parakardial: neben dem Herzen, extrakardial.

Parakeratosis: gestörte Verhornung (Keratinisation) der Haut; Vork. v.a. bei Entzündung, Psoriasis, Ekzem.

Parakokzidioido(myko)se: die »Südamerikanische Blastomykose« als schwere Allgemeininfektion (Mykose) durch Blastomyces (bzw. Paracoccidioides) brasiliensis, v.a. bei Männern im 3. Ljz. (Handarbeiter, Farmer); primäre Lokalisation in Gastrointestinal-

P

oder Respirationstrakt; meist Sekundärbefall der regionalen Lymphknoten, evtl. mit lymphogener Generalisierung in inneren Organen (80% Lunge!) u. Haut.

Parakolpitis: Entzündung des paravaginalen (die Scheide umgebenden) Bindegewebes (**»Parakolpium«**).

Parakusis: ↗Paracusis.

Paralalie: **1)** Oberbegriff für Sprechstörungen. **2)** Lautverwechslung (Ersetzen eines Buchstabens durch einen anderen) beim Sprechen. **3)** Stammeln (↗Dyslalie).

Parallaxe: Winkel, den die Verbindungslinien zwischen Bildpunkt u. 2 Beobachtungspunkten bilden.

Paralyse, Paralysis: vollständige ↗Lähmung; Unfähigkeit, durch willkürliche Innervation einzelner Muskeln oder synergistischer Muskelgruppen eine individuell maximale Kraft zu produzieren. – **P. agitans:** ↗PARKINSON* Lähmung. – **P. bulbaris:** ↗Bulbärparalyse. – **P. epidemica infantum:** ↗Poliomyelitis anterior acuta. – **P. infantum:** ↗Zerebralparese, infantile. – **P., progressive:** die 5–30 Jahre nach Erstinfektion durch massive Spirochäteninvasion ins Gehirn (v.a. Großhirnrinde) ausgelöste »spätsyphilitische« Krankheit im Stadium IV.

Paralytiker: der an progressiver ↗Paralyse Erkrankte.

paralytisch, paralyticus: **1)** gelähmt, mit Lähmung einhergehend; z.B. p. Kontraktur (Gelenkhemmung infolge lähmungsbedingten muskulären Ungleichgewichts), p. Luxation (Lähmungsluxation), p. ↗Ileus. **2)** durch progressive Paralyse bedingt; z.B. der epilepti- oder apoplektiforme p. Anfall.

Paramedizin: Bez. für die von der »Schulmedizin« abweichenden diagnostischen u. therapeutischen Auffassungen u. Verfahren.

Parameter: **1)** Verteilungsparameter: Größe, die zur Kenntnis von Häufigkeitsverteilungen dient (z.B. Mittelwert, Standardabweichung). **2)** Kenngröße: Größe, deren Bestimmung (z.B. Konzentrationsmessung in einer Körperflüssigkeit) eine Aussage zum Zustand beiträgt (z.B. das Vorliegen einer bestimmten Krankheit wahrscheinlich macht).

Parametritis: Entzündung des ↗Parametriums. Tritt u.a. nach Verletzung unter der Geburt auf. Erreger: meist Strepto- u. Staphylokokken. Symptome: Fieber, Unterbauchschmerzen; unverschiebliches, keilförmiges, schmerzhaftes Infiltrat bis an die Beckenwand.

Parametrium: das verdichtete Beckenbindegewebe beidseits der Gebärmutter bis zur seitl. Beckenwand, in dem Uterusgefäß u. Ureteren verlaufen.

Paramnesie; paramnestische Dysmnesie: Gedächtnisstörung mit verfälschter Erinnerung bei wechselnder Bewußtseinsklarheit; Vorkommen: physiologisch im Traum, bei hirnorganischen Syndromen u. Psychosen.

Paramyxoviridae: Gruppe der RNS-Viren: Parainfluenza-, Mumps-, Masern-, Respiratory-syncytial-, Rinderpest-, Hundestaupe-Virus u.a.m.

paranasal(is): neben der Nase(nhöhle).

Paraneoplasie, paraneoplastisches Syndrom, PNS: die bei bösartigen Tumoren nicht vom Primärtumor oder seinen Metastasen ausgehenden, sondern auf humoraler Fernwirkung beruhenden metabolischen, dystroph. u./oder degenerat. Symptome; werden u.a. bedingt durch ektopische Bildung von (Peptid-)Hormonen u. hormonartig wirkenden Polypeptiden (s.a. Tumormarker).

paranephritischer Abszeß: Abszeß im Bereich der Nierenloge.

Paranoia: systematisierter Wahn bei sonst ungestörten psych. Funktionen (ohne Halluzinationen u. ohne schizophrene Denkstörungen), z.B. Eifersuchts-, Liebes-, Verfolgungswahn.

paranoid: wahnhaft i.S. der ↗Paranoia.

Paraparalyse: ↗Paraplegie.

Paraparese: beidseitige unvollständige Gliedmaßenlähmung (Parese) analog der ↗Paraplegie. Als P. der Beine mit typ. **»paraparetischem Gang«** (langsam, schleppend, die Füße am Boden schleifend).

Paraphasie: milde Form der kortikalen sensorischen ↗Aphasie mit Verwechslung von Wörtern, Silben oder Buchstaben.

Paraphimose: strangulierende Abschnürung (»Spanischer Kragen«) der Glans penis durch die in den Sulcus coronarius zurückgestreifte zu enge, dadurch irreponible u. ödematös anschwellende Vorhaut; Therapie: Reposition, notfalls dorsale Inzision.

Paraphonia, Paraphonie: Veränderung des Stimmklanges beim Taubstummen, im Stimmbruch (**»P. puberum«**), bei Kehlkopfkrankheiten etc.

Paraphrasie: Sprachstörung mit fehlender Satzkonstruktion, falscher Wortfolge u. nicht sinngemäßer Wortwahl; Symptom psychischer Störungen.

Paraplegia, Paraplegie, Querlähmung: schlaffe oder spastische Lähmung beider Beine (= P. cruralis oder inferior, häufig mit Miktions- u.

Defäkationsstörungen, s.a. Querschnittslähmung) oder bd. Arme (= P. brachialis oder superior; s.a. Di-, Tetraplegie).

paraprostatische Drüsen: im Prostatabereich gelegene Drüsengruppen, von denen die benigne ↗Prostatahyperplasie ausgeht.

Paraproteinämie, Paraproteinose: Auftreten von ↗Paraproteinen (i.e.S. als »monoklonale Gammopathie«).

Paraproteine: 1) monoklonale Immunglobuline, MIg: bei »monoklonaler Gammopathie« (= Paraproteinämie) auftretende, aus unkontrolliert vermehrten B-Zellen eines Klons stammende gleichartige Immunglobuline (z.B. beim ↗Plasmozytom). **2)** von der normalen Eiweißstruktur abweichende oder mit unzureichenden Methoden nicht eindeutig einzuordnende Proteine, die (evtl. außer unspezifischen Symptomen u. hämorrheologischen Veränderungen) ohne Befindlichkeitsstörungen, aber auch als Symptom ernsthafter Erkrankungen (Infektionen, Tumoren), evtl. als Ausdruck eines Immungeschehens im Blutplasma, auftreten können.

Paraproteinurie: renale Ausscheidung von ↗Paraproteinen, meist als BENCE//JONES* Eiweißkörper.

Parapsoriasis: Sammelbegriff für klinisch der Schuppenflechte (Psoriasis) ähnelnde, aber ätiologisch unterschiedliche Hautkrankheiten: Pityriasis lichenoides, Parakeratosis variegata u. P. en plaques als – zunächst nicht klassifizierbare – erythematös-squamöse, nicht-juckende u. therapieresistente Dermatosen.

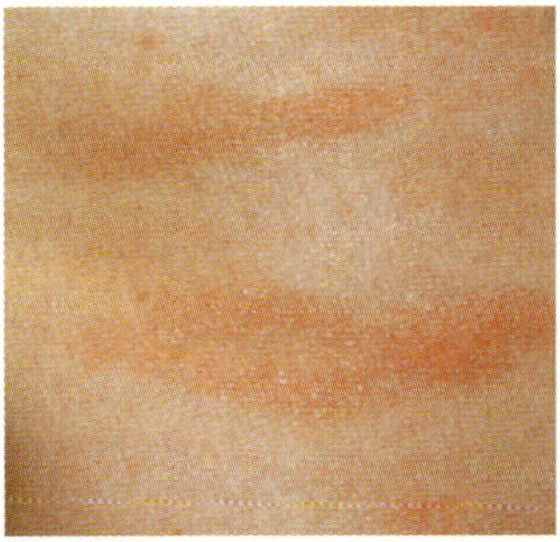

Parapsoriasis en plaques (großherdige Form) [393]

Parapsychologie: Zweig der Psychologie, der sich mit paranormalen (z. Zt. unerklärlichen) Phänomenen u. Fähigkeiten wie Telepathie, Psychokinese, Präkognition etc. befaßt.

Parasakralanästhesie: Infiltration der Kreuzbeinhöhle (2. Sakralloch) mit einem Lokalanästhetikum (Leitungsunterbrechung im Plexus pudendus u. Nervus pelvicus) zur Schmerzausschaltung an After, Mastdarm, Damm, Harnröhre, Blase, Penis, Skrotum u. Prostata bzw. Vagina, Uterus u. Parametrium.

Parasit, Schmarotzer: ein- oder mehrzellige Pflanze (= Phytoparasit) oder Tier (= Zooparasit) als Lebewesen, das sich auf (= Ektoparasit, -phyt) oder in (= Endoparasit, -phyt) einem anderen Lebewesen (»Wirt«) auf dessen Kosten ernährt, u. zwar mit (= pathogener P.) oder ohne Verursachung von Krankheitserscheinungen (= apathogener P.).

Parasomnie: 1) Schlafstörung durch organische Hirnkrankheit. **2)** schlafähnliche Bewußtseinstrübung nach Hirntrauma; Reflexe auslösbar. **3)** Schlafstörung, z.B. Zuckungen beim Einschlafen, Alpträume, Schlafwandeln.

parasternal(is): (latein.) neben dem Brustbein.

Parasternallinie: ↗Linea parasternalis.

Parasympathiko...: ↗Parasympatho...

Parasympath(ik)otonie: ↗Vagotonie.

Parasympathikus, parasympathisches System: der dem Sympathikus entgegenwirkende Teil des vegetativen Nervensystems mit Zentren in Mittel-, Rautenhirn, Sakralmark, mit peripheren Ganglien u. mit Faseranteilen in Hirnnerven III, VII, IX u. X u. Nn. sacrales I–III. – Neurotransmitter ist das ↗Acetylcholin.

Parasympatholytica, -tika, m-Cholinozeptorenblocker, cholinerge Antagonisten, Muscarinrezeptor-Antagonisten, Atropin-ähnliche Substanzen: Stoffe, die die muscarinartige Wirkung von ↗Acetylcholin (durch Blockade der Muscarinrezeptoren) hemmen; z.B. ↗Atropin, Scopolamin.

Parasympathomimetica, -tika, -tonika, Muscarinrezeptor-Agonisten, m-Cholinozeptor-Agonisten: Stoffe, die das cholinerge (parasympath.) System direkt stimulieren, i.e.S. (»**direkte P.**«) diejenigen, die wie ↗Acetylcholin an den ↗Muscarinrezeptoren (m-Cholinozeptoren) parasympathisch innervierter Organe angreifen u. die typische Wirkung entfalten, z.B. Acetylcholin, Pilocarpin, Muscarin, Arecolin. – **P., indirekte:** ↗Acetylcholinesterase-Hemmer.

Parasystolie: Herzrhythmusstörung, bei der 2 Reizbildungszentren unabhängig voneinander tätig sind.

Parathormon: das Hormon der Nebenschilddrüsen (Glandulae parathyroideae); erhöht den Calcium- u. vermindert den Phosphatgehalt des Blutes (Phosphaturie); bewirkt u.a. Entmineralisierung des Knochens; s.a. Hyper- u. Hypoparathyreoidismus. Antagonist: ↗Calcitonin.

Parathyr(e)oidea: ↗Glandula parathyroidea; s.a. Epithelkörperchen..., Nebenschilddrüsen...

Paratrachom: die ↗Schwimmbadkonjunktivitis.

Paratyphus: ↗Salmonellose bzw. ↗Salmonellenenteritis, i.e.S. durch ↗Salmonella paratyphi (Typ A, B oder C) mit Symptomen, die denen des ↗Typhus abdominalis ähneln (meist leichterer Verlauf); meldepflichtige Infektionskrankheit.

paravasal, paravaskulär: neben einem (Blut-) Gefäß.

paravenös: neben einer (eine) Vene; z.B. bei einer Infusion.

paravertebral: neben (i.e.S. seitlich) der Wirbelsäule.

Paravertebralanästhesie, -blockade: durch paravertebrale Injektion (außerhalb des Wirbelkanals) eines Lokalanästhetikums an die Spinalnervenwurzeln u. Rami communicantes des Grenzstranges »regionale« Unterbrechung der sensomotor. u. vegetat. Bahnen für Körperwand u. innere Organe (auch zur temporären Schmerzausschaltung bei der Lumbo-Ischialgie); s.a. Parasakralanästhesie.

Parazentese: Stichinzision; i.e.S. die des Trommelfells (= Myringotomie, Auripunktur) zur Eröffnung der Paukenhöhle z.B. bei eitriger Otitis media.

Parazervikalanästhesie: 1) ↗Paravertebralanästhesie im Halsabschnitt. **2)** »Blockade« der Innervation der Cervix uteri mit einem Lokalanästhetikum zur Geburtserleichterung in der Eröffnungsperiode; v.a. wegen kindlicher Komplikationen weitgehend verlassen.

parazyklisch: außerhalb des (Menstruations-) Zyklus.

Parenchym(a): das spezifische Gewebe eines Organs (im Gegensatz zum interstitiellen Bindegewebe), z.B. Drüsenepithel, Muskelfasern, Nervenzellen, Samenkanälchen sowie die entsprech. Strukturen der sog. parenchymatösen Organe (Leber, Milz, Niere, Pankreas, Nebennieren, Gonaden, blutbildende Organe etc.).

parenchymatös: das ↗Parenchym betreffend; reich an Parenchym.

Parenchymgift: die Zellen des ↗Parenchyms spezifisch schädigender Stoff, z.B. Phosphor, Arsen.

Parenchymikterus: hepatischer ↗Ikterus.

parenteral: unter Umgehung des Verdauungstraktes; z.B. p. Applikation (Zufuhr durch i.c., i.m., i.v. Injektion), p. ↗Ernährung.

Parese: ↗Lähmung (s.a. Paralyse), i.e.S. deren leichte u. unvollständige Form, als Einschränkung des aktiven Bewegungsumfanges oder Herabsetzung der Kraftentfaltung bzw. der Sensibilität.

paretisch: unvollständig gelähmt, durch ↗Parese bedingt, z.B. p. Gang.

Parietalhirn, Parietallappen: ↗Lobus parietalis des Großhirns.

parietal(is): *(latein.)* **1)** eine Körperhöhlen-, Organ-, Gefäßwand etc. betreffend oder dort gelegen. **2)** das Scheitelbein (Os parietale = **Parietale**) betreffend, scheitelbeinwärts.

Parietallappensyndrom: Symptome bei Schädigung des Parietalhirns (bei Tumor, Trauma, Abszeß, Durchblutungsstörung): z.B. Störung der Oberflächen- u. Tiefensensibilität auf der Gegenseite, sensible JACKSON-Anfälle.

Parietalthrombus: wandständiges Blutgerinnsel (Thrombus) insbes. in Herz(ohr) u. Aorta.

Parkinson* Krankheit, Paralysis agitans, Schüttellähmung: langsam fortschreitende, meist im mittleren bis höheren Lebensalter einsetzende degenerative Erkrankung des Gehirns (v.a. Substantia nigra des Mittelhirns) mit Verminderung der Transmittersubstanz Dopamin. Symptome: Hypo- u. Akinese (»Pallidumsyndrom«), kleinschritt. Gang, charakteristischer Tremor, Rigor, Mimikarmut (»Maskengesicht«), monotone Sprache, Mikrographie. – **P.*-Syndrom, Parkinsonismus,** hypokinetisch-hypertonisches, extrapyramidales Pallidum-Sy.: Sammelbegriff für die Symptomatik der P.* Krankheit z.B. bei Zerebralsklerose, Syphilis, nach Trauma, Intoxikation (z.B. CO), Infektionskrankheiten (insbes. Encephalitis epidemica, oft mit mehrjähr. freiem Intervall), medikamentös (v.a. durch Neuroleptika). Als **P.*-Trias** gelten: Rigor, Tremor, Akinese.

parodontal: den Zahnhalteapparat (Parodontium) betreffend.

Parodontitis: Entzündung des Zahnhalteapparates (Parodontium). – **P. apicalis:** P. an der Wurzelspitze infektiöser oder chron.-toxischer Genese, oft vom Wurzelkanal ausgehend, evtl. auf die Wurzel übergreifend (Granuloma apicale).

Parodont(ium): »Zahnhalteapparat« als Oberbegriff für die aus dem Zahnsäckchen hervorgehenden Stützgewebe: Wurzelzement u. -haut (= Periodontium), marginaler Zahnfleischsaum, Alveolarknochen.

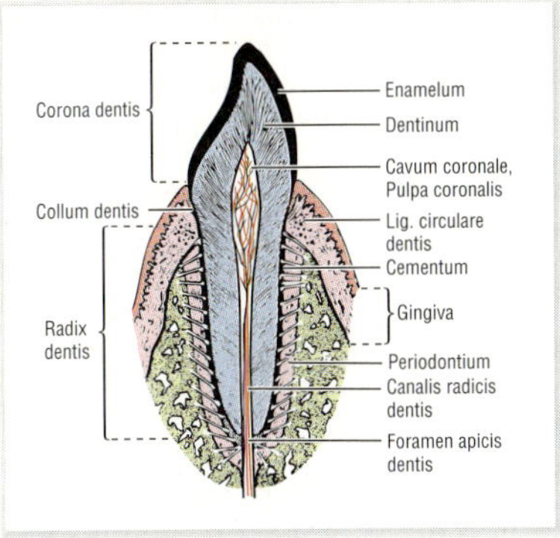

Schema des Halteapparates des Zahnes (**Parodontium**) [28]

Parodontopathie: entzündliche (> 90%), degenerative (bis 4%) u. hyperplastische (1%) Erkrankung des marginalen Zahnhalteapparates multifaktorieller Ätiologie.

Parodontose: degenerative Form der Parodontopathie mit Schwund des marginalen Zahnhalteapparates aufgrund primär-regressiver, nicht-entzündl. Prozesse.

Paronychie, Onychia periungualis, Nagelfalzentzündung: akute (meist Staphylokokken bzw. Streptokokken, aber auch Viren oder Pilze) oder chron. (v.a. Hefepilze) Entzündung des proximalen u. seitl. Nagelwalls; häufig Dispositionsfaktoren wie Eintrittspforten (Verletzungen, eingewachsener Nagel), Mazeration durch feuchtes Mikroklima oder Abwehrschwäche (z.B. Diabetes mellitus) vorhanden; s.a. Panaritium parunguale (= Paronychia acuta purulenta).

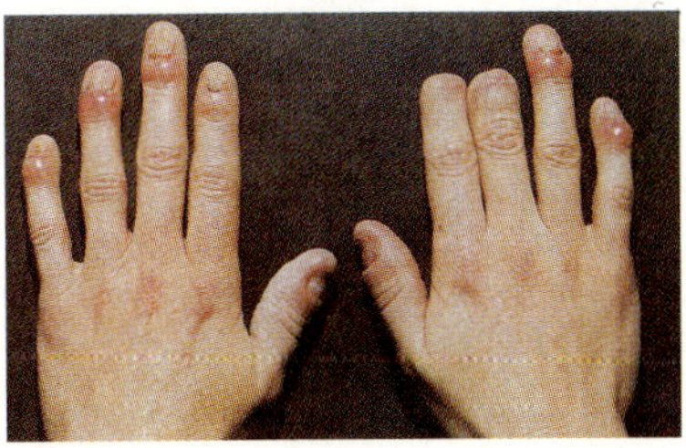

Chronische **Paronychie** [393]

Paropsie: 1) Sehstörung. **2)** opt. Halluzination mit primitiven geometrischen oder ungeformten Sensationen.

Parosmie, Parosphresie: 1) Geruchstäuschung (meist unangenehmer Art) mit Bewußtbleiben der Abnormität der Empfindung, v.a. bei Schwangeren u. Alternden. **2)** (inkorrekt) Geruchshalluzination.

Parostitis: 1) Entzündung der Nachbargewebe eines Knochens; vgl. Periostitis. **2) Parostosis:** ektopische Knochenbildung, z.B. in knochennahem Binde- oder Muskelgewebe.

parotideus, parotidicus: (latein.) die Glandula parotis betreffend.

Parotis: ↗Glandula parotis.

Parotismischtumor: ↗Speicheldrüsenmischtumor.

Parotitis: Entzündung der Ohrspeicheldrüse; primär v.a. als **epidemische P.** (↗Mumps); sekundär als **metastatische P.** (meist diffus eitrig = P. phlegmonosa), fortgeleitet (aus Mundhöhle oder Nachbarorgan), nach Infektions- (Typhus, Fleckfieber, Scharlach, Diphtherie) oder schwerer, konsumierender Krankheit, postoperativ (Erreger meist Staphylokokken; infolge allg. Resistenzminderung, unzureichender Mundpflege, Flüssigkeitsmangels).

paroxysmal: anfallsartig, plötzlich; z.B. p. ↗Tachykardie.

Paroxysmus: »Anfall«, plötzliche, kurzdauernde u. reversible Änderung wesentlicher Körperfunktionen; z.B. ADDISON-, BASEDOW-Krise, Coma diabeticum, zerebral z.B. als epileptischer Anfall.

Pars: (latein.) Teil, Organabschnitt. – **P. parasympathetica:** ↗Parasympathikus. – **P. pylorica:** der den Speisebrei in das Duodenum austreibende Endabschnitt des Magens. – **P. sympathetica:** ↗Sympathikus.

partes aequales: (latein.) »gleiche Teile«.

Parthenogenese: »Jungfernzeugung«, d.h. spontane oder experimentelle Embryobildung aus einer nicht befruchteten Eizelle.

partiär, partial(is): teilweise.

Partialdruck, Partiärdruck, P, p: Teildruck eines Gases in einem Gasgemisch.

Partialinsuffizienz, pulmonale: ventilatorische intrapulmonale Verteilungsstörung; mit teils Hypo-, teils (kompensatorisch) Hyperventilation von Teilen der Lunge (vgl. Mischzyanose) u. mit resultierender Hypoxämie (bei normaler oder nur leicht erniedrigter CO_2-Spannung).

partiell: teilweise; z.B. pa. ↗Thromboplastinzeit.

Partikel(n): Teilchen, Korpuskel(n).

Partikelzählgerät: (COULTER) Gerät zur automat. Zählung u. Volumenbestimmung von Blutkörperchen.

Partition...: Wortteil Verteilung...

Partogramm: graph. Darstellung des Geburtsverlaufs anhand der Wehen-Meßdaten, Muttermundgröße, Stellung des kindl. Kopfes, kindl. Herztöne.

parts per million: (engl.) ↗ppm.

Partus: (latein.) ↗Geburt, Entbindung.

parumbilicalis: (latein.) neben dem Nabel (Umbilicus).

parungual(is): (latein.) in der Nachbarschaft des Finger- bzw. Zehennagels.

parvus: (latein.) klein.

Pascal, Pa: SI-Einheit des Druckes; 1 Pa (= N/m^2) ist gleich dem gleichmäß. Druck, bei dem senkrecht auf die Fläche 1 m^2 die Kraft 1 N (= Newton) ausgeübt wird.

PAS-Reaktion, Perjodsäure- = PJS-SCHIFF-Reaktion: histochemischer Nachweis von (Muco-)Polysacchariden, Muco- u. Glucoproteiden, Gluco- u. Phospholipiden. – Auch zum Glykogennachweis in Blut- u. Knochenmarkzellen u. lymphat. Geweben für die Differentialdiagnose der akuten Leukosen sowie zur Diagnostik der Erythr(oleuk)- u. Thalassämien (Glykogen in Erythroblasten) u. der chronischen lymphat. Leukämie (meist erhöhte PAS-Aktivität in Lymphozyten).

Passage: 1) das Passieren (= Hindurchgehen) eines Hohlorgans, z.B. *physiol* als P. der Nahrung durch den Verdauungstrakt, des Harns durch die ableitenden Harnwege. Ferner das Weiterführen eines in ein Hohlorgan eingeführten Instrumentes, Hilfsmittel (z.B. Passage eines Katheters durch die Harnwege, Blutgefäße etc.; P. eines Tubus durch den Bronchialbaum; P. einer Sonde oder Tube durch Abschnitte des Verdauungstraktes). **2)** ↗Magen-Darm-Passage.

passager: vorübergehend.

passiv(us): (latein.) erleidend, untätig, nicht aktiv; z.B. p. Bewegung (durch Fremdeinwirkung), p. ↗Immunisierung.

Pasta, Paste: hochkonzentrierte, formbare Suspension mit hohem Anteil unlöslicher Pulver, die in einem flüssigen oder salbenartigen (z.B. Vaseline) Vehikel suspendiert sind; z.B. Zahnpasta, Zinkpaste.

Pasteurella: Bakteriengattung der Fam. Brucellaceae; sehr kleine, gramnegative Stäbchen. – **P. multocida:** (mind. 4 Serotypen) Erreger einer hämorrhag. Septikämie bei Haus- u. Wildtieren; beim Menschen lokale Reaktion an Bißstellen, abszedierende oder phlegmonöse Entzündung mit möglicher Generalisation. – **P. pestis:** s.u. Yersinia.

Pasteurisation, Pasteurisierung: Verhütung von Gärungsprozessen u. damit Verbesserung der Haltbarkeit von Lebensmitteln durch Erhitzen zwischen 60 °C (»Nieder-P.«) u. 85 °C, d.h. durch Hemmen der vegetativen Bakterienformen.

Pastillen, Pastilli: aus pastenartiger Masse durch Ausstechen erhaltene Arzneizubereitung.

pastös: mit teigig-gedunsener (ödematöser), meist auch blasser Haut.

PAT: **P**lättchen**a**ggregations**t**est (s.u. Thrombozytenaggregation).

Patch-graft: *(engl. patch = Fleck, Flicken)* ein rundes, polygonales oder streifenförmiges Im- oder Transplantat (oder entsprech. Kunststoffgewebe) zur plast. Defektdeckung, Lichtungserweiterung an Gefäßen bzw. Hohlorganen.

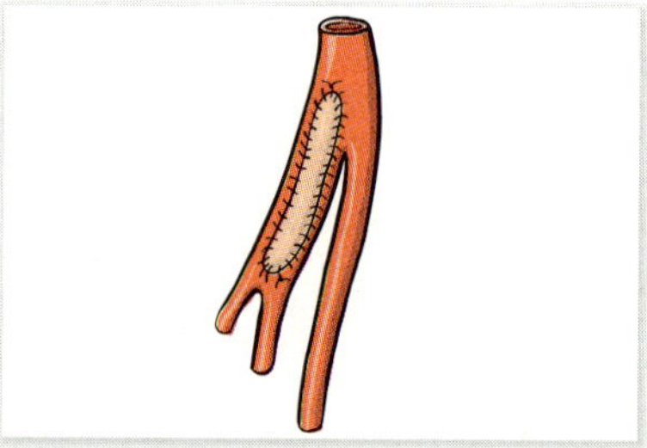

Patch-graft einer Arterie [39]

Patch-Test: ↗Epikutantest.

Patella: die »Kniescheibe« als konisches Sesambein in der – dadurch geführten – Quadrizepssehne (bzw. Ligamentum patellae), mit asymmetrisch überknorpelter Rückfläche, die im Kniegelenk mit dem distalen Femur (»Patella-Gleitlager«) artikuliert.

Patellaluxation: traumatische Kniescheibenverrenkung (komplett oder inkomplett), im allg. durch direkte Gewalteinwirkung; Symptome: schmerzhafte, federnde Fixation des Kniegelenkes (z.B. in leichter Beuge- u. X-Beinstellung), leere Gelenkrinne, evtl. Erguß. – Ferner die **habituelle P.** infolge Erschlaffung des Bandapparates, bei angeborener Hypoplasie, Kondylenabflachung etc. (aber auch bei Rachitis, Lähmung u.a.), wobei der gesamte Streckapparat beim Beugen des Knies nach lateral gleitet (»gleitende Patella«).

Patellar(sehnen)reflex, PSR, WESTPHAL* Kniephänomen: monosynaptischer Dehnungsreflex (Eigenreflex) des Musculus quadriceps, wobei etwa 30 ms nach Schlag auf die Ansatzsehne eine phasische Muskelkontraktion erfolgt (Streckung des Unterschenkels). – Herabgesetzt oder fehlend (= ERB*-WESTPHAL* Zeichen) bei Schädigung im Reflexbogen (nicht beweisend!); gesteigert (erhöhte Erregbarkeit der spinalen α- u. γ-Motoneurone) v.a. bei Spastizität.

Patey* Mastektomie: Entfernung der tumorös veränderten Brustdrüse im Gesunden bei horizontalem Schnittverlauf unter Belassung des M. pectoralis major zum Erhalt der Axillakontur. Der kosmetisch weniger bedeutsame M. pectoralis minor wird dagegen wegen des leichteren Zugangs zu den axillären Lymphknoten mit diesen entfernt; s.a. Mastektomie.

...pathie: Wortteil »Leiden«, »Schaden«, »Krankheit« (z.B. Angio-, Psychopathie), aber auch »Einwirkung«, »Behandlung« (z.B. Homöo-, Osteopathie).

patho...: Wortteil »krankhaft«, »Krankheit«.

pathogen: krankmachend.

Pathogenese: Entstehung u. Entwicklung eines krankhaften Geschehens (im Unterschied zur Ursache = Ätiologie).

Pathogenität: Eigenschaft von Substanzen, psych. Faktoren, (Mikro-)Organismen etc., Krankheiten hervorzurufen.

pathognom(on)isch: für eine bestimmte Krankheit kennzeichnend.

Pathologie: Lehre von den krankhaften Vorgängen u. Zuständen im Körper (»pathologische Anatomie«) u. deren Ursachen.

pathologisch: die Pathologie betreffend, krankhaft.

Pathomechanismus: der naturwissenschaftl. erklärbare Ablauf eines krankhaften Prozesses.

Pathophysiologie: Lehre von den krankhaft gestörten Lebensvorgängen u. deren Entstehung.

Pathos: (griech.) »Leiden«, das Krankhafte.

patientenkontrollierte Analgesie: ↗PCA.

Patientenpaß: Vordruck mit Eintragung der Krankheiten des Patienten nach internationaler Terminologie in mehreren Sprachen; wichtig zur Verständigung mit Personen des Gesundheitswesens im Ausland; die Ausgabe erfolgt über Krankenkassen u. Automobilclubs.

Pauke(nhöhle): ↗Cavitas tympanica.

Pauken(höhlen)sklerose, Tympanosklerose: aus einer chron.-rezidivierenden Mittelohrentzündung (Otitis media) resultierender adhäsiver Prozeß mit Verkalkungen; zu Schalleitungs-, später auch zu Innenohrschwerhörigkeit führend.

Pause: i.e.S. **kompensatorische P.:** die – rel. große – Zeitspanne zwischen Extrasystole u. der nächsten effektiven Systole des Herzmuskels, bedingt durch den Ausfall einer regulären Systole in der refraktären Phase.

Pauwels* Klassifikation: Einteilung der Schenkelhalsbrüche nach mechanischen Gesichtspunkten.

P

Pavlik* Zügel: dynam.-funktionelle »Hüftriemenbandage« zur Frühbehandlung der angeborenen Hüftluxation (nebst Vorstadien).

Pb: Symbol für ↗Blei (= **P**lum**b**um).

PBI: (engl. = **p**rotein **b**ound **i**odine) das proteingebundene Jod als Parameter der Schilddrüsenfunktion; erfaßt alle an Plasmaeiweiß gebundenen Schilddrüsenhormone (T_3, T_4, Mono- u. Dijodtyrosine) sowie deren jodhaltige Vorstufen u. Abbauprodukte.

p. c., PC: 1) »**p**ost **c**enam« (= nach der Mahlzeit) bzw. »**p**ost **c**ibos« (= nach den Speisen [Mahlzeiten]). **2)** »**p**ost **c**onceptionem« (= nach der Befruchtung).

PCA: Abk. für (engl.) **p**atient-**c**ontrolled **a**nalgesia (patientenkontrollierte Analgesie): patientengesteuerte, parenterale oder rückenmarksnahe Zufuhr von Analgetika mit Hilfe elektronisch gesteuerter Pumpsysteme.

PCB, Askarele: **p**oly**c**hlorierte **B**iphenyle von ölartiger Beschaffenheit, unbrennbare Isolier- u. Kühlmittel für Transformatoren; ferner in Hydrauliken. Enthalten als Verunreinigung ↗Dioxin.

PCP: i.e.S. pcP, **p**rimär-**c**hronische ↗**P**olyarthritis; **P**neumocystis-**c**arinii-**P**neumonie.

PCR: ↗Polymerase-Kettenreaktion.

p. d.: »**p**ro **d**ie« oder »**p**ro **d**osi« (»je Tag« bzw. »je Dosis«).

PE: ↗**P**robe**e**xzision.

peak: (engl.) Maximum, Gipfel.

peak acid output: (engl.) ↗PAO.

peak bone mass: maximale Knochenmasse, die normalerweise um das 25.–30. Lebensjahr erreicht wird. Etwa ab dem 40. Lebensjahr verringert sich die Knochenmineraldichte im Rahmen des physiologischen Knochenabbaus um ca. 1% pro Jahr; s.a. Knochendichtemessung.

Pearl* Index: die Versagerrate einer kontrazeptiven Methode pro 100 Frauenjahre. Beträgt bei oralen hormonalen Kontrazeptiva 0–0,8, Intrauterinpessaren 2–8, Kondomen 8–15, Diaphragmapessaren 12–29, Rhythmusmethoden 14–32, lokalen chem. Kontrazeptiva 9–39.

Peau: (französ.) Haut. – **P. d'orange:** ↗Apfelsinen-, Orangenhaut.
Pech: ↗Pix.
Pechstuhl: ↗Melaena.
Pect...: s.a. Pekt...
Pecten: *(latein. = Kamm)* kammartige Weichteilfalte, Knochenkamm.
pectinatus: (latein.) kammförmig.
pectineus, pectinealis: (latein.) den Pecten ossis pubis betreffend; z.B. Musculus pec. (»Pektineus«).
pectoralis: (latein.) zur Brust (latein.: pectus, pectoris) gehörend; z.B. Musculus pec. (s.a. »Pektoralis...«).
Pectus: (latein.) Brust, Thorax, (i.w.S.) Brustbein.
ped(al)...: Wortteil »Fuß«, »Füße«; s.a. Podo...
pedicle: (engl.) chirurgisch präparierter gefäßführender Gewebsstiel (»Gefäßstiel«).
pediculatus: (latein.) gestielt.
Pediculidae: die Fam. »Menschenläuse«, mit den Gattungen ↗Pediculus u. Phthirus.
Pediculosis, Pedikulose**:** Befall mit Menschenläusen u. die durch Stich u./oder Läusespeichel ausgelöste Symptomatik, u. zwar als P. capitis s. capillitii durch Kopf-, als P. vestimentorum s. corporis durch Kleiderläuse (↗Pediculus humanus), als P. pubis s. inguinalis durch Filzläuse (↗Phthirus pubis).
Pediculus: 1) »Füßchen«, stielartige Basis; s.a. Pedunculus. **2) Pediculus humanus:** die »Menschenlaus« mit den Unterarten **P. (h.) capitis** (»Kopflaus«) u. **P. h. humanus** (»Kleiderlaus«). Die Kleiderlaus verursacht durch Stich u. Speichel Quaddeln bis Knötchen, sek. Kratzeffekte, Pyodermien, Melanoderma; ist Überträger von ↗Rickettsia prowazeki (Fleckfieber), R. quintana (Wolhynisches Fieber), Borrelia recurrentis (Läuserückfallfieber). Die Kopflaus ist durch Speichel juckreizend (Kratzeffekte, Infektionen, evtl. regionale Lymphknotenschwellung). – **P. pubis:** die Filzlaus (↗Phthirus pubis).
Pedikulose: ↗Pediculosis.
Pedunculus: *(latein. = kleiner Fuß)* stielartiger Anfangsteil, »Stiel«. – **P. cerebellaris inferior:** der »untere Kleinhirnstiel« = »Strickkörper« (= Corpus restiforme). – **P. c. medius s. pontinus:** Tractus pontocerebellaris als »Brückenarm«. – **P. c. superior:** oberer Kleinhirnstiel. – **P. cerebri:** »Hirnstiel« als Hauptmasse des Mittelhirns.
peeling: (engl.) »Schälen«, Entfernen der obersten Hautschichten mit chem. Mitteln (Schälkur, Keratolytika) oder durch UV-Bestrahlung.
PEEP: (engl.) **p**ositive **e**nd-**e**xpiratory **p**ressure, die ↗Druckbeatmung mit positivem Beatmungsdruck in der endexspiratorischen Phase; anwendbar bei Spontanatmung sowie als positive Druckbeatmung bei verschiedenen Formen der respiratorischen Insuffizienz (v.a. bei ↗ARDS). Wirkung: Beseitigung des Verschlusses von Bronchiolen (Bronchiolenkollaps = »airway closure«) u. der Eröffnung kollabierter Alveolen.
PEG: **p**erkutane **e**ndoskopische ↗**G**astrostomie.
Peitschenschnurarterie: sklerosierte, geschlängelte Arterie (insbes. der Netzhaut) mit ausgeprägten Kaliberschwankungen.
Peitschenwurm: ↗Trichuris trichiura.
pektanginös: eine Angina pectoris betreffend, mit Herzschmerzen einhergehend.
Pektin, Pectinum**:** hochmolekulare Polygalakturonsäuren (fadenförm. Moleküle) in pflanzl. Geweben. Bilden bei Zucker- oder Säurezusatz Gele; Anw. von Pektinstoffen als pharmazeutische u. diätetische Bindemittel u. für Blutersatz, von Pektingel für die Elektrophorese.
Pektoralis: Musculus pectoralis (= Brust[korb]muskel).
Pelade: (französ.) Alopezie; i.e.S. ↗Alopecia areata.
Pellagra, Erythema endemicum**:** durch Mangel an Nicotinsäure u. Nicotinamid (s.a. Vitamin PP) verursachte Krankheit mit klass. Symptomen an Haut (z.B. Dermatitis, Rhagaden, pigmentierte Hyperkeratosen v.a. an lichtexponierten Stellen); Verdauungstrakt (histaminrefraktäre Achylie), Nervensystem (motorische, sensible u. trophische Störungen); endemisch in Ländern mit Mais (»Maidismus«) u. Hirse als Hauptnahrung; sonst nur selten (u. leicht) als **sekundäre P.** infolge Resorptionsstörung (chron. Alkoholismus, schwere Enteritis), bei hochdosierter Breitbandantibiotika- oder Riboflavin-, langdauernder Vitamin-B_1-Medikation, Malabsorption. – **P., infantile:** ↗Kwashiorkor (mit Hautveränderungen, aber auch an nicht lichtexponierten Stellen!).
Pellagra-Schutzstoff: ↗Vitamin PP.
Pellet: *(engl. = Kügelchen)* **1)** Preßling mit besonderer Form (z.B. Zylinder, Kugel, Granulat). **2)** aus Zellen u. anderen Stoffen bestehender Bodensatz nach Zentrifugation.
pellucidus: (latein.) durchsichtig; z.B. ↗Zona pellucida.
Peloide: aquatische u. terrestr., anorganische u. organ. Stoffe (Lockersedimente, Heil-

schlamm), die – natürlich feinkörnig oder künstlich zerkleinert – für schlamm- oder breiförmige Bäder u. Packungen verwendet werden.

Pelotte: Druckpolster zur Ausübung oder Übertragung eines Druckes; z.B. an einem Bruchband oder Mieder.

pelv...: Wortteil »Becken«, »Nierenbecken«.

Pelveoperitonitis: auf das kleine Becken beschränkte Bauchfellentzündung, v.a. sekundär nach Entzündung der weibl. Beckenorgane. Diffuser Schmerz im Unterbauch, örtl. Druckschmerz, rektale Druckempfindlichkeit des DOUGLAS* Raums.

pelvicus: (latein.) zum Becken gehörend.

Pelvis: 1) das Becken. – **P. major:** großes Becken. – **P. minor:** kleines Becken. **2) P. renalis:** das Nierenbecken (s.a. Pyelo...).

Pelviskopie: Endoskopie des Beckenraumes als transumbilikale Laparoskopie oder als ↗Kuldoskopie. Anw. zur Diagnostik verschiedener Erkrankungen im kleinen Becken sowie zur Erkennung von Eileiterschwangerschaften. Außerdem erlaubt die P. eine Reihe chirurgischer Eingriffe.

Pelzigsein: »pelzig«-taubes Gefühl als Form der ↗Parästhesie.

Pemphigoid: Oberbegriff für Hautkrankheiten, bei denen das intakte Epithel durch subepidermale Blasenbildung vom Bindegewebe abgehoben ist. – **P. der Neugeborenen,** Schälblasenausschlag: Staphylokokken-Pyodermie (v.a. Abdomen, Genitalregion, Achsel- u. Halsfalten) mit in intakter Haut stehenden, bis walnußgroßen, geröteten subepidermalen Blasen (trübe, hochinfektiöse Flüssigkeit); ähnliches Bild wie die ↗Epidermolysis acuta toxica.

pemphigoid: Pemphigus-ähnlich.

Pemphigus: Oberbegriff für schwere, blasenbildende Hautkrankheiten ungeklärter Ätiologie (mit zu intraepidermaler Blasenbildung führender Akantholyse). – **P. acutus neonatorum:** ↗Pemphigoid der Neugeborenen. – **P. vulgaris:** meist an Schleimhäuten (v.a. Mund)

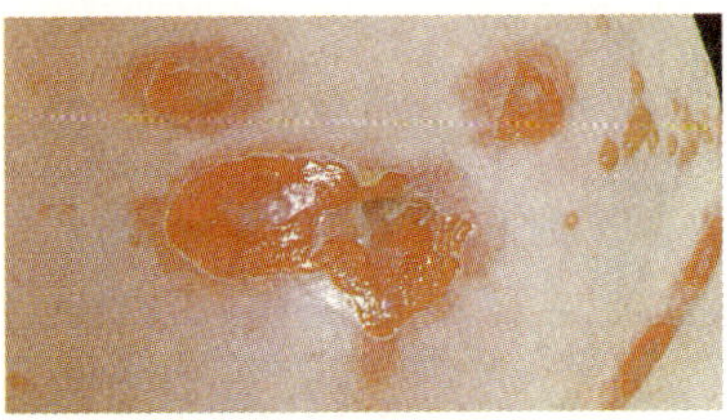

Pemphigus vulgaris [393]

beginnender u. evtl. monate- bis jahrelang verbleibender P., dann generalisierte Blasenbildung auf intakter Haut (schmerz- u. juckreizfrei; nach Platzen schmerzhafte, schlecht heilende Epitheldefekte); meist chronischer Verlauf, Blasenschübe mit Fieber u. schwerem Krankheitsgefühl; bei Kombinationstherapie (Immunsuppressiva + Corticoide) langdauernde Remissionen.

Pendelblut: bei Herzklappeninsuffizienz (v.a. Mitral- u. Aortenklappe) das zwischen Vorhof u. Kammer bzw. Kammer u. herznahem Gefäß »pendelnde«, d.h. während der Systole bzw. Diastole zurückfließende u. dann erneut zu fördernde Blut.

Pendelhoden, Pseudokryptorchismus, Wanderhoden: normal deszendierter Hoden, der aber durch ausgeprägten Kremasterreflex zum äußeren Leistenring hinaufgleitet, sich jedoch jederzeit in seine normale Lage zurückbringen läßt; vgl. Gleithoden (der infolge zu kurzer Anhangsgebilde wieder in seine Position vor dem Leistenring zurückgleitet).

pendulans, pendulus: (latein.) hängend, pendelnd.

Penetranz: die »Manifestationswahrscheinlichkeit« z.B. einer Infektionskrankheit.

Penetratio(n): 1) Eindringen eines krankhaften Prozesses (z.B. Ulkus, Neoplasma) oder eines Fremdkörpers in ein Gewebe oder in Zellen (z.B. Viren). **2)** Einführen des Penis in Vagina oder Anus beim Geschlechtsverkehr.

Penetrationstest: ↗Postkoitaltest.

Penicillase: ↗Penicillinase.

Penicillin, Penizillin: (A. FLEMING 1928) Antibiotikum aus Penicillium notatum, P. chrysogenum etc.; ferner biosynthet. oder halbsynthet. Varianten; aufgrund ihrer verschiedenen Eigenschaften werden unterschieden: Benzylpenicillin (= Penicillin G) u. dessen Salze; Oral-P.; penicillinasestabile P.; P. mit erweitertem Wirkungsspektrum; Indikationen: sofern keine Penicillin-Allergie (leichte Hauterscheinungen bis u.U. lebensbedrohlicher anaphylaktischer Schock) vorliegt, sind P. wegen der praktisch fehlenden Toxizität u. ihrer bakteriziden Wirkung Mittel der Wahl bei allen Infektionen, deren Erreger gegen sie sensibel sind: grampositive (v.a. Pneumo-, Streptokokken, als ↗penicillinasefestes Penicillin auch Staphylokokken) u. gramnegative Bakterien (Gono-, Meningokokken), Treponema pallidum u. Aktinomyzeten, als Breitspektrum-P. auch E. coli, Salmonellen, Pseudomonas u. Proteus-Stämme.

P

Penicillin-Allergie: häufige Arzneimittelallergie mit Frequenz aller Reaktionen zwischen 5 u. 10%; die Häufigkeit anaphylaktischer Reaktionen liegt bei ca. 1%. Sensibilisierung ggf. auch durch penicillinhaltige Nahrungsmittel möglich. Nachweis durch Hauttestung mit Penicilloyl-Polylysin (PPL) u. minor determinant mixture (MDM).

Penicill(in)ase: von Keimen (v.a. Staphylokokken) gebildetes Enzym, das das Penicillin zu antibiotisch inaktiver Penicillosäure hydrolysiert (u. die Herstellung **penicillinasefester Penicilline** wie z.B. Oxacillin, Cloxacillin, Di- u. Flucloxacillin veranlaßte).

Penicillium: Gattung »Pinselschimmel« der Askomyzeten; ca. 6000 Arten, v.a. als P. commune sehr weit verbreitet, meist Saprophyten auf organ. Stoffen (P. glaucum z.B. Lebensmittelverderber, P. candidum, roqueforti u.a. für Käseherstellung von Bedeutung). Notatum-Chrysogenum-Gruppe bildet ↑Penicillin (u. Natatin).

Penis, Phallus: das in Radix, Corpus (»Schaft«), Glans (»Eichel«) u. Praeputium (»Vorhaut«) unterteilte »männl. Glied«; mit Corpora cavernosa u. Corpus spongiosum (»Schwellkörper«) u. Urethra (= Harn-Samen-Röhre).

Penisgangrän: Gewebstod bei Paraphimose, Harnröhrenverletzung, Gefäßembolie (Arteria dorsalis penis), Thrombophlebitis, Endangiitis, Balanoposthitis, Wundinfektion etc.

Penisinduration: ↑Induratio penis plastica.

Peniskarzinom: bösartiger Tumor, von Glans, Kranzfurche, innerem Vorhautblatt oder Penisschaft ausgehend (meist gut differenziertes ↑Plattenepithelkarzinom); Symptome: schlecht heilende Wunde, Knötchen, Ulkus (kann durch Phimose versteckt sein). Begünstigende Faktoren: Phimose (kann auch Folge sein), chron.-rezidivierende Balanitis, Smegmaretention. Therapie (wird durch die Histologie festgelegt): **a)** Carcinoma in situ (Erythroplasie Queyrat): erweiterte Exzision; Laserkoagulation; topische Behandlung mit 5-Fluorouracil (Salbe); **b)** Plattenepithelkarzinom: großzügige Exzision, abhängig von Größe u. Lokalisation als Zirkumzision bis hin zur totalen Penektomie.

Penizill...: ↑Penicill...

pent(a)...: Wortteil »5«.

Pentagastrin: synthetisches Pentapeptid mit der physiologisch wirksamen C-terminalen Aminosäurensequenz des Gastrins; Stimulans der Magensekretion (Menge u. Azidität); Anw. u.a. für den **P.-Test**, d.h. Magensekretionsanalyse mit maximaler Säurestimulation (↑MAO).

Pentamidin: Anw. als Protozoenmittel; wirkt keimtötend auf Pneumocystis carinii (v.a. bei AIDS) sowie auf Trypanosomen u. Leishmanen; hat außerdem fungizide Eigenschaften.

Pentazocin: Analgetikum, ein Opioid-Agonist/Antagonist; s.a. Opioide.

Pentosen: Zucker (Monosaccharide mit 5 C-Atomen); u.a. die Ribose u. Desoxyribose.

Pentosurie: Auftreten von Pentosen (v.a. Xylose, Arabinose) im Harn; z.B. als alimentäre P. nach Genuß von Obst (v.a. Steinobst).

Pepsin: proteolytisches Enzym des Magens (natürl. Vorstufe: ↑Pepsinogen), hydrolysiert in Magen u. Dünndarm Proteine an den Peptidbindungen zu Peptonen (pH-Optimum 1,5–2,5, ab 5 kaum noch pept. Wirkung). Therapeutische Anw. (aus Magenschleimhaut von Kalb, Schaf, Schwein) als Substituens (meist zus. mit HCl oder Glykokollbetain).

Pepsinogen: von den Hauptzellen der Magenschleimhaut produzierte inaktive Vorstufe des Pepsins, aus dem durch autokatalyt. Prozeß – unter Abspaltung des Polypeptids **»Pepsininhibitor«** – Pepsin hervorgeht.

Peptid: kurzkettiges Eiweiß; chemische Verbindung aus – über ↑Peptidbindungen – zu Ketten verknüpften Aminosäuren (AS); unterschieden als Oligo- (< 10 AS) u. Polypeptid (10 bis 100 AS). – **P., atriales natriuretisches:** ↑atriales natriuretisches P.

Peptidase: Peptidbindungen spaltendes Enzym.

Peptidbindung: amidartige Bindung zwischen der Carboxylgruppe einer u. der Aminogruppe einer zweiten Aminosäure.

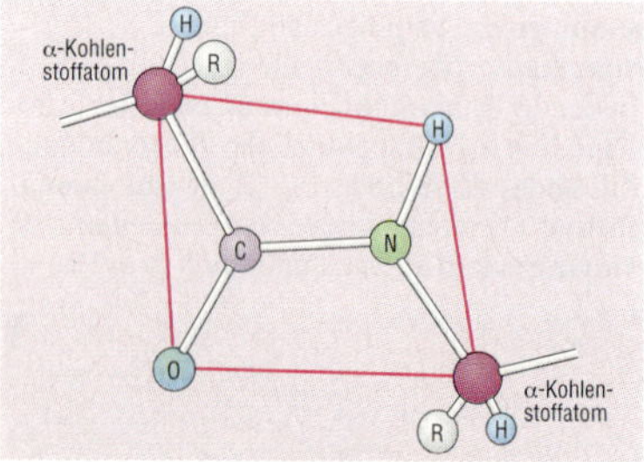

Die planare Struktur der **Peptidbindungen** [88]

Peptidhormon: ↑Peptid mit Hormonwirkung; neben Insulin, Glucagon, Gastrin, Angiotensin etc. v.a. auch die Hypophysen- u. Zwischenhirn-Hormone.

Peptidsynthese: 1) Eiweißbiosynthese. 2) Herstellung pharmakologisch wichtiger Peptid(hormon)e im Laboratorium; entweder durch Gentechnologie oder durch chem. Verknüpfung von Aminosäuren.

peptisch: die Verdauung (insbes. durch Magensaft) betreffend, durch sie entstanden. – vgl. Pepsin.

per: (latein.) 1) Präfix »übermäßig«, »heftig« (z.B. perakut). 2) Präposition u. Präfix »(hin)durch« (s.a. trans...), »auf dem Wege über«. – **per contiguitatem:** (übergreifend) durch Berührung, z.B. über eine Körperspalte hinweg. – **per continuitatem:** (übergreifend) in bestehendem stofflichem Zusammenhalt.

perakut: extrem heftig einsetzend.

Perchlornaphthalin: chlorierte Naphthaline als Gruppe; s.a. Perna-Krankheit.

perforans: (latein.) durchbohrend, durchdringend.

Perforansvenen: ↗Venae perforantes.

Perforatio(n): Eröffnung einer geschlossenen Körperhöhle, entweder spontan (durch Nekrose, Entzündung) oder traumatisch bzw. iatrogen; unterschieden als **freie P.** in eine Körperhöhle (z.B. Bauchhöhle bei Ulcus perforans, Neoplasma, Abszeß, Appendizitis, Darmruptur; mit messerstichart. Schmerz, Kollaps, »akutem Abdomen«, fehlender Zwerchfellatmung, Luftsichel; s.a. Perforationsperitonitis) u. als **gedeckte P.**, bei der durch vorhergegangene entzündl. Adhäsionen die Ausbreitung in die freie Höhle verhindert wird (weniger heftig, deutlich lokalisierte Symptome).

Perforationsperitonitis: bei ↗Perforation in den Bauchraum entstehende Bauchfellentzündung (↗Peritonitis), je nach Ausgangsort u. Krankheitsgeschehen umschrieben oder diffus, eitrig, jauchig, evtl. auch gallig; meist mit Symptomen eines Darmverschlusses (paralyt. Ileus).

Perforationstuberkulose: Lungentuberkulose durch – meist solitären – Einbruch verkäster Lymphknoten in das Bronchialsystem (seltener in Ösophagus, Mediastinum, Perikard, Pleura).

perforatus, perforiert: (latein.) durchbohrt, durchlöchert, mit ↗Perforation einhergehend.

Perfusion: Durchströmung, auch i.S. von Dialyse (↗Hämoperfusion), Infusion; i.e.S. die künstl. »Durchblutung« z.B. eines für die Transplantation vorgesehenen Organs oder des ganzen Körpers (mit Hilfe der Herz-Lungen-Maschine bei Op. am offenen Herzen).

Perfusionsszintigraphie: bildgebendes Verfahren (↗Szintigraphie) nach Einbringen radioaktiv markierter Partikel direkt in die Blutbahn; als Myokard-Szintigraphie, selektive koronare P., ↗Lungen-Szintigraphie.

Perfusor: elektrisches Infusionsgerät (auch batteriebetrieben), das mittels einer Pumpe die Applikation genau berechneter Mengen gelöster Substanzen über einen festen Zeitraum ermöglicht; Anw. v.a. in der Intensivmedizin.

peri...: Wortteil »ringsum«, »um-herum«.

perianal: in Umgebung des Afters.

Periangi(i)tis: ↗Periarteriitis, Periphlebitis.

Periappendizitis: Entzündung der Nachbargewebe bei Appendizitis.

Periarteriitis: Entzündung der Arterienadventitia u. des umgebenden Bindegewebes. – **P. nodosa,** Panarteriitis n., Polyarteriitis n., KUSSMAUL*-MEIER* Krankh.: Entzündung (nekrotisierende Vaskulitis) der mittleren u. kleinen Arterien mit den befallenen Gefäßbezirken entsprechenden klinischen Symptomen: Niere (Niereninfarkte, Glomerulonephritis, Nephrosklerose, Hochdruck), Herz (Angina pectoris, Infarkt), Gastrointestinaltrakt (Durchfälle, Ileus, Blutungen, Perforation), Nervensystem (Neuritiden), Haut (Ulzerationen), Augen (Zentralarterienverschluß). Gelenkbeteiligung relativ selten.

Periarthropathie: Bez. für die meist degenerativen Veränderungen (Aufbraucherscheinungen, Überlastungsschäden, parainfektiöse Tendomyopathie) der Gelenkumgebung. – **P. humeroscapularis,** DUPLAY* Schultersteife: schmerzhafte Bewegungseinschränkung (»Weichteilrheumatismus«) des Schultergelenks durch degenerative Prozesse.

periaurikulär: in der Umgebung einer Auricula, i.e.S. der Ohrmuschel.

Pericarditis, Perikarditis: Entzündung des ↗Pericardiums (Herzbeutel) nach direkten u. indirekten Verletzungen, fortgeleitet (z.B. nach Myokardinfarkt, Lungenembolie, Ösophaguserkrankungen); hämatogen (bei Infektionskrankheiten, Kollagenosen, Stoffwechselerkrankungen) sowie als Überempfindlichkeitsreaktion (z.B. Serumkrankheit) u. Autoimmunprozeß (z.B. DRESSLER* Myokarditis). Folgen: entweder völlige Resorption oder Cor villosum, Verklebungen u. Verwachsungen (= P. adhaesiva). Symptome: u.a. örtl. Schmerzen (auch retrosternal oder im Epigastrium), Fieber, hochfrequente (schabende oder kratzende) Geräusche, bei großem Erguß (Gefahr der Herzbeuteltamponade!) leise

Herztöne. – **P. calcarea,** Panzerherz: P. mit zunächst fibrinös-schwieliger Umwandlung des Perikards, später mit Einlagerung von Kalksalzen; s.a. P. constrictiva. – **P. constrictiva:** chron. P. mit fibrinöser Verklebung u. später Schrumpfung der Perikardblätter (dadurch Behinderung der Herzaktion). – **P. epistenocardica:** P. nach Myokardinfarkt (mit charakterist. Reibegeräusch am 2. oder 3. Tag). – **P. rheumatica:** akute P. bei akutem Gelenkrheuma; meist als Pankarditis. – **P. sicca:** akute fibrinöse P. ohne größere Exsudatbildung mit charakterist. ↗Perikardreiben. – **P. uraemica,** BRIGHT* P.: P. in etwa 10% der Urämien; im EKG wegen präexistenter Hypertonie u. Myokardschaden oft schwer faßbar.

Pericardium, Herzbeutel: das »Perikard« als Schutz- u. Gleithülle des Herzens; 2 Blätter; außen **P. fibrosum**; innen als Lamina parietalis u. L. visceralis (= Epikard), die Außenhaut, das die Herzoberfläche überziehende **P. serosum,** das die Herzbeutelflüssigkeit absondert.

Pericholezystitis: auf die Nachbargewebe übergreifende Gallenblasenentzündung (mit Adhäsionen, evtl. Abszeßbildung).

Perichondritis: Entzündung des Perichondriums (bzw. der Knorpelnachbargewebe); als **eitrige P.** mit Abhebung der Knorpelhaut u. Abszeßbildung, Knorpelnekrose u. -sequestrierung. – **P. laryngea:** P. an Außen- oder Innenfläche v.a. von Ary-, dann Ring-, Schildknorpel, evtl. auch Trachea; nach Verletzung (z.B. Intubation) oder bei Laryngitis, Neoplasma, nach Strahlentherapie mit Schmerzen, Schluckbeschwerden, Schwellung, Abszedierung, Fisteleiterung, Sequestrierung u. Gefahr z.B. von Aspiration, Kehlkopfödem.

Perichondrium: die der Regeneration u. Ernährung dienende kollagen-bindegewebige »Knorpelhaut«, mit innerer (zellreicher), knochenbildender Kambiumschicht u. faserreicherer Außenschicht.

Periduralanästhesie: vorübergehende Unterbrechung der Erregungsleitung durch Injektion eines Lokalanästhetikums in den Periduralraum des Wirbelkanals; regionale Anästhesiemethode, in deren Mittelpunkt das Rückenmark u. die Wurzeln der Spinalnerven stehen. Anw. bei zahlreichen chirurgischen Eingriffen sowie zur Behandlung akuter u. chronischer Schmerzen; erfolgt thorakal, lumbal oder als ↗Kaudalanästhesie. – s.a. peridurale ↗Opiatanalgesie, vgl. Spinalanästhesie.

perifokal: in Umgebung eines Krankheitsherdes.

Perifolliculitis, -follikulitis: entzündl. Infiltrat um den Haarfollikel.

Perikard: ↗Pericardium.

Perikarderguß: Erguß im Herzbeutel bei exsudativen Formen der ↗Pericarditis.

perikardial: 1) in Umgebung des Herzens, den Herzbeutel (↗Pericardium) betreffend. **2)** in der Umgebung der Kardia.

Perikardiolyse (Delorme*): bei ↗Pericarditis constrictiva op. Aushülsung des Herzens aus Narben u. Schwielen unter Belassen des Perikards.

Perikardiotomie: op. Eröffnung des Herzbeutels zur Freilegung des Herzens.

Perikarditis: ↗Pericarditis.

Perikardpunktion: Punktion des Herzbeutels, v.a. zur Behebung einer ergußbedingten Einflußstauung (Herzbeuteltamponade) oder zwecks Untersuchung des dabei gewonnenen Punktats.

Perikardreiben: auskultatorisches Phänomen (wie aneinander reibende Seidenstoffe, evtl. kratzend) bei ↗Pericarditis sicca.

Perikardtamponade: ↗Herztamponade.

Perikaryon: der Zelleib der Nervenzelle (um den Kern herum; im Gegensatz zum Zytoplasma der Fortsätze).

Perikornealring: ↗Limbus corneae.

Perilympha, Perilymphe, Liquor Cotunnii: die den perilymphatischen Raum (Spatium perilymphaticum) ausfüllende Flüssigkeit, die der Fortleitung der Schallwellen zum CORTI* Organ dient.

Perilymphadenitis: Entzündung des Bindegewebes um einen Lymphknoten (v.a. bei Lymphadenitis), der dadurch meist mit der Umgebung »verbackt«.

Perilymphangitis: Entzündung des ein Lymphgefäß begleitenden Bindegewebes (mit Hyperämie, dadurch evtl. sichtbarer roter Streifen: sog. »Blutvergiftung«).

Perimeter: Gerät zur Prüfung des Gesichtsfeldes. – Die »Gesichtsfeldbestimmung« erfolgt meist als dynamische oder kinetische **Perimetrie**; ↗Abb. S. 589.

Perimetritis: Entzündung des Perimetriums.

Perimetrium: ↗Tunica serosa der Gebärmutter.

perinatal: die Zeit um die Geburt (**»Perinatalperiode«:** vom Beginn der 29. Schwangerschaftswoche bis 7. Lebenstag) betreffend.

perinatale Sterblichkeit: s.u. Säuglingssterblichkeit.

perineal(is): den Damm (Perineum) betreffend.

Perinealriß: ↗Dammriß.

Perinephritis: akute oder chron. Entzündung

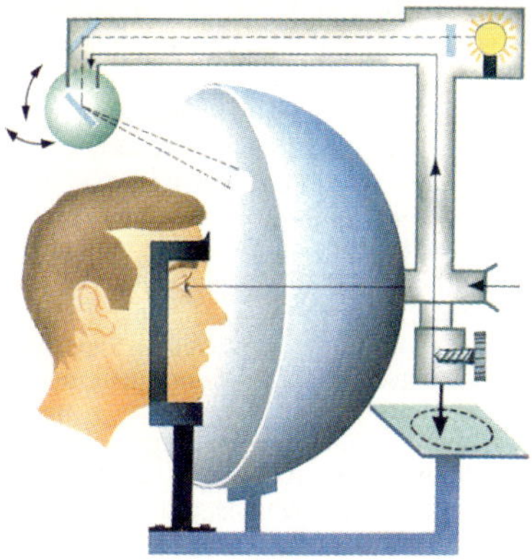

Perimeter zur Gesichtsfeldbestimmung [14]

der Nierenhüllen (i.e.S. Capsula fibrosa); v.a. fortgeleitet bei eitrigem Nierenrindenprozeß u. nach Trauma.

perinephritisch: durch ↗Perinephritis bedingt.

Perineum: der »Damm« als ca. 3 cm breite Weichteilbrücke (Haut u. Muskulatur) zwischen Anus u. Skrotum bzw. Commissura labiorum posterior.

perineural: 1) um einen Nerv herum. **2)** das ↗Perineurium betreffend.

Perineuritis: Entzündung des ↗Perineuriums; z.B. als **P. herpetica** (bei Herpes simplex) fortschreitend, so daß die Viren auf diesem Wege Meningen u. Gehirn erreichen können.

Perineurium: 1) P. internum: im mehrbündel. Nerv das die einzelnen Faserbündel umkleidende grob-kollagenfaserige Bindegewebe. **2)** P. externum: ↗Epineurium.

Periode: Umlauf(zeit), zeitl. Abschnitt (insbes. eines zykl. Vorganges); auch Laienbez. für ↗Menstruation.

Periodensystem der Elemente: systematische Anordnung der Elemente in einem zweidimensionalen Schema anhand ihrer – der steigenden Kernladungszahl entsprechenden – Ordnungszahl (1–109) u. Zusammenfassung chem. verwandter Elemente in Gruppen (z.B. Halogene); Grundlage der chem. Eigenschaften der Elemente u. ihrer Anordnung im P. ist die Elektronenkonfiguration. Die Elemente stehen in 7 waagrechten Reihen (1.–7. Periode); die senkrechten Reihen (Gruppen) werden unterteilt in Haupt- u. Nebengruppen.

periodisch: in Perioden, in mehr oder minder regelmäßigen Schüben verlaufend (auch synonym mit »zyklisch«, »paroxysmal«).

Periodontitis: Wurzelhautentzündung des Zahnes.

Periodontium, Desmodont: das Periost der Zahnwurzel, die »Wurzelhaut«. – Im engl. Sprachbereich das ↗Parodontium.

Perionychie: ↗Paronychie.

Perionyx, Perionychium: die »Nagelhaut« (Cuticula).

perioperativ: vor, während oder kurz nach einem operativen Eingriff; z.B. perioperative Antibiotikaprophylaxe.

perioral: in Umgebung der Mundöffnung; z.B. p. Blässe (als Scharlach-Frühsymptom).

Periorchitis: Entzündung der Hodenhüllen (Tunica vaginalis: »Vaginalitis«) bei Orchitis u. Epididymitis.

Periost: die den Knochen umhüllende, gefäß- u. nervenreiche, bindegeweb. »Bein-«, »Knochenhaut«, mit tiefer zellreicher Kambiumschicht (knochenbildend) u. faserreicher Außenschicht.

Periostbehandlung, Periostmassage: akupressurähnliche ↗Reflexzonenmassage, die Reflexbahnen zwischen Organen u. bestimmten Flächen auf der Knochenhaut (Periost) nutzt; Anw. bei akuten u. chron. Schmerzzuständen.

Periostitis: »Knochenhautentzündung«, meist mechanisch oder bakteriell bedingt, akut oder chronisch; kann durch trophische Störung zu kortikaler Sequesterbildung führen, aber auch Knochenneubildung anregen (»P. ossificans«, z.B. bei Osteomyelitis, Tumor, Syphilis, als MARIE*-BAMBERGER* Sy.).

Periostreflex: durch Beklopfen des Knochens ausgelöste Muskelkontraktion.

peripher: zur Körperoberfläche hin, im äußeren Körperbereich **(»Peripherie«),** fern dem Zentrum (d.h. außerhalb des zentralen Nervensystems bzw. des Herzens u. herznahen Kreislaufs); z.B. p. Durchblutungsstörung, p. Nervensystem.

Periphlebitis: Entzündung der Venen-Adventitia u. des benachbarten Bindegewebes.

periportal: 1) in Umgebung der Leberpforte; z.B. **p. Feld** (↗GLISSON* Dreieck). **2)** um die Pfortader (Vena portae).

Periproktitis, Paraproktitis: Entzündung des Bindegewebes um Mastdarm u. After **(»Periproktium«);** häufige Komplikation bei Thrombophlebitis eines inneren Hämorrhoidalknotens, ferner nach Enddarmverletzung. Zur **periprokt(it)ischen Abszeßbildung** kommt es auch nach Proktitis (durch Rhagaden, Hämorrhoiden, Kratzeffekte bei Oxyuriasis, Fremdkörper, Tuberkulose etc.).

Perisalpingitis: Entzündung der Eileiterserosa, vom Tubeninnern her fortgeleitet, aber auch vom Bauchraum übergreifend (z.B. Appendizitis); führt zu Verklebungen.

Peristaltik: kreisförmige (zirkuläre) Kontraktion der glatten Muskulatur von Hohlorganen (Verdauungstrakt, Ureter), die sich wellenartig in normaler Transportrichtung (**orthograde P.**) fortbewegt u. so dem Weitertransport des Inhalts dient. Beruht teils auf Eigenrhythmus der glatten Muskulatur (Ureter, Magen), teils auf lokal-nervalen Reflexen (peristaltischer Reflex beim Darm), teils auf zentralnervöser Steuerung (Ösophagus).

Peritendineum: das die Sehne umhüllende lockere, fibröse Bindegewebe (»Sehnengleitgewebe«).

Perithelium: aus Fibrozyten aufgebaute Zellscheide um kleine u. kleinste Nerven.

peritoneal...: Wortteil »Bauchfell« (↗Peritoneum), »Bauchhöhle« (= intraperitoneal).

Peritonealdialyse: intrakorporales Dialyse-Verfahren (nicht Bauchfell, sondern Gefäßwand als wesentl. Trennmembran!), indem über einen Peritonealkatheter geeignete Dialysierflüssigkeit in die Bauchhöhle ein- u. wieder abgelassen wird.

Peritonealkarzinose: diffuse Bauchfellmetastasierung; v.a. bei Tumoren im Magen-Darm-Trakt, bei Pankreas-, Ovarial-, Mammakarzinom; s.a. Peritonitis carcinomatosa.

Peritoneallavage: Bauchhöhlenspülung zum Nachweis einer intraperitonealen Blutung. – **P., postoperative:** P. nach entsprechenden Operationen zur beschleunigten Entfernung von entzündlichem Sekret u. Eiter als Folgen verschiedener chirurgischer Erkrankungen der Bauchhöhle, u. zwar als **geschlossene kontinuierliche P.** (durch Drainagen, die während der Operation gelegt wurden) oder als sog. **programmierte P.** oder Etappenlavage, d.h. unter geplanter Wiedereröffnung der Bauchhöhle nach provisorischem Verschluß der Bauchdecken.

Peritonealspülung: **1)** ↗Peritonealdialyse. **2)** ↗Peritoneallavage.

Peritoneum: das »Bauchfell«; überzieht als **P. parietale** die Bauchhöhlenwand u. bauchseitig die retroperitonealen Eingeweide, als **P. viscerale** die Baucheingeweide.

Peritonitis: Bauchfellentzündung, lokalisierte oder diffuse Entzündung des Bauchfells, hervorgerufen durch physikalisch-chemische Noxen (= aseptische P.; z.B. durch Op.trauma, Blut, Galle, Zysteninhalt) oder – meist – durch Mikroorganismen u. deren Toxine (nach penetrierendem Trauma, hämatogen, fortgeleitet als Durchwanderungs- oder Perforations-P. von Magen-Darm, weibl. Genitale, Nieren, Bauchwand, Pleura etc.; stets akut, meist diffus-eitrig). – Als **akute P.** mit heftigen bis foudroyanten Symptomen: u.a. Fieber, Leukozytose, Kollaps/Schock, Exsikkose, Facies hippocratica, akutes Abdomen, Peristaltikstörung (Erbrechen, Miserere, Ileus), Aszites (»Hydro-P.«). Therapie: Beseitigung der Ursachen der P. v.a. durch Laparotomie mit Verschluß der Infektionsquelle durch Übernähung oder Entfernung der entsprechenden Gewebsbezirke, Säuberung der Bauchhöhle durch Absaugung u. ↗Peritoneallavage mit geeigneten Lösungen, sowie Einlegen von Drainagen; daneben Infusionstherapie, Gabe von Breitbandantibiotika u. Behandlung von Komplikationen. – **P. carcinomatosa:** v.a. bei Peritonealkarzinose (mit diffuser kleinherdiger Bauchfellmetastasierung, meist ausgehend von Magen-Darm, Pankreas, Ovarien), aber auch bei die Serosa penetrierendem Organkarzinom vorkommende reaktive P. – **P., gallige:** P. nach Gallensteinperforation oder Gallenwegs-Op. (Nahtinsuffizienz, Verletzung eines akzessor. Gallengangs). – **P. purulenta:** eitrige P., v.a. durch Colibakterien, Strepto-, Pneumo-, Entero-, Diplo-, Gonokokken, Tuberkulosebakterien, Anaerobier, auch Mischflora.

Peritonsillitis: Entzündung des lockeren Bindegewebes in der oberen Mandelbucht (zwischen Gaumenmandelkapsel u. Fascia pharyngea des Schlundschnürers); meist Folge einer chron. Tonsillitis.

Perityphlitis: seröse oder eitrige Entzündung der Blinddarmserosa; i.e.S. die ↗Periappendizitis. Symptome: evtl. entzündl. Tumor (einschl. Adnexe).

periumbilikal: um den Nabel herum.

periungual: in Umgebung eines Finger- oder Zehennagels.

periurethral: um die Harnröhre.

perivasal, perivaskulär: in der Umgebung eines Blut- oder Lymphgefäßes.

Perivaskulitis: Entzündung der Gefäßscheiden u. des perivaskulären Gewebes (s.a. Periarteriitis, Periphlebitis).

Perkussion: Beklopfen der Körperoberfläche, um aus den Schallqualitäten (Eigenschwingungen der erschütterten Gewebe) auf Ausdehnung u. Beschaffenheit der darunterliegenden Organe zu schließen; ↗Abb. S. 591.

perkutan: durch die – unverletzte – Haut hindurch.

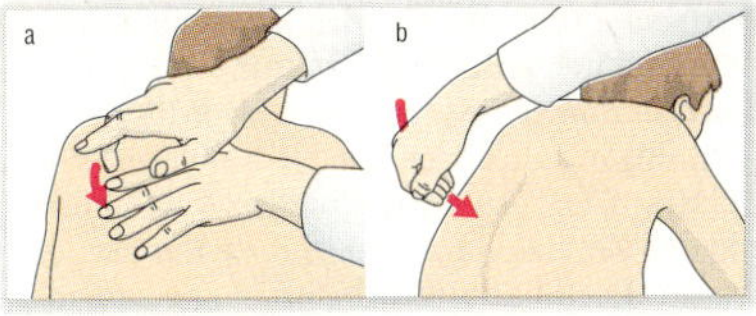

Fingerhaltung bei abgrenzender (a) u. bei vergleichender **Perkussion** (b) [352]

perkutane transluminale Katheterdilatation: s. PTCA, PTA.

Perkutieren: ↗Perkussion.

perkutorisch, perkussorisch: durch ↗Perkussion.

Perlèche: (französ.) ↗Angulus infectiosus.

perlingual: durch die intakte Zungenschleimhaut hindurch. Parenterale Applikationsform bestimmter Arzneimittel (s.a. sublingual).

Perlnaht: Knopfnaht, bei der vor dem Knüpfen bds. eine Perle aufgezogen wird, um ein Durchschneiden zu verhindern.

permeabel: durchlässig, durchgängig.

Permeabilität: Eigenschaft eines porösen Gebildes, insbes. einer Membran (z.B. Zell-, Basalmembran, Endothel), Stoffe durchtreten zu lassen; s.a. semipermeabel.

Perna: Perchlor**na**phthalin; als Nibren u. Hallowax bezeichnete Gemische aus chlorierten Naphthalinen; Anw. zur Isolation von elektrischen Leitungen. – Die durch dir. Berührung mit chlorierten Naphthalinen oder durch Hautkontakt mit deren Staubsublimaten (v.a. bei Heißverarbeitung) hervorgerufene **Perna-Krankheit** oder **-Akne** hat kein einheitl. Bild: chron. Verdickung der obersten Hautschichten (»Chlorakne«), Gewichtsabnahme, Anämie etc.; bei inhalativer Exposition auch Leberdystrophie. Schädigung z.T. wahrsch. durch Verunreinigungen; s.a. Dioxine.

pernasal: durch die Nase.

Perniciosa: ↗Perniziosa.

Pernio (Mehrzahl **Perniones**), Erythema pernio: die »Frostbeule« nach wiederholter längerer Kälteeinwirkung; juckend bis schmerzhaft, bläul. (bei Erwärmung oft leuchtend rot), teigig-derbweich unter gespannter, glänzender Oberhaut, mit Neigung zu Blasenbildung u. Ulzeration.

perniziös, perniciosus: gefährlich, schwer.

Perniziosa: Kurzbez. für perniziöse ↗Anämie.

pero...: Wortteil »verstümmelt«.

Peromelie: angeborener Gliedmaßendefekt (meist Unterarm oder -schenkel).

peroneal, peron(a)eus: das Wadenbein betreffend, wadenbeinseitig (fibular).

Peroneuslähmung: ↗Fibularislähmung.

peroral, per os: durch die Mundöffnung bzw. Mundhöhle (d.h.: über den Verdauungstrakt).

Persistenz: Fortbestehen. **1)** Bestehenbleiben einer fetalen Struktur (z.B. des ↗Ductus arteriosus) über den physiolog. Rückbildungstermin hinaus. **2)** Andauern einer Empfindung über den Reiz hinaus (z.B. pos. Nachbild). **3)** fortdauernde virale Infektion trotz vorhandener Antikörper gegen entsprechende Viren; z.B. bei Herpes-, Slow- u. Zytomegalieinfektion.

persistierend: fortbestehend (↗Persistenz); z.B. **p. Knabenstimme** (s.u. Stimmbruch).

Persönlichkeitsstörungen: Bez. für Krankheitsbilder, die sich in langanhaltenden u. tiefverwurzelten Extremvarianten menschlichen Verhaltens, Erlebens u. Kommunizierens äußern; nach dem internationalen Klassifikationssystem ICD-10 werden 8 Typen unterschieden: paranoide, schizoide, dissoziale, emotional instabile, histrionische, anankastische, ängstliche (vermeidende), abhängige P. – Die Bez. P. hat den zunehmend als abwertend empfundenen klassischen Begriff »Psychopathie« weitgehend abgelöst.

Personendosis: Begriff des Strahlenschutzes; die bei einer – beruflich – strahlenexponierten Person an einer als repräsentativ geltenden Stelle der Körperoberfläche gemessene Energiedosis (für die Weichteilgewebe) oder Standard-Gleichgewicht-Ionendosis.

Höchstzugelassene **Personendosen**

		in 13 Wo.	in 1 Jahr
	Ganzkörperdosis	30 mSv[1]	50 mSv[2]
beruflich strahlenexponierte Personen	Teilkörperdosis (Hände u. Unterarme, Füße bis Knöchel)	150 mSv[3]	600 mSv[3]
nicht mit der Strahlenanwendung beschäftigte Personen	gelegentl. Aufenthalt im Kontrollbereich a) Personen >18J. b) Personen <18J.	 – –	 15 mSv 5 mSv
	Daueraufenthalt im Überwachungsbereich	–	5 mSv

[1] für ♀♀ im gebärfähigen Alter nur 15 mSv, in 1 Monat kumulierte Gonadendosis max. 5 mSv; [2] s.a. Lebensalterdosis; [3] Werte gelten für Kontrollbereich (im Überwachungsbereich nur ein Drittel zulässig)

Perspiratio(n): die sog. Hautatmung (i.w.S. jeder Stoffaustausch durch die Haut). – **P. insensibilis:** die dauernde Abgabe (Diffusion) von Wasserdampf durch die Haut ohne Beteiligung der Schweißdrüsen.

Persufflation: »Durchblasung« des Eileiters (↗Pertubation) bzw. der Ohrtrompete (POLITZER* Luftdusche).

Perthes* Versuch: bei Krampfadern des Beins leichtes Abschnüren (Gummibinde) oberhalb der Varizen am Stehenden, dann – durch Kniebeugen oder Umhergehen – rhythmische Kontraktion der Wadenmuskulatur; bei offenen Venae communicantes u. perforantes entleeren sich die gestauten Varizen. – **P.* (Calvé*-Legg*-Waldenström*) Krankheit,** Osteochondropathia deformans coxae juvenilis, Coxa plana idiopathica: aseptische ↗Knochennekrose des Schenkelkopfes im Kindesalter (3.–10. Lj., deutl. Androtropie). Symptome: schmerzhafte Bewegungseinschränkung im Hüftgelenk, Hinken, später u.a. Muskelatrophie u. Abduktionskontraktur; sek. Koxarthrose. Therapie: frühestmögliche Entlastung (Becken-Bein-Fuß-Gips in Abduktions-, Beuge- u. leichter Außenrotationsstellung, THOMAS* Schiene), evtl. Operation. – **P.*-Jüngling* Krankheit,** Ostitis multiplex cystoides: multiple, pseudozyst. Knochenherde (v.a. Hand- u. Fußskelett) bei der BOECK* Krankheit (»Knochen-BOECK«); mit örtl. schmerzhafter Weichteilschwellung (wie »Frostbeulen«).

pertrochantär: durch das Trochantergebiet des Femurs; z.B. die **p. Fraktur.**

Pertubation, Persufflation: zur Prüfung der Durchgängigkeit der Eileiter Einblasen eines Gases (CO_2, O_2) unter Überdruck durch eine in den Zervikalkanal eingeführte Kanüle oder spez. **Pertubationskatheter;** zugunsten der ↗Hydropertubation weitgehend verlassen.

Pertussis: ↗Keuchhusten.

Perubalsam: ↗Balsamum peruvianum.

Peruwarze: s.u. Bartonellosis.

Perzeption: Empfindung, Wahrnehmung; i.e.S. der Vorgang des Auffassens u. Erkennens, u. zwar ohne gedankliche Verarbeitung u. Beurteilung (Apperzeption); bedarf – im Gegensatz zur Apperzeption – nicht der willkürl. Hinwendung der Aufmerksamkeit.

perzeptiv: Wahrnehmung erzeugend, die ↗Perzeption betreffend (= perzeptorisch).

Pes: der »Fuß« als Endabschnitt des Beines, mit Fußwurzel (Tarsus), Mittelfuß (Metatarsus) u. Zehen (Digiti), Fußrücken (Dorsum) u. -sohle (Planta) u. Ferse (Calx). Die häufigsten Fußdeformitäten (s.a. Abb.): – **P. arcuatus:** ↗Hohlfuß. – **P. calcaneus:** ↗Hackenfuß. – **P. equinovarus:** ↗Klumpfuß. – **P. equinus:** ↗Spitzfuß. – **P. excavatus:** ↗Hohlfuß. – **P. metatarsus:** ↗Spreizfuß. – **P. planotransversus:**

Pes

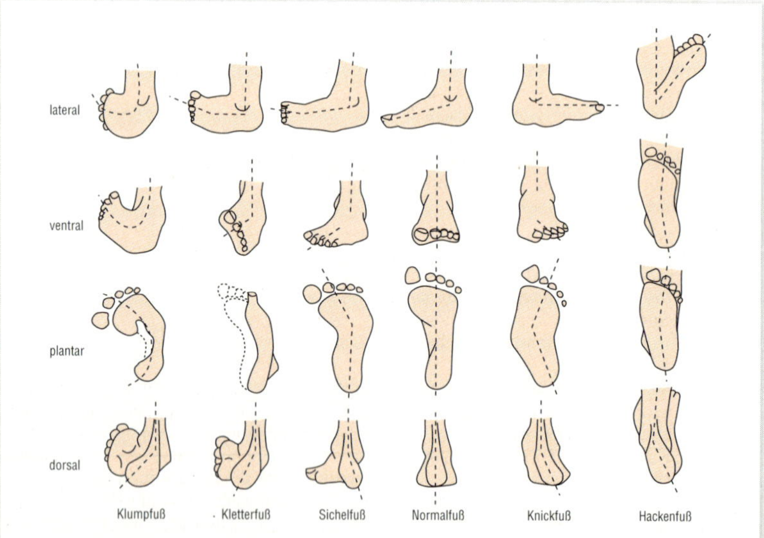

Die häufigsten **Fußdeformitäten** [43]

↑Senk-Spreizfuß. – **P. planovalgus:** ↑Knick-Senkfuß. – **P. planus:** Senkfuß; i.w.S. ↑Plattfuß. – **P. valgus:** ↑Knickfuß. – **P. varus:** ↑Klumpfuß.

Pessar: in die Scheide bzw. Uterushöhle einzulegender Metall-, Gummi- oder Kunststoffkörper (meist ring- oder schalenförmig), entweder zur Korrektur von Lageanomalien des inneren Genitale, zur Therapie der Streßharninkontinenz oder zur Empfängnisverhütung (↑Diaphragma-P., Portiokappe); ferner das ↑Intrauterin-P.

Pest, Pestis: akute, hochkontagiöse (schon bei Verdacht anzeigepflichtige u. scharfen Quarantänemaßnahmen zu unterwerfende), durch Pasteurella = ↑Yersinia pestis hervorgerufene Infektionskrankheit mit schweren Allgemeinerscheinungen (hohes Fieber, Herz-Kreislauf-Schwäche, Unruhe, Benommenheit bis Delir). Manifestation als ↑Bubonen- (häufigste Form), Lungenpest u. septische = septikämische P. (Pestseptikämie). – Nach Überstehen lang anhaltende Immunität; Pestschutzimpfung (meist mit abgetöteten Pestbakterien) senkt Morbidität u. Mortalität auf ¼–⅙. Endemisches Auftreten in den sog. Pestreservoiren in Nordasien (»Sibirische«, »Mongol. P.«), Iran u. Afrika, sporad. in Nord- u. Südamerika. – Die Pest war eine der großen Volksseuchen Europas, die v.a. im 14.–18. Jh. mit zahlreichen Epi- u. Pandemien auftrat.

Pestbakterium: ↑Yersinia (= Pasteurella) pestis.

Pestfloh: ↑Xenopsylla cheopis.

Pestis: (latein.) »Seuche«, z.B. P. americana (= Gelbfieber), P. variolosa (= Pocken); i.e.S. die ↑Pest.

Pestizide: Bez. für chem., z.T. hochgiftige Schädlingsbekämpfungsmittel.

Pestschutzimpfung, Pestvakzine: s.u. Pest.

PET: ↑**P**ositronen-**E**missions-**T**omographie.

petechial: punkt-, fleckförmig, petechienartig.

Petechien: kleinste, punktförm. Haut- oder Schleimhautblutungen (Kapillarblutung); Einzeleffloreszenzen der ↑Purpura.

Petersilie: ↑Petroselinum sativum.

Pethidin, Isonipekain, Meperidin(e): eines der ersten (1939) synthet. Ersatzmittel für ↑Morphin; peroral, parenteral u. rektal wirksam als Analgetikum (Betäubungsmittel!).

Petit mal: *(französ. = »kleines Übel«)* der sog. kleine generalisierte epileptische Anfall. – **P.-m.-Status:** einem stunden- bis tagelangen Dämmerzustand ähnl. Serie von Absencen, zwischen denen das Bewußtsein nicht erlangt wird.

Petri* Schale: runde, flache Glas- oder Kunststoffschale mit senkrechter Wand u. übergreifendem Deckel; v.a. für bakt. Nährböden.

Petroselinum sativum: »Blattpetersilie« [Umbelliferae]; therapeutische Anw. des Krautes (äther. Öl) als Diuretikum u. Magenmittel, der Frucht z.B. als Diuretikum u. gegen Hautparasiten, des äther. Öls der Frucht (Apiolhaltig) z.B. als Diuretikum, Antipyretikum.

Petrositis: Entzündung der Pars petrosa (Felsenbein) des Schläfenbeins (oft mit Mastoiditis).

petroso..., petro...: Wortteil »Felsenbein« (Pars petrosa ossis temporalis).

Petrussa* Index: Maßzahl zur Schätzung des Gestationsalters des Neugeborenen in Wochen.

	0	1	2
Haut	rot/dünn + Ödem	rot oder Ödem	rosig
Ohr	formlos, weich	Helix nur oben umgeschlagen	volle Form (Helix völlig umgeschlagen), fest
Brust	roter Punkt	Areola < 5 mm	Areola > 5 mm
Testes	inguinal	hoch im Skrotum	im Skrotum
Labia majora	< Labia minora	≈ Labia minora	> Labia minora
Sohlenfalten	distal nur 1–2	distale Hälfte	ganze Sohle

Petting: (engl.) sexuelle Betätigung ohne eigentl. Geschlechtsverkehr, mit wechselseit. manueller Reizung der Genitalien u. erogenen Zonen.

Pfanne: ↑Gelenkpfanne.

v. Pfaundler*-Hurler* Syndrom, Dysostosis multiplex, Lipochondrodystrophie, Mucopolysaccharidosis Typ I–H: am Ende des 1. Lebensjahrs (u. später) sich manifestierende ↑Mucopolysaccharidose; Symptome: u.a. disproportionierter Minderwuchs.

Pfeffer: ↑Piper.

Pfefferminze: ↑Mentha piperita.

Pfeifen, Rhonchi sibilantes: hochfrequente (»trockene«) Rasselgeräusche als auskultatorisches Phänomen – meist zus. mit Brummen, Giemen, Schnurren, Zirpen – bei Bronchusstenose, Bronchialasthma, spast. Bronchitis, Lungenemphysem.

Pfeifer*-Weber*-Christian* Syndrom, Panniculitis nodularis: v.a. bei Frauen vorkommende, schubweise rezidivierende Lipogranulomatose mit fieberhaften Allgemeinerscheinungen u. multiplen, druckschmerzhaften Knoten im subkutanen Fettgewebe (v.a. Stamm, Extremitäten).

Pfeiffer* Drüsenfieber, Krankheit: ↗Mononucleosis infectiosa.

Pflaster, Emplastrum: Arzneizubereitungen zur äußerlichen Anw.; bestehen z.B. aus auf textiles Material oder auf Folien aus Weichplastik (Kautschuk/Harz = Collemplastrum) aufgestrichenen Klebemassen. Unterschieden werden: **1)** *Heftpflaster* (zur Fixierung von Verbänden, Befestigung medizinischer Instrumente auf der Haut oder – in Verbindung mit Mullkompressen – als Wundschnellverbände), **2)** *medikamentöse Pflaster* (enthalten zusätzlich Arzneistoffe; gehören daher nach dem Arzneimittelgesetz nicht zu den Verbandstoffen, sondern zu den fiktiven Arzneimitteln; z.B. als Rheumapflaster, Hühneraugenpflaster, Zugpflaster), **3)** *Spezialpflaster* (Okklusivpflaster, Testpflaster, Wundnahtpflaster, Sprühpflaster sowie als Grundlage für transdermale therapeutische Systeme [TTS]).

Pflasterepithel: unpräzise Bez. für ↗Platten- u. kubisches ↗Epithel.

Pflasterprobe: modifiz. Moro* Probe durch Aufbringen eines mit Tuberculinsalbe bestrichenen Pflasters.

Pflasterzellkarzinom: ↗Plattenepithelkarzinom.

Pflege: die Übernahme von körperbezogenen Verrichtungen, die ein Patient (bzw. Säugling, Kleinkind, alter Mensch, Behinderter etc.) nicht selbst ausführen kann, durch professionelle Kräfte oder »Laien« (Ehepartner, Verwandte, Freunde) sowie Maßnahmen, die den Heilungsprozeß unterstützen, Schmerzen lindern etc.

Pflegemodell, Pflegetheorie: Oberbegriff für verschiedene, ursprünglich v.a. in den USA entwickelte theoretische Konzepte in der professionellen Pflege, die u.a. definieren, was Krankenpflege ist bzw. sein sollte u. worin sie sich von anderen Fachgebieten unterscheidet; einige bekannte, bedürfnisorientierte P. zeigt die Tab.

Pflegeprozeß, Krankenpflegeprozeß: umfassende Beschreibung der Krankenpflege als planbare, systematische u. zielorientiert durchführbare sowie überprüfbare berufliche Tätigkeit. Ziel ist es, auf *systematische* Art u. Weise den Patienten u. seine individuellen Bedürfnisse ganzheitlich zu erfassen u. Pflegeplanung bzw. pflegerische Betreuung danach auszurichten. Dabei werden im »Regelkreis Krankenpflegeprozeß« 6 Stadien (Stufen, Phasen) als aufeinander aufbauende u.

Übersicht über bekannte bedürfnisorientierte **Pflegemodelle** [258]

12 Aktivitäten des täglichen Lebens (ATL) nach Liliane Juchli*	**13 Aktivitäten und existentielle Erfahrungen des Lebens (AEDL) nach Monika Krohwinkel***	**12 Lebensaktivitäten (LA) nach Nancy Roper***
Kommunizieren Sich bewegen Körpertemperatur regulieren Sich waschen u. kleiden Essen u. trinken Ausscheiden	Kommunizieren Sich bewegen Vitale Funktionen des Lebens erhalten Sich pflegen Essen u. trinken Ausscheiden Sich kleiden	Kommunizieren Sich bewegen Körpertemperatur regulieren Sich sauberhalten u. kleiden Essen u. trinken Ausscheiden
Atmen Wach sein u. schlafen Raum u. Zeit gestalten, arbeiten u. spielen (sich beschäftigen)	Ruhen u. Schlafen Sich beschäftigen	Atmen Schlafen Sich beschäftigen
Kind, Frau, Mann sein	Sich als Mann oder Frau fühlen u. verhalten	Sich als Mann oder Frau fühlen u. verhalten
Sich sicher fühlen u. verhalten	Für eine sichere Umgebung sorgen Soziale Bereiche des Lebens sichern	Für Sicherheit der Umgebung sorgen
Sinn finden im Werden, Sein, Vergehen	Mit existentiellen Erfahrungen des Lebens umgehen –Die Existenz gefährdende Erfahrung wie Verlust von Unabhängigkeit, Sorge/Angst, Mißtrauen, Trennung, Isolation, Ungewißheit, Hoffnungslosigkeit, Schmerzen, Sterben – Die Existenz fördernde Erfahrung wie Wiedergewinnung von Unabhängigkeit, Zuversicht/Freude, Vertrauen, Interaktion, Sicherheit, Hoffnung, Wohlbefinden – Erfahrungen, welche die Existenz fördern oder gefährden, wie kulturgebundene Erfahrungen wie Weltanschauung, Glauben u. Religionsausübung u. lebensgeschichtliche Erfahrungen	Sterben

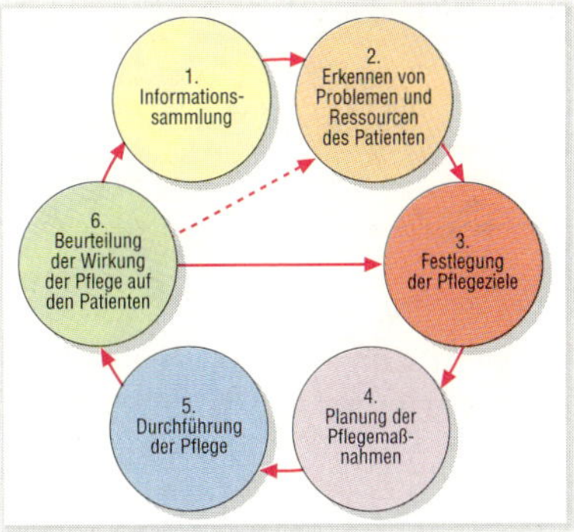

Regelkreis Pflegeprozeß [258]

sich ergänzende Überlegungs-, Entscheidungs- u. Handlungsschritte definiert (↗Abb.).

Pflegestandards: Handlungsrichtlinien zur Qualitätssicherung für eine einheitliche (u. damit vergleichbare u. überprüfbare) systematische Pflege; in der Praxis handelt es sich um Beschreibungen von Pflegehandlungen für wiederkehrende Pflegeprobleme, die z.B. den Ablauf u. die Qualität einzelner pflegerischer Maßnahmen festlegen (Mund- u. Zahnpflegestandards, Standards für Verbandswechsel, Injektionen etc.); um Standardpläne (z.B. für Dekubitusprophylaxe) oder Standardpflegepläne (für die postoperative Pflege, für Patienten in der Rehabilitation nach Herzinfarkt etc.).

Pflegesysteme: Organisationsformen zur Verteilung der pflegerischen Tätigkeiten an die zur Verfügung stehenden Mitarbeiter einer Station; unterschieden werden u.a.: ↗Funktions-, Bereichspflege.

Pflegeversicherung, PflegeVG: durch das Pflegeversicherungsgesetz (zum 1.1.1995) eingeführte soziale Pflegeversicherung für alle in der gesetzlichen Krankenversicherung Versicherten (Privatversicherte sind Mitglied einer privaten Pflegeversicherung); Träger sind die bei jeder Krankenkasse eingerichteten Pflegekassen. Leistungsberechtigt sind Personen, die wegen einer körperlichen, geistigen oder seelischen Krankheit oder Behinderung für die gewöhnlichen und regelmäßig wiederkehrenden Verrichtungen im Ablauf des täglichen Lebens (Körperpflege, Ernährung, Mobilität, hauswirtschaftliche Versorgung) auf Dauer (voraussichtlich für mindestens 6 Monate) im erheblichen oder höheren Maße der Hilfe bedürfen. Für die Gewährung von Leistungen sind pflegebedürftige Personen einer von 3 Pflegestufen zuzuordnen. Die Feststellung der Pflegebedürftigkeit obliegt den Pflegekassen; Gutachten erstellt der medizinische Dienst der Krankenkassen. Die Begutachtung des Antragstellers findet in dessen Wohnbereich durch einen Arzt oder eine Pflegefachkraft statt. Wenn häusliche oder teilstationäre Pflege nicht möglich ist oder nicht in Betracht kommt, haben Pflegebedürftige Anspruch auf Pflege in vollstationären Einrichtungen.

P

Pflegschaft: s.u. Betreuung.

Pförtner: ↗Pylorus.

Pfötchenstellung: s.u. Tetanie.

Pfortader: ↗Vena portae.

Pfortaderdruck: Venendruck im ↗Pfortaderkreislauf; s.a. Hypertonie, portale.

Pfortaderentzündung: ↗Pylephlebitis.

Pfortaderkreislauf: der venöse Blutkreislauf von Magen, Darm, Milz u. Pankreas – als funktionell einheitliches, vorwiegend klappenloses Gefäßsystem über die Vena portae zur Leber u. von dort über ein 2. Kapillarnetz zur unteren Hohlvene.

Pfortaderthrombose: Thrombose im ↗Pfortaderkreislauf; meist sekundär bei Leberzirrhose oder -neoplasma, nach Thrombophlebitis.

Pfortadertyp, Leber-, Portatyp: Metastasierungstyp von Intestinaltumoren, bei dem nach Passage der Vena portae die Leber den kapillären Primärfilter für die Metastasierung darstellt. – vgl. Kavatyp.

Pfropfendokarditis: die auf einen bereits erworbenen Herzfehler als Rezidiv »aufgepfropfte« bakterielle oder abakterielle, häufig rheumat. Endokarditis.

Pfropfgestose: Auftreten von charakteristischen Gestosesymptomen (↗Präeklampsie) bei Schwangeren mit chron. Hypertonie.

Pfropftuberkulose, Zusatz-Tbk: Lungen-Tbk auf dem Boden einer Silikose (s.u. Silikotuberkulose).

pH: Kurzbez. für die Wasserstoffionenkonzentration $[H^+]$ bzw. $[H_3O^+]$, exakt: für deren negativen dekadischen Logarithmus; neutrale Lösungen weisen einen pH-Wert von 7 auf (sauer: pH 0 bis 7; alkalisch: pH 7 bis 14).

Phac(o)...: ↗Phak(o)...

Phänomenologie: die Lehre von den Krankheitszeichen.

Phänotyp(us): die genetisch kontrollierte Eigenschaft (»Phän«) oder das gesamte Erscheinungsbild eines Individuums zu einem best. Zeitpunkt seiner Entwicklung als Ergebnis der kombin. Wirkung von ↗Genotyp u. Umwelt (»Phänogenese«).

Phäochromozytom: neuroektodermale Tumoren des adrenosympathischen Systems (v.a. im Nebennierenmark; in den sympathischen Paraganglien), deren chromaffine Zellen meist Adrenalin u. Noradrenalin bilden. 3 Kardinalsymptome: Kopfschmerzen, Schwitzen, Herzklopfen. Weitere Symptome: u.a. Dauerhochdruck oder – seltener – paroxysmale Hypertonie u. gesteigerter Stoffwechsel, Gewichtsabnahme. Diagnose: u.a. wiederholte Bestimmung der Gesamtcatecholamine im angesäuerten 24-Std.-Urin. Therapie: radikale op. Entfernung.

Phäonychie: flächige oder streifenförm. Dunkelfärbung des Nagels z.B. infolge Einlagerung von Melanin oder durch Bluteinlagerung.

...phag, phage...: Wortteil »verzehren«, »fressen«.

Phage: ↗Bakteriophage.

Phagozyt, METSCHNIKOW* **Zelle:** »Freßzelle« mit der Fähigkeit, unbelebte oder belebte Fremdpartikel (Mikroorganismen, Blutzellen, Gewebstrümmer etc.) aufzunehmen u. zu verdauen (↗Phagozytose); unterschieden als – mobile – Mikrophagen (↗Granulozyten) u. als – überwiegend sessile – ↗Makrophagen (Histio-, Monozyten, Mikroglia, Sinuswand-, Retikulumzellen).

phagozytär, phagozytisch: Phagozyten bzw. Phagozytose betreffend.

Phagozytose: die aktive Aufnahme unbelebter oder belebter Partikel in das Innere einer Zelle zwecks Nahrungsaufnahme (z.B. bei Amöben) oder zur Eliminierung von Fremdelementen nach deren Markierung mit Opsoninen oder Antikörpern v.a. als Mechanismus der unspezifischen Infektionsabwehr durch ↗Phagozyten; ↗Abb.

Phak(o)...: Wortteil ↗»Augenlinse«; s.a. Linsen...

Phakom(a): 1) »Linsentumor«, geschwulstartige Proliferation von Linsenfasern in einer traumatisch geschädigten Augenlinse. **2)** gutartige Neubildung der Haut, des zentralen Nervensystems oder der Retina als Symptom einer Phakomatose.

Phakomatose: Sammelbegriff für tuberöse Hirnsklerose, Neurofibromatose (v. RECKLINGHAUSEN), STURGE*-WEBER*-KRABBE* u. v. HIPPEL*-LINDAU* Syndrom als »neurodermale Syndrome« (= sog. 1.–4. Phak.), gekennzeichnet durch Tumoren (↗»Phakome«) u. weitere ektodermale Fehlbildungen. Wird begrifflich erweitert i.S. »neurokutanes Syndrom« (umfaßt auch – als z.B. »5. Phak.« – das GORLIN*-GOLTZ* Syndrom bzw. nävoide Basaliome SPIEGLER-BROOKE).

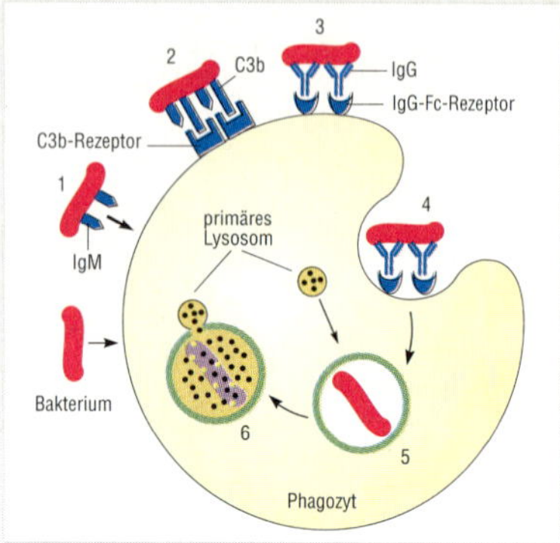

Verschiedene Stadien der **Phagozytose** eines Bakteriums: die Adhäsion des Bakteriums kann durch unspezifische, über C3b vermittelte Adsorption erfolgen (2). Weitaus wirksamer ist jedoch die spezifische Haftung der mit Immunglobulin behafteten Bakterien über entsprechende Fc-Rezeptoren (1, 3). Nach der Haftung kommt es zur Invagination der Zellmembran mit Ausbildung einer digestiven Tasche (4). Die Tasche löst sich dann von der Oberfläche ab u. bildet einen membranbegrenzten Hohlraum, der das Bakterium beinhaltet (Phagosom, 5). Daraufhin kommt es zur Entleerung von primären Lysosomen in das Phagosom mit Ausbildung eines sog. Phagolysosoms (6) [53]

Phalanx: das knöcherne Glied eines Fingers oder einer Zehe, mit Basis, Corpus u. Caput; unterschieden als **Ph. distalis** (»Endglied«), **Ph. media** (»Mittelglied« II–V) u. **Ph. proximalis** (»Grundglied«). – Plural (die Finger- bzw. Zehenglieder): **Phalangen**.

phallisch: das männl. Glied (Phallus) betreffend.

Phallotoxine: die zyklischen Peptidtoxine des Grünen Knollenblätterpilzes (Amanita phalloides) u. seiner Abarten, mit sehr starker Giftwirkung (auch nach Kochen u. Trocknen!) durch irreversible Leberzellschädigung; Symptome einer Vergiftung durch P. treten erst 8–10 Stunden nach Einnahme auf; sie bestehen in Übelkeit, Erbrechen, Leibschmerzen u. reiswasserähnlichen Durchfällen. Der Tod tritt entweder durch Schock oder (bei geringeren Mengen) nach ca. 5 Tagen durch Leberversagen ein; Silibinin u. Penicillin G werden als Antidot eingesetzt.

Phallus: das männliche Glied (↗Penis).

phanero...: Wortteil »sichtbar«, »deutlich«.
Phantomschmerz: Schmerzempfindung in amputierter Gliedmaße; komplexes psychophys. Geschehen, das evtl. – außer Suggestivbehandlung oder Narkohypnose – neurochir. Eingriffe erfordert.
Pharma(ko)...: Wortteil »Arzneimittel«.
Pharmakodynamik: Lehre von der Wirkung eines Pharmakons auf den Organismus bzw. von den Reaktionen des Pharmakons mit entsprechenden Rezeptoren u. deren Wirkungsqualitäten (z.B. analgetisch, antipyretisch, spasmolytisch).
Pharmakokinetik: Lehre von der Wirkung des Organismus auf das Pharmakon; von den Vorgängen wie Resorption, Verteilung, Proteinbindung u. Ausscheidung, die den zeitlichen Ablauf der Pharmakonkonzentration bestimmen.
Pharmakologie: Lehre von der Wirkung fremder u. körpereigener Stoffe auf den Organismus sowie der Nutzung bestimmter chemischer Stoffe als Heilmittel = Pharmaka. – **P., klinische:** P., die in mehreren Untersuchungsphasen nach tierexperimenteller Vorprüfung auf akut-toxische Wirkungen neue Medikamente am Menschen klinisch erforscht unter Einhaltung gesetzlicher Bestimmungen.
Pharmakon: Arzneistoff; zu Heilzwecken verwendete Substanz.
Pharmakotherapie: Krankenbehandlung mit Arzneimitteln.
pharmazeutisch: die Pharmazie betreffend.
Pharmazie, Pharmazeutik: die dem Apothekerberuf zugrundeliegende Wissenschaft von den Arzneimitteln u. ihrer Herstellung.
pharyngeal(is): (latein.) den Schlund (Pharynx) betreffend.
Pharyngektomie: operative (Teil-)Entfernung der Rachenwand, v.a. bei bösartigen Tumoren.
Pharyngismus: ↗Schlundkrampf.
Pharyngitis: Entzündung der Rachenschleimhaut; als akuter Katarrh meist Teilerscheinung einer akuten Infektionskrankheit (s.a. Angina); chronisch als **Ph. atrophicans et sicca** (Austrocknung der Schleimhaut, Verlust der Schleimdrüsen u. des lymphoiden Gewebes), **Ph. sicca** (bei Rauchern, Staubarbeitern etc.) oder als **Ph. simplex** (Ph. hypertrophicans; v.a. bei Männern, oft über Jahre dauernd; Rötung, Hypertrophie der Schleimdrüsen, Schluck- sowie Räusperzwang).
Pharyngokonjunktivalfieber: akute Erkrankung (meist Tröpfchen-, aber auch Schwimmbadinfektion) durch versch. Adenoviren; nach Inkubation von 3–4 Tagen plötzliches Fieber, Pharyngitis, Konjunktivitis; evtl. My- u. Arthralgien, Kopfschmerzen, Halslymphknotenschwellung.
Pharyngomykose: Pilzbefall der Rachenschleimhaut, v.a. durch Candida albicans (»Soor«).
Pharyngoplastik: sprachverbessernder plastisch-chirurgischer Eingriff nach operativem Verschluß einer Gaumenspalte.
Pharyngospasmus: ↗Schlundkrampf.
Pharynx: der »Rachen« oder »Schlund« als gemeinsamer Abschnitt der Luft- u. Speisewege.
Pharynxkarzinom: maligner Tumor (↗Plattenepithelkarzinom) im Rachenbereich; vorw. bei Männern im 6.–7. Lebensjahrzehnt; i.w.S. auch das Übergangszellkarzinom u. das Lymphoepitheliom SCHMINCKE-REGAUD, als Präkanzerose das ↗PLUMMER*-VINSON* Syndrom.
Pharynxphlegmone: von den Tonsillen u. durch den Musculus constrictor in das parapharyngeale Gewebe fortschreitende phlegmonöse Entzündung mit rapider Ausbreitung: Schüttelfröste, sept. Temperaturen, Bild des Peritonsillarabszesses, bei aufsteigendem Prozeß Kopfschmerzen, Lidschwellung, Protrusio bulbi, bei absteigendem Gefahr der Mediastinitis.
Phasenkontrastmikroskopie: Verfahren, bei dem die sehr geringen Phasenänderungen, die das Licht bei Durchtritt durch das Objekt erfährt, sichtbar gemacht werden. – Auch in Kombination mit Fluoreszenzmikroskopie.
Phasenverschiebung: im EEG bei simultaner Ableitung von verschied. Hirnregionen zeitl. Unterschiede im Auftreten einer best. Potentialschwankung. Ergibt – ebenso wie Phasengleichgewicht (»Homophase«) u. Phasenumkehr (»Antiphase«) – Hinweise auf Entstehungsort u. Ausbreitung der Wellen.
phasisch: in Phasen ablaufend, eine Phase betreffend.
Phe: ↗**Phe**nylalanin.
Phenacetin, Phenazetin: Antipyretikum u. Analgetikum; wegen starker Nebenwirkungen (z.B. **»Ph.-Niere«**, ↗Analgetikanephropathie) nicht mehr zulässig.
Phenazon: ↗Phenyldimethylpyrazolon.
Phenobarbital: Schlafmittel der Barbiturat-Gruppe.
Phenol: ↗Phenolum.
Phenole: Gruppenbez. für aromat. Hydroxylverbindungen (Phenol, Resorcin, Brenzcatechin, Pyrogallol, Kresole etc.), die z.T. zellschädigend wirken u. Protoplasmagifte sind;

z.B. Chlorkresol wird bei tumorbedingten Schmerzen zur Neurolyse im Wirbelsäulenbereich eingesetzt.

Phenol(um cristallisatum), Acidum phenolicum, Karbolsäure: stark ätzendes, strukturell einem Alkohol ähnelndes Hydroxylderivat des Benzols (C_6H_5OH). Grundstoff für zahlreiche aromat. Stoffklassen.

Phenothiazine: Phenothiazin-Derivate (unterschieden als aliphatische, Piperidin- u. Piperazin-Gruppe, z.B. Chlorpromazin bzw. Mepazin bzw. Perphenazin), die als Neuroleptika, Antihistaminika, Antiemetika u. Sedativa therapeutische Anw. finden.

Phentanyl: ↗Fentanyl.

Phentolamin: Sympathikolytikum, α-Rezeptorenblocker.

Phenylalanin, Phe, F: essentielle Aminosäure; bei ↗Phenylketonurie erhöhte Werte in Körperflüssigkeiten u. Harnexkretion von Phenylbrenztraubensäure.

Phenylbrenztraubensäure, Acidum phenylpyruvicum: Stoffwechselprodukt des ↗Phenylalanins; bei ↗Phenylketonurie im Harn angereichert.

Phenylbutazon: nichtsteroidales ↗Antirheumatikum mit analgetischer Wirkung, Antiphlogistikum; mögliche Nebenwirkungen: u.a. Magen-Darm-Störungen (Ulkusgefahr), Knochenmarksschäden (Agranulozytose).

Phenyldimethylpyrazolon, Phenazon: Antipyretikum u. Analgetikum (auch als Salicylat).

Phenyl(keton)urie, PKU: autosomal-rezessiv erbliches Stoffwechselleiden (Störung der Oxidation von Phenylalanin zu Tyrosin durch einen Enzymdefekt), das unbehandelt zu geistiger Behinderung, verzögerter körperl. Entwicklung u. neurol. Symptomen (Krampfanfälle) führt. Bei Frühdiagnose (GUTHRIE* Test) ist bei strenger phenylalaninarmer Diät eine weitgehend normale Entwicklung möglich.

Phenytoin, Diphenylhydantoin: Antiepileptikum mit antikonvulsiver u. schwach narkot. Wirkung.

Pheromone: Drüsenabsonderungsstoffe, die von Rezeptoren anderer Individuen der gleichen Spezies aufgenommen werden u. z.B. als Erkennungsstoffe bzw. Sexuallockstoffe dienen.

Philadelphia-Chromosom, Ph_1: Deletion des Chromosoms 22, wobei das Bruchstück meist auf dem Chromosom 9 (Translokation) nachzuweisen ist; häufig bei chronischer myeloischer Leukämie (↗Abb.).

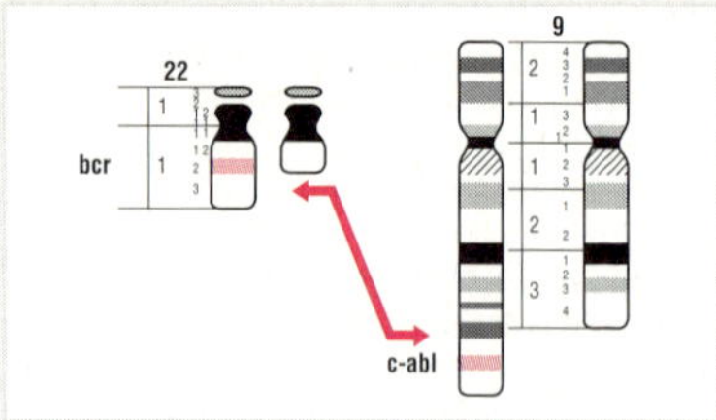

Schematische Darstellung der balancierten Translokation t(9;22), des sog. **Philadelphia-Chromosoms.**
Die Verkürzung des Chromsoms 22 ist nicht auf eine Deletion zurückzuführen, sondern kommt durch eine Translokation zustande: Der »fehlende« Teil des Chromosoms 22 wird auf einen langen Arm des Chromosoms 9 transloziert.
Der verkürzte Teil des Chromosoms 22 ($22q^-$) wird nach dem Ort der Erstbeschreibung als Philadelphia-Chromosom bezeichnet [84]

Phimose, Capistratio: Verengung der Penisvorhaut, so daß diese nicht über die Glans zurückgestreift werden kann; sehr selten angeboren (mit hochgrad. Stenose), häufiger nach Trauma (z.B. zu früher Lösungsversuch) oder Entzündung (Balanitis, Phimosis diabetica, Balanoposthitis adhaesiva vetulorum = Alters-Ph.) mit narbiger Schrumpfung des Präputialringes (ähnl. durch Sklerodermie, Lichen sclerosus, Kraurosis penis). Ferner die physiol. Ph. bei ca. 2% der Neugeb. durch Verklebtbleiben des inneren Vorhautblattes mit der Glans. – Mögl. Miktions- u. Erektionshindernis; als Komplikationen Paraphimose, Balanitis, Präputialsteine, Peniskarzinom (infolge Smegma-Retention). Therapie: operativ durch Zirkumzision.

phleb...: Wortteil »Vene(n)«; s.a. phlebo..., ven(o)...

Phlebalgie: Venen-, Varizenschmerz (s.u. phlebogen). – **Phlebalgia ischiadica:** Ischiassyndrom infolge Phlebektasie der Ischiadikus-Begleitvenen.

Phlebektasie, Venektasie: Erweiterung oder Weitstellung von Venen (im Gegensatz zur Varize ohne Schlängelung u. gröberen Wandumbau). – **Ph. venae spermaticae:** ↗Varikozele.

Phlebektomie, Venektomie: (Teil-)Resektion einer Vene (z.B. bei Thrombose, Varikose); s.a. Phlebothrombektomie.

Phlebexhairese: extra- oder intraluminäres »Herausziehen« (Exhairese) varikös veränderter Venen; s.a. Venenstripping.

Phlebitis: Entzündung eines venösen Gefäßes mit Beteiligung nur einzelner oder aller

Wandschichten; ausgehend vom Lumen (z.B. infizierter Thrombus) oder von außen her (Trauma, fortschreitende Entzündung, hämatogen von Lymphangitis, eitriger Tonsillitis, Otitis, Endometritis etc.), ferner allerg.-hyperergisch. Häufig als Ph. varicosa (v.a. untere Extremität) (= Varikophlebitis), oft rezidivierend. Symptome: örtl. Schmerz, evtl. Rötung, Stauung, Ödem, Thrombosierung (↗Phlebothrombose, Thrombophlebitis, Varikophlebitis), evtl. Wandfibrose u. Lumeneinengung. – **Ph. migrans:** schubweise verlaufende, oberflächliche Phlebitis mit zeitlich verzögertem Befall benachbarter Venenabschnitte. – **Ph., oberflächliche:** Entzündung epifaszial gelegener Venen, vor allem in den Extremitäten; die typische (Thrombo-)Phlebitis im engeren Sinne. – **Ph. saltans,** Thrombophlebitis saltans: zeitlich aufeinanderfolgende, oberflächliche Phlebitiden mit Manifestation an verschiedenen Stellen; z.B. bei ↗Endangiitis obliterans als Frühzeichen, teilweise als Erstmanifestation noch vor Auftreten der arteriellen Verschlüsse. – **Ph., tiefe:** veraltete Bezeichnung für tiefe ↗Venenthrombose.

Phlebodynamometrie: blutige Druckmessung meist an einer Fußrückenvene unter Belastung (z.B. durch Zehenstände) als Funktionsprüfung der venösen Drainagekapazität, v.a. zur Beurteilung postthrombotischer Syndrome.

Phlebofibrose: ↗Phlebosklerose.

phlebogen: von Venen ausgehend; z.B. **ph. Schmerzen** (Krampfaderschmerzen bei langsamem Gehen oder längerem Stehen, auch als ↗Phlebalgia ischiadica).

Phlebographie, Venographie: Röntgendarstellung (Bildserie) venöser Gefäße z.B. nach Inj. eines wasserlösl. Kontrastmittels in die Venen **(= direkte Ph.);** ↗Abb.

Phlebolith: »Venenstein«, verkalkter bis verknöcherter Thrombus; häufiger Röntgen-Zufallsbefund ohne Krankheitswert.

Phlebologie: Lehre von den Venen.

Phlebomanometrie: blutige Messung des ↗Venendrucks (z.B. des zentralen Venendrucks); s.a. Phlebodynamometrie.

Phleborrhexis, Venenruptur: Einriß bis Zerreißung der Venenwand.

Phlebosklerose: bindegewebige Sklerosierung der Venenwand (meist mit Phlebektasie). Als künstliche (therapeutische) Ph. die nach Varizenverödung.

Phleboskopie: Phlebographie unter Durchleuchtungskontrolle.

Phlebothrombektomie: op. Thrombenentfernung aus tiefen Venen nach Phlebotomie, als **direkte Ph.** am Ort der Thrombose, als **indirekte** am Ort der Wahl (z.B. Inguinalregion) mit Ringstripper oder Ballonkatheter.

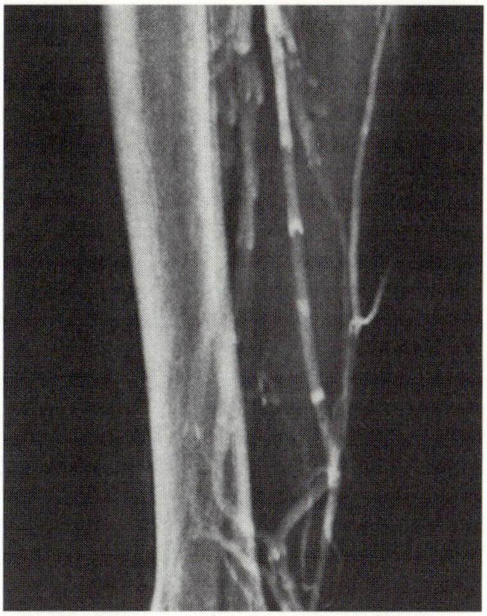

Phlebographie des linken Unterschenkels, seitlich (Ausschnitt); deutlich sichtbar die Venenklappen [509]

Phlebothrombose: Thrombosierung der Venenlichtung ohne wesentl. entzündliche Wandveränderung; oft als **»tiefe Ph.«** bei Beinvenen (s.u. Venenthrombose, tiefe; im Ggs. zur oberflächl. Thrombophlebitis).

Phlebotomie: ↗Venae sectio.

Phlegmone: diffuse Entzündung des interstitiellen Bindegewebes durch Staphylo-, v.a. aber Streptokokken, anfangs oft serös, später eitrig-nekrotisierend (= **phlegmonöse** Entzündung i.e.S.).

phlogisticus, phlogistisch: entzündlich.

Phlogistika, Phlogistica: entzündungserregende **(»phlogogene«)** Stoffe, Noxen, Toxine etc.

-phob: Wortteil »fürchtend«, »vermeidend«.

Phobie: ausgeprägte, sich entgegen besserer Einsicht zwanghaft aufdrängende Angst, wobei der Betroffene versucht, die gefürchtete Situation u. ähnliches zu meiden. I.e.S. die spez. Phobien wie ↗Klaustrophobie.

Phokomelie: durch rudimentäre Entwicklung der langen Röhrenknochen bedingte Fehlbildung der Extremitäten mit rel. normal ausgebildeten Händen bzw. Füßen; z.B. bei Thalidomid-Embryopathie, SC-Syndrom.

Phon: dimensionslose Einheit der Lautstärke. International ersetzt durch den A-Schalldruckpegel in ↗Dezibel; Einheit subjektiver Lautstärkeempfindung.

phon...: Wortteil »Schall«, »Ton«, »Stimme«; s.a. Phono...

Phonasthenie, Amblyophonie: »Stimmschwäche« als Oberbegriff für hypo- u. hyperkinet. ↗Dysphonie nach Überbelastung (v.a. bei Sprechberufen), bei nicht ausgeheilter Kehlkopferkrankung, Neurasthenie etc.

Phonation: Bildung des Primärtones im Kehlkopf (durch Respirationsluft u. Phonationsbewegung der Stimmbänder); i.w.S. der Gesamtvorgang, der zur Stimme u. Sprache führt.

Phonationsstörung: ↗Dysphonie.

Phonetik: Lehre von der Laut- u. Stimmbildung.

Phoniatrie: »Stimm- u. Sprachheilkunde«; vgl. Logopädie.

-phonie: Wortteil »Stimme«, »Klang«.

Phonoangiographie: elektroakust. Schallregistrierung über – großen – Blutgefäßen.

Phonogramm: »Schallbild« über großem Blutgefäß (Phonoangiogramm), Varizen, a.-v. Fistel, stark durchblutetem Organ, Herz (s.a. Phonokardiographie).

Phonokardiogramm, PKG, PCG: Aufzeichnung des Herzschalls bei der Phonokardiographie; v.a. bei Herzklappenfehlern u. Myokardiopathien. Typische Herzschallbilder zeigt die Abb.

Phonokardiographie: Aufzeichnung des von einem Mikrophon in elektr. Spannungsänderungen transformierten Herzschalles.

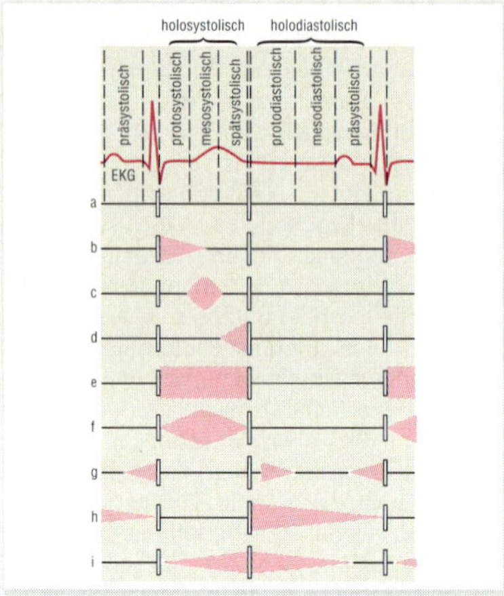

Phonokardiographie: typische Herzschallbilder: **a:** zeitl. Lage des 1. u. 2. Herztons, **b:** protosystol. Decrescendogeräusch (z.B. bei Mitral- u. Trikuspidalinsuffizienz), **c:** mesosystol. Spindelgeräusch (z.B. bei Aortenstenose), **d:** spätsystol. Crescendogeräusch (z.B. Restform perikardialer Reibegeräusche; bei Mitralinsuffizienz), **e:** holosystol., bandförm. Geräusch (z.B. bei VSD, Mitralinsuffizienz), **f:** holosystol. Spindelgeräusch (z.B. bei Pulmonalstenose), **g:** präsystol. Crescendo- u. frühdiastol. Decrescendogeräusch, letzteres vom 2. HT durch freies Intervall getrennt (z.B. bei Mitralstenose, als AUSTIN FLINT* Geräusch), **h:** holodiastol. Decrescendogeräusch, unmittelbar hinter dem 2. HT beginnend (z.B. bei Aorteninsuffizienz), **i:** kontinuierl. Geräusch (z.B. bei offenem Ductus Botalli, a.-v. Aneurysma) [321]

Phonometer: Apparat zur Messung der Lautstärke der Flüstersprache bei Hörprüfung.

-phorese: Wortteil »tragen«, »Transport«.

-phorie: Wortteil »Stellung der Augen«.

Phosphat: Salz der Ortho-, Meta- oder Polyphosphorsäuren. – s.a. Phosphatstoffwechsel. – Ferner saure u. neutrale Phosphorsäureester, z.T. als wichtige Bausteine in Nucleinsäuren u. synthet. Wirkstoffen. – **Ph., aktives; Ph., energiereiches:** durch energiereiche Pyrophosphat- (z.B. in ATP) oder Esterbindungen gekennzeichnete Stoffe, die bei Hydrolyse stoffwechselerhaltende Energie liefern; s.a. Creatinphosphat.

Phosphatase(n): Enzyme (Hydrolasen, die organ. Phosphorsäureester unter Freisetzung von Phosphat u. »Alkohol« aufspalten). **1) alkalische Ph.,** AP: in Zellen u. Körperflüssigkeiten (bes. angereichert in Osteoblasten, Nieren u. Darmepithel) verbreitete Ph.; als pathol. gelten sowohl reduzierte als auch erhöhte Werte, die durch Anstieg in Leber (intrahepat. Cholestase, Verschlußikterus, Lebermetastasen), Knochen (z.B. Osteomalazie, Rachitis, Tumoren, Metastasen), Nieren (Nierenzellkarzinom, diabet. Glomerulosklerose, akute Tubulusnekrose) oder Darm oder durch vermehrten Leukozytenzerfall bei Leukämie bedingt sein können. *forens* AP-Nachweis als Sperma-Indiz bei Notzucht. **2) saure Ph.,** SEP, SP: Ph. mit bis zu 6 Isoenzymen im Plasma sowie weiteren Varianten (Leukozyten-, Thrombozyten-, Erythrozyten-, Knochen-, GAUCHER*- u. Prostata-SP [in Sperma u. Prostatasekret angereichert]). Erhöhte Werte bei Prostatakarzinom, GAUCHER* Syndrom, Osteopathie (zus. mit AP), Thrombozytopenie (mit vermehrtem Plättchenzerfall), Thrombose u. Embolie (bes. der Lunge). – **saure prostataspezifische Ph.,** PAP: Untergruppe der sauren Ph.; ↗Tumormarker in der Diagnostik u. Verlaufskontrolle des Prostatakarzinoms.

Phosphatdiabetes, Typ FANCONI, Pseudohyperparathyreoidismus: angeborene Stoffwechselstörung des anorgan. Phosphats mit stark verminderter tubulärer Phosphatrückresorption u. Hypophosphatämie, Hypokalzämie, verminderter Alkalireserve. Symptomlos oder als »Vitamin-D-resistente Spätrachitis«, mit Minderwuchs u. entsprechenden Skelettveränderungen. Besserung durch physiol. Wachstumsverlangsamung; Rezidivgefahr bei Stoffwechselbelastung (z.B. Schwangerschaft).

Phosphatide, Phospholip(o)ide: Lipoide mit mehreren unterschiedl. Grundbausteinen (Phosphorsäure, Fettsäuren, mehrwertige Alkohole wie Glycerin oder Sphingosin, N-Basen wie Cholin oder Kolamin).

Phosphatid(lipoid)ose: ↗Niemann*-Pick* Krankheit.

Phosphatidylcholin(e), Lecithin(e): esterartig aufgebaute Verbindungen aus je 1 Mol Glycerin, Phosphorsäure, Cholin u. 2 Molekülen Fettsäure. Vork. beim Menschen v.a. in Blutplasma, Erythrozyten, Galle, grauer u. weißer Hirnsubstanz (mit hohem Anteil an ungesättigten Säuren).

Phosphatpuffer: primäres u. sekundäres Natrium- oder Kaliumphosphat als chemische oder biolog. Pufferlösung (pH 6–8); orale (als Salz) oder i.v. Anw. bei akuter Hyperkalzämie.

Phosphatstein: ↗Harnkonkrement vorw. aus phosphorsaurem Kalk oder Mg-Ammoniumphosphat (»Tripelphosphat«).

Phosphatstoffwechsel: die Resorption, Nutzung u. Ausscheidung der dem Körper in sehr unterschiedl. anorganischer u. organischer Bindung zugeführten P-Verbindungen. Aufnahme aus dem Darm (gefördert durch Vitamin D); bedeutendstes Anion, ferner wichtig für energiereiche Verbindungen, Zahn- u. Knochenhartsubstanz. Renale Ausscheidung (ca. ⅔) verstärkt bei metabol. Alkalose, hohem Vitamin-D-Spiegel, durch Parathormon. – Hypophosphatämie v.a. bei Enzymdefekt (s.u. Phosphatdiabetes), prim. Hyperparathyreoidismus (zus. mit Hyperkalzämie), idiopath. Hyperkalzämie Lightwood, Osteomalazie, Vit.-D-Mangel-Rachitis; Hyperphosphatämie bei Niereninsuffizienz (mit Hyperparathyreoidismus u. nephrogener Osteopathie), (Pseudo-)Hypoparathyreoidismus, Akromegalie, Vit.-D-Überdosierung; bei Osteoporose u. Ostitis deformans sind die Werte normal.

Phosphaturie: die überwiegend renale Ausscheidung von Phosphor als anorgan. Phosphat; i.e.S. die Hyperphosphaturie mit milchig-trübem, meist alkal. Urin u. massenhaft Phosphaten u. Kalksalzen im Sediment; physiologisch bei alkal. Kost, übermäßiger Eiweißzufuhr, Alkalitherapie, im Hunger, bei schwerer Muskelarbeit etc.; pathologisch z.B. bei Rachitis, Osteomalazie, Paget* u. Cushing* Syndrom, prim. u. sek. Hyperparathyreoidismus, Phosphatdiabetes, Knochenmetastasen.

Phospho-Gluco-Amino-Diabetes: ↗Debré*-de Toni*-Fanconi* Syndrom.

Phosphor, P: nichtmetallisches Element; Vork. (nur in Verbindungen) als Mineral (Apatit, Phosphorit, Guano) u. in den meisten Lebewesen (↗Phosphat, Nucleinsäuren), bes. reichlich in Fischen u. Algen.

Phosphorsäureester: organische Phosphorsäureverbindungen (= Alkylphosphate); typische Acetylcholinesterase-Hemmer: bewirken Abbaustörung von Acetylcholin, das sich an den Cholinozeptoren anreichert = »innere Acetylcholinvergiftung« mit Erscheinungen v.a. des zentralen Nervensystems (Parasympathikusreizung, später -lähmung).

photo...: Wortteil »Licht(schein)«; Licht...

photoaktinisch: durch Lichteinwirkung.

Photoallergen: in der Haut durch Lichteinwirkung (UV-A oder -B) auf eine körpereigene oder -fremde Substanz (z.B. Arzneimittel) entstandenes Antigen.

Photoallergie, Lichtallergie: durch immunologische Vorgänge ausgelöste Lichtempfindlichkeit (Photosensibilität), die nach lokalem Kontakt mit einer photoaktiven Substanz u. anschließender Sonnen- oder UV-Bestrahlung oder nach systemischer Gabe von Medikamenten abläuft u. sich nach erneuter Gabe manifestiert. Häufig unter dem Bild einer photoallergischen Kontaktdermatitis; Photokontaktallergene sind z.B. antibakterielle u. antimykotische Substanzen, Duftstoffe, Sonnenschutzmittel, pflanzliche Stoffe.

Photochemotherapie: UV-A-Belichtung (»Blacklight«) ca. 2 Std. nach örtlicher oder peroraler Applikation eines Photosensibilisators (z.B. Methoxypsoralen; »PUVA«); bewirkt selektive Hemmung der m-RNS (u. damit Hemmung von Enzymproduktion u. überschießender Hautproliferation). Anw. v.a. bei Psoriasis vulgaris.

Photodermatitis, Photodermatose: ↗Lichtdermatose.

Photodynie: durch Lichteinfall ausgelöste Augen- oder Kopfschmerzen.

Photoepikutantest: ↗Photopatchtest.

Photom, Photopsie: umgeformte Sehempfindung bei Retinareizung (z.B. elektrisch, Druck auf Bulbus) oder infolge Läsion an Sehbahn, Hinterhaupt- oder (selten) Temporallappen, ferner als elementare visuelle Halluzination oder Illusion.

Photometrie: »Lichtmessung« (mittels Photometer); die v.a. zur Konzentrationsbestimmung dienende Messung der durch Teilchen oder gelöste Stoffe veränderten Lichtintensität in einer Küvette (im Vergleich zum Lösungsmittel); als wichtigstes Verfahren die Kolorimetrie, ferner die Nephelometrie, Flammen-Ph. u. die Messung der Fluoreszenz (Fluorimetrie).

Photon: ↗Lichtquant.

Photonenstrahlen: Bez. für elektromagnet. Strahlen (Licht, UV, Röntgen-, Gammastrahlen), um deren korpuskulären Charakter zu betonen.

Photopatch-Test, belichteter Epikutantest, Photoepikutantest: Nachweis einer Photoallergie durch Aufbringen von zwei symmetrisch aufgelegten Testpflastern u. Belichtung einer Seite nach 24 Stunden mit UVA-Licht. Der Test gilt als positiv, wenn nach 24 u. 48 Stunden auf der bestrahlten Seite eine Ekzemreaktion in einem Test auftritt u. die unbestrahlte Seite negativ ist.

Photopigment: ↗Rhodopsin (Sehpurpur).

Photoplethysmographie: ↗Plethysmographie-Verfahren, bei dem die unterschiedliche Streuung (infra)roten Lichtes durch gut bzw. schlecht durchblutetes Gewebe genutzt wird.

Photopsie: Wahrnehmung elementarer optischer Halluzinationen (Licht, blitz- oder funkenartige Erscheinungen, Farben); tritt auf bei Störungen im Bereich des Temporal- bzw. Okzipitallappens.

Photorezeptoren: die ↗Stäbchen u. ↗Zapfen der Netzhaut (Retina) als Rezeptoren der Lichtempfindung.

Photosensibilisierung: Herabsetzung der Lichtreizschwelle der Haut durch Einlagerung lichtsensibilisierender Stoffe (»Photosensibilisatoren«; ↗Lichtdermatose).

Photosynthese: der Aufbau hochmolekularer, energiereicher Verbindungen (Glucose [$C_6H_{12}O_6$]) mit Hilfe der Sonnenlichtenergie aus einfachen Molekülen (Kohlendioxid [CO_2], Wasser [H_2O]) durch chlorophyllhaltige Organismen (Pflanzen, Algen, phototrophe Bakterien), wobei in beträchtlichen Mengen Sauerstoff entsteht; für das Leben auf der Erde eine der wichtigsten physiologischen Stoffwechselreaktionen.

Phototherapie: ↗Lichttherapie; s.a. Photochemotherapie, Blaulichtbestrahlung.

phototoxisch: durch schädl. Lichteinwirkung bedingt. – **ph. Reaktion:** nach lokaler u. systemischer Gabe einer photosensibilisierenden Substanz auftretende, oft bullöse Sonnenbrandreaktionen an belichteten Hautstellen durch eine direkte Wechselwirkung von UV-Strahlung mit einem Photosensibilisator, z.B. Pflanzen (Wiesengräser, Bärenklau) oder Antibiotika (Tetracycline). – s.a. Lichtdermatose.

phren...: Wortteil »Zwerchfell« (Phrenes), i.w.S. »Geist«, »Seele«.

Phrenalgie: Zwerchfellschmerz (↗Phrenikodynie).

Phrenektomie: Teilresektion des Zwerchfells.

Phrenes: Zwerchfell (↗Diaphragma).

phrenicus: zum Zwerchfell gehörig. Auch Kurzform für Nervus phrenicus.

Phrenikodynie: atemabhängige, in Thorax- u./oder Schulterpartien ausstrahlende Schmerzen infolge Reizung oder Läsion des Nervus phrenicus.

Phrenikus: Nervus phrenicus.

Phrenikusexhärese, Phrenikusex(h)airese, Phrenikektomie: op. Entfernung des Nervus phrenicus (auf etwa 12 cm Länge) zur dauernden Ruhigstellung des – dann hochstehenden – Zwerchfells.

Phrenikuslähmung: durch Läsion (v.a. Trauma, Neoplasma) von Halsmark (C_4; bds. Ausfall), Halswirbelsäule, Plexus cervicalis oder Nervenstamm bedingter Ausfall des Nervus phrenicus; einseitig mit Hochstand auf der gleichen Seite u. Paradoxbewegung des Zwerchfells, beidseitig mit Dyspnoe, Zyanose, Auxiliaratmung; s.a. Zwerchfellähmung.

Phrenikusneuralgie: ↗Phrenikodynie.

Phthirus pubis, Ph. inguinalis: die »Filz-« oder »Schamlaus« [Anoplura]. Blutsauger in der Schambehaarung des Menschen (»Pediculosis pubis«, evtl. auch in Bart, Wimpern,

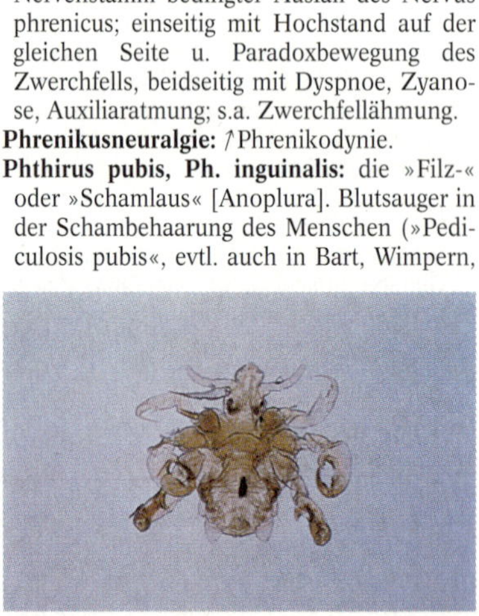

Phthirus pubis (Schamlaus) [173]

Brauen, sogar Kopfhaar; Juckreiz u. – durch Läusespeicheleinwirkung auf Hämoglobin – schiefergraue bis stahlblaue Flecken: »Taches bleues«). Übertragung fast nur durch dir. Kontakt (v.a. Geschlechtsverkehr).

Phthise, Phthisis: allg. Bez. für Parenchymschwund. I.e.S. die progrediente, nekrotisierende u. fibrosierende Organtuberkulose (i.w.S. die Tbk = »Schwindsucht« überhaupt).

Phylogenese: die Entwicklung neuerer Stämme aus erdgeschichtlich älteren; vgl. Ontogenese.

-phym(a): Wortteil »Gewächs«, »Geschwulst«, »knollige Verdickung« (z.B. ↑Rhinophym).

physikalische Therapie, Physiotherapie: die Anw. physikalischer Reize im weitesten Sinne (sog. Reiz- bzw. Reaktionstherapie) zur Prävention, Therapie u. Rehabilitation; unterteilt in ↑Wärme- u. Kältetherapie, Behandlung mit Wasseranwendungen (↑Hydrotherapie), ↑Bewegungstherapie, ↑Massagetherapien, Anw. von Elektrizität (Elektrotherapie), Anw. von Heilquellen (↑Balneologie), ↑Klima-, Lichttherapie; die Methoden der physik. Th. überschneiden sich in weiten Bereichen mit den sog. klassischen ↑Naturheilverfahren.

physio...: Wortteil »natürlich«, »physikalisch«, »körperlich«.

physiogen: körperlich bedingt.

Physiognomie: der – menschl. – Gesichtsausdruck.

Physiologie: i.w.S. Wissenschaft von der belebten Natur (Antike), i.e.S. Wissenschaft von den normalen Lebensvorgängen.

physiologisch: 1) die ↑Physiologie betreffend. **2)** als normaler Lebensvorgang (u. nicht pathologisch), natürlich. – **ph. Lösung:** s.u. Kochsalzlösung.

Physiotherapie: ↑physikalische Therapie.

physisch: die materielle Seite des Körpers (»Physis«) betreffend, körperlich (= somatisch); Gegensatz: »psychisch«, mit den Sinnen wahrnehmbar.

Physostigmin, Eserin: Hauptalkaloid der Calabarbohne (Samen der Leguminose Physostigma venenosum), wirkt durch Cholinesterasehemmung parasympathikomimetisch, Anw. v.a. als Miotikum (0,5%ige Lsg.); vgl. Neostigmin.

-phyt...: Wortteil »Pflanze«, »Gewächs«, »Auswuchs«.

Phytohormone: pflanzeneigene Hormone.

Phytopharmaka: i.w.S. Arzneimittel, die ausschließlich oder überwiegend aus Pflanzen, Pflanzenteilen, Pflanzeninhaltsstoffen oder deren galenischen Zubereitungen bestehen u. neben Wirkstoffen noch Begleitstoffe enthalten; verwendet werden u.a. getrocknete Pflanzen oder Pflanzenteile (Arzneidrogen), aus denen z.B. Tinkturen oder Fluidextrakte (»Tropfen«), wäßrige Heißextrakte (z.B. Teeaufgüsse) u. weitere galenische Zubereitungen (z.B. Preßsäfte, Sirupe, Mazerate, Infuse, Dekokte, Externa) hergestellt werden. – P. sind in der Regel zulassungspflichtige Arzneimittel; die Bedingungen für die Standardisierung sind in den Monographien des Deutschen Arzneibuches (DAB) festgelegt.

Phytosterine: die pflanzl. Sterine, z.B. Myko-, Ergo-, Stigmasterin, Saponine sowie Cardenolid-Verbindungen (in Strophanthus, Digitalis).

Phytotherapie: Lehre von der therapeutischen Nutzung der Arzneipflanzen; i.e.S. die Behandlung mit ↑Phytopharmaka.

Pia mater: die der Hirn- u. Rückenmarkoberfläche unmittelbar aufliegende, allen Furchen u. Vertiefungen folgende, Gefäße u. Nerven führende zarte Bindegewebshülle als innerer Teil der Leptomeninx.

Pickel: kleine, spitze Hauterhebung, meist als Manifestation einer oberflächl. ↑Follikulitis.

Pickwickier-Syndrom: nach der Romanfigur »Little Joe« (in DICKENS' »Die Pickwickier«) geprägte Bez. für das »kardiopulmonale Syndrom der Adipösen«, mit – pathogenet. unklaren – anfallsweisen, imperativen Schlafzuständen (bei monotonen Geräuschen, in Ruhe etc.) u. verlängertem Nachtschlaf, ferner Polyglobulie (erhöhte Blutviskosität) u. pulmonale Hypertonie (Rechtsherzüberlastung). Bei Gewichtsreduktion reversibel.

Pico..., Piko...: Wortteil (Kurzzeichen: p) bei Maßeinheiten mit der Bedeutung des 10^{-12}fachen.

Picorna-Viren, Picornaviridae: Bez. (aus »pico« = klein, »RNA« = Ribonucleinsäure) für die Gruppe der Entero-, Rhino-, MKS- u. Enzephalomyokarditis-Viren.

PID: ↑**P**rä**i**mplantations**d**iagnostik.

piezoelektrische Lithotripsie: s.u. Lithotripsie.

Pigment: in Körperzellen u. -geweben gelöst oder in Körnchenform vork. Stoff mit Eigenfarbe; als echtes oder **endogenes P.** die Blut-, Muskel- u. Gallenfarbstoffe nebst Abbauprodukten (Hämo-, Myoglobin, Hämatoidin, Hämosiderin, Bilirubin), die autochthonen (»lipogenen«) Lipo- u. Hämofuscine, das Melanin (↑Pigmentation); als **exogenes P.** in der

Haut Kohle, Tusche (Tätowierung), Teer, Pulverschmauch, Metalle (z.B. Siderosis, Hydrargyrosis cutis), in Verdauungs- u. Atmungswegen Pflanzenfarbstoffe (Carotinoide, Lipochrome), Pikrinsäure, Dinitrophenol etc. bzw. Kohle-, Stein-, Metallstäube (Anthracosis, Silikose, Argyrose, Pigmentatio aurosa).

Pigmentatio(n): die Färbung von Haut, Augen u. Haaren durch das physiol. Pigment Melanin. – **P. aurosa,** Auriasis, Chrysosis: schiefergraue bis blauviolette Hautverfärbung, v.a. der lichtexponierten Stellen, nach übermäßiger therap. Goldzufuhr.

Pigmentatrophie, -degeneration: Lipofuscinablagerung in (alters-)atroph. Zellen von Leber, Herz, Gehirn (»braune Atrophie«), ferner in Nervenzellen (einschl. Dendriten u. Neuriten, mit Atrophie als Folge) bei Intoxikation, Infektion, seniler Demenz.

Pigmentdermatose: Hautkrankheit, gekennzeichnet durch Vermehrung oder Verminderung des Pigmentes.

Pigmentflecken: umschriebene Hautverfärbungen durch Einlagerung von Melanin, z.B. Naevus spilus, Lentigo, Café-au-lait-, Mongolenfleck.

Pigmentierung: ↗Pigmentation; insbes. die P. der Haut nach UV-Einwirkung, unterschieden als **direkte** (unmittelbare Dunkelung von Pigmentvorstufen durch UV A) u. als **indir. P.** (im Gefolge eines Lichterythems durch UV B).

Pigmentkrebs: malignes ↗Melanom.

Pigmentmal: volkstümlich für ↗Pigmentnävi, Lentigines.

Pigmentnävus: 1) ↗Naevus spilus. **2)** pigmentierter ↗Nävuszellnävus.

Pigmentzirrhose: Leberzirrhose mit massiver Ablagerung eisenhaltigen Pigments (v.a. Hämosiderin), insbes. bei idiopath. Hämochromatose u. WILSON* Syndrom.

PIH: 1) (engl.) **p**rolactin **i**nhibiting **h**ormone (s.u. Prolactin). **2)** (engl.) **p**regnancy **i**nduced **h**ypertension.

Pikazismus, Pica(-Syndrom): *(latein. pica = Elster)* ursprüngl. Bez. für ungewöhnliche Eßgelüste Schwangerer, i.w.S. die bei psych. Erkrankungen auftretenden Gelüste nach Sand, Mörtel, Farbe, Stoff, Haaren etc. (oft begleitet von Erbrechen u. Eisenmangelanämie).

piko...: s.a. pico...

pilar(is): das Haar betreffend. – **Pilarmuskel:** ↗Musculus arrector pili.

Pili: die Haare als Anhangsgebilde der Haut.

Pille: ↗Pilula; auch umgangssprachl. für orale ↗Ovulationshemmer. – **Pille danach:** s.u. Interzeption.

Pillendrehen, Münzenzählen: extrapyramidaler Tremor beim Parkinsonismus, indem sich der überstreckte Daumen an den gebeugten Fingern reibt.

Pilocarpin, Pilokarpin: das Hauptalkaloid in den Blättern von Pilocarpus-Spezies; starkes Parasympathikomimetikum (Anregung der Speichel-, Schweiß- u. Tränensekretion); Anw. bei Urämie, Ödemen, als Miotikum, bei Glaukom.

Pilo(motoren)reaktion: Sichaufrichten der Körperhaare (»Piloarrektion«) auf Kälte- oder Strichreiz (»Gänsehaut«) u. nach Sympathomimetika-Medikation.

Pilonidalfistel, Pilonidalsinus: 1) Haare enthaltende blinde, äußere Fistel in der Medianlinie der Kreuz-Steißbein-Region (»Raphefistel«). **2)** erworbene Fistel mit Fremdhaaren im Interdigitalraum bei Friseuren u. Melkern.

Pilotstudie: Leitstudie; Untersuchung, die mit nichtstandardisierten Mitteln arbeitet; dient häufig der Ergänzung oder auch Bahnung einer umfangreicheren Hauptstudie oder -versuchsreihe.

Pilulae, Pillen: meist kugelförmige Arzneizubereitung zur oralen Einnahme.

Pilzdiagnostik: die klinische Diagnose jeder Mykose muß durch den Pilznachweis u. möglichst die zusätzliche Differenzierung durch die Pilzkultur gesichert werden. Pilznachweis: mikroskopisches Nativpräparat (Hautschuppen, Bläschendecken, krankhaft veränderte Haare u. Nägel mit 15%iger Kalilauge bei ca. 400facher Vergrößerung: echte Hyphen u. Sporen = Dermatophytose [Fadenpilze]); Nebeneinander von Hyphen, unregelmäßigen, oft eingeschnürten Pseudohyphen, rundlichen bis ovalen Hefezellen (= oberflächliche Hefe- oder Sproßpilzinfektion): negatives Nativpräparat (insbesondere bei nur einmaliger Untersuchung) schließt Mykose nicht sicher aus! Weitere diagnostische Verfahren: z.B. ↗WOOD*-Licht-Untersuchung.

Pilze: ↗Fungi; i.e.S. die »echten« P. (mit den Klassen Physo- u. Eumycetes).

Pilzfaden: ↗Hyphe.

Pilzflechte: oberflächliche ↗Trichophytie.

Pilzkrankheit, Pilzinfektion: ↗Mykose.

Pilzpneumonie, Mykosepneumonie: s.u. Pneumomykose.

Pilzsepsis: Sepsis durch Pilze (z.B. Candida); meist Infektionswechsel (unter Antibiotika-Therapie).

Pilzvergiftung, Myzetismus: Intoxikation (»Mykotoxikose«) durch Pilz-Metaboliten, z.B. von Secale cornutum (↗Ergotismus), Schimmelpilzen (↗Aflatoxin u.a.); i.e.S. die Erkrankung (»Myzetismus«) nach Verzehr von höheren »Giftpilzen«, u. zwar durch Zellgifte wie Gyromitrin (Speiselorchel), ↗Phallotoxine (Knollenblätterpilze), Muscarin, Muscinol u. Ibotensäure (z.B. im »Fliegen-« u. »Pantherpilz« Amanita muscaria bzw. pantherina), die »Muscarin«-Gifte (z.B. im »Speitäubling« Russula emetica, »Satanspilz« Boletus satanas) u. noch unbekannte Toxine sowie Hämagglutinine, Hämolysine (z.B. im »Giftreizker« Lactarius torminosus), Coprin mit disulfiramartiger Wirkung (»Faltentintling«). Die Symptome der Pilzvergiftungen sind je nach Giftart unterschiedlich u. können bereits kurze Zeit nach dem Verzehr auftreten bis zu 14 Tagen danach. Als gefährlichste Pilzvergiftung gilt die Knollenblätterpilzvergiftung (s.u. Amanita phalloides).

Pimpinella anisum: »Anis«, »süßer Kümmel« [Umbelliferae]; Anw. der Frucht als Aromatikum, Expektorans, Carminativum u. Lactagogum, des äther. Öls als Choleretikum. – **P. saxifraga,** Pimpernelle: »Bockspetersilie«, deren Wurzel bei Erkrankung der Atemwege, Gicht, Steinleiden, als Magen-Darm-Mittel u. Diuretikum angewendet wird.

Pin: *(engl. = Stift)* Knochennagel, -schraube.

Pinealom, Pinealozytom: seltener, von den Parenchymzellen der Epiphyse (Zirbeldrüse) ausgehender Tumor unterschiedlicher Dignität; s.a. Hirntumor.

Pinea, Pinealdrüse: ↗Corpus pineale.

Pinozytose: Aufnahme von gelösten Stoffen in das Zellinnere; von Bedeutung z.B. für die Fettresorption (Chylomikronen) in Dünndarm u. Leber.

Pinselschimmel: ↗Penicillium.

Pinta(-Krankheit), Pinto, Azul, Cuté, Gusarole, Lota, Mancha, Piquite, Puru-Puru, Quiriqua, Vicara: tropische (in Mexiko u. Südamerika z.T. endemische), durch Kontaktinfektion mit Treponema carateum bedingte Krankheit. Als Primäraffekt eine rötl. Papel, nach 5–10 Monaten Exanthem (»nicht-ulzerierendes oder Blanco* Pintid«), im 3. Stadium (»Carate«) Vitiligo-artige, z. T. hyperkeratotische Pigmentierungen. Serologisch (einschl. Nelson* Test) von Syphilis nicht zu unterscheiden.

Pinzette: schmales, zangenart. Instrument mit endständ. federnder Verbindung der Branchen; zahlreiche zweckmäß. Variationen (z.B. Chalazion-, Epilations-, Dura-, Kapsel-, Klammer-, Splitter-P.), grundsätzl. unterschieden als »anatomische« (flach gerieft) u. »chirurg.« P. (Zähnchen oder Haken).

Piper: Fam. »Pfeffer«, z.B. P. betle (»Betelpfeffer«), P. cubeba (»Kubebenpfeffer«), P. nigrum (als »schwarzer« bzw. – geschält – »weißer Pfeffer« Magenmittel u. Stimulans).

Piperidine: Stoffe, in deren Grundgerüst **Piperidin** (heterozykl. »Piperidinring«, Azacyclohexan, Hexahydropyridin, Pentamethylenimin) enthalten ist; dazu gehören viele Naturstoffe u. Pharmaka, z.B. **Piperidin-Alkaloide** (Coniin, Lobelin u.v.a.m.), **Piperidindion-Derivate** (Antiepileptika, Sedativa).

Pipette: geeichter Stech- oder Saugheber, mit vorgegebenem Volumen oder Graduierung (»Meßpipette«); ferner als Blutmischpipette (Meßpipette mit kugeliger Erweiterung u. Glasperle) zum Ansaugen von Kapillarblut u. Verdünnungsflüssigkeit.

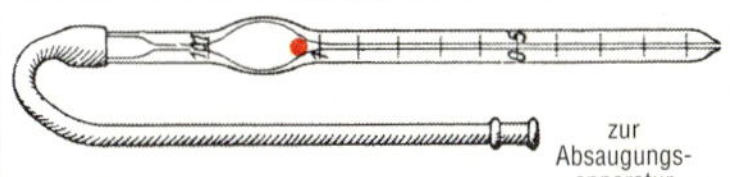

Pipette [15]

Pirenzepin: ein ↗Parasympatholytikum; Anw. als Säurehemmer bei Magenulkus u. Gastritis.

Piretanid: ein Schleifendiuretikum vom Furosemid-Typ; Anw. bei Lungenödem u. zur Prophylaxe eines akuten Nierenversagens.

piriformis: (latein.) birnenförmig. – Auch Kurzform für Musculus piriformis.

Piritramid: ein synthetisches, stark wirksames Opioid, vergleichbar dem Morphin.

Piroxicam: nicht-opioides Analgetikum; Anw. v.a. bei rheumatoider Arthritis u. Osteoarthrosen.

Pisiforme: Kurzbez. für Os pisiforme.

pisiformis: (latein.) erbsenförmig.

Pistill: keulenförmiger Stößel, Zubehör zum Mörser.

Pituita: wäßrig-fadenziehender Schleim. – **P. alcoholica:** das morgendl. Schleimerbrechen des Alkoholikers.

pituitär: ↗hypophysär.

pituitös: schleimig (↗Pituita).

Pityriasis, Kleienflechte: Hautveränderungen mit kleinlamellöser Schuppung. – **P. simplex:** die spröde, trockene, in Herden schuppende, evtl. stark juckende Haut mit – im Sommer –

unpigmentiert bleibenden Herden, v.a. im Gesicht = P. alba (faciei). Konstitutionell bei DARIER* Krankheit, artifiziell durch alkalisierende Seifen, stark entfettende Syndets (Schaumbad), Rasierwässer, als trockene Kopfschuppung bei sebostatischer Konstitution. – **P. versicolor,** Chromophytose, Malasseziasis: oberflächliche, nicht entzündliche Haut-Pilzerkrankung am Stamm durch ↗Malassezia furfur (v.a. bei Hyperhidrose, synthetischer Unterwäsche, gehäuftem Eincremen), mit runden, konfluierenden, gelb- oder schmutzigbraunen bis rötl. Flecken, die beim Darüberstreichen schuppen (»Hobelspanphänomen«) u. bei Sonnenbräunung hell bleiben (»Negativbild«, »P. v. alba«); entscheidend für die Diagnose ist der Pilznachweis: im Nativpräparat (Tesafilmabriß) traubenförmige Sporenhäufchen.

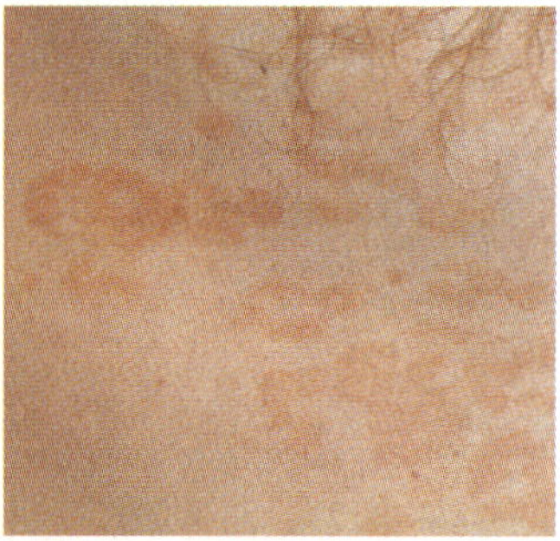

Pityriasis versicolor [393]

Pityrosporum: in den obersten Hautschichten (seborrhoische Schuppen, Hornreste, Talgdrüsensekret) vorkommende Hefen [Cryptococcaceae].

Pivampicillin: ein (Breitspektrum-)Penicillin.

Pix: »Pech« als Rückstand der Teer- u. Erdöldestillation oder als Produkt der trockenen Destillation von Holz; Anw. v.a. als Hautmittel z.B. P. betulina (Birkenholzteer), P. Fagi (Buchenholzteer), P. liquida (Holzteer), P. lithanthracis (Steinkohlenteer).

PKG: ↗**P**hono**k**ardio**g**ramm.

PKU: ↗**P**henyl**k**eton**u**rie.

Placebo: Wirkstoff-freies, äußerlich nicht vom Original unterscheidbares »Leer-« oder »Scheinmedikament« (»Falsum-Präparat«).

Placenta, Plazenta: der »Mutterkuchen«, mit zahlreichen, vom mütterl. Blut umgebenen Zotten (Cotyledon); ein Stoffwechselorgan, das für den Feten die Ernährungs-, Atmungs-

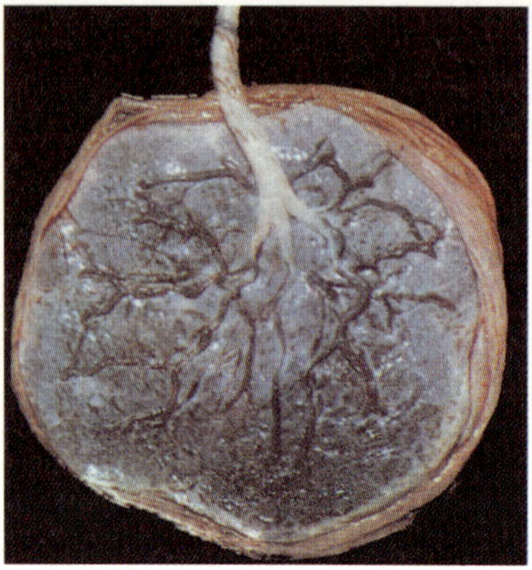

Placenta mit Nabelschnur [471]

u. Ausscheidungsfunktion übernimmt u. auch Produktionsstätte (u. zwar das Chorionepithel des fetalen Anteils) der für die Erhaltung der Schwangerschaft wichtigen ↗Plazentahormone ist. – **P. praevia:** im unteren Uterinsegment (statt im Korpusbereich) inserierende P. mit Gefahr der vorzeitigen Ablösung u. damit lebensbedrohl. Blutungen gegen Ende der Gravidität oder unter der Geburt (Frühdiagnose u.a. mit Ultraschall, ggf. strengste Beobachtungskontrolle u. schnellstes Eingreifen erforderlich).

Plättchen: 1) ↗Thrombozyt. **2)** ↗Deckglas.

Planimetrie: Flächenmessung; z.B. Bestimmung der Zelldimensionen (Länge, Breite) anhand des licht- oder elektronenmikroskopischen Bildes.

Planities: (latein.) Ebene, Fläche.

plankonkav, plankonvex: adj. Bezeichnung einer (Zerstreuungs- bzw. Sammel-)Linse mit einer planen u. einer konkaven bzw. konvexen Fläche.

Planta: 1) Pflanze. **2) P. pedis** die »Fußsohle« als Auftrittsfläche, mit unverschiebl., mehr oder weniger verhornter Haut u. senkrecht gekammertem subkutanem Fettgewebe (»Druckkissen«).

Plantago: Wegerich; Gattung der Wegerichgewächse. – **P. afra:** Strauchwegerich; angewandter Pflanzenteil: Flohsamen (Semen Psyllii); Inhaltsstoffe u.a. Schleimstoffe. Anw. bei habitueller Obstipation als Quellmittel. – **P. arenaria:** Sandwegerich; Informationen s. P. afra. – **P. lanceolata:** Spitzwegerich; angewandter Pflanzenteil: Spitzwegerichkraut (Plantaginis lanceolatae herba); Inhaltsstoffe u.a. Schleim-, Gerbstoffe, Iridoidglykoside; Anw. u.a. als Bronchotherapeutikum (Schleimdroge). – **P. ovata:** Indischer Wegerich; angewandter Pflanzenteil: Indischer Flohsamen (Semen Plantaginis ovatae); Indische Flohsamenschalen (Testae Plantaginis ovatae); Inhaltsstoffe u. a. Schleimstoffe; Anw. bei habitueller Obstipation als Quellmittel (Flohsamenschalen haben erheblich höhere Quellwirkung als Flohsamen, s.u. P. afra).

plantar: die Fußsohle (Planta) betreffend, sohlenwärts.

Plantaraponeurose, Aponeurosis plantaris: die Fußsohlensehnenplatte.

Plantarflexion: Abwärtsbeugung des Fußes.

planus: (latein.) eben, flach, platt.

Plaque: *(französ. = Platte)* **1)** flächenhafte Primäreffloreszenz (Fleck) im Haut- bzw. Schleimhautniveau oder flach erhaben. **2)** PEYER* Plaques: Lymphfollikel im Dünndarm (Folliculi lymphatici aggregati intestini tenuis). **3)** beetförmige Gewebsveränderung, z.B. Plaques bei Arteriosklerose (s.u. Atherosklerose). **4)** feste Auflagerungen (v.a. Bakterien, körpereigene Zellprodukte, Glykoproteine) auf dem Zahnschmelz als pathogenet. Faktor der Karies.

Plasma: **1)** ↗Blutplasma; s.a. Plasmaproteine, Plasma..., Serum... **2)** ↗Protoplasma.

Plasmaaustausch: s.u. Plasmapherese.

Plasmaeisen: das im Blutplasma an Transferrin gebundene ↗Eisen; s.a. Eisenbindungskapazität.

Plasmaersatzmittel: biol. indifferentes, isoosmotisches, kolloidales Präparat zur Auffüllung des Kreislaufs; die wichtigsten P. sind 5%iges Humanalbumin u. Gelatinepräparate; Indikation: Volumensubstitution; s.a. Kolloidtherapie.

Plasmaexpander: kolloidale Lösungen, deren onkotischer Druck höher ist als der des Plasmas. Die P. bewirken Einstrom interstitieller Flüssigkeit in das Gefäßsystem, so daß ihr Volumeneffekt größer ist als die zugeführte Menge. Die wichtigsten P. sind Dextrane, Hydroxyäthylstärke u. 20%iges Humanalbumin. Indikationen sind Volumenverluste aller Art nach Blutungen, Verbrennung, Schock sowie Kreislaufstabilisierung während der Narkose; s.a. Kolloidtherapie.

Plasmafaktor: im Blutplasma vorhandener Wirkstoff, z.B. ↗Faktor I–XIII der Blutgerinnung.

Plasmafilter: Hohlfaser-Membranfilter mit Mikroporen, die Plasmaproteine u. niedermolekulare Anteile des Blutes durchlassen, aber die zellulären Blutbestandteile zurückhalten; für die ↗Plasmapherese.

Plasmakonserve: Blutplasma, das in flüssiger, gefrorener oder gefriergetrockneter Form aufbewahrt werden kann; von gesunden ↗Blutspendern (auch als ↗Plasmaspende) gewonnenes ↗Blutderivat; findet v.a. als – innerhalb von 6 Stunden – frisch eingefrorenes Plasma (»fresh frozen plasma« = FFP oder »antihämophiles Plasma« = AHP) Verw. zur Substitution von Blutgerinnungsfaktoren.

Plasmalipide: ↗Gesamtlipide.

Plasmapherese: Abtrennung des Plasmas von den korpuskulären Elementen des Blutes (Erythrozyten, Leukozyten, Thrombozyten etc.); diese können zusammen mit Fremdplasma (»Plasmaaustausch«), gereinigtem eigenem Plasma (nach Entfernung pathogener Stoffe = »Apherese«), eiweißhaltigen (z.B. Humanalbumin) Lösungen oder Kochsalzlösung reinfundiert werden; vgl. Leukopherese. Methoden: v.a. im kontinuierlichen Blutfluß mit ↗Zellseparatoren oder mit ↗Plasmafiltern.

Plasmaproteine: im Blutplasma vorhandene Eiweiße mit vielfältigen Funktionen: Transport schlecht wasserlöslicher Bestandteile (z.B. Steroidhormone, Lipide), körpereigene Abwehr (Immunglobuline, Komplementsystem), Blutgerinnung u.a.m. – Angeborene Störungen, physiologische Veränderungen (Schwangerschaft, Alter) u. Krankheiten führen zu veränderter Konzentration (s.a. Dysproteinämie) bestimmter P. Analyse-Methoden: z.B. Eiweiß- u. Immunelektrophorese, Plasmaproteinprofil, Immundiffusion etc. Die Auftrennung (Plasmafraktionierung) u. Anreicherung einzelner P. dient v.a. zur Gewinnung von Plasmaproteinpräparaten.

Plasmaseparation: Trennung von Plasma u. korpuskulären Bestandteilen (Erythrozyten, Leukozyten, Thrombozyten etc.) des Blutes, z.B. durch ↗Plasmapherese.

Plasmaspende: ↗Plasmapherese unter Rückführung der zellulären Blutbestandteile in den Körper des gesunden Spenders zur Gewinnung von ↗Plasmakonserven.

Plasmathrombin(zeit): ↗Thrombin(zeit).

Plasmathrombokinase, -plastin: ↗Blutthrombokinase.

Plasma-Thromboplastin-Antecedent, PTA: der ↗Faktor XI.

Plasma-Thromboplastin-Component, PTC: der ↗Faktor IX.

plasmatisch: das Blut- bzw. Zellplasma betreffend.

Plasmaviskosität: die Fließeigenschaft (↑Viskosität) des Blutplasmas, abhängig von der Konzentration der Plasmaproteine (v.a. der des Fibrinogens u. der Temperatur); vgl. Blutviskosität.

Plasmavolumen: das Gesamtvolumen des Blutplasmas; ca. 40–50 ml/kg Körpergewicht bzw. 55% des Blutvolumens.

Plasmazelle, Plasmozyt**:** ovale bis rundliche Zelle (Mono- bis Lymphozytengröße); Differenzierungsform (»enddifferenzierte Form«) des B-Lymphozyten (= reife B-Zelle) als Produzent von Antikörpern.

Plasmide: extrachromosomale Gene in Bakterien, die – direkt oder durch Bakteriophagen – auf andere Zellen übertragen, evtl. auch in deren Genom eingebaut werden können u. dem Wirt neue – unter normalen Bedingungen entbehrliche – Eigenschaften verleihen (z.B. Penicillinasebildung). – Plasmide werden als Vektoren in der Gentechnologie verwendet.

Plasmin, Fibrinolysin**:** das durch Aktivierung von ↑Plasminogen entstehende proteolytische Enzym im Serum; ist befähigt zur Hydrolyse von Peptiden, L-Arginin- u. L-Lysinestern u. zum Abbau (Auflösung) von Fibrin(gerinnseln), in geringerem Maße auch von Fibrinogen u. anderen Plasmaproteinen zu löslichen Polypeptiden.

Plasminogen, Profibrinolysin**:** inaktive Vorstufe des Plasmins.

Plasminogenaktivatoren: proteolytische Enzyme, die Plasminogen zu Plasmin aktivieren. Physiologische Aktivatoren sind vor allem Gewebeaktivator (t-PA) u. die aus Prourokinase entstehende Urokinase; beide werden therapeutisch als ↑Fibrinolytika eingesetzt.

plasmo...: Wortteil »Blut«, »Zellplasma«, »Plasmazelle«; s.a. plasma...

Plasmodium: 1) Gattungsname der Malaria-Parasiten; mit ungeschlechtlicher Phase in Reptilien, Vögeln u. Säugern (einschl. Mensch) u. geschlechtl. Entwicklung (Befruchtung u. Sporogonie) in der übertragenden (weibl.) Anopheles-Mücke. – **P. falciparum:** Erreger der Malaria tropica. – **P. malariae:** Erreger der – rel. seltenen, meist herdartig in den Tropen verbreiteten – Malaria quartana. – **P. vivax,** P. tertianae**:** Erreger der Malaria tertiana in Tropen u. gemäßigten Zonen.

Plasmokinin: ↑Faktor VIII.

Plasmozyt: ↑Plasmazelle.

Plasmozytom, Plasmom, multiples Myelom, plasmozytisches Lymphom, KAHLER*(-BOZZOLO*) Krankheit**:** Systemerkrankung mit neoplastischer Vermehrung der Plasmazellen (v.a. im Knochenmark = medulläres P.) u. Bildung von ↑Paraproteinen; in ca. 50% werden im Urin ↑BENCE/JONES* Eiweißkörper ausgeschieden. Die Blutkörperchensenkungsgeschwindigkeit ist meist extrem beschleunigt, im Blutausstrich findet man deutl. ↑Geldrollenbildung. Meist auch Paraproteinurie; s.a. Plasmozytomniere. Fast stets multiple, meist scharf umschriebene, blaßgraue bis -rote, osteolysierende Knoten im Skelett (»Mottenfraß«), v.a. in Wirbelsäule, Rippen, Sternum u. Schädel (↑Abb.), selten in Lymphknoten u. Milz.

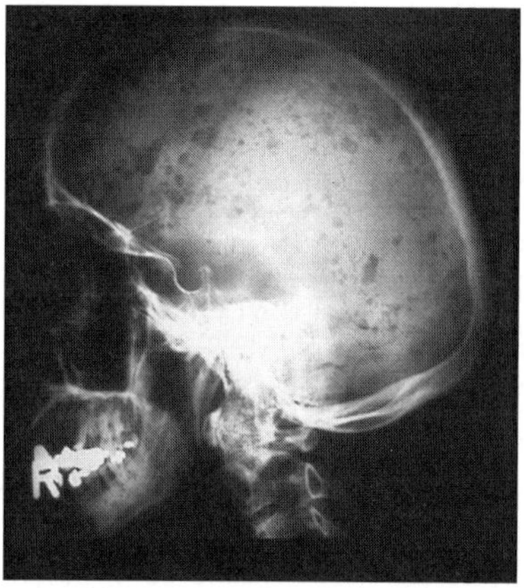

Plasmozytom (Schädel): multiple »Löcher« (sog. Schrotschußschädel), über die gesamte Kalotte verteilt [250]

Plasmozytomniere: die »paraproteinämische Nephrose« mit starker Eiweißausscheidung (v.a. als BENCE/JONES* Eiweißkörper) u. Einschränkung der Nierenfunktion bei Plasmozytom; Niere stark vergrößert, Kanälchen erweitert oder atrophisch, mit Eiweißniederschlägen (Zylinder).

Plasmozytose: reaktive Plasmazellvermehrung in Blut u. Gewebe (v.a. Knochenmark), z.B. bei chron. Infekt, Kollagenose, Malignom.

Plastik: plastischer operativer Eingriff, als Ersatz-, reparative oder rekonstruktive Pl. sowie als Formplastik (zur Wiederherstellung ästhetischer Körperformen).

plastisch: formbar, formgebend, gestaltend (z.B. die p. Chirurgie), gewebebildend, proliferativ, dreidimensional (z.B. p. Sehen = Binokularsehen).

Plastizität: Verformbarkeit.

Plateau-Phänomen, P.-Test: umschriebene Abflachung der Mammahaut, evtl. erst gut sichtbar beim Versuch, die Haut zu verschieben (»Jackson-Test«); beruht auf Infiltration der Haut durch ein darunterliegendes ↗Mammakarzinom.

Plathelminthes: Stamm »Plattwürmer« mit den Klassen Turbellaria, Trematodes u. Cestodes (= Strudel-, Saug- u. Bandwürmer, die bd. letzteren parasitär).

Platin, Pt: Edelmetall; 10 radioakt. Isotope; therapeut. Anw. von P.-Verbindungen: in der Onkologie als Zytostatikum Cisplatin.

Platinöse: Pt-Draht-Impföse für Überimpfen von Kulturen.

Platonychie: Plattnagel. Vorstufe der ↗Koilonychie.

Plattenatelektase: flache, bronchosegmentale (»gerichtete«) Lungenatelektase im Untergeschoß; im Röntgenbild als Streifen- oder Bandschatten; v.a. bei Erkrankungen im Bauchraum, aber auch bei Pneumonie, Myokardinfarkt, Interkostalneuralgie, Thoraxdeformität, Pertussis.

Plattenepithel: Epithel mit oberster Zellage aus flachen, bes. widerstandsfähigen Zellen; einschichtig (mit unregelmäßig begrenzten, fliesenartig aneinandergefügten Zellen) als Endo- u. Mesothel, in HENLE* Schleife (absteig. Teil), häutigem Labyrinth, Lungenalveole; mehrschichtig u. nicht-verhornt in Mundhöhle (einschl. Stimmlippen), Speiseröhre, After, weibl. Harnröhre, Vagina (einschl. Vestibulum u. Labia majora), Fossa navicul. der männl. Harnröhre u. Tunica conjunctiva bulbi, verhornt (mit Stratum corneum, lucidum, granulosum, spinosum u. basale) als Epidermis.

Plattenepitheldysplasie, zervikale: ↗CIN.

Plattenepithelkarzinom, spinozelluläres Karzinom, Spinaliom, Stachelzellkrebs, Epithelioma spinocellulare, verhornender Plattenepithelkrebs: maligner epithelialer Tumor der Haut u. Schleimhäute; Lokalisation: über 90% an chron. lichtexponierten Hautstellen (Gesicht, Unterlippe, Handrücken, haarlose Kopfhaut); auch Mundschleimhaut, Zunge, Rachen, Trachea, Bronchien, Penis, Vulva. Ätiologie u. Risikofaktoren: u.a. chron. UV-Exposition (UV-B) u. andere aktinische Belastung; chron.-degenerative u. chron.-entzündliche Hautveränderungen; chem. Karzinogene (u.a. Steinkohlenteer, Paraffinöl, Arsen); humane ↗Papilloma-Viren (HPV). – Symptome (zu Beginn oft unauffällig u. je nach Lokalisation verschieden): an der Haut z.B. kleine Hyperkeratose mit kaum ablösbarer Kruste, später harter, rasch (im Gegensatz zum Basaliom) wachsender, weitgehend schmerzloser Tumor. Therapie (je nach Lokalisation u. Stadium): Exzision, Strahlen-, Chemotherapie.

Plattenniere: Hämodialysator mit Sandwich-artiger Anordnung der Membranen, wobei Dialyseflüssigkeit u. Blut gegenläufig strömen; s.a. Hämodialyse.

Plattfuß: die Fußfehlstellung mit Einsinken eines oder mehrerer Traggewölbe bzw. Verlust der lotrechten Statik; unterschieden als Spreiz- (Pes transversus, Abflachung des Quergewölbes), Senk- (Pes planus i.e.S., Abflachung der Längsgewölbe), Senk-Spreiz- (Pes planotransversus, Abflachung beider), Knick-Senk-Spreizfuß (Pes planovalgus). – Soweit nicht angeboren, Folge von Überlastung, Lähmung, Trauma. Therapie: Fußgymnastik, Einlagen etc. oder aber Op. (an Gelenk, Knochen, Weichteilen).

Plattwirbel: ↗Platyspondylie.

Plattwürmer: ↗Plathelminthes.

platy...: Wortteil »flach«, »platt«.

Platysma: der flache, breite mimische Hautmuskel vom Unterkiefer zwischen Subkutis u. oberflächl. Halsfaszie bis in Höhe der 2. Rippe, wo er in der Haut von Brust u. Schulter endigt.

Platyspondylie, Vertebra plana: »Plattwirbel«, d.h. Höhenminderung des Wirbelkörpers; meist erworben, solitär als Vertebra plana CALVÉ u. bei Tumormetastase, multipel bei HAND*-SCHÜLLER*-CHRISTIAN*, Marmorknochen-Krankheit, Osteomalazie.

Platzangst: ↗Agoraphobie.

Plaut*-Vincent* Angina: pseudomembranöse Ulzerationen (typ. gelbgraue Beläge) an Rachen u. Tonsillen (evtl. auch Wangen, Lippen, Zahnfleisch, Kehlkopf), hervorgerufen durch ↗fusospirilläre Symbiose (Fusobact. fusiforme u. Borrelia vincentii = **Pl.*-V.* Spirochäte**); charakteristische Diskrepanz zwischen schwerem, meist einseit. Lokalbefund u. wenig gestörtem Allgemeinbefinden (nur leichter Temperaturanstieg, Mundgeruch). Therapie: Antibiotika, lokal Chromsäure, Antiseptika.

Plazebo: ↗Placebo.

Plazenta: ↗Placenta.

Plazentabiopsie: die Entnahme von Plazentagewebe mittels Punktion durch die Bauchdecke zu diagnostischen Zwecken, v.a. zur (zytogenetischen u. molekulargenetischen) Untersuchung von Trophoblastzellen.

Plazentaextraktion: das Herausziehen der Plazenta aus dem Uterus durch dosierten Zug an der Nabelschnur bei Einsetzen der Nachgeburtswehen. Gefahr von Lappendefekten (Indikation für manuelle ↗Plazentalösung).

Plazentahormone: die (vom fetalen Anteil der P. gebildeten) v.a. in den mütterl. Kreislauf abgegebenen Gonadotropine u. Sexualsteroide: Choriongonadotropin (HCG; s.u. Gonadotropine), Chorionsomatotropin (HCS = ↗human placental lactogen = HPL), Östriol, Östron, 17β-Östradiol, Progesteron u.a.; erzeugen günstige metabol. Bedingungen für die Schwangerschaft, stimulieren Wachstum, Reifung u. Funktion von Ovar, Uterus u. Feten.

Plazentainfektion: bei mütterlicher Krankheit (z.B. Syphilis, Toxoplasmose, Listeriose, Röteln) vorkommende Infektion der Plazenta mit entzündl. Reaktion (Plazentitis), die auf die Frucht übergreifen u. zum Abort bzw. zu Embryo- bzw. Fetopathie führen kann.

Plazentainsuffizienz: v.a. auf degenerativen Veränderungen (toxisch, vaskulär, »Alterung«) beruhende Leistungsschwäche der Plazenta; bedingt Entwicklungsstörung der Frucht. – Chronisch u.a. bei mütterl. Mangelernährung, Nicotinabusus, Anämie, Diabetes, Gestosen. Akute Form unter der Geburt (bei Nabelschnurvorfall, vorzeit. Plazentalösung).

Plazentakreislauf: die den Feten mit Sauerstoff u. Nährstoffen versorgende Blutzirkulation über Nabelvene u. -arterien (arterielles bzw. venöses Blut!) als Verbindung zwischen Interplazentarkreislauf u. fetalem Kreislauf.

Plazentalösung: 1) die – normalerweise nach der Geburt einsetzende – Ablösung der Plazenta von der Gebärmutterwand. – **P., vorzeitige:** ↗Ablatio placentae. **2) manuelle P.:** bei Ausbleiben der Spontanlösung über 2 Std. u. bei starker Nachgeburtsblutung indizierte stumpfe Lösung mit der ulnaren Kante der eingeführten Hand (Vollnarkose).

Plazenta(r)schranke: natürliche Barriere zwischen mütterlichem u. kindlichem Blut für zelluläre u. humorale Blutbestandteile.

Plazentographie: pränatale Darstellung der Plazenta (z.B. zur Erkennung eines atyp. Sitzes) v.a. durch Ultraschall-Diagnostik.

Plegie: ↗Paralyse.

...plegie: Wortteil »Lähmung«.

ple(i)o...: Wortteil »mehrfach«, »vermehrt« (s.a. pleo..., poly...).

pleiochrom: mit vermehrtem Farbstoffgehalt.

pleomorph: »mehrgestaltig« (= polymorph).

Pleozytose: erhöhte Zellzahl, i.e.S. die ↗Liquor-P.

Plethora: »Überfüllung«, Volumenvermehrung einer Körperflüssigkeit; i.e.S. die Pl. des strömenden Blutes.

Plethysmograph: Gerät zur Anzeige u. fortlaufenden Aufzeichnung (**»Plethysmographie«**) der durchblutungsbedingten Volumenschwankungen eines Körperabschnitts oder isolierten Organs; s.a. Venenverschlußplethysmographie.

Pleura: die die beiden Thoraxhälften auskleidende (= **P. parietalis,** »Wand-P.«, »Brustfell«) u. die Lungen überziehende (= **P. pulmonalis, P. visceralis,** »Lungenfell«) seröse Haut aus Mesothel (einschichtiges Plattenepithel) u. Lamina propria, die die Pleurahöhle (Cavitas pleuralis) umschließt u. die Pleuraflüssigkeit absondert. Schmerz-, Berührungs- u. Volumenempfindung obliegt afferenten Vagus-Fasern.

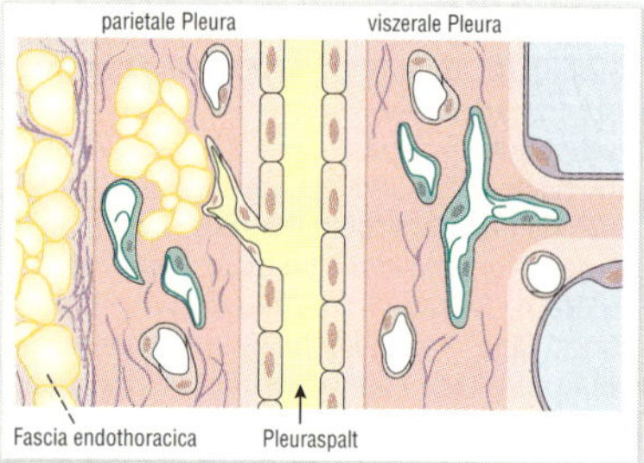

Pleura: schematische Darstellung des schichtweisen Aufbaus der beiden Pleurablätter [53]

Pleurabiopsie: gezielte Gewebsentnahme aus der Pleura parietalis u. visceralis (evtl. auch aus angrenzenden Organen) für die histol. u. bakt.-kulturelle Untersuchung.

Pleuradrainage, -dränage: Ableitung eines Pleuraempyems oder eines Pleuraergusses, auch zur Behandlung des Pneumothorax; z.B. als ↗BUELAU* Drainage.

Pleuraempyem: diffuse oder abgekapselte Eiteransammlung im Pleuraraum (s.a. Empyem); z.B. nach Lungeninfarkt; häufiger durch direkte Keimeinschleppung (bei Perforation), lympho- oder hämatogene Streuung (= metastatisches P., bei Grippepneumonie z.B. oft beidseitig).

Pleuraendoskopie: ↗Thorakoskopie.

Pleuraendotheliom: ↗Pleuramesotheliom.

Pleuraerguß: Flüssigkeit (Exsudat oder Pleuratranssudat) im Pleuraraum.

Pleuralfremitus: grobe Vibration der Thoraxwand (»Lederknarren«) bei Pleuritis fibrinosa mit noch verschieblichen Pleurablättern.

Pleuralgie: Pleuraschmerz, ↗Pleurodynie.

Pleuramesotheliom: bösartiges Neoplasma der parietalen Pleura, das die Lunge einschließt, dann infiltriert u. erst spät metastasiert (v.a. Leber, Knochen, Nieren); gehäuft bei Asbestarbeitern (Latenz 20 Jahre u. mehr).

Pleurapunktion: Punktion der Pleura (meist in Lokalanästhesie); als diagnostische P. (»Probepunktion«) oder als therapeutische P. (Entlastung, Pleuraausspülung, Pneumothorax).

Pleurareiben: an Seidenknistern erinnerndes Reibegeräusch der Pleura (bei trockener Pleuritis).

Pleuraschwarte: durch fibröse Organisation u. narbigen Umbau eines Ergusses bedingte flächenhafte **(»Pleuraschwiele«)** bis mantelförmige Verdickung der Pleura.

Pleuritis, Rippenfellentzündung**:** umschriebene oder diffuse Entzündung der Pleura; letztere meist übergreifend (von Lunge, Brustwand; Mediastinum, Oberbauch [»Begleit-P.«]) oder hämatogen-metastatisch (bei Tuberkulose, Rheuma, Autoimmunerkrankungen wie L. erythematodes, Typhus); Symptome: atemabhängige Schmerzen, Fieber (anfangs subfebril), Atembeschwerden, Pleurareiben bzw. Symptome des Pleuraergusses; Komplikationen: P. fibroplastica, Adhäsionen, Pleuraschwarte, -empyem. – **P. carcinomatosa:** fast stets mit hämorrhagischem Exsudat einhergehende P. bei Pleurakarzinose (direkt infiltrierend oder aber lympho- oder hämatogen-metastatisch). – **P. sicca,** P. fibrinosa**:** »trockene« P. ohne Ergußbildung, mit Fibrinablagerung auf der Pleura; meist bei parapleuralem Lungenprozeß (Pneumonie, Tuberkulose, Lungeninfarkt); Symptome: plötzl., atmungsabhängiger, stechender Seitenschmerz, Reizhusten, Schonatmung, Pleurareiben, -fremitus.

pleuritisch: in Form oder bei einer Pleuritis, z.B. p. Reibegeräusch (↗Pleurareiben).

Pleurodese: gezielte Verödung des Pleuraspaltes durch – meist thorakoskopische – Instillation von Mitteln, die eine asept. Entzündung auslösen (z.B. hochprozentige Traubenzucker-Lsg., Talkumpuder); v.a. bei Spontanpneumothorax.

Pleurodynie: örtlicher oder fortgeleiteter Schmerz (Flanke) bei Pleuritis oder Pleurareizung.

Pleuropneumonie: Lungenentzündung (Pneumonie) mit Begleitpleuritis, bes. häufig als kindl. Staphylokokkenpneumonie, bei Grippe, Ornithose, Mononukleose. I.e.S. die durch Erreger der PPLO-Gruppe (↗Mykoplasmen), v.a. die primär-atypische ↗Pneumonie.

Plexalgia: ↗Plexusneuralgie.

plexiform(is): (latein.) geflechtartig.

P

Plexus: Venen-, Lymphgefäß- bzw. Nervengeflecht (Mehrzahl: **Plexus = Pll.**). – **P. aorticus:** sympath. »Aortengeflecht«; **1)** der Bauchaorta (P. a. abdominalis; hervorgehend aus P. coeliacus); **2)** der Brustaorta (P. a. thoracicus) aus 5 oberen thorakalen Grenzstrang-Ggll. u. Nn. splanchnici, kaudal übergehend in P. coeliacus. – **Pll. neurales autonomici:** die Nervengeflechte des ↗vegetativen Nervensystems. – **P. brachialis:** das von den vorderen Ästen der Rückenmarksnerven C_5 bis $Th_{1(-2)}$ gebildete »Armgeflecht«; versorgt den Arm u. Schultergürtelmuskeln (s.a. Armplexuslähmung). – **P. cardiacus:** das autonome »Herzgeflecht« um Aortenbogen, Pulmonaliswurzel u. Herzkranzarterien. – **P. caroticus:** sympath. »Karotisgeflecht« für die Hals- u. Kopforgane (Gefäße, Drüsen, glatte Muskeln), gebildet von Nn. carotici der zervikalen Grenzstrangganglien. – **Pll. cavernosi:** Venengeflechte der mittleren u. v.a. unteren Nasenmuschel (mit Blutfülle für die Anwärmung der Atemluft). – **P. cervicalis:** das von den vorderen Ästen der Rückenmarksnerven C_{1-4} gebildete »Halsgeflecht« (im seitl. Halsdreieck); hat Hautäste (für Hinterhaupt, hintere Wangen, vord. u. seitl. Halsabschnitt u. Kopfnickerbereich; Brust bis zur Mamille) u. Muskeläste. – **Pll. choroidei:** die aus Ependym u. Pia mater durch Einstülpung in die Hirnventrikel entstandenen zottenreichen Adergeflechte, die den Liquor cerebrospinalis absondern. – **P. c(o)eliacus,** P. solaris**:** das auf der Aorta abdominalis an den Abgangsstellen des Truncus coel. u. der A. mesenterica sup. sowie am med. Zwerchfellschenkel gelegene, mit dem P. aorticus zusammenhängende, größte autonome Bauchgeflecht (mit Ganglia coeliaca). – **P. lumbalis:** von den vorderen Ästen der Rückenmarksnerven L_{1-4} gebildetes Geflecht. – **P. lumbosacralis:** aus dem P. lumbalis u. P. sacralis gebildetes Geflecht (↗Abb.). – **P. myentericus:** der mit den Blutgefäßen in die Wandungen des Verdauungskanals gelangende »AUERBACH* P.« (zwischen Längs- u. Ringmuskelschicht) aus zu kleinen Ganglien vereinten multipolaren, parasympath. Nervenzellen sowie aus prä- u.

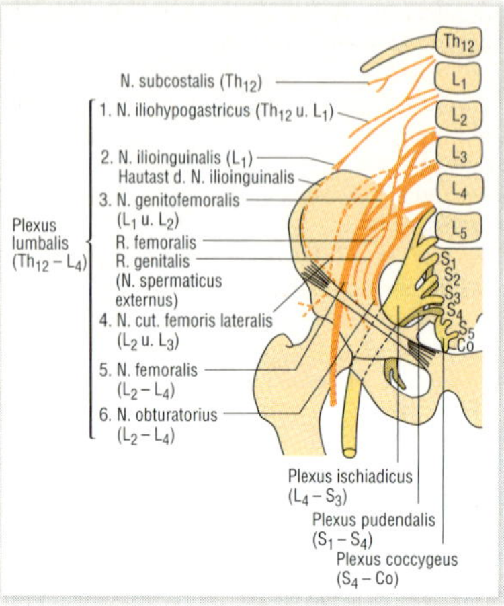

Plexus lumbosacralis [65]

postganglionären parasympath. u. postganglionären sympath. Fasern; für die Regulierung von ↗Peristaltik (Tunica muscularis) u. Sekretion. – **P. pulmonalis:** autonomes »Lungennervengeflecht« auf der Rückfläche der Stammbronchien bis zu den Bronchiolen, am Hilus mit Fasern an die Pleura. – **P. sacralis:** aus den vorderen Ästen der Rückenmarksnerven L_4–S_4 gebildetes Geflecht. – **P. solaris:** ↗P. coeliacus. – **P. submucosus:** der mit den Blutgefäßen in die Wandungen des Verdauungskanals gelangende MEISSNER* P. (in der Tela submucosa) aus parasympath. Ganglienzellen u. deren prä- u. postganglionären Fasern sowie postganglionären sympath. Fasern; für die Regulierung von Muscularis-mucosae-Peristaltik u. Sekretion.

Plexusanästhesie: Leitungsanästhesie am Nervenplexus; z.B. die supraklavikuläre (»proximale«) Plexus-brachialis-Anästhesie (Skalenuslücke).

Plexuslähmung: Funktionsausfall eines Nervenplexus, i.e.S. der des Plexus brachialis (↗Armplexuslähmung).

Plexusneuralgie: vom – meist mechan. irritierten – Plexus ausgehende Nervenschmerzen (ohne motor. oder sensible Ausfälle), v.a. im Schulter-Arm-Bereich bei Skalenus-, Zervikalsyndrom, nach Trauma.

Plica: (latein.) Falte (Mehrzahl: **Plicae, Pll.**); z.B. Bauchfell-, Schleimhautfalte. – **Pll. interdigitales:** die nach distal gezogene Haut der Handfläche (Palma manus) zwischen den Fingern II–V, sog. »Schwimmhäute«. – **P. vocalis:** die paarige, vom Schild- zum Stellknorpel ziehende, das Lig. vocale u. den M. vocalis umhüllende »Stimmlippe«.

plötzlicher Kindstod: ↗Kindstod, plötzlicher.

PLT-Gruppe: die »**P**sittakose-**L**ymphogranuloma-**T**rachoma-Gruppe« (↗Chlamydia).

Plumbum: (latein.) ↗Blei.

Plummer* Jodbehandlung, Plummern: Behandlung mit LUGOL* Lsg. (Jod-Jodkali) 8–14 Tg. vor einer Schilddrüsenop. (Entfernung einer hyperthyreoten Struma, um die Schilddrüsentätigkeit zu blockieren). – **Pl.*-Vinson*(-Paterson*-Kelly*) Syndrom:** wahrsch. auf komplexem Vitamin- (u. Eisen-) Mangel basierende (»sideropenische«) Dysphagie mit schmerzhaften Schluckbeschwerden bei »trockenem« Hals, Zungenbrennen, Ösophagus- u. Kardiaspasmen (Schleimhautatrophie in Mund, Rachen, Speiseröhre u. Magen); hypochrome Anämie; gilt als Präkanzerose für ein ↗Ösophaguskarzinom.

pluri...: Wortteil »mehr«, »mehrfach«; s.a. pleo..., poly..., multi...

Pluripotenz: Fähigkeit undifferenzierter Zellen (v.a. Embryonal- u. generative Keimzellen) oder Gewebe, sich unter verschiedenen Bedingungen verschieden zu differenzieren; vgl. omnipotente Zelle, Blutstammzelle.

Plusglas: ↗Konvexlinse.

Plutonium, Pu: künstl. radioakt. Element der Actiniden-Gruppe (Transuran); vorwieg. α-Strahler, Halbwertzeit 20 Min. bis ca. 10^7 J.

Pneu: Jargon für ↗**Pneu**mothorax.

pneum(a)...: Wortteil »Luft«, »Gas«, »Atem«; s.a. pulmo..., Physo..., Aer(o)...

Pneumatisation: physiologische Ausbildung mit Schleimhaut ausgekleideter, lufthaltiger Zellen (z.B. Cellulae mastoideae, ethmoidales) u. Höhlen (z.B. Cavum tympani, Nasennebenhöhlen) in den »pneumatischen« Knochen.

pneumatisch: lufthaltig, Luft (Gas) oder Atmung betreffend; z.B. p. Kammer (Druck-, Klimakammer), p. Knochen (s.u. Pneumatisation).

Pneumatosis: vermehrte Luft- oder Gasansammlung in präformierten Körperhöhlen, -organen oder -geweben (s.a. Emphysem, Meteorismus). – **P. cystoides intestini:** das »Darmwandemphysem« (v.a. unteres Ileum); meist symptomlos; im Röntgenbild charakterist. wabige Aufhellungen; Ätiol. unbekannt.

Pneumatozele: unpräziser Begriff für zystenartige Luftgeschwulst, z.B. durch Darmgase aufgetriebene Hernie sowie subarachnoidale oder subperiostale (= intra- bzw. extrakranielle) Luftansammlung nach offenem Schädel-Hirn-Trauma **(»Pneumatozephalus«)**.

Pneumaturie: »Luftharnen« bei Harnwegsinfektion mit gasbildenden Bakterien oder infolge abnormer Gärungs- u. Zersetzungsvorgänge oder bei Darm- oder Scheiden-Harnwegs-Fistel.

Pneumektomie: ↗Pneumonektomie.

Pneumococcus: ↗Streptococcus pneumoniae.

Pneumocystis carinii: einzelliger Organismus; Erreger der interstitiellen plasmazellulären ↗Pneumonie der Säuglinge u. an AIDS Erkrankten (**Pneumocystis-carinii-Pneumonie,** PcP).

Pneumokokken: ↗Streptococcus pneumoniae.

Pneumokokkenmeningitis: häufigste eitrige ↗Meningitis.

Pneumokokkenpneumonie: meist lobäre ↗Pneumonie durch Streptococcus pneumoniae.

Pneumokoniose, Staublunge: durch Inhalation von Staub (mit Ablagerung von festen, anorganischen oder seltener organischen Teilchen) in Bronchien, Lymphknoten, Parenchym bewirkte Veränderungen der Lunge ohne oder mit Funktionsstörung. Symptomatik, Schwere u. Progredienz abhängig von Art, Menge, Größe u. fibroplastischer Reizwirkung der Staubpartikel, von Expositionsdauer, individueller Resistenz; als »maligne« P. (mit ausgeprägter, meist fortschreitender Fibrose u. Funktionseinschränkung) v.a. ↗Silikose, Asbestose, Talkose, evtl. Anthrakose; als »benigne« P. (mit inaktiver Speicherung u./oder entzündl.-allergischen, evtl. fibrösnodösen Veränderungen) z.B. Aluminose, Bagassose, Berylliose, Byssinose, Eisenstaublunge; meist entschädigungspflichtige Berufskrankheit.

Pneumomediastinum: selten auftretende Luftansammlung im Mediastinum durch Übertritt von Luft aus dem Bronchialbaum oder geplatzten Alveolen in den mediastinalen Pleuraspalt; ↗Mediastinalemphysem.

Pneumomykose(n): Infektion der Lungen mit Schimmel-, Sproß- oder Strahlenpilzen, z.B. als »Mykosepneumonie« im Anschluß an Langzeitmedikation von Breitspektrum-Antibiotika, Corticoiden, Zytostatika; s.a. Mykose.

Pneum(on)ektomie: operative Entfernung eines Lungenflügels als Extremform der Lungenresektion.

Pneumonie: Lungenentzündung; diffuse oder herdförmige (↗Bronchopneumonie), exsudative (v.a. serofibrinöse, aber auch hämorrhag.-eitrige) oder proliferative Entzündung der Lunge. Verlauf (akut, chron.), Form (alveolär, interstitiell) u. Ausdehnung (lobär, multizentrisch) abhängig von Ursache. – **P., interstitielle:** v.a. Virus- u. primär-atyp. P., bei der das entzündl. Exsudat v.a. im Interstitium auftritt (u. die deshalb stärker zur Fibrosierung neigt). Symptome oft uncharakteristisch: reduziertes Allgemeinbefinden mit Kopf-, Glieder-, Rückenschmerzen, langsam ansteigendes Fieber (kein Schüttelfrost); trockener, oft quälender Husten, nur spärl. Auswurf. – **P., interstitielle plasmazelluläre,** Pneumocystis-P.: bei abwehrgeschwächten Erwachsenen (bei ↗AIDS sowie unter zytostatischer bzw. immunsuppressiver Therapie) oder – selten – bei Frühgeborenen oder dystrophen Säuglingen im 1. Trimenon vork. hochkontagiöse (auf Säuglings-Stationen epidem.), doppelseitige Pneumonie; Erreger: ↗Pneumocystis carinii. Therapie: Chemotherapie mit Co-trimoxazol u. Pentamidin. – **P., käsige:** die exsudative Phase einer foudroyanten Lungentuberkulose; lobär oder lobulär, mit früher Kavernenbildung (u. dadurch großer Kontagiosität). – **P., katarrhalische:** ↗Bronchopneumonie. – **P., lobäre,** Lappen-, Lobärpneumonie: der heute rel. seltene »klassische« Prototyp der P. mit fibrinös-entzündl. Exsudat in die Alveolen u. schlagartigem Befall eines oder mehrerer ganzer Lungenlappen. Erreger: v.a. Staphylococcus aureus, Streptokokken, Klebsiella pneumoniae, ferner – v.a. bei resistenzgeschwächten Patienten – Enterobakterien; die Pneumokokken-P. ist bei primärakuten Erkrankungsformen wieder häufig geworden (ca. 50%). Klin. Verlauf ohne antibiot. Therapie sehr einheitlich: stürm.-akuter Beginn mit Schüttelfrost, hohem Fieber (Kontinua), Husten, Pleuraschmerz, Tachypnoe, Nasenflügelatmung, Herpes labialis, häufig Blutdruckabfall u. Kreislaufversagen; Sputum ab 2.–3. Tag rostbraun; stark beschleunigte Blutkörperchensenkung etc. – **P., lobuläre:** ↗Bronchopneumonie. – **P., primär-atypische:** ursprüngliche Bez. für die nichtbakteriellen P.-Formen unbekannter Ätiol., später nur für die Mykoplasmen-P. u. für die – oft kaum zu unterscheidende – P. z.B. durch Grippe-, Adeno-, Parainfluenza-, Respiratory-syncytial-, REO-, Masern-Viren, Varizellen, Chlamydien. – Symptome: in 1–2 Tagen ansteigendes Fieber ohne Schüttelfrost, lytisch abfallend, rel. Bradykardie, Kopf-, Glieder-, Rückenschmerzen, trockener, oft quälender Husten.

Pneumonitis: Sammelbegriff für nur im Interstitium ablaufende entzündl. Lungenprozesse (d.h. interstitielle ↗Pneumonie, v.a. die unbekannter Ätiologie u. ↗Strahlenpneumonie) einschl. der fibrot. Folgezustände – als Hypersensitivitäts-P. die exogene allergische ↗Alveolitis.

pneumono...: s.a. pneum(o)..., Lungen...

Pneumoperikard: Ansammlung von Luft oder Gas im Herzbeutel; meist traumatisch, seltener bei Perikarditis durch gasbildende Erreger.

Pneumoperitoneum: Luft- oder Gasansammlung in der Bauchhöhle; pathol. nach Magen-Darm-Perforation; artifiziell als **diagnostisches P.** (Luft, CO_2 oder N_2O; Punktion in Rücken- oder Rechtsseitenlage) zum Abheben der Bauchdecken v.a. für die Laparoskopie.

Pneumopleuritis: ↗Pleuropneumonie.

Pneumotherapie: **1)** ↗Atemtherapie. **2)** Anw. von Unter- u. Überdruck zu Behandlungszwecken, z.B. als Saug-Druck-Massage, Endopneumo-, Druckkammertherapie.

Pneumothorax, Gasbrust, Pneu: Anwesenheit von Luft (Gas) im Pleuraspalt mit – totalem oder partiellem – Lungenkollaps; als **geschlossener P.** (ohne durchgängige Verbindung mit der Außenluft) oder als **offener P.** mit Verbindung des Pleuraraums entweder nach innen zu den Lufträumen der Lunge (↗Abb.; z.B. als ↗Spontanpneumothorax) oder durch die Brustwand nach außen (z.B. penetrierende Brustwandverletzung). Evtl. akut lebensbedrohliche Komplikationen: ↗Spannungspneumothorax, ↗Mediastinalpendeln; Therapie: sofortige Druckentlastung durch Anlegen einer Thoraxdrainage. – Ferner als **künstl. P.** für Diagnostik (z.B. röntg. Klärung von Pleura- u. peripheren Lungenprozessen) oder als **therapeut. P.** (reversible Kollapstherapie).

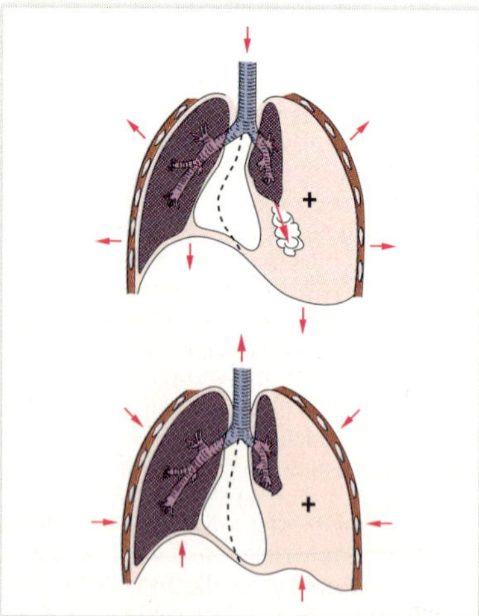

Innen **offener Pneumothorax** mit Ventilverschluß u. Verdrängung des Mediastinums durch Überdruck (bei Ausatmung fortbestehend) [457]

Pneumotomie: »Lungenschnitt«, z.B. zur Abszeßeröffnung oder Fremdkörperentfernung.

Pneumozentese: ↗Lungenpunktion.

PNF: **p**ropriozeptive **n**euromuskuläre **F**azilitation; krankengymnastische Behandlungsmethode (↗Kabat* Methode).

PNH: **p**aroxysmale **n**ächtliche ↗**H**ämoglobinurie.

POA: peridurale ↗Opiatanalgesie.

Pocken, Blattern: ↗Variola, s.a. Pocken...

Pocken(schutz)impfung: aktive Immunisierung gegen Pocken (erstmals 1796 durch Jenner, der die seit Jahrhunderten bekannte Variolation durch die »Vakzination« mit »echter« Kuhpockenlymphe ersetzte). – Die Pocken gelten seit 1978 weltweit als ausgerottet; auch in der BRD ist deshalb die risikoreiche Impfung nicht mehr üblich.

Pockenviren, Poxviridae: Familie quaderförmiger DNS-Viren; als »echte P.« (Orthopoxviren) z.B. Vaccinia, Variola major u. minor; als Parapoxviren Myxoma, Vogelpocken, Melkerknotenvirus, Orf-Viren.

Podagra: Gicht(anfall) im Großzehengrundgelenk (»Zipperlein«); sehr schmerzhaft, Haut gerötet, glänzend, trocken.

podo...: Wortteil »Fuß«.

poikilo...: Präfix »bunt(scheckig)«, »mannigfaltig«.

Poikilodermie: »bunte Haut« als diffuse Atrophie mit kleinfleckigen bis netzförmigen Hyper- u. Depigmentierungen, Teleangiektasien u. Erythemen.

Poikilozyt: abnorm geformter Erythrozyt; z.B. keulen-, sichel-, mantel-, birnenförmig.

Poikilozytose: Auftreten von ↗Poikilozyten im peripheren Blut, v.a. bei schwerer Knochenmarkschädigung, aber auch bei perniziöser u. Eisenmangel-Anämie etc.

Polarimetrie: Messung des Drehwerts linear polarisierten Lichtes beim Durchgang durch eine optisch aktive Substanz (z.B. zur Konzentrationsbestimmung von Glucose).

Polarisation: 1) die auf Doppelbrechung, Reflexion, Streuung u./oder Dichroismus beruhende »Umformung« natürl. Lichtes in ein nur noch in einer Ebene schwingendes. **2)** Membranpolarisation. **3)** zu einer ungleichen Verteilung führende Verschiebung positiver u. negativer Ladungsträger in einem Medium.

Poliklinik: an Krankenhaus oder Klinik angeschlossene Abteilung oder aber selbständige Einrichtung für ambulante Diagnostik u. Therapie (evtl. mit kleiner Bettenstation).

Polio...: Wortteil »grau«, »graue ZNS-Substanz«. – Auch Kurzform für ↑Poliomyelitis.

Poli(o)encephalitis, Polioenzephalitis: entzündl. Erkrankung der grauen Hirnsubstanz, insbes. der des Mittelhirns (= Mesencephalitis, mit Schlafsucht, Augenmuskellähmung, Tremor etc.) oder aber der Medulla oblongata (= P. inferior), beim Erwachsenen meist als akute ↑Bulbärparalyse (Befall der Oblongatakerne, v.a. im Anschluß an Infektionskrankheit), beim Kind (= P. acuta infantum) als bes. Manifestationsform der ↑Poliomyelitis.

Poliomyelitis: entzündl. Erkrankung der grauen Rückenmarksubstanz. – **P. anterior acuta,** epidemische oder spinale Kinderlähmung: sporadisch u. epidemisch v.a. im Sommer/Herbst auftretende, meldepflichtige (auch Verdacht), sehr ansteckende Infektionskrankheit (Gipfel im Kleinkind- u. Schulalter, auch bei Erwachsenen). Erreger: ↑P.-Virus (in 90% Typ I), übertragen durch Tröpfchen-, häufiger durch Schmierinfektion (Fäzes); Inkubation 7–14–20 Tage; lebenslängl. Immunität. Symptome: unspezif. Initialstadium (1–2 Tage, bei ca. 50%) mit Fieber, katarrhal. Erscheinungen, Abgeschlagenheit, Gliederschmerzen, Brechdurchfall (»Sommergrippe«), dann symptomloses Latenzstadium (1–9 Tage) u. präparalyt. Stadium (2–4 Tage) mit erneutem Fieberanstieg u. typ. Symptomen der abakteriellen Meningitis (»meningit. Phase«) oder allg. Muskelschwäche, Reflexabweichungen, Tremor (»adynam. Phase«); in nur 0,5–1% anschließend paralyt. Stadium mit – während des Fiebergipfels innerhalb von Stunden bis 2–5 Tage auftretenden – schlaffen Lähmungen (oft als »Morgenlähmung«), entweder an unteren Extremitäten, Zwerchfell u. Interkostalmuskulatur (= spinale Form) oder aber im Bereich der Medulla oblongata (Atmung, Kreislauf) u. Hirnnerven (= bulbopontine Form; selten mit pyramidalen u. extrapyramidalen Störungen u. Hirnbeteiligung: »Polioencephalitis«). Häufig inapparenter (90–95%; mit Immunisierung!) oder abortiver Verlauf (4–8%, nur Initialstadium, keine Liquorveränderung). Spontanheilung in ca. 6 Mon. möglich, aber evtl. mit Degeneration, Atrophie u. Lähmung der betr. Muskeln, ggf. Zurückbleiben der Gliedmaße im Längenwachstum. – Therapie symptomatisch (einschl. Lagerung, Elektro-, Bewegungs-, Hydro-, medikomechan. Therapie), ggf. künstl. Beatmung; im Spätstadium orthetische Versorgung, evtl. op. Korrektur bei Gelenkfehlstellungen. – Prophylaxe: ↑Poliomyelitis-Schutzimpfung.

Poliomyelitis-Schutzimpfung: aktive Immunisierung gegen Poliomyelitis (Typen I, II u. III), entweder parenteral mit inaktivierten Viren (IPV, ↑SALK* Impfstoff) oder als Schluckimpfung mit abgeschwächten, noch vermehrungsfähigen Stämmen (OPV, s.u. SABIN*). Die Ständige Impfkommission (STIKO) am Robert-Koch-Institut (Berlin) hat 1998 einen Wechsel von der OPV zur IPV empfohlen.

Polio(myelitis)-Virus: Enterovirus der Picorna-Gruppe, Erreger der Poliomyelitis anterior; mit 3 serol. Typen: I (Brunhilde), II (Lansing), III (Leon). Der Mensch ist der einzige natürliche Wirt.

Pollaki(s)urie, Sychnurie: Drang zu häufigem Wasserlassen ohne vermehrte Ausscheidung (vgl. Polyurie); v.a. bei Reizblase, Prostataerkrankungen, latenter Enuresis, Blasenneoplasma, in der Frühschwangerschaft.

Pollen: »Blütenstaub«, die männl. Geschlechtszellen der Blütenpflanzen.

Pollex: der »Daumen« als 1., nur 2gliedriger u. bes. beweglicher Finger.

Pollinosis: ↑Heuschnupfen.

Pollutio(n): Samenerguß, i.e.S. der im Schlaf auftretende.

poly...: Wortteil »viel«, »mehr als normal«; s.a. multi..., pluri..., pleio..., hyper...

Polyadenopathie: 1) Polyadenie, Polyadenitis: multiple Lymphknotenschwellung bzw. -entzündung in mehreren Körperregionen. **2) Polyadenomatose:** multiple endokrine Adenopathie (↑MEN).

polyätiologisch: mit mehreren (Krankheits-) Ursachen.

Polyarteriitis nodosa: ↑Periarteriitis nodosa.

Polyarthritis: gleichzeitig oder nacheinander in mehreren Gelenken auftretende Arthritis. – **P., akute:** rheumatisches Fieber, ↑Streptokokkenrheumatismus. – **P., chronische** (cP), Rheumatoid-Arthritis, rheumatoide Arthritis, primär chronische Polyarthritis (PcP), Polyarthritis rheumatica, progredient-chronische Polyarthritis: chronische, unterschiedlich

Chronische **Polyarthritis:** diagnostische Kriterien (ARA 1987) [85]

1. Morgensteifigkeit in u. um die Gelenke, Dauer mindestens 1 Stunde vor maximaler Besserung
2. Weichteilschwellung (Arthritis) von 3 oder mehr Gelenken
3. Schwellung (Arthritis) der proximalen interphalangealen, metakarpophalangealen oder Handgelenke
4. Symmetrische Schwellung (Arthritis)
5. Rheumaknoten
6. Nachweisbarer Rheumafaktor
7. Im Röntgenbild Erosionen u./oder gelenknahe Osteoporose in Finger- oder Handgelenk
Dauer der Symptome 1.–4. mindestens 6 Wochen. Sichere RA 4 oder mehr Kriterien

progredient verlaufende, entzündliche, destruierende Gelenkerkrankung mit Beteiligung aller Gelenkstrukturen. Diagnostische Kriterien ↗Tab. Tendenz zur Bewegungseinschränkung bis zur Ankylosierung, aber auch zum Stabilitätsverlust der Gelenke, Beteiligung von Sehnenscheiden (Tenosynovitis) u. Sehnen mit entsprechenden Folgezuständen. Auftreten von subkutanen Rheumaknoten vor allem in Gelenknähe. Beteiligung der Muskulatur mit Atrophien, vor allem im Bereich des Handrückens u. der Oberschenkel. – **P., sekundär-chronische:** (keine pathogenet. Einheit!) entweder eine PcP nach dem 1. akuten Schub oder aber der Übergang einer akuten Form in die chronisch-progressive. – **P. urethrica:** ↗Reiter* Syndrom.

Polyarthrosis: gleichzeitige degenerative Erkrankung mehrerer Gelenke.

polyartikulär: mehrere Gelenke betreffend.

Polychemotherapie: Behandlung mit mehreren Chemotherapeutika; i.e.S.: Kombinationsbehandlung von Tumoren mit verschiedenen Zytostatika mit unterschiedlichem Wirkungsmechanismus (z.B. um die Elimination resistenter Zellen zu erreichen) u. mit unterschiedlichen Nebenwirkungen (so daß die Dosierung jedes einzelnen Zytostatikums möglichst hoch sein kann); ↗Schema.

polychlorierte Biphenyle: ↗PCB.

polychrom(atisch): vielfarbig, mehrfach färbbar bzw. färbend.

Polycythaemia: ↗Polyzythämie; vgl. Polyglobulie. – **P. (rubra) vera,** Osler*-Vaquez* Syndrom: eine Knochenmarkerkrankung mit deutl. Vermehrung der Erythrozyten im Blut, aber auch – im Gegensatz zu anderen ↗Polyzythämien u. Polyglobulien – meist mit Vermehrung der Leuko- u. Thrombozyten.

Polydaktylie, Hyperdaktylie: einfach-dominant erbliche Vermehrung der Finger- oder Zehenstrahlen.

Polydipsie: krankhaft gesteigertes Durstgefühl mit übermäßiger Flüssigkeitsaufnahme, v.a. bei Diabetes insipidus u. mellitus (dekompensiert), aber auch psychogen; im allg. mit entsprechend gesteigerter Harnausscheidung.

Polyen-Antimykotika: bei Pilzerkrankungen wirksame Antibiotika; Vertreter sind Amphotericin B, Nystatin u. Natamycin.

Polyglobulie: Vermehrung der Erythrozytenzahl im peripheren Blut (mit erhöhten Hämatokrit- u. Hämoglobinwerten) bei meist normalem Plasmavolumen. Formen: **1)** reaktiv bei verminderter Sauerstoffsättigung des Blutes (Hypoxie), z.B. bei Lungendiffusionsstörung, Herzfehlern mit Re.-li.-Shunt, Methämoglobinämie, Sauerstoffmangel in großer Höhe etc. **2)** reaktiv bei verminderter Sauerstoffabgabe an das Gewebe. **3)** infolge autonomer Erythropoietin-Freisetzung, v.a. bei

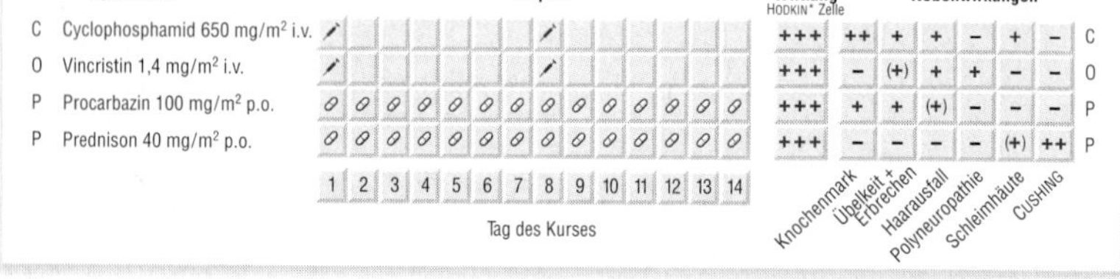

Wirkung u. Nebenwirkungen einer **Polychemotherapie.** Das COPP-Schema wird seit 20 Jahren zur Chemotherapie der fortgeschrittenen Stadien der Hodgkin* Lymphome eingesetzt (in letzter Zeit meist alternierend mit dem sog. ABVD-Schema, einer Kombination aus Doxorubicin, Bleomycin, Vinblastin u. Dacarbazin). Während sich die Wirkungen der einzelnen Substanzen der Kombination am Tumor (den Hodgkin* u. Reed*-Sternberg* Zellen) addieren, verteilen sich die Nebenwirkungen auf verschiedene Organe. Dadurch kann jedes Medikament relativ hoch dosiert werden [84]

Nierenerkrankungen. **4)** bei endokrinen Erkrankungen. **5)** infolge dienzephaler Reizung z.B. bei Encephalitis epidemica, HUNTINGTON* Chorea, chron. Arachnitis, PARKINSON*, FRÖHLICH* Syndrom, A.-cerebri-Verschluß, auch als Streß-P. **6)** im Anfangsstadium von Blutkrankheiten (z.B. Osteomyelosklerose, Erythroleukämie, Leukosen).

polyklonal: aus (bzw. bei) vielen (Zell-)Klonen; z.B. die normalen Immunglobuline. – vgl. monoklonal.

Polykrotie, polykroter Puls: Mehrgipfligkeit der peripheren Pulswelle mit teils unterschiedl. Erhebungen u. Nachschwankungen.

Polymenorrhö: Regelblutungen mit verkürztem Zyklus (< 24 Tage) bei normaler Stärke u. Dauer.

Polymerase-Kettenreaktion, PCR: genetisches Kopierverfahren, durch das winzige Teile des Erbmaterials beliebig vervielfältigt werden können. Anw. z.B. zur Erkennung bestimmter Gendefekte in Chorionzottenbiopsiematerial, in der Gerichtsmedizin (Vaterschaftsdiagnostik, Identitätsprüfung), in der Virologie (z.B. Nachweis von DNS bei HIV-Infizierten auch in solchen Fällen, bei denen noch keine Antikörper gebildet worden sind; Identifizierung einzelner Stämme, z.B. Hepatitisviren).

Polymerisation: Bildung von Makromolekülen aus kleineren organischen Molekülen durch eine chem. Reaktion.

Polymorphie, Polymorphismus: Vielgestaltigkeit. **1) chromosomaler P.:** Vorkommen von 2 oder mehr Strukturvarianten eines oder mehrerer Chromosomen in einer Population. **2) genetischer P.:** Vork. von 2 oder mehr unterschiedlichen Genotypen in einer Population in Häufigkeiten, die nicht allein der Mutationsrate entsprechen. **3)** Eigenschaft eines Elements, als fester Stoff in mehreren Modifikationen aufzutreten.

polymorphkernig: mit vielgestaltigem Kern; z.B. neutrophile p. ↗Granulozyten oder die unterschiedliche Kernform atypischer Zellen als Hinweis auf Malignität.

Polymyalgia rheumatica: sehr schmerzhafte Erkrankung der Schulter-Oberarm- u. Beckengürtel-Oberschenkel-Muskulatur, die auf einer Riesenzellarteriitis beruht.

Polymyositis/Dermatomyositis: den Konnektivitiden zugeordnete Autoimmunkrankheit mit symmetrischer proximaler Muskelschwäche, zuerst am Beckenring, später am Schultergürtel u. Nacken. Muskelschmerzen nur gering oder fehlend. Im späteren Verlauf Muskelatrophie u. Kontrakturen. Bei der Dermatomyositis außerdem erythematöse u. ödematöse Hautveränderungen vorwiegend im Gesichts- u. Halsbereich. Gelegentlich ausgedehnte intramuskuläre Kalzifikationen bes. bei Kindern (THIBIERGE*-WEISSENBACH* Syndrom). Myokard- u. Lungenbeteiligungen (Fibrose) in einem Teil der Fälle. Seltener Arthritis u. RAYNAUD* Syndrom. Erhöhtes Malignom-Risiko.

P

Polyneuritis: entzündliche Erkrankung mehrerer peripherer oder Hirnnerven, i.w.S. auch alle übrigen Formen der ↗Polyneuropathie.

Polyneuropathia, Polyneuropathie: Oberbegriff für systemische entzündl. (Polyneuritis) u. degenerat. Erkrankungen der peripheren Nerven; Ursachen: z.B. chronischer Alkoholismus, Diabetes mellitus, Schwermetallvergiftung (Blei). – **P. carcinomatosa:** P. als Teilerscheinung eines ↗paraneoplastischen Syndroms. – **P. diabetica,** Neuropathia diabetica: durch Minderdurchblutung (infolge Gefäßveränderungen) bei Diabetes mellitus verursachte, stets chron. P.; meist nur peripher (v.a. untere Extremität), z.T. mit Veränderungen der Vas-nervorum-Kapillaren; Symptome: Sensibilitätsstörungen, Schmerzen.

Polyop(s)ie: durch optischen Fehler (irregulärer Astigmatismus, Hornhautnarben, Linsentrübung) bedingtes monokuläres Mehrfachsehen.

Polyp: gestielte Schleimhautvorwölbung unterschiedlicher Morphologie: als angiomatöser (gefäßreicher) oder lipomatöser Pseudo-P. (submuköses Angiom oder Lipom); entzündlicher, hyperplastischer (Pseudo-)P. oder als neoplastischer Polyp (Schleimhautadenom mit Tendenz zur malignen Entartung); v.a. in Hohlorganen (Magen-Darm, Harnblase, Uterus, Zervix), Nasennebenhöhlen u. am Zahn (Pulpa, Wurzelhaut, Zahnfleisch); s.a. Polyposis. – Auch inkorrekt für gestielte Gebilde aus Fibrin u. Ery (z.B. Plazentar-, Herz-P.) u. laienhaft für adenoide Rachenmandelwucherungen.

Polypapilloma tropicum: ↗Frambösie.

Polypathie, Mehrfachleiden: das gleichzeitige Vorhandensein (chronisch werdender oder primär chronischer) Krankheiten/Leiden, insbes. beim alternden Menschen (oft – weniger korrekt – als Multimorbidität bezeichnet).

Polyp-cancer sequence: Entwicklung eines Karzinoms aus einem neoplastischen ↗Polypen (Adenom) durch Auftreten von Zellatypien im Adenom mit Infiltration der Lamina propria mucosae u. Ausdehnung in die Submukosa.

Polypektomieschlinge: schlingenförm. Instrument zur – meist endoskopischen – Entfernung von Polypen.

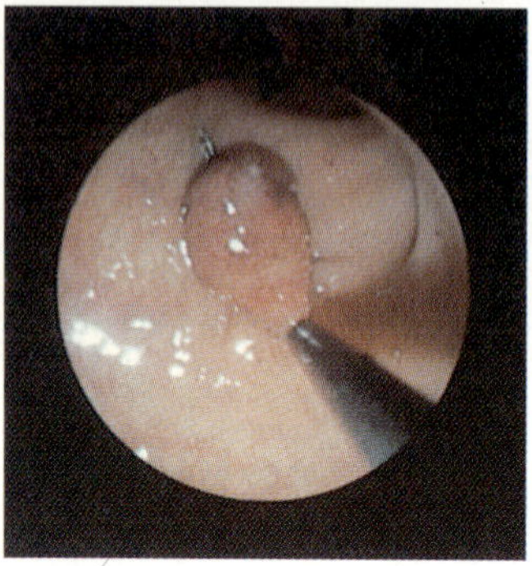

Polypektomieschlinge, um den Polypenstiel gelegt (endoskopisches Bild) [428]

Polypeptid: Peptid mit 10–15 Aminosäureresten (im Ggs. zum Oligopeptid mit < 10).

Polyploidie: Bestand des genetischen Materials im Zellkern aus mehr als 2 vollständigen (haploiden) Chromosomensätzen.

polypös, polyposus: in Polypenform, mit Polypenbildung.

Polyposis: Vorhandensein zahlreicher ↗Polypen; z.B. als – meist erbliche – **(gastro)intestinale P.** (z.B. ↗Dickdarm-P.).

Polypragmasie: Anw. zahlreicher Medikamente u. Maßnahmen beim Einzelfall.

polyradikulär: mehrere (Nerven-)Wurzeln betreffend.

Polyradikulitis(-Syndrom): Entzündung mehrerer bis zahlreicher Spinalnerven-Wurzeln, meist auch zugehöriger Nervenabschnitte **(= Polyradikuloneuritis)**. Symptome (je nach Lokalisation): Reflexabschwächung, Paresen, sensible Reiz- u. Ausfallerscheinungen.

Polysaccharide: hochmolekulare Kohlenhydrate aus > 10 glykosidisch verknüpften Monosacchariden; manche P. (z.B. in Bakterienkapseln) haben anti- bzw. immunogene Eigenschaften.

Polytoxikomanie: Drogenabhängigkeit von mehreren Suchtmitteln, gleichzeitig oder nacheinander.

Polytrauma: ↗Mehrfachverletzung, wobei wenigstens eine Verletzung oder die Kombination mehrerer lebensbedrohlich ist; s.a. Schwerverletzter.

Polyurie: übermäßige (> 2 l/24 Std.) Harnausscheidung; i.e.S. die infolge Stoffwechselentgleisung (z.B. bei Diabetes insipidus u. mellitus), nach Anurie (kompensatorisch), bei Hydronephrose, Hyposthenurie, nach Paravertebralanästhesie.

polyvalent: ↗multivalent.

Polyvinylchlorid, PVC: synthet. Thermoplast; s.a. Vinylchloridkrankheit.

Polyvinylpyrrolidon, PVP: synthetischer Thermoplast; als Jodkomplex antiseptisch u. desinfizierend; Arzneihilfsstoff.

polyzyklisch: 1) *chem* aus mehreren Ringen bestehend. **2)** *radiol* deskriptiv für »mehrbogig begrenzt« (z.B. polyzyklische Strukturen in der Mammographie, Computertomographie, Sonographie).

polyzystisch: mehrere Zysten enthaltend; z.B. p. Degeneration des Ovars bzw. der Leber (↗Zystenleber).

Polyzythämie: erhebl. Vermehrung der Erythrozytenzahl im peripheren Blut. **1)** primäre P.: **a)** ↗Polycythaemia (rubra) vera; **b)** benigne familiäre P.: i.e.S. die erblichen Formen mit noch unerklärbarer Ursache u. die P. infolge autonom erhöhter Erythropoietinproduktion; weitere erbl. Formen werden heute meist der ↗Polyglobulie (2) zugeordnet. **2)** sekundäre P.: die ↗Polyglobulie (dort weitere Unterteilung). **3)** relative P.: ↗Pseudopolyglobulie (infolge Bluteindickung).

Pons, P. cerebri, P. Varolii, Brücke: dem Metenzephalon ventral aufgelagerter weißer Querwulst u. Neuhirnanteil aus markhaltigen Nervenfasern u. den »Brückenkernen« der Tractus corticopontini (einschl. Kleinhirnverbindungen).

Poplitea-Kompressionssyndrom: Durchblutungsstörung des Unterschenkels infolge Kompression der Arteria poplitea z.B. bei Verlaufsvariante.

popliteal: die Kniekehle betreffend.

Population: Bevölkerung oder eine willkürlich abgegrenzte Gesamtheit (z.B. alle Patienten mit einer bestimmten Krankheit an einem bestimmten Krankenhaus) für eine Gesamterhebung oder eine repräsentative Stichprobenerhebung.

Porektasie: Erweiterung der Hautporen.

Porosis, Porose: 1) entzündl. Induration, Verhornung, Kallusbildung. **2)** Höhlenbildung; i.e.S. die ↗Osteoporose.

Porosyringom: gutartiger Schweißdrüsentumor (»ekkrines Akrospirom«) an Handfläche u. Fußsohle.

Porphin: 4kerniger Pyrrolfarbstoff; Grundgerüst der ↗Porphyrine.

Porphobilinogen, PBG: Pyrrolderivat als Vorstufe bei der Porphyrin-Biosynthese.

Porphyria, Porphyrie: erblicher Enzymdefekt oder erworbene Stoffwechselstörung mit gestörter Porphyrin-Synthese im blutbildenden System (Knochenmark) u./oder in der Leber (erythropoetische, erythrohepatische u. hepatische P.), wodurch es zu abnormer Bildung, Ablagerung in verschiedenen Organen u. pathol. Ausscheidung (s.u. Porphyrinurie) von ↗Porphyrinen bzw. deren Vorstufen kommt. – **P. acuta intermittens:** akute hepatische (erbliche) P. mit abdomin. Koliken, hepatischer Dysfunktion, Paresen, Polyneuritis, Hypertonie, Kreislaufstörungen, Depressionen, jedoch ohne Hauterscheinungen. Diese Form tritt meist erst nach der Pubertät auf u. kann durch Medikamente oder Chemikalien provoziert werden. – **P. cutanea tarda:** erbliche oder erworbene (Stoffwechselgifte, z.B. Barbiturate, Hexachlorbenzol) hepatische P.-Form; Symptome: milde Photodermatose (Milien- u. Blasenbildung, Hyperpigmentierung; s.a. Melanodermie), Hyalinosis cutis, Hypertrichose, Lebervergrößerung u. -zirrhose, Hypersiderämie, Urin oft dunkelrot.

Porphyrinämie: vermehrtes Auftreten von Porphyrinen im Blut bei Porphyrie.

Porphyrine: die vom Porphin abgeleiteten natürl. Farbstoffe u. deren Vorstufen (= Porphyrinogene); meist in Komplexbindung mit zweiwertigen Metallionen u. proteingebunden z.B. im Hämoglobin, Myoglobin, in Cytochromen, Enzymen wie Katalase oder Peroxidase oder im Chlorophyll. – Erhöhte Harnwerte bei ↗Porphyrie (s.a. Porphyrinurie).

Porphyrinogen: die farblosen Vorstufen der ↗Porphyrine.

Porphyrinurie: Ausscheidung von Porphyrinen (i.w.S. auch Porphobilinogen u. Aminolävulinsäure) mit dem Harn; i.e.S. die vermehrte Ausscheidung bei ↗Porphyrie, aber auch bei Intoxikation (Blei, Barbiturate, Sulfonamide, Alkohol), Anämie, Lebererkrankungen (bes. Hepatitis), Hypovitaminosen, Hypermetabolismus, vermehrter Darmfäulnis, Malignom etc.

Porphyropsin: Farbstoff in den Stäbchen der Retina.

Port: zuführendes System; i.e.S. subkutan implantierbare Kunststoffkammer mit Venenkatheter, z.B. für eine kontinuierliche Opiatzufuhr oder Langzeitchemotherapie; ↗Abb.

Porta: (latein.) Pforte, Ein-, Ausgang; auch syn. mit Hilus (z.B. P. lienis, P. pulmonis, P. renis); ferner Kurzform für Vena portae. – **P. hepatis,** Leberpforte: quere Vertiefung an der Unterfläche zwischen Lobus quadratus u. caudatus als Ein- bzw. Austrittsstelle von Arteria hepatica propria, Vena portae, Ductus hepaticus, Lymphgefäßen u. Nerven.

Portal...: s.u. Pfortader...

Portalfeld: ↗GLISSON* Dreieck.

Portio: (latein.) Anteil, Teil; auch Abkürzung für ↗P. vaginalis (cervicis). – **P. supravaginalis (cervicis):** der oberhalb des Scheidenansatzes gelegene, ca. 2 cm lange Teil der ↗Cervix uteri. – **P. vaginalis (cervicis):** der in die Scheidenlichtung ragende Teil der ↗Cervix uteri; s.a. Ektopia portionis.

Portioabstrich: Watteträger- oder Spatelabstrich der obersten Epithellage der ↗Portio vaginalis (unter Sicht), möglichst an der Übergangsstelle Platten-/Drüsenepithel. Nach Fixieren auf dem Objektträger Färbung n. ↗PAPANICOLAOU.

Portioamputation: ↗Zervixamputation.

Portioektopie: ↗Ektopia portionis.

Portioerosion: ↗Zervixerosion.

Portiokappe: auf die Portio vaginalis aufzusetzende Plastikkappe (früher Edelmetall) zur mechan. Empfängnisverhütung. Anw. auch für künstliche Befruchtung (Sperma enthaltende Kappe bleibt für 8–10 Std. appliziert).

Portiokarzinom: s.u. Kollumkarzinom.

Portiokonisation: ↗Konisation.

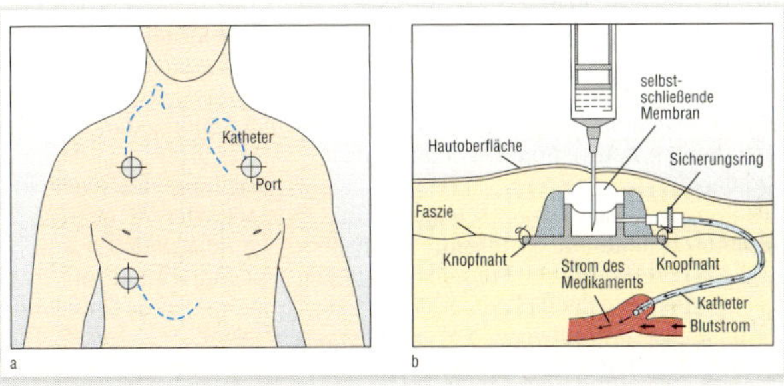

Voll implantierbarer Venenkatheter mit subkutan plaziertem **Port:** a) empfohlene Lokalisationen für den Port an der Brustwand u. am Rippenbogen. Der Katheter wird in das Zustromgebiet der oberen oder unteren Hohlvene plaziert
b) der unter der Haut gelegene Port wird mit einer Spritze punktiert [413]

Portioplastik: plast. Deckung des Defektes nach Portioamputation oder bei Zervixriß; z.B. n. EMMET.

Portioprolaps: Descensus uteri mit Vorfall der Portio vaginalis vor die Vulva.

Portohepatogramm: die Darstellung der Pfortader u. ihrer kleinsten intrahepatischen Äste (ca. 3–4 Sek. nach Injektion) bei Splenoportographie.

porto-kavale Anastomose: Shunt-Bildung zwischen Pfortader u. unterer Hohlvene.

Porus: (latein.) Öffnung, Eingang. – **P. acusticus externus:** äußere Öffnung des knöchernen Gehörgangs in der Pars tympanica des Stirnbeins. – **P. acusticus internus:** gegen den Kleinhirnbrückenwinkel gerichteter Eingang des inneren Gehörgangs an der Facies posterior des Felsenbeins. – **P. gustatorius:** apikale Öffnung des Schmeckbechers, in der die Geschmackszellen mit Mikrovilli-Büscheln enden. – **P. sudorifer,** Hautpore: Mündung eines Schweißdrüsenausführungsganges.

Porzellangallenblase: Gallenblase mit verdickter u. kalkinkrustierter Wandung, meist als Folge chron. Cholezystitis. Gilt als Präkanzerose eines Gallenblasenkarzinoms.

Positio: (latein.) Stellung, Lage, Einstellung. **1)** die Stellung der Frucht. **2) P. uteri:** Stellung des Gesamtuterus im kleinen Becken (vgl. Versio, Flexio).

Positionstypen: die durch die Stellung der Herzachse bedingten EKG-Typen; unterschieden als Normal- bzw. Mitteltyp, Steil-, Links- u. Rechtstyp.

Positron, Antielektron: Elementarteilchen mit positiver Ladung (e^+, β^+); Gegenstück zum Elektron (mit dem es zum γ-Quant kombiniert).

Positronen-Emissions-Tomographie, PET: bildgebendes »Computer-tomographisches« Verfahren unter Nutzung der bei Positronenzerfall entstehenden Photonen. Dient z.B. zur Untersuchung der Durchblutung u. der Stoffwechselvorgänge in einzelnen Hirnabschnitten.

Positronenstrahler: »Strahler« mit Positronen-Abgabe; Anw. u.a. zur Hirnszintigraphie (Anreicherung in Malignomen).

post: (latein.) Präposition bzw. Präfix »nach«, »hinter«.

postalimentär: nach dem Essen auftretend.

Postcholezystektomie-Syndrom: Sammelbegriff für Beschwerden u. Folgeerscheinungen nach Entfernung der Gallenblase (Cholezystektomie); beruht entweder auf organischen Ursachen (z.B. Papillenstenose, Steine, Ulzera, Karzinom) oder – häufiger – auf nicht faßbaren Ursachen (z.B. Reizmagen/-darm).

posterior: (latein.) hinterer, rückwärtiger (= dorsaler).

posterior-anterior, posteroanterior, p.a.: von hinten nach vorn (am Rumpf = dorsoventral).

postextrasystolische Pause: Intervall zwischen einer Extrasystole u. der nächsten normalen Kammeraktion.

postganglionär: distal = peripher eines Ganglions; z.B. im vegetativen Nervensystem der p. Neurit (von der peripheren Ganglienzelle ausgehend u. am Erfolgsorgan endend; z.B. am Blutgefäß, am Darm).

Postgastrektomie-Syndrom: Sammelbegriff für Symptomenkomplexe, die nach Magenoperationen auftreten, z.B. Maldigestion, Dumpingsyndrom, Syndrom der abführenden u. der zuführenden Schlinge sowie die Steatorrhö nach Magenoperationen; i.w.S. auch für Stumpfgastritis u. -karzinom, das »Sy. des kleinen Magens« u. das Rezidivulkus.

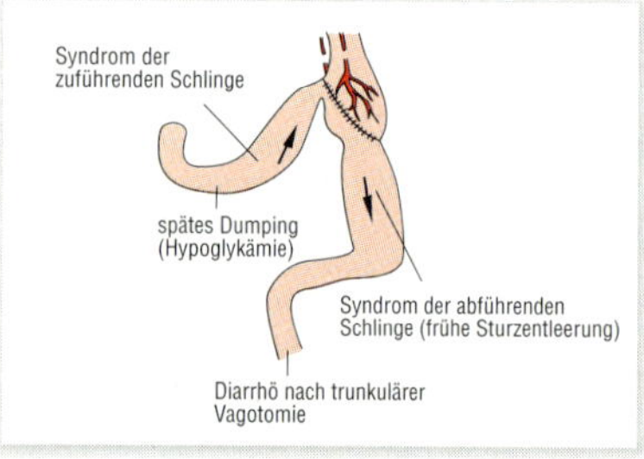

Postgastrektomie-Syndrom [193]

posthepatisch: im Pfortaderkreislauf jenseits = herzwärts der Leber.

posthepatitisch: als Folge einer Hepatitis.

Posthitis: Entzündung des inneren Vorhautblattes mit Rötung u. Schwellung.

postikterisch: im Anschluß an einen Ikterus (meist = posthepatisch).

Postikuslähmung, -parese: Ausfall des Musculus cricoarytaenoideus posterior des Kehlkopfs bei Rekurrens-Lähmung (z.B. nach Kropfoperation), mit gestörtem Öffnungsmechanismus der Stimmritze: (Para-)Medianstellung, einseitig oft klinisch stumm, bds. mit stärkster Atemnot (Erstickungsgefahr), aber normaler Phonation.

postinfarktiell: nach einem (Myokard-)Infarkt; z.B. **p. Syndrom** (↑DRESSLER* Myokarditis).

postinfektiös: im Anschluß an eine Infektion(skrankheit), i.e.S. durch deren Erreger bedingt.

Postkoitalpille: s.u. Interzeption.

Postkoitaltest, HUHNER*-SIMS* Test: Prüfung der individuellen Verträglichkeit von Sperma u. Zervikalschleim durch mikroskopische Untersuchung der frühestens 6 Std. nach dem Beischlaf an der Zervix entnommenen Samenflüssigkeit.

Postmenopause: die auf die ↗Menopause folgende Phase des ↗Klimakteriums. Bei noch sehr niedriger Östrogenproduktion können klimakterische Ausfallserscheinungen in den Vordergrund treten (z.B. vegetative Störungen [v.a. Hitzewallungen]).

postmenstruell: nach der Menstruation; z.B. p. Blutung (Spätblutung; s.a Zyklusstörungen).

postmortal, post mortem: nach dem Tode.

Postmyokardinfarkt-Syndrom: ↗DRESSLER* Myokarditis.

postnatal: nach der Geburt (vgl. postpartal); z.B. p. Sterblichkeit (↗Säuglingssterblichkeit).

postoperativ: nach bzw. als Folge einer Operation.

postparoxysmal: nach einem Anfall (Paroxysmus); z.B. nach generalisiertem zerebralem Krampfanfall der p. Dämmerzustand (evtl. mit automatisch ablaufenden Handlungen).

postpartal: nach der Geburt (auf die Mutter bezogen, vgl. postnatal).

Post-pill-Amenorrhö: (engl.) sekundäre A. nach Anw. von ↗Ovulationshemmern.

postprandial: nach der Mahlzeit.

postremissive Erschöpfung: vegetativ-affektives Syndrom (Müdigkeit, Antriebsminderung, Verlangsamung, Leistungsabfall, Dysphorie) im Anschluß an die Remission der produktiven Symptome (Halluzination, Wahnvorstellung) einer Psychose.

Poststreptokokkennephritis: akute Glomerulonephritis nach Rachen- oder Hautinfektion mit hämolytischen Streptokokken (des serologischen Typs A).

postsynaptisch: hinter einer ↗Synapse.

postthrombotisches Syndrom: chron. Rückflußstauung der unteren Extremität mit Dekompensation (meist einseitiges Phlebödem, subkutane Fibrosierung, Zyanose) als Folge einer tiefen Thrombose. Klinisches Bild u. klinische Stadieneinteilung s.u. chronisch venöse ↗Insuffizienz.

posttransfusionell: nach bzw. in Zusammenhang mit einer Bluttransfusion auftretend.

posttraumatisch: als Folge eines Unfall(geschehen)s.

potent: fähig (i.e.S. zu Beischlaf befähigt).

Potentia: (latein.) Vermögen, Macht; s.a. Impotenz. – **P. coeundi:** die Beischlaffähigkeit (i.e.S. die des Mannes). – **P. concipiendi:** Konzeptions- oder Empfängnisfähigkeit der Frau. – **P. generandi:** beim Mann die mit der Geschlechtsreife eintretende »Zeugungsfähigkeit«. – **P. gestandi:** die Fähigkeit der Frau, die Leibesfrucht auszutragen.

Potenz: Macht, Kraft(entfaltung). **1)** ↗Potentia coeundi. **2)** bei homöopathischen Arzneien der auf die Ursubstanz bezogene Verdünnungsgrad (z.B. 6. P. = Verdünnung 10^{-6}). Als Centesimal-P. durch fortschreitende Verdünnung 1:100, als Dezimal-P. fortlaufend 1:10 (d.h. C 1 = D 2, C 2 = D 4 usw.). **3) P., neuroleptische:** s.u. Neuroleptika.

potenziert: verstärkt (↗Potenzierung).

Potenzierung: **1)** überadditive Wirkung zweier gleichzeitig verabreichter Arzneistoffe. **2)** ↗Potenz (2). **3)** postextrasystolische Kontraktionsverstärkung des Herzmuskels. **4)** Verstärkung einer Funktion; z.B. synaptische Potenzierung: Verstärkung eines synaptischen Übertragungsprozesses durch vorangegangene einzelne oder tetanische Reize (**»posttetanische P.«**).

Potenzstörung: s.u. Impotenz.

Potio, Potus: »Arzneitrank«.

PPCF: (engl.) **p**lasma **p**rothrombin **c**onversion **f**actor (↗Faktor V).

ppm: (engl.) **p**arts **p**er **m**illion (Teilchen pro Million = Konzentration 10^{-6}).

PPSB: therapeut. anwendbarer gefriergetrockneter ↗Prothrombinkomplex aus **P**rothrombin (Faktor II), **P**roconvertin (VII), **S**tuart-Faktor (X) u. antihämophilem Faktor **B** (IX).

PQ-Zeit: im EKG das Intervall zwischen Erregungsbeginn der Vorhöfe u. dem der Kammern (»Überleitungszeit«).

Practolol: ein ↗Betarezeptorenblocker.

prä...: Präfix »vor«, »voraus«, »gegenüber«.

Präalbumin: bei der Eiweißelektrophorese vor den Albuminen wandernde Serumfraktion mit Transportfunktion v.a. als Thyroxin-bindendes P. (= TBPA).

Präbetalipoproteine: ↗Lipoproteine sehr niedriger Dichte (»VLDL«). Vermehrt bei ↗Hyperlipoproteinämie Typ II b, IV u. V.

Prädiabetes: das Stadium ohne klin. Symptome, das dem Ausbruch eines ↗Diabetes mellitus um Jahre vorausgehen kann (u. nur retrospektiv abgrenzbar ist).

prädiktiver Wert: ↗predictive value.

Prädilektionsstelle: von einem Krankheitsprozeß bevorzugter Körperteil; »Ort der Wahl«.

Prädisposition: eine Erkrankung begünstigender Zustand (Alter, Geschlecht, Vorerkrankungen etc.); i.e.S. die Bereitschaft für ein krankhaftes Geschehen aufgrund konstitutioneller Faktoren bzw. des Genotyps; s.a. Disposition, Diathese.

präduktal: vor (= aortenwurzelwärts) der Mündung des Ductus (Botalli); z.B. die infantile ↗Aortenisthmusstenose.

Präeklampsie, Gestose, proteinurische Gestationshypertonie: schwangerschaftsbedingte hypertensive Erkrankung nach der 20. Schwangerschaftswoche mit Bluthochdruck und Proteinurie (mit oder ohne Ödeme). Der Übergang zur ↗Eklampsie ist fließend. Der teilweise mit P. synonym verwendete Begriff **EPH-Gestose** (**E**dema, **P**roteinuria, **H**ypertension) ist umstritten, da Ödeme (Edema) in der Schwangerschaft häufig ohne Krankheitswert auftreten.

präfinal: dem Tode vorausgehend.

präganglionär: adj. Bez. für die vom zentralen Nervensystem ausgehenden u. mit Ganglienzellen peripherer vegetativer Ganglien synaptisch verbundenen Neuriten.

prähepatisch: vor der Leber (v.a. auch aus funktioneller Sicht; z.B. der p. ↗Ikterus). – vgl. posthepatisch.

Präimplantationsdiagnostik (PID): Untersuchungsmethoden (u.a. sog. Embryobiopsie) zur Feststellung eines Gendefekts des Embryos noch im Präimplantationsstadium (z.B. bei familiärer Belastung eines Elternteils mit Mukoviszidose); geschieht u.a. mittels sog. »Fluoreszenz-in-situ-Hybridisierung« (FISH); in der BRD nach dem Embryonenschutzgesetz (ESchG) verboten, solange die Blastomeren totipotent sind, also bis in das späte Morulastadium.

Präinfarkt(-Syndrom): s.u. Angina pectoris.

präinvasives Karzinom: ↗Carcinoma in situ; s.a. Präkanzerose.

präkanzerös: die Entstehung eines Malignoms begünstigend (Gewebeveränderungen); eine ↗Präkanzerose betreffend.

Präkanzerose: mögliche Vorstufe eines Karzinoms; morphologisch u. klinisch definierte Gewebeveränderungen, die mit einer erhöhten Inzidenz maligner Tumoren einhergehen; eine Auswahl der wichtigsten P. zeigt die Tab.

präkardial: ↗präkordial.

Präkarzinogen: ein i.S. der ↗Karzinogenese inaktiver Stoff, der erst durch Verstoffwechselung karzinogen wird; vgl. Karzinogen.

präkarzinomatös: ↗präkanzerös.

Präklimakterium: ↗Prämenopause.

Präkanzerosen: Auswahl von Gewebeveränderungen, die als potentielle Vorstufen eines Malignoms gelten

Präkanzerosen der Haut
- chron. Reizschäden: aktinisch oder chemisch bedingte Keratosen (z.B. Keratosis senilis, Keratosen im Bereich einer chron. Radiodermatitis, Arsen- oder Teerkeratosen)
- Cornu cutaneum (Hauthorn)
- Bowen* Dermatose
- Lentigo maligna (Dubreuilh*-Hutchinson* Krankheit)

Präkanzerosen des Verdauungstraktes
- orale Erythroplakie
- Leukoplakie
- Barrett* Ösophagus (Stadium IV der Refluxösophagitis)
- Plummer*-Vinson* Syndrom
- Gastropathia hypertrophica gigantea
- Borderline-Läsion der Magenschleimhaut
- neoplastischer Darmpolyp
- Rektumpolyp
- Porzellangallenblase

gynäkologische Präkanzerosen
- CDIS (vgl. CLIS)
- CIN (III)
- Leukoplakie
- adenomatöse Hyperplasie des Endometriums (Grad III)
- Vulvadystrophie
- VIN (III)
- Blasenmole

urologische Präkanzerosen
- Blasenpapillomatose
- Erythroplasie (Queyrat)
- Kraurosis penis
- Leukoplakie
- TIN

präkordial: vor dem Herzen; z.B. die p. Brustwandableitungen (EKG).

Präkordialangst: Druck- u. Beklemmungsgefühl in der Herzgegend.

Präkordialschmerz: Schmerz in der Herzgegend.

Präkursor: Vorstufe (»Vorläufer«) eines biol. Zwischen- oder Endproduktes.

prämaligne: in einer Vorstufe der Malignität (↗Präkanzerose).

prämatur: nicht ausgereift, vorzeitig; z.B. das p. ↗Frühgeborene.

Prämedikation: Medikamentengabe (v.a. orale Benzodiazepine, ggf. i.m. Applikation von Atropin, Morphin- bzw. Phenothiazinderivaten) vor einem (op.) Eingriff zwecks psychischer Dämpfung, leichter Analgesierung, Ausschaltung störender Reflexe, Unterdrückung von Nebenwirkungen der Narkosemittel. I.w.S. auch das Prämedikationsgespräch: Anamneseerhebung u. Aufklärung des Patienten über die Narkose, deren Vorteile u. Risiken.

Prämenopause, Präklimakterium: bei der Frau die Zeitspanne des ↗Klimakteriums vor Aufhören der Regelblutungen (Menopause).

prämenstruell: (latein.) in den Tagen vor der

Menstruation (»Prämenstruum«). – **p. Blutung,** Frühblutung: s.u. Zyklusstörungen. – **p. (Spannungs-)Syndrom:** zyklisch wiederkehrende p. Beschwerden, wahrsch. infolge hormonaler u. neurovegetativer Dysfunktion: z.B. Mastodynie, Dysmenorrhö, Kopfschmerzen, Völlegefühl, seel. Verstimmung.

prämortal: vor Eintritt des Todes.

Prämyokardinfarkt-Syndrom: ↗Angina pectoris gravis.

pränatal: vor der Geburt (aufs Kind bezogen; vgl. präpartal).

pränatale Diagnostik: im Rahmen der ↗genetischen Beratung durchgeführte Untersuchungen; z.B. gezielte Ultraschalluntersuchungen oder etwa in der 16. Schwangerschaftswoche nach ↗Amniozentese durchführbare Untersuchung der aus dem Fruchtwasser gewonnenen kindlichen Zellen. Erfaßbar sind z.B. Chromosomenaberrationen (durch Chromosomenanalyse), Stoffwechseldefekte (durch biochem. Enzymanalysen) u. Neuralrohrdefekte (durch Bestimmung der α-Fetoprotein-Konz.); s.a. Fruchtwasserdiagnostik. Früher durchführbar ist die ↗Chorionzottenbiopsie.

Pränataltherapie: die Behandlung des ungeborenen Kindes im Mutterleib bei zu erwartenden oder bereits manifesten Erkrankungen, z.B. die Bluttransfusion bei aplastischer Anämie des Feten infolge einer Infektion mit Ringelröteln; in Frage kommen sowohl medikamentöse als auch invasive Maßnahmen.

präoperativ: vor einer Op.; z.B. p. Medikation (↗Prämedikation), p. Bestrahlung (↗Vorbestrahlung).

präovulatorisch: vor Eintritt des Follikelsprungs (↗Ovulation); z.B. die **p. Phase** (3–4 Tage), in der unter Einfluß der Östrogene der Zervikalschleim seine chem. Eigenschaften ändert u. so das Eindringen von Spermien ermöglicht (der Farntest u. ↗Postkoitaltest fallen positiv aus).

präpartal: vor Einsetzen der Geburt; vgl. pränatal.

präpatellar: vor der Kniescheibe.

Präputialstein: ↗Balanolith.

Praeputium: die »Vorhaut«; die Glans penis bedeckende sackförmige Hautduplikatur (Innenblatt Halbschleimhaut).

präpylorisch: oral (= mundwärts) vom Magenpförtner, ↗Pylorus.

prärenal: vor der Niere (v.a. auch aus funktioneller Sicht, d.h. im Bereich der A. renalis).

Praescriptio: auf der ärztl. Verordnung die Aufzählung der Arzneibestandteile mit Mengenangabe. – **P. indicata:** der obligate Vermerk auf Suchtgift-Rezepten bei Überschreiten der Höchstdosis.

präsenil: vor dem Greisenalter, das Senium einleitend, im »Präsenium«; z.B. p. Demenz (↗ALZHEIMER* Demenz).

Präservativ: Vorbeugungsmittel, i.e.S. das ↗Kondom.

Präsystolikum: Geräusch unmittelbar vor dem 1. Herzton, meist kurz u. crescendoartig; z.B. bei Mitralstenose.

prätibial: vor dem Schienbein; z.B. p. Ödem.

Prätoxikose, Subtoxikose: Übergangsstadium der akuten Säuglingsenteritis in die ↗Säuglingsintoxikation, mit Exsikkose, gemischter Atmung, seltenem Lidschlag, schrillem Schreien, aber ohne Bewußtlosigkeit.

präurämisch: vor Manifestation der ↗Urämie bzw. i.S. der drohenden Urämie.

Prävalenz: Überwiegen; in der Epidemiologie Bestandteil einer bestimmten Krankheit an einem Stichtag (bezogen z.B. auf 10 000 oder 100 000 Einwohner); vgl. Inzidenz.

Prävention: Vorkehrungen zur Verhinderung von Krankheiten, Unfällen etc. einschl. der individuell veranlaßten ärztl. Maßnahmen, die der Überwachung u. Erhaltung der Gesundheit dienen (↗Präventivmedizin).

präventiv: vorbeugend (↗Prävention).

Präventivbehandlung: vorbeugende ärztl. Maßnahmen, z.B. Schutzimpfung.

Präventivmedizin, prophylakt. Medizin: Zweig der Heilkunde, der sich mit der Verhütung von Gesundheitsstörungen befaßt; dazu gehört z.B. das Bemühen, Krankheiten im frühestmögl. Stadium aufzudecken (Frühdiagnostik; s.u. Vorsorgeuntersuchung), deren Häufigkeit (Prävalenz u. Inzidenz) in der Bevölkerung u. die begünstigenden Umstände (Risikofaktoren, z.B. Eßgewohnheiten, Bewegungsmangel, Umweltbelastungen, Schadstoffe am Arbeitsplatz, Lärm etc.) festzustellen, ferner der Versuch, durch geeignete Maßnahmen (Intervention; z.B. Aufklärung über u. Behandlung von Risikofaktoren u. Frühstadien) den einzelnen Patienten vor einer Erkrankung zu bewahren (oder zumindest deren Verlauf günstig zu beeinflussen).

Präventivmittel: i.e.S. Mittel, das beim Geschlechtsverkehr eine vener. Infektion u./oder eine Konzeption verhindern soll, z.B. Kondom, Pessar, Kontrazeptivum.

prävertebral: vor einem Wirbel bzw. vor der WS.

Präzipitat: **1)** Niederschlag als Folge einer Fällungsreaktion. **2)** ↗Immunpräzipitat.

Präzipitationsreaktion(en): Bildung eines Immunpräzipitats, d.h. quervernetzter, unlöslicher Immunkomplexe bei Antigen-Antikörper-Reaktionen; Anw. zur Bestimmung von Antigenen (z.B. Plasmaproteine) in Körperflüssigkeiten.

prandial: das Essen betreffend, während der Mahlzeit.

Pratt*: die 6 P nach P.*: klinische Zeichen des akuten Arterienverschlusses (**p**ain = Schmerz, **p**allor = Blässe, **p**aresthesia = Gefühlsstörung, **p**ulselessness = Pulslosigkeit, **p**aralysis = Bewegungsunfähigkeit, **p**rostration = Schock).

Praxie: Fähigkeit, erlernte zweckmäßige Bewegungen auszuführen (Gegenteil: Apraxie).

Prazosin: selektiver α_1-Rezeptorenblocker; wirkt gefäßerweiternd u. senkt die Nachlast. Anw. als Antihypertensivum.

Prechtel* Klassifikation: histopathologische Einteilung der ↗Mastopathie.

preclotting, Fibrinisieren: (engl.) Abdichten der Poren einer Gefäßprothese durch Benetzen oder mit nicht-heparinisiertem Blut (damit sie bei Blutstromfreigabe sofort funktionstüchtig ist).

Precursor: (engl.) ↗Präkursor.

predictive value, Vorhersagewert, PV: (engl.) die Wahrscheinlichkeit, bei einem positiven (bzw. negativen) Testergebnis an einer bestimmten Krankheit zu leiden (bzw. nicht zu leiden); abhängig von der Spezifität u. Sensitivität des Tests sowie von der Prävalenz der Krankheit.

Prednisolon: synthetisches ↗Glucocorticoid mit antiphlogistischer u. antiallergischer Wirksamkeit.

Prednison: synthetisches ↗Glucocorticoid mit antiphlogistischer u. antiallergischer Wirksamkeit.

Pregnandiol: Progesteron-Stoffwechselprodukt; Bestimmung dient zum Nachweis biphasischer ovulatorischer Zyklen u. Corpus-luteum-Insuffizienz sowie als indirekter Parameter der Plazentafunktion.

Prehn* Zeichen: Zunahme eines Hodenschmerzes bei Anheben des Skrotums als Zeichen für Hodentorsion (bei Epididymitis Abnahme: »PREHN negativ«).

Prellung: ↗Contusio.

preload, Vorlast: (engl.) die Kraft, die die entspannte Ventrikelwand in der enddiastolischen Herzzyklusphase dehnt u. damit die Sarkomerlänge der Herzmuskelfasern vor der Kontraktion bestimmt.

presby...: Wortteil »alt«, »Alter«, »Greis«.

Presbyakusis, Altersschwerhörigkeit: physiol. Innenohrschwerhörigkeit (ab 5. Ljz.) mit zunehmendem Hörverlust für die hohen Frequenzen.

Presbyopie, Presbytie: ↗Alterssichtigkeit.

Preßatmung: die forcierte Atmung während der Preßwehen: tiefe Inspiration, Atemanhalten auf der Höhe der Wehe u. anschließend Bauchpresse.

Pressorezeptoren: Druckrezeptoren (Mechanorezeptoren) in der arteriellen Gefäßwand (v.a. Aortenbogen u. Sinus caroticus), die durch Dehnung der Gefäßwände (z.B. Volumenzunahme) erregt werden. Durch afferente Impulse der P. werden sympathische Strukturen gehemmt u. parasympathische verstärkt, d.h. der Blutdruck wird gesenkt, Herzfrequenz u. Kontraktionskraft des Herzens nehmen ab.

Preßwehen: die von der Bauchpresse unterstützten Wehen in der Austreibungsperiode. Bewirken Herauspressen des Kopfes um die Symphyse u. Weitung des Weichteilansatzrohres.

Priapismus: meist schmerzhafte Dauererektion des Penis ohne sexuelle Empfindung; entweder psychogen, neurogen oder durch Thrombose bedingt.

Pricktest: (engl.) Stichtest; Hauttest zum Nachweis einer allergischen Soforttyp-Reaktion: Ein Tropfen des Pricktest-Extraktes wird auf die Haut aufgebracht u. durch eine Pricktest-Nadel in die Epidermis bis an die Grenze

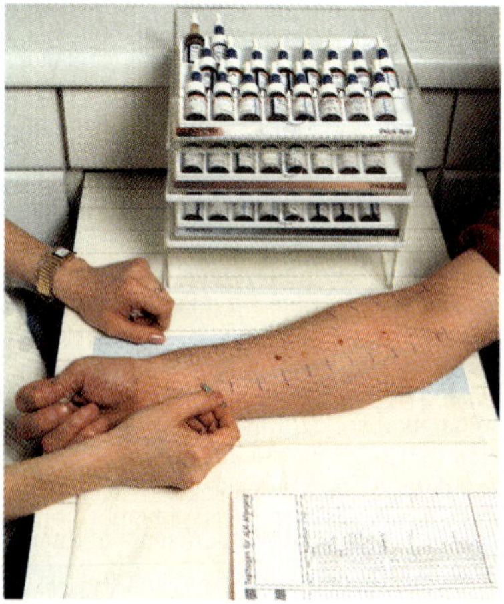

Pricktest: bei einem häufig durchgeführten Allergietest werden unterschiedliche Allergenlösungen auf den Unterarm aufgetragen u. die Haut etwas eingeritzt. Durch eine Rötung an der entsprechenden Stelle kann das Ausmaß der Reaktion abgelesen werden [1]

des Stratum papillare eingebracht. Nach 15–20 Minuten werden die resultierenden Reaktionen (Erythem, Quaddel) gemessen.

Prießnitz* Behandlung: Naturheilverfahren mit Kaltwasser-Anw. (Güsse, Wickel, **P.* Umschlag** mit ausgewrungener Leinwand, darüber trockene Tücher), schweißtreibenden Maßnahmen u. Wassertrinkkuren.

Prilocain: ein Lokalanästhetikum.

primär: anfänglich, ursprünglich, unmittelbar entstanden, im 1. Stadium.

Primäraffekt, PA**:** die erste lokale Manifestation einer (Infektions-)Krankheit; i.e.S. der **syphilitische PA** ca. 3 Wo. nach Infektion an der Eintrittsstelle der Treponemen: kleiner, scharf begrenzter, rötl. Fleck, bald verhärtend (»harter Schanker«), dann erodierend zu hartrandigem Geschwür (»Ulcus durum«).

Primärantwort: die auf einen 1. Antigenkontakt nach Latenz von 3–14 Tagen erfolgende Immunreaktion: exponentieller Anstieg der Antikörper (IgM, dann IgG), stufenweiser Abfall bis zum Minimalniveau nach ca. 2 Monaten.

Primäreffloreszenz: s.u. Effloreszenz.

Primärhaar: ↗Lanugo.

Primärheilung, Sanatio per primam (intentionem)**:** Wundheilung durch direktes Miteinanderverkleben der Wundränder u. Ausfüllung des Wundspaltes mit zellreichem Bindegewebe; meist zarte Narbe.

Primärherd: der erste, örtl.-umschriebene Prozeß im Ablauf einer Erkrankung (s.a. Primäraffekt); i.e.S. der **tuberkulöse P.** (»Primärinfekt« RANKE, »Primäraffekt« ASCHOFF) als – meist solitäre – Reaktion an der Eintrittspforte der Mykobakterien, v.a. in der Lunge (70–90%; seltener Darm, andere Schleimhäute u. Haut).

Primärkomplex, PK**:** Sammelbegriff für ↗Primärherd, Lymphangitis u. regionäre Lymphadenitis als Reaktion auf die tuberkulöse Primärinfektion.

Primärtumor: das zuerst entstandene Neoplasma, von dem die Metastasen ausgehen.

Primärversorgung: s.u. Erste Hilfe, Wundversorgung.

Primaquin: Malaria-Chemotherapeutikum. – Menschen mit Mangel an Glucose-6-phosphat-dehydrogenase in den Erythrozyten reagieren auf P. mit hämolyt. Anämie u. Hämoglobinurie.

Primaten: die Säugetierordnung »Affen«, zu der auch der Mensch gehört.

Primipara: »Erstgebärende«.

primordial: ursprünglich, in einer 1. Entwicklungsphase.

Primula veris, P. officinalis: »Schlüsselblume« [Primulaceae], saponinhaltige Droge; Anw. der Wurzel u. Blüte als Expektorans u. Diuretikum, volksmedizinisch als Rheuma- u. Gichtmittel.

Primum nil nocere: (HIPPOKRATES) »In erster Linie nicht schaden«.

princeps: (latein.) erster, wichtigster.

PRIND: (engl.) **pr**olonged **i**schemic **n**eurological **d**eficit (s.u. Apoplexia cerebri).

PRINS: Abk. für **p**artiell **r**eversible **i**schämische **n**eurologische **S**ymptomatik; s.u. Apoplexia.

Prinzmetal* Angina, Syndrom: Sonderform der ↗Angina pectoris mit Beschwerden v.a. in Ruhe (bei guter Belastbarkeit).

Prionen: (engl.) proteinaceous infectious particles; bei BSE, Scrapie, ↗CREUTZFELDT*-JAKOB* Krankheit, Kuru u. anderen Infektionen aus infiziertem Gewebe isolierte Proteine, die als infektiöses Agens angesehen werden (obwohl keine Nucleinsäure assoziiert zu sein scheint; »selbst-replizierendes Protein«?).

Prismenbrille: Brille mit Ab- bzw. Adduktionsprismengläsern zur Korrektur des Schielens (u. Ermöglichung beidäugigen Sehens).

Prismendioptrie: Winkeleinheit für die Schielabweichung: 1 Prdptr (oder pdpt) = Ablenkung eines Lichtstrahles um 1 cm in 1 m Abstand.

PRIST: Abk. für **P**aper-**R**adio-**I**mmuno-**S**or-

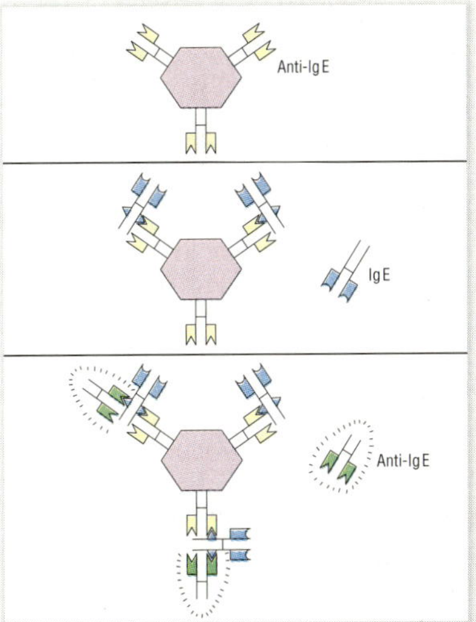

Schematische Darstellung des Arbeitsprinzips des Papier-Radio-Immuno-Sorbens-Tests **(PRIST)** [407]

bens-Test; Labormethode zum Nachweis von ↗Gesamt-IgE im Serum durch Bindung an ein Papierscheibchen.

-priv: Wortteil »beraubt«, »nach Verlust bzw. Entfernung«.

pro: latein. Präposition bzw. Präfix »für«, »statt«, »vor(her)«; z.B. *pharm* **pro die** (»für den Tag«).

Proband: Versuchsperson, zu Untersuchender.

probatorisch: zur Klärung der Diagnose.

Probeabrasio, Probeausschabung: diagnostische Gebärmutterausschabung (↗Abrasio uteri); entweder der gesamten Schleimhaut oder nur ↗Strichabrasio (zur Beurteilung des funktionellen Zustandes).

Probeexzision, PE: Entnahme einer Gewebsprobe zur diagnostischen (mikroskop., chem., mikrobiol.) Untersuchung; s.a. Biopsie.

Probekost: zum Zwecke der diagnost. Klärung verabreichte spez. Kost, z.B. bei Allergie ↗Eliminationsdiät.

Probelaparotomie: s.u. Laparotomie (explorative).

Probenecid: ein Urikosurikum (wirksam durch Hemmung der tubulären Rückresorption von Harnsäure); wird auch zur Erhöhung der Blutspiegel von versch. Pharmaka eingesetzt, z.B. Penicillin.

Probepunktion: diagnost. Punktion einer Körperhöhle zur Feststellung einer path. Flüssigkeitsansammlung, evtl. mit Entnahme einer Flüssigkeits- oder Gewebsprobe.

Proc.: ↗Processus.

proc...: s.a. prok..., proz...

Procain: Anw. zur Leitungs- u. Infiltrationsanästhesie, zur ASLAN*-PARHON* Therapie (»H_3«), als Salzbildner in Penicillin-Depotpräparaten (z.B. P.-Benzylpenicillin, P.-Penicillin G).

Processus, Proc.: (latein.) Fortsatz (Fortsätze = Processus, **Pp.**). – **P. alveolaris maxillae:** der die Zahnfächer tragende kammförmige »Alveolarfortsatz« des Oberkiefers. – **Pp. ciliares:** 70–80 von der Innenfläche des Ziliarkörpers meridional ausgehende 2–3 mm lange, gefäßreiche Längswülste, deren zweischichtiges Epithel das Kammerwasser absondert. – **Pp. costales:** die Querfortsätze (vgl. P. transversus) der Lendenwirbel (Rippenrudimente). – **P. mastoideus:** »Warzenfortsatz« des Schläfenbeins, mit den ↗Cellulae mastoideae. – **P. spinosus:** der vom Wirbelbogen median abgehende unpaare »Dornfortsatz«; Ansatz für Bänder u. Muskeln. – **P. transversus:** der paarige, seitlich zwischen den Gelenkfortsätzen vom Wirbelbogen abgehende, etwa frontal stehende »Querfortsatz« der Wirbel der HWS u. BWS; vgl. Processus costales. – **P. xiphoideus:** der teils knorpelige »Schwertfortsatz« am unteren Ende des Brustbeins.

Proconvertin: ↗Faktor VII.

Proct...: s.u. Prokt...

Prodromalstadium: Vorläuferstadium v.a. der Infektionskrankheiten mit Prodromen, die z.T. recht charakteristisch sind; z.B. das der Masern mit Fieber u. katarrhal. Symptomen (Konjunktivitis u. Lichtscheu, Rhinitis, Pharyngitis, Tracheitis) u. später KOPLIK* Flecken.

Prodrug: (engl.) Arzneimittel, das erst im Organismus aus der inaktiven Vorstufe in die aktive Form umgesetzt wird.

produktiv: form-, gewebs- bzw. substratbildend.

Proerythroblast: unreifste Zelle der ↗Erythropoese.

Profilscanning: v.a. für Tumordiagnostik geeignete Szintigraphie.

profundus, prof.: (latein.) tief, in der Tiefe.

Progenie: in bezug auf die Schädelbasis zu weit vorn liegende Unterkieferbasis mit Überbiß der Schneidezähne **(Progeniebiß)**.

Progeria, Progerie: vorzeitige Vergreisung.

Progesteron, Corpus-luteum-Hormon: ein Steroidhormon mit zentraler Bedeutung in der Biosynthese der Corticosteroide u. Geschlechtshormone. Wichtigstes der im Gelbkörper des Ovars u. in der Plazenta gebildeten ↗Gestagene, das die Transformation des proliferierten Endometriums u. in der Schwangerschaft die Deziduabildung, Ei-Implantation u. Ruhigstellung des Uterus bewirkt.

Progesteron

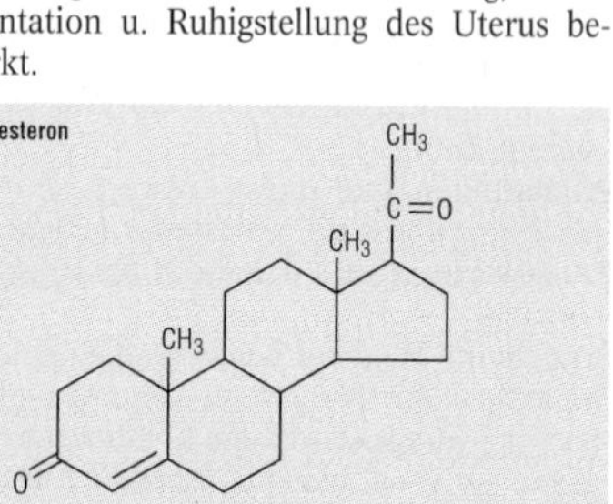

Progesteronrezeptoren: Hormonrezeptoren für Progesteron, deren Bestimmung (gemeinsam mit Östrogenrezeptoren; s.u. Rezeptorbestimmung) z.B. für die Therapie bei Mammakarzinom von Bedeutung ist.

Progesterontest, Gestagentest: diagnost. Provokation einer Abbruchblutung zur Untersuchung bei Amenorrhö (nach vorherigem Ausschluß einer Frühschwangerschaft!).

Proglottiden: die zur Kette (Strobila) vereinigten »Glieder« der Bandwürmer (↗Cestodes).

Prognathie: in bezug auf die Schädelbasis zu weit vorn liegende Oberkieferbasis.

progrediens, progredient: (latein.) fortschreitend.

progredient chronische Polyarthritis, PCP: s.u. Polyarthritis.

progressiv(us): (latein.) fortschreitend; z.B. die p. Paralyse.

progressive Muskelrelaxation: ↗Muskelrelaxation, progressive.

Progressivglas, Gleitsichtglas: Mehrstärken-Brillenglas für kontinuierliches Sehen (ohne Sprung zwischen Ferne u. Nähe).

Proinsulin: einkettige Vorstufe des Insulins, aus der dieses durch enzymat. Abspaltung eines – die A- u. B-Kette verbindenden – C(»connecting«)-Peptids (31 Aminosäuren) entsteht. War früher in den meisten Insulin-Präparaten zu einigen Prozent enthalten u. für dessen immunogene Eigenschaft mitverantwortlich. Radioimmunologische Bestimmung des C-Peptids orientiert über die endogene Insulinsekretion (genutzt z.B. für Hypoglykämie-Diagnostik).

Projektion: örtl. Verlagerung, Nachvornstrecken. **1)** die opt. Wiedergabe einer Vorlage durch einen Bildwerfer (Projektor) auf einen Bildschirm. **2)** Lokalisierung einer Empfindung im Raum bzw. an der Körperoberfläche, z.B. anhand der Lage des entspr. Lichtreizes im Netzhautbild. **3)** Fortleitung eines nervösen Impulses über die entsprech. Projektionsbahn zum zuständ. Projektionsfeld in der Hirnrinde. **4)** in der Psychoanalyse das unbewußte Hinausverlegen eigener Vorstellungen, Wünsche u. Gefühle in die Außenwelt.

Projektionsfeld: Region in Großhirnrinde oder Thalamus, auf die Afferenzen eines Sinnessystems projizieren.

Prokain: ↗Procain.

Prokaryoten: Organismen (Blaualgen, Bakterien, Rickettsien, Viren), denen charakteristische Eukaryonten-Organellen wie z.B. Doppelmembran um den Kernraum, Spindel, Zentrosom, endoplasmat. Retikulum etc. fehlen.

Prokt...: Wortteil »Enddarm«, »After«, »Steiß«; s.a. Rektum..., Rekto..., Mastdarm..., Anus..., Ano...

Proktalgie: Schmerzen im – unteren – Mastdarm; z.B. die Proctalgia fugax mit anfallsweisen (oft nächtl.), krampfartigen Afterschmerzen. – vgl. Proktodynie.

Proktitis: akute oder chron. Entzündung der Mastdarmwand (Rötung, Infiltratbildung, evtl. Erosionen, Ulzera), mit Abgang von Blut u. Schleim, Tenesmen, gehäuftem Stuhldrang, Durchfällen; auch Teilsymptom bei Colitis ulcerosa, Dysenterie, Strahlenschaden, Enteritis regionalis (»P. granulomatosa«); s.a. Periproktitis.

Proktodynie: Enddarmschmerzen bei Kokzygodynie u. Levator-ani-Syndrom; s.a. Proktalgie.

Proktologie: Diagnostik u. Therapie der After- u. Mastdarmerkrankungen.

Proktoskopie: Inspektion des unteren bis mittl. Enddarms u. des Analkanals mit Anoskop, kurzem Rekto(sigmoideo)skop, Mastdarmspiegel oder aber mit spez. **Proktoskop**.

Proktotomie: op. Durchtrennung bzw. Eröffnung des Mastdarms; meist (v.a. zur Polypenabtragung) extraperitoneal mit Zugang vom Damm.

prolabieren: »vorfallen« (↗Prolaps).

Prolactin, Prolaktin, mammotropes oder laktogenes Hormon: v.a. im Hypophysenvorderlappen gebildetes Proteohormon, von der 8. Schwangerschaftswoche an in steigender Menge. Es wirkt direkt auf die Brustdrüse u. die Milchproduktion.

Prolactinhemmer: Mittel zur Unterdrückung der Prolactineffekte; z.B. Bromocriptin u. Lisurid, die z.B. bei ↗Hyperprolactinämie anwendbar sind.

Prolamine: Prolin-reiche pflanzl. Eiweißstoffe, z.B. Gliadin in Weizen, Hordein in Gerste, Zein in Mais.

Prolaps(us): »Vorfall« eines Gewebes oder Organs aus seiner natürl. Lage durch eine physiol. oder path. Öffnung. – **P. ani (et recti):** ↗Analprolaps. – **P. cerebri:** ↗Hirnprolaps. – **P. disci:** ↗Bandscheibenprolaps. – **P. iridis:** ↗Iridozele. – **P. recti:** ↗Rektumprolaps. – **P. uteri:** ↗Uterusprolaps. – **P. vaginae:** ↗Scheidenprolaps.

proliferans: ↗proliferativ.

Proliferation: Vermehrung von Gewebe durch Wucherung oder Sprossung, meist im Rahmen von Entzündung, Wundheilung oder Regeneration.

Proliferationsphase: 1) ↗Follikelphase; i.e.S. das zugehörige **Proliferationsstadium** der Uterusschleimhaut (»Aufbau-« oder »Wachstumsphase«, angeregt durch körpereigenes

P

oder zugeführtes Östrogen); vgl. Lutealphase. **2)** das dem Follikelsprung folgende Stadium des Eifollikels mit Vermehrung u. Vergrößerung der Membrana-granulosa-Zellen (Hohlraumausfüllung).

proliferativ, proliferierend: mit Gewebswucherung einhergehend (↗Proliferation).

Prolin, Pro, P: natürliche, v.a. im Kollagen, Gliadin vorkommende Aminosäure.

Prolymphozyt: ↗Lymphoblast.

Prolymphozytenleukämie: ein ↗Non-Hodgkin-Lymphom vorwiegend vom B-Zell-Typ.

Promethazin: niederpotentes Neuroleptikum; Anw. als Psychopharmakon u. Antihistaminikum.

prominens, prominent: (latein.) vorspringend.

Promiskuität: Geschlechtsverkehr mit häufig wechselnden Partnern.

Promontorium: *(latein. = Vorgebirge)* **1) P. ossis sacri:** der infolge der winkeligen Verbindung von Kreuzbein u. letztem Lendenwirbel vorspringende vordere-obere Rand des 1. Sakralwirbels (↗Abb.). **2) P. tympani:** rundl. Vorsprung der med. Paukenhöhlenwand zwischen den Fenestrae vestibuli u. cochleae.

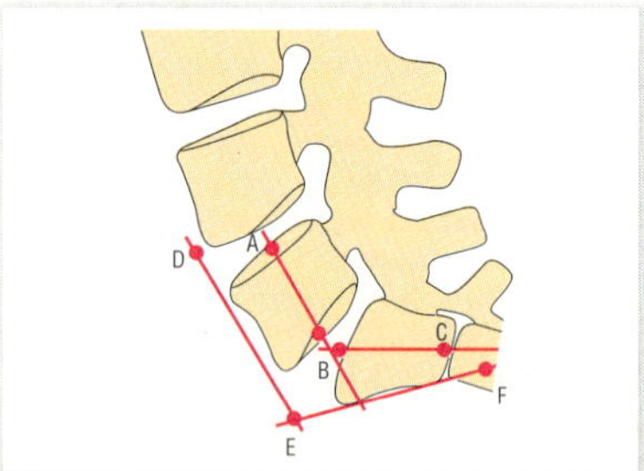

Promontoriumswinkel (DEF; normal 120–135°) u. Lumbosakralwinkel (ABC; ca. 135°, Schwankungsbreite 115–160°) [47]

Promyelozyt, Progranulozyt: Vorstufe des Myelozyten bei der Granulopoese.

Promyelozytenleukämie: Variante der akuten myeloischen ↗Leukämie mit Vorherrschen atypischer Promyelozyten.

Pronatio(n): 1) Drehbewegungen des Unterarms, so daß der Handrücken nach oben kommt. **2)** Hebung des äußeren bzw. Senkung des inneren Fußrandes; vgl. Inversion.

Prophage: die – in das Genom der befallenen Zelle eingebaute – Nucleinsäure eines Bakteriophagen.

prophylaktisch: die ↗Prophylaxe betreffend.

Prophylaxe: »Vorbeugung«, Teil der Präventivmedizin; individuelle u. generelle Maßnahmen zur Verhütung drohender Krankheiten (z.B. Impfungen, passive Immunisierung, vorsorgl. Medikation bei Einreise in Gefahrengebiete, Unfallverhütung etc.).

Propicillin, Phenoxypropylpenicillin: säurestabiles (oral wirksames), halbsynthet. Penicillin-Derivat.

Propionsäure: eine gesättigte Fettsäure, z.B. in Schweiß, Galle, Fäzes, bei bakterieller Zersetzung von Glycerin, Alanin, Asparaginsäure; als **Propionyl-CoA** Zwischenprodukt im Intermediärstoffwechsel.

Propofol: Kurznarkotikum mit raschem Wirkungseintritt ohne analgetischen Effekt; Verwendung v.a. zur Narkoseeinleitung.

proportioniert: mit ausgewogener Relation der Komponenten (z.B. der Körperabschnitte bei Minderwuchs).

Propranolol: ein Betarezeptorenblocker.

Proprio(re)zeption: »Eigenempfindung« des Körpers oder eines Organs, insbes. die über ↗Propriorezeptoren vermittelte.

proprio(re)zeptiv: die ↗Propriorezeption betreffend. – **p. Reflex:** ↗Eigenreflex.

Proprio(re)zeptoren: Mechanorezeptoren, die als sensible Endorgane auf Zustand u. Zustandsänderungen des Bewegungs- u. Halteapparates ansprechen, insbes. Muskel- u. Sehnenspindeln (u. solche in Gelenkkapseln, Knochenhaut, Faszien); i.w.S. auch die Rezeptoren in Maculae u. Cristae des Vestibularisapparates.

proprius: (latein.) ausschließlich, eigen.

Propulsion, Antepulsion: v.a. bei Pallidum-Erkrankungen (Parkinsonismus) infolge Störung von Statik u. Gleichgewicht vorkommende Neigung, immer schneller vorwärtszugehen (ohne schnelle Anhaltemöglichkeit).

propulsiv: vorantreibend, vorwärtsdrängend.

Propylthiouracil: ein ↗Thyreostatikum.

prosop(o)...: Wortteil »Gesicht«, »Blick«.

prospektiv: der Möglichkeit nach, voraussichtlich.

Prospektivstudie: über längere Zeit angelegte statistische Untersuchung in einer möglichst repräsentativen Population.

Prostaglandine, PG: in den verschiedensten Körpergeweben aus Arachidonsäure gebildete Stoffe, die bereits in geringsten Konzentrationen vielfältige Wirkungen entfalten; z.B. bei der lokalen Regulation der Durchblutung (Entzündungsreaktion), bei endo- u. exokriner Drüsenfunktion, Schwangerschaft u. Geburt; gelten als membranständige Schutzfaktoren i.S. einer Anpassung des Gewebes an Milieuänderungen (Verletzung, Entzündung u.ä.). Therap. Anw. finden z.B. PGE_2 u. PGF_2 (Dinoprost bzw. Dinoproston) als Wehenmittel bzw. zur Aborteinleitung.

Prostaglandinsynthesehemmer: Medikamente (v.a. Antiphlogistika u. Analgetika), die die Bildung von ↗Prostaglandinen hemmen.

Prostata: die aus 30–50 tubuloalveolären Drüsen (Glandulae prostaticae), elast. Elementen, glatten Muskelfasern u. Bindegewebe bestehende »Vorsteherdrüse« um die Pars prostatica der männl. Harnröhre (beim Erwachsenen etwa kastaniengroß). Das milchig-schleim., alkalische Sekret stimuliert die Beweglichkeit der Samenfäden.

Prostataadenom: ↗Prostatahyperplasie, benigne.

Prostatabiopsie: Entnahme von Prostatagewebe (v.a. Ca.-Diagnostik) mit VIM*-SILVERMAN* Nadel (oder modifiz. Modell), Harpune, als Aspirationsbiopsie.

Prostataentzündung: ↗Prostatitis.

Prostataenukleation: s.u. Prostatektomie.

Prostataexstirpation: op. Entfernung der Prostata samt Kapsel (= totale ↗Prostatektomie).

Prostatahyperplasie, benigne, BPH (früher: Prostatahypertrophie, -adenom): gutartige Vergrößerung der Prostata (noduläre Hyperplasie des glandulären Epithels, des Bindegewebes u. der glatten Muskulatur); wird nach subjektiven Beschwerden u. Symptomen in 3 Stadien eingeteilt: **I:** »Reizstadium« (verzögerter Miktionsbeginn, Nachlassen des Harnstrahls, Pollakisurie, Nykturie); **II:** Restharnbildung, Zunahme der Miktionsbeschwerden; **III:** Überlaufblase, Harninkontinenz. Therapie (je nach Stadium) medikamentös, Lasertherapie, semikonservative Verfahren, Operation.

Prostatakarzinom: bösartiger Tumor der Prostata; zweit- bis dritthäufigste Krebserkrankung aller Männer in den westlichen Industriestaaten; Altersgipfel im 8. Ljz. (autoptisch wird bei etwa 40% aller Männer ein P. nachgewiesen, d.h. nicht alle »latenten« Karzinome werden klinisch manifest). *Symptome:* in frühen Stadien häufig symptomlos; bei größeren Tumoren evtl. Zeichen einer benignen Prostatahyperplasie (verminderter Strahl, Pollakis-, Nykturie); Hämaturie oder Hämatospermie eher selten. *Diagnose:* u.a. Früherkennungsuntersuchung (rektale Palpation); ↗PSA-Werte im Serum; transrektaler Ultraschall; Biopsie (ultraschallgesteuerte transrektale Stanzbiopsie. *Therapie* (je nach Tumorstadium): Operation (die radikale Prostatektomie gilt weitgehend als Therapie der Wahl); Strahlen-, Hormon-, Chemotherapie.

Prostataresektion, transurethrale, TUR-P: schrittweise Verkleinerung bzw. Entfernung der Prostata durch die Harnröhre als endoskopischer Eingriff mit elektrochirurgischen Mitteln (Elektroresektion) oder mit dem Laser; v.a. bei benigner Prostatahyperplasie (BPH).

Prostatektomie: teilweise oder vollständige (↗Prostataexstirpation) op. Entfernung der Prostata.

prostaticus, prostatisch: die Prostata betreffend.

Prostatitis: v.a. bakterielle Entzündung der Prostata, meist urinogen (auf- u. absteigend), seltener hämato- oder lymphogen (bei Harnröhren-, Samenblasen-, evtl. auch Nebenhodenbeteiligung: »männl. Adnexitis«). Symptome: Schmerzen in Leisten- u. Dammgegend (v.a. bei Kohabitation u. Defäkation), Pollakis- u. Strangurie; rektaler Druckschmerz, Drüse teils induriert.

prosthetische Gruppe: im zusammengesetzten Protein (= Proteid) der nicht-eiweißartige Anteil des Moleküls, der dessen biologische Funktion bestimmt; z.B. die Metallporphyrine im Hämoprotein.

Prostigmin®-Test: Nachweis der Myasthenia gravis pseudoparalytica (deutl. Besserung der Symptome nach 10–20 Min.) durch 1,0–1,5 mg Neostigmin i.m.

prot...: s.a. proto...

Protanomalie: ↗Rotschwäche.

Protanop(s)ie: ↗Rotblindheit.

Proteasen: ↗Proteinasen.

Proteasenhemmer: Stoffe, die die Wirkung von ↗Proteinasen hemmen; z.B. die Plasmininhibitoren (s.u. Fibrinolyse, Kallidin- bzw. Kallikreininhibitoren (z.B. Aprotinin), Antithrombin, Antitrypsin etc.

Proteid: zusammengesetztes Protein (z.B. Glyko-, Nucleo-, Lipoprotein).

Protein: ↗Eiweiß; s.a. Plasmaproteine, Protein... – **P., C-reaktives:** s.u. C-reaktiv.

Proteinasen: eiweißspaltende Enzyme (»proteolytische Hydrolasen«), i.e.S. die ↗Endopeptidasen.

Proteinaseninhibitor: ↗Proteasenhemmer.

protein-bound iodine: (engl.) ↗PBI.

Protein-gebundenes Jod: ↗PBI.

Proteinhülle: Kapsid, s.u. Virion.

Proteinmangel: ↗Eiweißmangel; s.a. Hypoproteinämie.

Proteinurie, Albuminurie: die Ausscheidung

vorwiegend niedermolekularer Proteine (Albumine, α-1-Globuline, β-Globuline) im Urin in einer Konzentration von über 0,2–0,3 g/l. **1)** als echte oder renale P. v.a. bei parenchymatösen Nierenerkrankungen wie Pyelitis; ferner z.B. als febrile P. (bei Infektionskrankheiten). **2)** als lordotische oder orthostatische P. (v.a. bei Jugendlichen infolge hyperlordot. Wirbelsäulenhaltung u. Kreislauflabilität mit passagerer Nierenanoxie?; auch als sog. »Marsch-« = »Anstrengungs-Albuminurie«). **3)** als prärenale P. bei kreislaufbedingter Stauungsniere. **4)** die extrarenale = falsche = akzidentelle P. v.a. infolge Eiter-, Blut- u. Fibringehalt des Harns bei Pyelitis, Zystitis etc. – Eine geringgradige physiologische P. kommt beim Neugeborenen vor.

Konstellationen der Symptome **Proteinurie**, Hämaturie, Leukozyturie u. Bakteriurie bei den klassischen Erkrankungen von Nieren u. Harnwegen; (+) = unkonstantes Symptom

Erkrankung	Proteinurie	Hämaturie	Bakteriurie	Leukozyturie
Glomerulonephritis	+/++	+++	–	(+)
Herdnephritis	+	+/+++	–	–
nephrot. Syndrom	+++	(+)	–	–
Glomerulosklerose (KIMMELSTIEL-WILSON)	++	–	–	(+)
akute Pyelonephritis	+	+	+	+
chron. Pyelonephritis	(+)	(+)	+	(+)
entzündl. Zustände	(+)	(+)	+	+/+++
Polypen	–	+/+++	–	–
Tumoren	–	+/+++	–	–
Urolithiasis	–	+/+++	–	–
renaler Infarkt	–	+/+++	–	–

protektiv: beschützend.

proteo...: Wortteil »Eiweiß«, »Protein«.

Proteohormone: Hormone mit Eiweißstruktur, in der Regel unterschieden als ↗Peptidhormone geringeren Molekulargewichts (z.B. ACTH) u. die P. (i.e.S.) mit höherem Molekulargewicht (z.B. Insulin, Somatotropin).

Proteolyse: der Eiweißabbau im Rahmen der physiologischen Eiweißverdauung oder als biochemische Methode z.B. zur Bestimmung der Eiweißstruktur; s.a. Proteinasen.

proteolytisch: Eiweiß verdauend bzw. hydrolysierend; z.B. **p. Enzyme** (↗Proteinasen).

Proteus: Bakteriengattung der Fam. Enterobacteriaceae; peritrich begeißelte, gramnegative Stäbchenbakterien; Typ-Spezies: **P. mirabilis** (häufigste Spezies im Darm von Mensch, Hund u. Katze; beim Menschen häufiger als P. vulg. an Harnwegs-, Mittelohr-, Puerperalinfektion, Eiterungen, Empyem etc. beteiligt), **P. morganii** (neuerdings als Morganella bezeichnet, nur gelegentl. humanpathogen, evtl. Hospitalismus-Keim, auch isoliert bei kindl. Diarrhöen), **P. vulgaris** (Vork. in faulendem tier. u. pflanzl. Material, Fäzes, gedüngtem Boden; apathogener Saprophyt, jedoch häufig bei Harnwegsinfektionen u. Wundeiterungen isoliert).

Prothese: aus körperfremdem, unbelebtem Material hergestelltes »Ersatzstück« zur möglichst vollkommenen Substitution eines Körperteils in Form u./oder Funktion (d.h. einschl. elektronischer Hör-, Seh- u. Sprechhilfen); unterschieden als Ekto- u. Endoprothese (= **extra-** bzw. **intrakorporale P.**); i.e.S. das eigen- (z.B. kinematisch) oder fremdtätig (myoelektrisch, pneumatisch) bewegte Kunstglied (Arm-, Ober-, Unterschenkel-P. etc.); *dent* Teil-, Totalprothese.

Prothetik: das mit der Herstellung von Prothesen befaßte Teilgebiet einer medizin. Disziplin; handwerklich wahrgenommen vom Orthopädiemechaniker bzw. Zahntechniker.

Prothrombin: der Faktor II der ↗Blutgerinnung, ein unter Mitwirkung von Vitamin K in der Leber gebildetes Plasmaprotein, das durch ↗Prothrombinase in Thrombin umgewandelt wird.

Prothrombinase, Prothrombinumwandlungsfaktor: Komplex aus aktiviertem Faktor X (= Xa), Phospholipiden, Faktor V u. Calcium-Ionen, der als »Blut- oder Gewebsthrombokinase« entsteht (Intrinsic- bzw. Extrinsic-System) u. ↗Prothrombin in Thrombin umwandelt.

Prothrombinkomplex: die Gerinnungsfaktoren II, VII, IX u. X, denen gemeinsam ist: Abhängigkeit vom Vitamin-K-Gehalt der Leber, Verminderung oder Fehlbildung bei Präsenz von Cumarinderivaten (»Antivitamin K«, »Prothrombininhibitoren«); therap. Anw. als sog. ↗PPSB.

Prothrombinumwandlungsfaktor: ↗Prothrombinase.

Prothrombinzeit: ↗QUICK* Zeit (»Thromboplastinzeit«).

proto...: Wortteil »erster«, »wichtigster«, »erstmalig«; s.a. pro...

Protodiabetes: die Vorstadien des Diabetes mellitus: Prädiabetes, potentieller, latenter u. asymptomatischer Diabetes.

Proton, p^+: stabiles Elementarteilchen mit einer positiven Ladung (»Wasserstoffkern«), entweder als Nucleon im Atomkern oder als freies P. **(»Protonenstrahlen«)**.

Protoplasma: das »Grundplasma« der Zelle, ein kolloidales Stoffsystem aus Wasser, Eiweiß, Fetten, Kohlenhydraten, Vitaminen u. Mineralsalzen; unterteilt in ↗Zyto- u. Karyoplasma.

Prototyp: Urform, Urtyp.

Protozoen: Einzeller mit klar abgegrenztem Zellkern (Eukaryonten).

Protozoonose: Infektionskrankheit durch parasit. ↗Protozoen, beim Menschen meist in (sub)trop. Gebieten; Übertragung v.a. durch Insekten (Anophelesmücke, Tsetsefliege etc.), aber auch Schmutzinfektion (bei Amöbenruhr, Toxoplasmose) u. orale Aufnahme (Fleisch mit Toxoplasma-Zysten).

protrahiert: verzögert, mit ↗Protrahierung. – **p. Bestrahlung:** Langzeitbestrahlung, bei der die gesamte Dosis mit niedriger Dosisleistung u. entsprechend langer Bestrahlungszeit appliziert wird.

Protrahierung, Protraktion: In-die-Länge-Ziehen, verlängerte Einwirkung durch Verzögerung, z.B. bei Arzneimitteln (↗Depotpräparat), Strahlentherapie (↗protrahierte Bestrahlung).

Protrusio(n): (latein.) Vorschieben, Fortstoßen; z.B. P. der Bandscheibe, ↗Bandscheibenprotrusion. – **P. bulbi:** ↗Exophthalmus.

Provitamin: meist noch unwirksame Vorstufe eines Vitamins, z.B. P. A = α-, β- u. γ-Carotin, P. D_2 = Ergosterin, P. D_3 = 7-Dehydrocholesterin, P. D_4 = Dihydroergosterin.

Provokationsdiät: diagnostische Diät mit Gabe von verschiedenen Lebensmitteln zur Überprüfung einer vermuteten Nahrungsmittelunverträglichkeit.

Provokation(sprobe): Auslösung von latenten, unter Normalbedingungen nicht (oder selten u./oder in untypischer Weise) auftretenden Krankheitssymptomen durch kontrollierte Reize, z.B. als Hautprobe oder Suchdiät (zur Ermittlung eines Allergens, ↗Eliminationsdiät), als Belastungs-EKG, als Flimmerlicht oder Hyperventilation (in der EEG-Diagnostik), als Dunkelprobe (bei Glaukom) u.a.m.; s.a. Provokationsdiät, -test.

Provokationstest: Auslösung von allergischen Symptomen im Rahmen einer allergologischen Diagnostik durch Applikation von Allergen-Extrakten; z.B. als **bronchialer P.:** Provokation einer Obstruktion durch bronchiale Applikation einer Allergen-Lösung (in der Diagnostik des Asthma bronchiale); **konjunktivaler P.:** Provokation einer Bindehautentzündung durch lokale Applikation einer Allergen-Lösung; als Ophthalmotest zur Vortestung von Röntgen-Kontrastmitteln u. Seren sowie zur Diagnostik z.B. der Tuberkulose (mit Alttuberculin n. WOLFF/EISNER, CALMETTE); **nasaler P.:** Auslösung einer allergischen Entzündung im Bereich der Nase durch lokale Applikation einer Allergen-Lösung bei Verdacht auf Rhinitis allergica (z.B. Heuschnupfen); **oraler P.:** Provokation von Unverträglichkeitsreaktionen durch vorsichtige orale Applikation von Substanzen (Nahrungsmittel, Arzneimittel etc.).

pruriginös: mit Bildung von Prurigo-Papeln.

Prurigo: Oberbegriff für stark juckende, ätiologisch u. morphologisch uneinheitliche Hauterkrankungen mit typ. urtikariellen Papeln. – **P. chronica Hebra*:** P.-Form, die als ↗Strophulus infantum einsetzt u. sich erst postpubertär bessert, mit großknotigen Effloreszenzen, heftigem Juckreiz, Exkoriationen, sekundärer Impetiginisation, erhebl. Bluteosinophilie. – **P. gestationis:** im 2.–3. Schwangerschaftsmonat beginnende, sich

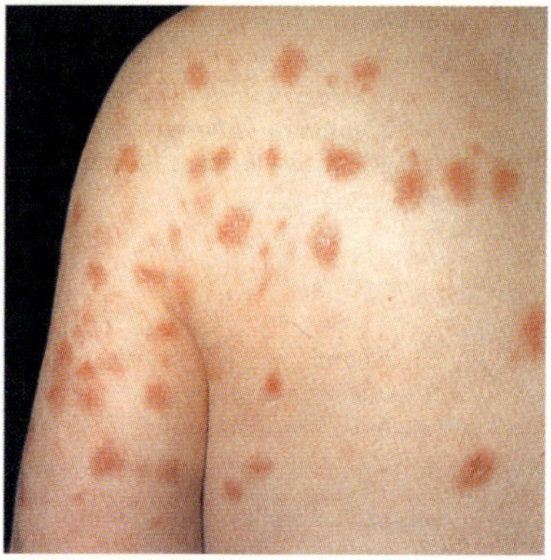

Prurigo gestationis [286]

post partum zurückbildende u. bei erneuter Schwangerschaft wiederauftretende subakute P. simplex v.a. an Händen, Füßen, Rücken (↗Abb.). – **P. lymphogranulomatotica,** HODGKIN* Prurigo: P. mit stark juckenden Läsionen als unspezifisches Symptom im Rahmen der malignen Lymphogranulomatose; s.a. Pruritus. – **P. simplex: 1)** ↗P. chronica HEBRA. **2) P. s. acuta:** P. der Jugendlichen u. Erwachsenen, dem ↗Strophulus infantum ähnl., jedoch weniger exsudativ, akut u. subakut in Schüben, mit heft. Juckreiz, evtl. Darmstörungen. **3) P. s. subacuta:** schubweise über Mon. bis Jahre verlaufende P.

Pruritus, Juckreiz: »Jucken« als hautspezifische Empfindung, die eine Abwehrbewegung (Kratzen; Juckreizhemmung durch Schmerz) auslöst. Histamin, Histaminliberatoren sowie veränderte Hautdurchblutung scheinen an der Juckreizentstehung beteiligt zu sein. Beim Gesunden meist durch chem. oder mechan. Hautreizung (z.B. zu trockene Haut) bedingt, kann der P. – umschrieben oder generalisiert – auch als Symptom innerer Erkrankungen (Diabetes mellitus, Verschlußikterus, Leberfunktionsstörungen, Leukämie, Lymphogranulomatose, Hypertonie, Immunkomplexkrankh.), bei Parasitenbefall, Allergien, während der Schwangerschaft, im Alter u. als Begleiterscheinung bei Hautkrankheiten (z.B. Prurigo, Urtikaria, Neurodermitis u.a.m.) auftreten, wobei Kratzeffekte zu weiterer Hautschädigung führen. – **P. ani:** Juckreiz am After, meist bedingt durch Oxyuren, Hämorrhoiden, Fissuren, Ekzem, habituelle Obstipation, best. Medikation; evtl. hartnäckig u. deprimierend. – **P. genitalis:** Juckreiz an Geschlechtsorganen, meist Vulva; häufig durch Candida-Befall, unspezif. Fluor, bei Diabetes mellitus u.a. hormoneller Störung, auch psychogen. – **P. lymphogranulomatosus:** nahezu obligates Prodromalsyndrom der malignen Lymphogranulomatose.

PSA: Abk. für **P**rostata-**s**pezifisches **A**ntigen; ↗Tumormarker (Glykoprotein), der in den Ductuli prostatici der Prostata gebildet wird; spielt in der Diagnostik u. Verlaufskontrolle des Prostatakarzinoms eine wichtige Rolle; wird i.d.R. gemeinsam mit der sauren prostataspezifischen ↗Phosphatase (= PAP) bestimmt; erhöhte Werte auch bei benigner Prostatahyperplasie, Prostatitis.

Psammokarzinom: ↗Psammomkörner enthaltendes Ca.; z.B. das psammöse Adenokarzinom (solid oder drüsenbildend) in Ovar (= ↗Cystadenocarcinoma psammosum), Schilddrüse, Mamma.

Psammomkorn, -körper, -kugel, Sandkörperchen: hyalinisierte, zwiebelschalenartige Zellanordnung mit sek. Kalkinkrustation; z.B. in Tumoren.

Psammotherapie: Überwärmungsbehandlung durch Anw. des von der Sonne aufgeheizten Sandes, in den der Patient eingepackt wird (auch als Teilbad); bei rheumatischen Erkrankungen, Ergüssen etc.

pseud...: s.a. pseudo...

Pseudästhesie: Empfindung ohne entsprechenden Reiz.

Pseudarthrose: »Falschgelenk« infolge Ausbleibens der knöchernen Konsolidierung einer Fraktur; Ursachen: Zug-, Biegungs- u. Scherkräfte bei ungenügender Ruhigstellung (oder zu früher Belastung), übermäß. Extension, Weichteilinterposition, falsche Einstellung, Knochendefekt, Osteomyelitis. Therapie: nach Resektion exakte Adaptation mit Defektüberbrückung (stabile Osteosynthese, Spongiosaplastik).

pseudo-: Präfix »falsch«.

Pseudoamenorrhö: Ausbleiben der nach Einnahme von Ovulationshemmern am 27. oder 28. Zyklustag fälligen Abbruchblutung.

Pseudoappendizitis: Appendizitis-ähnl. klinisches Bild bei Lymphadenitis mesenterialis acuta, als Abdominalsyndrom bei akuter Polyarthritis rheumatica.

Pseudoarthrose: ↗Pseudarthrose.

Pseudoencephalitis: nichtentzündl. Enzephalopathie mit Enzephalitis-artigen Symptomen; i.e.S. die **P. haemorrhagica superior** als Stammhirnerkrankung z.B. bei chron. Alkoholismus u. Beriberi.

Pseudoerysipel: ↗Erysipeloid.

Pseudohyperparathyreoidismus: 1) ↗Phosphatdiabetes. **2)** Hyperkalzämie als paraneoplast. Syndrom bei Bronchialkarzinom, Knochenmetastasen etc.

Pseudokrupp, -croup: ältere Bez. für ↗Krupp-Syndrom.

Pseudolähmung: ↗Pseudoparalyse.

Pseudomembran: bei fibrinöser Entzündung (v.a. Diphtherie) entstehender Oberflächenschorf aus Fibrin, Blut- u. Gewebszellen, ohne (= kruppöse P.) oder mit flächenhafter Nekrose (= tiefe oder diphtheroide P.; v.a. auch im Darm bei Ruhr, Sublimatvergiftung).

Pseudomonas: Bakteriengattung; saprophyt. Arten (P. fluorescens, chlororaphis, myxogenes, syncyanea etc.) bewirken das Verderben von Lebensmitteln; humanpathogen sind v.a. P. aeruginosa, P. pseudomallei u. P. mallei. – **P. aeruginosa,** Pyocyaneus, Pyo: ubiquitäre Art (Wasser u. Boden, Darmkanal u. Haut Gesunder); 8 serol. Gruppen; viele Stämme Sulfonamid- u. Antibiotika-resistent; häufiger Hospitalismuskeim (↗Pyocyaneusinfektionen). – **P. mallei:** Erreger des ↗Malleus (»Rotz«). – **P. pseudomallei:** P.-Art in Gewässern (Indochina, Saigon), polar begeißelt, Erreger der ↗Melioidose. – **P. pyocyanea:** ↗P. aeruginosa.

Pseudomykose: nicht durch Pilze verursachte, einer ↗Mykose aber ähnliche Erkrankung, z.B. ↗Aktinomykose, Nokardiose.

Pseudomyzel: bei best. Hefen (z.B. Candida) Geflechtbildung durch Vorwachsen der mit der Mutterzelle verbunden bleibenden Blastosporen oder Knospen.

Pseudoparalysis, Pseudoparalyse: 1) der progressiven Paralyse ähnl. Bild anderer Ursache, z.B. als **P. alcoholica, P. arteriosclerotica**. **2)** muskuläre Bewegungshemmung bei normaler Nervenerregbarkeit, z.B. durch Muskelnarbe, Epiphysenlösung, lange Ruhigstellung, Abschwächung des Muskelgefühls, allg. Erschöpfung. Ferner die **Pseudoparaplegie** der Beine (mit Eureflexie!), insbes. infolge Muskelschlaffheit bei Rachitis.

Pseudophimose: Persistenz der physiol. Verklebung zwischen Eichel u. Vorhaut über das 3. Lj. hinaus.

Pseudopodien: sich verändernde Fortsätze (»Scheinfüßchen«) des Protoplasmaleibs bei Protozoen (u. bei freibewegl. Metazoenzellen, z.B. Leukozyten) zur amöboiden Fortbewegung u. Nahrungsaufnahme.

Pseudo(poly)globulie: relative ↗Polyglobulie infolge verminderten Plasmavolumens (Wasserverluste durch Erbrechen, Diarrhö, Diurese oder Schwitzen, unzureichende Flüssigkeitsaufnahme, ferner im Streß, bei Adipositas, Kältezyanose); s.a. Exsikkose.

Pseudopolyposis: »entzündliche Polyposis«, vorgetäuscht durch Schleimhautregenerate oder -reste (z.B. bei Colitis ulcerosa, Enteritis regionalis) oder durch vergrößerte Lymphfollikel (bei Ileitis follicularis).

Pseudopterygium: auf die Kornea übergreifende narbige Bindehautduplikatur (z.B. nach Verätzung), die sich – im Gegensatz zum Pterygium – mit der Sonde abheben läßt.

Pseudorotz: ↗Melioidose.

Pseudoskabies: »Trugkrätze« durch verschiedenste Milben; i.e.S. die ↗Trombidiose.

Pseudotruncus arteriosus (communis): angeborenes Bestehen nur eines herznahen Gefäßstammes (mit 3 Semilunarklappen) infolge Nichtanlage oder frühzeitiger Rückbildung des anderen, oft mit Kammerseptumdefekt kombiniert. – I.e.S. der **P. aortalis** (= Pulmonalatresie), bei dem die Arteria pulmonalis nur als schmaler Bindegewebsstrang mit kleinem Restlumen vorhanden ist, während die Lungendurchblutung über erweiterte Bronchialarterien oder den offenen Ductus Botalli erfolgt; Symptome wie bei FALLOT* Tetrade, schon bei Geburt Zyanose.

Pseudotumor: das klin. Bild eines Neoplasmas bietende – entzündl. – Schwellung oder Flüssigkeitsretention (Zyste, Hydronephrose, Meteorismus, Kotstauung etc.).

Psittakose, Papageienkrankheit: ↗Ornithose.

Psittakose-Lymphogranuloma-Trachom-Gruppe: s.u. Chlamydiae.

Psoas: Musculus (ilio-)psoas.

Psoasabszeß: ventraler Senkungsabszeß in der Psoasloge mit Durchbruch ober- oder häufiger unterhalb des Leistenbandes, evtl. in der Adduktorenloge bis zum Knie absinkend; verursacht z.B. durch intraabdominelle Infektionen; im Röntgenbild verbreitert-unscharfer Psoasschatten (»Psoaszeichen«); genauere Diagnostik durch Computertomographie des Abdomens.

Psoashämatom: v.a. bei Hämophilie vork. Blutung in die Psoasloge.

Psoasloge: von der Faszie des Musculus iliopsoas begrenzter Raum, durch den sich der Psoasabszeß den Weg bahnt.

Psoralene: pflanzl. Stoffe (Cumarine mit Furanring; in Umbelliferae, Rutaceae etc.), die UV-Licht (320–360 nm) adsorbieren, u.a. lockere Verbindungen mit DNS eingehen, z.T. photosensibilisierend wirken; Anw. z.B. von Methoxypsoralen zur ↗Photochemotherapie (PUVA) v.a. bei Psoriasis.

psoriasiform: Psoriasis-artig, -ähnlich.

Psoriasis (vulgaris), Schuppenflechte: familiär gehäuft vorkommende Hautkrankheit, bei der es v.a. unter bestimmten auslösenden Bedingungen (z.B. Klima, mechanische Irritation; bei Stoffwechselstörung, durch Menarche, Gravidität, psych. Belastung) infolge gesteigerter Proliferation der Epidermis zu starker Schuppenbildung kommt; Verlauf in Schüben oder chronisch, bevorzugt an Ellbogen, Knien, behaartem Kopf, Handtellern u. Fußsohlen, Körperfalten (↗Abb.), Nägeln (Tüpfelnägel, »Ölfleck«, subunguale Hyperkeratosen), evtl. auch Schleimhäuten, bis zu Verläufen mit Gelenkbeteiligung (**P. arthropathica** = Arthropathia psoriatica) u. exsudativen Maximalformen (↗P. pustulosa). Grundeffloreszenz ist das scheibenförmig erhabene, scharf begrenzte, gesättigt weinrote Erythem mit geschichteter, graumattsilberner Schuppung. – Therapie: im Intervall: Sonnenbäder, Dermatika, akut: keratolytische Entfernung der Schuppen, Cignolin, Teerpräparate, Phototherapie, Klimatherapie, Photochemotherapie, evtl. Corticoide, in schweren Fällen Zytostatika, Retinoide (cave: teratogen!). – **P. inversa:** P. in intertriginösen Räumen (häufig

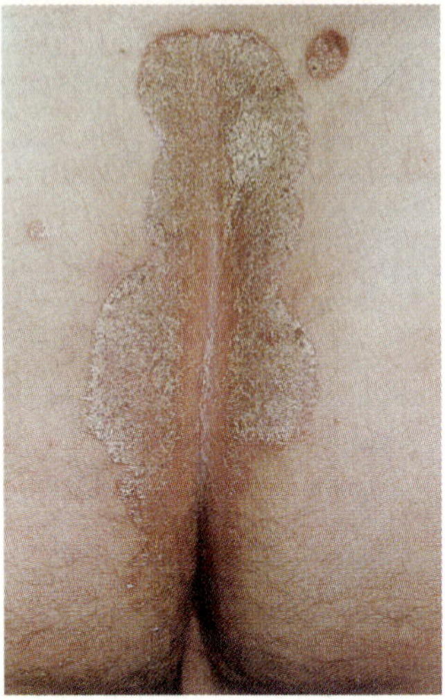

Psoriasis vulgaris der Perianalregion [393]

Verwechslung mit Candidamykosen). – **P. pustulosa:** exsudative Form der P. mit bis glasstecknadelkopfgroßen MUNRO* Abszessen, auch – mit rotem Hof – auf scheinbar gesunder Haut, z.T. gruppiert u. konfluierend; an Handtellern u. Fußsohlen **(P. p. palmaris et plantaris)** als Typ BARBER-KÖNIGSBECK, generalisiert mit Störung des Allgemeinbefindens als Typ v. ZUMBUSCH.

PSR: ↗**P**atellar**s**ehnen**r**eflex.

psych...: Wortteil »Seele«; s.a. psycho...

Psychagogik: i.e.S. die Resozialisierung verhaltensgestörter Kinder mit psychoanalytischen u. pädagogischen Methoden.

Psychalgie, Neuralgismus: psychogene Kopf-, Brust-, Herzschmerzen etc., die sich nicht an die anatom. Grenzen der Schmerzempfindung halten u. die als nicht körperlich empfunden werden.

Psyche: die Seele im Gegensatz zum Leib.

Psychedelica, -delika: Wirkstoffe (↗Halluzinogene), die – in Verbindung mit mystischem Erleben – verdrängte seelische Inhalte freilegen; z.B. LSD.

psychisch: seelisch (im Gegensatz zu körperlich = somatisch), die Psyche betreffend.

Psychoanaleptica, -tika: Medikamente mit steigernder Wirkung auf die psychische Aktivität; ↗Psychotonika u. ↗Antidepressiva.

Psychoanalyse: von FREUD 1886 begründete medizinisch-psychologische Lehre, in der er 3 Bedeutungsebenen unterscheidet: 1) eine Untersuchungsmethode, mit der die unbewußte Bedeutung seelischer Vorgänge aufgeschlüsselt werden kann. Sie bedient sich vor allem der Methode der freien Assoziationen; 2) eine psychotherapeutische Behandlungsmethode, die sich auf 1) gründet u. v.a. die Deutung der Übertragung, des Widerstandes u. unbewußter Wünsche als Technik benutzt; 3) ein Denkmodell psychologischer u. psychopathologischer Theorien, die die psychoanalytischen Untersuchungs- u. Behandlungsmethoden strukturieren. Die beobachteten psychischen Phänomene wurden dabei zur Schichtenlehre (Ich, Es, Über-Ich) ausgebaut. Im weiteren Verlauf der wissenschaftstheoretischen u. praktisch-therapeutischen Entwicklung der P. spalten sich weitere psychoanalytische Schulen, v.a. von C. G. JUNG (»Analytische Psychologie«) u. A. ADLER (»Individualpsychologie«), später zahlreiche weitere theoretisch u. technisch modifizierte Richtungen ab.

Psychodrama: psychotherapeutische Methode, bei der im freien Gruppenspiel durch schauspielerische Darstellung konfliktbesetzter Situationen die Spontaneität gelockert, der Konflikt abreagiert u. im anschließenden Gespräch die Darstellung gemeinsam analysiert werden.

Psychodynamik: das Gesamt der innerseel. Energieimpulse, hervorgerufen durch die Aktion der einzelnen Instanzen des psych. Apparates untereinander oder auch – bei Verdrängung, Fehlleistung, Phobie – gegeneinander.

psychogen: in der Psyche begründet, durch seel. Vorgänge verursacht. – **p. Reaktion:** eine durch zurückliegende (oft frühkindl.) oder aktuelle Ereignisse ausgelöste Erlebnisreaktion (z.B. Amnesie, Bewußtseinstrübung, psychot. Episode, Aphonie, Blindheit, Taubheit, Lähmung etc.).

Psycholeptica, -tika: Arzneimittel mit dämpfender Wirkung auf psych. Funktionen u. höhere Nerventätigkeit; z.B. ↗Neuroleptika, Antidepressiva, Tranquilizer u.a.

Psycholytica, -lytika, -mimetika: ↗Halluzinogene.

Psychomotorik: die die Körpermotorik beeinflussende dynamische Struktur der Psyche.

psychomotorisch: die ↗Psychomotorik betreffend.

Psychoneuroimmunologie, PNI: interdisziplinäres Wissenschaftsgebiet, in dem das komplexe Zusammenspiel von seelischen

Faktoren (Psyche), Immun- u. Nervensystem untersucht wird.

Psychoonkologie: Teilgebiet der psychosomatischen Medizin, in dessen Mittelpunkt die Frage steht, inwieweit seelische Faktoren bei der Entstehung u. im Verlauf von Krebserkrankungen eine Rolle spielen; weitere Themen sind z.B. Fragen der Lebensqualität des Patienten oder die psychologische Beratung von Patienten u. Angehörigen bzw. psychologische Aspekte von Ärzten u. Pflegepersonal bei der Betreuung von Krebspatienten.

Psychopath: sog. abnorme Persönlichkeit; s.u. Persönlichkeitsstörungen.

Psychopharmaka: die Psyche beeinflussende Mittel, die v.a. bei der Behandlung psychischer Krankheiten, aber auch z.B. in der Schmerztherapie oder Anästhesie eingesetzt werden. Zu den P. gehören: ↑Neuroleptika, Antidepressiva, Tranquilizer, Psychotonika (= Stimulanzien).

Psychoplegica, -plegika: beruhigend wirkende Psychopharmaka wie z.B. Neuroleptika, Tranquilizer.

Psychose: Oberbegriff für vorübergehende oder sich stetig verschlechternde psychiatr. Erkrankungen mit erheblicher Beeinträchtigung psychischer Funktionen (z.B. mit gestörtem Realitätsbezug, Bewußtseinsstörungen, Halluzinationen). Die strenge Abgrenzung gegenüber Neurose (Borderline-P.), Persönlichkeitsstörungen, abnormen Erlebnisreaktionen ist nicht immer möglich. **1) organische P.** bzw. symptomatische P.: **a)** akuter exogener Reaktionstyp, Begleit-P.: vorübergehende akute oder subakute Verwirrtheitszustände organischer bzw. exogener Ursache, z.B. nach Trauma, bei Stoffwechselstörungen, Infektionen, Endokrinopathien; **b)** die Alkohol-P.; **c)** durch Drogen (einschl. Arznei- u. Lösungsmittel, Gifte) verursachte Formen (toxische P., Intoxikations-P.); **d)** das organische ↑Psychosyndrom. **2) endogene P.:** innerhalb der Psyche entstandene, d.h. nicht (eindeutig) körperlich (= exogen) begründbare P.: **a)** ↑Schizophrenie; **b) affektive P.:** P. mit schwerer Affektstörung (endogene ↑Depression, manisch-depressive Erkr.); **c) paranoide P.:** P. mit Wahn(erscheinungen) im Vordergrund; **d) reaktive P.:** P., die weitgehend eindeutig einem kürzlich vorausgegangenen Erlebnis zugeschrieben werden kann.

Psychosedativa: ↑Tranquilizer.

Psychosomatik: i.e.S. Lehre von den wechselseitigen Beziehungen zwischen Körper (Soma) u. Seele (Psyche) in Ätiologie, Pathogenese, Verlauf u. Behandlung von Krankheiten. Als **psychosomatische Krankheiten** i.e.S. gelten u.a.: Eßstörungen (Anorexia nervosa, Bulimia nervosa), Asthma bronchiale, Duodenalulkus, chron. entzündliche Darmerkrankungen, atopisches Ekzem, Fibromyalgie, koronare Herzerkrankung. Therapieansätze: z.B. kombinierte internistisch-psychotherapeutische Behandlung; »Coping-Gruppen«, in denen gemeinsam mit den Patienten Bewältigungsstrategien erarbeitet werden.

Psychostimulanzien: ↑Psychotonika.

Psychosyndrom: Bez. für Muster psychischer Störungen nicht näher bestimmter Art. – **P., endokrines:** P. als Folge endokriner Störungen mit leichteren psychischen Wesensveränderungen. – **P., (hirn-)organisches:** P. bei diffusen Hirnschädigungen (z.B. bei Gefäßprozessen, Hirnverletzungen, chron. Stoffwechselschäden, Alkoholismus); äußert sich z.B. mit Hirnleistungsschwäche (z.B. Merk- u. Kombinationsfähigkeit) u. Persönlichkeitsveränderungen.

Psychotherapie: Behandlung psychischer, emotionaler, psychosomatischer oder Verhaltensstörungen mit psychol. Methoden als Einzeltherapie oder in Gruppen (Familientherapie, Gruppentherapie). In Gesprächen zwischen Patient u. Therapeut wird versucht, verdrängte u. unbewältigte Konflikte, Erinnerungen oder Gefühle aufzudecken u. neue Lernerfahrungen zu ermöglichen sowie Verhaltensänderungen einzuleiten. Bekannteste Methoden der P.: Psychoanalyse, Gesprächs-, Verhaltens-, Gestalttherapie, Psychodrama, autogenes Training usw.

psychotisch: an einer Psychose leidend, eine Psychose betreffend.

Psychotomimetica, -tika: psychoseartige Zustände hervorrufende Halluzinogene.

Psychotonica, -tonika: Substanzen mit anregender Wirkung, insbes. Weckamine u. manche Appetitzügler; in der Regel mit suchterzeugender Wirkung.

psychotraumatisch: als seelisches Trauma wirkend.

psychotrop: mit spez. Wirkung auf psych. Funktionen; z.B. p. Stoffe (v.a. Alkohol, ↑Psychopharmaka).

psychovegetatives Syndrom: neurovegetative ↑Dystonie.

PTA: s.u. Angioplastie.

PTCA: die **p**erkutane **t**ransluminale K(**C**)oronarangioplastie; Methode zur instrumentellen Erweiterung arteriosklerotisch verengter

Koronararterien mittels eines Ballonkatheters; vgl. DCA. Indikation: vor allem die stabile Angina pectoris. In letzter Zeit wird das Verfahren auch bei instabiler Angina pectoris, in Einzelfällen auch beim akuten Myokardinfarkt angewandt. Die P. steht heute zwischen der medikamentösen u. chirurgischen Therapie der koronaren Herzkrankheit.

Pterygium, Flügelfell: flughautähnliche Haut- oder Schleimhautfalte; tritt – erworben oder angeboren – an vielen Körperstellen auf; gehäuft bei Chromosomenanomalien u. im Rahmen sog. **P.-Syndrome**. **1) P. conjunctivae:** dreieckige Bindehautduplikatur im nasalen Lidspaltenbereich, deren Spitze den Hornhautrand etwas überschreitet (↗Abb.). **2) P. colli:** angeborene, frontale Hautfalte schräg von der Mastoid- zur Akromiongegend. Auch erworben, v.a. nach Verbrennung (hierbei als breite Narbenzüge zwischen Hals, Kinn, Schulter).

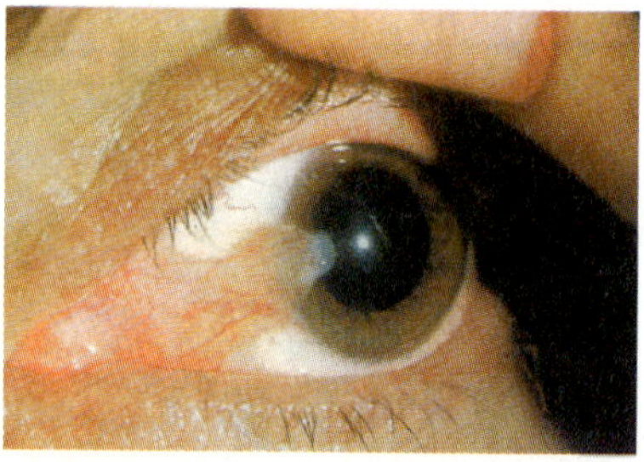

Pterygium: Gefäße u. Gewebe sind von der Bindehaut her über den Rand der Hornhaut hinweg vorgewachsen [337]

PTH: ↗Parathormon.

PTL-Gruppe: ↗Chlamydia.

pTNM-Klassifikation: die **p**ostoperative histopathologische Ergänzung des ↗TNM-Systems.

Ptose, Ptosis: »Senkung« eines Organs, z.B. Gastro-, Entero-, Nephroptose; s.a. Descensus. – I.e.S. die **P. palpebrae,** das Herabhängen des Oberlids.

PTT: (engl.) **p**artial **t**hromboplastin **t**ime (s.u. Thromboplastinzeit).

ptyalo...: Wortteil ↗Speichel...

PTZ: **p**artielle ↗**T**hromboplastin**z**eit.

puberal: die Pubertät betreffend (v.a. zeitlich, aber auch i.S. von pubertär).

pubertär: zur ↗Pubertät gehörend; vgl. puberal.

Pubertät: »Geschlechtsreife«, die durch hypophysäre Gonadotropine ausgelöste, bezügl. Zeitpunkt u. Dauer stark variierende Zeit vom Erstauftreten sekundärer Geschlechtsmerkmale bis zur Menarche bzw. Spermatozoenreife.

Pubertätsgynäkomastie: s.u. Gynäkomastie.

Pubertätsstruma: ↗Adoleszentenstruma.

Pubertas: ↗Pubertät. – **P. praecox:** vor dem 6. bzw. (männl.) 8. Lebensjahr einsetzende Pubertät. **1)** die echte, durch hypothalamische Ursachen ausgelöste P. p., deren häufigste Form ohne bekannte Ursache (genuin, idiopathisch) v.a. bei Mädchen auftritt. **2)** Pseudopubertas praecox: auf Überproduktion von Steroidhormonen beruhende P. p. (ohne Gonadotropinerhöhung), v.a. als ↗adrenogenitales Syndrom.

pubertieren: in die ↗Pubertät eintreten, sich in ihr befinden.

Pubes: Schamhaare.

Public health: *(engl. = öffentliche Gesundheit)* Wissenschaft von der Gesunderhaltung der Bevölkerung, i.w.S. auch die Infrastruktur des öffentlichen Gesundheitswesens eines Landes; schließt alle staatlich u. privat geregelten Maßnahmen zur Gesundheitsvorsorge ein, z.B. Aufklärungsprogramme zur Entstehung u. Vermeidung sog. Volkskrankheiten.

Pudendum femininum, Vulva: »Scham«, das äußere weibl. Genitale.

Pudendusanästhesie, -block: Schmerzausschaltung im Nervus-pudendus-Bereich (äußerer weicher Geburtskanal u. Vulva-Damm-Region) durch perineale oder vagina-

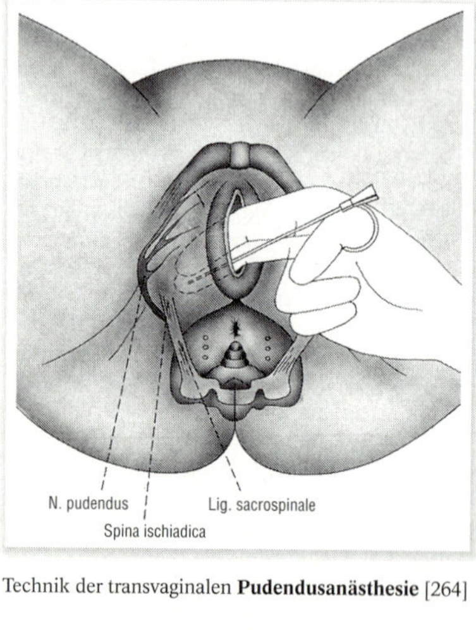

Technik der transvaginalen **Pudendusanästhesie** [264]

le Applikation eines Anästhetikum-Depots an die Spina ossis ischii.

Pudendusneuralgie: durch Irritation des N. pudendus quälende Schmerzen im Genitalbereich, verstärkt beim Sitzen u. Stehen.

Puder: pulverförm. Zubereitung für äußerl. Anw.; bestehend aus Wirkstoff(en), Vehikel (auch wichtig für Feuchtigkeits-, Fettaufnahme-, Gleit-, Deck- u. Haftvermögen; z.B. Talkum, Stärke, Ton, Zink- u. Titanoxid, Kieselsäure, Milchzucker), Zusatzstoffen (Färbung, Konservierung, Aromatisierung).

pueril: kindlich.

Puerpera: Wöchnerin.

puerperal(is): das ↗Puerperium betreffend.

Puerperalfieber, Wochenbett-, Kindbettfieber: nach Entbindung oder Abort durch Infektion der Geburtswunde entstehende fieberhafte Erkrankung evtl. bis zum septischen Schock (von IGNAZ PHILIPP SEMMELWEIS 1861 als Infektionsfolge erkannt).

Puerperium: »Kind-«, »Wochenbett«; Zeitraum vom Ende der Entbindung bis zum Verschwinden der Schwangerschafts- u. Geburtsveränderungen; normal 6–8 Wo. (erste 7 Tage: »Frühwochenbett«).

Pufferbasen: die im Blut vorhandenen Anionen (z.B. Bicarbonat, Hämoglobin, Plasmaproteinat), die als biologische Puffersysteme zum Konstanthalten des Blut-pH dienen; s.a. Säure-Basen-Gleichgewicht, Alkalireserve.

Pufferlösung: wäßrige Lösung von mindestens 2 Elektrolyten **(»Puffersystem«)**, die in einem bestimmten pH-Bereich **(»Pufferbereich«)** auf die Zufuhr von Säuren (H^+) oder Laugen (OH^-) nur mit einer geringfügigen Änderung des pH reagiert.

Pulex: Floh-Gattung [Aphaniptera], blutsaugende Ektoparasiten bei Mensch u. Säugetieren, Überträger von Pest, Fleckfieber, Hymenolepiasis etc.; darunter **P. irritans** (»Menschenfloh«).

Pulicosis: Befall mit Flöhen (der Gattung ↗Pulex); s.a. Flohstiche.

Pulmo: ↗Lunge.

pulmonal: die Lunge (Pulmo) betreffend; z.B. p. ↗Hypertonie.

pulmonal...: Wortteil »Lunge« (s.a. pneumo...), »Pulmonalarterie«, »Pulmonalklappe« (s.u. Pulmonalis...).

Pulmonalarterie: Arteria pulmonalis.

Pulmonalatresie: s.u. Pseudotruncus aortalis.

Pulmonalembolie: ↗Lungenembolie.

Pulmonalis...: Wortteil »Pulmonalarterie«, »Pulmonalklappe«.

Pulmonal(is)angiographie: ↗Arteriographie der Pulmonalarterie meist im Rahmen des Herzkatheterismus.

Pulmonalisbändelung: ↗Bändelung.

Pulmonal(is)katheter: Katheter, der über eine zentrale Vene (V. subclavia oder V. jugularis) im Truncus pulmonalis plaziert wird.

Pulmonal(is)klappe: ↗Valva trunci pulmonalis.

Pulmonal(is)(klappen)insuffizienz: Schlußunfähigkeit der Taschenklappen (Valvulae semilunares) des Truncus pulmonalis (↗Valva trunci pulm.), selten angeboren, häufiger nach Endokarditis, Lues, op. Korrektur einer Klappenstenose oder – funktionell – infolge Überdehnung des Klappenringes durch Druckerhöhung im kleinen Kreislauf (= **relative P.**, v.a. bei schwerer Mitralstenose).

Pulmonal(is)(klappen)stenose: valvuläre ↗Pulmonalisstenose.

Pulmonalisstamm: ↗Truncus pulmonalis.

Pulmonal(is)stenose: meist angeborene Verengung des Truncus bzw. einer Arteria pulmonalis entweder im Bereich der Semilunarklappen (= valvuläre P.) oder oberhalb davon (= supravalvuläre P.) oder in der Ausflußbahn der re. Kammer (= infundibuläre P.); häufig mit anderen kardiovaskulären Fehlbildungen verbunden (v.a. FALLOT* Trias, Tetrade, Pentade).

Pulmonaliston: ↗Pulmonalton.

Pulmonalklappe(n)...: s.u. Pulmonalis(klappen)...

Pulmonalkreislauf: ↗Lungenkreislauf.

Pulmonalstenose: ↗Pulmonalisstenose.

Pulmonalton, P, PT: das am Ende der Systole im Pulmonalisareal hörbare 2. Segment des 2. Herztons (Schluß der Pulmonalklappe).

Pulmonalvenen: ↗Venae pulmonales (s.a. Lungenvenentransposition).

Pulpa: das – feste – Fleisch. **1)** Mus aus Pflanzenteilen. **2)** das Mark bzw. Parenchym eines Organs (z.B. ↗Milzpulpa). – **P. dentis:** Zahnpulpa, Weichgewebe aus Odontoblasten, Fibro- u. Histiozyten, undifferenzierten Mesenchymzellen u. gallertiger Grundsubstanz in der Pulpahöhle, reich an Gefäßen u. Nerven.

Pulpitis: entzündl. Erkrankung der Zahnpulpa, meist infektiös (bei Karies), seltener durch mechanisch-traumatische, chemische u. thermische Reize.

pulposus: (latein.) aus weicher Substanz (↗Pulpa), »pulpös«. – **Pulposus:** ↗Nucleus pulposus.

Pulposushernie: ↗Bandscheibenprolaps.

Puls, Pulsus: die Druckwelle im Blutkreislauf; i.e.S. der Arterienpuls als durch Druck- u. Vo-

P

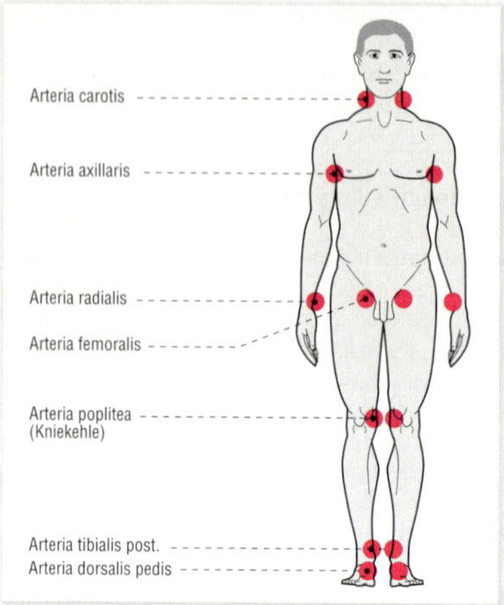

Pulspalpationspunkte [83]

lumenschwankungen hervorgerufenen Welle, die als Strömungs-, Druck- u. Volumen-P. aufgezeichnet werden kann. Beurteilung durch sog. »Pulsfühlen« mit Prüfung von Gefäßwand, Pulsform u. -qualität; genauer objektiv z.B. durch Oszillographie, mechanische u. elektronische Sphygmographie.

Pulsader: ↑Arterie; i.e.S. die Arteria radialis distal am Unterarm.

pulsans, pulsatil: (latein.) pulsierend, mit nachweisbarer ↑Pulsation.

Pulsatio(n): wellenförmige Volumenschwankungen eines (Hohl-)Organs, i.e.S. die des arteriellen Gefäßsystems im Herzrhythmus; als Milz- u. Leber-P. verstärkt v.a. bei Aorteninsuffizienz, als **P. epigastrica** v.a. bei Rechtsherzhypertrophie (bei Zwerchfelltiefstand evtl. physiologisch).

Pulsationsdivertikel: ↑Pulsionsdivertikel.

Pulsdefizit: Differenz zwischen Puls- u. Herzfrequenz, d.h. fehlende periphere Pulswelle bei frustraner Ventrikelkontraktion (ohne Öffnen der Aortenklappen oder mit zu geringem Schlagvolumen).

pulseless disease: (engl.) ↑Aortenbogen-Syndrom.

Pulsfrequenz: die mit der des Herzens übereinstimmende Frequenz (Zahl pro Zeiteinheit) des Arterienpulses; s.a. Pulsdefizit.

Pulsionsdivertikel: das – im Gegensatz zum Traktionsdivertikel – durch erhöhten Binnendruck an wandschwachen Stellen bewirkte Ösophagusdivertikel.

Pulslosigkeit, Akrotie: Fehlen (Nicht-Registrierbarkeit) des peripheren Arterienpulses.

Pulsoxymetrie: unblutige Messung der Sauerstoffsättigung des Blutes mittels eines transkutan (z.B. am Ohrläppchen) angebrachten Meßfühlers.

Pulstonabnehmer: elektromechanischer Wandler zur Registrierung von Pulsgröße u. -druck.

Pulsus: ↑Puls.

Pulvis, Pulver: pulverförmig zerkleinerte Drogen u. Chemikalien; DAB gemäß »grob gepulvert« (Maschenwerte 0,8 mm), »mittelfein«, »fein« u. »sehr fein« (0,1 mm); u.a. als Streupuder.

Punchbiopsie: ↑Stanzbiopsie.

Punctio: ↑Punktion.

Punctum: (latein.; Mehrzahl = Puncta) Stich, Punkt, Meßpunkt. – **P. maximum,** PM, p. m.: Stelle der größten Lautstärke bei der Herzauskultation.

Punica granatum: »Granatbaum« [Punicaceae]; Anw. der Rinde (Cortex Granati, mit Alkaloiden, v.a. Pelletierin) als Adstringens.

Punktat: durch Punktion gewonnene Körperflüssigkeit oder -gewebspartikel.

Punktion: Einführen einer Punktionskanüle (nach Hautdesinfektion, evtl. Lokalanästhesie) in einen präformierten (Gelenk-, Pleura-, Bauchhöhle, Liquorraum, Fruchtblase, Blutgefäß etc.) oder path. Körperhohlraum (z.B. Abszeß) zum diagnost. Nachweis des Inhalts (u.U. auch als therap. Maßnahme) oder in ein Parenchym (Lymphknoten, Leber, Milz, Knochenmark etc.) zur Gewinnung einer Gewebeprobe (↑Biopsie), entweder unter Sicht oder als Blind-P.; s.a. Probepunktion, Feinnadelbiopsie. – I.w.S. auch der Einstich für eine ↑Injektion.

Punktionskanüle: spezielle Hohlnadel für Punktionen, auch mit Mandrin (z.B. Lumbal-P.) oder Sperrvorrichtung (z.B. Sternal-P.); s.a. Trokart. – Als Feinnadel für die ↑Nadelbiopsie.

Punktionszytologie: s.u. Zytodiagnostik.

Pupilla: die Pupille, das kreisrunde, dunkel erscheinende »Sehloch« in der Regenbogenhaut, von den Irismuskeln je nach physiologischem Bedürfnis (↑Akkommodation) in der Größe verändert. – s.a. Pupillenreaktion, Miosis, Mydriasis.

pupillär, pupillar(is): die Pupille betreffend.

Pupillendifferenz: ↑Anisokorie.

Pupillenentrundung: Abweichung der Pupillenöffnung von der Kreisform; angeboren oder z.B. nach Iritis, Trauma, Op., bei neurol. Erkrankungen.

Pupillenerweiterung: ↗Mydriasis.

Pupillenreaktion, -reflex: die reaktiven Größen-, Formveränderungen der Pupillen; i.e.S. der Lichtreflex (zu prüfen durch Lichteinfall) u. der Akkommodationsreflex.

Pupillenstarre, -rigidität, Lichtstarre: fehlende Pupillenreaktion auf Licht; als **absolute P.** (Naheinstellungs-, direkte u. konsensuelle Lichtreaktion aufgehoben, Lidschlußphänomen erhalten) durch Schädigung des gleichseitigen Sphinkterkerns oder der zentralen Reflexbahn, als **amaurotische P.** (weite Pupille; erhaltene Naheinstellungs- u. konsensuelle Lichtreaktion) bei einseitiger peripherer Blindheit durch Läsion distal vom Chiasma (Sehnerv oder Auge), als **reflektorische P.** (direkter u. konsensueller Lichtreflex aufgehoben, Naheinstellung u. Lidschlußreaktion erhalten).

Pupillenvereng(er)ung: ↗Miosis.

Purgativa: stärkere ↗Abführmittel.

puriform: *(latein. pus, puris = Eiter)* eitrig, eiterartig.

Purin, Purine, Purinkörper: Klassenbez. für Verbindungen mit P.-Grundgerüst, v.a. die ↗Purinbasen, ferner z.B. die Methyl-Purine Coffein u. Theobromin.

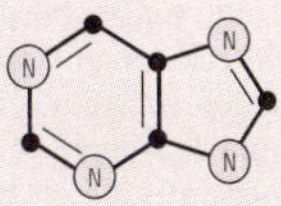

Purin

Purinämie: vermehrter Gehalt des Blutes an Purinbasen, ↗Hyperurikämie.

Purinantagonisten: den Purinen strukturell ähnliche Basenanaloga, z.B. das Zytostatikum 6-Mercaptopurin.

purinarme Diät: bei Hyperurikämie u. bei Harnsäuregicht angezeigte Ernährung mit fleisch- (v.a. Innereien) u. fischarmer Kost, ohne Hülsenfrüchte, Spinat u. Pilze.

Purinbasen: Sammelbez. für Adenin, Guanin, Hypoxanthin etc. als Bausteine von Nucleinsäuren u. Harnsäure.

Purkinje* Fäden, Fasern: die das His* Bündel bildenden u. sich subendokardial an die Arbeitsmuskulatur verteilenden spezif. Herzmuskelfasern des Reizleitungssystems. – **P.* Schicht:** das Stratum gangliosum der Kleinhirnrinde. – **P.* Zellen:** große, birnenförm. Nervenzellen im Stratum gangliosum der Kleinhirnrinde, mit je 2–3 senkrecht in die Molekularschicht aufsteigenden u. sich dort in einer Ebene verzweigenden Dendriten u. dem ins Kleinhirnmark absteigenden Neuriten.

Purpura: spontane, kleinfleckige (»petechiale«) Kapillarblutungen in Haut (↗Abb.), Schleimhaut u. Subkutis bei hämorrhag.

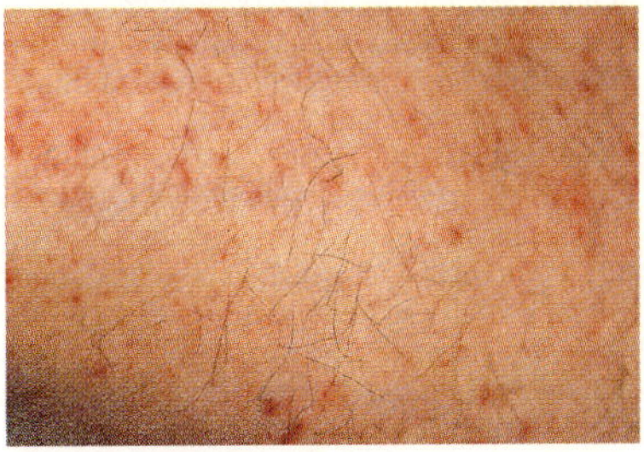

Petechiale **Purpura** der Haut [85]

↗Diathese (v.a. Vaso- u. Thrombozytopathien, tox.-allerg. Gerinnungsstörungen durch Arzneimittel, Infekt) oder stauungsbedingt, meist in größerer Ausdehnung, v.a. an unteren Extremitäten u. Druckstellen (Mikrotrauma); schwinden nicht unter Glasspateldruck (DD gegen Erythem). – **P. anaphylactoides, anaphylaktoide P., P. allergica,** P. rheumatica, Schoenlein*-Henoch* P.: toxisch-allerg. P. nach Infektionen (Virus- oder Bakterienantigene) u./oder durch Arznei-, seltener Nahrungsmittel; bes. an unteren Extremitäten, häufig mit diffusen Erythemen, Urtikaria, Quincke* Ödem, evtl. flüchtigen Arthralgien u. Gelenkschwellungen, Hämaturie (= Schoenlein* Nephritis), Darmblutungen u. Koliken **(= P. abdominalis)**; Verlauf meist schubweise, evtl. (v.a. bei Kindern) als ↗P. fulminans. – **P. fulminans:** höchst akute, häufig fieberhafte, sehr schwere Verlaufsform v.a. der P. abdominalis, aber auch der P. anaphylactoides, bes. im Kindesalter, mit ausgedehnten Haut- u. Subkutisblutungen (Blutblasen, Nekrosen); meist allerg. Vaskulitis nach Infektionskrankh. (v.a. Scharlach), seltener durch Arzneimittel. – **P. jaune d'ocre,** Stauungsblutung: Stauungsblutungen bei chron.-venöser Insuffizienz; petechiale Blutungen, rötliche, braun-gelbe oder braun-violette Pigmentierungen an den unteren Extremitäten.

purulent: eitrig.

Pus: (latein.) ↗Eiter.

Pustel, Pustula, Eiterbläschen: leukozytengefüllter intra- oder subepidermaler bzw. follikulärer Hohlraum als max. stecknadelkopfgroße primäre Effloreszenz. – **P. maligna:** ↗Hautmilzbrand.

Pustelausschlag: ↗Pyodermie.
Pustelflechte: ↗Impetigo.
pustulös, pustulosus, pustularis: mit Pustelbildung.
Pustulose, Pustulosis: mit Bildung von Pusteln einhergehende Hauterkrankung.
Putamen: »schalenförmiger Endhirnkern«; lateraler Teil des Nucleus lentiformis; wichtiger Kern des extrapyramidalen Systems.
putrid(us): (latein.) faulig, übelriechend, mit Fäulnis einhergehend, durch Fäulnisbakterien (»putride Keime«) hervorgerufen.
PUVA-Therapie: ↗Photochemotherapie (mit einem **P**soralen u. mit **UV-A**-Licht).
PVC: ↗**P**oly**v**inyl**c**hlorid.
Pyämid, pyämische Dermatitis**:** hämatogene Hauteiterungen bei Allgemeininfektion mit Staphylo- u. Streptokokken.
Pyämie: Vorhandensein zahlreicher – aus Organherden stammender – Eitererreger im Blut mit Ausbildung metastatischer Herde bzw. Abszesse.
Pyarthros, Pyarthrose: ↗Gelenkempyem.
Pyaskos: eitrige Peritonitis, i.w.S. jede Eiteransammlung in der freien Bauchhöhle.
Pyel...: Wortteil »Becken«, »Nierenbecken«; s.a. Pelv(i)...
Pyelitis: »Nierenbeckenentzündung«, im allg. durch bakterielle Infektion; fast stets mit Beteiligung von Harnleiter u. Nierenparenchym (↗Pyelonephritis).
Pyelographie: Darstellung des Nierenhohlsystems im Rahmen der ↗Ausscheidungsurographie oder – i.e.S. – als **retrograde P.** nach Kontrastmittelapplikation über Ureterkatheter. Dokumentation durch Aufnahmeserie (»Pyelogramm«).
Pyelolith, Nierenbeckenstein**:** s.u. Nephrolithiasis.
Pyelon: ↗Nierenbecken.
Pyelonephritis: die bakterielle Entzündung des Nierenbeckens mit Parenchymbeteiligung (insbes. Interstitium u. Tubuli); bei vorwiegendem Befall der Rindenbezirke: »Nephropyelitis«. Entstehung entweder über die ableitenden Harnwege (aszendierend) oder auf dem Blutweg (hämatogen-deszendierend); häufigste Erreger: Coli, Kokken, Proteus, Aerobacter, Klebsiellen, Pyocyaneus; begünstigende Faktoren: benigne Prostatahyperplasie, Steinleiden, Diabetes, Fehlbildungen, Analgetika-Abusus, chron. Darmentzündung, instrumenteller urol. Eingriff. Symptome: Schüttelfrost, Kopf-, Rückenschmerzen, Poly-, Bakteri-, intermittierende Leuk- u. Mikrohämaturie sowie geringe Protein- u. (Leuko-)Zylindrurie u. erhöhte BSG (»BERNING* Trias«); Komplikationen: pyelonephritische Schrumpfniere (mit Hypertonus), Urämie. – **P., akute:** P. mit v.a. Kelch-Becken-Veränderungen (i.S. der ↗Pyelitis); Vork. u.a. bei Abflußbehinderung u. als Schwangerschafts-P.; im Alter u. bei Diabetes oft subklin. Verlauf. – **P., chronische:** meist unmerklich beginnende P., evtl. mit akuten Schüben; typ. Symptome: Kopfschmerzen, Durst, Polyurie, Hypertonie, subfebrile Temp., druckschmerzhaftes Nierenlager; intermittierende Bakteri-, Leuk- u. Hämaturie.

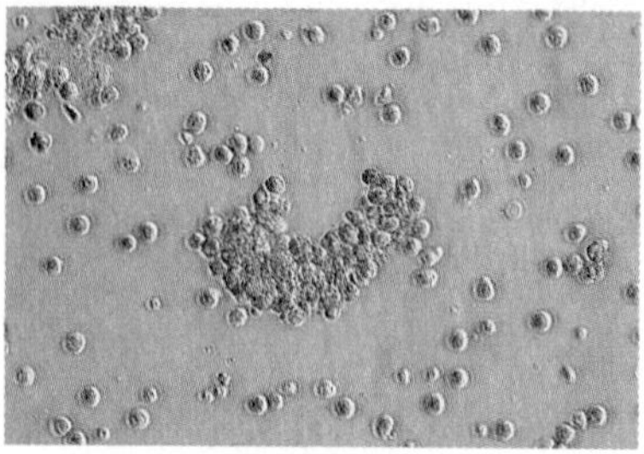
Leukozyten u. Leukozytenzylinder im Urinsediment bei **Pyelonephritis** [85]

Pyelospasmie: funktionell-hypertone Engstellung des Nierenbeckens mit intrapelvinem Druckanstieg (Schmerzen!); u.a. bei Spasmophilie, abnormem örtlichem Gefäßverlauf, Papillitis, Pyelonephritis, Nephrolithiasis.
Pyelostomie: op. Nierenbeckenfistel als Notmaßnahme bei Harnrückstauung u. subrenaler Anurie, ferner nach Nieren-Operation.
Pyelotomie: op. Eröffnung des Nierenbeckens; v.a. zur Stein- (Pyelolithotomie), Fremdkörper- u. Papillomentfernung; vgl. Nephrotomie.
Pyelozystitis: ↗Zystopyelitis (insbes. die absteigende Form, z.B. als Coli-P. der Kinder).
Pyemotes tritici: an Insektenlarven parasitierende Getreidemilbe. Gelangt v.a. in Vorratslagern auf den Menschen u. verursacht heftige Dermatitiden.
Pykniker: der breitwüchsige, gedrungene, mehr Rundungen aufweisende Körperbautyp mit Neigung zu Fettansatz.
pyknisch: untersetzt, dickleibig (↗Pykniker).
Pyle...: Wortteil »Pfortader« (Vena portae).
Pylephlebitis: Wandentzündung der Vena portae u. ihrer Quellvenen, meist mit sek. Thrombosierung u. völligem Verschluß (z.B. bei viszeralem Malignom als akute Pfortader- u. Mesenterialvenenthrombose), als septische P. bei bakterieller Infektion.

pylorisch: den Magenausgang (Pylorus) betreffend. – **p. Syndrom:** rezidivierend-intermittierende Gastritis mit Azidismus, Erbrechen, Gewichtsverlust, periodischem Verlauf (evtl. jahreszeitlich), Spät- u. Hungerschmerz.

Pylor(o)...: Wortteil ↗Pylorus.

Pylorospasmus: Dauerkontraktion des Magenpförtners, beim Neugeborenen als hypertrophische ↗Pylorusstenose, beim Erwachsenen neurogen oder mechanisch durch Ulkus oder Neoplasma.

Pylorus: der an die Pars pylorica anschließende »Magenpförtner«, mit verstärkter Ringmuskulatur (Musculus sphincter pylori) u. Öffnung zum Duodenum (Ostium pyloricum).

Pylorushypertrophie: Verdickung des Musculus sphincter pylori mit Einengung des Magenausgangs (evtl. Völlegefühl, Aufstoßen, Erbrechen); beim Erwachsenen v.a. bei chron. Gastritis u. pylorusnahem Ulkus, beim Säugling als hypertrophische ↗Pylorusstenose.

Pylorusstenose: Einengung des Magenausgangs; v.a. bei Ulcus praepyloricum, pyloricum u. duodeni (Narbenschrumpfung, entzündl. Ödem) u. Karzinom. – **P., spastisch-hypertrophische,** Pylorushypertrophie, PY: nach freiem Intervall von 3–5 Wo.! im frühen Säuglingsalter auftretende Erkrankung (Hypertrophie u. -plasie der Ringmuskulatur) mit explosionsart. Erbrechen in hohem Bogen u. Gewichts-, Wasser- u. Elektrolytverlust; typ., mißgestimmt-gequälter Gesichtsausdruck, Gewichtsabnahme bis zur Atrophie, Pseudoobstipation, Hungerdyspepsie, sichtbare Magenperistaltik, palpabler Pylorustumor. Therapie: Diät (kleine Portionen in kürzeren Zeitabständen), Spasmolytika, evtl. Pyloromyotomie.

pyo...: Wortteil »Eiter«.

Pyocyaneus: ↗Pseudomonas aeruginosa. – Häufiger Hospitalismuskeim; **Pyocyaneusinfektionen** (mit Bildung bläul.-grünlichen Eiters) sind v.a. – schlecht heilende – Wundmischinfektionen bei geschwächten Personen u. Säuglingen, insbes. nach Antibiotika-Langzeittherapie (mit Unterdrückung der antagonist. grampositiven Flora); Komplikationen: Pneumonie, Peritonitis, Meningitis, Sepsis.

Pyoderma gangraenosum: nichtinfektiöse, chron. verlaufende, ulzerierende Hauterkrankung unklarer Ätiologie; ist in etwa 50% der Fälle mit entzündlichen Autoimmunerkrankungen oder Malignomen assoziiert. Bevorzugte Lokalisation sind die unteren Extremitäten.

Pyodermia, Pyodermie, Pyodermitis, Pustelausschlag: durch Eitererreger (v.a. Staphylo- u. Streptokokken) hervorgerufene Hautkrankheiten einschl. Erysipel, Phlegmone u. chron.-vegetierender Formen (nicht jedoch superinfizierter Dermatosen; ↗Impetiginisation).

pyogen, -genetisch: ↗Eiter bildend, eine Eiterung auslösend, als Folge einer Eiterung.

Pyometra: durch Zervixstenose bedingte Eiteransammlung im Cavum uteri, z.B. bei Endometritis, Korpuskarzinom, nach Radiumapplikation.

Pyonephros, -nephrose: Eiteransammlung im Nierenhohlsystem, mit – evtl. weitgehendem – Schwund des Parenchyms; bei eitriger Pyelonephritis mit sekundärer Abflußbehinderung (Stein, Entzündung) oder durch Sekundärinfektion einer Hydronephrose. Symptome: Fieber (meist rezidivierend), palpabler Tumor, »stumme« Niere.

Pyorrhö: reichl. Absonderung von Eiter; i.e.S. *(dent)* die Alveolar-P. (eitrige Parodontitis marginalis).

Pyosalpinx: bei Salpingitis infolge entzündlichen Verschlusses der Ostien entstandene Eiteransammlung im Eileiter.

Pyozyaneus: ↗Pseudomonas aeruginosa; s.a. Pyocyaneus...

pyramidal(is): zur Pyramide gehörig, die Pyramidenbahn betreffend.

Pyramide: ↗Pyramis; i.e.S. die der Medulla oblongata u. die Felsenbein-P. (Pars petrosa ossis temporalis).

Pyramidenbahn: der von Pyramidenzellneuriten des Gyrus praecentralis gebildete willkürlich-motorische ↗Tractus corticospinalis.

Pyramidenbahn-Syndrom: Schädigung der ↗Pyramidenbahn (bzw. des 1. motor. Neurons) mit Störung der Feinbewegungen, Schwäche der Willkürbewegungen, Massenbewegungen, spast. Tonussteigerung (nur bei zusätzl. Schädigung des Tractus reticulospinalis), Steigerung der Eigenreflexe, Abschwächung oder Verlust der Fremdreflexe, path. Reflexen (↗Pyramidenzeichen). Als **spinales P.-Sy.** (Läsion im Rückenmarksabschnitt) gekennzeichnet durch schlaffe, später spastische Tetra-, Di-, Hemi- oder Monoplegie, path. Reflexe u. Kontrakturen; als **zentrales P.-Sy.** (Läsion zwischen Kortex u. Pons) mit charakterist. Ausfällen kortikaler Bahnen.

Pyramidenzeichen: bei Läsion der Pyramidenbahn auftretende Symptome (↗Pyramidenbahn-Syndrom), insbes. pathologische Reflexe wie BABINSKI*, OPPENHEIM*, GOR-

DON*, BECHTEREW*-MENDEL*, ROSSOLIMO*, TRÖMNER*, WARTENBERG* Reflex.

Pyramides: Mehrzahl von ↗Pyramis. – **P. renales:** die mit Sammelrohren u. HENLE* Schleifen das Nierenmark bildenden »MALPIGHI* Pyramiden«, deren Spitzen in die Nierenkelche ragen.

Pyramis: (latein.) »Pyramide«, *anat* pyramidenförmige Formation. – **P. medullae oblongatae:** eine Vorwölbung der Medulla auf der Vorderfläche zwischen Pons u. C_1-Wurzel. die den Tractus cerebrospinalis (»Pyramidenbahn«) enthält.

Pyrazolon: Grundstoffe für Azofarbstoffe u. Therapeutika (z.B. Aminophenazon).

Pyretica, -tika: Fieber erzeugende **(»pyretische«)** Mittel.

Pyridoxamin: ein ↗Vitamin B_6.

Pyridoxin(e): Sammelbez. für die ↗Vitamin-B_6-Einzelstoffe: Pyridoxal, Pyridoxamin u. Pyridoxol.

Pyridoxol: ein ↗Vitamin B_6.

Pyrimidin: Grundgerüst u.a. der ↗Pyrimidinbasen, des Vitamins B_1 u. B_2, der Pteridine u. Purine; Anw. in zahlreichen Pharmaka.

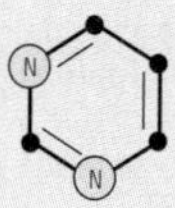

Pyrimidin

Pyrimidinantagonisten: Antimetaboliten (Basenanaloga) des Nucleinsäurenstoffwechsels; Anw. v.a. als Zytostatika (z.B. Fluorouracil, Cytosinarabinosid) oder Virustatika (z.B. Idoxiuridin).

Pyrimidinbasen: Sammelbez. v.a. für Thymin, Uracil, Cytosin als Bausteine der Nucleinsäuren.

pyrogen: fiebererzeugend; z.B. ↗Pyrogene.

Pyrogene: hitzebeständige, dialysierbare Oligo-, Poly- u. Lipopolysaccharide oder Polypeptide aus apathogenen u. pathogenen Bakterien, die parenteral beim Menschen in sehr kleinen Mengen Schüttelfrost u. Temperaturanstieg bewirken; von Bedeutung v.a. als Verunreinigungen in Injektionslösungen u. Blutkonserven. – **P., endogene:** aus Leukozyten freigesetzte Substanzen, die zu einer schnellen Fieberreaktion führen.

Pyruvat: Salz der Brenztraubensäure.

Pyruvatkinase: das »phosphatübertragende Ferment II«; autosomal-rezessiv erblicher Enzymdefekt führt zu hämolyt. Anämie (Kernikterus, meist auch Splenomegalie).

Pyurie: starker Leukozytengehalt des Urins, mit u. ohne Bakterien-Beimengung. Vork. bei Erkrankungen der ableitenden Harnwege (einschl. Prostata), v.a. des Nierenbeckens (Pyonephrose, Pyelonephritis).

P-Zacke: die im allg. flachbogige 1. Welle des EKG als Ausdruck der Vorhoferregung.

Q

Q: Kurzzeichen u.a. für Elektrizitätsmenge, Wärmemenge, Q-Zacke.

QF: Querfinger(breite).

Q-Fieber, Balkangrippe, Wüsten-, Schlachthaus-, Siebentagefieber: *(engl.: Q = query = Frage, Zweifel)* weltweite, akut-fieberhafte Infektionskrankheit durch Coxiella burneti (= Rickettsia b.); übertragen v.a. durch Inhalation infizierten Staubs, Milch infizierter Tiere, Zeckenbiß. Symptome: nach ca. 3wöchiger Inkubation grippeartige Erscheinungen, später Pneumonie.

QRS(-Komplex): die aus Q-, R- u. S-Zacke bestehende »Kammeranfangsschwankung« des Elektrokardiogramms mit größter R- u. kleinster Q-Zacke.

Q-T(-Intervall): im EKG die Zeitspanne von Beginn der Q- (Depolarisation) bis zum Ende der T-Zacke (Repolarisation), etwa der Dauer der ventrikulären Systole entsprechend.

Quaddel: ↗Urtica. – Künstl. Quaddelbildung (»Quaddeln«) z.B. bei Infiltrationsanästhesie, Neuraltherapie, Intrakutantest.

Quaddelausschlag: ↗Urticaria.

quadr...: Wortteil »vier«, »vierfach« (s.a. tetra...); z.B. **quadrangularis** (= viereckig).

Quadrant: ein Viertel eines Kreises.

Quadranten(hemi)anopsie: völliger oder teilweiser beidseitiger Gesichtsfeldausfall in Quadrantenform infolge zentraler Sehbahn- oder Sehrindenschädigung.

Quadrantenresektion: brusterhaltendes Op.verfahren bei Mammakarzinom: Erweiterung der ↗Lumpektomie auf mindestens Quadrantenausdehnung (bei größerer Ausdehnung als segmentale Mastektomie).

Quadrantensyndrom: vegetatives (Reiz-)Syndrom eines ganzen Körperviertels infolge Irritation zuständiger Segmente des sympath. Systems.

quadratus: (latein.) viereckig, quadratisch.

quadriceps: (latein.) vierköpfig.

Quadrigeminie: Herzrhythmusstörung mit 3 Extrasystolen nach normaler Systole.

quadrigeminus: (latein.) vierfach.

Quadriplegie: ↗Tetraplegie.

Quadrizeps: ↗Musculus quadriceps femoris.

Qualitätssicherung: die Gesamtheit der organisatorischen, technischen u. normativen Maßnahmen, die geeignet sind, die Qualität der medizinischen Versorgung von Individuen u. Bevölkerungsgruppen hinsichtlich der in sie gesetzten Erwartungen nicht nur zu sichern u. gegebenenfalls zu verbessern, sondern auch der Weiterentwicklung des medizinischen Wissens anzupassen.

Quant: kleinster, nicht mehr teilbarer Energiebetrag; als Q. mit der Ruhemasse 0 der Lichtquant, unter Berücksichtigung des ↗Dualismus auch andere Elementarteilchen.

Quantenenergie: die Energie $E = h \cdot \nu$ des Photons einer Wellenstrahlung der Frequenz ν (h = PLANCK* Wirkungsquantum); beträgt bei sichtbarem rotem u. violettem Licht 1,65 bzw. 3,1 eV, bei natürl. γ-Strahlung des Thorium C'' bis 2,65 MeV, bei Kernreaktionen bis 17 MeV, bei härtester Röntgenstrahlung 20 GeV.

Quantenzahl: Zahl, die Energiezustände eines Teilchens bzw. eines quantenmechanisch definierten Systems (z.B. Atomkern) beschreibt; kann nur ganz- oder halbzahlige Werte (n oder n + ½) annehmen.

quantitativ: die Menge bzw. die Zahl erfassend.

Quarantäne: gesetzlich (z.B. Bundesseuchengesetz, internat. Gesundheitsvorschriften) festgelegte Absonderung von Personen, die an bestimmten Infektionskrankheiten leiden oder derer verdächtig sind (einschl. Kontaktpersonen); gilt z.B. für Cholera, Pest, Fleck-, Gelb-, Rückfallfieber, evtl. Typhus abdominalis (Dauer ausgerichtet auf Inkubationszeit).

quartär: 1) vierter, an 4. Stelle, z.B. qu. Syphilis (= 4. Stadium). **2)** (auch: quaternär): »vierfach«; meist i.S. der »Vierbindigkeit« (z.B. qu. Ammoniumbasen).

Quartana: ↗Malaria quartana.

Quarz: Siliciumdioxid, Anhydrid der Kieselsäure; gesteinsbildendes Mineral, für kurzwelliges Licht gut durchlässig. Verwendung z.B. zur Bereitung von Porzellan, Zement, **Quarzglas** (optisch isotrop, mit bes. hoher UV-Durchlässigkeit), in Sandstrahlgebläsen, als Schleif- u. Scheuermittel, in Kristallform zur Ultraschallerzeugung.

Quarzstaublunge: ↗Silikose.

Queckenstedt* Zeichen: Ausbleiben der Liquordrucksteigerung (u. des schnelleren Abtropfens) bei ein-, besser doppelseitiger Jugulariskompression als Hinweis auf Passagehindernis im Rückenmarkskanal oberhalb der Punktionsstelle.

Quecksilber, Hydrargyrum, Hg: silberweißes, flüssiges, bei ca. –39 °C erstarrendes, bei ca. 357 °C siedendes Metall, das mit anderen Metallen Legierungen (»Amalgame«) bildet.

Quecksilbersaum: blauviolette bis bläulichschwarze saumförmige Verfärbung an Zahnfleisch, Lippen-, Wangen- u. Gaumenschleimhaut bei chronischer Quecksilbervergiftung.

Quecksilbervergiftung: Intoxikation durch das als Zell- u. Protoplasmagift wirkende, in Nieren, Leber u. zentralem Nervensystem kumulierende Quecksilber (Hg) u. dessen – z.T. sensibilisierend wirkende! – Verbindungen (z.B. Sublimat). **1)** akut (»Hydrargyrose«) nach Einatmen von Hg-Dämpfen oder organ. Hg-Verbindungen; Symptome: u.a. Übelkeit, Erbrechen, Leibschmerzen, Diarrhö, intestinale Verätzungen (grauweißer Schorf, Nekrose), Glottisödem, Aspirationspneumonie; Therapie: Natriumthiosulfat-Injektion, spezifische Chelatbildner (D-Penicillamin), Magenspülung, Plasmaexpander, Hämodialyse, Antibiotika. **2)** chronisch mit charakterist. Kopf- u. Nackenschmerzen, Tremor mercurialis, Zahnausfall, Quecksilbersaum, Darmkatarrh, Nephropathie, ZNS-Symptomen.

Quellstoffe: Verbindungen mit großem Wasseraufnahmevermögen, z.B. natürl. Pflanzenschleime (u.a. wirksam als nebenwirkungsarme Abführmittel), aus Naturstoffen gewonnene Celluloseäther, Mg- u. Al-Silicate, Kieselsäuregele.

Quengeln, Quengelung: 1) ↗Nierenquengelung. **2)** passives Mobilisieren einer Gelenkkontraktur durch allmählich zunehmenden Dauerzug.

Querdarm: ↗Colon transversum.

Querfraktur: v.a. durch Abscherkräfte bewirkte Röhrenknochenfraktur quer zur Achse.

Querlage: Kindslage mit Längsachse der Frucht quer zur Uteruslängsachse u. mit dem Rücken des Kindes zur Kopf-, Bein-, Bauch- oder Rückenseite der Mutter (= dorsosuperiore, -inferiore, -anteriore, -posteriore Qu.); erfordert Wendung (in Längslage) oder Schnittentbindung; ↗Abb.

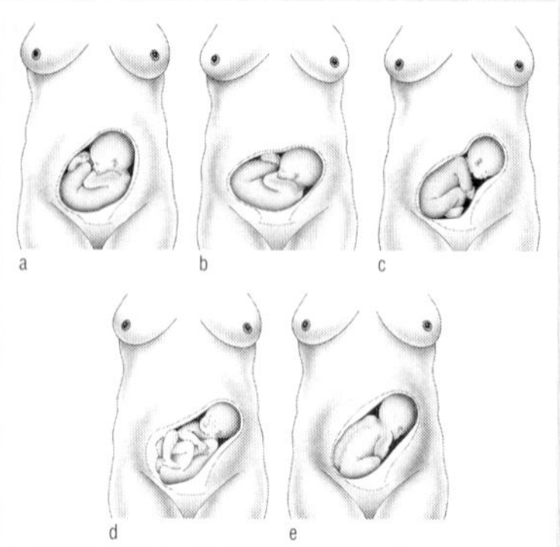

Quer- u. Schräglagen: die Bezeichnung ergibt sich aus der Lage des Kopfes u. der Stellung des Rückens.
a) I. dorsoinferiore Schräglage
b) I. dorsoinferiore Querlage
c) I. dorsosuperiore Schräglage
d) I. dorsoposteriore Schräglage
e) I. dorsoanteriore Schräglage [264]

Querschnittsdiagnostik: Diagnostik zur Segmentlokalisierung (»Höhendiagnostik«) eines Rückenmarkprozesses.

Querschnittslähmung: von Höhe u. Ausmaß der Querschnittsverletzung abhängige Lähmung durch Ausfall motorischer, sensibler u. extrapyramidal-motor. Leitungsbahnen des Rückenmarks; evtl. kombiniert mit Reflexsynergismen (Eigentätigkeit spinaler Schaltzellen), Blasen- u. Mastdarmlähmung, Potenzverlust, trophischen u. Durchblutungsstörungen; s.a. Querschnittssyndrom.

Querschnittsläsion: vollständige oder teilweise Schädigung eines oder mehrerer Rückenmarkssegmente durch direktes Trauma (Kontusion oder Kontinuitätstrennung v.a. durch Scherkräfte), Tumorkompression (Ischämie), Entzündung oder Blutung; Symptome s.u. Querschnittssyndrom.

Querschnittssyndrom: komplexe neurolog. Symptomatik bei ↗Querschnittsläsion des Rückenmarks (RM). Bei halbseitiger Schädigung als ↗BROWN//SÉQUARD* Syndrom, bei totaler mit Symptomen des spinalen Schocks, der ↗Querschnittslähmung mit speziellen, von der Läsionshöhe abhängigen – u. auch tiefere RM-Abschnitte betreffenden – Ausfällen.

query fever: (engl.) ↗Q-Fieber.

Quetschwunde: durch Kombination von Druck-, Stoß- u. Zugkräften entstandene

Wunde; Ränder meist unregelmäßig zerfetzt u. blutunterlaufen, u.U. von **»Quetschmarken«** (Nekrosen mit anäm. Rand) umgeben; auch als Rißquetschwunde, oft mit tiefer Weichteilquetschung (↗Compressio, Contusio, Crush); häufig erst sekundär stark blutend, evtl. Fremdkörper enthaltend; infektionsgefährdet.

Quick* Test: i.e.S. die Bestimmung der Prothrombin-Thromboplastin-Zeit in Citratplasma nach Zusatz von Gewebsthrombokinase u. $CaCl_2$. – **Qu.* Wert, Qu.* Zeit,** Prothrombinzeit: die durch Qu.* Test als Mittelwert aus Doppelbestimmungen ermittelte Gerinnungszeit.

Quincke* Ödem: akute, bis zu 48 Std. dauernde, umschriebene blasse Schwellung tieferer Gewebeschichten der Haut u. Schleimhäute ohne Juckreiz, v.a. im Gesichtsbereich, evtl. unter – z.T. lebensbedrohl. – Mitbeteiligung von Schleimhäuten u. Submukosa in Mund, Rachen, Kehlkopf u. Gastrointestinaltrakt (einschl. Gallenwegen). Ursache: lokale allergische Sofortreaktion auf exogene (v.a. nutritive, pharmakotox.) u. endogene Reize; bei nicht nachweisbarer Ursache als idiopathisch bezeichnet.

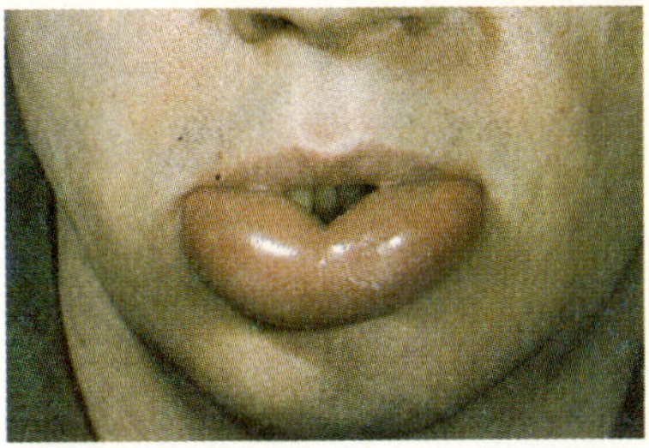

Quincke* Ödem der Unterlippe [83]

Q

Quintana, Febris quintana: ↗Wolhynisches Fieber.

quintus: (latein.) fünfter; auch Kurzform für Nervus qu. (N. trigeminus), Digitus qu. (= 5. Finger/Zehe).

quoad: (latein.) insoweit; z.B. **quoad vitam** (= die Erhaltung des Lebens betreffend), **quoad sanationem** (= die Heilung betreffend).

Quotidiana: ↗Febris quotidiana.

Quotient: das Verhältnis zweier oder mehrerer zueinander in Beziehung stehender Faktoren.

Q-Zacke: im EKG die 1. negative Welle des Kammerkomplexes (↗QRS).

R

R: Kurzzeichen u.a. für **R**amus, **R**adix; **R**öntgen, **R**ibose, **R**enin, **R**adikal, R-Zacke.

®: »**R**egistered (trade-mark)«, d.h. eingetragenes Warenzeichen.

Ra: Kurzzeichen für **Ra**dium.

Rabenschnabel: Schnabel- bzw. Zangen-ähnliches Instrument zum Aufbiegen bzw. Entfernen von Gipsverbänden.

Rabies: ↗Lyssa; s.a. Tollwut...

Racemat: optisch inaktives Gemisch einer chemischen Verbindung, das aus gleichen Teilen ihrer beiden enantiomeren (= optisch aktiven) D- u. L-Konfigurationen zusammengesetzt ist (Kennzeichen: »DL«).

racemosus: (latein.) beeren-, traubenförmig; z.B. Aneurysma racemosum.

Rachen: ↗Pharynx; s.a. Pharyng(o)...; i.e.S. dessen bei geöffnetem Mund sichtbarer mittlerer Teil (Pars oralis).

Rachenbräune: ↗Angina. – **R., echte:** ↗Diphtherie.

Rachendiphtherie: Angina diphtherica als häufigste Lokalisationsform der ↗Diphtherie, mit Bildung weißlicher, festhaftender Beläge (Pseudomembranen).

Rachenentzündung: ↗Pharyngitis.

Rachenmandel: ↗Tonsilla pharyngea.

Rachenmandelentzündung: Adenoiditis (s.u. Angina retronasalis).

Rachenmandelhyperplasie, -wucherung, adenoide Vegetationen: Hyperplasie der Rachenmandel; evtl. mit Verlegung des Nasenrachens u. der Tuba auditiva. Führt – v.a. beim Säugling, Kleinkind – zu Gesichtsveränderungen (Adenoidismus), krankhafter Mundatmung, schlechtem Mundgeruch, Neigung zu Sinobronchitis, Schwerhörigkeit, nächtlicher Atemerschwernis.

Rachenpolyp: 1) ↗Polyp (Papillom, Fibrom) im Rachenbereich, v.a. im Nasenrachen. **2)** volkstümliche Bezeichnung der ↗Rachenmandelwucherung.

Rachenring, lymphatischer: s.u. lymphatisch.

rachi(o)...: Wortteil »Wirbelsäule«, ↗rhachi(o)...

Rachitis: 1) Vitamin-D-Mangel-Rachitis, Englische Krankheit: als floride R. die bei Vitamin-D-Mangel auftretende, auf einer Störung des Calcium-Phosphat-Stoffwechsels beruhende, der ↗Osteomalazie des Erwachsenen entsprechende Krankheit des Heranwachsenden mit typischen Skelettveränderungen (an Schädel, Rippen, Metaphysen) durch verzögerte Verkalkung der Knorpelgrundsubstanz. Der Vitamin-D-Mangel ist bedingt beim jungen Säugling v.a. durch unzureichende UV-Licht-Exposition u. Mangel an D_3-Bildung im Organismus (»Strahlenmangelkrankheit«, »Anaktinose«; v.a. in sonnenarmen Gebieten u. im Winter), beim älteren Kind auch ungenügende Vitaminzufuhr (»Hunger-R.«; Vitaminmangelkrkht. i.e.S.). **2) R., renale:** v.a. bei Kindern vorkommende R. als Folge einer chronisch-progredienten, komplexen Niereninsuffizienz u. eines sekundären Hyperparathyreoidismus; klinisch als schwere diffuse Osteoporose u./oder als floride R. (wie obige Vitamin-D-Mangel-R.).

rachitisch: die Rachitis betreffend, infolge Rachitis.

Rachitisprophylaxe: beim Säugling ärztlich kontrollierte Vitamin-D_3-Gaben; beginnend mit der 2. Wo. (täglich 500–1000 IE; bei Frühgeborenen höher dosiert) für 1–1,5 Jahre; kann mit einer Fluorkariesprophylaxe kombiniert werden.

Rad, rd: (»**r**adiation **a**bsorbed **d**ose«) ältere, seit 1985 allgemein durch die SI-Einheit Zentigray (= 1/100 Gy; ↗Gray) zu ersetzende Einheit der Energiedosis; 1 rd = 0,01 J/kg; vgl. Rem.

radiär: strahlenförmig, einem Radius angepaßt (z.B. *chir* als Inzision).

radial(is): 1) strahlenförmig. **2)** zur Speiche (Radius) gehörend, an der Speichen- oder Daumenseite des Unterarms; z.B. Arteria bzw. Nervus radialis **(= Radialis)**.

Radialislähmung: periphere Lähmung durch Ausfall des Nervus radialis. Meist als Verletzungs- bzw. Druckschädigungsfolge. Betrifft v.a. die Streckmuskeln, je nach Schädigungsort verschieden. Die **obere R.,** nach Schädigung im Achselhöhlen-, hohen Oberarmbereich, mit Streckhemmung im Ellbogen-

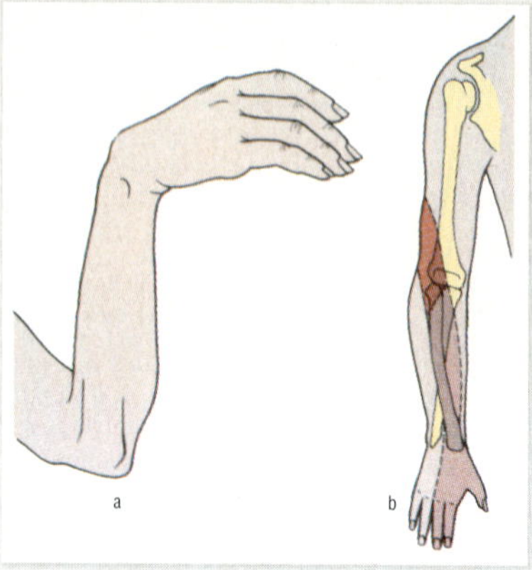

Radialislähmung: Fallhand (a), Sensibilitätsstörung im dunkelroten Bereich (b) [349]

gelenk (u. Trizepsreflex-Verlust) u. Ausfall aller Streckmuskeln des Unterarmes mit dem Bild der Fallhand (u. zugehöriger Faustschlußbehinderung) sowie Streckhemmung in den Fingergrundgelenken mit Spreizstörung der Finger, Empfindungsstörung; ↗Abb. Die **mittlere R.,** bei Nervenschaden im unteren Oberarmdrittel, ähnlich der oberen, aber mit erhaltener Triceps-brachii-Funktion. Die **untere R.,** das sog. Supinatortunnelsyndrom, nur mit Beeinträchtigung der Fingerstreckung in den Fingergrundgelenken (keine Fallhand) u. der radialisversorgten Daumenmuskeln. – Isolierter Ausfall des sensiblen Ramus superficialis als Cheiralgia paraesthetica.

Radialispuls: Druck- u. Volumenpuls der peripheren A. radialis (proximal des Handgelenks).

Radiatio: Strahlung, Bestrahlung, *anat* strahlenförmige Struktur.

radiatus: (latein.) strahlenförmig, strahlend.

Radices: Wurzeln; i.e.S. Nervenwurzeln, ↗Radix.

radicularis: (latein.) ↗radikulär.

Radikaloperation: vollständige operative Entfernung eines erkrankten Organs (u. betroffener Nachbarbereiche), i.e.S. einer bösartigen Geschwulst (u. hierbei unter Einbeziehung der regionalen Lymphknoten); z.B. als R. der weiblichen Brust (radikale ↗Mammaamputation), der Gebärmutter (unter Mitentfernung der Adnexe).

Radikotomie: ↗Radikulotomie.

radikulär: eine (Spinalnerven-, Zahn-)Wurzel betreffend. – **ra. Syndrom:** Wurzelsyndrom, z.B. als ↗Zervikal-Syndrom.

Radikulitis: Wurzelentzündung; ↗Radikuloneuritis.

Radikulographie: Röntgenkontrastdarstellung der Spinalnervenwurzeln mit Hilfe der ↗Myelographie.

Radikuloneuritis, Radikulitis: ↗Wurzelneuritis.

Radik(ul)otomie: operative Durchtrennung oder Teilentfernung (= Radiektomie) einer Nervenwurzel, i.e.S. einer Spinalnervenwurzel.

radioaktiv: ↗Radioaktivität aufweisend bzw. deren Gesetzmäßigkeiten u. Eigenschaften betreffend. – **r. Stoffe:** Stoffe, die spontan ionisierende Strahlen aussenden, z.B. radioaktive Elemente (↗Isotope, ↗Radionuclide). – **r. Verseuchung:** s.u. Kontamination. – **r. Zerfall:** durch Teilchenemission verursachte Kernumwandlung (Bildung des Atomkerns eines anderen Elementes). Erfolgt bei den schweren Elementen als α- u. β-, bei den leichten als β- u. Positronen-Zerfall; geht meist mit γ-Strahlung einher.

Radioaktivität: Eigenschaft gewisser Nuclide, spontan Teilchen- oder γ-Strahlung aus dem Atomkern oder – nach Einfang eines Hüllenelektrons durch den Kern – Röntgenstrahlung aus der Hülle abzustrahlen (zu »emittieren«); Einheit der R.: ↗Becquerel. – **R., künstliche:** s.u. Radionuclid.

Radio-allergo-sorbent-Test: (engl.) ↗RAST.

Radio-B_{12}-Resorptionstest: z.B. als ↗SCHILLING* Test.

Radiocarbontest: (LIBBY u. PORTMANN) direkte Altersbestimmung von Fossilien anhand ihres Gehaltes an Radiokohlenstoff (Kohlenstoff-14 = ^{14}C), dessen Speicherung in Knochen, Zähnen etc. mit dem Tod des Organismus endete.

Radioderm: s.u. Radiodermatitis (chronische R.).

Radiodermatitis: Hautreaktion auf die Einwirkung ionisierender (Grenz-, Röntgen-, γ-, β-, α-)Strahlen. Als **akute R.** mit Erythem (= Hauptreaktion), Erosion (Epithelitis exsudativa) oder mit Geschwürsbildung (»akutes Strahlenulkus«). Als **chronische R.** (»Spätfolge«) das sog. Radio- bzw. Röntgenoderm Jahr(zehnt)e später, u. zwar fleckförmige Pigmentanomalien, Teleangiektasien, straffe Hautatrophie (bis zur Geschwürsbildung = »chron. Strahlenulkus«). Schlechte Heilungstendenz, evtl. Übergang in Hyperkerato-

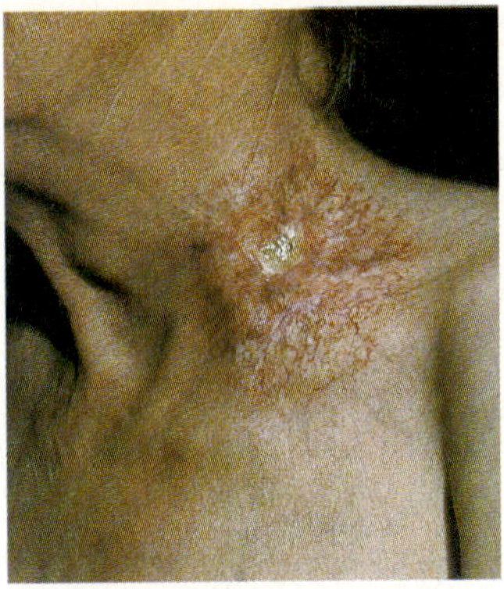

Chronisch-ulzerierende **Radiodermatitis** [393]

sen, ↗Plattenepithelkarzinom (»Röntgenkarzinom«).

Radiogold: ↗Gold-198.

Radioimaging: (engl.) ↗Szintigraphie zur Darstellung von Tumoren mit Hilfe radioaktiv markierter monoklonaler, gegen bestimmte Tumorantigene gerichteter Antikörper.

Radioimmunoassay: (engl.) ↗RIA.

Radioimmunoelektrophorese: empfindliche Immunoelektrophorese mit radioaktiver Markierung der Antigene oder Antikörper.

Radioimmunologie: Anw. von ↗Radionucliden in der Immuno- bzw. Serologie, z.B. als ↗RIA u. in den anderen Radioimmunotests.

Radioimmunosorbenttest, RIST: s.u. RIA; s.a. RAST.

Radioisotop: radioaktives ↗Isotop; s.a. Radionuclid. Anw. z.B. in der Nuklearmedizin als »Gammastrahler«.

Radio(isotopen)nephrographie, RIN, ING: Messung der mit dem Harn erfolgenden Ausscheidung einer radioaktiv markierten, durch die Niere auszuscheidenden Substanz durch fortlaufende Aufzeichnung der Radioaktivität als Aktivitäts-Zeit-Kurve getrennt über jeder Niere; ergibt Hinweise auf Funktionsdifferenzen u. Abflußverhältnisse beider Nieren sowie auf eine Abstoßungsreaktion an einer transplantierten Niere.

Radiojod: radioaktive Isotope des ↗Jods.

Radiojodtest: nuklearmedizinischer Schilddrüsenfunktionstest durch orale Gabe von radioaktivem Jod (25–50 μCi ^{131}J oder 200 μCi ^{123}J) u. Radioaktivitätsmessung über der Schilddrüse (nach 6, 24, 48 u. 72 Std.). Der anfängliche Aktivitätsanstieg dient als Maß für die Jodaufnahme (»Jodidphase«); der anschließende Aktivitätsabfall dient als Maß für den Jod-Einbau in die Schilddrüsenhormone (»Hormonphase«).

Radiojodtherapie: Strahlentherapie von Schilddrüsenerkrankungen durch orale Verabfolgung von ^{131}J; z.B. bei Hyperthyreose, autonomem Adenom, bei großer diffuser u. bei maligner Struma.

Radiokarbontest: ↗Radiocarbontest.

Radiokardiographie: nuklearmedizinische Untersuchung des Herzkreislaufs durch Verabfolgung eines Radionuclids u. anschließende Aktivitätsmessungen zur quantitativen Bestimmung einschlägiger Parameter (Herzminutenvolumen, -schlagvolumen, zentrales Blutvolumen, Kammer- u. Vorhof-Restvolumen, Kreislaufzeiten etc.).

Radiometrie: 1) diagnostisches Messen (Größenbestimmung; i.w.S. auch Lokalisieren) mit Hilfe von Röntgendurchleuchtung u. -aufnahmen; z.B. als Orthodiagraphie, Isometrie (Mitphotographieren von Maßstäben). **2)** Messen von Strahlungsgrößen; i.e.S. das Ausmessen der Dosisleistung.

Radionekrose: Zelltod nach Einwirkung ionisierender Strahlen; v.a. an Knochen, ↗Osteoradionekrose (als Spätschaden; vgl. Radiodermatitis).

Radionuclid-Angiokardiographie: s.u. Ventrikelszintigraphie.

Radionuclide: »natürliche« (in der Natur vorkommende) oder »künstliche« (durch Kernreaktion erzeugte) radioaktive ↗Nuclide (↗Isotop). – Soweit speziell für medizinische Zwecke genutzt, auch als »Radiopharmakon« (= radioaktives Präparat) bezeichnet, u. zwar als offenes (= gasförmig oder flüssig) oder umschlossenes (= fest).

Radiosensitizer: (engl.) Chemotherapeutica, die zur Erhöhung des Effekts einer Bestrahlungstherapie angewandt werden.

Radiotherapie: ↗Strahlentherapie.

Radiotoxizität: die »Giftwirkung« inkorporierter radioaktiver Substanzen.

Radiozystitis: Strahlenschäden der Harnblase.

Radium, Ra: radioaktives Element der Erdalkali-Gruppe; Schwermetall, das durch radioaktiven Zerfall aus Uran entsteht u. mit α- u. γ-Strahlung in stabiles Blei übergeht.

Radiumblase: Radiozystitis nach örtlicher, v.a. gynäkologischer Strahlentherapie mit Radium.

Radiumspickung: s.u. Radiumtherapie.

Radiumtherapie: ↗Strahlentherapie mit γ-, weniger auch mit β-Strahlen des Radiums, das als umschlossenes Präparat (Radiumzelle, -träger) in die Organhöhle (= »intrakavitär«), ins Gewebe (= »interstitiell«; »Spickmethode«) oder an der Oberfläche (Moulage) appliziert u. bis zum Erreichen der vorgesehenen Dosis belassen wird (unter Beachtung einschlägiger Strahlenschutzkautelen). Anw. v.a. bei Korpus- u. Kollumkarzinom; heute weitgehend ersetzt durch Afterloading (↗Nachladetechnik).

Radius: die »Speiche«, der daumenseitige (bei Supination laterale) Unterarmknochen.

Radiusfraktur: Speichenbruch, u. zwar als Radiusköpfchenbruch, Radiushals-, Radiusschaftfraktur oder als handgelenksnahe »typische« Fraktur.

Radius(periost)reflex, RPR: Kontraktion der Musculi biceps, brachialis u. brachioradialis (Unterarmbeugung) als physiologischer Eigenreflex nach Schlag gegen die Seitenkante des unteren Radiusendes bei leicht gebeugtem Unterarm u. Hand in Mittelstellung.

Radix: (latein.) Wurzel. **1)** Rad.: als Droge genutzte Pflanzenwurzel der Stammpflanzen (z.B. R. Ginseng, s.u. Panax ginseng), ↗Rhizoma. **2)** Organwurzel. – **R. anterior:** ↗R. ventralis. – **R. dorsalis (nervorum spinalium),** R. posterior s. sensorialis: die hintere Spinal(nerven)wurzel; das mit Markscheiden versehene hirnwärts leitende (= afferente) somatosensible Neuritenbündel eines Spinalganglions, das seitlich in das Rückenmark eintritt. – **R. pulmonis:** die Lungenwurzel; die am Lungenhilus als bindegewebig umhüllter Strang ein- bzw. austretenden Gefäße, Nerven u. Bronchien. – **R. ventralis (nervorum spinalium),** R. motoria s. anterior: die vordere Spinal(nerven)wurzel; die mit Markscheiden versehenen efferenten, somatomotorischen Neuriten der Motoneuronen des Vorderhorns u. die viszeromotorischen Neuriten der sympathischen Seitensäulenzellen; treten seitlich aus dem Rückenmark hervor.

Radon, Rn: die Radiumemanation (↗Emanation). Kommt u.a. in **Radonquellen** vor (z.B. Steben, Baden-Baden).

Räude: **1)** durch parasitische Milben (z.B. Demodex) verursachte, oft tödliche Hauterkrankung der Tiere. **2)** ↗Skabies.

Ragozyt: ↗Rhagozyt.

Rami, Rr.: (Nerven-, Arterien-)Äste; s.u. Ramus.

Ramikotomie: operative Durchtrennung oder Teilentfernung **(Ramisektion)** von Rami communicantes grisei des Hals-Arm- oder Lendenteils des Sympathikus; z.B. in der Schmerzchirurgie.

Ramus: (latein.) Ast eines Gefäßes, Nervs etc.

Randomisierung, Randomisation: Zufallszuteilung als Grundlage für eine gültige statistische Auswertung v.a. von Therapieverfahren.

Ranitidin: ein H_2-Rezeptorenblocker (hemmt die Sekretion der Magensäure).

Rankenaneurysma: ↗Aneurysma cirsoideum.

Rankenangiom: ↗Angioma arteriale racemosum.

Ranula: zystische Geschwulst ähnlich dem Kehlsack des Frosches (»Fröschleingeschwulst«). I.e.S. die im Mundbodenbereich vorkommende, mit – eingedicktem – Speichel gefüllte Retentionszyste der Ausführungsgänge der Unterzungendrüse.

Ranvier* Schnürring: an peripheren Nervenfasern der marklose Abschnitt der SCHWANN* Scheide, der die Kontinuität der ↗Markscheide in ca. 1 mm Abständen als ringförmige Einschnürung unterbricht.

Raphe, Rhaphe: »Naht« als Verwachsungslinie bilateral-symmetrischer Körperteile.

Rapid eye movements: (engl.) s.u. REM-Phase.

Rapid-Plasma-Reagin(-Card)-Test, RPR(C)-Test: (engl.) Plasma-Reagin-Kartentest als Schnelltest auf Syphilis.

Raptus: *(latein. = Abreißen)* plötzlicher (aus der Ruhe heraus) Erregungszustand als Symptom einer seelischen Störung.

RA-Serum: Blutserum eines an pcP (engl. = »**r**heumatoid **a**rthritis«) Erkrankten, das den Rheuma-Faktor **(RAS-Faktor)** enthält.

Rash: (engl.) flüchtiger Hautausschlag, meist als dem spezifischen Exanthem vorangehendes Vorexanthem; z.B. bei Windpocken (= »Varizellen-R.«), ferner bei Meningitis, Sepsis; vgl. aber Rush.

Raspatorium: »Knochenschaber« zum Ablösen der Beinhaut (Periost) oder fest mit dem Knochen verwachsener Weichteile.

Rasselgeräusch(e), RG, Rasseln: **1)** bei Auskultation über den Lungen wahrnehmbare Nebengeräusche durch atemstrombedingte Bewegung zähflüssiger Massen in den Bronchien bzw. durch Eindringen von Luft in diese Massen. – **R., feuchte** oder **knackende:** kurze RG (wie beim Platzen einer Wasserblase) bei dünnflüssigem Schleim, Blut, Eiter oder Ödemflüssigkeit in den Bronchien. – **R., trockene:** Pfeifen, Giemen, Schnurren, Brummen (= Rhonchi sibilantes et sonori), v.a. bei Katarrh mit spärlichem zähen Schleim, spastischer Bronchitis, Asthma bronchiale. **2)** systolisches Rasseln als Herzgeräusch.

RAST: **R**adio-**A**llergo-**S**orbens-**T**est; zweistufige radioimmunologische Labormethode zum Nachweis spezifischer allergiegerichteter Antikörper (AK) der Klasse IgE im Serum. Im 1. Schritt werden spez. IgE-AK aus dem Patientenserum an auf eine Trägersubstanz gekoppelte Allergene gebunden. Im 2. Schritt wird die Menge der gebildeten Komplexe durch radioaktiv markiertes Anti-IgE nachgewiesen. Die Ergebnisse werden semiquantitativ nach Klassen angegeben: 0 = negativ; 1–4 (oder 6) = positiv in steigender Konzentration.

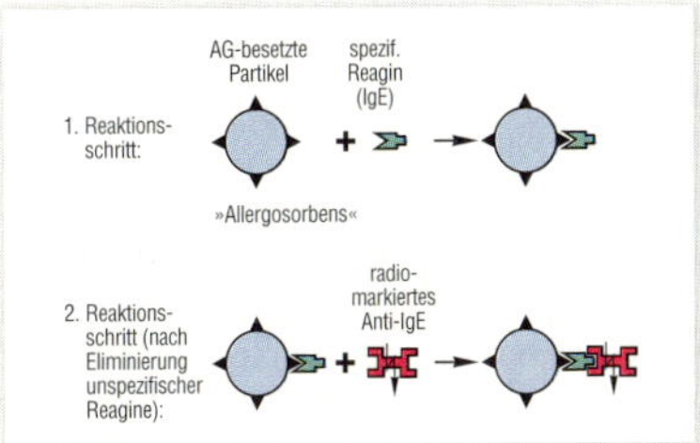

RAST [229]

Rastinon®-Test: ↗Sulfonylharnstoff-Test.

RA-Test: Nachweis des ↗Rheumafaktors.

Rathke* Tasche: taschenförmige Vertiefung der grübchenförmigen Anlage der Adenohypophyse im Dachteil der ektodermalen Mundbucht. Ist fakultativ Bildungsort eines Kraniopharyngioms **(= R.*-Erdheim* Tumor)**.

Rationalisierung: in der Psychoanalyse das logisch-vernünftige Erklären eines – an sich nur irrational begründbaren – Vorganges (z.B. von Handlungen mit unbewußt bleibendem, für das Über-Ich aus moralischen Gründen inakzeptablem Motiv).

Ratschow* Lagerungsprobe: Nachweis- u. Beurteilungsmethode für arterielle Durchblutungsstörungen der unteren Gliedmaße durch in Rückenlage auszuführende rollende Fußbewegung (1mal pro Sek.) bei senkrecht erhobenen (gestützten) Beinen; dies führt bei unzureichend kompensiertem Arterienverschluß zu Abblassen des Fußes, vorzeitiger Ermüdung, evtl. zu Ischämie-bedingtem Schmerz u. minutenlanger Verzögerung der reaktiven Hyperämie u. der Wiederauffüllung der Venen (beides normal ≦ 15–20 Sek.) im anschließend abwärts gehaltenen Bein (evtl. auch zu besonders heftiger Nachrötung).

Rattenfleckfieber: murines ↗Fleckfieber.

Rattenfloh: z.B. Xenopsylla cheopsis u. Nosopsyllus fasciatus (»Indischer« oder »Tropischer« bzw. »Europäischer« oder »Nordischer R.«); Überträger von Pest u. Fleckfieber.

Rattenpest: die Pest als ursprüngliche Rattenseuche, die auf den Menschen übertragen wird.

Raubasin: Vasodilatator.

Raucedo: Heiserkeit.

Raucheramblyopie: nicotinbedingte ↗Amblyopie.

Raucherbein: ↗Endangiitis obliterans des Beines als chronischer Nicotinschaden.

Raucherkrebs: umgangssprachl. für das auf chronische Einwirkung von Tabakrauch zurückgeführte ↗Bronchialkarzinom (bei Zigarettenrauchern 10–20mal häufiger); mögliche Karzinogene: höhere aromatische Kohlenwasserstoffe (Typ 3,4-Benzpyren), Arsenik, radioaktives Polonium, Nickelcarbonyl, Nitrosamine.

Raucherrespirationssyndrom: chronische Atemwegsentzündung infolge übermäßigen, chron., zu Epithelschäden (u.a. Metaplasien) führenden Tabakrauchens (v.a. Zigaretten; auch bei Passivrauchen); evtl. auch Stenokardien (Nicotinabusus fördert Koronarsklerose [»Raucherherz«]).

Rauchfuß* Schwebe(lage): bei isolierter Wirbelkörper-Kompressionsfraktur der unteren BWS/oberen LWS u. bestimmten Beckenfrakturen (z.B. mit Symphysensprengung) Lagerung des Kranken auf einem breiten, dem betroffenen Wirbelsäulenbereich bzw. dem Becken unterlegten Band oder Tuch (sog. Durchhang). Bewirkt durch das Durchbiegen der WS (»Reklination«) schonende Wirbelaufrichtung bzw. Adaptation der Beckenfragmente.

Raucitas: (latein.) Heiserkeit.

Raumdesinfektion: im Rahmen der Seuchenbekämpfung erfolgende Entkeimung (Desinfektion) eines umschlossenen Raumes (Boden, Wände) u. der darin befindlichen größeren Gegenstände durch Anw. gasförmiger, versprühter oder verdampfter bakterizider Mittel oder durch Scheuerdesinfektion.

Raumdosis: integrale ↗Energiedosis.

raumfordernder Prozeß: durch Volumenzunahme Verdrängungserscheinungen bewirkender Krankheitsprozeß (z.B. Neoplasma) in einem fest umschlossenen Körperraum (z.B. Schädelhöhle).

Raumsinn: Fähigkeit **1)** zu räumlicher Lokalisation von Sinnesempfindungen bzw. **2)** zu bewußter Empfindung der Lage des Körpers im Raum oder einzelner Teile zueinander (Effekt des Zusammenwirkens mehrerer Sinne).

Rausch: leichter Grad von Trunkenheit; i.w.S. jeder rasch vorübergehende Zustand einer – meist – beglückenden Erregung durch Erlebnisse (kein R. im juristischen Sinn) oder durch Rauschgifte. Als **pathologischer R.** eine akute psychotische Episode, die bereits durch relativ geringe Mengen von Alkohol hervorgerufen werden kann.

Rauschdrogen, Rauschmittel: Rausch(zustände) hervorrufende Stoffe natürlicher oder synthetischer Herkunft; wegen Gefahr der Abhängigkeit auch »Suchtmittel«, wegen der toxischen Nebenwirkungen bei mißbräuchlicher Anw. auch **Rauschgift** genannt. Unterschieden *(WHO)* als R. vom Morphintyp, Barbiturat-/Alkoholtyp, Cocaintyp, Weckamintyp, Mescalin-/LSD-Typ u. Cannabistyp.

Rautek* Griff: Erste-Hilfe-Griff zur Bergung eines Bewußtlosen durch einen einzelnen Helfer: Griff von hinten unter den Oberarmen des – evtl. zuvor in sitzende Stellung gebrachten – Verletzten hindurch an einen unverletzten Unterarm, der rechtwinklig vor den Oberbauch abgewinkelt wird. – **R.* Lagerung:** einfache (u. daher unstabile) Seitenlagerung eines Bewußtlosen.

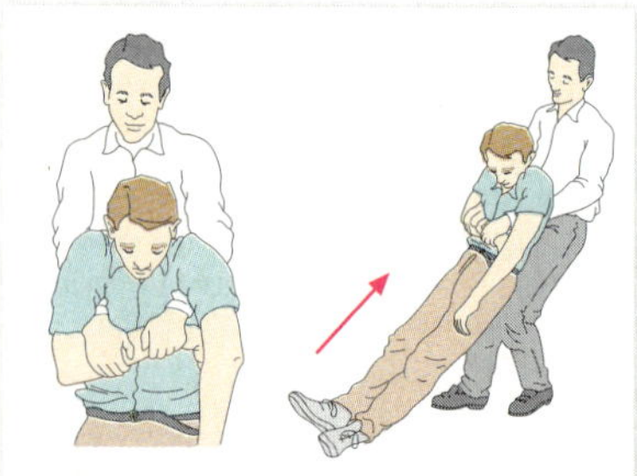

Rautek* Griff

Rautengrube: ↗Fossa rhomboidea.

Rautenhirn: ↗Rhombencephalon.

Rauwolfia, Rauvolfia: Gattung (sub)tropischer Apozynazeen mit alkaloidhaltiger Wurzel u. Wurzelrinde; z.B. **R. serpentina** (»Schlangenwurzel«), R. tetraphylla. Anw. als Wurzeldroge, Extrakte u. in Form der Reinalkaloide (ca. 50); unterschieden u.a. als Yohimbin- oder Corynanthin-, Ajmalin-, Serpentin-, Reserpin-Typ. Gesamtextrakt-Wirkung mit 3 pharmakologischen Komponenten: Herzfrequenzminderung, zentrale Blutdruckregulierung, Sedierung.

Raynaud* Krankheit: recht unterschiedlich benutzter Begriff für anfallsweise auftretende, z.B. durch Kälte ausgelöste Gefäßspasmen v.a. an den Händen; umfaßt im weitesten Sinne alle akralen Durchblutungsstörungen an Händen oder Füßen (akrales Ischämiesyndrom), im engeren Sinne funktionelle Durchblutungsstörungen (↗vasospastisches Syndrom). Bei letzterem wird teilweise weiter unterschieden in RAYNAUD* Syndrom (sekundäres ↗vasospastisches Syndrom) u. RAYNAUD* Krankheit im engeren Sinne (primäres ↗vasospastisches Syndrom).

RA-Zelle: ↗Rhagozyt.

Razemat: ↗Racemat.

razemös: ↗racemosus.

Rb: ↗**Rub**idium.

RB-Gen: Abk. für **R**etino**b**lastom-Gen; ein ↗Tumorsuppressorgen.

RBW(-Faktor), f: die »**r**elative **b**iologische **W**irksamkeit« als Unterscheidungsfaktor für Strahlenarten hinsichtlich ihres biologischen Effektes. – Im Strahlenschutz werden RBW-Faktoren international zu den Größenordnungen 1 u. 10 als »quality factors« zusammengefaßt; die resultierende »Äquivalentdosis« D_q (= $q \cdot D_x$) ist in Sievert (Sv = 100 rem) anzugeben.

RCBF: (engl.) **r**egional **c**erebral **b**lood **f**low; die regionale Hirndurchblutung.

RCR: Retrokardialraum.

rd: ↗**Rad**.

RDS: ↗**R**espiratory-**d**istress-**S**yndrom.

Read* Entbindungsverfahren: Methode zur Erzielung einer schmerzarmen »Geburt ohne Angst« durch Aufklärung über die Geburtsvorgänge sowie Schwangerengymnastik, Entspannungsübungen, Atemtechnik etc.

Read* Formel: Formel zur ungefähren Berechnung einer Grundumsatzerhöhung.

Reagens, Reagenz (Mz. = Reagentia, Reagenzien): chemisch definierter Stoff, der sich mit anderen Stoffen durch eine – im allgemeinen wahrnehmbare – Reaktion umsetzt (»reagiert«).

Reagenzglas: dünnwandiges, röhrenförmiges Gefäß aus relativ thermoresistentem Glas, mit rundem oder konischem Boden zur Durchführung kleinerer chemischer oder serologischer Reaktionen.

Reagenzpapier: mit einem Indikator präpariertes Papier; z.B. als ↗Teststreifen.

Reagibilität: Reaktionsfähigkeit (auch deren Art etc.).

Reaktionstypen: i.e.S. **R. allergischer Reaktionen** nach COOMBS u. GELL (s.a. Allergie): Typ I = **Sofortreaktion** (immediate hypersensitivity): sich nach Sekunden bis Minuten manifestierende allergische, IgE-vermittelte, gegen ein Umweltantigen (z.B. Pollen) gerichtete Reaktion durch Freisetzung pharmakologischer Mediatoren mit Symptomen z.B. eines anaphylaktischen Schocks, einer Urtikaria, eines Asthma bronchiale oder Heuschnupfens (Rhinoconjunctivitis allergica). – Typ II = **zytotoxische Reaktion**: Antikörper, die gegen Zelloberflächenantigene gerichtet sind, bewirken unter Komplementeinwirkung eine Zellzerstörung u. damit eine klinische Unverträglichkeit in Form einer Anämie, z.B. durch Blutgruppenunverträglichkeit, allergische Granulozytose oder Thrombozytopenie. – Typ III = **Immunkomplex-Reaktion**: Komplementaktivierung durch zirkulierende Immunkomplexe; klinisch werden 2 Typen unterschieden: 1. Immunkomplex-Anaphylaxie als Sofortreaktion; 2. Serum-Krankheit, die mit Fieber, Vaskulitis, Nephritis, Arthritis u. Urtikaria einhergeht. – Typ IV = **zelluläre Überempfindlichkeit** = **Spätreaktion**: Immunreaktionen, die durch sensibilisierte T-Lymphozyten vermittelt werden. Die Reaktionen bilden sich nach wiederholtem Kontakt nach 48–72 Std. aus. Klinische Manifestationsformen: allergisches Kontaktekzem, Graft-versus-Host-Krankheit.

Reaktionszentrum: ↗Keimzentrum.

reaktiv: in Beantwortung eines körperlichen oder seelischen Reizes erfolgend.

Reaktivbewegungen: Bewegungen, die erst als Antwort auf einen körperlich oder seelisch wirksamen Reiz auftreten; sind herabgesetzt bei der hypokinetisch-rigiden Form des extrapyramidalen Syndroms.

Reaktivierung: Wiederherstellung der Funktion; bzw. *path* das erneute Aktivwerden eines Krankheitsgeschehens, -herdes.

Reaktogenität: die Nebenwirkungen eines Impfstoffes, ausgelöst z.B. durch Lösungs- u. Konservierungsmittel, Nährmedien oder Bestandteile von Mikroorganismen, die zur Herstellung des Impfstoffes verarbeitet wurden; in Frage kommen entzündliche u. allergisch-toxische Krankheitsbilder.

Realisationsphase: die Zeit vom Entstehen der ersten Tumorzellen (Initialphase) bzw. deren Erstmetastasierung bis zur klinischen Tumormanifestation.

REAL-Klassifikation: Abk. für **R**evised **E**uropean **A**merican **L**ymphoma Klassifikation der ↗Non-HODGKIN-Lymphome als Versuch einer Vereinheitlichung der international bisher uneinheitlichen Klassifikationen.

Real-time-Technik: (engl.) »Echtzeit-Verfahren« der ↗Ultraschalldiagnostik.

Reanastomosierung: Wiedervereinigung operativ getrennter Organlichtungen durch eine Anastomose.

Reanimation: alle Erste-Hilfe- u. klinischen Maßnahmen zur Wiederbelebung bei akutem Herz- u./oder Atemstillstand (↗Schema S. 654). Als **kardiale R.** (»Herzwiederbelebung«) durch Herzmassage, Defibrillation u. Applikation herzwirksamer Medikamente (Adrenalin u.a.), als **respiratorische R.** das Ingangbringen des Gasaustausches in der Lunge durch künstliche Beatmung (nach Freimachen der Atemwege), u. zwar manuell oder – besser – apparativ bzw. als Mund-zu-Mund-, Mund-zu-Nase-Beatmung. – Erst nachfolgend – als definitive Maßnahmen – ursächliche Abklärung u. Behandlung (↗ABC-Maßnahmen), optimal in einem **Reanimationszentrum** (Intensivstation); zum Transport evtl. stabile Seitenlage u. – bei fehlender Gegenanzeige – leichte Kopftieflage (Herbeiführen eines hirnwärts gerichteten hydrostatischen Strömungsgefälles). – **R., intrauterine:** Reanimationsmaßnahmen zugunsten der Leibesfrucht bei Hypoxie unter der Geburt, z.B. Wehenhemmung u. entlastende Lagerung der Gebärenden (Beckenhoch-, Seitenlagerung) während der Vorbereitung eines geburtshilflichen Eingriffes. – **R., primäre:** bei Neugeborenen-Asphyxie Absaugen der Atemwege u. Einsatz künstlicher Beatmung.

Reanimator: »Wiederbeleber«, ↗Beatmungsgerät.

Reber* Sehkarte: Sehprobentafel mit Bildern für Kinder, Analphabeten.

Rebound-Effekt, Rückpralleffekt: überschießende Reaktion nach Absetzen eines Medikamentes.

Rec.: ↗Recipe. – **rec.:** ↗recens, recenter.

Recall-Antigene: aus Bakterien u. Pilzen (Tetanus, Diphtherie, Streptokokken, Tuberculin, Candida, Proteus) gewonnene Antigene, die bei einem hohen Anteil gesunder Probanden eine Immunreaktion hervorrufen; dienen zur Prüfung der zellvermittelten Immunität im Intrakutantest (Hautreaktion vom verzögerten Typ).

recens, rezent: frisch (im Sinne von gegenwärtig).

recenter paratum: latein. Rezepturanweisung »frisch bereitet«.

Reanimation (Schema) [312]

Ⓐ Atemwege	Atemwege freimachen
Ⓑ Beatmung	endotracheale Intubation oder Maskenbeatmung, reiner Sauerstoff
Ⓒ Circulation	Herzmassage
Ⓓ Ⓔ Drogen (medikamentöse u. Elektrotherapie des Herzstillstandes) Beatmung u. Herzmassage werden nur während Defibrillation u. EKG-Kontrolle unterbrochen! Die Herzmassage wird erst eingestellt bei regulärer Herzaktion mit tastbarem peripherem Puls!	a) **venöser oder zentralvenöser Zugang** Initialtherapie: • Adrenalin 0,5–1,0 mg i.v. b) **EKG-abhängige Therapie** **Kammerflimmern** (Häufigkeit bis 80%) • Defibrillation bis 360 Joule (Erw.) 100–200 Joule (Kind) 50–100 Joule (Säugling) Bei wirkungsloser Defibrillation oder nach eintretender Herzaktion mit noch vorhandener Flimmertendenz: • Lidocain 50–100 mg als Bolus i.v. (bei Kindern 10–50 mg i.v.), im Anschluß daran Lidocaininfusion, Dosis: 2 mg/Min. **Asystolie bzw. elektromechanische Dissoziation** • Adrenalin 0,5–1,0 mg i.v. (bei Kindern 0,1–0,5 mg i.v.), wiederholen! Bei anschließender bradykarder Rhythmusstörung: • Atropin 1–2 mg i.v. (bei Kindern entsprechend niedriger), später Schrittmachersonde. Wichtig: Adrenalin, Atropin u. Lidocain können bei fehlendem venösen Zugang auch über den Tubus instilliert werden! c) **Natriumbicarbonat, Infusionstherapie** Natriumbicarbonat sollte erst dann gegeben werden, wenn die spontane Herzaktion wieder eingesetzt hat. Dosierung: 1 mmol/kg KG, weitere Therapie nach Blutgaswerten. Die Flüssigkeitstherapie erfolgt unter Berücksichtigung der Ursachen des Herz-Kreislauf-Stillstands u. laufender Kontrollen des zentralen Venendrucks.
Nach erfolgreicher Wiederbelebung (tastbarer, regelmäßiger, peripherer Puls, evtl. ausreichende Spontanatmung) Verlegung des Patienten auf eine Intensiveinheit u. weitere Therapie	

Receptaculum seminis: *(latein. = Samenbehältnis)* das hintere Scheidengewölbe als Auffangort des Spermas.

Recessus: Ausbuchtung, Tasche.

rechts...: s.a. dextr(o)...

rechtsdrehend, dextrogyr, d: Eigenschaft optisch aktiver Verbindungen, die Ebene linear polarisierten Lichts nach rechts (»im Uhrzeigersinn«) zu drehen. Symbol: (+), früher D-, d-.

Rechts(herz)belastung: Widerstands- oder Volumenüberbelastung des rechten Herzens (z.B. bei Pulmonalstenose bzw. Vorhof- oder Ventrikelseptumdefekt). Führt zu reaktiver Rechtsherzhypertrophie u. bei deren Versagen zu rechtsseitiger myogener ↗Herzdilatation; vgl. Rechtsherzinsuffizienz.

Rechts(herz)dekompensation: Erliegen der autonomen kompensatorischen Mechanismen des rechten Ventrikels bei ↗Rechtsherzinsuffizienz.

Rechts(herz)hypertrophie: Arbeitshypertrophie des Myokards der rechten Herzkammer infolge chronischer ↗Rechtsherzbelastung.

Rechts(herz)insuffizienz: Unfähigkeit des rechten Ventrikels, einen den Erfordernissen entsprechenden Blutauswurf zustande zu bringen bzw. den venösen Rückfluß des großen Kreislaufs aufzunehmen; v.a. als Folge degenerativer oder entzündlicher Myo- u. Endokarderkrankungen, angeborener Herzfehler, bei koronarer Herzkrankheit, Myokardinfarkt (s.a. Cor pulmonale). Symptome: Zyanose u. Atemnot bei Stauung im großen Kreislauf, erhöhter zentraler Venendruck, Leberstauung, Einflußstauung an Hals u. Armen, Ödeme (bes. der unteren Gliedmaßen), Pleura- u. Perikarderguß, Aszites, Stauungsgastritis, evtl. Stauungsmilz.

Rechts-links-Shunt: Übertritt von Blut aus der rechten in die linke Herzhälfte (i.w.S. auch aus einem venösen in ein arterielles Blutgefäß) als Folge einer Shunt-Umkehr; Leitsymptom: Mischungszyanose.

Rechts(positions)typ, Rechtslagetyp: charakteristischer EKG-Typ beim gesunden Kleinkind u. bei Rechtsherzhypertrophie. – s.a. Positionstypen.

Rechtsschenkelblock (RSB): **1) vollständiger (kompletter) R.:** vollständige Leitungsunterbrechung im rechten ↗TAWARA* Schenkel (oder einem seiner Haupttäste); führt zu Störung der Erregung des rechten Ventrikels. **2) unvollständiger (inkompletter) R.:** ↗Rechtsverspätung.

Rechtsverspätung: »partieller Rechtsschenkelblock«; verzögerte – aber nicht blockierte – Erregungsleitung im rechten TAWARA* Schenkel u./oder Kammermyokard; z.B. bei Herzdilatation, Rechtsherzhypertrophie oder Koronaropathie.

recidivans, rezidivierend: mit Rückfällen, ↗Rezidiv.

Recipe, Rec., Rp.: latein. Rezepturanweisung »nimm«.

v. Recklinghausen* Krankheit: 1) ↗Neurofibromatose. **2)** ↗Osteodystrophia fibrosa cystica generalisata; als halbseitige Form das JAFFÉ*-LICHTENSTEIN* Syndrom.

Recovery: (engl.) die »Erholung« im Intervall der fraktionierten Bestrahlung; i.e.S. das ELKIND* Phänomen bei subletalem Strahlenschaden.

Recrudescence: (engl.) ↗Rezidiv (i.e.S. das relativ frühe einer Malaria).

Recruitment, Recrutement: (engl./frz.) Lautheitsausgleich bei Schwerhörigkeit durch Haarzellschädigung.

rect..., recto...: Wortteil »gerade« (latein. = »rectus«; z.B. Musculus r. = »Rektus«) bzw. »Mastdarm« (= »Rektum«).

rectalis: (latein.) den Enddarm (Rectum) betreffend, ↗rektal.

rectificatus, rect.: durch wiederholte Destillation von Beimengungen gereinigt, »rektifiziert« (bei Anw. spez. Destillationen: **rectificatissimus, rectss.**).

Rectum, End-, Mastdarm: der »gerade«, in Höhe des 3. Sakralwirbels beginnende, bis zum After reichende Teil des Dickdarms in Fortsetzung des Colon sigmoideum; ist im oberen Teil weit (= Ampulla recti als Kotspeicher), anschließend mit Plicae transversales (= KOHLRAUSCH* Falten) sowie dem inneren Schließmuskel des ↗Kontinenzorgans ausgestattet; setzt sich dann in den Afterkanal (Canalis analis) fort. – s.a. Rektum..., Rekto..., Rektal..., Prokto...

Rectus, Rektus: Musculus rectus (= gerader Muskel).

Recurrence: (engl.) ↗Rezidiv (i.e.S. als relativ spätes Malariarezidiv).

recurrens: (latein.) zurücklaufend, -kehrend; z.B. Nervus re. (»Rekurrens«), Febris re. (Rückfallfieber).

recurvatus: (latein.) rückwärts gekrümmt.

red boy: (engl.) roter Junge, ↗Kwashiorkor.

Redon* Drainage: Einmalgerät für kontinuierliche Saugdrainage; eine Vakuumflasche mit nicht zusammendrückbarem Schlauch (aus Plastik).

Redox: Abkürzung für »Reduktion/Oxidation« (i.S. von Elektronenaufnahme/-abgabe).

Redoxsystem: System aus Oxidations- u. Reduktionsmitteln. Von biologischer Bedeutung z.B. bei der Energiegewinnung durch Atmung, wobei kettenförmig hintereinandergeschaltete reversible, eine Redoxkette (↗Atmungskette) bildende Systeme zunehmender Positivität mit Übertragung von Wasserstoff (H) oder von Elektronen arbeiten.

Redression: unblutige, von Hand oder apparativ ausgeführte Korrektur einer Skelettdeformität (z.B. Klumpfuß, Skoliose) mit anschließender Fixation des betreffenden Skelettabschnittes, oft in Überkorrektur, durch einen Fixationsverband (meist Gipsverband).

Reduktionsdiät, -kost: kalorienarme Ernährung als Maßnahme zur Verminderung des Körpergewichtes (»Gewichtsreduktion«).

Reduktionsplastik: plastisch-operative Organverkleinerung, z.B. der Mamma.

Reduktionsprobe: chemischer Nachweis von Kohlenhydraten anhand ihrer reduzierenden Eigenschaft gegenüber entsprechenden Reagenzien.

Reduktionsteilung: ↗Meiose.

Redundanz: Überfülle. **1)** in der Informationstheorie die Menge »überflüssiger« Information. **2)** die Kodierung derselben Aminosäure durch mehrere verschiedene Codons der t-RNS infolge Übereinstimmung in einer oder zwei Basen.

Reduplikation: Verdoppelung; *zytol* Vermehrung von Zellorganellen durch Wachstum u. Teilung; i.e.S. die identische Nachbildung genetischer Strukturen (Matrizen) der Zelle vor der Kernteilung durch Aufnahme von Bausteinen aus dem umgebenden Milieu (= Autoduplikationen); in der Molekulargenetik meist als Replikation bezeichnet.

Reevolution: das »Aufwachstadium« nach einem epileptischen Anfall, mit noch bestehenden Orientierungs- u. Sprachstörungen u. inkohärentem Denken.

Refertilisierung, -sation: Maßnahmen zur Beseitigung einer operativ herbeigeführten Sterilität, d.h. zur Wiederherstellung der Potentia generandi bzw. concipiendi; operative Rekanalisation von Ei- bzw. Samenleiter (z.B. Kontinuitätsresektion, Neoimplantation).

Reflektometer: Gerät zur Auswertung von Teststreifen (v.a. Blutzucker-Schnellbestimmung) durch Messung des reflektierten Lichtes.

reflektorisch: als Reflex ablaufend, reflexbedingt. – **r. Störung:** Funktionsstörung als Effekt von einem anderen – erkrankten oder verletzten – Organ ausgehender Reflexe; z.B. als Schonhaltung.

Reflektor(spiegel): Beleuchtungsspiegel für Untersuchung im reflektierten Licht; als Hand- (z.B. Zahn-, Augenspiegel) oder Stirnreflektor (Ohrenspiegel).

Reflex: 1) der von einem spiegelnden Körper zurückgeworfene Licht-Widerschein. **2)** die automatische (unmittelbare u. unwillkürliche), im allgemeinen regelmäßig reproduzierbare, über das Nervensystem erfolgende (»neurogene«) Antwort eines Organgewebes (Muskel, Drüse) auf einen Reiz, dessen Aufnahme (= Perzeption; im allg. durch einen ↗Rezeptor) über einen ↗Reflexbogen zur Reflexauslösung am Erfolgsorgan (Effektor) führt, d.h. – über die motorische Endplatte – am Muskel bzw. an der Drüsenzelle. Ermöglicht eine schnelle u. optimale Einstellung des Organismus auf die Umwelt u. ein reibungsloses Zusammenspiel der Körperteile. – **R., alternierender:** R., bei dem auf die reflektorische Aktion der Agonisten eine Aktion der Antagonisten folgt; bei Querschnittslähmung. – **R., kutiviszeraler:** R. mit Reizort Haut (vgl. HEAD* Zone) u. Reizantwort an Eingeweiden. – **R., pathologischer:** krankhafter R. als Folge einer Erkrankung des Zentralnervensystems, z.B. der Pyramidenbahn (als BABINSKI*, GORDON*, MENDEL*-BECHTEREW* Reflex etc.). – **R., propriozeptiver:** ↗Eigenreflex. – **R., viszeraler:** durch Reizung von Interozeptoren der Eingeweide ausgelöster vegetativer R. mit Erfolg z.B. an Herz oder anderen inneren Organen bzw. Haut (viszerokardial, -viszeral, -kutan).

Reflexabschwächung, Hyporeflexie: im Vergleich zur Gegenseite oder mit Erfahrungswerten verminderte Auslösbarkeit eines Reflexes; z.B. bei Teilschäden des Reflexbogens (z.B. Pyramidenbahnschädigung), verminderter zentraler Erregbarkeit (z.B. bei Bewußtseinsverlust).

Reflexblase: als spinale bzw. intramurale R. die ↗Blasenautomatie bzw. ↗Blasenautonomie.

Reflexbogen: diejenige Kette von Prozessen, die zusammen einen ↗Reflex bilden; z.B. der R. des Muskeldehnungsreflexes: von der Muskelspindel, die einen Dehnungsreiz aufnimmt, über afferente Nervenfasern monosynaptisch vom α-Motoneuron, welches eine Kontraktion desjenigen Muskels auslöst, in dem die Muskelspindel liegt (Eigenreflex).

Reflexion, Reflektieren: die teilweise »Rückstrahlung« einer Strahlung (z.B. Wärme-, Licht-, Röntgen-, Teilchen-Strahlung; Schall-, Ultraschallwellen) an den Grenzflächen des Mediums, in dem sie sich ausbreitet.

Reflexkontraktur: reflektorische Muskelhypertonie mit Kontraktur bei chronischem Schmerzzustand. Oft kombiniert mit Lähmungen u. vasomotorisch-trophischen Störungen.

Reflexkrampf: tetanische oder klonische Muskelzuckungen bei Enthemmung der Reflexbögen, z.B. durch Strychnin (Blockade der RENSHAW* Zellen). – **R., saltatorischer,** v. BAMBERGER* Krankheit: hüpfende, tanzende Bewegungen (Springtic) durch klonische Zuckungen (v.a. Wadenmuskeln), einsetzend bei Bodenberührung der Fußsohlen.

Reflexmassage: ↗Reflexzonenmassage.

Reflexmuster: die charakteristische Form u. zeitliche Zuordnung eines komplexen Reflexablaufs.

reflexogen: durch Reflex entstanden. – **r. Zone:** Hautbezirk oder Körperteil, dessen Reizung einen Reflex auslöst. – vgl. Reflexzone.

Reflexsteigerung: ↗Hyperreflexie.

Reflextherapie: Beeinflussung innerer Organe über kutiviszerale Reflexe; ↗Segmenttherapie, Akupunktur, Reflexzonenmassage.

Reflextod: durch reflektorisches Geschehen mitbedingter Tod, z.B. nach Schlag auf die Arteria carotis (über Karotissinusreflex).

Reflexzone: die einem bestimmten Rückenmarksegment zugehörige Zone der Körperoberfläche, die bei Reizzuständen zugeordneter (»isosegmentaler«) innerer Organe reflektorisch beeinflußt wird. Die ↗HEAD* Zone als Hautzone, die VOGLER* Periostzone, die MACKENZIE* Zone als Muskelzone (letztere mit schmerzhafter Muskelhypertonie [»Sperrtonus«] u. sog. Maximalpunkten reagierend, evtl. auch mit ↗Myogelosen). Eine path. Verbreiterung der R. beim Auslösen von Eigenreflexen oder Muskeldehnungsreflexen ist als Pyramidenbahnzeichen zu werten.

Reflexzonenmassage, Reflexmassage: Massage von ↗Reflexzonen zur gezielten Beeinflussung der diesen Zonen zugehörigen inneren Organe oder zur Behandlung von Schmerzsyndromen; zu der R. gehören z.B. Bindegewebsmassage, Fußreflexzonenmassage, Segmentmassage, Periostbehandlung, Muskelreflexzonenmassage, Kolonmassage; s.a. Massagetherapien.

Reflux: (latein.) Rückfluß; *kard* vgl. Regurgitation. – **R., biliopankreatischer:** rückläufiger (»retrograder«) Gallefluß in den Pankreasgang infolge eines Hindernisses im Bereich der Papilla duodeni (major); analog auch der **duodenopankreatische R.** von Duodenalsaft. – **R., duodenogastraler:** Rückfluß von Duodenalsaft in den Magen bei gestörter Koordination der antro-duodenalen Motilität. – **R., gastroösophagealer:** Magensaftübertritt in die Speiseröhre bei Kardiainsuffizienz (s.a. Refluxösophagitis). – **R., pelvirenaler** oder **pyelorenaler:** Harn- bzw. Kontrastmittelübertritt aus dem Nierenbecken in angrenzende Nierenbereiche. – **R., vesikoureteraler:** Harnrückfluß aus der Blase in den Harnleiter; evtl. sogar ins Nierenbecken = **vesikorenaler R.**; ist darstellbar durch Refluxpyelogramm (nach Einbringen von Kontrastmittel in die Blase); kommt vor u.a. bei Schrumpfblase, Fehlbildung, nach Ureterozystoneostomie.

Refluxkrankheit: zusammenfassender Begriff für alle Beschwerden u. morphologischen Veränderungen als Folge eines pathologischen Rückflusses aus dem Magen u./oder der Speiseröhre (gastroösophagealer Reflux). Die primäre Refluxkrankheit ist Folge eines funktionell gestörten Kardiaschlusses.

Refluxösophagitis: Entzündung der Ösophagusschleimhaut durch Einwirkung von Magen- oder Duodenalsaft bei Refluxkrankheit. Unterschieden werden die primäre R., verursacht durch eine idiopathische Störung des unteren Ösophagussphinkters, u. die sekundären Formen (durch Störung der Ösophagusmotilität, z.B. bei Sklerodermie, Magenausgangsstenose, Gastrektomie oder Gleithernie). *Stadieneinteilung* (nach SAVARY/MILLER): Grad I: einzelne Erosionen; Grad II: konfluierende Erosionen; Grad III: konfluierende Erosionen, die die gesamte Zirkumferenz des Ösophagus einnehmen (↗Abb.); Grad IV: Ulzera, Ersatz des zerstörten Plattenepithels durch Zylinderepithel (BARRETT* Ösophagus), Vernarbungen in Form von Längsschrumpfungen oder peptischen Stenosen. *Komplikationen:* Blutungen, BARRETT* Ulkus, peptische Ösophagusstenose, BARRETT* Ösophagus (gilt als Präkanzerose für das Ösophaguskarzinom, daher regelmäßig endoskopische Kontrollen).

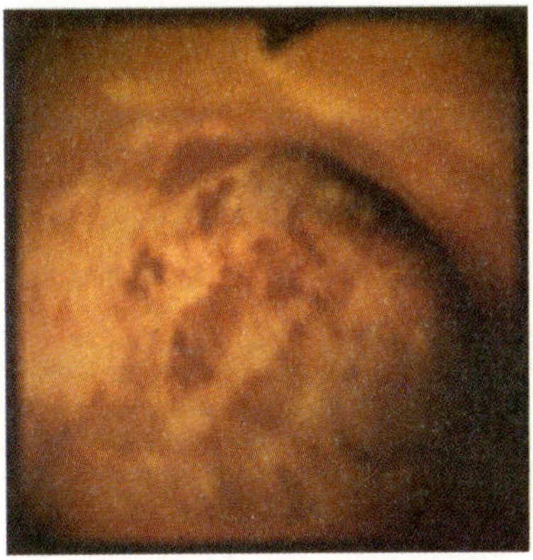

Schwere **Refluxösophagitis** mit flächenhaften, erosiven Schleimhautdefekten u. hämorrhagischen »Straßen« (endoskop. Bild) [83]

Refluxplastik: operative Korrektur einer zu – z.B. gastroösophagealem, vesikoureteralem – Reflux führenden Schließschwäche.

refractus: (latein.) geteilt.

refraktär: unempfänglich, nicht beeinflußbar.

Refraktärperiode, -phase: 1) R., absolute: an erregbaren Membranen der Zeitraum unmittelbar nach einer Erregung, in dem die Membran infolge Inaktivierung des Natriumsystems völlig unerregbar ist (»elektrische Refraktärität«). **2) R., relative:** der einem Aktionspotential folgende Zeitraum (mit Umwandlung des Natriumsystems in den aktivierbaren Zustand), in dem die Reizschwelle für die Auslösung eines 2. Aktionspotentials erhöht ist (verminderte Erregbarkeit).

Refraktion, Lichtbrechung: beim Auge die Bedingungen, die zur Abbildung der Umweltgegenstände auf der Retina führen.

Refraktionsanomalie: ↗Ametropie; Überbegriff für die verschiedenen Normabweichungen in den Brechungsverhältnissen des Auges (↗Myopie = Kurzsichtigkeit u. ↗Hyperopie = Weitsichtigkeit).

Refraktometer: optisches Instrument zur Bestimmung von Brechzahlen, z.B. in der Augenheilkunde zur Bestg. der ↗Refraktion des Auges.

Refraktur: 1) erneuter Knochenbruch bei nicht abgeschlossener oder schlechter Frakturheilung (v.a. bei zu früher Belastung). **2) Refrakturierung:** erneutes Brechen eines in Fehlstellung verheilten Knochens zur Stellungskorrektur.

Refrigerationslähmung: kältebedingte Lähmung bei Neuritis, Muskelrheumatismus.

REFSE: **R**ussisch-**E**uropäische ↗**F**rühjahr-**S**ommer-**E**nzephalitis.

Regel: ↗Regelblutung.

Regelanomalie: Abweichungen von der normalen ↗Menstruation.

Regelbiß: ↗Neutralbiß(lage).

Regelblutung: ↗Menstruatio(n); s.a. Menarche, Dysmenorrhö. – **R., vikariierende:** s.u. Blutung.

Regenbogen(farben)sehen: ↗Iridopsie.

Regenbogenhaut: ↗Iris.

Regeneratio, Regeneration: Wiederbildung bzw. Ergänzung verlorengegangener Zellen, Gewebe oder Körperteile; als **physiologische R.** die normale, artspezifische Erneuerung der sog. Mausergewebe; als **pathologische R.** nach Verlust durch Verletzung oder eine sonstige Schädigung.

regenerativ: durch bzw. bei ↗Regeneration.

Regio (Mz. = **Regiones** = **Regg.**): (latein.) Körpergegend, -region. – **Regg. abdominis:** die Bauchregionen (↗Abb.). – **Regg. cervicales** (s. colli): die Hals-Nacken-Regionen. – **Regg. dorsi:** die Rückenregionen. – **Regg. faciei:** die nach den Gesichtsschädelknochen benannten Gesichtsregionen einschl. Wangen-, Kinnregion. – **R. olfactoria:** das Riechfeld im oberen Teil der Nasenhöhle (unter der Lamina cribrosa, an der Scheidewand) u. der seitlichen Wand des oberen Nasenganges. – **Regg. pectoris:** vordere Brustwandbereiche.

regionär, regional(is): eine Körpergegend –(Regio) betreffend, auf sie beschränkt; s.a. Lokal…

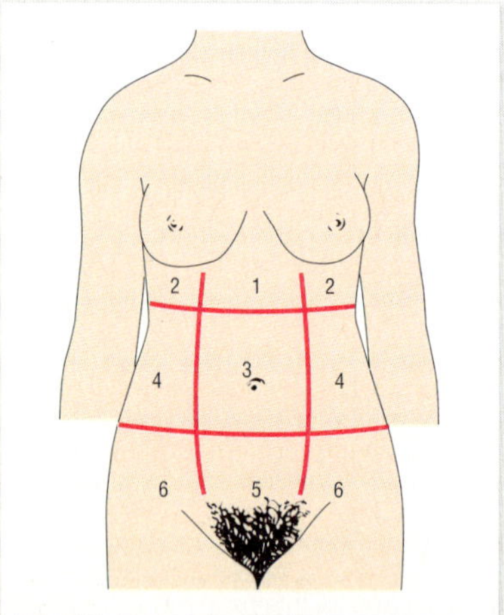

Regio: Topographie der **Bauchregionen** (»Regiones abdominis«); 1: Regio epigastrica (= Epigastrium); 2: R. hypochondriaca dextra et sinistra (= Hypochondrium); 3: R. umbilicalis; 4: R. lateralis dextra et sinistra; 5: R. pubica (= Hypogastrium); 6: R. inguinalis dextra et sinistra [105]

Regionalanästhesie: Schmerzausschaltung mittels Lokalanästhetika auf eine bestimmte Körperregion begrenzt; unterschieden als ↗Infiltrationsanästhesie, periphere u. rückenmarksnahe ↗Nervenblockade sowie ↗Oberflächenanästhesie. Die R. wird auch in Kombination mit Narkoseverfahren angewandt, die das Bewußtsein ganz oder teilweise ausschalten; z.B. Periduralanästhesie + Intubationsnarkose.

regrediens, regredient: rückgängig, ↗regressiv.

Regression: Rückbewegung, -entwicklung. **1)** ↗Atavismus. **2)** ↗Entdifferenzierung. **3)** z.B. bei hirnatrophischen Prozessen (↗Demenz) erfolgender Rückgang auf entwicklungsgeschichtlich ältere geistige Schichten. **4)** (S. Freud) Zurückfallen auf frühere Entwicklungsstufen, z.B. Wiederauftreten frühkindlicher Verhaltensweisen als Abwehrmechanismus (z.B. in akuter Konfliktsituation) u. bei psychosexueller Entwicklungshemmung.

regressiv: sich zurückbildend, -entwickelnd (↗Regression). – **r. Prozeß:** Rückbildung von Funktionen, Zellen oder Geweben; meist mit Atrophie, Degeneration, Entdifferenzierung, Nekrobiose etc. gekoppelt.

regulär, regularis: der Regel entsprechend, regelmäßig. – **r. Antikörper:** die im AB0-System regelmäßig zu erwartenden Isoantikörper.

Regulation: die der Anpassung an die Umwelt, der Aufrechterhaltung der Homöostase dienenden, durch Regelkreis-Systeme gelenkten u. koordinierten Funktionen, realisiert vom – v.a. vegetativen – Nervensystem **(= nervale R.)** oder von – als Regulationsstoffe dienenden – Hormonen **(= hormonale R.)** u. anderen humoralen Faktoren **(= humorale R.)**, wie z.B. durch Enzymsysteme, pH, Stoffwechselprodukte, aktivierte Vorstufen biologischer Faktoren. – Im genetischen Bereich die Regelung der primären Genwirkung (Transkription, Translation, Proteinbildung) durch das Zusammenwirken von Regulator-Gen u. Operator(-Gen) sowie Substrat oder Endprodukt (bzw. intrazelluläre Milieufaktoren).

Regulationsstörung: Störung der Funktion von Regulationssystemen bzw. das daraus resultierende Krankheitsbild (als Homöostasestörung), i.e.S. *kard* als R. des Kreislaufs.

Regurgitation: das Rückströmen (auch Rückstau; vgl. Reflux) des Inhaltes eines Hohlorgans, z.B. von Blut aus den großen Arterien ins Herz bzw. aus den Herzkammern in die Vorhöfe (bei Herzklappeninsuffizienz; geht mit entsprechendem systolischem oder diastolischem **Regurgitationsgeräusch** einher) bzw. von Speisen/Chymus aus tieferen in höhere Abschnitte des Verdauungstraktes.

Rehabilitation: die Gesamtheit aller Maßnahmen medizinischer, schulisch-pädagogischer, beruflicher u. sozialer Art, die erforderlich sind, um chronisch Kranken oder Behinderten die bestmöglichen körperlichen, seelischen u. sozialen Bedingungen zu schaffen. Diese sollen sie befähigen, aus eigener Kraft einen möglichst normalen gesellschaftlichen Platz im Berufs- u. Privatleben zu behalten oder wiederzuerlangen. Medizinische Rehabilitationsleistungen (-maßnahmen) werden z.B. in stationären (»Reha-Klinik«), ambulanten oder teilstationären Einrichtungen erbracht. Eine Auswahl therapeutischer Maßnahmen in der medizinischen R. zeigt die Tab.

Auswahl therapeutischer Maßnahmen u. Leistungen in der medizinischen **Rehabilitation**, nach [93]

Physiotherapie
Ergotherapie
Diätetik u. Ernährungsberatung
Schmerztherapie
Hilfsmittelversorgung u. Hilfsmittelgebrauchs-schulung
neuropsychologisches Training
Stimm-, Sprech- u. Sprachtherapie
psychologische/psychotherapeutische Maßnahmen
unkonventionelle Therapieverfahren/alternative Heilverfahren
Patientenschulung
Gesundheitsbildung/Gesundheitstraining Gesundheitsberatung
Sozialberatung u. soziale Hilfen
Angehörigenarbeit
sozialmedizinische Beurteilung u. Beratung sowie Hilfen für die weitere berufliche Tätigkeit

Rehydratation: enterale oder parenterale Zufuhr (als Getränk bzw. Infusion) von Wasser oder Salzlösungen zum Ausgleich eines Flüssigkeitsmangels (↗Dehydration).

Reibegeräusch, Reiben: Auskultationsphänomen durch Aneinanderreiben krankhaft veränderter (z.B. Fibrinauflagerung, Tuberkel) seröser Häute; v.a. im fibrinösen Stadium der Pleuritis u. Perikarditis (»Pleura-«, »Perikardgeräusch« bzw. »-reiben«).

Reibung: eine der 5 Grifftechniken der klassischen ↗Massage.

Reichsversicherungsordnung, RVO: Gesetz aus dem Jahr 1911 (in Kraft getreten am 1. 1. 1914), das seitdem mehrmals geändert u. ergänzt wurde u. das die öffentlich-rechtliche Kranken- u. Rentenversicherung sowie neuerdings auch Maßnahmen zur Gesundheitsvorsorge regelt. Die RVO ist damit die wichtigste u. umfangreichste Rechtsgrundlage der Sozialversicherung.

Reife: ↗Maturitas, s.a. Reife…, Reifung(s…). – **R. der Cervix uteri:** Gewebsauflockerung u. Einstellung des Gebärmutterhalses in die Beckenachse am Ende der Schwangerschaft (u. unter der Geburt).

Reifebestimmung, intrauterine: s.u. Reifezeichen.

Reifegrad: der anhand der ↗Reifezeichen feststellbare Entwicklungsgrad des Neugeborenen als Voraussetzung für das extrauterine Weiterleben ohne künstliche Maßnahmen.

Reifeteilungen: ↗Reifungsteilung.

Reifezeichen: körperliche Entwicklungsmerkmale des Neugeborenen, die eine Bestimmung des Gestationsalters unabhängig von geburtshilflichen Daten möglich machen. Beurteilt werden Brustdrüsengewebe, Brustwarzenbildung, Hautdurchsichtigkeit, Kopfhaar, Ohrmuschelknorpel, Fingernägel u. plantare Hautfältelung. Vor der 28. SSW sind alle Scores zur Bestimmung des Gestationsalters ungenau.

Reifungsdissoziation: unterschiedlicher Reifegrad des Zellkerns u. Zytoplasmas der Zellen der Erythro- u. Granulozytopoese im Knochenmark; z.B. bei Eisenmangelanämie.

Reifungsreflexe: die für die Reife des Zentralnervensystems des Neu- bzw. Frühgeborenen typischen Reflexe (die auch für die Bestimmung der Schwangerschaftsdauer [»Gestationsalter«] geeignet sind); z.B. der Moro* Reflex, der gekreuzte Streckreflex, Glabellareflex, Saugreflex, Pupillenreflex, tonischer Halsreflex; ferner Reflexe, die die kindliche Vorzugshaltung bestimmen (z.B. überwiegende Streckhaltung des sehr unreifen, Beugehaltung des reifen Neugeborenen). Fortbestehen frühkindlicher bzw. verzögertes Auftreten der nachfolgend zu erwartenden Reflexe können Hinweise auf eine hirnbedingte (»zerebrale«) Bewegungsstörung bzw. Zerebralparese sein.

Reifungsteilungen: die beiden – die Entstehung reifer Keimzellen einleitenden – korrelierten Kernteilungen der ↗Meiose.

Reihenuntersuchung: ärztliche Untersuchung nach Alter, Geschlecht, Beruf, Gefährdung etc. ausgewählter Bevölkerungsteile mit bestimmter, allgemein v.a. prophylaktischer Zielrichtung; z.B. Röntgen-R., Krebsvorsorgeuntersuchung. – vgl. Screening.

Reimplantation: »Wiedereinpflanzen«; z.B. eines Zahnes nach verletzungsbedingter Luxation; oder z.B. eines kurzzeitig entnommenen Herzschrittmachers. – s.a. Replantation.

Rein* Barriere: die elektrostatische Eigenschaft der Haut i.S. einer HELMHOLTZ* Doppelschicht (Anordnung der negativen = »sauren« Ladungen auf der Außen- u. der positiven = »alkalischen« auf der Innenseite der Hornschicht) als wesentlicher Faktor der ↗Barriere.

Reinfarkt: i.e.S. das Rezidiv eines ↗Myokardinfarkts.

Reinfekt, -infektion: nach Abheilen einer Erstinfektion erfolgende Neuansteckung mit dem gleichen Erreger; z.B. bei Tuberkulose nach »biologischer« Ausheilung des Primärkomplexes.

Reinfusion: durch ↗Infusion erfolgendes Wiedereinbringen einer körpereigenen Flüssigkeit in den Organismus; s.a. Retransfusion.

Reinglykosid: Präparat mit isoliertem (»reinem«) Glykosid (z.B. Digitoxin); im Unterschied zu Droge, Extrakt (als Gesamtwirkstoffgemisch; z.B. Digitalis).

Reinheitsgrad, RG: der mikroskopisch feststellbare unterschiedliche Erreger- u. Zellgehalt des Scheidensekrets.

Reinigungseinlauf: Darmspülung als Vorbereitung für endoskopische oder chirurgische Eingriffe sowie für Röntgendiagnostik.

Reinnervation: die durch ↗Nervenregeneration erfolgende Wiederherstellung der nervalen Versorgung.

Reisediarrhö, Tourista, »Montezumas Rache«: v.a. durch atypische Colistämme, seltener durch Salmonellen, Shigellen, Campylobacter oder Enteroviren verursachte akute Durchfallerkrankung (mit Koliken, Erbrechen) bei Touristen in südlichen Ländern; evtl. auch schwere Beeinträchtigung des Allgemeinbefindens.

Reisekrankheit: s.u. Kinetose.

Reisfeldfieber: ↗Batavia-Fieber, i.w.S. auch andere ↗Leptospirosen.

Reißnagelphänomen: der Unterlage fest anhaftende, reißnagelförmige (= zentral hyperkeratotische) Schuppen im Erythembereich eines chronischen Lupus erythematodes.

Reiswasserstühle: trüb-wäßrige Stühle (10–20 pro Tag) bei Cholera asiatica.

reitend: über einer Trennwand (z.B. Herzscheidewand, Verzweigungssporn) gelegen oder ihr oben aufsitzend; z.B. reitende ↗Aorta, r. ↗Embolus.

Reiter* Krankheit, REITER* Syndrom: reaktive entzündliche Systemerkrankung vorwiegend bei jüngeren Männern mit Bindehautentzündung (Conjunctivitis), Harnröhrenentzündung (Urethritis) u. Gelenkentzündung (Oligoarthritis von über einem Monat Dauer) bei genetischer Disposition (HLA-B27 meist positiv). Als weitere Krankheitserscheinungen können Enteritis, weitere Haut- u. Schleimhautveränderungen sowie andere Organbeteiligungen vorkommen. Eine infektallergische Ursache bei enteralen oder urethralen Infektionen mit Chlamydien, Yersinien u.a. Bakterien wird diskutiert.

reiteretur, Reit.: lateinische Rezepturanweisung »es kann wiederholt werden« (Gegenteil: ne reit. = nicht zu wiederholen).

Reithosenanästhesie: in der Ausdehnung etwa eines Reithosenbesatzes bestehender Ausfall der Berührungsempfindung (oft auch der Schmerzempfindung, ↗Hypalgesie) im After-Damm-Geschlechts-Bereich bei Erkrankung des Conus medullaris des Rückenmarks.

Reiz, Stimulus: Zustandsänderung im Außenmilieu oder im Körperinnern, die eine Erregung hervorruft.

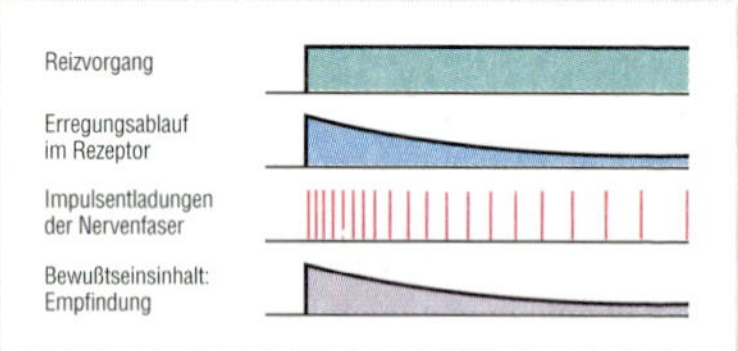

Beziehungen zwischen **Reiz** u. Empfindung [138]

Reizbildungszentrum: unzutreffender, aber häufig verwendeter Begriff für das Erregungsbildungszentrum des Herzens als physiol. Herzschrittmacher; normales = **»primäres R.«** ist der ↗Sinusknoten; bei dessen Ausfall können zunächst der Atrioventrikularknoten (als »sekundäres R.«) oder tiefere Abschnitte des ↗Erregungsleitungssystems **(»tertiäres R.«)** die Erregungsbildung übernehmen.

Reizblase (vegetative): Reizzustand der Harnblase mit Hypertonie ihrer Muskulatur, Tenesmen u. gesteigerter Miktionsfrequenz; z.B. bei Entzündung (auch der Nachbarorgane), nach endovesikaler Strahlentherapie, als vasoneurotische Störung.

Reizfaktoren, klimatische: Klimafaktoren, die vorübergehend belastende Antwortreaktionen des Organismus bewirken. Therapeutisch nutzbar, z.B. Höhenlage (vegetative u. endokrine Umstimmung, Anregung der Erythropoese), Sonnenbestrahlung (UV-Licht-Effekte; unspezifische Reizwirkung).

Reizgase: Gase mit Reizwirkung auf die Schleimhäute der Luftwege, die Bindehaut, evtl. auch auf die Haut; z.B. wasserlöslich Ammoniak, Schwefeldioxid, Chlor, Säuredämpfe, lipoidlöslich Phosgen u. nitrose Gase (verursachen evtl. Lungenödem).

Reizgriffe: plötzlich ansetzende, eine Tonisierung der Muskulatur bewirkende Massagegriffe (im Ggs. zu entspannenden = detonisierenden Grifftechniken).

Reizknie: ätiologisch unklare, zu Rückfällen neigende Kniegelenkentzündung (↗Gonitis) mit Ergußbildung, evtl. mit sekundärer Gelenkkapselverdickung. – Auch Bez. für entsprechende symptomatische Veränderungen.

Reizkolon: ↗Colon irritabile.

Reizleitungssystem: ↗Erregungsleitungssystem; s.a. Reizbildungszentrum.

Reizmittel: ↗Irritantia.

Reizpunkte: definierte Körperoberflächenpunkte als Ort der Wahl für die (monopolar-) elektrische Reizung bestimmter Organe; i.e.S. die Nerven- u. Muskelreizpunkte **(»elektromotorische R.«)**.

Reizschwelle: die zur Auslösung einer Erregung oder Reizempfindung ausreichende minimale Stärke eines Reizes.

Reizstoffe: Reizmittel (z.B. Irritantia) bzw. für die Reizkörpertherapie genutzte Heilmittel. – *toxik* ↗Reizgase.

Reizstromtherapie: Anw. von Reizstrom zu Heilzwecken (»Elektrotherapie«); z.B. dienen Einzelimpulse oder Impulsserien zur Auslösung von Einzelzuckungen bzw. von tetanischen Kontraktionen der Skelettmuskeln (als **selektive R.** nur an geschädigten Muskeln). In Abhängigkeit von der Wirkungsweise auf nervale u. muskuläre Strukturen werden Verfahren zur ↗Elektrostimulation sowie Verfahren zur Schmerzbehandlung peripherer Nerven (↗Nervenstimulation) oder zentralnervöser Strukturen unterschieden (Elektroanalgesie).

Reizsyndrom, peritoneales: die durch Bauchfellbeteiligung (s.a. Peritonitis) bedingte Symptomatik bei Erkrankungen der Bauchorgane: örtlich begrenzte oder diffuse Leibschmerzen, Bauchdeckenspannung (»bretthart« Bauch) u. flache Atmung, Übelkeit, Aufstoßen, Erbrechen, Meteorismus, Darmlähmung (Ileus) u. verfallenes Gesicht (Facies abdominalis).

Reiztherapie: der Einsatz unspezifischer (nicht auf ein bestimmtes Organ gerichteter) Reize zur allgemeinen Beeinflussung gestörter Regulationsvorgänge, z.B. durch Anw. physikalischer Mittel (Wärme, UV-Licht, Klima-, balneologische Reize, Massage, Bewegungsübungen, Elektrizität, Röntgenstrahlen).

Reizung, elektrische: Anw. elektrischer Reize an Nerven-, Muskelfasern oder Ganglienzellen; bewirkt Depolarisation der Zellmembran u. Bildung eines Aktionspotentials. Dient als **faradische R.** zur Erregbarkeitsprüfung u. zur Behandlung bei Lähmungen mit bestehender faradischer Erregbarkeit; wird als **galvanische R.** (Gleichstromreizung) z.B. für ↗Galvanotherapie genutzt.

Rejektion: Abstoßung, insbesondere die ↗Transplantatabstoßung; ferner *physiol* die Ausscheidung.

Rekalzifikation, Rekalzifizierung: die Wiederherstellung des normalen Calcium- bzw. Kalkgehaltes; z.B. die Wiederverkalkung des Knochengewebes als Therapieeffekt des Vitamins D bzw. der operativen Entfernung eines Parathyreoms.

Rekalzifizierungszeit: die Prothrombinbildungszeit nach Zusatz von Calciumchlorid zum zuvor von Calciumionen befreiten Blutserum.

Rekanalisation, -sierung: 1) das Wiederdurchgängigwerden eines durch Thrombose verschlossenen Gefäßes durch lichtungsbildende Einsprossung von Endothel in das organisierte Gerinnsel. **2)** Plastik zur Wiederherstellung der Durchgängigkeit eines verlegten (»obliterierten«) Hohlorgans. **3)** s.u. Refertilisierung.

rekombinant, r: durch Rekombination, i.e.S. durch ↗Transformation im Rahmen der Gentechnologie entstanden; z.B. als r. DNS.

Rekombination: die Umlagerung von Erbgut (Faktorenaustausch) im Rahmen der Zellteilungsvorgänge, ↗Meiose; erfolgt durch Umkombination ganzer homologer Chromosomen (= **interchromosomale R.**), durch Austausch von Bruchstücken homologer (= **intrachromosomale intergenische R.**, ↗Crossing-over) oder heterologer Chromosomen (Translokation).

rekonstruktive Plastik: sekundäre, d.h. nach Abschluß der Primärheilung erfolgende Form- oder Funktionsplastik zum Ersatz eines verlorengegangenen Körperteils. – vgl. reparative Plastik.

Rekonvaleszent: Genesender.

Rekonvaleszentenserum: prophylaktisch u. therapeutisch i.S. der passiven Immunisierung nutzbares Blutserum (wegen des Antikörpergehalts gegen die entsprechenden Erreger) von Personen, die eine bestimmte Infektionskrankheit überstanden haben.

Rekonvaleszenz: die Phase der »Genesung« (vom Ende einer Krankheit, i.e.S. ihres akuten Stadiums, bis zur Wiederherstellung des früheren Gesundheitszustandes).

Rekrudeszenz: erneute Intensivierung der Krankheitssymptome nach eingetretener Remission (aber engl. recrudescence = Rezidiv!); vgl. Exazerbation.

Rekruitment: ↗Recruitment.

rektal, rectalis: zum Mastdarm (Rectum) gehörend, im oder durch den Mastdarm (s.a. Rektal..., Prokt[o]...). – **r. Untersuchung:** digitale Untersuchung der Mastdarmwand u. benachbarter Organe.

Rektalgonorrhö: gonorrhoische ↗Proktitis.

Rektaltemperatur : die mit Hilfe eines in den Afterkanal eingeführten Thermometers gemessene – der Kerntemperatur sehr nahe – Körpertemperatur (normal 37,0 bis 37,4 °C; ca. 0,4° höher als die schneller variierende Mundtemperatur).

Rektoskop: starres, röhrenförmiges Endoskop mit spitzennaher Beleuchtung zur direkten Betrachtung des Rektums u. Sigmas = **Rektosigmoideoskopie**; auch als flexibles Fiberendoskop. Mit Hilfe von Zusatzinstrumenten auch für gezielte Probeexzision u. kleinere Eingriffe verwendbar (z.B. Blutstillung, Polypektomie, Lasertherapie). – s.a. Proktoskop(ie).

Rektovaginaluntersuchung: U. der inneren weibl. Geschlechtsorgane mit dem in die Scheide eingeführten Zeige- u. in den Mastdarm eingeführten Mittelfinger; v.a. zur Parametrienbeurteilung.

Rektovesikal..., Rektozyst..., Proktozyst...: Mastdarm u. Blase betreffend.

Rektozele, Proktozele: Aussackung der Mastdarmvorderwand infolge Schwäche des Septum rectovaginale. – Auch Bez. für den Mastdarmbruch (= Hernia rectalis).

Rektum: der Mastdarm oder Enddarm, ↗Rectum; s.a. Rekto..., Rektal..., Prokto...

Rektumamputation: die operative Entfernung (Exstirpation) des Mastdarms einschließlich des umgebenden Beckenbindegewebes (mit Lymphbahnen u. -knoten) als Radikal-Operation bei ↗Rektumkarzinom (mit Anlegen eines Anus praeter).

Rektumbiopsie: ↗Biopsie der Mastdarmschleimhaut.

Rektumexstirpation: korrekte Bez. für ↗Rektumamputation.

Rektumkarzinoid: ↗Karzinoid des Mastdarms.

Rektumkarzinom: der relativ häufige (7% aller Karzinome) Mastdarmkrebs; ↗Darmkarzinom im Bereich des Rektums; Symptome: z.B. Blut/Schleim-Auflagerung im Stuhl (= Leitsymptom), Gewichtsverlust, Schmerzen (Tenesmen), Obstipation u. Diarrhöen. Lokalisation: ein Drittel der Dickdarmkrebse ist der digitalen Austastung zugänglich. – Therapie: je nach Lokalisation u. Stadium Rektumresektion, -amputation; evtl. endoskopische Abtragung (kleines, tiefsitzendes Adenokarzinom; kurzzeitige Kontrollen!).

Rektumpolyp: polypöse, evtl. blutende u. durch den After vortretende Geschwulst (auch multipel: **Rektumpolyposis**); gilt als Präkanzerose.

Rektumprolaps: Mastdarmvorfall; Vorfall der gesamten Mastdarmwand durch den After nach außen; meist als Folge einer Beckenbodenschwäche.

Rektumresektion: Teilentfernung des Mastdarms.

Rektus: Kurzbez. eines Musculus rectus.

Rektusdiastase: Auseinanderweichen beider Rektusscheiden in der Linea alba, v.a. unterhalb des Nabels.

Rekurarisierung: das Wiederauftreten der Curare-bedingten Symptome nach Abklingen der Wirkung der postoperativ zur Beendigung der Muskelrelaxation verabfolgten Curare-Antidote Pro- oder Physostigmin.

Rekurrensfieber, Febris recurrens: ↗Rückfallfieber.

Rekurrenslähmung: ein- oder beidseitige, vollständige oder teilweise **(Rekurrensparese)** Stimmbandlähmung infolge Schädigung des Nervus laryngeus recurrens (z.B. infolge unbeabsichtigter Durchtrennung bei Struma-Operation; als Druckeffekt durch Aortenaneurysma). Die komplette einseitige Form mit charakteristischer »Kadaverstellung« (Stimmband unbeweglich in Mittelstellung) u. mit heiserer Stimme, abgeschwächtem Hustenstoß (mangelnder Stimmritzen- = Glottisschluß) u. inspiratorischem Stridor; die beidseitige R. mit Stimmverlust (= Aphonie); bei teilweiser Nervenschädigung z.B. ↗Postikus- u. Internuslähmung.

Relaparotomie: erneute Eröffnung der Bauchhöhle (Laparotomie), z.B. als Maßnahme bei frühen postoperativen Komplikationen oder komplizierenden Spätfolgen (z.B. Anastomosenulkus), zur Befundkontrolle (Second-look), zur Beseitigung eines Interimszustandes (z.B. eines Anus praeter).

relative biologische Wirksamkeit: die verhältnismäßige biologische Strahlenwirksamkeit, ↗RBW.

Relaxans: Muskel-, Psychorelaxanzien.

Relaxation: »Entspannung«. **1)** Erschlaffung kontraktiler oder dehnbarer Gewebe nach aktiver oder passiver Spannungszunahme. – **R., progressive:** progressive ↗Muskelrelaxation (nach JACOBSON). **2)** abnorme Erschlaffung. **3)** Anw. von Muskel- bzw. Psychorelaxanzien.

Relaxin: ein – v.a. im Corpus luteum graviditatis gebildetes – Polypeptidhormon, das in der Schwangerschaft u.a. die Eigenschaften des Bindegewebes ändert.

Releasing-Hormon, -Faktor, RH, RF: vom Zwischenhirn (Hypothalamus) produzierte Neurohormone, die über Nerven u. den sog. Portalkreislauf in die Hypophyse gelangen u. dort die Bildung bzw. Abgabe von ↗Hypophysenhormonen beeinflussen.

Reliefdiagnostik: Kontrastdarstellung des Schleimhautreliefs eines Hohlorgans (i.e.S. des Magen-Darm-Kanals).

REM: **1)** ↗REM-Phase. **2)** **R**aster**e**lektronen**m**ikroskop(ie); s.u. Elektronenmikroskop.

Rem: Akronym aus (engl.) »**r**ad **e**quivalent **m**an« als Bez. der Einheit der Äquivalentdosis (↗RBW); 1 rem = 0,01 Sv (Sievert); vgl. Rad.

Remanentia, Rem.: latein. Rezepturangabe »Rest«.

Remedium (Mehrzahl **Remedia**): Heilmittel, Arznei. – **R. cardinale:** Hauptwirkstoff einer Rezeptur. – **R. simplex:** einfaches Mittel, Rohdroge. Als Kurzbez. für Arzneigruppen üblich die Substantivform des Adjektivs, z.B. Remedium corrigens: »Korrigens«.

Remission: das vorübergehende Nachlassen chronischer Krankheitszeichen, jedoch ohne Erreichen der Genesung; Kriterien u. Maß (»Voll-R.« = **komplette R.** = »CR« bzw. »Teil-R.« = **partielle R.** = »PR«) sind z.B. für Tumoren oder akute Leukämien festgelegt. – **R., soziale:** die eine Wiedereinordnung in Familie u./oder Beruf ermöglichende R. einer psychiatrischen Erkrankung.

remittens, remittierend: zeitweilig nachlassend, mit ↗Remission(en); s.a. Febris remittens.

remnants: (engl.) Überreste, Bruchstücke (erhalten nach Abbau höhermolekularer Strukturen); i.e.S. die im Lipoproteinstoffwechsel (s.u. Chylomikronen).

Remotio: Ablösung (z.B. der Netzhaut = Ablatio retinae), operative Entfernung (Abtragung).

REM-Phase: phasenhaft (bis 60 Min. Dauer) auftretendes physiologisches Stadium des Schlafes, in dem die Traumphasen stattfinden; charakterisiert durch rasche, ruckartige Augenbewegungen (engl. = **r**apid **e**ye **m**ovements). Kennzeichen des sog. paradoxen Schlafes (**»REM-Schlaf«** im Gegensatz zum NREM-Schlaf).

R

Ren: die ↗Niere.

renal(is): zur Niere gehörend, sie betreffend, durch die Nieren bedingt (= nephrogen). – **r. Anämie:** Anämie bei Nierenerkrankungen. – **r. Hormone:** in der Niere gebildete Gewebshormone bzw. Enzyme: Erythropoetin, Prostaglandine, aktiviertes Vitamin D bzw. Renin.

Renalis: Kurzbez. der Arteria renalis.

Renin: in den epitheloiden Zellen des ↗juxtaglomerulären Apparates produzierte Proteinase, die Angiotensinogen zu Angiotensin (I u. II) umwandelt; wichtiges Glied des **Renin-Angiotensin-(Aldosteron-)Systems** u. damit der Regelung des Blutdrucks u. des Wasser-Elektrolyt-Haushaltes.

Renographie: ↗Nephrographie, ↗Renovasographie, Radioisotopennephrographie.

Renopathie: Nierenerkrankung, ↗Nephropathie.

renotrop: mit Wirkung auf die Niere.

renovaskulär: das Nierengefäßsystem betreffend bzw. durch dieses bedingt.

Renovasographie: Kontrastdarstellung der Nierengefäße u. des Parenchyms, herbeigeführt durch Injektion des Röntgenkontrastmittels in die Nierenarterie (A. renalis) bei operativ freigelegter Niere; i.w.S. jede – v.a. gezielte – Form der renalen Angiographie.

Renshaw* Zellen: hemmend-modulierend in Bewegungsabläufe **(»R.* Hemmung«)** eingreifende Nervenzellen (↗Interneurone) im Vorderhorn des Rückenmarks; ↗Abb. S. 664.

REO-Viren, **r**espiratory-**e**nteric **o**rphan viruses, RES-Viren, ECHO-Viren Typ 10: eine Gattung der **Reoviridae**; Infektionen sind meist unauffällig (»inapparent«) oder verlaufen als respiratorisches Syndrom (mit leichtem Fieber, Exanthemen) bzw. als Diarrhö

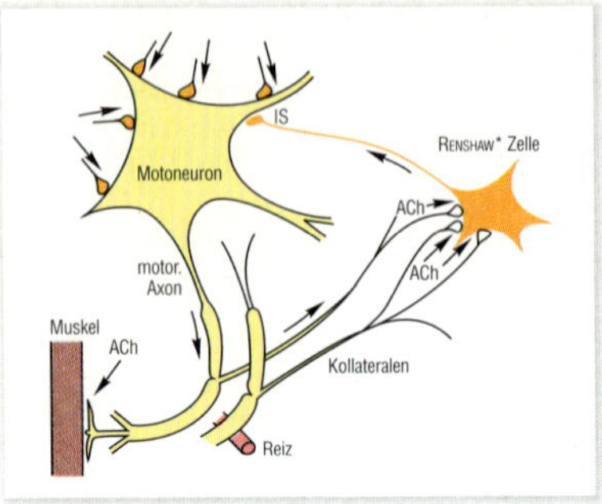

Rekurrente Hemmung durch die **Renshaw* Zelle** am Motoneuron des Rückenmarkvorderhorns (Katze); ACh: Acetylcholin freisetzende Synapsen; IS: inhibitorische Synapse [138]

bzw. bei Kindern evtl. mit Hepatitis-Enzephalitis-Symptomen.

Rep.: ↗Repetatur.

reparativ: auf Reparation abzielend. – **r. Plastik:** primäre Beseitigung eines akzidentell oder operativ verletzungsbedingten Defektes.

Reparaturenzyme: Enzyme mit Wirkung i.S. der Korrektur spontaner oder induzierter Fehler eines Einzelstrangs der Doppelhelix der DNS.

Repellent: Mittel, das – auf die Haut aufgetragen – durch seinen Geruch stechende u. saugende Insekten abwehrt; z.B. Dimethylphthalat, Dibutylphthalat, Diethyltoluamid.

repens: (latein.) kriechend.

Repetatur, Rep.: lateinische Rezepturanweisung »zu wiederholen« (d.h. wiederholbare Abgabe).

Replantation: operative (mikrochirurgische) Wiedervereinigung eines abgerissenen Körperteils mit dem Körper; auch die ↗Reimplantation.

Replicase, Duplicase: Bez. für Enzyme, die eine ↗Replikation katalysieren; z.B. als **DNS-R.** ein Enzym vom Typ DNS-Polymerase, das die ↗Replikation von DNS bewirkt.

Replikation, Autoduplikation: Neusynthese der DNS durch DNS-Replicase (s.u. Replicase). Als **semikonservative R.** die bei Neusynthese der Doppelhelix (jeder der beiden neuentstehenden Doppelstränge erhält einen alten u. einen neuen Strang).

Repolarisation: Erregungsrückbildung (= Wiederherstellung der Membranpolarisation, d.h. des Ruhemembranpotentials nach einer Erregung).

reponibel: eine ↗Reposition zulassend.

Reposition: von Hand, instrumentell oder apparativ ausgeführte Rückverlagerung eines Organs oder Organteils in seine normale anatomische Lage, z.B. als R. einer Hernie, als »Einrenkung« nach Luxation bzw. als R. eines Knochenbruches.

Reprise: Keuchhustenanfällen folgende, krähende oder juchzende, laut ziehende Inspiration mit anschließenden Hustenstößen.

Reproduktion: 1) Fortpflanzung; i.e.S. die Neubildung von Zellorganellen, Zellen oder Individuen durch ihresgleichen. **2)** das Abrufen u. Bewußtmachen bestimmter Erinnerungen aus dem Gedächtnisreservoir.

RES: **r**etikulo-**e**ndotheliales **S**ystem (s.u. retikulohistiozytäres System).

Resektion: operative Teilentfernung eines Organs, z.B. Darmresektion. – **R., transurethrale:** s.u. Prostataresektion (s.a. Resektoskop).

Resektionszystoskop, Resektoskop: Operationszystoskop mit Elektroschneidgerät für ↗Prostataresektion im Blasenhals- u. Trigonum-Bereich.

Reserpin: das Hauptalkaloid der ↗Rauwolfia (serpentina). Anw. als sedierendes Psychopharmakon (weitgehend durch synthetische Neuroleptika ersetzt) u. als Antihypertonikum.

Reserveblut: ↗Restblut.

Reservekraft: die »Leistungsreserve« des Herzmuskels (Myokard), die – innerhalb der Grenzen des Arbeitsstoffwechsels – v.a. durch Hypertrophie die Bewältigung erhöhter Anforderungen ermöglicht.

Reserveluft: das exspiratorische ↗Reservevolumen.

Reservevolumen: 1) exspiratorisches R., ERV: die über das Atemvolumen hinaus maximal ausatembare »Reserveluft«. **2) inspiratorisches R.,** IRV: die nach normaler Einatmung noch einatembare »Komplementärluft«.

Residual...: *(latein. residuum = Rest)* Wortteil »Rest«.

Residualblut, -volumen: Blutvolumen der Herzventrikel nach maximaler systolischer Herzkontraktion; nicht identisch mit dem ↗Restblut.

Residualluft, $V_{pulm.min.}$: das nach maximaler Ausatmung in der Lunge verbleibende Luftvolumen; ist vermehrt v.a. bei Lungenemphysem u. – reversibel – im asthmatischen Anfall.

resilient: zur ursprünglichen Form »zurückspringend«.

Resina: natürliches pflanzliches Harz (z.B. als pharmazeutische Droge).

Resistance: *(engl. = Widerstand)* der bronchiale Strömungswiderstand; ist als – vom Füllungszustand der Lunge abhängige – **totale R.** die wichtigste pathophysiologische Meßeinheit der Atemmechanik; ist optimal meßbar mit Hilfe des Ganzkörperplethysmographen.

Resistenz: Widerstand(sfähigkeit). **1)** der erblich durch Resistenzfaktoren fixierte, im allgemeinen keine spezifische Immunantwort auslösende Schutzmechanismus des Organismus gegenüber bestimmten Infektionserregern oder Giften (sog. unspezifische Immunität); s.a. Immunsystem, Infektionsabwehr. **2)** die relative Widerstandsfähigkeit von Krankheitserregern gegen Chemotherapeutika (Antibiotika, Sulfonamide). **3)** das Nichtansprechen auf bestimmte Heilmittel. **4)** ↗Erythrozytenresistenz. **5)** der tastbare Widerstand gegenüber Druckausübung bei der Palpation, z.B. als Bauchdeckenspannung, als Tumor-R.

Resolution: Rückbildung eines krankhaften Prozesses (z.B. Pneumonie) durch Auflösung, Abbau u. Resorption.

Resolventia (remedia): schleimlösende Mittel.

Resonanz: Anregung eines schwingungsfähigen akustischen oder elektrischen Systems durch eine seiner Eigenfrequenzen. – **R., affektive:** das emotionale Mitschwingen der Gefühle mit den Gefühlen u. Gedanken eines anderen.

Resonanzthrombographie: s.u. Thrombelastographie.

Resorbentia: die ↗Resorption von Exsudat fördernde Mittel.

Resorcin, Resorzin: m-Dihydroxybenzol; Anw. als äußerliches Hautmittel (z.B. bei Akne, Psoriasis), Antiseptikum (2- bis 5%ig), Keratolytikum (Schälpaste; 5–40%).

Resorption: die Aufnahme von Wasser u. gelösten Stoffen durch lebende Zellen; im allgemeinen als aktiver Transportprozeß in Richtung Blut, Lymphe; z.B. als Darmresorption (vgl. Malabsorption), Hautresorption, als tubulärer Transport. – *pharm* die R. von Arzneimitteln von Körperoberflächen (Haut, Schleimhaut, Magen-Darm-Trakt, Lungenalveolen usw.).

Resorptionsatelektase: umschriebene Lungenatelektase durch allmähliche Resorption der Alveolar- u. Bronchialluft peripher eines Bronchusverschlusses (»Obstruktionsatelektase«).

Resorptionsfieber: »aseptisches« Fieber nach Resorption körpereigener Eiweißkörper (z.B. aus einem Hämatom).

Resorzin: ↗Resorcin.

Resozialisierung: Rehabilitationsmaßnahmen in Richtung der sozialen Wiedereingliederung nach einer Krankheit.

Respiratio(n): ↗Atmung; s.a. Perspiratio.

Respirationsapparat: 1) die Atmungsorgane. **2)** ↗Beatmungsgerät.

Respirator: ↗Beatmungsgerät.

respiratorisch: die Atmung betreffend, atmungsbedingt (s.a. Atem...); z.B. respiratorische ↗Alkalose, ↗Arrhythmie, ↗Reanimation. – **r. Insuffizienz:** die Lungeninsuffizienz, d.h. der auf Störungen der Lungenbelüftung (Ventilation), des Gasaustausches (Diffusion) oder der Blutzirkulation in der Lunge beruhende Zustand. Er führt zu Störungen der respiratorischen Homöostase: bei alleiniger Sauerstoffaufnahmestörung (= Partialinsuffizienz) zu O_2-Mangel im Blut (↗Hypoxämie), bei allgemeiner alveolokapillärer Gasaustauschstörung (= Globalinsuffizienz) auch zu Kohlendioxidvermehrung (Hyperkapnie). Sie ist **»obstruktiv«**, d.h. durch Verengung des Bronchialbaumes bedingt, oder **»restriktiv«**, d.h. durch Störungen der Lungenausdehnungsfähigkeit, Mangel an funktionstüchtigem Gewebe, verminderte Gas-Blut-Kontaktzeit verursacht. – **r. Quotient,** RQ: das Verhältnis der Kohlendioxid- = CO_2-Ausscheidung zur Sauerstoff- = O_2-Aufnahme. Der Ruhenormwert liegt bei 0,8; verändert sich u.a. unter Hypo- u. Hyperventilation, unter körperlicher Belastung (Anstieg), Stoffwechseleinflüssen. – **r. Viren:** durch Kontakt- oder Tröpfcheninfektion übertragbare, bevorzugt an Lunge bzw. Atemwegen krankheitswirksame (= »pneumotrope« bzw. »Respirationstrakt-affine«) Viren: Myxo-, Paramyxo-, Adeno- (Typ 1–7, 14, 15, 21), RS-, Picorna-Viren (Coxsackie A, Typ 2, 4, 5, 6, 8, 10, 21–Coe; Rhinoviren).

respiratorius: (latein.) ↗respiratorisch.

Respiratory-distress-Syndrom: (engl.) **1)** Oberbegriff für das ↗Membransyndrom der Früh- u. Neugeborenen u. für ähnliche Atemnotsyndrome ohne Membrannachweis. **2)** Atemnotsyndrom des Erwachsenen = ↗ARDS.

response: (engl.) Reaktion.

Ressourcen: (Begriff aus der Pflege) Fähigkeiten, Möglichkeiten, selbsterhaltende, selbstheilende Wirkkräfte (des Patienten).

restaurativ: ↗reparativ.

Restblut(menge): das am Ende der Systole in der Herzkammer verbleibende Blutvolumen = »endsystolisches Ventrikelvolumen«

(ESV); unterteilbar in das – bei Bedarf noch mobilisierbare – Reservevolumen u. das kleinere ↗Residualvolumen.

Restharn: die bei Entleerungsstörungen der Harnblase (z.B. bei neurogener Blase, Blasenstarre, Prostataadenom, Harnröhrenstriktur) nach dem Wasserlassen in der Harnblase verbliebene Harnmenge.

Restitutio(n): (latein.) Wiederherstellung. – Als **R. ad integrum** die spontane oder operativ erzielte Heilung mit vollständiger Wiederherstellung der ursprünglichen Verhältnisse.

Restkohlenstoff, Rest-C: die im enteiweißten Blutserum verbliebenen, analytisch auf Kohlenstoff (C) bezogenen C-haltigen Verbindungen (v.a. Kohlenhydrate, Rest-N-Substanzen).

Restkreislauf: der bei weitgehendem Kreislaufstillstand im Hirnbereich fortbestehende Minimalkreislauf; das Ausmaß ist entscheidend für die Wiederbelebungsfähigkeit.

Rest-N: ↗Reststickstoff.

Restriktionsenzyme: Enzyme (Endoribonucleasen), die sequenzspezifisch an typischen Stellen die ↗Desoxyribonucleinsäure (= DNS) spalten; z.B. bei der ↗Gentechnologie genutzt zum Zerschneiden von DNS u. zur Bildung von **Restriktionsfragmenten**, die in andere DNS-Ketten eingebaut werden können.

restriktiv: einschränkend, infolge Einschränkung; z.B. r. ↗Ventilationsstörung.

Reststickstoff, Rest-N, RN, NPN: das Gesamt des im eiweißfreien Filtrat von Blut, Lymphe, Liquor oder Milch gemeinsam nachweisbaren Stickstoffs (N); i.w.S. die damit erfaßte heterogene Gruppe meist ausscheidungspflichtiger organischer Substanzen. Die Hauptkomponenten zeigt die Tab. Ist erhöht u.a. bei eiweißreicher Kost, gesteigertem Gewebszerfall, v.a. aber bei Nierenerkrankungen (z.B. Glomerulonephritis, Nierenversagen, Urämie).

Hauptkomponenten des **Reststickstoffs**

	Vollblut	**Plasma/Serum**
Rest-N, gesamt	20–40	18–29 (40)
Residual-N	16–26	6–18
Rest-Nitrogen	5–18	–
freie Aminosäuren (Nichtprotein-A.)	4,6–6,8	3,4–5,9
Ammoniak	0,07–0,1	0,1–0,2
Creatin	1,0–1,6	–
Creatinin	–	0,5–1,3
Ergothionein	0,03	–
Glutathion	4,6	–
Harnsäure	0,3–1,3	0,7–1,3
Harnstoff (»BUN« = Blood Urea Nitrogen)	8,5–15	9,6–17,6
Nucleotide	4,4–7,4	–
Normalwerte in mg N/dl		

Restvirulenz: die ↗Virulenz attenuierter Lebendimpfstoffe, die das »Angehen« der Impfung ermöglicht.

RES-Viren: die **Res**piratory-enteric-orphan-Viren (REO-Viren).

retard(us), retardiert: verzögert, verspätet (↗Retardation).

Retardation, -dierung: gegenüber dem Lebensalter bestehende Verzögerung der körperl. u./oder intellektuellen Entwicklung als Reifungsverzögerung, -hemmung; z.B. infolge frühkindlicher Hirnschädigung.

Retardpräparat: ↗Depotpräparat.

Rete: (latein.) Netz, z.B. *anat* Fasern-, Blutgefäß-, Nervennetz (s.a. Plexus). – **R. mirabile:** das in den Verlauf kleinerer Arterien eingeschaltete »Wundernetz« (z.B. als Nierenglomerulum), das eine Verlangsamung des Blutstromes bewirkt. – **R. testis:** das mit einschichtig kubischem Epithel ausgekleidete Kanälchennetz zwischen den Tubuli seminiferi recti u. den Ductuli efferentes im »Mediastinum« des Hodens. Ist wahrscheinlich Ausgangspunkt des – prognostisch ungünstigen – multizentrischen, papillären Hodenkarzinoms (»Retetumor«).

Retentio(n): (latein.) Zurückhalten.

Retentionszyste: Zystenbildung infolge Verschlusses der Ausführungsgänge eines absondernden Organs (z.B. Speichel-, Talg-, Schleim-, Tränendrüse); s.a. Epidermiszyste.

Retetumor: ein Hodenkarzinom; s.u. Rete testis.

Rethrombosierung: örtliches Wiederauftreten einer Thrombose.

Retia: Netze (↗Rete).

reticularis, -latus: (latein.) netzförmig, ↗retikulär.

Reticulin: feine Bindegewebsfasern.

reticulo...: Wortteil Netz (↗Rete), »netzförmig«; s.a. Retikul(o)...

retikulär: netzförmig, i.w.S. das ↗retikulohistiozytäre System bzw. die ↗Formatio reticularis (= r. System) betreffend, z.B. das aufsteigende retikuläre Aktivierungssystem. – **r. Bindegewebe:** Reticulin-Fasern enthaltendes B. (im retikulohistiozytären System).

Retikularapparat: ↗GOLGI* Apparat.

Retikulo(endo)thel, Retothel: das Endothel des **retikuloendothelialen Systems** (↗retikulohistiozytäres System).

Retikuloendotheliose: Sammelbegriff für Krankheiten des ↗RHS, z.B. Retikulom, ↗Retikulose, Retikulohistiozytose, Retikulosarkom(atose). – **R., epitheloidzellige:** ↗BESNIER*-BOECK*-SCHAUMANN* Syndrom. – **R., leukämische:** ↗Haarzellen-Leukämie.

retikulohistiozytäres System, retikuloendotheliales System, mononukleär-phagozytierendes System, RHS, RES: Funktionseinheit aus Zellen, die zu Phagozytose u. Speicherung von Stoffen/Partikeln befähigt sind. Besteht aus Retikulumzellen des retikulären Bindegewebes, aus Blut- u. Lymphgefäßendothelien u. den die Blut- u. Lymphsinus endothelartig auskleidenden Zellen (= Retikuloendothel), aus Fibrozyten (gewöhnliche Bindegewebszellen) u. aus eigenständigen Histiozyten (wie die Makrophagen aus Monozyten hervorgehend); dient wesentlich der Beseitigung von Abfall- u. Fremdstoffen einschließlich eingedrungener Mikroorganismen, wobei Antikörper (Immunglobuline der Klasse G = IgG) u. das Komplement C'3 eine Hilfsfunktion haben.

Retikulolymphosarkom: ein ↗Non-HODGKIN-Lymphom des retikulären Gewebes.

Retikulose: Sammelbegriff für Krankheiten mit Wucherung von Retikulumzellen u./oder Histiozyten (s.a. Histiocytosis X), d.h. für bösartige systemische Neoplasien des retikulohistiozytären Gewebes.

Retikulozyt, Proerythrozyt: junges rotes Blutkörperchen (Erythrozyt) als bereits kernloses Endprodukt der Blutbildung (Erythropoese), in dem sich aber mit Supravitalfarbstoffen (Brillantkresylblau, Nilblausulfat) die aus Protoplasmaanteilen (Zellorganellreste) kernhaltiger Vorstufen bestehende Substantia reticulogranulofilamentosa darstellt (in Knäuel-, Netz-, Knötchenform, s. Abb.).

Retikulo(zyto)penie: Verminderung der Retikulozytenzahl im peripheren Blut unter den Normwert.

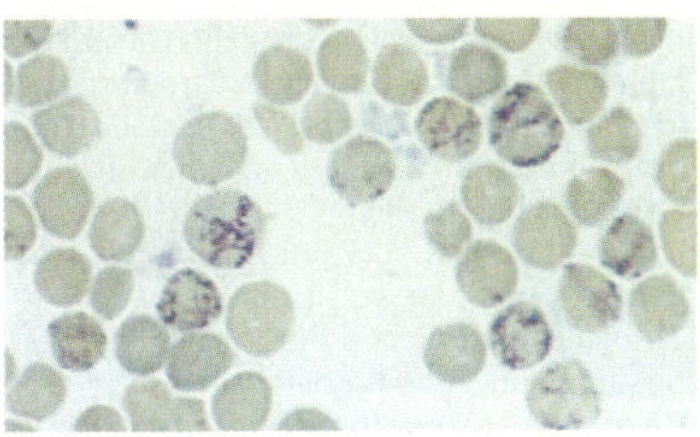

Retikulozyten (Histologie) [189]

Retikulozytose: Zunahme der Zahl der ↗Retikulozyten im peripheren Blut bei gesteigerter Bildung roter Blutkörperchen.

Retikulum: (latein.) »kleines Netz«; z.B. *histol* als (Zell-)Kerngerüst, als **endoplasmatisches R.** bzw. – in Skelettmuskelzellen – als **sarkoplasmatisches R.**

Retina: die Netzhaut; die innerste Schicht des Augapfels, zwischen Glaskörper u. Aderhaut = Choroidea gelegen, von letzterer leicht ablösbar. Besteht aus dem lichtempfindlichen zentralen, bis an die Ora serrata reichenden Teil (= Pars optica mit den Stäbchen u. Zapfen) u. dem lichtunempfindlichen u. nur einschichtigen vorderen Teil (Ziliarkörper u. Regenbogenhaut = Pars iridica bzw. ciliaris). Sie vermittelt durch ihr Sinnesepithel (1. Neuron der Sehleitung) die Sinnesfunktion. – s.a. Photorezeptoren, rezeptives Feld.

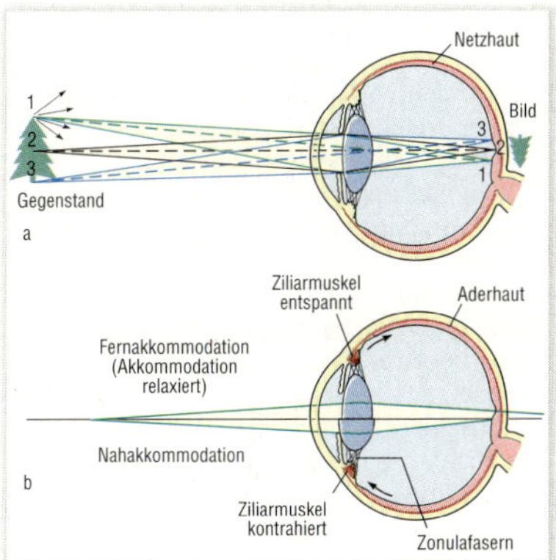

Bildentstehung auf der **Retina**. Jeder Gegenstandspunkt (1, 2, 3) entspricht einem Bildpunkt auf der Retina; man erhält ein verkleinertes u. umgekehrtes Bild des Gegenstandes [91]

Retinaculum: Halteband.

retinal: die Netzhaut (= Retina) betreffend.

Retinaödem: Netzhautödem, z.B. angioneurotisch; unfallbedingt.

Retinitis, Dyktiitis: durch Übergreifen von entzündeten Nachbargeweben bedingte Veränderungen der gefäßlosen Netzhaut; i.w.S. jede ↗Retinopathie (z.B. als **R. albuminurica** die Retinopathia albuminurica).

Retinoblastom, Retin(ogli)om: seltene, im Säuglings- oder Kleinkindalter auftretende bösartige Geschwulst aus embryonalen Netzhautelementen; imponiert bei Vollentwicklung als amaurotisches Katzenauge (d.h. zeigt weißen Lichtreflex der Pupille).

Retinochorioiditis: ↑Chorioretinitis.

Retinographie: photographische Netzhaut-Darstellung mit der Funduskamera.

Retinoide: Derivate von Vitamin A (Retinol), die vor allem bei Hautkrankheiten (Hyper- u. Dyskeratosen, z.B. Akne, Psoriasis, Ichthyosis vulgaris) indiziert sind, da sie Wachstum u. Differenzierung von Haut- u. Schleimhautzellen normalisieren. Therapeutisch eingesetzt wird äußerlich Vitamin-A-Säure (Tretinoin); systemisch (oral) Isotretinoin (13-cis-Retinsäure) u. Etretinat. R. wirken oral teratogen; Anw. daher bei Frauen im gebärfähigen Alter nur bei dringender Indikation, nach Ausschluß einer Schwangerschaft u. unter zuverlässiger Empfängnisverhütung auch nach Abschluß der Behandlung.

Retinol: internationale Bez. für ↑Vitamin A_1.

Retinopathia, -pathie, Retinose: Oberbegriff für die nichtentzündlichen Netzhauterkrankungen (die z.T. auch als ↑Retinitis bezeichnet werden). – **R., aktinische:** Strahlenschaden der Netzhaut, z.B. nach starker Blendung durch Sonnenlicht (vgl. Conjunctivitis nivalis), Bogenlampe. – **R. albuminurica:** R. als Folge von Nierenerkrankungen. – **R. diabetica:** R. bei diabetischer Mikroangiopathie. – **R. hypertonica:** R. mit ↑Fundus hypertonicus bei arteriellem Hochdruck. – **R. praematurorum:** die retrolentale ↑Fibroplasie der Neugeborenen.

Retinoschisis: lamelläre Spaltbildung der Netzhaut.

Retinoskopie: ↑Skiaskopie.

Retinsäure: ↑Vitamin-A_1-Säure.

13-cis-Retinsäure: Isotretinoin; s.u. Retinoide.

Retortenbaby: umgangssprachl. Bez. für ein Neugeborenes, das durch die Befruchtung einer Eizelle an einem künstlichen Ort (z.B. Reagenzglas) hervorgegangen ist. Methode: Die Eizelle wird nach hormonaler Anregung der Follikelreifung durch vaginale, ultraschallkontrollierte Punktion der Eibläschen (früher durch Laparoskopie) entnommen u. mit Sperma zusammengebracht. Nach erfolgter extrakorporaler Befruchtung erfolgt Inkubation in geeignetem Nährmedium, danach Übertragung des frühembryonalen Zellverbandes in die hormonal für die ↑Nidation vorbereitete Gebärmutter (sog. ↑Embryotransfer).

retraktil: zur ↑Retraktion befähigt.

Retrakti(l)ometrie: genormte Bestimmung der Schrumpfungsleistung (Retraktion) nativen Venenblutes nach dessen Gerinnung.

Retraktion: das Sichzurückziehen bzw. Schrumpfen eines Organs oder Gewebes. – **R. des Blutgerinnsels:** als 3. Phase der Blutgerinnung die Verkleinerung des Gerinnsels als aktive Leistung der Blutplättchen. Erfolgt unter Auspressen von Blutserum, im Reagenzglas unter Ablösung des Gerinnsels von der Gefäßwand. Begünstigende = Pro-**Retraktionsfaktoren** sind z.B. Thrombin, Adrenalin, hemmende = Anti-Retraktionsfaktoren, z.B. Antithrombin.

Retransfusion: **1)** autologe ↑Transfusion. **2)** das Wiedereinbringen des Blutes nach Hämodialyse, extrakorporaler Oxygenisation (in der Herz-Lungen-Maschine). **3)** wiederholte Bluttransfusion.

Retransplantation: Rückverpflanzung eines Transplantates in den ursprünglichen Spender; vgl. Reimplantation.

Rétrécissement: Schrumpfung; s.a. Retraktion.

retro...: (latein.) Wortteil »zurück«, »rückwärts« (dorsalis), »zurückliegend«; s.a. post(ero)...

retrobulbär, -bulbaris: hinter dem Augapfel. – **r. Anästhesie:** Leitungsanästhesie durch Injektion des Anästhetikums in hintere Bereiche der Augenhöhle von einem der Lidwinkel aus.

Retrobulbärneuritis, Neuritis optica retrobulbaris: Entzündung des Sehnervabschnittes zwischen Augapfel u. Sehnervenkreuzung (Chiasma opticum).

Retrocollis (spasmodicus): doppelseitiger – spastischer – Schiefhals (= Torticollis) mit Rückwärtsbeugung des Kopfes.

Retrofixatio uteri: Verwachsung der Gebärmutter mit der rückwärtigen Beckenwand in Form der ↑Retroflexio oder -versio fixata; z.B. nach Endometriose, DOUGLAS* Abszeß.

Retroflexio: Rückwärtsbeugung; i.e.S. Kurzbez. der R. uteri. – **R. uteri:** nach hinten gerichtete winklige Abknickung des Gebärmutterkörpers gegenüber dem Gebärmutterhals, u. zwar mit oder ohne örtliche Verwachsungen, d.h. als **R. u. fixata** (vgl. Retrofixatio) bzw. als **R. u. mobilis**.

retrograd: zeitlich oder örtlich zurückliegend (z.B. r. ↑Amnesie), von hinten her bzw. entgegen der natürlichen Fluß- bzw. Eingriffsrichtung (z.B. der **r. Katheterismus** der Harnröhre von der suprapubisch eröffneten Harnblase aus, die r. ↑Pyelographie).

retrokardial: hinter dem Herzen gelegen; z.B. der **Retrokardialraum** (»RCR«).

retrolental, retrokristallin: hinter der Augenlinse (Lens cristallina), z.B. die r. ↗Fibroplasie.

Retroperistaltik: ↗Peristaltik entgegen der Richtung der natürlich vorantreibenden = Propulsivbewegungen. Physiologisch als ↗Antiperistaltik v.a. im Dickdarm, krankhaft vor absoluten Passagehindernissen (z.B. bei mechanischem ↗Ileus).

retroperitoneal(is): hinter dem rückenseitigen Bauchfell, d.h. im **Retroperitonealraum** (= Spatium retroperitoneale) gelegen.

Retropositio(n): krankhafte Rückwärtsverlagerung eines Organs. – **R. uteri:** Gesamtverlagerung der Gebärmutter in Richtung Kreuzbein (vgl. Retroflexio).

retropubicus, -pubisch: hinter dem Schambein.

retrosternal: hinter dem Brustbein (»Sternum«); z.B. der **r. Schmerz** (v.a. bei Angina pectoris); auch – i.e.S. – im ↗Retrosternalraum.

Retrosternalraum: der bei tiefer Ausatmung fast aufgehobene, bei Einatmung bis > 3 cm tiefe vordere Mediastinalraum (zwischen Brustbein u. Herz); ist z.B. bei Lungenemphysem vergrößert, bei retrosternaler Struma, retrosternaler Zwerchfellhernie (MORGAGNI* Hernie), Thymusvergrößerung eingeengt.

retrotonsillär: hinter der (Gaumen-)Mandel (↗Tonsilla) gelegen. – **r. Abszeß:** ↗Peritonsillitis.

retrouteriner Raum: der hintere = eigentliche DOUGLAS* Raum.

Retroversio uteri: die Rückwärtsneigung der Gebärmutter bei annähernd gestrecktem Winkel zwischen deren Körper- u. Halsteil; fixiert oder mobil analog der ↗Retroflexio (mit der sie evtl. kombiniert ist = **Retroversioflexio**).

Retroviren, Retroviridae: eine Familie der RNS-Viren; umfaßt alle RNS-haltigen Tumorviren in der Unterfamilie Oncovirinae (↗Oncorna-Viren), u.a. mit ↗HTLV I u. II; ferner die Unterklassen Spumavirinae u. Lentivirinae, zu denen auch ↗HIV, der Erreger von ↗AIDS, gerechnet werden kann.

Retrusion: Zurückverlagerung, z.B. eines Zahnes gegenüber der normalen Stellung.

Revakzination: Wiederholungsimpfung zur Auffrischung der Immunität (↗Booster-Effekt).

Revaskularisation: **1)** Einsprossen von Kapillaren in ein krankheitsbedingt nicht durchblutetes (z.B. infarziertes) Gewebe. **2)** am Herzen v.a. als koronarchirurgische R., meist als koronarer ↗Bypass (s.a. Koronarchirurgie), aber auch als ↗Thrombendarteriektomie. **3)** als interventionelle kardiologische R. durch perkutane transluminale Koronarangioplastie (↗PTCA) u. verwandte Verfahren. **4)** als R. durch medikamentöse systemische oder lokale Auflösung eines Thrombus (↗Fibrinolysetherapie).

Reverdin* Nadel: gestielte atraumatische Nadel mit spitzennahem Schlitz (für die Fadenaufnahme) u. Längskehlung. – **R.* Plastik:** autologe Hauttransplantation zur Deckung gut granulierender Hautdefekte (v.a. der unteren Gliedmaßen) mittels zahlreicher freier, durch Skalpellanwendung gewonnener Epidermisläppchen **(R.* Läppchen)**, welche durch Bildung von Epithelinseln die Epithelisierung begünstigen.

R

reversibel: umkehrbar (↗Reversion).

Reversion: Umkehr(ung) eines Vorganges, einer Entwicklung; z.B. *serol* das Umschlagen einer diagnostischen immunologischen Reaktion von »positiv« in »negativ«.

Revitalisierung: Wiederherstellen der normalen Vitalität (z.B. nach Krankheiten) durch allgemein stärkende (= roborierende) u. rehabilitierende Maßnahmen.

Revulsio: entlastende »Ableitung« von Blut, Gewebssäften aus erkrankten Organen, Körperteilen durch Herbeiführen einer Blutfülle (Hyperämie) anderer Körperabschnitte, z.B. durch örtliche Anw. ableitender Mittel **(= Revulsiva remedia)**, durch Aderlaß.

rezent, recens: *anthrop* gegenwärtig lebend (als Ggs. zu fossil); *pharm* frisch bereitet (»recenter paratum«).

Rezept: urkundlich rechtsgültige, schriftliche Anweisung eines – hierfür haftenden – approbierten Arztes oder Zahnarztes zur Ausführung bestimmter diagnostischer/therapeutischer Maßnahmen, v.a. aber – an Apotheken gerichtet – zur Abgabe eines Arzneimittels (als Betäubungsmittel-R. unter Beachtung der besonderen gesetzl. Vorschriften).

rezeptiv: aufnehmend, über ↗Rezeptoren reagierend. – **r. Feld:** einer einzelnen Sehnervenfaser zuzuordnender Netzhautbereich mit den dazugehörenden ↗Photorezeptoren (Stäbchen u. Zapfen), dessen Belichtung – infolge der komplizierten Verschaltung in der Retina – zu unterschiedlichen Reaktionsmustern des zugehörigen Neurons führt; ↗Abb. S. 670.

Rezeptor: **1)** die für spezifische Reize empfindliche u. entsprechend ihrer Funktion u.

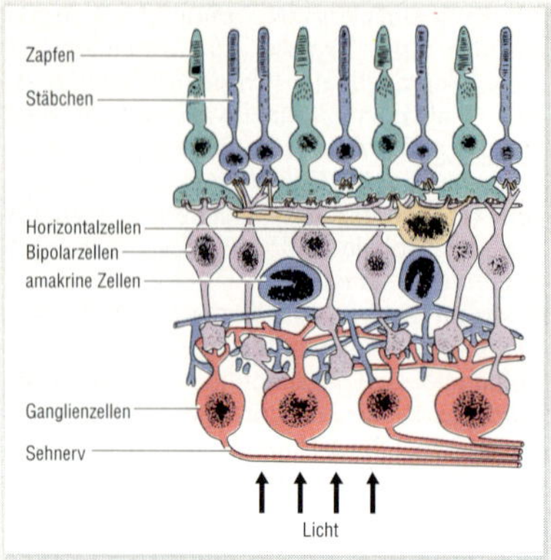

rezeptives Feld [240]

Lokalisation einen besonderen Aufbau besitzende »Empfangseinrichtung« einer Zelle oder eines Organs bzw. Systems. Sie wird bezeichnet nach der Art des zu registrierenden Reizes als z.B. Chemo-, Photo-, Thermo-, Presso-, Baro-, Osmo-, akust., taktiler, Schmerzrezeptor. **2)** ↗Membranrezeptor. **3)** »signalübermittelnde« Struktur innerhalb der Zelle, z.B. der ↗Steroidrezeptor.

Rezeptorbestimmung: i.e.S. Messung der Hormonrezeptoren im Tumorgewebe; v.a. Östrogen- u. Progesteronrezeptoren bei Mammakarzinom. Patientinnen mit rezeptorpositivem (= rezeptorreichem) Mammakarzinom sprechen i.d.R. sehr viel besser auf eine endokrine Therapie an als Patientinnen mit rezeptornegativem (= rezeptorarmem) Tumor.

rezessiv: zurücktretend, überdeckt. ↗Rezessivität.

Rezessivität: im Erbgang das »Zurücktreten« eines Allels (»rezessives Gen«) gegenüber dem Partner; i.w.S. auch das Ausbleiben einer Manifestation im Phänotyp als Auswirkung der Defizienz oder Deletion eines Genlocus. – Gegenteil: s.u. dominant.

Rezidiv: »Rückfall« einer Krankheit, i.e.S. ihr Wiederauftreten nach völliger Abheilung. Als Tumor-R. das R. nach zunächst (scheinbar völlig) erfolgreicher Op. oder Strahlentherapie.

rezidivierend: wiederkehrend (↗Rezidiv).

reziprok: wechselseitig; aufeinander bezüglich (an Agonisten bzw. Antagonisten).

Rezirkulation: Wiedereinströmen.

Rezirkulationsvitium: ↗Shuntvitium.

RF: 1) **R**heuma**f**aktor. **2)** **R**eleasing **f**actor. **3)** Resistenzfaktor.

R-Faktor: 1) der Rh_0-Faktor (im Rhesus-System). **2)** Resistenzfaktor.

RG: ↗**R**assel**g**eräusch.

RH: ↗**R**eleasing-**H**ormon.

Rh: 1) **Rh**odium. **2)** das Antigen Rh (= D) des **Rh**esus-Systems (als **rh'**, **rh''** ferner Partialantigene des Systems).

Rhabditidae: eine Familie der Fadenwürmer [Nematoden]; u.a. mit den Gattungen Diploscapter, Strongyloides u. **Rhabditis**.

Rhabdomyolyse: Auflösung quergestreifter Muskelfasern; z.B. bei ↗Crush-Syndrom (s.a. Myoglobinurie).

Rhabdomyom: ↗Myom der quergestreiften Muskulatur.

Rhabdo(myo)sarkom: maligner Tumor (Myosarkom) der quergestreiften Muskulatur; als Rh. im Kindesalter einer der häufigsten Weichteiltumoren; bei Erwachsenen selten. Histologisch unterschieden werden: embryonales, alveoläres, pleomorphes (v.a. bei Adoleszenten u. Erwachsenen) Rh. – **R. der Niere** (Birch//Hirschfeld): ↗Wilms* Tumor.

Rhabdoviren: die Familie Rhabdoviridae der RNS-Viren mit der Gattung Vesiculovirus; darunter als humanpathogene das Tollwut-, Marburg-Virus (Rhabdovirus simiae); als Arboviren z.B. das Cocal-Virus, das Virus der vesikulären Stomatitis.

Rhachi(o)algie, Rhachiodynie: Wirbelsäulen- bzw. Rückenschmerz.

Rhachi(o)tomie: ↗Kolumnotomie.

Rhachiozele: ↗Myelozele.

R(h)achischisis: Hemmungsfehlbildung der Wirbelsäule mit Spaltbildung der Wirbelbögen oder Wirbelkörper (= **Rh. posterior** bzw. **anterior**); bereichsbeschränkt als **Rh. partialis**, z.B. an der LWS; häufig mit ↗Meningo(myelo)zele kombiniert. – s.a. Spina bifida.

Rhachitis: ↗Rachitis.

Rhagade, Rhagas, Hautschrunde: mikrotraumatischer linearer Riß in entzündlich oder hyperkeratotisch veränderter Haut, v.a. in der Umgebung natürlicher Körperöffnungen.

...rhagie: Wortteil »Ausfließen«, i.e.S. als Folge eines Ein- oder Zerreißens, z.B. Blutung = Haemorrhagia »per rhexin«.

R(h)agozyten, RA-Zellen: in – v.a. rheumatisch-entzündlichen – Gelenkergüssen vorkommende phagozytäre segmentkernige Granulozyten u. Mono- oder Histiozyten.

Rhamnus: eine Gattung der Holzgewächse [Rhamnaceae]. – **Rh. catharticus:** Kreuzdorn; Anw. der Emodin-haltigen Rinde u. unreifen »Gelbbeeren« u. reifen Frucht als Abführmittel. – **Rh. frangula:** Faulbaum; Anw.

der Rinde als Laxans (s.a. Abführmittel, Anthrachinon). Frischrinde erregt Erbrechen.

Rh-Antikörper: ↗Rhesusantikörper.

-rhaphie: Wortteil »chirurgische Naht«, insbes. Raffnaht (Raffung) bzw. entsprechende »Operation« (z.B. Herniorrhaphie).

rheo...: Wortteil »Fließen«, »Strömung«.

Rheographie: apparatives Verfahren zur Abschätzung der Durchgängigkeit großer u. mittlerer Arterien der Gliedmaßen u. des Schädels.

Rheologie, Fließlehre: die Lehre von der Mechanik (Fließen, Verformung, Reibung) kontinuierlicher (d.h. nicht ganz fester u. nicht ganz flüssiger) Stoffe, z.B. des Blutes (s.u. Hämorrheologie).

Rheoplethysmographie: Bestimmung der peripheren Durchblutung u. Gefäßreagibilität anhand der Ein- u. Ausstromvolumina u. -geschwindigkeiten (u. deren Differenzen) am Finger.

Rhesus-Antigene: die Antigene (»Agglutinogene«) des Rhesus-Systems; s.a. Blutgruppen.

Rh(esus)-Antikörper: die nur nach Immunisierung durch Rh-Antigene entstehenden Immunantikörper des Rhesussystems; s.a. Rhesus-Erythroblastose. Nachweis erfolgt durch Objektträgermethode mit Rh-positiven u. Rh-negativen Erythrozyten der Blutgruppe 0 oder mittels Coombs* Test.

Rh(esus)-Erythroblastose: schwere ↗Erythroblastose infolge Rh-Inkompatibilität; angeboren (↗Morbus haemolyticus neonatorum) oder durch Transfusion erworben.

Rh(esus)-Faktor: eine erbliche, der Erythrozytenmembran eigene, durch Rh-Antisera nachweisbare Blutgruppeneigenschaft **(Rhesus-System)**. Rh-positiv (Symbol »Rh«) sind z.B. 85% unserer Bevölkerung; rh-negative Personen (»rh«) können im Fall der ↗Rhesus-Sensibilisierung ↗Rhesus-Antikörper bilden (woraus evtl. ein ↗Morbus haemolyticus neonatorum bzw. ein ↗Transfusionsschaden resultiert).

Rh(esus)-Inkompatibilität: Blutgruppenunverträglichkeit bezüglich des ↗Rhesus-Faktors.

Rh(esus)-Sensibilisierung: durch Transfusion oder diaplazentare Einschwemmung (Immunisierung der Mutter durch kindliche Erythrozyten) Rh-positiver Erythrozyten in eine rh-negative Person bedingte Sensibilisierung (mit Bildung entsprechender Rhesus-Antikörper). Vorbeugung **(»Rhesus-Prophylaxe«)** möglich mit Anti-D-Immunglobulin.

Rheuma: Kurzbez. des ↗Rheumatismus.

Rheumafaktor, RF: bei chronischer Polyarthritis u. zahlreichen anderen Krankheiten (z.B. Kollagenosen, Leberleiden, Sarkoidose, Tbk, Leukämie) nachweisbare Autoantikörper gegen Gammaglobulin (= Anti-Gammaglobulin).

Rheumaknötchen: das Aschoff* Knötchen (v.a. im Bindegewebe des Herzens) beim Streptokokken-Rheumatismus.

Rheumamittel: umgangssprachl. für ↗Antirheumatica.

rheumatisches Fieber: ↗Streptokokkenrheumatismus.

Rheumatismus: symptomatologischer Gruppenbegriff (ohne diagnostische Wertigkeit) für »schmerzhafte u. funktionsbeeinträchtigende« Zustände des Muskel-Skelett-Systems unter Einschluß der sie begleitenden oder auch isoliert auftretenden Vorgänge an anderen »Organsystemen«. – **Rh. nodosus:** rheumatisches Fieber mit flüchtigen, schmerzlosen Weichteilgranulomen.

R

rheumatoid: rheumaähnlich (im Engl. = rheumatisch; z.B. **rh. Arthritis** [primär chronische ↗Polyarthritis]).

Rhexis: (griech.) Zerreißen, Riß (i.e.S. einer – vorgeschädigten – Gefäßwand mit nachfolgender Blutung = **Rhexisblutung** = Haemorrhagia per rhexin).

Rh-Faktor: ↗**Rh**esus-Faktor.

Rhinencephalon: das »Riechhirn«; eng verknüpft mit dem ↗limbischen System.

rhinenzephal: das ↗Rhinencephalon betreffend.

Rhinitis: Nasenschleimhautentzündung mit den Symptomen Juckreiz, Niesreiz, Sekretion u. Obstruktion durch infektiöse, allergische u. nichtallergische Mechanismen; s.a. Abb. – **Rh. acuta:** im allgemeinen der Virus-»Schnupfen« (↗Coryza, Rh., infektiöse). – **Rh. allergica,** allergische Rhinitis: allergische Entzündung der Nasenschleimhaut mit den Symptomen Fließschnupfen, Niesreiz, nasaler Juckreiz u. nasale Verstopfung sowie ggf.

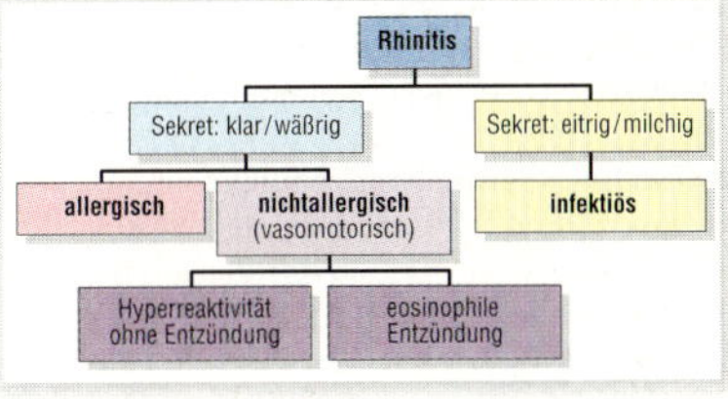

Gliederung verschiedener Formen der **Rhinitis** [407]

nasaler Stimme, Störungen des Geruchs- u. Geschmacksempfindens, Sinusitis u. Abgeschlagenheit; je nach auslösendem (Inhalations-)Allergen saisonale oder das ganze Jahr bestehende (perenniale) allergische Rhinitis; ↗Rhinoconjunctivitis allergica, Heuschnupfen. – **Rh. atrophica(ns):** chronische Rh. mit Schwund (Atrophie) der Nasenschleimhaut, evtl. auch des Nasenskelettes ohne oder – als ↗Ozaena – mit üblem Nasengeruch. – **Rh., infektiöse:** Nasenschleimhautentzündung durch virale u./oder bakterielle Infektion (häufig Adenovirus, Rhinovirus). – **Rh., nichtallergische (vasomotorische):** gesteigerte Reflexaktivität einer hyperreaktiven Nasenschleimhaut. – **Rh. sicca simplex:** Rh. mit ausgeprägter Trockenheit u. klümpchenförmigen Sekretborken, aber ohne Epithel- u. Skelettatrophie; auch posttraumat. als **Rh. sicca ant.** (Xerorrhinie).

Rh-Inkompatibilität: ↗**Rh**esus-Inkompatibilität.

Rhinoconjunctivitis allergica, allergische Rhinokonjunktivitis, allergischer Schnupfen: häufige allergische Entzündung der Nasenschleimhaut (Rhinitis allergica) u./oder der Augenbindehaut (Conjunctivitis allergica) infolge Überempfindlichkeit gegen Aeroallergene; in Abhängigkeit von den auslösenden Allergenen als saisonale Rh. (durch Baum-, Gräser- oder Kräuterpollen, ↗Heuschnupfen) nur zu den jeweiligen Pollenflugzeiten (Frühling bis Herbst) oder als perenniale Rh. ganzjährig nach Allergenkontakt (z.B. Hausstaubmilben, Tierepithelien, Schimmelpilze).

rhinogen: von der – erkrankten – Nase ausgehend.

Rhinolalia, Rhinolalie: näselnder Beiklang der Sprache.

Rhinolith: Nasenstein.

Rhinomykose: Nasenerkrankung durch Pilze; z.B. ↗Parakokzidioidomykose, ↗Rhinosporidiose. – Ferner sekundäre Pilzbesiedlung von Krankheitsprozessen.

Rhinopathia, -pathie: Oberbegriff für nichtentzündliche Nasenkrankheiten (i.w.S. aber auch Synonym zu ↗Rhinitis). – **Rh. allergica:** allergische saisongebundene ↗Rhinitis, z.B. als sog. Heuschnupfen.

Rhinopharyngitis: Entzündung des Nasenrachens (Rhinopharynx) bzw. der Nase u. des Rachens (z.B. als Angina retronasalis bzw. als akuter Schnupfen).

Rhinopharyngoskopie: Spiegeluntersuchung des Nasenrachens; als **direkte R.** nach Anheben des Gaumenspiegels mittels Spatel, als **indirekte R.** anläßlich der Nasenspiegelung (↗Rhinoscopia posterior).

Rhinopharynx: Nasenrachen.

Rhinophym: »Knollennase«, als **fibroangiomatöses Rh.** durch Fibrose, Gefäßerweiterungen, Begleitentzündung mit blauroter Verfärbung v.a. bei ↗Rosacea; als **glanduläres Rh.** durch Talgdrüsenhyperplasie (Nase von normaler Farbe).

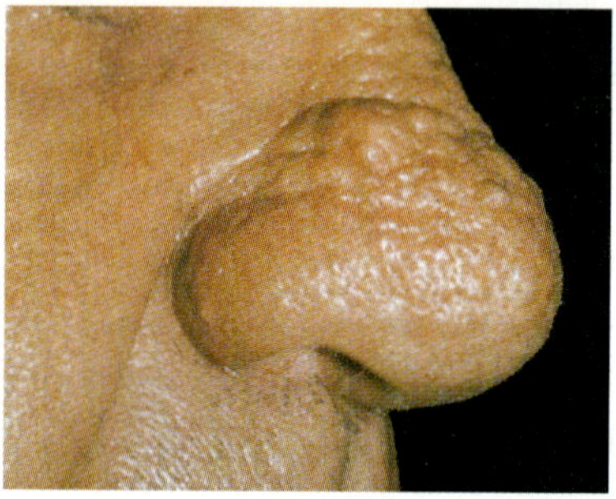

Knotiges **Rhinophym** [112]

Rhinoplastik: Nasenplastik zur Korrektur einer Fehlbildung oder erworbenen Verunstaltung.

Rhinorrhagie: starkes Nasenbluten (↗Epistaxis).

Rhinorrhö: 1) heftige Nasenschleimabsonderung. **2)** ↗Liquorrhö aus der Nase (v.a. bei rhinobasaler Fraktur).

Rhinoscopia, Rhinoskopie: Nasenhöhlenspiegelung. Als **Rh. anterior** mittels eines ins Nasenloch eingeführten Nasenspekulums (bei tieferem Vordringen mit Spezialspekulum als **Rh. media**); als **Rh. posterior** (= Epipharyngo- = Postrhinoskopie) vom Nasenrachen aus (u. unter dessen Inspektion) mittels eines Spiegels.

Rhinosklerom: durch Klebsiella rhinoscleromatis (Tröpfcheninfektion?) hervorgerufene granulomatöse Krankheit der Schleimhaut der Nase, des Mundes u. der Atemwege.

Rhinosporidiose: tropische Nasenkrankheit durch den Pilz **Rhinosporidium seeberi**. Tief-granulomatöse, polypöse Schleimhautveränderungen, evtl. mit Ausbreitung in den Schlund, das Bronchialsystem u. innere Organe.

Rhinovakzine: Impfstoff (meist attenuierte Keime) für die Anw. über die Nasenschleimhaut.

Rhinoviren: ↗Picorna-Viren mit über 100 Typen; Erreger von Atemwegserkrankungen.

Rhizarthrose: Arthrose eines »Wurzelgelenks« der Gliedmaßen, i.e.S. die Daumensattelgelenksarthrose.

Rhizolyse: operative Demyelinisierung von Fasern der Spinalnervenwurzeln, v.a. sensibler Fasern durch Hitzeeinwirkung (Thermorhizolyse) bei unstillbaren Schmerzen.

Rhizom(a), Wurzelstock: der relativ dicke, unterirdische Erdsproß ausdauernder Kräuter; wird wegen Wirkstoffreichtums häufig als – getrocknete – Droge therapeutisch genutzt.

Rhizopoda: die »Wurzelfüßler« (= »Wechseltierchen«); Unterklasse der Sarcodina der ↗Protozoen, u.a. die Ordnung Amoebida umfassend (↗Entamoeba histolytica).

Rhizopus: Erreger von ↗Mukormykosen.

Rhizotomie: ↗Radikulotomie. – **Rh., chemische:** selektive Blockade der hinteren Spinalwurzel (**»Rhizotomia posterior«**) durch örtliche Injektion eines Leitungsblockers (z.B. Phenolglycerin-Lsg.) als schmerztherapeutische Maßnahme (v.a. bei Tumorschmerzen).

rh-negativ, rh: s.u. Rhesus-Faktor.

Rhodnius prolixus: eine Raubwanze [Reduviidae]; Trypanosomen-Überträger.

Rhodopsin: der für das Dämmerungssehen benötigte »Sehpurpur« der Netzhautstäbchen.

Rhombencephalon: das Rautenhirn; reicht vom oberen Rand der Brücke (Pons) bis zum 1. Spinalnervenpaar; wird unterteilt in Myelencephalon (= Medulla oblongata) u. Metencephalon.

rhomboide(u)s: (latein.) rautenförmig.

Rhonchi sibilantes u. **sonores:** pfeifende, giemende bzw. brummende, schnurrende ↗Rasselgeräusche.

Rh-positiv, Rh: s.u. Rhesus-Faktor.

RHS: ↗**r**etikulo**h**istiozytäres **S**ystem.

Rh-Sensibilisierung; Rh-System: s.u. Rhesus…

Rhusiopathia (suis): Schweinerotlauf, ↗Erysipeloid.

Rhyp(o)…: Wortteil »Schmutz« (auch Kot, Harn).

Rhythmusmethode: s.u. Konzeptionsverhütung.

Rhythmusstörung: ↗Herzrhythmusstörung.

Rhytid…: Wortteil »Falten« (Runzeln).

RIA: **R**adio**i**mmuno**a**ssay; eine radioimmunologische Methode zur quantitativen Bestimmung kleinster Substanzmengen (ng-Bereich), z.B. Erreger-Antigene, Hormone, Enzyme, Serumeiweißkörper, Tumorantigene bzw. Arzneimittel, DNS. Eine sog. Sättigungs-, Bindungs- oder Displacementanalyse mittels Antigen-Antikörper-Reaktion; einfache Technik, die auch mit immobilisierten AK (Immunadsorbens) anwendbar ist, z.B. als Radio-immunosorbent-assay oder -test (= RISA = RIST).

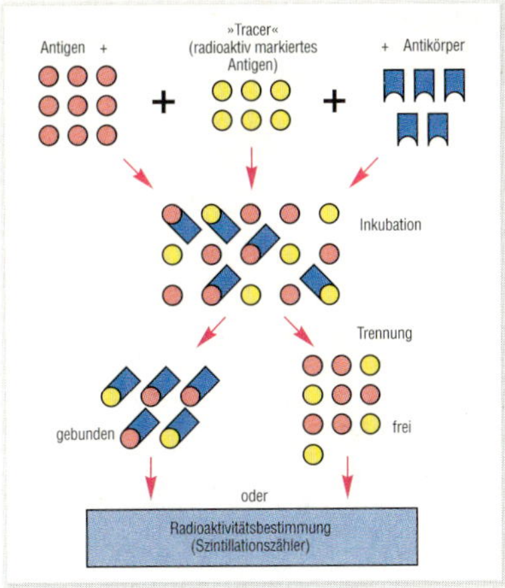

RIA

Riboflavin: ↗Vitamin B_2.

Ribonuclease, RN-ase: Sammelbez. für RNS (= RNA) spaltende hydrolysierende Enzyme (Typ: Endonucleasen).

Ribonucleinsäure, RNS, RNA: eine in mehreren Abwandlungen mit gleicher Grundstruktur in allen Zellen vorkommende Nucleinsäure; enthält – an Ribose gebunden – die Basen Adenin, Guanin u. Cytosin sowie – anstelle des Thymins der ↗Desoxyribonucleinsäure (DNS) – Uracil. Wichtigste Funktion ist die Regelung der Eiweißbiosynthese, die nach dem Schema DNS → RNS → Protein verläuft. Wird nach der biologischen Funktion unterschieden als ↗messenger-RNS (m-RNS), als transfer-RNS (t-RNS) u. als ribosomale (= r-)RNS; bei Viren (s.a. RNS-Viren) stellt sie das genetische Material dar.

Ribosomen: bei allen Organismen in Vielzahl (bis 10^5 pro Zelle) vorhandene, elektronenmikroskopisch kleine Zellpartikel (15–25 nm), in denen die Biosynthese der Eiweißkörper stattfindet; ↗Abb. S. 674.

Richmond* Krone: Stiftzahnkrone mit keramikverblendetem Aufbau.

Richtkonzentration, technische: ↗TRK.

Ricin, Rizin: ein in Ricinus-Arten vorkommender giftiger Eiweißkörper (Toxalbumin)

Ribosomen

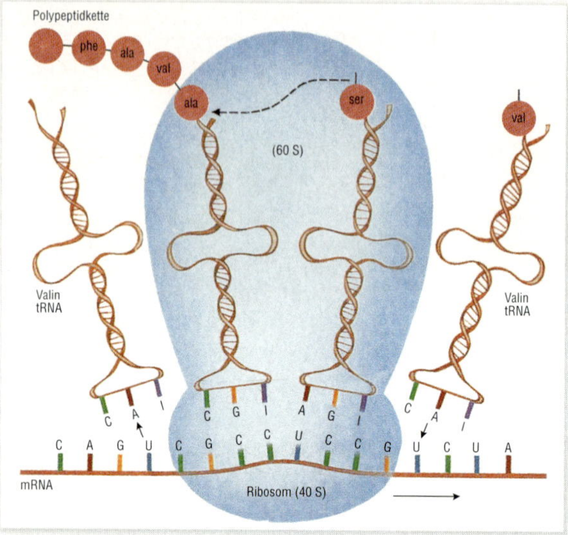

Entstehung einer **Polypeptidkette** in einem Ribosom. Zwei Aminosäuren passen mit ihrem spezifischen Anticodon in die Matrize der mRNA. Sie werden an die links oben entstehende Eiweißkette gereiht, weitere Aminosäuren folgen, bis am mRNA-Strang ein Stopp-Codon erscheint u. die Eiweißkette abfällt. Die tRNA-Bruchstücke werden wiederverwendet. A: Adenin; C: Cytosin; G: Guanin; U: Uracil; I: Inosin (ersetzt in einigen Anticodons Uracil) (nach VANDER, 1975) [15]

mit Hämagglutinationseffekt (»Phytohämagglutinin«).

Ricinus communis: tropische Holzgewächse [Euphorbiaceae]. Die fettreichen Samen (Semen Ricini, »Kastorsamen«) sind durch Gehalt an Ricin u. Ricinin giftig; das davon freie Samenöl (Rizinusöl = Oleum Ricini s. Castoris) dient v.a. als – antiresorptiv u. sekretagog wirkendes – Abführmittel.

Rickettsia: eine Bakteriengattung der Rickettsiaceae, gramnegative Mikroorganismen. Leben als Zellparasiten im Verdauungstrakt von Arthropoden (v.a. Läuse, Flöhe, Zecken, Milben), selten frei in deren Darmlichtung. Sind Erreger typhusähnlicher Krankheiten (↗Rickettsiose). – **R. akari:** Erreger der ↗Rickettsienpocken; Reservoir: Ratte, Maus. Überträger: die Milbe Allodermanyssus sanguineus. – **R. australis:** der Erreger des Australischen Zeckenbißfiebers. – **R. prowazeki(i):** der Erreger des klassischen epidemischen Fleckfiebers; ist antigenverwandt mit R. typhi; Erregerreservoir ist wahrscheinlich nur der Mensch; Überträger: v.a. Kleider-, aber auch Kopf-, Filz-, Tierläuse. – **R. quintana:** der Erreger des Wolhynischen Fiebers. – **R. rickettsi(i):** der Erreger des ↗Felsengebirgsfleckfiebers. – **R. typhi:** der mit R. prowazeki serologisch sehr verwandte Erreger des murinen, endemischen Fleckfiebers; Reservoir: v.a. Ratte; Überträger sind der Rattenfloh Xenopsylla cheopis u. der Hundefloh (der die Infektion ohne Schaden übersteht u. damit Dauerausscheider wird).

Rickettsienpocken, Pockenfleckfieber: gutartige Infektionskrankheit durch ↗Rickettsia akari. Inkubationszeit: 10–24 Tg.; Symptome: Papel-, später Bläschen-, dann Schorfbildung an der Milbenbißstelle; regionäre Lymphknotenschwellung; 1 Wo. später generalisiertes papulo-vesikuläres Exanthem (ausgenommen Hand- u. Fußsohlen) mit Fieber, Störung des Allgemeinzustandes.

Rickettsiosen: durch ↗Rickettsia-Arten hervorgerufene endemische oder epidemische, typhusähnliche Infektionskrankheiten. Als Prophylaxe: Überträgerbekämpfung (Impfschutz ca. 1 Jahr).

Riechbahn: die mehrneuronale, zu den Riechzentren leitende Bahn des Geruchssinnes.

Riechepithel: aus Riech-, Stütz- u. Ersatzzellen bestehendes Epithel der Geruchsregion (Regio olfactoria) der Nase.

Riechhirn: ↗Rhinencephalon.

Riechstoffe, Olfactoria: natürliche u. synthetische Stoffe mit »stinkendem« oder »duftendem« Eigengeruch (letztere als »wohlriechende Riechstoffe« = Odoramenta). – **R., scharfe:** zusätzlich den Trigeminus reizende R. (Ammoniak, Ameisensäure, Chlor, Formaldehyd, Pyridin).

Riechzelle: die als Geruchsrezeptor fungierende bipolare, mit Härchen versehene Sinneszelle des Riechepithels; bildet das 1. Neuron der Riechbahn.

Riechzentrum, Geruchszentrum: als eigentliches R. die Zentren der sog. sekundären olfaktorischen Rinde am Ende der Riechbahn (= **tertiäres R.**) im Hippocampus-Bereich. Als **primäres R.** die Endpunkte des 1. Neurons dieser Bahn, als **sekundäres R.** (= primäre olfaktorische Rinde) die Substantia perforata u. die Mamillarkörper sowie Trigonum olfactorium u. Gyrus paraterminalis.

Riesen...: s.a. Makro..., Mega(lo)...

Riesenkern: abnorm großer, normal gestalteter Zellkern mit ↗Polyploidie.

Riesenkind: Bez. für Neugeborenes mit Geburtsgewicht über 4500 g; relativ häufig bei Diabetes mellitus der Mutter.

Riesenwuchs, Gigantismus, Hypersomie: ein die normale Körpergröße erheblich überschreitender ↗Hochwuchs; i.w.S. auch das übermäßige Längenwachstum von Körperteilen. – vgl. Großwuchs. – **R., essentieller:** als sog. »primordialer« R. ein proportionierter R. infolge genetisch bedingter Knochenwachstumssteigerung bei sonst normaler Entwicklung. – **R., hypophysärer:** R. infolge übermäßiger Produktion somatotropen Hormons durch ein Adenom des Hypophysenvorderlappens; bei pubertärem Beginn, d.h. vor Epiphysenschluß, als allgemeiner R. u. – allmählich – ↗Akromegalie im Kopfbereich; bei Beginn nach Epiphysenschluß nur als Akromegalie.

Riesenzelle: besonders große Zelle mit mehreren, meist unförmigen u. gelappten Kernen als Folge einer Zellteilungsstörung; z.B. ↗Langhans*, ↗Sternberg* Fremdkörperriesenzelle; ferner z.B. als Krebszelle.

Riesenzell(en)-Arteriitis: ↗Arteriitis temporalis.

Riesenzell(en)granulom: ↗Epulis gigantocellularis.

Riesenzell(en)tumor: Resorptions- bzw. Granulationsgeschwulst mit vielkernigen Riesenzellen (z.B. Epulis gigantocellularis), oft mit Hämosiderin- (brauner Tumor) oder Lipoideinlagerung (Xanthom). – **R. des Knochens:** ↗Osteoklastom.

Rieth* D-H-S-Diagnostik: mykologische Differenzierung von **D**ermatophyten, **H**efen u. **S**chimmelpilzen als Erreger von Hauterkrankungen anhand der Griseofulvin-Wirkung auf die nach Probeabstrich angelegte Kultur.

Rifamycin: Antibiotikum aus Streptomyces mediterraneus; wirksam v.a. gegen Mycobacterium tuberculosis. – Als dessen halbsynthetisches Derivat z.B. **Rifampicin**.

rigid(e), rigidus: starr, steif (↗Rigidität, Rigor).

Rigidität: 1) Mangel an rascher geistiger Umstellungsfähigkeit. **2)** ↗Rigor; vgl. Spastizität. – **Rigiditas dorsalis myopathica:** »muskuläre Rückensteife« bei Myositis ossificans.

Rigor: die Agonisten u. Antagonisten betreffende, gesteigerte Grundspannung der Skelettmuskulatur mit charakteristischer Steifigkeit bzw. Starre bei passiver Bewegung; v.a. bei Krankheiten des extrapyramidal-motorischen Systems, z.B. bei der Parkinson* Krankheit. – vgl. Spastik (bei Pyramidenbahnläsion); s.a. Spastizität. – **R. mortis:** Totenstarre.

Riktus: Krampf der mimischen Muskulatur mit einem dem Lachen ähnlichen Gesichtsausdruck, z.B. als ↗Risus sardonicus.

Rilliet* Punkte: für Mumps typische, noch vor der Drüsenschwellung auftretende Druckschmerzhaftigkeit am Kiefergelenk, hinter dem Kieferwinkel, unterhalb des Warzenfortsatzes u. in der Gegend der Unterkieferdrüse.

Rima: Spalte, Ritze. – **R. ani:** Afterrinne. – **R. glottidis:** die Stimmritze; begrenzt durch Stimmlippen u. die Stellknorpel bzw. deren Stimmbandfortsätze. – **R. palpebrarum:** die ↗Lidspalte. – **R. pudendi:** die von den großen Schamlippen begrenzte Schamspalte.

RIN: Radio**i**sotopen**n**ephrographie.

RIND: reversible **i**schämische **n**eurologische **D**efekte (Hirnischämiezeichen von nur wenigen Tagen Dauer; s.u. Apoplexia cerebri).

Rinde: ↗Cortex, Kortex. – **R., sensible:** ↗Körperfühlsphäre.

Rindenarchitektonik: der Feinbau der Hirnrinde.

Rindenblindheit: ↗Amaurose infolge beidseitiger Schädigung der »Sehrinde« des Okzipitallappens des Gehirns oder der Sehbahn zentral des Corpus geniculatum lateralis, typisch ohne Pupillenstörungen, vgl. Agnosie, optische.

Rindenfeld: ↗Area (der Hirnrinde).

Rindentaubheit: Taubheit infolge beidseitiger Schädigung des primären Hörzentrums.

Rinderbandwurm: ↗Taenia saginata.

Rindertuberkulose: die – vorwiegend chronische – »Perlsucht« der Rinder infolge Infektion mit ↗Mycobacterium bovis; geht einher mit Erregerausscheidung in Sputum u. Milch; übertragbar auf andere Tierarten u. auf Menschen.

Ring: ↗Anulus, *gyn* ↗Ringpessar, *path* Gefäßring.

Ringdesobliterator: ↗Ringstripper.

Ringelblume: Calendula officinalis; angewandter Pflanzenteil: Blüten (Calendulae flos); Inhaltsstoffe: u.a. Carotinoide (u. deren dem Vitamin A nahestehende Abbauprodukte), ätherisches Öl, Bitterstoffe, Triterpensaponine; Wirkung: äußerlich Förderung der Wundheilung (entzündungshemmend, granulationsfördernd); innerlich (als Tee) bei Magen-Darm-Störungen.

Ringelröteln: ↗Erythema infectiosum (acutum).

Ringelwürmer: ↗Anneliden.

Ringer* Lösung: isotone (= »physiologische«) Salzlösung als Nährmedium für Frischgewebe sowie zur i.v. Infusion bei Hypovolämie (mit nur sehr kurzzeitigem Effekt). Die R.* Standard-Infusionslösung enthält Natrium- (0,8) sowie Kalium- u. Calciumchlorid (je 0,02) u. Natriumbicarbonat ($NaHCO_3$; 0,1) auf 100 ml Aqua destillata; zahlreiche Modifikationen; z.B. als **R.* Lactat-Lösung, R.* Traubenzucker-Lösung**.

Ringfixateur: Fixateur externe mittels einer Montage aus ringförmig gestalteten Konstruktionselementen zur Knochenfixierung oder zur Achsen- bzw. Längenkorrektur (z.B. nach Ilisarov).

Ringknorpel: ↗Cartilago cricoidea; s.a. Kriko…

Ringkürette: 1) Uteruskürette mit scharfkantigem Metallring. **2)** ↗Ringstripper.

Ringmesser: ↗Adenotom; vgl. Ringstripper.

Ringpessar: ringförmiges Scheidenpessar zur Abstützung der Gebärmutter am Beckenboden bei Uterusprolaps.

Ringschatten: im Röntgen-Lungenbild ein weichteildichter ringförmiger Schatten mit hellem Zentrum (evtl. auch Flüssigkeitsspiegel), z.B. bei Lungenkaverne, -zyste. – vgl. Enface-Nische.

Ringskotom: ringförmiges ↗Skotom bei funktionsfähiger Netzhautmitte; z.B. bei Beriberi, Hungerdystrophie, groß bei Pigmentdegeneration.

Ringstripper: Gefäßkürette als hochflexible Sonde mit endständigem stumpfem Metallring; für die halboffene (= indirekte, »blinde«) ↗Endarteriektomie bzw. Thrombophlebektomie (**»Ringstripping«**, »Ringdesobliteration«); ↗Abb.

Ringtest: einfachster In-vitro-Nachweis präzipitierender Antikörper durch Überschichten einer Antigen-Lösung mit dem Antiserum, wobei an der Grenze als Effekt der Antigen-Antikörper-Reaktion ein Trübungsring (präzipitierte Immunkomplexe) entsteht.

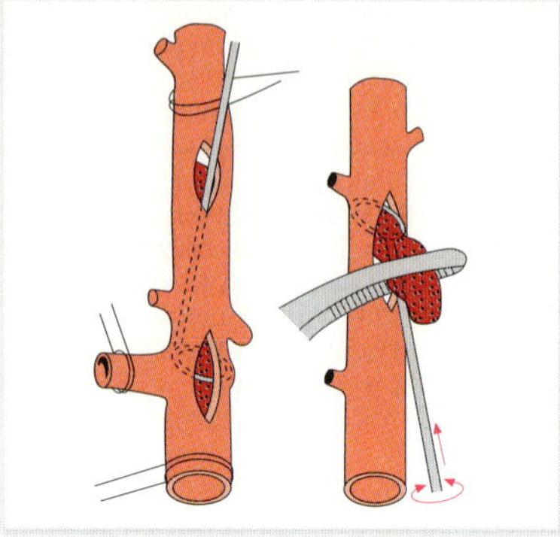

Halbgeschlossene Desobliteration mit Hilfe eines **Ringstrippers** nach Vollmar [192]

Ringwallkarzinom: flach schüsselförmig geschwüriges ↗Magenkarzinom (meist im Antrum), mit breitem Randwall.

Rinne* Versuch: Hörprüfung zur Unterscheidung zwischen Schalleitungs- u. Schallempfindungsstörung; erfolgt durch Bestimmung des Hörens bei Knochen- u. bei Luftleitung mittels einer angeschlagenen a^1-Stimmgabel, die dem Warzenfortsatz aufgesetzt bzw. vor den Gehörgang gehalten wird. Bei Mittelohrschwerhörigkeit »Rinne negativ« (Knochenleitung länger als Luftleitung); bei Innenohrschwerhörigkeit »Rinne positiv« (Luftleitung empfindlicher u. anhaltender als Knochenleitung, aber beide Leitungsarten verkürzt).

Rippe: Costa. Als **anomale R.** (als Fehlform bzw. am falschen Ort) z.B. Gabel-, Spalt- bzw. Hals-, Lendenrippe.

Rippenfell: ↗Pleura.

Rippenfraktur: Quer- oder Schrägbruch einer oder mehrerer Rippen; im letzteren Fall – z.B. bei Thoraxkompression – oft als R.-Serienfraktur. Wird – i.S. der Ruhigstellung – meist behandelt durch Heftpflasterverband, evtl. (operative) »innere« Schienung, systemische oder peridurale Schmerzausschaltung u. Atemgymnastik; s.a. Periduralanästhesie.

Rippenresektion, Kostektomie**:** operative Rippen-(Teil-)Entfernung.

Rippenserienfraktur: s.u. Rippenfraktur.

Rippenusur: »Annagung« (Arrosion) von Rippen, v.a. durch – pulsierenden – Druck (Kollateralenpulsationen bei Aortenisthmusstenose; Aneurysma); oder durch Tumorwachstum (z.B. Pancoast* Tumor).

RISA: 1) Radio**j**od-**S**erum**a**lbumin. **2)** (engl.) **r**adio-**i**mmuno-**s**orbent-**a**ssay (s.u. RIA).

Risikofaktor: Umstand, der eine besondere Gesundheitsgefährdung begründet; ist z.B. aus der Eigen- u. Familienanamnese, aus Mortalitäts- u. Morbiditätsstatistiken ersichtlich; z.B. Hypertonie, Übergewicht, Bewegungsarmut, psychosozialer Streß, Diabetes mellitus; s.a. Arteriosklerose.

Risikogeburt: Geburt, bei der Anamnese, Schwangerschafts- oder Geburtsverlauf Hinweise auf eine erhöhte Gefährdung von Mutter u./oder Kind ergeben; z.B. bei später Erstgebärender, nach früheren op. Eingriffen an der Gebärmutter, bei Diabetes mellitus, Fehlbildung, Schwangerschaftsblutung, Gestose, Querlage, vorzeitigem (> 24 h) Blasensprung ohne Wehen; erhöhtes Risiko nur für die Leibesfrucht bei Frühgeburt, chronischer Plazentarinsuffizienz, Fruchtübertragung, Rh-Inkompatibilität. Erfordert kontinuierliche u. intensive Überwachung, Entbindung in Fachabteilung, Beschränkung der Geburtsdauer, evtl. vorzeitige Geburtseinleitung etc.

Risikoschwangerschaft: Schwangerschaft bei Bestehen von Risikofaktoren seitens der Mutter (↗Risikogeburt).

Riß: ↗Fissur; z.B. Knochenfissur.

RIST: (engl.) **r**adio-**i**mmuno-**s**orbent-**t**est (s.u. RIA).

Risus sardonicus: das starre »teuflische Grinsen« als Folge einer Kontraktur der mimischen Muskulatur (Verziehen der Mundwinkel nach außen) bei ↗Tetanus.

(de) Ritis* Quotient: Quotient aus den gemessenen Werten der Enzyme GOT u. GPT; normal etwa 1,0; oft erhöht bei Alkoholhepatitis, erniedrigt bei akuter und chron. Virushepatitis.

Ritter* Dermatitis: ↗Dermatitis exfoliativa infantum.

Riva//Rocci* Apparat: das klassische Gerät (Quecksilbermanometer an aufblasbarer Armmanschette) für die unblutige (indirekte) Blutdruckmessung.

RIVA-Stenose: die – oft isoliert vorkommende – Enge (bis Verlegung) des **R**amus **inter**v**entri**cularis **a**nterior der linken Herzkranzschlagader.

RI-Viren: (engl.: **r**espiratory **i**llness) ↗Adenoviren.

Rivus lacrimalis: der Tränenkanal (die Rinne zwischen Lidrändern u. Augapfel bei Lidschluß).

Riz...: s.a. Rhiz...

Rizinismus: Vergiftung durch ↗Ricin.

Rizinusöl: Oleum Ricini (s.u. Ricinus).

RKM: Röntgen**k**ontrast**m**ittel.

RM: Abkürzung für ↗**R**ücken**m**ark.

RN: Rest-N (↗Reststickstoff).

Rn: ↗**R**ado**n**.

RNA: (engl.) **r**ibo**n**ucleic **a**cid, die ↗Ribonucleinsäure; s.a. RNS...

RN-ase: ↗**R**ibo**n**ucle**ase**.

RNS: ↗**R**ibo**n**uclein**s**äure.

RNS-Viren: Viren mit einsträngiger RNS (nur REO-Viren zweisträngig) als genetischem Material (mit messenger-Funktion).

Roborantia (remedia): Kräftigungsmittel.

Roc(c)ella: Gattung von Meeresflechten, aus denen u.a. Farbstoffe (z.B. Lackmus) gewonnen werden.

Rocher* (Schlüssel-)Zeichen: Bewegungseinschränkung im Hüftgelenk bei Torsionsprüfung am gestreckten Bein in Rückenlage als Hinweis auf Koxarthrose.

R

Rocky Mountain spotted fever: (engl.) ↗Felsengebirgsfleckfieber (durch Rickettsia rickettsii).

rodens: (latein.) nagend, fressend; z.B. Ulcus rodens.

Rodentiosen: durch Nagetiere [Rodentia] übertragene Infektionskrankheiten.

Rodopsin: ↗Rhodopsin.

Rö-: ↗Röntgen...

Röhrchentest: 1) Bestimmung der Resistenz von Bakterien gegenüber Antibiotika anhand der Wachstumshemmung in Röhrchenkulturen mit Antibiotika-Gehalt unterschiedlicher Konzentration. **2)** Antigen- bzw. Antikörper-Nachweis im Reagenzglas. **3)** Nachweis einer Rh-Positivität durch Bildung eines Erythrozyten-Sedimentes im Proberöhrchen nach Zugabe von Anti-Rh-Serum zum Blut.

Röntgen, R: die frühere (bis 1985 zulässige) Einheit der Ionendosis.

Röntgenanlage: technische Einrichtung für die Erzeugung u. Anw. der Röntgenstrahlen. Bestandteile: Röntgenröhre (mit Schutzhaube), **Röntgenapparat** (= Teile zum Betrieb der Röhre), ↗Röntgengerät. Wird ergänzt durch Strahlenschutzmittel u. Dunkelkammer mit Zubehör.

Röntgenaufnahme: das auf speziellem photographischem Film oder Papier mittels Röntgenstrahlen erzeugte »Schattenbild« z.B. eines Organs oder Körperteils. Die Anfertigung erfolgt unter – im allgemeinen normierter – Lagerung des Patienten u. der Röhreneinstellrichtung, ohne oder mit Anw. eines Röntgenkontrastmittels (Leeraufnahme bzw. Kontrastuntersuchung), ohne oder mit Sichtlei-

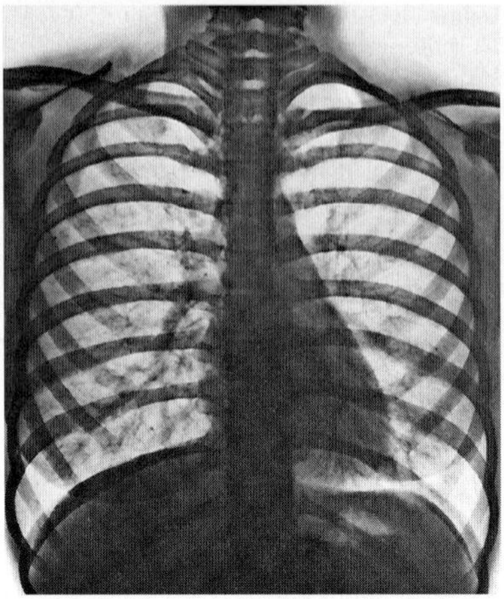

Röntgenaufnahme: Thoraxbild bei Durchleuchtung (bzw. Positivkopie). Strahlendurchlässige Gebilde erscheinen hell (Lunge, Trachea, Magenfundus), strahlenabsorbierende Gebilde als Schatten (Knochen, Herz) [510]

tung (= Übersichts- bzw. Zielaufnahme), evtl. auch in mehreren Ebenen (z.B. Sagittal-, Frontal-, Schrägaufnahme).

Röntgenbestrahlung: ↗Strahlentherapie mit Röntgenstrahlen.

Röntgenbild: s.u. Röntgenaufnahme.

Röntgenbildverstärker: elektronischer Bildverstärker für die Röntgendurchleuchtung u. Schirmbildphotographie oder als Teil einer Fernsehkette (beides zur Einsparung von Dosis bzw. Adaptationszeit).

Röntgendermatitis: ↗Radiodermatitis.

Röntgendiagnostik: Diagnostik mittels Röntgenaufnahmen bzw. -durchleuchtung. – Als »Röntgenfunktionsdiagnostik« unter Erfassung von Abläufen an inneren Organen, z.B. als Magen-Darm-Passage, Pyeloskopie, Röntgenkinematographie.

Röntgendosis: ↗Dosis, Dosiseinheiten, Dosimeter.

Röntgendurchleuchtung: Beobachtung mittels Röntgenstrahlen auf dem Leuchtschirm sichtbar gemachter innerer Organe oder Skelettabschnitte; mit Einsatz einer Bildverstärkerfernsehkette u. geeigneter Röntgenkontrastmittel.

Röntgenerythem: s.u. Früherythem, Hauptreaktion, Radiodermatitis. – s.a. Hauterythemdosis.

Röntgenfilm: für Röntgenstrahlen u. Fluoreszenzlicht empfindlicher Film.

Röntgenfrühreaktion: ↗Früherythem.

Röntgenfunktionsdiagnostik: s.u. Röntgendiagnostik.

Röntgengerät: der der Strahlenanwendung dienende Teil einer therapeutischen (»Bestrahlungsgerät«) oder diagnostischen Röntgenanlage. Stativ für Röhrenhaube, Lagerungstisch, evtl. Kassettenstativ, Blenden, Einstell- u. Fixierungshilfen.

Röntgenkarzinom: Strahlenkarzinom (s.u. Strahlenschaden).

Röntgenkater: ↗Strahlenkater.

Röntgenkaustik: Röntgen-Oberflächentherapie (Nahbestrahlung) mit hoher Einzeldosis bei Hauttumoren.

Röntgenkinematographie: Röntgenfunktionsdiagnostik mit sehr schneller Aufnahmefolge.

Röntgenkontrastmittel, RKM: ↗Kontrastmittel.

Röntgenkymographie: s.u. Kymographie.

Röntgenleeraufnahme, Nativaufnahme: Röntgenaufnahme ohne bzw. vor Kontrastmittel-Anw., z.B. als Abdomenleeraufnahme in der Ileusdiagnostik bzw. bei Röntgenfunktionsdiagnostik.

röntgennegativ: ohne Kontrasteffekt (»Schatten«) im Röntgenbild.

Röntgenoderm: ↗Radiodermatitis chronica.

röntgenpositiv: im Röntgenbild einen Kontrastschatten gebend.

Röntgenröhre: spezielle Elektronenröhre zur Erzeugung von ↗Röntgenstrahlen.

Röntgenschaden: ↗Strahlenschaden.

Röntgenschutz: ↗Strahlenschutz.

Röntgensensibilität: ↗Strahlensensibilität.

Röntgenstrahlen: kurzwellige, in der Röntgenröhre (hochenergetisch auch im Betatron oder Synchrotron) erzeugte elektromagnetische Strahlung anschließend an das UV. Ihre Qualität (Härte) wird durch die Betriebsspannungswerte der Röhre definiert. Entstehen 1) als Photonenstrahlung **(charakteristische Röntgenstrahlung)** in Atomhüllen des Anodenmaterials als Folge der durch Elektroneneinschlag bedingten Atomanregungen bzw. Elektronensprünge u. 2) im COULOMB* Feld der Atomkerne als Bremsstrahlung; ↗Abb. S. 679. Sehr weiche (= langwellige) R. bereits von Luft merklich absorbiert; mit zunehmender Energie (u. abnehmender Wellenlänge) nimmt das Durchdringungsvermögen zu.

Röntgensyndrom: 1) Gruppe spezifischer (evtl. pathognomonischer) Röntgensymptome. **2)** ↗Strahlensyndrom nach Röntgentherapie.

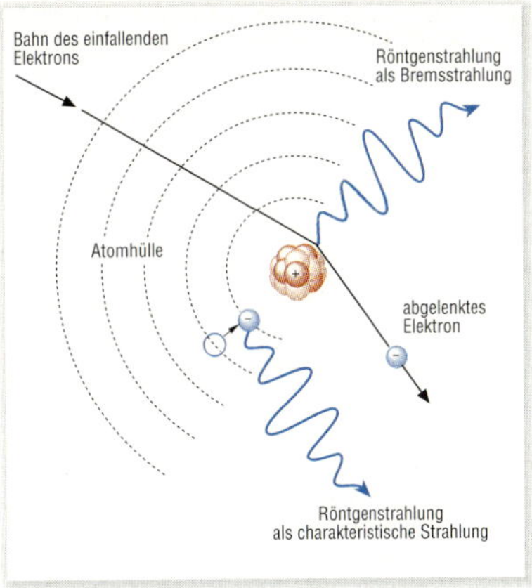

Röntgenstrahlung entsteht entweder als Bremsstrahlung oder als charakteristische Strahlung [250]

Röntgentherapie: ↗Strahlentherapie mit Röntgenstrahlen verschiedener Qualität (»Härte«); als Grenzstrahlen-, Oberflächen-, Halbtiefen- u. Tiefentherapie; s.a. Hochvolttherapie.

Röntgenverordnung, RöV: Verordnung vom 1. 3. 1973 über den Schutz vor Schäden durch Röntgenstrahlen; vgl. Strahlenschutzverordnung.

Röteln, Rubeola, Rubella**:** durch das Rötelnvirus verursachte akute exanthematische Infektionskrankheit, die eine lebenslange stabile Immunität hinterläßt. Kontakt- oder Tröpfcheninfektion erfolgt durch die Schleimhaut der oberen Atemwege. Nach einer Inkubationszeit von 16–18 Tg. sowie einem uncharakteristischen Prodromalstadium tritt – oft nach flammender Gesichtsrötung – ein im Gesicht beginnender, dann allgemeiner, 2–3 Tg. dauernder Ausschlag auf (»Exanthemstadium«) in Form von rosaroten Flecken auf unveränderter Haut; begleitet von schmerzhafter symmetrischer Schwellung der Lymphknoten des Nackens u. hinter den Ohren; die Temperatur ist normal oder subfebril; etwa ein Drittel der Erkrankungen verläuft aber klinisch stumm. Prophylaxe (v.a. der Rötelnembryopathie) möglich durch ↗Rötelnimmunglobulin, Schutzimpfung (↗Rötelnvakzine). – **R., konnatale** oder **pränatale:** die ↗Rötelnembryopathie.

Rötelnembryo(feto)pathie, GREGG* Syndrom: frühembryonal von der an Röteln erkrankten Mutter durch diaplazentare Infektion erworbene Rötelnerkrankung der Leibesfrucht mit vom Infektionszeitpunkt abhängigen Symptomen; als charakteristische Trias Herzfehlbildungen, Innenohrschwerhörigkeit u. Katarakt, ferner Hornhauttrübung, Hepato-Splenomegalie, thrombozytopenische Purpura u. geistige Retardierung.

Röteln-Immunglobulin: aus menschlichem Blut mit hohem Gehalt an Rubella-Antikörpern gewonnenes Immunglobulin (Hyperimmunserum) zur Rötelnprophylaxe bei Schwangeren mit Rötelnkontakt im 1. Trimenon u. zur Verhütung von Komplikationen bei Erkrankungen.

Röteln-Vakzine: Lebendimpfstoff aus attenuierten HPV-Stämmen des Rötelnvirus; Anw. einmalig subkutan (gut verträglich) bei Mädchen vor dem Gestationsalter u. bei geschlechtsreifen Frauen mit negativer Hämagglutinationshemmungsreaktion (unter hormonaler Antikonzeption!), um im Falle der Schwangerschaft eine Rötelnembryopathie zu verhüten.

R

Rötelnvirus: RNS-Virus der ↗Togaviridae.

RöV: ↗**R**ö**ntgenv**erordnung.

Roger* Syndrom: isolierter kleiner ↗Ventrikelseptumdefekt als angeborene Hemmungsfehlbildung des Herzens; klinisch mit holosystolischem Preßstrahlgeräusch **(»R.* Geräusch«)**; Leistungsfähigkeit praktisch normal.

Rohkost: Kostform aus – frischen – pflanzlichen Nahrungsmitteln (Gemüse, Obst, Getreide), hergestellt ohne Hitzeanwendung durch Zerkleinern; meist ohne Kochsalz-Zusatz, evtl. angereichert mit Milchprodukten (»laktovegetabile Kost«); reich an Vitaminen, Ballaststoffen, Kalium; kalorien-, fett- u. eiweißarm. Anw. als Zusatz-, vorübergehend als Reduktionskost sowie bei Obstipation.

Rohprotein: die aus dem analytisch ermittelten Stickstoffgehalt durch Multiplikation mit dem KJELDAHL* Faktor (= 6,25) errechnete Eiweißmenge in biologischen Stoffen etc.

Rohr* Agranulozytose: ↗Agranulozytose mit hyperplastischer Reaktion des Knochenmarks (Überwiegen der Promyelo- u. Myelozyten).

Rohrzucker: ↗Saccharose.

ROI-Technik: Funktions-Szintigraphie mit elektronischer Einblendung der »**r**egions **o**f **i**nterest« zur Gewinnung spezifischer Zeit-Aktivitäts-Kurven.

Rolle: 1) ↗Trochlea. **2)** gewölbte Sohlenunterlage als Abrollhilfe am orthopädischen Schuh; z.B. als Zehen-, Ballen-, Mittelfuß-, Absatzrolle.

Rollenpinzette: Rollen-armierte Pinzette zum Ausquetschen der Trachomkörner.

Rolleston* Regel: der systolische Blutdruck (in mm Quecksilbersäule) des Erwachsenen soll 100 + ½ Anzahl der Lebensjahre betragen u. 100 + Anzahl der Lebensjahre nicht überschreiten.

Romaña* Zeichen: einseitige Konjunktivitis mit Oberlidschwellung (durch Stich von Triatoma) als Zeichen einer frischen CHAGAS* Krankheit.

Romberg* Krankheit, Syndrom: ↗Tabes dorsalis. – **R.* Versuch:** Prüfung des Gleichgewichtssinnes u. der Tiefensensibilität durch Aufrechtstehenlassen mit geschlossenen Füßen unter beidseitigem Lidschluß; Schwanken u. Fallneigung (= positives R.* Zeichen, »positiver ROMBERG«) sprechen für eine spinale Störung; bei Auftreten bereits mit offenen Augen als Kleinhirn- bzw. vestibuläres Zeichen zu werten.

Ronchi: ↗Rhonchi.

Rooming-in: (engl.) gegen Entwicklung eines seelischen ↗Hospitalismus gerichtete gemeinsame Unterbringung von Mutter u. Kind im Krankenhaus, v.a. auf Wochenstationen u. in pädiatrischen Abteilungen.

Rorschach* (Formdeute-)Test: projektiver Test durch Deutenlassen von 10 ein- u. mehrfarbigen, symmetrischen »Klecksographien«. Die Gestaltverarbeitung der sinnfreien Zufallsformen der Kleckse läßt Rückschlüsse auf Grundleitlinien des intellektuellen, emotionalen u. sozialen Persönlichkeitsverhaltens sowie auf seelische Störkomplexe zu.

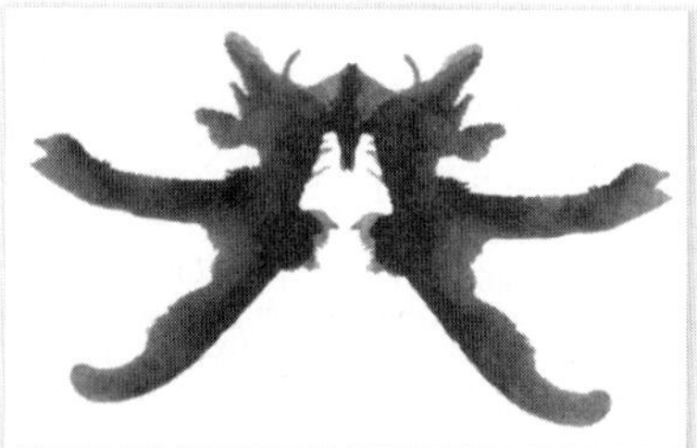

Testbild für **Rorschach* Test** [89]

Rosacea, Rosazea, Acne rosacea, Kupferfinnen: fleckige Rötung, Schuppung, Teleangiektasien u. weitere Hautveränderungen (die einer Akne ähneln, aber keine Akne sind!); bevorzugt an Stirn, Wangen, Nase u. Kinn (evtl. mit Rhinophymbildung); durch viele Faktoren (Gefäßnervenlabilität, seborrhoische Konstitution, fokaler Infekt, Polyglobulie, seltener Leber-, Magen-, Darmstörungen) bedingte Krankheit, die etwa im 5. Ljz. auftritt.

rosaceus: (latein.) rosenfarbig. – s.a. Rosacea...

Rosazea: ↗Rosacea.

Rosazea-artige Dermatitis, Pseudorosazea: Auftreten braunroter Papeln mit gelblicher Spitze in den zentralen Gesichtspartien (Kinn, Nasolabialfalten, seitl. Mundpartien, Stirn, perioral freie Zone), v.a. bei hautempfindlichen Frauen vor der Menopause. Diskutiert werden u.a.: seborrhoische Konstitution, Ovulationshemmer, Cortison-Schaden, Make-up, fluorierte Zahnpasta, gastrointestinale Störungen.

Rose: ↗Erysipel. – **R., falsche:** ↗Erysipeloid.

Rosenkranz: 1) R., rachitischer: knopfförmige Auftreibungen (Osteophytenbildung) der Knorpel-Knochen-Grenzen der Rippen bei florider Rachitis. Ähnlich auch z.B. bei Skorbut bzw. MÖLLER*-BARLOW* Krankheit. **2) R., syphilitischer:** in Reihe angeordnete Schwellungen der Leistenbeugen-Lymphknoten bei syphilitischem Primärkomplex.

Rosenthal* Faktor: der ↗Faktor XI der Blutgerinnung (= plasma thromboplastin antecedent = PTA). – **R.* Krankheit:** erbliche Blutungsneigung (↗Hämophilie), die auf Fehlen bzw. Minderaktivität des für die Entstehung des »activation product« notwendigen Plasmafaktors XIi (= PTA C) beruht.

Roseola: Primäreffloreszenz in Form hellroter, stecknadelkopf- bis pfenniggroßer, nicht juckender, auf Fingerdruck abblassender Hautflecke. – **R. cholerica:** R. bei Cholera(typhoid). – **R. epidemica:** ↗Röteln. – **R. infantum:** Exanthema subitum. – **R. syphilitica:** R. bei ↗Syphilis. – **R. typhosa:** R. am 7.–10. Krankheitstag bei Bauchtyphus; v.a. an Rumpf u. Extremitäten.

Roser*-Nélaton* Linie: an der Körperoberfläche die Verbindungslinie zwischen dem vorderen oberen Darmbeinstachel u. dem Sitzbeinknorren, in der bei Seitenlage u. gebeugtem Oberschenkel normalerweise der Trochanter major liegt (nicht aber z.B. bei Coxa valga u. vara, Hüftluxation).

Rosettentest: immunologischer Test anhand der Rosettenbildung durch Anlagerung von – mindestens 4 – Zellen (meist Erythrozyten) oder präparierten Latexteilchen an eine kernhaltige, entsprechende Oberflächenrezeptoren besitzende »Zentralzelle«.

Ross* Katheter: Mehrzweckkatheter für Angiographie, intrakardiale Druckmessung u. transseptalen Herzkatheterismus (nach Punktion der Vorhofscheidewand mit ca. 70 cm langer Spezialnadel = **R.*-Brockenbrough* Technik**).

Roßkastanie: ↗Aesculus hippocastanum.

rostral(is): ein ↗Rostrum betreffend; ferner kopfwärts, zum Körpervorderende hin bzw. (am Kopf) mundwärts gelegen.

Rostrum: *(latein. = Schnabel)* **1)** schnabelförmiges Organteil; z.B. **R. corporis callosi** (der »Balkenschnabel«, ein mit dem Septum pellucidum verbundener Teil des Corpus callosum). **2)** Rostellum: der rüsselförmig vorstreckbare zentrale Teil des Bandwurmkopfes. **3)** Stechrüssel mancher Wanzen.

Rotameter: »trockener« Durchströmungsmesser in Form eines graduierten Glasrohrs mit darin im Gasstrom schwebend-rotierendem, kegelförmigem Schwimmer; z.B. Gasstromzähler an Narkosegeräten.

Rotation: Drehung eines Körpers um eine wirkliche oder eine gedachte Achse (vgl. Torsion); z.B. *geburtsh* als Fruchtdrehung; *embryol* als Darmdrehung, *ophth* als Rollbewegung (s.a. Nystagmus).

Rotationsatherektomie: Verfahren zur Rekanalisation stenosierter Gefäßsegmente; geschieht mit einem Ballondilatationskatheter, in dessen gefenstertem Ballonabschnitt sich ein rotierendes Rundmesser befindet. Mit diesem können atheromatöse Plaques abgefräst u. aus dem Gefäßsystem entfernt werden. Anw. v.a. in der Becken-Bein-Strombahn, aber auch als direkte koronare Atherektomie (↗DCA).

Rotationslappen: um seine Basis (oder Stiel) an den Verpflanzungsort schwenkbarer, gestielter Hautlappen.

Rotationsschmerz: Gelenkschmerz bei belasteter oder unbelasteter Drehung im Gelenk (z.B. im Kniegelenk bei Meniskusschaden).

Rotatorenmanschette: die aus den Oberarmdrehmuskeln (Musculi subscapularis, supra- u. infraspinatus, teres major et minor) bestehende Muskelmanschette des Schultergelenkes.

rotatorisch, rotatorius: mit Dreh(beweg)ungen einhergehend; z.B. r. ↗Nystagmus.

Rotaviren: *(latein. rota = Rad)* ↗Reoviridae mit doppelschaligem Kapsid mit Radspeichenstruktur; sind weltweit Erreger von Gastroenteritis bei Säuglingen u. Kleinkindern (»**R.-Dyspepsie«**; in Entwicklungsländern Hauptursache der Säuglingssterblichkeit).

Rotblindheit, Daltonismus, Protanop(s)ie: Farbenfehlsichtigkeit als ↗Dichromasie mit Störung der Rotempfindung u. mit – geringerer – Störung auch der Grünempfindung als Form der ↗Rot-Grün-Blindheit. – vgl. Rotschwäche.

roter Fleck: ↗Erythroplakia portionis.

Rotes Kreuz, RK: Symbol (rotes gleichschenkliges Kreuz in weißem Feld), Schutzzeichen u. Name der von Henry Dunant begründeten Organisation, deren Friedensarbeit durch die »Liga der R.-K.-Gesellschaften« (Sitz: Genf) wahrgenommen wird. – Als entsprechende Symbole der **Rote Löwe (mit der Roten Sonne)** im Iran sowie der **Rote Halbmond** in der Türkei u. den mohammedanischen Teilen der früheren UdSSR, der **Rote Davidstern** in Israel.

Rot-Grün-Blindheit: angeborene, rezessiv-geschlechtsgebunden erbliche, graduell verschiedene Farbensinnstörung für Rot u. Grün (↗Rotblindheit, Grünblindheit); diese Farben werden »unbunt« als Grautöne gesehen (Gelb u. Blau aber farbig).

Rotlauf: **1)** ↗Erysipel. **2)** Schweine-R.: ↗Erysipeloid.

Rotlicht: einer Glühlichtquelle mit vorgeschaltetem Rotfilter entstammendes Licht. Wärmeentwicklung geringer als bei »weißem« Licht, jedoch größere Eindringtiefe.

Rotor* Syndrom: eine familiäre Gelbsucht (↗Ikterus) mit Bilirubinausscheidungsstörung ähnlich dem Dubin*-Johnson* Syndrom, jedoch mit unauffälligem Cholezystogramm u. ohne Leberbiopsiebefund (d.h. ohne Pigmentablagerung).

Rotschwäche, Protanomalie: eine Form der ↗Rot-Grün-Blindheit als Farbsinnstörung mit Überwiegen der Rotstörung.

Rotsehen: ↗Erythropsie.

Rotsichtigkeit, relative: ↗Deuteranomalie.

Rotula: (latein.) kleine Rolle, Scheibe; *pharm* pastillenähnliches mit ätherischem Öl etc. getränktes Zuckerplätzchen.

rotundus: (latein.) rund.

Rotz: ↗Malleus (2).

Rotzpneumonie: Lungenrotz, d.h. Lungenbefall bei ↗Malleus.

rough particles: *(engl. = rauh)* die mit Ribosomen besetzten Anteile des endoplasmatischen Retikulums (↗Ergastoplasma).

Roux* Haken: beidendig gebogener, breitflächiger, stumpfer Bauchdeckenhaken (Wundhaken).

Royer* Laparoskop: Foures* Laparoskop mit 2 Wechseloptiken (davon eine zur direkten laparoskopischen Punktion des Choledochus für Cholangiographie = **R.*** **Technik**).

Rp: ↗Recipe.

RPRC-Test: (engl.) der **R**apid-**P**lasma-**R**eagin-**C**ard-Test (Plasma-Reagin-Kartentest auf Syphilis).

RQ: ↗respiratorischer **Q**uotient.

RR: Symbol für den – mit dem ↗**R**iva//**R**occi* Apparat gemessenen – Blutdruck.

rRNS: **r**ibosomale ↗**R**ibo**n**uclein**s**äure.

RSA: (engl.) **r**espiratory **s**yncytial **a**gent (↗RS-Virus).

RSSE: (engl.) **R**ussian **s**pring **s**ummer **e**ncephalitis (s.u. Frühjahr-Sommer-Enzephalitis).

RS-Virus: (engl.) das **R**espiratory **S**yncytial Virus (Familie Paramyxoviridae); wahrscheinlich der Haupterreger von Erkältungskrankheiten des Kleinkindalters.

rtPA: (engl.) **r**ecombinant **t**issue **p**lasminogen **a**ctivator (s.u. Plasminogenaktivator).

Ru: Symbol für **Ru**thenium.

RU 486: ↗Mifepriston.

Rubefacientia (remedia): Hautrötung (»Rubedo«) verursachende Hautreizmittel (als Hyperämika).

Rubella-Virus: ↗Rötelnvirus.

Rubeola: ↗Röteln (im engl. Sprachraum die ↗Masern).

Rubeose, -osis: Rötung, i.e.S. Hautrötung (Rubedo); s.a. Rubor; z.B. als Dauergesichtsröte **(R. faciei)** bei Zuckerkrankheit **(= R. diabetica)** oder bei Steroidmedikation **(R. steroidica)**. – **R. iridis:** die vermehrte Füllung u. Schlängelung (z.T. auch Neubildung) der Blutgefäße der Regenbogenhaut; z.B. bei Glaukom oder als Komplikation einer fortgeschrittenen **R. retinae diabetica** (bei maligner diabetischer ↗Angiopathie).

Rubidium, Rb: ein Alkalimetall. Von seinen künstlichen Isotopen (β-Strahler) wird z.B. ^{81}Rb zur Erythrozyten-Markierung für Milzszintigraphie angewendet.

rubiginös, rubiginosus: rostfarben.

Rubinikterus: ein – meist hepatozellulärer – Ikterus mit rötlichem Ton.

Rubin-Laser: ↗Laser mit einem Rubin als lichtverstärkendem Festkörper.

Rubor: (latein.) Röte; i.e.S. die auf Blutfülle (Hyperämie) der Gewebe beruhende Hautrötung (vgl. Rubeosis) als eines der Kardinalsymptome der Entzündung.

Ruckkrampf: 1) Blitz-Nick-Salaam-Krämpfe. **2)** myoklonische ↗Epilepsie.

Rucknystagmus: ↗Nystagmus mit schneller u. langsamer Komponente (im Unterschied zum undulierenden N.).

Rucksackverband: die Schultern nach hinten ziehender (Trikotschlauch-)Zugverband mit auf dem Rücken kreuzenden Achtergängen; zur Entlastung der Bruchenden bei Schlüsselbeinfraktur.

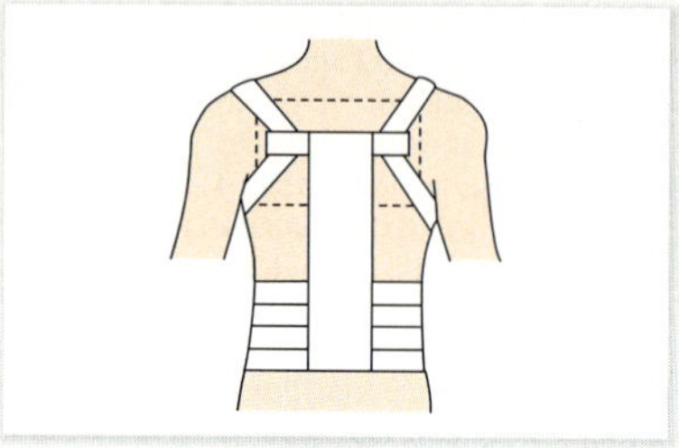

Stülpa®-**Rucksackverband** [511]

Ruc(ti)tatio, Ructus: (latein.) Aufstoßen.

rudimentär: verkümmert, nicht voll ausgeprägt (s.a. abortiv).

Rudimentärorgan: 1) unvollständig entwickeltes Organ. **2)** als R. i.e.S. ein nach embryonaler oder fetaler Funktionstüchtigkeit rückgebildetes Organ. Beim Menschen z.B. der Wurmfortsatz.

Rübenzucker: ↗Saccharose.

Rückatmungssystem: Narkosesystem, bei dem die Ausatmungsluft nach Passage des Absorbers u. ergänzender Zufuhr von Sauerstoff u. inhalierbaren Narkosemitteln erneut eingeatmet wird.

Rückbildung: ↗Involution.

Rückenmark, Medulla spinalis, RM: der im Wirbelkanal gelegene, kopfwärts unterhalb der Pyramidenkreuzung in die Medulla oblongata **(»verlängertes R.«)** übergehende Teil des Zentralnervensystems; wird durchzogen vom – z.T. verschlossenen Zentralkanal (Canalis centralis); ist bedeckt von ↗Rückenmarkshäuten. Besteht zentral aus grauer, seitlich aus weißer Substanz (Substantia grisea bzw. alba); das an Ganglienzellen u. Gefäßen reiche, marklose Fasern u. Fortsätze enthaltende Rückenmarkgrau bildet auf der Schnittfläche eine Schmetterlingsfigur (mit Cornu anterius, laterale u. posterius); die weiße Substanz wird gebildet von den Leitungsbahnen (Tractus) des Vorder-, Seiten-, Hinterstranges (Funiculus anterior, lateralis bzw. posterior). Es entläßt im Hals-, Brust(korb)-, Lenden- u. Kreuzbeinabschnitt (Zervikal-, Thorakal-, Lumbal- bzw. Sakralmark) segmental motorische (u. parasympathische u.

sympathische) vordere Wurzelfäden (Fila radicularia) u. nimmt entsprechende sensible (aus den Spinalganglien) hintere auf (beide Wurzeln vereinigen sich jenseits des Spinalganglions zum gemischten peripheren Nerv); s.a. Myelo... – **R., akutes:** Rückenmarksprozeß, der ein rasches operatives Eingreifen erfordert.

Rückenmark(s)abszeß: eitrige ↗Myelitis (2).

Rückenmark(s)anästhesie: irreführende Bez. für ↗Spinalanästhesie.

Rückenmark(s)bahnen: ↗Tractus.

Rückenmark(s)blutung: ↗Hämatomyelie.

Rückenmark(s)entzündung: ↗Myelitis.

Rückenmark(s)freilegung: ↗Laminektomie; s.a. Vertebrotomie.

Rückenmark(s)häute: die spinalen ↗Meningen; die ↗Dura mater spinalis (= »harte RM-Haut«) sowie die Rückenmarksteile der Pia mater u. Arachnoidea (= »weiche RM-Häute«).

Rückenmark(s)kompression: akute oder chronische Pressung u. Quetschung des Rückenmarks (vgl. Compressio cerebri); führt zu segmentalen Ausfällen (meist Lähmungen).

rückenmark(s)nahe Opiatgabe: ↗Opiatanalgesie, peridurale.

Rückenmark(s)nerven: ↗Nervi spinales.

Rückenmark(s)schwindsucht: ↗Tabes dorsalis.

Rückenmark(s)segmente: fiktive, scheibenförmige Unterabschnitte des Hals- bis Steißteils des Rückenmarks (u. zwar 8 zervikale, 12 thorakale, je 5 lumbale u. sakrale, 1 kokzygealer), die über Fasern der gemischten peripheren Nerven für die sensible, vegetative u. motorische Innervation der zugehörigen meso- u. ektodermalen Segmente des Körpers zuständig sind. Symbole: C, Th, L, Sa, Co.

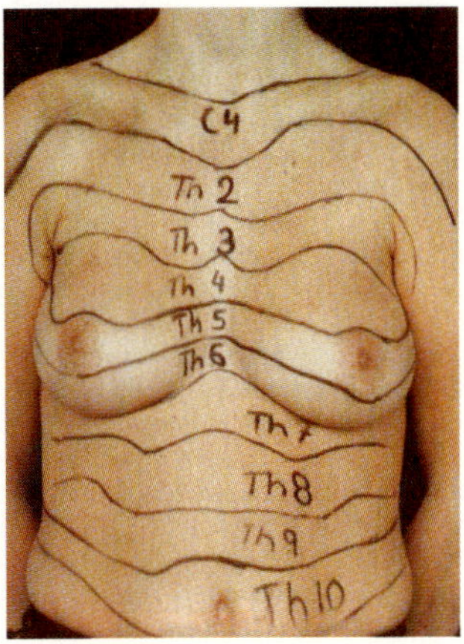

Rückenmarksegmente: Zuordnung von Hautbereichen in der Thoraxregion [316]

Rückenmark(s)tumoren: zu den ↗spinalen Tumoren (Oberbegriff) gehörende, sich i.e.S. innerhalb des Rückenmarks (RM) entwickelnde primäre u. sekundäre Neoplasmen des RM u. der zugehörigen Strukturen. Führen zu höhenabhängigen Ausfallserscheinungen, d.h. zu Sensibilitätsstörungen, motorischen Lähmungen, die – ebenso wie apparative Methoden (Röntgen, Computertomographie, Kernspinresonanztomographie etc.) – die Lagebestimmung ermöglichen. Als R. i.e.S. u.a. das Meningiom, Neurinom, Gliome.

Rückenmark(s)wurzeln: die Spinalwurzeln (↗Radix ventralis u. dorsalis); s.a. Wurzelsyndrom, Radikul..., Rhizo...

Rückenmark(s)zentren: die im Rückenmark gelegenen Funktionszentren, i.e.S. die des Sakralmarks für Ejakulation, Erektion, Defäkation u. Miktion.

Rückentwicklung: ↗Regression.

Rückfallfieber, Febris recurrens: meldepflichtige Infektionskrankheiten, hervorgerufen durch ↗Borrelia-Arten (übertragen von Läusen). Symptome: wiederholte (bis 10) plötzliche Fieberschübe mit fieberfreien Intervallen, begleitet meist von Milz-, seltener von Lebervergrößerung, fleckförmigen Haut- u. Schleimhautblutungen (Kolon), Muskel- u. Gelenkschmerzen, evtl. kompliziert durch Pneumonie, Nephritis, Kollapsneigung, zentralnervöse Störungen (Meningismus, Fazialislähmung), Iritis, Iridozyklitis. – **R., endemisches:** Zecken-R. durch Borrelia duttoni, übertragen durch Ornithodorusarten; z.B. in Afrika. – **R., epidemisches Europäisches:** das Läuse-R. durch Borrelia recurrentis, übertragen vom Pediculus hominis. – **R., Indisches:** R. durch Borrelia parkeri. – **R., Kaukasisches:** R. durch Borrelia caucasica (bzw. – als »Persisches« bzw. »Asiatisches R.« – durch B. persica bzw. usbekistana); oft mit ZNS-Komplikationen. – **R., Nordafrikanisches** oder **Spanisches:** R. durch Borrelia hispanica; ähnlich dem Läuse-R., aber Intervalle kürzer, Verlauf leichter, Komplikationen seltener.

Rückfluß: ↗Reflux.

Rückgrat: die ↗Wirbelsäule (Columna vertebralis).

Rücklauferbrechen: Erbrechen infolge Stauung des Darminhaltes bei Dünn- u. Dickdarmileus, evtl. als Koterbrechen.

Rückresorption: erneutes Aufnehmen (Resorption) bereits ausgeschiedener Substanzen, z.B. die R. der Galle im Darm, die R. von Harnbestandteilen in den Nierenkanälchen (tubuläre R.).

Rückstauungsniere: sekundäre ↗Hydronephrose durch Harnrückstau in die Niere (vgl. Reflux). Führt bei längerem Bestehen zu Parenchymschwund (erst Mark-, dann Rindenanteile) u. Funktionsstörung.

Rückstichnaht: rückläufige Naht, z.B. nach ALGÖWER oder DONATI; wirkt blutstillend.

Rückwärtsversagen: die ↗Herzinsuffizienz mit Auswirkungen entgegen der Blutstromrichtung (»stromaufwärts«, d.h. vor dem Herzen).

Ruffini* Körperchen: kolbenförmige Nervenendkörperchen in der Leder- u. Unterhaut; vermitteln Wärmeempfindung. – **R.* Rezeptoren:** Mechanorezeptoren der Gelenkkapsel für Lagesinn u. Bewegungssinn der Gliedmaßen.

Rugae: (latein.) Falten, Runzeln. – s.a. Plicae. – **R. vaginales:** quere Falten der Schleimhaut der weibl. Scheide; bilden die Columnae rugarum.

Rugektomie: operative (plastisch-kosmetische) Entfernung einer Haut-Weichteil-Falte.

Ruheangina: ↗Angina pectoris bei vollständiger körperl. Ruhe u. ohne vorausgegangene Aufregung; allgemein in mehreren Attacken. Die Intensität nimmt infolge Kollateralenbildung der Herzkranzgefäße allmählich ab, kann aber auch – als Präinfarktsyndrom – in einem Myokardinfarkt enden.

Ruhedyspnoe: eine im Ruhezustand über das Mehrfache der Norm gesteigerte, als Atemnot (Dyspnoe) empfundene Atemarbeit, evtl. als ↗Orthopnoe. – Tritt auf z.B. bei Linksherzinsuffizienz mit Rückstau im kleinen Kreislauf, bei respiratorischer Insuffizienz.

Ruheinsuffizienz: bereits bei körperlicher Ruhe manifeste Herzinsuffizienz; vgl. Ruhedyspnoe.

Ruhekern: der nicht in Teilung begriffene, in der Ruhephase befindliche Zellkern; i.e.S. der einer fertig differenzierten, sich nicht mehr teilenden Zelle.

Ruhe(membran)potential: die bioelektrische Potentialdifferenz zwischen Innen- u. Außenseite erregbarer biologischer Membranen im unerregten Zustand. Beruht auf Unterschieden der intra- u. extrazellulären Ionenkonzentration u. Ungleichheiten der Membranpermeabilitäten v.a. für K^+- u. Na^+-Ionen.

Ruhe-Nüchtern-Umsatz, RNU: ↗Grundumsatz.

Ruhetätigkeit: die Grundaktivität im EEG des Menschen im Zustand geistiger Entspannung u. körperlicher Ruhe bei geschlossenen Augen. Es herrscht ein Alpharhythmus vor, aus dem sich generalisiert oder lokalisiert Veränderungen abheben.

Ruhetremor: jedes nur im Ruhezustand vorkommende Zittern (↗Tremor), das bei willkürlicher Innervation aber schwindet; ist allgemein extrapyramidal verursacht (z.B. bei Parkinsonismus).

Ruheumsatz: ↗Grundumsatz.

Ruhr: die ↗Amöbenruhr (durch Entamoeba histolytica) bzw. die ↗Bakterienruhr (durch Shigella dysenteriae u. schmitzii, als E-Ruhr durch Sh. sonnei; ferner durch »giftarme« Shigella-Gruppen [Shigella flexneri] die leichter verlaufende »Paradysenterie«).

Ruhrrheumatismus, -rheumatoid: symptomatische Arthritis oder REITER* Syndrom im Gefolge der Bakterienruhr.

Ruktation, Ruktus: Aufstoßen.

Rumination, Ruminieren, Meryzismus: das »Wiederkäuen«; eine motorische Unruhe des Magens mit willkürlichem Hochwürgen (= Regurgitieren) u. erneutem Durchkauen u. Verschlucken von Mageninhalt als Symptom einer Verhaltensstörung, v.a. bei vernachlässigten, psychisch beeinträchtigten Säuglingen, Kleinkindern.

Rumor: (latein.) Geräusch.

Rumpel*-Leede* Test: groborientierende Bestimmung der Kapillarresistenz durch 10- bis 15minütige maximale venöse Stauung (mit noch tastbarem Radialispuls) oberhalb des Ellenbogens; bei Kapillarfragilität treten zahlreiche punktförmige Blutungen in der Ellenbeuge auf **(= R.*-L.* Phänomen)**.

Rumpf, Truncus: der Körperstamm (ohne Hals, Kopf u. Gliedmaßen).

Rumpfataxie: ↗Ataxie bei Störung der Haltungsinnervation; als Rumpfschwanken beim Sitzen, Stehen u. Gehen u. Falltendenz beim ROMBERG* Versuch; bei Kleinhirnprozessen.

Rumpfhautbasaliom: ↗Basaliom.

Rundherd: rundlicher, gut begrenzter, homogendichter Lungenschatten mit einem Durchmesser bis zu mehreren Zentimetern; z.B. bei Tuberkulose, Tumor, Zyste.

Rundinfiltrat: rundliche, meist wenig scharf begrenzte infiltratdichte Lungenverschattung; z.B. als tuberkulöses Frühinfiltrat, bei Bronchopneumonie.

Rundrücken: vermehrte Kyphosierung der

Brustwirbelsäule infolge Muskelschwäche (Haltungsschwäche), die mit zunehmender Muskelkontraktur eine Fixierung erfährt. Meist infolge berufs- oder sportbedingter Zwangshaltung Jugendlicher, aber auch konstitutionell; s.a. SCHEUERMANN* Krankheit **(= »juveniler R.«)**.

Rundschatten: ↗Rundherd, -infiltrat.

Rundwürmer: ↗Nemathelminthes.

Rundzell(en)sarkom: sehr bösartiges ↗Sarkom mit kleinen rundl. Zellen (hoher Grad von Gewebsunreife). Als **undifferenziertes R.** des Knochens das ↗EWING* Sarkom.

Run-in: *(engl. = »Zustrom«)* der vom Herzen kommende Blutstrom in einem arteriellen Gefäßabschnitt. – Analog als **Run-off** der Strom aus einem Gefäßgebiet in die Peripherie.

Rupia, Crusta ostracea: dicke, austernschalenartig geschichtete Kruste als Hauteffloreszenz, z.B. bei Psoriasis vulgaris oder als **R. syphilitica** bei »maligner« Syphilis II.

Ruptur(a): spontane oder verletzungsbedingte (evtl. zweizeitige) Gewebs- oder Organzerreißung; z.B. Muskelriß bzw. Aorten-, Milz-, Uterus-R.

Rush: *(engl. = Jagen, Andrang)* flüchtiger Blutandrang (i.S. des Flush); vgl. aber Rash.

Rush* Nagel: dünner, federnder Rundstahlnagel für die intramedulläre Fixierung von Knochenbrüchen durch elastische Eigenspannung des Nagels (sog. »dynam. 3-Punkt-Osteosynthese«).

Russel*(-Krukenberg*) Körperchen: azidophile Einschlüsse (Gammaglobuline) in degenerierenden Plasmazellen.

Russische Frühjahr-Sommer-Enzephalitis: s.u. Frühjahr... – **Russ. intermittierendes Fieber:** ↗Wolhynisches Fieber.

Rußkrebs: bei mehrjährigem – beruflichem – Umgang mit Ruß vorkommender Hautkrebs (z.B. »Schornsteinfegerkrebs« am Skrotum; s.a. Rußwarze), wahrscheinl. durch Kombinationswirkung von Licht u. chemischen Schadstoffen. Entschädigungspflichtige Berufskrankheit.

Rußlunge: herdförmige Anthrakofibrose nach langdauernder Inhalation von Rußstaub.

Rußwarze: Hyperkeratose am Hodensack nach langjähriger Kaminkehrerarbeit; evtl. zu verhornendem Plattenepithelkarzinom entartend (»Schornsteinfegerkrebs«); s.a. Rußkrebs.

Ruthenium, Ru: ein Metall der Palladiumgruppe; als ^{103}Ru u. ^{106}Ru im Fall-out bei Kernspaltung.

Rutilismus: 1) rezessiv erbliche »Rothaarigkeit«. **2)** Neigung zum Erröten.

Rutoside: wasserlösliche Derivate des Rutins (pflanzliches Glucosid), die bei Venenleiden angewandt werden (ödemprotektive, evtl. auch venentonisierende Wirkung).

RVO: Reichs**v**ersicherungs**o**rdnung.

R-Zacke: im normalen EKG die 1. positive Zacke der Kammeranfangsschwankung (↗QRS-Komplex).

S

S: Kurzzeichen u.a. für Kreuz- = **S**akralwirbel bzw. -segment ($S_{1\text{-}5}$, S I bis S V), **S**ulfur (= Schwefel), **S**-Zacke des EKG.

s: Kurzzeichen u.a. für **s**inister, **s**inu..., **S**ekunde, Halbwert**s**chichtdicke, *pharm* **s**igna, **s**olve, **s**emis.

Σ, σ: griechischer Buchstabe ↗Sigma.

Sa.: Abkürzung für **Sa**rkom.

s.a.: Abkürzung für *pharm* **s**ecundum **a**rtem (latein. = kunstgerecht).

SAB: ↗**S**ub**a**rachnoidal**b**lutung.

Sabin* Impfung: Poliomyelitis-Schluckimpfung mit Lebendimpfstoff (trivalent, mit Polioviren der Typen I–III, Grundimmunisierung durch 3malige Gabe im Abstand von 6–8 Wo.; Auffrischungsimpfung nach 8–10 Jahren). – **S.*-Feldman* Test:** »Serofarbtest« zum Nachweis der ↗Toxoplasmose.

Saccharimeter: Gerät zur Bestimmung des Zuckergehalts einer Lösung.

Saccharin, Glusidum: synthetischer Süßstoff mit ca. 300- bis 500facher Süßkraft von Saccharose.

Saccharomyces: eine Gattung echter Hefen. – **S. cerevisiae:** die Backhefe bzw. obergärige Bierhefe. – **S. medicinalis** s. **siccum:** ↗Faex medicinalis.

Saccharose, Saccharum (album), Rüben-, Rohrzucker: ein nichtreduzierendes Disaccharid aus je einem Molekül D-Glucose u. D-Fructose.

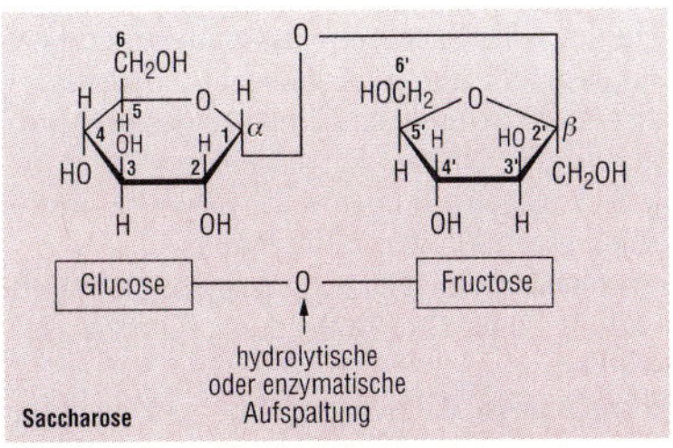

Saccharose

Saccharosurie: Ausscheidung größerer Saccharose-Mengen im Harn, z.B. nach reichlicher Zufuhr des Zuckers, bei Säuglingsdyspepsie.

Saccharum: *(griech. sakcharon = Zucker)* Sammelbezeichnung u. Rezepturname für »Zucker« sowie für einige süßschmeckende Metallsalze. – **S. acernum** s. **canadense:** Ahornzucker. – **S. album:** die gereinigte, kleinkörnig-kristalline Handelsform der Saccharose. – **S. amylaceum:** Glucose. – **S. invertum:** Invertzucker. – **S. lactis:** »Milchzucker«, Lactose.

sacciformis: sackförmig (vgl. Saccus, Sacculus).

Sacculi: Säckchen (Mehrzahl von ↗Sacculus). – **S. alveolares:** die erweiterten Blindenden der Ductus alveolares der Lunge, aus denen mehrere Lungenbläschen entspringen.

Sacculus: *(latein. = Säckchen)* ein rundliches Bläschen im Vorhof des Innenohres als Teil des häutigen Labyrinths; sein Sinnesfeld (Macula sacculi mit Statoconia) ist ein Teil des Vestibularapparates.

Saccus: (latein.) Sack. – **S. lacrimalis:** der Tränensack, in den die Tränenkanälchen einmünden.

Sacklunge: Lunge mit angeborener oder erworbener großräumiger Zystenbildung (Ballonzyste); s.a. Zysten-, Wabenlunge.

Sackniere: Niere mit sackförmig ausgeweitetem Hohlsystem (↗Hydro-, Hämatonephrose).

Sacks*-Libman* Syndrom: ↗Endokarditis LIBMAN-SACKS.

sacralis: *(latein. = heilig)* ↗sakral...

Sacrum: Kurzbezeichnung des Kreuzbeins (↗Os sacrum).

Sacto...: ↗Sakto...

Sadismus: auf das schriftstellerische Werk des MARQUIS DE SADE (1740–1814) bezügliche Bezeichnung für Sexualverhalten, das sex. Erregung u. Befriedigung aus der Demütigung u. Mißhandlung (evtl. sogar Tötung) des Partners bezieht. Als **Sadomasochismus** verbunden mit dem gleichzeitigen Wunsch nach Beherrschung u. Unterwerfung.

Säbelbein: ↗Genu varum.

Säbelscheidentibia: nach vorn gebogenes Schienbein bei angeborener Syphilis tarda.

Säbelscheidentrachea: durch Druck v.a. eines

Kropfes abgeplattete Luftröhre; die Enge führt zu ↗Stridor.

Sängerknötchen: ↗Nodulus vocalis.

Sättigungsdosis: 1) die zu voller Wirkung führende Menge eines Heilmittels (z.B. Digitalis). **2)** bei Aufsättigungsbestrahlung die dem Erholungsvermögen der Haut angepaßten, auf mehrere Tage verteilten Dosen bis zum Erreichen der Tumordosis.

Sättigungsindex (der Erythrozyten), MCHC: die ↗Hämoglobinkonzentration der roten Blutkörperchen als Verhältniszahl.

Säugling, Baby: das Kind von der Geburt bis zum Ende des 1. Lebensjahres. – s.a. Neugeborenes, Neugeborenen...

Säuglingsalter: das 1. Lj. des Kindes als dessen entscheidende Entwicklungsphase. Charakteristika: intensives körperliches Wachstum, Reifung des Zentralnervensystems u. des Immunsystems, Bindung an Bezugsperson.

Säuglingsatrophie, Pädatrophie: extreme ↗Säuglingsdystrophie; u.a. mit Schwund des Gesichtsfettpolsters, Hautfältelung, »Untertemperatur«, grauer Zyanose der Akren, oberflächlicher Atmung, kleinem langsamem Puls, Wachstumsstillstand; bei Erreichen der Dekomposition besteht akute Lebensgefahr.

Säuglingsdyspepsie: ↗Säuglingsenteritis.

Säuglingsdystrophie, Atrepsie: chronische Ansatzstörung des Säuglings; mit fließendem Übergang zur Säuglingsatrophie; v.a. infolge Fehlernährung (Mehl-, Milchnährschaden), Malabsorption, chron. Infektionskrankheiten, Enzymleiden. Symptome: Gewichtsverlust mit Fettschwund (bei zunächst fortschreitendem Längenwachstum), Toleranzschwäche gegenüber Ernährungsfehlern, Labilität des Wasserhaushalts, Infektanfälligkeit.

Säuglingsekzem: i.e.S. atopisches ↗Ekzem im Säuglingsalter.

Säuglingsenteritis, Säuglingsdyspepsie: akute Ernährungsstörung des Säuglings mit häufigen u. durchfälligen Stühlen, Inappetenz, Unruhe, Erbrechen, Meteorismus, subfebrilen Temperaturen, Gewichts- u. Turgorverlust. Gefahr von Mineralverlusten, ↗Exsikkose, Azidose u. Übergang in Säuglingsintoxikation. Ursachen: Ernährungsfehler (v.a. Toleranzüberschreitung), Malabsorption, Infektionen (u.a. durch Rotaviren, seltener durch Dyspepsie-Coli; als **parenterale S.** z.B. bei Otitis, Mastoiditis, Harnwegsinfektion).

Säuglingsintoxikation, Säuglingstoxikose: schwerste Form der akuten Ernährungsstörung. Häufig Folge einer infektiösen ↗Säuglingsenteritis. Wasser- u. Elektrolytverlust bei Durchfall u. Erbrechen führen – falls nicht rechtzeitig eingegriffen wird – zur lebensbedrohenden Stoffwechselentgleisung. Diese Krankheit ist für Säuglinge in den Entwicklungsländern die häufigste Todesursache. – Therapie: Flüssigkeitszufuhr (parenterale Rehydratation) u. Mineralersatz.

Säuglingskoxitis: eitrige Hüftgelenksentzündung v.a. als Folge einer metastatischen ↗Osteomyelitis der rumpfnahen Femurepiphyse.

Säuglingsnahrung: jede neben Muttermilch zur Säuglingsernährung geeignete künstliche Nahrung; v.a. Kuhmilch (als Marken-, Vorzugs-, pasteurisierte Trink-, Trocken- oder Kondensmilch u. adaptierte Milch), die – soweit nicht Fertignahrung – durch Verdünnen (Eiweißverminderung) u. Anreicherung mit Zucker u. einem 2. Kohlenhydrat zuzubereiten ist; als Beikost Säfte, Gemüse, Obst, Fleisch, Milchbrei etc. (auch konserviert u. Trockenpräparate). – s.a. Heilnahrung.

Säuglingsskorbut: ↗MOELLER*-BARLOW* Krankheit.

Säuglingssterblichkeit, Erstjahressterblichkeit: Zahl der innerhalb der ersten 12 Mon. Sterbenden, bezogen auf 1000 (oder 100) Lebendgeborene der gleichen Zeitspanne (meist Kalenderjahr) u. des gleichen Lebensraumes.

Säuglingstod, plötzlicher: ↗Kindstod, plötzlicher.

Säuglingstoxikose: ↗Säuglingsintoxikation.

Säure: organische oder anorganische chem. Verbindung, die ionogen gebundene H- = Wasserstoffatome enthält, die in wäßriger Lösung abgespalten werden u. saure Reaktion bewirken.

Säureäquivalent: im ↗Säure-Basen-Gleichgewicht das Äquivalent an Säuren bzw. sauren Valenzen zur Menge der basischen Valenzen. Die dem Stoffwechsel entstammenden überschüssigen sauren Äquivalente werden – zwecks Erhaltung der Konstanz des pH – v.a. durch die Nieren ausgeschieden im Austausch gegen anorganische Basen u. unter Rückresorption von ↗Bicarbonat.

Säurebakterien: Mikroorganismen, die durch Gärung oder Methanbildung Energie gewinnen.

Säure-Base(n)-Gleichgewicht, -Haushalt: die lebensnotwendige Konstanz bzw. Konstanthaltung der natürlichen schwach alkalischen Reaktion (ca. pH 7,36) der Gewebeflüssigkeiten als das zentrale Reaktionsmilieu des Stoffwechsels. Erfolgt unter Beteiligung von Puffersystemen (v.a. Carbonat/Bicarbonat; s.a. Alkalireserve). Die Regulierung erfolgt über Ausscheidung von Säureäquivalenten durch die Niere bzw. durch Abatmung von Kohlendioxid = Anhydrid der Kohlensäure, deren Basenanteil (↗Bicarbonat) durch die Niere eliminiert wird; Basenüberschuß wird als ↗Alkalose, Säureüberschuß als ↗Azidose bezeichnet.

Säurebindungsvermögen: CO_2-Bindungsvermögen (↗Alkalireserve).

Säuregrad: ↗Azidität.

Säure(schutz)mantel der Haut: die durch Absonderungen der Hautdrüsen (insbes. Schweiß) u. durch wasserlösliche Inhaltsstoffe der Hornschicht bewirkte schwach saure Reaktion der Hautoberfläche (je nach Region pH 4–7).

Säurewecker, -locker: Substanzen, die die Magensäureproduktion stimulieren; z.B. Gewürze, Coffein, Alkohol, Histamin, Pentagastrin, gebratene Speisen.

Säurezahl, SZ: analytische Kennzahl für den Gehalt an freien Fettsäuren pro 1 g Fett; beträgt z.B. 0,6 für Gänse-, 0,5–1 für Rinder-, 1,2 für Schweinefett.

Safar* Orotubus: Metall- oder Plastikkanüle in S-Form (wie 2 verbundene Oropharyngealtuben) für die Mund-zu-Mund-Beatmung.

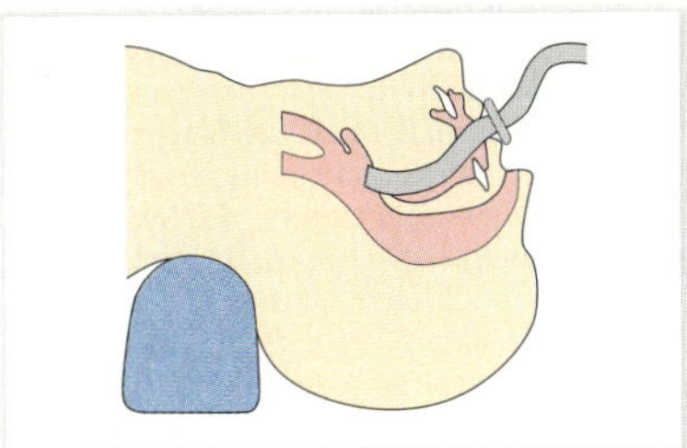

Safar* Orotubus [75]

Safranleber: Fettleber (bei Ikterus) mit goldgelber Färbung der Azini (v.a. zentral).

sagittal: ↗sagittalis. – **s. Röntgenaufnahme:** Röntgenaufnahme mit sagittalem (= anteroposteriorem = a.p. bzw. posteroanteriorem = p.a.) Strahlengang.

Sagittalebene: Ebene in der Körperlängsachse streng von hinten nach vorn bzw. umgekehrt (d.h. senkrecht zur ↗Frontalebene). Teilt als **mediane S.** = Median-S. den Körper in 2 etwa spiegelbildliche Hälften.

sagittalis, sagittal: (latein.) »pfeilartig«, »in Pfeilrichtung«, d.h. vom Rücken her in Richtung Bauch (= posteroanterior = dorsoventral) u. umgekehrt (= anteroposterior); s.a. Sagittal...

Sagittallinie: gedachte Linie in einer Sagittalebene.

sakkadiert: ruckartig, unterbrochen.

Sakkulo...: Wortteil »Säckchen« (»Saccu[lu]s«).

sakral, sacralis: das Kreuzbein (Os sacrum) bzw. die Kreuzbeingegend oder den Kreuzbeinabschnitt des Rückenmarks betreffend.

Sakralanästhesie: 1) Periduralanästhesie als ↗Kaudalanästhesie. **2)** Empfindungsaufhebung im Bereich der sakralen Spinalnerven.

Sakralgie: Schmerzen in der Kreuzbeingegend, z.B. infolge Kompression der Nervi clunium recurrentes in den Kreuzbeinlöchern, bei Sakralisation, Erkrankung der Iliosakralgelenke.

Sakralisation: Verschmelzung des 5. Lendenwirbelkörpers mit dem Kreuzbein; im Gegensatz zu dieser oberen S. i.w.S. auch die gleichartige Veränderung des 1. Steißwirbels (= untere S.). Bei kompletter Ausprägung meist klinisch stumm.

Sakralmark: der segmental dem Kreuzbein zugeordnete Teil des Rückenmarks (= Pars sacralis). Die hier befindlichen sakralen (u. oberen kokzygealen) Abschnitte des parasympathischen Nervensystems garantieren als sakralautonomes System auch bei Querschnittslähmung die Autonomie der Beckenorgane.

Sakraltumor: geschwulstförmiges Gebilde im Kreuzbeinbereich, v.a. als Meningomyelozele etc. bei sakraler Spina bifida.

Sakrum: ↗Os sacrum; s.a. Sacrum, Sakral...

Saktosalpinx: sackförmig erweiterter, am Ampullenende verschlossener Eileiter, gefüllt mit serösem Sekret, Blut oder Eiter (= Hydro-, Hämato-, Pyosalpinx).

Sal: (latein.) Salz. – **S. Carolinum factitium** s. **purgans:** künstliches, dem natürlichen Karlsbader Sprudelsalz nachgebildetes laxierendes Salzgemisch aus Kalium- u. Natriumsulfat, NaCl, NaHCO.

Salaam-Krampf: *(sprich: sa-lahm)* ↗Blitz-Nick-Salaam-Krampf.

Salbe: streichfähige Arzneizubereitung, bestehend aus einer Salbengrundlage (»Basis«, »Vehikel«) u. darin feinverteilten Wirkstoffen; zur Anw. (Einreiben oder Auftragen) an Haut oder Schleimhäuten.

Salbei: ↗Salvia officinalis.

Salbenakne: v.a. durch unreine Vaseline als Salbengrundlage hervorgerufene ↗Akne.

Salbengesicht: glänzende Gesichtshaut durch vermehrte Talgabsonderung; z.B. bei Seborrhoea oleosa, PARKINSON* Krankheit.

Salbenstuhl: weicher, fettglänzender Stuhl bei ↗Steatorrhö.

Salicylamid: Analgetikum, Antirheumatikum; s.u. Salicylsäure.

Salicylat: Salz der ↗Salicylsäure (... »salicylicus«).

Salicyl(säure): Acidum salicylicum (aus Weidenrinden isolierbar); Stammsubstanz der »Salicylsäuregruppe« (»Salicylate« i.w.S., z.B. Acetylsalicylsäure, Salicylamid); wirkt als Analgetikum, Antipyretikum, Antiphlogistikum u. (äußerlich) dermatologisches Antiseptikum u. gebräuchlichstes Keratolytikum; außerdem harnsäuretreibend; vermindert den Ascorbinsäuregehalt der Nebennierenrinde; wirkt als Thrombozytenaggregationshemmer u. senkt die Blutkörperchensenkungsgeschwindigkeit. Verursacht – wie auch ihre Derivate – Schädigungen der Magen- u. Darmschleimhaut (evtl. Geschwüre, Blutungsneigung).

Salicyl(säure)pflaster: salicylsäurehaltiges keratolytisches Pflaster (als Hornhaut-, Hühneraugen-Pfl.).

salinisch: salzhaltig, i.e.S. Natrium- oder Magnesiumsulfat-haltig (z.B. als **s. Wässer** die Glaubersalzwässer).

Saliuretikum: ↗Saluretikum.

Saliva: der ↗Speichel; s.a. Sial...

Salivation: Speichelabsonderung.

Salix: Gattung »Weiden« [Salicaceae]; angewandter Pflanzenteil: Weidenrinde (Cortex Salicis) verschiedener Arten; Inhaltsstoffe u.a.: Phenolglykoside, v.a. Salicin u. acylierte Salicinderivate, Gerbstoffe, Flavonoide. Wirkung: antipyretisch, analgetisch, antirheumatisch (s.a. Salicylsäure); Anw. u.a. bei leichten fieberhaften Erkältungs- u. Infektionskrankheiten, akuten u. chron. rheumatischen Beschwerden, leichten Kopfschmerzen.

Salizyl...: ↗Salicyl...

Salk* Impfstoff: parenteral (s.c. oder i.m.) anzuwendender Adsorbat-Impfstoff mit irreversibel Formaldehyd-inaktivierten Poliomyelitis-Viren (Typen I, II u. III); zur aktiven Immunisierung gegen Poliomyelitis (2mal. Injektion von je 0,5 ml im Abstand von 4–6 Wo.; 3. Inj. frühestens nach 7 Mon.).

Salmonella: Bakteriengattung (Enterobacteriaceae) mit zahlreichen Typen (auch als »Typhus-Paratyphus-Enteritis- = TPE-Gruppe« bezeichnet). – **S. cholerae-suis,** Bacillus paratyphosus B u. C: durch Verzehr infizierten Schweinefleisches Infektion des Menschen möglich (paratyphöse Gastroenteritis). – **S. enteritidis,** Bacillus enteritidis GAERTNER: im Darm von Rindern, Nagern, Enten (auch deren Eiern) u. Menschen vorkommende Salmonelle; Erreger des Kälberparatyphus u. akuter Gastroenteritis des Menschen; wird übertragen durch infizierte Futter- oder Lebensmittel (als akute Fleisch- oder Lebensmittelvergiftung) oder durch Kontakt mit Dauerausscheidern. – **S. hirschfeldii:** Erreger einer leichteren akuten Gastroenteritis (»Paratyphus C«); übertragen durch infektiöse Lebensmittel oder Wasser. – **S. paratyphi: 1)** S. p. **A:** nur humanpathogen; Erreger der schweren Verlaufsform der paratyphösen Gastroenteritis (»Paratyphus A«); übertragen durch Kontakt u. erregerhaltige Lebensmittel oder Wasser. **2)** S. p. B**:** in Mitteleuropa häufig nur humanpathogene S. als Erreger des Paratyphus B; übertragen durch Kontakt, kontaminierte Lebensmittel oder Wasser, Fliegenkot. **3)** S. p. C**:** ↗Salmonella hirschfeldii. – **S. typhi:** v.a. in gemäßigten u. subtropischen Zonen weitverbreitete, nur humanpathogene S. als Erreger des Typhus abdominalis; übertragen durch Lebensmittel, Wasser, Fliegenkot u. Kontakt; 3–5% aller Erkrankten bleiben Dauerausscheider. – **S. typhimurium,** S. enteritidis BRESLAU: Erreger einer fieberhaften Darminfektion bei Säugetieren u. Geflügel u. – durch kontaminierte Lebensmittel – der Salmonellenenteritis des Menschen.

Salmonellenenteritis: v.a. durch Salmonella typhimurium, S. cholerae-suis, S. enteritidis verursachte akute »Lebensmittelvergiftung« (z.T. als Paratyphus bezeichnet); 12–24 Std. nach Infektion Fieber mit Schüttelfrost, Übelkeit u. Erbrechen, heftige wäßrige Durchfälle; nach 3–4 Tg. abklingend; bei Säuglingen u. immungeschwächten Patienten besteht Gefahr einer Sepsis.

Salmonellose: der z.T. wirtsspezifische Befall von Tier u. Mensch mit Salmonella-Arten (evtl. ohne Krankheitssymptome; auch als temporäres oder Dauerausscheidertum; anzeigepflichtig!). Als manifeste Erkrankung des Menschen septikämische Allgemeininfektionen mit Darmbeteiligung (↗Typhus abdomin., Paratyphus) oder als akute ↗Salmonellenenteritis.

salopriv: durch Salzverlust bedingt (s.a. Exsikkose).

Salpingektomie: operative Eileiterentfernung; möglichst unter Erhaltung des Ovars (vgl. Adnexektomie).

Salpingitis: 1) Entzündung des Eileiters (meist aus der Gebärmutter aufsteigend = aszendierend); s.a. »Adnexitis«. **2)** ↗Syringitis.

Salpingopharyngitis: Rachenentzündung (↗Pharyngitis) mit Beteiligung der Ohrtrompete (↗Syringitis).

Salpingotomie: op. Eröffnung eines Eileiters.

Salpinx: *(latein. = Horn, Trompete)* **1)** ↗Tuba uterina. **2)** ↗Tuba auditiva.

saltatorisch, saltatorius: sprunghaft, überspringend; z.B. saltatorische Erregungsleitung.

Salt-losing-Nephritis: (engl.) renales ↗Salzverlustsyndrom.

Salurese, Salidiurese: ↗Diurese, bei der nicht nur Wasser, sondern auch Kationen (Na^+, K^+) u. Anionen (Cl^-, HCO_3^-) vermehrt mit dem Harn ausgeschieden werden.

Saluretica, -tika: Salurese bewirkende ↗Diuretika.

saluretisch: Salurese bewirkend.

Salvia: die Gattung »Salbei« [Labiatae]. Blätter von **S. officinalis** finden Anw. bei Entzündungen (v.a. der Atemwege), das daraus gewonnene ätherische Öl als Adstringens, Antihydrotikum.

Salz, Sal: i.e.S. das ↗Kochsalz; s.a. Salz...

Salzdiurese: ↗Salurese.

Salzfieber: ↗Durstfieber.

Salzhaushalt: ↗Wasser-Elektrolyt-Haushalt.

Salzmangelsyndrom: durch Natriumchlorid-Verlust bedingte Störung des Mineralhaushalts. Äußert sich in Exsikkose, Kopfschmerzen, Kollapsneigung u. Schwindel, Übelkeit u. Erbrechen, Muskelschwäche (Adynamie), -krämpfen u. -schmerzhaftigkeit, verminderter Harnbildung (Olig- bis Anurie), evtl. auch Urämie (mit Rest-N-Erhöhung). Tritt auf z.B. bei anhaltendem Erbrechen oder Durchfällen, bei Rückresorptionsstörung der Niere, Gallefistel, ausgedehnter Exsudation, Polyurie bzw. massiver therapeutischer Diurese; ferner als ↗Salzverlustsyndrom.

Salzsäure: die wäßr. Lsg. von Chlorwasserstoff (= HCl-Lsg. = Chlorwasserstoff-Lösung); farblos-klar; in maximaler Konzentration 35- bis 40%ig als »rauchende HCl«; schleimhautreizend, ätzend (in Brandgasen, bei PVC-, Acrylen-Verbrennung; auch Augenverätzungen, Lungenreizungen verursachend). – Salze: Chloride. – Anw. *therap* verdünnt bei Achylie, An- u. Subazidität des Magensaftes. – **S., freie** u. **gebundene:** s.u. Azidität (des Magensaftes).

Salzsäurebildner: ↗Belegzellen.

Salzstauungssyndrom, Hypernatriämie-Syndrom: erhöhte Natrium- u. Chloridwerte im Blutserum als Folge reinen Wassermangels (durch fehlende Wasseraufnahme oder überschießende -abgabe; »Wassermangelexsikkose«) oder infolge verminderter NaCl-Ausscheidung (z.B. bei Nieren-, Herzinsuffizienz). Symptome: motorische Unruhe, Übererregbarkeit der Muskulatur, Hypertonie mit Schwindel u. Erbrechen, Somnolenz, Haut- u. Schleimhauttrockenheit, Fieber, Ödeme, Herzversagen.

Salzvergiftung: 1) ↗Salzstauungssyndrom. **2)** Vergiftung infolge übermäßiger Kochsalzaufnahme über den Verdauungstrakt. Führt zu Trockenheit im Schlund, Durchfällen, Erbrechen, Durst, Polyurie, allgemeiner Schwäche, Herz- u. Atemstörungen, allg. Lähmung.

Salzverlustsyndrom, renales, Salzverlustnephritis: die z.B. nach Analgetika-Mißbrauch, bei chronischer Pyelonephritis auftretende »salzverlierende« Nephropathie mit Mineralocorticoid-resistenter Einschränkung der Resorptionskapazität der Nierentubuli v.a. für Kalium u. Natrium, die erhebliche Salzverluste zur Folge hat (↗Salzmangelsyndrom).

Same(n): ↗Sperma (s.a. Spermato...).

Samenbank: klinische Einrichtung zur Konservierung (durch Tieffrieren) von Sperma für die künstliche ↗Insemination.

Samenbläschen, -blase: ↗Vesicula seminalis.

Samenbruch: ↗Spermatozele.

Samenepithel: das mehrschichtige Epithel der Hodenkanälchen; mit SERTOLI* Stützzellen, samenbildenden Keimzellen u. mit Spermien.

Samenfaden: ↗Spermium.

Samenflüssigkeit: ↗Sperma.

Samenleiter: ↗Ductus deferens.

Samenleiterresektion: ↗Vasoresektion.

Samenstrang: ↗Funiculus spermaticus.

Samenstrangentzündung: ↗Funiculitis.

Samenstrangtorsion: Längsverdrehung des Samenstranges bei Hodentorsion.

Samenstrangunterbindung: Massenligatur (Durchstechung) des Funiculus spermaticus bei der Hodenentfernung (↗Orchidektomie); vgl. Vasoligatur.

Sammelglas, -linse: ↗Konvexlinse.

Sammelrohr, Tubulus renalis colligens: von Epithel ausgekleidetes Harnkanälchen der Niere, in denen aufgrund des osmotischen Druckgefälles dem Harn Wasser entzogen

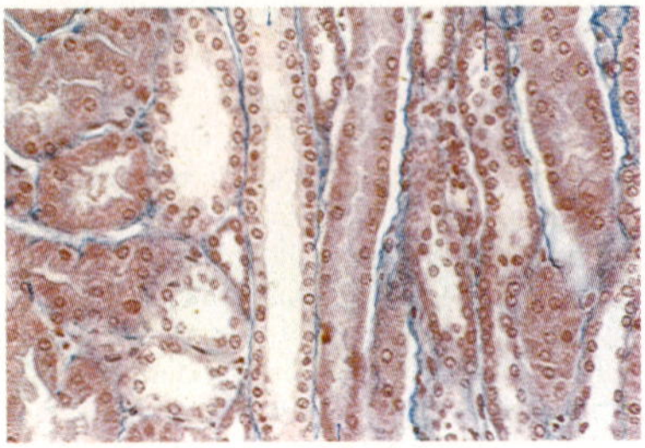

Sammelrohr der Niere (Histologie) [472]

wird (begünstigt durch ADH; vgl. Gegenstromsystem).

sanabel, sanabilis: (latein.) heilbar.

Sanarelli*-Shwartzman* Reaktion: Überempfindlichkeitsreaktion (der Gefäßendothelien) in Form einer hämorrhagischen Diathese (mit Nekrosenbildung) bzw. einer hämorrhagischen Nekrose im Rahmen einschlägiger Infektionen (z.B. mit E. coli).

Sandalenfurche, -lücke: markante Fußsohlenfurche bzw. verbreiterter Zwischenraum zwischen 1. u. 2. Zehe, z.B. beim DOWN* Syndrom.

Sandel(holz)öl: Oleum Santali (s.u. Santalum).

Sandsteinsilikose: ↗Pneumokoniose durch Einatmen des besonders Silikose-fördernden (= »silikogenen«) Staubes von Sandstein (ein Sedimentgestein aus verkitteten Quarzkörnern).

Sanduhrmagen: Magen mit etwa in Magenmitte gelegener Einengung; bei akutem Magengeschwür durch spastische Kontraktion der gegenüberliegenden Wand, bei chronisch rezidivierendem durch Narbenzug. Ähnliches Bild evtl. auch bei Neoplasien!

sanfte Geburt: ↗Geburt, sanfte.

Sanguis: ↗Blut.

Sanitation: Einsatz von Methoden, die – über die normalen Reinigungsmaßnahmen hinaus – zu möglichst weitgehender Verminderung evtl. krankmachender Keime u. anderer Mikroorganismen führen, ohne daß völlige Keimfreiheit als Ergebnis (vgl. Sterilisation, Desinfektion) vorausgesetzt wird. Anw. z.B. im Krankenhaus-, Lebensmittelbereich, bei der Tierhaltung.

Sankt-Antonius-Feuer: ↗Ergotismus.

Santalum: »Sandelbaum« [Santalaceae]. Holz des südostindischen S. album enthält ätherisches Öl (»Sandelöl«) u. Harz, die als äußerl. Antiseptika angewendet werden.

Saphenektomie: ↗Venenstripping.

saphenus: (latein.) verborgen; z.B. Nervus saphenus, Vena saphena.

Sapo: (latein.) ↗»Seife« bzw. seifenähnliche Produkte.

Saponine: Gruppe stickstofffreier, pflanzlicher, in Wasser wie Seife schäumender Glykoside, darunter zahlreiche therapeutisch genutzte Wirkstoffe (z.B. in Digitalis).

Saprobionten: »Fäulnisbewohner«; in verwesenden organischen Stoffen lebende u. sich – als Saprophagen – von diesen ernährende Pflanzen (»Saprophyten«) oder Tiere (Saprozoen).

saprogen: fäulniserregend, bei Fäulnis entstehend.

Sarcoidosis: ↗Sarkoidose.

Sarcoma, Sarcomatosis: ↗Sarkom, ↗Sarkomatose.

Sarcopsyllosis: durch den Sandfloh Tunga penetrans **(= Sarcopsylla penetrans)** bedingte Parasitose; das befruchtete Weibchen dringt in die Haut ein u. gibt Eier nach außen ab (dadurch starke Entzündungserscheinungen).

Sarcoptes: die Gattung »Krätze-«, »Räudemilben« [Sarcoptidae]. – **S. scabiei:** der Erreger der ↗Skabies beim Menschen.

sarko...: Wortteil »Fleisch«, »Muskel«.

Sarkoidose: die ↗BESNIER*-BOECK*-SCHAUMANN* Krankheit.

Sarkom, Sarcoma, Sa.: bösartiger Tumor mit Ursprung in mesenchymalen Geweben (Bindegewebe der Organe, Weichteil-, Stütz- u. neurogenes Gewebe). – **Sa. cartilaginosum** s. **chondroides:** ↗Chondrosarkom. – **Sa. fibroplasticum:** ↗Fibrosarkom. – **Sa. fusicellulare:** Spindelzellsarkom. – **Sa. gigantocellulare:** Riesenzell-Sa. – Als xanthomatöses, angiomatöses R. (Sa. articulare, Arthritis oder Synovitis villonodularis pigmentosa) eine ätiologisch unklare, gutartige, zottige Wucherung der Synovia der Gelenke, Schleimbeutel, Sehnenscheiden mit Erguß- u. Osteolysenbildung. – **Sa. lipomatodes** s. adiposum: ↗Liposarkom. – **Sa. lymphadenoides:** ↗Lymphosarkom. – **Sa. myocellulare:** ↗Myosarkom; s.a. Rhabdomyosarkom. – **Sa., osteogenes** oder **osteoplastisches:** das primäre ↗»Osteosarkom« sowie sekundäre »Knochensarkome« durch Entartung einer Ostitis deformans. – s.a. Osteochondrosarkom, EWING* Sarkom.

sarkomatös, sarcomatodes: in Form eines Sarkoms, sarkomartig.

Sarkomatose, Sarcomatosis: ausgebreitete bis generalisierte (metastasierende) Form des

Sarkoms. Als Haut-S. das ↗Bäfverstedt* u. ↗Kaposi* Syndrom.

Sarkomer: Grundeinheit der Muskel- = ↗Myofibrille zwischen 2 Z-Streifen.

Sarkoplasma: das Protoplasma der Muskelfaser.

sarkoplasmatisches Retikulum: in der Muskelfaser das Äquivalent des ↗endoplasmatischen Retikulums. Kanälchensystem parallel zu den Myofibrillen; dient der Übertragung der nervösen Erregung des Sarkolemms auf die Myofibrillen u. dem Nährstofftransport.

Sarkozele, Hernia carnosa**:** Hoden- oder Nebenhodengeschwulst; entzündlich oder neoplastisch.

Sarmentus-Glykoside: Glykoside im Samen von Strophanthus sarmentosus; z.B. Cardenolide, Ouabain (herzwirksam).

Sartorius: Kurzbezeichnung des Musculus sartorius (»Schneidermuskel«).

Sattelblock(anästhesie): tiefe Spinalanästhesie zur Blockierung der Rückenmarksegmente $S_{(3)4-5}$; führt zu Empfindungsausfall etwa in Reithosenform.

Sattelembolie: reitender ↗Embolus an der Aortengabel, behindert Blutzufuhr in beide Beine; bei Totalverschluß lebensbedrohlich.

saturatus, sat.**:** gesättigt.

Saturn(ial)ismus: *(latein. saturnus = Blei)* ↗Bleivergiftung.

sauer, acidus**:** mit ↗pH < 7,0; von saurem Geschmack.

Sauermilch: infolge spontaner (Laktobazillen) oder künstlicher Gärung oder aber künstlicher Säuerung (mit Milch- oder Zitronensäure: »Säuremilch«) zur Gerinnung gebrachte Milch (kolloidales Ausfällen des Caseins u. Bildung von Molke). Wegen des Milchsäuregehalts u. leichter Verdaulichkeit als Diätmittel geeignet, u.a. als Säuglingsnahrung.

Sauerstoff, Oxygenium, O**:** farb-, geruch- u. geschmackloses Gas, lebenswichtiger Energielieferant der meisten Stoffwechselabläufe; wird über das ↗Hämoglobin transportiert. – Normalerweise bimolekular (»O_2«), unter Einwirkung von Ultraviolettlicht u. bei chemischen Reaktionen monomolekular (= **atomarer S.**; »O«); ferner trimolekular (»O_3«) als ↗Ozon. Natürliches Vorkommen frei (in der Atmosphäre, im Wasser u. allen Lebewesen) u. gebunden (in Salzen, Mineralen, Wasser, organischen Stoffen).

Sauerstoffaufnahme: beim Menschen die über die Lungenalveolen aufgenommene O_2-Menge; ist bei normaler Atmung u.a. von der Größe des Herzminutenvolumens u. dem Hämoglobingehalt des Blutes abhängig u. nimmt mit der Leistungsminderung des Herzens ab.

Sauerstoffbehandlung: das Einatmenlassen von O_2 zu Behandlungszwecken bei akuter oder chronischer Hypoxämie infolge Atem-, Herz-Kreislauf-Störung (Myokardinfarkt, Schock) oder bestimmter Vergiftungen (Kohlenmonoxid, -dioxid, Leuchtgas, Rauch etc.); erfolgt unter Einsatz von Beatmungs-, Atemgeräten.

Sauerstoffbindungskurve: graphische Darstellung (↗Abb.) der Beziehung zwischen Sauerstoffpartialdruck (P_{O_2}) der Alveolarluft u. Prozentanteil des sauerstoffbeladenen Blutfarbstoffes (Oxyhämoglobin = O_2-Hb) am Gesamthämoglobin; wird u.a. beeinflußt von Temperatur, pH, P_{CO_2} u. Elektrolytgehalt des Blutes bzw. des Hämoglobins.

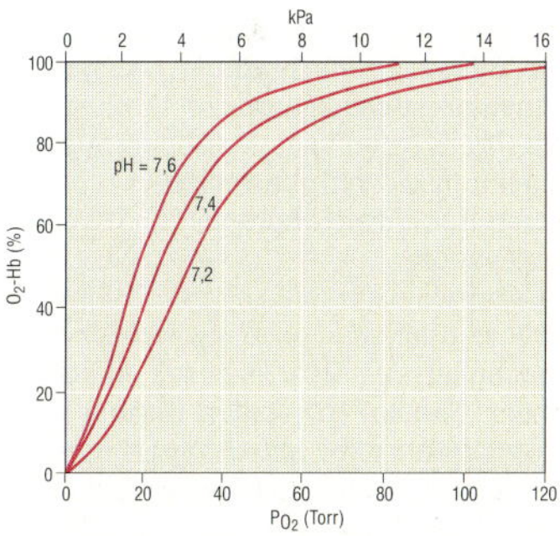

Sauerstoffbindungskurve [252]

Sauerstoffhämoglobin: ↗Oxyhämoglobin.

Sauerstoffinsufflation: 1) O_2-Zuleitung (ohne Überdruck) mittels Katheter in tiefere Atemwege während einer in künstlichem Atemstillstand ausgeführten örtlichen Endoskopie (↗Bronchoskopie). **2)** intraarterielle oder subkutane, mit Spezialgerät ausgeführte O_2-Injektion als Maßnahme bei peripheren Durchblutungsstörungen; führt zu lang anhaltender reaktiver Muskel- u. Hauthyperämie; Wirkung umstritten; auch Gefahr von Gasembolie, Thrombose. – Ferner die – apparative – i.v. Insufflation (Oxyvenierung).

Sauerstoffkapazität: 1) das im gesamten Körper zur Verfügung stehende O_2. **2)** maximale O_2-Aufnahmefähigkeit des arteriellen Blutes. **3)** S., spezifische, des Hb**:** O_2-Aufnahmefähigkeit pro g Hämoglobin.

Sauerstoffmangelembryopathie: ↗Embryopathie mit Schädigung v.a. des Zentralnervensystems infolge Hypoxämie, z.B. bei Aufenthalt in großen Höhen (> 3500 m), bei Plazentainsuffizienz oder bei vorzeitiger Plazentalösung.

Sauerstoffpartialdruck, pO_2, P_{O_2}**:** der im arteriellen oder venösen Blut vorhandene Teildruck des gelösten Sauerstoffs.

Sauerstoffradikale: vom molekularen Sauerstoff abgeleitete energiereiche Verbindungen; z.B. das Superoxid-Radikal-Anion ($O\cdot_2^-$; entsteht bei der mitochondrialen Atmung, vermehrt bei Vergiftungen, bei Entzündungen in Phagozyten gebildet), Wasserstoffperoxid (H_2O_2; Nebenprodukt vieler enzymat. Reaktionen), Produkte der Myeloperoxidase, ferner organische Hydroperoxide sowie Hydroxyl- u. Alkoxy-Radikale (RO·).

Sauerstofftoxikose, -vergiftung: die Folgen länger dauernder Einatmung eines Gasgemischs mit > 60% O_2-Gehalt (v.a. bei O_2-Überdruckbeatmung). Symptome sind zentrale Erregung, epileptiforme Krämpfe, Hyperthermie, Schädigung der Alveolarmembran (bis hin zum toxischen Lungenödem). – s.a. Fibroplasie, retrokristalline.

Sauerstoffüberdrucktherapie: ↗hyperbare Oxygenation.

Saugbiopsie, Aspirationsbiopsie**:** Biopsie mit Materialentnahme (zur feingeweblichen Untersuchung; s.u. Zytodiagnostik) durch eine Sonde, Kanüle etc. unter Soganwendung (»Aspiration«, z.B. mittels Spritze); z.B. in der Mamma-Diagnostik oder die blinde bzw. unter Röntgenkontrolle oder mit Hilfe des Gastroskops vorgenommene Magen-/Darmschleimhaut-Entnahme mit der Biopsiesonde.

Saugdrainage: Ableitung (aktive Drainage) eines freien Exsudats durch Anw. eines Unterdrucksystems, z.B. eines Flaschenaspirators, einer Saugpumpe.

Saugglocke: mit Gummiballon luftdicht verbundene glattrandige Glas-, Metall- oder Gummi-Halbkugel, in der sich nach Aufsetzen auf die Körperoberfläche ein zur Saugbehandlung geeigneter variabler Unterdruck herstellen läßt. Modifikationen z.B. als Milchpumpe, Kapillarresistometer, ↗Vakuumextraktor.

Saugkürettage, Vakuumkürettage**:** besonders schonende Ausschabung (↗Kürettage) der Gebärmutter (vgl. Abrasio uteri) für Diagnostik, Schwangerschaftsabbruch, Abortausräumung durch Absaugen des Gewebes mittels spezieller, an eine Saugpumpe angeschlossener Hohlkürette.

Saugpölsterchen: kissenartige Ödeme auf den Lippen gestillter Kinder, die sich durch heftiges Saugen an der Brust in den ersten Lebenswochen bilden können u. reversibel sind.

Saugwürmer: ↗Trematoda.

Sb: ↗Antimon (»**St**i**b**ium«).

Sc...: s.a. Sk...

s.c.: **s**ub**c**utaneus, -kutan; z.B. s.c. ↗Injektion.

Scabies: die Krätze, ↗Skabies.

Scalenus: *(latein. = schief, ungleichseitig-dreieckig)* Kurzbezeichnung der Musculi scaleni; s.a. Skalenus...

Scalenus-Syndrom: ↗Skalenus-Syndrom.

Scanning: (engl.) das systematische Abtasten eines Informationsträgers, z.B. *nuklearmed* eines mit Isotopen markierten Organs mittels Szintillationszählers (↗Szintigraphie).

Scapha, Fossa navicularis helicis**:** *(latein. = Kahn)* die Rinne zwischen Helix u. Anthelix an der Rückseite der Ohrmuschel.

scaphoide(u)s: (latein.) kahnförmig; z.B. Os scaphoideum **(= Scaphoid)**, das Kahnbein der Hand.

Scapula, Skapula**:** das Schulterblatt; ein dreieckiger, platter Knochen als Teil des Schultergürtels. – **Sc. alata:** flügelartiges Abstehen des Schulterblatts bei Lähmung des M. serratus anterior u. – in geringerem Ausmaß – des M. trapezius; auch bei Haltungsfehlern, Muskelerkrankungen.

scapularis: (latein.) zur ↗Scapula gehörend.

Scarlatina: ↗Scharlach.

Scat...: Wortteil Kot (Faeces); ↗Skat...

SCC: Abk. für das **S**quamous-**c**ell-**c**arcinoma-Antigen; ↗Tumormarker mit großer Spezifität für Plattenepithelkarzinome.

Sceleton, -tum, -tus: (latein.) ↗Skelett.

Schadstoffe: v.a. in der Umwelttoxikologie gebräuchlicher Begriff für Gifte.

Schädel: das knöcherne Kopfskelett, unterteilt in Gesichtsschädel u. Hirnschädel (einschließlich Schädelbasis) = Cranium viscerale bzw. cerebrale.

Schädelbasis: der von Stirn-, Sieb-, Keil- u. Hinterhauptbein sowie dem paarigen Schläfenbein gebildete Basisteil des Hirnschädels.

Schädelbasisfraktur: auf die Schädelbasis beschränkte oder diese einbeziehende Schädelfraktur; allgemein mit typischem Bruchlinienmuster. Symptome: Brillen-, Monokel-, Mastoidhämatom, Hämatotympanon, Blutung aus Mund, Nase oder Ohr, Liquorrhö u./oder Hirnbreiaustritt aus Ohr oder Nase (»offene Fraktur«), Hirnnervenlähmungen (allgemein sofort).

Schädelbruch: ↗Schädelfraktur.

Schädelerweichung: ↗Kraniotabes.

Schädelfraktur: Knochenbruch im Bereich des Kopfskeletts; i.e.S. – als Hirnschädelfraktur – eine Schädeldach- oder/u. Schädelbasisfraktur.

Schädel-Hirn-Trauma, SHT: kombinierte Verletzung von Kopfschwarte, Schädel u. Gehirn, evtl. jedoch mit Intaktbleiben der äußeren Bedeckung. Unterschieden als offen oder gedeckt, wobei als Kriterium für »offen« die zerstörte Dura gilt (mit Austritt von Liquor u./oder Hirnsubstanz). Die hierbei vorkommenden stumpfen = gedeckten Hirntraumen werden in folgende 4 Schweregrade eingeteilt: SHT I: ohne Bewußtlosigkeit; SHT II: Bewußtlosigkeit bis 30 Minuten; SHT III: Bewußtlosigkeit bis 2 Stunden; SHT IV: Bewußtlosigkeit länger als 4 Stunden.

Schädelinnendruck: ↗Hirndruck.

Schädelpunktion: Punktion der Schädelhöhle durch ein künstliches Bohrloch (↗Schädeltrepanation) oder eine noch offene Fontanelle; als Ventrikelpunktion (bei Hydrocephalus, Ventrikulographie etc.), bei Hirnabszeß, als ↗Hirnpunktion, zur Sinusographie etc.

Schädeltrepanation: operative Eröffnung des Schädelbinnenraumes für einen extra- oder intraduralen Eingriff.

Schälblasen(ausschlag), Schälblattern: ↗Pemphigoid der Neugeborenen.

Schälen: Ablösung der Hornschicht der Haut; therapeutisch als ↗Peeling.

Schafblattern: ↗Varizellen.

Schafer* Methode: künstliche Beatmung durch rhythmisches Zusammenpressen der unteren Brustkorbpartien mit den flach aufgelegten Händen.

Schafgarbe: ↗Achillea millefolium.

Schafhaut: ↗Amnion.

Schafpocken: ↗Ekthyma contagiosum.

Schalenpessar: ein Scheidenpessar in Form einer flachen runden Schale mit zentraler Öffnung; Anw. bei Scheiden- u. Gebärmutterprolaps.

Schalentemperatur: die Temperatur der Körperschale, i.e.S. die Hauttemperatur. Im Gegensatz zur ↗Kerntemperatur nicht der Wärmeregulation unterliegend.

Schall: mechanische Schwingungen im Frequenzbereich des menschlichen Hörens (ca. 16–20 000 Hz).

Schalleitungsapparat: die der Luftschall-Zuleitung an das Innenohr dienenden Strukturen: Ohrmuschel, äußerer Gehörgang, **Schalleitungskette** (Trommelfell u. Gehörknöchelchen nebst Muskeln), ovales u. rundes Fenster, Peri- u. Endolymphe.

Schalleitungsschwerhörigkeit: Schwerhörigkeit infolge krankhafter Veränderungen im ↗Schalleitungsapparat; i.e.S. die Mittelohrschwerhörigkeit bei Schalleitungsblock.

Schallempfindungsapparat: die Sinneszellen des CORTI* Organs (Hörzellen), der Hörnerv u. als schallperzipierender Apparat der akustische Kortex (nebst Assoziationsbahnen).

Schallempfindungsschwerhörigkeit: ↗Innenohrschwerhörigkeit; s.a. Schwerhörigkeit.

Schallkopf: der Impulsgeber des Ultraschall-Geräts (bei Diagnostikgeräten meist mit Empfängerteil kombiniert).

Schaltknochen: ↗Sesambeine.

Schambein: ↗Os pubis.

Schamhaare, Pubes: mehr isoliert stehende, kräftige, gekräuselte Terminalhaare am Schamberg u. äußeren Genitale.

Schamlaus: ↗Phthirus pubis.

Schamlippe: ↗Labium majus bzw. minus pudendi.

Schanker: primäres Geschwür (i.e.S. bei Geschlechtskrankheiten). – **Sch., harter,** Ulcus durum: syphilitischer Primäraffekt. – **Sch., lymphogranulomatöser:** Sch. bei Lymphopathia venerea. – **Sch., tuberkulöser:** geschwüriger, tuberkulöser Primärherd der Haut, Schleimhaut. – **Sch., weicher:** ↗Ulcus molle.

schankrös: mit Schanker behaftet, durch Sch. bedingt; auch schankerartig (schankriform).

Schanz* Verband: als »Halskrawatte« ein Verband aus mehreren, mit Binden (zuletzt Gipsbinde) fixierten Wattelagen; zur Entlastung u. Ruhigstellung der Halswirbelsäule.

Scharlach, Scarlatina: anzeigepflichtige, akute exanthematische Infektionskrankheit v.a. des Kindesalters durch β-hämolysierende Streptokokken der Gruppe A. Ansteckung erfolgt durch Tröpfchen-, Kontakt-, evtl. Nahrungsmittelinfektion über den Rachenring oder Haut- u. Schleimhautverletzungen (Wund-Sch., z.B. als »puerperaler Scharlach«); wichtigste Infektionsquellen sind klinisch gesunde Keimträger u. Krankenhaus-Entlassene. Beginnt nach einer Inkubationszeit von 2–8 (3–5) Tg. mit der »Invasionsphase«: fieberhafte (evtl. mit einem ↗Rash beginnende) örtliche Erkrankung, meist als Angina scarlatinosa mit tiefroter Verfärbung der Rachenschleimhaut, Schwellung der Gaumenmandeln mit lakunären Belägen u. Schluckschmerzen, »Erdbeer-«, »Himbeerzunge«, Schwellung der regionalen Lymphknoten; zu Beginn häufig Schüttelfrost, Erbrechen. Nach 1–4 Tg. folgt die Eruptionsphase mit dem charakteristischen Scharlachexanthem (Ausschlag in Form nicht juckender, dicht stehender, hirsekorn- bis stecknadelkopfgroßer, intensiv himbeer- bis flammend purpurroter Flecken mit Rauhigkeit der Haut; evtl. miliar, als »Scharlachfriesel«), u. zwar – von Hals u. Brustkorb oder dem Schenkeldreieck ausgehend – am ganzen Körper, v.a. am Stamm, stets jedoch mit Freibleiben des Mund-Kinn-Dreiecks (sog. periorale Blässe der »Facies scarlatinosa«); ferner Enanthem, Mundwinkelrhagaden. Komplikationen: als Frühkomplikation evtl. Mittelohrentzündung (Otitis media), frühes Rezidiv, Zweitkrankheit (z.B. Varizellen, Masern). Spätkomplikationen: rheumatisches Fieber, Endokarditis, Myokarditis, interstitielle Nephritis, hämorrhagische Glomerulonephritis, Purpura. – **Sc. septica:** bösartige, toxische Form des Sch. mit plötzlichem, sehr hohem Fieber, Erbrechen, Durchfällen, Krämpfen, Delirien, Haut-Schleimhaut-Blutungen. – **Sc. typhosa:** Sch. mit Bewußtseinsstörung, Verwirrtheit.

Schaukelbruch: bruchsackloser ↑Gleitbruch.

Schaukeldiät: Diät mit abwechselnd 3tägiger Verabfolgung stark säuernder (Getreideprodukte, Käse, Fleisch, Leber, Nüsse etc.) bzw. alkalisierender Speisen (Kartoffeln, Kraut, Äpfel, Birnen, Milch etc.); z.B. bei Harnwegsinfektion. – Analog Anw. von Heilmitteln (»Schaukeltherapie«).

Schaumzelle: große phagozytäre Bakterienhaufen u. Lipoidtröpfchen enthaltende Zelle in leprösen Granulationsgeschwülsten sowie Zellen nach antibiotischer Behandlung; ferner mit Lipiden beladene Zellen in der Gefäßwand bei Atherosklerose; auch Zellen mit Cholesterinkörnchen bei der HAND*-SCHÜLLER*-CHRISTIAN* Krankheit.

Scheide: ↑Vagina; i.e.S. die weibliche Scheide (= Vagina muliebris); s.a. Kolpo…, Vaginal…

Scheidenabstrich: Abstrich der weiblichen Scheide mittels Öse, Stäbchen oder Spatel zur Gewinnung von Zellmaterial für zytohormonale Funktionsdiagnostik, für Krebsfrüherkennung (s.a. PAPANICOLAOU* Abstrich), zur Beurteilung der Scheidenflora bei Infektion; ↑Abb.

Scheidenatresie: Fehlen der Lichtung der weibl. Scheide (↑Gynatresie); als angeborene Hemmungsfehlbildung oder nach stenosierender u. nekrotisierender Scheidenentzündung (↑Kolpitis).

Scheidenausfluß: ↑Fluor vaginalis; vgl. Scheidentranssudat.

Scheidendiaphragma: ↑Scheidenpessar.

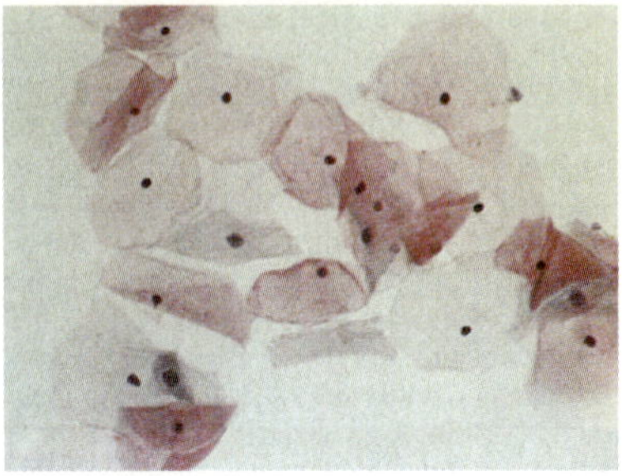

Scheidenabstrich aus der Proliferationsphase (Färbung nach PAPANICOLAOU) [28]

Scheidenentzündung: ↑Kolpitis.

Scheidenepithel: das mehrschichtige, unverhornte Pflasterepithel der Vaginalschleimhaut (s.a. Scheidenabstrich).

Scheidenflora: die weitgehend vom – ovarial gesteuerten – Glykogengehalt des Scheidenepithels abhängige natürliche Bakterienflora der Vagina. Besteht bis zur Pubertät (alkal. Milieu) überwiegend aus Staphylo- u. Streptokokken, coliformen u. diphtheroiden Bakterien; mit Pubertätsbeginn (Glykogenablagerung auf der Vaginaloberfläche; saures Milieu) ist der Lactobacillus acidophilus (DÖDERLEIN* Baz.) Leitkeim (vgl. Reinheitsgrad).

Scheidenkarzinom: ↑Vaginalkarzinom.

Scheidenkrampf: ↑Vaginismus.

Scheidenpessar: ↑Pessar, Okklusiv-, Diaphragma-, Ringpessar.

Scheidenprolaps, Prolapsus vaginae: stärkster Grad der Scheidensenkung; die Scheide tritt aus der Vulva hervor unter Vorziehen der Harnblase u. meist auch der Gebärmutter (↑Zystozele, ↑Uterusprolaps).

Scheidenriß, Kolporrhexis: Einriß der Vaginalschleimhaut, meist infolge Geburtsverletzung.

Scheidensekret: ↑Scheidentranssudat.

Scheidenspekulum: Instrument (Glas, Hartgummi, Porzellan, Metall) zur Entfaltung der weiblichen Scheide für Inspektion (einschl. Portio) u. kleine Eingriffe (bei größeren Op. auch als Scheidenhalter).

Scheidentranssudat: das der drüsenlosen Scheidenwand entstammende Transsudat, sog. »Vaginalsekret«. Normal nur in geringer Menge vorhanden (vermehrt bei Orgasmus), mit Zervixsekret vermengt u. abgeschilferte Vaginalepithelien sowie normalerweise DÖDERLEIN* Milchsäurebakterien enthaltend (für physiologischen Selbstreinigungsmechanismus); bei bakterieller Kolpitis, Pilzabsiedlung (»Scheidenmykose«) oder Parasitenbefall evtl. beträchtlich vermehrt u. eitrig oder jauchig.

Scheidentumoren: primäre u. sekundäre (z.B. bei fortschreitendem ↑Kollumkarzinom; als Fernmetastase) Neoplasmen der Vagina; gutartig v.a. Fibrome, Myome, Fibromyome, Adenome, Zysten der MÜLLER* Gänge, bösartig als Sarkom, Melanom, primäres ↑Vaginalkarzinom, Chorionkarzinom.

Scheidenvorfall: ↑Scheidenprolaps.

Scheidewand: Septum.

Scheinamenorrhö: durch Verhaltung des Menstrualbluts vorgetäuschte ↑Amenorrhö bei Gynatresie (Zervix-, Vaginalatresie). Ferner die Pseudoamenorrhö bei medikamentöser Kontrazeption.

Scheintod: komatöser Zustand mit Bewußtlosigkeit, Areflexie, Muskelatonie u. scheinbarem Fehlen von Atmung u. Puls; beim Neugeborenen – je nach Zyanose oder deren Fehlen – als **blauer** oder als **weißer Sch.** bezeichnet. Die bestehende minimale Lungenventilation u. Herztätigkeit reicht zur Aufrechterhaltung des Strukturumsatzes der Ganglienzellen aus, so daß bei Einsetzen spontaner oder nach künstlicher Beatmung (in Abhängigkeit von der Dauer der Überlebens- u. Wiederbelebungszeit) Wiederherstellung möglich ist.

Scheitelhirn, -lappen: ↑Lobus parietalis; s.a. Parietallappen...

Schellong* Test: Kreislauffunktionsprüfung anhand der durch dosierte Belastung ausgelösten Puls- u. Blutdruckveränderungen im Vergleich zu den in Horizontallage (10 Min.) gewonnenen Mittelwerten. **Schellong I:** Stehbelastung (10 Min. in entspannter Haltung); **Schellong II:** Treppensteigen (25 Stufen, 2mal auf u. ab).

Schenkelblock: Verzögerung bis teilweise vollständige Hemmung der Erregungsleitung in einem der TAWARA* Schenkel des HIS* Bündels (als Rechts-, Linksschenkelblock, wobei die zugehörige Herzkammer indirekt über das Kammerseptum erregt wird).

Schenkelbruch: **1)** ↑Oberschenkelbruch. **2)** Schenkelhernie.

Schenkelhals: ↑Collum femoris; s.a. Coxa vara, valga.

Schenkelhalsfraktur: Oberschenkelbruch im Bereich des Schenkelhalses; v.a. bei alten Menschen (Altersosteoporose) u. oft durch nur einen kleinen Unfall bedingt; als Sch. i.e.S. der Knochenbruch im zentralen u. im mittleren intrakapsulären Teil des Collum (= **mediale** bzw. **intermediäre Sch.**); als extrakapsuläre die – evtl. bis an die Trochanteren reichende – **laterale Sch.** außerhalb der Hüftgelenkkapsel. Komplikationen: Ernährungsstörung im Kopffragment, Pneumonie, (Fett-)Embolie, Thrombose, Pseudarthrose; s.a. Schenkelhalsnagelung.

Schenkelhalsnagelung: Nagelosteosynthese der Schenkelhalsfraktur, u. zwar als perkutane (»geschlossene«) extraartikuläre Sch. mit typischem Schenkelhalsnagel. Als offene Sch. mit Zugschrauben u. Winkelplatte.

Schenkelhernie: Bruch (↑Hernie) mit Vordringen der Eingeweide durch die Lacuna vasorum (medial der Vena femoralis) in Richtung ROSENMÜLLER* Drüse im Schenkelkanal; oft kombiniert mit einer Leistenhernie. Große Neigung zu Einklemmung (↑Inkarzeration).

Schenkelkopf: Hüftkopf (= Caput femoris).

Schenkelkopfprothese: ↑Hüftkopfprothese.

Scherengang: Gangstörung mit Adduktion u. Überkreuzen der Beine (kurze Schritte, Drehung des Körpers um das Standbein) infolge Adduktorenspasmus; bei Diplegie, LITTLE* Krankheit.

Scheuermann* Krankheit, Osteochondritis deformans juvenilis dorsi, Adoleszentenkyphose: ätiologisch unklare, sich im 11.–13. Lj. manifestierende Wirbelsäulenerkrankung (v.a. der BWS, auch der LWS; ↑Abb.) i.S. einer Wachstumsstörung an der Wirbelkörper-Bandscheiben-Grenze, die zu fixierter Kyphose u. (in ca. 50%) geringer Skoliose führt. Im floriden Stadium Rückenschmerzen, Haltungsschaden, Einschränkung der WS-Beweglichkeit; nach Wachstumsabschluß u.U. zunehmend.

Schicht(aufnahme)verfahren: ↑»Tomographie«.

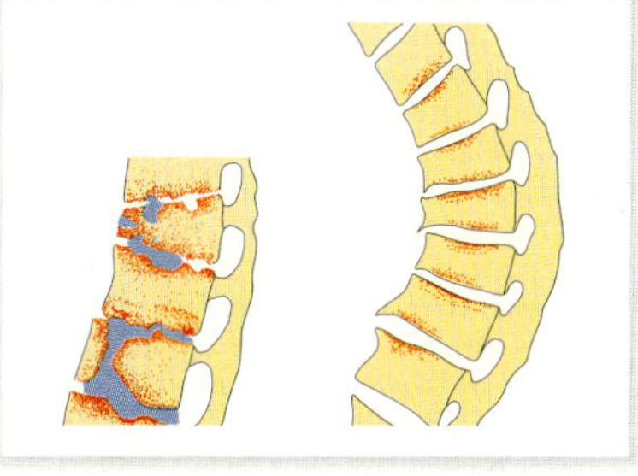

Schematische Darstellung des Röntgenbefundes der Wirbelsäule bei der **Scheuermann* Krankheit** [242]

S

Schiefhals, Torticollis spasmodicus, Caput obstipum: angeborene oder erworbene Schräghaltung des Kopfes. Der angeborene Sch. skelettbedingt (z.B. KLIPPEL*-FEIL* Syndrom) oder als **muskulärer Sch.**; oft auch nach geburtstraumatischem Muskelriß u. hämatombedingter »Kopfnicker-Geschwulst« beobachtet; mit typischer Neigung des Kopfes zur kranken, des Kinns zur gesunden Seite, verkürztem Muskel sowie – später – Schädelasymmetrie u. Skoliose der Halswirbelsäule. Erworben bei akutem ↗Zervikalsyndrom. – **Sch., kutaner:** Sch. durch Hautnarbenzug (»zikatrizieller Sch.«), v.a. nach Verbrennung. – **Sch., okulärer:** Sch. als Folge einer Augenmuskellähmung mit kompensatorischer Kopfhaltung zur Vermeidung von Doppelbildern. – **Sch., spastischer:** »neurogener« Sch. bei auf Nacken- u. Halsmuskeln begrenzter Torsionsdystonie, sog. Tic rotatoire; auch als ↗Retrocollis.

Schiefwuchs: ↗Skoliose; s.a. Kyphoskoliose.

Schielen: ↗Strabismus.

Schienbein: ↗Tibia.

Schiene: **1)** Stab, Gestänge, rinnenförmige Schale etc. (aus Holz, Metall, Plastik, Gips etc.; auch aufblasbare Modelle) als – evtl. zusätzlich gepolstertes (Watte, Schaumstoff, Walkleder), auch anmodelliertes – Hilfsmittel zur Lagerung von Gliedmaßen(abschnitten) i.S. der Ruhigstellung, stellungskorrigierenden Fixierung bzw. Entlastung sowie evtl. zur Kraftübertragung auf bestimmte Skelettpunkte. – Ferner Bezeichnung für die der ↗Schienung dienenden Osteosynthese-Mittel. **2)** ↗Schienenkatheter.

Schienenkatheter, Schienungsrohr: in die ableitenden Harnwege (Nierenbecken u./oder Ureter) zur Abflußsicherung eingelegter weicher Katheter oder Kunststoffrohr als Mittel zur Harnabflußsicherung.

Schienenverband: unter Verwendung einer ↗Schiene angelegter Verband.

Schienung: **1)** Fixierung von Knochenfragmenten, u. zwar indirekt durch Schienen (u. möglichst unter Ruhigstellung beider Nachbargelenke) oder direkt mit Hilfe v.a. von Marknägeln bzw. in die Markhöhle eingeführter Bohrdrähte **(innere Sch.)** bzw. mittels anschraubbarer Metallplatten oder eines Fixateur externe. – Ferner die op. Versteifung eines Wirbelsäulenabschnittes durch Knochenspäne. **2)** Einlegen eines ↗Schienenkatheters, Schienungsdrains.

Schilddrüse, Glandula thyroidea: hufeisenförmige endokrine Drüse; umgeben von einer die Epithelkörperchen miteinschließenden Kapsel, sehr kapillarreich, enthält zahlreiche kolloidhaltige Bläschen (↗Folliculi glandulae thyroideae). Ist Bildungsort u. Absonderungs- = Inkretionsort der ↗Schilddrüsenhormone sowie des für deren Aufbau, Speicherung u. Transport innerhalb der Drüse wichtigen ↗Thyreoglobulins; in ihren parafollikulären Zellen erfolgt ferner Bildung von ↗Calcitonin.

Schilddrüsenadenom: vom Follikelepithel der Schilddrüse abgeleitetes Adenom (vgl. Schilddrüsenhyperplasie); meist gutartig; manche Formen sind aber histologisch nicht vom ↗Schilddrüsenkarzinom abgrenzbar (»metastasierendes Adenom«); s.a. Adenom, autonomes, Adenoma toxicum.

Schilddrüsenblockade: als notwendige Maßnahme bei einer Szintigraphie anderer Organe (z.B. Gehirn, Skelett, Leber) wenige Stunden vorher erforderliche Gabe von Natriumperchlorat.

Schilddrüsenentzündung: ↗Thyreoiditis.

Schilddrüsenfunktionsprüfungen: Prüfung der Absonderungs- = Inkretionsleistung der Schilddrüse anhand des Verhaltens des Jod-Stoffwechsels u. der durch die Schilddrüsenhormone gesteuerten Stoffwechselvorgänge: Bestimmung **1)** der Konzentration der Gesamthormone (T_4, T_3) u. der freien Hormone (FT_4 u. FT_3), **2)** der Aufnahme u. des Umsatzes radioaktiven Jods in der Schilddrüse (↗Radiojodtest); weitgehend durch Technetium-Szintigraphie ersetzt, Indikation vor Radiojodtherapie, **3)** der freien T_3-Bindungskapazität sowie **4)** unspezifischer Parameter (Cholesterin, Grundumsatz, Achillessehnenreflexzeit), ferner **5)** durch Funktionstests i.e.S. (TSH- u. TRH-Stimulationstest, T_3-Suppressionstest). – vgl. Schilddrüsenszintigraphie.

Schilddrüsenhormone: die in der Schilddrüse gebildeten Hormone L-Trijodthyronin (= T_3) u. L-Thyroxin (= T_4). Sie steuern den Sauerstoffverbrauch u. die Wärmeproduktion, über Kohlenhydrat-, Eiweiß- u. Fettstoffwechsel auch das Wachstum u. die körperliche Entwicklung, beeinflussen das Zentralnervensystem u. die Muskelaktivität sowie die Funktion des Mesenchyms (= mittelbare Förderung der Entzündungsreaktion) u. den Wasserhaushalt.

Schilddrüsenhyperplasie: Vergrößerung der Schilddrüse durch Zellneubildung; ergibt eine ↗Struma bzw. – lokalisiert – Adenome.

Schilddrüsenkarzinom: Oberbegriff für maligne Schilddrüsentumoren (entweder von den Thyreozyten oder den parafollikulären C-Zellen ausgehend). *Ätiologie u. Risikofaktoren:* u.a. ionisierende Strahlen, Jodmangel, genetische Prädisposition. Histologische Einteilung in 5 Hauptgruppen: follikuläre, papilläre, medulläre, undifferenzierte (anaplastische), sonstige Karzinome. *Symptome:* Leitsymptom ist der solitäre Strumaknoten; Malignitätskriterien bei umschriebenen Schilddrüsenveränderungen zeigt die Tab. *Diagnose:* Sonographie, Szintigraphie, Laborparameter (T_3, T_4, TSH), Feinnadelbiopsie, histologische Klärung ggf. nach Operation (Paraffinschnitt). *Therapie:* (interdisziplinäres Vorgehen, je nach histologischem Typ u. Stadium) Operation, Radiojodtherapie, perkutane Röntgenbestrahlung, Schilddrüsenhormonbehandlung, bei Metastasierung evtl. zytostatische Therapie. – **Sch., anaplastisches:** v.a. bei älteren Personen (bevorzugt Frauen) vorkommendes, infiltrierend u. schnell wachsendes Karzinom, dessen Zellen keine strukturelle Differenzierung zeigen; frühe Metastasierung. – **Sch., follikuläres:** Sch. mit hoch- oder niedrigdifferenzierten follikelartigen Strukturen; unter prognostischen Gesichtspunkten wird zwischen minimalinvasiven gekapselten Tumoren u. grobinvasiven follikulären Karzinomen unterschieden. – **Sch., medulläres,** C-Zell-Karzinom: von den Calcitonin-produzierenden, parafollikulären C-Zellen ausgehendes Sch., neuroendokriner Tumor; in ¾ der Fälle sporadisch, die restlichen familiär gehäuft in Zusammenhang mit einer multiplen endokrinen Neoplasie (↗MEN Typ II), d.h. zusammen mit Phäochromozytom u. primärem Hyperparathyreoidismus. – **Sch., papilläres:** Sch. mit papillären Strukturen; solitär oder multipel, oft mit Psammomkörnern; Metastasen v.a. regional.

Schilddrüsenkarzinom: Malignitätskriterien bei umschriebenen Schilddrüsenveränderungen [279]

Anamnese – schnelles Wachstum – Schmerzausstrahlung in Kieferwinkel, Nacken, Hinterkopf – positive Familienanamnese für medulläres Schilddrüsenkarzinom – multiple endokrine Neoplasie (zusammen mit Phäochromozytom) – Z. n. Radiatio im Kopf-Hals-Bereich
klinischer Befund – palpatorisch harte Konsistenz – Spätzeichen: • fehlende/verminderte Verschieblichkeit • Heiserkeit • Dyspnoe, Stridor • Dysphagie • zervikale Lymphknotenvergrößerungen • HORNER* Symptomenkomplex • Einflußstauung
bildgebende Verfahren – Solitärknoten in sonst unauffälliger Schilddrüse – sonographisch echoarmer oder echokomplexer Knoten – szintigraphisch kalter Knoten

Schilddrüsenknoten: ↗heißer u. kalter Knoten (vgl. Schilddrüsenszintigraphie); s.a. Struma nodosa.

Schilddrüsenkrebs: Sammelbegriff für ↗Schilddrüsenkarzinom u. weitere »bösartige Tumoren« (»Struma maligna«): malignes Schilddrüsenadenom (= metastasierendes Adenom WEGELIN; nur bei Metastasen-Nachweis diagnostizierbar), HÜRTHLE*-Zellen-Adenom, Schilddrüsenpapillom.

Schilddrüsenszintigraphie: bildgebendes Verfahren (↗Szintigraphie) der Schilddrüse zur funktionstopographischen Darstellung des Organs. Das die Jodaktivität widerspiegelnde Szintigramm zeigt im Normalfall eine gleichmäßige Aktivitätsverteilung, bei sog. ↗heißen u. ↗kalten Knoten örtliche Aktivitätssteigerungen bzw. -ausfälle.

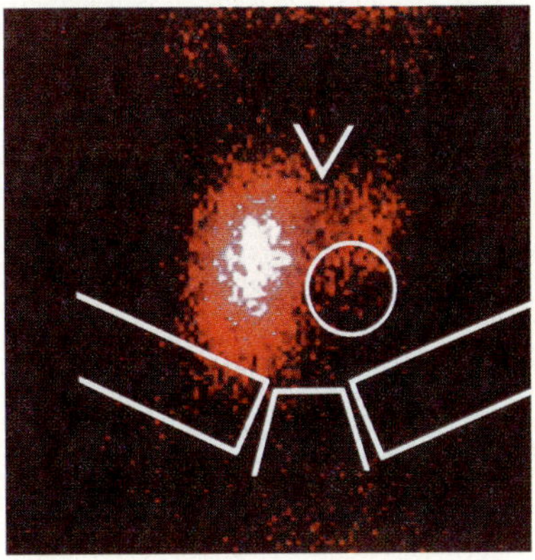

Schilddrüsenszintigramm: mäßig vergrößerte Schilddrüse, kalter Knoten links [262]

Schilddrüsentumoren: Oberbegriff für die verschiedenen Tumoren der Schilddrüse, z.B. ↗Schilddrüsenadenom, ↗Schilddrüsenkarzinom.

Schilddrüsenüberfunktion: ↗Hyperthyreose, ↗heißer Knoten.

Schilddrüsenunterfunktion: ↗Hypothyreose, ↗kalter Knoten.

Schilddrüsenvergrößerung: ↗Struma; Schilddrüsenadenom.

S

Schildknorpel, Cartilago thyroidea: der größte, als »Adamsapfel« (Prominentia laryngea) vorspringende Knorpel des Kehlkopfes (Larynx).

Schildkrötenverband: ↗Testudo.

Schildzecken: Ixodidae (s.u. Zecken).

Schilling* Test: Nachweis für Fehlen des Intrinsic-Faktors (d.h. der »echten« perniziösen Anämie), heute v.a. als »Doppelmarkierungsverfahren«.

Schilling* Zählkammer: ↗Zählkammer für Leuko- u. Erythrozyten.

Schimmelmykose: Erkrankung infolge Befalls (u. parasitierenden Wachstums) durch ↗Schimmelpilze, v.a. bei Abwehrschwäche.

Schimmelpilze: allgemein verbreitete, bei feuchter Wärme gut gedeihende Pilze, deren Myzel watte- bis mehlartige, weiße oder farbige Rasen bzw. Stränge auf bzw. in Nährsubstrat bildet. Von ihnen gebildete Fermente verändern z.T. Lebensmittel u. führen zu deren Verderb. Verzehr kann zu Erkrankungen führen, z.B. bei Claviceps purpura (Secale-Alkaloide) zum Ergotismus, bei Aspergillus fumigatus zu ↗Aspergillose; Aspergillus flavus bildet in verschimmelten Speisen krebserzeugende Aflatoxine. – Schimmelmykosen können gelegentlich auch Allergien hervorrufen (letztere auch gegen deren Stoffwechselprodukte möglich, z.B. als Penicillinallergie). – Metaboliten bestimmter Sch. sind als Antibiotika wirksam (z.B. Penicillin). – s.a. Mucor.

Schistose: *(engl. schist = Schiefer)* gutartige Staublungenerkrankung durch Einatmen von Schieferstaub.

Schistosoma, Bilharzia, Pärchenegel: Gattung (sub)tropischer Saugwürmer; Erreger der ↗Schistosomiasis.

Schistosomiasis, Bilharziose: durch Pärchenegel (Schistosoma-Arten) hervorgerufene Krankheit. Die Infektion erfolgt durch die Haut (Schistosomendermatitis) oder – v.a. bei Trinken verseuchten Wassers – durch die Schleimhaut, wonach sich im Pfortadersystem adulte Würmer entwickeln, die eine arttypische Erkrankung bestimmter Organe, gelegentlich auch Allergie (↗Katayama-Krankheit) hervorrufen. – **Sch. intestinalis:** Darmschistosomiasis, -bilharziose durch Schistosoma mansoni; die Wurmansiedlung – v.a. im Dickdarm (bevorzugt: Mastdarm) – führt zu Schleimhautverdickung bzw. Papillomatose u. Polypenbildung sowie zu Kolon-umgebenden (»perikolischen«) Tumoren (mit Gefahr der malignen Entartung). Symptome: Schistosomendermatitis (v.a. bei Europäern als Katayama-Krankheit), Leber- u. Milzvergrößerung, Durchfälle; Darmstenosen, pulmonale Hypertonie. – **Sch. japonica:** Lungenbilharziose durch Schistosoma japonicum; mit 3 Stadien: ↗Katayama-Krankheit, dann blutigschleimige Durchfälle mit Abmagerung, Milz-Leber-Vergrößerung mit Pfortaderhypertonie, Anämie u. Husten (durch frisch einwandernde Wurmeier u. allergisch); im Endstadium, nach 3–5 J., Leber- u. Milzfibrose, Aszites, Gliedmaßenödeme. – **Sch. pulmonalis:** die Lungenbilharziose, durch Schistosoma mansoni u. haematobium; es kommt zu Endarteriitis u. Pseudotuberkelbildung (um Eier), Nekrosen der Lungenarteriolen u. Leber-Milz-Veränderungen wie bei Sch. intestinalis, deren Symptome ergänzt werden durch Dyspnoe, Präkordial- u. Herzbeschwerden, pulmonale Hypertonie u. schließlich Cor pulmonale mit charakteristischer Zyanose. – **Sch. urogenitalis:** die »Blasenbilharziose« durch Wurmabsiedlung von Schistosoma haematobium in die Harnblase, die zu chronischer Zystitis führt; es treten Tenesmen, Hämaturie, Steinbildung, Harnleitererweiterung u. Hydronephrose auf; gelegentlich entwickelt sich Blasenkrebs. – Im Nilgebiet als »Ägyptische Hämaturie«.

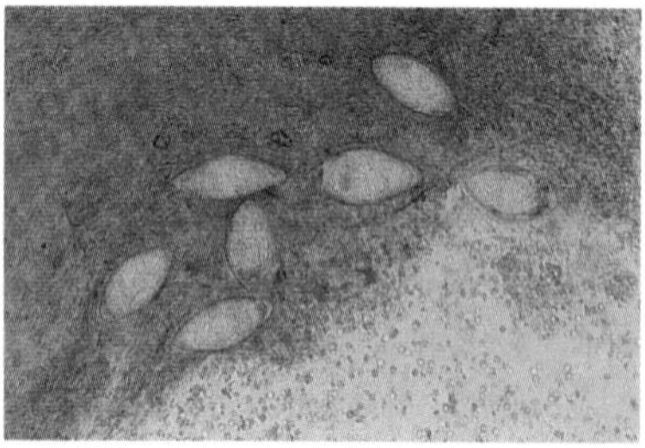

Schistosomiasis urogenitalis im Urinsediment [83]

Schistozyt: infolge mechanischer Schädigung abnorm bizarrer Erythrozyt; v.a. bei mechanischer Hämolyse (bei künstlicher Herzklappe, Marschhämoglobinurie).

schizo...: Wortteil »Spalt«, »gespalten«.

schizophren: als Symptom einer ↗Schizophrenie auftretend; an Schizophrenie leidend.

Schizophrenie: psychische Erkrankung (Psychose) mit oft vielgestaltigem psychopathologischem Zustandsbild (z.B. Halluzinationen, Wahnideen, formale Denkstörungen, Ich-Störungen, Verlust des Strukturzusammenhangs der Persönlichkeit mit Spaltung von Denken, Affekt u. Erleben, psychomotorische Symptome). Die Ätiogenese ist unbekannt, diskutiert wird eine multifaktorielle Genese (u.a. genetische, neurobiologische, psychosoziale Teilfaktoren), z.B. als sog. **Vulnerabilitäts-Streß-Modell**; Vorkommen familiär gehäuft mit Auftreten meist zwischen 20. u. 40. Lj.; verläuft sehr verschieden, akut, chronisch oder schubweise, u.U. mit Residualzustand; Stillstand ist auf jeder Stufe möglich, eine Vollremission in ca. ein Drittel der Fälle. Der Verlauf läßt sich mit den heute verfügbaren Therapiemöglichkeiten (Psychopharmaka in Kombination mit psychotherapeutischen Verfahren, Angehörigengruppen, Rehabilitationsmaßnahmen etc.) bei der Mehrzahl der Patienten günstig beeinflussen. Nach Erkrankungsalter, Verlauf u. führenden Symptomen unterschieden als hebephrene, katatone u. paranoide Sch. sowie als Schizophrenia simplex. – **Sch., katatone:** akute Sch. unter dem Bild der ↗Katatonie (psychomotorische Störungen, z.B. wechselnder katatoner Sperrungs-/Erregungszustand); schwerste Verlaufsform ist die perniziöse (lebensbedrohliche) Katatonie (extremer Stupor, Hyperthermie, vegetative Dysregulation). – **Sch., paranoid-halluzinatorische:** häufigste Schizophrenieform mit Vorherrschen von wahnhaften (paranoiden) u. halluzinatorischen Erlebnisweisen; geringere Beeinträchtigung des formalen Denkens, der Gefühlsansprechbarkeit, des Antriebs; die Symptome können oft jahrelang unverändert bestehen.

schlackenarme Diät: an unverdaulichen Bestandteilen (= Ballaststoffen) arme Kost, d.h. ohne Hülsenfrüchte, Kohl, Wurzelgemüse, Beerenfrüchte etc.; v.a. bei Magen-Darm-Erkrankungen. – Gegenteil: die die Darmperistaltik anregende **Schlackendiät**, z.B. Rohkost aus Gemüse u. Obst, grobe Schrotbrote, Hülsenfrüchte, Kartoffeln.

Schläfenbein: ↗Os temporale.

Schläfenhirn, -lappen: ↗Lobus temporalis; s.a. Temporallappen…

Schlaf: als physiologischer Sch. der auf dem endogenen Tag-Nacht-Rhythmus des Zentralnervensystems beruhende phasenhafte, durch das Schlafzentrum kontrollierte aktive Erholungsvorgang der Stoffwechselvorgänge im Gehirn. Nach elektrophysiologischen Kriterien werden 4 verschiedene Stadien unterschieden; hinzu kommen Stadien von REM-Schlaf (= Stadium 5 = Traumstadium) mit episodischen raschen Augenbewegungen (»**ra**pid **e**ye **m**ovements«) sowie mit niedriger elektromyographischer Aktivität, die auch als »paradox«, »dissoziiert«, »desynchronisiert« bezeichnet werden u. in denen eine wesentlich verminderte Weckbarkeit u. Muskeltonisierung bestehen; sie sind z.T. das physiologische Korrelat der Träume u. bilden mit den anderen Stadien Zyklen von ca. 90 Min. Dauer (mit 4- bis 5maliger Wiederholung im normalen Nachtschlaf). Der Schlafbedarf nimmt im Laufe des Lebens ab (z.B. beim Säugling 12 kurzfristige Schübe ohne regelmäßigen Tag-Nacht-Rhythmus; der Erwachsene ist entweder Kurzschläfer, mit 5–6 Std. Schlaf u. größter Schlaftiefe nach dem Einschlafen, oder Langschläfer, mit 8–9 Std. u. größerer Schlaftiefe gegen Morgen).

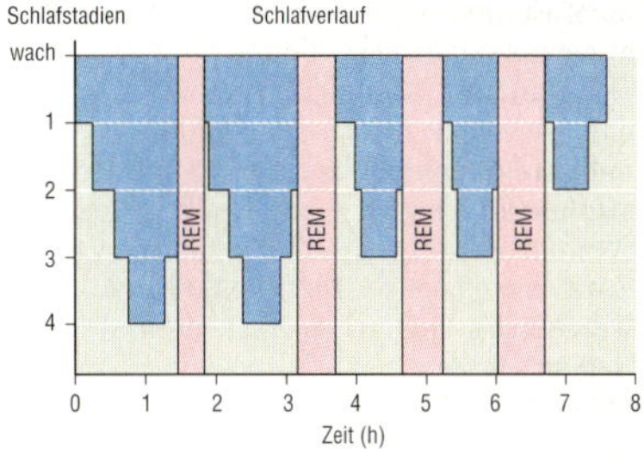

Typischer **Schlafverlauf** bei einem Erwachsenen. Die Schlaftiefe schwankt zyklisch (Einteilung in 4 Stadien der Schlaftiefe), wobei in jedem Zyklus nach einem Tiefschlaf eine REM-Phase folgt [156]

Schlafapnoe-Syndrom: episodisch auftretender Atemstillstand (Apnoephasen) während des Schlafes; u.a. beim ↗Pickwickier-Syndrom sowie bei verschiedenen neurologischen u. Pharynx-Erkrankungen, eine Koordinationsstörung zwischen Atem- u. Hypopharynxmuskulatur.

Schlaffhaut: ↗Chalodermie.

Schlaffheit (der Muskulatur): ↗Atonie.

Schlafkrankheit: **1)** Sch., Europäische, Schlafgrippe: Encephalitis epidemica (↗Economo* Krankheit). **2)** Sch., Afrikanische: ↗Trypanosomiasis.

Schlaflosigkeit, Insomnie: durch organische oder psychische Krankheit bedingte oder aber psychogene, also etwa durch Konfliktsituationen, »Streß«, Angst etc. verursachte Störung des Schlafes als Ein-, Durchschlafstörung.

Schlafmittel: ↗Hypnotika.

Schlafmohn: ↗Papaver somniferum.

Schlafsucht: ↗Hypersomnie.

Schlafwandeln: ↗Somnambulismus.
Schlagader: ↗Arteria.
Schlag(anfall): ↗Apoplexia cerebri.
Schlagvolumen: ↗Herzschlagvolumen.
Schlagvolumenhochdruck: ↗Minutenvolumenhochdruck (mit relativ großer Amplitude) infolge erhöhten Schlagvolumens; v.a. bei Aorteninsuffizienz (Blutrückfluß aus dem Windkesselsystem in linken Ventrikel) u. bei Hyperthyreose.
Schlamm: ↗Peloid, ↗Schlick.
Schlauchmull: Verbandmull in Form eines dehnbaren Schlauchs (verschiedene Durchmesser für – mittels spezieller Applikatoren – schnell anzulegende anschmiegsame Verbände).
Schlauchpilze: ↗Ascomycetes.
Schlauchwürmer: ↗Nemathelminthes.
Schleim, Mucus: beim Menschen das vorwiegend aus ↗Mucin zusammengesetzte zähflüssige Produkt mesenchymaler Zellen sowie die Absonderung muköser (v.a. Mundhöhle) u. intraepithelialer Drüsen sowie die Synovia.
Schleimabkochung: durchgeseihte, freies Mucin u.a. Proteine u. Polysaccharide enthaltende Abkochung von geschrotetem, gequetschtem oder Vollkorngetreide. Verwendung als Schondiät (bei Durchfall, als Säuglingsnahrung).
Schleimbeutel: ↗Bursa synovialis. – vgl. Bursitis.
Schleimhaut, Tunica mucosa, Mukosa: die Auskleidung der Hohlorgane; s.a. Endometrium. Ihr Epithel enthält Drüsen (u.U. auch Becherzellen), deren Schleim die Oberfläche als Film bedeckt, sie gleitfähig macht, vor mechanischen, thermischen u. chemischen Reizen schützt.
Schleimhautleishmaniase: ↗Haut-Schleimhaut-Leishmaniase.
Schleimzyste: ↗Mukozele, Gallenblasenhydrops.
Schleudertrauma: Halswirbelsäulen-, evtl. sogar Schädel-Hirn-Verletzung (↗Mediansyndrom) durch einen »Peitschenhiebmechanismus«, d.h. durch schnelles Zurück- u. passives Vorschleudern von Rumpf u. Kopf beim Auffahrunfall (v.a. bei Insassen des angefahrenen Wagens; ↗Abb.). Die extreme Streckung u. – nachfolgend – Beugung der WS führt zu Wirbelverstauchungen u. -brüchen, Bänderrissen, evtl. auch zu Quetschung von Spinalwurzeln (v.a. C_2 u. C_3) sowie der Vertebralarterie, des Halsmarkes. Die klinischen Symptome treten häufig erst einige Stunden nach dem Unfall auf.
Schlick: Meeresschlamm als Peloid, das v.a. Quarz, saure Feldspate, Tonerde-Kieselsäure-Gele u.a. organ. Bestandteile enthält u. ein großes Wärmeabgabevermögen besitzt. Anw. in Form von Bädern u. Packungen v.a. bei Krankheiten des Bewegungsapparates, des peripheren Kreislaufs, der Haut (außer Dermatomykosen).
Schließmuskel: ↗Musculus sphincter, Sphinkter...
Schlinge: **1)** Darmschlinge. **2)** Drahtschlinge als Teil eines Instruments für die Entfernung von Gewebsteilen, Steinen etc.; i.w.S. auch das Instrument selbst; z.B. als **elektrische Sch.** für die chirurgische ↗Diathermie.
Schlottergelenk, Wackelgelenk: lockeres Gelenk (fehlender Gelenkschluß) infolge Überdehnung des Gelenkkapsel- u. Bandapparates.
Schlotteriris: Iridodonesis (s.u. Irisschlottern).
Schluckauf: ↗Singultus.
Schluckimpfung: aktive Immunisierung durch orale Gabe von Lebendimpfstoff (»Oralvakzi-

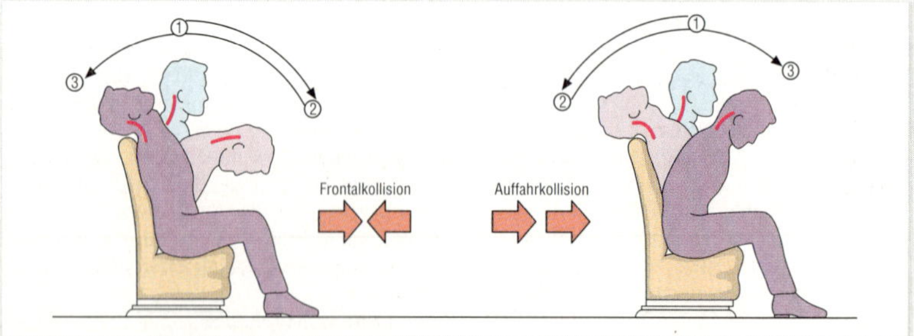

Entstehung eines **Schleudertraumas** bei Frontal- u. Auffahrkollision [39]

ne«) zur Bildung humoraler, in den Epithelien des Magen-Darm-Trakts auch zellständiger Antikörper (wie bei einer natürl. Infektion); z.B. gegen Bauchtyphus, Poliomyelitis (n. SABIN).

Schluckstörung: ↗Dysphagie.

Schlüsselbein: ↗Clavicula; s.a. Klavikula(r)...

Schlüsselblume: ↗Primula veris.

Schlund: ↗Pharynx; s.a. Rachen...

Schlundkrampf, Schluckkrampf, Pharyngismus, Pharyngospasmus: Krampf der vom Nervus glossopharyngeus versorgten Schlundmuskeln; führt zu – evtl. schmerzhafter – Schluckstörung (Globusgefühl). Bei längerem Bestehen u. organischer Ursache häufig Übergang in **Schlundlähmung** (Schlucklähmung).

Schlundring: der ↗lymphatische Rachenring WALDEYER.

Schmarotzer: ↗Parasit.

Schmelz: ↗Zahnschmelz.

Schmerz, Dolor: im allgemeinen durch Erregung von Schmerzrezeptoren hervorgerufene, häufig unter Beteiligung weiterer Sinne (v.a. Druck-, Temperatursinn) zustande kommende, komplexe Sinnesempfindung (mit starker seelischer Komponente); unterschieden – je nach Qualität – als klopfend (= pulsrhythmisch), brennend, bohrend, lanzinierend, »hell« u. stechend oder eher dumpf (↗Tiefenschmerz). Stellt ein biologisches Alarmsignal mit Schutzfunktion dar u. ist ein Kardinalsymptom der Entzündung, das jedoch ab einer gewissen Stärke stets mit vegetativen Nebenwirkungen (Hautblässe, Blutdruckabfall bis zum Kollaps, Schweißabsonderung etc.) gekoppelt ist; s.a. Abb. – **Sch., ischämischer:** Sch. infolge Mangeldurchblutung, durch Bewegung u. Wärme verstärkt, durch Ruhe u. Kälte gemindert. – **Sch., viszeraler:** von einem inneren Organ ausgehender »Eingeweideschmerz«; dumpf, wenig begrenzt (schwer lokalisierbar) u. bei großer Intensität mit vegetativen Symptomen.

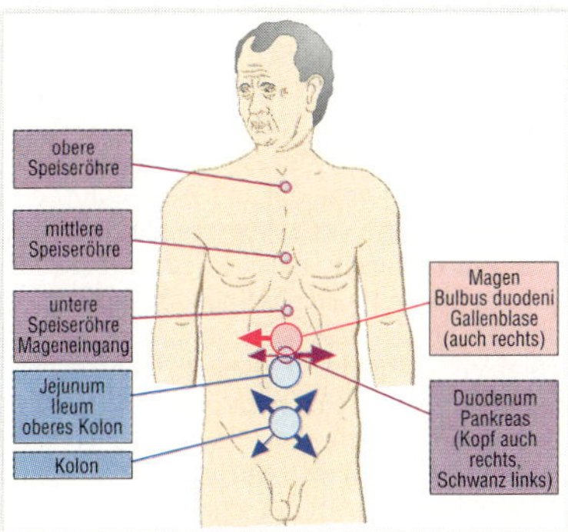

Präsentationsorte **viszeraler Schmerzen** [85]

Schmerzausschaltung: ↗Anästhesie, Analgesie durch ↗Lokalanästhesie, Medikamente, neurochirurgische Maßnahmen etc.

Schmerzmittel: schmerzlindernde Mittel, ↗Analgetika.

Schmerzpunkte: oberflächennahe Schmerzrezeptoren (freie Nervenendigungen) in der Haut, deren Erregung zur Empfindung eines stechend-»hellen« Schmerzes (»Oberflächenschmerz«) führt; häufig mit den sog. Nervendruckpunkten identisch.

Schmerzrezeptor: auf Schmerzreize (chemische, thermische, mechanische oder elektrische Reize) ansprechender, eine Schmerzempfindung auslösender sensorischer Rezeptor = Nozizeptor, meist als freie Nervenendigung.

Schmerztherapie: **1)** alle Maßnahmen zur Therapie akuter u. chronischer Schmerzzustände, wobei verschiedene Ansätze zur Verfügung stehen: Basis ist i.d.R. die medikamentöse Sch. mit zentral oder peripher wirksamen ↗Analgetika (bei Tumorpatienten z.B. gemäß dem ↗WHO-Stufenschema); Lokalanästhetika zur Lokal- u. Regionalanästhesie (z.B. ↗Nervenblockaden, Peridural-, Spinalanästhesie); Elektrostimulation (s.u. Nervenstimulation) u. Elektrokoagulation von Schmerzbahnen; psychotherapeutische Sch. i.S. einer Schmerzkontrolle durch den Patienten (z.B. autogenes Training u. Hypnose); chirurgische Sch. durch operative Freilegung komprimierter Nerven oder Ganglien, Durchtrennung bzw. Verödung bestimmter Schmerzleitungsbahnen u. Strukturen des ZNS; durch Bestrahlung Plexus-komprimierender Tumormassen. **2)** i.w.S. auch Bezeichnung für ein interdisziplinäres Spezialgebiet mit entsprechenden Einrichtungen (»Schmerzambulanz«), meist praktiziert von Anästhesisten oder Neurologen.

Schmetterlingsfigur: bilateral-symmetrische Hautveränderungen im Jochbogen-Wangen-Bereich mit schmaler Verbindung über dem Nasenrücken, v.a. bei Lupus erythematodes chronicus (**»Schmetterlingsflechte«**) u. Gesichtsrose.

Schmierblutung: schwache Blutung aus der Gebärmutter, v.a. als Zwischen- oder Zusatzblutung infolge relativen Hormonmangels.

Schmierinfektion: Kontaktinfektion durch Verschmieren keimhaltigen Materials z.B. aus der Umgebung auf den Körper.

Schmorl* (Knorpel-)Knötchen: Vorfall (»Prolaps«) von – später verknorpelndem u. verkalkendem (u. dann erst im Röntgenbild nachweisbarem) – Bandscheibengewebe durch eine angeborene oder erworbene Lücke der knorpeligen Deckplatte in die Spongiosa des Wirbelkörpers; v.a. bei oder im Anschluß an die ↗SCHEUERMANN* Krankheit.

Schmutzinfektion: ↗Schmierinfektion.

Schnappatmung: durch ↗Hypoxie bedingtes krampfhaftes, tiefes Nach-Luft-Schnappen; v.a. in der ↗Agonie (auch nach Herz-Kreislauf-Stillstand), bei ↗Asphyxie.

Schnecke(n): 1) die Klasse Gastropoda der Weichtiere (Mollusca). **2)** ↗Helix. **3)** ↗Cochlea.

Schneeberger Lungenkrankheit: Silikose (evtl. Silikotuberkulose) in Kombination mit einem silikoseunabhängigen Bronchialkarzinom als Strahlenkarzinom (z.B. infolge Dauereinwirkung von Radiumemanation bei Bergleuten des Uranbergbaus in Schneeberg u. St. Joachimsthal).

Schneegestöberlunge: dichte, unscharf grobknötchenförmige Lungenverschattungen bei Pneumokoniose durch quarzhaltigen Mischstaub; typisch für Stadium II der Silikose.

Schneidelektrode: Schlingen- bzw. Messerelektrode für chirurgische ↗Diathermie.

Schneidezähne, Dentes incisivi: die vordersten beiden Zähne jedes Quadranten im Milch- u. Dauergebiß.

Schnellschnittdiagnostik: vereinfachte technische Bearbeitung einer Gewebeprobe für die schnelle mikroskopische Diagnosestellung v.a. während einer Operation (d.h. als Entscheidungshilfe für das weitere Vorgehen, v.a. bei Verdacht auf Malignom).

Schnelltests: im Zeit- u. Reagensverbrauch rationelle, meist genormte (»optimierte«) Harn- u. Serumtests mit speziell präparierten Teststreifen bzw. mit Testpulvern, -lösungen oder -tabletten (zur direkten Anw. oder für Reagensbereitung), die auf kolorimetrisch-chemischer oder -enzymatischer Basis qualitativ oder auch (semi)quantitativ auswertbar sind.

Schnitt: ↗Inzision, Sectio.

Schnittentbindung, Sectio caesarea: das Herausholen der Leibesfrucht unter operativer Eröffnung des Uterus (Hysterotomie). Indikationen: unüberwindbares Geburtshindernis, Gefahren im Bereich der weichen Geburtswege, Gefahren für Mutter bzw. Kind. – Sonderformen: vaginale Sch. u. ↗Sectio parva (Schwangerschaftsabbruch).

Schnüffler: Person, welche gewohnheitsmäßig euphorisierend wirkende Lösungsmitteldämpfe (Aceton, Toluol, Chloroform, Alkohol) aus bestimmten Klebstoffen inhaliert (sog. »glue-sniffing«). Bei längerem Mißbrauch besteht Gefahr von Spätschäden an Leber, Niere, Knochenmark.

Schnupfen: ↗Coryza; s.a. Rhinitis, Rhinopathia.

Schnupfenviren: ↗Rhinoviren.

Schock: Erschütterung, erschütterungsbedingtes Versagen; i.e.S. das lebensbedrohliche globale Kreislaufversagen, das infolge Mißverhältnisses zwischen Herzzeitvolumen u. aktuellem Durchströmungsbedarf der Organe bzw. ihrer Teilkreisläufe auftritt u. sich zunächst als Störung der Makrozirkulation manifestiert u. dann zu Störungen der Mikrozirkulation u. deren Folgen führt. – Die als Intensivtherapie durchgeführten Gegenmaßnahmen richten sich nach klinischen u. Laborwerten (Blutdruck, Pulsfrequenz, EKG, Hauttemperatur, Temperaturgradient zwischen Körperkern u. -schale, Venenfüllung bzw. zentralem Venendruck, Nagelbettfarbe, Diurese bzw. Blutgaswerte, Gerinnungsstatus, Hämatokrit, Blutvolumen, Elektrolytwerte) u. sind ausgerichtet auf schnelle Normalisierung von Atmung, intravasalem Blutvolumen (v.a. Zufuhr von Blut oder Blutderivaten; ↗Kolloidtherapie) u. Blutviskosität sowie auf die Sicherung der Herzfunktion (Myokardleistung bzw. Herzzeitvolumen) u. der peripheren Durchblutung (einschl. der Behebung der – evtl. fixierten – Zentralisation des Kreislaufs), auf Wiederherstellung des Säure-Basen- u. Elektrolyt-Gleichgewichts u. auf Energiezufuhr. – **Sch., allergischer** oder **anaphylaktischer:** ↗Anaphylaxie. – **Sch., dekompensierter:** Sch. mit stoffwechselbedingter Vagotonie nach Versagen der sympathikotonen Regulationen, d.h. mit Weitstellung des Gefäßsystems u. Versacken eines großen Teils des Blutvolumens in Niederdruckbereiche des Kreislaufs, v.a. in das Splanchnikusgebiet; entwickelt sich, falls unbehandelt, zum irreparablen u. damit tödlichen Sch. – s.a. Schockindex. – **Sch., endokriner:** Sch. infolge hormonaler Störung; z.B. als hypovolämischer Sch. bei diabetischem Koma. – **Sch., hämorrhagischer,** Blutungsschock: hypovolämischer Sch. nach akutem passivem oder chronisch-rezidivierendem Blutverlust. –

Sch., hypovolämischer, Volumenmangelkollaps: Sch. nach Blut- oder Flüssigkeitsverlust; ist zunächst kompensiert (durch adrenerge Vasokonstriktion, transkapillären Flüssigkeitseinstrom u. Tachykardie) u. äußert sich u.a. in kühler, trockener, blasser Haut, Durst, Oligurie, Adynamie. – **Sch., kardialer** oder **kardiogener** oder **kardiovaskulärer:** Sch. infolge stark erniedrigten Herzzeitvolumens i.S. des »forward failure« bei akutem Pumpversagen des Herzens; häufigste Ursache ist der Myokardinfarkt mit seinen Komplikationen (tachykarde u. bradykarde Rhythmusstörungen, Papillarmuskelabriß); andere Ursachen sind die akute Herzinsuffizienz ohne frischen Infarkt bei koronarer Herzkrankheit, die dilatative Kardiomyopathie, tachykarde u. bradykarde Herzrhythmusstörungen bei Koronarsklerose, seltener thrombotische Verschlüsse einer künstlichen Herzklappe, Perikarderguß, Verletzungen (Herzkontusion) u. Intoxikationen mit negativ inotropen Substanzen. – **Sch., kompensierter:** die Anfangsstadien (»Spannungskollaps«; mit Kreislaufzentralisation) des – v.a. hypovolämischen – Schocks; mit Tachykardie u. erhöhtem diastolischem u. um 100 mmHg liegendem systolischem Blutdruck (kleine Amplitude); – s.a. Schockindex. – **Sch., neurogener:** Sch. als Folge einer durch nozizeptive Reflexe ausgelösten Vagus-Parasympathikus-Reizung bei schmerzhafter Verletzung, Verbrennung, Lungenembolie sowie nach direkter Schädigung spinaler Zentren; nervale Komponenten aber auch bei anderen Schockformen. – **Sch., orthostatischer:** akutes Kreislaufversagen beim Aufrechtstehen; Blutversacken in Niederdruckbereiche. – **Sch., paralytischer:** das auch als irreversibler oder refraktärer Sch. bezeichnete Endstadium des nicht oder nicht rechtzeitig behandelten Schocks. – **Sch., septischer:** bakteriotoxischer, v.a. durch Endotoxine gramnegativer Erreger bedingter Sch.; mit Erniedrigung von HZV u. arteriellem Mitteldruck, Hyperfibrinolyse, Verbrauchskoagulopathie.

Schockindex: Quotient aus Pulszahl u. systolischem Druck als orientierender Parameter für das Volumendefizit im Schock. Der Normalwert von 0,5 steigt mit zunehmendem Blutverlust auf 1 u. mehr an (= kompensierter bzw. dekompensierter Schock).

Schocklagerung: spezielle Lagerung eines Patienten im hypovolämischen Schock, wobei zur Kompensation des Volumenmangels (»Autotransfusion«) der Oberkörper tief- u. die Beine hochgelagert werden. Eine Ausnahme bildet der kardiogene Schock, bei welchem der Oberkörper hochgelagert wird.

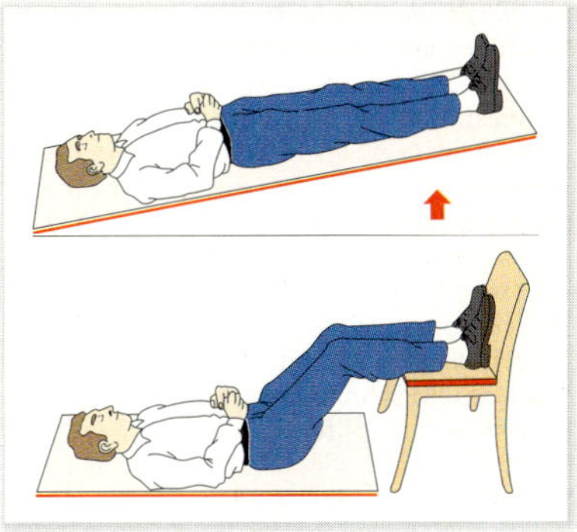

Schocklagerung

Schocklunge: die schockbedingten Lungenveränderungen; i.e.S. das ↗ARDS.

Schockniere: die »Niere nach dem Schock« als akute Niereninsuffizienz, bedingt durch Herabsetzung der Nierendurchblutung in der Folge der die Hypovolämie kompensierenden Zentralisation des Kreislaufs.

Schocksyndrom, toxisches, TSS: durch Staphylokokkentoxine (insbes. Exotoxine von best. St.-aureus-Stämmen) bedingte Schocksymptomatik, die v.a. (aber nicht nur) bei Frauen auftrat, die Kunststoffaser-Tampons mit besonders hoher Saugleistung bei der Menstruation benutzten (nicht mehr im Handel). Symptome: Kreislaufschwäche (Hypotonie), Fieber, fleckförmiger Hautausschlag, Schuppung der Handflächen u. Fußsohlen, Erbrechen, Durchfall, Bindehautentzündung, Halsentzündung, Pyurie, Thrombozytopenie u. Verbrauchskoagulopathie.

Schoenlein* Nephritis: die sich durch Hämaturie u. mäßige Albuminurie manifestierende Nierenbeteiligung bei der anaphylaktoiden ↗Purpura (**= Sch.*-Henoch* Syndrom**).

Schokoladenzyste, Teerzyste: Ovarialzyste mit blutig-eingedicktem, aus zyklischen Hämatomen stammendem Inhalt; v.a. bei Endometriosis externa.

Schonkost: die Verdauungsorgane schonende, d.h. chemisch-thermische u. physikalische Reizung weitgehend vermeidende Kost als leicht resorbierbare, aber vollwertige Nahrung (mit ausreichendem Kalorien-, Mineralstoff- u. Vitamingehalt), jedoch ohne das betreffende erkrankte Organ besonders bela-

S

stende Nährstoffanteile (z.B. bei Leber- u. Gallenerkrankung Fetteinschränkung).

Schorf: der Haut oder Schleimhaut fest aufsitzende Kruste als Folge umschriebenen Gewebstodes (z.B. bei Verätzung). – s.a. Blutschorf.

Schornsteinfegerkrebs: berufsbedingtes Hodensackkarzinom der Kaminkehrer (s.u. Rußwarze).

Schreibkrampf: die Hand- u. Fingermuskeln betreffende Verkrampfungszustände, die nach kurzer Schreibleistung auftreten.

Schreikrämpfe: respiratorische ↗Affektkrämpfe.

Schrittmacher: Steuerungszentrum rhythmisch wiederkehrender Funktionen, das nachgeordneten Strukturen seinen Rhythmus aufzwingt; z.B. der ↗Sinusknoten als physiologischer Herzschrittmacher. – **Sch., künstlicher:** s.u. Herzschrittmacher. – **Sch., wandernder:** häufiger Wechsel zwischen Sinus- u. AV-Knoten-Herzaktionen.

Schrittmacherimplantation: das Einpflanzen des Impulsgebers des künstlichen ↗Herzschrittmachers in die Weichteile (im Bereich der Rektusscheide oder der vorderen Brustwand), kombiniert mit Verlegen der Schrittmachersonde zum Herzen (transvenös oder epi-myokardial).

Schröpfen, Hämospasie: mittels Schröpfkopfes (eine Glas- oder Gummiglocke mit – dosierbarem – Unterdruck als »künstlicher Blutegel«) bewirktes Blutansaugen in die Haut oder – nach Skarifikation (Hautritzung) – dadurch herbeigeführter Blutabfluß (= trockenes bzw. blutiges Sch.). Maßnahme der Ableitungs- bzw. (über kutiviszerale Reflexe) Umstimmungstherapie.

Schrotkornlunge: Röntgenbild der Lunge mit verstreuten miliaren, etwa gleich großen kalkharten Schatten; z.B. bei Miliartuberkulose, v.a. aber im Stadium II der Silikose bei Sandsteinhauern.

Schrumpfblase: verkleinerte, starrwandige Harnblase als Endzustand chronischer Entzündung oder bei neurogener Fehlregulation.

Schrumpfgallenblase: Schrumpfung der Gallenblasenwand als Endzustand einer chronischen Entzündung (z.B. bei Cholelithiasis); evtl. als ↗Porzellangallenblase.

Schrumpfleber: ↗Leberzirrhose.

Schrumpfniere, Nephrozirrhose: Verkleinerung der Niere infolge einer Nierenparenchymerkrankung oder – durch Mangeldurchblutung bedingt – eines Parenchymschwundes. Führt nach langer Latenz bei Doppelsei-

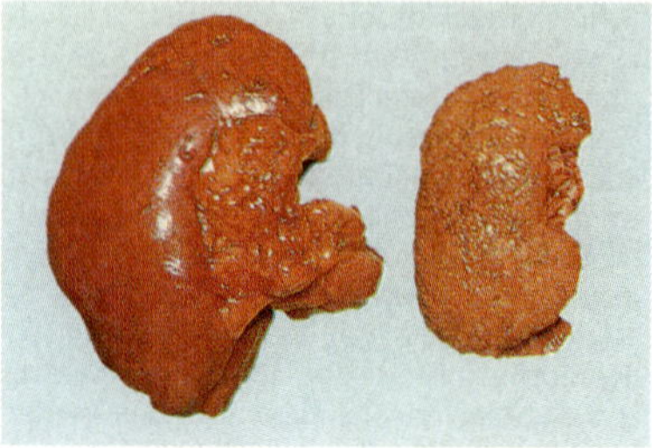

Schrumpfniere: normale Niere zum Vergleich (links) [169]

tigkeit zu Urämie, bei einseitiger Sch. jedoch keine Insuffizienz. – **Sch., genuine** oder **primäre:** Sch. infolge Arterio(lo)sklerose (↗Nephrosklerose). – **Sch., sekundäre:** Sch. im Endstadium einer Glomerulo- oder Pyelonephritis.

Schrunde: ↗Rhagade.

Schub: akuter Krankheitsprozeß, der eine dauerhafte Veränderung herbeiführt (im Gegensatz zur rückbildungsfähigen Episode u. Phase); z.B. bei schizophrenen Psychosen.

Schürfwunde: oberflächliche Hautverletzung mit Freilegung der Lederhaut (u. punktförm. Blutungen).

Schüttelfrost: mit Zittern des ganzen Körpers u. Zähneklappern, evtl. auch mit Gänsehautbildung einhergehendes Kältegefühl. Geht meist einem raschen Körpertemperaturanstieg (Fieber) voraus.

Schüttellähmung: ↗PARKINSON* Syndrom.

Schüttelmixtur: ↗Lotio.

Schuheinlage: ↗orthopädische Einlage.

Schulter-Arm-Lähmung: obere ↗Armplexuslähmung.

Schulter-Arm-Syndrom: Sammelbegriff für von der Schultergegend in den Arm u. die Hand ausstrahlende Reiz- oder Ausfallserscheinungen der Spinalnervenwurzeln des Halsbereiches, z.B. infolge Bandscheibenschadens, Spondylitis, Wirbelmetastase; s.a. Zervikobrachialsyndrom. Krankheitszeichen: segmentale Schmerzen, Empfindungsstörungen (Parästhesien), Muskelatrophien, Fingerdurchblutungsstörungen.

Schulterblatt: ↗Scapula.

Schultergelenkarthrose, Omarthrose: degenerative Veränderungen des **Schultergelenkes** (= Articulatio humeri), im allg. mit starker Beteiligung gelenkumgebender Gleitgewebe (vgl. Periarthropathia humeroscapularis).

Schultergelenkentzündung: Omarthritis. Evtl. eitrig, u. zwar als Höhlenempyem (auf

Synovialis u. Knorpel beschränkt) oder als Kapselphlegmone.

Schultergelenkluxation, Luxatio humeri: Verrenkung des Schultergelenkes als Unfallfolge oder aber als **habituelle Sch.** (»gewohnheitsmäßig« bei bestimmten Bewegungen).

Schultergürtelkompressionssyndrom: Oberbegriff für die neurovaskulären (neurologischen, arteriellen u. venösen) Kompressionssyndrome im Bereich der oberen Thoraxapertur. Nach dem Ort der Kompression unterschieden als Halsrippensyndrom, Syndrom der 1. Rippe u. Skalenussyndrom (sämtl. im Bereich der Skalenuslücke) als Kostoklavikularsyndrom u. Hyperabduktionssyndrom (Kompression im Kostoklavikularspalt) u. als Korakopektoralsyndrom bei Stenose des korakopektoralen Raumes. Symptome: Schmerzen, Parästhesien, Muskelatrophie, RAYNAUD* Syndrom, ferner Ischämiezeichen, Claudicatio, distale Nekrosen, periphere Embolien sowie Ödem, Zyanose, Kollateralenbildung u. akute Thrombosen.

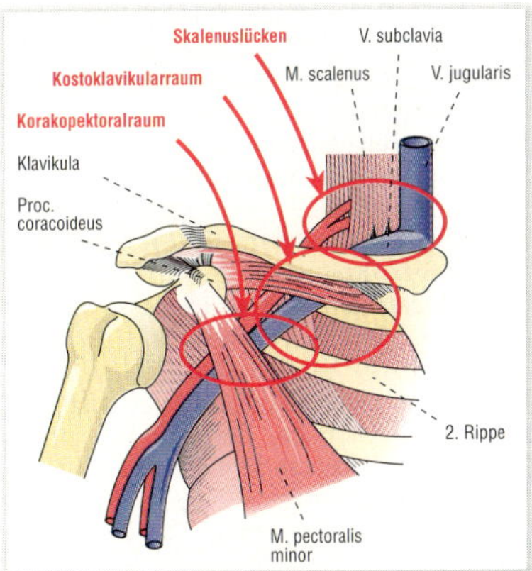

Schultergürtelkompressionssyndrom: Engstellen im Bereich der oberen Thoraxapertur [85]

Schultermyatrophie, neuralgische: heftiges ↗Schulter-Arm-Syndrom von kurzer Dauer, gefolgt von Lähmungen der Schultermuskulatur; v.a. nach banalen Infekten auftretend, mit guter Prognose.

Schultersteife, schmerzhafte: ↗Periarthropathia humeroscapularis.

Schuppe: ↗Squama; s.a. Desquamatio (Schuppung).

Schuppenflechte, -krankheit: ↗Psoriasis.

Schuppenkruste: mit serösem oder blutigem Exsudat vermischte, eingetrocknete Hautschuppen (z.B. beim nässenden Ekzem).

Schuppung: ↗Desquamatio. – **Sch., latente:** nur nach Reiben, Kratzen erkennbare Schuppenbildung (»Kerzenspan-Phänomen«), z.B. bei Pityriasis versicolor, beginnender Psoriasis vulgaris.

Schutzimpfung: ↗Impfung.

Schutzsalbe: Salbe mit Schutzwirkung gegen physikalische oder chemische Schädlichkeiten; z.B. stark fetthaltige Sch. gegen Austrocknung, siliconhaltige Sch. gegen Nässeeinwirkung, Sch. mit UV-absorbierenden Zusätzen als Sonnenschutz.

Schutzserum: ↗Immunserum.

Schwachsichtigkeit: ↗Amblyopie.

Schwachsinn: ältere Bez. f. Intelligenzminderung infolge angeborener bzw. früh erworbener (↗Oligophrenie) oder später erworbener (↗Demenz) Störung. Wegen seiner abwertend-negativen Färbung sollte der Begriff »Schwachsinn« nicht mehr verwendet werden.

Schwachstrom: elektrischer Strom niedriger Stärke u. Spannung; u.a. für Elektrotherapie u. -diagnostik.

Schwächung: Abnahme einer Strahlungsintensität bzw. -energie bei Durchgang durch Materie infolge Absorption (Umwandlung in stoffgebundene Energie) u. Streuung.

Schwämmchen: 1) Soor, ↗Candidamycosis. **2)** Blutschwämmchen: ↗Hämangiom.

Schwammniere: feinporige Zystenniere.

Schwangerengymnastik: Gymnastik zur Geburtsvorbereitung; besteht in entstauenden Lagerungen, Atem- u. Haltungsübungen, Dehnstellungen für Beckenboden u. die untere Rückenpartie, Preß- u. Entspannungsübungen sowie Schwimmen im Warmwasserbecken; s.a. READ* Verfahren.

Schwangerenvorsorgeuntersuchung: Untersuchung der Schwangeren zur Früherfassung eventueller krankhafter Veränderungen des Gesundheitszustandes (Risikoschwangerschaften). In der BRD als von der Sozialversicherung im Rahmen der ↗Mutterschaftsrichtlinien gewährte Präventivmaßnahme je eine in den ersten 7, dann je 2 in den nachfolgenden Schwangerschaftsmonaten sowie 2 Ultraschallkontrolluntersuchungen (in der 16.–20. bzw. 32.–36. Schwangerschaftswoche).

Schwangerschaft, Gravidität: der Zeitraum zwischen dem Eindringen eines Spermiums in die Eizelle (↗Imprägnation) u. Entbindung;

beträgt beim Menschen 273–281 Tage. Die Eieinnistung (↗Nidation) führt zu Persistieren der Gelbkörperfunktion (Corpus luteum graviditatis) u. zu Mehrproduktion von Östrogenen, Gestagenen (diese auch durch das Chorion) u. Choriongonadotropin u. unter deren Einfluß zu Veränderungen im Geschlechtstrakt u. Gesamtorganismus als Voraussetzung für ein optimales Wachstum der Leibesfrucht.

Schwangerschaftsabbruch, Interruptio graviditatis: die künstliche Unterbrechung einer Schwangerschaft; erfolgt zumeist als Saugkürettage oder durch pharmakologische Anregung der Ausstoßung durch Prostaglandine. Ein Sch. bleibt nach Verabschiedung des »Schwangeren- u. Familienhilfegesetzes« vom Juni 1995 durch den Deutschen Bundestag nach § 218 straffrei: 1) wenn die Schwangere den Eingriff vom Arzt wünscht u. die Bescheinigung einer anerkannten Beratungsstelle vorlegt mit dem Nachweis, daß die Beratung mindestens 3 Tage vor dem Eingriff erfolgte, 2) der Eingriff von einem Arzt vorgenommen wird, der nicht gleichzeitig Berater ist, 3) seit der Empfängnis nicht mehr als 12 Wochen vergangen sind. – Als Indikation für einen Sch. u. damit kostenerstattungsfähig durch die gesetzlichen Krankenkassen gelten nach dem Gesetz: a) Gefahr für das Leben oder den körperlichen bzw. seelischen Gesundheitszustand der Schwangeren (medizinische Indikation) u. b) Gründe für die Annahme, daß die Schwangerschaft auf einer Vergewaltigung beruht (sog. kriminologische Indikation). Eingriffe, welche die Nidation der befruchteten Eizelle verhindern, z.B. die Einlage eines Intrauterinpessars (IUP) oder die »Pille danach«, sind vom Gesetz nicht betroffen.

Schwangerschaftsanämie: physiologisch als Schein- = Pseudoanämie infolge Blutplasmazunahme. Als echte ↗Anämie eine – durch Vitamin-B_{12}- oder Folsäuremangel bedingte – Megaloblastenanämie (»Schwangerschaftsperniziosa«) u. eine evtl. Blutungsanämie.

Schwangerschaftsdiabetes: 1) ↗Glucosurie. **2)** echter ↗Diabetes mellitus in der Schwangerschaft als Folge erniedrigter Glucose-Nierenschwelle.

Schwangerschaftserbrechen, Emesis gravidarum: leichtes, v.a. morgendliches Erbrechen (Vomitus matutinus) in den ersten 3 Schwangerschaftsmonaten; im allg. ohne Krankheitswert; evtl. aber ↗Hyperemesis gravidarum.

Schwangerschaftshypertonie, Gestationshypertonie: Bluthochdruck ohne Proteinurie jenseits der 20. Schwangerschaftswoche bis höchstens 6 Wochen nach der Geburt; s.a. Präeklampsie.

Schwangerschaftsikterus: vorübergehende Gelbsucht (↗Ikterus) in der 2. Schwangerschaftshälfte.

Schwangerschaftsnachweis: s.u. Schwangerschaftstest; vgl. Schwangerschaftszeichen.

Schwangerschaftspigmentierung: ↗Chloasma uterinum, Linea fusca.

Schwangerschaftsproteine, SP: im Schwangerenserum nachweisbare Proteine nicht-fetalen Ursprungs; hierunter **SP 1** (ein schwangerschaftsspez. β_1-Glykoprotein).

Schwangerschaftsstreifen: ↗Striae gravidarum.

Schwangerschaftstest: Methoden zur Feststellung einer Schwangerschaft (Antigen-Antikörper-Reaktionen) durch Nachweis des mit der ↗Nidation einsetzenden Anstiegs von HCG (s.u. Gonadotropin); im Serum schon 9 Tage nach der Konzeption, also noch vor Ausbleiben der Menstruation (Enzymimmunoassay, Radioimmunoassay, beides mit monoklonalen Antikörpern gegen HCG); im Harn ca. 14 Tage nach der Konzeption möglich (Enzymimmunoreaktion).

Schwangerschaftstoxikose: ↗Gestose.

Schwangerschaftsunterbrechung: ↗Schwangerschaftsabbruch.

Schwangerschaftsverhütung: ↗Konzeptionsverhütung, ↗Kontrazeptiva.

Schwangerschaftszeichen: Hinweise auf das Bestehen einer Schwangerschaft; als **unsichere Sch.** das Ausbleiben der Menstruation, Erbrechen, Auflockerung u. leichte Vergrößerung der Gebärmutter, Portio- u. Scheidenlividität, Größenzunahme u. Spannungsgefühl der Brüste, auf unspezifischen Stoffwechselveränderungen beruhende Reaktionen in Harn u. Blut; als **sichere Sch.** der positive Ausfall immunologischer ↗Schwangerschaftstests sowie der objektive Nachweis von Kindsteilen u. -bewegungen, der kindlichen Herzaktion u. des kindlichen Skelettes (Ultraschall).

Schwankschwindel: ↗Schwindel.

Schwann* Scheide: das ↗Neurolemm.

Schwarte: breitflächige Schwiele; z.B. Pleuraschwarte.

schwarz: niger, melas. – **schw. Krankheit:** ↗Kala-Azar. – **schw. Hautkrebs:** ↗Melanom, malignes. – **schw. Star:** ↗Amaurose. – **schw. Tod:** ↗Pest.

Schwarzwasserfieber: schwere Krankheit mit

intravaskulärer Hämolyse u. mit Hämoglobinurie im Zusammenhang mit Malaria tropica: Schmerzen in Lenden-, Leber- u. Milzgegend, hohes Fieber, starkes Erbrechen, Kräfteverfall, häufig auch Anurie. Wahrscheinlich Folge einer Sensibilisierung durch Malariamittel (v.a. Chinin).

Schwebstoffe: in Gas oder Flüssigkeit feinstverteilte, nur langsam oder gar nicht sedimentierende flüssige oder feste Partikel (z.B. Staub).

Schwefel, Sulfur, S: in Mineralien, Gewässern, Erdgasen (als elementarer Schwefel, Sulfat, Sulfid, Sulfit etc.) vorkommendes Element; ist als Bioelement in zahlreichen natürlichen Stoffen enthalten (als Sulfat-, SH-Gruppe, S-Brücke in Aminosäuren, Peptiden, Proteohormonen). – Anw. in vielfältiger Form (Bad, Lotio, Paste, Pinselung, Puder, Salbe, Seife etc.) äußerlich bei Hautkrankheiten (bis zu 5% S keratoplastisch-antiphlogistisch wirksam).

Schwefelwässer: natürliche Heilquellen mit > 1 mg titrierbarem Schwefel (v.a. Schwefelwasserstoff) pro kg Wasser; vgl. Sulfatwässer.

Schweigepflicht: die für Ärzte, Zahnärzte, Apotheker u. ärztliches Hilfspersonal geltende Verpflichtung (gem. § 300 StGB u. standesrechtlicher Vorschriften) zur Verschwiegenheit über alles ihnen bei Ausübung ihres Berufes Bekanntgewordene.

Schweinebandwurm: ↗Taenia solium.

Schweinerotlauf: ↗Erysipeloid.

Schweiß, Sudor: die farblose, hypotone Absonderung (Sekret) der ek- u. apokrinen Schweißdrüsen, die der Regulation der Körpertemperatur dient. Besteht aus Wasser (99%), Kochsalz sowie anderen chem. Substanzen (z.B. K^+, Bicarbonat, Harnstoff u. -säure, flüchtigen Fettsäuren wie z.B. Ameisen-, Buttersäure, Cholesterin); pH: 4,2–7,0.

Schweißbläschen: ↗Miliaria.

Schweißdrüsen: ↗Glandulae sudoriferae.

Schweißdrüsenabszeß: abszedierende Schweißdrüsenentzündung (Hidradenitis); i.e.S. als Axillarabszeß des Erwachsenen.

Schweißdrüsenadenom: ↗Hidradenom.

Schweißdrüsenentzündung: ↗Hidradenitis; als eitrige der **Schweißdrüsenfurunkel** (Hidradenitis suppurativa) bzw. – abszedierend – der Schweißdrüsenabszeß.

Schweißdrüsenkarzinom, Carcinoma hidroglandulare: bösartiger Tumor apo- u. ekkriner Hautdrüsen; i.e.S. das muzinöse Hautkarzinom an Kopf u. Stamm bei älteren Menschen.

Schweißfieber: ↗Miliaria.

schweißhemmende Mittel: ↗Antihidrotika.

Schweißrinne: die rinnenförmige Hautvertiefung über dem Brustbein u. zwischen den Schulterblättern.

Schweißsekretion: s.u. Schweiß.

schweißtreibende Mittel: ↗Diaphoretika.

Schwellenreiz: der geringste Reiz, der gerade noch eine Empfindung oder eine Reaktion auszulösen vermag.

Schwellkörper: ↗Corpus cavernosum bzw. C. spongiosum.

Schwellkörperentzündung: ↗Kavernitis.

Schwellung: umschriebene Massenzunahme eines Körperorgans oder -gewebes infolge Entzündung sowie infolge eines ↗Hydrops oder einer ↗Neoplasie.

Schwerbehindertengesetz: Gesetz zur Sicherung der Eingliederung Schwerbehinderter in Arbeit, Beruf u. Gesellschaft (Abk. **SchwbG**). Als schwerbehindert im Sinne des Gesetzes gelten: »Personen, die körperlich, geistig oder seelisch behindert u. infolge ihrer Behinderung in ihrer Erwerbstätigkeit nicht nur vorübergehend um wenigstens 50 v. H. gemindert sind, sofern sie rechtmäßig im Geltungsbereich des Gesetzes wohnen, sich gewöhnlich aufhalten oder eine Beschäftigung als Arbeitnehmer ausüben« (§ 1 SchwbG).

Schwerhörigkeit: Oberbegriff für ↗Schalleitungs- bzw. Schallempfindungsschwerhörigkeit; die Differentialdiagnose zeigt die Tab.

Differentialdiagnostik bei **Schwerhörigkeit**

	normal	**Innenohrschwerhörigkeit**	**Mittelohrschwerhörigkeit**
Umgangssprache	> 8 m	7 m	1½ m
Flüstersprache	> 8 m	½ m	½ m
Knochenleitung	normal	verkürzt	verlängert
RINNE* Versuch	positiv	positiv	negativ
WEBER* Versuch	keine Lateralisation	zur gesunden Seite	zur kranken Seite
obere Tongrenze	c_5 = 4096 Hz	c_3 = 1024 Hz	c_5 = 4096 Hz
untere Tongrenze	16 Hz	16 Hz	64 Hz

Schwerkettenkrankheit, Schwere-Ketten-Krankheit, FRANKLIN* Syndrom, H-Ketten-Krankheit: **1) γ(-Ketten)-Typ, Gamma-Ketten-Krankheit:** Krankheitsbild mit überschießender Fehlbildung von schweren (H- =

Fc-)Ketten des Immunglobulins (Ig) G; es bestehen Schwellungen von Lymphknoten, Milz u. Leber, extranodale Manifestationen (in Haut, Schilddrüse u. Speicheldrüsen), Fieberschübe u. eine Immunschwäche. Die Ursache ist ungeklärt. **2) μ(-Ketten)-Typ, M-Typ:** mit Fehlbildung der μ-Kette des IgM; sehr selten; fast immer mit lymphoproliferativen Krankheiten (z.B. chronischer lymphatischer Leukämie); Auftreten u. Ausscheidung von ↗BENCE/JONES* Eiweißkörpern vom κ-Typ. **3) α(-Ketten)-Typ, Alpha-Ketten-Krankheit:** eine v.a. im Mittelmeerraum auftretende lymphoproliferative Erkrankung (evtl. Übergang zum bösartigen ↗Lymphom) des Intestinaltrakts mit Resorptionsstörungen (Malabsorption) u. zur Kachexie führenden Durchfällen. Meist begleitet von Parasitenbesiedlung im Darm (Lamblien, Askariden, Trichuris, Kokzidien, Schistosoma mansoni).

Schwermetallsaum: saumförmige, nach vermehrter Aufnahme bestimmter Schwermetalle erfolgende Einlagerung dieser Metalle in das Zahnfleisch; die Farbe ist pathognomonisch (auf das Metall bzw. die Schwermetallvergiftung hinweisend; z.B. Bleisaum blauschwarz, Quecksilbersaum graublau, Wismutsaum schiefergrau, Cadmiumsaum gelbockerfarben).

Schwermetallvergiftung: Vergiftung durch Schwermetalle, v.a. durch deren lösliche Salze; nach örtlicher Verätzung des Verdauungstraktes kommt es zu Organschäden (v.a. an Herz, Kapillaren, Dickdarm, Nieren).

Schwermut: umgangssprachlich für ↗Depression (endogene).

Schwerspat-Staublunge: ↗Barytosis pulmonum.

Schwertfortsatz: ↗Processus xiphoideus; s.a. Xiphoid...

Schwerverletzter, Polytraumatisierter: Patient mit Mehrfachverletzung u. mit – zumindest drohendem – Schock, was in der Gesamtheit einen lebensbedrohlichen Zustand bedingt u. an Bergung u. Transport erhöhte Anforderungen stellt (z.B. kardiozirkulatorische u. respiratorische Reanimation, Schockbekämpfung).

Schwiele: derbe, mehr oder minder flächenhafte Narbe.

Schwimmbadgranulom: dem Lupus vulgaris ähnliche schmerzlose Granulome als Folge beim Baden entstandener (mikro)traumatischer, durch Mycobacterium balnei u. marinum infizierter Hautschädigungen.

Schwimmbadkonjunktivitis: die akute eitrige Einschlußkörperchen-Konjunktivitis der Erwachsenen (= Paratrachom), hervorgerufen durch Chlamydia trachomatis.

Schwindel, Vertigo: Gleichgewichtsstörung infolge fehlender Übereinstimmung zwischen den vestibulären u. den propriorezeptiven (Oberflächen-, Tiefensensibilität) u. optischen Empfindungen, einhergehend mit Angst- bis Vernichtungsgefühl, vegetativen Symptomen (Erbrechen, Übelkeit, Schweißausbruch, Tachykardie, Kollaps), evtl. auch mit Nystagmus. Wird unterschieden in periphere vestibuläre Funktionsstörungen (einseitiger Labyrinthausfall, einseitige Läsion des N. vestibularis) u. zentrale vestibuläre Funktionsstörungen (Störungen im Vestibulariskerngebiet u. seinen zentralen Verbindungen [Kleinhirn, Formatio reticularis]).

Schwindelanfall: zeitlich begrenzter Schwindel, z.B. bei MENIÈRE* Krankheit.

Schwindsucht: mit Kachexie einhergehende Lungentuberkulose.

Schwirren: Vibrationen als Tastphänomen; z.B. bei Herzklappen- u. Gefäßstenosen.

Schwitzkur: Herbeiführen einer verstärkten Schweißabsonderung (vgl. Hidrosis); erfolgt zumeist durch Wärmezufuhr, d.h. im Schwitzbad (als Heißluftbad [Sauna, Heißluftkasten], Dampfbad [= russisch-türkisches Bad] oder Wasserbad [Überwärmung im Voll- oder Teilbad]) oder durch innere Erwärmung (Diathermie), oder aber durch Hemmung der Wärmeabgabe (Trockenpackung, Schaumbad).

Schwund: ↗Atrophie.

Schwurhand: Fehlstellung der Hand bei ↗Medianuslähmung; ↗Abb.

Scilla: die Gattung »Meerzwiebeln«. – **Sc. maritima,** Urginea mar.: Meerzwiebelart mit Gehalt an – als Digitaloide verwendbaren – Bufatrienoliden (eng verwandt mit Helleborus-

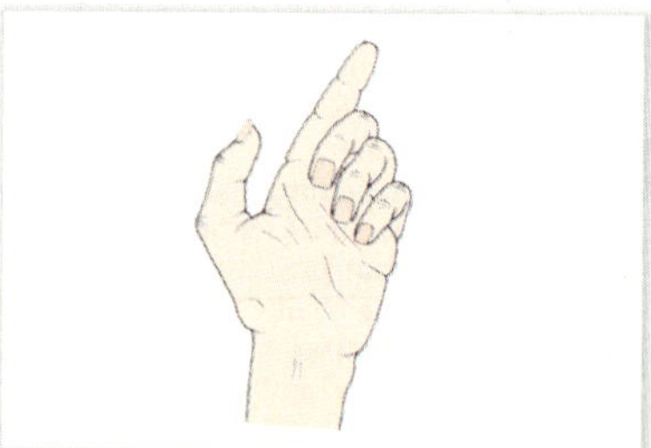

Schwurhand bei Medianuslähmung [349]

Glykosiden u. Krötengift); bei Überdosierung Vergiftungserscheinungen (**»Scillismus«**; ähnlich wie bei Strophanthin: Brechdurchfall, Nierenreizung mit Hämaturie, Herzschwäche).

Scint...: s.a. Szint...

scintillans, szintillierend: (latein.) funkelnd, flimmernd.

scirrhosus, szirrhös: derb, verhärtet (↑Skirrhus).

scler...: Wortteil »hart«, »derb«.

Sclera, Sklera: die Lederhaut des Auges; reicht von der Eintrittsstelle des Sehnervs (dort als »Area cribrosa« für Blutgefäße durchlöchert) bis zur Hornhaut (Kornea); schimmert weißbläulich durch die Bindehaut (Konjunktiva).

Sclerema: ↑Sklerema.

sclerosans, scleroticans: (latein.) verhärtend, zu ↑Sklerose führend.

Sclerosis: Verhärtung, ↑Sklerose.

Scolex: der Kopf der Bandwürmer.

Scoliosis: ↑Skoliose.

Scopolamin: ein Alkaloid in Nachtschattengewächsen [Solanaceae], z.B. in Datura metel, Hyoscyamus niger, Scopolia carniolica. Wirkt ähnlich wie Atropin; das Hydrobromid dient *therap* als Anticholinergikum, Antiparkinsonmittel, Mydriatikum u. gegen Kinetosen; die Salze der quartären Stickstoffderivate dienen als – v.a. parasympathisch wirksame – Spasmolytika, Sekretionshemmer.

Scopulariopsidosis: Pilzerkrankung durch Fadenpilze der Gattung **Scopulariopsis.** Meist als Nagel- = Onychomykose oder oberflächliche Hautmykose.

Score: (engl.) z.B. anhand eines Punktekatalogs (»scoring sheet« etc.) errechnete Bewertungsziffer aus mehreren Einzelwerten.

scoto...: Wortteil »Finsternis«; s.a. Skot(o)...

Scotopsin: ein neben Opsin am Sehvorgang beteiligter Eiweißkörper.

Scrapie: (engl.) fortschreitende Entmarkungsenzephalomyelitis bei Schafen u. Ziegen, hervorgerufen durch ein infektiöses Agens (»scrapie agent«), das an Prion-Protein (s.a. Prionen) gebunden ist.

Scratch-Test: *(engl. = ritzen)* Hauttest im Rahmen der allergologischen Diagnostik, bei dem das vermutete Allergen auf die Haut aufgebracht u. diese oberflächlich eingeritzt wird.

Screening: *(engl. = Siebung, Durchleuchtung)* **1)** auf bestimmte Kriterien ausgerichteter orientierender »Siebtest«, z.B. zum Herausfinden zweckgeeigneter Verbindungen oder Antibiotika-bildender Keime. **2)** auf eine bestimmte Krankheit gerichtete diagnostische Maßnahme (»Test«) mit dem Ziel, – in der Gesamtbevölkerung oder einem besonders gefährdeten Teil derselben – symptomlose Krankheitsträger (möglichst im Frühstadium) zu erkennen u. sie einer effektiven Behandlung (»Intervention«) zuzuleiten (s.a. Präventivmedizin). – Beispiele: Harnuntersuchung mit Teststäbchen auf Zucker, Vorsorgeuntersuchungen, Röntgenreihenuntersuchung.

Scribner* Shunt: künstlicher arteriovenöser Dauer-Shunt für den Anschluß an einen Hämodialysator; die beiden Blutgefäße (z.B. A. radialis u. eine benachbarte Unterarmvene) werden durch Siliconkautschukschläuche (mit Teflon-Spitze) intubiert, die freien Schlauchenden an den Dialysator angeschlossen bzw. im Dialyseintervall durch ein Kupplungsstück kurzgeschlossen. Heute weitgehend durch CIMINO* Fistel ersetzt.

Scroful...: ↑Skroful...

scrotalis, skrotal: den Hodensack (↑Skrotum) betreffend bzw. zu ihm gehörig.

Scrotum: ↑Skrotum.

sd: in der Röntgenologie Symbol für die Strahlenrichtung von links nach rechts (**s**inister → **d**exter).

Se: ↑**Se**len.

sebaceus: (latein.) talgartig; Talg absondernd.

Sebolith: Steingebilde in einer Talgdrüse, in einem Atherom.

Seborrhö, Seborrhoea: übermäßige Entwicklung des Fettmantels der Oberhaut infolge vermehrter Talgabsonderung als Symptom einer erblichen Hautkonstitution; v.a. an Vorderkopf, Nasen-Lippen-Falten, Augenlidern, Nasensattel, Nacken, Achselhöhlen, Schweißrinnen. Begünstigt die Entwicklung von – oft mit der S. irrtümlich gleichgesetzten – Krankheiten des seborrhoischen Formenkreises (z.B. seborrhoisches ↑Ekzem, Akne)

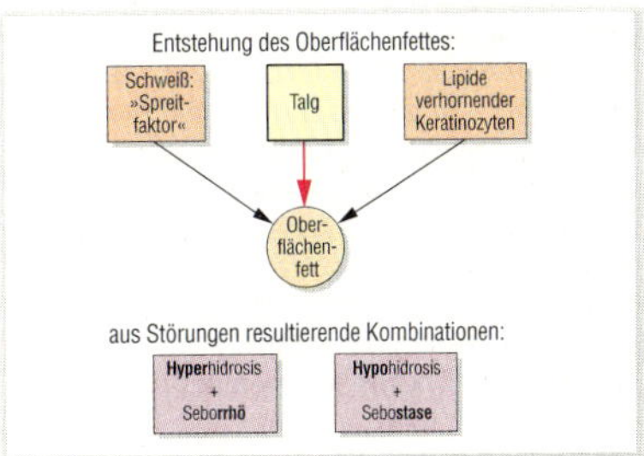

Die Beziehungen zwischen Hauttalg u. spreitendem Fett bei **Seborrhö** u. Sebostase [364]

sowie von Pyodermien, Mykosen; ist meist kombiniert mit Hyperhidrosis, vegetativer Dystonie. – **S. capillitii:** ↗Gneis.

seborrhoicus, -rhoisch: 1) mit gesteigerter Talgproduktion. **2)** ↗Seborrhö betreffend. – **s. Warze:** ↗Alterswarze.

Sebostase: verminderte Talgabsonderung als – oft mit Hypohidrosis kombinierte – erbliche Konstitutionsanomalie; verminderte Entwicklung des die Haut geschmeidig haltenden u. das Eindringen von Mikroben hindernden Fettmantels der Oberhaut.

Sebum: (latein.) Talg; *anat* der Haut-, Augenlidtalg (letzterer von Meibom* Drüsen stammend).

sec: Sekunde.

Secale cornutum, Mutterkorn: die v.a. auf Roggen (= Secale [Gramineae]) bzw. dessen Blüten u. den »gehörnt« (= cornutum) aussehenden Getreidekörnern parasitär vorkommende, alkaloidreiche Dauerform des Pilzes Claviceps purpurea. Der Auszug (Extractum Secalis cornuti) u. die Reinalkaloide (s.u. Mutterkornalkaloide) dienen als Heilmittel. – s.a. Ergotismus.

Secessio: (latein.) Ablösung, Absonderung.

Second-look(-Operation): (engl.) Relaparotomie als planmäßiger, auch ohne greifbaren Rezidiv-Verdacht einige Monate nach anscheinend radikaler operativer Karzinomentfernung vorgenommener Eingriff zum Ausschluß eventueller, inzwischen sichtbar gewordener Metastasen der regionalen Lymphknoten; ferner auch zur planmäßigen Kontrolle z.B. der Durchblutungsverhältnisse des Darmes nach Mesenterialembolektomie.

Second-set-Reaktion: (engl.) beschleunigte Abstoßung eines vom gleichen Spender stammenden Zweittransplantates (»second set«).

Secretin...: s.u. Sekretin...

Secretio: (latein.) Absonderung, ↗Sekretion.

Sectio: *(latein. = Schnitt)* **1)** Operationsschnitt, Inzision. – **S. caesarea:** die ↗Schnittentbindung; der sog. Kaiserschnitt. – s.a. Sectio parva. – **S. parva:** abdominale oder vaginale S. caesarea mit nur kleinem Schnitt zur Entleerung des frühgraviden Uterus (Interruptio). **2)** Leichenöffnung, Sektion; als **S. legalis** die gerichtlich angeordnete ↗Obduktion.

secundum artem s. **artis leges,** s. a., s. a. l.: (latein.) Rezepturanweisung »nach den Regeln der Kunst«.

secundus: zweiter; s.a. Sekundär..., Sekundum...

Sedativa: »Beruhigungsmittel«; Arzneimittel, die Erregungszustände (Unruhe, Angst, Spannung, Verkrampfung) dämpfen, aber Reaktionsfähigkeit u. Denkvermögen möglichst wenig herabsetzen; greifen am Schlafzentrum an. – Angewandt werden z.B. Schlafmittel (↗Hypnotika) in niedriger Dosierung, Antihistaminika, pflanzliche S. (z.B. Baldrian [Valeriana officinalis], Hopfen-, Johanniskraut-, Kava-Kava-Präparate).

Sediment: 1) Niederschlag (Bodensatz) in einer Flüssigkeit. – Auch Kurzbez. für ↗Harnsediment. **2)** ↗Fall-out.

Seed: *(engl. = Samenkorn)* kleines Radioisotopen-Präparat für die – meist permanente – interstitielle Strahlentherapie.

Seeheilbad: Kurort an oder in unmittelbarer Nähe der Meeresküste mit Schwerpunkt in der Anw. des Meerwassers u. Seeklimas, evtl. der Schlick- u. Sandbehandlung.

Seeklima: Meeresküstenklima als Reizklima mit v.a. thermisch (Wechsel der Lufttemperatur, Luftbewegung), aktinisch (vermehrte Sonneneinstrahlung durch Reflexion an Meer u. Sand) u. Aerosol-bedingten Reizfaktoren. Mit Wirkung v.a. auf die Wärmeregulation (Abhärtung), Haut (Roborierung), Atemwege (Vergrößerung der Vitalkapazität) u. Vegetativum (Beruhigung, Normotropie).

Seekrankheit, Naupathie, Nausea marina: durch die Schiffsbewegungen (»Schaukeln«: v.a. Schlingern oder Rollen; Stampfen) bei bewegter See verursachte ↗Kinetose.

Seele: ↗Psyche.

Seelenanästhesie: ↗Agnosie, taktile.

Seelenblindheit: optische ↗Agnosie.

Seelentaubheit: akustische ↗Agnosie.

Seemannshaut: chronische ↗Dermatitis actinica v.a. des Gesichts u. Nackens als Folge jahrelanger intensiver Ultraviolettlicht-Einwirkung. Maligne Umwandlung möglich (meist Plattenepithelkarzinom, Basaliom).

Segelklappe: ↗Valva tricuspidalis bzw. mitralis.

Segment: durch eine wirkliche oder gedachte Grenze abgesetzter Teil eines Organismus oder Organs; s.a. Segmentum.

segmentär, segmental: ein Segment betreffend, auf ein Segment bezüglich. – **s. Innervation:** die abschnittsweise gegliederte nervale Versorgung des Körpers.

Segmentdiagnostik: Höhendiagnostik von Rückenmarkerkrankungen anhand segmentaler Ausfallserscheinungen.

Segmentkerniger: neutrophiler ↗Granulozyt, dessen Kern durch Abschnürungen in Segmente unterteilt ist.

Segmenttherapie: Behandlung durch Reizsetzung in dem einem erkrankten inneren Organ gemäß der segmentalen Innervation zugeordneten Hautbereich. Anw. finden Wärme-, Kältereize, Ultraschall, Segmentmassage bzw. – reflexunterbrechend – intrakutane Injektionen, Akupunktur.

Segmentum: (latein.) Abschnitt, ↗Segment. – **Segmenta bronchopulmonalia:** die Lungensegmente (↗Abb.). – **Segmenta medullae spinalis:** die Rückenmarksegmente, u. zwar 8 Segmenta cervicalia, 12 thoracica, je 5 lumbalia u. sacralia u. 3 coccygea (d.h. Hals-, Brust-, Lenden-, Kreuzbein- bzw. Steißbeinteil des RM).

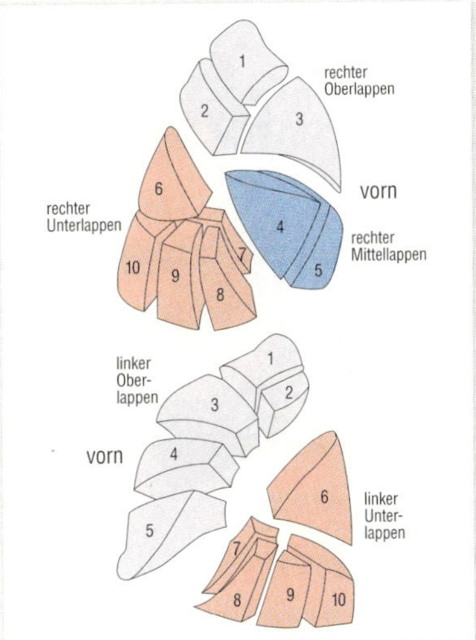

Segmenta bronchopulmonalia (jeweils von lateral gesehen) **1:** Segmentum apicale (Spitzensegment), **2:** Segm. posterius (in li. Lunge: 1 + 2 = Segm. apicoposterius [früher apicobasale]), **3:** Segm. anterius, **4:** Segm. laterale der re. Lunge (li.: Segm. lingulare superius), **5:** Segm. mediale der re. Lunge (li.: Segm. lingulare inferius), **6:** Segm. apicale (bzw. superius), **7:** Segm. basale mediale (bzw. cardiacum der re. Lunge) (links inkonstant), **8:** Segm. basale anterius, **9:** Segm. basale laterale, **10:** Segm. basale posterius [115]

Sehbahn, Tractus retino-geniculo-corticalis: die mit dem Sinnesepithel beginnende u. in der Sehrinde endende Leitungsbahn des Sehorgans.

Sehleistung: die ↗Sehschärfe ohne Brillenkorrektur.

Sehne, Tendo: Stützgewebe, das die Verankerung (Insertion) des Skelettmuskels an der Knochenhaut herstellt; dient der Übertragung des Muskelzuges auf Knochen an den Muskelenden (als Ursprungs- bzw. Ansatzsehne).

Sehnenentzündung: ↗Tendinitis.

Sehnenfäden: ↗Chordae tendineae (der Herzklappen).

Sehnenknochen: krankhafte Sehnenverknöcherung als Entzündungs-, Verletzungsfolge; i.w.S. das ↗Sesambein.

Sehnenkontraktur: ↗Kontraktur infolge narbiger Sehnenverkürzung (= desmogene Muskelkontraktur).

Sehnennaht: Vereinigung zweier Sehnen(stümpfe) durch Kunststoffaden – oder dünne Stahldrahtnaht mit atraumatischer Nadel.

Sehnenreflex: durch Schlag auf die Sehne auszulösender Reflex; z.B. ↗Achillessehnenreflex.

Sehnenriß: Einriß bis Zerreißung einer – meist degenerativ vorgeschädigten – Sehne bei plötzlicher übergroßer Belastung oder ruckartiger Muskelkontraktion; z.B. als Achillessehnenriß.

Sehnenscheide, Vagina tendinis: doppelwandige Gleitröhre mit schleimiger Flüssigkeit zwischen Innen- u. Außenhaut zur Verminderung der Reibung an exponierten Sehnenabschnitten.

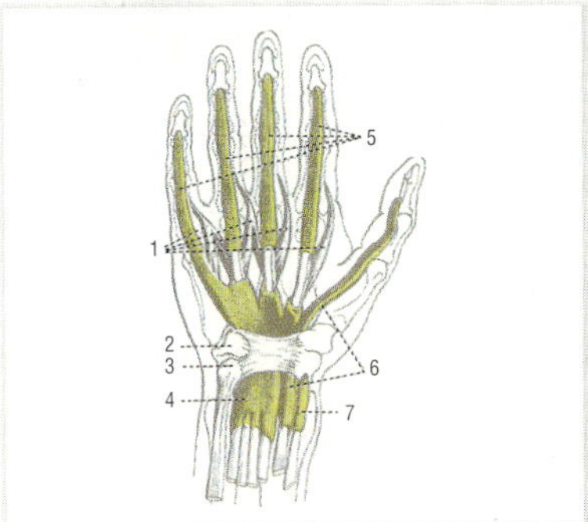

Sehnenscheiden der Hand [31]: 1 Mm. lumbricales, 2 Hamulus ossis hamati, 3 Os pisiforme, 4 Vagina communis mm. flexorum, 5 Vaginae tendinum digitorum manus, 6 Vagina tendinis m. flexoris pollicis longi, 7 Vagina tendinis m. flexoris carpi radialis

Sehnenscheidenentzündung: ↗Tendovaginitis.

Sehnenscheidenphlegmone: unabgegrenzt in

S

der Sehnenscheide fortschreitende eitrige ↗Tendovaginitis; i.e.S. die ↗V-Phlegmone.

Sehnerv: ↗Nervus opticus; s.a. Optikus...

Sehorgan, Organum visus: das dem Gesichtssinn dienende Organsystem: Auge (samt Hilfs- u. Schutzorganen) u. Sehnerv.

Sehpurpur: ↗Rhodopsin (= Sehrot).

Sehrinde, Area 17: als »optischer Kortex« die Großhirnrinde im Bereich des Sulcus calcarinus (»Kalkarinarinde«). Ist als primäres Rindenzentrum der Ort, an dem in der Folge optischer Reize die Farb- u. Lichtwahrnehmung zur bewußten Empfindung wird.

Sehschärfe, Visus: Fähigkeit zur Unterscheidung von Einzelheiten im Gesichtsfeld als Maß des Auflösungsvermögens des Auges. – Als Sehschärfe i.e.S. die **korrigierte S.**, d.h. die S. bei Anw. optimal korrigierender Brillengläser.

Sehschwäche: ↗Amblyopie; vgl. Amaurose.

Sehtest: Sehschärfenprüfung; obligat z.B. zur Feststellung der Verkehrstauglichkeit.

Sehvermögen: Bez. für die gesamte Leistung des Sehorganes, d.h. für Sehschärfe, Gesichtsfeldgröße, Farbensehfähigkeit u. Adaptationsvermögen.

Sehzeichen, Optotypen: Buchstaben, Zahlen oder Figuren der Sehproben.

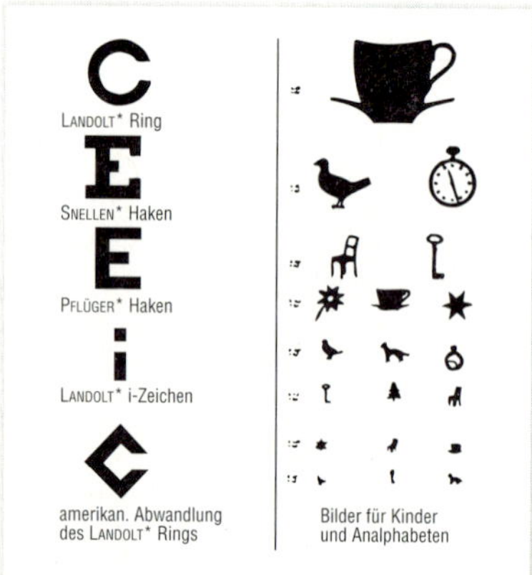

Sehzeichen [9]

Seife: i.e.S. die durch »Verseifung« von Fetten mit Alkali gebildeten wasserlöslichen Kalium- u. Natriumsalze höherer Fettsäuren.

Seifenstuhl: ↗Kalkseifenstuhl.

Seism(o)...: Wortteil »Vibration«.

Seitenhorn: ↗Cornu laterale der Seitensäule (Columna lateralis) des Rückenmarks.

Seiteninfarkt, Lateralinfarkt: ↗Myokardinfarkt der seitlichen Wand der linken Herzkammer, häufig auf die Vorder- oder Hinterwand übergreifend.

Seitenlagerung: Lagerung in Seitenlage, z.B. als Aspirationsprophylaxe bei Bewußtlosen die **stabile S.**

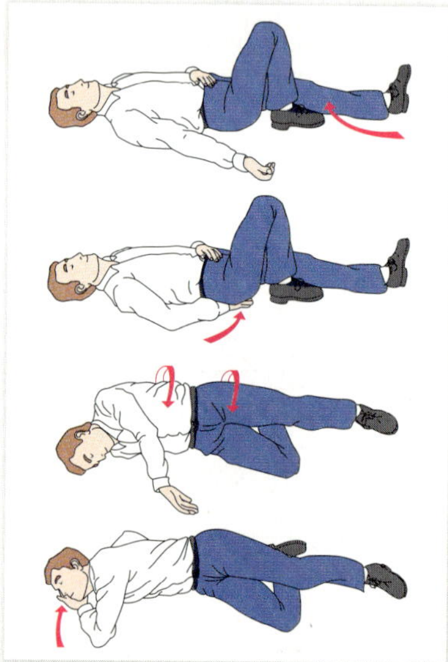

Stabile **Seitenlagerung**

Seitensäule: ↗Columna lateralis des Rückenmarks.

Seitenstrang: **1)** ↗Funiculus lateralis des Rückenmarks. **2)** der Lymphstrang bds. im Tubenwulst des Rachens. Entzündung der Stränge mit Rachenwandschwellung tritt als Teilerscheinung der Angina auf bzw. – bei Tonsillektomierten – als deren Sonderform = Angina lateralis **(Seitenstrangangina, -pharyngitis)**.

Sekale: ↗Secale.

Sekret: Absonderungsprodukt; z.B. als Wundsekret oder – i.e.S. – als Produkt der ↗Sekretion von Drüsen oder drüsenähnlichen Zellen.

Sekretin: von S-Zellen der Schleimhaut des Duodenums u. Jejunums abgesondertes Peptidhormon, das die Wasser-, Bicarbonat- u. Insulin-Sekretion der Bauchspeicheldrüse anregt u. gleichzeitig auch die Gallensekretion in der Leber fördert sowie die Magensäuresekretion hemmt.

Sekretion, Secretio: die Absonderung biologisch wichtiger Stoffe, z.B. Hormone, Enzyme, Geruchsstoffe, Elektrolyte durch Drüsenzellen. – **S., äußere** oder **exokrine:** über Ausführungsgänge der Drüsen erfolgende Absonderung von Sekret an die Körperoberfläche oder in Hohlorgane. – **S., innere** oder **endokrine:** direkt ins Blut (oder Lymphe, Liquor) erfolgende S. durch endokrine Drüsen.

Sekretionsphase: 1) ↗Lutealphase, Menstruationszyklus. **2)** Phase gesteigerter Magensaftproduktion.

Sekretolytika: schleimlösende Hustenmittel (↗Expektorantia).

Sekretor: Ausscheider; die (unabhängig von den Blutgruppen vererbbare) Eigenschaft, die wasserlöslichen Blutgruppen-Antigene A, B u. H in Körperflüssigkeiten (insbes. im Speichel) auszuscheiden.

sekretorisch: die ↗Sekretion betreffend, absondernd (= sezernierend).

Sekretverhaltung: durch Enge bzw. Verschluß eines Drüsenausführungsganges bedingte Entleerungsstörung des Sekrets einer exkretorischen Drüse; s.a. Retentionszyste.

Sektion: ↗Obduktion.

Sekundärantwort: s.u. Booster-Effekt.

Sekundärbehaarung: das Dauerhaarkleid; ↗Terminalhaar.

Sekundärharn: s.u. Harnbereitung.

Sekundärheilung, Sanatio per secundam (intentionem): die verzögert ablaufende »mittelbare Wundheilung« durch Bildung von Granulationsgewebe; v.a. bei offener Wundfläche oder bei infizierter u. chirurgisch nicht versorgter Wunde.

Sekundärinfektion: ↗Infektion eines bereits infizierten Organismus mit einem 2. anderen Erreger (u.U. durch die Erstinfektion gebahnt).

Sekundärkrankheit: die zu einer schon bestehenden neu hinzutretende Krankheit, ohne oder mit ursächlichem Zusammenhang mit der primären.

Sekundärtumor: ↗Rezidiv oder ↗Metastase eines primären Neoplasmas.

Sekundenherztod: akuter ↗Herztod.

Selbsterfahrungsgruppe: Form der Gruppentherapie, bei der die aktuellen Emotionen u. Handlungsweisen der Teilnehmer beobachtet u. besprochen werden.

Selbsthilfegruppe: Gruppe von Personen mit einem verbindenden Problem (z.B. psychische oder körperliche Krankheit bzw. Behinderung); gemeinsam wird die Lösung krankheitsspezifischer Fragen gesucht, gegenseitige emotionale Entlastung bewirkt, evtl. auch praktische Hilfe angeboten (meist ohne direkte Mitwirkung von Therapeuten); z.B. Anonyme Alkoholiker, Deutsche Rheuma-Liga, Deutscher Psoriasis-Bund, Frauen-S. nach Krebserkrankungen, Multiple-Sklerose S.

Seldinger* Methode, Technik: für die Aortographie entwickelte – aber auch sonst anwendbare – retrograde Katheterisierung von Blutgefäßen.

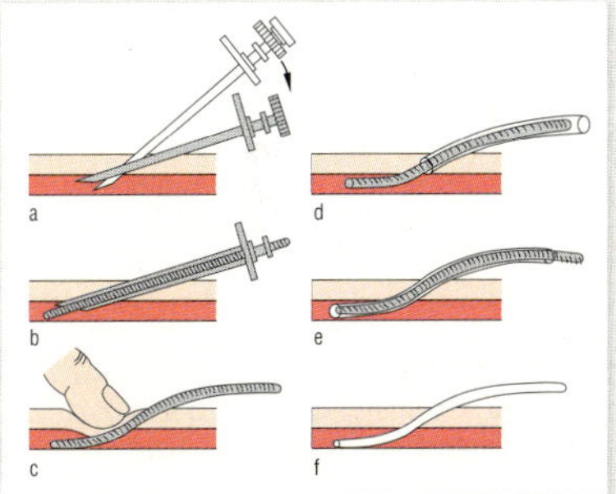

Das Vorgehen bei der **Seldinger* Methode** [192]

Selektion: Auswahl, Auslese.

selektiv: abgetrennt, auswählend. – **s. Darmdekontamination:** ↗Darmentkeimung. – **s. Vagotomie:** s.u. Vagotomie.

Selen, Selenium, Se**:** Halbmetallelement; für den Menschen als Spurenelement essentiell (schützt vor bestimmten Formen der Lebernekrose); Bestandteil der Glutathionperoxidase (die die Erythrozyten gegen Wirkung von Peroxiden schützt). Findet Anw. z.B. als Antiseborrhoikum.

self-demand schedule: (engl.) »Selbstregulierung« der Tageseinteilung des Säuglings durch dessen Nahrungs- **(self-demand feeding)** u. Ruhebedürfnis.

Sella turcica: der »Türkensattel«; Knochenvorsprung des Keilbeins an der inneren Schädelbasis; teilt die mittlere Schädelgrube in eine rechte u. linke Hälfte; besitzt in der Mitte eine hirnwärts offene Grube (Fossa hypophysialis) zur Aufnahme der Hypophyse.

Seltene Erden, Lanthaniden: eine Gruppe von 14 chemisch sehr ähnlichen metallischen Elementen; darunter Lanthan u. Neodym (deren

Verbindungen dienen als Langzeit-Antikoagulanzien).

SEM: Abkürzung für engl. 1) *statist* **s**tandard **e**rror of the **m**ean (= mittlere Standardabweichung); 2) *physiol* **s**low **e**ye **m**ovements (= langsame Augenbewegungen; vgl. REM-Phase); 3) *histol* **s**canning **e**lectron **m**icroscopy (= Rasterelektronenmikroskopie).

Semen: (latein.) Samen. **1)** Früchte (u. Teile) von Heil-, Gewürz- u. Duftpflanzen als getrocknete Droge; z.B. S. Lini (↗Leinsamen). **2)** ↗Sperma.

semi...: Wortteil »halb«, »teilweise«; s.a. hemi..., halb...

Semikastration: einseitige operative Hoden-Nebenhoden-Entfernung, z.B. bei Tumor.

semilateral(is), hemilateral: halbseitig.

semilunar(is): (latein.) halbmondförmig.

Semilunarklappe: ↗Valvula semilunaris.

Semimalignität: eingeschränkte Bösartigkeit einer Geschwulst; i.d.R. mit infiltrierendem Wachstum, aber ohne Metastasierung (z.B. Basaliom).

seminalis: das ↗Sperma (»Semen«) betreffend.

Semination: ↗Insemination; *path* Aussaat.

Seminom: die häufigste Form der bösartigen, vom Samenbildungsgewebe ausgehenden (= germinativen) ↗Hodentumoren; unterschieden als reines (als »klassisches«, spermatozytisches oder anaplastisches S.; mit relativ guter Prognose, 90% Fünfjahresheilungen) u. als gemischtes Seminom (gemischter Keimzelltumor) mit anderen Gewebsbestandteilen (wie embryonales Karzinom, Teratokarzinom, Chorionkarzinom) u. Dottersackelementen.

semipermeabel: halbdurchlässig, d.h. nur für bestimmte Stoffe oder nur in einer Richtung durchlässig (s.a. Permeabilität).

Senf: ↗Sinapis alba bzw. nigra.

Senfpackung, -wickel: hyperämisierende Anw. mit einem mit Senfmehl oder -öl (in heißem Wasser verrührt) getränkten – u. danach ausgewrungenen – Einschlagtuch.

senil, senilis: im Greisenalter (↗Senium) auftretend, altersbedingt.

Senium: das individuell zeitlich sehr verschieden beginnende, durch Einschränkung körperl. u. geist. Fähigkeiten gekennzeichnete »Greisenalter«.

Senkfuß, Pes planus: Abflachung des Fuß-Längsgewölbes; s.a. Plattfuß, Senk-Spreizfuß.

Senkniere: ↗Nephroptose.

Senk-Spreizfuß, Pes planotransversus: Sonderform des Pes planus, bei der sowohl das vordere Quergewölbe (= Spreizfuß) als auch das Längsgewölbe des Fußes abgeflacht ist.

Senkung: 1) die ↗Blutkörperchensenkungsreaktion. **2)** ↗Ptose von Eingeweiden (↗Enteroptose); s.a. Descensus vaginae.

Senkungsabszeß: im Knochen (z.B. im Wirbel) entstehender u. durch Eigenschwere des Eiters in vorbestehende Bahnen (v.a. Muskellogen) absinkender, evtl. entfernt vom Bildungsort an die Körperoberfläche durchbrechender Abszeß.

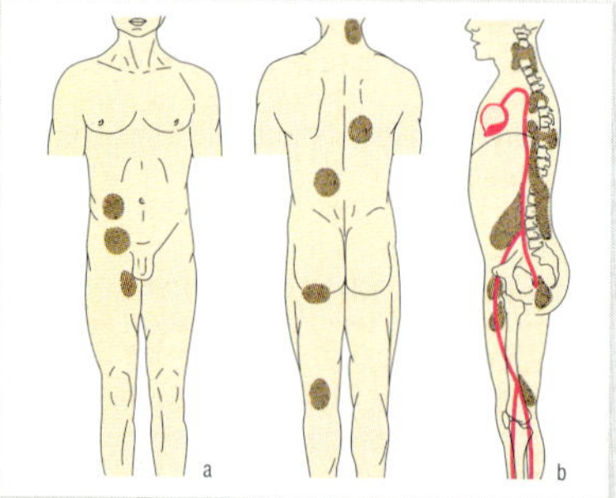

Häufigste Austrittsstellen der **Senkungsabszesse** bei Spondylitis tuberculosa (a) bzw. deren Wege (b) [385]

Senkwehen: nur leicht schmerzhafte Kontraktionen der Gebärmuttermuskulatur am Ende des 9. Schwangerschaftsmonats, die das Kind in den Beckeneingang »senken«.

Sennesblätter: Folia Sennae; die Blätter von Cassia angustifolia; wirken durch dickdarmwirksame Sennoside (Anthraglykoside, s.u. Anthrachinon) abführend; s.a. Abführmittel.

Sensibilisierung: Verstärkung der Empfindlichkeit eines Organs gegenüber einem Reiz nach wiederholtem Kontakt, meist im Sinne der Erzeugung eines immunologischen Gedächtnisses in einem Individuum durch Antigenexposition. Eine S. geht immer einer Allergie voraus, die bei wiederholtem Kontakt mit dem Antigen-Allergen unter geeigneten Bedingungen entsteht.

Sensibilität, Sensibilitas: 1) Empfindlichkeit, Feinfühligkeit. **2)** die Fähigkeit des Nervensystems, adäquate Reize aufzunehmen u. in Form einer Wahrnehmung/Empfindung (↗Rezeptor) zu interpretieren bzw. in Eindrücke, Gefühle u. Reflexe umzusetzen. I.e.S. die Oberflächen- u. die Tiefensensibilität.

Sensibilitätsstörung: Herabsetzung bis Verlust sowie Fehlleistungen der ↗Sensibilität.

sensitiv: feinfühlig, überempfindlich.

Sensitivität: i.e.S. der Anteil der Kranken mit positivem Test, bezogen auf alle getesteten Personen.

Sensomotorik: die Motorik als von der Aktivität sensibler/sensorischer Rezeptoren abhängige Leistung. Auch das Zusammenspiel beider Leistungen.

Sensorik: die Funktion des ↗sensorischen Systems (i.w.S. die Sensibilität).

sensorisch, sensorius: die Sensorik betreffend. – **s. System:** die gesamten nervalen Strukturen für Aufnahme, Weiterleitung u. Verarbeitung von Informationen über die Umwelt, d.h. im Dienste der Sensibilität, bzw. i.e.S. die des Gesichts-, Gehör-, Geschmacks-, Geruchssinnes (als Sinneswerkzeuge).

Separanda: Arzneimittel der Tabula C des DAB, die getrennt von den übrigen besonders vorsichtig aufzubewahren sind. Beschriftung: rot auf weißem Grund.

Sepsis, septikämisches Syndrom, Blutvergiftung: Krankheitsbild infolge dauernden oder periodischen Eindringens von pathogenen Bakterien (u. deren Giften) aus einem Krankheitsherd in den Blutkreislauf (Septikämie) bei Ausbleiben der normalen (der Erregerabwehr dienenden) Allgemeinreaktion u. bei Nichteintreten der Spontanheilung aufgrund einer besonderen Reaktionslage des Organismus (z.B. bei Antikörpermangel, herabgesetzter Resistenz, bei immunsuppressiver oder zytostatischer Therapie). Die S. verläuft akut bis hochakut (foudroyant), subakut (z.B. als Endocarditis lenta) oder chronisch; s.a. Neugeborenensepsis. Leitsymptome einer S. zeigt die Tab. – **S. acutissima:** ↗WATERHOUSE*-FRIDERICHSEN* Syndrom.

Leitsymptome einer **Sepsis** [85]

intermittierendes, hohes Fieber Tachypnoe Oligurie bis Anurie Bewußtseinsstörungen • Verwirrtheit • Unruhe • Somnolenz Übelkeit, Erbrechen, Diarrhöen	Schüttelfrost Tachykardie u. Hypotension bis Schock Hauterscheinungen • hämorrhagisch Petechien Ekchymosen • Ecthyma gangraenosum (Pseudomonas) • septische Hautmetastasen

Septikämie: Bakteriämie (stärkeren Ausmaßes) im Falle der ↗Sepsis.

septisch: 1) in Form oder als Folge einer Sepsis. **2)** durch Krankheitserreger verunreinigt, d.h. nicht aseptisch. – **s. Operation:** operativer Eingriff in infiziertem Gewebe; muß in einem von der aseptischen Op.-Abteilung getrennten »septischen Operationssaal« (mit eigenem Instrumentarium, eigener Kleidung u. Wäsche) ausgeführt werden.

Septo...: Wortteil »Sepsis« bzw. Scheidewand (↗Septum).

Septum: Scheidewand. – **S. atrioventriculare:** Teil des Ventrikelseptums zwischen rechtem Herzvorhof u. linken Kammer. – **S. cordis:** Herzscheidewand; ↗Septum interatriale u. interventriculare. – **S. interatriale:** Vorhofseptum; Scheidewand zwischen rechtem u. linkem Herzvorhof. – **S. interventriculare:** das »Ventrikel- oder Kammerseptum«, die Scheidewand zwischen beiden Herzkammern. – **S. nasi:** die Nasenscheidewand als Trennwand zwischen rechter u. linker Hälfte der Nasenhöhle.

Septumabszeß: Nasenscheidewandabszeß. Gefahr der Knorpelnekrose (Sattelnase!) oder lang anhaltender Fisteleiterung.

Septumdefekt: 1) Nasenscheidewanddefekt; z.B. nach Verletzung, Rhinitis, bei Syphilis, Lepra, Lupus vulgaris. **2)** ↗Vorhofseptumdefekt, Ventrikelseptumdefekt, Truncus arteriosus communis **(= aortopulmonaler S.)**.

Septumdeviation: erbliche angeborene oder aber erworbene Verbiegung der Nasenscheidewand.

Septumresektion: submuköse oder subperichondrale Teilentfernung (»Fensterung«) der Nasenscheidewand, z.B. bei Septumdeviation.

Sequentialmethode: Heilmittelanwendung in einer Abfolge (nicht gleichzeitig); i.e.S. als zyklusphasengerechte Konzeptionsverhütung durch Ovulationshemmer.

Sequester: vom umgebenden gesunden Gewebe isolierter, abgestorbener Teil eines Organs, z.B. als Knochensequester infolge Osteomyelitis.

Sera, Seren: Plural von ↗Serum.

Serienfraktur: mehrfacher, »in Reihe« erfolgter Knochenbruch, v.a. der Rippen.

Serienschnitte: in lückenloser Reihe angefertigte Schnitte eines Untersuchungsgutes.

Serin, S, Ser: technisch aus Seide (Serizin) gewinnbare Aminosäure.

sero...: Wortteil »Blutserum«, »seröse Flüssigkeit«; s.a. Serum...

Serodermatose: blasenbildende u. nässende Hautkrankheit mit seröser Exsudation; z.B. Pemphigus-Gruppe.

Serodiagnostik: ↗Serumdiagnostik.

serös, serosus: Blutserum betreffend, aus Blutserum bestehend; serumhaltig; eine serumartige Flüssigkeit betreffend bzw. bildend; z.B. seröse Drüse.

serofibrinös: Serum u. Fibrin enthaltend.
Serogruppe: serologisch durch ein spezifisches Antiserum identifizierbare Gruppe von Mikroorganismen derselben Spezies oder zumindest Gattung (z.B. Leptospira, Salmonella, Streptococcus) mit gemeinsamem gruppenspezifischem Antigenmuster.
Serokonversion: s.u. Konversion.
serologisch: die Serologie bzw. das Blutserum betreffend, mit serologischen Methoden faßbar.
seronegativ: mit negativer Seroreaktion, d.h. ohne Nachweis von Antikörpern im Serum; z.B. seroneg. = »nicht-reaktive« Syphilis.
Seropapel: kleine Quaddel mit zentralem derbem Bläschen.
seropositiv: mit positivem Ausfall einer Seroreaktion, d.h. mit nachweisbaren Antikörpern im Serum; z.B. seropos. = »reaktive« Syphilis.
seropurulent: gleichzeitig serös u. eitrig.
Seroreaktion: serologische Nachweismethode (↗Serumdiagnostik).
Serosa: ↗Tunica serosa.
Serotonin, Enteramin: Gewebshormon, wirksam als ↗Neurotransmitter i.S. der Peristaltikanregung, der Vasodilatation bzw. -konstriktion (dosisabhängig) u. der Muskeltonussteigerung im Atmungstrakt. – Die vermehrte Freisetzung durch Rauwolfia-Alkaloide bzw. die Bremsung des Serotoninabbaus mit Hilfe der ↗MAO-Hemmer werden genutzt zur Behandlung von Depressionen; sein Antagonist Methysergid findet Anw. in der Behandlung der Migräne.
Serovakzination: Simultanimpfung mit ↗Immunserum u. Impfstoff.
Serovar(ietas): Mikroorganismen innerhalb einer ↗Serogruppe, die anhand eines typspezifischen Antigenmusters mit Hilfe eines spezifischen Antiserums identifizierbar sind.
serpens: kriechend fortschreitend.
Serpigo: »Flechte«, »Borkenkrätze«; randwärts fortschreitende vesikulös-pustulöse u. verkrustende Hautveränderung.
Sertoli* (Stütz-)Zellen: auf der Basalmembran der Tubuli contorti des Hodens fußende, im Samenepithel bis zur Kanälchenlichtung reichende Zellen; ernähren u. stützen die Samenzellen, haben inkretorische Funktion (Inhibin). – **S.*-Zell(en)-Tumor:** von S.* Zellen ausgehendes Adenom des Hodens; evtl. mit Leydig* Zellen zwischen den Strängen (= **S.*-Leydig*-Zell-Tumor**).
Serum: ↗Blutserum; s.a. Blutplasma, Normal-, Immun-, Hyperimmun-, Impfserum. – **S., antitoxisches:** ↗Toxine neutralisierendes Immunserum, v.a. Diphtherie- u. Tetanus-Sera. – **S., diagnostisches:** Immunserum für die ↗Serumdiagnostik bzw. Antigendifferenzierung (z.B. für Blutgruppenbestimmung).
Serumalbumin: s.u. Albumin.
Serumarthritis: flüchtige, schubweise Gelenkentzündung (an meist mehreren Gelenken) als Teilerscheinung der Serumkrankheit.
Serumbilirubin: primäres ↗Bilirubin.
Serumdiagnostik: Diagnostik (v.a. von Infektions- u. Autoimmunkrankheiten) durch Nachweis bestimmter Serum- u./oder Liquorbestandteile (v.a. Immunglobuline) mit physikalisch-chemischen (Elektrophorese, Serumlabilitätsproben etc.) oder – bevorzugt – immunologischen In-vitro-Methoden (sog. Seroreaktionen auf der Basis der Antigen-Antikörper-Reaktion, erkennbar an z.B. Agglutination, Präzipitation, Komplementbindung, ferner als RIA, ELISA etc.). – I.w.S. auch die Bestimmung der Blut- u. Serumgruppen u. die Enzymdiagnostik.
Serumeiweiß: ↗Serumprotein.
Serumglobuline: ↗Globulin, ↗Immunglobuline.
Serum-Glutamat-Oxalacetat-Transaminase, SGOT: ↗Aspartataminotransferase.
Serum-Glutamat-Pyruvat-Transaminase, SGPT: ↗Alaninaminotransferase.
Serumhepatitis, -ikterus, SH: ↗Virushepatitis B.
Serumkrankheit: v.a. nach wiederholter parenteraler Zufuhr artfremden (»xenogenen«) – ausnahmsweise auch artgleichen (»allogenen«) – Eiweißes (als Heilsera) auftretende Symptomatik (evtl. sofort als »Serumschock«): nach eventuellen Prodromalerscheinungen an der Injektionsstelle (Rötung, Jucken, Ödem; Lymphknotenschwellung, u.U. Arthus* Phänomen) plötzliches Fieber u. Serumexanthem, evtl. Serumarthritis, Meningitis, Nephritis (Albuminurie, Ödeme), Enteritis u. Polyserositis, 1–5 Tage anhaltend.
Serumlip(o)ide: die im Serum/Plasma enthaltenen Fette, Lipoide u. sonstigen in Lipoidlösemitteln löslichen Verbindungen wie Cholesterin u.a. Sterine, Phospholipide, Sphingomyelin, Kephalin, Lecithin, Fettsäuren, Neutralfette (insgesamt 0,6 g%); s.a. Lipoproteine.
Serummeningitis: meningitisches Syndrom (Kopf- u. lumbale Rückenschmerzen, Nackensteifigkeit, Fieber, evtl. Erregungszustände u. Krämpfe) bei Serumkrankheit.
Serumphosphatase: s.u. Phosphatase.

Serumprophylaxe: vorbeugende Gabe spezifischen Immunserums zur passiven Immunisierung bei Infektionsgefährdung. – vgl. Serumtherapie.

Serumproteine: die im Blutserum enthaltenen Eiweißstoffe, d.h. die ↗Plasmaproteine mit Ausnahme des durch Defibrinierung entfernten Fibrinogens.

Serumreaktion: 1) ↗Seroreaktion. **2)** ↗Serumkrankheit.

Serumtherapie: 1) Bekämpfung von Virusinfektionen bzw. der Wirkung tierischer bzw. – bei Infektionskrankheiten – bakterieller Gifte (z.B. nach Schlangenbiß bzw. bei Diphtherie etc.) durch Gaben des spezifischen Immunserums. **2)** unspezifische Reizkörpertherapie mit allogenem Serum.

Serumtransaminasen: ↗SGOT, SGPT.

Sesambeine, Ossa sesamoidea**:** rundliche, etwa sesamkorngroße, in Bänder oder Sehnen eingelagerte Schaltknochen, v.a. an Hand u. Fuß, an seitlich belasteten Stellen, in Finger- u. Zehenbeugern; auch Fabella u. Os pisiforme.

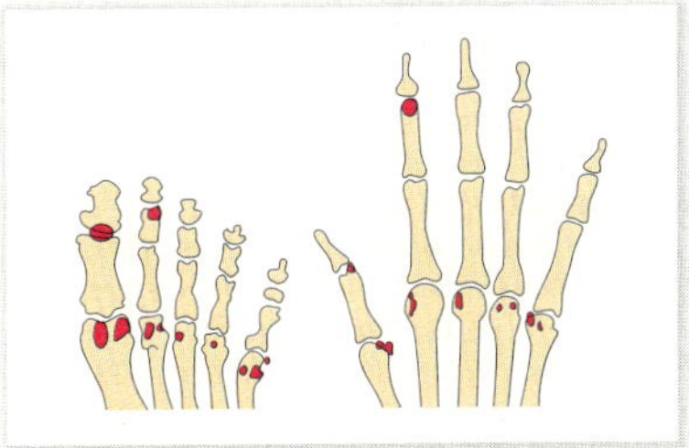

Sesambeine (rot) [268]

Sesamöl, Oleum Sesami**:** das fette Öl der Samen von ↗Sesamum (2).

Sesamum: 1) ↗Sesambein. **2) S. indicum:** Kulturpflanze [Pedaliaceae] mit öl- u. eiweißreichen Samen (Semen Sesami).

Seuchen: Infektionskrankheiten, für die eine Massenausbreitung (En-, Epi-, Pandemie) u. ein schwerer Verlauf charakteristisch sind (s.a. Meldepflicht).

Sex, Sex...: 1) (latein. [sexus]-französ.-engl.) Kurzwort bzw. Wortteil »Geschlecht«, »Sexualität« (s.a. Geschlechts...). **2) sex:** (latein.) sechs; s.a. hexa...

Sexchromatin: Geschlechtschromatin; s.u. BARR* Chromatinkörper.

sex chromosome: (engl.) ↗Gonosom.

Sexual...: Wortteil »Geschlecht«, »Sexualität«, »Erotik«.

Sexualdrüsen: ↗Gonaden.

Sexualhormone: ↗Geschlechtshormone.

Sexualzyklus: ↗Genitalzyklus.

sexuell, sexual(is)**: 1)** geschlechtlich; z.B. s. Fortpflanzung (Gamogenesis). **2)** Sexualität betreffend (s.a. Sexual...). – **s. übertragbare Krankheiten:** ↗Geschlechtskrankheit.

Sézary*(-Baccaredda*) Syndrom: eine auch als bösartige retikulämische Erythrodermie bezeichnete Krankheit aus der Gruppe der kutanen T-Zellen-Lymphome (↗Non-HODGKIN-Lymphome); gekennzeichnet durch stark juckende, schuppende Erythrodermie mit allgemeiner Schwellung hautnaher Lymphknoten, Pyodermien, Hyperkeratose sowie – in Blut, Knochenmark u. Haut – durch Zellen ähnlich denen bei Mycosis fungoides **(sog. S.* Zellen)**.

sezernieren: absondern (↗Sekretion).

sezieren: eine ↗Obduktion (Sektion) ausführen.

S

SGOT: **S**erum-**G**lutamat-**O**xalacetat-**T**ransaminase, die ↗Aspartataminotransferase.

SGPT: **S**erum-**G**lutamat-**P**yruvat-**T**ransaminase, die ↗Alaninaminotransferase.

SH: Abkürzung für *chem* **S**ulf**h**ydryl(gruppe) bzw. *path* **S**erum**h**epatitis (↗Virushepatitis B).

Shaldon* Katheter: ein meist aus Teflon® hergestellter Katheter als temporärer Blutgefäßzugang für Hämodialyse u. Hämofiltration bei akutem Nierenversagen. Der Katheter wird in weitlumige Venen (meist Vena jugularis interna, Vena femoralis oder Vena subclavia) eingelegt.

SH-Antigene: bei **S**erum**h**epatitis (↗Virushepatitis B) nachgewiesene ↗Hepatitis-B-Antigene.

Sharp* Syndrom: Krankheitsbild mit Symptomen mehrerer Bindegewebserkrankungen (»mixed connective tissue diseases« = MCTD).

Shigella: Bakteriengattung der Enterobacteriaceae; gramnegative, aerobe, vorwiegend menschenpathogene, den Darm besiedelnde Stäbchen; die Erreger der ↗Bakterienruhr.

SHT: ↗**S**chädel-**H**irn-**T**rauma.

Shunt: (engl.) Nebenschluß; natürlicher oder künstlicher, operativ angelegter Nebenweg zur Überbrückung eines Blutgefäßabschnittes (s.a. Bypass) oder zur atypischen direkten Verbindung zweier Gefäßsysteme (z.B. des Pfortader- u. Hohlvenensystems). – **Sh., arteriovenöser:** teilweiser bis vollständiger krankhafter Kurzschluß zwischen arteriellem u. venösem Schenkel eines Kreislaufbereiches (= Links-rechts-Shunt; bei hohem Venendruck auch mit venös-arteriellem Blutstrom als Re.-li.-Shunt).

Shuntoperation: op. Bildung bzw. Beseitigung eines ↗Shunts (letzteres z.B. bei Ductus arteriosus persistens, Ventrikel-/Vorhofseptumdefekt).

Shuntthrombose: Blutgerinnselbildung in einem operativ angelegten Verbindungsstück (Venentransplantat oder Kunststoff) zwischen einer Arterie u. einer Vene; Vorkommen z.B. bei Dialysepatienten mit ↗CIMINO* Fistel.

Shuntvitium: angeborener Herzfehler mit Kreislaufkurzschluß; mit arteriovenösem = Links-rechts-Shunt, d.h. mit vermindertem Blutangebot an den großen Kreislauf, v.a. der Ventrikel- u. Vorhofseptumdefekt, der Ductus arteriosus persistens, Canalis atrioventricularis, das aortopulmonale Fenster, die Lungenvenenfehlmündung, Aortenatresie; mit venös-arteriellem = Rechts-links-Shunt (mit Zyanose) z.B. die FALLOT* Tetralogie, Transposition der großen Gefäße, Trikuspidalatresie, Hypoplasie des re. Ventrikels, fehlender Aortenbogen, Truncus arteriosus communis, EBSTEIN* Syndrom.

Shwartzman*-Sanarelli*: s.u. SANARELLI*.

SI: ↗SI-Einheiten(-System).

Sial...: s.a. Sialo...; s.a. Speichel...

Sialagoga: die Speichelsekretion fördernde Mittel; z.B. Pilocarpin.

Sial(o)adenitis: Speicheldrüsenentzündung, z.B. ↗Parotitis.

Sialorrhö, Ptyalismus, Hypersalivation: krankhaft gesteigerte Speichelabsonderung; z.B. bei Parkinsonismus, Bulbärparalyse, Vergiftungen (z.B. durch Quecksilber), bei Entzündungen der Mundhöhle, zu Schwangerschaftsbeginn (als Symptom der ↗Frühgestose).

siccatus: getrocknet.

Sichelzelle: Erythrozyt, der das Hämoglobin HbS enthält, kurzlebig ist (< 42 Tg.) u. sich unter Sauerstoffentzug sichelförmig umformt (»Sichelung«); ist typisch für die ↗Sichelzellenanämie.

Sichelzell(en)anämie, -krankheit: vorwiegend bei Schwarzen, aber auch im Mittelmeerraum vorkommende (autosomal-rezessiv) erbliche Strukturanomalie des Hämoglobin-Moleküls (β-Kette) mit Bildung von ↗Sichelzellen. Geprägt durch krisenhafte hämolytische Anämie mit Kapillarverstopfungen

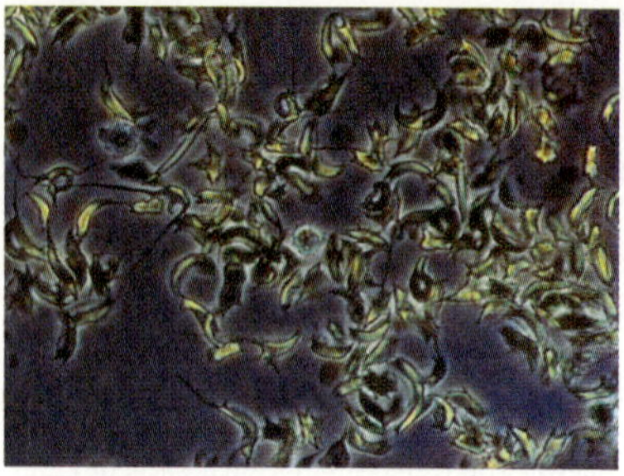

Sichelzellen im gefilterten Phasenkontrastlicht [169]

(infolge Sichelzellenbildung in den Gefäßen) u. Infarzierungen mit den daraus resultierenden vielgestaltigen Bildern.

Sicherungsdrainage: zeitlich begrenzte ↗Drainage zur Sicherung des Sekretabflusses im Operationsbereich.

Sickerblutung: flächenhafte, nicht pulsierende arterielle u./oder venöse Blutung aus der geschädigten Endstrombahn, z.B. bei hämorrhagischer Diathese.

Sick-Sinus-Syndrom (SSS), Sinusknotensyndrom (SKS): eine Gruppe komplizierter, nicht-ventrikulärer Herzrhythmusstörungen infolge gestörter Funktion des Sinusknotens, v.a. durch koronare Herzkrankheit.

Sideratio: 1) plötzlicher Tod. **2)** Tod durch Blitzschlag, Sonnenstich. **3)** Elektrotherapie.

sideroachrestisch: Eisen nicht verwertend; z.B. sideroachrestische ↗Anämie.

Sideroblast: rotes Blutkörperchen (Erythroblast) mit Berlinerblau-positiven Einschlüssen; vermehrt nachweisbar v.a. bei sideroachrestischer Anämie.

sideropenisch: durch Eisenmangel (**»Sideropenie«**) bedingt. – **s. Dysphagie:** ↗PLUMMER*-VINSON* Syndrom.

Siderose, Siderosis: Ablagerungen von Eisen(salzen) in Körpergeweben; generalisiert bei Eisenüberangebot, -stoffwechselstörung (**= hämatogene S.**; ↗Hämochromatose, -siderose); lokalisiert bei äußerlicher Eiseneinwirkung (**= xenogene S.**). – **S. pulmonum,** Eisenstaublunge: nicht fibrosierende ↗Pneumokoniose durch metallisches Eisen, Eisen(II)- oder Eisen(III)-oxid nach mehrjähriger Exposition bei Arbeitern der Eisenindustrie, Elektroschweißern; als Siderosilikose bei Erzbergleuten, Kesselreinigern u. Metallschleifern.

SIDS: (engl.) **s**udden **i**nfant **d**eath **s**yndrome (↗Kindstod, plötzlicher, unerwarteter).

Siebbein: ↗Os ethmoidale.

Siebbeinhöhle, -labyrinth, -zellen: ↗Cellulae ethmoidales; s.a. Sinusitis.

Siebhaut: ↗Decidua.

Siebplatte: ↗Lamina cribrosa.

Siechtum: Zustand bei chronischem, zur Entkräftung führendem Krankheitsprozeß.

Siegelringzelle: große runde Zelle mit schleimreichem Zytoplasma u. randständigem Kern bei **Siegelringzellkarzinom**, z.B. des Kolons (s.a. Darmkrebs).

SI-Einheiten: die – seit 1978 in der BRD gesetzlich angeordneten – Maßeinheiten des mit reproduzierbaren (atom)physikalischen u. technischen Größen arbeitenden **S**ystème **I**nternational d'Unités, dessen Grundlage die 7 »Basiseinheiten« Meter, Kilogramm, Ampere, Kelvin, Sekunde, Mol u. Candela (u. die Supplement-Einheiten Radiant u. Steradiant) sind.

Sievert, Sv: J (Joule)/kg als SI-Einheit der Äquivalentdosis; 1 Sv = 100 rem.

sig.: ↗signa, signetur.

Sigma, Σ, σ, s: Buchstabe »S« des griechischen Alphabets. **1)** Symbol (σ) *physik* für Grenzflächenspannung bzw. *statist* für Standardabweichung. **2)** Kurzbezeichnung des Sigma romanum (↗Colon sigmoideum).

Sigmakarzinom: ↗Darmkarzinom.

Sigmoiditis: ↗Colitis im Colon sigmoideum.

signa, sig.: lateinische Rezepturanweisung »bezeichne«, »signiere«.

Signatur(a): die ärztliche Rezepturanweisung auf dem Rezept bzw. ihre Wiederholung als Beschriftung (Name, Anw., Rezeptur) auf dem Arzneimittelbehältnis.

Signum: (latein.) Zeichen.

SIH: **1)** (engl.) **S**omatotropin-**i**nhibitory **h**ormone (↗Somatostatin). **2)** **S**chwangerschafts**i**nduzierte **H**ypertonie; ↗EPH-Gestose.

Silber, Argentum, Ag: Edelmetall; mit zahlreichen Metallen legierbar (z.B. **Silberamalgam** [Ag, Sn, Hg] als Zahnfüllung). – Anw. *med* v.a. äußerlich (desinfizierend).

Silberfolie, Argentum foliatum: dünngewalztes, steriles Silber zur Wundbehandlung.

Silbersaum: graue bis blauschwarze Verfärbung des Zahnfleischrandes bei ↗Argyrie.

silent ischemia: (engl.) die »stumme«, d.h. asymptomatische Myokardischämie. Ohne subjektive Beschwerden sind objektiv (EKG) Zeichen einer Myokardischämie nachweisbar.

Silibinin: s.u. Silymarin.

Silicium, Silizium, Si: Nichtmetall-Element (»Halbmetall«); biologisches Spurenelement.

Silicon, Silikon: uneinheitliche organ. Verbindungen; i.e.S. die Siloxanpolymere (Polysiloxan).

Silikonimplantate: s.u. Mammaprothese, Brustrekonstruktion.

Silikon-Krankheit, Silikon-Arthritis: nach Mammaplastiken (Silikon- oder Paraffininstillation) selten auftretende Erkrankung mit Symptomen einer Sklerodermie, eines Lupus erythematodes u. einer chronischen Polyarthritis.

Silikose, Quarz-, Kiesel-, Steinstaublunge: häufigste, zu fibroplastischem Gewebsumbau führende ↗Pneumokoniose, hervorgerufen durch – meist berufliche – Einwirkung lungengängigen Quarzfeinstaubs (= »reine S.«) oder quarzhaltigen Mischstaubs (= »Mischstaub-S.«). Beginn schleichend (oft bis jahrzehntelange Latenz, auch nach Wegfall der Staubexposition) mit leichter Ermüdbarkeit, Inappetenz, Gewichtsverlust, Husten; zunehmende Atemnot (Dyspnoe) u. Zyanose. Komplikationen: chronische Bronchitis, Emphysem, ↗Silikotuberkulose, Pleuritis, respiratorische Insuffizienz, chronisches Cor pulmonale. – Gilt als entschädigungspflichtige Berufskrankheit.

Silikotuberkulose: Lungentuberkulose als Komplikation einer Silikose oder koinzident mit ihr auftretend.

Silizium: ↗Silicium.

Silverman* Index: Index zur Bewertung des Atemnot- = Respiratory-distress-Syndroms beim Neugeborenen (Gesamtpunktzahl 10 = schwerster Grad).

Silymarin: Wirkstoff aus der Mariendistel **Silybum marianum**; wirkt stabilisierend auf Leberzellmembranen; Anw. zur Prophylaxe (toxischer) Leberschäden, unterstützend bei chron. Lebererkrankungen; besteht aus den 3 Hauptverbindungen **Silybin** (= Silibinin [INN]), **Silydianin** u. **Silycristin**; die Reinsubstanz Silibinin wird in löslicher Form (Infusion) protektiv bei Leberintoxikation durch die Gifte α-Amanitin u. Phalloidin des Knollenblätterpilzes (Amanita phalloides) verwendet.

Similia similibus (curentur oder **curantur):** »Ähnliches möge (bzw. kann) durch Ähnliches geheilt werden« (als Grundsatz der ↗Homöopathie).

simultan: gleichzeitig.

Simultanimpfung: gleichzeitige passive u. aktive ↗Immunisierung, wobei erstere das schutzlose Intervall bis zum Einsetzen der Antikörperbildung überbrücken soll; z.B. als Tetanusprophylaxe beim nicht aktiv Geimpften.

Sinapis: **1) S. alba:** weißer oder gelber Senf [Cruciferae]; die Samen (Semen Erucae, Senfkörner) enthalten ätherisches Öl, dienen u.a. als Hautreizmittel; s.a. Sinapismus. **2) S. nigra:** Brassica nigra (Senfkohl); Samen wie die von S. alba angewandt.

Sinapismus: Senföl-Vergiftung, u.a. durch Senf-, Rettich-, Knoblauch-, Zwiebelgenuß. Symptome: Übelkeit, Erbrechen, evtl. Proteinurie, Kreislaufkollaps.

singulär, singularis: einzeln, außerordentlich.

Singultus: der »Schluckauf«; unwillkürliche, rasche Zwerchfellzusammenziehung bei gleichzeitigem Stimmritzenschluß mit nachfolgender brüsker Einatmung, die einen hohen Ton hervorruft. Meist vorübergehend u. bedeutungslos; anhaltend bei Reizung des Zwerchfells oder angrenzender Organe oder aber zentralnervös bedingt (v.a. bei Enzephalitis); selten psychogen (Spasmolygmus).

sinister: (latein.) links(seitig).

Sinistro(kardio)gramm: ↗Lävokardiogramm.

Sinne: auf spezifische Wahrnehmungsqualitäten ausgerichtete, mit entsprechenden Rezeptoren (s.a. Sinneszelle), Leitungsbahnen u. Zentren (↗Sinneszentren) ausgestattete Wahrnehmungsorganisationen (»Sinnessysteme«); beim Menschen als Geruchs- u. als Geschmackssinn (= chemische Sinne), Gesichts- u. Gehör- (Fernsinne), Lage-, Tast-, Temperatur-, Gleichgewichtssinn u. als ↗Pallästhesie; als Nahsinne das Leibgefühl, ↗Sensibilität; ↗Tab.

Sinnestäuschung: vermeintliche Wahrnehmung von etwas nicht oder in der wahrgenommenen Form nicht Vorhandenem; z.B. Halluzination.

Sinneswahrnehmung: das Bewußtwerden eines den Organismus treffenden Reizes.

Sinneszelle: für die Aufnahme adäquater (auch inadäquater) Reize u. die Umwandlung der Reizeinwirkung in eine Erregung spezialisierte Nervenzelle.

Sinneszentren: als »Sinnesfelder« bestimmte Bereiche der Hirnrinde (Kortex) für die Wahrnehmung, Verarbeitung u. Erinnerung spezifischer Sinneseindrücke.

sinopulmonales Syndrom, Bronchosinusitis: subakute bis chronische Entzündung der Nasennebenhöhlen mit Tracheobronchitis, Peribronchitis u./oder Bronchopneumonie; v.a. bei Kindern. Symptome: anhaltender Husten, leichte Temperatursteigerungen, Tubenkatarrh.

Sinterung: allmähliche Höhenminderung einer Knochenstruktur; möglich als degenerativer Prozeß, aber auch bei Osteoporose: z.B. das Zusammensintern der Wirbelkörper.

Sinne [138]

Sinnessystem Modalität	Empfindungsqualitäten	Reizqualitäten	Rezeptortyp
Gesichtssinn	Helligkeit, Dunkelheit, Farben	elektromagnet. Strahlung 4000–7000 Å	Photorezeptoren
Temperatursinn	Kälte, Wärme	elektromagnet. Strahlung 7000–9000 Å, konvektiver Wärmetransport	Thermorezeptoren
mechanischer Sinn der Haut	Druck, Berührung		
Gehörsinn	Tonhöhen		
statokinetischer Sinn	absolute Körperlage, Körperbeschleunigung, relative Lage u. Bewegung von Körperteilen, Gelenken, Kraftempfindung	mechan. Rezeptorverformung durch solide Objekte oder übertragene Luftdruckänderungen	Mechanorezeptoren
Geruchssinn	verschiedene Gerüche	chem. Substanzen	
Geschmackssinn	Säure, Salz, Süße, Bitterkeit	Ionen	Chemorezeptoren
Schmerzsinn	Schmerz	gewebeschädigende Einwirkungen	Nozizeptoren

sinuaortales System: auf den Blutdruck ausgerichtete Pressorezeptorenfelder des Aortenbogens u. Sinus caroticus. Wichtigstes sympathikusdämpfendes (= depressorisches) System der Kreislaufregulation.

sinuatrial(is), -aurikulär: den Übergangsbereich Sinus venae cavae/rechter Vorhof (bzw. Herzohr), i.w.S. auch den dort gelegenen Sinusknoten betreffend.

Sinubronchitis: ↗sinopulmonales Syndrom.

Sinuitis: ↗Sinusitis.

Sinus: (*latein. = Bucht, Tasche;* Plural: **Sinus**; Abkürzung: **Ss.**) *path* Fisteltasche (z.B. Pilonidalsinus), *anat* venöser Blutleiter, lufthaltige Skelettknochenhöhle, Gefäßbahnerweiterung (z.B. Milz-, Lebersinus), taschenartige

Körperhöhlen- oder Organausbuchtung. – **S. aortae,** VALSALVA* Sinus: die nahezu intrakardiale Ausweitung zwischen jeder der 3 Semilunarklappen u. der Aortenwand; bilden gemeinsam den Bulbus aortae; im vorderen (= rechten) u. linken Abgang der Koronararterien (»coronary sinus«). – **S. caroticus,** Karotissinus: Lichtungsausweitung an der Karotisgabel oder im Anfangsteil der A. carotis interna; s.a. sinuaortal... – **S. cavernosus:** schwammiges Gebilde aus erweiterten Venenräumen (der Augen-, Augenhöhlenvenen, Verbindung zur V. facialis!) u. Bindegewebssträngen beidseits auf dem großen Keilbeinflügel u. miteinander verbunden über die Ss. intercavernosi; von A. carotis interna u. VI. Hirnnerv durchzogen; in seiner Wand verlaufen die Hirnnerven III, IV u. V_1. – Krankheitsprozesse an der gemeinsamen Austrittsstelle der genannten Nerven führen zu **S.-c.-Syndrom** (mit Ophthalmoplegie, Ptosis, Mydriasis, Kornealreflex-Ausfall; bei Chiasma-opticum- bzw. Tractus-opticus-Einbeziehung auch Gesichtsfeldausfälle). – Eine **S.-c.-Thrombose** (oder Phlebitis), z.B. in Zusammenhang mit Sinusitis, Meningitis, durch Übergreifen von den Augen-, evtl. Gesichtsvenen (V. angularis) ist lebensbedrohlich. – **Ss. durae matris:** die »Hirnsinus«; venöse Blutleiter der harten Hirnhaut (Dura) für das aus Gehirn u. Meningen in die Vena jugularis interna abfließende Blut. – **S. ethmoidalis:** ↗Cellulae ethmoidales. – **S. frontalis:** die Stirnhöhle; fast stets paarige, etwa dreieckige, schleimhautausgekleidete, lufthalt. Nasennebenhöhle unten in der Stirnbeinschuppe, von der gegenseitigen durch ein Septum getrennt. – **S. maxillaris:** die »Oberkiefer-Höhle«; größte, paarige, stets lufthaltige Nasennebenhöhle. – **Ss. paranasales:** die mit der Nasenhöhle offen verbundenen lufthaltigen, mit Schleimhaut ausgekleideten »Nasennebenhöhlen«: die paarigen Ss. ethmoidalis, frontalis u. maxillaris u. der unpaare S. sphenoidalis (↗Abb.). – **S. renalis:** von Parenchym umschlossener Hohlraum, der das Nierenbeckensystem u. große Leitungsbahnen der Niere enthält. – **S. sphenoidalis:** die paarige, fast den ganzen Keilbeinkörper einnehmende Keilbeinhöhle (eine NNH). – **S. tarsi:** Rinne an der Fußaußenseite zwischen Fersenbein u. Sprungbein. – Nach Distorsion u. Bänderverletzung der Sprunggelenke treten hier Ruhe- u. Belastungsschmerz (v.a. bei Pro- u. Supination), evtl. mit Ödem am Außenknöchel auf **(S.-t.-Syndrom)**.

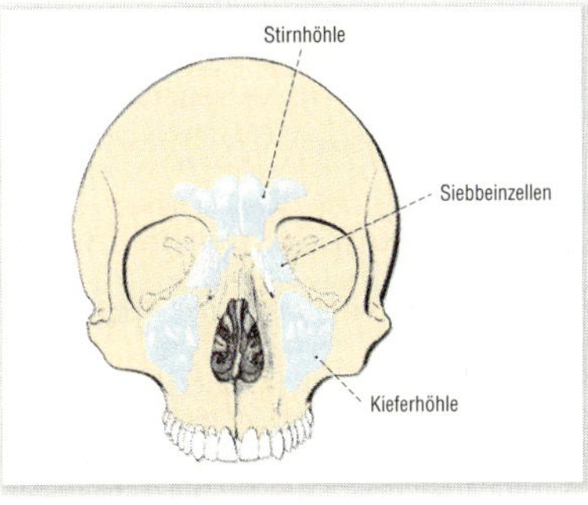

Sinus paranasales (Nasennebenhöhlen) [28]

Sinusarrhythmie: vom Sinusknoten ausgehende ↗Arrhythmie.

Sinusbradykardie: auf eine Frequenz < 60/Min. verlangsamte Herzschlagfolge (↗Bradykardie) infolge Verlangsamung der Sinusknotenreize; bei Herzkrankheiten (evtl. als Grundlage eines Sinusknotensyndroms) u. anderen Krankheiten (z.B. Myxödem, Ikterus, Hirndruck). Ferner bei trainierten Sportlern als Vagotonie-Effekt.

Sinusdruckversuch: s.u. Karotissinus...

Sinusitis, Sinuitis: **1)** Nasennebenhöhlenentzündung, akut oder chronisch (↗sinopulmonales Syndrom); evtl. alle Nebenhöhlen betreffend (Pansinusitis); v.a. – fortgeleitet – bei Rhinitis. Symptome: Rhino- bis Pyorrhö (je nach seröser oder eitriger Entzündung), Spontanschmerz ausstrahlend (bei Bücken, Niesen etc. verstärkt), örtlicher Druck- u. Klopfschmerz, umschriebenes Weichteilödem, Kopfschmerzen, Fieber. **2)** Entzündung eines venösen Hirnblutleiters (z.B. Sinus durae matris).

Sinusknoten, KEITH*-FLACK* Knoten: der physiologische Schrittmacher des Herzens (»Sinuszentrum«), in welchem rhythmisch autonom, d.h. ohne Anregung durch das Nervensystem, Erregungsbildung erfolgt (»Sinuserregung«), normal etwa 70mal/Min. (diese Frequenz liegt physiologisch über der Eigenfrequenz der anderen Abschnitte des autonomen Erregungs- = Reizbildungssystems).

Sinusknotensyndrom: ↗Sick-Sinus-Syndrom.

Sinusoide: besonders weite Blut- u. Lymphkapillaren; z.B. in Leber u. Milz sowie in den Lymphknoten; mit Sinusendothel (dem RES zugehörig) ausgekleidet.

Sinusphlebitis: ↗Phlebitis der Hirnblutleiter. – Führt zu ↗Sinusthrombose.

Sinusrhythmus: der physiologische, vom Sinusknoten gesteuerte Herzrhythmus.

Sinustachykardie: vom Sinusknoten ausgehende ↗Tachykardie mit Herzfrequenz > 100/Min. als Ruhefrequenz. Wird ausgelöst durch seelische Faktoren, körperliche Beanspruchung (auch Orthostase); tritt ferner auf v.a. bei Fieber, Anämie, Hyperthyreose, Schock, Herzmuskel- u. Herzklappenerkrankungen.

Sinusthrombose: Thrombose eines venösen Hirnblutleiters, z.B. als Sinus-cavernosus-Thrombose. Symptome: Hirndruck, Krämpfe, Paresen, Ödeme (Lid, Mastoid), bei septischer Form Fieber, Schüttelfrost.

Sisomicin: ein ↗Aminoglykosid-Antibiotikum.

sistieren: aufhören, zum Aufhören bringen.

SI-System: *(sprich: s-i)* s.u. SI-Einheiten.

Sitosterin: eine dem Cholesterol chemisch verwandte Substanz; wirkt als ↗Lipidsenker; Anw. zur Therapie der Hypercholesterinämie Typ IIa.

Situationstetanie: Tetaniesymptome ohne nachweisbare Beziehung zur Nebenschilddrüsenfunktion (bei völlig normalem Blut-Calciumgehalt; aber auf i.v. Calciumgaben ansprechend).

Situs: (latein.) Lage, Stellung; *geburtsh* Fruchtlage; *anat* die (i.e.S. normale) Lage von Organen im Körper. – **S. inversus (viscerum),** Heterotaxie: spiegelbildliche Verlagerung aller Eingeweide (= S. i. totalis) oder nur der Bauch-, Brusthöhleneingeweide (= S. i. partialis), evtl. nur des Herzens (= S. i. cordis = Dextrokardie).

Sitzbeinfraktur: Bruch des Sitzbeins (Os ischii); z.B. bei vorderer vertikaler Beckenring- oder einer MALGAIGNE* Fraktur oder isoliert (z.B. an Ramus oder Tuben).

Sitzbuckel: v.a. beim Sitzen auffallende lumbodorsale Kyphose des Säuglings u. Kleinkindes z.B. bei Rachitis, Dysostosen.

sive, seu, s.: (latein.) oder.

Sjögren* Syndrom: v.a. bei Frauen (in Klimakterium, Menopause; bei Ovarialinsuffizienz) vorkommende, dem rheumatischen Formenkreis zugehörige Krankheit mit Insuffizienz der exokrinen Drüsen. Symptome: Trockenheit u. Keratose der Schleimhäute, Keratokonjunktivitis, Parotisvergrößerung (mit Steinbildung), Salzsäuremangel des Magensaftes, Schweiß- u. Talgdrüsenatrophie, Pigmentverschiebungen, chronische Polyarthritis u. Arteriitis.

Skabies, Acarodermatitis: Krätze; durch Kontaktinfektion von Mensch zu Mensch übertragbare Hauterkrankung durch befruchtete Weibchen der Krätzmilbe Sarcoptes scabiei, die in die Hornschicht zarter Hautpartien (z.B. Fingerseiten, Handgelenkbeugen) Gänge bohren u. darin Eier ablegen (erscheinen als dunkle Punkte). Leitsymptom: hochgradiger Juckreiz (bes. bei Bettwärme); Komplikationen: striemenart. Kratzeffekte, Pyodermien, Ekzem, regionäre Lymphadenitis.

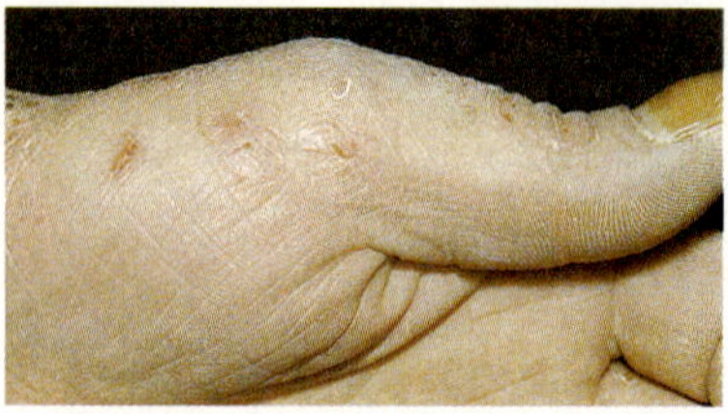

Skabies [393]

Skalenus: Kurzbezeichnung für Musculus scalenus.

Skalenusbiopsie, DANIELS* Biopsie: Biopsie der im Fettpolster vor dem Musculus scalenus anterior gelegenen Lymphknoten zur Diagnostik von Lungenkrankheiten (z.B. Bronchialkarzinom).

Skalenuslücke: dreieckige Lücke zwischen den Mm. scalenus anterior u. medius u. der 1. Rippe; Durchtrittsort der Arteria subclavia u. des Plexus brachialis zur Achselhöhle.

Skalenussyndrom: Krankheitsbild durch Kompression des Plexus brachialis u. evtl. der Arteria subclavia im Bereich der Skalenuslücke: Schulter-Arm-Schmerzen, ellenseitige Empfindungsstörungen der Hand (Hyp- oder Parästhesien), herabgesetzter Blutdruck in der Arteria brachialis sowie – später – Lähmung u. Schwund (Atrophie) der Mm. abductor u. opponens pollicis u. der übrigen kleinen Handmuskeln. Als **echtes S.** infolge Spondylarthrose der Halswirbelsäule (↗Zervikobrachialsyndrom). Als **symptomatisches S.** infolge Lymphknotenschwellung, Neoplasma etc.

Skalpell: Messer mit feststehender, zweckmäßig geformter Klinge; Beispiele ↗Abb. S. 725.

Skaphoid(eum): das Kahnbein der Hand = Os scaphoideum.

Skapula: ↗Scapula; s.a. Schulterblatt...

Skapulodynie, Skapulalgie: Schmerzen der Schulterblattgegend.

Skarifikation: diagnostische, präventive oder therapeutische Hautritzung oder -stichelung;

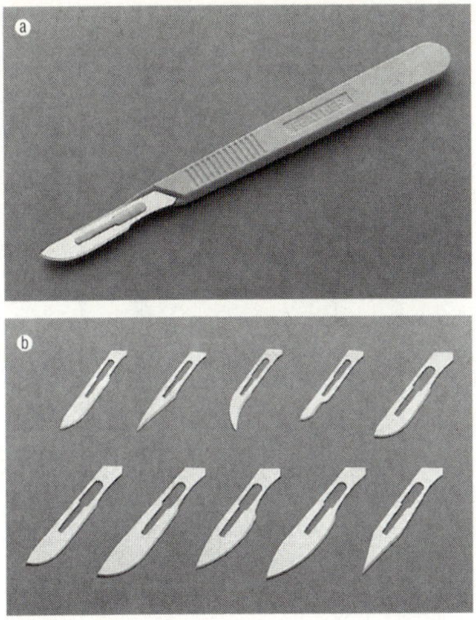

Skalpell (a) mit verschiedenen Klingen (b) [389]

z.B. für Schutzimpfung, zur Ödementlastung, als Umschneidung torpider Hautgeschwüre.

skarlatiniform, skarlatinös: dem Scharlach(exanthem) ähnlich; z.B. skarl. Arzneimittelexanthem.

Skatol, Skatoxyl: durch Darmbakterien-bedingte Fäulnis entstehendes Tryptophan-Abbauprodukt mit intensivem Stuhlgeruch; im Stuhl, bei Darmkrankheiten (z.B. Ileus) auch im Harn.

Skeleton, Skelet(t): das Knochengerüst; beim Menschen das Achsenskelett **(Skeleton axiale)**, die Schädelknochen (Ossa cranii s. cranialia), Wirbelsäule (Columna vertebralis), die Brustkorb- = Thoraxknochen (Ossa thoracis; die Rippen = Costae u. das Brustbein = Sternum) sowie – als **Skeleton appendiculare** – das Arm- u. Beinskelett, d.h. Schultergürtel bzw. knöchernes Becken u. die Gliedmaßenknochen. – Als Skelettsystem (passiver Bewegungsapparat) einschließlich der Gelenke u. Bänder.

Skelettmuskulatur: die – im Dienste der Statik, Statomotorik stehenden – skelettfixierten quergestreiften Muskeln.

Skelettszintigraphie: ↑Szintigraphie (evtl. – mit speziellem Scanner – als Ganzkörperszintigraphie) des Skeletts nach i.v. Injektion von Radionucliden (v.a. ^{99m}Tc-Kittsubstanz); z.B. zur Diagnostik von Tumoren, Metastasen oder Entzündungen u. anderen Skelettprozessen.

Skiaskopie: objektive Bestimmung des Fernpunktes u. damit der Refraktion des Auges mit Hilfe eines **Skiaskops**.

skip-lesion: *(engl. = springen)* bei Ileitis terminalis (↑Enteritis regionalis) Krankheitsherd oral des vor der BAUHIN* Klappe gelegenen eigentlichen Prozesses jenseits scheinbar gesunder Bereiche (evtl. auch weit entfernt).

Skip-Metastasen: Befall nur der obersten Lymphknotenetage der Achselhöhle (Axilla) beim Mammakarzinom ohne Absiedlung in die mittlere u./oder untere Lymphknotengruppe.

Skirrhus, Szirrhus: Karzinom von besonders harter Konsistenz (Überwiegen des bindegewebigen Stromas bei Parenchymarmut); ↑Linitis plastica.

Sklera: die Lederhaut des Auges, ↑Sclera.

Skleradenitis: Lymphadenitis mit Lymphknotenverhärtung.

Skleral...: die ↑Sclera betreffend.

Skleratrepanation: kreisförmiges Ausstanzen der Sklera, v.a. bei Glaukom-Op.

Sklerektomie: Teilentfernung der Sklera, z.B. bei Glaukom.

Sklerem(a): teigig-ödematöse Verdickung u. Verhärtung der Lederhaut (u. Unterhaut). – **S. adiposum:** als Sklerem i.e.S. das Fettsklerem.

Sklerenikterus: gelbliche Verfärbung der Lederhaut der Augen (Sclera) als Ikterus-Manifestation.

Skleritis: meist chronische, in den tiefen Schichten ablaufende u. oft von Episkleritis begleitete Entzündung der Lederhaut des Auges (Sclera). Allgemein mit sektorförmiger Rötung des Auges, Tränenfluß u. Augenschmerzen beginnend; bei Kornea- u. Uvea-Beteiligung auch Sehstörungen.

Sklerodaktylie: ↑Akrosklerose der Finger u. Zehen.

Sklerodermie, -derm, -derm(i)a: Oberbegriff für chron. verlaufende Krankheiten mit bindegewebiger Verhärtung (Sklerose) umschriebener Hautareale oder generalisiertem Befall der Haut unter Beteiligung innerer Organe. Die Ätiologie ist ungeklärt, diskutiert wird eine Vielzahl von Faktoren: genetische Disposition, vaskuläre Regulationsstörungen, humorale u. zelluläre entzündliche Immunphänomene, Störungen in der Regulation der Kollagensynthese. Nach Ausbreitung, Verlauf und Prognose werden 2 Krankheiten unterschieden: – **S., diffuse** oder **progressive:** generalisierende (zunächst die Haut, dann auch innere Organe befallende), v.a. bei Frauen vorkommende S. Unterschieden werden 2 Verlaufsformen: *Akrosklerodermie* (limitierte kutane systemische Sklerose = Lc SSc); *diffuse S.* (diffuse kutane systemische Sklerose = dc SSc). Sonderform: CREST-Syndrom: **C**alcinosis, **R**AYNAUD* Phänomen, Ösophagus- (engl.: **e**sophagus)Beteiligung, **S**klerodaktylie, **T**eleangiektasien. – **S., zirkumskripte:** die Morphaea als auf die Haut beschränkte S.

Sklerödem: teigiges Ödem der Haut (Korium) mit mäßiger bis extremer Verhärtung (keine Dellenbildung; Haut nur in groben Falten abhebbar) als Symptom z.B. bei Unterkühlung, Kreislaufinsuffizienz; meist an den unteren Gliedmaßen u. bei Besserung des AZ langsam verschwindend.

Sklerom(a): ↗Rhinosklerom.

Skleromalazie: **1)** Lederhautdegeneration bei nekrotisierender ↗Skleritis. **2)** Osteodystrophia deformans (↗PAGET* Syndrom).

Skleronyxis: operative Skleradurchstechung.

Sklerophthalmie: sklerosierende ↗Keratitis.

Sklerose, Sclerosis: krankhafte, z.T. systemische Verhärtung von Geweben oder Organen (z.B. Arterio-, Blasenhals-, Hirn-, Lateral-, Lungen-, Nephro-, Oto-, Phlebo-, Pulmonalsklerose). – **S., funikuläre:** funikuläre ↗Spinalerkrankung. – **S., multiple:** ↗Multiple Sklerose. – **S., progressive, systemische:** ↗Sklerodermie, progressive.

Sklerosierung: **1)** Verhärtung; ↗Sklerose. **2)** ↗Sklerotherapie.

Sklerotherapie: Auslösung einer örtlichen Sklerose durch Injektion einer entzündungserregenden Substanz in hoher Konzentration; z.B. zur ↗Varizen- u. Hämorrhoidenverödung, zur Organfixierung (z.B. bei Prolaps).

Sklerotomie: operatives Einschneiden der Sklera; bei Zyklodialyse, Glaukom. Als **Sklerozyklotomie** im Bereich des Ziliarkörpers.

Skolex: ↗Scolex.

Skoliose, Scoliosis: dauerhafte seitl. Krümmung der Körperachse; i.e.S. die der Wirbelsäule in der frontalen Ebene (mit gleichzeitiger Rotation u. Torsion) infolge Asymmetrie von Wirbelsäulenkomponenten, u. zwar angeboren oder erworben; ↗Abb.

Skoliosimetrie: Messung des Skoliosewinkels anhand der Wirbelsäulenaufnahme (a.p.; möglichst im Stehen).

Skorbut, Scharbock: Vitamin-C-Hypovitaminose infolge mangelnder Zufuhr von Früchten u. frischem Gemüse. Symptome: Müdigkeit, Muskelschmerzen, allgemeine spontane Blutungen, an der Haut zu reibeisenähnlichen Veränderungen führend; v.a. an Zahnfleisch, Periost u. Gelenken, evtl. auch Pleura, Perikard.

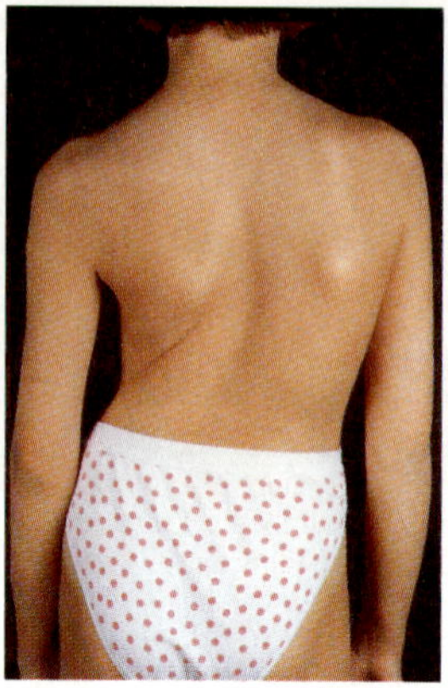

Begleitsymptome der **Skoliose**: Schulterhochstand; vorspringende Skapula; verkrümmte Dornfortsätze; tiefe Taille; vorspringende Hüfte [39]

Skorbutosteopathie: Wachstumsstörung bei infantilem Skorbut als Folge fehlerhafter Umwandlung des Knorpels in Knochengewebe an allen Epiphysen, begleitet von Mikrofrakturen u. Blutungen.

Skotom, Scotoma: umschriebener Gesichtsfeldausfall bzw. -abschwächung (-dämpfung) innerhalb eines funktionsfähigen Netzhautbereichs (= **absolutes** bzw. **relatives S.**; letzteres evtl. nur als Farbskotom).

Skrofeln, Skrofuloderm(a): Manifestation der Hauttuberkulose; bis haselnußgroße, bräunliche, zentral erweichende Infiltrate.

Skrotal...: den Hodensack (↗Skrotum) betreffend.

Skrotalhernie: der Hodenbruch; ↗Hernie durch Eindringen (»Herniation«) von Baucheingeweiden in das Skrotum.

Skrotalkrebs: verhornendes Plattenepithelkarzinom der Hodensackhaut; bei Schornsteinfegern als Berufskrebs (↗Rußwarze, -krebs).

Skrotitis: Hodensackentzündung.

Skrotum, Scrotum: der Hodensack; beutelartige Ausstülpung der vorderen Bauchwand mit Schichtenaufbau (Haut, Unterhaut, Fascia cremasterica, M. cremaster, Fasciae spermaticae, Tunica vaginalis testis); enthält die Hoden, Nebenhoden u. Samenstränge samt deren Gefäßen u. Nerven.

Skybala: »Kotballen«; eingedickter (wasserarmer) Stuhl im Dickdarm, z.B. bei Obstipation; evtl. durch die Bauchdecken tastbar (»Koprom«).

Slocumb* Syndrom, Cortisonentzugssyndrom, Steroid-Pseudorheumatismus: nach Beendigung einer Langzeitbehandlung mit Glucocorticoiden auftretende (meist vorübergehende) Symptome: u.a. verminderte körperliche Leistungsfähigkeit, Muskelschmerzen, beschleunigte BSG; bei schweren Formen mit Nebenniereninsuffizienz- u. Erythematodes-ähnlichen Erscheinungen sowie Panarteriitis, Phlebitis.

Slow-Virus-Infektion, SVI: entweder durch »konventionelle Viren« oder durch »unkonventionelle Agenzien« (s.a. Prionen) hervorgerufene übertragbare Erkrankungen des Zentralnervensystems mit bis zu Jahren dauernder Inkubationszeit u. chronisch fortschreitenden Funktionsstörungen; SVI wurden angenommen z.B. bei subakuter sklerosierender Panenzephalitis (SSPE; defektes Masernvirus?), Creutzfeldt*-Jakob* Syndrom, Kuru, Visna u. Scrapie (beim Schaf) sowie Mink encephalopathy (beim Nerz), ferner bei multifokalen Leukoenzephalopathien (Papovavirus), Multipler Sklerose, lymphozytärer Choriomeningitis.

Sludge-Phänomen: *(engl. blood sludge = Blutschlamm)* reversible Zusammenballung (Aggregation) der Erythrozyten (als »Geldrollenbildung«) mit Strömungsbehinderung des Blutes oder Gefäßverstopfung in kleinen Gefäßen); ist evtl. in den Gefäßen der Binde- u. Netzhaut des Auges als Unterbrechung der Blutsäule zu beobachten. Tritt auf z.B. nach Verbrennung, bei Makroglobulinämie Waldenström, Sichelzell-Anämie, Plasmozytom; ist ein wesentlicher Faktor in der Schock-Pathogenese.

small-for-date baby: (engl.) »für sein Gestationsalter zu kleines Neugeborenes« mit den Symptomen der intrauterinen Dystrophie (z.B. bei Plazentainsuffizienz).

small vessel disease: (engl.) Durchblutungsstörung des Herzmuskels infolge Erkrankung der kleinen Koronararterienäste.

smear: (engl.) Abstrich, Ausstrich(präparat).

Smegma: weiß-gelbliche, talgige Masse aus Talgdrüsensekret u. abgeschilferten Epithelien im Vorhaut- = Präputialsack bzw. als Ansammlung zwischen Kitzler u. kleinen Schamlippen. Enthält meist Mycobacterium smegmatis (= »Smegmabakterium«); bewirkt bei mangelnder Hygiene evtl. örtliche Entzündung; ist möglicherweise kanzerogen (i.S. des Penis-, Kollumkarzinoms).

Smog: Kunstname aus (engl.) **sm**oke (= Rauch) u. f**og** (= Nebel) für ein luftkolloidales System mit überwiegend organischen Teilchen, entstehend v.a. bei gleichzeitigem Auftreten von Industrie- bzw. Autoabgasen, Staub u. Nebel (v.a. im Winterhalbjahr bei Störung des vertikalen Luftaustausches bei bodennaher Kaltluftschicht). Durch konzentrierten Gehalt an schädlichen Stoffen (z.B. Schwefeldioxid, Kohlenmonoxid, Kohlenwasserstoffe, Stickoxide) gesundheitsgefährdend, v.a. bei bereits bestehenden Atemwegserkrankungen, kleinen Kindern, Alten.

Sn: Symbol für Zinn (= **St**a**n**num).

Sodawasser: Natriumcarbonat-haltiges, schwach laugenhaft schmeckendes Mineralwasser (»alkal. Säuerling«). – Auch allgemeine Bez. für kohlensäurehaltige Wässer.

Sodbrennen, Pyrosis: Gefühl des Brennens in der Magengrube u. entlang der Speiseröhre infolge gastroösophagealen Refluxes; s.a. Refluxösophagitis.

Sofortabnabelung: Abnabelung unmittelbar nach der Geburt, ohne das Erlöschen des Nabelschnurpulses abzuwarten.

S

Sofortmaßnahmen: s.u. Erste Hilfe.

Sofortreaktion, -typ: s.u. Reaktionstypen allergischer Reaktionen.

soft lens: (engl.) weiche ↑Kontaktlinse.

Sohle(nfläche): Planta pedis; s.a. Fußsohlen..., Plantar...

Soja(bohnen)mehl: eiweißreiches Substrat aus entölten Sojabohnen (= Semen Sojae; die Samen der asiatischen Leguminosen Glycine max u. Gl. soja); nach Entbitterung (Entfernung von Saponinen) auch für die menschliche Ernährung geeignet; ferner für bakteriologische Nährmedien.

Sojanahrung: Diätkost mit Schrot oder Mehl aus unbehandelten Sojabohnen (↑Sojamehl).

Sol.: ↑**Sol**utio.

Solanaceae: die Familie »Nachtschattengewächse«; u.a. mit den Arten ↑Solanum, Lycopersicum, Atropa, Hyoscyamus, die toxische Alkaloide enthalten, v.a. ↑Atropin, Hyoscyamin, Solanin.

Solanin: giftiges Alkaloid in Solanaceae-Arten (u.a. in grünen u. in Keimen alter Kartoffeln). Verursacht Vergiftung (**»Solanismus«**).

Solanum: eine Gattung der Solanaceae; z.B. Solanum melongena (»Aubergine«), S. nigrum (»schwarzer Nachtschatten«), S. tuberosum (»Kartoffel«).

solar(is): 1) sonnenförmig, z.B. Plexus solaris. **2)** durch Sonnenstrahlung bewirkt.

Solarisreflex: durch Druck auf den Plexus solaris ausgelöste Herzbeschleunigung, Blutgefäßengstellung im kleinen Kreislauf (Atemnot) u. arterieller Druckanstieg in der Peripherie.

Solarium: **1)** windgeschütztes, sonnenreiches Areal zur Heliotherapie. **2)** Raum mit UV-Strahlen (»Höhensonnen«) für Gruppenbestrahlung. – Auch Bez. für Ganzkörperbestrahlungs-Anlagen (mit möglichst wenig UV-C- u. möglichst viel UV-A-Anteil).

Solbad: **1)** Solebad: Kochsalzbad mit Salzgehalt von 1,5–6 (–30)%; Hauptwirkungen: Anregung des Hautstoffwechsels, Erhöhung des Parasympathikotonus, Beeinflussung des Vasomotorenspiels der Hautgefäße. Als **Soldampfbad** die Inhalationstherapie mit Soldunst. **2)** Heilbad mit Nutzung einer Solequelle.

Sole: Wasser einer Kochsalzsolquelle; auch als Bohrloch- oder Sinkwerksole durch künstliche Auslaugung unterirdischer Salzlager. – s.a. Solbad.

solidus: (latein.) fest.

solitär, solitarius: einzeln, vereinzelt, abgesondert.

Solitärniere: angeborene »Einzelniere« infolge einseitiger Nierenaplasie. – **S., sekundäre:** die »Restniere« nach Nephrektomie.

Solitärtuberkel, Konglomerattuberkulom: knotige Form der Organtuberkulose.

Sollgewicht: das normale ↗Körpergewicht.

solubilis: (latein.) löslich.

Solutio, Sol.: (latein.) Lösung. **1)** S. medicinalis: Arzneilösung. **2)** »Ablösung«. – **S. retinae:** ↗Ablatio retinae.

solutus, sol.: (latein.) gelöst.

solvatur; solve, solv.: latein. Rezepturanweisung »ist zu lösen!«, »löse!«.

Solvens (Mehrzahl **Solventia**): **1)** Lösungsmittel. **2)** als Solventia oder Resolventia (remedia) schleimlösende Mittel, Expektorantia (Hustenmittel).

Soma: (griech.) der Körper, *zytol* der Zellkörper (↗Zytosoma).

somatisch: körperlich, zum Körper (Soma) gehörend bzw. ihn betreffend. – **s. Nervensystem,** animalisches Nervensystem: funktionell begründete Bezeichnung für diejenigen Teile des peripheren u. zentralen Nervensystems (NS), die – im Ggs. zum vegetativen NS – den somatischen Funktionen, d.h. der Regelung der Beziehungen zur Außenwelt, dienen, d.h. der willkürlichen u. unwillkürlichen (reflektorischen) Motorik sowie – durch die Ansprechbarkeit auf Sinnesreize – der Oberflächen- u. Tiefensensibilität. – Auf allen Ebenen besteht morphologisch u. funktionell eine enge Verknüpfung mit dem ↗vegetativen NS.

Somatogramm: Kurve oder Skala mit eingetragenen Normalwerten (u. Standardabweichungen) von Körperlänge u. -gewicht für Säuglinge u. Kinder bis zum Abschluß des Wachstums; wichtigste Vergleichsskala zur Beurteilung des Gedeihens.

Somatomedine, insulin-like growth factors, IGF (I, II): aus Humanplasma isolierte Substanzen (Polypeptide) als Vermittler der Somatotropin-Wirkung; steigern u.a. die Synthese von DNS, Kollagen u. Proteoglykanen.

somatomotorisches System: die für die Haltungs- u. Bewegungsmotorik verantwortlichen Abschnitte des Nervensystems (v.a. motorischer Kortex u. das pyramidale u. extrapyramidale System, Motoneurone des Rückenmarks); vgl. Sensomotorik.

Somatostatin, Somatotropin-(release-)inhibiting-Faktor, SRIF, GHIF, GHRIH: das die hypophysäre Ausschüttung von Somatotropin hemmende Tetradecapeptid aus dem Hypothalamus; kommt im oberen Intestinaltrakt vor u. senkt auch den Blutzuckerspiegel u. die Glucagon- u. Insulin-Sekretion.

Somatotropin, somatotropes Hormon, STH, Wachstumshormon, human growth hormone, HGH: in α-Zellen des Hypophysenvorderlappens gebildetes Peptid, dessen Ausschüttung durch den Somatotropin-releasing-Faktor (SRF = GRH, GRF) u. Somatostatin gesteuert wird. Ist unentbehrlich für das normale Längenwachstum; die Wirkung wird durch Somatomedine vermittelt. Wird für die therapeutische Anw. heute gentechnologisch hergestellt.

Somatotropin-(release-)inhibiting-Faktor, SRIF: (engl.) ↗Somatostatin.

Sommerdiarrhö: akute Magen-Darm-Erkrankung in der heißen Jahreszeit bei Kindern, evtl. als Eintagsdurchfall; meist viral bedingt.

Sommersprossen: ↗Epheliden.

Somnambulismus, Noktambulismus, Nacht-, Schlafwandeln: Ausführung komplexer Handlungen im Schlaf (meist im traumlosen Stadium) u. mit völliger retrograder Amnesie.

somnolent: bewußtseinsgetrübt (↗Somnolenz).

Somnolenz: Benommenheit mit abnormer Schläfrigkeit als leichtere Form der Bewußtseinstrübung (mit Erweckbarkeit u. mit meist nicht vollständiger Erinnerungslücke); z.B. bei akutem hirnorganischem Prozeß, Schädel-Hirn-Trauma, Vergiftungen. – vgl. Sopor, Koma.

Sonde, Specillum: stab- oder (halb)röhrenförmiges, starres oder biegsames Instrument zur

Einführung in natürliche oder krankheitsbedingte Körperhohlräume für diagnostische oder Heilzwecke.

Sondenernährung: Einbringen dünnbreiiger oder flüssiger Nahrung i.S. der künstlichen ↗Ernährung über eine vorübergehend durch Mund oder Nase eingeführte oder als Verweilsonde genutzte Sonde (z.B. Magen-, Duodenal-, Jejunalsonde) oder Ernährungsfistel.

Sondieren, Sondierung: diagnostische Austastung unter Verwendung einer ↗Sonde.

Sonnenallergie: ↗Dermatitis photoallergica; s.a. Lichtdermatose.

Sonnenbestrahlung: 1) Sonnenbad; s.u. Heliotherapie. **2)** ↗Insolation.

Sonnenbrand: ↗Dermatitis solaris.

Sonnengeflecht: Plexus solaris (↗Plexus coeliacus).

Sonnenhut: ↗Echinacea.

Sonnenstich, Heliosis, Ictus solis: Krankheitsbild nach intensiver Sonnenbestrahlung des Kopfes. Abgeschlagenheit, Kopfschmerzen, Schwindel, Übelkeit, Brechreiz, Pulsbeschleunigung.

Sonographie: ↗Ultraschalldiagnostik in bildgebenden Verfahren.

sonor: tönend, klingend.

Soor(mykose): die durch den Soorpilz (↗Candida) hervorgerufene ↗Candidamycosis; als Soorösophagitis z.B. bei HIV-Infizierten.

Sopor: schwere Bewußtseinstrübung mit kurzzeitigem Orientierungsbemühen bei Anruf u. geordneten Abwehrbewegungen auf Schmerzreize, aber mit Unfähigkeit zu jeglicher spontaner Aktion. – vgl. Somnolenz.

Sorbinsäure: pilzwirksamer (= antimykotischer) Konservierungsstoff für Lebensmittel.

Sorbit(ol), Glucitol: als D(–)-Sorbit ein pflanzliches Hexit (C_6-Zuckeralkohol): Anw. als Süßstoff (für Diabetiker), Glycerinaustauschstoff, bakteriologischer Nährbodenzusatz, zur Vitamin-C-Synthese.

Sotalol: Betarezeptorenblocker; ein Klasse-III-Antiarrhythmikum. Anw. v.a. bei supraventrikulären u. ventrikulären Herzrhythmusstörungen; s.a. Antiarrhythmika.

Southern-Blotting: ↗Blotting-Verfahren zum Nachweis von Desoxyribonucleinsäure-Fragmenten.

Sozialpsychiatrie, soziale Psychiatrie: praktische Orientierung der Psychiatrie, die Maßnahmen zur Humanisierung u. Demokratisierung der psychiatr. Behandlung versucht, v.a. als Rehabilitation, gemeindenahe Psychiatrie, Öffnung geschlossener Anstalten, Wiedereingliederung in die Gesellschaft.

Sozialversicherung: die gesetzliche Pflichtversicherung der Arbeitnehmer u. ihrer Angehörigen zur Sicherung ihrer gesundheitlichen u. wirtschaftl. Daseinsgrundlage. Sie ist gegliedert in 1) Gesetzliche Krankenversicherung, 2) Gesetzliche Rentenversicherung, 3) Gesetzliche Unfallversicherung u. 4) Gesetzliche Arbeitslosenversicherung.

SP: saure ↗Phosphatase.

Spätabnabelung: Durchtrennung der Nabelschnur nach Übertritt des Plazentablutes in den Kreislauf des Neugeborenen (n. SALING ca. 1½–2 Min. nach isoliertem Abklemmen der Nabelschnurarterien).

Spätabszeß: ein erst nach Heilung einer Penetrationswunde in der Tiefe entstehender Abszeß; v.a. nach offenem Hirntrauma.

Spätblutung: mit deutlichem zeitl. Intervall zum Primärgeschehen eintretende Blutung infolge einer sekundären Gefäßschädigung, z.B. als Spätapoplexie.

Spätdyskinesie: hyperkinetische Dauersyndrome (choreatische Bewegungen v.a. der Mund- u. Gesichtsmuskulatur, evtl. Bewegungsstörungen) infolge längerer hochdosierter Therapie mit starken Neuroleptika (evtl. gefördert durch Antiparkinsonmittel); Prophylaxe: Wahl der niedrigsten noch wirksamen Neuroleptika-Dosis.

Späterythem: nach Röntgenbestrahlung evtl. als 3. Reaktionswelle dem Haupterythem unmittelbar folgendes (dieses oft noch übertreffendes) Erythem.

Spätgeburt: Geburt nach einer um mindestens 14 Tg. überschrittenen Tragzeit. Wegen drohender Plazentainsuffizienz Geburtseinleitung angezeigt.

Spätgestose: ↗Präeklampsie.

Spätödem: 1) venöses Stauungsödem beim postthrombotischen Syndrom; tritt evtl. erst nach jahrelangem symptomarmem Intervall auf. **2)** das u.U. noch jahrelang bestehende Ödem nach Eiweißmangel.

Spätrezidiv: Rückfall (= Rezidiv) erst längere Zeit nach scheinbar abgeheilter Ersterkrankung; v.a. als Geschwulstrezidiv (d.h. frühestens 5 J. nach operativer oder strahlentherapeutischer Heilung eines primären Neoplasmas; histologisch müssen Übereinstimmung mit der Primärgeschwulst sowie Bildung einer neuen Primärgeschwulst gesichert sein).

Spätschmerz: Magenschmerzen etwa 2–4 Std. nach Nahrungsaufnahme; v.a. bei ↗Ulcus duodeni.

Späturogramm: erst 1–24 Std. nach Kontrastmittelinjektion angefertigtes ↗Urogramm; geeignet u.a. bei Verlegung der Harnwege u. Verdacht auf Verlaufsanomalie des Ureters.

Spaltblase: ↗Blasenekstrophie.

Spalte: ↗Fissura; als Weichteillücke z.B. die LARREY*, MORGAGNI* Spalte; krankhaft z.B. die Gesichtsspalte.

Spalthauttransplantat, -lappen: freies Hauttransplantat aus Epidermis u. oberster Koriumschicht; nur geringe Schrumpfungsneigung, gute Anheilungstendenz.

Spaltimpfstoff: ↗Spaltvakzine.

Spaltlampenmikroskop: (binokulares) Hornhautmikroskop mit Spaltleuchte; liefert sehr helles, spaltförmig begrenztes, parallelstrahliges Lichtbündel; ermöglicht bei »fokaler seitlicher Beleuchtung« die genaue Untersuchung der vorderen Augenabschnitte u. brechenden Medien, mit Zusatzeinrichtung auch hinterer Glaskörperbereiche, peripherer Netzhautpartien u. des Kammerwinkels.

Spaltvakzine: Impfstoff, der statt des nativen Antigens dessen durch (enzymatische etc.) Spaltung gewonnene immunogene Untereinheiten enthält.

Spannungsblase: **1)** Hautblase infolge Epidermolyse im Frakturbereich. **2)** Ballonzyste der Lunge durch Ventilmechanismus, z.B. bei dünnwandigem Lungenabszeß. Gefahr des Spontanpneumothorax.

Spannungskopfschmerz, Muskelkontraktionskopfschmerz, tension headache: akuter oder chron. Kopfschmerz ohne direkten Nachweis einer organischen Schädigung im Kopfbereich. Diskutiert werden vaskuläre u. humorale Faktoren sowie individuelle Reaktionen auf Lebensstreß, aber auch Veränderungen im Bereich der Halswirbelsäule. Symptomatik: dumpfer Schmerz oder Gefühl der Spannung, Druck oder Verkrampfung v.a. im Subokzipitalbereich. Therapie: evtl. psychotherapeutische Behandlung einschließlich Biofeedback, allgemeine physikalische Maßnahmen (Heilgymnastik, Lockerungsübungen, evtl. Massagen u. Hydrotherapie); medikamentöse Behandlung mit Vorsicht (Tranquilizer mit muskelrelaxierender Wirkung, schwach wirksame Analgetika, evtl. Antidepressiva).

Spannungsmediastinum: akutes Mediastinalemphysem infolge Lippenventilbildung u. Luftansaugung bei der Einatmung als Komplikation bei Operationen mit Eröffnung des vorderen oberen Mediastinums. Führt zu extraperikardialer Herztamponade.

Spannungspneumothorax, Ventilpneumothorax: lebensbedrohlicher offener ↗Pneumothorax mit Überdruckentwicklung infolge Bestehens eines Ventilmechanismus (die Pleuraöffnung zur Oberfläche bzw. zu Lunge oder Bronchus ist bei Ausatmung verschlossen); z.B. nach Brustwandverletzung, als Folge pleuranaher Lungenerkrankungen. Führt zu Atemnot u. Zyanose; bedarf alsbaldiger Entlastungspunktion, evtl. Dauersaugdrainage.

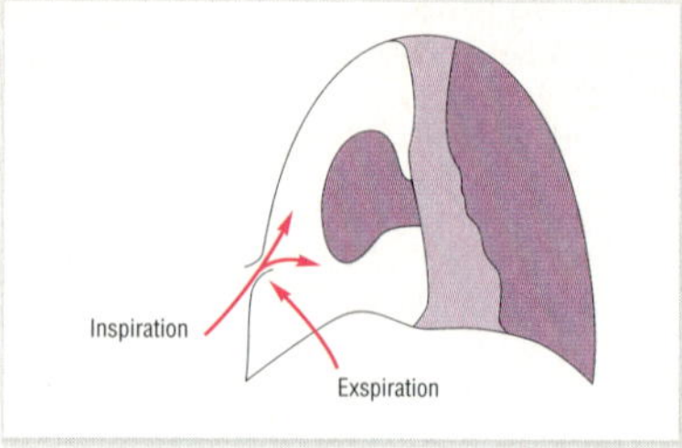

Spannungspneumothorax [511]

Spanplastik: plastische Operation (Osteoplastik) mit ↗Implantation oder ↗Transplantation auto-, allo- oder xenogener Knochenspäne; z.B. als ↗Arthrodese.

Spasmen: s.u. Spasmus.

spasmisch; spasmodisch: krampfartig, mit Krämpfen, Krampfneigung. – vgl. spastisch.

spasmogen: **1)** krampfauslösend. **2)** krampfbedingt.

Spasmolyse: Beseitigung eines Krampfzustandes (i.e.S. im Eingeweidebereich).

Spasmolytika: krampflösende, den Spannungszustand glatter Muskulatur senkende bzw. deren Verkrampfung lösende (= »spasmolytische«) Heilmittel; wirken neurotrop (Acetylcholin-Antagonisten, z.B. Atropin), muskulotrop (Papaverin bzw. Dantrolen; sog. **myotrope S.**) oder neuro-muskulotrop (synthetische Mittel); s.a. Parasympatholytika.

spasmolytisch: krampflösend; ↗Spasmolytika.

spasmophil: zu Krämpfen neigend.

Spasmophilie: hypokalzämische ↗Tetanie im Kindesalter (»Kindertetanie«), z.B. in der Rekalzifizierungsphase der Rachitis (als rachitogene Tetanie), bei Nebenschilddrüseninsuffizienz, Magen-Darm-Störungen. Symptome: tetanische Anfälle (Spasmen glatter u. quergestreifter Muskulatur, vegetative Störungen) mit – evtl. lebensbedrohlichem – Stimmritzenkrampf (↗Laryngospasmus).

Spasmus: Verkrampfung, Krampf; i.e.S. als relativ langsame u./oder sich rhythmisch wiederholende Muskel(gruppen)kontraktion

(= tonischer bzw. klonischer oder aber gemischter ↗Muskelkrampf).

Spastik: regelhafte (»automatisierte«), bei Bewegungsbeschleunigung u. unter Einwirkung sensibler Reize sich steigernde Zunahme der Muskelspannung bei Ausfall kortikospinaler Systeme, v.a. der Pyramidenbahn (aber auch EPS-Anteile); nach passiver Überdehnung evtl. völlig zusammenbrechend (= Spasmus-mobilis-Phänomen); wird begleitet von gesteigerten u. pathologischen Reflexen u. Klonusbereitschaft. Symptom der motorischen Störung, z.B. bei Zerebralparese.

Spastiker: Patient mit ↗Spastik; i.e.S. der Patient mit infantiler ↗Zerebralparese.

spastisch, spasticus**:** krampfend, krampfartig, Spastik oder Spasmen betreffend. – **sp. Schiefhals,** Torticollis**:** s.u. Schiefhals.

Spastizität: verstärkter muskulärer Widerstand gegen passive Bewegungen (als Teilerscheinung der ↗Spastik); vgl. Rigor.

Spatel: Misch-, Auftrags-, Abstrich- bzw. Weghalteinstrument; z.B. als Holz- (Zungenspatel), Glasspatel bzw. Bauchdeckenspatel.

Spatia; Spatium: (latein.) Räume bzw. Raum, Zwischenräume bzw. -raum.

Species, Sp(ec).**: 1)** die »Art« als taxonom. Einheit. **2)** Heilmittel als Gemisch (v.a. Teemischung) aus ganzen u. zerkleinerten Pflanzenteilen (z.T. auch mit anderen Stoffen).

spectans: (latein.) unter Sicht, zielend, gezielt.

Spectinomycin, Actinospectocin**:** Aminoglykosid-Antibiotikum aus Streptomyces spectabilis; Anw. z.B. bei Gonorrhö.

Speculum: *(latein. = Spiegel)* ↗Spekulum.

Speed: (engl.) Jargonbez. der Drogenszene für Psychoanaleptika, v.a. Amphetamine.

Speiche: ↗Radius.

Speichel, Saliva**:** die geruch- u. geschmacklose, Speichelkörperchen enthaltende Absonderung (Mischsekret) der 3 großen (Glandula parotis, submandibularis u. sublingualis) u. zahlreichen kleinen Speicheldrüsen (in Mundschleimhaut, Zungengrund). – Funktionen: Feuchthalten der Mundhöhle, Benetzen, Durchdringen u. Schlüpfrigmachen der Speisen, Lösen der Geschmacksstoffe, Bakterizidie (begrenzt; wirksam sind v.a. Lysozyme).

Speicheldrüsen, Glandulae salivales**:** i.e.S. die den Speichel bildenden Drüsen der Mundhöhle.

Speicheldrüsenentzündung: »Sialoadenitis« einer der 3 großen Mundspeicheldrüsen (meist als ↗Parotitis).

Speicheldrüsenmischtumor: eine Geschwulst v.a. der Parotis; schmerzhaft, langsam u. meist nur expansiv wachsend (aber auch bösartig entartend), jedoch mit Rezidivneigung; heute als »pleomorphes Adenom« bezeichnet.

Speichelfluß: ↗Salivation, *path* ↗Sialorrhö.

Speichelstein, Ptyalo-, Sialolith**:** Stein im Ausführungsgang einer der großen Mundspeicheldrüsen; Klinik: Drüsenschwellung (bes. beim Essen), evtl. Speichelkolik.

Speicherkrankheit, -retikulose: ↗Thesaurismose.

Speicherzellen: phagozytierende Zellen (des RES; s.a. Phagozyten) mit Speicherungsvermögen für Proteine, Fette, Glykogen, Pigmente etc.

Speisebrei: ↗Chymus.

Speiseröhre: ↗Oesophagus; s.a. Ösophag(o)..., Ösophagitis.

Spektralanalyse: 1) qualitative u. quantitative Ermittlung gasförmiger, flüssiger u. fester Stoffe anhand ihrer Spektrallinien. **2)** computergestütztes EEG-Verfahren zur Berechnung der Grundaktivität u. deren Inbezugsetzen zum Gesamtspektrum.

Spektroskopie: Erkennung u. Kennzeichnung von Ionen, Atomen u. Molekülen anhand der von ihnen aufgenommenen bzw. abgegebenen elektromagnetischen Strahlung.

Spektrum: i.e.S. das elektromagnetische Sp., insbes. das »optische Spektrum« im Infrarot-, im sichtbaren u. im Ultraviolett-Bereich.

Spekulum: trichter-, röhren-, rinnen- oder spatelförmiges Instrument (aus Metall, Glas, Kunststoff) zur Betrachtung von Körperhohlräumen; z.T. selbsthaltend, spreizbar, mit Sperrvorrichtung.

Spender: Kurzbezeichnung für Blut-, Gewebe-, Organspender.

Sperma, Semen**:** die milchig-trübe, gallertige, schwach alkalische »Samenflüssigkeit« des Mannes, bestehend aus Spermien (200–300 Mio.) u. Spermaplasma im Verhältnis 1 : 9 sowie aus »Begleitzellen« (ab 4% pathologisch), d.h. aus Spermatogonien u. -zyten, Sertoli* Zellen, Epithelzellen der Samenwege u. Anhangsorgane, einzelnen Leukozyten.

Spermakompatibilitätstest: »Samenverträglichkeitstest«, ↗Postkoitaltest.

Spermakonservierung: die Konservierung von Sperma-Einzelportionen durch programmiertes Einfrieren; dient der Aufbewahrung für die spätere künstliche Insemination. Die Lagerung erfolgt meist in einer speziell ausgestatteten Samenbank.

Spermaplasma: die Absonderungen der akzessorischen Geschlechtsdrüsen als Spermabestandteil.

Spermaticus, Spermatikus: Kurzbezeichnung des Funiculus bzw. Ductus spermaticus.

spermaticus: (latein.) ↗Sperma betreffend.

Spermatogenese: die Reifung der Samenzellen (ab der Pubertät bis ins Greisenalter) im Keimepithel der Hodenkanälchen.

Spermatogonium: Ursprungszelle des Spermiums (Stammsamenzelle).

Spermatogramm, Spermiogramm: tabellarische Zusammenstellung bestimmter Parameter des durch Masturbation gewonnenen Ejakulats (nach mindestens 5tägiger sexueller Karenz); bewertet werden Menge, pH, Fructosegehalt bzw. -index, Viskosität, DNS-Gehalt sowie Anzahl, Basalmotilität (»Spermabeweglichkeitsfaktor«) u. Gestalt der Spermien.

Terminologie der **Spermatogramm**-Befunde

Befund	**Spermienzahl, Besonderheiten**
Normozoospermie	20 (40)–120 Mio/ml
Hypozoospermie	20–40 Mio/ml
Hyperzoospermie	120 Mio/ml
Oligozoospermie I	10–20 Mio/ml
Oligozoospermie II	< 10 Mio/ml
Krypto(zoo)-spermie	< 1 Mio/ml; nur im Sediment nachweisbar
Azoospermie	nur Zellen der Spermatogenese
Aspermie	keine Zellen
Aspermatismus	kein Ejakulat
Normokinospermie Hypokinospermie	> 60% < 60 (50)% } bewegl. Spermien
Asthenospermie	Normozoospermie bei verminderter Motilität
Normomorphospermie	> 80 (60)% normale Formen; 2–5 (3–6)% Zellen der Spermatogenese
Teratospermie	> 40% pathologische Formen; > 5% Zellen der Spermatogenese

Spermatorrhö: Abfluß von Samen (evtl. nur Samenblasensekret) aus der Harn(samen)röhre ohne Wollustgefühl, z.B. bei Stuhlgang oder Wasserlassen, bei chronischer Entzündung der männlichen Adnexe.

Spermatozele, Samenbruch: Retentionszyste mit spermienhaltiger Flüssigkeit; meist im hodennahen Nebenhoden.

Spermatozystektomie: ein- oder beidseitige operative Samenblasenentfernung (Exstirpation).

Spermatozystitis, Vesiculitis: Samenblasenentzündung; ein- oder beidseitig, aszendierend oder hämatogen, akut (z.B. bei ↗Gonorrhö) oder chronisch. Symptome: Fieber, Schmerzen, Dysurie, Nekro-, Azoo-, seltener A- oder Pyospermie.

Spermaturie: Spermienbeimengung im Urin(sediment); z.B. bei Adnexentzündung.

Spermie: ↗Spermium.

Spermienmotilität: Beweglichkeit der Spermien; s.a. Spermatogramm.

Spermin: ein u.a. im menschlichen Sperma nachweisbares biogenes Amin. Prägt – wie auch sein Derivat Spermidin – den Spermageruch.

Spermiogenese: die Reifung von Spermatiden zu befruchtungsfähigen Spermien.

Spermiogramm: ↗Spermatogramm.

Spermium, Spermatozoon, Samenfaden: die reife männliche Keimzelle. Bei der Ejakulation werden bis zu 300 Millionen Spermien ausgestoßen, von denen nur 300–500 über den Eileiter an das Ovar gelangen.

Spermizid: Spermien abtötendes Mittel.

Spermov(i)um: die Eizelle nach Eindringen eines Spermiums.

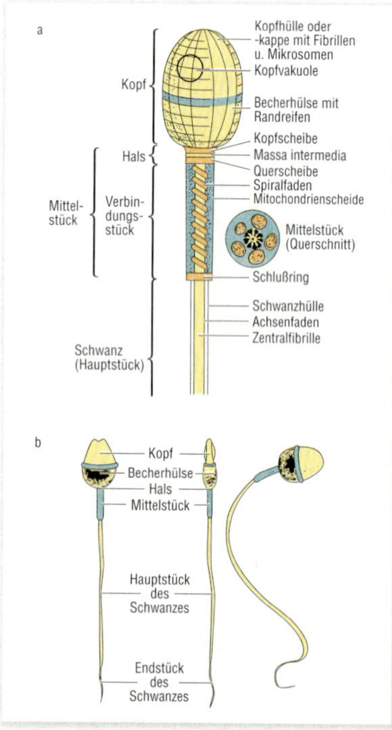

Spermium des Menschen [82; 105]

Sperrarterien: kleine, durch eine dicke innere Längsmuskelschicht zu völligem Lichtungsverschluß befähigte Arterien; sie regulieren durch Drosselung den Blutstrom zu den Organen.

Spezialitäten: Fertigarzneimittel mit herstellereigenen Namen (= Arzneispezialitäten).

spezifisch: arteigen, kennzeichnend (↗Spezifität), auf etwas Bestimmtes (z.B. Antigen) ausgerichtet, für eine bestimmte Krankheit charakteristisch, mit bekannter indikationsbezogener Wirkung.

Spezifität: **1)** Gesamtheit der Eigenschaften oder Merkmale, die für eine tote oder lebende Materie kennzeichnend sind u. sie von anderen unterscheiden. **2)** die Eignung einer (Labor-)Methode, bei Gesunden keine falsch positiven Werte zu erhalten; errechnet als Anteil der richtig negativen Ergebnisse geteilt durch die – mit Vergleichsmethoden ermittelte – Gesamtzahl der Gesunden unter den Probanden.

sphaeroid(es), -deus: (latein.) kugelartig.

Sphärozyt: ↗Kugelzelle.

Sphärozytose: Auftreten von ↗Kugelzellen im peripheren Blut.

Sphenoid, Sphenoidale: das Keilbein, ↗Os sphenoidale.

Sphenoidotomie: Eröffnung (u. Ausräumung) der Keilbeinhöhle.

Sphincter: Schließmuskel (= M. sphincter); s.a. Sphinkter... – **Sph. choledochus:** der sog. »Boyden* Sphinkter« in der Wand des Ductus choledochus als Teil des M. sphincter ampullae **(= Sph. Oddi)**.

Sphingoglykolipide: ↗Sphingolipide, bestehend aus Ceramid u. einem glykosidisch gebundenen Mono- oder Oligosaccharid; z.B. als Cerebroside, Sulfatide, Globoside, Ganglioside.

Sphingolipide, -lipoide: eine Klasse der Lipide; wichtige Zellmembranbestandteile; bestehend aus Sphingosin u. einer langkettigen Fettsäure, einem Phosphorsäurerest einer stickstoffhaltigen Base oder einem Oligo- oder Monosaccharid (↗Sphingoglykolipide).

Sphingolip(o)idosen: erbliche degenerative Krankheiten mit durch ↗Enzymopathie bedingter intrazellulärer Speicherung (↗Thesaurismose) von Sphingolipiden.

Sphingomyeline, Sphingophosphatide, -phospholipide: v.a. in Myelinscheiden vorkommende Sphingolipide aus Ceramid u. Phosphorylcholin. – Eine Abbaustörung resultiert in der Sphingolipidose **(Sphingomyelinose)**, d.h. im ↗Niemann*-Pick* Syndrom (mit Typ A bis E). Ursache ist der Mangel an Sphingomyelinase.

Sphingosin: Grundbaustein der ↗Sphingolipide.

Sphinkter: Kurzbezeichnung für ↗Musculus sphincter (s.a. Sphincter).

Sphinkterachalasie: fehlende Erschlaffung (↗Achalasie) eines Schließmuskels, z.B. bei Kardiospasmus.

Sphinkterinsuffizienz: mangelhafte Leistung eines Schließmuskels; ↗Chalasie, ↗Harn-, Stuhlinkontinenz.

Sphinkterometrie: Bestimmung des Öffnungsdruckes des inneren u. äußeren Harnröhrensphinkters als Blasenfunktionsprüfung, meist im Anschluß an die Blasendruckmessung.

Sphinkterplastik: operative Wiederherstellung einer Schließmuskelfunktion, v.a. als Inkontinenzplastik.

Sphinktersklerose: Schließmuskelstarre, z.B. als Sphincter-Oddi-Starre; oder *urol* des Blasenschließmuskels (als »Blasenhalsstarre«).

Sphinkterspasmus: Schließmuskelkrampf mit entsprechenden Öffnungsschwierigkeiten; z.B. ↗Kardio-, Pylorospasmus.

Spica: »Kornährenverband«; Bindenverband, bei dem sich die Touren im spitzen Winkel überkreuzen.

Spickdrahtosteosynthese: adaptierende Knochenfragmentfixierung mittels Bohrdraht.

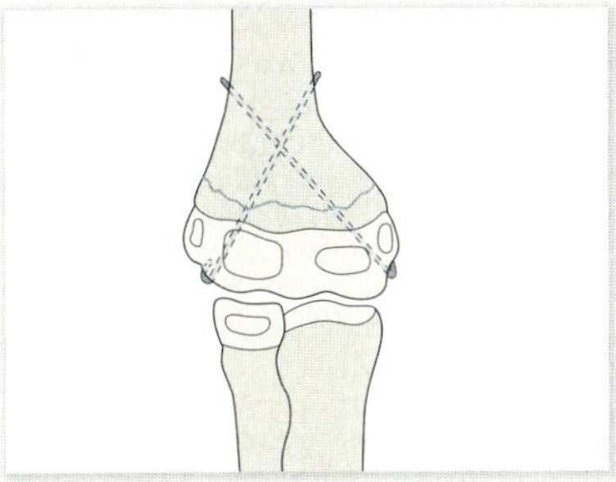

Spickdrahtosteosynthese [39]

Spickmethode: s.u. Radiumtherapie.

Spider(-Angiom, -Nävus): (engl.) ↗Naevus araneus.

Spiegel: **1)** »Sehnenspiegel« (↗Aponeurose). **2)** Substanzgehalt einer Körperflüssigkeit (eines Gewebes), z.B. Blutzuckerspiegel. **3)** ↗Spekulum. **4)** Flüssigkeitsspiegel.

Spiegelbildung: bei Darmverschluß erfolgende Bildung von ↗Flüssigkeitsspiegeln.

Spiegelung: ↗Endoskopie.

Spielbein: das – im Gegensatz zum Standbein – nicht belastete, für Bewegungen freie Bein.

Spin: *(engl. = schnelle Drehung) physik* »Eigendrehimpuls«; Quantenzahl, die die Rotation von Elementarteilchen u. Atomkernen (Kernspin) beschreibt.

Spina: (latein.) Stachel, Gräte, Rückgrat (i.w.S. auch Rückenmark). **1)** dornförmiger Knochenfortsatz (auch Dornfortsatz) oder Knorpelvorsprung (s.a. Crista). **2) Sp. bifida:** hintere Wirbelsäulenspaltbildung infolge Fusionsstörung (↗Rhachischisis); i.e.S. – als **Sp. bif. occulta** – nur deren Leichtform mit zweigespaltenem Wirbelbogen u. ohne Fehlbildungen des Rückenmarks (RM) oder seiner Häute (als **Sp. bif. aperta** s. **cystica** dagegen der Typ mit Fehlbildung, ↗Meningo[myelo]zele).

spinal, spinalis: (latein.) dornförmig (= spinosus), eine ↗Spina, i.e.S. die Wirbelsäule bzw. das Rückenmark betreffend. – **sp. Halbseitensyndrom:** ↗Brown/Séquard* Lähmung. – **sp. Heredoataxie:** ↗Friedreich* Ataxie. – **sp. Kinderlähmung:** ↗Poliomyelitis anterior acuta.

Spinalanästhesie, Lumbalanästhesie: Leitungsanästhesie mit direkter Verabfolgung des Lokalanästhetikums in den Subarachnoidalraum über paramediane Lumbalpunktion, seltener als ↗Sakralanästhesie. – **Sp., kontinuierliche:** Sp. durch protrahierte Injektion über eine subarachnoidal eingeführte Spezialkanüle (bzw. Katheter).

Spinalerkrankung, funikuläre, funikuläre Myelose: Rückenmarkerkrankung durch unsystemische, mehrere Strangsysteme (v.a. lange Bahnen) erfassende »lückenfeldartige« Entmarkung. Zeichen: Kombination neurologischer Ausfälle (v.a. Parästhesien, Tiefensensibilitätsstörung, Muskelhypotonie, Erlöschen der Eigenreflexe, Pyramiden- u. Kleinhirn-Seitenstrang-Ataxie). – Meist als Komplikation der perniziösen Anämie, auch als Begleitkrankheit bei Vitamin-B_{12}-Avitaminose, Folsäure-Mangel, Pellagra, Beriberi.

spinale Tumoren: Oberbegriff für Neoplasmen im Bereich der Wirbelsäule, die die Funktionen des Rückenmarks oder der Spinalwurzeln (unilaterale Lokalisation) beeinträchtigen; im klinischen Sprachgebrauch häufig Gleichsetzung von sp. T. u. ↗Rückenmarkstumoren (i.e.S. Tumoren, die ihren Ausgang vom Rückenmark nehmen). Die Einteilung erfolgt hinsichtlich Lokalisation (Verhältnis des Tumors zum Rückenmark, Stelle im Wirbelkanal) u. histologischem Aufbau. – Symptome (häufig uncharakteristisch): Schmerzen (je nach Lokalisation z.B. Fehldeutung als »Zervikalsyndrom«; »Gürtelrose«; »Ischialgie«); Spontanfraktur u. ggf. plötzliche Querschnittslähmung (v.a. bei osteolytischen ↗Knochenmetastasen); Bewegungs-, Gefühlsstörungen.

Spinalganglion: ↗Ganglion spinale.

Spinaliom: ↗Plattenepithelkarzinom.

spinalis: (latein.) dornförmig, ↗spinal.

spinalmotorische Systeme: im Dienste der Motorik stehende nervale Rückenmarkstrukturen: α-Motoneurone, γ-Muskelspindelschleifen, Interneurone, primäre Afferenzen (vgl. Sensomotorik).

Spinalnerven: ↗Nervi spinales.

Spinalparalyse: Lähmung durch Ausfall von Teilen des spinalmotorischen Systems. – **Sp., spastische,** Erb*-Charcot* oder v. Strümpell* Krankheit: meist erbliche (in ca. 60% rezessiv), androtrope, systemische Degeneration der Ganglienzellen der motorischen Hirnrinde u. zugehöriger Pyramidenbahnfasern (v.a. für untere Gliedmaßen). Beginnt im Kindes- oder Erwachsenenalter mit spastischen Beinlähmungen (mit allmählichem Übergang in Kontrakturen), gefolgt von Armparesen; evtl. Pseudobulbärparalyse.

Spinalpunktion: ↗Lumbalpunktion.

Spinalsyndrom: ↗Wurzelsyndrom.

Spindelapparat: spindelförmige Struktur der Zelle am Ende der Prophase der Mitose oder Meiose.

Spindelzellkarzinom: aus Spindelzellen bestehendes Karzinom.

Spindelzellnävus: ↗Melanom, benignes, juveniles.

Spinnbarkeitstest: Bestimmung des Ovulationstermins anhand der Ausziehbarkeit (**»Spinnbarkeit«**) des dann besonders dünnen, klaren Zervixschleims; ↗Abb. S. 735.

Spinnenhaut: ↗Arachnoidea.

Spinnenmal: ↗Naevus araneus.

spinozelluläres Karzinom: ↗Plattenepithelkarzinom.

Spiral-CT: Fortentwicklung der ↗Computertomographie mit Hilfe der sog. Spiraltechnik, bei der sich über die bei der Untersuchung gewonnenen Daten ein lückenloses dreidimensionales Bild rekonstruieren läßt; ↗Abb. S. 735.

Spirale: i.e.S. Kurzbezeichnung für ↗Intrauterinpessar, da die meisten Modelle ein Drahtgewinde (Kupferdraht, früher oft Silberdraht) aufweisen.

Spiramycin: ein Makrolid-Antibiotikum aus Streptomyces ambofaciens.

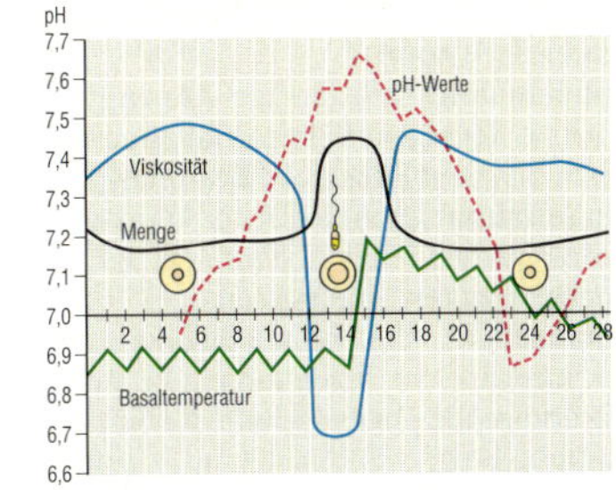

Spinnbarkeitstest: Veränderungen von Viskosität, Menge u. pH-Wert des Zervixschleims u. Weite der Zervixlichtung während eines 28tägigen Zyklus. Zur Zeit des Follikelsprungs (Konzeptionsoptimum), zwischen dem 12. u. 16. Tag des Zyklus, findet das Sperma die günstigsten Bedingungen zur Aszension [105]

Spirituosa medicata: Arzneimittellösungen mit Weingeist als wesentlichem Bestandteil, z.B. Vina medicata.

Spiritus: *(latein. = Geist)* Kurzbezeichnung für Sp. aethylicus (Äthanol), aber auch andere Alkohole. – **Sp. camphoratus,** Kampferspiritus: in Äthanol-Wasser gelöster Kampfer; dient als antineuralgische u. antirheumatische Einreibung. – **Sp. vini gallici:** Franzbranntwein; äthanolisch-aromatische Einreibe- u. Körperpflegemittel.

Spirochäten: i.e.S. die jetzt unter ↗Treponema eingeordneten Arten; s.a. Borrelia, Leptospira.

Spirolacton: ↗Spironolacton.

Spirometer: Apparat zur Messung des geatmeten Gasvolumens.

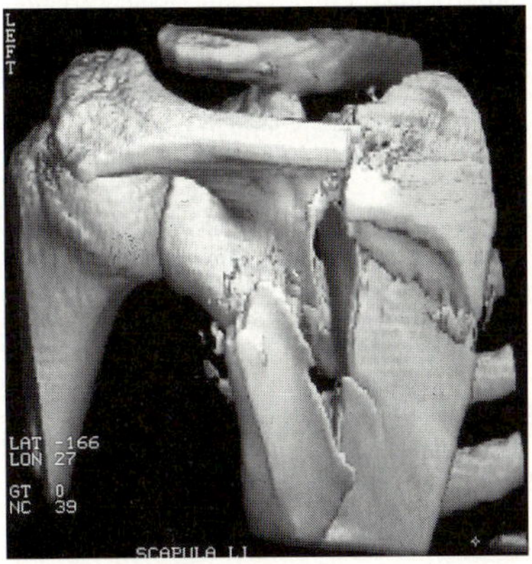

Spiral-Computertomographie: dreidimensionale Darstellung einer Skapulafraktur [250]

Spirometrie: Bestimmung der Ventilationsgrößen mittels Spirometer; als Ruhe- oder als Ergo-Sp. (zur Erfassung latenter Schäden).

Spironolacton, Spirolacton: synthetisches Steroid; ein Aldosteron-Antagonist, Diuretikum (bewirkt erhöhte Natriumausscheidung).

Spitzbuckel: ↗Gibbus.

Spitzenkatarrh: ↗Lungenspitzenkatarrh.

Spitzenstoß: ↗Herzspitzenstoß.

Spitzfuß, Pes equinus: in Plantarflexionsstellung (Beugung im oberen Sprunggelenk) fixierter Fuß, der aktiv u./oder passiv nicht über die Horizontale gestreckt werden kann.

Spitz-Klumpfuß: Klumpfuß-Vollbild, d.h. mit Spitzfußstellung, Varusstellung der Ferse, Supination des Fußes u. Vorfußadduktion (= Pes equinovarus adductus); bedingt im Extremfall ein Auftreten mit dem Fußrücken.

Splanchna: Eingeweide.

splanchnicus: (latein.) die Eingeweide (Splanchna) bzw. den Darm betreffend; z.B. Nervus spl. (= »Splanchnikus«).

Splanchnikusanästhesie: beidseitige Leitungsanästhesie des Nervus splanchnicus zur Ausschaltung der Schmerzempfindung der Baucheingeweide bei Bauchoperationen; die Anästhetikum-Injektion erfolgt an das Ganglion coeliacum.

Splanchnikusblockade: paravertebrale (in Höhe Th 6/7) Leitungsanästhesie der Nervi splanchnici.

Splanchnodynie: Eingeweideschmerz.

Splen, Lien: (griech.) ↗Milz.

Splenadenom: s.u. Splenom.

Splenektasie: Milzvergrößerung, ↗Splenomegalie.

Splenektomie: operative Milzentfernung = Milzexstirpation (z.B. wegen Milzruptur, für splenorenalen Shunt, bei bestimmten Blut- [z.B. Lymphome] u. Stoffwechselkrankheiten mit Splenomegalie).

splenicus: zur Milz gehörend (= lienalis).

Splenitis, Lienitis: Milzentzündung.

Splenohepato...: ↗Hepatospleno..., ↗Hepatolien...

Splenom: geschwulstartiger Milzknoten aus Milz- u./oder Bindegewebe. – Als Splenadenom eine Hyperplasie des lymphatischen Gewebes der weißen Pulpa (»Splenolymphom«), i.w.S. die Hyperplasie der roten Milzpulpa bei Splenitis (Milzentzündung).

Splenomegalia, -megalie: akute oder chronische Milzvergrößerung (sog. Milztumor) als Symptom eines primären (evtl. systemischen) oder sekundären Neoplasmas, einer Zirkulationsstörung, einer ↗Thesaurismose, einer hämatologischen Krankheit (z.B. Polycythaemia vera, Leukosen, Retikulosen, Granulomatosen, Anämien), einer Splenitis, Infektionskrankheit, Pfortaderhypertonie.

splenoportal: Milz u. Pfortader betreffend.

Splenoportographie: Röntgenkontrastdarstellung der Milz-Pfortaderstrombahn.

Splitting: (engl.) »Spaltung« der Herztöne.

Spondylarthritis: Entzündung der Wirbelgelenke. – **Sp. ankylopoetica:** ↗Spondylitis ankylosans.

Spondylitis: Entzündung (↗Ostitis oder ↗Osteomyelitis) der Wirbel. – **Sp. ankylosans,** Spondylitis ankylopoetica, BECHTEREW* Krankheit, PIERRE MARIE*-STRÜMPELL*-BECHTEREW* Krankheit, Pelvispondylitis ossificans (ankylopoetica): HLA-B-27-assoziierte entzündliche Erkrankung der Wirbelsäule u. ihrer Grenzgelenke mit der Tendenz zur Versteifung der Wirbelsäule in Fehlstellung (»Ankylosierung«) u. der Einschränkung der Atmungsfunktion des Brustkorbes. Eventuell auch Beteiligung der stammnahen u. peripheren Gelenke.

Spondylodese: operative Wirbelsäulenversteifung.

spondylogen: von Wirbelkörper oder Wirbelsäule ausgehend (s.a. vertebragen).

Spondylolisthesis, Wirbelgleiten: Abgleiten eines Wirbelkörpers (meistens 5. LWK) nach vorn. Führt zu Bandscheibendegeneration; Sklerose, Arthropathie angrenzender Gelenke.

Spondylomyelitis: Kombination von Spondylitis u. Myelitis.

Spondylopathia, -pathie: degenerative Wirbel- bzw. Wirbelsäulenerkrankung. – **Sp. deformans,** Spondylosis deformans: Sp. als Erkrankung, die von geschädigten Bandscheiben auf die Deck- bzw. Grundplatte u. die Randleisten benachbarter Wirbel übergreift (»Spondylochondrose«). – **Sp. osteomalacica:** stoffwechselbedingte Sp. mit Osteomalazie; z.B. bei Spätrachitis, Mangelernährung, im Klimakterium; schmerzhaft, mit Wirbelkörper-, Wirbelsäulendeformierung.

Spondyloptose: schwerste Form der ↗Spondylolisthesis mit (meist) völligem Abgleiten des 5. LWK gegenüber dem Kreuzbein.

Spondylotherapie: Behandlung vertebragener Krankheiten durch Chiropraktik.

Spondylus: (latein.) Wirbel, ↗Vertebra.

Spongiosa: 1) ↗Substantia spongiosa (der Knochen). **2)** ↗Stratum spongiosum endometrii **(»Sp. decidualis«)**.

Spontanabort: nicht künstlich herbeigeführte Fehlgeburt (bei > 3maligem Vorkommen als »habitueller« Abort).

Spontanatmung: selbständige Atmung unter Kontrolle der eigenen Atemregulation (i.e.S. *anästh* die nicht künstliche Beatmung).

Spontanfraktur: pathologische ↗Fraktur bei physiologischer Skelettbelastung; z.B. bei Knochentumoren, -metastasen.

Spontangeburt: die ohne medikamentöse oder mechanische Einleitung u. Unterstützung erfolgende physiologische Geburt.

Spontanheilung: »Selbstheilung« aufgrund natürlicher immunologischer u. reparativer Potenzen, d.h. Heilung ohne therapeutisches Eingreifen.

Spontanpneu(mothorax): ↗Pneumothorax als Folge einer spontan eintretenden Kommunikation zwischen dem Bronchialbaum u. dem Pleuraspalt; **idiopathisch** (ohne a priori bekannte Ursache, oft aber durch Einriß einer pleuranahen Emphysemblase, Lungenzyste) oder **symptomatisch** (z.B. bei bereits bekanntem Lungenabszeß, Bronchiektasen). Beginn dramatisch; als Komplikationen z.B. Spannungs-, Hämatopneumothorax.

Sporen: 1) die im allgemeinen einzellige Fortpflanzungsform der Pilze. **2)** aus vegetativen Zellen hervorgehende Zellen der Prokaryonten (z.B. Bakterien; s.u. Sporenbildner). **3)** ↗Sporozyste.

Sporenbildner: Bakterien, die unter ungünstigen Umweltbedingungen (außerhalb lebender Organismen) Dauersporen bilden (die bei günstigen Bedingungen auskeimen); z.B. alle Bacillus- u. Clostridium-Arten.

Sporentierchen: ↗Sporozoa.

Sporotrichose: Pilzerkrankung; eine v.a. chronische, durch Sporothrix schenckii verursachte, bei Mensch u. Tieren vorkommende Systemmykose mit Sitz v.a. in tiefen Hautschichten (kutan-epidermal) u. – nach Streuung – auch in inneren Organen, Muskeln, Knochen.

Sporozoa, Sporozoen: eine Klasse parasitärer Protozoen; medizinisch wichtig die Ordnung Coccidia (Kokzidien) mit den Unterordnungen Haemosporidia u. Toxoplasmidia u. den Gattungen Plasmodium, Toxoplasma, Sarcocystis u. Isospora.

Sporozoiten: der infektiöse »Sichelkeim« der Kokzidien als Produkt der Sporogonie.

Sporozyste: als Spore das 2–8 ↗Sporozoiten enthaltende Entwicklungsstadium in der Oozyste der Kokzidien.

spotting: (engl.) intermenstruelle ↗Schmierblutung (meist Durchbruchblutung).

Sprachfehler: s.u. Sprachstörungen.
Sprachheilkunde: ↑Logopädie.
Sprachpädagoge: ↑Logopäde.
Sprachstörungen: Störungen der Sprachbildung u. der Aussprache. Ursache sind periphere oder zentrale Störungen am Sprachorgan, Gehörleiden, psychische Erkrankungen.
Sprachzentrum: 1) Sp., akustisches oder **sensorisches:** das Wernicke* Zentrum in den hinteren Bereichen des Gyrus temporalis superior als Erinnerungszentrum für gehörte Wörter, Wortklänge (ermöglicht deren Erkennen u. das Sichvorstellen; bei Schädigung besteht sensor. ↑Aphasie). **2) Sp., motorisches:** das Broca* Zentrum nahe dem Sulcus lateralis im Gyrus frontalis inferior (vor Gyrus-precentralis-Kopfteil, meist der dominanten Hemisphäre); Koordinationszentrum für die Sprechmuskeln. **3) Sp., optisches:** die Areae peri- u. parastriata (19 u. 18 n. Brodmann) des Hinterhauptlappens, zuständig für Lesen (Schriftsprache) u. optisch fundierte Gedankengänge (einschl. optischen Denkens, Ortsgedächtnisses, Farbenerfassens bzw. Ortssinns).

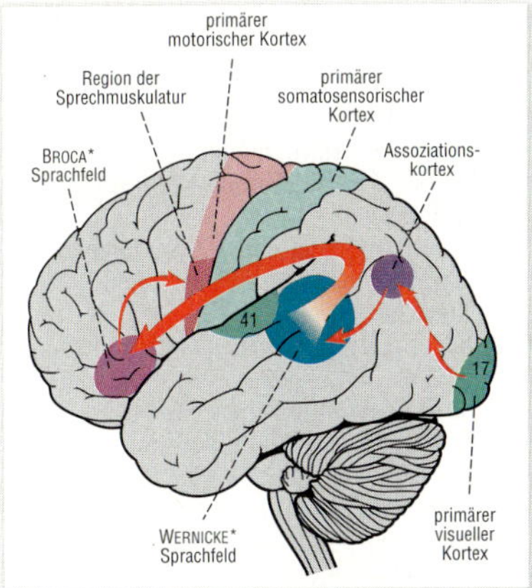

Sprache: das Zusammenspiel sensorischer, assoziativer u. motorischer Rindenfelder, wenn ein visuell dargebotener Gegenstand verbal benannt werden soll [156]

Sprechkanüle: ↑Tracheotomiekanüle mit Klappventil zur Luftstromzuleitung in Richtung Kehlkopf.
Spreizbandage: Bandage zur Beinspreizung i.S. der funktionellen **Spreizbehandlung** der kongenitalen Hüftdysplasie u. -(sub)luxation.
Spreizfuß, Pes transversoplanus: Fußfehlform mit Einsinken, evtl. sogar sohlenwärts gerichteter Vorwölbung des Fuß-Quergewölbes; meist als Teilkomponente des Platt- oder des Ballenhohlfußes.
Spritze: ↑Injektion.
Spritzenabszeß: ↑Abszeß v.a. durch die bei einer Injektion eingeschleppten Keime, z.B. als Glutealabszeß.
Sproßformmykosen: Pilzerkrankungen durch ↑Sproßpilze: Gilchrist* Krankheit (durch Blastomyces dermatitidis), Parakokzidioidomykose (Paracoccidioides brasiliensis, früher als Blastomyces bras. bezeichnet) u. Keloid-Blastomykose (Loboa oder Glenosporella loboi), die Kryptokokkose (Cryptococcus neoformans) u. Sporobolomykose (Sporobolomyces-Arten); i.w.S. auch die Sporotrichose u. Histoplasmose.
Sproßpilze, hefeartige Pilze: die sich asexuell durch Sprossung, d.h. durch Bildung seitlicher, sich abschnürender Auswüchse (= Knospen) vermehrenden Pilze (Blastomyzeten u. Hefen).
Sprue *(spr. spru)*, idiopathische Steatorrhö: chronische, z.T. ätiologisch unklare Krankheit mit Fettdiarrhö, Anämie u. Abmagerung als Hauptsymptomen u. mit Malabsorption von Fett, Glucose, Eiweiß, Vitaminen u. sogar Wasser. – **Sp., einheimische:** eine offenbar gluteninduzierte Sp. (einschließlich ↑Zöliakie) mit Vitamin-B_{12}-Resorptionsstörung. – **Sp., tropische:** in den Tropen vorkommende Sp. mit schwerem Folsäure- u. Vitamin-B_{12}-Mangel, hochgradiger megaloblastischer Anämie (u. funikulärer Myelose); spricht im Gegensatz zur einheim. Sp. nicht auf gliadinfreie Diät, sondern auf Folsäurezufuhr an.
Sprungbein: ↑Talus.
Sprunggelenk: die ↑Articulatio subtalaris bzw. talocalcaneonavicularis bzw. talocruralis als **hinteres** bzw. **vorderes** (gemeinsam als **unteres** bezeichnet) bzw. **»oberes« Sp.**
Spucken: Speien; s.a. Erbrechen; vgl. Pylorusstenose.
Spulwurm: ↑Ascaris.
Spurenelemente: die in geringerer Konzentration artspezifisch vorkommenden anorganischen Bioelemente, die als akzidentell (z.B. Ag, Al, Au, Ba, Bi, Cd, Cr, Ni, Pb, Sn, Ti, V) oder als lebenswichtig = essentiell gelten (z.B. Cr, Co, Cu, F, Fe, J, Mn, Mo, Se, Zn; v.a. als Bestandteile von Enzymen, Chromoproteinen, Hormonen); ↑Tab. S. 738.
Sputum: Auswurf; die bei ↑Expektoration ausgehustete Absonderung der Atemwegsschleimhäute mit Beimischung von Zellen

Haupt- u. **Spurenelemente** (Bioelemente) [444]

höhere Pflanzen		Mensch u. Säugetier
*C	Haupt- oder Makroelemente	C
*O		O
*H		H
N		N
P		P
K		K
Ca		Ca
Mg		Mg
S		S
		Na
Fe	Spuren- oder Mikroelemente	Fe
B		F
Cl		Cl
Cu		Cu
Mn		Co
Mo		J
Zn		Mn
		Mo
		Zn

* in jeder organischen Masse vorkommende Elemente

(Leukozyten, Epithelien), Speichel, Nahrungsresten, Staub u. Rauchteilchen, evtl. auch Mikroorganismen, Blut, Eiter; s.a. Curschmann* Spiralen, Charcot*-Leyden* Kristalle. Die Bestandteile sind z.T. pathognomonisch, die Zellen für Zytologie nutzbar.

Squama, Schuppe: **1)** Hautschuppe. **2)** schuppenförmig-flacher Knochenteil u.a. als Schläfenbeinschuppe.

squamöses Karzinom: hochdifferenziertes (meist verhornendes) Plattenepithelkarzinom.

squamosus: (latein.) schuppig, schuppenförmig.

Squaring: *(engl. = Viereckigmachen)* Wirbelkörperumwandlung in »Kastenform« bei Bechterew* Krankheit.

squarrosus: (latein.) borkig.

Sr: ↗**Str**ontium.

SRIF: (engl.) **s**omatotropin **r**elease-**i**nhibiting **f**actor (↗Somatostatin).

SSLE, SSPE: subakute **s**klerosierende **L**euko- bzw. **P**an**e**nzephalitis (↗Encephalitis maligna; s.a. Panenzephalitis).

SS-Syndrom: ↗**S**ick-**S**inus-**S**yndrom.

Ss-System: durch das Vorkommen bzw. das Fehlen der Erythrozytenantigene S u. s charakterisiertes Blutgruppensystem.

s.s.v.: sub **s**igno **v**eneni (»mit Giftzeichen«).

SSW: Abk. für **S**chwanger**s**chafts**w**oche.

ST: ↗S-T-Strecke.

stabil: beständig (*chem* sich nicht leicht zersetzend), feststehend. – **st. Osteosynthese:** ↗Osteosynthese als Marknagelung (als belastungsstabile O. nach AO-System auch mittels Fixateur externe). – **st. Seitenlagerung:** s.u. Seitenlagerung.

Stabilisator: 1) Mittel für die Stabilisation von Arzneizubereitungen. **2)** gerinnungshemmende Flüssigkeit zur Blutkonservierung mit weitgehender Erhaltung der natürlichen Eigenschaften; z.B. ACD-Stabilisator.

Stabkerniger: stabkerniger ↗Granulozyt.

Stabkranz: ↗Corona radiata.

Stabsichtigkeit: ↗Astigmatismus.

Stachel: ↗Spina bzw. ↗Exostose; s.a. Akanth...

Stachelzelle: polygonale, rings mit stachelförmigen Zytoplasmafortsätzen u. Desmosomen versehene Zelle des Stratum spinosum (»Stachelzellschicht«) der Haut.

Stachelzell(en)krebs: ↗Plattenepithelkarzinom.

Stadienbestimmung: ↗Staging (der Tumoren).

Stäbchen: 1) ↗Stäbchenzellen. **2)** stäbchenförmige Bakterien, i.e.S. die ↗Bazillen. **3)** ↗Bacilli medicati.

Stäbchenzelle, Cellula optica bacilliformis: stäbchenförmige Lichtsinneszelle (Photorezeptor) im Stratum photosensorium (zusätzl. ↗Zapfenzellen) der Netzhaut (Retina) des Menschen für das Dämmerungssehen.

Stäbe: stabkernige ↗Granulozyten.

Stärke: ↗Amylum. – **St., tierische:** ↗Glykogen.

Stärkebinde: mit Reis- oder Kartoffelstärke imprägnierte Mullbinde für Stützverbände.

Stärkeintoleranz, Saccharidintoleranz: Unverträglichkeit stärkehaltiger Nahrung beim familiären Pankreasdiastase-Mangel u. bei Mukoviszidose.

Stäupchen: schreckhaftes Zusammenfahren; Reaktion von Kindern in den ersten Lebensmonaten auf Störungen.

Staging: *(engl. = in Stadien einteilen)* Tumorstadieneinteilung; genaue Bestimmung der Größe u. Ausbreitung eines Tumors innerhalb des Organs, in die Lymphknoten u. weitere Organe. Unterschieden in eine klinische Stadieneinteilung (= clinical staging) vor der Behandlung aufgrund von klinischer Untersuchung, Laborwerten, bildgebenden Verfahren, Endoskopie etc. u. eine postoperative pathologisch-histologische Stadieneinteilung (= pathological staging) aufgrund histologischer Untersuchungen. Je nach Tumorart existieren unterschiedliche Verfahren (»Staging-Systeme«); am meisten verbreitet ist das ↗TNM-System.

Stagnation: Stillstand.

Stammeln: ↗Dyslalie.

Stammfettsucht: Fettsucht vor allem im Bereich von Rumpf, Hals u. Kopf; typisch bei Cushing* Syndrom.

Stammganglien (basale): ↑Basalganglien.

Stammhirn: ↑Hirnstamm.

Stammveneninsuffizienz: Varicosis u./oder Klappeninsuffizienz der Vena saphena magna oder parva bei ↑Varikose der unteren Gliedmaße.

Stammzellen: die im Zellspeicher »Knochenmark« befindlichen ↑Blutstammzellen.

Stammzellentransplantation, (periphere) Blutstammzelltransplantation, PBST: Übertragung bzw. Reimplantation von blutbildenden (hämatopoetischen) Stammzellen bei der Therapie schwerer onkologischer, hämatologischer oder immunologischer Erkrankungen; ursprünglich in Form der ↑Knochenmarktransplantation, in zunehmendem Maß aus dem peripheren Blut mit Blutzellseparation (↑Leukopherese). Unterschieden werden **autologe S.** (der Patient erhält seine eigenen, ihm entnommenen Stammzellen zurück) u. **allogene S.** (Stammzellen eines HLA-identischen oder HLA-kompatiblen Familienmitglieds oder eines nichtverwandten Spenders [»Fremdspendertransplantation«]).

Standardableitungen: die bipolaren Extremitätenableitungen des Standard-EKG.

Standardbicarbonat: das Kohlendioxidbindungsvermögen, ↑Alkalireserve.

Standbein: s.u. Spielbein.

Stand-by-Schrittmacher: *(engl. stand by = in Bereitschaft stehen)* s.u. Herzschrittmacher, künstlicher.

Stanger* Bad: elektrisches Gleichstrom-Vollbad (Mineralwässer, evtl. mit Zusatz [v.a. Gerbstoffe]; 36–37 °C) in einer Wanne mit eingebauten großen Elektroden u. beweglichen Elektroden für variable Quer- u. Längsdurchströmung des Körpers (z.B. »Lumbalplatte«).

Stanzbiopsie: ↑Biopsie mit Materialgewinnung mittels Stanzgerät, z.B. mittels Stanzkanüle (»Punchbiopsie«).

Stanze: Kurzbezeichnung für Knochenstanze, Punchgerät, Stanznadel (z.B. für ↑Stanzbiopsie bzw. ↑Cold-punch).

Stapedolyse: Steigbügel- = Stapesmobilisation bei knöcherner ↑Stapesankylose.

Stapes: der Steigbügel, Gehörknöchelchen.

Stapesankylose: krankhafte, starre Fixation der Steigbügelfußplatte im ovalen Fenster bei Otosklerose oder bei Paukensklerose (knöchern bzw. fibrös); die Versteifung führt zu Schalleitungsschwerhörigkeit.

Stapesplastik: nach Stapedektomie Wiederherstellung der Gehörkette durch Einpflanzen eines geeigneten Knorpel-, Knochen-, Kunststoffteils u. Abdecken des ovalen Fensters.

Staphylococcus, Staphylokokken: eine Bakteriengattung; grampositive, unregelmäßig-traubenförmige Haufen bildende, aerobe, unbewegliche kugelförmige Kokken (Traubenkokken; ↑Abb.). – **St. aureus,** St. pyogenes: bildet ein komplexes Exotoxin (u.a. hämolysierend u. nekrotisierend; auch Coagulase); häufigster Erreger von Pyodermien (↑Staphylodermie); ferner – v.a. auch durch Antibiotika-resistente Stämme – Erreger von ↑Nosokomialinfektionen, einer nekrotisierenden Tracheobronchitis, ↑Staphylokokkenenteritis, einer hochletalen Meningitis sowie einer foudroyanten atypischen Pneumonie, einer scharlachähnlichen Erkrankung (»Staphylokokkenscharlach«). – **St. epidermidis,** St. albus: ein Coagulase-negativer Haut- u. Schleimhautsaprophyt, aber auch Erreger schwerer Septikämien; ist höchst Antibiotika-resistent. – **St. saprophyticus:** ein Coagulase-negativer Hautsaprophyt, aber auch Erreger von Harnwegsinfektionen (v.a. bei jungen Frauen).

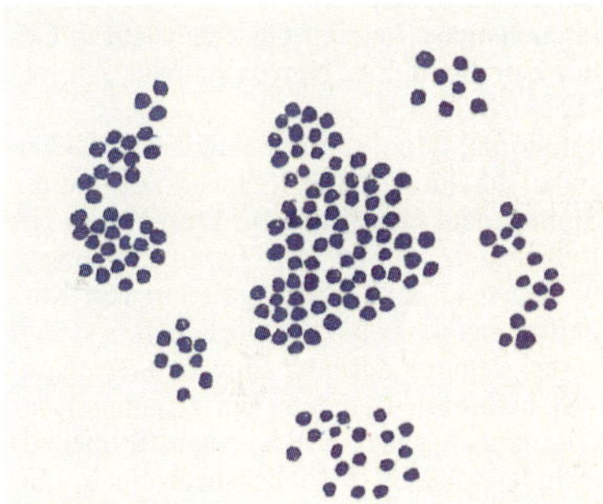

Staphylokokken: grampositive Haufenkokken [456]

Staphylodermia, -dermie: Hauterkrankung durch Staphylokokken, allgemein als Pyodermie mit Infektion über die Talg- u. Schweißdrüsenausführungsgänge. – s.a. Impetigo.

Staphylokokken: Traubenkokken, ↑Staphylococcus.

Staphylokokkenangina: ↑Angina mit schmutzig-bräunlichen Tonsillenbelägen.

Staphylokokkenenteritis: ↑Enteritis durch lösliches, hitzestabiles Enterotoxin v.a. von Staphylococcus aureus; meist als – meldepflichtige – Nahrungsmittelvergiftung, aber auch nach Antibiotika-Anw.

Staphylom(a): beerenförmige Vorwölbung der Hornhaut des Auges (Cornea) mit deren entzündlicher oder unfallbedingter Verdünnung.

Staphyloplastik: plastische Korrektur am weichen Gaumen, i.e.S. am gespaltenen Zäpfchen (Uvula).

Staphylotoxin: Sammelbegriff für die Staphylokokkentoxine; i.e.S. das neurotrope Exotoxin des ↑Staphylococcus aureus.

Star: *(mhd. star = starr)* Bez. für bestimmte Augenkrankheiten. – **St., grauer:** ↑Cataracta (= Katarakt). – **St., grüner:** ↑Glaucoma. – **St., schwarzer:** Cataracta nigra (u. die ↑Amaurose). – **St., weißer:** ↑Leukom (1).

Starr*-Edwards* Prothese: Kugelventil-Prothese als ↑Herzklappenprothese für die Mitral- u. Aortenklappe.

Starrkrampf: ↑Tetanus.

Stase, Stasis: Stillstand eines Flüssigkeitsstromes, z.B. des Blutstromes (↑Hämostase), der Galle (Cholestase) etc.

statisch, staticus: die Statik bzw. das Gleichgewichtsverhalten (-sinn) betreffend, auf das Stehen bezogen (im Ggs. zu dynamisch). – **st. Organ:** ↑Vestibularorgan. – **st. Reflex:** ↑Haltungs-, Stellreflex.

statoacusticus: (latein.) Gleichgewicht u. Gehör betreffend; z.B. Nervus statoac., ↑N. vestibulocochlearis.

Statoconia, Oto-, Statolithen: kleine Kalkkristalle, die durch Druck (Schwerkraft) auf die Sinnes- oder Haarzellen zur Empfindung der Richtung u. Größe von Beschleunigungen beitragen u. damit die Regulation von Körperhaltung u. -stellung ermöglichen.

Status: (latein.) Zustand, Entwicklungsphase. – **St. asthmaticus:** dichte, evtl. zu einem Dauerkrampf gesteigerte Folge von Bronchialasthma-Anfällen; evtl. lebensbedrohlich. – **St. epilepticus:** Serie epileptischer Anfälle mit nur kurzen anfallsfreien Intervallen; ausgelöst z.B. durch akuten Infekt, Alkoholgenuß, Medikamentenentzug.

Staubinhalationskrankheit, -lungenkrankheit, Staublunge: ↑Pneumokoniose.

Stauung: 1) künstliche (mittels Stauschlauch, -manschette) mechanische Hemmung des venösen Rückflusses ohne Beeinträchtigung des arteriellen Zuflusses; vgl. Blutleere. **2)** durch Strömungsminderung verursachte ↑Stase eines Flüssigkeitsstromes; z.B. als Blutstauung (venös z.B. bei Herzinsuffizienz, Leberzirrhose, Achselvenensperre; arteriell z.B. bei Embolie), Lymphstauung (z.B. bei Filariose, Aszites), Liquorstauung (↑Liquorblockade), Harn-, Kot-, Galle-, Sekretstauung (z.B. von Wundsekret, Lochien, Milch, Speichel).

Stauungsgallenblase: ↑Gallenblasenhydrops.

Stauungsikterus: 1) Verschlußikterus mit ↑Cholestase. **2)** hepatischer Ikterus bei Stauungsleber.

Stauungsinsuffizienz: dekompensierte ↑Rechtsherzinsuffizienz.

Stauungsleber: Leberveränderungen infolge chronischer venöser Blutstauung in der Leber (z.B. bei Rechtsherzinsuffizienz, Kompression oder Thrombose der Venae hepaticae); als Endzustand Stauungszirrhose.

Stauungslunge: Lungenveränderungen bei chronischer Blutstauung im kleinen Kreislauf (z.B. bei Linksherzinsuffizienz, Mitralstenose); ausgedehnte Prallfüllung der Kapillaren, Blutungen u. Hämosiderinablagerung, Auftreten von ↑Herzfehlerzellen, Stauungsfibrose (»braune Induration«).

Stauungsniere: 1) durch venöse Blutstauung, v.a. bei Herzinsuffizienz, Nierenvenenthrombose, vergrößerte, zyanotische Niere. **2)** Harnstauungsniere, ↑Hydronephrose.

Stauungsödem: mechanisch bedingtes transsudatives Ödem bei venöser Blutstauung u./oder Lymphstauung (↑Lymphödem).

Stauungspapille: pilzförm. Vorwölbung, Verbreiterung u. glasige Trübung (Unschärfe) der Sehnerv- = Optikuspapille bei gleichzeitiger Prallfüllung u. hochgradiger Schlängelung der Netzhautvenen u. Verengung der Arterien; v.a. bei intrakranieller Drucksteigerung (s.a. Hirndruck).

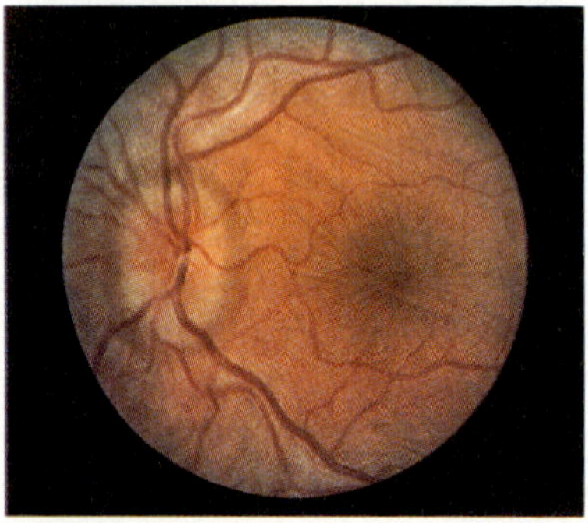

Ringwallartige **Stauungspapille** mit auffälliger Netzhautfältelung [416]

Staxis: tropfenweise Blutung; ↑Epistaxis.

STD: (engl.) **s**exual **t**ransmitted **d**isease (= sexuell übertragene Krankheit); ↑Geschlechtskrankheit.

Steal-Syndrom: ↗Anzapfsyndrom.

Stearat: Salz der Stearinsäure. – Anw. *pharm* in nichtfettenden Cremes.

Stearin: festes Gemisch aus Triglyceriden der Stearin-, Palmitin-, Myristin- u. Ölsäure.

Steato...: Wortteil »Fett«, »Talg«; s.a. Lipo..., Adip(o)...

Steatorrhö, -rhoea: 1) ↗Seborrhö. **2)** Fettdurchfall; vermehrte Fettausscheidung mit dem Stuhl (»Fett-«, »Salbenstuhl«) infolge Maldigestion bei Lipasemangel; z.B. bei Mukoviszidose, chron. Pankreatitis.

Stechapfelform: 1) Ammoniumuratkristalle als gelbbraune Kugeln mit zackigen Spitzen im Harnsediment. **2)** Akantho-, Echino-, Krenozyt: Morgensternform des durch Wasserentzug geschrumpften Erythrozyten.

Steh-EKG (Kienle*): orthostatisches Belastungs-EKG, abgeleitet sofort nach Aufstehen aus der Ruhelage.

Stehversuch: Kreislaufbelastungsprobe unter ↗Orthostase; z.B. als SCHELLONG* Test (I).

Steigbügel: ↗Stapes; s.a. Stapedo...

Stein: ↗Konkrement; s.a. Litho...

Steinauflösung: ↗Harnsteinauflösung, Chemolitholyse.

Steinkolik: Kolik infolge Steineinklemmung.

Steinschnittlage: Rückenlage (mit Becken am Vorderrand des Operationstisches) mit in Knie- u. Hüftgelenk stark gebeugten u. leicht gespreizten Beinen (Unterschenkel auf Stützen); für Eingriffe an Damm, Mastdarm, Scheide.

Steinstaublunge: ↗Silikose.

Steinzertrümmerung: ↗Lithotripsie. – Außerdem die St. durch extrakorporale ↗Stoßwellenlithotripsie (bei Nieren- u. Gallensteinen); s.a. Cholelithotripsie.

Steißbein: ↗Os coccygis; s.a. Kokzygo...

Steißlage: Beckenendlage mit vorangehendem Steiß. Je nach Lage des Rückens des Kindes als – linke oder rechte – hintere bzw. vordere St. bzw. – bei seitlicher Rückenlage – als quere St. Ergibt Risikogeburt.

Stellatumblockade: Injektion eines Lokalanästhetikums in oder an das Ganglion cervicothoracicum (= G. stellatum) zur Ausschaltung des Kopf-Anteils des Sympathikus.

Stellknorpel, Aryknorpel: ↗Cartilago arytenoidea.

Stellreaktionen, -reflexe: Reflexe (im wesentlichen mittelhirnabhängig), die als komplexe Leistung von Hirnrinde, Kleinhirn u. Striatum/Pallidum den Kopf u. Körper aus jeder Fehlposition in eine Normalposition im Raum zurückbringen; unterschieden als Körper-, Labyrinth-, Hals- u. optische St. – Als Säuglingsreflexe ein wichtiger Parameter für Reife bzw. Zerebralparesenfolgen.

Stellwehen: Wehen zu Geburtsbeginn; meist als »Eintrittswehen« (mit Eintritt des Kopfes ins kleine Becken); fixieren die Lage u. Stellung des Kindes.

Stemmführungen: krankengymnastische Behandlungsmethode über »Stemmreaktionen« der Hände u. Füße (dadurch Ko-Kontraktionen antagonistischer Muskelgruppen, die willkürlich zur Wirbelsäule weitergeleitet u. verstärkt werden können).

Stenokardie: ↗Angina pectoris.

Stenose, Stenosis: angeborene oder erworbene dauerhafte Einengung eines Kanals, einer Mündung, z.B. infolge von Verwachsungen, u.a. als Magenausgangs-, Darm-, Herzklappenstenose.

Stenoseatmung: erschwerte (verstärkte u./oder verlängerte) Ein- u./oder Ausatmung infolge Einengung der oberen Luftwege (z.B. bei Bronchostenose).

S

Stenosegeräusch: 1) Geräusch bei ↗Stenoseatmung. **2)** Herzgeräusch (evtl. mit tastbarem Schwirren) bei Herzklappenstenose u. bei kombinierten Herzfehlern. **3)** Gefäßgeräusch bei arteriellen Stenosen; nachweisbar z.B. durch Ultraschall-DOPPLER-Methode.

stenosierend, stenosans: verengend, zu ↗Stenose führend.

Stent: (engl.) schmaler Faden, Stäbchen oder Katheter zur Sicherung der Durchgängigkeit einer tubulären bzw. röhrenartigen Gewebestruktur, z.B. eines verengten Blutgefäßes; Anw. als Röhrchen-Stent z.B. bei Koronarstenose.

Steran: 4gliedriges Ringsystem als Grundstruktur der ↗Steroide.

Sterbehilfe: Herbeiführung eines erleichterten u. schmerzlosen Sterbens, i.d.R. durch Verabfolgung schmerzstillender Mittel; unterschieden als (1) Hilfe beim Sterben, d.h. alle Maßnahmen, die geeignet sind, ein schmerzloses Sterben ohne Lebensverkürzung zu ermöglichen, u. als (2) Hilfe zum Sterben, welche aktive Maßnahmen der Lebensverkürzung einschließt. Eine solche Hilfe (**aktive St.**) ist nach § 216 StGB grundsätzlich strafbar. Das gilt auch für den Fall, daß der Patient diesen Schritt ausdrücklich wünscht. Maßnahmen, die dem Patienten das Sterben erleichtern (z.B. die Applikation stark wirkender Schmerzmittel) u. u.U. das Leben unbeabsichtigt verkürzen können (z.B. als Folge einer durch Schmerzmittel bedingten Immobilität), sind nach dem Gesetz erlaubt. Als **passive St.** gilt der Verzicht auf therapeutische Maßnahmen, die das Leben eines unheilbar Kranken zwar verlängern, aber in demselben Maße auch sein Leiden. Passive St. ist nach dem Gesetz nur dann erlaubt, wenn der Patient den Behandlungsverzicht im Sinne einer freien Willensentscheidung ausdrücklich selbst wünscht u. dieser Wunsch dokumentiert ist oder die mutmaßliche Einwilligung des Patienten anzunehmen ist.

Sterberate, -ziffer: ↗Mortalität.

Stercobilin: Abbauprodukt des ↗Bilirubins. Hauptfarbstoff des Stuhles.

Stercobilinurie: vermehrte Stercobilinausscheidung im Harn; bei Leberzellschaden, verstärktem Bilirubin-Anfall.

Stereoagnosie: ↗Agnosie, taktile.

Stereoamaurose, -amblyopie: völliges Fehlen bzw. teilweiser Ausfall des räumlichen Sehens.

stereoskopisch: räumlich gesehen bzw. sehend.

stereotaktische Hirnoperation: gezielte, über kleine Trepanationsöffnungen ausführbare Ausschaltung unter der Hirnrinde befindlicher Strukturen (Kerngebiete, Bahnen); Anw. z.B. bei sonst unbeeinflußbaren Schmerzzuständen.

Stereotaxiegerät: Instrument zur Durchführung stereotaktischer Eingriffe am Gehirn, auch zur Punktion oder Biopsie von Hirntumoren. Das eigentliche Operationsinstrument (Thermo- bzw. Kälteelektrode, auch Biopsiekanüle) ist dabei in verschiedenen Ebenen beweglich auf einem Metallringsystem (sog. stereotaktischer Ring) installiert. Die Metallringvorrichtung selbst ist am Kopf befestigt. Die Lokalisation der Trepanationsöffnung u. Plazierung des Operationsinstrumentes erfolgt unter computertomographischer oder magnetresonanztomographischer Kontrolle mit Hilfe eines Koordinatensystems u. einer Computereinheit.

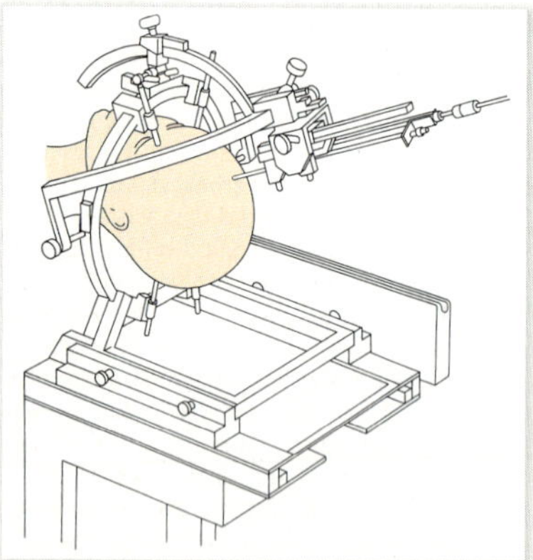

Prinzip der **stereotaktischen Hirnoperation** [433]

Stereotaxis: 1) Stereotaxie: das koordinierte röntgenologisch-neurochirurgische Vorgehen bei stereotaktischen Operationen. **2)** die gerichteten Ortsbewegungen von Organismen aufgrund von Berührungsreizen.

steril: 1) keimfrei (↗Sterilisation). **2)** unfruchtbar (↗Sterilität).

Sterilisation, Sterilisierung: **1)** Beseitigung aller pathogenen u. apathogenen Mikroorganismen (einschließlich deren Sporen) mit physikalischen Mitteln (z.B. Dampf, Heißluft, Strahlen). **2)** Herbeiführen von ↗Sterilität der Frau oder des Mannes; s.u. Unfruchtbarmachung.

Sterilisator: Apparat für die Sterilisation (1); u. zwar Dampftopf, Autoklav, Heißluft- (= Trocken-) oder Dampf-Sterilisator.

Sterilität: 1) Keimfreiheit i.S. der ↗Asepsis (s.a. Sterilisation). **2)** Unfruchtbarkeit; zeitweilige (z.B. durch Kontrazeptiva) oder dauerhafte Unfähigkeit zur Fortpflanzung infolge Ausfalls oder Störung der Gametenbildung, einer Unmöglichkeit der Begattung oder Gametenvereinigung (= Impotentia coeundi bzw. concipiendi) oder Störung der Fähigkeit zur Austragung der Frucht (= Impotentia gestandi; Infertilität). – **St., artifizielle:** künstl. St., z.B. durch Eileiter- bzw. Samenleiterunterbindung.

Sterilitätsoperation: Eingriff zur Behebung einer Sterilität; s.a. Refertilisation.

Sterine, Sterole: zu den Steroiden zählende natürliche Abkömmlinge des Sterans; sind »Steroid«-Bausteine z.B. der Nebennierenrinden- u. Sexualhormone, Digitaloide, Saponine, Bufadienolide, Gallensäuren, Steroidalkaloide, Vitamin-D-Gruppe.

Sterkobilin...: ↗Stercobilin...

sterkoral, stercoralis: kotig, den Stuhl (latein. = stercus; Mehrzahl: stercora) betreffend.

sternal: das Brustbein (Sternum) betreffend.

Sternalgie: Brustbeinschmerz; oft nur sternal projizierter Schmerz (z.B. bei Angina pectoris).

Sternallinie: Linea sternalis.

Sternalpunktion: in Lokalanästhesie durch die Haut erfolgender Einstich in das Brustbeinmark mittels spezieller Punktionsnadel (mit geschliffenem Mandrin u. verstellbarer Arretierplatte). Das bröcklige Punktat wird histologisch (Biopsie), v.a. hämatologisch (↑Hämatomyelogramm) u. bakteriologisch untersucht, evtl. für Knochenmarktransplantation genutzt. Punktion ferner zur Bluttransfusion (z.B. bei schlecht gefüllten Venen, im Schock).

Sternberg* Krankheit: als ST.*-PALTAUF* Krankheit die ↑HODGKIN* Krankheit. – **St.*(-Reed*) Riesenzelle:** für die ↑HODGKIN* Krankheit charakteristische (= ST.*-R.* Zeichen) zwei- u. mehrkernige Riesenzelle, die aus der HODGKIN* Zelle entsteht.

Sternchen(mal): ↑Naevus araneus.

sternocleidomastoideus: (latein.) Brust- u. Schlüsselbein sowie Warzenfortsatz (»Mastoid«) betreffend; z.B. Musculus st.

sternoklavikular, sternoclavicularis**:** Brust- u. Schlüsselbein betreffend.

Sternum: das Brustbein; ein aus Manubrium, Corpus u. Processus xiphoideus bestehender platter, schwertförmiger Brustkorbknochen, an dem – direkt oder indirekt – die vorderen Rippenenden befestigt sind.

Steroid: s.u. Steroide.

Steroidakne: Cortisonakne, ↑Cortisonismus.

Steroiddiabetes: Diabetes mellitus, der bei bestehender Disposition bei bzw. nach Anw. von ↑Corticosteroiden auftritt.

Steroide: Stoffklasse mit dem Grundgerüst des Sterans, darunter als Naturstoffe z.B. Sterine, Gallensäuren, Steroidhormone, D-Vitamine, Herzglykoside (= Steroidglykoside; ↑Digitalisglykoside).

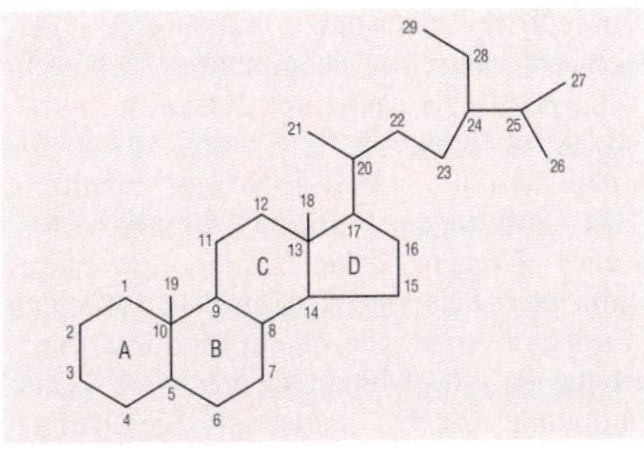

Steroid-Grundgerüst (Cyclopentano-perhydrophenanthren; A, B, C, D = Steran = Gonan; mit Seitenkette C_{20}–C_{27} Cholestan; mit C_{29} im β-Sitosterin, Stigmasterin)

Steroidentzugssyndrom: ↑SLOCUMB* Syndrom.

Steroidhaut: Hautschädigung nach langfristiger Anw. von Corticosteroidexterna; Atrophie mit diffuser, livider Rötung, Teleangiektasien, Papeln, Papulopusteln, Hyper- u. Depigmentierungen, Blutungen; s.a. Cortisonismus.

Steroidhormone: i.e.S. die ↑Geschlechtshormone u. Nebennierenrindenhormone (s.a. Corticosteroide).

Steroidosteoporose: Osteoporose bei Überproduktion bzw. Langzeitverabfolgung von Glucocorticoiden; s.a. Cortisonismus.

Steroidrezeptor: ein Eiweißkörper, der das in die Zelle aufgenommene Steroid bindet.

Steroidtherapie: Anw. von ↑Corticosteroiden als Antiphlogistika, -rheumatika, -allergika, als Immunsuppressiva u. zur Substitutionstherapie.

Steroidulkus: peptisches Geschwür (meist als Magenulkus im Antrum) bei oder nach hochdosierter langzeitiger Steroidtherapie.

Stethoskop: Instrument für die Untersuchung der Schallphänomene (↑Auskultation) von Organtätigkeiten (z.B. Herz, Darm).

Stevens*-Johnson* Syndrom, Ektodermosis pluriorificialis**:** sich unter hohem Fieber entwickelndes landkartenartiges Exanthem (Major-Form des ↑Erythema exsudativum multiforme).

STH: ↑somatotropes **H**ormon.

Stibium, Sb**:** ↑Antimon.

Stickfluß: ↑Lungenödem.

Stickhusten: ↑Keuchhusten.

Stickoxid: ↑Stickstoffmonoxid.

Stickstoff, Nitrogenium, N**:** farb-, geruch- u. geschmackloses, reaktionsträges Gas. Kommt vor z.B. in anorganischen u. organischen Verbindungen (letzteres in Eiweiß u. stets 3wertig). Ist ein essentielles, durch Pflanzen u. Bakterien assimiliertes (u. mit N-haltigen Lebensmitteln aufgenommenes) Element, das nach Verstoffwechslung in Form von Harnstoff, Harnsäure etc. ausgeschieden wird.

Stickstoffdioxid: NO_2; rotbraunes, stechend riechendes ↑nitroses Gas, das in Wasser mit O_2 salpetrige u. Salpetersäure (HNO_2; HNO_3) bildet; sehr giftig, ätzend (v.a. an Atemwegen).

Stickstoffmonoxid, Stickoxid, NO**:** ↑nitroses Gas, das mit Sauerstoff ↑Stickstoffdioxid bildet; kommt im Organismus in geringer Konzentration als Mediator u. Überträgerstoff vor; identisch mit dem »endothelium derived relaxing factor« (EDRF); stimuliert die lösliche Guanylatcyclase u. führt so zur Vasodilatation (Wirkmechanismus der ↑Nitrate).

Stickstoffoxide, NOx**:** s.u. nitrose Gase; s.a. Stickstoffdioxid, -monoxid.

Stierhornform: die Magenform beim Stehenden. Magen hoch u. quer liegend, mit weitge-

S

hend verstrichenem Angulus u. mehr nach vorn gerichteter großer Kurvatur.

Stiftkrone: künstliche Zahnkrone, die mit einem Stift im aufbereiteten Wurzelkanal verankert ist.

Stigma: *(griech. = Stich)* Mal, (Kenn-)Zeichen, v.a. ein für eine bestimmte Krankheit, Konstitution, Beanspruchung (Berufsstigma) etc. typisches Merkmal.

Stilben, Bibenzyliden: Grundsubstanz für synthetische ↗Östrogene u. Stilbenfarbstoffe.

Stilett: Operationsmesser mit spitzer, beidseits geschliffener Schneide.

Stimmapparat: die Atmungsorgane als Stimmbildungssystem, Zwerchfell, Lungen, Luftröhre u. Brustkorb als Windkessel u. Stimmstütze, Kehlkopf u. Stimmritze zur Vibrato- u. Tonerzeugung, das Ansatzrohr (Pharynx, Mund- u. Nasenhöhle) als Resonator u. Artikulationsapparat.

Stimmband: ↗Ligamentum vocale; s.a. Stimmlippe. – **St., falsches:** ↗Ligamentum vestibulare.

Stimmbandentzündung: ↗Chorditis.

Stimmbandkarzinom: ↗Kehlkopfkarzinom.

Stimmbandknötchen: ↗Nodulus vocalis.

Stimmbandlähmung: s.u. Kehlkopf-, Adduktoren-, Internus-, Postikus-, Rekurrenslähmung; s.a. Laryngoskopie.

Stimmbruch, Mutatio(n): der ca. 3–6(–12) Monate dauernde natürliche Stimmwechsel während der Pubertät aufgrund der Massen- u. Längenzunahme von Kehlkopf u. Stimmlippen; mit Sinken der Stimmhöhe um 1 Oktave bzw. (bei Frauen) Terz.

Stimmfremitus: bronchogene Fortleitung u. Übertragung von Sprechlauten niedriger Schwingungszahl auf die Brustkorbwand als tast- u. hörbares Vibrieren.

Stimmgabelprüfung: Hörprüfung des menschlichen Ohres mittels einer Stimmgabelserie verschiedener Frequenz (reine Sinustöne definierter Tonhöhe); zur Feststellung z.B. von Hörlücken (Ausfall hoher bzw. tiefer Frequenzbereiche bei Innen- bzw. Mittelohrschwerhörigkeit).

Stimmlippe, Stimmfalte: die ↗Plica vocalis (klinisch als Stimmband bezeichnet).

Stimmlosigkeit: ↗Aphonie.

Stimmritzenkrampf: Verkrampfung der **Stimmritze**, ↗Laryngospasmus; vgl. Laryngismus.

Stimmschwäche: ↗Phonasthenie; s.a. Dysphonie.

Stimmstörung: ↗Dysphonie.

Stimulans (Mz. **Stimulantia**): anregendes Heilmittel; ↗Analeptika; s.a. Psychotonika; vgl. Halluzinogene.

Stimulation, Stimulierung: (latein.) Reizung, Anregung, Erregung; z.B. als Elektrostimulation der Herzfunktion.

Stimulus: (latein.) Reiz.

Stinknase: ↗Ozaena.

Stinkschweiß: ↗Bromhidrosis.

Stipites: als Heilmittel genutzte Pflanzenstiele, -stengel, -sprosse. Ferner Drogen in Stielform (z.B. **Stipes laminariae**, Laminariastift).

Stippchengallenblase: kleinstknötchenförmige Cholesterinester-Ablagerungen in der Gallenblasenwand bei ↗Cholesteatose.

Stirnhirn: der beidseitige ↗Lobus frontalis (cerebri).

Stirnhöhle: ↗Sinus frontalis.

Stirnhöhlenspülung: diagnostische oder – im Anschluß an Sekretabsaugung – therapeutische Spülung des Sinus frontalis mit physiologischer Kochsalzlösung (evtl. mit Antibiotika-Zusatz) über eine Sonde, eingeführt in die Sinusöffnung (im mittleren Nasengang).

Stoffwechsel, Metabolismus: die Gesamtheit der lebensnotwendigen biochemischen Vorgänge beim Auf-, Um- u. Abbau des Organismus bzw. beim Austausch von Stoffen zwischen Organismus u. Umwelt.

Stoffwechselkrankheit: Störung des Gesamt- oder eines Teilstoffwechsels mit der daraus resultierenden Bildung quantitativ oder qualitativ abnormer Zwischenstoffwechsel- = Intermediärprodukte u. das sich daraus ergebende Krankheitsbild; i.e.S. die – größtenteils erblichen – ↗Enzymopathien.

Stoffwechselkrise: krisenhafte (meist durch zusätzliche Belastung ausgelöste) Verschlechterung einer nicht intakten Stoffwechsellage, z.B. als ADDISON*, BASEDOW* Krise, ↗Elektrolytkoma.

Stokes* Anfälle: ↗ADAMS*-STOKES* Syndrom. – **St.* Atmung:** periodische ↗Atmung.

Stokes* Kragen: Dickenzunahme des Halses mit Ödem u. hervortretenden Venen (auch an Gesicht u. Armen) bei oberer Einflußstauung.

Stoma: (griech.) Mund, Rachen; *path* Fistelmündung; *chir* künstlich geschaffene Hohlorganmündung, -öffnung zur Körperoberfläche, z.B. als ↗Anus praeter, Tracheostoma, Gastrostoma.

stomachal: den Magen (griech. = Stomachos) betreffend.

Stomatherapeut: speziell weitergebildete Fachkraft (meist Krankenpflegekraft), die Patienten mit künstlichem Darm- (Anus praeter) oder Blasenausgang (Urostoma) bei der

Stomaversorgung anleitet u. dabei hilft, sich schließlich selbst zu versorgen (z.B. Irrigation, Fistelversorgung, Inkontinenzbetreuung).

Stomatitis: Entzündung der Mundschleimhaut, meist – als St. simplex – katarrhalisch mit Rötung, Schwellung, evtl. auch Blutungen, Belägen, Mundgeruch (Foetor ex ore), vermehrter Speichelbildung (Hypersalivation), erschwerter Nahrungsaufnahme; s.a. Glossitis, Gingivitis. – Tritt als selbständige – bakterielle, mykotische oder virale – Erkrankung (oft von einer ↗Gingivitis ausgehend) oder aber als Geschehen bzw. Begleitreaktion anderer Krankheiten auf (z.B. Haut-, Stoffwechsel-, Blut-, zyklische Infektionskrankheiten, Metallvergiftung). – **St. angularis:** ↗Angulus infectiosus. – **St. aphthosa:** ↗St. herpetica. – **St. gangraenosa:** ↗Noma. – **St. herpetica,** Gingivostomatitis herpetica: St. der gesamten Mundschleimhaut (einschließlich Gingivitis) infolge primärer Herpes-simplex-Infektion; mit Bildung von Erosionen mit entzündlichem Hof, Schwellung regionaler Lymphknoten, Fieber. – **St. ulcero (membrano)sa,** Stomakake: St. mit tiefen, fortschreitenden, membranbedeckten Geschwüren, intensivem Foetor ex ore, Speichelfluß, Schwellung regionaler Lymphknoten; z.B. bei PLAUT*-VINCENT* Angina, Leukämie, Agranulozytose, Sepsis.

stomatogen: von der Mundhöhle ausgehend.

Stomatoschisis: ↗Lippenspalte.

Stomaversorgung: i.e.S. System aus Hautschutzplatte u. Beutel zur Befestigung des Beutels bei künstlichem Darmausgang; muß korrekt angepaßt u. sorgfältig gepflegt werden, um Hautreizungen durch Ausscheidungen u. weitere Komplikationen zu vermeiden. Einteiliges System: Der Beutel mit integrierter Hautschutzplatte muß beim Wechsel jedesmal komplett von der Haut abgezogen werden; zweiteiliges System: besteht aus Basis- bzw. Trägerplatte, die für längere Zeit (3–4 Tg.) auf der Haut belassen werden kann. Der Beutel kann bei Bedarf isoliert gewechselt werden (↗Abb.).

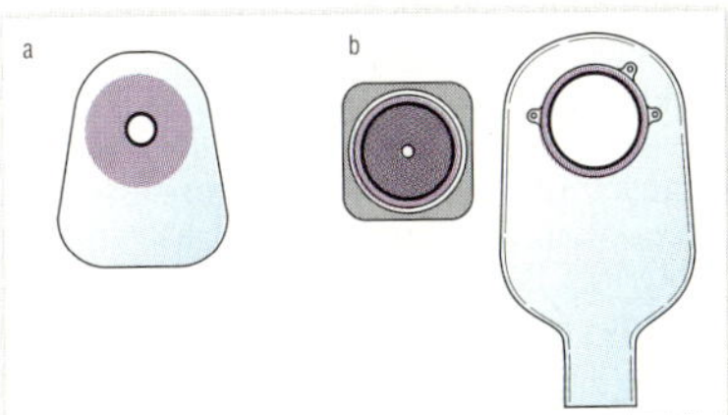

Stomaversorgung: Beutelarten u. -systeme.
a: Geschlossener Beutel, einteiliges System
b: Offener Beutel, zweiteiliges System [49]

Stoßprophylaxe: ↗Rachitisprophylaxe durch einzelne orale hochdosierte (5 mg) Vitamin-D_3-Gaben (2. Lebenswoche, 3. u. 6. Jahr).

Stoßwellenlithotripsie, extrakorporale, ESWL: Steinzertrümmerung (Nierensteine, Gallensteine) mit gerätetechnisch erzeugten Stoßwellen von außen. Die ESWL ist als wenig belastendes Verfahren (i.d.R. anästhesiefrei) bei Nierenkelchsteinen die Therapie der Wahl u. hat die operative Steinentfernung weitgehend verdrängt; wird in den letzten Jahren auch zur Zertrümmerung von Gallensteinen angewandt; s.a. Cholelithotripsie.

Stottern, Ischnophonie, Balbuties, Dysarthria syllabaris, Dysphemie, Psellismus: Sprachstörung mit Unterbrechungen des Sprachflusses infolge mangelhafter Koordination von Atmung, Stimmgebung, Artikulation u. Denken. – Vielfältige Ursachen; bevorzugt zwischen 4. u. 7. Lj., häufig mit zunehmendem Alter verschwindend (v.a. unter logopädischer u./oder psychotherapeutischer Behandlung).

Strabismus: das Schielen; eine Störung der Sensomotorik des Sehorgans mit der Unfähigkeit, die Blicklinien beider Augen auf den gleichen Punkt zu richten; eine Stellungsanomalie (Deviation) eines Auges mit Verlust der Fähigkeit zu beidäugigem Einfachsehen (vgl. Diplopie).

Strahlen: ↗Strahlung.

Strahlenbelastung: ↗Strahlenexposition.

Strahlendermatitis: ↗Radiodermatitis; s.a. Dermatitis actinica.

Strahlendetektor: Substanz oder System für Nachweis oder Messung ionisierender Strahlen; z.B. als fluoreszierende oder photographische Schicht (des Leuchtschirms bzw. Films, Röntgenfilms), Ionisationskammer, Zählrohr, Szintillationszähler.

Strahlendosimeter: ↗Dosimeter.

Strahlendosis: s.u. Dosis; s.a. Personendosis.

Strahlenexposition, Strahlenbelastung: Zustand oder Vorgang, bei dem Substanzen oder Organismen der Wirkung ionisierender Strahlen ausgesetzt sind. Wird differenziert angegeben als Ganzkörper-, Gonaden-, Organbelastung (s.a. Dosis, Personendosis).

Strahlenfibrose: ↗Fibrose als Folge einer Strahlenwirkung, i.e.S. als Folge einer Strahlentherapie u. meist auf den Expositionsbereich beschränkt (v.a. als Lungenfibrose).

Strahlenkatarakt: Linsentrübung (↗Cataracta) infolge örtlicher Einwirkung ionisierender Strahlung.

Strahlenkater: leichteste Form des ↗Strahlensyndroms bereits wenige Stunden nach Ganzkörperbestrahlung mit 0,5 Gy oder im (frühen) Verlauf einer Strahlentherapie. Symptome: Inappetenz, Übelkeit, Kopfschmerzen, Abgeschlagenheit, evtl. Temperatursteigerung, Erregungszustände, Durchfall.

Strahlenkörper: ↗Corpus ciliare.

Strahlenkrankheit: ↗Strahlenkater, -syndrom.

Strahlennephropathie: Strahlenschaden der Niere; entweder als akute »radiogene« Nephritis oder als chronische Spätfolge.

Strahlenpilz: ↗Actinomyces.

Strahlenpneumonie: nach örtlicher Strahlentherapie auftretende Lungenveränderungen i.S. der Pneumonie; Dauerschäden möglich durch Übergang in Strahlenfibrose.

Strahlenquelle: der Ausgangsort einer Strahlung.

Strahlenreaktion: die – komplexen – Reaktionen des Organismus nach Einwirkung ionisierender Strahlung; u. zwar als Früh- oder Spätreaktionen (vgl. Strahlenschaden), z.B. Darmfrüh- bzw. Darmspätreaktion, Radiodermatitis.

Strahlenresistenz: relative Unempfindlichkeit (z.B. eines Körpergewebes, eines Neoplasmas) gegen ionisierende Strahlen; vgl. Strahlensensibilität.

Strahlenschaden: Schädigungen des Organismus durch Einwirkung ionisierender Strahlen, z.B. als Folge der Strahlentherapie oder nach Kontamination mit verstrahltem Material (Kraftwerksunfälle, Kernwaffenexplosion). Direkte (unmittelbare) Schäden als akutes ↗Strahlensyndrom; als indirekte Schäden die – i.S. des Erfolges der Strahlentherapie z.T. unvermeidlichen – Spätfolgen (↗Strahlenspätwirkung); ferner evtl. bösartige Tumoren (einschließlich Leukämie), Knochenmarkschäden (aplastische Anämie), genetische Schäden (s.a. Abb.).

Strahlenschutz: alle Voraussetzungen u. Maßnahmen zum Schutz von Einzelpersonen u. der Allgemeinheit vor Schäden an Leben, Gesundheit u. Sachgütern durch die Wirkung ionisierender Strahlung. In der BRD für den Bereich Medizin geregelt v.a. durch die Röntgen- u. Strahlenschutzverordnung.

Strahlenschutzdosimeter: ↗Dosimeter zur Bestimmung der Personendosis bzw. Ortsdosis(leistung); v.a. als Filmdosimeter (als **Strahlenschutzplakette**) u. Stabdosimeter (z.B. Füllhalterdosimeter).

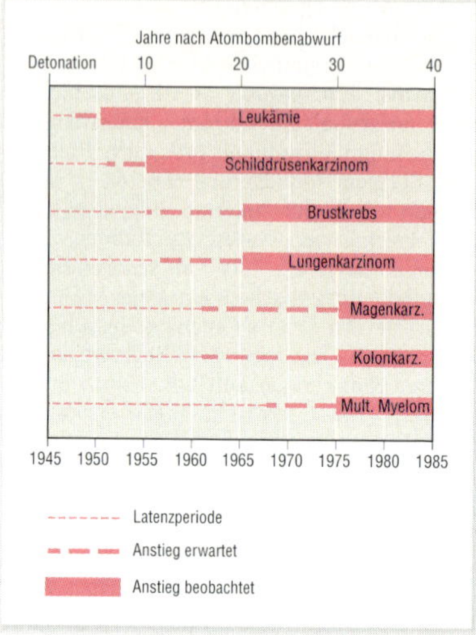

Strahlenschaden: Latenzperiode nach Strahlenexposition bis zur Entwicklung eines malignen Tumors (Hiroshima u. Nagasaki, 1993) [250]

Strahlensensibilität: i.e.S. die unterschiedliche Empfindlichkeit der verschiedenen Körperzellen, Zellsysteme u. -funktionen gegenüber ionisierender Strahlung. In der praktischen Radiologie, unter Bezugnahme allein auf die für Spätfolgen entscheidenden Wirkungen, müßte die Reihenfolge etwa lauten: Gonaden, Nieren, Lunge, Leber, ZNS, Darm, Haut, Knochen.

Strahlenspätwirkung: die nach Ablauf der (sub-)akuten Strahlenwirkungen (sog. Frühschäden) u. allgemein erst Monate nach Strahleneinwirkung auftretenden Veränderungen i.S. der Degeneration, Atrophie, Nekrose, Fibrose als nicht umkehrbares Geschehen (= bleibender ↗Strahlenschaden); z.B. Radionekrose, Radiodermatitis, Strahlenulkus, Blasen-, Darmspätreaktion.

Strahlensyndrom, Strahlenkrankheit: Symptomatik nach Einwirkung ionisierender Strahlen; v.a. – als allgemein-toxische Strahlenreaktion – der ↗Strahlenkater nach therapeutischer Bauch- u. Brustraumbestrahlung; i.e.S. das akute St. – **St., akutes:** die Symptomatik nach Ganzkörperexposition mit > 0,5 Gy, z.B. beim Strahlenunfall (v.a. bei Produktion, Anw. radioaktiver Stoffe). Die Symptome sind abhängig von Strahlenart u. -dosis: bis 0,5 Gy keine Symptome u. Restitutio ad integrum; bei 2–5 Gy zunächst Strahlenkater, dann – nach mehrtägigem freiem Intervall – die Hauptphase (über mehrere Wochen), u. zwar akute Zelluntergänge, Proliferationsstörungen an Darmtrakt u. im Knochenmark (Leuko- u. Thrombopenie, Erythropoese-Störung; bis 2 Gy Erholung wahrscheinlich, bis 5 Gy noch möglich), Blutungen, Infektneigung, akuter Durchfall, Exsikkose, Schock; bei 5–30 Gy Tod nach 1–2 Wo.; bei > 30 Gy (ZNS-Schäden, Herz-Kreislauf-Versagen, gastrointestinale Insuffizienz, Panmyelophthise) in 3 Tg., bei > 100 Gy Tod sofort oder in wenigen Stunden.

Strahlentherapie: Anw. ionisierender Strahlen (s.a. Bestrahlung) zu Heilzwecken; grundsätzlich unterschieden als **interne St.** (**interstitielle** u. **intrakavitäre** St.) u. als **externe St.** (Röntgentherapie, Megavolttherapie mit schnellen Elektronen, Neutronen, Protonen, Pi-Mesonen etc.). – Die Anw. aller Formen erfolgt v.a. kurativ oder palliativ bei bösartigen Tumoren, oft kombiniert mit Chemotherapie (Zytostatika etc.) u. chirurgischem Eingriff (Vor- u. Nachbestrahlung).

Strahlenulkus: Geschwür als Strahlenspätwirkung; z.B. als Blasen-, Darmspätreaktion, als Hautgeschwür (↗Radiodermatitis).

Strahlung: das Phänomen »Strahlen«, insbes. in Hinblick auf deren Wechselwirkung mit Materie, d.h. auf Abgabe oder Transport (bzw. Ausbreitung), a) von Energie in Form elektromagnetischer Wellen (= Quanten- oder Photonen-St., ↗elektromagnetische St.) oder von Materiewellen (= Schall- oder Dichtewellen), b) von schnell bewegten Elementarteilchen (= Teilchen- oder Korpuskular-St.). – **St., natürliche:** die terrestrische oder Erd-St. (radioaktive St. aus dem Erdboden; radioaktivem Gestein entstammend oder Produkt der kosmischen St. mit Bodenbestandteilen) u. die kosmische St.; letztere – aus dem Weltall einfallend – ist höchst energetisch.

Strang: 1) ↗Funiculus, ↗Tractus. **2)** strangförmige bindegewebige, meist entzündliche Verwachsung (↗Adhäsion, Bride) bzw. ein strangförmiger Rest (Rudiment) embryonaler Organe etc.

Strangulation: Abschnürung eines Organs oder Organteiles (u. damit Unterbindung der Blutzufuhr).

Strangulationsileus: Darmverschluß (↗Ileus) infolge Abschnürung eines Darmabschnittes durch – meist entzündliche – Stränge.

Strangurie, Harnzwang: schmerzhafter Harndrang (Blasentenesmen), der nur zu Entleerung weniger Harntröpfchen führt; v.a. bei Entzündung der Harnröhre u. -blase.

Stratum: *(latein. = Decke)* flache Zellage. – **St. basale: 1)** St. germinativum: Basalschicht der Epidermis; dient zusammen mit dem St. spinosum der Zellvermehrung in dieser Hautschicht. **2) St. b. endometriale,** Basalis: die der Muskelschicht (Myometrium) anliegende schmale Schicht der Gebärmutterschleimhaut (Endometrium); macht die zyklischen Veränderungen nicht oder nur minimal mit, bleibt bei der menstruellen Abstoßung erhalten als Ausgangsmaterial für erneutes Wachstum (↗Proliferationsphase). – **St. compactum endometriale,** Kompakta: die oberflächennahe, gewebsdichte (= kompakte) Schicht des St. functionale der Gebärmutterschleimhaut. – s.a. Decidua. – **St. corneum:** die Hornschicht der Epidermis als oberste Hautschicht. – **St. functionale endometriale:** die dem St. basale endometriale aufliegende ↗Funktionalis. – **St. ganglionare:** Ganglienzellschicht der Netzhaut. – **St. papillare:** die mit der Epidermis wellenförmig verzahnte obere Schicht des Koriums, der Dermis; der Hautpapillarkörper.

S

Streckbehandlung: ↗Extension.

Streckkontraktur: ↗Kontraktur infolge Dauerverkrampfung der Streckmuskeln; führt zu Ausfall bzw. Einschränkung der Beugefähigkeit im betreffenden Gelenk.

Streckmuskel: ↗Musculus extensor.

Streckphasen: Wachstumsperioden mit Überwiegen des Längenwachstums gegenüber der Gewichtszunahme; zwischen 5.–7. u. 11.–15. Lebensjahr (letztere ausgeprägter).

Strecksteife: ↗Ankylose in Streckstellung, z.B. als Endzustand einer Streckkontraktur.

Streckverband: ↗Extensionsverband.

Streichmassage: leichte Massage, ausgeführt als **Streichung** (»Strich«) mit der Handfläche oder den flach aufsetzenden Fingerspitzen stets in gleicher Richtung u. unter geringer Hautverschiebung; in der Regel von der Peripherie zentralwärts. Wirkt hyperämisierend, ferner dämpfend auf das Vegetativum.

Streifen: 1) ↗Striae. **2)** angioide Netzhautstreifen. **3)** streifenförmiges Transplantat oder Kunststoffimplantat; s.a. Patch, Spalthauttransplantat.

Strepitus: (latein.) Lärm, *klin* Geräusch.

Streptobacillus: Gattung gramnegativer, fakultativ anaerober Stäbchenbakterien. – Einige Arten jetzt anderen Gattungen zugeordnet, z.B. Haemophilus, Pasteurella.

Streptococcus, Streptokokken: Bakteriengat-

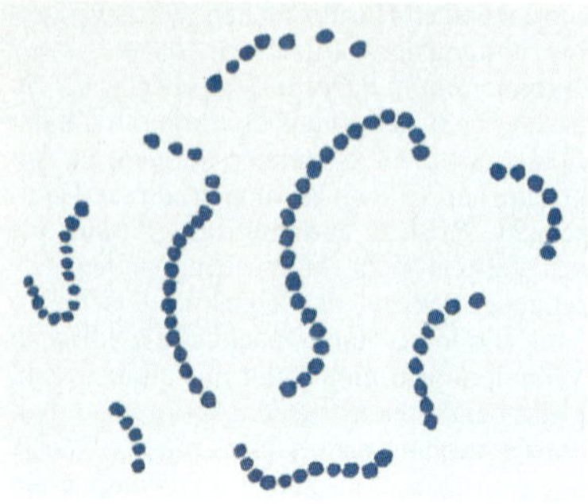

Streptokokken (mikrosk. Präparat): grampositive Kettenkokken [456]

tung grampositiver Kokken. Natürliche Bewohner von Schleimhäuten; einige Arten aber hochpathogen. – **St. lactis,** Bacillus lacticus**:** apathogen, bildet durch Gärung Milchsäure, wird in der Käseindustrie verwendet. – **St. mitis:** eine heterogene, teils α-hämolysierende Streptokokkengruppe, die auf Blutagar mit grünlicher Zone wächst (daher auch St. viridans); Saprophyt der menschlichen Mundhöhle, Erreger von Zahnerkrankungen, Thrombophlebitis, Meningitis, subakuter Endokarditis. – **St. pneumoniae,** Diplococcus pneumoniae, FRÄNKEL* Pneumokokkus**:** aerober, bekapselter, Paare bildender St., der Hyaluronidase, Pneumolysin, Hämotoxine, ein thermostabiles Hautgift u. eine ödembildende Substanz bildet. Insgesamt über 70 Typen; Typ 1, 2 u. 3 v.a. bei kruppöser Pneumonie, Meningitis, Peritonitis, Otitis media; die übrigen als »Sammelgruppe X«. – s.a. Pneumokokken... – **St. pyogenes,** St. erysipelatos s. haemolyticus s. scarlatinae, Micrococcus erysipelatos s. scarlatinae**:** in Paaren oder regelmäßigen Ketten vorkommender, β-hämolysierender St.; bildet Strepto- u. Fibrinolysin; nachgewiesen in der Mundhöhle; Erreger von Anginen, Septikämie, Erysipel, Scharlach, Otitis media; an der Pathogenese der Folgekrankheiten (Rheuma, Nephritis) beteiligt. – **St. viridans:** »vergrünender St.«, der ↗St. mitis.

Streptodermia, -dermie: durch Streptokokken hervorgerufene Pyodermie, z.B. ↗Ekthyma, Impetigo, »Umlauf« (↗Bulla rodens), Erysipel.

Streptokinase: aus dem Kulturmedium von β-hämolysierenden Streptokokken isoliertes Eiweiß; wird als ↗Fibrinolytikum therapeutisch genutzt.

Streptokokken: Mehrzahl von ↗Streptococcus.

Streptokokkenangina: ↗Angina tonsillaris durch – meist – hämolysierende Streptokokken der Gruppe A (C u. G) nach LANCEFIELD; allgemein mit Nasopharynxbeteiligung. Verläuft mit Fieber, Schwellung der vorderen Halslymphknoten; später evtl. Glomerulonephritis, Erythema nodosum, rheumatisches Fieber.

Streptokokkenrheumatismus, rheumatisches Fieber, akute Polyarthritis, Rheumatismus verus**:** 10–20 Tage nach vorangegangener Angina (β-hämolysierende Streptokokken der Gruppe A) auftretende Oligoarthritis großer, aber auch kleiner Gelenke, Fieber, Begleitkarditis (Endokarditis, Myokarditis, Perikarditis).

Streptolysin, SL**:** die v.a. von β-hämolysierenden Streptokokken gebildeten Exotoxine: **1)** SL O**:** sauerstoffempfindliches (engl. **o**xygenlabile) St. der LANCEFIELD-Gruppe A, C u. G; kardio- u. zytotoxisch, hämolysierend; regt die Bildung spezifischer Antikörper (= Antistreptolysin) an (dessen Nachweis u. quantitative Bestimmung im Serum im **SL-O-Test** zur Diagnose bzw. Kontrolle von Streptokokken-Infektionen dient. **2)** SL S**:** sauerstoff**s**tabiles, in Blutagar Hämolysezonen bewirkendes, nicht immunogenes SL; ein Lipoprotein.

Streptomyces: grampositive fadenförmige Bakterien mit ausgeprägtem Myzel u. langen Sporenketten; einige Arten humanpathogen (Erreger von ↗Streptomykose), zahlreiche als Antibiotikabildner.

Streptomycin, Streptomyzin**:** von Streptomyces-griseus-Stämmen produziertes Aminoglykosid-Antibiotikum; Anw. bei Tuberkulose (in Kombination mit anderen ↗Antituberkulotika), Tularämie; Nebenwirkungen (bei Ausscheidungsstörung verstärkt): v.a. selektive Neurotoxizität für das Gleichgewichts- u. Hörorgan.

Streptomykose: durch sog. Strahlenpilze der Gattung ↗Streptomyces hervorgerufene »Pseudomykose« (ähnlich der Hautaktinomykose u. -nokardiose): Eiterungen, Fistelgänge, evtl. Pseudomyzetome.

Stress, Streß: *(engl. = Anstrengung, Druck)* (SELYE) Zustand erhöhter Aktivität des Endokriniums u. Vegetativums mit diffuser Erregung des Sympathikus u. Symptomen des Adaptationssyndroms **(= Streßsyndrom)** als Ausdruck der Reaktion auf heftige, die Integrität des Organismus attackierende Reize (z.B. Kälte, Bakterien- u. sonstige Gifte, [Hirn-]Verletzung, Operation, seelischer Konflikt, Leistungsdruck).

Streßfraktur: Ermüdungsbruch oder Dauerfraktur, z.B. an der Tibia oder an den Metatarsalia (Marschfraktur), bei chron. Überbelastung als Folge eines Mißverhältnisses zwischen Belastung u. Belastbarkeit eines Knochens.

Streuung: 1) Änderung der räumlichen Verteilung einer gerichteten Strahlung durch teilweise Ablenkung an einer Oberfläche (= Reflexion) bzw. – bei ionisierenden Strahlen – bei deren Durchgang durch Materie; letztere ohne Energieverlust **(= klassische St.)**. **2)** von einem infektiösen Krankheitsherd (»Streuherd«) ausgehende Aussaat von Erregern innerhalb des Organs oder in andere Organe; auch als St. von Tumorzellen.

Striae: Streifen (Mz. von Stria). – **St. cutis (atrophicae)** s. **distensae:** parallele, bläulich bis braunrote Streifenbildungen der Haut, die unter Atrophie u. Pigmentverlust abheilen. Treten physiologisch z.B. in der 2. Schwangerschaftshälfte auf (= St. gravidarum), krankhaft bei Adipositas, CUSHING* Syndrom (hierbei bläulich-rötlich = St. lividae), längerer Behandlung z.B. mit ACTH, Glucocorticosteroiden. – **St. gravidarum** u. **lividae:** s.u. Striae cutis.

Striatum: ↗Corpus striatum.

Strichabrasio, -kürettage: lineäre ↗Kürettage an der Gebärmuttervorder- oder -hinterwand zur Schleimhautentnahme für histologische Diagnostik **(Strichbiopsie)**.

Strictura, Striktur: hochgradige Lichtungseinengung (Stenose) eines Hohlorganes infolge Einschnürung durch krankhafte Veränderungen der Organwand oder der Nachbargewebe (= organische Striktur, z.B. infolge Entzündung, Narben, infiltrierendem Tumor), evtl. aber – als funktionelle u. nur vorübergehende Striktur – durch Verkrampfung der Hohlorganmuskulatur; z.B. als Harnröhrenstriktur.

Stridor: (latein.) pfeifendes Atemgeräusch bei Ein- u./oder Ausatmung (= in- bzw. exspiratorischer St.). – **St. bronchialis:** exspiratorischer St. bei Bronchienenge, v.a. bei Bronchialasthma. – **St. laryngealis:** v.a. inspiratorischer (bei Einatmung auftretender) St. bei Kehlkopferkrankung, z.B. bei Laryngospasmus, Krupp. – **St. trachealis:** inspiratorischer St. bei Luftröhrenenge.

stridorös, stridulös: in Form eines ↗Stridors.

Striktur: ↗Strictura.

Stripping: *(engl. to strip = ausschälen, herausziehen)* scharf oder stumpf »ausschälende« Operation unter Einsatz eines Strippers (Instrument zur Entfernung von Gewebe oder Strukturen; z.B. Faszien-, Ring-, Venenstripper); s.a. Endarteriektomie, Thrombophlebektomie, Thrombektomie, Phlebexhairese (↗Venenstripping).

Strömungswiderstand, R: als Gefäß- bzw. Bronchialwiderstand der der Blut- bzw. Atemgasströmung entgegenwirkende Widerstand.

Stroma: 1) i.e.S. das interstitielle Bindegewebe eines Organs. **2)** bei Neoplasmen deren vom gefäßführenden Bindegewebe des Geschwulstbereiches gebildeter u. keine Geschwulsteigenschaft besitzender Anteil; bestimmt die Tumorkonsistenz.

Strongyloides: eine Fadenwürmer-Gattung der Familie **Strongyloididae**. – **St. stercoralis,** Anguillula stercoralis, Kotälchen, Zwergfadenwurm: ein tropischer, auch in warmen Bergwerken Europas vorkommender Dünndarmparasit des Menschen, der eine außerordentlich hartnäckige, als Strongyloidosis (Anguillulosis) bezeichnete Wurmkrankheit verursacht, die in Europa v.a. bei Berg- u. Tunnelarbeitern vorkommt (ist in der BRD anzeigepflichtige Berufskrankheit); hierbei führt Larvenbefall der Haut zu ↗Larva migrans, der Lungen zu Asthma verminosum mit Infiltraten (in schweren Fällen mit Pleuritis), der Wurmbefall des Darmes zu Bauchschmerzen, blutigen Durchfällen, Abmagerung, Neurasthenie.

Strontium, Sr: Erdalkalimetall; natürliche Isotope: ^{84}Sr, ^{86}Sr, ^{87}Sr; »konkurriert« als relativ inertes Sr^{2+} mit dem Calcium (Ca^{2+}) um die Knocheneinlagerung; gelangt als **^{90}Sr-Fallout** v.a. nach Kernwaffenexplosion über Pflanzen, Pflanzenfresser u. tierische Produkte in den menschlichen Organismus u. wird im Knochen abgelagert (evtl. kanzerogene Wirkung!).

Strophanthin: 1) g-St., g-Strophanthosid: Strophanthusglykosid aus Samen von Strophanthus gratus u. Holz von Acocanthera-Arten (v.a. Ac. ouabaio). Anw. wie auch k-St. als ↗Herzglykosid, im allg. i.v. (geringe Darmresorption); geringe therapeutische Breite. **2) k-St., K**ombé-St. ein Glykosidgemisch der Samen von Strophanthus kombé, Castilloa elastica cerv., Apocynum Cannabium.

Strophulus (infantum), Strofulus, Lichen simplex acutus s. urticatus, Prurigo simplex acuta, Urticaria papulosa infantum: die sog. Juck-

S

pöckchen, eine mit Papelbildung (v.a. an Stamm, Gliedmaßenstreckseiten) einhergehende stark juckende Hauterkrankung des Kleinkindes; wahrscheinlich durch Parasiten (z.B. Milben, Stechmücken) hervorgerufen. Durch Kratzen häufig Sekundärinfektion (**= St. impetiginosus**).

Struma, Kropf: Vergrößerung der Schilddrüse meist als Folge alimentären Jodmangels, Störung des Enzymsystems der Schilddrüsenfollikel (mit Jodfehlverwertung) sowie bei Störungen der gesamten endokrinen Regulation; tritt auch auf als Effekt strumigener Substanzen, bei erhöhtem Schilddrüsenhormonbedarf (z.B. in der Schwangerschaft), in Streßsituationen, bei Entzündung (↗Strumitis, Thyreoiditis) u. als bösartiges Wachstum (↗Schilddrüsenkarzinom). Wird bezeichnet als **euthyreote St.** im Falle klinisch als normal anzusehender Schilddrüsengesamtfunktion. Ist als **hyperthyreote St.** mit Schilddrüsenüberfunktion (↗Hyperthyreose, s.a. BASEDOW* Krankheit) verknüpft; ist diffus oder knotig (s.a. Strumaknoten). Ist als **hypothyreote St.** mit Schilddrüsenunterfunktion verknüpft (↗Hypothyreose; ↗Kretinismus), v.a. bei Jodmangel u. Jodfehlverwertungen, durch strumigene Substanzen, nach Strumitis. Verursacht bei entsprechender Größe, u.a. auch bei Ausdehnung in die Brusthöhle (**= intrathorakale St.**), örtliche mechanische Komplikationen wie Tracheomalazie, Schluckstörungen (= Dysphagie), Einflußstauung, Rekurrenslähmung, HORNER* Symptomenkomplex, Kropfherz. – Wird je nach Art u. Ursache behandelt z.B. mit Jodgaben, Schilddrüsenhormonen, Thyreostatika, Röntgenstrahlen bzw. Radiojod oder operativ (Strumaresektion). – **St., blande:** die nicht-entzündliche, nicht-maligne euthyreote St. – **St., endemische:** ↗Jodmangelstruma bei mehr als 10% der Bevölkerung eines Gebietes, weltweit in Gebirgsregionen. – **St. maligna:** ↗Schilddrüsenkarzinom. – **St. nodosa:** der Balg-, Knotenkropf. Häufigste euthyreote St. parenchymatosa oder colloides (↗Abb.); s.a. Strumaknoten. – **St. parenchymatosa:** im allg. euthyreote St. diffusa oder nodosa durch Drüsenepithelwucherung (Schilddrüsenhyperplasie); tritt v.a. in Lebensphasen mit erhöhtem Schilddrüsenhormonbedarf auf (z.B. als ↗Adoleszentenstruma).

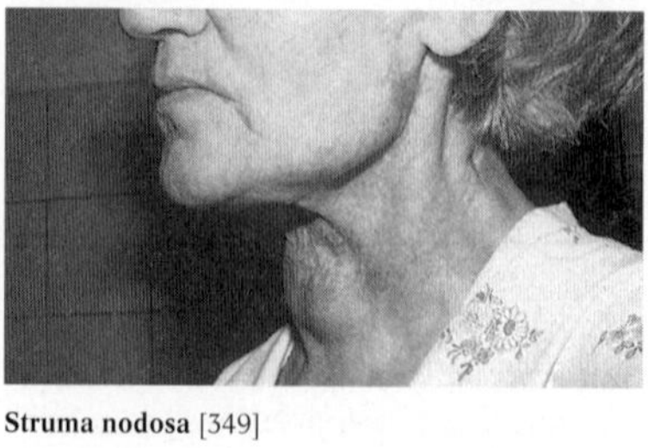

Struma nodosa [349]

Strumaknoten: 1) die umschriebenen Hyperplasien der euthyreoten ↗Struma nodosa. **2)** das knotenförmige Schilddrüsenadenom oder Schilddrüsenkarzinom; nach dem szintigraphisch erfaßten Jodhunger unterschieden als ↗heißer Knoten u. als ↗kalter Knoten (gelegentlich maligne) sowie als warmer bzw. kühler Knoten (bei Normal- bzw. bei Unterfunktion).

Strumaresektion, Strumektomie: teilweise bzw. subtotale (¾-Resektion) operative Entfernung der vergrößerten Schilddrüse (↗Struma).

Strumitis: Kropfentzündung. Auch synonym für Formen der v.a. chronischen, zu Schilddrüsenvergrößerung führenden ↗Thyreoiditis gebraucht.

S-T-Strecke: der – im allgemeinen in der 0- = isoelektrischen Linie verlaufende – Abschnitt des EKG zwischen S- u. T-Zacke; entspricht der Gesamterregung der Herzkammern. Ist bei frischem ↗Myokardinfarkt (u. Perikarditis) angehoben (**»S-T-Hebung«**), bei Sauerstoffmangel des Herzens (Koronarinsuffizienz, akute Anämie, Höhenatmung) gesenkt bzw. abwärts gerichtet u. konkav (**»S-T-Senkung«**).

Stülpverband: Trikotschlauchverband; das Material, Fertigware verschiedener Breite, kann auch mittels speziellen Applikators angelegt werden.

Stützapparat: orthopädischer Apparat als Konstruktion für die Führung von Gelenken u. Stützung von Körperteilen, insbes. für die Stabilisierung gelähmter Gliedmaßen. Besteht aus seitlichen Verstrebungen (Metall- oder Kunststoffschienen) u. Lederhülsen bzw. »Schellen«; vgl. Stützkorsett.

Stützgewebe: mit interzellulärer Gerüstsubstanz versehenes Gewebe mit vorwiegender Stützfunktion; z.B. Knorpel- u. Knochengewebe.

Stützkorsett: Stoffmieder (aus doppeltem Drell u. meist mit vorderer Schnürung) mit eingenähtem Stahlgerüst (Hüftbügel u. Rückenstangen), evtl. auch mit Achselstützen. Anw. zur Abstützung u. Ruhigstellung der Wirbelsäule.

Stuhl, Kot: ↑Fäzes; s.a. Acholie, Steatorrhö, Melaena (»Teerstuhl«).

Stuhldrang, schmerzhafter: ↑Tenesmus alvi.

Stuhlerbrechen: ↑Koterbrechen (»Miserere«).

Stuhlinkontinenz, Incontinentia alvi: angeborenes oder erworbenes Unvermögen der willkürlichen Stuhlzurückhaltung in der Mastdarmampulle; z.B. bei Myelomeningozele bzw. Schließmuskelzerreißung. – s.a. Enkopresis. – **St., paradoxe:** unregelmäßiger Abgang kleiner Stuhlmengen bei maximaler Rektosigmoidfüllung infolge unkoordinierter Dauerkontraktion des Sphincter ani (»Superinkontinenz«); z.B. bei Megacolon.

Stuhlträgheit: ↑Obstipation.

Stummheit, Mutitas: ↑Mutismus, Unvermögen zur Sprachlautbildung; z.B. als ↑Aphonie, bei ↑Taubstummheit, ↑Hörstummheit, ↑Aphasie sowie psychogen.

Stumpfkarzinom: ↑Karzinom an einem Organstumpf (z.B. einem Magen-, Gebärmutterhals- = Zervixstumpf).

Stupor: *(latein. = Erstarrung, Betäubung)* **1)** Krankheitszustand mit Fehlen jeglicher körperlicher u./oder geistiger Aktivität bei wachem Bewußtsein als Folge von Antriebsverlust. Kommt vor z.B. bei endogener Depression, Schizophrenie (↑Katatonie), Epilepsie; ferner als abnorme Erlebnisreaktion, als Katalepsie, Mutismus, Trance. **2)** Bewußtlosigkeit aus hirnorganischer Ursache; z.B. bei Durchgangssyndrom. **3)** Taubheitsgefühl.

Sturzentleerung (des Magens): ↑Dumpingsyndrom.

Sturzgeburt: extreme Schnellgeburt (evtl. mit nur einer Austreibungswehe).

styloide(u)s: (latein.) griffelförmig.

Stylus (medicatus), Bacillus medicatus: stiftförmige Arznei (bzw. Arzneiträger).

Stypsis: *(griech. = Zusammenziehen, Stopfen)* **1)** Blutstillung; s.a. Styptika. **2)** ↑Konstriktion. **3)** ↑Obstipation.

Styptika: Hämostyptika (s.u. Blutstillung).

sub: (latein.) Vorsilbe bzw. Präfix »unter«, »unterhalb« (s.a. infra...), »weniger«, »niedriger« (s.a. hypo...), »mäßig«, »fast«. – **s. partu:** »unter der Geburt«.

subacutus, -akut: mäßig akut, mit nur schwach ausgeprägten Merkmalen eines typischen akuten Geschehens.

Subarachnoidalblutung, SAB: Blutung in den Subarachnoidalraum; meist aus einem rupturierten Aneurysma (v.a. basale Hirnarterien), ferner aus Angiomen oder infolge hypertonischer Zerebralarteriensklerose, aber auch im Zusammenhang mit Antikoagulationstherapie, Blutkrankheiten, bei hämorrhagischer Leukoenzephalitis, subakuter bakterieller Endokarditis, Septikämie, verschiedenen Tumoren; ferner nach Schädelverletzungen **(»traumatische SAB«)**. Häufig mit gleichzeitiger Bildung eines intrazerebralen Hämatoms. Die Symptomatik beginnt typischerweise akut, fast immer ohne Prodromalsymptome. Neurochirurgisch werden 5 Schweregrade unterschieden.

subaxillär: unterhalb bzw. peripher der Achselhöhle.

Subazidität: verminderter Säuregehalt (↑Azidität) des Magensaftes, d.h. Mangel an freier HCl bei subnormaler bis gesteigerter gesamter Magensekretion.

Subclavia: ↑Subklavia.

Subclavian-steal-Syndrom: (engl.) ↑Anzapfsyndrom der Arteria subclavia.

subcutaneus, s.c.: ↑subkutan.

subdural, subduralis: unter der Dura mater, im Subduralraum; z.B. subd. Hämatom.

subfebril: leicht fieberhaft (mit axillärer Temperatur < 38 °C).

subglottisch: unter(halb) der Stimmritze (Glottis).

subikterisch: leicht gelbsüchtig, d.h. mit nur geringem ↑Ikterus (z.B. als Sklerenikterus).

Subileus: Darmmotilitätsstörung mit spärlichen Darmgeräuschen mit noch funktionierender Darmpassage; meist als Frühstadium eines Darmverschlusses (= Präileus; s.a. Ileus).

Subklavia: Kurzbezeichnung der Arteria u. Vena subclavia.

Subklavia-Anzapfsyndrom: s.u. Anzapfsyndrom.

Subklavia-Katheter: über die Vena subclavia eingeführter zentralvenöser Katheter.

subkutan, subcutaneus, s.c.: unter der/die Haut, in der/die Subkutis, vgl. perkutan; z.B. subk. Emphysem (↑Hautemphysem) bzw. subk. ↑Infusion, ↑Injektion, ↑Mastektomie.

Subkutis, Subcutis: ↑Tela subcutanea.

subletal: beinahe tödlich; z.B. subl. Strahlendosis.

Sublimatnephrose, -niere: Nierenerkrankung (nephrotisches Syndrom) durch organische Quecksilbersalze (Diuretika) oder anorganische Hg-Verbindungen.

Sublimierung: **1)** als Sublimation die direkte, d.h. ohne flüssigen Aggregatzustand erfolgende Verdampfung eines – »flüchtigen« – festen Stoffes (z.B. Sublimat) mit nachfolgender Wiederverfestigung. **2)** (S. Freud) unbewußte Umwandlung sexueller Triebenergie in eine

Aktivität mit – psychisch verwandten – sozialen, künstlerischen oder wissenschaftlich kreativen Zielen.

sublingual(is): unter der Zunge; z.B. Glandula subl. (»Sublingualis«).

Sublingualtabletten: Tabletten mit Wirkstoffresorption durch die Mundschleimhaut.

Subluxatio, -luxation: unvollständige Verrenkung (↑Luxation), d.h. mit noch teilweise in Kontakt stehenden Gelenkflächen.

submikroskopisch: mit dem Lichtmikroskop nicht sichtbar bzw. mit dem Ultramikroskop sichtbar.

submucosus, -mukös: unter der Schleimhaut, in der Submukosa (↑Tela submucosa).

suboccipitalis: unterhalb des Hinterhauptes (Occiput); i.w.S. im Halswirbelsäulenbereich.

Subokzipitalpunktion, Zisternenpunktion: Punktion der Cisterna cerebellomedullaris durch Einstich zwischen Hinterhauptschuppe u. Dornfortsatz des 2. Halswirbels; zur Liquorgewinnung sowie für Myelographie. Kontraindikationen: hohe Stauungspapille, raumfordernder Prozeß in der hinteren Schädelgrube (Gefahr der Entstehung einer Hernia tentorialis). – s.a. Abb.

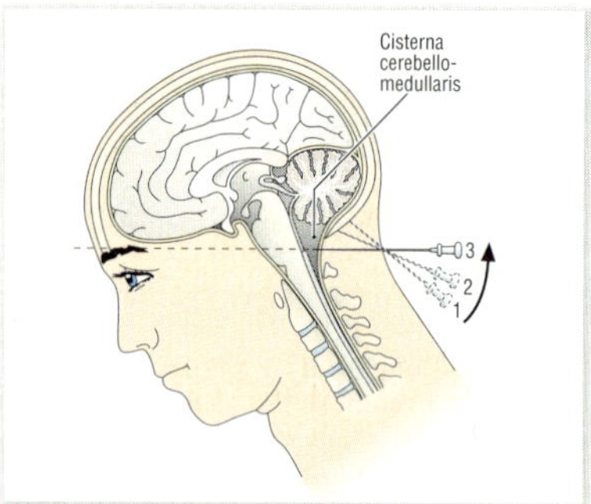

Nadelführung u. Nadellage bei der **Subokzipitalpunktion** [433]

subparietal(is): unter dem Scheitelbein (Os parietale) bzw. Scheitellappen (Lobus parietalis).

subpatellar(is): retropatellar, d.h. hinter der Kniescheibe (im Unterschied zu infrapatellar = unterhalb derselben).

subperiostal: unter der Knochenhaut (Periost).

subperitoneal: unter dem Bauchfell (Peritoneum parietale), extraperitoneal (= retroperitoneal bzw. präperitoneal).

subphrenisch: unterhalb des Zwerchfells (= subdiaphragmatisch).

subpleural(is): unter (d.h. außerhalb) der Pleura; vgl. extrapleural.

subpubisch: unter dem Schambein, perineal.

subrenal(is): 1) unter(halb) der Niere. **2)** distal des Nephrons (im funktionellen Sinn).

Subsaltus: (latein.) Zuckung, Tic.

Subscriptio: auf Rezepten die Anweisung für Zubereitung, Abgabe oder Anw. der Arznei.

Subsepsis: schleichend verlaufende Sepsis.

Substantia: Bestand, Stoff (s.a. Substanz), *anat* Struktur besonderen Aussehens oder einheitlicher Funktion. – **S. adamantina:** ↑Zahnschmelz. – **S. alba:** die aus markhaltigen Nervenfasern bestehende »weiße Substanz« des Zentralnervensystems. – **S. compacta: 1)** die S. corticalis des Knochens. **2)** das Stratum compactum endometrii. – **S. corticalis:** i.e.S. Schicht dichten Knochengewebes unter dem Periost oder Gelenkknorpel. – **S. grisea:** die überwiegend gliazellhaltige »graue Substanz« des Zentralnervensystems. – **S. spongiosa** s. **trabecularis,** Spongiosa: die schwammartige dünne Bälkchenschicht als innere Knochenschicht (umhüllt von der S. compacta; zwischen den Bälkchen Knochenmark).

Substanz: 1) ↑Substantia. **2)** Stoff. – **S., hyaline:** die ↑Interzellularsubstanz des Bindegewebes.

Substitutionstherapie: Behandlung durch künstliche Zufuhr dem Körper normalerweise durch Organleistungen zur Verfügung stehender Substanzen bei Funktionsschwäche, -versagen des entsprechenden Organs; z.B. Insulin-Gaben bei Diabetes mellitus, Flüssigkeitszufuhr als Volumen- oder Blutersatz zur Rehydratation.

Subtraktionsangiographie, digitale, DSA: moderne Möglichkeit der Gefäßdarstellung, mit deren Hilfe bereits bei geringen Kontrastunterschieden ausreichend gute Gefäßdarstellungen gelingen.

subungual(is): unter einem Finger-, Zehennagel.

subvalvulär: unterhalb (= stromaufwärts vor) einer Klappe.

subzelluläre Fraktionierung: Auftrennung der Zellbestandteile aus einem durch Zellzerkleinerung (mittels Homogenisators) gewonnenen homogenen Gemisch (Homogenat) nach deren Schwere u. Dichte (erfolgt durch differentielle Zentrifugierung bzw. Dichtegradienten-Zentrifugierung).

Succinat: Salz der Bernsteinsäure.

Sucht: unscharfer, umgangssprachl. Begriff, der den gesamten Komplex der Drogen- u. Alkoholabhängigkeit umfaßt; sollte der WHO zufolge durch ↗Abhängigkeit ersetzt werden.

Suchtest: möglichst unaufwendiger klinischer Test, der im Rahmen der Such- bzw. Vorfelddiagnostik groborientierend bestimmte Krankheitskategorien ausschließt bzw. wahrscheinlich macht (z.B. BSR, Serumlabilitätsproben) oder eine diagnostische Fragestellung richtungweisend einengt (z.B. orale Glucosebelastung), u.U. auch bereits ein krankheitstypisches (= pathognomonisches) Ergebnis liefert (z.B. als Syphilistest, Allergenprobe).

Suchtmittel: Euphorie u. Bewußtseinsänderung hervorrufende, gesetzlich z.T. den ↗Betäubungsmitteln gleichgestellte Mittel mit Suchtgefährdung. Gemäß *WHO* werden folgende Typen unterschieden: Morphin- oder Opiat-, Barbiturat-/Alkohol-, Amphetamin-, Cocain-, Cannabis-, Halluzinogen-Typ.

Sucus: (latein.) Saft. **1) S. entericus; S. gastricus; S. pancreaticus; S. prostaticus:** Darm-, Magen-, Pankreassaft bzw. Prostatasekret. **2)** Preß- oder Mazerationssaft aus tierischen u. pflanzlichen Rohstoffen. – **S. Liquiritiae:** Lakritzen-, Süßholzsaft; aus Glycyrrhiza glabra.

Sudeck* Dystrophie, Algodystrophie-Syndrom: idiopathische oder sekundäre, evtl. mit Restschäden ausheilende neuro-vasotrophische Gewebsschädigung umschriebener Extremitätenabschnitte (am häufigsten Arm, Hand) mit zunächst schmerzhafter Schwellung (Stadium I), dann Atrophie der Haut u. Weichteile (Stadium II), porotischer Osteodystrophie u. Pannusbildung bis zur Ankylose der Gelenke (Stadium II–III).

Sudor: Schweiß.

sudorifer: (latein.) schweißtreibend, -erzeugend (= sudoriparus).

Sudorrhö: ↗Hyperhidrose.

Südamerikanische Blastomykose: ↗Parakokzidioidomykose.

Südamerikanische Leishmaniase: eine ↗Haut-Schleimhaut-Leishmaniase.

Südamerikanische Trypanosomiasis: ↗CHAGAS* Krankheit.

Süßholz: ↗Glycyrrhiza glabra.

Süßstoff: synthetisches Süßmittel ohne Nährwert; z.B. Saccharin, Aspartam, Natriumcyclamat.

Suffusio, Suffusion: Austritt von Blut(serum) oder Lymphe ins Gewebe, i.e.S. als flächenhafte Blutung ohne scharfe Begrenzung; vgl. Sugillation.

Suggestionstherapie: Behandlung körperlicher u. seelischer Störungen durch Hypnose, autogenes Training etc.

Sugillatio, Sugillation: flächenhafte Blutung ins Gewebe (v.a. Haut); bei ↗Suffusion.

sui generis: (latein.) »von eigener Art«.

Suizid: Freitod, Selbsttötung.

Suizidalität: Ausmaß der Neigung eines Menschen, eine Suizidhandlung zu begehen. In der Praxis oft schwer abschätzbar, da sog. objektive Testverfahren versagen; daher sind eingehende Gespräche erforderlich. Bei vorliegender S. (z.B. im Rahmen endogener Depressionen) ist eine Klinikeinweisung oft nicht zu umgehen.

Suizidprophylaxe: ärztliche, psychotherapeutische oder soziale Maßnahmen bei Selbsttötungsgefahr in Form von eingehenden Gesprächen, Hilfestellung bei beruflichen, schulischen u. familiären Krisensituationen, sog. Telefonseelsorge oder in schweren Fällen vorsorgliche Klinikeinweisung.

Sukkulenz: Saftreichtum, v.a. des »sukkulenten«, ödemdurchtränkten Gewebes.

Suktion, Suctio: Saugen; z.B. *ophth* Absaugen der Linse bei Katarakt mittels Spritze; ferner das ↗Schröpfen.

Sukurrhö: »Saftfluß«, i.e.S. die vermehrte Magensaftproduktion.

Sulcus: (latein.) Furche, Rinne (Mz.: **Sulci**).

Sulfa...: *WHO*-Wortteil für Sulfonamid-Chemotherapeutika.

Sulfanilamid: ↗Sulfonamide.

Sulfasalazin: Antirheumatikum zur Behandlung der chronischen Polyarthritis; wird auch zur Therapie der Colitis ulcerosa u. anderer chronischer Darmerkrankungen angewandt.

Sulfat: Salz der (zweibasischen) Schwefelsäure.

Sulfatwässer: »sulfatische Quellen« mit mindestens 20% der Anionen als Natrium-, Magnesium-, Calcium- oder – seltener – Eisensulfat (u. entsprechend bezeichnet als Glaubersalzwässer bzw. Bitterwässer bzw. Calciumsulfatwässer oder als Vitriolquelle).

Sulfonamid(e): Bakterienwachstum hemmende (= »bakteriostatische«) Chemotherapeutika; die Zunahme resistenter Bakterienstämme u. die Entwicklung besser verträglicher Antibiotika haben die Anw. der S. stark eingeschränkt.

Sulfonylharnstoff: Trivialbezeichnung für orale ↗Antidiabetika mit der sogenannten Sulfonylstruktur; z.B. Carbut-, Tolbutamid.

Sulfonylharnstoff-Test, Tolbutamidtest: i.v. Injektion von Tolbutamid zur Testung der inkretorischen Pankreasfunktion. – Wird als UNGER*-MADISON* Test in der Diagnostik des Diabetes mellitus eingesetzt.

Sulfur: (latein.) ↗Schwefel. – **S. depuratum:** gereinigter, arsenfreier Schwefel (= gewaschene Schwefelblüte); mildes Abführmittel. – **S. praecipitatum:** gefällter arsenfreier Schwefel; in fein verteilter Form als Schwefelmilch. – **S. sublimatum:** Schwefelblüte; fein kristalline Form der Schwefels.

Summation: **1)** zeitliche oder räumliche Summierung mehrerer unter- oder überschwelliger Einzelerregungen, die einen Effekt (Impuls, Reflex) herbeiführt, wie er durch den Einzelreiz nicht hervorgerufen wird. **2)** Heilmittelwirkung als Summe der Einzelwirkstoffreaktionen. – vgl. Potenzierung.

Summationsgift: Wirkstoff, der eine irreversible, nach seiner Ausscheidung weiterbestehende Wirkung auslöst, mit der sich Effekte weiterer Gaben konzentrations- (c) u. zeitabhängig (t) summieren (»c · t-Gift«; z.B. chemische Mutagene, Kanzerogene; ionisierende u. UV-Strahlen).

Summationsschaden, Kombinationsschaden: aus dem Zusammenwirken zweier oder mehrerer verschiedener äußerer u./oder innerer Schädlichkeiten resultierender Schaden.

Sumpffieber: ↗Malaria, Feldfieber.

super...: (latein.) Präfix »oben«, »oberhalb«, »über ... hinaus«; s.a. hyper..., supra...

Superazidität: ↗Hyperazidität.

superficialis: (latein.) oberflächlich, oberflächennahe.

Superinfektion: erneute Infektion mit demselben Erreger bei noch bestehendem Erstinfekt u. noch unvollständiger Immunität; vgl. Sekundärinfektion.

superior: (latein.) der höhere, obere.

Supervision: (engl.) Aufsicht, Überwachung; i.e.S. berufsbezogene Selbstreflexion mit Hilfe eines Außenstehenden (Supervisor, z.B. Lehrtherapeut) im Rahmen einer psychotherapeutischen Ausbildung oder in Teamgruppen psychosozialer Berufe (z.B. Klinikstationen, Erziehergruppen); Ziel der S. ist es u.a., die Qualität einer Behandlung zu sichern, Konflikte mit Patienten u./oder Kollegen besser zu verstehen u. zu lösen.

Supination: *(latein. = Nachobenwendung)* Auswärtsdrehung der Hand (durch Drehbewegung der Speiche um die Elle in den Radioulnargelenken) bzw. des Fußes (im unteren Sprunggelenk, Mittel- u. Vorfuß). – vgl. Pronation.

Supinationsfraktur: Knöchelbruch durch Gewalteinwirkung auf den Fuß, die zu maximaler Supination (u. Adduktion) bzw. zu Supination u. gleichzeitiger Eversion führt: **Supinations-Adduktions-Fraktur** bzw. **S.-Eversions-Fraktur;** erstere als Außenknöchelbruch oder als bimalleoläre Fraktur; letztere – u. häufigste – als Innenknöchelbruch, evtl. mit Fibulafraktur oder als trimalleoläre Fraktur (mit VOLKMANN* Dreieck).

Supinatortunnelsyndrom: Symptomatik bei Schädigung des Ramus profundus des Nervus radialis im Supinatortunnel, dem Spaltraum zwischen oberflächlicher u. tiefer Schicht des Musculus supinator (»Supinator«), durch Tunneleinengung (z.B. entzündlich; bei Ulna- oder Radiusfraktur) oder infolge Mikrotraumatisierung durch häufige Pro- u. Supination (z.B. bei Klavier-, Tennisspielern). Symptome: zunehmende Streckschwäche des 5. Fingers im Grundgelenk, später auch des Daumens u. der übrigen Finger, schließlich eine völlige Lähmung der entsprechenden Streckmuskeln, aber keine Sensibilitätsstörung. Die Supination ist normal.

supportiv: unterstützend. – **s. Therapie:** unterstützende therapeutische Maßnahmen, z.B. im Rahmen einer Polychemotherapie bei Tumorpatienten: u.a. Infektionsprophylaxe, antiemetische Therapie, Ernährungshilfen (z.B. intravenöse Hyperalimentation); i.w.S. auch schmerztherapeutische Maßnahmen, Entspannungsverfahren, Psychotherapie etc.

Suppositorium, Supp.: Zäpfchen; Arzneizubereitung in Kegel-, Walzen- oder Eiform zum Einführen in Körperöffnungen (After, Scheide).

Suppressio, Suppression: (latein.) Unterdrückung, Hemmung, z.B. *gyn* vorübergehende Menstruationsunterdrückung durch Hormongaben; *endokrin* Hemmung der Funktion einer hormonbildenden Drüse durch Zufuhr des von ihr gebildeten Hormons; vgl. T_3-Suppressionstest.

Suppressorzelle: eine Subpopulation der T-Zellen (s.u. Lymphozyten).

Suppuratio: (latein.) Eiterung.

suppurativ: eitrig.

supra: (latein.) ober(halb), auch i.S. von ↗oral (im Ggs. zu aboral).

supraapikaler Infarkt: Myokardinfarkt oberhalb der Herzspitze.

supraglotticus, -glottisch: oberhalb der Stimmritze (Glottis); die Epiglottis betreffend.

suprakardial: oberhalb der ↗Kardia bzw. des Herzens.

supraklavikulär, -lar: oberhalb des Schlüsselbeins (Clavicula).

Supraorbitalpunkt: Druckpunkt an der Austrittsstelle des N. supraorbitalis aus dem gleichnamigen Foramen am oberen Rand der Augenhöhle (Orbita); schmerzhaft u.a. bei Supraorbitalneuralgie (↗Trigeminusneuralgie).

suprapubisch: oberhalb des Schambein(bogen)s; z.B. als suprap. Harnblasenpunktion, Prostatektomie.

suprarenal(is): 1) oberhalb der Niere bzw. funktionell vor der Niere (= prärenal). **2)** die Nebenniere (Glandula suprarenalis) betreffend.

supraumbilikal: oberhalb des Nabels; z.B. supraumb. Hernie.

supravaginal: oberhalb der Scheide; z.B. die supravag. Uterusamputation.

supravalvulär: oberhalb einer Klappe (Valva); z.B. die supravalv. ↗Aortenstenose.

supraventrikulär: über einem bzw. oberhalb eines Ventrikels; i.e.S. funktionell oberhalb der Herzkammer; z.B. suprav. ↗Tachykardie.

Sura: die Wade.

sural(is): (latein.) die Wade (Sura) bzw. den Wadenmuskel (M. triceps surae) bzw. den Nervus suralis (»Suralis«) betreffend.

Surfactant-Faktor, Antiatelektasefaktor: (engl.) v.a. in den Pneumozyten der Lungenalveolen (»Deckzellen«) gebildetes, lecithinhaltiges Phospholipid, das als grenzflächenaktive Substanz die Alveolaroberflächenspannung verringert u. so Atelektasen verhindert. Sein Verlust ist bedeutsam für die Pathogenese der Schocklunge (↗ARDS). Fehlen des Faktors bewirkt bei unreifen Neugeborenen das ↗Membransyndrom.

Surveillance: (engl.) Überwachung; i.e.S. die Immunüberwachung **(»immunological s.«)** als das physiologische Geschehen zur Verhinderung von Tumorwachstum durch das Immunsystem, v.a. durch T- u. B-Lymphozyten (u. Killerzellen, auch Makrophagen, NK-Zellen, Antikörper).

Suspension: *(latein. suspendere = aufhängen)* **1)** Aufschwemmung mikroskopisch kleiner fester bzw. nicht-löslicher Partikel in einem Lösungsmittel. **2)** Wirbelsäulenentlastung durch Aufhängen am Kopf oder auf Achselstützen; ferner Gliedmaßenentlastung mittels Suspensionsschiene. **3)** schwebendes Aufhängen einer Gliedmaße bzw. schwebende operative Fixierung eines Organs (»Suspensionsplastik«).

Suspensorium: Aufhängebeutel. – **S. scroti:** Verband bzw. gewebter, bandarmierter Beutel zum Anheben u. Stützen des Hodensacks. – **S. testis:** der Musculus cremaster.

Sutura, Sutur: (latein.) Naht. **1)** das Vernähen von Geweben (↗Naht). **2)** als Typ der Articulatio fibrosa die Knochennaht = Verbindung zwischen bestimmten Schädelknochen.

SVES: **s**upra**v**entrikuläre **E**xtra**s**ystolen.

SVI: ↗**S**low-**V**irus-**I**nfektion.

SVT: **s**upra**v**entrikuläre **T**achykardie.

Sychnurie: ↗Pollakisurie.

Symbiose: dauerhaftes Zusammenleben verschiedenartiger – einander speziell angepaßter – Lebewesen **(»Symbionten«)** zum gegenseitigen Nutzen.

Symblepharon, Symblepharose: Verwachsung der Augapfel- u. Lidbindehaut; nach Bindehauterkrankung.

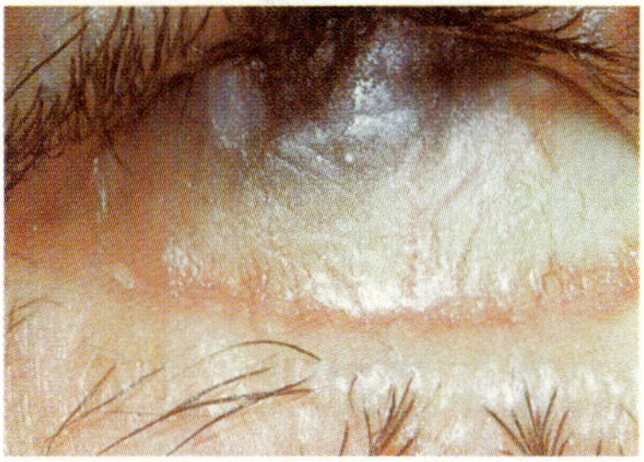

Symblepharon bei STEVENS*-JOHNSON* Syndrom [373]

S

Symblepharose: 1) ↗Symblepharon. **2)** Zusammenwachsen der Augenlider, meist als Blepharophimose.

Symbol: 1) Kurzzeichen für eine Größe, Maßeinheit, chemisches Element etc. (z.B. Ω = Ohm, Br = Brom). **2)** einen inneren Sinngehalt des Lebens repräsentierendes Zeichen (bzw. Gegenstand).

Symmelie, Sym(m)elus, Sympodie: Fehlbildung mit medianer Verschmelzung der unteren Gliedmaßen (u. schweren Entwicklungsstörungen des Urogenitalapparats).

Sympathektomie: i.e.S. die teilweise bis vollständige operative Entfernung (Resektion) des Sympathikus-Grenzstrangs. Anw. v.a. bei bestimmten Hypertonieformen, bei vasospastischen Syndromen u. schwerer akraler Ischämie; allgemein nach Vorprüfung der Wirksamkeit durch eine ↗Sympathikusblockade. – **S., pharmakologische:** Sympathikusausschaltung durch Anw. von ↗Sympatholytika oder mittels der Leitungsanästhesie (Grenzstrangblockade).

Sympathicus: ↗Sympathikus.

Sympathikolyse: Unterbrechung bzw. Aufhebung der Sympathikuswirkung; s.a. Sympatholytika.

Sympathikus, Sympathicus: dem ↗Parasympathikus entgegenwirkender Teil des vegetativen Nervensystems mit zentralem Sitz in den Seitenhörnern C_8–L_3 u. präganglionären Fasern zum ↗Grenzstrang oder zu peripheren Ganglien, von denen postganglionäre Fasern zum Erfolgsorgan ziehen. – Transmitter sind v.a. ↗Adrenalin u. ↗Noradrenalin.

Sympathikusblockade: Ausschaltung des Sympathikus, u. zwar entweder des gesamten peripheren Anteils durch Sympathikusblocker (Sympatho-, Adrenolytika, Ganglienblocker) oder als örtliche Blockade von Teilstrukturen (z.B. Stellatum-, Grenzstrang-, periarterielle Blockade); s.a. Paravertebralanästhesie.

Sympathoblasten: Vorstufen der sympathischen Ganglienzellen (in Neuralleiste, Neuralrohr [am Ort der intermediären grauen Substanz]).

Sympathoblastom, -goniom: hormonal inaktiver bösartiger Tumor des sympathischen Nervensystems (einschl. des Nebennierenmarkes); geht aus Sympathoblasten hervor. Metastasiert bereits vor der Geburt (v.a. in die Leber = PEPPER* Typ) oder erst nach der Geburt (v.a. in das Skelett = endokranialer Typ).

Sympatholytica, -lytika: Substanzen, die durch Besetzung der Adrenalin- u. Noradrenalin-Rezeptoren die »sympathomimetische« Wirkung der adrenergen Überträgerstoffe Adrenalin/Noradrenalin selektiv hemmen (daher als »Adrenolytika« bezeichnet). Werden nach dem Ort ihrer Hemmung unterschieden als α- u. als β-S. = »α-«, »β-Blocker«; als erstere z.B. Dihydro-Secale-Alkaloide, Tolazolin, Phentolamin, als letztere z.B. Dichlorisoproterenol, Propranolol, Oxprenolol.

Sympathomimetica, -tika: Substanzen, die wie die »adrenergen« Überträgerstoffe Adrenalin/Noradrenalin an den postganglionären Sympathikusendigungen u. – z.B. Dopamin – an entsprechenden Strukturen des Zentralnervensystems wirken, u. zwar direkt durch Reaktion mit den (Alpha- oder Beta-)Rezeptoren oder aber indirekt durch extrazelluläres Eingreifen in den Stoffwechsel der genannten Überträgerstoffe. Entfalten unterschiedliche Wirkungen, z.B. Broncholyse, Gefäßwirkung (↗Vasokonstriktion); durch vorwiegende Erregung der Betarezeptoren ↗Vasodilatation, zentralnervöse Erregung (z.B. Amphetamin).

Symphysis: Verwachsung. – **S. cartilaginea:** Verbindung zweier Knochen durch Faserknorpel (im Gegensatz zur »Bandhaft« = Articulatio fibrosa). – **S. intervertebralis:** die Bandscheibe samt vorderem u. hinterem Längsband. – **S. pubica:** als Becken- oder Schambeinsymphyse das die beiden Schambeine verbindende Gelenk.

Symptom(a): Zeichen, in der Medizin als Krankheitszeichen. – **S., objektives:** vom Untersucher festgestelltes S. – **S., pathognomonisches:** das direkt auf eine bestimmte Gesundheitsstörung hinweisende (= typische = charakteristische) S., evtl. als Kardinalsymptom. – **S., subjektives:** vom Kranken feststellbares bzw. festgestelltes S.

Symptomatik: Gesamtheit der aus einem Krankheitsprozeß resultierenden Symptome.

symptomatisch: 1) Symptome betreffend bzw. auf Symptome ausgerichtet (z.B. symptomatische Behandlung [im Gegensatz zur ursächlichen = kausalen]; sympt. Mittel [Palliativum]). **2)** für eine bestimmte Krankheit kennzeichnend (= pathognomonisch). **3)** als Symptom – u. nicht als eigenständiges Krankheitsgeschehen – auftretend.

Symptomenkomplex: die für ein typisches Krankheitsbild sprechende Gruppe (z.B. als Trias) von Krankheitsmerkmalen (Symptomen), i.e.S. bei unbekannter Ätiogenese (s.a. Syndrom).

symptothermale Methode: natürliche Methode der ↗Konzeptionsverhütung, die auf Erkennung der fruchtbaren bzw. unfruchtbaren Tage im weiblichen Zyklus durch gleichzeitige Beobachtung der Basaltemperaturkurve u. des mit der Ovulation korrelierten »Symptoms« flüssiger Zervixschleim beruht.

syn...: Vorsilbe »mit«, »zusammen«, »verbunden«.

Synästh(es)algie: bei ↗Kausalgie die Auslösbarkeit von Schmerzanfällen durch Berührungs-, Temperaturreize; die Schmerzen örtlich oder mit Ausstrahlung in nicht betroffene Körperbereiche (evtl. der Gegenseite).

Synästhesie: abnorme Mitempfindung, Begleitempfindung. – vgl. Synalgie.

Synalgie: Schmerzmitempfindung fern vom Krankheitsherd; vgl. Synästhesalgie.

Synapse: Kontaktstelle zwischen Nervenzellen bzw. Nervenzellen u. dem Plasmalemm anderer Zellen (Sinnes-, Epithel-, Muskelzellen), in der – stets nur in eine Richtung

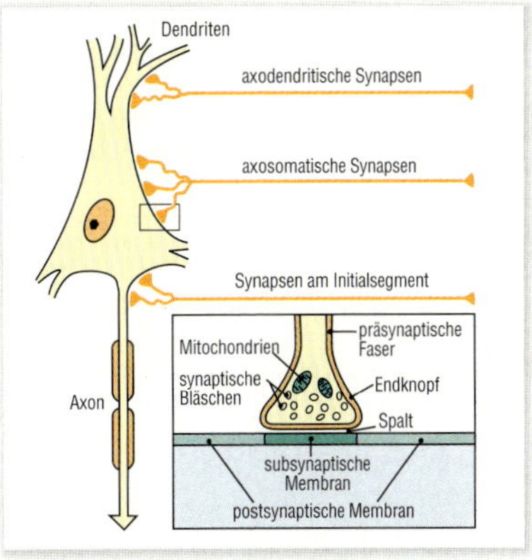

Schematische Darstellung der **Synapsen** [252]

(»unidirektional«) – die Übertragung der Aktionspotentiale (Spitzenpotentiale) erfolgt, u. zwar beim Menschen v.a. biochemisch **(»chemische S.«)**, woraus eine Aktivierung der nachgeordneten Zelle resultiert.

Synch(e)ilie: angeborene oder (selten) verletzungsbedingte Lippenverwachsung.

Synchondrose, -drosis: Knorpelgelenk (Articulatio cartilaginea) mit hyalinknorpeliger Knochenverbindung; zwischen Brustbeinkörper u. Schwertfortsatz **(S. xiphosternalis)** bzw. zwischen manchen Schädelknochen **(= Synchondroses cranii)**.

synchron: gleichzeitig.

Synchronie, -nismus: Gleichzeitigkeit; z.B. *physiol* die der bioelektrischen Entladungsvorgänge von Neuronen (im EEG als identische Wellenformen über verschiedenen Hirnregionen).

Synchronisationstherapie: Tumortherapie, indem der Zellzyklus zwischen 2 Mitosen gestoppt (z.B. durch Vincristin, Vinblastin) u. damit der Zyklus aller Tumorzellen synchronisiert wird, so daß ein anschließend verabfolgtes, spezifisch die nächste Zellphase blockierendes Zytostatikum trotz relativ niedriger Dosierung eine möglichst große Zahl von Tumorzellen blockiert.

Syndaktylie: angeborene Verwachsung von Fingern oder Zehen.

Syndesma: (Gelenk-)Band bzw. Bindehaut.

Syndesmektomie: Ligamentdurchtrennung bzw. Ligamentausschneidung (= Exzision).

Syndesmitis: 1) Entzündung eines (Gelenk-) Bandapparates. **2)** ↗Conjunctivitis.

Syndesmophyt: systemische Bandverknöcherung an (Halb-)Gelenken.

Syndesmosis: die »Bandhaft« als Typ der Articulatio fibrosa (= Junctura fibrosa); z.B. die radioulnare bzw. die tibiofibulare (durch die entsprechende Membrana interossea sowie – am Bein – durch das vordere u. hintere tibiofibulare Band).

Syndets: Hautpflegemittel, die aus künstlichen Detergenzien (Tensiden) bestehen; S. setzen die Oberflächenspannung des Wassers herab u. ermöglichen dadurch eine bessere Benetzbarkeit der Haut mit Wasser.

Syndrom: ein sich stets mit etwa den gleichen Krankheitszeichen, d.h. einer Symptomatik mit weitgehend identischem »Symptomenmuster« manifestierendes Krankheitsbild mit unbekannter, vieldeutiger, durch vielfältige Ursachen bedingter (polyätiologischer u. -pathogenetischer) oder nur teilweise bekannter Ätiogenese. – s.a. Symptomenkomplex. Meist benannt nach den Autoren (= Eponym), aber auch nach der Ätiologie (z.B. Bestrahlungs-S.), Pathogenese (z.B. Salzverlust-S.), dem Hauptsymptom; als Akronym gebildet aus den Initialen mehrerer Symptome.

Synechia, Synechie: fibröse Verklebung zweier normalerweise getrennter Gewebsschichten (s.a. Adhäsion). – **S. anterior** bzw. **posterior:** als vordere bzw. hintere S. des Auges die zwischen Irisvorderfläche u. Hornhaut bzw. Irishinterfläche u. Linsenkapsel (letztere evtl. ringförmig); führt v.a. als totale S. zur Kammerwasserblockade.

Synergie: Mitarbeit, Zusammenwirken; z.B. das harmonische Zusammenspiel von Muskeln (vgl. Agonist, Antagonist). – Gegenteil: Dyssynergie (= Ataxie).

Synergismus: 1) die sich additiv oder überadditiv (= supraadditiv; ↗Potenzierung) gegenseitig unterstützende Wirkung mehrerer Arzneimittel. **2)** das Zusammenwirken von Organismen i.S. der gegenseitigen Förderung; auch gemeinsame Bildung u. Verwertung von Substanzen (z.B. Metaboliten); vgl. Synergie.

Syngamie: Vereinigung des männl. u. weibl. Gameten bei der Befruchtung unter Bildung einer Zygote (mit Kernverschmelzung [Synkaryon]).

syngen(etisch), isolog: artgleich u. genetisch identisch (z.B. eineiige Zwillinge) bzw. von einem solchen Spender stammend (s.u. Transplantation).

Synkarzinogen: ↗Kokarzinogen.

Synklitismus: während der Geburt bei Schädellage die normale (»achsengerechte«) Einstellung des kindlichen Kopfes beim Eintritt in das kleine Becken.

Synkope: anfallsartige, kurzdauernde Bewußtlosigkeit (Ohnmacht) infolge Minderdurchblutung des Gehirns; im Unterschied zum epileptischen Anfall meist ohne motorische Entäußerungen. Als **kardiale S.** z.B. bei Rhythmusstörungen, Herzfehlern (v.a. Aortenstenose), Herzinsuffizienz; als vaskuläre S. bei Gefäßerkrankungen (v.a. bei Hirngefäßerkrankungen); ferner als vagovasale S. (s.a. Orthostase-Syndrom) u. – kardiovaskulär – als Schocksymptom.

synonym; Synonym: sinnverwandt, gleichbedeutend bzw. Terminus gleicher Bedeutung.

Synorchidie: Verschmelzung (Fusion) beider Hoden.

Synostose, Synostosis: knöcherne Verwachsung benachbarter Knochen.

Synovia: die von der Gelenkinnenhaut (Synovialis) gebildete, klare, schleimhaltige, fadenziehende Gelenkflüssigkeit (»Gelenkschmiere«).

Synovia-Analyse: Untersuchung des Gelenkpunktats auf Erreger, lokale Entzündungsaktivität, LDH, Kristalle, Blut, Rheumafaktor, antinukleäre Faktoren u. Immunkomplexe aus differentialdiagnostischen Gründen.

Synov(ial)ektomie: operative Entfernung der ↗Synovialis.

synovial(is): die ↗Synovia bzw. die Membrana synovialis (**»Synovialis«** = Gelenkinnenhaut) betreffend.

Synovialitis, Synovitis: **1)** Entzündung der Gelenkinnenhaut (Membrana synovialis) im Rahmen einer Arthritis; führt zu Gelenkerguß (↗Hydrarthros; s.a. Hämarthros, Gelenkempyem), v.a. als eitrige S. evtl. zu Kapselphlegmone, paraartikulärer Abszedierung, Sepsis, Knorpel- u. Knochenzerstörung, Panarthritis. – **S. fungosa:** S. tuberculosa als ↗Gelenkfungus. – **S. purulenta:** eitrige S.; s.a. Gelenkempyem. – **S. sicca:** vorwiegend fibrinöse S.; mit Reibegeräuschen. **2) S. tendinosa** s. **vaginalis,** Tenosynovialitis: S. der Synovialis der Sehnenscheiden (Vagina synovialis), d.h. als ↗Tendovaginitis, bzw. der Schleimbeutel (↗Bursitis).

Synsialitis: vom Mesenchymanteil der Drüsen ausgehende Entzündung der Tränen- u. Speicheldrüsen als Begleitsymptom systemischer Krankheiten wie SJÖGREN*, HEERFORDT*, MELKERSSON*-ROSENTHAL* Syndrom.

Syntaxis: *(griech. = Zusammenstellung)* das harmonische Zusammenspiel von Bewegungskomponenten; vgl. Ataxie.

Synzytiotrophoblast: die aus dem Zytotrophoblasten hervorgehende synzytiale Außenschicht des Zottenepithels der Plazenta.

Synzytium: vielkernige Zytoplasmamasse ohne Zellgrenzen als Produkt der Verschmelzung von Zellen (z.B. bei Bildung des Synzytiotrophoblasten u. von Riesenzellen).

Syphilid: die Haut- u. Schleimhauterscheinungen der ↗Syphilis II u. III; v.a. die hochinfektiösen, sehr vielfältigen Exantheme des zweiten Stadiums.

Syphilis, Lues (venerea): chronische Infektionskrankheit durch Treponema pallidum, übertragen fast stets unmittelbar beim Geschlechtskontakt, aber auch mittelbar bei Bluttransfusion, Verletzung etc. sowie – als angeborene S. – über die Plazenta (= diaplazentar). Im allgemeinen mit charakteristischen Krankheitsstadien: als **S. I** das Primärstadium; am Infektionsort tritt als Primäraffekt eine Erosion (oder ein kleines Knötchen) auf, in der 4. Woche geschwürig u. verhärtend (= harter Schanker = ↗Ulcus durum), schmerzlos, hochinfektiös; nachfolgend (3.–5. Wo.), über Lymphangitis, Entzündung der regionalen Lymphknoten (syphilitische Lymphadenitis; schmerzloser ↗Bubo); in der 7.–8. Woche das Eruptionsstadium, d.h. allgemeines Krankheitsgefühl, Neuralgien, Muskel- sowie Gelenk- u. Knochenschmerzen (v.a. nachts, als Dolores osteocopi nocturni). Das Sekundärstadium (= **S. II,** zusammen mit S. I als Frühsyphilis bezeichnet) ist gekennzeichnet durch ↗Syphilide (s.a. Roseola, Condylomata lata), evtl. auch durch Erkrankung verschiedener Organe (z.B. Keratitis, Iritis, Hepatitis, Vaskulitis, Myokardschädigung; evtl. ↗Neurosyphilis); nach Verschwinden dieses Erstlingsexanthems folgt ein klinisch stummes Stadium (= »S. latens«), in welchem jedoch positive S.-Reaktionen v.a. im Liquor nachweisbar sind (als latente Früh-S. des ZNS mit negativen Seroreaktionen), gefolgt nach 5–10–20 J. vom Tertiärstadium

Einteilung der **Syphilis** [60]

Lues acquisita	
Lues I Lues II Lues latens seropositiva (Frühlatenz)	Frühsyphilis
Lues III Lues latens seronegativa (Spätlatenz) Lues IV	Spätsyphilis
Lues connata	

(= S. III), in dem Syphilome, große Papeln u. Geschwüre an der Haut (»ulzeröse Syphilide«) u. an Schleimhäuten (z.B. als Glossitis) sowie sog. Organ- oder Viszeral-Syphilis auftreten. Nach bis zu 30 J. nach Erstinfektion das quartäre Stadium **(= S. IV)** mit Tabes dorsalis u. progressiver Paralyse sowie als Neurosyphilis; auch als Meta- u. Parasyphilis; wird zusammen mit Stadium III als Spätsyphilis bezeichnet. – Die (gesetzlich obligate) Behandlung erfolgt mit Penicillin, Tetracyclinen, Chloromycetin, Erythromycin.

Syphilis-Reaktionen: Tests für Syphilis-Diagnostik im Serum oder Liquor. **1)** Nachweis spezifischer Antikörper (IgM, IgG) gegen Treponema-pallidum-Antigene als ↑Treponema-pallidum-Hämagglutination (TPHA) oder ↑Fluoreszenz-Treponemen-Antikörpertest (FTA-ABS-, IgM-FTA-ABS- u. 19S-IgM-FTA-ABS-Test); ferner im ↑Enzym-Immunoassay (IgG- oder IgM-EIA bzw. ELISA). **2)** Nachweis von »Reaginen« gegen Phospholipide (»Lipoidantikörper«), s.u. Cardiolipin; ursprünglich wurden WASSERMANN* Antigene eingesetzt; erfolgt(e) als Komplementbindungsreaktion (WASSERMANN), als Makro- (RPRC) oder Mikroflockungstest (VDRL-Test).

Syringadenom: ↑Hidradenoma.

Syringektomie: operative Entfernung eines Fistelganges.

Syringitis: Entzündung der Tuba auditiva; s.a. Tubenkatarrh.

Syringomyelie: eine Krankheit des Rückenmarks (RM) als Folge einer Dysrhaphie (Morphogenesestörung des Neuralrohres mit fehlerhafter Mesenchymentwicklung), aus der eine Zerstörung von RM-Gewebe mit Ausbildung langgestreckter Höhlen- u. Spaltbildungen in der grauen Substanz resultiert. Beginnt im mittleren Lebensalter, betrifft meist das Hals- u. Brustmark, selten den Hirnstamm (Syringobulbie) oder lumbosakrale RM-Bereiche. Symptome: dissoziierte Empfindungsstörung (Aufhebung von Schmerz- u. Temperaturempfindung bei weitgehend erhaltener Tast- u. Tiefensensibilität), schlaffe Lähmungen mit Muskelatrophie, Störungen der vegetativen Innervation (z.B. HORNER* Syndrom), Ernährungsstörungen der Gewebe; später Pyramidenbahnsymptome u. spastische Lähmungen. Verlauf extrem chronisch (evtl. jahrelanger Stillstand).

Systema lymphaticum: Sammelbegriff für Lymphgefäße (Vasa lymphatica), Lymphgefäßstämme (Trunci lymphatici), Milchbrustgang (Ductus thoracicus) u. die regionalen Lymphknoten (Nodi regionales; ↑Nodi lymphatici) sowie für die diffusen lymphatischen Gewebe (Lymphozyten in Bindegewebe, Schleimhäuten, Drüsen), die solitären u. aggregierten Lymphfollikel der Gewebe, die Milz u. die lymphoepitheliales bzw. lymphoretikuläres Gewebe enthaltenden Organe (Tonsillen u. Thymus bzw. Knochenmark).

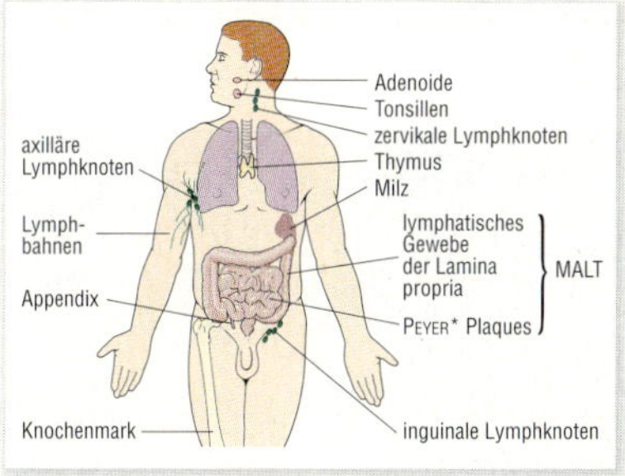

Lage der **lymphatischen Organe** [53]

Systemerkrankung: Krankheit, deren Geschehen auf ein bestimmtes Organ- oder Stoffwechselsystem (z.B. bei Enzymdefekt) ausgedehnt bzw. beschränkt ist.

Systemmykose: Pilzerkrankung (↑Mykose) mit Tendenz zum Befall mehrerer Organe; z.B. die ↑Histoplasmose.

Systole: *(griech. = Zusammenziehung)* die sich rhythmisch (jeweils nach der ↑Diastole) wiederholende Kontraktion eines Hohlorgans; i.e.S. die dem Blutauswurf dienende S. des Herzens.

Systolikum: systolisches ↑Herzgeräusch.

systolisch: während der (Herz-)Systole; ↑Systolikum.

S-Zacke: im Elektrokardiogramm die 1. negative Zacke im Anschluß an die positive R-Zacke.

Szintigramm, Scan: das bei der ↑Szintigraphie gewonnene Aktivitäten-Verteilungsbild.

Szintigraphie, Scanning: bildgebendes Verfahren zur Funktions- u. Lokalisationsdiagnostik (z.B. Schilddrüsenszintigraphie); zweidimensionale, intensitätsproportionale Darstellung der selektiven Verteilung eines (Gamma-)Strahlers im lebenden Organ(ismus) nach Inkorporation eines Radionuclids (Radiopharmakon). Die Abbildung ergibt ein der Aktivitätsverteilung entsprechendes Strichebild; ferner als Photo-, Farbszinti-

S

gramm, Gammakamera-Scan bzw. »Szinti-Photo«.

Szirrhus: ↗Skirrhus.

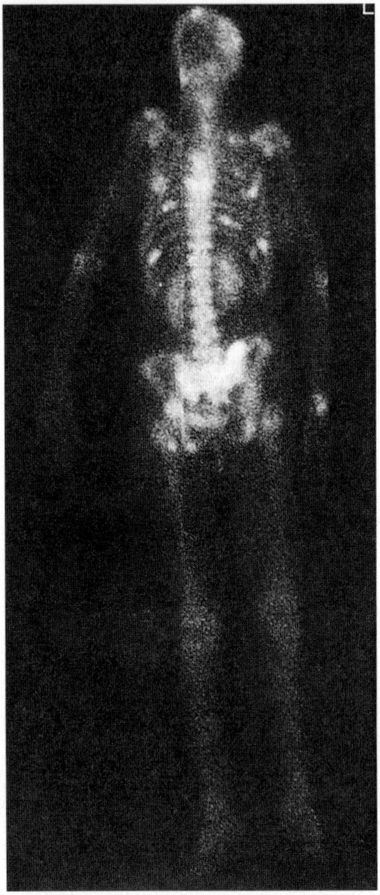

Ganzkörperszintigraphie: multiple Metastasen im Stammskelett u. Schädel bei Mammakarzinom [436]

T

T: Kurzzeichen u.a. für **T**uberculum, T-Zacke, **T**ranslokation, **T**ransplantation.

T_3: ↗Trijodthyronin (s.a. T_3-RIA, T_3-Test).

T_4: Tetrajodthyronin (↗Thyroxin; s.a. T_4-Test).

T.A.B.: ↗Typhus-Paratyphus (A u. B)-Impfstoff.

Tabak: s.u. Nicotin, Nicotinvergiftung, Raucher...

Tabaksbeutelnaht: Kreis- oder Schnürnaht um einen Organstumpf, der durch deren Raffung versenkt wird; z.B bei Appendektomie, Scheidenplastik.

Tabatière: *(französ. = Schnupftabakdose)* über der Handgelenk-Radial-/Dorsalseite ein Grübchen zwischen zum Daumen gehörigen Sehnen.

Tabes: Auszehrung, Schwindsucht. – **T. dorsalis,** Rückenmarksschwindsucht: Entzündung der Rückenmarkshinterwurzeln als quartäres Stadium der ↗Syphilis 4–30 J. nach Erstinfektion oder aber als Spätstadium einer konnatalen Syphilis; oft als ↗Taboparalyse.

Tabletten, Tab(u)lettae, Tabulae (compressae), Compressi: aus pulverförmigen (granulierten) Wirk- u. Hilfsstoffen in einheitl. Dosierung zu Diskus-, Zylinder-, Ei-, Kugel-, Stäbchen- oder Würfelform gepreßte, mechanisch haltbare u. lagerfähige Arzneiform.

Taboparalyse: Kombination von ↗Tabes dorsalis u. progressiver Paralyse, meist durch Hinzutreten der letzteren zur jahrelang bestehenden Tabes.

Taches: (französ.) Flecken. – **T. bleues:** bläulich-schwarze Verfärbung der Haut bei Pediculosis pubis an den Stichstellen der Läuse.

tachy...: Wortteil »schnell«.

Tachyarrhythmia absoluta: absolute ↗Arrhythmie mit einer Herzfrequenz > 100/Min.; tritt häufig in Kombination mit ↗Vorhofflimmern auf.

Tachykardie, Herzjagen: Beschleunigung der Herzfrequenz auf > 100/Min. – **T., paroxysmale:** »anfallsweises Herzjagen«; mit 150–220/Min. über Minuten bis Tage u. plötzlichem Umschlagen in normale Frequenz.

Tachyphylaxie: Wirkungsabschwächung eines Pharmakons in kurzer Zeit bei wiederholter Gabe; v.a. bei indir. Sympathomimetika (infolge Erschöpfung der Noradrenalin-Speicher).

Tachypnoe: gesteigerte Atemfrequenz durch Stimulierung des Atemzentrums bei erhöhtem Sauerstoffbedarf (körperliche Belastung, Fieber etc.), erniedrigtem Sauerstoffangebot (Hypoxämie) oder psychischer Erregung.

Tactus: (latein.) ↗Tastsinn; s.a. taktil.

Taenia: **1)** bandartige Formation. – **Taeniae coli:** die 3 aus glatter Längsmuskulatur bestehenden Längsstreifen am Kolon. **2)** Bandwurm-Gattung; Parasiten von Mensch u. Säugetieren. – **T. saginata:** der nur im Darm des Menschen geschlechtsreif werdende u. solitär lebende »Rinder(finnen)bandwurm«, 4–12 m lang. – **T. solium:** der nur im Darm des Menschen geschlechtsreif werdende »Schweine(finnen)bandwurm«, mehrere Meter lang.

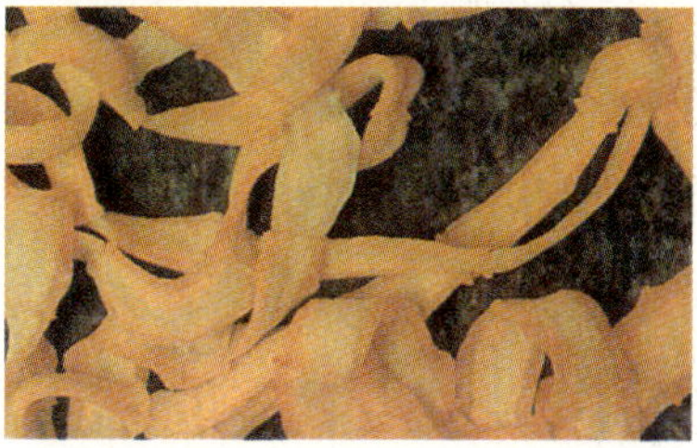

Taenia saginata: einzelne Gliederteile vom Rinderbandwurm (Maßstab 1:1) [83]

Tagblindheit: ↗Nykteralopie.

Tagesdosis, TD: Arzneidosis pro Tag.

Tagesklinik: psychiatrisches Krankenhaus, in dem die Patienten tagsüber behandelt werden, am Abend u. in der Nacht dagegen zu Hause sind.

Tagesprofil: mehrfache Bestimmung von Kenngrößen, die einem zirkadianen Rhythmus unterliegen, zu festgelegten Zeitpunkten; z.B. das Blutzucker-T. bei Diabetikern oder das Cortisol-T., das z.B. beim CUSHING* Syndrom gestört ist; ↗Abb. S. 762.

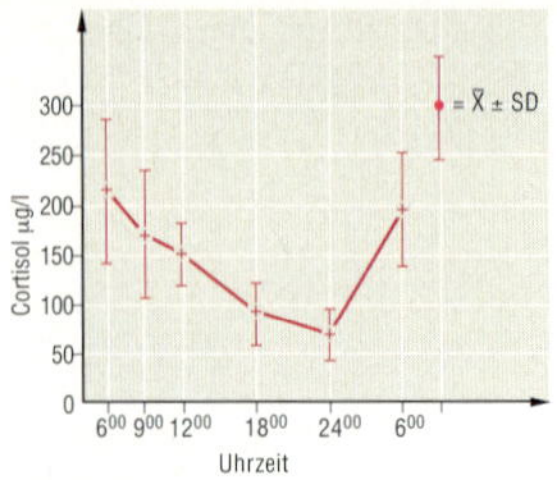

Cortisol-**Tagesprofil** bei Gesunden

Tagesrhythmus: ↗zirkadianer Rhythmus.

taktil, tactilis: den Tastsinn betreffend (= haptil).

talaris: (latein.) zum Sprungbein gehörend.

Talcum (venetum): wasserhalt. Mg-Silicat; pharmazeutische Anw. als Pudergrundlage (nicht Wundpuder!), Tablettenhilfsstoff, Gleitsubstanz (z.B. für Gummihandschuhe).

Talg: s.u. Hauttalg.

Talgdrüsen: ↗Glandulae sebaceae.

Talgdrüsenadenom: ↗Adenoma sebaceum.

Talgdrüsenentzündung: ↗Akne.

Talgdrüsenhyperplasie, seniler Talgdrüsennävus: isoliert stehendes, gelbl., evtl. zentral genabeltes Knötchen; bevorzugt an der Stirn älterer Menschen u. z.B. nach Corticosteroiden.

Talgdrüsennävus: ↗Naevus sebaceus; s.a. Talgdrüsenhyperplasie.

Talgdrüsen(retentions)zyste, Talgzyste: falsches ↗Atherom.

Talgfluß: ↗Seborrhö.

Talkum: ↗Talcum.

Talus: Sprungbein.

Tamoxifen: ein Antiöstrogen (Östrogenrezeptorantagonist); wird als Hormonpräparat in der Tumortherapie (Mammakarzinom) angewendet.

Tampon: (französ.) Watte- oder Gazebausch bzw. -streifen zur ↗Tamponade.

Tamponade: Ausfüllen einer Körperhöhle (einschl. Wundhöhlen) oder eines Hohlorgans mit Tampons zur Blutstillung (aber auch zwecks Drainage, Pharmaka-Applikation etc.); s.a. Ballontamponade.

Tannin: Gerbsäure, Gallusgerbsäure mit antiseptischer u. adstringierender Wirkung. Anw. *histol, techn* als Färbungs-, Fällungs-, Gerb-, Beiz-, Imprägniermittel. – Salze: Tannate.

T-Antigen: 1) Transplantationsantigen (s.u. Histokompatibilitätsantigene). **2)** THOMSEN* Antigen. **3)** ↗Tumorantigen.

Tape-Verband: Band-, Pflaster- oder Streifenverband zur Ruhigstellung von Gelenken, Muskeln oder Sehnen.

Taraxum officinale: ↗Löwenzahn.

Targetzelle, i.e.S. Schießscheiben-, Kokardenzelle: i.e.S. Erythrozyt mit abnormer Farbstoffverteilung (Hämoglobin im Zentrum u. ringförmig am Rand verdichtet) u. erhöhter osmot. Resistenz. Vorkommen v.a. bei Thalassämie.

Tarsalgie: Schmerzen in der Fußwurzel.

tarsal(is): (latein.) die Fußwurzel (Tarsus) bzw. die Augenlidplatte (Tarsus palpebrae) betreffend.

Tarsaltunnel: der vom Retinaculum musculorum flexorum überdachte Durchtrittskanal für den Nervus tibialis posterior am Fußinnenknöchel. Ein örtl. Kompressionsschaden des Nervs führt zum **T.-Syndrom**: örtl. Schmerzen, Parästhesien, später sensible u. motor. Ausfälle.

Tarsitis: Entzündung des Lidknorpels, i.w.S. auch von Lidhaut u. -rändern (↗Blepharitis).

tarso...: Wortteil ↗»Tarsus«.

Tarsus: 1) T. palpebrae der »Lidknorpel«. **2) T. (sceleti membri inf. liberi):** die aus einer proximalen (Talus, Calcaneus) u. einer distalen Knochenreihe (Cuboideum, Cuneiforme I–III) u. dem eingeschobenen Naviculare bestehende »Fußwurzel« zwischen oberem Sprunggelenk u. Mittelfuß.

Taschenabszeß: von einer Zahnfleischtasche ausgehender Parodontalabszeß.

Taschenklappe: ↗Valvula semilunaris.

Tastblindheit: ↗Astereognosie.

Tastkörperchen: ↗Corpuscula tactus.

Tastlähmung: Hyp- bis Anästhesie für Berührungsreize, als perzeptive T.: ↗Agnosie, taktile.

Tastleisten: beim Menschen die von den Cristae cutis gebildeten Hautleisten.

Tastsinn, Tactus: i.e.S. der Teil des sensiblen Systems für die durch Abtasten gewonnenen Berührungsempfindungen.

Taubblindheit: Fehlen des Hör- u. Sehvermögens (mit Orientierungsvermögen nur durch den Tastsinn). Bei frühzeitigem Auftreten fehlt auch die artikulierte Sprache (= Taubstummblindheit).

Taubheit, Surditas, Kophosis: ein- oder halbseitige »Gehörlosigkeit«, als **absolute T.** für alle Schallreize, als **praktische T.** mit Hörverlust für laute Umgangssprache bei noch vorhandener Wahrnehmung einzelner Töne u. Geräusche (> 70 dB). Bei angeborener oder bis zum 6.–8. Lj. erworbener bds. Form kombin. mit Fehlen der artikulierten Lautsprache (↗Taubstummheit).

Taubstummblindheit: s.u. Taubblindheit.

Taubstummheit, Mutisurditas, Surdomutitas: Ausbleiben oder Verlernen (nur vor dem 6.–8. Lj.; = sek. Stummheit) der artikulierten Lautsprache infolge Taubheit bei intaktem Sprachorgan.

tauto...: Wortteil »ein- u. dasselbe«, »kongruent«.

Tautomerie: Isomerie bei organischen Verbindungen, indem sich durch intramolekulare Protonenwanderung mit reversibler Umlagerung bestimmter Bindungen ein in echtem Reaktionsgleichgewicht stehendes Isomerenpaar bildet (z.B. Keto-Enol-T.; ↗Formel).

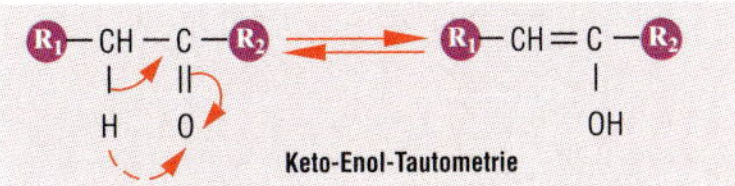

Keto-Enol-Tautometrie

Tawara* Knoten: ↗Atrioventrikularknoten. – **T.* Schenkel:** das Crus dextrum bzw. sinistrum des ↗Fasciculus atrioventricularis **(= T.*-His* Bündel).**

Taxane: in Eiben-Arten (Taxus) gebildete (z.B. Baccatin, Paclitaxel) oder halbsynthetisch gewonnene (z.B. Docetaxel), schwerlösliche Substanzen (Ringstruktur), die als Mitosehemmer wirken u. in der Chemotherapie maligner Tumoren eingesetzt werden.

Taxie: der geordnete Ablauf willkürlicher Bewegungen (als Ggs. zur Ataxie).

Taxis: *(Mehrzahl = Taxien)* **1)** durch spezif. Reiz ausgelöste aktive, gerichtete Bewegung, z.B. ↗Chemotaxis. **2)** ↗Reposition.

Tbc: ↗**Tub**er**c**ulosis. – **tbc: tub**er**c**ulosus.

TBG: Thyroxin-**b**indendes **G**lobulin.

Tbk: ↗**Tub**er**k**ulose. – **tbk:** ↗**tub**er**k**ulös.

Tbl.: Tablette(n).

Tct: Tin**ct**ura (↗Tinktur).

TD: 1) ↗**T**iefen**d**osis. **2)** ↗**T**ages**d**osis.

TE: 1) Tuberculin-**E**inheit. **2)** ↗**T**onsill**e**ktomie.

Technetium, Tc: radioaktives, nur künstl. darstellbares Schwermetallelement; nuklearmedizinische Anw. findet der reine γ-Strahler ^{99m}Tc.

tectorius: als Dach (Tectorium) dienend.

Tectum mesencephali, Mittelhirndach: das Mittelhirn = Mesencephalon dorsal einer Frontalebene durch den Aquaeductus cerebri: ↗Lamina tecti (= Vierhügelplatte).

Teerakne, Akne picea: schwarze Komedonen (Teerfinnen), Papeln, Pusteln u. flächenhafte Hautpigmentationen nach Behandlung mit Teerpräparaten oder als Berufskrankheit.

Teerhaut: Oberbegriff für Hautveränderungen durch längeren Teerkontakt: ↗Teerakne, -melanose, -warzen; spontan zurückgehend, evtl. aber krebsig entartend (↗Teerkrebs). Am Skrotum als Berufskrankheit bei Schornsteinfegern, Teer- u. Paraffinarbeitern, an Gesicht u. Nacken bei Straßenarbeitern.

Teerkeratose: ↗Teerwarze.

Teerkrebs: (häufigster) Berufskrebs (↗Plattenepithelkarzinom) als Folge langjährigen u. intensiven Umgangs mit Teer, Kohle, Pech, Ruß u. ihren Produkten.

Teermelanose: Braunfärbung der Haut an lichtexponierten Stellen nach langdauerndem Kontakt mit Teer(produkten) oder Schwerölen (Brikett-, Gasfabrikation).

Teerstuhl: ↗Melaena; s.a. Blutstuhl.

Teerwarze, Teerkeratose: linsen- bis bohnengroße, kalottenförmige, derbe, evtl. schmutzig-braune Epidermiswucherung nach längerem Kontakt mit Teer(produkten); Präkanzerose.

Teerzyste: ↗Schokoladenzyste.

Tegmen: (latein.) Decke, Dach.

tegmental(is): (latein.) ein ↗Tegmen betreffend.

Tegmentum: (latein.) Decke, *anat* Haube. – **T. mesencephalicum:** die »Mittelhirnhaube«, die mittlere Etage des Mittelhirns (in Fortsetzung des T. rhombencephali).

Tektonik: die Anordnung der Körperteile u. Organe um gedachte Körperachsen u. Symmetrieebenen.

Tela: (latein.) Gewebe. **1)** Verbandstoff, i.e.S. Verbandmull (= T. depurata). **2)** Gewebsschicht. – **T. choroidea:** die epitheliale Lamelle mit gefäßreicher, der Pia zugehöriger Bindegewebsplatte, als Abdeckung der Hirnventrikel, deren Adergeflechte bildend. – **T. subcutanea,** Subkutis, Hypoderm: das »Unterhautgewebe« als lockeres Binde- u. läppchenartig angeordnetes Fettgewebe. – **T. submucosa:** die Bindegewebsschicht zwischen Tunica mucosa u. Tunica muscularis im gesamten Verdauungstrakt (ab Pharynx). – **T. subserosa:** die meist dünne Bindegewebsschicht unter dem Epithel des Peritoneums.

Telarche: ↗Thelarche.

tele...: Wortteil »fern«, »am Ende«.

Tel(e)angiektasie: Erweiterung der Endstrombahngefäße; i.e.S. die der Hautgefäße, essentiell z.B. im Gesicht (feinste »Gefäßreiser« symmetr. an Wangen), als **symptomat. T.** z.B. bei Basaliom, Rosazea, Hautatrophien, Poikilodermien, nach Cortison-Medikation, bei Leberschäden.

Telencephalon: das ↗Endhirn.

Teleokinese: zweckgerichteter Bewegungsablauf (»Zielmotorik«) als Funktion der Großhirnrinde.

Teleopsie: Sehstörung, bei der die Gegenstände entfernter (u. damit kleiner) erscheinen.

Teleskopfinger, Fernrohrfinger: s.u. Arthritis mutilans.

Telogenhaar: ↗Kolbenhaar.

Temperatur: der kinetische Energiezustand der Moleküle. – *med* ↗Körper-, Kern-, Basaltemperatur, Fieber; s.a. Thermo..., Kälte..., Wärme...

Temperaturmethode: auf die Messung der ↗Basaltemperatur gestützte Empfängnisverhütungsmethode; s.a. Konzeptionsverhütung, KNAUS*(-OGINO*) Methode.

temporär: zeitlich begrenzt, vorübergehend.

temporal: schläfenseitig, die Schläfen (Tempora) bzw. das Schläfen- = Temporalhirn (↗Lobus temporalis) betreffend.

Temporallappen: ↗Lobus temporalis.

Temporalpunkt: s.u. Nervendruckpunkte.

TEN: toxische epidermale Nekrolyse, ↗Epidermolysis acuta toxica (LYELL* Syndrom).

tender points: palpable, strukturelle u. funktionelle Veränderungen in der Muskulatur oder im Bindegewebe, sog. Maximalpunkte, die bei der Muskelreflexzonenmassage von Bedeutung sind.

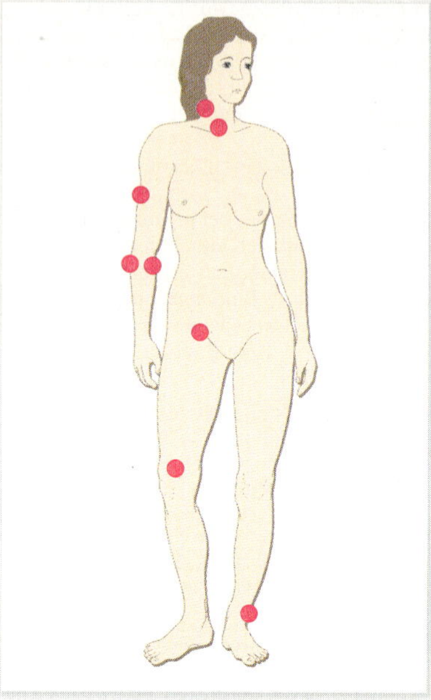

tender points bei Fibromyalgie [85]

Tendines: (latein.) die Sehnen (s.u. Tendo).

tendineus: (latein.) sehnig, eine Sehne betreffend.

Tendinitis: primär entzündliche Erkrankungen der Sehnen, meist der Sehnenansätze (Insertionstendinitis), in der Regel als Manifestation anderer entzündlicher rheumatischer Erkrankungen (bes. REITER* Syndrom, Spondylitis ankylosans, Arthritis psoriatica).

tend(in)ogen: von einer Sehne ausgehend.

Tendinopathie: ↗Tendopathie.

Tendinose: ↗Tendopathie.

Tendo: (latein.) Sehne; s.a. Teno... – **T. calcaneus, T. musculi tricipitis surae:** die am Tuber calcanei ansetzende »Achillessehne«.

Tendodynie: Sehnenschmerzen.

Tendofascitis calcarea rheumatica: bei Weichteilrheumatismus v.a. in Sehnen- u. Faszienansätzen auftretende, später verkalkende Rheumaknötchen (»Sehnen-«, »Faszienknötchen«).

Tendomyopathie, generalisierte (polytope), Fibromyalgie(syndrom), Fibrositis, psychogener Rheumatismus (von manchen Autoren als eigenständiges Krankheitsbild betrachtet): polytope, mechanisch nicht erklärbare Schmerzsymptomatik an stark druckdolenten Sehnenansätzen u. Muskeln (vertebral u. peripher), ohne hinreichenden somatischen Befund, begleitet von vegetativen u. funktionellen Störungen, meist mit offensichtlichem psychosomatischem Hintergrund.

Tendopathie, Tendinopathie: primär nicht entzündliche oder degenerative, mechanisch (tonische u. kinetische Überlastung) bedingte Irritationen der Sehnen u. Sehnenansätze (Insertionstendinopathie). Oft unzutreffend als Tendinitis bzw. Insertionstendinitis bezeichnet.

Tendovaginitis: ↗Tenosynovitis.

Tendovaginopathie: Erkrankungen der Sehnen u. Sehnenscheiden (möglicherweise mit sekundär entzündlichen oder degenerativen Folgeerscheinungen) bei metabolischen Grunderkrankungen (Hyperurikämie, Xanthomatose, Lipoidgranulomatose). »Idiopathische« Tendovaginopathien sind die Tendopathia nodosa (schnellender Finger), Tendovaginopathia stenosans (DE QUERVAIN) u. die Tendovaginopathia bzw. Peritendinopathia crepitans (alle werden oft auch nicht zutreffend als Tendovaginitis bezeichnet).

Tenesmus: anhaltender schmerzhaft-spast. Stuhl- bzw. Harndrang; ersterer **(= T. alvi, T.**

ani) als Schließmuskelkrampf bei Mastdarmaffektion; letzterer **(= T. vesicae)** als nur zu geringer Harnentleerung führender Blasendauerschmerz, z.B. bei Zystitis, Prostataerkrankung etc.

Tenia: ↗Taenia.

Tennisellenbogen: ↗Epicondylitis humeri (u./oder örtl. Neuralgie) am Ellenbogen des Schlagarmes als typ. Sportschaden infolge mechan. Überbeanspruchung.

teno...: Wortteil »Sehne« (tenon); s.a. tendo...

Tenodese: op. Sehnenfixierung am Knochen zur Einschränkung bis Aufhebung der einschläg. Gelenkbeweglichkeit (bei Lähmung).

Tenon, Sehne: (griech.) ↗Tendo.

Tenonto...: Wortteil »Sehne« (↗Tendo...).

Teno(r)rhaphie: ↗Sehnennaht.

Tenosynovi(i)tis: primär entzündlicher Prozeß der Sehnenscheiden, i.d.R. Manifestation entzündlicher Gelenkerkrankungen, speziell der chronischen Polyarthritis.

TENS: Abk. für **t**ranskutane **e**lektrische ↗**N**ervenstimulation.

Tensid: grenzflächenaktive Substanz; s.a. Detergenzien.

Tensio(n): Spannung, Druck (s.a. Tonus, Tono...).

Tensor: »Spanner«, Kurzform für Musculus tensor.

tensus: (latein.) gespannt.

tentoriell: das Tentorium cerebelli betreffend.

Tentorium: (latein.) Zelt; *anat* zeltförm. Gebilde, i.e.S. das **T. cerebelli**, die zwischen Okzipitalhirnbasis u. dorsaler Kleinhirnfläche quer ausgespannte Duraplatte.

Tepidarium: der »Warmraum« des altrömischen Dampfbades.

terato...: Wortteil »Fehlbildung«.

Teratoblastom(a): Malignom i.S. der teratoiden Mischgeschwulst (im Unterschied zum Teratom u. zu dessen »embryonaler« Form aus völlig unreifen Gewebsstrukturen bestehend); s.a. Teratokarzinom.

Teratogenese: die Entstehung von Fehlbildungen.

teratogen(etisch): Fehlbildungen erzeugend.

Teratogenität: die Fähigkeit von chem. Substanzen (z.B. Thalidomid, Retinoide, Alkohol), physik. Faktoren (z.B. ionisierende Strahlung) oder biolog. Noxen (z.B. Viren) kongenitale Fehlbildungen zu verursachen.

Teratokarzinom: aus Geweben mehrerer Keimblätter bestehendes malignes Teratom der Keimdrüsen (v.a. des Hodens); s.a. Hodentumoren.

Teratom(a), teratogener Tumor, Wundergeschwulst: in Keimdrüsen, an Körperpolen (z.B. Sakral-, Kopf-T.) u. in Leibeshöhlen (Zölom-T.) vorkommende komplizierte Mischgeschwulst mit körperähnlichem Aufbau, wobei Gewebe u. Strukturen eine höhere oder niedrigere Reife aufweisen: als adultes = reifes T. im Ovar meist gutartig (»Dermoidzyste«), im Hoden dagegen maligne (s.a. Hodentumoren); als embryonales T. (z.T. undifferenziertes Keimgewebe enthaltend) das zur Malignität neigende (Extremform: ↗Teratoblastom).

Terbutalin: Bronchospasmolytikum; β-Sympathomimetikum.

terebrans: (latein.) durchdringend; z.B. ↗Ulcus terebrans.

teres: (latein.) (glatt-)rund.

Terminalhaar: das endgültig ausgereifte Körper-, Borsten- u. Langhaar des Dauerhaarkleides, das sich beim Menschen von der Pubertät bis ins 5. Ljz. entwickelt u. dem Haarwechsel unterliegt.

terminal(is): die Grenze bzw. das Ende betreffend, endgültig.

Terminalkörperchen: ↗Corpuscula nervosa terminalia.

Terminologie: Benennungssystem mit definierten Begriffen (»Termini«, »Nomina«) bzw. deren lexikalische Zusammenfassung einer Fachsprache.

Terrainkur: dosierte Spaziergänge auf ausgewählten Übungswegen als aktive Bewegungstherapie gemäß ärztlicher Verordnung (Steigungen, Dauer etc.).

tertiär, tert.: an 3. Stelle, als 3. Geschehen.

Tertiärfollikel: ↗GRAAF* Follikel.

Tertiärstadium: 3. Stadium einer Krankheit; z.B. der ↗Syphilis.

Tertiana: Kurzform für Febris bzw. ↗Malaria tertiana.

test(i)..., testo...: Wortteil »Hoden« (↗Testis).

Testes: die Hoden (↗Testis).

testicularis: (latein.) den Hoden betreffend.

testikulär: den Hoden (Testis) betreffend, z.B. t. intraepitheliale Neoplasie: ↗TIN.

Testis, Didymus, Orchis, Testikel**:** der in der Genitalleiste entstandene, später im Skrotum gelegene paarige Hoden; die männl. Keimdrüse, in der die Samenzellen u. die männl. Geschlechtshormone gebildet werden. – s.a. Hoden... – **T. inguinalis:** ↗Leistenhoden. – **T. mobilis:** Pendelhoden.

Testosteron: natürl. männl. ↗Geschlechtshormon (androgen wirksames C_{19}-Steroidhormon). Die Bildung erfolgt im Hoden (LEYDIG* Zellen) u. Ovar, in Nebennierenrinde u.

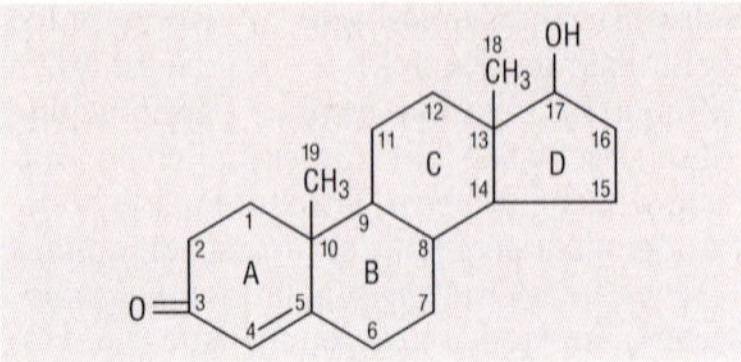

Testosteron (Δ^4-Androsten-17β-ol-3-on)

Leber; die physiol. Hauptfunktion (Entwicklung der prim. u. sek. Geschlechtsmerkmale, der männl. Libido u. Aktivität) schließt eine anabole Wirkung ein, die (v.a. bei synthet. Derivaten) auch therapeutisch genutzt wird (↗Anabolika).

Testserum: Immunserum zur Bestimmung von ↗Blutgruppen(eigenschaften).

Teststreifen: mit einem Reaktionsmedium imprägnierter Cellulose- oder Kunststoffstreifen für Schnelltests (z.B. Blutnachweis im Urin).

Testudo: im Achtergang u. dachziegelartig angelegter »Schildkrötenverband« am rechtwinklig gebeugten Gelenk (z.B. T. cubiti, T. genus).

Tetania, Tetanie: Syndrom neuromuskulärer Übererregbarkeit; als **latente T.** mit Leistungsminderung, Sensibilitätsstörungen, uncharakteristischen Verkrampfungserscheinungen; als **manifeste T.** in Form des tetanischen Anfalls: symmetrisch einsetzender schmerzhafter, tonischer Muskelkrampf mit Karpopedalspasmen (Pfötchen- bzw. Geburtshelferstellung der Hände, Equinovarusstellung der Füße), evtl. Erbrechen, Asthma; nach Min. bis Stdn. Abklingen der Kontrakturen in der umgekehrten Reihenfolge ihres Auftretens. – Ursachen: Ionenverschiebungen (Ungleichgewicht zuungunsten des Calciums, des Magnesiums bzw. als Kalium- oder Bicarbonat-Vermehrung).

tetaniform: Tetanus- bzw. Tetanie-artig.

tetanisch, tetanicus: Tetanie bzw. Tetanus (1) u. (2) betreffend.

Tetanus: 1) tetanische Muskelkontraktion, z.B. T. uteri. **2)** der durch Clostridium tetani (das in Wunden große Mengen Toxin freisetzt) hervorgerufene »Starrkrampf«: nach Inkubationszeit von 4–21 Tagen u. Prodromalerscheinungen (Müdigkeit, Inappetenz) schmerzhafte tonische Krämpfe der quergestreiften Muskulatur (Reflexerregbarkeitssteigerung durch Tetanospasmin), meist beginnend in der Kaumuskulatur (↗Trismus, Risus sardonicus), auf Nacken u. Stamm, weniger auch Extremitäten übergreifend; ferner Allgemeinsymptome u. vegetat. Syndrom (Fieber, Tachypnoe, Tachykardie, evtl. Myokardinfarkt, paralyt. Ileus). Verlauf meist akut (evtl. foudroyant). Letalität (früher 90%) durch Schutz- u. Simultanimpfung wesentlich verringert, aber auch durch moderne Therapie (Valium, Curarisierung, Respiratorbeatmung; bei vegetat. Syndrom β-Rezeptorenblocker). – **T. neonatorum:** »Neugeborenen-T.« infolge Nabelinfektion.

Tetanusbazillus: ↗Clostridium tetani.

Tetanusprophylaxe: Schutzimpfung (akt. Immunisierung mit Adsorbat-Impfstoff, auch als Kombinationsimpfung) mit regelmäß. Auffrischimpfungen. Bei Verletzung nicht oder unvollständig geimpfter Personen Simultanimpfung (an verschied. Körperstellen!) auch mit – sofortschützendem – Hyperimmunglobulin.

Tetracycline: das aus Streptomyces-Arten isolierte natürl. Breitbandantibiotikum Tetracyclin u. seine Derivate; wirksam gegen gram-pos. u. -neg. Erreger, allerdings Resistenzzunahme bei zahlreichen Bakterienstämmen; Indikationen: akute Schübe chron. Bronchitiden; interstitielle Pneumonie; nichtgonorrhoische Urethritis sowie bestimmte Hautkrankheiten (z.B. Akne, Rosacea); Nebenwirkungen: Magen-Darm-Störungen, v.a. aber: Ablagerung von Tetracyclinen in Knochen u. Zähnen (führt nach Einnahme während der Schwangerschaft oder im Wachstumsalter zu Fehlbildungen der Knochen sowie Gelbfärbung der Zähne u. erhöhter Kariesanfälligkeit, ↗Abb.); Kontraindikationen: Gravidität, Kindesalter bis zum 12. Lebensjahr, Leber-, Nierenfunktionsstörungen.

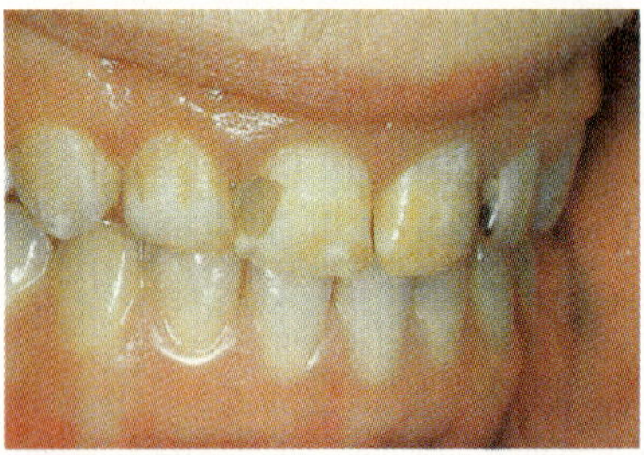

Tetracyclinschaden der Zähne: Gelbverfärbung der oberen Frontzähne [169]

Tetrajodthyronin: ↗Thyroxin.

Tetraplegie: vollständige Lähmung aller 4 Extremitäten.

Tetrazykline: ↗Tetracycline.

Teutschländer* Syndrom, Lipoidocalcinosis progrediens, Lipoidkalkgicht: familiär gehäuft auftretende Erkrankung mit Kalkablagerungen unbekannter Ursache in gelenknahen Muskeln, Schleimbeuteln, Sehnen(scheiden) u. Periost (= Stadium I), Kalkeinlagerung in die Muskelfasern (= II), örtl. Gewebszerfall u. Bildung reaktiver Riesenzellgranulome vom Fremdkörper-Typ (= III).

thalamicus: (latein.) den ↗Thalamus betreffend.

Thalamus, Th. opticus, Sehhügel: die subkortikale Sammelstelle für die Sinnessysteme (außer Geruchssinn) mit Umschaltung zur Großhirnrinde (»Tor zum Bewußtsein«); Kerngruppen jeweils beidseits des 3. Ventrikels.

Thalassaemia, Thalassämie: Sammelbegriff für erbliche Blutkrankheiten mit Störung der Hämoglobinbildung. – Formen: **1) Th. major:** homozygote, schwere β-Th. mit Überproduktion von Hb F, oft schon im frühen Kindesalter schleichend beginnend; mit Erythroblastose, Leukozytose, Minderwuchs, Hepatosplenomegalie, Turm- oder Rundschädel (Röntgen-Bild: »Bürstenschädel«). **2) Th. minor:** heterozygote, leichte β-Th., meist mit Überproduktion von Hb A_2; nur zeitweiliger u. geringer Subikterus, mäßige Hepatosplenomegalie, typ. Blutbild; meist keine gröberen Skelettveränderungen.

Thalassotherapie: kurmäßige Anw. von Seebädern oder Seeklima.

Thalidomid-Embryopathie: durch Einnahme von α-Phthalimidoglutarimid (Sedativum u. Hypnotikum, insbes. das Contergan®) während der Frühschwangerschaft verursachtes »Dys- oder Phokomelie-Syndrom« (v.a. Arm- u. Beinfehlbildungen).

Thallium-Szintigraphie: s.u. Myokardszintigraphie.

Thanatologie: die Lehre vom Tode.

Theca: Hülle, Kapsel; i.e.S. die **Th. folliculi**, die einfache Bindegewebshülle der Sekundärfollikel.

Theka-Granulosazelltumor: meist einseitiger ↗Ovarialtumor mit Granulosa- u. Thekazellen-Komponente des reifen Follikels.

Theka-Luteinzellen: aus Thekazellen entstandene Luteinzellen; bilden zus. mit Granulosa-Luteinzellen den Gelbkörper.

Thelarche: der Beginn der weibl. Brustentwicklung in der Pubertät um das 11. Lj., etwa 2 J. vor der Menarche.

Thelitis: Brustwarzenentzündung.

Thelorrhagie: Brustwarzenblutung; s.a. blutende Mamma.

Thenar: der »Daumenballen«; radiales Greifpolster der Hand.

Theobromin: Purin-Derivat in Kakaobohnen u. -schalen sowie Tee, Cola-Nüssen u. Mate. Wirkt – milder als Coffein – schwach erregend, diuretisch u. positiv inotrop.

Theophyllin: Purin-Derivat in den Blättern des Teestrauchs (Camellia s. Thea sinensis); Wirkung: zentral erregend, positiv inotrop u. chronotrop, vasodilatierend an Herz, Niere u. peripheren Gefäßen, konstriktorisch an Gehirngefäßen, bronchodilatierend, schwach diuretisch.

Therapeutikum: Arzneimittel, Therapieanlage.

therapeutisch: die Krankenbehandlung betreffend, der Heilung dienend. – **th. Breite, th. Index:** Maß für die Sicherheit eines Medikaments; gibt die Spanne zwischen therapeutischer u. toxischer Dosis an; je größer diese Spanne ist, desto ungefährlicher ist das Medikament.

Therapia, Therapie: Maßnahmen zur Heilung (oder Linderung) einer Krankheit; als kausale Th. auf Beseitigung der Ursachen u. Auslösungsmomente abzielend (z.B. Substitutionstherapie), als symptomat. Th. nur Krankheitserscheinungen bekämpfend (Palliativbehandlung), als spezifische Th. gezielt, als unspezifische Th. nur allg. heilungsfördernd, als konservative Th. ohne Op., v.a. medikamentös, als operative Th. durch chir. Eingriff; ferner Strahlen-, Ernährungs- (↗Diät), Funktionstherapie, Hormontherapie, physikal. Th., manuelle Th. (Chiropraktik), intermittierende Th. (mit behandlungsfreien »Pausen«), Psychotherapie.

Therapieresistenz: Nichtansprechen einer Krankheit auf eine Behandlung.

therm...: Wortteil »Wärme«, »Temperatur«.

Thermalbad: 1) Bad in natürl. Thermalwasser. **2)** Kurort mit Thermalquelle.

Thermalquelle, -wasser: natürl. Heilquelle mit ständiger Wassertemperatur von > 20 °C.

Thermode: kleinflächiges Reizgerät zur Feststellung von Kalt- u. Warmpunkten der Haut.

Thermographie: in der medizin. Diagnostik die Darstellung der von den Wärmefeldern der Körperoberfläche ausgehenden Infrarotstrahlung, z.B. über Tumoren (v.a. der Mamma), entzündlichen Prozessen, venöser Stauung u. Gebieten mit arterieller Minderdurchblutung; bei letzteren ist die Strahlung deutlich vermindert.

Thermokaustik: Verschorfen oder Durchtrennen von Körpergeweben durch Hitze- (Elektrochirurgie), Galvanokaustik, i.w.S. auch durch Kälteanwendung (Kryochirurgie).

Thermokauter: ↗Galvanokauter.

Thermokoagulation: s.u. Elektrokoagulation.

thermolabil: 1) in seiner Temperatur unbeständig. **2)** gegen Hitze empfindlich.

Thermometer: Gerät zur Temperaturmessung, i.e.S. das sog. Berührungs-Th., unterschieden als Ausdehnungs- (z.B. Quecksilber-, Alkohol-), Dampfspannungs- oder Tensions-, Gas-, Widerstands- u. Halbleiter-Th. sowie als Thermoelement.

Thermoregulation: ↗Wärmeregulation.

Thermorezeptoren: Rezeptoren, für die die Temperatur u. deren Änderung adäquate Reize sind; v.a. spezif. Warm- u. Kaltrezeptoren in Haut u. Schleimhäuten; ferner thermosensible Strukturen im zentralen Nervensystem als Temperaturfühler für Änderungen der Bluttemperatur.

thermostabil: in seiner Temperatur beständig; gegen hohe Temperatur widerstandsfähig.

Thesaurismose: durch Stoffwechselstörung bedingte »Speicherkrankheit« mit Anhäufung von Stoffwechselprodukten in Körpersäften, Organen oder Zellen; z.B. Amyloidose, Glykogenose, Hämosiderose, Lipidose, Mukopolysaccharidose, Sphingolipoidose.

Theta, ϑ, Θ: der 8. Buchstabe des griech. Alphabets.

Thevetin: natürl. Herzglykosid vom Cardenolid-Typ aus dem Samen des Schellenbaumes (Mittel- u. Südamerika).

Thiamazol: ↗Thyreostatikum.

Thiamin: ↗Vitamin B_1.

Thiamphenicol: dem Chloramphenicol analoges Antibiotikum.

Thiazide: Sammelbez. für Benzothiadiazin-Derivate als Na^+- u. Cl^--Rückresorption hemmende ↗Diuretika.

Thibierge*-Weissenbach* Syndrom: metabolische, interstitielle Kalzinose (v.a. in Fingerbeeren, periartikulär an Extremitäten, periarteriell) bei progredienter Sklerodermie.

Thio...: Wortteil für Verbindungen etc., in denen ein Sauerstoff- gegen ein Schwefel-Atom ausgewechselt wurde.

Thiobarbiturate: Barbitursäure-Analoge; meist (Ultra-)Kurznarkotika.

Thioharnstoff, Sulfocarbamid: kanzerogene Chemikalie; vgl. Thiouracil.

Thiosemicarbazone: klassische ↗Tuberculostatica.

Thiouracil, Thiourazil: historisches ↗Thyreostatikum (u. Grundsubstanz für weitere Thyreostatika).

Thoma*-Zeiss* Kammer: Zählkammer für Blutkörperchen. – Modifik. von BÜRKER, TÜRCK, NEUBAUER u.a.

thoracalis, thoracicus: (latein.) zum Brustkorb (Thorax) gehörend; s.a. thorakal.

Thoracic-inlet-Syndrom: (engl.) s.u. Achselvenensperre.

Thoracic-outlet-Syndrom, Engpaß-Syndrom: ↗Schultergürtelkompressionssyndrom.

thorakal: den Brustkorb (Thorax) oder -raum oder den Brustabschnitt des Rückenmarks betreffend.

Thorakalatmung: die durch Heben u. Senken der Rippen bewirkte äußere Atmung, Inspiration durch Mm. intercostales (evtl. auch auxiliäre Atemmuskeln), Exspiration durch elast. Kräfte von Lungen u. Thorax; vgl. Zwerchfellatmung.

Thorakalsegmente: die »Dorsalsegmente« des Rückenmarks mit den 12 Spinalnervenpaaren Th I–XII.

Thorakalsyndrom, BWS-Syndrom: durch Fehlbelastung, Osteochondrose oder Bandscheibenprolaps bedingtes Schmerzsyndrom mit Fehlstellung eines oder mehrerer Brustwirbel. Symptome: dumpfer WS-Schmerz, Steifheitsgefühl, Bewegungseinschränkung, Druckschmerz an Dornfortsätzen, segmentaler Muskelspasmus, Hartspann, subkutanes Ödem, Sensibilitätsstörung, evtl. ausstrahlende Schmerzen i.S. der Interkostalneuralgie.

Thorakalwirbel: ↗Vertebrae thoracicae.

thorako...: Wortteil »Brustkorb« (Thorax).

Thorakodynie: Schmerzen im Brustkorb.

Thorakolyse: ein- oder beidseitige parasternale Rippenknorpelresektion (1–5 cm), v.a. bei Thoraxstarre infolge Chondropathie (mit sek. Lungenemphysem), als Palliativ-Op. bei Panzerherz.

Thorakoschisis: angeborene, ventral-mediane »Brustspalte« (fehlende oder unvollständ. Verschmelzung der paar. Sternalleisten); evtl. kombiniert mit Brustwandhernie.

Thorakoskopie: Endoskopie des Pleuraraumes u. der Lungenoberfläche; u.a. zur ätiol. Klärung eines Spontanpneu (evtl. Fistelverschorfung), Inspektion einer Operationshöhle, Tumordiagnostik (Zangen- u. Nadelbiopsie), Sympathikus-, Vagus-, Phrenikusdurchtrennung.

Thorakostomie: op. Anlegen einer Öffnung in der Thoraxwand, z.B. für Pleuradrainage.

Thorakotomie: op. Eröffnung des Thorax durch Interkostalschnitt, evtl. mit Rippenresektion.

Thorakozentese: Punktion der Brusthöhle; i.e.S. die Pleurapunktion.

Thorax: der »Brustkorb« aus 12 Brustwirbeln, 12 Rippenpaaren u. Sternum (nebst verbindenden Bändern u. Gelenken).

Thoraxatmung: ↗Thorakalatmung.

Thoraxaufnahme: s.u. Röntgenaufnahme.

Thoraxdiadem: Kopf-(Stirnring-)Hals-Rumpf-Gipsverband zur Kopfruhigstellung nach Schiefhals-, Halswirbelsäulenoperation, HWS-Trauma.

Thorax-Drainage: Drainage des Pleuraraumes mittels eines flexiblen Plastik- oder Gummirohrs zur (kontinuierlichen) Absaugung von Luft (↗Pneumothorax), Blut (↗Hämatothorax) u. (eitrigen) Ergüssen; s.a. BUELAU* Drainage.

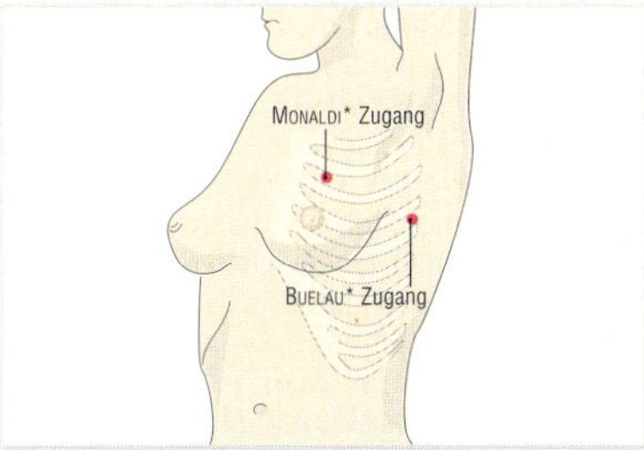

Punktionsstellen zur **Thoraxdrainage** [352]

Thoraxempyem: Oberbegriff für Mediastinal-, Pleuraempyem (einschl. Resthöhle), Pyopneumothorax, auch Eiteransammlung im »Leerraum« nach Lob- oder Pneumonektomie.

Thoraxkompression: 1) ↗Compressio thoracis. **2)** äußere Herzmassage bei der Reanimation. **3)** Druck auf die seitl. Rippen zur Auslösung eines für Spondylitis ankylopoetica typischen Schmerzes.

Thoraxspalte: ↗Thorakoschisis.

Thoraxsyndrom: ↗Thorakalsyndrom.

Thorium, Th: radioakt. Schwermetallelement der Actinidengruppe.

Threonin, Thr, T: natürliche essentielle Aminosäure.

Thrix: Haar; s.a. trich(o)..., Pili.

thromb...: Wortteil »Blutgerinnsel« (Thrombus), »Blutplättchen« (Thrombozyt).

Thrombangi(i)tis: Entzündung einer arteriellen (Thrombarteriitis) oder venösen Gefäßwand (↗Thrombophlebitis) mit örtl. Thrombusbildung als Ursache oder als Folge. – **Th. obliterans:** ↗Endangiitis obliterans.

Thrombapherese: s.u. Thrombozytopherese.

Thrombarteriektomie: Resektion eines thrombotisch verschlossenen Arterienabschnittes (mit Strombahnrestitution durch Venentransplantat oder Kunststoffprothese).

Thrombarteriitis obliterans: s.u. Endangiitis.

Thrombektomie: op. Thrombusentfernung nach Gefäßeröffnung; s.a. Endarteri-, Thrombarteri-, Phlebothrombektomie.

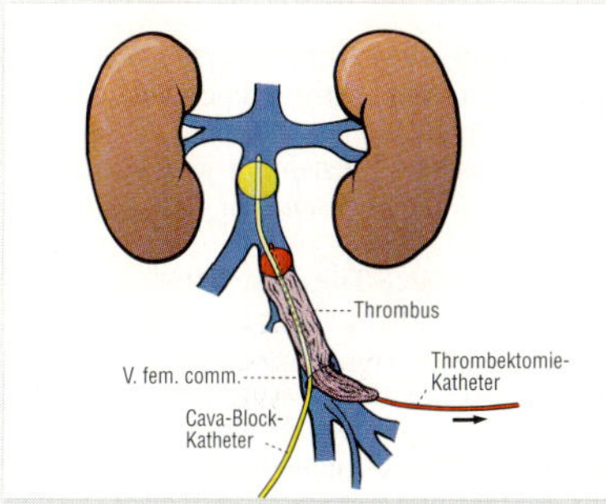

Thrombektomie der linken Vena femoralis communis. Um ein Einschwemmen des losgelösten Thrombus in den Lungenkreislauf zu verhindern, wird die Vena cava inferior mit einem Ballonkatheter verschlossen u. der Thrombus mit dem Thrombektomiekatheter (rot) aus der Leiste entfernt [39]

Thrombelastographie: Bestimmung (u. Dokumentation) des Gerinnungsablaufs einschl. der Fibrinolyse mit Hilfe eines Thrombelastographen.

Thrombembolie: Embolie durch einen in den Kreislauf verschleppten Thrombus, mit von der Embolusgröße sowie von der Weite u. Funktion des verstopften Gefäßes u. vom Zustand des Gesamtkreislaufs abhängigen Folgen; Vork. v.a. als Komplikation tiefer Thrombophlebitis oder Phlebothrombose (meist Lungenembolie) oder bei Vitium, Endokarditis oder Myokardinfarkt.

Thrombendangi(i)tis : ↗Thrombangiitis.

Thrombendarteriektomie: ↗Endarteriektomie.

Thrombendokarditis: ↗Endokarditis mit Thrombenbildung (v.a. auf Herzklappen); Gefahr der peripheren Thrombembolie.

Thrombin, Faktor II a: zu Beginn der 2. Phase aus dem inaktiven Prothrombin entstehender Faktor; Hauptfunktion ist das Katalysieren der Umwandlung von Fibrinogen in Fibrin.

Thrombinhemmer, -inhibitoren: 1) Antithrombin-III-abhängige Th.: ↗Heparine, s.a. Antithrombin. **2) direkte Th.:** ↗Hirudin, einschl. der gentechnologisch hergestellten »rekombinanten« (r-)Hirudine, kleinere Hirudine (z.B. Hiruloge) sowie andere Substanzen (PPACK, Argatroban), die das aktive Zentrum von ↗Thrombin blockieren.

Thrombinzeit, Antithrombinzeit**:** Gerinnungszeit eines Citrat- oder Oxalatplasmas nach Zugabe einer genormten Menge Thrombin (s.a. Thromboplastinzeit, partielle); Kontrollparameter bei Heparin- u. thrombolyt. Therapie.

Thrombocyt...: s.u. Thrombozyt...

Thromboembolie, thromboembol...: s.u. Thrombembol...

Thrombogenese: Entstehung eines Thrombus bzw. von ↗Thrombosen; s.a. Thromboseneigung.

Thrombokinase: ↗Thromboplastin.

Thrombolyse: 1) s.u. Fibrinolyse. **2)** ↗Fibrinolysetherapie. – **Th., selektive intrakoronare:** Th. mit der Technik der Koronarangiographie bei frischem (< 8 Std.) transmuralem Myokardinfarkt direkt an der Verschlußstelle.

Thrombopathie: ↗Thrombozytopathie.

Thrombopenie: ↗Thrombozytopenie.

Thrombopherese: ↗Thrombozytopherese.

Thrombophlebektomie: ↗Phlebothrombektomie.

Thrombophlebitis: Venenentzündung mit thrombotischem Verschluß des Lumens. – **Th. migrans:** ↗Phlebitis saltans. – **Th. superficialis:** die meist lokal begrenzte, oberflächliche Th. (Th. i.e.S.) als Folge einer örtl. Stase (v.a. an Beinen bei ↗varikösem Symptomenkomplex) bzw. einer örtl. Reizung (z.B. am Arm postinjektionell, bei infektiöser Hauterkrankung); Symptome: druckschmerzhafte, mit der Haut verschiebl., strangförm. Verdickung (u. weitere klass. Entzündungszeichen); Therapie: Kompressionsverband ohne Ruhigstellung, evtl. Antiphlogistika.

Thromboplastin, Thrombokinase**:** Sammelbegriff für die ↗Blutthrombokinase u. die ↗Gewebsthrombokinase; besser als Prothrombinase bezeichnet.

Thromboplastinzeit: 1) ↗Quick* Zeit. **2) partielle Th.,** PTT**:** Zeit bis zur Gerinnung von Citratplasma (1:9) nach Zugabe von Kaolin u. »partiellem Thromboplastin« (= proteinfreier Lipidextrakt) sowie von Calciumionen; verlängert bei Mangel der Faktoren I, II, V, VIII–XII; Kontrollparameter unter Heparin- u. thrombolytischer Therapie; s.a. Thrombinzeit.

Thrombose: die Bildung eines »Blutpfropfens« (Thrombus) im Kreislaufsystem. Prädilektionsstellen: Herzklappen, -ohren (oft Kugelthrombus) u. li. Herzspitze, Herzkranzgefäße, basale Hirngefäße, Arteria mesenterica (»Claudicatio abdominalis«) u. Beinarterien sowie Venen der Beine u. des Beckens (s.a. Venenthrombose [tiefe], Phlebitis, Thrombophlebitis), des Mastdarms (»Hämorrhoidalthrombose«) u. des Armes (z.B. iatrogen nach Inj., Infusion). Häufig postop. (u. postpartal), meist an tiefen Beinvenen, evtl. kompliziert durch ↗Thrombembolie (z.B. Lungenembolie; s.a. Infarkt). Bei gesteigerter ↗Thromboseneigung kann generalisierte (z.B. bei Herzinsuffizienz, Schock, Bettlägerigkeit, langes Stillsitzen) oder lokale (Kompression, entzündl. oder atherosklerot. Gefäßveränderungen) Prästase eine Th. fördern; s.a. Thromboseprophylaxe.

Thromboseneigung: Bereitschaft zur ↗Thrombose infolge veränderter Eigenschaften von Blutzellen, Blutplasma, Blutströmung u./oder Gefäßwänden. – Risikofaktoren arteriosklerotischer Gefäßkrankheiten (z.B. Rauchen, Hypercholesterinämie, Hypertonie usw.) sowie manifeste Gefäßveränderungen (z.B. koronare Herzkrankheit, arterielle Verschlußkrankheit) führen zu gesteigerter Th. An Stenosen kommt es zu erheblichen Störungen der Blutströmung; feine Einrisse in atherosklerotischen Plaques (z.B. verursacht durch Koronarspasmen) können zum plötzlichen Verschluß der Gefäße u. somit zum ↗Infarkt führen.

Thromboseprophylaxe: Maßnahmen zur Verhinderung von Thrombosen bei bestehender ↗Thromboseneigung bzw. während oder nach Erkrankungen, die diese fördern (z.B. Myokardinfarkt, thrombembolische Krankheit, Thrombophlebitis), evtl. auch bei langer Bettlägerigkeit u. nach schweren Operationen; physikalisch durch Vermeiden längerer Bettlägerigkeit nach der Operation (erste 24 Std.), Kompressionsverbände der Beine bzw. AT-(Antithrombose-)Strümpfe, intermittierende pneumat. Kompression (automat. Manschette), elektrische Wadenstimulation; spezifisch erfolgt die Th. durch gerinnungshemmende Medikamente (v.a. Heparin, auch in niedriger Dosierung als »Low-dose-Heparinprophylaxe«, Cumarinderivate) u. niedermolekulares Dextran. – s.a. Thrombozytenaggregationshemmer.

thrombotisch: Thromben(bildung) betreffend.

Thrombozytämie: ↗Thrombozythämie.

Thrombozyten, Blutplättchen**:** kleine korpuskuläre Blutelemente mit wesentlicher Funktion bei der Blutgerinnung u. der Fähigkeit zur ↗Thrombozytenaggregation.

Thrombozytenadhäsion: Anhaftung von Thrombozyten an Oberflächen, z.B. an Wunden in der 1. Phase der physiol. Blutstillung.

Thrombozytenaggregation: in 2 Phasen ablaufende Zusammenballung von Thrombozyten im Verlauf der physiol. Blutstillung, aber auch bei der path. Entstehung eines Thrombus (s.a. Thromboseneigung).

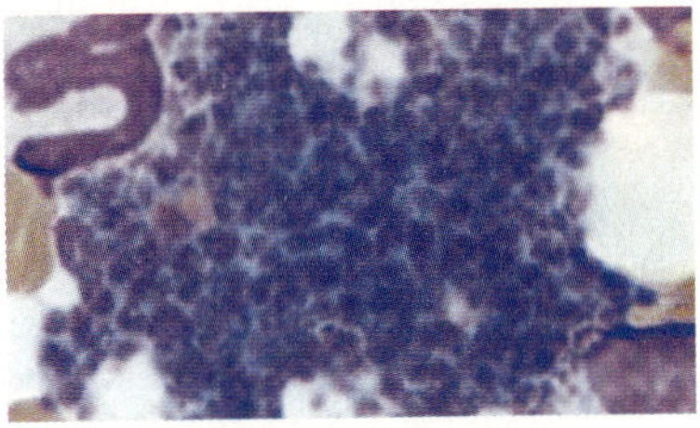

Thrombozytenaggregat im zusatzfreien Blutausstrich [189]

Thrombozytenaggregationshemmer: Medikamente, die zur Hemmung der (gesteigerten) ↗Thrombozytenaggregation führen u. zur ↗Thromboseprophylaxe angewendet werden; v.a. Acetylsalicylsäure (auch in niedriger Dosierung, Dipyridamol), ferner Sulfinpyrazon, Ticlopidin. Eine Reihe anderer Medikamente (z.B. Lipidsenker, Antirheumatika) zeigt ähnliche Wirkungen.

Thrombozytenfaktoren: in Thrombozyten vorhandene oder adsorbierte Stoffe, die z.B. in die Blutgerinnung eingreifen.

Thrombozytenkonserve, -konzentrat: s.u. Thrombozytensubstitution.

Thrombozytensubstitution: Transfusion vitaler Thrombozyten z.B. bei schwerer, durch Thrombozytopenie bedingter Blutung. Gewonnen entweder aus plättchenreichem Plasma mehrerer (»gepoolter«) Vollblutkonserven oder mittels Zellseparator (Thrombapherese). Lagerung bei 22 °C auf Kühltisch max. 3 Tage. Auch zur Prophylaxe von Blutungen.

Thrombozythämie: bleibende Vermehrung der Thrombozyten im Blut, v.a. bei myeloproliferativen Erkrankungen.

Thrombozytoklasie: der normale Abbau der Thrombozyten in der Milz.

Thrombozytolyse: die gesteigerte Auflösung von Thrombozyten durch das Komplementsystem bei vorhandenen Thrombozytenantikörpern bzw. bei arzneimittelinduzierter ↗Thrombozytopenie.

Thrombo(zyto)pathie: Störungen der Thrombozytenfunktion (z.B. Aggregation, Ausbreitung, Adhäsion) mit normalen oder nur geringfügig veränderten Zahlen bei verlängerter Blutungszeit u. evtl. petechialen Blutungen.

Thrombo(zyto)penie: Verminderung der Plättchenzahl im peripheren Blut entweder infolge verkürzter Thrombozytenüberlebenszeit (↗Thrombozytolyse, gesteigerter Verbrauch oder erhöhte Thrombozytoklasie) oder als Bildungsstörung; s.a. Tab. – **Th., idiopathische** oder **essentielle (Werlhof),** idiopath. thrombozytopen. Purpura, ITP: chron. Erkrankung (Beginn meist vor 25. Lj.) durch Autoantikörper gegen Thrombozyten. Symptome: Purpura an Haut u. Schleimhäuten (v.a. Magen-, Urogenitaltrakt), sekundäre hypochrome Anämie.

Thrombozytopenie, modifiziert nach [197]

A. Umsatzstörungen
a) immunologisch bedingt: 1. diopathische thrombozytopenische Purpura (ITP) ca. 50% 2. symptomatische thrombozytopenische Purpura (z.B. bei Lupus erythematodes disseminatus, Hämolyse) durch Isoantikörper (z.B. neonatal, posttransfusionell) ca. 3% 3. durch Immunkomplexe (z.B. bei anaphylaktischen Reaktionen auf Nahrungsmittel, Medikamente, nach Infekten u. bei Abstoßungsreaktionen von Transplantaten) ca. 20%
b) mechanisch bedingt: 1. künstliche Herzklappen 2. Herz-Lungen-Maschine 3. extrakorporale Dialyse 4. MOSCHCOWITZ* Syndrom (thrombotisch-thrombozytopenische Purpura, TTP)
c) parainfektiös durch zirkulierende Bakterien u. Viren
d) bei intravasaler Gerinnung (Verbrauchsthrombozytopenie)
e) Hypersplenismus
B. Bildungsstörungen
a) idiopathische bei: Panmyelopathien/Markhypoplasien (FANCONI* Anämie) ca. 1%
b) symptomatisch bei: 1. Knochenmarkverdrängung (z.B. Leukose, Karzinose) ca. 5% 2. Vitaminmangel (z.B. Vitamin B_{12}, Folsäure, Vitamin C) 3. Toxizität von chemischen Substanzen (z.B. Medikamente, Alkohol) ca. 3% 4. ionisierender Strahlung 5. splenogener Markhemmung
C. Verteilungsstörungen
Milzerkrankungen hypotherme Anästhesie
D. Pseudothrombozytopenie (häufig!)
durch Klumpung der Thrombozyten im EDTA-Medium (nach Blutentnahme)

Thrombozytopherese: Abtrennung bzw. Entfernung (= Thrombapherese) der Thrombozyten aus dem Blut gesunder Spender mit einem Zellseparator, v.a. zur Herstellung einer Thrombozytenkonserve.

Thrombozytopo(i)ese: die Thrombozytenbildung im Knochenmark aus den Megakaryozyten.

Thrombozytose: die reaktive Vermehrung der Thrombozyten nach Blutung, Operation, Splenektomie etc.; vgl. Thrombozythämie.

Thrombus: im Kreislaufsystem intravital bei ↗Thromboseneigung entstehender »Blutpfropf«; s.u. Thrombose.

thym...: Wortteil **1)** »Thymus«. **2)** »Gemüt«.

Thymian: Anw. des Krautes (äther. Öl, Bitter- u. Gerbstoffe) als Magen-, Keuchhusten-, Rheuma-, Nervenmittel, Aromatikum, Badezusatz, des äther. Öls (p-Cymol, Thymol etc.) in Husten- u. Einreibemitteln (Rubefaziens).

Thymin, Thy: eine natürl. Pyrimidinbase, Baustein der ↗Desoxyribonucleinsäure.

Thymitis: Entzündung des Thymus.

thymogen: 1) vom Thymus ausgehend. **2)** durch Gemütsbewegung veranlaßt.

Thymol, Thymiankampfer, Acidum thymicum: natürliches Vork. in ätherischen Ölen, als Antiseptikum, Antimykotikum.

Thymoleptica, -tika: Psychopharmaka mit stimmungsaufhellender = **thymoleptischer** Wirkung; z.B. trizyklische phenothiazinverwandte ↗Antidepressiva u. Monoaminooxidasehemmer.

thymopriv: nach Entfernung oder bei Funktionsausfall des Thymus.

Thymus: die Thymusdrüse (»Bries«; im klass. Altertum als Sitz des Gemüts angesehen) hinter dem Manubrium sterni im vorderen Mediastinum. Bis Pubertätsbeginn wachsend, dann allmähl. Umwandlung in einen Fettgewebskörper (bis auf Reste). Der T. ist neben dem Knochenmark das primäre lymphatische Organ des spezifischen Immunsystems; im T. erfolgt die Entwicklung der immunkompetenten T-Lymphozyten aus Stammzellen.

Thymusaplasie, DI GEORGE* Syndrom: Thymus- u. Nebenschilddrüsenaplasie, evtl. kombiniert mit weiteren Fehlbildungen. Symptome: fortschreitende Lymphopenie mit Ausfall der zellulären Immunität (Immunglobuline meist normal); frühkindlich primärer ↗Hypoparathyreoidismus.

Thymushormone, Thymusfaktoren: wahrscheinl. im Thymusepithel gebildete Stoffe mit Wirkung auf die Differenzierung der T-Lymphozyten: z.B. Thymosin, Thymopoetin, thymic humoral factor, Thymus-Faktor, Thymosterin.

Thymushyperplasie: Thymusvergrößerung in den ersten Lebensmonaten.

thyreo...: Wortteil **1)** »Schilddrüse« (Gl. thyroidea). **2)** »Schildknorpel« (Cartilago thyroidea).

Thyreoaplasie: ↗Athyrie.

Thyreocalcitonin: das beim Menschen in den C-Zellen der Schilddrüse gebildete ↗Calcitonin.

Thyreochondrotomie: ↗Thyreotomie.

thyreogen: durch die Schilddrüse(nhormone) verursacht.

Thyreoglobulin: hochmolekulares Protein, an dem die Schilddrüsenhormonsynthese stattfindet, gleichzeitig Hauptbestandteil des Schilddrüsenkolloids, Depotform der ↗Schilddrüsenhormone; enthält etwa 90% des proteingebundenen »organ. Jods«.

thyreoglossus: Schilddrüse u. Zunge betreffend.

thyreohyoideus: Schildknorpel u. Zungenbein betreffend; auch Kurzform für Musculus thyreohyoideus.

Thyr(e)oidea: Kurzform für Glandula thyroidea (↗Schilddrüse).

Thyr(e)oidea-stimulierendes Hormon, TSH: ↗Thyreotropin.

Thyr(e)oidea-stimulierendes Immunglobulin, TSAb: s.u. long-acting thyroid stimulator.

Thyr(e)oidektomie: teilweise oder vollständ. op. Entfernung der Schilddrüse; vgl. Strumaresektion.

thyreoide(u)s, thyroideus: schildförmig, zur Schilddrüse (Gl. thyroidea) bzw. zum Schildknorpel (Cartilago th.) gehörend.

Thyr(e)oiditis: primär entzündliche Erkrankung der Schilddrüse, die Einteilung erfolgt entsprechend der Ätiologie (↗Tab.).

Thyreokardiopathie: Herzaffektion bei – evtl.

Einteilung der Thyreoiditiden [5]

akute (eitrige) Thyreoiditis, bakteriell, tuberkulös, syphilitisch, durch Pilzinfektion
subakute Thyreoiditis DE QUERVAIN (postvirale Thyreoiditis)
Autoimmunthyreoiditiden – chronische, lymphozytäre Autoimmunthyreoiditis – hypertrophe Form (HASHIMOTO) – atrophische Form – Post-partum-Thyreoiditis, »silent thyroiditis«, – fibrosierende Thyreoiditis (RIEDEL* Struma)
Sonderformen – Strahlenthyreoiditis – granulomatöse Erkrankungen (Sarkoidose, eosinophiles Granulom) – karzinomassoziierte Thyreoiditis

unerkannter – Hyperthyreose; digitalisrefraktäre Tachykardie, evtl. absolute Arrhythmie.

thyreopriv(us): durch Verlust oder Funktionsausfall der Schilddrüse bedingt.

Thyreostatica, -tika: die Biosynthese u./oder die Sekretion der Schilddrüsenhormone hemmende Substanzen; das sind außer den Hormonen selbst Jodide, Lithiumcarbonat, anorgan. Anionen (v.a. Perchlorate, Fluoride, Thiocyanate = Rhodanide) als sog. Jodinations- oder Transporthemmer (Jodaufnahmehemmung durch kompetitive Jodverdrängung), schwefelhalt. Substanzen (v.a. Thioramide wie Propylthiouracil, Methimazol u. Carbimazol) als sog. Jodisations- oder Synthesehemmer (Jodeinbauhemmung), ferner Radiojod (Gewebszerstörung), Secale u. Reserpin (als Hormon-Antagonisten).

Thyreotomie: Spaltung des Schildknorpels in der Medianlinie als Zugang für Kehlkopfeingriffe.

Thyreotoxikose: Schilddrüsenüberfunktion, ↗Hyperthyreose jeder Genese.

thyreotoxisch: durch Schilddrüsenüberfunktion bedingt, i.S. der Thyreotoxikose. – **th. Krise:** lebensbedrohliche Dekompensation einer vorbestehenden Überfunktion der Schilddrüse (Hyperthyreose) als seltene Komplikation. Auslöser können z.B. sein: die Einnahme von Jod (Medikamente, Röntgenkontrastmittel), die Unterbrechung einer thyreostatischen Therapie oder eine Radiojodbehandlung, emotionaler Streß, Infektionen, Unfälle oder Operationen. Symptome u.a.: Tachykardie/-arrhythmie u. Hyperthermie, Agitiertheit mit Übergang in Koma, Erbrechen, Durchfälle, Muskelschwäche.

thyreotrop: die Schilddrüse(nfunktion) stimulierend; z.B. das **th. Hormon** (↗Thyreotropin).

Thyreotropin, Thyrotrophin, thyreotropes Hormon, TSH: in den basophilen Zellen des Hypophysenvorderlappens gebildetes Proteohormon, das die Funktion der Schilddrüse steuert (v.a. Hormonbiosynthese; s.a. Schilddrüsenhormone) u. ihr Wachstum stimuliert; s.a. TSH-RIA, -Test.

Thyreotropin-releasing-Hormon, Thyroliberin, TRH: Peptidhormon des Hypothalamus, das die Thyreotropinausschüttung des HVL reguliert; s.a. TRH-...

Thyro...: s.a. Thyreo...

Thyronin: die nicht-jodierte Grundverbindung (Aminosäure) der Schilddrüsenhormone ↗Thyroxin u. Trijodthyronin.

Thyroxin, T_4: neben Trijodthyronin (= T_3) das natürl., nur in L-Form (Levothyroxin) gebildete Haupthormon der Schilddrüse (s.a. Schilddrüsenhormone). Bestimmung im Serum mit ↗T_4-Test oder ↗T_4-RIA (früher ↗PBI). Im Blut überwiegend proteingebunden, u. zwar an die als Vehikelproteine wirksamen Plasmaproteine **Th.-bindendes α-Globulin**, Präalbumin u. Albumin (= TBG, TBPA bzw. TBA). Bindung wesentl. für den – rel. geringen – Anteil an freiem, d.h. an biol. verfügbarem Thyroxin.

Thyroxinbindungskapazität: s.u. Thyroxin.

TIA: **t**ransitorische **i**schämische **A**ttacke (s.u. Apoplexia cerebri).

Tiaprid: Anw. bei Hyperkinesien einschließlich iatrogener Formen sowie bei Bewegungsanomalien (z.B. Chorea, Tics etc.).

Tiaprofensäure: nichtsteroidales Antirheumatikum; Anw. zur Therapie rheumatischer Erkrankungen, nach Verletzungen u. Operationen.

Tibia: das Schienbein; unterteilt in den Tibiakopf (mit Condylus lateralis u. med., Eminentia intercondyl. u. Kniegelenkfläche), das Corpus u. ein distales, zangenförm. Endstück (mit Malleolus med.).

Tibiakopffraktur: Fraktur im oberen Tibiadrittel, mit meist ins Kniegelenk reichendem Frakturspalt.

tibial(is): 1) das Schienbein betreffend. **2)** tibiaseitig, an der medialen Seite des Beines.

Tibialislähmung: Ausfall des Nervus tibialis mit Lähmung der versorgten Muskelgruppen u. plantarer Sensibilitätsstörung (einschl. Zehen). Bei Läsion im Kniekehlenbereich Ausfall aller Waden- u. Sohlenmuskeln. Bei höherer Läsion ferner Lähmung der Kniebeuger.

tibiofemoral: Tibia u. Femur betreffend.

Tic: unregelmäßig wiederholte, unwillentliche, abrupt einsetzende Bewegungsfolge (Zukkung) in Muskel oder Muskelgruppen. Meist psychogen.

Tick: ↗Tic. – **tick:** (engl.) Zecke; z.B. tickborne encephalitis (↗Zeckenenzephalitis).

Tidaldrainage: »Ebbe-u.-Flut«-Dauerdrainage der Harnblase mit einem Spülsystem, das die alternierende Füllung (über Tropfkugel) u. Entleerung (mild wirkendes Hebersystem) ermöglicht, u. zwar zwecks Infektionsprophylaxe u. -bekämpfung oder als Blasentraining (im Automatie-Stadium neurogener Blasenstörungen; Prinzip: regelmäßig erzwungener Wechsel in Nachahmung der normalen Blasenfunktion).

Tiefendosis: v.a. in der Strahlentherapie verwendeter Begriff für die Messung ionisierender Strahlung in einer bestimmten Tiefe des Körpers. Wichtig für die Berechnung der räuml. Dosisverteilung; meist angegeben als **»relative T.«**.

Tiefenkoagulation: s.u. Elektrokoagulation.

Tiefenmuskelentspannung: ↗Relaxation, progressive.

Tiefenpsychologie: Sammelbegriff sowohl für die von der klassischen Psychoanalyse (FREUD) ausgehenden als auch für die davon abweichenden psychologischen u. psychotherapeutischen Schulen (z.B. JUNG*, ADLER*, SCHULTZ-HENKE* u.a.), in denen verborgene (»in der Tiefe der Seele liegende«) Motive eine zentrale Rolle spielen.

Tiefenschärfe: **1)** beim beidäugigen Sehen die kleinste noch wahrnehmbare Entfernung zwischen 2 Objekten in Richtung der opt. Achse. **2)** Schärfentiefe: Tiefenausdehnung des Objektraumes ohne Abbildungsunschärfe.

Tiefenschmerz: der im allg. diffuse, als dumpf empfundene Schmerz in tieferen Strukturen, oft kombiniert mit vegetat. Symptomen u. meist ohne Assoziation zu einem auslösenden Reiz.

Tiefensensibilität: das Lage-, Bewegungs- u. Vibrationsempfinden als Funktion der Hinterstränge des Rückenmarks.

Tiefentherapie: Strahlentherapie in oberflächenferneren Körpergeweben.

Tiefkühlplasma: s.u. Plasmakonserve.

Tiefschlaf: das Stadium 4 des ↗Schlafes.

Tierfellnävus: s.u. Naevus pigmentosus.

Tierhaarallergie: Provokation allergischer Symptome durch meist aerogen übertragene Tierhaare; häufig auf Katzen-, Pferde-, Hundehaare z.B. in Form einer allergischen Rhinoconjunctivitis saisonalis oder einem allergischen Asthma bronchiale.

Tilia: Gattung »Linden« [Tiliaceae]; Anw. der »Lindenblüten« (Flores Tiliae); als Diaphoretikum, Diuretikum, Expektorans.

Tilidin: Analgetikum mit gering Morphin-antagonistischem Effekt u. ca. einem Drittel der analgetischen Wirkung des Morphins.

tilt-table: (engl.) selbsttätig elektrohydraulisch steuerbarer »Kipptisch« für das Stehtraining Querschnittsgelähmter.

Timolol: ↗Betarezeptorenblocker.

TIN: Abk. für **t**estikuläre **i**ntraepitheliale **N**eoplasie (Carcinoma in situ des Hodens, Seminoma in situ); obligate Präkanzerose der testikulären Keimzelltumoren (s.u. Hodentumoren), oft schon viele Jahre vor der klinischen Manifestation eines Tumors nachweisbar; es handelt sich um atypische neoplastische Spermatogonien, die sich von normalen Keimzellen morphologisch u. immunhistologisch unterscheiden. Diagnostik: Hodenbiopsie u. nachfolgende histologische u. immunhistologische Untersuchung.

Tinctura, Tinct.: ↗Tinktur.

Tinea: chron., mehr ekzemartige, in Schüben verlaufende oberflächliche Hautpilzerkrankungen (Dermatophytosen), i.d.R. hervorgerufen durch Trichophyton-Arten (↗Trichophytie) oder Epidermophyton floccosum; i.w.S. auch Microsporon (↗Mikrosporie). – **T. barbae, T. capillitii:** ↗Trichophytia profunda. – **T. capitis:** T. der behaarten Kopfhaut, der Augenbrauen oder Augenwimpern; ↗Favus, Mikrosporie, oberflächliche u. tiefe ↗Trichophytie. – **T. corporis:** von den großen Hautfalten auf die lanugobehaarte Haut übergreifende Pilzerkrankung, großbogig »T. circinata«, bläulichrot u. nur diskret schuppend, ausgesprochen randbetont (↗Abb.), auch landkartenförmig (wie Ekzema marginatum).

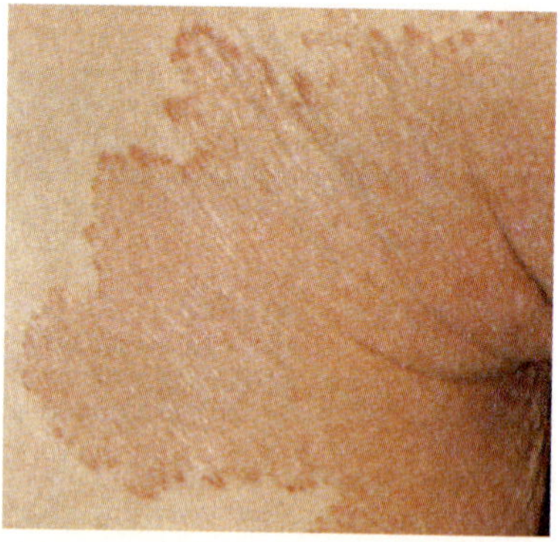

Tinea corporis [393]

Unter den falschen Diagnosen »Psoriasis vulgaris« oder Ekzem nicht selten Cortisonbehandlung, welche Entzündung u. Juckreiz zwar bessert, weitere Ausbreitung der Herde aber nicht verhindert. – **T. favosa:** ↗Favus. – **T. inguinalis:** wie ↗T. corporis. – **T. intertriginosa:** Pilzerkrankung in den Zehen- u. Hautfalten, mit weißl., evtl. großlamellös schuppender Epithelmazeration auf feuchtem, rotem Grund; evtl. Rhagadenbildung. – **T. manuum:** vesikulös(-dyshidrot.)-intertriginöse oder aber squamös-hyperkeratot. Dermatophytose der Hände. – **T. nigra:** (sub)trop. Dermatomykose in Form schwarzer bis schiefergrauer, gering schuppender, rundl. Flecken an Händen, Hals u. Rumpf; Erreger: Cladosporium mansoni. – **T. pedis,** Athleten-, Sportlerfuß: häufige (10–30%) Fußpilzerkrankung, analog T. manuum, meist als Tinea intertriginosa; aber auch dyshidrosiformer Typ (↗Abb.). – **T. unguium:** ↗Onychomykose. – **T. versicolor:** ↗Pityriasis versicolor.

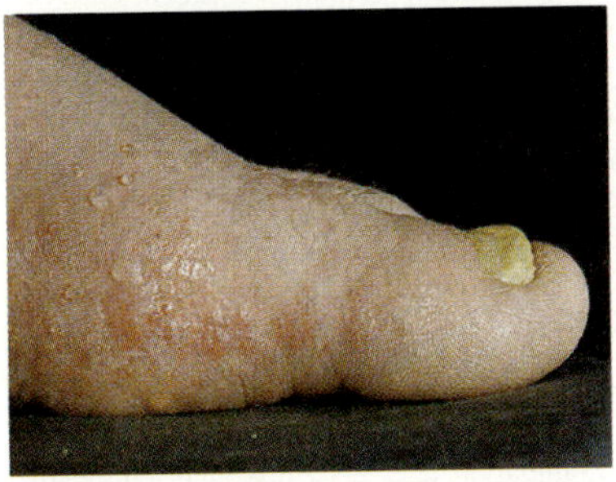

Tinea pedis (dyshidrosiformer Typ) mit Onychomykose [393]

Tinidazol: gegen Anaerobier u. Trichomonaden wirksames Chemotherapeutikum.

Tinktur, Tinctura, Tinct., Tct.: flüssiger, mit Äthanol u./oder Äther hergestellter Auszug pflanzlicher oder tierischer Drogen; z.B. Jodtinktur.

Tinna: ↗Pinta.

Tinnitus aurium, Ohrensausen, Ohrgeräusche: störende, ton- oder geräuschartige endogene Schallempfindung, i.e.S. als subj. Empfindung (Brummen, Rauschen, Klingen, Pfeifen) infolge inadäquater Rezeptorenreizung. Vork. v.a. bei gestörter Schalleitung (Zerumen, Otitis, Otosklerose, evtl. pulsierend) bzw. bei Erkrankungen von Innenohr, Hörnerv oder -zentren (meist hochfrequent), arterieller Hyper- u. Hypotonie.

TINU-Syndrom: das akute **t**ubulo**in**terstitielle **N**ephritis- u. **U**veitis-Syndrom; Symptomenkomplex, der meist bei jungen Mädchen auftritt (Durchschnittsalter 13 Jahre) u. mit der Trias Niereninsuffizienz infolge tubulointerstitieller Nephritis, Uveitis u. entzündlicher Laborkonstellation einhergeht (bei Ausschluß bekannter Ursachen der interstitiellen Nephritis).

TIPS: Abk. für **t**ransjugulärer **i**ntrahepatischer **p**ortosystemischer **S**tent-Shunt; Verbindung zwischen Vena cava inferior u. Vena portae innerhalb der Leber durch einen ↗Stent aus Metall.

tissue typing: Gewebetypisierung bei der Transplantationsvorbereitung (Spender u. Empfänger).

Titration, Titrieren: quant. Bestimmung eines in einem Medium enthaltenen chem. oder biol. Stoffes.

T-Klemme: Faßzange (für Prostatakapsel) mit leicht abgewinkelten T-förmigen Branchen.

T_K-Zellen: Killerzellen; s.u. Lymphozyten (2).

T-Lymphom: T-Zell-Lymphom; s.u. Non-Hodgkin-Lymphome.

T-Lymphozyten: die »thymusabhängigen oder -stämmigen« ↗Lymphozyten.

TNI: (engl.) **t**otal **n**odal **i**rradiation, Bestrahlung aller Lymphknotenstationen des Körpers bei Hodgkin* Syndrom oder bei malignen Non-Hodgkin-Lymphomen.

TNM-System, TNM-Klassifikation: weitverbreitete Tumorstadieneinteilung (↗Staging) nach der klinisch u. (soweit möglich) histopathologisch bestimmten anatomischen Ausdehnung eines Tumors aufgrund folgender Kriterien: Größe u. Ausdehnung des Primärtumors (**T**); Fehlen bzw. Vorhandensein von regionalen Lymphknotenmetastasen (**N** von Nodi lymphatici); Fehlen bzw. Vorhandensein von Fernmetastasten (**M**); s. Tab.; die auf-

TNM-Klassifikation [415]

T – Primärtumor	
TX	Primärtumor kann nicht beurteilt werden
T0	kein Anhalt für Primärtumor
Tis	Carcinoma/Tumor in situ
T1, T2, T3, T4	zunehmende Größe u./oder lokale Ausdehnung des Primärtumors
N – Regionäre Lymphknoten	
NX	regionäre Lymphknoten können nicht beurteilt werden
N0	keine regionären Lymphknotenmetastasen
N1, N2, N3	zunehmender Befall regionärer Lymphknoten
M – Fernmetastasen	
MX	das Vorliegen von Fernmetastasen kann nicht beurteilt werden
M0	keine Fernmetastasen
M1	Fernmetastasen Die Kategorie M1 kann wie folgt spezifiziert werden: Lunge PUL – Knochenmark MAR Knochen OSS – Pleura PLE Leber HEP – Peritoneum PER Gehirn BRA – Haut SKI Lymphknoten LYM – andere Organe OTH
R – Residualtumor (postoperativ)	
R0	kein Residualtumor
R1	mikroskopischer Residualtumor
R2	makroskopischer Residualtumor
G – Histopathologischer Differenzierungsgrad (»Grading«)	
GX	Differenzierungsgrad kann nicht bestimmt werden
G1	gut differenziert
G2	mäßig differenziert
G3	schlecht differenziert
G4	undifferenziert

grund klinischer Untersuchungen erstellte TNM-Klassifikation wird postoperativ ergänzt durch die histopathologische pTNM-Klassifikation (durch histopathologische Untersuchungen des Primärtumors, der regionalen Lymphknoten u. ggf. von Fernmetastasen).

TNS: **t**ranskutane **N**erven**s**timulation; s.u. Nervenstimulation.

Tochterblase: sekundäres, blasenförm. Gebilde eines zyst. Tumors (z.B. Blasenmole) oder Parasiten (z.B. vom Keimepithel der prim. Larvenblase des Echinococcus cysticus multipel gebildete).

Tochterchromosom: ↗Chromatide.

Tochtergeschwulst: ↗Metastase.

Toco...: s.a. Toko...

Tocopherol: ↗Vitamin E.

Tod: Aufhören der Lebensfunktionen als in Etappen ablaufender biol. Vorgang (s.a. Todeszeichen): **1)** Herz- u. Atmungsstillstand (»klinischer Tod«), mit grundsätzl. Möglichkeit zur Wiederbelebung innerhalb der ersten 3 Min. **2) biologischer Tod:** der zentrale ↗Hirntod.

Todeszeichen, Signa mortis: **1)** die Kriterien des eingetretenen ↗Hirntodes. **2) sichere T.:** Beginn der Totenstarre am Unterkiefer 1 Std. p.m., Totenflecke (hinter den Ohren, an abhängigen Körperpartien), Fäulniserscheinungen, Verwesungsgeruch. **3) unsichere T.:** Totenblässe, Leichenkälte, Atemstillstand (Nichtbeschlagen eines Spiegels), Fehlen von Herz- u. Pulsschlag, Weichwerden der Bulbi, Austrocknung der Kornea, Ausbleiben der Hautrötung bei Hitzereiz oder künstl. Stauung (= MAGNUS* Zeichen).

Togaviridae: früher als ARBO-Viren Gruppe A (jetzt ↗Alphaviren) u. Gruppe B (jetzt ↗Flaviviren) bezeichnet. 250 verschiedene Virenarten, von denen ca. 65 menschenpathogen sind.

Toilette: ↗Wund-, Bronchialtoilette.

toko...: Wortteil »Geburt«, »Wehen«, »Eltern«, »Erzeuger«, »Nachkomme«.

Tokogramm: graph. Darstellung der Wehenmessung (**Tokographie**, ↗Tokometrie); s.a. Kardiotokograph.

Tokolyse: ↗Wehenhemmung.

Tokolytika: s.u. Wehenhemmung.

Tokometrie, Wehenmessung: die Messung u. zeitl. Registrierung von Kenngrößen, die sich mit der Wehentätigkeit ändern. **1) externe T.:** Registrierung der Lageveränderungen des sich zusammenziehenden Uterus bzw. der Wandhärte der Bauchdecken mittels eines von außen aufgesetzten Meßgerätes (Membran, Stift oder Stempel); ferner als Elektrohysterographie. **2)** intrauterine Druckmessung, I.U.D.M.: Registrierung der Druckänderungen im Innern der Gebärmutter, meist über einen eingeführten Katheter durch den Muttermund. **3)** s.u. Kardiotokograph.

Tokopherol: ↗Vitamin E.

Tolbutamid: Antidiabetikum.

Tolbutamidtest: ↗Sulfonylharnstofftest.

Toleranz: 1) Fähigkeit, den Anspruch anderer gelten zu lassen. **2)** Widerstandsfähigkeit (z.B. Ischämie-T.) bzw. Reaktionslosigkeit des Organismus gegenüber äußeren Einwirkungen. **3)** ↗Immuntoleranz. **4)** Gewöhnung: zu Wirkungsabfall eines wiederholt gegebenen Pharmakons führende Anpassung des Organismus (der Stoffwechselenzyme) an die »Droge«. – **T., pharmakodynamische:** T. infolge abnehmender Reaktion am Erfolgsorgan (z.B. bei Morphinabhängigkeit). – **T., pharmakokinetische:** T. infolge gesteigerter Elimination (z.B. bei Antikonvulsiva u. früher bei Schlafmitteln vom Barbiturattyp).

Toliprolol: ein ↗Betarezeptorenblocker.

Tollkirsche: Frucht der ↗Atropa Belladonna.

Tollwut: ↗Lyssa. – **T.-Immunglobulin:** Immunglobulinfraktion (Hyperimmunglobulin) vom Menschen zur Anw. bei Bissen tollwütiger Tiere in Kombination mit T.-Vakzine. – **Tollwut-Vakzine:** inaktivierter lyophilisierter T.-Impfstoff für therapeutische u. vorbeugende Schutzimpfungen.

Tollwut-Virus: ↗Lyssa-Virus.

Toluol: Benzol-ähnlich riechend, brennbar. Vergällungsmittel für Äthanol; Lösungsmittel; Knochenmarkschäden durch unreines technisches T., das bis zu 15% Benzol enthalten kann.

-tomie: Wortteil »Schneiden«, »Schnitt«.

Tomogramm: durch Tomographie erzeugtes Bild.

Tomographie, Schichtaufnahmeverfahren: bildgebendes Verfahren der Röntgendiagnostik, das überlagerungsfreie Darstellungen einzelner, wählbarer Körperschichten ermöglicht (wobei alle über u. unter der untersuchten Ebene liegenden Einzelheiten verwischt u. dadurch unscharf abgebildet werden). Anw. z.B. zur Diagnostik von Nieren-, Lungen- (↗Abb. S.777), Skelettkrankheiten. – s.a. Computertomographie, Kernspintomographie.

Tonaudiometrie: ↗Audiometrie mit ungedämpften, reinen Tönen großer Konstanz u. beliebig wählbarer Frequenz u. Intensität zur Prüfung des Tongehörs, v.a. als Hörschwellenaudiometrie.

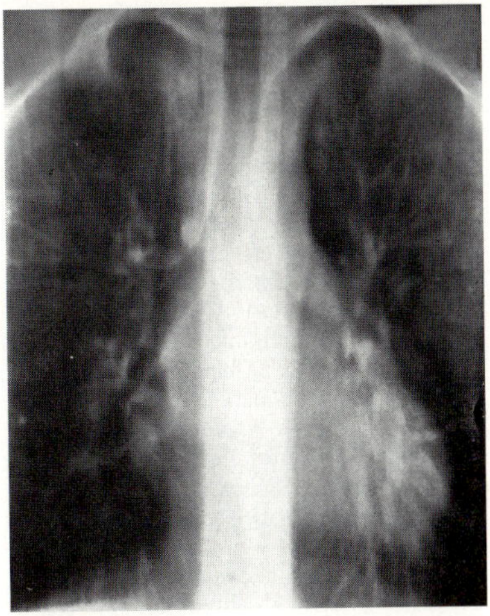

Tomographie (Schichtaufnahme) der Lunge [510]

Tongehör: das Wahrnehmungsvermögen für einzelne, reine Töne.

Tonikum: tonisierendes, d.h. Spannungsmangel- u. Schwächezustände des Organismus oder einzelner Organe milderndes Mittel.

tonisch: **1)** den Tonus betreffend; mit gleichmäß. Tonus bzw. kontinuierl. Muskelkontraktion (im Ggs. zu klonisch). **2)** stärkend (= tonisierend).

tonisieren: den ↗Tonus vermehren, kräftigen (↗Tonikum).

Tonnenstein: großes tonnenförm. Solitärkonkrement in der Gallenblase; mit bes. Gefahr der Drucknekrose mit Perforation u. Steinileus.

Tonnenzähne: ↗HUTCHINSON* Trias.

Tonofibrillen: aus **Tonofilamenten** (= fädige Eiweißmoleküle) zusammengesetzte intrazelluläre Fasern in Epithelzellen (z.B. Stachelzellen).

Tonometer: **1)** Ophthalmo-T.: Gerät zur Messung des Augendrucks (»**Tonometrie**«; anhand der Eindellbarkeit des Augapfels durch einen umschriebenen u. definierten Druck im Bereich der Kornea). **2)** Gerät zur »oszillator. Blutdruckmessung«.

Tonschwelle: ↗Hörschwelle; s.a. Tonaudiometrie.

Tonsilla, Tonsille: (latein. »Mandel«) Organ mit Mandelform (z.B. die T. palatina als Namensgeberin) oder – i.w.S. – mit Tonsillenaufbau u. -funktion. – **T. adenoidea:** ↗T. pharyngealis. – **T. lingualis,** Zungenmandel: das lymphoepitheliale Gewebe des Zungengrundes als Teil des lymphat. Rachenringes. – **T. palatina,** Gaumenmandel: das lymphoepitheliale Gewebe beidseits in der Fossa tonsill. als Teil des lymphat. Rachenringes. – **T. pharyngea(lis),** Rachenmandel: das lymphoepitheliale Gewebe am Dach des Nasenrachens – zwischen den Ohrtrompetenostien – als Teil des lymphat. Rachenringes; max. Größe im Kindesalter, unvollständige Rückbildung nach der Pubertät. – **T. tubaria,** Tubenmandel: das lymphat. Gewebe am pharyngealen Ende u. in der medialen Wand der Ohrtrompete; beim Kind mitunter hypertrophiert, dadurch Tubenverschluß u. Schalleitungsschwerhörigkeit.

tonsillar(is), tonsillär: eine Tonsille betreffend.

Tonsille: ↗Tonsilla.

Tonsillektomie, TE: stumpfe oder scharfe extrakapsuläre Ausschälung der Gaumenmandel (unter Schonung der Gaumenbögen) u. Abtragung am Zungengrund mittels Tonsillenschnürer in Lokalanästhesie oder Intubationsnarkose. Gefahr der Nachblutung (v.a. bei Abstoßung der Beläge).

Tonsillen: ↗Tonsilla.

Tonsillenabszeß, (Intra-)Tonsillarabszeß: umschriebene Parenchymeinschmelzung in der Gaumenmandel als Komplikation einer – v.a. chron. – Tonsillitis.

Tonsillenbeläge: entzündl. Auflagerung (Bakterien, Epithelien, Zellhaufen, Fibrinfäden) auf Rachen- oder Gaumenmandel, evtl. pathognomonisch; s.a. Angina, Tonsillitis.

Tonsillenhyperplasie: ↗Gaumen-, Rachenmandelhyperplasie.

Tonsillitis, Mandelentzündung: bakterielle (meist Streptokokken) oder virale Teilentzündung des lymphat. Rachenringes (akute Form s.u. Angina); i.e.S. die **T. palatina**; akute Form je nach Schweregraden als Angina catarrhalis (Schwellung u. Rötung), A. follicul. s. lacunaris (gelbl.-weiße Stippchen in den Krypten), A. exsudativa (gelbl.-weiße Beläge um die Krypten); mit 2- bis 4täg. hohem Fieber (evtl. initial Schüttelfrost), belegter Zunge, Foetor ex ore, vergrößerten u. druckschmerzhaften zervikalen Lymphknoten, Hals- u. Schluckschmerzen; als Komplikationen Peritonsillitis, Peritonsillarabszeß, tonsillogene Sepsis.

Tonus, Tension: (latein.) Spannung; *physiol* Spannungs- bzw. Erregungszustand eines Gewebes (s.a. Turgor), Muskels (↗Muskeltonus), des Blutgefäßsystems (Herz-, Gefäßtonus), des vegetativen Nervensystems (Sympathikotonus, Vagotonus).

Tonusverlust, muskulärer: ↑Atonie.

Tophus: entzündl. Knotenbildung; i.e.S. der **T. arthriticus** (↑Gichtknoten).

Topik: die örtl. Lageverhältnisse der Organe im Körper.

topisch: die örtl. Lage (Topik) betreffend.

top(o)...: Wortteil »Ort«, »örtlich«.

Topor: *(latein. = Erstarrung)* ↑Sopor.

TORCH: Abkürzung (Akronym) für Mikroorganismen, die beim Feten möglicherweise Fehlbildungssyndrome auslösen können; wobei **T** für **T**oxoplasma, **O** für (engl.) »**o**ther infectious microorganisms« (= andere infektiöse Mikroorganismen, z.B. Herpes-, Masern-, Mumps-, Coxsackie-B-, Hepatitis-B-Viren u. HIV), **R** für Viren der **R**ubella-Gruppe, **C** für **C**ytomegalie-Virus (Zytomegalie) u. **H** für **H**erpes-simplex-Virus steht.

torquieren: verdrehen (↑Torsion).

Torsio(n): Drillung, Verwindung; Achsendrehung eines Organs, meist um die Längsachse (v.a. bei zu langen oder erschlafften Haltebändern), z.B. die ↑Hoden-, Magen-Torsion. – **T. intestini:** s.u. Volvulus.

Torticollis: ↑Schiefhals.

Totalbestrahlung: ↑Ganzkörperbestrahlung.

Totalendoprothese: s.u. Totalprothese (1).

Totalexstirpation: Totaloperation, vollständ. Entfernung eines Organ(zusammenhang)s; als einfache T. möglichst organnah ausgeführt (z.B. Uterus u. Adnexe), als erweiterte T. möglichst weit »im Gesunden« (im umgebenden Bindegewebe, z.B. einschl. Parametrien) u. unter Mitnahme der regionalen Lymphknoten; s.a. Radikaloperation.

Totalkapazität, max. Lungenvolumen, TK: das am Ende einer max. Inspiration in der Lunge vorhandene Luftvolumen.

total nodale Bestrahlung: ↑TNI.

Totaloperation: s.u. Totalexstirpation; vgl. Radikaloperation.

Totalprothese: 1) alloplast. Endoprothese zum Ersatz beider Gelenkanteile, z.B. für Finger-, Ellen-, Schulter-, Hüft-, Knie-, Fußgelenk. **2)** Ersatz der oberen u. unteren Zahnreihe durch schleimhautgetragene Kunststoffprothesen mit meist 28 Zähnen.

Totenflecke, Livores mortis: die etwa 1 Std. post mortem an abhängigen Körperpartien auftret. rötlich-zyanot. Flecken.

Totenstarre: die durch den Abbau von ATP postmortal eintretende Erstarrung der Muskeln.

Totgeburt: Ausstoßung eines in utero – i.e.S. nach einer Gravidität von mind. 28 Wo. – abgestorbenen Feten von mindestens 1000 g Gewicht ohne Zeichen einer ↑Lebendgeburt; muß gemeldet u. im Sterbebuch eingetragen werden; vgl. Fehlgeburt.

Totraum, TR: der am Gasaustausch nicht wesentlich beteiligte Raum des Respirationstraktes bzw. das entspr. Luftvolumen.

Totvakzine: s.u. Impfstoff.

Touchieren: 1) diagnost. Austasten von außen zugänglicher Körperhöhlen; i.e.S. die digitale gyn. Untersuchung. **2)** therap. oberflächl. Ätzung von Granulationen.

Tourniquet: *(französ. = Aderpresse)* **1)** mit Fadenschlinge armiertes Instrument zum Abschnüren von Gefäß(stiel)en. **2)** zum Abbinden einer Gliedmaße verw. Gummibinde oder -schlauch.

Tourniquet-Schock: der nach Lösen einer länger bestehenden Abschnürung bzw. nach Freigabe des Blutstromes in eine operativ rekonstruierte Ader auftretende, evtl. lebensbedrohl. (irreversible) Schock infolge Einschwemmung angestauter tox. Metaboliten.

tox...: Wortteil »Gift(wirkung)«.

Toxämie, Toxikämie, Blutvergiftung: **1)** Schädigung des Blutes durch Blutgifte; z.B. erkennbar durch Veränderungen der Zellen bzw. Zellkerne. **2)** ↑Toxinämie.

Toxi(co)dermia: ↑Toxikodermie.

toxigen: 1) toxisch auf Gifteinwirkung beruhend. **2)** giftbildend.

Toxika: ↑Gifte.

Toxikämie: ↑Toxämie.

toxiko...: s.a. toxo...

Toxikodermie, Toxikoderm(at)itis: Sammelbegriff für lokale oder systemische toxisch-allerg.-entzündliche, v.a. medikamentös bedingte Dermatosen.

Toxikologie: Lehre von der Wirkung der Gifte auf den Organismus; Teilgebiet der Pharmakologie mit dem Forschungsziel der Verhütung, Diagnostik u. Therapie von Vergiftungen; s.a. Informationszentrum, toxikologisches.

Toxikomanie: Gewöhnung an oder Abhängigkeit von Drogen (ungeachtet des Schweregrades u. der Art der Droge).

Toxikon: ↑Gift.

Toxik(on)ose: durch exo- oder endogene tox. Substanzen verursachte Krankheit (»Vergiftung«); z.B. Thyreo-, Säuglings-, Schwangerschaftstoxikose (= Gestose); s.a. Intoxikation, Autointoxikation.

Toxin: wasserlösl. Giftstoff; Protein oder Lipopolysaccharid mit genetisch fixierter Bildung; im Ggs. zum chemisch definierten ↗Gift besitzt das T. eine best. Latenzzeit, spezifische Wirkung u. unterschiedl. Antigenität (s.a. Antitoxin); soweit bakteriell, unterschieden als ↗Ekto- u. als – thermostabiles – ↗Endotoxin.

Toxinämie: »Blutvergiftung« i.S. der Überschwemmung mit Bakterientoxinen, ohne daß unbedingt die Keime massenhaft im strömenden Blut nachzuweisen sind; z.B. bei Diphtherie.

Toxineinheit: die Toxizität von 100 für ein bestimmtes Bezugstier letalen Minimaldosen (Dosis letalis minima).

toxisch: 1) giftig (↗Gift, Toxin), eine ↗Toxikose bewirkend; z.B. t. Knoten (s.u. Adenom). **2)** durch Gift bedingt (= toxigen).

toxischer Schock: s.u. Schock; s.a. Schocksyndrom, toxisches.

Toxizität: die sowohl innerhalb der Spezies als auch für die verschied. Arten variierende Giftigkeit einer Substanz; unterschieden als akute (»Mortalität bei einmal. Applikation«), subakute (bei wiederholter Zufuhr) u. chron. T. (für Arzneimittel u. Kosmetika am wichtigsten); s.a. Radiotoxizität, maximale ↗Arbeitsplatzkonzentration.

Toxoid: »entgiftetes Toxin« mit erhaltener Antigenität, aber fehlenden tox. Eigenschaften; in gereinigter Form u. mit bestimmtem Antigengehalt als **Toxoidimpfstoff** zur aktiven Immunisierung (z.B. Diphtherie- u. Tetanus-Formoltoxoid).

Toxokariasis: nach oraler Aufnahme mind. 4 Wo. alter Eier der Spulwurmgattung Toxocara canis (oder T. cati) von den ausschlüpfenden, durch die Darmwand in Leber u. Lunge gelangenden Larven hervorgerufene »Larva migrans visceralis«. Symptome: evtl. nur unklare Eosinophilie, aber auch Fieber, Pneumonie, Leberschwellung, v.a. Chorioretinitis (»Toxocara-Ophthalmie«).

Toxoplasma: Protozoen-Gattung [Coccidia, Toxoplasmidia] mit der einz. Art **T. gondii**; Erreger der ↗Toxoplasmose; Hauptwirt sind Katzen. – Infektion durch Aufnahme sporulierter Oozysten aus Katzenkot, Genuß zystenhalt. rohen Fleisches (v.a. Schweine-Hackfleisch etc.) oder infizierter Muttermilch oder diaplazentar.

Toxoplasmose: oft asymptomatische Infektionskrankheit durch ↗Toxoplasma gondii. Übertragung erfolgt durch Zysten in rohem Fleisch oder durch Oozysten im Katzenkot. Unterschieden als **a) angeborene T.** (Fetopathia toxoplasmotica) infolge diaplazentarer

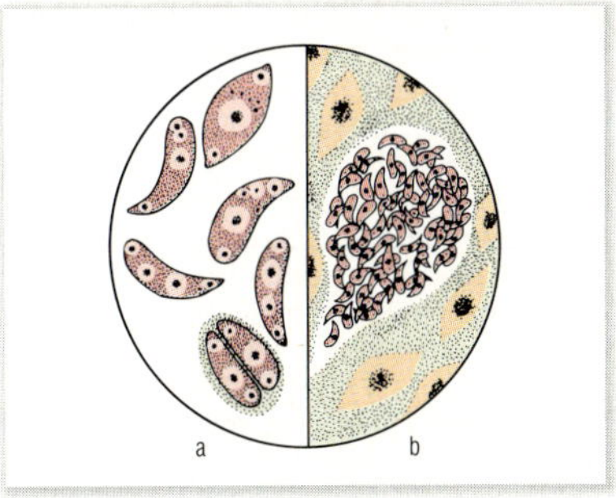

Toxoplasma gondii: a) freischwimmend im Liquor; **b)** Kolonie (Zyste) im Gehirn [455]

Infektion in der 2. Schwangerschaftshälfte; bei massivem Befall Tot- oder Frühgeburt oder postenzephalit. Defektheilung; leichte Infektion erst nach Wo. oder Mon. manifest als Chorioretinitis, Enzephalomeningitis, Ikterus mit Hepatosplenomegalie; **b)** postnatal **erworbene T.** bei Kindern u. Jugendl. oft klinisch inapparent oder aber als atyp. fieberhafte Enzephalitis (ohne Hirnhaut- u. Hirnnervenbeteiligung); auch bei HIV-Infektion am häufigsten als Enzephalitis.

TPA-Test: **T**reponema-**p**allidum-**A**gglutinationstest; s.u. Treponema.

TPE-Gruppe: **T**yphus-**P**aratyphus-**E**nteritis-Gruppe, die ↗Salmonellen (als **»TPER«** einschl. **R**uhr-Shigellen).

TPI-Test: **T**reponema-**p**allidum-**I**mmobilisationstest (↗NELSON* Test).

TPZ: **T**hrombo**p**lastin**z**eit (↗QUICK* Zeit).

Tr.: Tropfen.

Trabecula: *(latein. Diminutiv von trabs)* kleiner Balken, *anat* bälkchenförm. Struktur.

Trabeculae: Mehrzahl von ↗Trabecula. – **T. carneae:** die an der Innenfläche der Herzkammern vorspringenden, netzförmig verbundenen Muskelbälkchen.

Tracer: (engl.) Markierungssubstanz für pharmakodynam., chem., metabol. etc. Untersuchungen; i.e.S. ein – möglichst kurzlebiges u. keine wesentl. Strahlenbelastung verursachendes – Radionuclid (»Radioindikator«) als minimale Beimischung **(»Tracerdosis«)** zum zu prüfenden Substrat, d.h. als »Spürsubstanz« für dessen Verfolgung im Organismus anhand der registrierten Strahlung (↗RIA).

Trachea: die »Luftröhre«, mit Wandaufbau aus hufeisenförmigen hyalinen Knorpelspangen (Cartilagines tracheales), kollagenem Bindegewebe, glatter Muskulatur u. Schleimhaut

T

(mit schleimproduzierenden Becherzellen u. seromukösen Drüsen); verbindet Kehlkopf u. Bronchialbaum, indem sie sich distal in die bd. Hauptbronchen gabelt; s.a. Luftröhren..., Tracheal..., Tracheo...

tracheal: die ↗Trachea betreffend.

Trachealanästhesie (Canyut*): Schleimhautanästhesierung von Luftröhre u. Bronchen (für Bronchoskopie, -graphie) durch transtracheale Inj. des Anästhetikums nach Punktion in Halsmitte.

Trachealfistel: innere oder äußere F. der Luftröhre; z.B. als angeborene oder erworbene ↗Ösophagotrachealfistel (mit pulmonalen Komplikationen).

trachealis: (latein.) zur ↗Trachea gehörend.

Trachealkanüle: Gummi-, Kunststoff- oder Metallröhre für die Atemluftzuleitung über ein Tracheostoma.

Trachealkatheter: ↗Endotrachealkatheter.

Trachealsekret: schleimige bis glasig-zähe Absonderung der submukösen Schleimdrüsen u. der Becherzellen des Epithels der Luftröhre.

Trachealstenose: Einengung der Luftröhre, angeboren v.a. durch atyp. Schleimhautfalten u. Knorpelanomalien, erworben als Spätkomplikation nach Tracheotomie bzw. durch entzündl., narbigen oder neoplastischen, obstruktiven oder komprimierenden (z.B. Struma) Prozeß oder durch Fremdkörper.

Trachealtubus: ↗Endotrachealtubus.

Tracheitis: Entzündung der Luftröhrenmukosa u. -submukosa (evtl. auch tieferer Wandstrukturen) meist als ↗Laryngotracheobronchitis; s.a. Tracheobronchitis. Symptome: Trockenheitsgefühl, Hustenreiz.

Tracheo...: Wortteil »Luftröhre«; s.a. Tracheal...

Tracheobronchitis: durch mechan.-chem. Schädigung (Staub, Gase) oder bakteriell-virale Infektion verursachte, meist akute Schleimhautentzündung in Luftröhre u. größeren Bronchen. Begleitkrankheit von Infektionskrankheiten oder – fortgeleitet – bei Rhinitis, Sinusitis (↗sinopulmonales Syndrom), Angina, Pharyngitis; Symptome: Abgeschlagenheit, subfebrile Temperatur, Substernalschmerz, Reizhusten, evtl. Dyspnoe. – s.a. Bronchitis, Laryngotrache(obronch)itis.

Tracheomalazie: »Luftröhrenerweichung« durch Nekrose der Trachealknorpel (z.B. infolge Druckwirkung einer Trachealkanüle oder einer Struma). Bewirkt durch sek. Verlust der Elastizität ↗Trachealstenose (Atemerschwernis), evtl. auch völliges Kollabieren; ferner Gefahr der Tracheorrhagie.

Tracheo-Ösophagealfistel: ↗Ösophagotrachealfistel.

Tracheorrhagie: Blutung aus der Trachealmukosa, v.a. bei Tracheomalazie, Perforation, als Komplikation der Tracheotomie; Gefahr des Erstickens.

Tracheoschisis: angeborener Luftröhrenspalt.

Tracheoskopie: s.u. Bronchoskopie.

Tracheostoma: durch Tracheotomie herbeigeführte Öffnung der Luftröhre nach außen.

Tracheostomie: 1) Tracheotomie. **2)** Tracheostoma.

Tracheotomia, Tracheotomie: Eröffnung der Luftröhrenvorderwand (Spaltung oder umschriebene Exzision) im oberen Drittel zwecks Einführung einer Kanüle (**»Tracheotomiekanüle«**) bei Atemnot(gefahr); z.B. bei Larynx-, Trachealstenose oder -verletzung. – vgl. Koniotomie.

Trachom(a): 1) Conjunctivitis (granulosa) trachomatosa: eine besonders in Afrika (»Ägypt. Körnerkrankheit«), Italien u. Osteuropa verbreitete, (auch im Narbenstadium!) ansteckende Bindehaut-Hornhaut-Erkrankung durch ↗Chlamydia trachomatis mit Bildung charakterist. Einschlußkörper. Nach 6- bis 10tägiger Inkubationszeit akut hochgradige Injektion, Schwellung u. Sekretion der Konjunktiven; dann chron. Entzündung mit Bindehauthypertrophie u. Bildung von »Trachomkörnern« (↗Abb.) mit Schrumpfung u. sek. Lidveränderungen, oder aber als typ. »Hornhautentzündung« mit von oben einsprossenden Gefäßen (»Pannus trachomatosus«; oft zu Erblindung führend). **2)** jede follikuläre Knötchenbildung an Schleimhautoberflächen.

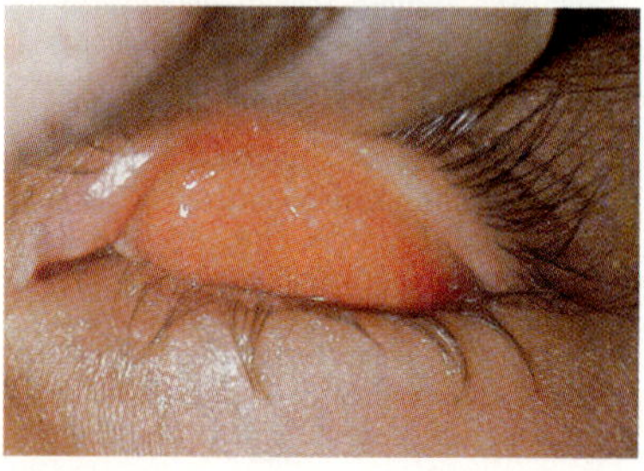

Trachom mit »Trachomkörnern« (weißliche Follikel) auf der Lidinnenseite [373]

Trachy...: (griech.) Wortteil »uneben«, »rauh«.

Tractus: (latein.; Mehrz.: Tractus **[Tt.]**) Faserzug, Strang, Bahn; z.B. T. acusticus (= Hörbahn), T. intestinalis (= Darmtrakt), T. respiratorius, T. urogenitalis. – **T. corticospinalis,** T. pyramidalis: die v.a. von den Neuriten der großen Pyramidenzellen der vorderen Zentralwindung (= motorischer Kortex) gebildete willkürlich-motor. »Pyramidenbahn«. – **T. opticus:** die an der Hirnbasis den Hirnschenkel umfassende Teilstrecke der Sehbahn (zwischen Chiasma u. Radiatio optica), zusammengesetzt aus den Neuriten der Optikusganglienzellen je einer nasalen u. temp. Netzhauthälfte beider Augen. – **T. pyramidalis:** ↗Tractus corticospinalis. – **T. spinalis: 1)** ↗Rückenmark. **2) T. spin. nervi trigeminalis:** vom V. Hirnnerv in der Medulla oblongata ins Rückenmark absteigende Fasern zum Nucleus tractus n. trigemini. – **T. spinocerebellaris: 1)** T. sp. anterior, GOWERS* Bündel: die vordere Kleinhirn-Seitenstrang-Bahn von basalen großen Hintersäulenzellen des Rückenmarks, teils kreuzend, teils ungekreuzt, zum Seitenstrang, in diesem aufwärts u. durch Oblongata, Pons u. Pedunculus cerebellaris superior zur Rinde des Kleinhirnwurms. **2)** T. sp. posterior, FLECHSIG* Bündel: die hintere Kleinhirn-Seitenstrang-Bahn von den Zellen des Nucleus dorsalis im Seitenstrang aufwärts u. durch Oblongata u. Pedunculus cerebellaris inferior zur Rinde des Kleinhirnwurms. – **T. spinothalamicus:** die von Zellen des Rückenmark-Hinterhorns nach Kreuzung in der vorderen Commissura alba im Vorderseitenstrang u. dann weiter durch Oblongata, Brücke u. Mittelhirn zum Thalamus laufende Bahn für Druck- u. Berührungs- (= T. sp. anterior) bzw. Schmerz- u. Temperaturempfindung (= T. sp. lateralis).

Traditionelle Chinesische Medizin, TCM: in philosophische Weltbilder (Konfuzianismus, Taoismus) eingebettetes, über Jahrtausende in vielen (auch widersprüchlichen) Schulen entwickeltes Medizinsystem in China mit einem Menschen-, Gesundheits- u. Krankheitsverständnis, in dem Wechselwirkungen zwischen Mensch u. Umwelt, Makro- u. Mikrokosmos eine wichtige Rolle spielen; klassische Begriffe für das Phänomen der Polarität sind Yin u. Yang. Zu der TCM gehören u.a. traditionelle Diagnosemethoden (z.B. Zungen-, Pulsdiagnose), die Behandlung mit Arzneimitteln (Mixturen aus verschiedenen Kräutern, Tierprodukten, Mineralstoffen), ↗Akupunktur, Moxibustion, Massagen (u.a. ↗Akupressur), Bewegungstraining (z.B. Qigong), Ordnungs- u. Ernährungstherapie (Diätetik).

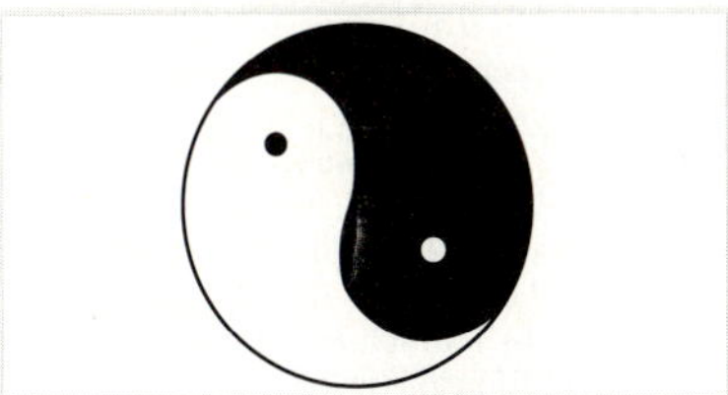

Traditionelle Chinesische Medizin: die chinesische Monade (Einheit) als Symbol des polaren Wechselspiels u. der gegenseitigen Ergänzung von Yin (schwarz) u. Yang (weiß); in jedem ist der Kern des anderen angelegt [163]

Tränen, Lacrimae: s.u. Tränenflüssigkeit; s.a. Dakryo…

Tränenflüssigkeit: die von den Tränendrüsen (Glandula lacrimalis) abgesonderte, klare Flüssigkeit mit pH um 7,35. Enthält Proteine, NaCl, Glucose, Harnstoff, Vit. C u. Spuren von Lysozym (ergänzt durch schleim. Sekret der Bindehautzellen u. fettartige Substanzen der MEIBOM* Drüsen).

Tränengangstenose: angeborene oder erworb. (v.a. entzündl.) Verengung des Tränennasenganges (Ductus nasolacrimalis). Bei Neugeb. meist in Form einer dünnen Membran am Ausgang zur Nasenhöhle, mit sekundärer eitr. Infektion der gestauten Tränenflüssigkeit (durch Sondierung in den ersten Lebenstagen für dauernd zu beheben).

Tränensack: ↗Saccus lacrimalis. – Auch Laien-Bez. für die »Augensäcke« der Unterlider (Fettgewebshernie infolge Erschlaffung der vorderen orbit. Stützgewebe, konstitutionell u. im fortgeschrittenen Alter; op. korrigierbar).

Tränensekretion: Absonderung der ↗Tränenflüssigkeit am Auge; Funktion: Schutz der Hornhaut u. Bindehaut vor Austrocknung, Ausspülung von Fremdkörpern sowie Infektionsschutz durch antibakterielle Enzyme.

Tränenträufeln: ↗Epiphora.

Träumen: s.u. Traum.

Tragetuch: ↗Mitella.

Tragus: der hautüberzogene Knorpelvorsprung der Lamina tragi vor der äußeren Gehörgangsöffnung; evtl. mit Borstenhaaren besetzt (»Tragi«).

Training: regelmäßig wiederholte Maßnahmen zur Steigerung der körperlichen u. geistigen Leistungsfähigkeit. – **T., autogenes:** ↗autogenes Training.

Trakt: ↗Tractus.

Traktion: Zug. **1)** ↗Extension. **2)** ↗Extraktion.

Tramadol: ein stark wirksames Analgetikum.

Trance: **1)** »Entrückung« als hypnoseähnlicher Zustand (Einengung von Bewußtsein u. Handlungsfreiheit) mit Erschließung z.B. der Fähigkeit des Einfühlens in fremdes psych. Erleben u. Wünschen. Tritt bei bes. veranlagten oder geübten »Medien« leichter auf. **2)** Bez. für gewisse Dämmerzustände (z.B. alkohol. Dämmerzustand).

Tranquilizer, Tranquillanzien, Ataraktika: Substanzen, die psychische Einflüsse auf das Vegetativum hemmen (»psychovegetat. Entkopplung«); dämpfen Angst, Spannungszustände u. Zwangsvorstellungen u. wirken je nach chemischer Zusammensetzung schlafanstoßend, angstlösend (anxiolytisch), muskelrelaxierend u. antikonvulsiv; z.T. drastische Potenzierung der Wirkung durch Alkohol; weitere Nebenwirkungen: Toleranzentwicklung, Abhängigkeitsgefahr (psychisch u. körperlich mit Absetz- u. Entzugserscheinungen). Wichtigste Gruppe sind die Benzodiazepine; ferner Meprobamat, Diphenylmethan-Derivate (Hydroxyzin), Buspiron.

Transaminasen, Amino(trans)ferasen: Enzyme, die α-Aminogruppen von einer Aminosäure auf eine α-Ketosäure (z.B. Pyruvat, Oxalacetat) übertragen **(»transaminieren«)** unter Austausch des gegenseitigen Redoxzustandes; s.u. Aspartataminotransferase (»ASAT«, »SGOT«) u. Alaninaminotransferase (»ALAT«, »SGPT«).

Transcriptio: ↗Transkription.

transdermal: durch die Haut. – **t. therapeutisches System:** ↗TTS.

Transducer: (engl.) Druckwandler, Schallkopf bzw. Ultraschallwandler.

Transduktion: **1)** »Überführung« von Teilen der DNS eines Wirtsbakteriums (»Donor«) in das Genom eines anderen (»Rezipient«) durch temperente oder virulente Phagen. Bei stabilem Einbau erfolgt Reduplikation. **2)** Transformation: »Überführung« mechanischer Signale (z.B. Schallschwingungen) in Erregung (z.B. im CORTI* Organ).

Transfer-Ribonucleinsäure: ↗transfer-RNS.

Transferrin, Siderophilin: in der Leber gebildetes Plasmaprotein; Transporteiweiß für Eisen im Blut. – s.a. Eisenbindungskapazität.

transfer-RNS, t-RNS, t-RNA: ↗Ribonucleinsäure mit kleeblattförmiger Molekülstruktur u. geringem Molekulargewicht, die bei der Eiweißbiosynthese als Überträger für je eine bestimmte Aminosäure wirkt.

Transformation: Umwandlung. **1)** Transfer: bei Bakterien die Änderung genetischer Eigenschaften durch Aufnahme isolierter oder ausgeschiedener DNS anderer Stämme u. Einbau eines der beiden DNS-Stränge; bei der Gentechnologie genutzter Mechanismus. **2)** ↗Lymphozytentransformation. **3)** »maligne T.«: bösartige Veränderung von Zellen unter dem Einfluß chemischer oder physikal. Noxen oder onkogener Viren mit Wegfall der Mitosehemmung, Änderung von Morphologie u. Wachstum, strukturellen u. numer. Aberrationen des Karyotyps; s.a. Onkogen. **4)** die sekretor. Umwandlung des Endometriums durch Gestagene in der ↗Lutealphase.

Transformationsphase: ↗Lutealphase.

Transfusion: ↗Bluttransfusion; s.a. fetomaternale T., Thrombozytensubstitution, Leukozytenkonzentrat. – **T., autologe:** ↗Eigenbluttransfusion. – **T., fetale:** s.u. Bluttransfusion, intrauterine.

Transfusionsschaden: Oberbegriff für bluttransfusionsbedingte Gesundheitsstörungen (einschl. Folgen): **1)** Hämolyse (u. Chromoproteinniere = »Transfusionsnephritis«), übertragene Infektionskrankheit (z.B. AIDS, Syphilis, hämatogene ↗Virushepatitis), anderweitige Organschädigung (z.B. Hämosiderose bei Hypertransfusion = »Transfusionssiderose«). **2)** Bildung von Immunantikörpern gegen zelluläre u. plasmat. Bestandteile des Spenderblutes, die bei erneuter Transfusion einen hämolytischen ↗Transfusionszwischenfall auslösen u./oder zur Allergie führen können.

Transfusionszwischenfall: akute hämolyt. oder nichthämolyt. Gesundheitsstörung durch die Bluttransfusion. – Prophylaxe: Kreuzprobe, Antikörpersuchtest, Blutgruppenbestimmung, sachgemäße Herstellung, Prüfung u. Lagerung der Blutkonserven. **1) hämolytischer T.:** v.a. durch inkompatibles Blut verursachter T., wobei die Reaktion im Falle der AB0-Unverträglichkeit im allg. sofort, beim Rh- u.a. Systemen mit inkompletten Antikörpern erst nach bis zu 2 Std. erfolgt: Hämoglobinämie u. -urie, Kreuzschmerzen, Gesichtsrötung, später Ikterus, evtl. Hämolyseschock u. hämoglobinurisches Nierenversagen. **2) nicht-hämolytischer T.:** **a)** T. durch Leukozyten- oder Thrombozytenantikörper; **b)** T. durch Pyrogene der Konserve oder Infusionsflüssigkeit, mit Fieber, evtl. Schüttelfrost; **c)** T. durch bakterielle Kontamination der Blutkonserve; v.a. akutes Kreislaufversagen durch die Bakterientoxine; **d)** Citratintoxikation; **e)** allerg. Reaktion (Eosinophilie, Urtikaria, Asthma, Glottisödem); **f)**

Hyperkaliämie (in alten Konserven K^+-Austritt aus Erythrozyten); **g)** Übertransfusion.

transient: (engl.) vorübergehend, ↗transitorisch.

Transit: Passage (z.B. eine Anastomose).

transitorisch: vorübergehend. – **t. ischämische Attacke:** flüchtiger ischämischer Insult; s.u. Apoplexia cerebri.

Transkription: als »Umschreibung« des DNS- in einen RNS-Text der 1. Schritt in der Realisierung der genet. Information bei der Eiweißbiosynthese.

transkutan: ↗perkutan. – **t. Nervenstimulation:** ↗Nervenstimulation.

Translation: »Übersetzung« der in der Nucleotidsequenz der m-RNS gegebenen genet. Information in die Aminosäurensequenz eines genspezif. Polypeptids bei der Eiweißbiosynthese.

Translokation, Verlagerung: **1)** op. Verpflanzung eines Sehnenansatzes. **2)** Transposition: Ortsveränderung von Chromosomen- oder Chromatidstücken innerhalb eines Chromosomenbestandes.

transluminal: durch die Gefäßlichtung, z.B. die t. ↗Angioplastie.

Transmissio(n): Durchgang, Durchlässigkeit, Übertragung, *physiol* Erregungsübertragung (s.u. Transmitter), Schalleitung im Mittelohr; *hyg* Infektionsübertragung.

Transmitter: (engl.) »Überträger(substanz)«, Botenstoffe, die auf chem. Wege an einer Synapse (= Neuro-T.) oder motor. Endplatte Nervenimpulse überträgt (↗Abb.); z.B. biogene Amine wie Acetylcholin u. Noradrenalin (an cholin- bzw. adrenergen Neuronen), Dopamin (dopaminerge Neurone), γ-Aminobuttersäure (= GABA), Serotonin (tryptaminerge Neurone); ferner Aminosäuren (Glutaminsäure, Glycin, Asparaginsäure), wahrscheinlich auch Peptide (Substanz P).

transmural: durch eine Organwand; *kard* das Myokard in ganzer Dicke betreffend (z.B. t. Infarkt).

transnasal: durch die Nasenhöhle.

transoral: durch die Mundhöhle (s.a. oral, peroral).

transorbital: durch die Augenhöhle (Orbita).

Transparenz: Lichtdurchlässigkeit.

Transpiration, Schwitzen: die Absonderung von Schweiß. – vgl. Perspiratio.

Transplantat: durch Transplantation in den Organismus verbrachte Zellen, Gewebe oder Organe, letztere entweder als **freies T.** (ohne vaskuläre, nervale oder sonst. Verbindung) oder als **gestieltes T.** (mit – zumindest vorübergehendem – Gefäßstiel zur Entnahmestelle).

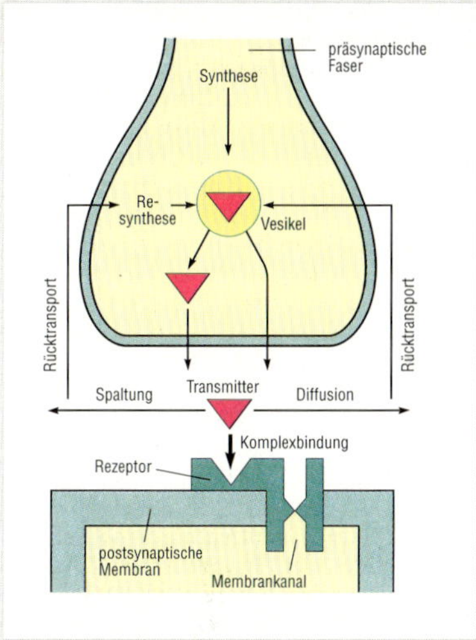

Synthese, Speicherung, Freisetzung, Rezeptorbindung u. Inaktivierung eines **Transmitters** an der Kontaktstelle zwischen präsynaptischer Faser u. postsynaptischem Neuron [446]

T

Transplantatabstoßung: durch Immunreaktion bedingte Wirt-Transplantat(»host-versus-graft«)-Reaktion zur Abstoßung des Transplantats (T.). Dabei spielen eine wesentl. Rolle die im T. enthaltenen Spender-Leukozyten u. gewebszellständigen Histokompatibilitätsantigene (s.a. HLA-System), die im Wirt eine zelluläre (u. humorale) Immunreaktion gegen das T. auslösen. – Verhinderung durch Immunsuppression.

Transplantation: op. Einpflanzung lebender Zellen (einschl. Bluttransfusion), Gewebe oder Organe (s.a. Transplantat) **1)** an eine andere Stelle des gleichen Organismus (= autogene = autologe = Auto-T.; v.a. als Haut-T.), **2)** in einen anderen Organismus (z.B. Herz-, Nierentransplantation). Bei genet. Identität von Spender u. Empfänger (z.B. eineiige Zwillinge) als **syngene(tische) T.** (früher: isogene, -loge, Iso-T.), bei Artengleichheit als **allogene(tische) T.** (früher: homogene, homologe, Homo-T.), bei Artenfremdheit (vom Tier auf Menschen) als **xenogene(tische) T.** (früher: heterogene, -loge, Hetero-T.); i.w.S. auch die **alloplastische T.** (= Einpflanzung künstl. Organe). Allogen sind v.a. Organtransplantate (Kompatibilität um so größer, je enger die genet. Verwandtschaft). – Erfolg abhängig von der Histokompatibilität zwischen Empfänger u. Spender; bei Inkompatibilität Transplantatabstoßung.

Transplantationsantigene: ↑Histokompatibilitätsantigene; s.a. Transplantatabstoßung.

Transplantationsgesetz (TPG): Gesetz »über die Spende, Entnahme und Übertragung von Organen« (durch den Bundesrat beschlossen am 25. Juni 1997). Danach ist die Organentnahme bei Verstorbenen nach Feststellung des Todes zulässig, wenn entweder (1) der Verstorbene zu Lebzeiten einer Organentnahme zu Spenderzwecken zugestimmt hat, oder – falls eine solche Zustimmung nicht vorliegt – (2) die nächsten Angehörigen nach dem mutmaßlichen Willen des Verstorbenen im Sinne einer Organspende entscheiden (sog. erweiterte Zustimmungslösung). Die Feststellung des Todes des Organspenders muß nach Regeln erfolgen, die dem Stand der Erkenntnisse der medizinischen Wissenschaft entsprechen (s.a. Hirntod). Das Gesetz enthält darüber hinaus Regelungen zur Entnahme von Organen bei lebenden Organspendern, zur Organvermittlung, zu den zur Transplantation zugelassenen Transplantationszentren sowie zum Datenschutz. Das TPG stellt den Organhandel unter Strafe.

Transplantat-Wirt-Reaktion: Graft-versus-host-Reaktion; bei Übertragung eines immunkompetente Zellen enthaltenden allogenen Transplantats (insbes. lymphatisches u. Milzgewebe) auf einen Wirt mit mangelnder Immunabwehr eintretende Abwehrreaktion des T. gegen den Wirt, die wiederum im Wirtsorganismus Veränderungen ähnlich denen einer Autoimmunopathie zur Folge hat (»adaptive Immunaggression«); besonders bei Knochenmark-transplantierten Patienten mit vorheriger Chemotherapie u. Bestrahlung.

transplazentar: ↑diaplazentar.

Transportgriff: für den Erste-Hilfe-T. eines – bewußtlosen – Verletzten geeigneter Griff, z.B. der ↑RAUTEK* Bergegriff, die »Schleppergriffe« am im Wasser Verunglückten wie Kopf- u. Achsel-, Fessel- (FLAIG: Umgreifen des Kopfes u. Festhalten am auf dem Rücken liegenden Arm), Seemannsgriff (bd. Arme in Rucksackstellung).

Transpositio(n), Umlagerung: **1)** op. Gewebs- oder Organverlagerung (vgl. Interposition). **2) a)** ↑Translokation; **b)** s.u. Transposon. **3)** verkehrte Organlage (z.B. T. viscerum = Situs inversus); i.e.S. die T. der großen Arterien; s.a. Lungenvenen-T. – **T. der großen Arterien,** TGA: **1)** komplette, nicht korrigierte TGA: Abgang der großen Herzgefäße aus dem falschen Ventrikel (Aorta aus dem re., Pulmonalarterie aus dem li.), d.h. Parallel- u. nicht Hintereinanderschaltung der beiden Kreislaufsysteme. **2)** angeborene, korrigierte TGA: Hintereinanderschaltung beider Kreisläufe.

Transposon, TN: sog. »springende Gene«; DNS-Abschnitt eines Chromosoms von charakterist. Länge, der enzymatisch herausgelöst, an anderer Stelle des Genoms eingefügt werden, aber auch auf Plasmide (z.B. R-Faktor), Phagengenome etc. übergehen u. zu entsprechenden – auch pathogenen – Mutationen führen kann; ist u.a. bei Bakterien für die Anpassung (z.B. Resistenzausbreitung) von Bedeutung.

transrektal: **1)** durch das Enddarmlumen (= rektal). **2)** durch den Musculus rectus abdominis.

Transsexualismus, Transsexualität: die Vorstellung, daß die erkennbare Geschlechtszugehörigkeit falsch sei; das daraus resultierende Verhalten ist entweder auf eine operative Veränderung der Geschlechtsorgane gerichtet oder auf eine völlige Geheimhaltung des eigenen körperlichen Geschlechts durch Übernahme von Kleidung u. Verhalten des anderen Geschlechts.

Transsudat: zell- u. eiweißarme, fibrinogenfreie, meist seröse Flüssigkeit nicht-entzündlicher Genese in Körperhöhlen oder Interstitien; Vork. bei allg. oder lokaler Stauung (mit erhöhter Kapillarpermeabilität) oder aber bei path. Zusammensetzung von Blut (Eiweißverarmung) oder Gewebskolloiden.

transurethral: durch die Harnröhre. – **t. Resektion,** TUR: s.u. Prostataresektion.

Transversalebene: Körperebene senkrecht zur Median- u. Frontalebene; bei aufrechter Körperhaltung horizontal verlaufend.

Transversion: Punktmutation, bei der in der DNS-Kette eines Gens eine Purin- durch eine Pyrimidinbase (oder umgekehrt) ersetzt ist.

Transversum: ↑Colon transversum.

transversus: (latein.) quer zur Körperachse verlaufend.

transvesikal: durch die Blase (Vesica); meist i.S. des op. Vorgehens durch die – eröffnete – Harnblase (bei ↑Prostatektomie).

Transvesti(ti)smus: Neigung, Kleider des anderen Geschlechts zu tragen.

Traubenkokken: ↑Staphylokokken.

Traubenmole: ↑Blasenmole.

Traubenzucker: ↑Glucose.

Traum: Erlebnis während des Schlafs, mit meist lebhaften, oft gefühlsbetonten Bildern (»Angsttraum«), an die nach dem Erwachen

Erinnerung bestehen kann (= Traumbewußtsein); besonders während der REM-Phasen. Auslösend wirken Reize des inneren u. äußeren Milieus, die aber – infolge Dämpfung des Kortex – nicht adäquat u. nicht in log. Folge verarbeitet werden. Trägt zur Integration des psych. Apparates bei (Traumentzug führt zu nervösen Störungen). – Psychoanalyt. Bedeutung: Ausdruck im Wachzustand nicht zugänglicher Phantasien u. Wünsche, die sich durch Symbolisierung in Bilderlebnisse verwandeln.

Trauma: *(griech. = Wunde, Verletzung)* den Organismus schädigende (»traumatisierende«) Einwirkung, i.e.S. der so entstandene Schaden. **1) körperl. T.:** jede Läsion durch von außen einwirkende physikal. oder chem. Faktoren, i.e.S. die durch mechan. Kräfte (Verletzung, Wunde), unterschieden nach Art u. Mechanismus der Verletzung(en) (offenes, geschlossenes, einfaches, kompliziertes, penetrierendes T., Poly-T.). **2) psychisches T.:** ein meist von schweren emotionalen Erschütterungen u. Konflikten bestimmtes Erlebnis (v.a. in früher Kindheit, in Ausnahmesituationen oder sexueller Art), das vom Individuum nicht adäquat verarbeitet werden kann u. daher aus dem Bewußtsein verdrängt wird.

Traumatisation, Traumatisierung: die zum Trauma führende physikal.-chem. oder psychische Einwirkung.

traumatisch: ein Trauma betreffend, durch T. verursacht (traumatogen = posttraumat.).

Trematoda: »Saugwürmer« als Klasse parasitischer Plathelminthen.

Tremor: Bewegungsstörung (Dyskinese) in Form rhythm. Zuckungen von Muskelgruppen mit resultierendem »Zittern« der betroffenen Körperteile oder des ganzen Körpers. Unterschieden als langsamer u. schneller, fein-, mittel- u. grobschläg. T., als Ruhe-, Bewegungs- u. Intentions-T. – Als physiol. T. v.a. bei Kälte u. Erregung, als path. T. bei organ. Erkrankungen oder tox. Schädigung des peripheren u. zentralen Nervensystems (Kleinhirn, Striatum, Pallidum; s.a. PARKINSON* Syndrom); ferner psychogen.

Trendelenburg* Versuch: Funktionsprüfung des Klappensystems der Vena saphena magna u. ihrer Kollateralen (V. saphena parva, Vv. perforantes). – **Tr.*(-Duchenne*) Hinken:** sog. »Hüfthinken« infolge Schwäche oder Lähmung der Oberschenkelabduktoren.

Trepanation: i.e.S. op. Eröffnung einer Mark- oder der Schädelhöhle (Schädel-T.), der pneumat. Warzenfortsatzzellen oder einer Nasennebenhöhle unter Verw. eines Trepans (Bohrer).

Treponema: Bakteriengattung der Ordnung Spirochaetales (Familie Spirochaetaceae); streng anaerob, schraubenförmig gewunden, beweglich; gramneg., nativ im Dunkelfeld sichtbar. – **T. carateum:** Erreger der ↗Pinta. – **T. pallidum** (Subspecies pallidum), Spirochaeta pallida: Erreger der ↗Syphilis. – **T.-p.-Agglutinationstest,** TPA-Test: Antikörpernachweis mit Kultur- oder NICHOLS* Treponemen. – **T.-p.-Hämagglutination,** TPHA: indirekte ↗Hämagglutination mit – an Erythrozyten gebundenen – Treponemen; Verfahren zur Syphilisdiagnostik. – **T.-p.-Immobilisationstest:** ↗NELSON*-MAYER* Test.

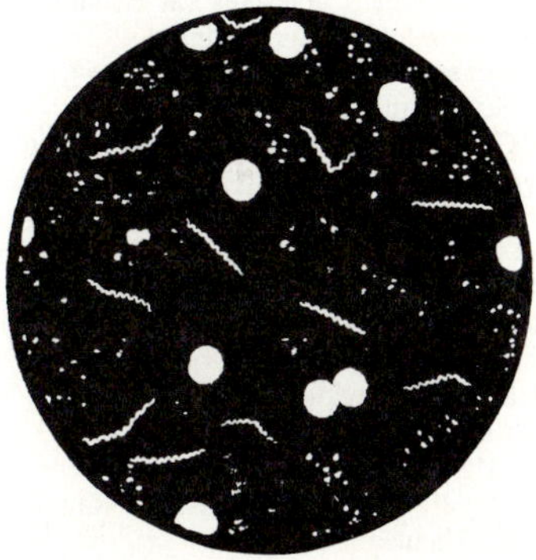

Treponema pallidum im Dunkelfeld [455]

Tretinoin: ↗Vitamin-A-Säure.

TRH: ↗**T**hyreotropin **R**eleasing **H**ormone.

TRH-(Stimulations-)Test: auf der Stimulierbarkeit der TSH-Ausschüttung des Hypophysenvorderlappens durch i.v. TRH-Gaben basierende Erfassung der TSH-Reserve bei hypophysärer Störung u. bei Hyper- u. Hypothyreose.

T_3-RIA: Test (↗RIA) zur Bestimmung des Schilddrüsenhormons Trijodthyronin (Gesamt-T_3) im Serum. – Ein analoger **T_4-RIA** dient dem Thyroxin-Nachweis.

Triade, Trias: »Dreiheit«; **1)** »Symptomentrias«: 3 Symptome, deren gemeinsames Vorhandensein für eine Krankheit charakterist. oder gar pathognomonisch ist. **2)** strukturelle oder funktionelle Einheit aus 3 Gebilden; z.B. »Leber-T.« aus feinen Ästen von Vena portae, Gallengängen u. A. hepatica an den abgestumpften Kanten der Leberläppchen.

Triage: *(französ. = Aussondern)* Begriff der

T

Katastrophenmedizin für die Bestimmung der Reihenfolge der Patienten für die chirurg. Versorgung unter Berücksichtigung der Schwere des Traumas u. der Überlebenschancen.

Triamcinolon: ein Glucocorticoid; Antiphlogistikum, Antiallergikum.

Triamteren: ein kaliumsparendes ↗Diuretikum.

Triangelverband: Armabduktionsverband mit dreieckförm. Abspreizschiene.

triangulär, triangularis: dreiwinklig, -eckig.

Triangulum: (latein.) Dreieck; s.a. Trigonum.

Trias: ↗Triade; z.B. die Merseburger T.

Triatoma: Raubwanzen-Gattung [Reduviidae], darunter die Überträger von Trypanosoma cruzei (CHAGAS* Krankheit): T. brasiliensis, dimidiata, infestans (in Südamerika: »barbeiro«), maculata, sordita.

Triazolam: ein Benzodiazepin-Derivat; Anw. als Schlafmittel u. Sedativum.

TRIC: (engl.) »**Tr**achoma **I**nclusion **C**onjunctivitis« als Sammelbegriff für Trachom u. Einschlußkörperchenkonjunktivitis bzw. für deren Erreger (**»TRIC-Gruppe«**): ↗Chlamydia trachomatis.

Tricarbonsäure: Carbonsäure mit 3 Carboxylgruppen, z.B. die Zitronensäure.

Tricarbonsäurezyklus: ↗Citratzyklus.

trich...: Wortteil »Haar(e)«; s.a. tricho...

Trichalgie: schmerzhafte Berührungsempfindung der Haare bei Neuralgie, Kausalgie, Neurasthenie.

Trichiasis: 1) T. oculi: Einwärtswendung der Augenwimpern; mit durch Scheuern bedingter Horn- u. Bindehautentzündung. **2) T. ani:** lumenwärts gerichtetes Wachstum der perianalen Haare.

Trichin(ell)a: Fadenwürmer, Nematoden-Gattung der Fam. Trichinellidae [Trichurata]; im geschlechtsreifen Zustand Darmparasiten, im Larvenstadium Muskelparasiten desselben Wirtes. – **T. spiralis:** die kosmopolitische, relativ kleine **»Trichine«**, deren geschlechtsreife Formen Dünndarmparasiten (Mukosa, Submukosa, Lymphbahnen) zahlreicher Säuger sind u. deren Larven sich im Muskelgewebe einkapseln (↗Muskel-T.). Verbreitung unter Tieren durch Fressen infizierter Tiere bzw. Fleischabfälle; Infestation des Menschen (↗Trichinose) durch rohes oder schlecht gekochtes infiziertes (Schweine-)Fleisch.

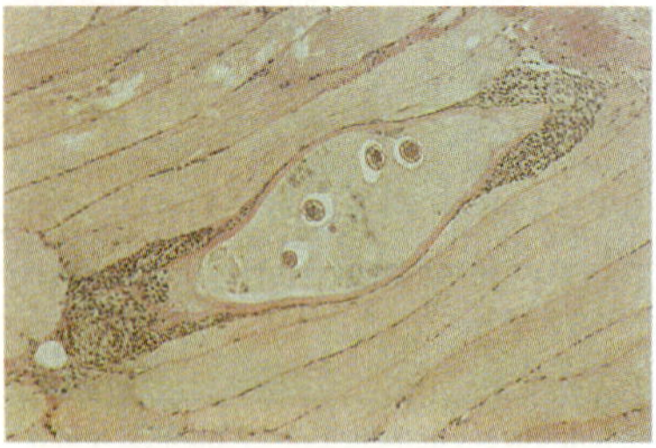

Trichinella spiralis (Histologie) [83]

Trichinose, Trichinelliasis, Trichinellosis**:** durch Infestation mit Larven von ↗Trichinella spiralis bedingte Erkrankung mit Latenz von 1–30 Tagen: zunächst Dünndarmbeschwerden (evtl. Diarrhöen) u. rheumatoide Muskelschmerzen (s.a. Muskeltrichinen), etwa am 11. Tag Ödeme, Heiserkeit, Schluck- u. Atemstörungen, hohes Fieber, starke Buteosinophilie; bei massivem Befall sept. Bild (»Trichinosepsis«), evtl. Encephalitis trichinosa.

Trichlormethan: ↗Chloroform.

tricho...: Wortteil »Haar(e)«.

Trichobezoar, Haarball**:** aus verschluckten Haaren bestehendes Knäuel (↗Bezoar) im Magen-Darm-Trakt.

Trichobilharzia, Pseudo-B.**:** Trematoden-Gattung [Schistosomatidae]; Parasiten vorw. des Wassergeflügels; Zerkarien können freibadende Menschen befallen (Schistosomendermatitis).

Trichoglossie: ↗Lingua villosa.

Trichogramm: »Haarwurzelstatus« in Form der an einem – mit gummibewehrtem Nadelhalter epilierten – Haarbüschel mikroskopisch ausgezählten Zyklusphasen des Haarkleides (normal: Anagen ca. 85%, Katagen 1%, Telogen 14%); zur Beurteilung schädigender Stoffwechselstörungen, Gifte etc.

Trichoklasie: 1) Trichoklasis: Haarbrüchigkeit, traumatisch (nach chem. Vorschädigung) oder – selten – idiopath.: Haare brechen ohne erkennbare Vorerkrankung in kreisrunden oder ovalen Bezirken knapp oberhalb der Follikel ab, Stümpfe fallen nicht aus; Verlauf in Schüben, Spontanheilung. **2) Trichoklastie:** ↗Trichotillomanie.

Trichomalazie (Miescher*): bei Kindern vork. Erweichung der Kopfhaare innerhalb der Follikel; dadurch unscharf begrenzte Alopezieherde mit nur vereinzelten dicken, erweichten Haaren.

Trichomonade(n): ↗Trichomonas (vaginalis).

Trichomonas: begeißelte Protozoen der Klasse Mastigophora (↗Flagellaten). – **T. vaginalis:** der Erreger der ↗Trichomoniasis; Übertragung v.a. durch Geschlechtsverkehr, seltener durch Schmierinfektion.

Trichomon(i)asis: die – v.a. durch Geschlechtsverkehr übertragene – Infektion mit vegetat. Formen von Trichomonas vaginalis. Befall der Harnröhre u. Blase (mit Ausfluß, Jucken, Pollakis-, Dysurie), bei Männern ferner der Prostata, bei Frauen (etwa 15%!) der Vagina u. Vulva (mit typ. eitrigem, schaum., übelriechendem, evtl. gelbgrünl. »Trichomonadenfluor«, quälendem Juckreiz, hämorrhag. Entzündung. Therapie: Metronidazol, Tinidazol oder Nimorazol (oral u. vaginal); nach Möglichkeit gleichzeitige Behandlung des Geschlechtspartners.

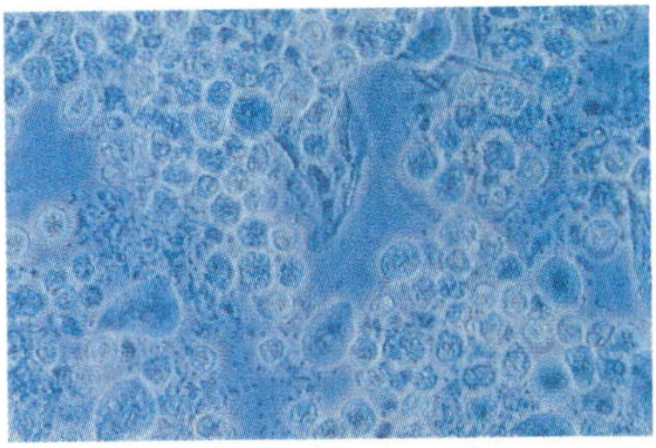

Trichomoniasis (Nativpräparat des Scheidensekrets): birnenförmige Zellen mit undulierender Membran [345]

Trichomycosis, -mykose: Pilzerkrankung (Dermatophyten) der Haare; z.B. T. barbae, T. capitis (s.u. Trichophytia), T. favosa (↗Favus), T. nigra (Piedra nigra).

Trichonosis: »Haarkrankheit« schlechthin.

Trichophagie: Haarbeißen u. -knabbern; auch Verzehren von Haaren.

Trichophyten: ↗Trichophyton.

Trichophytia: durch Hautpilze (Dermatophyten) der Gattung Trichophyton hervorgerufene Haut-Haar-Nagel-Erkrankung bei Mensch u. Tier, z.T. mit starken Entzündungserscheinungen, auch mit Generalisation (Trichophytose). Als oberflächl. Form (↗Tinea) v.a. die der Kopfhaut **(= T. capillitii, T. capitis)**, herdförmig, wenig entzündlich, mit kleieförmigen Schuppen u. Abbrechen der Haare. – **T. (barbae) profunda,** Sycosis parasitaria: die »tiefe Bartflechte« in 3 Formen: **1)** die chron., ohne nennenswerte Entzündungserscheinungen; **2)** die subakute (chron.-infiltrierende); **3)** die akute durch Trichophyton mentagrophytes (var. granulosum) u. verrucosum, v.a. bei Tierärzten, -pflegern, Schlachthofarbeitern (Infektion von Tier zu Mensch oder durch verseuchte Gegenstände oder Erde): multiple scheiben- oder ringförmige Herde, ödematöse Schwellung, eitr. Follikulitis, schmutzigbraune Borken; Spontanheilungstendenz.

Trichophyton: Hautpilze (Dermatophyten-Gattung); Erreger von Trichophytien (erste Ansiedlung in Hornsubstanz).

Trichoptilosis, Trichoschisis: endständige Aufsplitterung des Haarschaftes: häufigste Haarveränderung des Erwachsenen, bei etwa 40% zus. mit Trichorrhexis nodosa.

Trichorrhexis: Brüchigkeit der Langhaare als erbl. Krankheit oder – meist – als Folge mechan. oder chem. Fehlbehandlung. – **T. nodosa,** Nodositas crinium: T. mit knötchenförm. Auftreibung.

Trichorrhexomanie: krankhafte Gewohnheit, die eigenen Kopfhaare dicht über der Haut abzubrechen, um darauf zu kauen.

Trichoschisis: ↗Trichoptilosis.

Trichosis: 1) ↗Hypertrichose. **2)** ↗Trichiasis. **3)** Trichonosis: »Haarkrankheit« schlechthin.

Trichosporie: ↗Trichosporose.

Trichosporon: Pilzgattung (Hefen) der Trichosporideae; als Krankheitserreger (↗Trichosporose): **T. beigelii** (= **T. cutaneum,** Erreger von Piedra alba, Magen-Darm- u. Lungenmykose), **T. capitatum** (Erreger von Haut, Magen-Darm- u. Lungenmykose, mit Infiltratbildung).

Trichosporose: Hefepilzinfektion durch Trichosporon-Arten; meist Befall vorgeschädigter Haare, z.B. als »Piedra«.

Trichotillomanie, Haarrupfsucht: zwanghaftes Ausrupfen eigener Kopfhaare, Augenbrauen, Wimpern u. Körperhaare.

Trichromasie, Euchromatopsie: das normale Farbsehen, die Fähigkeit, alle Nuancen aus den 3 Grundspektralfarben Rot, Grün u. Blau zu erkennen. – Bei Ausfall einer Grundfarbe besteht Dichromasie (als Prot-, Deuter- bzw. Tritanopsie). Soweit aber nur eine Rot-, Grün- oder Gelb-Blau-Schwäche besteht (= Prot-, Deuter- bzw. Tritanomalie), spricht man von anomaler T. (die Betroffenen gelten als »**Trichromaten**«).

Trichterbrust: muldenförmige Eindellung des Sternums u. der angrenzenden Rippenknorpel; erworben oder (meist) konstitutionell bedingt.

Trichuriasis: Wurmbefall durch Trichuris trichiura nach oraler Aufnahme der Eier (die an rohen, durch Düngung kontaminierten Nahrungsmitteln haften). Bevorzugter Sitz der adulten Würmer im Dick-, seltener im Dünndarm; intestinale Symptomatik nur bei massenhaftem Auftreten u. Schädigung der Darmwand: Bauchschmerzen, Durchfälle, Anämie.

Trichuridae, Trichocephalidae: Nematoden-Familie der Ordnung Trichurata mit sehr schlankem Körper u. rundl., nackter Mundöffnung. Wichtigste Gattung: Trichuris; s.a. Trichinella, Trichinose.

Trichuris trichiura, Trichocephalus dispar: der 30–50 mm lange »Peitschenwurm« im Blinddarm (einschl. Appendix), seltener im Dünndarm des Menschen.

Trigeminie: Herzschlagfolge mit Aktions-Dreiergruppen (2 Sinusschläge u. 1 Extrasystole oder umgekehrt).

Trigeminus: 1) ↗Nervus trigeminus; s.a. Trigeminus... **2)** ↗Trigeminie.

Trigeminusdruckpunkte: s.u. Nervendruckpunkte.

Trigeminusexhärese: bei Trigeminusneuralgie das »Herausdrehen« u. Durchtrennen des entspr. Astes von dessen Austrittsstelle her (Foramen supra- bzw. infraorbitale).

Trigeminusneuralgie: fast immer einseitige, heftige Schmerzattacken im Innervationsbereich eines oder mehrerer Trigeminusäste, oft kombiniert mit Kontraktion der mimischen Muskulatur (Tic douloureux); häufig ausgelöst durch äußere Einflüsse (Temperaturwechsel, kaltes Getränk, forciertes Kauen, Niesen, Sprechen, Zähneputzen), aber auch spontan (v.a. nachts = Neuralgia nocturna). Als **essentielle T.** (»echte« oder »idiopathische«) ohne erkennbare Ursache (2., 3. Ast; allg. mit schmerzfreiem Intervall); als **symptomatische T.** (mit leichtem Dauerschmerz im Intervall) bei Stirn- u. Kieferhöhlen- (1. bzw. 2. Ast), bei Zahn(fleisch)- u. Unterkieferaffektion (3. Ast), ferner toxisch bei Schwermetallvergiftung u. Diabetes mellitus, mechanisch bei Kleinhirn-Brückenwinkel-Tumor, postinfektiös nach örtl. Herpes zoster.

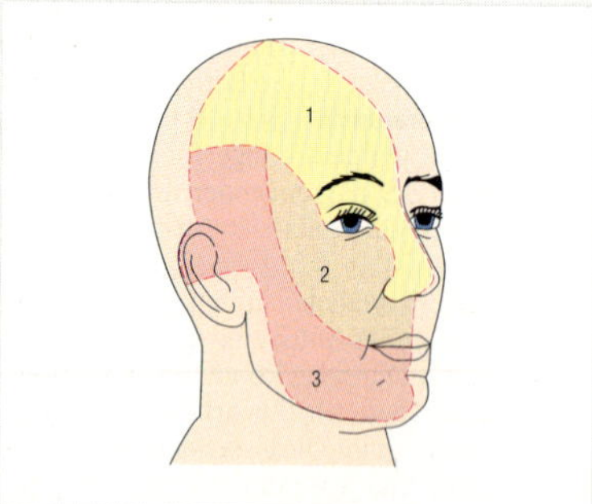

Innervationsgebiete der drei **Trigeminusäste** [10]

Trigger: (engl.) Auslöser; z.B. ein Mechanismus (Vorgang, Reiz oder eine Substanz), der eine Reaktion oder einen Vorgang auslöst (»triggert«).

Trigger points: (engl.) schmerzhafte motorische Reizpunkte, z.B. beim myofaszialen Schmerzsyndrom.

Triglyceridämie: ↗Hypertriglyceridämie.

Triglyceride, TG, Triacylglycerine: Neutralfette; s.u. Fett..., Lipid...

Trigonum: (latein.) Dreieck, Mehrzahl: Trigona; *anat* dreieckiges Feld. – **T. caroticum:** das von den Mm. sternocleidomastoideus, digastricus (Venter post.) u. omohyoideus (Venter sup.) begrenzte »Karotisdreieck«, in dem die Aufzweigung der Arteria carotis communis liegt.

Trijodthyronin, T_3: das neben ↗Thyroxin wichtigste Schilddrüsenhormon.

Trikotschlauch: in Schlauchform gestrickte elast. Binde; v.a. als Unterzug bei Gipsverband u. Überzug für Amputationsstumpf.

Trikuspidalisierung: bei Mitralstenose die durch Rechtsherzdekompensation entstehende funktionelle Trikuspidalinsuffizienz.

Trikuspidalklappe: ↗Valva tricuspidalis.

Trikuspidal(klappen)atresie: angeborener zyanotischer ↗Herzfehler mit Fehlen der Trikuspidalklappe. Symptome: starke Zyanose, Hockstellung, Linkshypertrophie, meist verminderte Lungendurchblutung.

Trikuspidal(klappen)insuffizienz: angeborene oder erworb. (rheumat., bakteriell) organische, weit häufiger aber sek.-funktionelle (Rechtsherzdilatation mit Ausweitung des Ostiums) Schlußunfähigkeit der Klappe, dadurch Rückfluß von der re. Kammer in den Vorhof u. Rückstau in die Hohlvenen. Symptome: vergrößerter re. Vorhof, Halsvenen- u. Leberstauung, Ödeme, Belastungsdyspnoe, nur geringe Lungenstauung.

Trikuspidal(klappen)stenose: angeborene oder – meist – erworbene (rheumat., bakteriell; oft mit Mitralstenose) Einengung des Ostiums, dadurch Rückstau in die Hohlvenen. Symptome: stark vergrößerter re. Vorhof, gestaute Halsvenen, Leberstauung mit Pulsationen, Aszites, Ödeme, Belastungsdyspnoe.

Trimenon: Zeitraum von 3 Monaten (v.a. im Säuglingsalter).

Trimethoprim: bakteriostatisch wirkendes Chemotherapeutikum; meist in Kombination mit Sulfoxazol (= Co-trimoxazol).

Trinkkur: die kurmäßige Anw. von Heilwässern zu Hause oder im Heilbad; z.B. zur Entschlackung u. Verbesserung des Stoffwechsels.

Trinkschwäche: Saugschwäche; i.w.S. der fehlende Saug- u. Schluckreflex beim unreifen Neugeborenen.

TRINS: Abk. für **t**otal **r**eversible **i**schämische **n**eurologische **S**ymptomatik; s.u. Apoplexia.

Trip: *(engl. = Reise)* Drogenrausch, i.e.S. der nach Ecstasy (mit extremer Steigerung der Leistungsbereitschaft), Cocain oder LSD (»Acid«; als »Yellow-sunshine-Minitrip«; als »horror trip« oder »bad trip« die [exogene] Angstpsychose bei LSD-Intoxikation mit vielfältiger psychotischer Symptomatik).

tripel...: Wortteil »dreifach«.

Tripelanastomose: bei Mehrfachverschluß der Herzkranzgefäße 3facher aortokoronarer Bypass (s.u. Koronarchirurgie).

Tripelarthrodese: gleichzeitige op. Versteifung dreier Gelenke (↑Arthrodese), i.e.S. die Versteifung von Talonavikular-, Kalkaneokuboid- u. Talokalkanealgelenk.

Tripel-Diagnostik, Triple-Test: **1)** diagnostischer Ansatz bei Verdacht auf ↑Mammakarzinom; beruht auf klinischen u. mammographischen Befunden in Verbindung mit der Zytologie aus Feinnadelpunktionsmaterial. **2)** Einbeziehung von AFP, HCG u. Östriol im Serum der Schwangeren in der pränatalen nichtinvasiven Wahrscheinlichkeitsabschätzung für fetale Chromosomenaberrationen.

Tripelvakzine: Dreifachimpfstoff.

Tripeptid: Verbindung aus 3 Aminosäuren.

Triplegie: Lähmung dreier Gliedmaßen (Kombin. von Hemi- u. Paraplegie), z.B. bei zerebralem Gefäßprozeß.

Triplett, Basen-T.: s.u. Codon.

Tripper: ↑Gonorrhö.

Tripperfäden: weißliche Harnfilamente im Morgenurin bei chron. Gonorrhö.

Tripperrheumatismus: ↑Gonitis gonorrhoica.

tris: (griech.) dreimal.

Trisaccharid: Oligosaccharid aus 3 Monosacchariden; z.B. Raffinose (Fructose + Glucose + Galaktose).

Trismus, Spasmus masticatorius: tonischer Krampf der Kaumuskulatur mit Kieferklemme, z.B. bei Tetanus (= **T. sardonicus,** ↑Risus sardonicus), Meningitis, Schädelbasisfraktur. – **T. uteri:** s.u. Uterusspasmus.

Trisomie: Vorhandensein überzähliger Chromosomen in den Zellkernen eines Individuums als numerische ↑Chromosomenaberration. Neben der klass. T. mit um 1 erhöhter Gesamtchromosomenzahl gibt es die Translokations-T. (mit scheinbar normaler Zahl) u. die Mosaik-T. (mit zweierlei Chromosomensätzen; ein Teil der Körperzellen hat normalen Karyotyp, z.B. 47,XXY/46,XY). – Die dadurch bedingten Krankheitsbilder **(»T.-Syndrome«)** zeigen eine verschieden ausgeprägte u. außer bei 21 (↑Down* Syndrom) u. XXY (↑Klinefelter*-Reifenstein*-Albright* Syndrom) nicht völlig spezifische Grundsymptomatik.

Tris-Puffer: ↑Trometamol.

Tritanomalie, Gelb-Blau-Schwäche: s.u. Farbenanomalie.

Tritanop(s)ie, Blaublindheit: s.u. Farbenanomalie.

Trituratio, Trit., Verreibung: aus festen, unlösl. Arzneistoffen durch feinstes Verreiben mit Milchzucker bereitetes Arzneimittel.

trivalvulär: mit 3 Klappen (Valvulae).

Trizeps: Kurzform für ↑Musculus triceps.

Trizeps(sehnen)reflex, TSR: Muskeldehnungsreflex mit Kontraktion des Musculus triceps brachii (Streckung des Unterarms) nach Beklopfen seiner Sehne über dem Olekranon.

TRK: **t**echnische **R**icht**k**onzentration; vom »Ausschuß für gefährliche Arbeitsstoffe« beim Bundesministerium für Arbeit u. Sozialordnung erstellte Aufstellung gefährlicher (z.B. krebserzeugender oder erbgutändernder) Arbeitsstoffe, für welche keine MAK-Werte (maximale ↑Arbeitsplatzkonzentration) zu ermitteln sind (da es für diese Stoffe keine sicher unbedenklichen Grenzwerte gibt).

tRNS, tRNA: ↑**T**ransfer-**R**ibo**n**uclein**s**äure.

Trochanter: 1) T. major: der »große Rollhügel« lateral am prox. Femurschaft; Ansatzstelle der Mm. glutei medius u. minimus, piriformis, obturatorius int. u. gemelli. **2) T. minor:** der »kleine Rollhügel« hinten-innen am prox. Femurschaft; Ansatzstelle des M. iliopsoas.

Trochanterhochstand: Stand des großen Rollhügels oberhalb der Symphysenlinie als Zeichen für – angeborene – Hüftgelenkluxation, für Schenkelhalsfraktur u. Coxa vara.

trochantericus: (latein.) den Trochanter betreffend.

Trochlea: (latein.) Rolle. – **T. humeri:** walzenförmiger Gelenkkörper am distalen Humerusende für die Articulatio humero-ulnaris. – **T. muscularis:** Bindegewebs- oder Faserknorpelschlinge, durch die eine Sehne verläuft u. dort ihre Verlaufsrichtung ändert. – **T. tali:** die »Talusrolle« an der Oberseite des Sprungbeins; Gelenkfläche für die Articulatio talocruralis.

Trochlea(r)fraktur: Humerusfraktur im Bereich der Trochlea; meist Abscherung beim Fall auf den überstreckten Arm.

Trochlearis: Nervus trochlearis.

trochlearis: (latein.) eine Trochlea betreffend.

Trochlearislähmung: zentrale oder periphere Parese des Nervus trochl. mit Ausfall des Musculus obliquus sup. oculi. Symptome: Ein- u. Aufwärtsschielen, schräge Doppelbilder.

Trochoginglymus: Drehscharniergelenk (Kombination von Dreh- u. Scharniergelenk; z.B. das Kniegelenk mit der Möglichkeit von Beugung, Streckung u. Drehung.

trochoideus: radförmig.

Trockeneis: ↗Kohlensäureschnee.

Trockengewicht: ↗Trockensubstanz.

Trockenmilch: Milchpulver. – Das **T.-Fieber** bei Säuglingen nach Ernährung mit zu wenig verdünnter T. (oder Kondensmilch) beruht auf ungenügender Wasserzufuhr.

Trockenpinselung: Hautbehandlung mit einer – zur festhaftenden Puderschicht eintrocknenden – Lotio.

Trockensterilisation: ↗Heißluftsterilisation.

Trockensubstanz, Trockenmasse, -gewicht, **TG:** der in Gewichts-% des Ausgangsmaterials angegebene Trocken- u. Abdampfrückstand als biochem., diätet. etc. Kennzahl (z.B. bei Käse der – deklarationspflichtige – »Fettgehalt i.T.«).

Tröpfcheninfektion: I. durch Versprühen erregerhaltigen Speichels beim Sprechen, Husten u. Niesen (max. Distanz 1–2 m).

Trokar(t), Troicart, Troquart: Instrument zur Entleerung von Flüssigkeit aus Körperhöhlen; dreikantig-spitzes Stilett in enganliegender Kanüle (»Schaft«), die es vorn überragt, um nach Durchbohren der Wandung zurückgezogen zu werden.

Trokar(t)-Kryosonde: s.u. Kältesonde.

Trombidiose, Erntekrätze, Beiß: stark juckende, Stropholus-artige Knötchen, Quaddeln oder Erytheme an Unterschenkeln u. Reibstellen der Kleider durch Stiche der Larven von Trombicula autumnalis (»Erntemilbe«); endemisch in den Erntemonaten.

Trometamol, THAM, Tris(-puffer): in wäßr. Lsg. schwach basischer Puffer; therap. bei metabol. Azidose (insbes. des Kindes) durch Vergiftungen, Schock, Verbrennung, Säureschaden, als osmot. Diuretikum.

Trommelbauch: geblähter Bauch mit starker Bauchdeckenspannung u. tympanit. Klopfschall; v.a. bei Meteorismus.

Trommelfell, Membrana tympani: die den äußeren Gehörgang gegen die Paukenhöhle abschließende kollagenfaserige, beidseits von Epithel überzogene Membran (mit straffem u. schlaffem Teil = Pars tensa bzw. P. flaccida). Überträgt als Teil des ↗Schalleitungsapparats akustische Schwingungen auf die Gehörknöchelchenkette.

Trommelfellentzündung: ↗Myringitis.

Trommelfellinzision: ↗Parazentese.

Trommelfellperforation: **1)** bei akuter Otitis media Spontandurchbruch mit nadelstichfeinem Fistelgang, aus dem pulsierend Eiter austritt. **2)** bei chron. Otitis media rundlicher bis nierenförm. Defekt. – s.a. Trommelfellruptur. **3) künstl. T.:** ↗Parazentese.

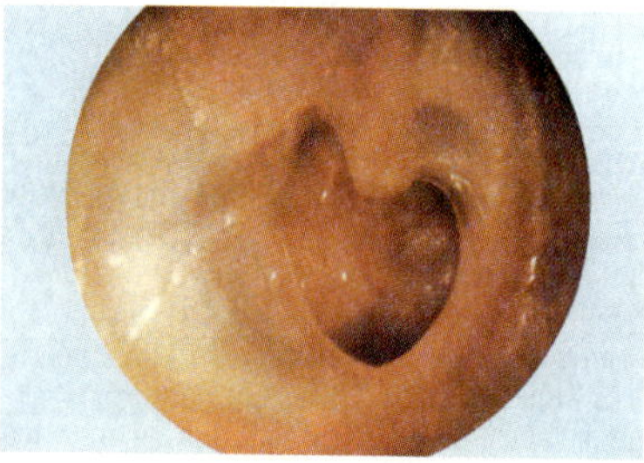

Trommelfellperforation bei chronischer Otitis media [169]

Trommelfellruptur: traumat. Riß des Trommelfells, meist gezackter Defekt mit blutunterlaufenen Rändern; direkt nach Durchstoßung, indirekt durch Barotrauma (z.B. bei Sturzflug, Explosion, Ohrfeige).

Trommelschlegel(anhänge): ↗Drumstick.

Trommelschlegelfinger, Digiti hippocratici: rundl. Auftreibung der Finger-Endglieder durch Hyperplasie u. Hypertrophie von Weichteilen u. Periost. Vork. z.B. infolge chron. Sauerstoffminderversorgung (u.a. bei Bronchiektasen, Lungenemphysem, Pneumokoniose, angeborenem Herzfehler mit Re.-Li.-Shunt, Pulmonalsklerose).

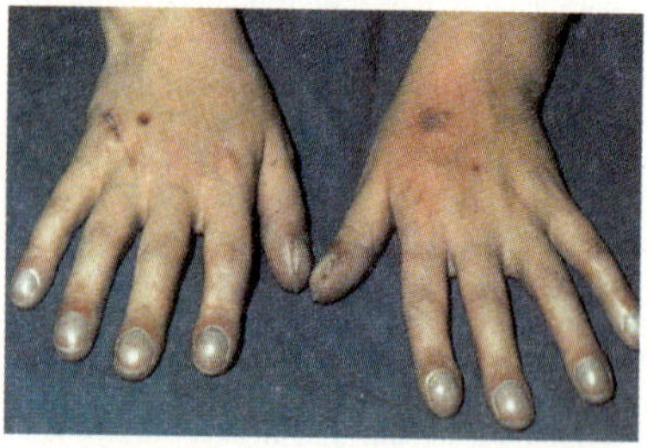

Trommelschlegelfinger [83]

...trop: Wortteil »gerichtet auf...«, »wirkend auf...«.

Tropaalkaloide, Tropanalkaloide: z.T. stark toxische, pflanzl. Alkaloide mit »Tropan-Ringgerüst«, z.B. Hyoscyamin, Atropin, Scopolamin, Cocain.

Tropenkrankheiten: in trop. Breiten endemische Infektionskrankheiten, deren Erreger oder Überträger sich v.a. in diesem Klima halten können (z.B. Malaria tropica, Gelbfieber, Amöbenruhr, Bilharziose, Filariasis, Zecken-Rückfallfieber, Frambösie, Schlafkrankheit) oder die dort bei rel. schlechten Lebensbedingungen gehäuft vorkommen.

Tropf: Jargon für Dauertropfinfusion.

Tropfen: 1) Tr., Guttae: flüssige Arzneizubereitung. **2)** ↗dicker Tropfen, ↗hängender Tr.

troph...: Wortteil »Ernährung«, »Nahrung«.

Tropheryma whippelii: Bacterium; wahrscheinlich Erreger der ↗WHIPPLE* Krankheit.

Trophik: die Ernährung bzw. der Ernährungs- (u. damit auch der Wachstums)zustand eines Gewebes, Organs oder Organismus.

trophisch: nutritiv, die ↗Trophik betreffend bzw. durch sie bedingt.

Trophoblast: die Außenwand des Keimbläschens (Blastozyste).

Trophoblasterkrankungen, gestationsbedingte, GTE: Oberbegriff für ↗Blasenmole u. ↗Chorionepitheliom; maligne Tumoren aus Zellen einer fehlgesteuerten Fruchtanlage; nach Art des Zellwachstums werden 3 Kategorien unterschieden: 1) Blasenmole als nichtinvasive Trophoblastproliferation; 2) destruierende Mole als invasive, nichtmetastasierende Chorionwucherung; 3) das hämatogen metastasierende Chorionkarzinom. – Dazugerechnet wird weiter: plazentanaher Pseudotumor: überschießende Gewebsreaktion im Implantationsbereich einer Schwangerschaft; evtl. langsam metastasierend.

Trophoblastom: ↗Chorionepitheliom.

Trophödem: neurotrophisch bedingtes Lymphödem; i.e.S. das ↗NONNE*-MILROY*-MEIGE* Syndrom.

trophotrop: die Trophik betreffend.

Tropika: ↗Malaria tropica.

tropisch: in den Tropen vorkommend; z.B. t. Leberabszeß (Amöbenabszeß), t. Muskelabszeß (Pyomyositis tropica), t. Splenomegalie (↗Kala-Azar), t. ↗Sprue.

Trümmerfraktur: Knochenbruch mit mehreren bis zahlreichen Fragmenten.

Truncus: (latein.) Stamm (Mehrzahl: **Trunci**); *anat* Rumpf, Gefäß-, Nervenstamm. – **T. arteriosus communis:** das einheitl. (nicht in Aorta u. Pulmonalis aufgeteilte) arterielle Ausströmungsrohr. – **T. brachiocephalicus:** der unpaare, rechts aus dem Aortenbogen abgehende kurze Arterienstamm, der sich in die A. subclavia u. A. carotis comm. dextra aufteilt. – **T. c(o)eliacus:** der 1. ventr. Eingeweideast der Bauchaorta; teilt sich in die Aa. hepatica communis, gastrica sinistra u. lienalis (»Tripus Halleri«). – **T. encephali,** T. cerebri: ↗Hirnstamm. – **T. fasciculi atrioventricularis:** der vom AV-Knoten ausgehende 1. Abschnitt des HIS* Bündels bis zu dessen Teilung in re. u. li. Schenkel. – **Trunci lymphatici:** die »Lymphstämme«: T. lumbales, intestin., bronchomediastinalis, subclavius u. jugularis. – **Trunci plexus brachialis:** die 3 »Primärfaszikel« des Armplexus: der T. superior aus C 5 u. 6 (bei Unterbrechung obere ↗Armplexuslähmung), der T. medius aus C 7, der T. inferior aus C 8 u. Th 1 (bei Ausfall KLUMPKE* Lähmung). – **T. pulmonalis:** der ca. 5 cm lange 1. Abschnitt der Lungenarterie, der sich in die re. u. li. Arteria pulmonalis aufteilt. – **T. sympathicus:** der »Grenzstrang« des Sympathikus als paarige, durch Nervenfasern verbundene Kette sympathischer Ganglien beidseits der Wirbelsäule von der Schädelbasis bis zur Steißbeinspitze. – **T. vagalis:** die beiden abdominalen, aus dem Plexus oesophageus hervorgehenden Stämme des ↗Nervus vagus.

Trypanosoma, Schraubengeißling: Flagellaten-Gattung; Blutparasiten des Menschen u. zahlreicher Wirbeltiere; teils zykl. Entwicklung, teils mechan. Übertragung. – **T. cruzi:** bei Gürteltieren, wilden Nagern u. Haustieren vork. Erreger der ↗CHAGAS* Krankheit, wobei die metazykl. Form durch Kot von Raubwanzen auf den Menschen übertragen wird; Vermehrung intrazellulär in der Muskulatur (Leishmania-Form). – **T. gambiense:** Erreger der Afrikan. ↗Trypanosomiasis (»Schlafkrankheit«); vermehrt sich beim Menschen im peripheren Blut u. – je nach Krankheitsstadium – auch in Lymphknoten, Liquor u. Knochenmark durch Längsteilung. Überträger: Tsetsefliegen (v.a. im Regenwald vork. Glossina palpalis u. tachinoides, stechend u. blutsaugend). – **T. rhodesiense:** Erreger der Ostafrikan. ↗Trypanosomiasis (Schlafkrankheit), morphol. identisch mit T. gambiense (bei Überimpfung auf Labortiere Gestaltwandel); übertragen u.a. von Glossina morsitans u. swynnertoni (in Savannen).

Trypano(so)miasis: Infektionskrankheit durch Trypanosomen. – **T., Afrikanische,**

Schlafkrankheit: auf die Verbreitungsgebiete der »Tsetsefliege« im trop. Afrika beschränkte Zooanthroponose durch Trypanosoma gambiense (wenig virulent) u. rhodesiense (hochvirulent): nach Inkubation von 1–3 Wo. (= Primärstadium, mit Fieber, Kopf- u. Gliederschmerzen, Trypanosomenschanker), Erregereinbruch in Blut- u. Lymphbahnen (= Sekundärstadium) mit Fieber, Milz-, Lymphknotenschwellung (bes. in Nacken, seitl. Halsdreieck); erst mit Eindringen der Erreger ins ZNS (= Tertiärstadium) die eigentl. »Schlafkrankheit«, d.h. chron. Meningoenzephalitis mit perivaskulären Infiltraten, Hämorrhagien, Schlafsucht oder -losigkeit, sensiblen u. motor. Störungen, Papillenödem, Herzrhythmus- u. Sehstörungen etc. – **T. Amerikanische, T., Brasilianische:** ↗CHAGAS* Krankheit.

Trypsin: proteolyt. Enzym (Serinproteinase); Hauptenzym der enteralen Eiweißverdauung (Typ Endopeptidase), vom exokrinen Pankreas als Trypsinogen vorgebildet.

Trypsin-Inhibitoren: Polypeptide mit Hemmwirkung auf die Trypsinaktivität durch Komplexbindung (sog. ↗Proteasenhemmer); z.B. im Pankreas, Serum, Sperma, Zervikalschleim.

tryptisch: verdauend, durch Verdauung.

Tryptophan, Trp, Try, W: essentielle Aminosäure; strukturell u. intermediär mit zahlreichen, z.T. biol. aktiven Substanzen verknüpft, am Stoffwechsel der Vitamine B_1, B_2 u. B_6 beteiligt.

TSE: 1) (engl.) **t**ransmissible **s**pongiform **e**ncephalopathies; Sammelbez. für übertragbare, durch »unkonventionelle infektiöse Agenzien« (Prionen, Mini-Viren, s.a. Slow-Virus-Infektion) hervorgerufene Entmarkungsenzephalomyelitiden bei Tieren (z.B. BSE [Rind], Scrapie [Schaf]), die Krankheiten des Menschen vergleichbar sind (z.B. ↗CREUTZFELDT*-JAKOB* Krankheit). **2) T**urbo**sp**in**e**cho; eine verfeinerte Technik der ↗Kernspinresonanztomographie.

Tsetsefliege: Überträger der Afrikan. ↗Trypanosomiasis.

TSH: (engl.) **t**hyroid **s**timulating **h**ormone (↗Thyreotropin).

TSH-RIA: Schilddrüsentest (↗RIA) zur Bestimmung der TSH-Konzentration einer Serumprobe; erhöht bei primärer Hypothyreose.

TSH(-Stimulations)-Test: Schilddrüsentest; Kontrolle der Radiojod-Aufnahme nach Thyreotropin-Gaben: bei sekundärer Hypothyreose Ansteigen der J-Aufnahme, bei prim. keine Änderung.

T_3-Suppressionstest: ein Schilddrüsenfunktionstest durch Bestimmung des Radiojod-Aufnahmevermögens nach 8täg. T_3-Verabreichung. Normal: Absinken auf ca. 30% des Ausgangswertes; bei Hyperthyreose kein Suppressionseffekt.

T_4-Test: Bestimmung des Gesamt-Thyroxins (T_4) im Serum nach dem Prinzip der kompetitiven Verdrängung von radioaktiv markiertem T_4 aus seiner Eiweißbindung.

TTH: **t**hyreo**t**ropes **H**ormon (↗Thyreotropin).

TTS: **t**ransdermales **t**herapeutisches **S**ystem, zur Applikation von Wirkstoffen durch die unverletzte Haut; systemische Anw. eines Wirkstoffs (z.B. Glycerylnitrat) über ein selbstklebendes Pflaster, das den Wirkstoff in einer Speichermatrix enthält; als TTS-Fentanyl zur Opioid-Behandlung z.B. von Tumorschmerzen (»Opioid-Pflaster«).

T-Tubus: Silikon-T-Rohr zur Behandlung von Tracheal- u. Larynxstenosen.

Tuba: Röhre, Trompete. – **T. auditiva (Eustachii),** T. pharyngotympanica: die das Mittelohr mit dem Nasenrachen verbindende »Ohrtrompete« (für Druckausgleich zwischen Paukenhöhle u. Außenluft). – **T. uterina (Fallopii),** Salpinx: der paarige, mit dem Uterus beidseits an den Fundusecken (»Tubenwinkel«) offen verbundene schlauchförmige »Eileiter« im oberen Rand des Ligamentum latum; dient dem Auffangen des Eies nach der Ovulation u. dessen Weiterleitung ins Uteruskavum durch die Tubenperistaltik, aber auch der Aszension von Spermien.

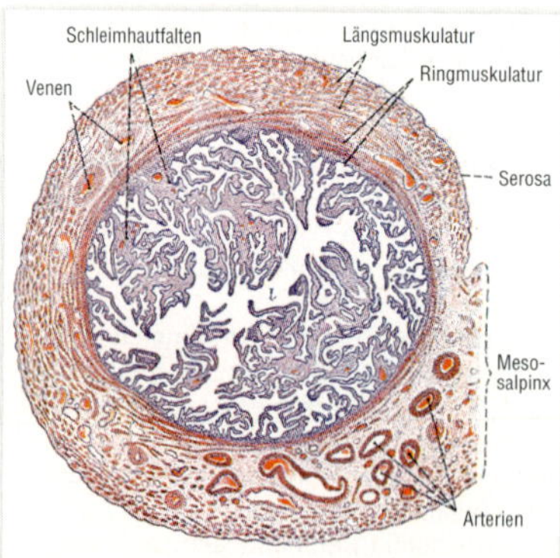

Tuba uterina im Querschnitt (Histologie) [472]

tubär, tubal(is), tubar, tubari(u)s: die Tuba auditiva bzw. uterina betreffend, in der Tube gelegen oder erfolgend; s.a. Tubar..., Tuben..., Salpingo...
Tubargravidität: ↗Graviditas tubarica.
Tube: ↗Tuba; s.a. Tubar..., Tuben...
Tubendurchblasung: ↗Pertubation.
Tubenentzündung: 1) ↗Salpingitis. **2)** ↗Tubenkatarrh.
Tubenexstirpation: ↗Salpingektomie.
Tubenkarzinom: primäres (selten) oder sek. (meist von Nachbarorganen) Karzinom des Eileiters.
Tubenkatarrh: 1) ↗Salpingitis (catarrhalis). **2)** akute oder chron., meist aus dem Nasen(-Rachen)raum fortgeleitete katarrhal. Entzündung der Ohrtrompete.
Tubenkolik: kurzdauernder, heftiger, krisenhafter Schmerz (oft rezidivierend) in Gegend der Ovarien; v.a. bei chron. Salpingo-Oophoritis, Tubenschwangerschaft.
Tubenligatur: op. Unterbindung der Eileiter zwecks Sterilisation der Frau.
Tubenperistaltik: uteruswärts gerichtete Peristaltik der Eileiterwand als wesentl. Mechanismus für den Transport des Eies.
Tubenruptur: Zerreißung der Eileiterwand infolge Überdehnung (bei Saktosalpinx etc.) oder – meist – als Fruchtkapselaufbruch bei Tubenschwangerschaft. Symptome: im allg. starke intraperitoneale Blutung (Peritonealreiz, Schock, Blutungsanämie).
Tubenschwangerschaft: ↗Graviditas tubarica.
Tubensterilisation: St. der Frau durch op. Blockierung der Eileiterdurchgängigkeit durch Tubenligatur oder -durchschneidung, -exstirpation, -exzision, Elektrokoagulation, extraperitoneale Verlagerung des abdomin. Ostiums.
Tuber: (latein.) Auswuchs. **1)** »Knoten«, eine massive, über kirschkerngroße Vorwölbung. **2)** Tubera (Mehrzahl): Gruppenbez. für knollenförmige pflanzl. Wurzeldrogen, z.B. T. Aconiti (Eisenhut). **3)** Höcker, Knorren, Wulst. – **T. calcanei:** der »Fersenbeinhöcker«, das knollenförm. hintere, plantar vorspringende Ende; Stützpunkt des Fußes, Ansatz der Achillessehne, Ursprung der kleinen Fußmuskeln. – **T. ischiadicum:** der »Sitzbeinhöcker« an der unteren Außenseite des Corpus ossis ischii am Übergang in den Ramus u. unterhalb der Incisura ischiadica minor.
tuberalis: (latein.) ein Tuber betreffend.
Tubercul...: s.a. Tuberkul...
Tuberculin: die aus Mycobact.-tuberculosis-Kulturen auf flüss. Nährböden gewonnenen Flüssigkeiten, die die Stoffwechsel- u. Zerfallsprodukte u. Absonderungen der Bakterien enthalten (Alt-T., AT). Wirken als Haptene, die im spezifisch infizierten Körper charakterist. Reaktionen vom verzögerten Typ hervorrufen (nach i.c. Inj. örtl. Rötung u. Schwellung der Haut). Anw. zur ↗T.-Diagnostik v.a. als gereinigtes T. (= GT oder PPD oder PPDS).
Tuberculin-Diagnostik: Nachweis eines noch bestehenden bzw. durchgemachten u. infolge Erregerpersistenz noch Allergie-wirksamen tuberkulösen Prozesses anhand einer typ. örtl. Tuberculin-Reaktion, meist als Hauttest (z.B. nach PIRQUET, MORO, MENDEL-MANTOUX, als BCG-, Disk-tine-Test, T.-Pflasterprobe).
Tuberculin-Pflasterprobe (Hamburger*): zur ↗Tuberculin-Diagnostik (mit bis 98% Sicherheit bei Kindern unter 12 J.) Aufkleben eines kleinen Heftpflasterstücks mit stecknadelkopfgroßem Salbenstück mit ca. 10 mg = 1 IE auf die Haut für 48 Std.; bei pos. Reaktion nach 72 Std. viele, deutlich erhabene u. gerötete Knötchen.
Tuberculin-Reaktion: die hypererg. Reaktion auf Tuberculin, i.e.S. die 48–72 Std. nach Applikation auf die Haut beim Tbk-Kranken, Tbk-Kontaminierten u. BCG-Geimpften als Reaktion vom Spättyp auftretende örtl. Infiltratbildung (mind. 6 mm ∅) mit Entzündung, Blasenbildung oder Nekrose.
Tuberculintest: ↗Tuberculin-Diagnostik.
Tuberculosis, Tuberkulose, Tb, Tbc, Tbk: in Schüben verlaufende Infektionskrankheit bei Mensch u. Tier, hervorgerufen durch Tbk-Bakterien (↗Mycobacterium tuberculosis = Typus humanus u. M. bovis = Typus bovinus). Infektion aerogen (Inhalation infektiöser Tröpfchen-, Staubpartikel, eingetrockneter Exkrete), oral (»Fütterungs-Tbk«, z.B. durch Milch), perkutan (»Inokulations-Tbk«, v.a. berufsbedingt) oder aber fetal durch infektiöses Fruchtwasser oder diaplazentar-hämatogen. Nach Sitz des Primärherdes unterschieden als pulmonale Tbk (Lungen-Tbk; häufigste Form) u. als extrapulmonale Tbk, v.a. als Darm-Tbk; s.a. Abb.; ferner (v.a. sekundär) die Skelett- (Gelenk-, Knochen-Tbk, Spondylitis tbc), Urogenital- (Uro-, Nieren-, Blasen-, Genital-, Hoden-Tbk), Tonsillen-Tbk, tbk. Meningitis. – Allgemeinsymptome: Inappetenz, Minderung des Allgemeinzustands, Gewichtsverlust, Nachtschweiße, beschleunigte BKS, Blutbildveränderungen etc. Meldepflichtig (innerhalb 24 Std.; auch Verdachts-

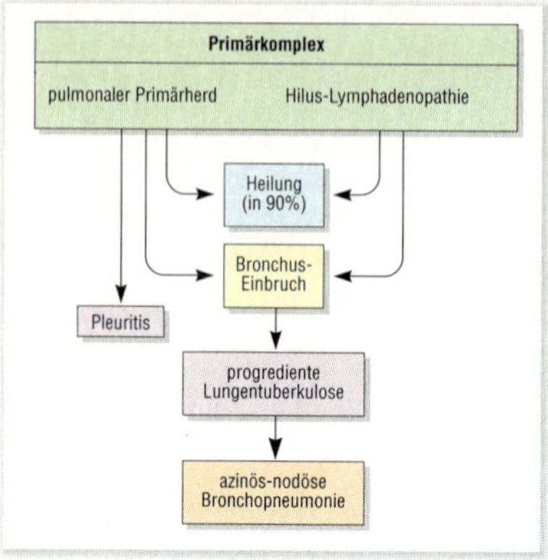

Schematische Darstellung des Ablaufs der **Primärtuberkulose** [53]

u. Todesfall); Therapie: überwiegend medikamentös mit ↗Antituberculotica, selten operative Maßnahmen. – **T. cutis:** die Haut-Tbk einschl. der Tuberkulide (»Tuberculoderma«). – **T. c. indurativa:** ↗Erythema induratum BAZIN. – **T. (c.) lichenoides:** das »lichenoide« oder »mikropapulöse Tuberkulid oder Tuberkuloderm« (Lichen scrofulosorum). – **T. (c.) luposa:** ↗Lupus vulgaris.

Tuberculostatica, Tuberkulostatika: ↗Antituberculotica.

tuberculosus: (latein.) ↗tuberkulös.

Tuberculum: 1) »Knötchen« (bis linsengroßes Granulom); vgl. Tuber, Papula. **2)** Höckerchen. – **T. majus:** am Humerus der »große Oberarmhöcker«. – **T. minus:** am Humerus der »kleine Oberarmhöcker«.

Tuberkel: 1) kleiner Höcker (↗Tuberculum). **2)** das bei Granulomatosen verschiedenster Genese gebildete Knötchen; i.e.S. das – meist miliare – bei Tuberkulose.

Tuberkelbakterien, -bazillen: ↗Mycobacterium tuberculosis (i.w.S. auch Myc. avium u. bovis).

Tuberkulin...: ↗Tuberculin...

Tuberkuloderm: Sammelbegriff für alle Formen der Hauttuberkulose (s.a. Tuberculosis cutis).

tuberkulös, tbk: die Tbk betreffend, durch Tbk-Bakterien bedingt, mit Tuberkelbildung einhergehend, an Tbk erkrankt.

Tuberkulom, Tuberculoma: tumorförmiger, spezif. Herd bei Tbk, insbes. der schichtweise aufgebaute, rundl. in der Lunge.

Tuberkulose: s.u. Tuberculosis.

Tuberkulosebakterien: ↗Mycobact. tuberculosis (i.w.S. auch Mycobact. avium u. bovis).

Tuberkulose-Schutzimpfung: s.u. BCG.

Tuberkulosilikose: ↗Silikotuberkulose.

Tuberkulostatika: ↗Antituberculotica.

Tuberkulum: ↗Tuberculum.

tuberös, tuberosus: knotig, in Knotenform (über linsengroß).

Tuberositas: Knochenhöcker mit Rauhigkeit.

tuberosus: (latein.) höckrig, ↗tuberös.

tubo...: Wortteil »Röhre«, »Eileiter« (Tuba ovarica) bzw. »Ohrtrompete« (Tuba auditiva).

Tuborrhö: Sekretion aus der Ohrtrompete.

tubulär, tubularis: 1) tubulös: röhren-, schlauchförmig. **2)** die (Nieren-)Tubuli betreffend, durch sie bedingt (s.a. Tubulus...). – **t. Azidose:** s.u. Azidose, renale t.

Tubuli: *(latein. Mehrzahl von Tubulus)* Röhrchen, Kanälchen. – **T. renales:** die Nierenkanälchen mit vielfältigen ↗Tubulusfunktionen. – **T. seminiferi:** die Samenkanälchen des Hodens.

Tubulopathien: Krankheitsbilder aufgrund angeborener oder erworbener Defekte einzelner oder mehrerer Tubulusfunktionen.

Tubulus: (latein.) Röhrchen; s.u. Tubuli.

Tubulusfunktionen: der vom Tubulusapparat der Nieren (↗Tubuli renales) erfolgende komplexe Stofftransport; erfolgt im Dienste der Konstanthaltung des Wasser-Elektrolyt-Haushalts i.S. der Regulation des Säure- u. Basenhaushalts u. der Elimination harnpflichtiger Substanzen; von besonderer Bedeutung für die T. sind das ↗Aldosteron u. das ↗Vasopressin.

Tubulusnekrose, akute, toxische: Zellnekrosen v.a. im Bereich der proximalen Tubuli als Folge von Vergiftungen. Außer Schadstoffen kommt auch eine Reihe therapeutischer Substanzen in Frage; s.a. Nierenversagen.

Tubulusnephrose: Nierenerkrankung; die als Folge der Ablagerung bestimmter Substanzen in den Tubulusepithelien oder nach Hypoxie einsetzende akute tubuläre Nephrose; als Kalk-, Sulfonamid-, Pigment-, elektrolyt. Nephrose, Hämo-, Myo-, Proteolyse- (Crush-, Chromoprotein-) u. Schockniere, Nephrosis sine nephrosi. Ferner die mehr chron. Lipoid-, Glykogennephrose (bei Diabetes mellitus), Plasmozytom-, Zuckerspeicherniere.

Tubus: (latein.) Röhre. **1)** starres, steifes, halbsteifes, versteiftes oder vollelast. Rohr (Metall, Gummi, Plastik), z.B. als Drainagerohr, v.a. aber – als T. i.e.S. – als *anästh* Beatmungsrohr; z.B. als Tracheal-, Pharyngeal-T.

2) röhrenförm. Hohlorgan (↑Tuba). **3) Tubusblende:** Hohlkegel aus strahlenabsorbierendem Material zur Feldbegrenzung u. Kompression bei Diagnostik u. Therapie. **4)** an Geräten (z.B. Mikroskop) das Fassungsrohr für die Linsen(systeme).

Tuchklemme: stark abgebogene scharfe Klemme zur Befestigung der Operationstücher bei Abgrenzung des Operationsfeldes.

Tüpfelnägel, Onychia punctata: einzelne oder gruppierte, bis stecknadelkopfgroße, wie gestanzte Grübchen in der Nagelplatte; idiopath., bei Ekzem, Alopecia areata, Psoriasis. – s.a. Nagelpsoriasis.

Tüpfelung: Auftreten grober Granula im Zytoplasma v.a. von Erythrozyten (»Tüpfelzellen«), als basophile T. z.B. bei toxischen Anämien, Bleivergiftung, Erythrozytenreifungsstörung (Perniziosa).

Türkensattel: ↑Sella turcica.

Tularämie, Nagerpest, Hasenpest, Lemming-Fieber, PARINAUD*, FRANCIS* Krankheit: nach dem kaliforn. Ort Tulare benannte akute Anthropozoonose durch ↑Francisella (= Pasteurella) tularensis; auf den Menschen von erkrankten freilebenden Nagetieren durch Bremsen u. Zecken (Chrysops, Dermacentor) übertragen oder durch Umgang mit dem Fleisch erkrankter Tiere direkt erworben. Symptome: nach Inkubationszeit von 24 Std. bis 3 Tagen hohes Fieber, Unwohlsein, Schüttelfröste, örtl. Ulzera (außer bei glandulärer Form), regionale Lymphadenitis. Unterschiedliche Verlaufsformen.

TULIP: Abk. für **t**ransurethrale **u**ltraschallgesteuerte **l**aserinduzierte **P**rostatektomie; neueres Verfahren der operativen Prostataentfernung mit Laser (Laserprostatektomie).

tumidus: (latein.) geschwollen.

Tumor: *(latein.; Pl.: Tumore, Tumoren)* allg. jede umschriebene Schwellung (»Geschwulst«) von Körpergeweben. **1)** als neoplastischer T. gleichbedeutend mit ↑Neoplasma (gut- oder bösartig; s.a. Tumor...). **2)** als entzündl. T. die auf Exsudation (Ödem) u. zellulärer Infiltration beruhende Schwellung als eines der klassischen Entzündungssymptome. **3)** Schwellung durch Abszeß, Erguß, Ödem, Luftansammlung etc.

Tumorantigene, TAG: Bestandteile von Krebszellen; als ↑Tumormarker mit immunchemischen Methoden nachweisbar. Der Nachweis dient v.a. der Überprüfung therapeutischer Maßnahmen (Operation, Chemotherapie usw.), da die Serumkonzentration der T. zwar oft der Gesamttumormasse proportional ist,

Tumorantigene [22]

Antigene	Erkrankung
onkofetale:	
– Alpha-1-Fetoprotein (AFP)	– gutartige Lebererkrankungen – Leberzellkarzinom – Keimdrüsentumoren – neutrale Dysrhaphie
– karzinoembryonales Antigen (CEA)	– Bronchialkarzinom – Mammakarzinom – Ovarialkarzinom (muzinös) – gutartige gastrointestinale Erkrankungen – gastrointestinale Tumoren
organspezifische:	
– prostataspezifisches Antigen (PSA)	– gut- u. bösartige Prostataerkrankungen
blutgruppenassoziierte:	
– CA 19-9	– Magenkarzinom – Pankreaskarzinom – Gallengangskarzinom – kolorektale Tumoren – gutartige Erkrankungen von Leber u. Pankreas
– CA 50	– wie CA 19-9
sonstige:	
– CA 125	– Adenokarzinome (Ovar, Mamma) – gutartige Erkrankungen des Gastrointestinaltraktes u. des weiblichen Genitales
– CA 15-3	– wie CA 125

das alleinige Vorhandensein von T. aber keine sichere Aussage über das Vorhandensein eines Tumors erlaubt (Erhöhung der T. evtl. auch bei Nicht-Tumorerkrankungen, z.B. Hepatitis, Leberzirrhose u.a.). Von Bedeutung sind v.a. die onkofetalen AG (»OFA«), z.B. das ↑carcinoembryonale AG (bei Kolon-Ca.), die ↑CA (Carbohydrate Antigens), das SCC (Squamous Cell Carcinoma Antigen), α_1-Fetoprotein (bei prim. Leberzell-Ca.), s.a. Tab.

Tumordosis: s.u. Herddosis; s.a. Strahlentherapie.

Tumoreinteilung: s.u. Staging, TNM-System.

Tumorklassifikation: ↑Staging.

Tumorlyse-Syndrom: die Gesamtheit der nach Tumorzerfall durch Chemotherapie auftretenden Stoffwechselveränderungen; beschrieben werden v.a. Anstieg von Phosphat, Kalium u. Harnsäure sowie Abfall des Serum-Calciums.

Tumormarker: Stoffe, deren Auftreten oder erhöhte Konzentration in Körperflüssigkeiten (v.a. Serum) einen Zusammenhang mit dem Vorhandensein u./oder Verlauf von (bösartigen) Tumoren aufweist; i.e.S. die ↑Tumorantigene, i.w.S. auch die tumorbedingten Produkte (»tumor-associated products«): Enzyme (z.B. saure prostataspezifische Phosphatase beim Prostata-Ca.), Hormone, Akute-Phase-Proteine, (pathol.) Immunglobuline, ferner indirekte Reaktionen wie die Blutkörperchensenkungsgeschwindigkeit, aber auch morphologische Marker, z.B. Markerchromosomen.

Tumormetastase: beim bösartigen Tumor aus verschleppten Zellen entstehende Tochtergeschwulst (↗Metastase).

Tumor-Nekrose-Faktor, TNF: zu den ↗Zytokinen gehörender, von Zellen des Makrophagen-/Monozyten-Systems (TNF-α) bzw. aktivierten T-Zellen (TNF-β = Lymphotoxin) gebildeter oder gentechnologisch hergestellter (dann rhuTNF; engl.: **r**ecombinant **hu**man TNF) Faktor. Wirkungen: TNF-α ist ein zentraler Mediator der systemischen Entzündungs- u. Immunreaktion mit Wirkung auf eine Vielzahl von Zellen; geringe Konzentrationen dienen der physiologischen Abwehr von Infektionen (z.B. durch Bakterien oder Viren); TNF-β wirkt überwiegend als lokaler Entzündungsmediator (Leukozytenadhäsion u. -migration, funktionelle Aktivierung neutrophiler Granulozyten).

tumorös: tumorförmig, ein Neoplasma betreffend.

Tumorregister: ↗Krebsregister.

Tumorresistenz-Tests: Chemosensibilitätstests von Tumorzellen gegenüber Zytostatika vor der Chemotherapie von Tumorpatienten.

Tumorsuppressorgene: Gene, die an der Übermittlung von wachstumshemmenden Signalen beteiligt sind, dadurch ein Gegengewicht zu den proliferationsaktivierenden Protoonkogenen (s.u. Onkogene) darstellen u. die Zelle vor maligner Entartung schützen.

Tumorviren: die »onkogenen Viren«, die – neben charakteristischen Viruseigenschaften – die Fähigkeit besitzen, normale Zellen in Tumorzellen umzuwandeln. Eine Virus-Ätiogenese (als Mitverursacher) gilt heute auch für Neoplasmen des Menschen als wahrscheinlich (z.B. Epstein*-Barr* Virus als Cofaktor bei Burkitt* Lymphom u. Nasopharyngeal-Ca.; humanes Papilloma-Virus [HPV] bei Kollumkarzinom; Hepatitisviren bei Leberzellkarzinom; ↗Abb.).

Tumorzelle: aus normalen Körperzellen hervorgegangene, durch Änderung des Genoms (s.a. Karzinogenese) entartete Zelle mit der Fähigkeit des autonomen (unkontrollierten) u. progress. Wachstums. Als zytol. Merkmale gelten v.a.: Zellpolymorphie (Anisozytose), zugunsten des Kerns veränderte Kern-Plasma-Relation, Kernpolymorphie (Anisokaryose) u. -hyperchromasie, DNS-Vermehrung, Aneuploidie, vergrößerter Nucleolus.

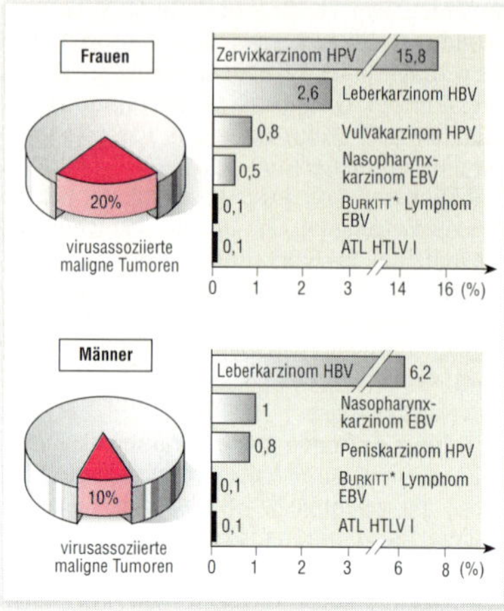

Tumorviren: Anteil virusassoziierter Tumoren bei Frauen u. Männern weltweit. In das Schema sind nur Tumoren einbezogen, bei denen die pathogenetische Rolle des jeweiligen Virus eindeutig belegt ist.
ATL = T-Zell-Leukämie der Erwachsenen; HBV = Hepatitis-B-Virus; HPV = humanes Papilloma-Virus; EBV = Epstein*-Barr* Virus; HTLV I = humane T-Zell-Leukämie [372]

Tunica: (latein.) Unterkleid, Hülle; *anat* Hüllschicht. – **T. adventitia:** die äußere dünne Bindegewebsschicht in der Wand von Ductus deferens, Ösophagus, Ureter, Samenbläschen u. Blutgefäßen (s.a. Adventitia). – **T. albuginea:** derbe, weißl. Bindegewebshülle z.B. des Hodens, der Schwellkörper; ferner im Ovar die unter dem Keimepithel gelegene Schicht. – **T. conjunctiva:** »(Augen-)Bindehaut«, die Innenfläche der Lider überziehende durchsichtige Schleimhaut. – **T. elastica:** Schicht elastischer Fasern in der Wand der Arterien vom muskulösen Typ (zwischen T. media u. T. intima bzw. Adventitia). – **T. externa:** bindegewebige Hüllschicht eines Organ(teil)s. **1)** s.u. Theca folliculi. **2)** ↗Adventitia. – **T. fibrosa:** faserig-bindegeweb. Organhüllschicht. – **T. intima:** die glatte, lumenseitige Endothelschicht (»Intima«) der Arterien-, Venen- u. Lymphgefäßwand. – **T. media:** die mittl., muskuläre Wandschicht (»Media«) der Arterien vom muskulären Typ. – **T. mucosa:** die die Hohlorgane auskleidende ↗Schleimhaut (»Mukosa«). – **T. m. uteri:** das ↗Endometrium. – **T. m. ventriculi:** die ↗Magenschleimhaut. – **T. muscularis,** Muskularis: glattmuskuläre Wandschicht (ausnahmsweise auch mit quergestreifter Muskulatur) der Hohlorgane zwischen T. mucosa (bzw. Tela submucosa) u. T. serosa (bzw. Adventitia). – **T. serosa:** das die Bauchorgane überziehende Mesothel des Peritoneums (am Uterus als Perimetrium); i.w.S. das Peritoneum insgesamt sowie die übrigen serösen Häute (s.a. Serosa).

Tuohy* Nadel: Standardnadel für die ↗Periduralanästhesie mit abgerundeter u. stumpfer Spitze sowie seitlicher Öffnung.

Tupfer: locker zu einem erbs- bis walnußgroßen Bällchen zusammengefalteter Verbandmull.

Tupfpräparat: mittels Tupfsonde (einer Biopsiesonde ähnl. Instrument mit endständ. »Schwämmchen«) durch Betupfen des Gewebes gewonnenes Zellmaterial.

T_3-(uptake-)Test: (engl.) Schilddrüsentest; Bestimmung der freien ↗Thyroxinbindungskapazität mit ^{125}J-Trijodthyronin (T_3).

TUR: Abk. für **t**rans**u**rethrale **R**esektion; Entfernung von Gewebeteilen über die Harnröhre, z.B. als TUR-P die transurethrale ↗Prostataresektion oder als TUR-B die transurethrale Resektion eines Blasentumors; Durchführung mit Elektrotom oder Laser.

Turban-Tumoren, Spiegler* Tumoren, Endothelioma capitis Kaposi: ab Kindesalter v.a. an Stirn u. behaartem Kopf langsam wachsende, schließlich turbanartig den Kopf umgebende knollenförmige, glatte, haarlose Tumoren (i.S. des ↗Zylindroms).

Turboentzug: s.u. Morphinismus.

Turgor: der durch den intra- u. interzellulären Flüssigkeitsgehalt bedingte »Tonus« eines Körpergewebes, der dieses bei normalem Wasser- u. Elektrolythaushalt prall-elastisch erscheinen läßt.

tussigen, tussipar: Husten erregend.

Tussis: (latein.) ↗Husten. – **T. convulsiva:** ↗Keuchhusten.

Tutor: *(latein. = Beschützer)* schützende Gelenkmanschette aus formbarem Werkstoff; auch ↗Gipshülse (i.e.S. am Kniegelenk).

T-Welle: ↗T-Zacke.

Tylektomie: ↗Lumpektomie.

Tylom(a), Tylosis, Tylositas: Hornschwiele; familiäre Hyperkeratosis palmaris et plantaris bei häufig gleichzeitig bestehendem Plattenepithel-Ca. des Ösophagus; s.a. Keratosis. – **T. ciliaris:** derbe Schwellung des Lidrandes bei chron. Blepharitis.

tympanal, tympanicus: die Paukenhöhle (Tympanum) oder das Trommelfell (Membrana tympani) betreffend bzw. dazu gehörend.

Tympanektomie: op. Entfernung des Trommelfells.

Tympanie: paukentonart., fast musikal., **»tympan(it)ischer«** Klopfschall (mit regelmäß. Schwingungen) über großen, glattwandigen, gasgefüllten Körperhöhlen; z.B. über dem Abdomen bei Meteorismus.

Tympanitis: ↗Otitis media.

Tympanoplastik: gehörverbessernde mikrochirurg. Op. bei Schalleitungsschwerhörigkeit.

Tympanosklerose: ↗Paukensklerose.

Tympanum: *(latein. = Trommel)* ↗Cavitas tympanica.

Typhämie: das Auftreten von Salmonellen im Blut via Darmlymphwege in der 2. Krankheits-Wo. einer Typhus-abdominalis-Erkrankung.

typhl...: Wortteil »blind«, »Blinddarm« (= Caecum; s.a. Zäko...).

Typhlitis: Entzündung des Zäkums, meist einschl. des Wurmfortsatzes (Appendizitis), oder von einer solchen ausgehend. – **T. stercoralis:** T. bei Kotstauung oder -steinen.

typhös: benommen, soporös, den Typhus abdomin. betreffend, an Typhus erkrankt.

Typhoid: nicht-typhöse Erkrankung mit Typhus-abdomin.-Symptomatik; z.B. das biliöse T. (= Leptospirosis icterohaemorrhagica), das Cholera-, Malaria-T.

Typhom: bei Typhus abdomin. in der 1. Wo. multipel auftretendes grauweißes Granulom, v.a. in der Leber, ähnl. auch in Milz u. Lymphknoten.

Typhotoxin: Endotoxin (Lipopolysaccharid, O-Antigen) der Salmonella typhi.

Typhus: 1) ↗Typhus abdominalis. **2)** im engl. u. französ. Sprachgebrauch das epidem. ↗Fleckfieber (= T. exanthematicus). **3)** Typhus-art. Erkrankung (i.S. des ↗Typhoids).

Typhus abdominalis, Ty, typhoides Fieber, Bauchtyphus: en- oder epidemische Infektionskrankheit durch Salmonella typhi, übertragen durch direkten Kontakt mit Erkrankten oder gesunden Dauerausscheidern oder durch kontaminierte Nahrung (einschl. Trinkwasser). Verlauf in typ. Stadien: **1)** Stadium incrementi: nach Inkubation von 7–28 Tagen treppenförmiger Fieberanstieg; uncharakterist. allg. Beschwerden (u.a. Kopfschmerzen, Durstgefühl, Verstopfung; je nach überwiegenden Anfangssymptomen bez. als Zerebral-, Tonsillo-, Broncho-, Pneumo- oder Kolo-T.). **2)** Stadium acmes: nach 1 Wo. Kontinua (39–40°), Bewußtseinstrübung, Delirien, blutig-borkige Schleimhautbeläge, Milzschwellung, Typhämie, Bouveret* Ulkus am Gaumenbogen, Roseola typhosa am Rumpf

T

(für 8–14 Tage). **3)** Stadium decrementi: 8–14 Tage später (= 3.–4. Wo.) erbsenbreiartige Durchfälle, lyt. Entfieberung; ab 4. Wo. evtl. Komplikationen (Darmblutung, -perforation, Cholezystitis, Leberabszeß, Zystopyelitis, Bronchopneumonie, Myositis, Meningitis, Taubheit). – Therapie: Co-trimoxazol oder Chloramphenicol, evtl. Ampicillin oder Amoxicillin (nach Antibiogramm). 3–5% der Erkrankten werden Dauerausscheider (Reservoir meist Gallenblase). – Gem. Bundesseuchengesetz anzeigepflichtig (auch Verdacht u. Ausscheider); für Dauerausscheider partielles Berufsverbot. – Hinterläßt jahrelange (nicht lebenslängliche!) Immunität. Prophylaxe: Schutzimpfung, hygien. Maßnahmen, Sanierung der Dauerausscheider. – **T. exanthematicus:** ↗Fleckfieber, epidemisches.

Typhus-Paratyphus-Enteritis-Gruppe, TPE: ↗Salmonella.

Typhus-Paratyphus-Impfstoff: Aufschwemmung Aceton-inaktivierter Salmonella typhi u. Hitze-Phenol-inaktivierter Salmonella paratyphi A u. B (»TAB«) als Kombinationsimpfstoff für aktive parenterale (s.c.) Immunisierung u. Prophylaxe.

Typhus-Schluckimpfung: Impfstoff zur oralen Anw. gegen Typhus abdominalis; enthält abgeschwächte Lebend-Typhus-Keime; 3malige Schluckimpfung im Abstand von 2 Tagen.

Typing: (engl.) Typisierung. **1)** Festlegung der Art eines Tumors anhand einer Gewebeprobe; s.a. Grading, Staging. **2)** Bestimmung der Histokompatibilitätsantigene, HLA-Antigene u. Blutgruppen.

Tyraminase: ↗Monoaminooxidase.

Tyramin-Test: Phäochromozytom-Nachweis anhand der nach i.v. Inj. von 1 mg Tyramin eintretenden erheblichen Blutdrucksteigerung für mind. 10 Min.

Tyrosin, Tyr, Y: natürl. aromat. Aminosäure, Proteinbaustein (reichl. z.B. in Keratin). Zentraler intermediärer Metabolit u.a. für Schilddrüsenhormone, Catecholamine; bei Stoffwechselstörungen Hypertyrosinämie, Alkapton-, Phenylketonurie.

T-Zacke, T(erminal)-Welle, T: im EKG die dem QRS-Komplex folgende – u. normalerweise dessen höchstem Ausschlag gleichgerichtete – Welle am Ende der elektr. Kammersystole als »Erregungsrückbildungsschwankung«.

Tzanck* Zellen: für Pemphigus vulgaris u. DARIER* Krankheit charakterist. Epithelzellen.

T-Zelle: der dem **T**hymus entstammende T-Lymphozyt (s.u. Lymphozyten), als Helfer-Zelle (T_H), Suppressor-Zelle (T_S). – **T-Zell-Erythrodermie:** ↗SÉZARY* Syndrom. – **T-Zell-Lymphome:** ↗NON-HODGKIN-Lymphome.

U

U: Kurzzeichen u.a. für **U**ran, **U**rea, **U**racil, **U**ridin, **U**nit (engl. = Einheit).

ubiquitär: überall vorkommend.

UDPG: **U**ridin-5'-**diph**osphat**g**lucose = »aktive Glucose«; ein energiereicher Nucleosiddiphosphatzucker; wichtig für Biosynthese der Kohlenhydrate u. für zahlreiche Entgiftungsfunktionen.

Überbein: Ganglion, ↗Hygrom.

Überbrückungsplastik: ↗Plastik zur Überbrückung eines Organdefektes mit Hilfe eines geeigneten Transplantates; z.B. als Bypass-Operation, als Interpositionsplastik (z.B. an der Speiseröhre, am Harnleiter).

Überdruckkammer, -tank: Druckkammer für ↗hyperbare Oxygenation.

Überempfindlichkeit: 1) ↗Hyperästhesie. **2)** eine das normale Maß übersteigende Reizbeantwortung gegenüber spezifischen (z.B. bei immunologischer Sensibilisierung [Allergie]) oder unspezifischen Reizen (z.B. bei Asthma bronchiale, atopischem Ekzem, Rhinokonjunktivitis) gegenüber irritativen Reizstoffen.

Übererregbarkeit: gesteigerte Nerv-Muskel-Erregbarkeit, z.B. bei Myotonie, Spasmophilie, Tetanie, Neurasthenie.

Überfütterungsdyspepsie: leichte Säuglingsdyspepsie infolge Überernährung (Übersteigen der Toleranzgrenze des Nahrungsangebotes).

Übergangsepithel: ↗Urothel.

Übergewicht: das mindestens 10% über dem Sollgewicht liegende ↗Körpergewicht.

Über-Ich: (S. FREUD) in der Psychoanalyse die dem »Ich« als – nicht bewußter – Zensor übergeordnete Instanz der Persönlichkeit, die die Wünsche des »Es« unverändert oder abgewandelt zuläßt oder aber gemäß erworbenen moralischen Maßstäben verwirft. Seine Ausbildung beim Kind ist weitgehend orientiert am elterlichen Ü. (das Ü. ist somit Träger der Tradition, allg. Wertvorstellungen). Unbewußte Konflikte zwischen »Ü.« u. »Es« spielen eine Rolle bei Phobie, Zwangsneurose, Depression etc.

Überlastungsschaden: durch langzeitige physische Überbelastung oder Mikrotraumatisierung bedingte Schädigung am Bewegungsapparat, z.B. Dauerfraktur, Insertionstendopathie.

Überlaufblase: s.u. Ischuria paradoxa.

Überlebensrate: der prozentual erfaßbare Anteil von Patienten mit Krankheiten hoher Letalität (z.B. Malignome), der nach einer speziellen Therapie ein bestimmtes Zeitintervall überlebt (5–10 Jahre).

Überlebenszeit: beim Menschen die mittlere Zeitdauer, um die der Gesamtorganismus oder seine Organe (Gewebe) eine Ischämie überleben. Sie reicht stets über die Funktionserhaltungszeit hinaus. – s.a. Ischämietoleranz.

Überleitungsstörung: ↗Erregungsleitungsstörung.

Überleitungsstück: in der Niere der dünne, U-förmige Teil der HENLE* Schleife des ↗Tubulus (= intermediärer T.).

Überleitungszeit: ↗PQ-Zeit.

Übersichtigkeit: ↗Hyperopie.

Übersichtsaufnahme: ↗Röntgenaufnahme, die ein Körpergebiet oder Organsystem im ganzen darstellt.

Überträger: 1) Person, die – ohne evtl. selbst krank zu sein – eine Krankheit auf eine andere überträgt; s.a. Dauerausscheider, Konduktor. **2)** Vektor; Organismus, der den Transport eines Erregers von einem Wirtsorganismus zum anderen durchführt.

Überträgerstoff: ↗Transmitter, ↗Carrier.

übertragbare Krankheiten: die durch Infektion, Invasion oder Infestation »ansteckenden« Krankheiten; i.e.S. die – in der BRD im Bundesseuchengesetz erfaßten meldepflichtigen Krankheiten (s.u. Meldepflicht).

Übertragung: 1) über die 41. Schwangerschaftswoche hinaus verlängerte Tragzeit (meist infolge ungenügender Gebärmuttererregbarkeit). **2)** (S. FREUD) die während der psychoanalytischen Behandlung auftretende Projektion frühkindlicher Liebes-, Wunsch-, Haß- u. Ablehnungseinstellungen zu Eltern etc. auf den Analytiker (bzw. – als Gegenübertragung – umgekehrt). **3)** Krankheitsübertragung; s.a. Infektion.

Übertransfusion: die zu große (i.w.S. auch die zu schnelle) Blutübertragung als mögliche Ursache von Transfusionszwischenfällen.

Übungsbehandlung: Behandlung (auch i.S. der Rehabilitation) funktionsgeschädigter Organe durch Übung unter zunehmender Belastung.

Uhr, biologische: ↗zirkadianer Rhythmus.

Uhrglasnägel, Unguis hippocraticus: in Längsrichtung übermäßig gewölbte Finger- u./oder Zehennägel (evtl. mit Leukonychie u. Trommelschlegelfingern) bei chronischem Sauerstoffmangel i.S. der Hypoxämie; ähnlich bei Leberzirrhose.

Uhrglasverband: Augenverband unter Verwendung einer Plexiglaskalotte; zur Verhinderung der Hornhautaustrocknung bei Lidschlußstörung.

UICC: Abkürzung für (latein.) **U**nio **i**nternationalis **c**ontra **c**ancrum (= Internat. Gesellschaft gegen Krebs).

ulcerosus, ulzerös: (latein.) geschwürig (↗Ulcus).

Ulcus, Ulkus: Geschwür; Substanzverlust der Haut (mindestens bis in die Lederhaut) oder der Schleimhaut (in ganzer Tiefe), der im allgemeinen nach Demarkation u. Abstoßung des bestehenden nekrotischen Gewebes narbig abheilt; vgl. Erosion. – **U. callosum:** U. mit verhärtetem Rand. – **U. carcinomatosum:** Krebs- = Karzinomgeschwür. – **U. causticum:** U. durch Ätzgift. – **U. corneae:** Hornhautgeschwür (des Auges) im Verlauf einer Kerat(okonjunktiv)itis. – **U. cruris:** Unterschenkelgeschwür, meist infolge örtlicher venöser, seltener auch arterieller Zirkulationsstörung; als ↗Ulcus varicosum u. als U. postthromboticum bei chronischer venöser ↗Insuffizienz bzw. als U. arteriosum bei arterieller Verschlußkrankheit; als U. hypertonicum bei Angiolitis-bedingter Ischämie. Entstehung bzw. ausbleibende Heilung oft auch polyätiologisch. – **U. duodeni:** Zwölffingerdarmgeschwür (↗Abb.); Genese: neben erhöhter Säuresekretion (psych. Konstitution) kommen Störungen der Autoregulation, exogene Noxen, gesteigerte Motilität u. Defekte an schleimhautschützenden Mechanismen in Frage; häufig auch eine Besiedelung mit Helicobacter pylori; Verlauf wie bei U. ventriculi. Symptome: Druckschmerz im mittleren u. rechten Oberbauch, evtl. in den Rücken ausstrahlend, Nüchternschmerz; heilt im allgemeinen nach 3–5 Wo., jedoch große Rezidivneigung (s.a. Ulkuskrankheit). – **U. durum:** der geschwürige Primäraffekt der ↗Syphilis;

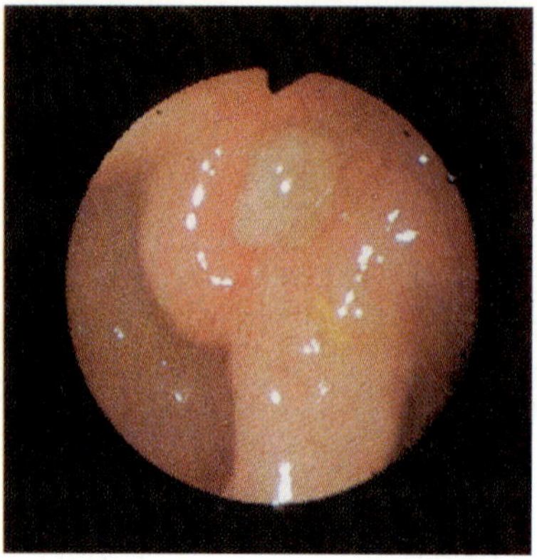

Ulcus duodeni: endoskopischer Befund [428]

mit erhabenem, derbem Rand; i.w.S. der »harte Schanker« in jeder Form. – **U. molle,** Schankroid: durch Haemophilus ducreyi bedingte venerische Krankheit, die sich 2–3 Tg. (bei Frauen evtl. mehrere Wo.) nach Geschlechtsverkehr manifestiert durch meist mehrere schmerzhafte, wie gestanzte Geschwüre mit weichen u. unterminierten Rändern u. eitriger Oberfläche, u. zwar meist in der Kranzfurche oder an den Schamlippen; allgemein Druckschmerz u. Schwellung der regionären Lymphknoten (die evtl. vereitern u. durchbrechen; s.a. Bubo, schankröser). Auch als U. mixtum (Chancre mixte) bei gleichzeitiger syphilitischer Infektion. Es besteht gesetzliche Behandlungspflicht. – **U. penetrans:** s.u. Ulcus ventriculi. – **U. pepticum:** auf Magensafteinwirkung zurückgeführte Geschwürsbildung im Verdauungstrakt, i.e.S. die an nicht gegen Salzsäure widerstandsfähigen Schleimhäuten, v.a. als **U. p. jejuni,** d.h. als »Anastomosengeschwür« nach Magenresektion. Symptome: meist Abend- u. Nachtschmerz (links vom Nabel), okkulte oder massive Blutung. – **U. postthromboticum:** s.u. Ulcus cruris. – **U. pyloricum:** s.u. Ulcus ventriculi. – **U. radiologicum:** ↗Strahlenulkus. – **U. rodens:** »nagendes Geschwür«. **1)** ↗Basaliom in Form eines flachen, langsam seitlich fortschreitenden Geschwürs mit leistenartigem, perlmuttglänzendem Rand (↗Abb.); s.a. U. terebrans. **2)** Form des ↗U. corneae. – **U. syphiliticum:** ↗Ulcus durum. – **U. terebrans:** primär destruierend wachsendes, in die Tiefe gehendes, auf Knorpel u. Knochen übergreifendes, zerfallendes ↗Basa-

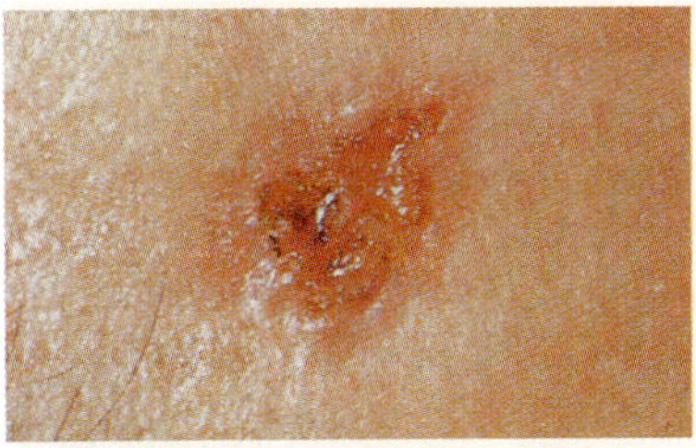

Ulcus rodens (ulzerierendes Basaliom) [393]

liom; vgl. Ulcus rodens (1). – **U. trophicum:** durch Störung der Trophik bedingtes Geschwür; i.e.S. das **U. trophoneuroticum** = U. neuroparalyticum der Haut bei segmentaler Schädigung des Rückenmark-Vorderhorns oder der Spinalnervenwurzel (z.B. bei Querschnittslähmung, Tabes dorsalis, Syringomyelie) oder des peripheren Nerven. – **U. varicosum:** das »Unterschenkelgeschwür« (Ulcus cruris) beim varikösen Symptomenkomplex des Beines; i.e.S. das nach Varikophlebitis oder Periphlebitis (= U. postthromboticum); nekrotisierend; meist am Innenknöchel u. mit Hautatrophie, Hyperpigmentation, Ekzem. – **U. venereum simplex:** ↗Donovanosis. – **U. ventriculi:** das »Magen(wand)geschwür« (oft bei gastritisch veränderter Schleimhaut); meist an der Magenstraße u. im Pylorusbereich (= U. pyloricum); zunächst rund, scharf begrenzt, auf die Mukosa beschränkt, bei längerem Bestehen evtl. tiefer vordringend (= U. penetrans), evtl. Nachbarorgane miterfassend, u.U. sogar in entstandene Verwachsungen oder in die freie Bauchhöhle durchbrechend (= U. perforans). Symptome: Druckschmerz oberhalb u. links vom Nabel, Völlegefühl u. Oberbauchschmerzen (v.a. nach dem Essen). Komplikationen: Magenblutung, Magenperforation, Magenverengung (Sanduhrmagen, Pylorusstenose); erhöhtes Risiko für ↗Magenkarzinom (Ulkuskarzinom). – **U. vulvae:** Geschwür der weibl. Scham; akut mit unbekannter Ätiologie meist bei jungen Frauen, u. zwar gangränös, berührungsempfindlich, nicht ansteckend, spontan heilend; als chronisches U. simplex im Klimakterium, langsam fortschreitend.

Ulkus: Geschwür, ↗Ulcus.

Ulkuskarzinom: unter dem klinischen Bild eines Magengeschwürs in Erscheinung tretendes ↗Magenkarzinom.

Ulkuskrankheit: das dem ↗Ulcus ventriculi u. duodeni gemeinsame Krankheitsbild, v.a. als »Geschwürsleiden« bei der chronisch-rezidivierenden Form; meist mit Helicobacter-pylori-Infektion des Magens assoziiert. – Ferner der sog. Reizmagen vegetativ labiler junger Menschen; mit Krankheitsbeschwerden wie bei Ulcus duodeni, wobei im weiteren Verlauf meist ein Geschwür auftritt.

Ullrich*-Turner* Syndrom, XO-Syndrom: Fehlentwicklung der Keimdrüsen (Gonadendysgenesie) mit weiblichem Phänotyp infolge Chromosomenaberration (Karyotyp 45/X0).

Ulna: die Elle, der kleinfingerseitige Unterarmknochen; am proximalen Ende mit Olecranon u. Processus coronoideus; am distalen Ende mit Caput u. Processus styloideus.

ulnar(is): (latein.) zur Elle (↗Ulna) gehörend, kleinfingerseitig am Unterarm.

Ulnarislähmung: Lähmung der vom N. ulnaris versorgten Muskeln u. mit Sensibilitätsausfällen als Folge der Schädigung/Erkrankung des Nervs.

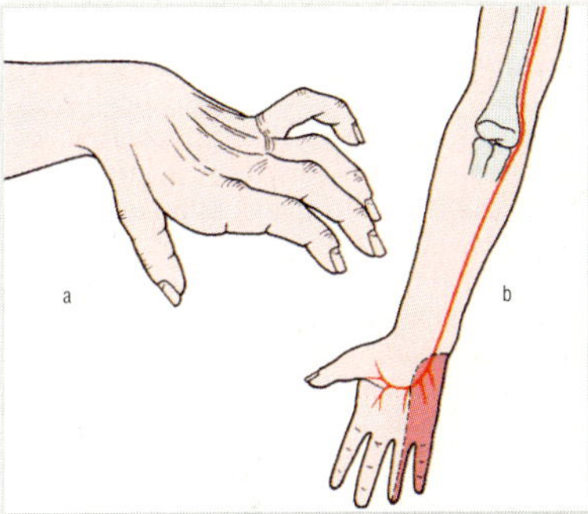

Ulnarislähmung: Krallenhand (a), Sensibilitätsstörungen im dunkelroten Bereich (b) [349]

Ulnartunnel-Syndrom: Symptomatik bei Kompression des N. ulnaris in der GUYON* Loge (**»Ulnartunnel«** im Kleinfingerballen): Handgelenkschmerz (in Unterarm u. 4. u. 5. Finger ausstrahlend), Hyp- u. Parästhesien an diesen Fingern, Schwäche u. Atrophie der Ulnaris-versorgten Handmuskeln.

Ultrafiltrat: i.e.S. das im Glomerulus der Niere gebildete U. des Blutplasmas (= Primärharn), ↗Glomerulusfiltrat.

Ultrakurznarkotika: ↗Narkotika (v.a. Thiobarbiturate) mit schnell einsetzender, aber kurzer Wirkung in Abhängigkeit von Dosis u. Verteilungsvolumen; s.a. Kurznarkose.

Ultrakurzwellentherapie: ↗Hochfrequenztherapie mit Frequenzen > 30–300 MHz (λ = 1–10 m).

U

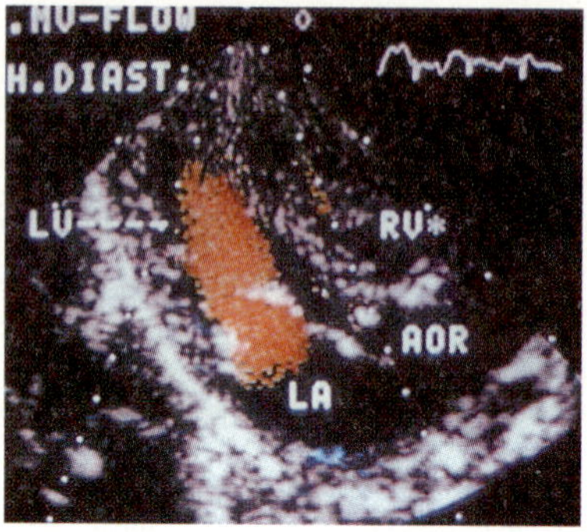

Ultraschallechokardiographie (Farbdoppler): normaler diastolischer Einfluß in den linken Ventrikel (LV) aus dem linken Vorhof (LA) über die Mitralklappe, Flußrichtung auf den Schallkopf hin gerichtet; einheitliche rote Farbe der Einstrombahn weist auf normale diastolische Füllung des Ventrikels hin. Die Aortenklappe (Aortenwurzel = AOR) ist geschlossen, rechts im Bild liegt der rechte Ventrikel (RV).

Ultrarot, Infrarot, UR, IR: im elektromagnetischen Spektrum die sich dem Rot des sichtbaren Lichts anschließende energieärmere (längerwellige), unsichtbare Strahlung. Anw. *therap* für Bestrahlungen, v.a. bei HNO- u. Hautkrankheiten, Neuralgien, für Gewebskoagulation (Licht-Kontakt-Koagulation), *diagnost* in der Thermographie.

Ultraschall, U-Schall, US: Schallwellen mit Frequenzen > 20 kHz (bis GHz), d.h. oberhalb des Hörbereichs des Menschen.

Ultraschall-Diagnostik, Sonographie: wichtiges bildgebendes Verfahren durch Anw. von Ultraschall (1–10 MHz); Vorteile u.a.: ungefährlich, den Patienten nicht belastend (nicht invasiv), bei Erfahrung hohe Aussagekraft. – Methoden: **1)** A-Scan, -Scope, -Mode (A für Amplitude): eindimensionale Darstellung der Echos (stehendes Bild); Anw. bei topographisch unkomplizierten Fragestellungen. – **2)** B-Scan (B für »brightness«): zweidimensionale, lichtmodulierte Darstellung der Echos; die entsprechend der Echointensität in Grautönen wiedergegebenen Punkte fließen – soweit von gleichwert. Strukturen stammend – zu Flächen u. Linien zusammen u. geben bei apparativer Verschiebung in schneller Folge sofort ein sichtbares Bild (= schnelles B- oder Echtzeit-Verfahren = Real-time-Technik). – **3)** Time-motion-Betrieb (»M-Mode«); s.a. Ultraschallechokardiographie. – **4) Ultraschall-Doppler* Methode:** Strömungsgeschwindigkeitsmessung in Gefäßen u. im Herzen anhand der von den Erythrozyten mit DOPPLER* Effekt reflektierten Echos. Durch Kombination von Ultraschall-Doppler u. Echoimpulsverfahren (B-Bild) Duplex-Sonographie mit gleichzeitiger Abbildung des interessierenden Blutgefäßes bzw. des Herzens u. Messung der Blutströmungsgeschwindigkeit; bei flächenhafter Ableitung u. Farbkodierung der Geschwindigkeitssignale im Mehrkanalverfahren (multigate) auch als Farb-Duplex-Sonographie.

Ultraschall(echo)kardiographie, UKG, UCG: Ultraschalldiagnostik des Herzens. – Auch als Farb-Doppler-Echokardiographie, wobei Blutströmung u. Morphologie gleichzeitig in einem farbkodierten zweidimensionalen Schnittbild dargestellt werden.

Ultraschall-Feinnadelbiopsie: Feinnadelbiopsie unter Nutzung der Sonographie zur gezielten Gewebsentnahme.

Ultraviolett, UV: im elektromagnetischen Spektrum die an das Violett des sichtbaren Lichts anschließende energiereichere (kürzerwellige), unsichtbare Strahlung; nach biologischen Wirkungen unterschieden als UV-A (315–400 nm; bewirkt Dunkelfärbung UV-B induzierter Pigmentkörperchen: »Bräunungsstrahlen«), UV-B (280–315 nm; bewirkt Photosynthese des Vitamins D, entzündliches Erythem, »Sonnenbrand«, Melanozytenstimulierung) u. UV-C (100–280 nm; bewirkt u.a. Licht-Konjunktivitis, Störung der Haut-Bakterienflora, Erythem). Chron. UV-Exposition erhöht das Risiko für Hauttumoren (Basaliom, Plattenepithelkarzinom). Beim malignen Melanom scheinen eher wiederholte akute UV-Überdosierungen (schwere Sonnenbrände) v.a. im Kindesalter ein Risikofaktor zu sein. – Bodennahe Sonnenstrahlung enthält UV-A u. UV-B (UV-C wird in der Atmosphäre absorbiert).

Ultraviolettbestrahlung: 1) ↗Photochemotherapie. **2)** (photochemische) Luft- u. Oberflächenentkeimung durch UV-C; z.B. Instrumenten-, Raumdesinfektion (in Labors, Sterilabfüll- u. Operationsräumen, bei Anwesenheit von Menschen nicht unumstritten). **3)** UV-Exposition von Milch (»Uviol«-Milch) zwecks Anreicherung mit Vitamin D bei gleichzeitigem Keimfreimachen.

Ulzeration: Entwicklung eines Geschwürs (↗Ulcus) aus einem nicht-heilenden Haut- oder Schleimhautepitheldefekt; i.w.S. auch das Ulkus selbst.

umbilicalis: (latein.) zum Nabel bzw. zur Nabelschnur gehörend. – s.a. Umbilikal…

Umbilikalkreislauf: der von den Nabelschnurgefäßen gebildete Kreislauf, der unmittelbar nach der Geburt seine spezifische Bedeutung verliert.

Umgehungsanastomose: operatives Kurzschließen von Hohlorganabschnitten zur Umgehung krankhafter, operativ nicht unmittelbar zu behebender passagebehindernder Krankheitsprozesse oder zur vorübergehenden Entlastung. I.e.S. meist als Palliativoperation im Verdauungstrakt (bei Karzinom, auch als Voroperation vor einer Tumorentfernung).

Umlauf, Tourniole: oberflächliche, pustulöse ↗Pyodermie bzw. Bulla rodens des Nagelwalles (halbmondförmig um den Nagel, diesen evtl. abhebend); s.a. Paronychie.

Umleitungsanastomose: ↗Bypass; s.a. Umgehungsanastomose.

Umschlag: ↗Wickel. – **Umschlagverband:** ↗Dolabra reversa.

Umschnürung: 1) ↗Abbinden (mittels Tourniquet); s.a. Blutleere. **2)** ↗Strictura.

Umstechungsnaht: Unterbindung (Ligatur) eines tiefliegenden u./oder nicht (genügend) präparativ darstellbaren Gefäßes durch eine die Gefäßumgebung mitfassende Kreuz- oder Z-Stichnaht, evtl. als Massenligatur (z.B. bei flächenhafter Blutung aus parenchymatösen Organen).

Umstimmung: Änderung physiologischer Funktionen, d.h. der Reaktionsweise von Vegetativum u. Endokrinium auf einwirkende innerliche oder äußerliche Reize, durch gezielte, langzeitige Aktivierungsmaßnahmen in angemessener Dosierung; z.B. mit unspezifischen Maßnahmen (Überwärmungsbad, Diät, Reizkörpertherapie) oder durch Verabfolgung spezifischer Arzneimittel.

Umwandlungszone: Epidermisierungszone mit reaktiver Gefäßregeneration am äußeren Muttermund im Bereich einer ↗Ektopie der Portio. Ausgeprägtere Veränderungen sind verdächtig auf Bösartigkeit (s.a. Carcinoma in situ, CIN).

Umweltkrankheiten: durch direkte oder indirekte Einwirkung von Schädlichkeiten der Umwelt (z.B. Emissionen [s.a. Smog], Strahlen [v.a. radioaktive], Lärm, Boden-, Wasserverunreinigung) bedingte Krankheiten. Mit ihnen befaßte Bereiche der Humanmedizin (»**Umweltmedizin**«, medizinische Environtologie) sind z.B. deren Teilgebiete Hygiene, Patho-, Toxiko-, Dermatologie.

Unbewußtes: die seelischen Inhalte außerhalb des Bewußtseinsfeldes; als nicht Bewußtseinsfähiges (= »Unbewußtes« i.e.S. = Außerbewußtes) u. als momentan nicht Bewußtes (= Unbemerktes). – *psychoanalyt* nach FREUD das Gesamt der verdrängten (u. bewußt zu machenden) seelischen Inhalte, die als Repräsentanzen der Triebe anzusehen sind, eigenen Gesetzmäßigkeiten unterliegen u. v.a. kindliche Triebwünsche u. Vorstellungen beherbergen. – Entspricht dem »Es« (ist jedoch auch im »Ich« u. »Über-Ich« z.T. vorhanden).

undifferenziert: unreif, ohne die Merkmale der abgeschlossenen Zellreife (bei Neoplasmen mit Analogien zu Vorstufen des Muttergewebes, jedoch ohne dessen endgültige Differenziertheit). – s.a. Anaplasie.

undulans, undulierend: *(latein. unda = Welle)* mit Verlauf, Bewegung in Wellenform; z.B. ↗Febris und., und. Membran (z.B. der Trypanosomen).

Undulation: Wellenbewegung; *klin* die intraabdominale U., die bei Aszites von der flach aufgelegten Hand nach kurzem Anstoßen der Bauchwand der Gegenseite gefühlt wird.

Unfallverhütung: alle psychologischen, medizin., techn. etc. Maßnahmen zur Verhinderung von Unfällen. Im beruflichen Bereich v.a. gestützt auf die Gewerbeordnung, das Unfallversicherungsneuregelungsgesetz (UVNG), Gesetz über Betriebsärzte, Sicherheitsingenieure u.a. Fachkräfte für Arbeitssicherheit, Unfallverhütungsvorschriften (UVV) der Berufsgenossenschaften.

Unfruchtbarkeit: ↗Sterilität (2); vgl. Konzeptionsverhütung.

Unfruchtbarmachung, Sterilisation: Herbeiführen einer ↗Sterilität; definitiv z.B. durch Vasoligatur (Unterbindung des Samenleiters beim Mann) bzw. Tubenligatur u. -resektion (bei der Frau).

Ung.: Unguentum (= Salbe).

ungualis: Finger- bzw. Zehennägel betreffend; z.B. Panaritium unguale.

Unguentum: (latein.) ↗Salbe. – **U. ophthalmicum:** Augensalbe.

unguicularis: (latein.) zum Finger- bzw. Zehennagel (Unguis) gehörig.

Unguis: der Finger- bzw. Zehennagel (s.a. Nagel...). – **U. hippocraticus:** ↗Uhrglasnagel (einschließlich des zyanotischen Nagels bei Herz-Lungen-Erkrankungen). – **U. incarnatus:** ↗eingewachsener Nagel.

Unipara: Frau, die bereits eine Schwangerschaft ausgetragen hat; vgl. Primipara.

unipolar: einpolig; z.B. unipolare Ableitung; unipolare Ganglienzelle (G. mit nur 1 Axon).

Unit, U: (engl.) Einheit.

Universalempfänger: Träger der Blutgruppe AB (d.h. ohne Isoantikörper α u. β), dem (nach unauffälliger biolog. Vorprobe!) notfalls auch Blut der Gruppen A, B u. 0 übertragen werden kann.

Universalspender: Träger der Blutgruppe 0 (i.e.S. rh-negativ), dessen Blut (nach unauffälliger biolog. Vorprobe!) notfalls auch auf Träger aller Blutgruppen übertragen werden kann, da es infolge Verdünnung der α- u. β-Isoantikörper im Empfängerblut die Erythrozyten nicht agglutiniert.

Unkovertebralgelenke: an der Halswirbelsäule die »Halbgelenke« zwischen dem Processus uncinatus der Deckplatte u. der Abschlußplatte benachbarter Wirbelkörper.

Unreife (des Neugeborenen): s.u. Reifezeichen.

Unruhe: Hyperkinese; ferner ↗Erregung (2).

unspezifisch: uncharakteristisch, nicht kennzeichnend, keine spezifische Reaktion betreffend. – **u. Entzündung:** die nicht für einen bestimmten Erreger typische E.

Unterarm, Antebrachium: der rumpfferne Abschnitt der oberen Gliedmaße vom Ellbogen- bis zum Handgelenk.

Unterarmfraktur: gleichzeitiger Bruch beider Unterarmknochen (Radius-, Ulnafraktur).

Unterbewußtes: nicht korrektes Synonym für ↗Unbewußtes.

Unterbindung: Abschnüren von Blutgefäßen, ↗Ligatur.

Unterdruckatmung: Atmung bei Luftdrücken < 1 atm, z.B. in großer Höhe. – **U., künstliche:** Beatmung unter künstlich herbeigeführtem Unterdruck, z.B. als – Exspiration u. venösen Rückfluß fördernde – Phase der Wechseldruckbeatmung.

Unterdrückung: ↗Suppression.

Unterentwicklung: ↗Hypogenesie, -plasie.

Unterernährung: unzureichende, den Energiebedarf des Organismus nicht deckende Ernährung; i.w.S. auch der daraus resultierende Zustand. Die negative Energiebilanz wird kompensiert durch Einschmelzen von Körpersubstanz (Fettgewebe, dann Muskulatur) u. – unter verringerter Leistung – durch Bedarfssenkung. Hochgradige u. längere U. (v.a. im Entwicklungsalter) führt zu Dauerschäden, u.a. auch zu Resistenzschwäche; s.a. Kwashiorkor (= »malignes Unterernährungssyndrom«); vgl. Malnutrition.

Untergewicht: ↗Körpergewicht unter dem Sollgewicht.

Unterhaut(zellgewebe): die ↗Tela subcutanea (= Subkutis) mit dem zugehörigen Unterhautfettgewebe (= Panniculus adiposus).

Unterkiefer, UK: ↗Mandibula (s.a. Kiefer..., Mandibular...).

Unterkühlung, allgemeine: Zustand des Organismus als Folge anhaltender bzw. langzeit. Kälteeinwirkung (s.a. Hypothermie).

Unterleibsentzündung: ↗Adnexitis, Metritis, Parametritis.

Unterleibstyphus: ↗Typhus abdominalis.

Unterschenkel, Crus: der rumpfferne Abschnitt der unteren Gliedmaße zwischen Knie- u. oberem Sprunggelenk.

Unterschenkelamputation: Beinabsetzung im Unterschenkel, u. zwar meist in der rumpfnahen Hälfte mit dem Ziel des Erhalts eines funktionstüchtigen Stumpfes.

Unterschenkelbruch, Fractura cruris: gleichzeitiger Bruch beider Unterschenkelknochen. – Häufig kompliziert durch Nebenverletzungen (Aa. tibiales, N. peroneus, Sprunggelenk), Pseudarthrose, Deformitätsheilung, SUDECK* Syndrom.

Unterschenkelgeschwür: ↗Ulcus cruris.

Unterschenkelprothese: Kunstbein zur Versorgung eines Unterschenkelamputationsstumpfes.

Unterschenkeltyp: kruraler Typ der peripheren arteriellen ↗Verschlußkrankheit; beim jüngeren Patienten häufig durch ↗Endangi(i)tis obliterans, beim älteren Patienten meist arteriosklerotisch. Charakterisiert durch Claudicationsschmerz im Fuß (nach distalem Unterschenkel), Erstmanifestation häufig auch bereits mit Ruheschmerz oder akralen Nekrosen; klinisch Pulsabschwächung bzw. -losigkeit der Knöchelarterien bei normalem Poplitealpuls.

Untersuchung, ärztliche: Untersuchung im Rahmen der Diagnostik. – **U., digitale:** Austasten von Körperöffnungen mit einem oder mehreren – mit Gummifingerling oder -handschuh bedeckten – Fingern. – **U., rektale:** digitale U. des Mastdarmes u. anliegender Organe (v.a. DOUGLAS* Raum, Prostata), oft ergänzt durch ↗Rektoskopie bzw. Proktoskopie. – **U., vaginale:** digitale U. der Scheide u. der weiblichen Beckenorgane (evtl. *geburtsh* auch der erreichbaren Teile der Leibesfrucht), oft kombiniert mit Spekuluminspektion, Kolposkopie.

Untertemperatur: ↗Hypothermie.

Unterwasserbehandlung: ↗Hydrotherapie mit Anw. physiotherapeutischer Maßnahmen im temperaturindifferenten Teil- oder Vollbad; als Unterwassergymnastik, d.h. als Bewegungstherapie bzw. Krankengymnastik unter Ausnutzung des Auftriebs für Geh- u.

Schwimmübungen Gelähmter oder in der Knochenbruchnachbehandlung.

Unterwasser-Druckstrahlmassage: ↗Massagetherapie, bei der während eines warmen Wannenbades Haut u. Muskulatur mit einem Wasserstrahl aus einer Wasserdüse in kreisender Bewegung massiert werden; Anw. v.a. bei ausgedehnten schmerzhaften Muskelverspannungen oder bei Versteifungstendenzen der Wirbelsäule (z.B. bei BECHTEREW* Krankheit).

Unverträglichkeit: 1) enzymopathische Idiosynkrasie; z.B. als akute hämolytische Anämie bei Glucose-6-phosphat-dehydrogenase-Mangel nach Einnahme von Primaquin oder nach Favabohnen-Genuß. **2)** die ↗Inkompatibilität; meist mit nachfolgender Antigen-Antikörper-Reaktion. **3)** Interferenz zwischen Arzneimitteln (s.u. Wechselwirkung).

unwillkürlich: nicht willensbedingt, automatisch, reflektorisch.

Uperisation, Ultra-Pasteurisation: »UHT(= ultrahigh-temperature)-Verfahren« zur Herstellung von H-Milch (monatelang haltbare Halbkonserve; frei von lebensfähigen Keimen u. Sporen); 80 °C warme Milch wird mit überhitztem Wasserdampf durchschäumt, dann schnell im Vakuum von 150 auf 80 °C heruntergekühlt.

Urachusfistel: Fistel bei vollständig oder teilweise nicht verödendem Urachus.

Urachuszyste: Zyste infolge teilweise ausgebliebener Urachusverödung.

Uracil, U: eine Nucleinbase (Baustein der Nucleinsäuren), die nur in der RNS vorkommt u. in der DNS durch Thymin ersetzt ist.

Urämie: »Harnvergiftung« bei Niereninsuffizienz mit Ödembildung u. Blutdrucksteigerung. Bei akutem Nierenversagen als akute U. mit Anurie u. schnellem Anstieg der Harnstoff- u. Creatinin-Werte im Serum. Bei chronischer Niereninsuffizienz (»Nierensiechtum«) mit Störung des Wasser- u. Elektrolythaushaltes, metabolischer Azidose, Zunahme von Harnstoff u. Creatinin. Symptome vielfältig, z.B. Anorexie, Nausea, Gastritis/Enterokolitis, Erbrechen, Durchfälle, Verwirrtheit, motorische Unruhe, Krampfneigung, Polyneuritis, urämische »Wasserlunge«, Pleuritis, Herzinsuffizienz, Hirnödem, evtl. ↗Coma uraemicum.

urämisch: die ↗Urämie betreffend. – **u. Amaurose:** ↗Amaurose durch Schädigung der Sehrinde bei Urämie.

Uragoga ipecacuanha, Cephaelis ipecacuanhae: (sub)tropische Blütenpflanze [Rubiaceae]. Die Wurzel (= Radix Ipecacuanhae, »Brech-«, »Ruhrwurzel«) enthält Alkaloide (u.a. Emetin), dient als Emetikum; Anw. v.a. bei Kindern mit Vergiftungen.

Uran(ium), U: radioaktives Schwermetall der Actiniden-Gruppe; dient zur Herstellung radioaktiver Nuclide u. zur Gewinnung von Kernenergie (im Reaktor: »Uranmeiler«).

Urano...: Wortteil »Gaumen« (↗Palatum).

Urat: Salz der Harnsäure.

Uratablagerung: ↗Gichtknoten, Harnsäureinfarkt.

Uratgicht: ↗Gicht (1).

Uraturie: vermehrte Ausscheidung von Uraten im Harn bei harnsaurer Diathese; die Salze fallen im Harn in der Kälte als Kristalle aus (Ziegelmehlsediment, bei Erwärmen [55 °C] Wiederauflösung).

Urazil: ↗Uracil.

Urea, Ü: ↗Harnstoff.

Ureaplasmen: fakultativ pathogene Bakterien (ohne Zellwand), die Harnstoff spalten; Erreger von nichtgonorrhoischer Urethritis beim Mann u. Zervizitis bei der Frau.

Urease-Test: Bakteriendifferenzierung anhand des Urease-bedingten Verhaltens gegenüber Harnstoff(-Nährboden); »Urease-positive« Bakterien (z.B. Klebsiella, Proteus vulg.) spalten Harnstoff, wobei freigesetztes Ammoniak Farbumschlag eines Nährbodenindikators bewirkt. Urease-negativ sind z.B. Salmonella, Shigella, Escherichia.

Ureide: Verbindungen des Harnstoffs mit organischen Säuren, z.B. Malonylharnstoff (= Barbitursäure).

Ureo...: Wortteil »Harn« (griech. uron), »Harnstoff«, »Harnwege«.

Ureter: der Harnleiter; das 20–30 cm lange röhrenförmige Hohlorgan zwischen Nierenbecken u. Harnblase.

Ureterdilatation: 1) abschnittsbegrenzte oder allgemeine Weitstellung bzw. Ausweitung des Harnleiters; z.B. bei Ureteratonie, Harnstauung. **2)** Harnleiteraufdehnung mittels Katheter oder – filiformer – Bougies steigender Kaliber.

Ureterenge: 1) jede der 3 natürlichen Engstellen des Harnleiters, u. zwar am Abgang vom Nierenbecken, an der Kreuzung mit den Iliakalgefäßen, an der Mündung. **2)** ↗Harnleiterstenose.

Ureteritis: Harnleiterentzündung.

Ureterkarzinom: bösartiger Tumor des Harnleiters; in über 95% als ↗Urothelkarzinom (damit durch hohe Rezidivrate u. multifokales Wachstum charakterisiert); in 2–3% als

Plattenepithelkarzinom (gehäuft bei Steinpatienten). Klinische Leitsymptome: Mikro- oder Makrohämaturie u./oder eine meist unilaterale Harnstauung.

Ureterkatheterismus: Einführen eines Harnleiterkatheters mit Hilfe eines doppelläufigen Zystoskops in einen oder bd. Harnleiter, evtl. bis ins Nierenbecken. Zur Prüfung der Durchgängigkeit, Gewinnung von Nierenbeckenharn, retrograden ↗Pyelographie (u. -skopie), Entlastung bei Harnstauung (evtl. als Dauerkatheterismus), Nierenbeckenspülung, Chemolitholyse, Ureterdehnung.

Ureterolith: ↗Harnleiterstein.

Ureterolithotomie: operative Entfernung eines im Harnleiter festgeklemmten – nicht durch Schlingenextraktion oder Steinabtreibung entfernbaren – Harnleitersteins nach Eröffnung des freipräparierten Harnleiters.

Ureteropyelitis: Entzündung von Harnleiter u. Nierenbecken (Ureteritis u. Pyelitis).

Ureteropyelographie: Kontrastdarstellung des Harnleiters u. Nierenbeckens im Rahmen der retrograden Urographie.

Ureteroskop: Gerät zur endoskopischen Betrachtung des Harnleiters bzw. des gesamten oberen Harntraktes (= Ureterorenoskop), das z.B. auch zur organerhaltenden Therapie von Urothelkarzinomen eingesetzt werden kann (Resektion exophytischer Tumoren; thermische Tumorkoagulation mit dem Nd-YAG-Laser).

ureteroureteraler Reflux: bei hoher Harnleiterdoppelung (Ureter bifidus superior) Harnrückfluß aus einem Harnleiterschenkel in den anderen (u. anschließend umgekehrt: »Pendelreflux«) infolge Asynchronie der Peristaltik-Erregung.

Ureterozele: ballonartige, evtl. bis in die Harnröhre reichende (= ektopische U.) Ausstülpung der Schleimhaut des unter der Harnblasenschleimhaut gelegenen Harnleitermündungsbereichs als Druckeffekt des gestauten Harns bei zu enger oder atretischer Uretermündung (»Ureterphimose«). Symptome: Harndrang (nur bei großer Zyste), Druckschmerzhaftigkeit der Nierenlager, Fieber (bei Infektion), evtl. Harnsperre; Harnleiter- u. Nierenbeckenerweiterung, Steinbildung.

Uretersonde: ↗Harnleiterkatheter.

Ureterspasmus: Harnleiterverkrampfung, z.B. bei Ureterstein, -katheterismus.

Ureterstein: Harnleiterstein; Konkrement, meist aus dem Nierenbecken stammend.

Ureterstenose: ↗Harnleiterstenose.

Ureterstriktur: Harnleiterenge durch ↗Striktur, z.B. nach Ureterstein, -verletzung.

Ureterzystoskop: Universal-Zystoskop (Blasenspiegel) mit Wechselspüleinrichtung u. Vorrichtung zum ein- oder beidseitigen Einführen eines Harnleiterkatheters.

Urethra: die Harnröhre; der vom Blasenmund (= Ostium urethrae internum) ausgehende, muskuläre, außen bindegewebige, mit Übergangsepithel ausgekleidete unterste Abschnitt der Harnwege. – s.a. Harnröhren..., Urethral... – **U. feminina:** weibliche Harnröhre; 3–4 cm lang, mit Mündung (= Ostium urethrae externum) im Scheidenvorhof. – **U. masculina:** die 20–25 cm lange, an der Eichel (Glans penis) mündende männliche Harnröhre (bzw. Harn-Samen-Röhre); unterteilt in Pars prostatica (mit Samenhügel = Colliculus seminalis, Utriculus u. Sinus prostaticus), Pars membranacea (im Bereich des Diaphragma urogenitale; mit Musculus recto-urethralis) u. Pars spongiosa (an der ventralen = Unterseite des Gliedes).

urethral(is): (latein.) zur Harnröhre (Urethra) gehörend.

Urethralabstrich: Sekretabstrich aus dem vorderen Harnröhrenteil für bakteriologische Untersuchung.

Urethralgie: Harnröhrenschmerz (evtl. nur dahin projiziert) bei Urethritis, Prostatitis, Vesiculitis etc.; s.a. Urethrismus.

Urethralsyndrom: **1)** auf die Harnröhre beschränkte Harnwegsinfektion (mit Befunden nur in der 1. Spontanharnportion). **2)** als urethrales Syndrom bezeichnete funktionelle Dysurie der Frau (meist mit Harndrang, Pollakisurie) bei unauffälligem Harnbefund.

Urethrismus: Harnröhrenschmerz u. ↗Dysurie bei Erkrankungen der Harnröhre (einschließlich der männlichen Adnexe; ↗Urethralgie) u. bei Harnsteinabgang.

Urethritis: Harnröhrenentzündung (v.a. die Schleimhaut, evtl. aber tiefere Schichten betreffend; u.U. Periurethritis, Kavernitis). Symptome: örtliche Schmerzen u. Dysurie, Ausfluß, bei Chronizität evtl. Stenosen, Strikturen; s.a. REITER* Syndrom. – **U. gonorrhoica:** U. als allgemein 1. Lokalisation der ↗Gonorrhö; akut (2–3 Tage nach Infektion) mit Entleerung gelblich-grünen, rahmigen Eiters, später erosiv, ulzerös; bei Chronizität zu Harnröhrenstrikturen, -stenosen neigend, evtl. durch Adnexitis, Cowperitis kompliziert. – **U. syphilitica:** U. als Syphilismanifestation; als Primäraffekt oder gummös (evtl. exulzerierend).

Urethrographie: Kontrastdarstellung der männl. Harnröhre nach Einbringen eines wasserlöslichen Kontrastmittels.

Urethrorrhagie: Harnröhrenblutung.

Urethrorrhö: Harnröhrenausfluß.

Urethroskopie: Betrachtung (Endoskopie) der Harnröhrenlichtung. Bei der Frau mit einfachem **Urethroskop** (zystoskopartiges Instrument ohne Spülvorrichtung), beim Mann mit ↑Urethrozystoskop bzw. HARRISON* Urethroskop (Spezialinstrument für die vordere Harnröhre).

Urethrozystographie: röntgenolog. Kontrastdarstellung der (männl.) Harnröhre u. Harnblase zur Beurteilung der Funktionseinheit Urethra/Prostataregion/Blase.

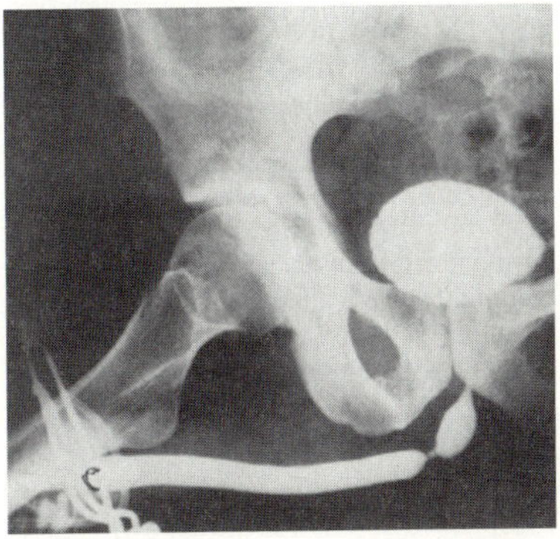

Urethrozystogramm (Zystourethrogramm) bei posttraumatischer bulbärer Harnröhrenstriktur [77]

Urethrozystoskop: für die Harnröhren- u. Blasenhalsbetrachtung (= Urethrozystoskopie) geeignetes ↑Zystoskop (»Blasenhalsgerät«).

Ur(h)idrosis: vermehrte Harnstoff- u. Harnsäureausscheidung im Schweiß, v.a. bei Urämie. Verursacht urinösen Geruch, Juckreiz, silbrig glänzende, schuppige Hautbeläge.

Uricase: ↑Urikase.

Urikämie: ↑Hyperurikämie.

Urikase, -case, Uratoxidase: Enzym; dient zur Harnsäurebestimmung.

Urikostatica, -statika: Arzneimittel, die die Harnsäurebildung im Stoffwechsel mindern; v.a. der Xanthinoxidasehemmer Allopurinol.

Urikosurie: Hyperurikosurie (= vermehrte Harnsäureausscheidung).

Urikosurika: die Harnsäureausscheidung durch die Niere steigernde Stoffe, z.B. Benzbromaron, Probenecid u. Sulfinpyrazon.

Urimeter: dem Dauerkatheter anzuschließender Sammelbehälter zur Harnmengenmessung.

Urin(a): (latein.) der ↑Harn.

Urinaktivator: ↑Urokinase.

Urinal, Urodochium: schlauch- oder flaschenförmiger Behälter zum Harnauffangen bei Harninkontinenz; mit einem den Penis bzw. die Vulva umgreifenden Ansatzstück u. einer Haltevorrichtung (am Oberschenkel).

Urin-Choriongonadotropin-Test, UCG-Test: immunologischer Schwangerschaftstest durch Nachweis von Humanchoriongonadotropin (HCG) im Harn.

urinös, urinosus: Harn(bestandteile) betreffend bzw. enthaltend; harnartig.

Urinstatus: das Gesamt der klinisch wichtigen Laborbefunde im ↑Harn; s.a. Harnsediment.

Urobilin: die durch Sauerstoffeinwirkung aus ihren farblosen Vorstufen (↑Urobilinogen) hervorgehenden Bilirubin-Abbauprodukte. – Ihre Ausscheidung (in Harn u. Stuhl) ist vermehrt bei Leberparenchymerkrankungen, gesteigerter Hämolyse, fehlt dagegen bei Verschluß der Gallenwege.

Urobilinogen: im Dickdarm bakteriell entstehendes farbloses Abbauprodukt des Bilirubins.

Urodochium: ↑Urinal.

Uroflowmetrie: Bestimmung der pro Zeiteinheit aus der Blase abfließenden Harnmenge (ml/sec), meist im Rahmen einer Miktionszystourethrographie.

urogen: vom Harn/Harnwegen ausgehend.

urogenital(is): die Harn- u. Geschlechtsorgane betreffend.

Urogenitaltrakt: die Gesamtheit der im Becken u. retroperitonealen Raum gelegenen Organe der Harnbereitung (Nieren) u. Harnableitung (Ureteren u. Blase) sowie die Geschlechtsorgane.

Urographie: i.e.S. die ↑Ausscheidungsurographie; i.w.S. auch die Miktionsurographie. – vgl. Pyelographie.

Urokinase: physiologischer Aktivator der Fibrinolyse (urokinase-type plasminogen activator = u-PA). Isolierung ursprünglich aus Urin, kommt aber auch in vielen Geweben vor. Für ↑Fibrinolysetherapie Extraktion aus Urin oder Überstand von Nierenzellkulturen; auch gentechnologische Herstellung möglich.

Urolith: ↑Harnkonkrement.

Urolithiasis: Krankheit mit Bildung von Harnsteinen (↑Harnkonkrement) in der Niere u./oder den ableitenden Harnwegen u. mit einer von Bildungsort, Größe u. Verhalten (stumm, wandernd, eingeklemmt) der Konkremente u. von den Folgeerscheinungen (Harnstauung, Nierenschädigung), evtl. auch dem Grundleiden, abhängigen, meist charakteristischen Symptomatik (s.a. Nephrolithiasis, Harnleiter-, Blasenstein). Bedarf stets dringend ärztlicher Behandlung: medikamentös-diätetische (auch i.S. der Prophylaxe), Förderung des spontanen Steinabgangs (z.B. Trinkkur, Spasmolytika), bei Nierenbeckensteinen extrakorporale ↗Stoßwellenlithotripsie, instrumentelle oder operative Entfernung – s.a. Litholyse.

Uropoese: ↗Harnbereitung.

Urosepsis: von den Harnwegen ausgehende septische Erkrankung; s.a. Sepsis.

Urospasmie: Neigung zu krampfhafter Engstellung der Harnwege, begrenzt z.B. als Pyelospasmie; z.B. bei Spasmophilie (hier z.B. als Ureterospasmie), Durchblutungsstörung, nach Erfrierung.

Urostoma: künstlich angelegte Öffnung in der Bauchdecke zur Ableitung des Harns, v.a. nach operativer Entfernung der Harnblase; erfolgt entweder über ein Darmstück (z.B. Ileum) oder einen Harnleiterstumpf, der in die Bauchwand eingenäht wird.

Urothel, Übergangsepithel**:** mehrreihiges bis mehrschichtiges Deckgewebe der ableitenden Harnwege (Nierenbecken, Ureter, Harnblase, proximale Teile der Harnröhre).

Urothelkarzinome: vom Übergangsepithel (Urothel) ausgehende Malignome in Blase, Harnröhre, Harnleiter oder Nierenbecken, die trotz ihrer topographischen Trennung aufgrund ihres tumorbiologischen Verhaltens als einheitliches Krankheitsbild betrachtet werden u. sich durch hohe Rezidivrate u. multizentrisches, multifokales Wachstum charakterisieren. Erstmanifestation in über 90% der Fälle in der Blase (↗Blasenkarzinom), gefolgt von Nierenbecken (↗Nierenbeckenkarzinom), Harnleiter u. Harnröhre. Klinisches Leitsymptom: Blut im Urin als Mikro- oder Makrohämaturie u. (v.a. bei Harnleitertumoren) eine meist unilaterale Harnstauung.

Urotomographie: ↗Ausscheidungsurographie mit Schichtaufnahmen (etwa 5–10 Min. p. i.; evtl. Spätaufnahmen).

Urozele: Hodensackschwellung durch Harninfiltration.

Urtica: 1) Quaddel; stecknadelkopf- bis handtellergroße, runde bis polyzyklische, hellrosafarbene bis weißliche beetartige Hauterhebung durch Ödem in Epidermis u. Korium als Primäreffloreszenz; auch nach intrakutaner Injektion; s.a. Urticaria. **2)** die Gattung Brennessel; angewandte Pflanzenteile: Brennesselkraut (Urticae herba), Brennesselwurzel (Urticae radix); Anw.: Brennesselkraut (z.B. als Tee) als Diuretikum; Brennesselwurzel (z.B. als Monopräparat) zur Behandlung von Miktionsbeschwerden bei Reizblase oder benigner Prostatahyperplasie.

Urticaria, Urtikaria, Nesselausschlag, -sucht, -fieber**:** durch Quaddeln (Urtica) charakterisierte Erkrankung (↗Abb.). – **U., akute:** akutes Auftreten von flächenhaften, scharf begrenzten, juckenden Quaddeln, die innerhalb von Stunden entstehen u. wieder vergehen. Ätiologie u. Pathogenese sind vielfältig, z.B. Kontaktstoffe, Medikamente, Infekte. Therapie mit systemischen Antihistaminika, bei stärkerer Ausprägung systemisch Corticosteroide. – **U., chronische:** über 6 Wochen anhaltende Urtikaria mit andauernden Erscheinungen. Ursachen (häufig nicht eruierbar): Kontakturtikaria; physikalische Urtikaria durch mechanische Reizung, Kälte, Wärme, Wasserkontakt, Schwitzen, Licht, Vibration; Medikamentenunverträglichkeiten, Nahrungsmittel- u. Inhalationsallergien, Magen-Darm-Störungen, Fokalinfekte, Systemerkrankungen (Malignome).

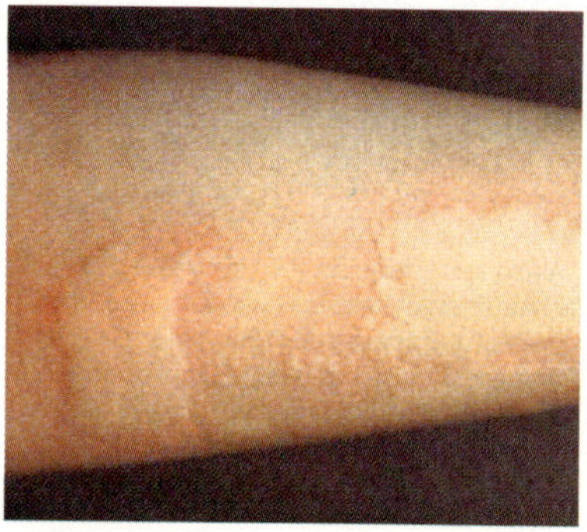

Kälteurtikaria [393]

US: ↗Ultraschall.

Usur, Usura: umschriebener Gewebsverlust von der Oberfläche her, i.e.S. der durch erhöhte mechanische Beanspruchung oder durch chronischen Druck (eines pulsierenden Tumors).

Usus: (latein.) Gebrauch, Verwendung; z.B. *(pharm)* **ad usum proprium:** »zum eigenen Gebrauch«.

Uta: mit Geschwürsbildung einhergehende

Südamerikanische Haut-Schleimhaut-Leishmaniase (in Peru); i.e.S. – im Gegensatz zur »Espundia« – die von der Haut lymphogen auf Rachen- u. Mundschleimhaut übergreifende Form.

uterin(us): (latein.) zur Gebärmutter (Uterus) gehörend, diese betreffend.

Uterinsegment: Bez. für Teilabschnitte der Gebärmutter in der 2. Schwangerschaftshälfte u. während der Geburt. – **U., oberes:** das Corpus uteri. – **U., unteres:** der verlängerte u. erweiterte Gebärmutterhals (Cervix uteri); seine Grenze gegen das obere U. bildet der innere Muttermund bzw. – unter der Geburt – der BANDL* Kontraktionsring.

uterovaginal: Gebärmutter u. Scheide betreffend.

uterovesikal: Gebärmutter u. Harnblase betreffend.

uterozervikal: die Gebärmutter u. deren Halsteil (Zervix) betreffend. – **u. Sitz der Plazenta:** tiefer Plazentasitz.

Uterus, Metra: die als Fruchthalter fungierende Gebärmutter; ein etwa in der Mitte des kleinen Beckens der Frau zwischen Harnblase u. Mastdarm gelegenes birnförmiges, muskelstarkes Hohlorgan. – Wird in der Schwangerschaft (Uterus gravidus) parallel zum Wachstum der Frucht(kapsel) größer u. dringt aus dem kleinen Becken in die obere Bauchhöhle vor. – s.a. Uterus..., Metro..., Hystero...

Uterusadenomyosis: ↗Endometriose.

Uterusaplasie: Uterusmangel infolge fehlender Anlage (Uterusagenesie) bzw. Hemmung oder frühembryonaler Rückbildung der MÜLLER* Gänge; stets mit Scheidenaplasie kombiniert; Ovarien meist normal.

Uterusatonie: nach Entbindung bestehende Kontraktionsschwäche bei unvollständiger oder – i.e.S. – vollständiger Entleerung (Plazenta komplett). Uterus weich, Fundus hochsteigend, atonische, u.U. lebensgefährliche Nachblutung.

Uterusatrophie: die hormonal bedingte Rückbildung (Atrophie) der Gebärmutter; physiologisch im Alter (Altersinvolution; infolge Sistierens der Ovarialfunktion) u. während des Stillens (Laktationsinvolution).

Uterusausräumung: nach Entbindung erfolgende Lösung u. Entfernung einer Placenta ac- oder increta (nach Versagen des CREDÉ* Handgriffes in Narkose) bzw. Beseitigung von Plazentaresten durch in die Gebärmutterhöhle eingeführte Finger; auch die Abort-Ausräumung.

Uterusblutung: Sammelbegriff für die physiologischen u. pathologischen Zyklusblutungen (Menstruation, Oligo-, Polymenorrhö, Metror-, Menorrhagie etc.) u. die Blutungen während Schwangerschaft (bei Abortus imminens usw.) u. Geburt (Lösungs-, Nach-, Riß- u. atonische Blutung, Zeichnen).

Uterusexstirpation, Hysterektomie: operative Entfernung der ganzen Gebärmutter, evtl. – als Totalexstirpation – einschl. der Adnexe.

Uteruskarzinom: ↗Kollum-, Korpuskarzinom.

Uterusmyom, Myoma uteri: rundes bis unregelmäßig-knolliges, von einer Kapsel umgebenes Leiomyom der Gebärmutter. Eine gutartige, in ihrer Entwicklung an die Ovarialfunktionen gebundene Geschwulst; tritt bevorzugt um die Menopause auf. Evtl. in Vielzahl ausgebildet **(Uterusmyomatose)**.

Uterusperforation: Durchstoßung der Gebärmutterwandung (z.B. bei Uterusausräumung, Kürettage). Kann bei aseptischem Vorgehen u. sofortigem Erkennen (u. Zurückziehen des Instruments) komplikationslos heilen; erst später bemerkt, erfordert sie Laparotomie u. operative Versorgung.

Uterusprolaps: teilweiser bis vollständiger Vorfall der Gebärmutter aus der Schamspalte infolge Schwäche oder Verletzung des Beckenbodens, Diaphragma pelvis u./oder der Gebärmutterbänder.

Uterusruptur: Einreißen der Gebärmutterwand im Zusammenhang mit der Wehentätigkeit, d.h. infolge Überdehnung des Geburtsschlauches nach Wehensturm (evtl. infolge Wehenmittelüberdosierung), z.B. bei Geburtshindernis oder -regelwidrigkeiten, übergroßem Kind, evtl. aber als Folge eines geburtshilflichen Eingriffes (»violente U.«).

Uterussenkung: ↗Descensus uteri.

Uterussonde: Sonde mit Skala zum Messen der Uteruslänge u. -ausdehnung.

Uterusspasmus: Gebärmutterkrampf; sog. »funktionelle Weichteilschwierigkeit« unter der Geburt mit Umschnürung des vorangehenden Kindsteils am inneren Muttermund (»Strictura uteri«), evtl. gefolgt von Verhaltung (Retentio) der Plazenta. Bei Dauerkontraktion (Tetanus uteri) mit Störung der Plazentazirkulation verbunden (Hypoxiegefahr für das Kind).

Utriculus: das schlauchförmige Vorhofbläschen des häutigen Labyrinths als Basis der 3 häutigen Bogengänge; im Bereich seiner Macula mit Sinnesepithel ausgestattet (s.a. Statoconia).

UV: ↗**U**ltra**v**iolett.

Uvea: die mittlere Augenhaut = Tunica vasculosa bulbi (Choroidea + Corpus ciliare + Iris).

Uveakolobom: angeborene Spaltbildungen (↑Kolobom) der Uvea; z.B. als Iris-, Choroideakolobom.

Uveitis: Entzündung der Uvea. – **U. anterior:** ↑Iritis, Iridozyklitis. – **U., phakogene:** U. als immunologische Erkrankung nach extrakapsulärer Kataraktextraktion. – **U. posterior:** U. überwiegend der Choroidea (einschließlich Glaskörper).

Uvula: *(latein. = kleine Weinbeere)* das am hinteren Rand des weichen Gaumens herabhängende »Zäpfchen«.

V

V: **1)** Kurzzeichen u.a. für **V**alin, **V**ena (V.), Atem**v**olumen, Totraum, **V**entilation; **V**isus, unipolare Brustwandableitung n. WILSON. **2)** römisches Zahlenzeichen »5«; z.B. **V.** Hirnnerv (= Nervus trigeminus).

v: **v**ena (v.), **v**entral, **v**enös (z.B. a.v. = arteriovenös), **v**entrikulär (z.B. av. = atrioventrikulär).

Vaccin(i)a, Vaccine: (latein.) **1)** ↗Kuhpocken. **2)** Vakzine (Impfstoff, Pockenlymphe). **3)** ↗Vaccinia-Virus. **4)** die milde verlaufende Krankheit mit nur lokaler (= Impfpustel), z.T. aber auch mit allgemeiner Reaktion nach Pockenschutzimpfung mit Vaccinia-Virus.

Vaccinia-Virus, Vaccinia variolae, Poxvirus officinalis: das zur Pockenschutzimpfung, ferner für virologische, biochem. u. gentechnologische Experimente verwendete, in der Natur nicht vorkommende »Vakzinevirus« der Vaccinia-Untergruppe, mit enger antigener Verwandtschaft zum Variola- u. Kuhpocken-Virus (Kreuzimmunität) u. sehr geringer Pathogenität für Menschen.

Vacuola: ↗Vakuole.

vagal(is): den Nervus vagus betreffend.

Vagektomie: s.u. Vagotomie.

Vagina: (latein.) Scheide. **1)** Kolpos: die weibl. Scheide. **2)** Hülle i.S. von Sehnen-, Nervenscheide. – **V. (synovialis) tendinis:** das innere, mit der Sehne verbundene Blatt der Sehnenscheide, von der äußeren V. fibrosa durch die Synovia getrennt (»Synovialscheide«). – Auch Bez. für die ganze Sehnenscheide.

Vaginal...: Wortteil »(weibl.) Scheide« (s.a. Vagino..., Kolpo..., Scheiden...).

vaginal(is): die (weibl.) Scheide (↗Vagina) betreffend.

Vaginalabstrich: ↗Scheidenabstrich; s.a. zytohormonale Funktionsdiagnostik.

Vaginalkarzinom: meist von der hinteren Scheidenwand ausgehendes primäres ↗Plattenepithelkarzinom (Häufigkeitsmaximum um das 55. Lj.). Symptome: meist unverschiebl. Solitärknoten, evtl. exulzerierend, mit hartem, aufgeworfenem Rand; zunächst ohne subj. Symptome, später blutiger Ausfluß u./oder Blutung.

Vaginalsmear: *(engl.; sprich ßmier)* ↗Scheidenabstrich; s.a. zytohormonale Funktionsdiagnostik.

Vaginalzytologie: ↗Kolpozytodiagnostik.

Vaginismus: spastische Kontraktion des äußeren Drittels der Vagina; psychophysisches Syndrom, das den Koitus fast oder ganz unmöglich macht.

Vaginitis: ↗Kolpitis; s.a. Vulvovaginitis.

Vagino...: Wortteil »weibl. Scheide« (s.a. Kolp..., Vaginal..., Scheiden...).

Vago...: Wortteil »Nervus vagus«.

Vagotomie: operative Durchtrennung des unteren Nervus vagus, häufig mit kleiner Resek-

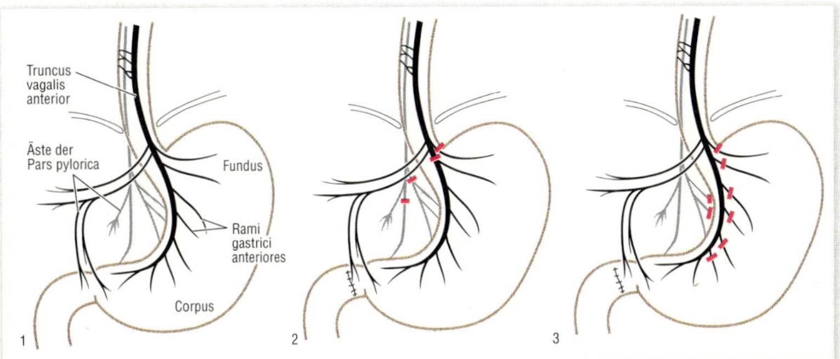

Vagotomie: (1) Innervation der Magenwand durch Äste des N. vagus, (2) selektiv-gastrale Vagotomie, (3) selektiv-proximale Vagotomie [63]

tion (= Vagektomie), zwecks parasympathischer Denervierung von Abdominalorganen, insbes. zur Ausschaltung der Magensaftproduktion; z.B. als selektiv gastrale V. mit Durchtrennung nur der Rami gastrici des Vagus u. Pyloroplastik; ↗Abb. – Die V. ist heute wegen der erfolgreichen konservativen Therapie des gastroduodenalen Ulkusleidens nur noch selten beim Ulcus duodeni indiziert.

vagoton: i.S. bzw. als Folge einer ↗Vagotonie.

Vagotonie: dauerhafte Verschiebung des vegetat. Gleichgewichts i.S. einer erhöhten Erregbarkeit oder eines Überwiegens des parasympath. Systems; meist im Rahmen einer – konstitutionellen – veget. Labilität; ferner beim Hochleistungssportler (als Anpassung). Symptome: Hypotonie, Bradykardie, Miosis, Hyperazidität, beschleunigte (teils spast.) Magen-Darm-Motorik, Bronchialspasmen, vermehrte Speichelsekretion, periphere Durchblutungsstörungen.

Vagotonus: der – anhaltende – Spannungs- bzw. Erregungszustand des parasympath. Systems (auch i.S. der ↗Vagotonie).

vagovasaler Anfall: s.u. Synkope.

Vagus: Kurzform für Nervus vagus (s.a. Parasympathikus, vago...).

Vagusdurchtrennung: ↗Vagotomie.

Vagustod: »vegetat. Tod« infolge Versagens der autonomen Gegenregulationen, z.B. als Streßtod, psychogener Tod (z.B. Voodoo).

Vak...: s.a. Vac...

vakuolär: in Form von bzw. mit Vakuolenbildung.

Vakuole: von semipermeabler Elementarmembran umgebenes Bläschen im Zellplasma oder -kern, mit wäßrigem oder dickflüssigem Inhalt (Eiweiß, Fett, Glykogen u.a.); erfüllt sekretorische, exkretorische, Transport-, Speicher- u./oder phagozytäre Funktionen.

Vakuumbiopsie: s.u. Saugbiopsie, -kürettage.

Vakuumextraktor: pelottenförm., metallene »Saugglocke« zur Entwicklung (»Vakuumextraktion«) des kindl. Kopfes (bei verstrichenem Muttermund u. im Becken stehendem Kopf).

Vakuumkürettage: s.u. Saugkürettage.

vakzinal: Vakzine betreffend, durch Impfung hervorgerufen.

Vakzination: ↗Impfung.

Vakzine: ↗Impfstoff.

Vakzinetherapie: umstrittene Methode zur Behandlung einer (chron.) Infektionskrankheit durch parenterale Gabe einer Auto- oder spezif. Heterovakzine, evtl. mit chem. Zusätzen.

Vakzine-Virus: ↗Vaccinia-Virus.

Val: **1)** ↗Grammäquivalent. **2)** Kurzbez. für ↗Valin.

Valeriana officinalis: der »echte oder gemeine Baldrian«; Wurzel (Radix bzw. Rhizoma valerianae) enthält Valepotriate sowie äther. Öl mit Isovaleriansäureestern, »Alkaloiden«, Terpenen etc.; Anw. in Form von Baldriantinktur oder -tropfen als mildes Sedativum, Antispasmodikum u. Aromatikum.

valgus: (latein.) krumm; mit nach seitlich offenem Winkel abgeknickt, lateralkonkav, mit sog. X-Krümmung (**»Valgusstellung«**); vgl. varus.

Validität: die Tauglichkeit eines Testverfahrens, best. Merkmale treffsicher aufzuzeigen; üblich ist die Angabe von Sensitivität, Spezifität u. predictive value.

Valin, Val, V: natürlich vorkommende Aminosäure; als L(+)-Val essentiell; unentbehrlich für Nerven- u. Muskelfunktion; s.a. Ahornsirupkrankheit.

Valin-Leucin-Isoleucinurie: ↗Ahornsirupkrankheit.

Valleix* Punkte: ↗Nervendruckpunkte; i.e.S. die des Nervus ischiadicus: Lumbalpunkte L_4 u. L_5, Iliosakral-, oberer u. unterer Gluteal-, Popliteal-, Peroneal-, Malleolarpunkt.

Valproinsäure: Antiepileptikum (erhöht die GABA-Konzentration im ZNS). Einnahme während der Schwangerschaft kann zur **V.-Embryopathie** führen (Symptomatik wie beim embryopathischen ↗Hydantoin-Syndrom).

Valva: (latein.) Klappe. – **V. aortae:** die aus 3 halbmondförmigen Taschenklappen (Valvulae semilunares) bestehende »Aortenklappe« als Ventilsystem im Aortenostium der li. Herzkammer, das sich mit der Diastole schließt (als 2. HT auskultierbar, s.a. Aortenton) u. mit der Systole öffnet. – **V. atrioventricularis dextra,** Trikuspidalklappe: das Ventilsystem zwischen re. Herzvorhof u. -kammer, bestehend aus 3 Segelklappen (Cuspis ant., post. u. septalis), die am Anulus fibrosus entspringen u. mit Chordae tendineae in den Papillarmuskeln verankert sind; schließt sich mit der Systole (auskultierbar als 1. Herzton im 4. u. 5. ICR li. parasternal) u. öffnet sich mit der Diastole. – **V. atrioventricularis sinistra,** Valvula bicuspidalis, Mitralklappe: das Ventilsystem zwischen li. Herzvorhof u. -kammer, bestehend aus 2 Segelklappen (Cuspis ant. u. post.), die am Anulus fibrosus entspringen u. durch Chordae tendineae in den Papillarmuskeln verankert sind; schließt sich mit der Systole (auskultierbar als 1. Herzton mit Maximum über der Herzspitze) u. öffnet sich mit der Diastole. – **V. ileocaecalis:** die an der Einmündung des Ileums in das Zäkum als Einstülpung des ersteren in das letztere bestehende »Ileozäkal-« oder »BAUHIN* Klappe«. Verhindert bei Dehnung des Blinddarms ventilartig das Zurückfließen von Dickdarminhalt in den Dünndarm. – **V. mitralis:** ↗V. atrioventricularis sinistra. – **V. tricuspidalis:** ↗V. atrioventricularis dextra. – **V. trunci pulmonalis,** Pulmonal(is)klappe: das aus 3 halbmondförm. Taschenklappen (Valvulae semilunares) bestehende Ventilsystem im Pulmonalisostium der re. Herzkammer, das sich mit der Diastole schließt (auskultierbar als 2. Herzton; s.a. Pulmonalton) u. mit der Systole öffnet.

Valvula (Mehrz. **Valvulae; Vv.**): kleine Klappe, die einzelne Klappe eines Ventilsystems (↗Valva, Cuspis), die begrenzende Falte. – **V. lymphatica:** jede der wandständ. Klappen (Taschenklappe oder Trichterventil), die – mit freiem Rand in Stromrichtung – das Lymphgefäß »segmentieren« u. den Rückstrom der Lymphe verhindern. – **Vv. semilunares:** halbmondförmige Klappen; i.e.S. die »Taschenklappen« der Aorten- u. Pulmonalisklappe (s.u. Valva). – **V. venosa:** ↗Venenklappe.

valvulär, valvularis: eine (Herz-)Klappe betreffend.

Valvuloplastie: eine Methode zur Sprengung stenotisch veränderter Herzklappen; s.a. Ballonvalvuloplastie, Herzklappenplastik.

Valvulotomie, Herzklappenspaltung: ↗Kommissurotomie; s.a. Herzklappensprengung.

Vancomycin: Antibiotikum aus Streptomyces orientalis.

Vanillinmandelsäure, VMS, VMA: Hauptabbauprodukt der ↗Catecholamine Noradrenalin u. Adrenalin; wird renal ausgeschieden; vermehrt bei Phäochromozytom, Neuroblastom u. Glioblastom.

variabilis: (latein.) veränderlich, variabel, inkonstant.

variant angina: (engl.) Angina pectoris durch ↗Koronarspasmen; i.e.S. die ↗PRINZMETAL* Angina.

Variationskoeffizient: Quotient aus Standardabweichung u. arithmetischem Mittelwert als relatives u. damit vergleichbares Maß für die Streuung von Verteilungen.

Varicella: ↗Varizelle(n).

Varicella-Zoster-Virus, Herpesvirus varicellae: DNS-Virus der Herpes-Gruppe, das beim – v.a. jungen – Menschen durch Kontakt- u. Tröpfcheninfektion die ↗Varizellen (Erstinfektion), beim teilimmunen Erwachsenen den ↗Zoster (Reininfektion bzw. Reaktivierung des Virus) erregt.

Varicosis: ↗Varikose.

Varikektomie: Exstirpation von (Bein-)Varizen.

varikös, varicosus: krampfadrig, eine Varize bzw. Varikose betreffend. – **v. Symptomenkomplex:** bei ↗Varikose v.a. der unteren Extremitäten infolge Zirkulationsstörung auftretende lokale Erscheinungen u. Folgeprozesse: Variko- u. Thrombophlebitis, variköses Ödem (v.a. nach tiefer Thrombose, v.a. abends), Ekzema varicosum, Atrophie blanche, Dermatosklerose, Ulcus varicosum, Hautpigmentierung (blutungsbedingte Hämosiderinablagerung).

Varikophlebitis: Entzündung oberflächl. Krampfader (Varize). Begünstigt Thrombosierung (mit Thrombophlebitis superficialis) u. Phlebolithenbildung.

Varikose, Varicosis: ausgedehnte Krampfaderbildung (↗Varize). **1) primäre V.** infolge konstitutioneller Wandschwäche u./oder Insuffizienz der Venenklappen (»chron. venöse In-

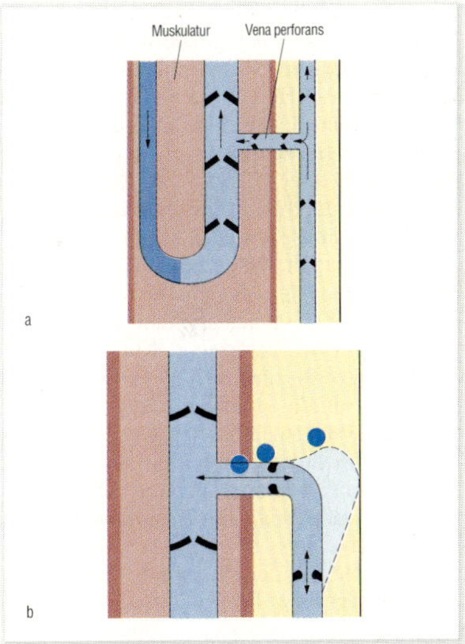

Varikose: a: Modell der intakten Muskelpumpe. Der venöse Blutstrom erfolgt klappengerichtet vom oberflächlichen in das tiefe Venensystem, b: **Entwicklung einer Varikose:** Modell der Mündungsklappen- u. Perforansveneninsuffizienz. Aus der Venenerweiterung u. Klappendeformierung im oberflächlichen Venensystem resultiert Pendelblut zwischen oberflächlichem u. tiefem Venensystem mit Ektasie der oberflächlichen Vene über der Faszienlücke, sog. »blow out« [322]

suffizienz«), mit ausgesprochen familiärem Vork. u. Manifestation unter Mitwirkung verschiedenster Faktoren (Gravidität, Stehberuf, Adipositas etc.), v.a. als oberflächl. Bein- oder Saphena-V. Therapie: Kompressionsverbände bzw. -strümpfe, op. Verfahren, z.B. ↗Varizenverödung oder aber transkutane Venenumstechung, Varikektomie, intraluminäres Stripping, Venenexhairese, evtl. Roßkastanienextrakte. **2) sekundäre V.** als Folge eines venösen Umgehungskreislaufes, z.B. bei Leberzirrhose die Magen- u. Ösophagus-V., bei Stenose der Beckenvenen das Caput medusae in der Leiste, postthrombotisch die tiefe oder intrafasziale Bein-V. (Vv. tibiales ant. oder post.), die Corona phlebectatica (»Cockpit-Varizen« der Kommunikans- u. Netzvenen rings um den Fußrand) als frühes Zeichen einer Abflußstörung in den tiefen Unterschenkelvenen. – Häufige Folge der Bein-V. ist der ↗variköse Symptomenkomplex (»Krampfaderleiden«).

Varikosklerisation: ↗Varizenverödung.

Varikozele, Hernia varicosa: »Krampfaderbruch« im Hoden durch Erweiterung u. Vermehrung des Plexus pampiniformis mit Bildung einer weichen, strangförm. Geschwulst mit knäuelartigen Gefäßbündeln; meist auch Tiefstand von Hoden u. Nebenhoden der betr. Seite; eine linksseitige V. kann evtl. Hinweis auf einen Nierentumor bedeuten.

Variola, Pocke(n), Blattern: hochgradig ansteckende, durch die Pockenschutzimpfung weltweit als ausgerottet geltende Infektionskrankheit durch das Variola-Virus (»echte Pocken«, V. vera). Als typische Verlaufsform die V. major. – Pockenähnliche Erkrankungen können bei Tieren (z.B. Kuhpocken) u. Menschen (z.B. Alastrim = V. minor = weiße Pocken) durch andere Orthopox-Viren (»echte« Pockenviren) hervorgerufen werden. – **V. haemorrhagica,** schwarze Blattern: primär-hämorrhagische Verlaufsform der V. major mit schwerem Initialstadium (hämorrhag. Exanthem), Blutungen in Haut u. Schleimhäute u. innere Organe u. letalem Ausgang in der 1. Wo. unmittelbar aus der Generalisation (»schwarzer Tod«). – **V. major:** schwere u. häufigste Form der Pocken mit makulopapulösem Exanthem. – **V. minor,** weiße Pocken, Alastrim: den Pocken sehr ähnliche, aber milder verlaufende Infektionskrankheit; ihr Erreger gehört zur gleichen Untergruppe wie das Pockenvirus, ist aber als selbständige Einheit anzusehen.

Variola-Virus, Poxvirus (variolae), Pockenvirus: der Erreger der ↗Variola vera des Menschen.

Varize, Varix(knoten), Krampfader(knoten): spindel-, sack-, tonnen- oder knotenförmige Ausweitung u. Schlängelung einer Vene infolge Wand- u. Klappeninsuffizienz; konstitutionell bedingt (= primäre V.) oder erworben (= sekundäre V., z.B. durch Blutstauung nach Thrombose). – s.a. Varikose, Varizenverödung.

Varizellen, Varicellae, Windpocken, Spitzblattern: durch das ↗Varicella-Zoster-Virus hervorgerufene (Tröpfchen-, selten Kontaktinfektion), sehr ansteckende (1–2 Tage vor bis 1 Wo. nach Exanthemausbruch, evtl. bis zum Abfallen der Borken), i.d.R. gutartig verlaufende Infektionskrankheit vorw. der Kinder. Nach Inkubation (11–15 Tage, bis 4 Wo.) u. uncharakter. Prodromi juckendes Exanthem (auch an Mundschleimhaut, selten an Genitale u. Konjunktiva): auf unveränd. Haut einzelne Roseolen, die in 24 Std. über Papeln zu Bläschen werden; infolge schubweisen Verlaufs stets mit mehreren Stadien nebeneinander (sog. HEUBNER* Sternenkarte, früher ein wichtiges differentialdiagnostisches Zeichen zum Ausschluß von Pocken, ↗Abb.). – Schwere Formen v.a. während Corticosteroid- u. immunsuppressiver Therapie, bei hämorrhag. Diathese.

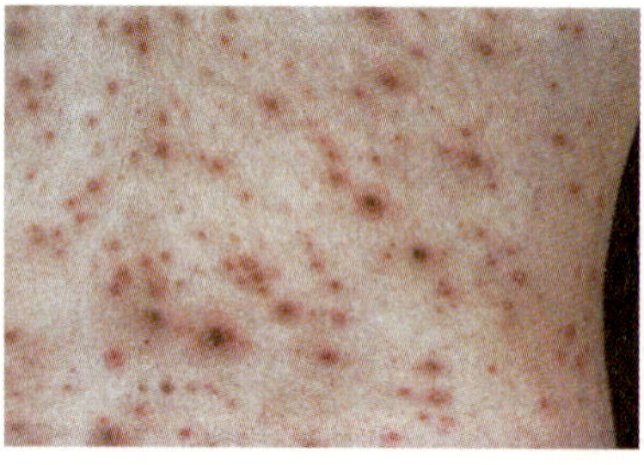

Varizellenexanthem am Körperstamm (H. RASOKAT, Universität Köln) [83]

Varizenverödung, Varikosklerisation: bei oberflächl. Krampfadern Hervorrufen einer örtl. Intimaentzündung mit Lumenverödung (u. damit Druckentlastung u. Zirkulationsverbesserung) durch örtl. i.v. Inj. eines sog. Verödungsmittels (v.a. Präp. mit ungesätt. Fettsäuren, Hydroxypolyäthoxydodecan, 20%ig. NaCl- oder 60%ig. Glucose-Lsg.) in Kombination mit einem Kompressionsverband.

varus: *(latein. = krumm)* abgeknickt mit nach

medial offenem Winkel, lateralkonvex, mit sog. O-Krümmung (**»Varusstellung«**); vgl. valgus.

Vas: (latein.) Gefäß (Mehrzahl = **Vasa**); *anat* Blut- (↗Arterie, Vene), Lymphgefäß (↗Vas lymphaticum). – **Vas capillare,** (Blut-)Kapillare: das – in Vielzahl – aus Arteriolen hervorgehende nächstkleinere, muskelfreie Gefäß (lichte Weite etwa blutkörperchengroß) als Teil der Endstrombahn mit arteriellem u. venösem Schenkel (dazwischen evtl. Kapillarnetz), in eine Venole mündend; s.a. Kapillar... – **Vas deferens:** ↗Ductus deferens. – **Vas lymphaticum:** das aus den Lymphkapillaren hervorgehende, zu Lymphknoten führende »Lymphgefäß« mit zahlreichen, paarigen Klappen. – **Vasa privata:** in Lunge u. Leber die den nutritiven Kreislauf bildenden Gefäße. – **Vasa publica:** in Lunge u. Leber die den funktionellen Kreislauf bildenden Aa. u. Vv. pulmonales bzw. V. portae; vgl. Vasa privata. – **Vasa vasorum:** kleine Arterien u. Venen in der Wand größerer Blutgefäße, deren äußere Schichten sie versorgen.

vascularis: (latein.) Blutgefäße betreffend, vaskulär.

Vascul(ar)itis: Angiitis (»Gefäßentzündung«), s.u. Arteriitis, Phlebitis, Immunvaskulitis. – **V. allergica,** allergische Vaskulitis, Hypersensitivitätsangiitis, -vaskulitis: akute nekrotisierende Entzündung der kleinsten arteriellen u. venösen Gefäße infolge Allergie vom Immunkomplextyp; häufig gegen fremdes Serum oder Arzneimittel (z.B. Sulfonamide). – **V. necroticans:** v.a. an Ellbogen u. Knie, mit chron.-rezidivierenden livid- bis hellroten, zentral nekrotisierenden Papeln; s.a. Purpura abdominalis (bei P. anaphylactoides). – **V. nodularis (profunda): 1)** Phlebitis nod., Hypodermitis nodularis subacuta saltans: beim Hypertoniker an Extremitäten bis monatelang persistierende druckschmerzhafte Knoten mit geringer Ulzerationsneigung. **2)** Arteriitis nodularis profunda, benigne kutane Periarteriitis: Gefäßwandentzündung in tiefer Kutis u. Fettgewebe mit Aufräumungsgranulomen, klinisch manifest als monomorphe, asymmetrische, z.T. einzeln stehende Knoten.

Vasculo...: s.a. Vaskulo...

vasculosus: (latein.) gefäßhaltig, -reich.

Vasculum: (latein.) kleines Gefäß.

Vasektomie: ↗Vasoresektion.

Vaselin(e): ursprüngl. nur aus Petroleum gewonnenes mineral. Fett, heute im Handel als Natur-, Gatsch- u. synthet. V.; je nach Reinigung gelb (= Vaselinum flavum) bis weißl. (-bläul.) fluoreszierend (= V. album). Äußerl. Anw. als Salbengrundlage, Massage- u. techn. Schmierfett.

Vaselinoderm(a), Photodermatitis vaselinogenica: durch langzeitige Anw. von Vaseline (auch von Kosmetika mit Vaselinzusätzen) in Verbindung mit Lichteinwirkung v.a. im Gesicht hervorgerufene Hyperpigmentierung u. Akanthose mit Knötchenbildung.

vaskulär: (Blut-)Gefäße betreffend.

Vaskularisation, Vaskularisierung: 1) Gefäßreichtum bzw. -versorgung eines Gewebes oder Organs. **2)** Gefäßneubildung in Granulationsgeweben, Thromben, Pseudomembranen etc.

Vaskulitis: ↗Angiitis, Vasculitis. – **V., granulomatöse,** Wegener* Granulomatose: ätiologisch noch nicht geklärte Systemerkrankung mit entzündlichen Veränderungen an Gelenken, Herz, Lunge etc.

Vaskulopathie: ↗Angiopathie.

vaso...: Wortteil **1)** »Blutgefäß«. **2)** »Samenleiter« (Vas s. Ductus deferens); s.a. Angio..., Gefäß...

vasoaktiv: den Gefäßtonus (i.S. der Vasokonstriktion oder -dilatation) beeinflussend, u. zwar nerval (über Vasomotoren) oder humoral (Peptidhormone wie Angiotensin, VIP u. Bradykinin, biogene Amine wie Adrenalin, Noradrenalin, Acetylcholin, Histamin, Serotonin).

vasodepressorisch: den Gefäßtonus senkend, gefäßerweiternd (= vasodilatatorisch), blutdrucksenkend.

Vasodilatanzien: gefäßerweiternde, strukturell sehr unterschiedl. Wirkstoffe, die zur Behandlung peripherer (funktioneller u. organischer), zentraler (zerebraler) u. koronarer (v.a. »Nitro-V. = ↗Nitrate) Durchblutungsstörungen sowie als ↗Antihypertonika u. bei Herzinsuffizienz (zur Senkung von Afterload u. Preload) eingesetzt werden.

Vasodilatation: Weiterstellung von Blutgefäßen.

Vasodilatatoren: 1) vasodilatator. Nerven: vegetat. Gefäßnerven mit gefäßerweiternder Wirkung. **2)** den Tonus der Gefäßmuskulatur senkende (»vasodilatator.«) Stoffe: Acetylcholin als Transmitter des Parasympathikus, Gewebsmetaboliten (CO_2, Milchsäure, ATP), Histamin, Bradykinin. **3)** ↗Vasodilatanzien.

vasogen: von (Blut-)Gefäßen ausgehend.

Vasokonstriktion: Engstellung von Blutgefäßen.

Vasokonstriktoren: 1) vasokonstriktor. Nerven: durchweg dem Sympathikus zugehör.

Gefäßnerven. **2)** den Tonus der Gefäßmuskulatur erhöhende »vasokonstriktor. Stoffe«, v.a. Noradrenalin u. Adrenalin als postganglionäre Transmitter des Sympathikus, Serotonin, Angiotensin. **3)** Vasokonstringenzien: Wirkstoffe mit gefäßverengender (u. dadurch blutdrucksteigernder) Eigenschaft.

Vasoligatur: **1)** Unterbindung des Samenleiters; z.B. als Sterilisationsmethode (vgl. Vasoresektion). **2)** ↗Gefäßligatur.

Vasomotorenzentrum: ↗Kreislaufzentrum.

Vasomotorik: Bewegungsprozesse der Blutgefäße, basierend auf spontaner Aktivität sowie nervalen u. humoralen Einflüssen auf die Blutgefäßmuskulatur; ↗Vasokonstriktion, Vasodilatation.

vasomotorisch: Vasomotorik bzw. Vasomotoren betreffend; z.B. v. (= neurozirkulator.) ↗Dystonie. – **v. Kopfschmerz:** K. (v.a. bei Wetteränderung, Überanstrengung, im Klimakterium) infolge einer Regulationsstörung der intrakraniellen Gefäße bei vegetat. Dystonie: kontinuierl. oder mehr anfallsartiger, meist dumpfer, diffuser Kopfdruck, oft verbunden mit anderen neurozirkulator. Symptomen (Schwindel, Übelkeit, Herzklopfen, kalte u. feuchte Akren).

Vasopathie: ↗Angiopathie.

Vasopressin, Adiuretin, antidiuret. Hormon, ADH: im Hypothalamus produzierte Peptidhormone (Neurohormone) mit diuresehemmender (Steigerung von Permeabilität u. Wasserrückresorption im distalen Nephron; s.a. Diabetes insipidus) u. vasokonstriktor. Wirksamkeit (Arterien einschl. Koronarien, Kapillaren, kleine Venen, insbes. Darmgefäße).

vasopressorisch: den Gefäßtonus steigernd, gefäßverengend (↗Vasokonstriktion), blutdrucksteigernd.

Vasoresektion, Vasektomie: **1)** Deferentektomie: Sterilisation beim Mann mittels Durchtrennung des Samenleiters; vgl. Vasoligatur. **2)** ↗Angiektomie.

vasospastisches Syndrom: ↗Raynaud* Krankheit.

Vasotomie: op. Durchtrennung oder Eröffnung **1)** des Samenleiters (auch i.S. der Vasoresektion); **2)** eines Blutgefäßes (↗Arteriotomie, Venaesectio).

vasovagale Synkope: ↗Synkope, vagovasale.

Vasovasostomie: Refertilisationsop. durch Wiedervereinigung des durchtrennten Samenleiters.

Vater* Ampulle: ↗Ampulla hepatopancreatica. – **V.* Divertikel, Papille:** ↗Papilla duodeni major. – **V.*(-Pacini*) Körperchen:** ↗Corpuscula lamellosa.

V.D.R.L.-Test: in den **V**enereal **D**isease **R**esearch **L**aboratories entwickelter Syphilis-Objektträgerschnelltest.

Vegetarier: jemand, der sich vorwiegend oder ausschließlich pflanzlich ernährt; ↗Vegetarismus.

Vegetarismus: Ernährungsform, die auf Lebensmittel von toten Tieren (Fleisch, Fisch) verzichtet u. pflanzliche Kost bevorzugt; unterschieden werden dabei drei Grundformen: *Ovo-Lacto-Vegetarier* essen weder Fleisch noch Fisch, aber Eier u. Milch (u. damit oder daraus hergestellte Produkte); *Lacto-Vegetarier* meiden außer Fleisch u. Fisch auch Eier; *Veganer* verzichten auf jedes von Tieren stammende Produkt, auch auf Milch, Butter, Honig.

Vegetationen: »Gewebswucherungen«; i.e.S. die lymphat. V. im Rachenraum (↗Rachenmandelhyperplasie).

vegetativ: die Pflanzen u. deren Wachstum betreffend, pflanzlich, ungeschlechtlich; *physiol* der Entwicklung u. Erhaltung des Organismus dienend, unbewußt, unwillkürlich, das ↗vegetat. Nervensystem u. seine Funktionen betreffend, von diesem gesteuert. – **v. Dystonie:** ↗Dystonie, neurovegetative. – **v. Nervensystem,** Vegetativum, Systema nervosum autonomicum: der Teil des peripheren u. zentralen Nervensystems, der den vegetativen Funktionen dient, d.h. der Regelung der unbewußten – u. vom Willen weitgehend unabhängigen – inneren Lebensvorgänge (Aufrechterhaltung der Homöostase) u. deren Anpassung an die Erfordernisse der Umwelt; unterteilt in Parasympathikus u. Sympathikus; ↗Tab. S. 817.

Veitstanz: ↗Chorea.

velamentosus: (latein.) umhüllend.

Vellushaar: ↗Lanugo; s.a. Wollhaar.

Velum: (latein.) Segel (s.a. Cuspis, Valvula), Hülle. – **V. palatinum:** das »Gaumensegel« als hintere Fortsetzung des harten Gaumens; bildet zus. mit der Uvula den weichen Gaumen.

Vena, Vene (Mehrzahl: **Venae; Vv.**): allgemein venöses Blut (Ausnahme: Vv. pulmon.; embryonale V. umbilic.) zum Herzen zurückführendes Gefäß; oft Begleitvenen gleichnamiger Arterien; s.a. Venen..., Phlebo... – **V. angularis:** der Anfangsteil der V. facialis im inneren Augenwinkel; anastomosiert mit der V. ophthalmica superior; s.a. Sinus-cavernosus-Thrombose. – **V. azygos:** die – unpaare –

vegetatives Nervensystem [418]

Erfolgsorgan	Funktion des Sympathikus	Funktion des Parasympathikus
Auge	Pupillenerweiterung, Kontraktion des Ziliarmuskels für Nahsicht	Pupillenverengung
Tränendrüse	geringer oder kein Effekt	Sekretion
Speicheldrüsen	dicke, visköse Sekretion	reichliche, wäßrige Sekretion
Herz	Zunahme von Schlagfrequenz u. Schlagstärke, Erweiterung der Koronargefäße (indirekt?), Verkürzung der Überleitungszeit	Schlagverlangsamung, Kontraktion der Koronargefäße (indirekt?), Verlängerung der Überleitungszeit
Lunge	Bronchodilatation, Hemmung der Sekretion	Bronchokonstriktion, Stimulation der Sekretion
Verdauungstrakt	Peristaltikhemmung, Vasokonstriktion	Stimulation von Peristaltik u. Sekretion
Leber bzw. Gallenblase	Freisetzen von Glucose	Ausstoßen von Galle
Nebennierenmark	Sekretion von Adrenalin	keine Verbindung
Niere	Vasokonstriktion u. Hemmung der Urinbildung	kein Effekt (?)
Blase	Harnverhaltung	Harnentleerung
Genitale	Ejakulation	Penis- u. Klitoriserektion
Schweißdrüsen	Sekretion	keine Verbindung
periphere Blutgefäße	Konstriktion	außer Dilatation im Genitalbereich keine Verbindung
Skelettmuskelgefäße	Konstriktion	Dilatation

Fortsetzung der re. V. lumbalis ascendens im hint. Mediastinum re. vor der Wirbelsäule zur V. cava superior. – **V. cava:** Hohlvene (s.a. Kava...). – **V.-c.-Filter:** schirmartiger, zusammenfaltbarer F. zur Lungenembolie-Prophylaxe, mittels Kavakatheter von der V. jugularis oder femoralis aus in der unt. Hohlvene zu plazieren. **1) V. c. inferior:** »untere Hohlvene« als unpaare, klappenlose Sammelvene der unt. Körperhälfte, die re. neben der Aorta abdomin. durch das Foramen venae cavae des Zwerchfells in den re. Herzvorhof zieht. **2) V. c. superior:** die »obere Hohlvene« als unpaare, kurze, klappenlose, dünnwand. Sammelvene der oberen Körperhälfte; zieht an der Innenseite der re. Pleurakuppel abwärts, nimmt vor Eintritt in Herzbeutel u. re. Vorhof die V. azygos auf (dadurch Verbindung zur Cava inf.). – **V.-c.-superior-Syndrom:** venöse Zirkulationsstörung durch Abflußbehinderung (selten reine Thrombose, meist Einengung durch Mediastinalfibrose, Tumor, Aortenaneurysma): Einflußstauung der oberen Körperhälfte, Zyanose, Gesichts-, Hals- (»Stokes* Kragen«) u. Armödem; Schwindel, Kopfschmerzen, Somnolenz, Oppressionsgefühl, Brustschmerzen u. Atemnot; evtl. Schleimhautblutungen. – **V. comitans:** Begleitvene (der jeweils gleichnamigen Arterie). – **Vv. haemorrhoidales:** ↗Vv. rectales. – **V. jugularis:** »Drosselader«. **1) V. j. anterior:** aus dem Zusammenfluß mehrerer Hautvenen (unterhalb des Kinns) zur V. jugularis ext. oder V. subclavia. **2) V. j. externa:** aus dem Zusammenfluß der Vv. occipitalis u. auricularis post. (hinter der Ohrmuschel) zwischen Platysma u. oberflächl. Halsfaszie zur V. subclavia. **3) V. j. interna:** aus dem Zusammenfluß der Venen der Schädelhöhle am Foramen jugulare (Aufnahme des Sinus sigmoideus), neben der A. carotis interna bzw. communis zur V. subclavia im Venenwinkel; sammelt das Blut des Kopfes u. Halses. – **V. ophthalmica: 1) V. o. inferior:** von unterem Augenlid u. Tränendrüse seitl. am Augenhöhlenboden zum Sinus cavernosus. **2) V. o. superior:** Vene von der oberen medialen Augapfelseite durch die Fissura orbitalis sup. zum Sinus cavernosus; Anastomose mit der V. angularis (s.a. Sinus-cavernosus-Thrombose). – **Vv. paraumbilicales:** die kleinen »Sappey* Venen« um das runde Leberband zum li. Ast der V. portae; Verbindung zwischen s.c. Bauchwandvenen u. Pfortader (s.a. Caput medusae). – **Vv. perforantes venae femoralis:** Verbindungsvenen zwischen tiefen (= subfaszialen) u. oberflächlichen (= epifaszialen) Extremitätenvenen im Beinbereich; Insuffizienz bedingt Funktionsstörungen der Muskelvenenpumpe; s.a. Cockett* Venen u. Varikose. – **V. portae, V. portalis:** die durch den retropankreat. Zusammenfluß der Vv. gastricae dextra u. sin., pylorica, mesentericae sup. u. inf. u. lienalis entstandene »Pfortader«. – **Vv. pulmonales:** die das arterialisierte Blut aus den Lungen zum li. Herzvorhof führenden »Lungenvenen«, im Hilus hervorgehend aus der Vereinigung der Lungensegmentäste zu 1 oder – meist – 2 größeren Stämmen (= V. pulmonalis superior u. inf.). – **Vv. rectales,** Vv. hämorrhoidales: vom Plexus venosus rectalis als **Vv. r. inferiores** u. **Vv. r. mediae** zur V. iliaca interna; **V. rectalis superior** zur V.

mesenterica inferior; alle 3 mehrfach miteinander anastomosierend (d.h. Verbindung zwischen Pfortadersystem u. unterer Hohlvene). – **V. saphena magna,** Saphena magna: die an Venenklappen reiche »große Rosenader« vom medialen Fußrand vor dem inneren Knöchel aufwärts durch den Hiatus saphenus in die V. femoralis, mit zahlreichen Anastomosen (Vv. perforantes, ↗Abb.) zu tiefen Venen. – **V. saphena parva:** die klappenreiche »kleine Rosenader« vom lateralen Fußrand hinter dem Knöchel u. an der Unterschenkelrückseite aufwärts zur V. poplitea; anastomosiert mit tiefen Venen. – **V. spermatica:** ↗V. testicularis. – **V. testicularis,** V. spermatica: vom Hoden (Plexus pampiniformis) im Samenstrang durch den Canalis inguinalis u. – zus. mit der Arterie – auf dem Psoas major aufwärts, li. zur V. renalis, re. direkt in die untere Hohlvene.

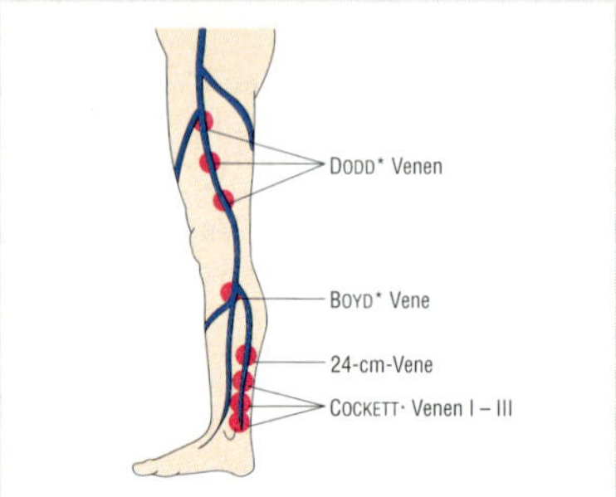

Perforansvenen der **Vena saphena magna** [18]

Venae sectio, Venaesectio, Phlebotomie: Inzision (meist quer) einer s.c. Vene nach op. Freilegung, u. zwar proximal bzw. (bei Aderlaß) distal der zuvor angelegten Ligatur, zum Einführen einer Kanüle oder eines ↗Venenkatheters (anschließend Hautnaht).

Vene: ↗Vena; s.a. Venen..., Phleb(o)...

Venektasie: ↗Phlebektasie.

Venenbypass: ↗Bypass unter Verw. eines Venensegmentes; s.a. Koronarchirurgie.

Venendruck: der Füllungsdruck im venösen System, abhängig vom Dehnungswiderstand des Gesamtkreislaufs u. von der Größe des Blutvolumens. – **V., zentraler:** s.u. zentral.

Venenentzündung: ↗Phlebitis.

Venenexhairese: ↗Phlebexhairese, s.a. Venenstripping.

Veneninsuffizienz: s.u. Venenklappen.

Venenkatheter: zur Einführung in eine periphere Vene geeigneter K. aus gewebefreundl., chemisch indifferentem röntgenpos. Material; Einführung perkutan (mittels ein- oder übergeschobener Punktionskanüle) oder nach Venaesectio, entweder nur ins periphere Gefäß (z.B. beim SCRIBNER* Shunt) oder aber bis in die Hohlvene (= **zentraler V.**; s.a. Kavakatheterismus; auch für Herzkatheterismus).

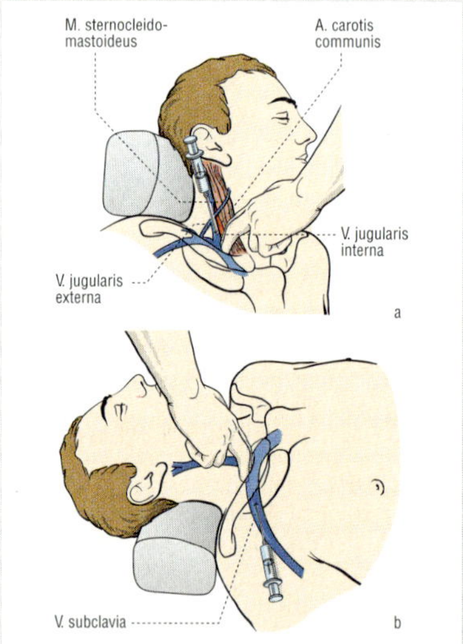

Venenkatheter: a) Punktion der Vena jugularis interna, b) Punktion der Vena subclavia [39]

Venenklappen: in etwa gleichen Abständen in das Lumen ragende, taschenförmige (meist paar.) Duplikaturen der inneren Gefäßwandschicht, die in den meisten Venen eine retrograde Blutströmung verhindern (freier Klappenrand herzwärts). Bei **Venen(klappen)insuffizienz** (infolge Überdehnung des Klappenansatzringes oder phlebitischer bzw. thrombot. Zerstörung) Strömungsumkehr mit venöser Hypertension, an den Beinen v.a. bei Insuffizienz der Perforans- u. tiefen Venen; s.a Varikose.

Venenknoten: ↗Varize.

Venenpatch: autologes Venenwandresektat als Material für die Patch-Plastik bzw. zur Deckung von Gefäßwanddefekten.

Venenpuls: herzsynchrone Volumen- u. Druckschwankungen (Schlauchwellen) vom

Herzen fort über die – v.a. herznahen – Venen, am deutlichsten an den Halsvenen (Jugularispuls).

Venensperre: Abflußbehinderung in einer Vene durch Thrombose, Spasmus oder Kompression (z.B. der Wadenvenen durch das Eigengewicht des Beines bei Rückenlage, der Subklavia durch Halsrippe beim Thoracic-inlet-Syndrom; s.u. Achselvenensperre).

Venenstein: ↗Phlebolith.

Venenstripping: Herausziehen (Exhairese) einer Vene (meist V. saphena magna u. parva) mittels Venenstrippers.

Venenthrombose: ↗Phlebothrombose. – **V., tiefe:** v.a. in den tiefen, großen Bein- u. Beckenvenen auftretende V., meist Folge verlangsamter Blutzirkulation u./oder erhöhter Koagulabilität bei Herz-Kreislauf-Erkrankungen, Hypertonie, akuter oder chron. Infektionskrankheit, postoperativ oder postpartal, ungewohnter Daueranstrengung etc.; hohe Inzidenz bei Malignomen; Verlauf hochakut (= Phlegmasia caerulea dolens), akut (Beginn innerhalb weniger Std. oder Tage) oder subakut; meist bei Bettlägerigen u. oft mit nur geringen Symptomen, mit Manifestation erst bei Mobilisation oder durch Auftreten einer Lungenembolie. Charakterist. Symptomen-Trias: Ödem, Zyanose, Schmerz, bes. ausgeprägt beim Stehen u. bei Belastung; Komplikationen: Embolie, postphlebitisches Syndrom, Rezidive, Sepsis (durch bakteriell infizierten Thrombus, z.B. Tonsillitis, Abort). Therapie: Ruhigstellung, Fibrinolytika, chir. Behandlung (z.B. Entleerung des sog. intravarikösen Hämatoms durch Stichinzision), Kompressionsverband.

Venenum: (latein.) Gift.

Venenverödung: ↗Varizenverödung.

Venenverschluß: s.u. Venenthrombose.

Venenverschlußplethysmographie: intermittierende plethysmograph. Bestimmung der Extremitätendurchblutung anhand der pulsator. Volumenzunahme bei blockiertem Abstrom (Manschettenkompression).

Venenwinkel: ↗Angulus venosus.

venerisch, venereus: eine ↗Geschlechtskrankheit betreffend, durch Geschlechtsverkehr erworben.

venös: Venen bzw. das ↗venöse System betreffend. – **v. Blut:** das dunkelrote, rel. Kohlendioxid-reiche Blut, das im venösen System von der Peripherie zum re. Herzen u. von dort in der Pulmonalarterie zu den Lungen geführt wird. – **v. Insuffizienz:** s.u. Varikose, s.a. Venenklappen. – **v. System:** der dem Blutrückstrom zum Herzen dienende »v. Schenkel« des Körperkreislaufs (venöse Kapillaren, Venolen, Venen) einschl. des re. Herzens mit Speicher- u. Widerstandsfunktion.

Venographie: ↗Phlebographie.

Venole: ↗Venula.

Venopathie: Oberbegriff für – insbes. nichtentzündliche – Venenerkrankungen.

Venostase: durch Venenveränderungen oder kardial bedingter Stillstand der Blutzirkulation (Hämostase im Venenbereich).

venosus: (latein.) venös.

Venotomie: ↗Venaesectio.

Venter: (latein.) Bauch; *anat* Muskelbauch, z.B. **V. anterior** u. **posterior** (des Musculus digastricus).

Ventilation: Lüftung, Belüftung. – *physiol* der Transport von Sauerstoff aus der Außenwelt in die Lungenalveolen bzw. von Kohlendioxid in umgekehrter Richtung als Effekt der Atmung.

Ventilationsstörung: gesteigerte oder verminderte Lungenventilation (Gasaustausch). – **V., obstruktive:** V. bei Erhöhung des Strömungswiderstandes durch intra- u./oder extrabronchiale Atemwegseinengung (z.B. bei Bronchialasthma, spast. Bronchitis). – **V., restriktive:** bei verkleinerter Lungenparenchymfläche.

Ventilationsszintigraphie: s.u. Lungenszintigraphie.

Ventilpneumothorax: ↗Spannungspneumothorax.

ventral(is): (latein.) den Bauch bzw. die Vorderseite eines Körperteils oder -organs betreffend; bauchwärts gelegen oder gerichtet.

ventricularis: (latein.) ↗ventrikulär.

Ventriculus: *(latein. = kleiner Bauch)* **1)** ↗Magen. **2)** Ventriculi cerebri s. encephali: die Hirnkammern des Tel-, Di- u. Rhombencephalons. **3)** Ventriculi cordis: die – durch das Ventrikelseptum getrennten – dickwand., 3schichtigen (Epi-, Myo-, Endocardium) »Herzkammern«, **a)** der V. dexter re. vorn, **b)** der V. sinister li. hinten gelegen.

Ventrikel: ↗Ventriculus.

Ventrikelblockade: s.u. Liquorblockade.

Ventrikelblutung: zum ↗Haematocephalus internus bzw. zur ↗Ventrikeltamponade führende Hirnblutung.

Ventrikeldrainage: therap. Liquorableitung aus dem Ventrikelsystem; s.u. Hydrocephalus.

Ventrikelhypertrophie: ↗Herzhypertrophie.

Ventrikelpunktion: Hirnkammerpunktion zu diagnost. (z.B. Ventrikulographie) oder therap. Zwecken (Entlastung bei Hirndruck).

Ventrikelruptur: Einriß der Herzkammerwand; traumatisch oder bei transmuralem Infarkt; s.a. Herzruptur.

Ventrikelseptum: ↗Septum interventriculare.

Ventrikelseptumdefekt, VSD: angeborener oder erworbener (Ventrikelruptur) Defekt der Herzkammerscheidewand; ab einer best. Größe mit typischen Symptomen (s.a. Herzfehler); Zyanose erst bei Shuntumkehr.

Ventrikelszintigraphie: Herzszintigraphie zur Darstellung der Herzhöhlen u. der Binnenräume der großen herznahen Gefäße.

Ventrikeltamponade: durch Einbruch einer Hirnblutung erfolgte Blutfüllung des Ventrikelsystems des Gehirns.

ventrikulär: einen Ventrikel (insbes. Herz-, Hirn-V.) betreffend; z.B. v. Extrasystole, v. Leitungsstörung.

Ventrikulographie: Darstellung der Herzkammern (durch ↗Angiokardiographie oder ↗Ventrikelszintigraphie) zur Berechnung wichtiger Kenngrößen des Herzens (z.B. Ejektionsfraktion, Ventrikelvolumen).

Ventrikuloskop: Endoskop zur diagnost. (Inspektion) u. therapeutischen (auch Gewebsentnahme, Plexus-choroideus-Koagulation) »Spiegelung« der Hirnventrikel (**»Ventrikuloskopie«**), v.a. der Seitenkammern.

Ventrikulostomie: Eröffnung (durch Bohrloch) einer Hirnkammer (meist Seitenkammer) nach außen für operativen oder diagnost. Eingriff; s.a. Hydrocephalus.

ventr(o)...: Wortteil »Bauch« (Venter), »Magen«, »ventral«.

Venüle: evakuiertes Glasröhrchen mit eingeschmolzener Kanüle zur Entnahme von Venenblut.

Venula: (latein.) kleine Vene, Begleitvene einer Arteriole. Aus dem venösen Schenkel der Kapillare hervorgehendes kleinstes venöses Gefäß (Teil der terminalen Strombahn).

Verapamil: Calciumantagonist mit gefäßerweiternder u. antiarrhythmischer Wirkung.

Verband: s.u. Gips-, Wund-V.

Verbandmull: gereinigtes u. gebleichtes, weitmasch. Gewebe in Leinwandbindung; zur Wundabdeckung in Form von Kompressen oder Tupfern, als Material für Mullbinden.

Verbandwatte: aus ungesponnener, entfetteter, gut saugfähiger, in Nässe nicht klumpender Baum- oder Zellwolle hergestellte Watte in loser Form, Zickzacklagen, Rollen etc.

Verbandzellstoff, Charta vulneraria depurata: von Begleitstoffen befreite, hochgebleichte, geruch- u. geschmacklose, miteinander verfilzte, weiße Cellulosefasern in Form mehrerer gekreppter, weicher Einzellagen; durch Sterilisation vergilbend.

Verblutung, Exsanguinatio: massiver – innerer oder äußerer – Blutverlust, der infolge Hypovolämie zu Kreislaufkollaps, Schock u. schließlich zum Tode führt.

Verbrauchskoagulopathie, disseminierte intravasale Koagulation oder Gerinnung, DIC, DIG: Blutungsneigung, durch verschiedenartige Ursachen (↗Tab.) hervorgerufene Aktivierung des Blutgerinnungssystems, die zum Verbrauch von Gerinnungsfaktoren u. Thrombozyten (mit Bildung kleinster Thrombosen) führt; s.a. Koagulopathie.

Erkrankungen, die zu einer **Verbrauchskoagulopathie** führen können [516]

schwere Infekte, Sepsis durch gramnegative Keime	Meningokokkeninfektion, Malaria, Cholera, Rickettsiosen, Viruserkrankungen
hämatologische Erkrankungen	Promyelozytenleukämie, multiples Myelom, hämolytisch-urämisches Syndrom, Hämangiome (KASABACH*-MERRITT* Syndrom)
Vergiftungen	chemische Gifte, Schlangengifte
Mikrozirkulationsstörungen	Fettembolien, Hitzschlag, Transfusionszwischenfälle
akute Nekrosen u. Malignome	akute Pankreatitis, große Malignomnekrosen, akute Lebernekrose, ausgedehnte Weichteilverletzungen
Schockzustände	hämorrhagischer Schock, Endotoxinschock, anaphylaktischer Schock, Verbrennungsschock, Elektroschock
gynäkologische u. geburtshilfliche Erkrankungen	Eklampsie, HELLP-Syndrom, vorzeitige Plazentaablösung, intrauteriner Fruchttod, Fruchtwasserembolie, septischer Abort; gynäkolog. Erkrankungen

Verbrennung: 1) Umsetzung von Stoffen mit Sauerstoff unter Entwicklung von Licht u. Wärme; i.w.S. jede Oxidation. **2)** Combustio: Gewebsschädigung durch Einwirken von Hitze (strahlende Wärme heißer Körper, Flammen, Kontakt mit erhitzten Gasen, Massen oder Flüssigkeiten [= Verbrühung]) oder von ionisierenden u. UV-Strahlen (↗Strahlenschaden) mit verschiedenen Schweregraden nach der Tiefe des Schadens (↗Tab.). – Das Ausmaß der V. in % der Körperoberfläche wird meist nach der ↗Neunerregel angegeben u. beeinflußt entscheidend die Prognose. – Erste Hilfe: Kühlung (kaltes Wasser!), saubere Abdeckung der Wunden (möglichst Aluminiumfolie), Schocktherapie (Flüssigkeits- u. Elektrolytersatz durch Infusion, evtl. Trinken von Brühe oder Fruchtsaft); in der Klinik

Klinische u. histologische Veränderungen bei den einzelnen **Verbrennungsgraden** [37]

	klinisch	histologisch
1. Grad	Erythem, Ödem (Combustio erythematosa)	Vasodilatation, Hyperämie
2. Grad	Blasenbildung zwischen Epidermis u. Korium (Combustio bullosa)	partielle Epithelnekrosen
3. Grad	Nekrose bzw. Schorfbildung (Combustio eschariotica)	flächige Koagulationsnekrosen der Haut, Zerstörung aller Hautanhangsgebilde
4. Grad	Verkohlung durch direkte Hitzeeinwirkung	–

aseptische Abtragung der Blasen, Entfernung der Nekrosen, Wunddeckung mit Hauttransplantaten oder passagerem künstl. Hautersatz. Heilungskomplikationen: Kontrakturen, Stenosen, Strikturen, Keloid etc.

Verbrennungskarzinom: in einer Brandnarbe entstandenes ↗Plattenepithelkarzinom.

Verbrennungskrankheit: in Phasen ablaufende systemische Prozesse als Folge schwerer Verbrennungen.

Verbrennungsniere: ↗Schockniere bzw. ↗Crush-Syndrom.

Verbrennungsschock: Schock durch Plasmaverlust (Brandblasen, Wunden, Ödem) infolge Permeabilitätsstörungen an Zellmembranen u. Gefäßwänden; s.a. Schock.

Verbrühung: s.u. Verbrennung.

Verdauungsapparat: die Gesamtheit aller am Verdauungsakt beteiligten Organe: Magen-Darm-Trakt sowie sämtliche endokrinen u. exokrinen Drüsen, die der Verdauung dienen.

Verdauungsenzyme: die im Mund- u. Bauchspeichel, Magensaft u. Darmdrüsensekret enthaltenen digestiven Enzyme (Amylasen, Lipasen, Proteasen) wie Ptyalin, Pepsin, Trypsin, Kathepsin, Erepsin, Chymotrypsin, Galle.

Verdauungshormone: s.u. Intestinalhormone.

Verdauungsinsuffizienz: ↗Maldigestion.

Verdauungskanal, -trakt: Bez. für die Mundhöhle u. ihre Speicheldrüsen, Schlund, Speiseröhre, Magen u. Darm mit Anhangsdrüsen.

Verdauungsstörung: ↗Dyspepsie, Maldigestion.

Verdiglobin: oxidierte Form des ↗Verdoglobins.

Verdinikterus: Form bzw. Stadium der Gelbsucht (auf den Rubinikterus folgend), bei dem die Hautfarbe einen grünl. Stich erhält; Folge der oxidat. Umwandlung des Bilirubins zu Biliverdin im Gewebe bzw. (bei cholestat. Ikterus) in der gestauten Galle.

Verdoglobin: bei der Biogenese der Gallenfarbstoffe aus Hämoglobin als 1. Zwischenprodukt auf dem Weg zum Biliverdin entstehendes grünes Pigment. Erhöhter Blutspiegel (**»Verdoglobinämie«**) z.B. bei verstärkter Hämolyse, tox. Methämoglobinämie, nach Resorption ausgedehnter Hämatome. – Oxidierte Form: Verdiglobin.

Verdrängung: 1) (S. FREUD) Abwehrmechanismus, durch den unlustbetonte bzw. schmerzhafte Erinnerungen oder nicht akzeptable Triebwünsche bzw. deren Repräsentationen (Gedanken, Vorstellungen, Affekte) aus dem Bewußtsein abgedrängt u. am Wiedereintreten gehindert werden. **2)** Hemmung einer biol. Reaktion durch Verdrängen eines wirksamen durch ein unwirksames Mittel vom Rezeptor.

Verdünnung: ↗Dilutio, Potenz.

Vererbung: die Vorgänge, die über Zellteilung (= vegetative V.) oder sexuelle Fortpflanzung (= generative V.) hinweg das Auftreten bestimmter Eigenschaften der Vorfahren bei allen oder einem Teil der Nachkommen bewirken; s.a. Gen.

Verfügbarkeit, biologische: ↗Bioverfügbarkeit.

vergällt, denaturiert: durch Zusatz schlechtschmeckender, übelriechender oder färbender Substanzen ungenießbar gemacht.

Vergiftung, Intoxikation: die schädliche Einwirkung pflanzlicher, tierischer, bakterieller (Endo- u. Ektotoxine), chem. oder sonstiger – auch endogener – Gifte auf den Organismus. – Maßnahmen im akuten Notfall: primär Sicherung der Vitalfunktionen (↗Reanimation, ABC-Maßnahmen); ggf. Entfernen aus tox. Atmosphäre (z.B. an die frische Luft), Ausziehen giftbenetzter Kleidung bzw. Abspülen, Warmhalten, zweckmäß. Lagerung (bei Schock Kopftief- bzw. Beinhochlage, beim Bewußtlosen Seitenlage, bei Lungenödem Aufrichten des Oberkörpers mit herabhängenden Beinen), Induzieren von Erbrechen u./oder reichl. Trinkenlassen (Ausnahme: bei Säuren- u. Laugenvergiftung kein Erbrechen auslösen! Viel Wasser trinken lassen) oder Verabfolgung von medizinischer Kohle; evtl. schneller Transport in ein Krankenhaus (möglichst mit **Vergiftungsstation**), Einleiten spezifischer Maßnahmen (Antidot, Antitoxin) nach Rat eines toxikologischen Informationszentrums; Asservierung von Giftresten für analyt. (forens.) Zwecke; in der BRD besteht eine Meldepflicht für Vergiftungen.

Vergrößerungsplastik: ↗Augmentationsplastik.

vergrünende Streptokokken: ↗Streptococcus viridans.

Verhaltensstörung: ungenügend definierter Sammelbegriff für psych. Auffälligkeiten.

Verhaltenstherapie: psychotherapeutische Verfahren, bei denen versucht wird, bestimmte Verhaltensweisen wie z.B. psychische Symptome u./oder körperliche Beschwerden zu verändern, wobei die Fähigkeiten des Patienten zur Eigensteuerung aufgespürt u. gestärkt werden sollen.

Verhornung: ↗Keratinisation; *path* ↗Keratosis, Dys-, Hyper-, Parakeratosis.

Verhütung: ↗Prophylaxe, Prävention, *gyn* ↗Konzeptionsverhütung.

Verkalkung: 1) Mineralisation (Kalzifizierung) des Knochens im Rahmen der Ossifikation. Gestört z.B. bei Rachitis u. Osteomalazie bzw. – als übermäßige V. – bei Osteosklerose. **2)** die dystope Ablagerung von Kalksalzen (Calcinosis, Verkreidung). **3)** volkstüml. für ↗Arteriosklerose.

Verknöcherung: ↗Ossifikation.

Verknöcherungszone: ↗Epiphysenfuge.

Verkrampfung: protrahierte übermäßige Muskelkontraktion, meist pathol. (als ↗Spasmus, Tetanus).

Verkürzungshinken: Hinken infolge Beinlängendifferenz.

verlängertes Mark: ↗Medulla oblongata.

Verlausung: ↗Pediculosis.

Verletzung: ↗Trauma, Traumatisation, Mehrfachverletzung (s.a. Schwerverletzter).

Vermännlichung: ↗Virilisierung.

Vermehrung: 1) Fortpflanzung, **2)** ↗Proliferation.

Vermes: (latein.) die Würmer (↗Helminthen); s.a. Wurm…

Vermicidum, Vermizid: wurmtötendes ↗Anthelminthikum; vgl. Vermifugum.

vermicularis: (latein.) wurmartig.

vermiform(is): wurmförmig.

Vermifugum: wurmvertreibendes ↗Anthelminthikum.

Vermis: *(latein. = Wurm)* **1)** ↗Helminthen, s.a. Wurm… **2)** wurmförmiges Gebilde. – **V. cerebelli:** der mediane (zwischen bd. Hemisphären), unpaare, phylogenetisch alte »Kleinhirnwurm«.

Vermizid: ↗Vermicidum.

Vernarbung: ↗Cicatrix (s.a. Wundheilung); i.e.S. die narbige Defektheilung bei Parenchymuntergang.

Vernebler: Vorrichtung zum Erzeugen (z.B. durch Druckluft oder Ultraschall) eines ↗Aerosols.

Vernix caseosa: die weiße »Frucht-« oder »Käseschmiere« auf der Haut des Neugeborenen (Talgdrüsensekret mit Epithelzellen, Wollhaaren, Cholesterin) als intrauteriner Schutz u. als Gleitmittel für die Geburt.

Verödung: 1) ↗Obliteration. **2)** Induzieren einer Obliteration, z.B. die ↗Varizenverödung.

Verrenkung: ↗Luxatio(n).

Verruca: (latein.) »Warze« als scharf umschriebene, rundl., papillomatöse, mehr oder minder hyperkeratot. Epidermiswucherung; i.e.S. die »gemeine Warze« (V. vulgaris), die durch ↗Papilloma-Viren hervorgerufenen »infektiösen Akanthome« = »Viruspapillome«, mit einer Inkubationszeit von Wochen bis Monaten, deren Aussaat durch Selbstansteckung beim Kratzen erfolgen kann. – **V. acuminata:** ↗Condyloma acuminatum. – **V. plana (juvenilis),** Flachwarze: v.a. im Kindesalter stets multipel auftretende leicht rötliche u. nur gering hyperkeratot., evtl. juckende Papel. – **V. plantaris:** nach innen, evtl. wie ein Dorn beträchtlich in die Tiefe wachsende Warze an der Fußsohle. – **V. senilis (seborrhoica):** ↗Alterswarze. – **V. vulgaris:** die »gemeine Warze«, infektiöses Akanthom als grauer, hyperkeratot.-papillärer harter Hautauswuchs mit zerklüfteter Oberfläche; meist multipel, bevorzugt an Hand- u. Fingerrücken (↗Abb.), seltener im Gesicht, an der Planta u. – evtl. fadenförmig (V. filiformis) – am behaarten Kopf u. in der Bartgegend.

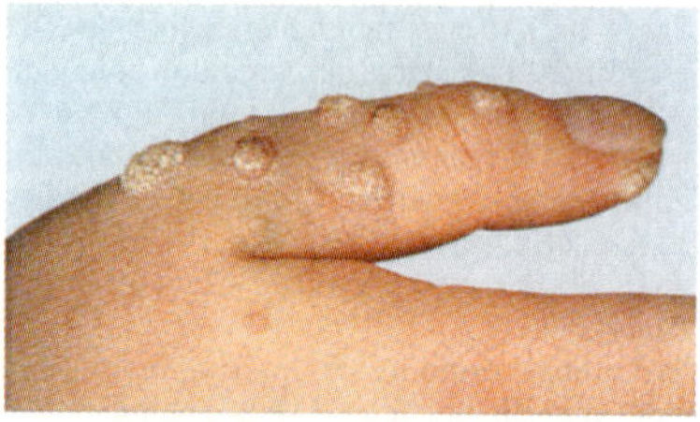

Verrucae vulgares (Warzen) [169]

verruciformis: (latein.) warzenförmig.

Verrucoma: ↗Keratoakanthom.

Verrucosis: multiples Auftreten von Warzen.

verrucosus, verrukös: (latein.) warzenartig, warzig, mit Warzenbildung einhergehend.

Verschattung: vermindert strahlungsdurchlässiger Bezirk des Röntgenbildes (z.B. Infiltrat, Fremdkörper), der sich auf Filmpositiv u. Leuchtschirm rel. dunkel (»Schatten«), auf

Filmnegativ rel. hell darstellt. – Gegensatz: ↗Aufhellung.

Verschiebelappen, -plastik: Hautlappenplastik bei in der Nachbarschaft reichlich vorhandenem gesundem Material.

Verschleimung: vermehrte Schleimbildung der Bronchialdrüsen u. -becherzellen als Bronchitis-Symptom; evtl. – v.a. bei Expektorationsstörung oder vermehrter Zähigkeit des Schleims – durch Pfropfbildung zur Obstruktionsatelektase führend.

Verschluß: ↗Atresie, Obliteration, Obstruktion, Okklusion, Obturation.

Verschlußhydrocephalus: ↗Hydrocephalus occlusus.

Verschlußikterus, mechan. I.: Gelbsucht (extrahepatischer cholestat. ↗Ikterus) infolge Galleabflußbehinderung im Ductus hepaticus oder choledochus durch Gallenstein, Tumor, stenosierende (obstruktive) Papillitis, Pankreaskopfschwellung etc.

Verschlußileus: ↗Ileus, mechanischer.

Verschlußkrankheit, arterielle: Sammelbegriff für die – zur ↗Durchblutungsstörung u. damit zum Mißverhältnis zwischen Blutzufuhr u. Sauerstoffbedarf führenden – Gefäßveränderungen, die oft mit erhöhter Thromboseneigung u. hämorrheologischen Veränderungen einhergehen. – Ursachen: fortgeschrittene Arteriosklerose, diabetische Angiopathie, Endangiitis obliterans, Arteriitis, Embolie. I.e.S. die **periphere arterielle V.**; typisch sind Veränderungen von Pulsqualität, Hauttemperatur u. -farbe, Störungen der Trophik u. Sensibilität, Schmerzen (s.a. FONTAINE*-RATSCHOW* Einteilung).

Verschlußplethysmographie: ↗Venenverschlußplethysmographie.

Verschmelzungsniere: zu einem Doppelorgan verwachsene Nieren, beidseitig symmetrisch als Hufeisen-, Kuchen-, einseitig asymmetrisch als Klumpen-, Lang-, L-, S-Niere.

Verschorfung: Bildung eines ↗Schorfs; i.e.S. die künstl. durch Elektrotomie, Kauterisation.

Verschwartung, Verschwielung: s.u. Schwarte, Schwiele, Pleuraschwarte.

Verseuchung: ↗Kontamination.

versicolor: (latein.) von wechselnder Färbung.

Versio(n): (latein.) Neigung, Wendung. **1) Versio uteri:** die sagittale Neigung der ganzen Gebärmutter; als ↗Ante- (physiol.) u. als ↗Retroversio (nach vorn bzw. nach hinten). **2)** die gleichzeitige Wendung beider Augen bei parallelen Sehachsen (als Dextro-, Lävo-, Infraversion).

Verspannung: ↗Muskelhartspann.

Verstauchung: ↗Distorsion.

Versteifung: 1) ↗Gelenksteife. **2)** operative V.: ↗Arthrodese.

Verstoffwechselung, Metabolisierung: Umsetzung einer Substanz im Stoffwechsel (Metabolismus).

Verstopfung: i.e.S. ↗Obstipation; s.a. Obstruktion, Obturation.

Verstrahlung: ↗Kontamination durch radioakt. Substanzen.

Vertebra: Wirbel (Einzahl).

Vertebrae: Wirbel (Mehrzahl); die 33–34 das Achsenskelett des Rumpfes (Wirbelsäule = Columna vertebralis) bildenden Wirbel, deren oberster (»Atlas«) den Kopf trägt. Nach Regionen unterschieden: 7 Hals- **(V. cervicales)**, 12 Brust- **(V. thoracales** bzw. **V. thoracicae)**, 5 Lenden-, **(V. lumbales)**, 5 Kreuz(bein)- **(V. sacrales)** u. 4–5 Steiß(bein)wirbel **(V. coccygeales)**. Die oberen 24 beweglichen werden als »echte« Wirbel (V. verae), die synostosierten Kreuz- u. rudimentären Steißwirbel als »falsche« (V. falsae, V. spuriae) bezeichnet. HW I u. II (Atlas u. Axis) sind Dreh-, die übrigen V. verae Beugungswirbel; s.a. Wirbel…

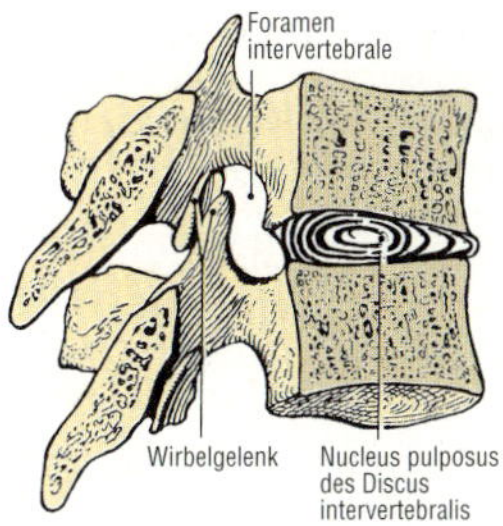

Brustwirbelpaar mit Zwischenwirbelscheibe

vertebragen: von der Wirbelsäule (i.e.S. vom Wirbel) ausgehend.

vertebral(is): Wirbel bzw. die Wirbelsäule betreffend; s.a. Spondyl…, Wirbelsäulen…

Vertebralis-Angiographie: Röntgenkontrastdarstellung der Arteria vertebralis.

Vertebralis-Syndrom: s.u. Anzapfsyndrom; s.a. Arteria-basilaris-Syndrom.

Vertebralsyndrom, Wirbelsäulen(WS)-Syndrom: akute (meist durch Bandscheibenvorfall) oder chron. Erkrankung der WS (meist nur eines Abschnitts) mit vertebragenen

Schmerzen (örtl. Druck-, Klopf- oder radikulärer Schmerz, verstärkt bei intraabdomin. Drucksteigerung; oder irradiierender Tiefenschmerz) u. neuralen – motor. oder sensiblen – Fernsymptomen (Parese, Lähmung bzw. Parästhesien, Sensibilitätsausfall). Klin. Bild je nach Lokalisation (↗Zervikal-, Thorakal-, Wurzelsyndrom, Lumbago).

Vertebrata: die Wirbeltiere.

Vertebrotomie: op. Eröffnung eines Wirbelkörpers von ventral oder dorsolateral (nach Querfortsatzresektion), z.B. zur Ausräumung eines spondylit. Herdes.

vertiginosus, vertiginös: schwindlig.

Vertigo: (latein.) ↗Schwindel.

vertikal, verticalis: senkrecht, lotrecht (auch parallel zur Körper- bzw. Extremitätenlängsachse).

Vertrauensarzt: Arzt mit gutachterlicher u. beratender Tätigkeit für die gesetzliche Renten- u. Krankenversicherung; beurteilt Arbeitsunfähigkeit, Heilverfahren, Berufs- u. Erwerbsunfähigkeit.

verus: (latein.) wahr, echt, wirklich.

Verwachsung: ↗Accretio, Concretio, Adhäsion.

Verweiblichung: ↗Feminisierung.

Verweilkanüle: Kanüle für die Dauertropfinfusion.

Verweilkatheter: ↗Dauerkatheter.

Verwertungsstörung: ↗Malabsorption.

Verwirrtheit: Bewußtseinstrübung mit Denkstörungen, Erinnerungsverfälschungen u. Desorientierung.

verwundbar: ↗vulnerabel.

very low density lipoproteins, VLDL: (engl.) s.u. Lipoproteine.

Verzweigtkettenkrankheit: ↗Ahornsirup-Krankheit.

verzweigt(kettig): mit verzweigter (engl. »branched«) C-Kette (im Unterschied zur Kette mit linearer C-C-Bindung).

VES: Abk. für **v**entrikuläre ↗**Extras**ystole.

Vesica: (latein.) Blase. **1) V. cutanea:** ↗Bulla; vgl. Vesicula. **2)** blasenförm. Organ. – **V. fellea:** die birnförmige (Fundus u. Collum) »Gallenblase« mit dehnungsfähiger Wand aus Tunica muscul., T. mucosa u. Serosaüberzug; an der Leberunterfläche z.T. bindegewebig angeheftet. Gallespeicher; s.a. Gallenblasen… – **V. seminalis:** s.u. Vesicula. – **V. urinaria:** die im kleinen Becken gelegene »Harnblase«; dehnbares Hohlorgan, dessen Trigonum in der Spitze das Ostium urethrae int. u. die Uvula, an der Basis bds. die Ureterostien enthält; s.a. Blasen…, Harnblasen…

vesicalis: (latein.) eine Blase (↗Vesica) betreffend.

Vesicula: (latein.) kleine Blase, Follikel, Zyste, Vesikel. **1) V. cutanea:** das »Bläschen« als Haut-Schleimhaut-Effloreszenz. **2) V. seminalis:** das seitl. des Samenleiters zwischen Rektum u. Harnblasengrund gelegene häutige »Samenbläschen«. Als männl. Geschlechtsorgan Bildungsort des Samenblasensekrets.

vesicularis: (latein.) zu einer Vesicula gehörend; mit Bläschenbildung (↗vesikulär).

Vesiculitis: ↗Spermatozystitis.

vesiculosus: (latein.) bläschenreich, -förmig.

vesikal: eine Vesica, i.e.S. die Harnblase betreffend.

vesiko…: Wortteil Blase…, Harnblase… (s.a. Zysto…).

vesikoureteraler Reflux: s.u. Reflux.

vesikulär: in Bläschenform, mit Bläschenbildung, die Lungenalveolen betreffend.

Vesikuläratmen: ↗Atmen, vesikuläres.

vesikular…: Wortteil »Bläschen«, »vesikulär«.

Vesikulardrüse: ↗Vesicula seminalis.

vestibulär: ein Vestibulum, i.e.S. die Pars vestibularis des ↗Nervus vestibulocochlearis u. den Vestibularapparat betreffend; s.a. Vestibular…

Vestibularapparat: die dem Gleichgewichtssinn dienende Funktionseinheit aus Bogengangsapparat einschl. Vestibulum (Sacculus u. Utriculus nebst Statoconia) u. Endolymphe u. zerebralen Bahnen.

Vestibularis: Pars vestibularis des Nervus vestibulocochlearis.

Vestibular(is)prüfung: Prüfung der Funktion des Vestibularapparates (Gleichgewichtssinn) anhand des Spontan- u. des Provokationsnystagmus (nach Kopfschütteln, tiefem Bücken u. Wiederaufrichten, als Lage- u. Lagerungsnystagmus, bei Fistelprobe) sowie durch kalorische u. Drehprüfung.

Vestibularisschwindel: s.u. Schwindel.

Vestibularorgan: ↗Vestibularapparat.

Vestibulum: (latein.) Vorhof (s.a. Antrum); i.e.S. das V. labyrinthi ossei (Teil des knöchernen Innenohrlabyrinths).

via: (latein.) Weg, (als Ablativ) auf dem Wege über …; z.B. **Via falsa** (der ungewollt geschaffene »falsche Weg«, z.B. beim Katheterismus), **per vias naturales** (»auf natürl. Wegen«, z.B. der Abgang eines Konkrementes mit dem Stuhl oder Harn).

Vibex, Vibices: (latein.) Strieme(n), kleine streifenförmige Hämorrhagien unter u. in die Haut; Form der Purpura. – Auch Bez. für ↗Striae.

vibrans: (latein.) zitternd, schwingend.

Vibration: mechan. Schwingung im festen, flüss. oder gasförm. Medium.

Vibrationsmassage, Seismotherapie: gezielte M. (v.a. der Muskelansätze) durch Zitterbewegungen der Fingerspitzen oder flachen Hand oder aber mit elektrisch erzeugten Vibrationen.

Vibrationswahrnehmung: ↗Pallästhesie.

Vibrio: Bakteriengattung der Familie Vibrionaceae; mit menschen- u. fischpathogenen Spezies. Gerade oder gebogene, gramneg., bewegl. Stäbchen mit polarer Geißel (oder Bündel). – **V. cholerae,** V. comma: medizin. wichtigste Art mit Biovar (früher »Biotyp«) **cholerae** (Erreger der »klass.« ↗Cholera), **eltor** (Erreger der El Tor-Cholera), **proteus** (Erreger einer Cholera nostras) u. **albensis** (wahrsch. apathogen).

Vicia: Gattung »Wicken« der Leguminosen. Medizinisch wichtig die »Bohnengift« enthaltende **V. faba** (»Puff-, Sau-, Dicke Bohne«) wegen des nach Verzehr frischer Bohnen einsetzenden ↗Favismus.

Vidarabin: Adenosin-Arabinosid, ein ↗Virostatikum.

Viertagefieber: ↗Malaria quartana.

Vierte Krankheit, Vierte Geschlechtskrankheit: ↗Lymphopathia venerea.

Vigilanz, Vigilität: die »Bewußtseinshelle«, »Wachsamkeit«, d.h. Bereitschaft zur Zuwendung u. Aufmerksamkeit, gesteuert durch das aufsteigende (aktivierende) retikuläre System der Formatio reticul.; bei Bewußtseinstrübung beeinträchtigt (Vigilanzstörung), einhergehend mit typischen EEG-Veränderungen; als Hypervigilität gesteigert.

Villi: (latein.) Zotten, zottenartige Gebilde (vgl. Mikrovilli). – **V. intestinales:** die »Dünndarmzotten« als fingerförmige, bis 1,5 mm hohe Schleimhauterhebungen (insges. etwa 4 Mio.) im Dienste der Nahrungsresorption. – **V. synoviales:** »Gelenk-« oder »Synovialzotten« als fadenförm. Ausstülpungen der Membrana synovialis, z.T. mit Gefäßen, Fett- u. Knorpelzellen.

villosus, villös: (latein.) zottig.

VIN, vulväre **i**ntraepitheliale **N**eoplasie: Bez. für atypische Epithelproliferation im Plattenepithel der Vulva (Analogie zu ↗CIN); je nach Ausprägung werden VIN I, II u. III unterschieden, wobei VIN III einem Carcinoma in situ entspricht.

Vinblastin, Vincaleukoblastin, VBL, VLB: zu den Spindelgiften (Vinca-Alkaloid) gehörendes Zytostatikum.

Vinca-Alkaloide: etwa 40 Stoffe (mono- u. dimere Indol- u. Dihydroindol-Alkaloide in Vinca- u. Catharanthus-Spezies [Apocynaceae]); zuerst isoliert aus Vinca rosea; z.B. die ↗Zytostatika Vinblastin u. Vincristin; ferner das v.a. bei Hirndurchblutungsstörungen angewendete **Vincamin**.

Vincent* Angina, Krankheit: s.u. PLAUT*-VINCENT*.

Vincristin, VCR: zu den Spindelgiften (Vinca-Alkaloid) gehörendes Zytostatikum.

Vincula tendinum: die gefäßführenden Bindegewebszüge volarseitig von den Fingerknochen zu den Sehnen der Musculi flexores digitorum superf. u. prof.

Vindesin, VDS: zu den Spindelgiften (Vinca-Alkaloid) gehörendes Zytostatikum.

Vinum medicatum: »Medizinal-« oder »Arzneiwein«, flüssige Arzneizubereitungen mit Malaga-, Xereswein etc.; als Tonikum, Roborans, Stomachikum.

Vinylchlorid (monomeres), VC: Treibgas für Spray (in BRD u. USA verboten). Ausgangsmaterial für Kunststoff Polyvinylchlorid (PVC); kanzerogen. **Vinylchlorid-Krankheit:** ein RAYNAUD* Syndrom der Hände mit bandförm. Akroosteolysen (I–III), sklerodermieartigen Hautveränderungen, Leber-Milz-Sklerose mit portaler Hypertension, Ösophagusvarizen u. Splenomegalie, schwere Thrombozytopenie mit Hämostasestörung, multizentr. Angiosarkome der Leber (Latenz bis zu 20 J.).

violent: durch Gewalteinwirkung.

Viomycin: Antibiotikum aus Streptomyces-Arten; wirksam v.a. gegen Mykobakterien.

Virämie: Auftreten von Viren im Blut v.a. bei ARBO-Virus-Infektion (Gelbfieber, Dengue-Fieber, Colorado-Zeckenfieber, Pappatacifieber etc.), Masern, lymphozytärer Choriomeningitis, Röteln, Hepatitis, Pocken (auch postvakzinal).

viral: von Virusnatur, durch Viren bedingt.

Virchow* Drüse, Knoten: ↗Klavikulardrüse. – **V.* Trias:** die 3 Faktoren der Thromboseentstehung: venöse Stase, Endothelschädigung, erhöhte Blutgerinnbarkeit.

Viren: s.u. Virus.

Virgo: (latein.) »Jungfrau«, die geschlechtlich unberührte Frau (i.e.S. mit intaktem Hymen: **V. intacta**).

Viria: Mehrzahl von ↗Virion.

Viridans-Streptokokken: vergrünende Streptokokken, ↗Streptococcus viridans.

viril(is): männlich, maskulin.

Virilisierung, Maskulinisierung: **1)** Vermännlichung eines weibl. Individuums (Auftreten von männl. sek. Geschlechtsmerkmalen) als Effekt androgener Hormone. – **V., transplazentare:** V. des weibl. Embryos oder Feten v.a. bei Behandlung der Mutter während der Schwangerschaft mit Androgenen, Anabolika, Gestagenen mit androgener Restwirkung. **2)** Pubertas praecox beim Knaben.

Virion: *(Mehrzahl = Viria, Virionen)* das in der Ruhephase befindl., extrazelluläre, vollentwickelte, infektiöse Viruspartikel; bestehend aus ein- oder doppelsträngiger Nucleinsäure (RNS oder DNS) u. umgebendem Proteinmantel (= Kapsid).

virogen: durch Viren hervorgerufen.

Virostatica, -tika, Virustatika: gegen Viren während der Vermehrungsphasen wirksame Chemotherapeutika; z.B. Aciclovir, Idoxuridin, Vidarabin, Zidovudin. Wirkweise u. Wirkspektrum verschiedener V. zeigt die Tab.

Wirkweise u. Wirkspektrum von **Virostatika** (modifiziert nach SIMON u. STILLE) [362]

Wirkstoff	Wirkung auf	Hemmung von
Amantadin	Uncoating	Influenza-A-Viren
Idoxuridin	Replikation	Herpes-simplex-Viren
Vidarabin, Aciclovir		Herpes-simplex- u. Varizella-Zoster-Viren (EPSTEIN-BARR* Virus)
Ganciclovir, Foscarnet		wie Aciclovir + Zytomegalie-Virus
Zidovudin, Didanosin, Foscarnet	Umschreibung der RNA in DNA	Human-Immunodeficiency-Virus

virtuell: der Kraft oder der Möglichkeit nach vorhanden, scheinbar.

virulent: infektionskräftig (↗Virulenz), giftig, ansteckend.

Virulenz: die den Grad der Pathogenität bestimmende Infektionskraft eines Erregers. Charakteristika: Fähigkeit, in gesunde Gewebe einzudringen, sich dort zu vermehren u. den Wirtsorganismus durch Toxizität zu schädigen oder teilweise zu zerstören.

Virulenzabschwächung: s.u. Attenuierung.

Virurie: renale Ausscheidung von Viren, z.B. bei Masern, Zytomegalie u. Papovainfektion.

Virus: *(Mehrzahl: Vira, Viren; Virales)* besonders kleine Krankheitserreger (∅ 15–300 nm, passieren normale Bakterienfilter), die sich nur in lebenden Zellen vermehren u. auf künstl. Nährböden nicht züchtbar sind; im Unterschied zu anderen Mikroorganismen mit 5 spezif. Charakteristika: 1) enthalten als genet. Material nur DNS oder nur RNS, 2) keine Teilung, Reproduktion nur durch ihre Nucleinsäure, 3) kein Wachstum in der extrazellulären Ruhephase, 4) keine Stoffwechselenzyme, 5) Replikation mit Hilfe der Wirtszellen-Ribosomen. – **V., onkogenes:** s.u. Tumorviren; s.a. Onkogen.

Virusembryopathie: Schädigung des Embryos (↗Embryopathie) infolge diaplazentarer Virusinfektion; z.B. ↗Röteln-Embryopathie oder ↗Zytomegalie.

Virusenteritis, Darmgrippe: durch Viren verursachte (Gastro-)Enteritis (mit Durchfall, Bauchkrämpfen, Erbrechen, Fieber, Muskelschmerzen). – Ferner die v.a. durch Enteroviren hervorgerufenen, aber auch bei Grippe, Hepatitis, Masern usw. auftretenden gastrointestinalen Begleitsymptome.

Virusenzephalitis: durch Viren verursachte ↗Encephalitis bzw. ↗Encephalomyelitis. Häufigste Erreger ARBO-Viren, ferner Picorna- (v.a. Coxsackie A Typ 2, 5 u. 6, Coxsackie B Typ 2, 3, 4 u. 5), ECHO-Viren (Typ 7, 9, 11 u. 14), Poliomyelitis- u. Enzephalomyocarditis(EMC)-Virus.

Virusgrippe: ↗Grippe; s.a. Influenza… – **V., gastrointestinale:** ↗Virusenteritis.

Virushepatitis: diffuse Entzündung der Leber mit lymphozytärer Infiltration, verursacht durch bisher 5 bekannte Viren (Typ A–E, s.u.). *Klinik* (häufig auch asymptomatisch): Prodromalstadium mit Symptomen eines grippalen Infektes, Arthralgien, passagerem Exanthem u. gastrointestinalen Beschwerden, bei ca. 30% der Patienten entwickelt sich ein Ikterus; Leber vergrößert u. druckschmerzhaft. *Labor:* u.a. deutlich erhöhte Transaminasen (GPT > GOT), bei Ikterus Bilirubinanstieg, leichte Erhöhung von Gamma-GT u. AP; Lymphozytose. Zahlreiche extrahepatische Manifestationen sind möglich. Bei Viruspersistenz (Typ B/D u. C) kann der Patient gesunder Virusträger sein, eine chronisch-persistierende oder eine chronisch-aggressive Hepatitis entwickeln. Eine Leberzirrhose kann entstehen, es besteht ein erhöhtes Risiko zur Entstehung eines primären Leberzellkarzinoms. **1) V. Typ A:** Erreger ist das Hepatitis-A-Virus (HAV, gehört zur Picorna-Gruppe); Infektionsweg fäkal-oral, Inkubationszeit von etwa 20–50 Tagen, in jüngerem Alter oft inapparenter Verlauf, sporadisches oder epidemisches Auftreten, lebenslange Immunität; Infektiosität während der Inkubationszeit u. der ikterischen Phase über orale Kontakte u. Stuhl hoch, etwa 3 Wochen nach Krankheitsbeginn bzw. beim Verschwinden des Ikterus ist das Virus im Stuhl nicht mehr nachweisbar; sehr selten Rezidivfälle. **2) V.**

Typ B: Erreger ist das Hepatitis-B-Virus (HBV, Hepa-DNS-Virus); parenterale Übertragung (Geschlechtsverkehr, infizierte Nadeln, diaplazentar, direkter Hautwundenkontakt v.a. bei Kindern), Inkubationszeit 30–180 Tage, unterschiedliche Schweregrade der Erkrankung, entweder als akute Hepatitis mit Ausheilung, als chronische Hepatitis mit möglichem Übergang in eine spätere Zirrhose, als fulminante lebensbedrohliche Erkrankung oder als akute Hepatitis mit anschließender Rekonvaleszenz, jedoch fortgesetzter Virusreplikation (asymptomatischer Carrier-Status). **3) V. Typ C:** Erreger ist das Hepatitis-C-Virus (gehört zur Flavivirus-Gruppe); hauptsächlich parenterale Übertragung, Inkubationszeit 2–14 Wochen, betroffen sind v.a. Risikogruppen (i.v. Drogenabusus, Hämophile, Dialysepatienten, posttransfusionell); chronische Verläufe nach akuter Hepatitis C häufig (50–70%). **4) V. Typ D:** Erreger ist ein RNS-Virus (HDV), das selbst nur pathogen ist, wenn gleichzeitig HBV anwesend ist (Co- oder Superinfektion); parenterale Übertragung, in Mitteleuropa noch relativ selten u. überwiegend bei Risikogruppen; als Superinfektion verläuft Hepatitis D oft sehr rasch progredient. **5) V. Typ E:** Erreger ist das Hepatitis-E-Virus (HEV; gehört zu den Calciviren); Übertragungsweg fäkal-oral, Inkubationszeit 2–9 Wochen, Auftreten sporadisch u. epidemisch im tropischen u. subtropischen Raum; Verlauf in den meisten Fällen ähnlich wie bei Hepatitis A, bei Gravidität tritt in 10–20% eine fulminante Hepatitis auf. **6) V. Typ G:** Erreger ist das Hepatitis-G-Virus (HGV oder GBV-C; gehört zu den Flaviviren); v.a. parenterale Übertragung; häufig Koinfektion bei V. Typ C (gleicher Übertragungsweg); löst allein keine Hepatitis aus. – **Prophylaxe:** 1) Typ A durch passive Immunisierung mit normaler ↗Immunglobulinfraktion. Die Schutzimpfung mit Totimpfstoff ist seit Ende 1992 zugelassen. 2) Typ B passiv mit Hepatitis-B-Immunglobulin; aktive Immunisierung mit Totimpfstoff aus gereinigtem HB_s-Antigen (Risikogruppen, z.B. Krankenhauspersonal, v.a. Dialysepersonal); sorgfältige Blutspenderauswahl, Untersuchung der Blutkonserven auf HB_s-AG, Vermeidung des Kontaktes mit Blut (Handschuhe!). 3) Typ C bisher ohne spezifische Immunprophylaxe, hier evtl. Gaben von unspezifischem Immunglobulin. 4) Typ D: wie bei Hepatitis B. Bei Typ B u. D außerdem »Aktiv/Passiv«-Prophylaxe möglich. 5) Typ E: bisher keine Immunisierung möglich.

Viruskeratitis: ↗Keratoconjunctivitis epidemica.

Virusmarker: die zur Charakterisierung (»Markierung«) eines Virus-Stammes herangezogene typ., genetisch fixierte Eigenschaft.

Virusmenge, Viruslast: für Therapieentscheidungen (z.B. Ansprechen antiretroviraler Substanzen) v.a. bei ↗AIDS oder Virushepatitis C bedeutsame Kenngröße, die die Menge der Viren in (Kilo-)Äquivalenten pro Volumeneinheit (ml) Plasma oder Blut angibt.

Virusmeningitis: akute seröse (»abakterielle«, »asept.«) M. durch Picorna-, seltener durch Mumps-, LCM-, ARBO- u.a. Viren.

Virusmyokarditis: durch Viren bedingte (interstitielle) Entzündung des Herzmuskels; meist als Komplikation allgemeiner Viruserkrankungen. Erreger: Coxsackie-, Adeno-, Influenza-, ARBO- u. Enzephalomyocarditis-Viren; s.a. Myokarditis.

Viruspapillom: ↗Verruca.

Viruspneumonie: s.u. Pneumonie, primär-atypische; s.a. Bronchopneumonie.

Virustatica, -tika: ↗Virostatica.

virustatisch: die Vermehrung von Viren hemmend (↗Virostatica).

Viscera: (latein.) die Eingeweide.

visceralis: (latein.) die Eingeweide betreffend; s.a. Viszeral…

Viscum album: die »Mistel«; angewandter Pflanzenteil: Mistelkraut (Visci albi herba aus Stengeln, Blättern u. Früchten); Anw.: u.a. zur Behandlung von degenerativ-entzündlichen Gelenkerkrankungen (z.B. als lokale Reiztherapie); als adjuvante Therapie bei malignen Erkrankungen, diskutiert werden u.a. immunmodulierende (z.B. Interleukin-1-induzierende Wirkung von Mistellektin) u. karzinostatische (z.B. Hemmung von Onkogenen) Wirkmechanismen.

visibel: sichtbar.

viskös, viskos: zähflüssig (↗Viskosität).

Viskosität, Zähigkeit: die Fließeigenschaft gasförmiger u. flüssiger Stoffe. – *hämat* s.u. Blut-V., Plasma-V.; s.a. Hämorrheologie.

Visna: eine meist letale ↗Slow-Virus-Infektion (Entmarkungsenzephalomyelitis) der Schafe in Island.

visual, visuell: das Sehen betreffend.

vis(u)o…: Wortteil »Sehen«.

Visus: (latein.) Sehen, *ophth* ↗Sehschärfe.

Viszera: Eingeweide.

Viszeralnervensystem: das – die Eingeweide versorgende – ↗vegetative NS.

Viszeralneuralgie: von den Eingeweiden ausgehende neuralgiforme Schmerzen, z.B. Magen-, Leber-, Darm-, Nierenschmerzen.

Vita: (latein.) Leben(sdauer). – **V. maxima:** auf ein Höchstmaß gesteigerte Lebensfunktionen. – **V. minima:** auf das äußerste Mindestmaß reduzierte Lebensfunktionen; z.B. als path. Zustand infolge schwerer Stoffwechselstörungen.

vital: lebenswichtig, das Leben betreffend, lebenskräftig, mit ausgeprägter Lebenstätigkeit, im lebenden Zustand. – **v. Reaktion:** Zeichen einer Reaktion auf einen spezifischen äußeren Reiz, das den noch lebenden Organismus voraussetzt.

Vitalfunktionen: Sammelbegriff für Atmung u. Kreislauf.

Vitalkapazität, VK, VT_{max}**:** das nach max. Exspiration eingeatmete max. Atemvolumen.

Vitamin(e), Vit.: lebensnotwendige (»Vita-«), stickstoffhaltige (»-amin«) Nahrungsbestandteile, deren Nichtzufuhr Mangelerscheinungen (Hypo- u. Avitaminosen = Vitaminmangelkrankheiten) auslöst; z.B. infolge ungenügender Zufuhr oder Resorption (s.a. Malabsorption), Störung von Darmflora oder Metabolismus, gesteigerten Verbrauchs; ein Überangebot verursacht Hypervitaminosen. – Wasserlöslich sind B_1, B_2, B_6, B_{12}, Biotin, Pantothensäure, Niacin u. Niacinamid (PP), Fol- u. Folinsäure (Citrovorumfaktor), C u. Bioflavonoide; fettlöslich A, D, E, F u. K; s.a. Tab. – **Vitamin A,** Axerophthol: Vit. A_1 (= Retinol) u. A_2 (= 3-Dehydroretinol) u. deren Derivate; Vork. frei sowie proteingebunden in Milch, Leber (v.a. Fisch), Eigelb etc.; als Provitamine (Carotinoide) in zahlr. Pflanzen u. hieraus (v.a. β-Carotin) im tier. Körper gebildet u. in der Leber gespeichert. Beteiligt an Keratinisierung u. Biosynthese der Glykoproteine u. Mucopolysaccharide; bei Mangel (v.a. infolge Resorptionsstörung) Epithelschäden an Haut u. Schleimhäuten; bei chron. Überdosierung trockene, rauhe Haut; Cheilitis sicca; follikuläre Keratosen; evtl. Knochen- u. Gelenkbeschwerden. – **Vitamin-A-Säure,** Retinsäure, Tretinoin**:** starker Einfluß auf Proliferation u. Ausdifferenzierung der Epidermis; Anw. z.B. bei Akne vulgaris (Sonnenexposition meiden; Gefahr einer toxischen Hautirritation [Kontaktdermatitis]); vgl. Retinoide. – **Vitamin B_1,** Thiamin, Aneurin**:** unentbehrlich für den Kohlenhydratstoffwechsel, beteiligt an Acetylcholin-Bildung. Bei Mangel u.a. Magen-Darm-Beschwerden, Appetitlosigkeit, Müdigkeit, Gewichtsverlust, Tachykardie, neurol. Symptome (periphere Lähmungen, Hypo- bis Atonien; Konzentrationsschwäche, evtl. Depression), bei schwerer Ausprägung Beriberi, beim Alkoholiker WERNICKE* Pseudoenzephalitis, KORSAKOW* Syndrom, Delir. Natürliches Vork. in Getreide (Keimling, Hülle), Hülsenfrüchten, tier. Leber, Muskelfleisch, Hefe; wird auch ernährungsabhängig im Darm mikrobiell synthetisiert. – **Vitamin B_2,** Riboflavin, Lactoflavin**:** wichtig als Wirkgruppe (FMN, FAD) der Flavinenzyme; bei Mangel Ektodermschäden (u.a. Linsentrübung, Keratitis, Korneavaskularisation), neuroveget. u. urogenitale Störungen. – **Vitamin B_6,** Pyridoxin, Adermin**:** Coenzym zahlreicher Enzyme. Natürliches Vork. (alkali- u. thermostabil, aber photosensibel) v.a. in Reis, Mais, grünem Gemüse, Eigelb, Hefe, tier. Leber u. Muskelfleisch. Bei Hypovitaminose Pellagra-ähnl. Bild: Pigmentstörungen, seborrhoische Dermatitis, normo- bis hypochrome Anämie. – **Vitamin B_{12},** (Cyano-)Cobalamin, Antiperniziosa-, Extrinsic-Faktor**:** natürliches Vork. – aber keine Biosynthese – bei Mensch u. Tier v.a. in Leber u., bakteriell gebildet, im Darm (schlecht resorbierbar); als Coenzym am Fett-, Kohlenhydrat- u. Nucleinsäure-Stoffwechsel wesentlich beteiligt, unentbehrlich für normale Erythropoese u. Nervenzellfunktion; Mangelzustände v.a. bei Intrinsic-Faktor-Mangel (Magenschleimhautatrophie, Gastrektomie), nach ausgedehnter Dünndarmresektion. Symptome: perniziöse Anämie u. funikuläre Spinalerkrankung. – **Vitamin B_c:** ↗Folsäure. – **Vitamin-B-Komplex:** gegen Beriberi wirksames Gemisch aus Vit. B_1, B_2, B_6 u. B_{12}, Biotin, Nicotinsäureamid, Pantothensäure. – **Vitamin C:** ↗Ascorbinsäure. – **Vitamin-C-Mangelsyndrom:** ↗Skorbut, MOELLER*-BARLOW* Krankheit. – **Vitamin D,** Calciferol, antirachit. Faktor: Sammelbegriff (»D-Gruppe«) für fettlösl.,

Klassifizierung der **Vitamine**

mit Coenzym-Funktion	**ohne Coenzym-Funktion**	**Vitamin-ähnl. Wirkstoffe**
Vit. B_1 Vit. B_2 Vit. B_6 Vit. B_{12} Vit. K* Vit. PP Biotin Folsäure α-Liponsäure Pantothensäure	Vit. A* Vit. C Vit. D* Vit. E*	Vit. F Vit. T (Carnitin) Flavonoide *meso*-Inosit

* lipoidlöslich

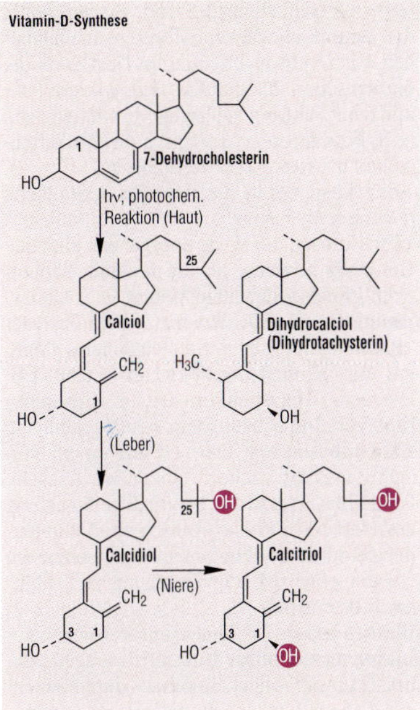

Vitamin-D-Synthese: Bildung von Calcitriol (1,25-Dihydroxycholecalciferol) aus 7-Dehydrocholesterin [248]

photosensible Sterinderivate; insbes. die Vit. D_2 u. D_3 (Ergo- bzw. C[h]olecalciferol = Ercalciol bzw. Calciol) sowie – als deren natürl. Provitamine – das Ergosterin u. 7-Dehydrocholesterin, aus denen sie in der Haut unter UV-Einwirkung entstehen; ↗Abb. Mangel führt zu Mineralisationsstörungen, beim Säugling u. Kleinkind zu ↗Rachitis, beim Erwachsenen zu Osteomalazie u. zu sek. Hyperparathyreoidismus. Bei Überdosierung (»D-Hypervitaminose«) Vergiftungssymptome, u.a. Ca-Mobilisierung mit Hyperkalzämie u. -urie; Appetitlosigkeit, Erbrechen, Obstipation, evtl. Dystrophie; intensive Verkalkung der Epiphysen. Natürl. Vork. des D_3 in tier. Geweben, Leberölen aller Fische, Hühnereiern, Milch, Butter. – **Vitamin E,** Tokopherol: Sammelbegriff für z.T. natürlich vork. (Mais, Sojabohnen, Weizen) u. in ihrer Wirkung ähnl. Substanzen mit α-Tokopherol als wichtigstem Vertreter; wirksam als Antioxidanzien (Stabilisatoren in biol. Membranen, für poly-ungesätt. Fettsäuren u. Vit. A); unentbehrlich für normale Funktion der männl. Keimdrüsen, normalen Schwangerschaftsverlauf, Funktionstüchtigkeit von Nervensystem u. Muskulatur. – **Vitamin F:** essentielle ↗Fettsäuren. – **Vitamin G:** ↗Vitamin B_2. – **Vitamin H:** ↗Biotin. – **Vitamin K,** antihämorrhag. Vit.: K_1 (aus Alfalfa-Heu) u. K_2 (Menachinon; aus Fischmehl) in grünen Pflanzenteilen, tier. Organen, Mikrobenstoffwechsel, jetzt auch für synthet. K_3–K_7 samt Derivaten (z.B. Menadion = K_3; Menadiol = K_4). Wirkung: hepat. Coenzymfunktion bei Biosynthese der Gerinnungsfaktoren; bei Hypovitaminose, z.B. infolge Antibiotika-Therapie oder Krankheit (Fettresorptionsstörung bei Verschlußikterus, Gallenfistel, Zöliakie, chron. Enteritis, Neugeborenenikterus), Verminderung von Prothrombin u. Gerinnungsfaktoren VII u. IX mit Blutungsneigung (Therapie: parenterale, bei Cumarin-bedingten Fällen perorale K-Gaben). – **Vitamin M:** ↗Folsäure. – **Vitamin P,** Permeabilitätsfaktor: s.u. Bioflavonoide. – **Vitamin PP,** pellagra preventing factor: Sammelbegriff für die »Antipellagra-Vitamine« Nicotinsäure u. -säureamid (= Niacin bzw. Niacinamid). Natürliches Vork. reichlich in Getreide, Reis, Hefe, Leber, Muskeln. Wirksam als Coenzym (Zentrum des NAD^+ u. $NADP^+$); Mangelzustand (meist bei gleichzeit. B_2-, B_6- u. Folsäure-Mangel) führt zur ↗Pellagra. – **Vitamin Q:** Ubichinon. – **Vitamin T:** ↗Carnitin.

Vitaminantagonisten, Antivitamine: natürliche u. synthet. Substanzen mit – kompetitiver – Hemmwirkung auf einzelne Vitamine durch Blockade der enzymat. Funktion.

Vitaminmangelkrankheit, Hypovitaminose: bei Mangel an einem oder mehreren Vitaminen aus entsprech. Stoffwechselstörungen resultierende Krankheit als Folge von niedrigem bis fehlendem Angebot (bzw. enteraler bakterieller Synthese), Resorptionsstörung (s.a. Malabsorption), erhöhtem Bedarf (bei schweren Krankheiten, Gravidität, postop. Zustand, Glucose-Infusionstherapie) oder gestörter Verwertung (z.B. Mangel an Intrinsic-Faktor). Symptome siehe beim betreffenden Vitamin.

Vitaminoide: vitaminähnl., nicht als funktionelle Enzymanteile wirkende, z.T. essentielle Stoffe, z.B. Bioflavonoide, Purine, Pyrimidine, Orotsäure, Inosit-Gruppe, »essentielle Metaboliten«.

Vitiligo, Weißfleckenkrankheit: echter, in der Jugend schleichend einsetzender, meist symmetr. Pigmentmangel bes. an Gesicht, Hals, Händen u. Anogenitalgegend; scharf begrenzte weiße Flecken von ungleichmäßiger

Größe (oft zunehmend) u. Form; pigmentarme Zentren meist hypästhetisch, im allg. gegen Sonnenlicht erhöht empfindlich; ↗Abb.

Vitium: (latein.) Fehler. – **V. cordis:** ↗Herzfehler.

Vitrektomie: op. Teilentfernung des Glaskörpers (Corpus vitreum). Am unverletzten Auge als **hintere V.** (zur Beseitigung irreversibler Glaskörpertrübungen); am perforierten Bulbus als **vordere V.** (»Open-sky-Technik«), v.a. zur Beseitigung eines traumat. Glaskörpervorfalls. – Neuerdings auch Verflüssigung durch Ultraschall.

vitreus: (latein.) gläsern; z.B. Corpus vitreum.

Vivax-Malaria: ↗Malaria tertiana.

VLDL: (engl.) **v**ery **l**ow **d**ensity **l**ipoproteins (↗Lipoproteine).

Vlies: ungewebtes, nicht flusendes, naßfestes Verbandmaterial aus Baum-, Zellwolle u./oder Kunstfasern.

vocalis: (latein.) die Stimme bzw. Stimmbildung betreffend.

Vogelkrankheit: ↗Ornithose.

vokal, Vokal...: die Stimme (latein.: vox) bzw. die Vokale betreffend; s.a. Stimm...

Volämie: der aktuelle Stand des Gesamtblutvolumens (ca. 7% des Gesamtkörpergew.; mit 4% Plasma-, 3% Ery-Vol.). Wird i.S. der Homöostase bedarfsgerecht auf einem adäquaten physiolog. Niveau gehalten (= Normo-, Iso-V.).

Vola manus: (latein.) ↗Palma manus (= Handfläche; i.w.S. einschl. der Fingerbeugeseiten).

volar(is): hohlhandseitig (s.a. palmar).

Volarflexion: die eigentl. Beugebewegung der Hand.

Vollblut: sämtl. nativen Bestandteile enthaltendes Blut (im Gegensatz zu Serum, Plasma, Erythro-, Thrombozytenkonzentrat).

Volldigitalisierung: Behandlung mit ↗Digitalisglykosiden nach Erreichen der therapeut. Wirkung mit der Erhaltungsdosis.

Vollelektrolytlösung: Lsg., die – im Ggs. zur isotonen Kochsalzlsg. – in einer dem Blutserum ähnl. Konzentration zusätzlich Kationen (z.B. K, Ca, Mg) u. organische Anionen (Acetat, Lactat) enthält sowie – in isotoner Konz. – einfache Zucker (Glucose, Fructose).

Vollhautlappen: ein sämtl. Hautschichten umfassendes Transplantat.

Vollkost, vollwertige Ernährung, Vollwertkost: Ernährungsform aus gängigen Nahrungsmitteln (»Normalkost«, vgl. Diät), die einen Durchschnittsbürger mit der ausreichenden Menge an Nähr- u. Ballaststoffen, Vitaminen u. Spurenelementen versorgt. – Vollkost, vollwertige Kost, Vollwertkost, Vollwerternährung werden teils synonym, teils unterschiedlich definiert. So beinhaltet der Begriff »Vollwerternährung« häufig neben einer vollwertorientierten Kost auch die ökologischen u. sozialen Bedingungen, die mit dem Faktor Ernährung verbunden sind (z.B. Produkte aus ökologisch-kontrolliertem Anbau u. artgerechter Tierhaltung).

Vollnarkose: bis in die Tiefe des 3. Stadiums reichende ↗Narkose.

Vollwirkdosis: die in mg angegebene absolute Herzglykosidmenge als für den vollen therapeut. Effekt notwendige Menge.

Volumen, Vol., V: *(latein. = Raum)* der »Rauminhalt« als dreidimensionales Maß, mit der Einheit »Kubikmeter« (m^3); z.B. Herzzeit-, Herzminuten-, Atem-, Totraum-, Blut-Vol., Intra- bzw. Extrazellularraum.

Volumenbelastung: die sich aus einem vermehrten diastolischen Blutzufluß (einschl. Pendelblut) ergebende übermäßige Belastung des Herzens. Führt chronisch zur Volumenhypertrophie des Herzmuskels, die auch die Gefahr einer Minderversorgung des Myokards bedeutet.

Volumenersatz: ↗Volumensubstitution.

Volumenersatzmittel: Infusionslösungen zum Ersatz eines Flüssigkeitsdefizits durch äußere oder innere Blutung, Plasma- oder Wasserverlust nach Durchfällen, Erbrechen, Verbrennungen, Ileus, Operationen oder im Rahmen endokriner Stoffwechselstörungen. Zur Anw. gelangen v.a. kristalloide (elektrolythaltige) u. kolloidale Lösungen, Blut u. Blutderivate; s.a. Plasmaersatzmittel, Plasmaexpander.

Volumenmangelkollaps: ↗Schock, hypovolämischer.

Volumensubstitution: Ausgleich eines eingetretenen Defizits an Körperflüssigkeit zwecks Verbesserung der Gewebsdurchströmung (Perfusion) u. damit Beseitigung eines Sauerstoffmangels (z.B. bei Blutungsschock, nach Lungenembolie, Myokardinfarkt). Verw. finden Blut, Plasma(expander), Elektrolytlösungen; vgl. Hämodilution.

Volvulus: Verdrehung eines Organs um seine Achse oder seinen Gefäßstiel, am Darm (v.a. Kolon) auch durch »Verknotung« zweier Schlingen (meist Umschlingungen des Sigmas durch Ileum); i.e.S. der V. ventriculi u. der V. intestini (»Darmverschlingung«). Als akuter V. mit heftigen Schmerzen u. Ileus (zunächst massive mechan., sehr bald aber, ischämiebedingt, überwiegend paralytische Komponente).

Vomer, Pflugscharbein: knöcherner Teil des Septum nasi.

Vomitus: ↗Erbrechen. – **V. biliosus:** ↗Galleerbrechen. – **V. cruentus,** Bluterbrechen: ↗Hämatemesis. – **V. faeculentus** s. stercoralis: ↗Koterbrechen. – **V. gravidarum:** ↗Schwangerschaftserbrechen. – **V. infantum:** Erbrechen der jungen Kinder (beim Säugling stets alarmierendes Zeichen), z.B. bei Ernährungsstörung, Infektionskrankheit, Bauchprozeß, Stoffwechselkrankheit (auch als acetonäm. Erbr.), bei angeborenen Atresien u. Stenosen, Malrotation, Pylorospasmus, Mukoviszidose (Mekonium-Ileus), ZNS-Prozeß (z.B. subdurale Blutungen); ferner als habituelles ↗Erbrechen.

Vorbestrahlung: bei bösartigen Tumoren die »präoperative Bestrahlung«, u. zwar als Kurzzeit-Methode (2–3 Tage vor der Op. mit rel. hohen Dosen; u.a. zur Devitalisierung evtl. intraoperativ mobilisierter Zellen) oder als fraktionierte Strahlentherapie unter Verzicht auf die volle Dosis (v.a. zur Tumorverkleinerung u. Anregung einer operationsgünstigen reaktiven Fibrose).

Vorbeugung: ↗Prävention, Prophylaxe.

Vorblutung, prämenstruelle: Frühblutung (s.u. Zyklusstörungen).

Vorderdamm, Perineum anterior: Beckenbodenabschnitt zwischen After u. Genitale.

Vorderhauptslage, VHL: die Deflexionslage mit der geringsten Streckhaltung des Kopfes, d.h. mit **Vorderhaupt** bzw. großer Fontanelle als führendem Punkt.

Vorderhorn: s.u. Cornu.

Vorderhornsyndrom: Syndrom der spinalen Muskelatrophie; die neurologische Symptomatik bei elektiver Schädigung der motorischen Vorderhornzellen (bzw. Motoneurone) des Rückenmarks: schlaffe Lähmung mit Abschwächung der Eigenreflexe, Muskelatrophie, Entartungsreaktion, evtl. faszikuläre Muskelzuckungen.

Vorderkammer (des Auges): ↗Camera anterior bulbi.

Vorderkammerblutung: ↗Hyphaema.

Vordersäule: ↗Columna anterior (des RM).

Vorderseitenstrang: die von afferenten u. efferenten Bahnen gebildeten ↗Funiculi anteriores u. laterales des Rückenmarks; i.w.S. die darin verlaufenden sensiblen Bahnen, insbes. die für Druck-, Berührungs-, Temperatur- u. Schmerzempfindungen, die in der vorderen weißen Kommissur kreuzen.

Vorderstrang: ↗Funiculus anterior.

Vorderwandinfarkt: ↗Myokardinfarkt der Herzvorderwand.

Vorderwurzel: ↗Radix ventralis (der Spinalnerven). Bei Läsion **Vorderwurzelsyndrom:** schlaffe Lähmung der versorgten Muskeln u. weitere Symptome des ↗Vorderhornsyndroms.

Vorexanthem: ↗Rash.

Vorfall: i.e.S. ↗Prolaps.

Vorfelddiagnostik: ↗Screening.

Vorgeschichte: ↗Anamnese; s.a. Exploration.

Vorhaut: ↗Praeputium.

Vorhautentzündung: ↗Posthitis.

Vorhautverengung: ↗Phimose.

Vorhof: Atrium, Vestibulum. I.e.S. die beiden – durch das ↗Vorhofseptum getrennten, der zugehörigen Herzkammer vorgeschalteten – Herzvorhöfe (= Atrium cordis dextrum u. sinistrum).

Vorhofarrhythmie: Herzrhythmusstörung mit Ursprung in Vorhofstrukturen (z.B. als Vorhofflimmern, -flattern, -extrasystolie); Vork. u.a. bei Mitralvitien, Hyperthyreose, koronaren Herzerkrankungen, Myokarditis, nach Herzoperation, -infarkt.

Vorhofdissoziation: voneinander unabhängiges Schlagen beider Herzvorhöfe.

Vorhofflattern: Herzrhythmusstörung mit regelmäßiger Vorhofkontraktionsfolge mit Frequenz 250–300(–350)/Min. infolge heterotoper supraventrikulärer Reizbildung bei Sinusknoten-Syndrom u.a.; Ursachen wie bei ↗Vorhofflimmern; ↗Abb.

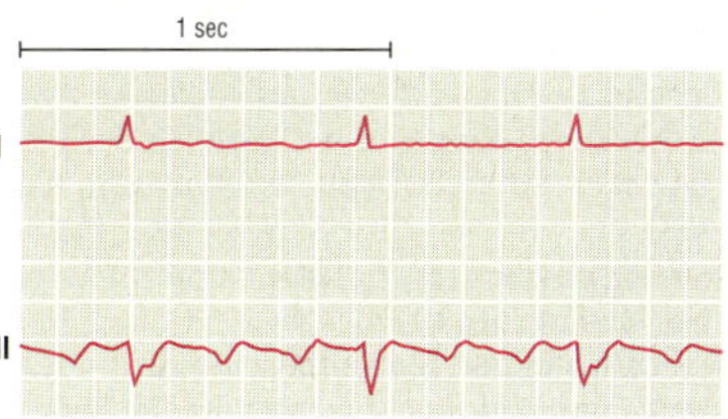

Vorhofflattern mit wechselnder 4:1- u. 3:1-Überleitung

Vorhofflimmern, Delirium cordis: paroxysmale oder permanente Herzrhythmusstörung mit ungeordneter Vorhoftätigkeit mit Fre-

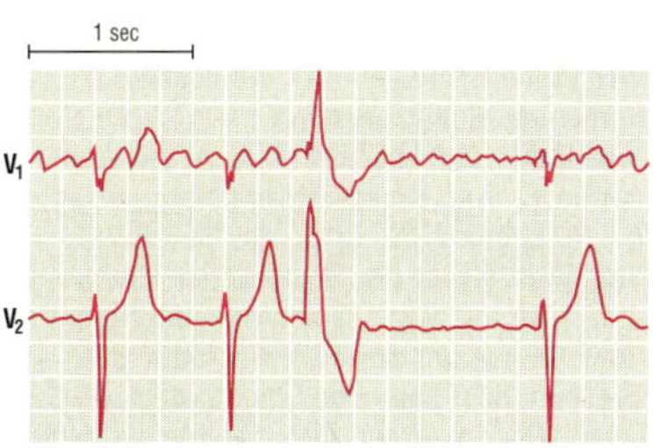

grobes **Vorhofflimmern**, sog. »Flatterflimmern« [512]

quenz über 300(–350)/Min.; im EKG »Flimmerwellen« (statt P-Zacken) ständig wechselnder Größe, Gestalt u. Frequenz, die sich evtl. kaum von der isoelektr. Linie abheben; Kammererregung meist unregelmäßig als absol. Tachy- oder Bradyarrhythmie. Vork. u.a. bei Hyperthyreose, Kardiomyopathien, Sinusknoten-Syndrom, ferner »idiopathisch«.

Vorhofkammer...: s.u. Atrioventrikular...

Vorhof-Primumdefekt: der auf Nichtverschluß des Ostium primum beruhende ↗Vorhofseptumdefekt.

Vorhofseptum: ↗Septum interatriale.

Vorhofseptumdefekt, ASD: Lückenbildung im Vorhofseptum als angeborener Herzfehler. Klinisch gekennzeichnet v.a. durch Symptome infolge gesteigerter Anforderungen an den re. Vorhof: hyperaktiver re. Ventrikel (mit Herzbuckel), frühzeitige Rechtsinsuffizienz, Pulsus parvus, erhöhter Jugularvenenpuls, Systolikum über der Pulmonalis, Spaltung des 2. HT. Therapie: op. Verschluß. Formen: **a)** offengebliebenes ↗Foramen ovale (sehr häufig, jedoch hämodynamisch meist ohne Bedeutung, da die darüberliegende Falte geschlossen bleibt); **b)** echter, struktureller VASD: **1)** (Ostium-)Primum-Defekt ASD I: Lücke im unteren Anteil des Vorhofseptums infolge ausgebliebenen Verschlusses des Ostium primum im Septum primum. **2)** (Ostium-) Secundum-Defekt, Fossa-ovalis-Defekt ASD II: Lücke im oberen Anteil (Bereich der Fossa ovalis) des Vorhofseptums; etwa 90% aller ASD.

Vorhoftachykardie: s.u. Tachykardie, paroxysmale supraventrikuläre.

Vorhofthrombus: Blutgerinnsel im li. Vorhof; Vorkommen v.a. bei Mitralstenose mit Dilatation des li. Vorhofs; Komplikation: Hirninfarkt, arterielle Embolie.

Vormilch: ↗Kolostrum.

Vormundschaft: s.u. Betreuung.

Vorsorgemedizin: ↗Präventivmedizin.

Vorsorgeuntersuchung: gezielte medizin. U. zwecks Vorbeugung u. Früherfassung von Gesundheitsschäden u. Krankheiten (s.a. Screening, Schwangeren-V.). – Von der Sozialversicherung wird eine jährl. V. zur *Früherkennung* von Krebserkrankungen getragen: bei Frauen vom 20. Lj. an des Genitales, vom 30. Lj. an ferner der Brust u. der Haut, vom 45. Lj. an auch des Dickdarms; bei Männern vom 45. Lj. an des äußeren Genitales, der Prostata, der Haut u. des Dickdarms; s.a. Tab. – Bei Kindern sollen die – in einem von den Krankenkassen ausgegebenen Untersuchungsheft – festgeschriebenen V. vom Kinderarzt durchgeführt werden, um angeborene Schäden u. Fehlentwicklungen frühzeitig zu erkennen.

Vorsorgeuntersuchung: Krebs-Früherkennungsuntersuchungen (Empfehlungen der American Cancer Society) [351]

Untersuchungsmethode	Indikationen
Bei Frauen u. Männern jeden Alters	
Röntgen-Thorax Sputumzytologie	nicht routinemäßig empfohlen
Bei Frauen u. Männern	
Stuhl auf okkultes Blut	jährlich ab 50 Jahren
Rektale Untersuchung	jährlich ab 40 Jahren
Proktoskopie	alle 3 Jahre ab 50 Jahren
Bei Frauen	
Gynäkologische Untersuchung	alle 3 Jahre vom 20. bis 40. Lebensjahr, dann jährlich
Papanicolaou* (PAP-)Abstrich	alle 3 Jahre vom 20. bis 65. Lebensjahr
Brust-Selbstuntersuchung	monatlich ab 20 Jahren
Ärztliche Untersuchung der Brust	alle 3 Jahre zwischen dem 20. u. 40. Lebensjahr, dann jährlich
Mammographie	initiale Basisuntersuchung zwischen dem 35. u. 40., alle 1 bis 2 Jahre vom 40. bis 49. Lebensjahr, jährlich ab dem 50. Lebensjahr

(Modifiziert nach CA – A Cancer Journal for Clinicians 40 [2]: 79, März/April 1990 u. Professional Education Publication Nr. 3347.01. Mit Erlaubnis der American Cancer Society, Inc.)

Vorsteherdrüse: ↗Prostata.

Vortex: (latein.) Strudel, Wirbel, Scheitel; *anat* wirbelförm. Anordnung oder Struktur.

Vorwehen: Uteruskontraktionen am Ende der Schwangerschaft (ohne charakterist. Rhythmus u. Schmerz), die die Geburtswege nicht erweitern, sondern die Frucht »einstellen« (»Stellwehen«).

vorzeitig: praecox, praematurus; z.B. **v. Alterung** (Progerie), **v. Plazentalösung** (↗Ablatio placentae).

Vorzugsmilch: nicht behandelte (auch nicht pasteurisierte) Rohmilch, die bes. hohen Anforderungen an Gewinnung (Qualität der Aufstallung, Tbk-Freiheit von Kühen u. Personal) u. Zusammensetzung (Fettgehalt, spezifisches Gewicht) sowie Verpackung u. Beförderung genügt.

Vox: (latein.) Stimme.

V-Phlegmone: meist aus einem subkutanen Panaritium durch Ausbreitung per continuitatem entstandene eitrige Entzündung der

Sehnenscheide des langen Daumenbeugers u. der – im Handgelenkbereich angrenzenden – Sehnenscheiden der Fingerbeuger II–V (die nur am Kleinfinger über das Grundgelenk hinausgeht, so daß mit der des Daumens eine V-Form besteht). Bei verspäteter op. Entlastung Gefahr der Sehnennekrose u. der Perforation in die Gelenke.

VSD: ↑**V**entrikel**s**eptum**d**efekt.

vulnerabel: verletzlich; z.B. die **v. Phase** des Herzzyklus, in der das Myokard ungleichmäßig erregbar ist, so daß es zu kreisender Erregung, evtl. – v.a. bei Extrasystolen – zu Kammerflimmern kommen kann.

Vulneratio: Verwundung, Wunde.

Vulnus: (latein.) Wunde; s.a. Wund..., Wundheilung.

Vulsella, Vulsellum: (latein.) mit Zähnchen versehene (»scharfe«) Pinzette.

Vulva: die »weibliche Scham« (Pudendum femininum).

Vulvadystrophie (früher Kraurosis vulvae)**:** vor, v.a. aber nach der Menopause vorkommende, ätiologisch unklare Erkrankung der weiblichen Scham, gekennzeichnet durch Juckreiz, Brennen u. Schmerzen beim Geschlechtsverkehr sowie – objektiv – durch örtliche Veränderungen: u.a. Atrophie bei gleichzeitiger ↑Leukoplakie, Elastizitätsverlust (sog. Wachshaut) u. Konsistenzvermehrung mit Rigidität u. erhöhter Verletzbarkeit; zählt zu den Präkanzerosen (s.a. VIN).

Vulvakarzinom: das v.a. jenseits der Menopause vork. »Carcinoma vulvae« (meist verhornendes ↑Plattenepithelkarzinom) v.a. an großen (Innenseite) u. kleinen Labien, Klitoris, Urethra, Frenulum. Als Präkanzerosen gelten: ↑VIN III, ↑Vulvadystrophie, melanozytäre Veränderungen, atypische Kondylome. Frühbefunde (häufig uncharakteristisch): z.B.: rötliche, leicht erhabene Flecken; kleine Erosionen; Verhärtungen (Fehldiagnosen z.B.: »Narbe«, »Warze«); Pruritus! Diagnostik: möglichst frühzeitige histologische Abklärung eines verdächtigen Befundes (Exzision im Gesunden ist anzustreben). Therapie: radikale Vulvektomie mit En-bloc-Ausräumung der Inguinal- u. Femoralislymphknoten oder Elektroresektion u. -koagulation der Vulva, ggf. Nachbestrahlung.

Vulvaschrumpfung: ↑Vulvadystrophie.

Vulvitis: Entzündung des weibl. äußeren Genitales; oft auf die Scheide übergreifend (↑Vulvovaginitis; s.a. Kolpitis, Bartholinitis). – **V., hyperplastische:** hyperplastische Form der ↑Vulvadystrophie.

Vulvovaginitis: akute oder chron. Entzündung des weibl. äußeren Genitales (↑Vulvitis) einschl. der Scheide (↑Kolpitis) v.a. durch Staphylo-, Streptokokken, Corynebact. diphth., E. coli, Trichomonaden, Anaerobier. – **V. candidomycetica:** meist durch Candida albicans verursachte V.; bes. häufig im Säuglings- u. Kleinkindalter, bei Diabetes, nach Medikation von Ovulationshemmern, Antibiotika, Corticosteroiden; bei Graviden mit Infektionsgefahr für das Neugeborene. – **V. gonorrhoica:** s.u. Gonorrhö, Urethritis gonorrhoica. – **V. herpetica:** V. mit gruppiert stehenden Bläschen, evtl. auf die Nachbarschaft übergreifend, mit starken Allgemeinbeschwerden; rezidivierend (z.B. vor der Menstruationsblutung); bei der Schwangeren mit Gefahr der Infektion des Neugeborenen.

Vv.: Venae (die Venen); s.u. Vena.

VZV: Abk. für **V**aricella-**Z**oster-**V**irus.

W

W: Symbol u.a. für **W**att.

Waaler*-Rose* Test: quantitativer Hämagglutinationshemmtest zum Nachweis des Rheumafaktors; fällt bei pcP in etwa 50% positiv aus, ist von geringer Spezifität.

Wabenlunge: kleinzystische Degeneration des meist schon fibrotisch degenerierten Lungengewebes, vorwiegend in den Unterlappen lokalisiert, im Endstadium von Lungenfibrosen.

Wachs: 1) Bienenwachs (Cera flava). **2)** dem Bienenwachs ähnliche natürliche u. teil- bis vollsynthetische Stoffe. **3)** im Wachs vorkommende Ester höherer Fettsäuren, mit langkettigen aliphatischen einwertigen Alkoholen.

Wach-Schlaf-Rhythmus: durch das Schlafzentrum gesteuerter Wechsel zwischen Schlaf- u. Wachzustand; vgl. zirkadianer Rhythmus.

Wachstation: chirurgisch-anästhesiologische Funktionseinheit, in der Frischoperierte überwacht werden. In Ausstattung u. Aufbau der Intensivstation entsprechend.

Wachstumsbeschleunigung: ↗Akzeleration.

Wachstumsfaktoren, Wuchsstoffe**: 1)** das Wachstum fördernde, für den Zellen-, Geweberaufbau notwendige Stoffe; außer ausreichender Nahrung v.a. Vitamine, Mineralien, essentielle Amino- u. Fettsäuren. **2)** das Wachstumshormon (↗Somatotropin). **3)** growth factors, GF**:** Proteine, die die Zellproliferation u. Differenzierung fördern; mit stimulierender Wirkung auf die DNS-Synthese; dazu gehören z.B.: **EGF** (engl.: **e**pidermal **g**rowth **f**actor), der epidermale Wachstumsfaktor, **NGF** (engl.: **n**erve **g**rowth **f**actor), der Nerven-Wachstumsfaktor, hämatopoetische W. (z.B. CSF).

Wachstumshormon: ↗Somatotropin.

Wachstumsstörung: krankhafte (v.a. endokrin oder durch Chondroosteodysplasie bedingte) Abweichung des Körperwachstums von der Norm; v.a. als Minderwuchs u. als Hochwuchs.

Wachstumszone: die Knorpelzone zwischen der späteren Dia- (bzw. Meta-) u. Epiphyse der Röhrenknochen, in der der Knorpel wächst (»enchondrales Wachstum«), zugleich aber auch abgebaut u. durch Knochengewebe ersetzt wird.

Wachszylinder: gelblich-wächserne Harnzylinder; v.a. bei Nephrose u. zu Beginn der akuten, diffusen Glomerulonephritis.

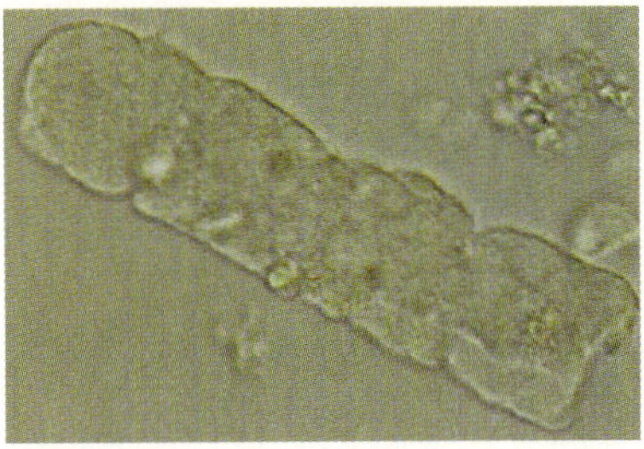

Wachszylinder (mikrosk. Präparat) [173]

Wackelgelenk: ↗Schlottergelenk; s.a. Wackelknie.

Wackelknie, Genu laxum**:** angeborenes oder erworbenes Knie-Schlottergelenk (z.B. bei Bindegewebsschwäche bzw. nach Unfall, Entzündung, Muskellähmung). Symptome: abnorme Gelenkbeweglichkeit, Gehunsicherheit (v.a. bergab), evtl. Reizerguß, Gelenkschmerzen.

Wadenbein: ↗Fibula.

Wadenkrampf: durch Hypoxie ausgelöste schmerzhafte Verkrampfung der Wadenmuskulatur (Musculus triceps surae); v.a. bei Durchblutungsstörung, Überanstrengung; wird durch Krampfadern begünstigt. – s.a. Crampus-Syndrom.

Wadenschmerz: Spontanschmerz in der Wadenmuskulatur, z.B. bei Cholera, Weil* Krankheit; ferner – als Leitsymptom – bei tiefer Beinvenenthrombose (Ruheschmerz), Claudicatio intermittens, Pes planus (Bewegungsschmerz).

Wadenwickel: ↗Wickel.

Wärmebett: ↗Couveuse.

Wärmehaushalt: s.u. Wärmeregulation.

Wärmekasten: ↗Inkubator.

Wärmeregulation: die Regelvorgänge im Organismus, die die Wärmebildung u. -abgabe innerhalb gewisser Grenzen den jeweiligen Umweltbedingungen anpassen u. die Körperkerntemperatur konstant (isotherm) halten.

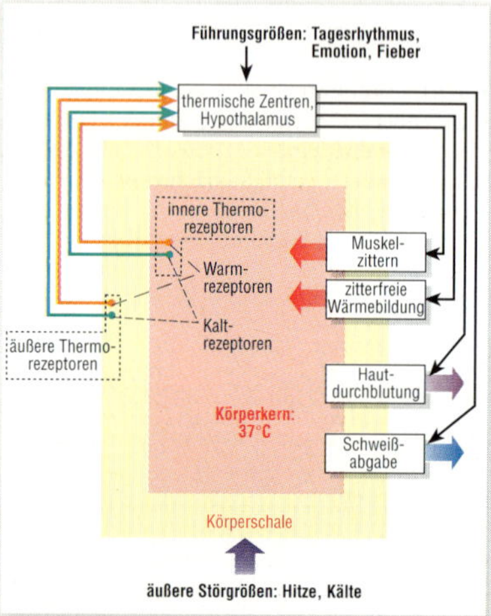

Schema zur **Wärmeregulation** (Thermoregulation) des Menschen [156]

Wärmerezeptor: ↑Thermorezeptor.

Wärmestau: krankhafte Wärmebelastung des Organismus infolge ungenügender Wärmeabgabe (z.B. bei fehlender oder blockierter Schweißsekretion, Kreislaufinsuffizienz etc.) sowie bei übermäßiger stoffwechselbedingter Wärmebildung. Bei raschem W. ↑Hitzschlag.

Wärmetherapie, Thermotherapie: Behandlung mit Wärme; erfolgt häufig in Kombination mit Verfahren der ↑Hydrotherapie; im Sinne einer Reiztherapie erfolgen häufig Wechselanwendungen von Wärme u. Kälte (z.B. Sauna, Dampfbad, KNEIPP* Anwendungen). Wärmezuführende Maßnahmen sind z.B. Wärmflasche, Wickel, Dampfkompressen, Moorpackung, ansteigendes Teilbad, Überwärmungsbad (Vollbad), Infrarotstrahler, Lichtkasten.

Wahn: eine aus einem Wahnbedürfnis (in der psychoanalyt. Interpretation einer seelischen Spannung als Folge uneingestandener Wünsche) entstandene geistige Störung in Form komplexer krankhafter Ideengebäude u. objektiv falscher Überzeugungen u. Urteile, die mit subjektiver Gewißheit erlebt bzw. abgegeben werden, durch Erfahrung u. zwingende Schlüsse unbeeinflußbar u. unkorrigierbar sind. Symptom der Schizophrenie, aber auch im Rahmen anderer psych. Störungen.

Wahrnehmung: ↑Sinneswahrnehmung, Perzeption, Apperzeption (= bewußte W.). – **W., epileptische:** bei Epilepsie elementares Phänomen der Sinnessysteme (z.B. als Geruch, Geschmack) ohne entsprechenden Sinnesreiz.

Wahrnehmungsfeld: das Hirnrindengebiet (Area) als Projektionszentrum, in dem periphere Sinnesreize in Wahrnehmung umgesetzt werden; Ausfall führt zu Rindenblindheit, -taubheit etc.

Wahrnehmungsstörung: krankhafte Veränderung der Sinneswahrnehmung infolge Störung des Sinnesorgans oder seiner zentralwärts leitenden (= zentripetalen) Bahnen oder des zugehörigen Wahrnehmungsfeldes. Führt zu scheinbarer Veränderung des Wahrgenommenen oder zu Sinnestäuschungen.

Waldenström* Krankheit: a) Porphyria variegata; b) Purpura hyperglobulinaemica; c) ↑Makroglobulinämie.

Waldeyer* Rachenring: ↑lymphatischer Rachenring.

Wallungen: ↑fliegende Hitze.

Walrat: ↑Cetaceum (das Öl: Oleum Cetacei).

Walter Reed* Klassifikation: eine Einteilung des Krankheitsverlaufs bei HIV-Infektion nach klinischen u. immunologischen Parametern. Unterschieden werden 6 Stadien (WR 1 bis WR 6).

Wandabszeß, Parietalabszeß: Abszeß der Brust- oder Bauchwand oder der Wand eines Hohlorgans.

Wanderfilarie: ↑Loa loa.

Wanderhoden: ↑Pendelhoden.

Wanderlappen: fern vom Ort der endgültigen Einpflanzung gebildetes gestieltes Hauttransplantat, das bei der Wanderplastik über mindestens eine Zwischenstation zum endgültigen Verwendungsort »transportiert« wird.

Wandermilz: ↑Lien migrans.

Wanderniere, Ren mobilis: s.u. Nephroptose.

Wandthrombus: ↑Parietalthrombus.

Wangenabszeß, dentaler: submuköser, später tiefere Wangenweichteile erfassender Abszeß nach Durchbruch einer Parodontitis im Wurzelspitzenbereich eines Oberkieferzahnes. Bei Nichteröffnung Gefahr der Osteomyelitis, retromaxillaren Ausbreitung.

Wangenbein: ↑Os zygomaticum; s.a. Jochbein...

Wangenbrand: ↑Noma.

Wangenfettpfropf, BICHAT* Fettpfropf: ↗Corpus adiposum buccae.

Wangenphlegmone: eitrig-phlegmonöse Pareiitis. Gefahr der Miterkrankung der Gesichtsvenen (z.B. Vena angularis) u. damit einer Sinus-cavernosus-Thrombophlebitis u. Meningitis.

Wangenspalte: s.u. Gesichtsspalte.

Wanzen: die Insekten-Ordnung »Heteroptera« [Hemiptera]; blutsaugende Formen v.a. als Bett- u. Raubwanzen, Cimicidea (s.u. Cimex), Reduviidae, sind z.T. wichtige Krankheitsüberträger. Nach dem Stich (u. Saugakt) tritt eine stark juckende Quaddel auf mit zentralem, gelblich-krustösem, punktförm. Einstich, die sich in 2–4 Tg. zurückbildet; bei Kindern evtl. Blasenbildung; bei Gewöhnung Nachlassen bis Ausbleiben der Reaktion.

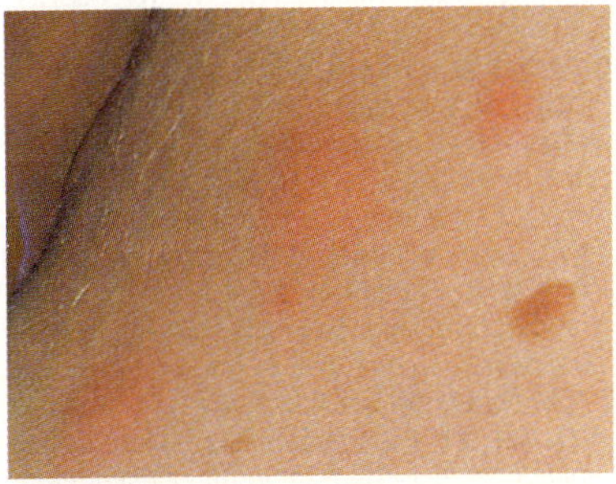

Wanzenstiche im Nacken [393]

Warfarin: als Antikoagulans, Rodentizid genutztes Cumarin-Derivat.

Warfarin-Embryopathie: der Chondrodysplasia punctata (Störung der Knorpelbildung) ähnliches Krankheitsbild bei Kindern, deren Mütter in der Gravidität mit Warfarin behandelt worden sind.

Warmblut: Vollblut bis zu 6 Std. nach der Entnahme; gilt für Infusions-, Transfusionszwecke als biologisch noch vollwertig, da auch kurzlebige Enzyme u. die Gerinnungsfaktoren, Thrombozyten etc. noch erhalten sind; strenge Indikationsstellung (z.B. bei schweren Gerinnungsstörungen) wegen hoher Infektionsgefahr (Hepatitis, HIV etc.), da Screeningtests noch nicht abgeschlossen sind.

warmer Knoten: s.u. Strumaknoten.

Warnarrhythmien: ventrikuläre Herzrhythmusstörungen, die als Vorboten eines Kammerflimmerns aufgefaßt werden können. W. treten v.a. beim ↗Myokardinfarkt auf.

Warren* Shunt: sog. splenorenaler Shunt zur operativen Therapie der Ösophagusvarizen über eine Verbindung der Milzvene mit der Vena renalis.

Warze: 1) ↗Verruca; s.a. Condyloma. **2)** Brustwarze, ↗Papilla mammae; s.a. Mamilla(r...), Thel...

Warzenfortsatz: ↗Processus mastoideus, ↗Mastoid.

Warzengeschwulst: ↗Papillom.

Warzenvirus: ↗Papilloma-Viren.

Wasch(frauen)hände: 1) Waschhaut-Bildung (gequollene u. gewellte Epidermis) an den Händen infolge übermäß. – z.B. berufl. – Waschens, v.a. mit alkalischen Waschmitteln (Seifen). **2)** trockene, rissige, pergamentartige Haut der Hände dystrophischer Spätgeburten im Rahmen des BALLANTYNE*-RUNGE* Syndroms.

Waschung: KNEIPP* Anwendung in Form einer Ganzkörper- oder Teilwaschung (kräftiges Abreiben) mit in kaltes Wasser (auch Franzbranntwein etc.) getauchtem rauhem Handtuch (Waschlappen), gefolgt von raschem Abtrocknen.

Wasser: Hydrogeniumoxid = H_2O; unentbehrlichster Lebensfaktor, dessen Bestand als Körperwasser konstant gehalten wird; die geringe elektrolytische Dissoziation u. der Dipolcharakter des Moleküls (↗Abb.) bewirken Wechselwirkung mit gelösten Substanzen (Bildung von Hydrathüllen) sowie zwischen den Wassermolekülen selbst.

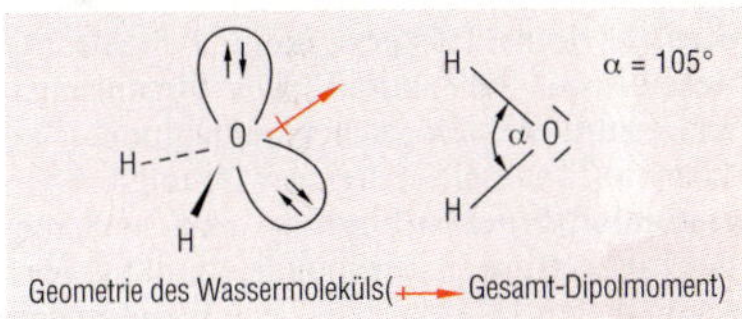

Wasser [520]

Wasserbauch: ↗Aszites.

Wasserbehandlung: ↗Hydrotherapie.

Wasserbilanz: Gegenüberstellung der Wasseraufnahme- u. der Wasserausscheidungswerte. Ihre Ausgeglichenheit ist wichtig für die Aufrechterhaltung der Isovolämie; s.a. Wasserhaushalt.

Wasserblase: 1) ↗Vesicula (mit klarem Inhalt). **2)** ↗Fruchtblase. **3)** ↗Spannungsblase.

Wasserbruch: ↗Hydrocele.

Wasserdiurese: vermehrte Wasserausscheidung in Form hyposmotischen Harns bei Hyperhydratation u. Hyposmolarität.

Wasser-Elektrolyt-Haushalt: der Flüssigkeitshaushalt des Organismus in engster funktioneller Verknüpfung von Wasser- u. Elektrolythaushalt, die über die Regulation der Menge des Körperwassers u. dessen Zusammensetzung (bezüglich der An- u. Kationen sowie bestimmter Nichtelektrolyte wie Glucose, Harnstoff) wesentlich zur Homöostase des Organismus beitragen. Die sehr unterschiedliche Zusammensetzung der Intra- u. Extrazellularflüssigkeit wird durch zahlreiche Transportsysteme aufrechterhalten.

Wasserfieber: ↗Leptospirosis icterohaemorrhagica.

Wasserharnruhr: ↗Diabetes insipidus.

Wasserhaushalt: die der Erhaltung der Isotonie dienenden Vorgänge der Wasseraufnahme u. -abgabe sowie der Regulation der Körperwassermenge u. -verteilung im Rahmen des Wasser-Elektrolyt-Haushaltes.

Wasserhaut: ↗Amnion.

Wasserheilkunde: ↗Hydrotherapie; s.a. KNEIPP* Anwendung, PRIESSNITZ* Behandlung, Balneologie.

Wasserkopf: ↗Hydrocephalus.

Wasserkrebs: ↗Noma.

Wasserlassen: ↗Miktion.

Wasserlunge: interstitielles ↗Lungenödem.

Wassermann* Reaktion, WaR: historischer Syphilistest; s.a. Syphilis-Reaktionen.

Wasserretention: ↗Flüssigkeitsretention.

Wassersackniere: ↗Hydronephrose.

Wasserstoff, Hydrogenium: farb-, geruch- u. geschmackloses Gas; leichtestes chemisches Element (Kern: 1 Proton; Hülle: 1 Elektron); wesentlicher Bestandteil aller Organismen mit zentraler biologischer Bedeutung (Betriebsstoffwechsel, Energiegewinnung).

Wasserstoff(brücken)bindung: auf polaren Wechselwirkungen beruhende Bindung zwischen einem H-Atom bzw. Protonendonator u. einem Protonenakzeptor (elektronegative Atome wie O, N), die u.a. die räumliche Anordnung der Atome im Molekül, z.B. die Peptidrostbildung der Sekundärstruktur der Peptide bestimmt; ↗Formel.

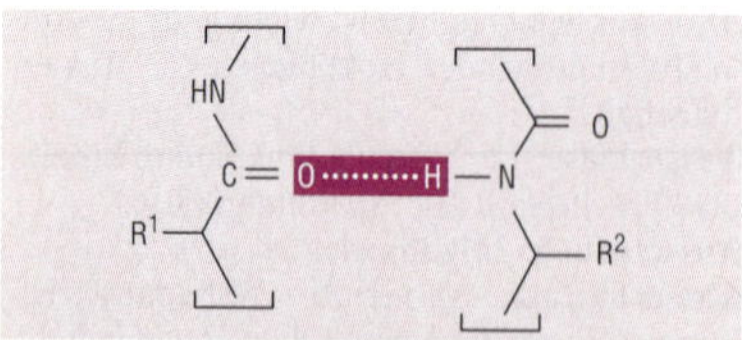

Wasserstoff(brücken)bindung [520]

Wasserstoffexponent: ↗pH.

Wasserstoffionenkonzentration: die – mit dem ↗pH-Wert definierbare – Konzentration von Wasserstoffionen (H^+) in wäßrigen Lösungen.

Wasserstoffperoxid: ↗Hydrogenium peroxydatum.

Wasserstoß: Diurese-Provokation durch Trinkenlassen einer größeren Wassermenge.

Wassersucht: ↗Hydrops, Ödem.

Wassertherapie: ↗Hydrotherapie.

Wassertreten: KNEIPP* Anwendung als Umhergehen oder – im Sitzen – Fußebewegen in kaltem Fußbad (bis Mitte Unterschenkel); anschließendes Warm- u. Trockengehen.

Wasting-Syndrom, slim disease: *(engl. wasting = schwindend, Schwund)* bei Immundefekten (v.a. ↗AIDS) auftretendes Krankheitsbild mit Gewichtsabnahme u. Substanzverlust (ähnl. Tumorkachexie), Fieber(schüben), Durchfällen; ggf. Wachstumsretardierung.

Waterhouse*-Friderichsen* Syndrom: höchst akute, lebensbedrohliche Meningokokkensepsis mit Versagen der Nebennierenrinde u. Kreislaufschock. Klinik: Erbrechen, hohes Fieber, meist auch meningeale Zeichen, Zyanose, rasch auftretende Blutungen (Petechien, Sugillationen; sog. intravitale Leichenflecken), krisenartiges Kreislaufversagen, Koma.

Watschelgang: Bez. für eine Gangstörung mit Neigung des Beckens jeweils zur Seite des Spielbeins bei Schwäche der Glutealmuskeln; s.a. TRENDELENBURG* Zeichen.

Watt: Einheit der Leistung; 1 W = 1 Joule (J)/sec (= 10^7 Erg/sec). – Als Einheit der elektrischen Leistung 1 W = 1 Volt · 1 Ampere (1 kW = 1,36 PS); s.a. Wattsekunde.

Wattekragen: aus Watte gefertigter Entlastungs- u. Ruhigstellungsverband für die Halswirbelsäule; ↗SCHANZ* Verband.

Wattsekunde: Leistung eines elektr. Stromes von 1 W während 1 Sekunde; 1 Ws = 1 ↗Joule. – 1 Kilowattstunde = $3{,}6 \cdot 10^6$ J.

wave: (engl.) »Welle« (v.a. im EEG).

WBE: ↗**W**eiß**b**rot**e**inheit.

Weber* Versuch: Aufsetzen einer schwingenden Stimmgabel auf den Probandenscheitel zur Differentialdiagnostik einseitiger Schallleitungs- u. Schallempfindungsschwerhörigkeit: bei ersterer (z.B. infolge Mittelohrerkrankung) wird der Ton auf der kranken Seite stärker empfunden, bei letzterer auf der anderen (»WEBER ins kranke« bzw. »ins gesunde Ohr lateralisiert«). Inzwischen als »audiometrischer W.* V.« mit Knochenleitungshörer.

Wechseldiät: ↗Schaukeldiät.

Wechselfieber: ↗Malaria; i.w.S. Fieber mit phasischem Wechsel (z.B. Febris intermittens). – **W., Russisches:** ↗Wolhynisches Fieber.

Wechselgebiß: das Gebiß während des Zahnwechsels (Milchzähne = »Wechselzähne«).

Wechsel(jahre): ↗Klimakterium.

Wechselwirkung: i.e.S. das »Phänomen der veränderten Arzneimittelwirkung« bei gleichzeitiger oder aufeinanderfolgender Gabe verschiedener Mittel.

Weckamine, Weckmittel: zu den Psychotonika zählende anregende Mittel; v.a. ↗Amphetamine.

Wegener* Granulomatose, Syndrom: ↗Vaskulitis, granulomatöse.

Wehen, Labores: die mehr oder minder schmerzhaften (»Dolores«), je nach Schwangerschafts- bzw. Geburtsphase in Dauer, Frequenz, Stärke u. Intervallen unterschiedlichen Gebärmutterzusammenziehungen, unterschieden als Schwangerschafts-, Senk(ungs)-, Vor-, Geburts-, Nachgeburts-, Nachwehen. I.e.S. die rhythmischen Geburtswehen (als Eröffnungs-, Preßwehen). Dauer der Einzelwehe normal ca. 25–60 Sek. (ab 40 Sek.: »lang«). Frequenz: zu Beginn der Eröffnungsperiode 2–3/30 Min., dann ca. 3/10 Min., schließlich etwa 3/Min. (v.a. unter Verkürzung der Wehenpause). – **W., frustrane:** W. ohne Effekt an der Zervix. – **W., vorzeitige:** Eröffnungswehen vor dem Geburtstermin bzw. vor Erreichung der biologischen Reife.

Wehenhemmung, Tokolyse: künstliches Aufheben der Wehentätigkeit (d.h. Erzielen von Wehenruhe) durch Gaben gebärmuttererschlaffender = uterusrelaxierender Mittel (= Tokolytika); z.B. bei drohender Frühgeburt.

Wehenmessung: Kontrolle der Wehenintensität; durch externe Tokographie oder durch extra- oder intraamniale Druckmessung (= Tokodynamometrie).

Wehenmittel: die Wehentätigkeit anregende Mittel; v.a. zur Geburtseinleitung, Oxytocin, Prostaglandine; in der (Post-)Plazentarperiode u. im Puerperium auch Secale-Alkaloide. – I.w.S. auch die Mittel zur Wehenhemmung.

Wehenregistrierung: Aufzeichnung (meist in Kurvenform) von Wehenhäufigkeit/Zeiteinheit, allgemein – i.S. der Geburtsverlaufskontrolle – als Partographie, d.h. ergänzt durch Angaben über Weite des Muttermundes (Parameter der Wehenwirksamkeit) u. Tiefertreten des Schädels einschl. Rotation (Geburtsfortschrittsregistrierung). – vgl. Wehenschreibung.

Wehenschreibung: apparatives Registrieren der Wehentätigkeit, z.B. mittels Tokodynamometer (= Tokographie; s.a. Wehenmessung) oder Hysterotonographen (deren den Bauchdecken aufgelegtes Plattenteil Tonusschwankungen der Gebärmutter auf einem Manometer anzeigt bzw. am Kymographen registriert); s.a. Wehenregistrierung.

Wehenschwäche: das Fehlen von Wehen oder ihr zu schwaches oder zu kurzes Auftreten während der Geburt.

Wehensturm: fortschreitend heftigere Wehenintensität u. -frequenz unter Anstieg der Grundspannung durch Aufpfropfung der nächsten Wehe auf die vorangehende. Der Bandl* Kontraktionsring steigt nabelwärts (Anzeichen für drohende Uterusruptur bzw. Tetanus uteri).

Weichteil(ansatz)rohr: die gegen Ende der Austreibungsperiode aus Beckenboden u. Vulva geformte Muskelröhre als bogenförmig nach symphysenwärts gerichtetes Ende des Geburtsschlauches.

Weichteile: die nichtknöchernen Teile des Körpers (Muskeln, Sehnen, Fett- u. Bindegewebe, Nerven, Gefäße); i.e.S. die das Knochengerüst bedeckenden Gewebe u. Organe.

Weichteilrheumatismus: symptomatologischer Sammelbegriff für schmerzhafte, entzündliche u. nichtentzündliche funktionsbeeinträchtigende krankhafte Zustände in den Weichteilen des Bewegungsapparates (Muskeln, Sehnen, Sehnenscheiden, Bänder, Faszien, Schleimbeutel).

Weichteiltechniken: vorwiegend passive Muskel- u. Bindegewebsmassagen, die als vorbereitende u./oder begleitende Maßnahmen in der manuellen Medizin eingesetzt werden.

Weil* Krankheit: ↗Leptospirosis icterohaemorrhagica.

weiß: albus; s.a. Albi…, Leuk(o)… – **w. Linie:** ↗Linea alba. – **w. Pulpa:** s.u. Milzpulpa. – **w. Rückenmarksubstanz:** ↗Substantia alba.

Weißblütigkeit: ↗Leukämie.

Weißbroteinheit, WBE: 20 g Weißbrot als Umrechnungs- u. Berechnungs-Einheit der Diabetikerdiät; entspricht einer »Menge von insgesamt 12 g an Monosacchariden, verdaulichen Oligo- u. Polysacchariden sowie Sorbit u. Xylit« (d.h. grob 12 g KH als »Broteinheit«).

Weißdorn: ↗Crataegus oxyacantha.

Weißfingerkrankheit: Verkrampfungen der Fingergefäße als Folge langzeitiger Vibrationseinwirkung (bei Arbeit mit Preßluftwerkzeugen, Motorsägen etc.) u. daraus resultierende Schäden; evtl. als Berufskrankheit; s.a. Raynaud* Krankheit.

Weißfleckenkrankheit: ↗Vitiligo.

Weißfluß: ↗Fluor albus.
Weißnägel: ↗Leukonychie.
Weißscheckung: teilweiser bzw. kompletter ↗Albinismus.
Weitsichtigkeit: ↗Hyperopie.
Weitwinkelglaukom: Steigerung des Augeninnendruckes infolge übermäßiger Weitstellung des Kammerwinkels; v.a. als angeborenes ↗Glaukom.
Weizenkleie, Furfur tritici**:** die beim Mahlen des Weizenkorns (Samen von Triticum aestivum) abgetrennten Bestandteile der Frucht- u. Samenschale (Zelltrümmer des Speicherparenchyms etc.); Anw. bei juckendem Ekzem, Wundsein sowie als ballaststoffhaltiges Mittel bei Obstipation.
Wellenstrahlung: elektromagnetische Strahlung (im Ggs. zur Korpuskularstrahlung).
Weltgesundheitsorganisation, WHO**:** Organisation der Vereinten Nationen mit dem Ziel der internationalen Zusammenarbeit der Staaten auf dem Gebiet des Gesundheitswesens. Sitz in Genf. Organisiert weltweite Bekämpfung epi- u. endemischer Infektionskrankheiten sowie der Suchtkrankheiten, wirkt für Verbesserung der Trinkwasser- u. Nahrungsmittelversorgung, zusammen mit der UNESCO bei Gesundheitserziehung u. Hygienepropaganda; Festlegung der ↗INN-Namen; s.a. WHO...
Wenckebach* Bündel: Teil des Reizleitungssystems des Herzens; das mittlere Bündel der Vorhofleitungsbahn zum Atrioventrikularknoten. – **W.* Periode:** Herzrhythmusstörung; AV-Block II. Grades (Typ I) mit periodischen Überleitungsausfällen (im ASCHOFF*-TAWARA* Knoten).
Wendebrille: Brille für Einäugige, die auf der einen Seite die Nah-, auf der anderen die Fernkorrektur ermöglicht.
Wendung, Versio(n)**:** *geburtsh* Eingriff zur Veränderung des Verhältnisses der Längsachse der Leibesfrucht zu der der Gebärenden, allgemein als Drehung aus einer Quer- oder Schräglage in eine Längslage.
Werksarzt, Betriebsarzt**:** der Unternehmensleitung unterstellter Arzt mit Kenntnissen in Arbeitsmedizin. Aufgaben: Unterstützung u. Beratung des Arbeitgebers in Fragen des Gesundheitsschutzes u. der Arbeitssicherheit; medizinische Untersuchung, Beurteilung u. Beratung der Arbeitnehmer.
Werlhof*(-Wichmann*) Syndrom: idiopathische ↗Thrombozytopenie (ITP).
Wernicke* Aphasie: totale sensorische ↗Aphasie.
Wertheim* Operation: abdominale Radikaloperation bei ↗Kollumkarzinom.
Wespengiftallergie: ↗Insektengiftallergie.
Western-Blot: ↗Immunoblot.
Whipple* Krankheit, Lipodystrophia intestinalis**:** fieberhafte, wahrscheinlich durch Mikroorganismen (Tropheryma whippelii) hervorgerufene Krankheit, geprägt durch der Sprue ähnliche Symptome (Steatorrhö, Malabsorption, Durchfälle, Meteorismus), oft begleitet von Arthritis, Polyserositis (als chylöse Ergüsse), Endo- u. Perikarditis, Polyadenopathie.
WHO: Abkürzung für (engl.) **W**orld **H**ealth **O**rganization, ↗Weltgesundheitsorganisation.
WHO-Skala des Allgemeinbefindens: Bewertungstabelle zur Einstufung des ↗Allgemeinbefindens des Patienten (s. Tab., s.a. KARNOFSKY* Index).

WHO-Skala des Allgemeinbefindens [191]

Grad	Allgemeinbefinden
0	Patient ist in der Lage, ohne Einschränkung alle normale Aktivitäten auszuführen
1	Patient ist bei physisch belastenden Tätigkeiten eingeschränkt, jedoch ambulant u. in der Lage, leichte Arbeiten zu verrichten
2	Patient ist ambulant u. kann sich selbst versorgen, jedoch keinerlei Arbeiten verrichten, die mehr als 50% der Wachstunden ausmachen
3	Patient ist nur eingeschränkt fähig, sich selbst zu versorgen; er ist mehr als 50% der Wachstunden bettlägerig oder an einen Stuhl gebunden
4	Patient ist vollständig behindert, kann sich nicht selbst versorgen u. muß ständig liegen oder sitzen

WHO-Stufenschema der Schmerztherapie: Empfehlungen der WHO zur Tumorschmerzbehandlung, die heute weltweit als Standard gelten. Kernpunkte sind eine differenzierte Schmerzdiagnostik, eine möglichst orale Applikation der Medikamente, die **regelmäßige**, nach einem zeitlichen Schema festgelegte Einnahme der Analgetika (um einen konstanten Blutspiegel zur Schmerzprophylaxe zu erzielen) u. die Auswahl der Schmerzmittel nach einem Stufenplan. Als Basistherapie (Stufe 1) werden die sog. peripher wirkenden Analgetika (Nicht-Opioide) verwendet; wenn diese Medikation nicht (mehr) ausreicht oder nicht vertragen wird, erfolgt eine Kombination mit schwach oder stark wirkenden Opioiden bzw. deren alleinige Applikation. Je nach Situation sind adjuvante Medikamente einsetzbar: z.B. Tranquilizer, Laxanzien, An-

WHO-Stufenschema: stufenweiser Aufbau der Schmerztherapie [202]

Stufe 1	Stufe 2	Stufe 3
peripher wirkende Analgetika	**»leichtere« Opioide**	**»stärkere« Opioide**
– Acetylsalicylsäure – nicht-steroidale Antiphlogistika – Paracetamol – Metamizol – Spasmolytika	– Codein – Dextropropoxyphen – Tilidin + Naloxon – Tramadol	– Morphin – Buprenorphin
Kotherapeutika:	– Benzodiazepine – Corticosteroide – Antidepressiva/Neuroleptika – Calcitonin/Diphosphonate – Antiemetika – Laxanzien	

tiemetika, trizyklische Antidepressiva, Antikonvulsiva, Corticosteroide. Neuere Applikationsformen der Opioide sind das Morphinsulfat als Suppositorium oder das TTS-Fentanyl (transdermale Applikation). – s.a. Schmerztherapie.

Wickel, Umschlag: Einhüllung eines Körperabschnitts in ein feuchtes inneres Tuch u. ein trockenes äußeres Tuch als hydrotherapeutische Anw. (↗Hydrotherapie), z.B. als Hals-, Brust-, Leibwickel; je nach Wassertemperatur u. Ausmaß als wärmeentziehende, -stauende oder -zuführende Maßnahme. Wirkung wird durch Zusätze (Salz, Essig, Kräuter, Senfmehl etc.) verstärkt. Eine Sonderform ist der **Wadenwickel**: wärmeentziehende Maßnahme, v.a. bei fiebernden Patienten, wobei das feuchte, lauwarme Tuch – im Gegensatz zu anderen Wickeln – nicht durch ein äußeres Tuch umschlossen wird; sobald sich der W. spürbar erwärmt hat, sollte er gewechselt werden (↗Abb.). – vgl. Packung.

Wickham-Zeichen: ↗Lichen ruber planus.

Widal* Reaktion: auf Agglutination beruhender Nachweis spezifischer Antikörper im Serum; v.a. für Diagnostik der Salmonellosen, Coli-Infektion, Ruhr; als W.*-WRIGHT* Reaktion die auf Brucellose.

Widerstand: 1) Abwehr gegen die Bewußtmachung unbewußter (schmerzhafter bzw. unlustbetonter) psychischer Motive u. Inhalte in der Psychotherapie. **2)** ↗Kreislauf-, Strömungswiderstand (s.a. W., peripherer). – **W., peripherer:** der Gefäßwiderstand im großen Kreislauf; hängt ab von den präkapillären Widerstandsgefäßen u. den großen zentralen Arterien, evtl. auch von der Blutviskosität.

Widerstandsgefäße: die der Blutströmung den größten Widerstand bietenden Arteriolen u. Venolen.

Widerstandshochdruck: arterielle Hypertonie infolge erhöhten Arteriolenwiderstandes. Die essentielle Hypertonie ist stets ein W.

Wiederbelebung: ↗Reanimation.

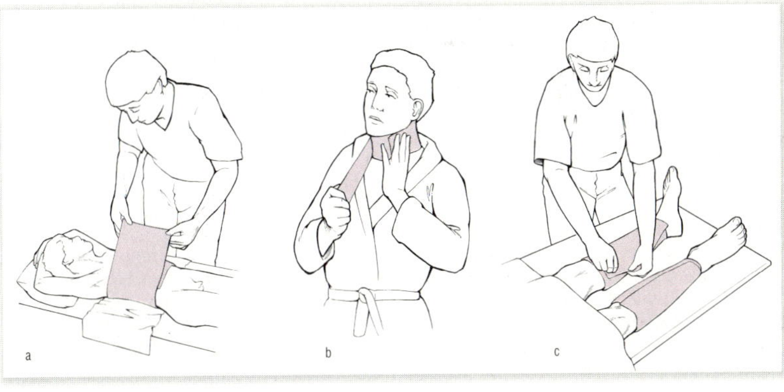

Wickel:

a) Brustwickel: ein inneres feuchtes, mit kaltem Wasser getränktes Tuch wird faltenfrei angelegt, ein etwas größeres trockenes Tuch umschließt den Wickel außen

b) Halswickel: ein inneres Stofftuch (ca. 8–10 cm) wird feucht u. kalt u. möglichst faltenfrei um den Hals geschlagen u. durch einen Schal als äußeres Wickeltuch umschlossen

c) Wadenwickel werden hauptsächlich zum Wärmeentzug bei Fiebernden angewendet u. unterscheiden sich daher von der unter a u. b beschriebenen Wickelanlage. Der Wadenwickel wird feucht, aber lauwarm angelegt, damit keine initiale Vasokonstriktion einsetzt. Er wird nicht durch ein äußeres Tuch umschlossen. Sobald sich das Tuch spürbar erwärmt hat, muß der Wickel gewechselt werden [163]

Wiederbelebungszeit: die maximale Zeitspanne, nach der ein ischämischer oder asphykt. Organismus ohne unwiderrufliche morphologische Schäden funktionell voll wiederhergestellt werden kann (»Strukturerhaltungszeit«). – vgl. Überlebenszeit.

Wiederherstellung: ↗Restitution, rekonstruktive Plastik, Rehabilitation.

Wiesen(gräser)dermatitis: Hautentzündung mit Blasenbildung (= D. bullosa pratensis); phototoxische Dermatitis nach Pflanzenkontakt u. anschließender Sonnenbestrahlung (z.B. Bergamotte, Johanniskraut, Wiesenbärenklau); s.a. Furanocumarine, Lichtdermatose.

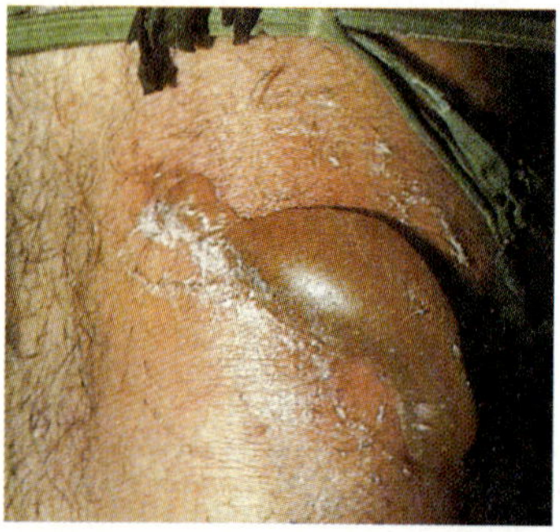

Wiesengräserdermatitis (Dermatitis pratensis) nach Kontakt mit einer Herkulesstaude [393]

v. Willebrand* Faktor: als Faktor VIII A der dem Faktor VIII C (Plasmagerinnungsfaktor VIII) immunologisch sehr eng verwandte plasmatische Cofaktor der Blutplättchenaggregation; wird vom Gefäßendothel u. von Megakaryozyten gebildet. – **v. W.*-Jürgens* Syndrom:** als erbliche »Thrombozytopathie Typ Jürgens« oder »vaskuläre Pseudohämophilie A« (v. Willebrand) eine autosomal-dominant erbliche, hämorrhagische Diathese mit verlängerter subaqualer Blutungszeit, verminderter Aktivität des W.* Faktors.

Willis* Anreicherung: Aufschwemmen der Stuhlprobe mit gesättigter Kochsalzlösung zum Nachweis von Wurmeiern (v.a. der Nematoden); die spezifisch leichteren Eier steigen auf u. setzen sich an dem aufgelegten Objektträger ab.

Willkürmotorik: die Handlungsmotorik; auf Auswahl-, Entscheidungsprozessen beruhende zielhafte Bewegungsakte. Die in der motorischen Hirnrinde verarbeiteten Impulse laufen über das pyramidale System an die Skelettmuskulatur, wobei die Rindenaktivität i.S. der automatischen Anpassung an die Ausgangsbedingungen durch das Kleinhirn moduliert wird.

Wilms* Tumor, Nephroblastom, Birch//Hirschfeld* Tumor: von den Nieren ausgehender, angeborener Tumor mit embryonalem Mischgewebe; in 5% der Fälle beidseitig; gehört zu den häufigsten bösartigen Erkrankungen im Kindesalter (besonders im Rahmen genetisch determinierter Entwicklungsstörungen). Symptome: sicht- u. tastbarer, meist einseitiger Tumor im Bauchbereich (vorsichtig tasten, Metastasierungsgefahr!), Bauchschmerzen, Blässe, Hämaturie; Diagnose: u.a. Sonographie, i.v. Pyelographie, Computer-, Kernspintomographie; Therapie (in speziellen Zentren, je nach Stadium): Operation (radikale Tumornephrektomie), ggf. zusätzliche Radio- u./oder Chemotherapie; evtl. präoperative Chemotherapie; op. Entfernung einzelstehender Lungenmetastasen. Die Prognose ist, vor allem bei frühzeitiger Diagnose u. Therapie, günstig.

Wilson* Ableitung: s.u. Brustwandableitung.

Wimpern: ↗Cilia.

Wind: ↗Flatus.

Windei: Abortprodukt mit verkümmerter oder überhaupt nicht feststellbarer Fruchtanlage.

Windelausschlag, -dermatitis, Erythema gluteale: oft durch Soorinfektion (Candida) verstärkte u. chronifizierte Rötung u. Epithelabschilferung im Windelbereich, v.a. am Gesäß u. perigenital, langsam wachsend gegen die Oberschenkelinnenseiten u. zum Unterbauch hin.

Windkesselhochdruck, Elastizitätshochdruck: systolischer Hochdruck infolge Abnahme der Gefäßelastizität durch sklerotischen Umbau.

Windmole: ↗Windei.

Windpocken: ↗Varizellen.

Windschutzscheiben-Syndrom: ↗Mediansyndrom nach unfallbedingtem Schädelaufprall auf die Frontscheibe des Kraftfahrzeuges.

Windverhaltung: fehlende Flatulenz bei Ileus.

Winiwarter*(-Buerger*) Krankheit: ↗Endangiitis obliterans.

Wirbel: **1)** Strukturelement der Wirbelsäule, ↗Vertebra; s.a. Wirbel..., Spondyl... **2)** ↗Vortex.

Wirbelabplattung: ↗Platyspondylie.

Wirbelblockierung: Bewegungssperre im Wirbelsäulenbereich, z.B. durch Einklemmung von Wirbelgelenkzotten. – In der Chiropraxis Bez. für die Wirbelsubluxation, die Sperre infolge Muskelverkrampfung mit Fixierung von Wirbeln in einer Extremstellung in den Intervertebralgelenken. Bewirkt Spinalnervenirritation (↗Vertebralsyndrom).

Wirbelbogen, Arcus vertebrae: der Bogenteil des Wirbels; begrenzt hinten das Wirbelloch, oben u. unten die Zwischenwirbellöcher, trägt die Wirbelfortsätze.

Wirbelbogenspalte: Wirbelanomalie als ↗Spina bifida (Rhachischisis posterior) bzw. als seitliche Bogenspalten.

Wirbelbruch: Sammelbegriff für Wirbelkörper-, Wirbelbogen-, Wirbelfortsatzfraktur (evtl. deren Kombinationen); i.e.S. der Wirbelkörperbruch (evtl. mit Bandscheibenbeteiligung, auch als Kreuzbeinbruch); führt zu Wirbeldeformierung, Wirbelsäuleninstabilität u. zu Blutungen (v.a. vor die Wirbelsäule = prävertebrales Hämatom, d.h. hinter Rachen, Mittelfell u./oder Bauchfell; dadurch Schluck-, Atemstörung bzw. paralytischer Ileus); evtl. – durch Luxation oder Fragmentverschiebung – Rückenmarkkompression (bis zu kompletter Querschnittslähmung).

Wirbelentzündung: ↗Spondylitis.

Wirbelgleiten: ↗Spondylolisthesis.

Wirbelkanal: ↗Canalis vertebralis.

Wirbelkaries: Knochenkaries der Wirbelsäule; i.e.S. die Spondylitis tuberculosa.

Wirbelkörper: ↗Corpus vertebrae.

Wirbelloch: ↗Foramen vertebrale. – vgl. Foramen intervertebrale.

Wirbelluxation: unfallbedingte Verlagerung eines Wirbels aus seiner natürlichen Lage; nur möglich bei Zerreißen der Zwischenwirbelgelenke u. gleichzeitiger Zerstörung der Bandscheiben u. ihrer Verbindungen zu den Wirbeln u. zum hinteren Längsband. Reine W. (ohne Wirbelbruch) v.a. an der Halswirbelsäule.

Wirbelquerfortsatz: ↗Processus transversus.

Wirbelsäule: ↗Columna vertebralis; s.a. Wirbelsäulen..., Spondyl(o)..., Vertebral..., Bewegungssegmente.

Wirbelsäulendeformität: aus Wirbelanomalien, -erkrankungen resultierende WS-Fehlform; z.B. vermehrte oder am falschen Ort auftretende ↗Lordose u./oder ↗Kyphose; als (Kypho-)Skoliose, Gibbus; auch als Flach-, Rundrücken. Führt evtl. zu »spondylogenen« statokinetischen Beschwerden, neurologischen Krankheitsbildern (z.B. Radikulitis, Vertebralsyndrome).

Wirbelsäuleninsuffizienz: funktionelle u. strukturelle Schwäche der Wirbelsäule (einschl. der Muskeln, Bänder); führt zu Haltungsschwäche; begünstigt Entwicklung von Vertebralsyndromen, Haltungsfehlern bzw. Haltungsverfall.

Wirbelsäulensyndrom: ↗Vertebralsyndrom.

Wirbelsäulenverkrümmung: ↗Skoliose.

Wirbelsäulenversteifung: **1)** Bewegungsverlust der Wirbelsäule, z.B. durch Ankylose der Wirbelgelenke, Verknöcherung des Bandapparates, z.B. bei BECHTEREW* Krankheit, Wirbeltuberkulose. **2)** ↗Spondylodese.

Wirbelspalte: ↗Rhachischisis.

Wirksamkeit, relative biologische: ↗RBW.

Wirkstoffe: Elemente u. Verbindungen, die biologische Wirkungen auslösen. **1)** Arzneimittel u. Gifte. **2)** als biogene W. körpereigene (Enzyme, Hormone, Transmitter) oder körperfremde Substanzen (Vitamine, Toxine), die in die Lebensprozesse des Organismus eingreifen. **3)** als genabhängige W. Produkte Gen-programmierter Biosynthesen, die ihrerseits die Phänogenese Gen-abhängiger Erbeigenschaften steuern.

Wirkung: **1)** Reizantwort. **2)** die durch Wirkstoffe (Pharmaka) ausgelösten Veränderungen biologischer Funktionen u./oder Strukturen, unterschieden als **lokale W.** (am Ort der Pharmakoneinwirkung) u. **systemische W.** (allgemeine W., über den Ort der Einwirkung hinausgehend). – **W., additive:** **1)** positive Wechselwirkung zweier Heilmittel. **2)** ↗Summation. – **W., potenzierte:** die bei Kombination von 2 oder mehr Heilmitteln resultierende, über die linear addierten Einzelwirkungen hinausgehende W.

Wirkungsdosis: die aus Einfalls- u. Streuzusatzdosis zusammengesetzte Gleichgewichts-Ionendosis, z.B. als Oberflächendosis, Herddosis; s.a. RBW.

Wirkungsspektrum: die Gesamtheit der auf ein Medikament effektiv ansprechenden biologischen Substrate; i.e.S. die von einem Antibiotikum wirksam erfaßbaren Mikroorganismen.

Wirtswechsel: der für die vollständige Entwicklung mehrwirtiger Parasiten in bestimmten Entwicklungsphasen obligate Wechsel vom Zwischen- auf den Endwirt, aber auch umgekehrt (z.B. bei Malariaplasmodien Mensch als Zwischen-, Mücke als Endwirt).

Wismutvergiftung, Bismutismus, Bismutose: in der Symptomatik der Blei- oder Quecksilbervergiftung ähnliche Intoxikation durch Wismut(verbindungen); sehr selten wegen schlechter enteraler Resorption; typisch sind der Wismutsaum, Durchfälle, Nierenschäden (Wismutnephropathie).

Witzel* Fistel: Gastrostomie (als Ernährungsfistel) oder Jejuno-, Ileostomie unter Bildung eines Kanals aus Magen- bzw. Darmwandfalten um den in das eröffnete Organ eingelegten u. durch die Bauchwand ausgeleiteten Katheter.
WK: **W**irbel**k**örper.
WMA: (engl.) **W**orld **M**edical **A**ssociation (»Weltärztebund«).
Wochenbett: ↗Puerperium; s.a. Puerperal…
Wochenbettgymnastik: Turnübungen der Wöchnerin zur Stärkung der Bauchdecken- u. Beckenbodenmuskeln.
Wochenbettwehen: Sammelbegriff für Nach- u. Laktationswehen (Reizwehen), i.w.S. auch für die Dauerkontraktion (u. Retraktion) der Gebärmutter nach der Entbindung.
Wochenfluß: ↗Lochia.
Wöchnerin, Puerpera: entbundene Frau im Wochenbett (= Puerperium).
Wolf: volkstümliche Bez. für **1)** anale ↗Intertrigo (Analekzem). **2)** ↗Lupus vulgaris (»fressender W.«).
Wolff*-Parkinson*-White* Syndrom, Antesystolie, WPW-Syndrom: Herzfunktionsstörung mit Neigung zu paroxysmaler Tachykardie.
Wolfsrachen: umgangssprachlicher Begriff für die doppelseitige vollständige ↗Lippen-Kiefer-Gaumen-Spalte.
Wolhynisches Fieber, Febris quintana: in Osteuropa epidemische Rickettsiose, hervorgerufen durch Rickettsia quintana (übertragen von Kleider- u. Kopfläusen). Symptome: periodisches Fieber (meist alle 5 Tage für 8–48 Std.), neuralgisch-rheumatische Schmerzen, evtl. auch morbilli- oder skarlatiniformes Exanthem, mäßige Milzvergrößerung, neurologische Störungen. Dauer bis zu 12 Fieberanfällen; u.U. monatelange Rekonvaleszenz.
Wollfett: ↗Wollwachs. – **W., wasserhaltiges:** ↗Lanolinum.
Wollhaar: ↗Lanugo; i.e.S. (als Vellushaar) dessen etwas gröbere Art auf dem Kopf des Feten (bis zur Geburt) u. bei Frauen lebenslang in verschiedenen Körperregionen.
Wollwachs, Cera lanae: Bez. für Wollfett u. ↗Adeps lanae anhydricus (als Gemische von Wachsestern); wasseraufnahmefähige Salbengrundlage.
Wood* Licht: Quecksilberdampflampenlicht mit unverändertem Ultraviolettanteil nach Abfilterung des gesamten sichtbaren Teils des Lichtspektrums. Anw. für Fluoreszenz-Untersuchungen in der Mikroskopie, Dermatologie (z.B.: Erythrasma fluoresziert intensivrot, Mikrosporie grünlich), Gerichtsmedizin.
Woringer* Syndrom: Leberfunktionsstörung (»lipidogene Dyshepatie«) bevorzugt des Kindesalters, u. zwar als Folge einer Überfütterungsdyspepsie oder einer anikterischen Hepatitis. Symptome: Lebervergrößerung, großer Bauch, Koliken, Übelkeit, Brechreiz, Appetitlosigkeit. Die Beschwerden verschwinden unter fettfreier u. kohlenhydratreicher Nahrung, werden dagegen durch Fett provoziert.
World Health Organization, WHO: (engl.) ↗Weltgesundheitsorganisation.
Wortamnesie: verbale ↗Paraphasie.
Wortblindheit: bei – subkortikaler – Schädigung der BRODMANN* Area 39 auftretende Unfähigkeit, einzelne Wörter trotz richtigen Buchstabenerkennens zu lesen (»reine verbale Alexie«). – **W., angeborene:** s.u. Legasthenie.
Wortfindungsstörung: Unfähigkeit zur momentanen Findung des Wortes, das den erlebten (oder gedachten, in der Vorstellung aufgetretenen) Sachverhalt wiedergibt. Besonders ausgeprägt als amnestische Aphasie.
Wortstummheit: reine (subkortikale) motorische ↗Aphasie; s.a. Hörstummheit.
Worttaubheit: sensorische ↗Aphasie.
WPW-Syndrom: ↗**W**OLFF*-**P**ARKINSON*-**W**HITE* Syndrom.
WS: ↗**W**irbel**s**äule.
Wuchereria: eine Fadenwurm-Gattung der Familie Acanthocheilonematidae. Parasit des Lymphsystems des Menschen. – **W. bancrofti,** Filaria sanguinis hominis nocturna: der durch Stich von Mücken übertragene Erreger der ↗Filariose tropischer Gebiete. – **W. malayi:** ↗Brugia.
wuchernd: mit Bildung überschüssigen Gewebes. – **w. Granulationen:** wildes Fleisch, ↗Caro luxurians.
Wucherungen, adenoide: überschüssige Gewebsneubildungen des lymphatischen Rachenrings, die ↗Rachenmandelwucherung.
Würg(e)reflex: mit Brechreiz einhergehendes Würgen (evtl. mit Beteiligung der Gaumensegelmuskulatur) als Reaktion auf Berühren des Gaumenzäpfchens oder auf Herunterdrücken der Zunge; der W. kann fehlen bei entsprechenden Sensibilitätsausfällen oder Gaumensegellähmungen (Ausfall des N. glossopharyngeus).
Würmer: ↗Helminthen; s.a. Wurm…
Wundausschneidung: ↗Wundexzision.
Wundbehandlung: ↗Wundversorgung. – **W.,**

verbandlose: W. stark absondernder Wunden durch Dauerspülung mit antiseptischer Flüssigkeit. – Ferner, als offene W. i.e.S., open-air-treatment (mit Laminarströmung entkeimter Luft über die Wunde).

Wundbelag: offene Wunden bedeckende Auflagerung aus Wundsekret (evtl. zu Kruste, Borke erstarrt) u./oder Blut, evtl. auch aus Eiter, Nekrosen, Krankheitserregern.

Wunddehiszenz: sekundäres Auseinanderweichen der Ränder einer durch Naht verschlossenen Wunde. Akute W. als Wundruptur.

Wunddesinfektion: als operative W. die durch ↗Wundtoilette. Als W. i.e.S. die chemische Desinfektion durch örtliche Anw. von Antibiotika, Chemotherapeutika, Desinfektionsmitteln.

Wunddiphtherie: ↗Diphtherie in Verletzungs- oder Operationswunden.

Wundernetz, arterielles: ↗Rete mirabile.

Wundexzision: operatives Entfernen der Randpartien von Wunden; bei der primären ↗Wundversorgung als ↗FRIEDRICH* Wundversorgung; bei infektionsverdächtigen Wunden als Maßnahme der ↗Wundtoilette.

Wundfolie: Silber- oder Aluminiumfolie als – wasserabweisende – Wundauflage; die Al-Folie evtl. als Schicht eines Verbandvliesstoffs.

Wundhaken: hakenförmiges Instrument zur Wundspreizung; als scharfer Haken mit spitzen, als stumpfer mit nicht zugespitzten Zinken.

Wundheilung: in Phasen ablaufende, mit dem Schluß der Oberfläche (Epithelisierung) endende Ausfüllung einer Wunde durch Gewebe.

Wundinfektion: 1) W., primäre: die bei Gelegenheitswunden (aber auch bei sog. aseptischen Wunden) fast stets vorhandene primäre Infektion, die jedoch meist von der örtl. Abwehr unterdrückt wird; vgl. aber Tetanus, Tollwut, Gasödem. **2) W., sekundäre:** nachfolgende Besiedlung einer Wunde durch Krankheitserreger, z.B. Eitererreger, Diphtheriebazillen (Wunddiphtherie).

Wundklammer: federnde u. starre Metallklammer zur dauerhaften, die Naht ersetzenden Adaptation der Wundränder; vgl. Gewebekleber.

Wundliegen: ↗Dekubitus.

Wundmadenfraß: Fliegenlarven-Parasitismus in Wunden; s.a. Myiasis.

Wundnaht: Vereinigung der Wundränder durch Nahtmaterial; bei primärer ↗Wundversorgung oder Abschluß einer Operation als sog. Primärnaht; bei Wunddehiszenz oder nichtprimärer Wundversorgung als Sekundärnaht.

Wundrevision: die gründliche Inspektion einer Wunde in ganzer Ausdehnung; i.w.S. auch die sich daraus ergebende weitere Wundversorgung.

Wundrose: ↗Erysipel.

Wundschorf: bei Wundheilung die aus Nekrosen u. der primären, Erythro-, Thrombo- u. Leukozyten enthaltenden Wundmembran hervorgehende, oberflächlich verhärtete Kruste; bedeckt schützend die Wundgranulationen (»Heilung unterm Schorf«).

Wundsein: ↗Intertrigo.

Wundstarrkrampf: ↗Tetanus.

Wundtoilette: die schichtweise, sparsame chirurgische Säuberung u. Glättung der Wundränder unter Schonung von Nerven, Gefäßen, Sehnen usw. Bei der Versorgung werden tiefe Wundtaschen, Gewebespannungen durch straffe Nähte, Massenligaturen zur Blutstillung vermieden. Fremdkörper werden vollständig entfernt; s.a. Wundversorgung.

Wundverband: Verband zur Wundbedeckung. Als Verbandstoffe dienen sterile Mullauflagen (Kompressen; mit Deck- u. Aufsaugwirkung), befestigt durch Mull- oder Trikotschlauchbinde (evtl. mit wasserdichtem Abschluß) oder Heftpflaster; an Gliedmaßen ergänzt durch geeignete Schiene.

Wundversorgung: i.e.S. die erstmalige Behandlung einer unfallbedingten Wunde; erfolgt in mehreren Schritten. Erster Schritt ist die **Wundvorbereitung** durch Waschen u. Ausspülen mit physiologischer Kochsalzlösung (0,9%) oder H_2O_2. Danach erfolgt die Hautdesinfektion. Bei stark blutenden Wunden muß für ausreichende Blutstillung durch Blutleere oder Blutsperre gesorgt werden (nicht bei infizierten Wunden); eine Blutsperre darf bis maximal 2 Stunden angelegt werden. Es folgt die En-bloc-Wundausschneidung (FRIEDRICH 1898) mit anschließender ↗Wundtoilette. Eine **primäre Wundnaht** wird bei nichtinfizierten Wunden bzw. solchen, die nicht älter als 12 Stunden sind, vorgenommen. Eine **verzögerte primäre Wundnaht** muß bei infizierten Wunden oder grundsätzlich nach Überschreitung der 12-Stunden-Grenze vorgenommen werden. Dabei werden nach chirurgischer Wundtoilette die Fäden vorgelegt, aber nicht geknüpft. Bleibt die Wunde sauber u. weist eine gute Granulation auf, können die Fäden nach 3–6 Tagen geknüpft werden. Bei manifesten Wundinfektionen unterbleibt der Wundverschluß, u. die

Wunde heilt sekundär (**Sekundärnaht**). Bei Wunden, die älter als 24 Stunden sind, erfolgt nach Wundausschneidung eine Sekundärnaht frühestens nach 10–14 Tagen. – Die Prüfung eines ausreichenden Impfschutzes gegen Tetanus u. evtl. Tetanusprophylaxe ist bei allen Wunden obligatorisch.

Wurm: 1) ↗Helminth. **2)** Kurzbez. des Kleinhirnwurmes (↗Vermis) bzw. – Jargon – des Wurmfortsatzes (↗Appendix vermiformis).

Wurmanämie: hypochrome Anämie bei Wurmbefall (v.a. durch Ancylostoma); Ursache: chronische Blutverluste, örtliche Störung der Eisenresorption.

Wurmbefall: ↗Helminthiasis.

Wurmeiernachweis: mikroskopische Untersuchung von Stuhlproben (oder Abwasserproben etc.) auf Wurmeier.

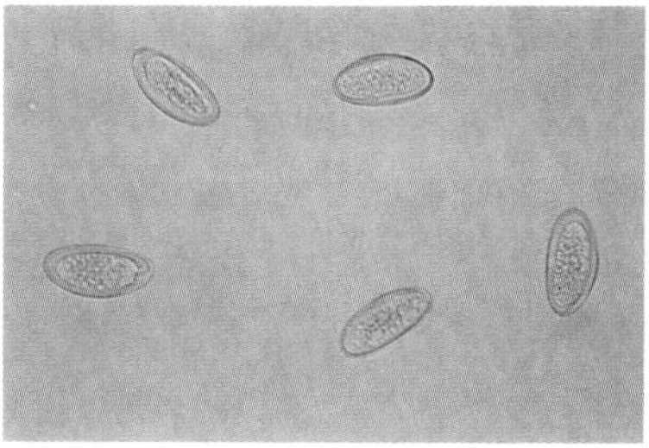

Wurmeier (Enterobius vermicularis) [173]

Wurmfortsatzentzündung: ↗Appendicitis.

Wurmileus: Darmverschluß (Obturationsileus) durch Eingeweidewürmer (z.B. Askarideníleus).

Wurmkrankheit: ↗Helminthiasis. – **W. der Bergleute:** die – gemäß BKVO – entschädigungspflichtige ↗Ancylostomiasis.

Wurmkur: systematische Anw. von Anthelminthika (z.B. Bandwurmmittel) zur Entwurmung bei ↗Helminthiasis, meist kombiniert mit diätetischen u. Abführmaßnahmen.

Wurstvergiftung: Lebensmittelvergiftung durch Verzehr bakteriell verunreinigter Wurstwaren; i.e.S. (»Allantiasis«) der ↗Botulismus.

Wurzel: ↗Radix, s.a. Radik…, *pharmaz* Rhizoma, Tuber.

Wurzelbehandlung: medikamentöse u./oder mechanische Behandlung der Zahnmarkhöhle.

Wurzeldekompression: bei Wurzelsyndrom operative Beseitigung der Spinalnervenwurzelkompression; z.B. durch op. Entfernung eines Bandscheibenvorfalls.

Wurzeldurchschneidung: ↗Radikulotomie.

Wurzelerkrankung: ↗Periodontitis.

Wurzelfüllung: die Wurzelbehandlung abschließendes »Abfüllen« des Zahnwurzelkanals von der eröffneten Pulpenkammer aus mit plastischen, dann erstarrenden Füllmaterialien.

Wurzelgranulom: Wurzelspitzengranulom (↗Granuloma apicale).

Wurzelhautentzündung: Entzündung des Periodontiums, ↗Periodontitis; i.w.S. auch die Entzündung des Weichgewebes zwischen Zahnwurzel u. Kieferknochen, ↗Parodontitis.

Wurzelkompressionssyndrom: durch mechanischen Druck auf die Spinalnervenwurzel ausgelöstes Krankheitsgeschehen. – s.a. Bandscheibensyndrom. – **W., lumbales:** ↗Lendenwirbelsäulensyndrom.

Wurzelneuralgie, Radikulalgie: ↗Neuralgie (z.B. Ischialgie) durch Irritation der hinteren Spinalnervenwurzel; die Schmerzen strahlen segmentär in zugehörige Dermatome aus.

Wurzelneuritis, Radikuloneuritis: Entzündung (Neuritis) der Spinalnervenwurzel. Führt zu segmentgebundenen sensiblen bzw. motorischen Ausfällen (Hyp-, Anästhesie, Lähmung; auch Reflexanomalien); s.a. GUILLAIN/BARRÉ* Syndrom. – I.w.S. auch die Neuropathien u. unsystemischen Polyneuropathien infolge Irritation dieser Wurzeln (↗Wurzelsyndrom).

Wurzelscheide: je eine äußere u. innere epitheliale Scheide der Haarwurzel.

Wurzelsymptome: aus der Irritation (z.B. durch Kompression bei Bandscheibenprolaps) oder Entzündung (Radikulitis) bzw. sonstigen krankhaften Veränderungen der Spinalnervenwurzel (vgl. Radikuloneuritis) resultierende Störungen der segmentalen Motorik, Sensibilität u./oder der Reflexe, aus deren Gesamtheit ein mehr oder minder charakteristisches ↗Wurzelsyndrom resultiert.

Wurzelsyndrom: s.u. Wurzelsymptom; typisch z.B. als ↗Zervikal-, Zervikobrachialsyndrom, zervikale Migräne, ↗Lendenwirbelsäulensyndrom, ↗Kaudasyndrom; s.a. Wurzelkompressionssyndrom.

Wutkrämpfe: respiratorische ↗Affektkrämpfe.

Wyman* Zeichen: Rechtsverdrängung der Magenblase u. deutliche Zähnelung der großen Kurvatur als Hinweis auf Milzruptur.

X

X: 1) Kurzzeichen u.a. für Valgusstellung, **X**anthin, **X**-Chromosom. **2)** röm. Zahlzeichen »10«; z.B. Nervus X (= Vagus), Th X.

xanth...: Wortteil »gelb«.

Xanthelasma: rötliche oder strohgelbe, bis fingernagelgroße, z.T. streifenförmige, scharf begrenzte Einlagerungen in der Haut; häufig Symptom einer Fettstoffwechselstörung (Hypercholesterinämie, Diabetes mellitus). – Am häufigsten an den Lidern, v.a. am inneren Augenwinkel.

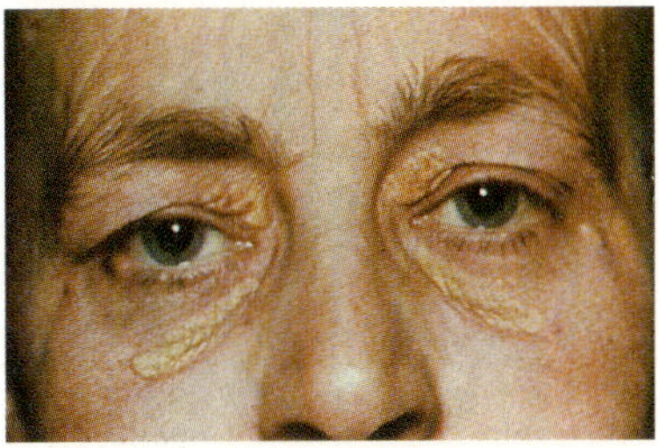

Xanthelasmen in der Lidhaut [337]

Xanthin, X: Nucleosid- u. Nucleotid-Baustein, wichtiges Zwischenprodukt im Purin- u. Nucleinbasenstoffwechsel, Vorstufe der Harnsäure.

Xanthinoxidase, XOD: wichtiges Enzym im Purinstoffwechsel; s.a. Hyperurikämie.

Xanthinoxidasehemmer: bei ↗Hyperurikämie therap. genutzter Hemmstoff der Xanthinoxidase; v.a. das Allopurinol.

Xanthinurie: angeborener Enzymdefekt des Purinstoffwechsels mit erhöhter renaler Ausscheidung von Xanthin.

Xanthodontie: gelbl.-bräunl. Verfärbung der Zähne durch Tetracyclin-Ablagerung (in der Mineralisationsperiode) nach Medikation bei der graviden Mutter oder beim jungen Kind.

Xanthofibrosarkom: bösartiges fibröses Histiozytom mit fetthaltigen Xanthomzellen.

Xanthom(a): gutartige (bis pflaumengroße) Geschwulst aus Fibroblasten, Reticulinfasern u. Histiozyten. Bei stärkerem Bindegewebsgehalt als »Xanthofibrom« bezeichnet.

Xanthomatose: disseminierte, klein- u. großknotig aggregierte Xanthome in Haut (hier einschl. Xanthelasmen), Schleimhäuten u. Sehnenscheiden; teils essentiell, v.a. aber bei Hypercholesterin- u. Hyperlip(o)idämie.

Xanthoproteine: Eiweiße, die Tyrosin, Tryptophan u./oder Phenylalanin enthalten; im Serum erhöht v.a. bei Nierenerkrankungen.

Xanthop(s)ie, Gelbsehen: Chromatopsie mit gelbl. Tönung aller gesehenen Gegenstände; v.a. bei bestimmten Vergiftungen (z.B. Pikrinsäure, Santonin, Herzglykoside), Leberfunktionsstörung (mit Ikterus).

Xantinolnicotinat: nicotinsaures Theophyllin-Derivat; ein Lipidsenker.

X-Bein: ↗Genu valgum.

X-Chromatin: ↗BARR* Körper.

X-Chromosom: in beiden Geschlechtern vorhandene Gonosom; vgl. Chromosom.

X-chromosomal: s.u. Erbgang.

xeno...: Wortteil »fremd«, »Fremder«, »Gast«.

Xenoantigen: artfremdes Antigen bzw. speziesverschiedenes Antigen.

xenogen(etisch): von artfremder Herkunft (früher: heterolog), exogen. – **x. Antigen:** ↗Xenoantigen. – **x. Transplantat:** ↗Heterotransplantat; s.a. Transplantation.

Xenoparasitismus: eine nur zeitweise parasitäre Lebensweise, abhängig von best. Voraussetzungen beim Parasiten oder beim Wirt.

Xenoplastik: plastische Op. mit xenogenem (= heterologem) Material (s.a. Heterotransplantat).

Xenopsylla: Floh-Gattung [Aphaniptera], Ektoparasiten bei Ratten. Als wichtigste Überträger der Beulenpest in Siedlungen die Arten **X. astia, X. brasiliensis** u. der »trop. Rattenfloh« **X. cheopis** (»Pestfloh«; auch wichtigster Vektor von Rickettsia mooseri, dem Erreger des murinen Fleckfiebers).

Xenotransplantat: ↗Heterotransplantat.

Xerasie: 1) abnorme Trockenheit der Kopfhaare (z.B. bei Xerodermie). **2)** ↗Xerorrhinie.

xer(o)...: Wortteil »trocken«.

Xerodermie, Xerosis cutis: trockene, etwas stärker gefurchte, evtl. diskret schuppende Haut; z.B. bei Ichthyosis simplex, Hyperparathyreoidismus, SJÖGREN* Syndrom, im Alter, bei Vitamin-A-Mangel, allg. Austrocknung, in den Tropen bei Lepra, Pellagra, Onchozerkose.

Xerophthalmie: Trockenheit des äußeren Auges als Hauptsymptom des Vitamin-A-Mangels (aber auch als Trachomfolge).

Xero(r)rhinie, Xerasie: Trockenheit der Nasenschleimhaut; i.e.S. die Rhinitis sicca anterior.

Xerosalgie: bei ↗Kausalgie brennende Schmerzen durch Berührung mit trockenem oder rauhem Gegenstand oder bei Austrocknen der Haut.

Xerose, Xerosis: abnorme Trockenheit oberflächlicher Gewebe, z.B. des Auges (↗Xerophthalmie), der Haut (↗Xerodermie), der Schleimhäute des Mundes (↗Xerostomie), der oberen Luftwege, der Harnblase, der Scheide (bei Hormonstörungen, chronischer u. seniler Kolpitis).

Xerosekeratitis, Keratitis xerotica: trockene, epidermisartige Kornea bei mangelndem Lidschluß; s.a. Xerophthalmie.

Xerostomie: Trockenheit der Mundschleimhaut; i.e.S. (Extremform) die ZAGARI* Krankheit mit Einrissen (evtl. Lippenrhagaden), festhaftenden Schleimfetzen, Heiserkeit; z.B. nach Atropin-Medikation, bei allg. Dehydratation (Schwitzen, Erbrechen, Diarrhöen, Fieber), SJÖGREN* Syndrom, im Senium.

xeroticus, xerotisch: (latein.) mit trockener Oberfläche i.S. der ↗Xerose.

X-Fuß: ↗Knickfuß.

X-Hüfte: ↗Coxa valga.

Xiphoid: Kurzform für ↗Processus xiphoideus.

Xiph(oid)algie: Schmerzen am unteren Brustbeinende (Proc. xiphoideus), z.B. bei chron.-entzündl. Reizzustand durch die ständige Zugbeanspruchung (Schulter- u. Brustmuskulatur) des Brustbeins bei körperl. Arbeit.

xiphoide(u)s: (griech./latein.) schwertförmig.

X-Strahlen: ursprüngliche, im Ausland noch übliche Bez. für die ↗Röntgenstrahlen.

Xylose-(Toleranz-)Test: Prüfung der Kohlenhydrat-Resorptionskapazität des Dünndarms (bei intakter Nierenfunktion) anhand der 5-Std.-Harnwerte nach oraler Belastung mit 5 oder 25 g D-Xylose; pathologisch bei Malabsorption (v.a. idiopath. Steatorrhö, alle Sprue-Formen).

X-Zehe: Valgusstellung einer Zehe; meist als ↗Hallux valgus.

Y

Y: Kurzzeichen u.a. für **Y**ersinia, **Y**-Chromosom.

Y...: s.a. J..., I...

YAG: s.u. Neodym-YAG.

Yaws: *(afrikan. = Himbeere)* ↗Frambösie.

Y-Chromatin: das – im Ruhekern fluoreszenzmikroskopisch nachweisbare – Ch. des ↗Y-Chromosoms.

Y-Chromosom: das nur im männl. Geschlecht vorhandene Gonosom; vgl. X-Chromosom.

yellow: (engl.) gelb. – **y. fever:** ↗Gelbfieber. – **y.-nail syndrome,** Syndrom der gelben Fingernägel: Nageldystrophie mit Gelbfärbung bei angeborener Hypoplasie des Lymphgefäßsystems sowie Bronchiektasen mit chronischer Bronchitis.

Yersinia: kurze, gramnegative Stäbchenbakterien der Familie Enterobacteriaceae. – **Y. enterocolitica** (MALASSEZ-VIGNAL): Erreger der ↗Yersiniosen. – **Y. pestis,** Pasteurella pestis: Erreger der Pest, durch Rattenfloh von Nagetieren, insbesondere Ratten, übertragen.

Yersiniosen: durch Yersinia enterocolitica (v.a. Serogruppen 03, 05, 08 u. 09), gelegentl. auch durch Yersinia pseudotuberculosis (Serotyp I) verursachte Infektionskrankheit, bei Kindern u. Jugendlichen v.a. mit Gastroenterokolitis (auch ulzerös), Adenitis mesenterica (mit dem Bild der Pseudoappendizitis), bei Erwachsenen v.a. mit Erythema nodosum, Polyarthritis, Septikämie (evtl. Leberabszesse). Therapie: Antibiotika.

YF: yellow **f**ever (↗Gelbfieber).

Y-Fraktur: Knochenbruch mit Y- bis T-förmigem Verlauf des Frakturspaltes (im Röntgenbild); i.e.S. die suprakondyläre Humerusfraktur mit Abbruch beider Knorren.

Y-Fuge, Y-Knorpel: Y-förmige Knorpelfuge, mit der am kindl. Skelett die 3 getrennt angelegten Beckenknochen im Bereich der Hüftpfanne vereinigt sind. Schließt sich mit beginnender Pubertät (oder später).

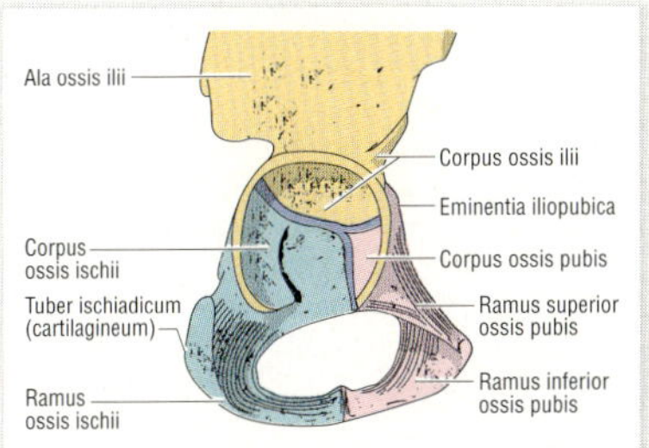

Y-Fuge (bei etwa 6jährigem Kind) [469]

Yoga, Joga: *(Sanskrit = »Anschirrung«)* psycho-physiologisches Trainingssystem mit dem Ziel der Vereinigung des individuellen mit dem universellen Geist mit Hilfe von Körper- bzw. Meditationsübungen; wird heute in der Regel ohne spirituellen Gehalt im Rahmen psychotherapeutischer Techniken genutzt; s.a. Entspannungsverfahren.

Yohimbin: Indol-Alkaloid in Rauwolfia-Spezies, Hauptwirkstoff in der Yohimbe-Rinde. Therap. Anw. als Antihypertensivum (α-Rezeptorenblocker) u. bei Potenzschwäche, lokal als ophthalmologisches Anästhetikum.

Z

Zählkammer: flache Glaskammer von definierter Tiefe u. mit graduierter Unterteilung der Bodenfläche (»Zählnetz«). Dient zur mikroskopischen Auszählung korpuskulärer Bestandteile einer Flüssigkeitsprobe, z.B. – als Hämozytometer – der Blutkörperchen; ↗Abb. Bekannte Modelle nach THOMA-ZEISS, BÜRKER, NEUBAUER, TÜRK, SCHILLING, FUCHS-ROSENTHAL.

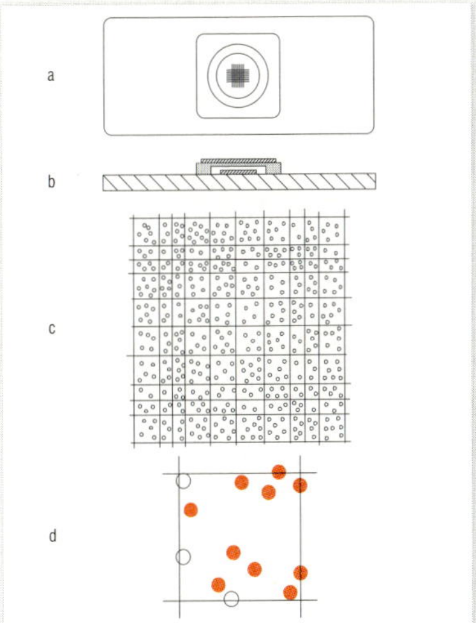

Blutkörperchen-**Zählkammer**: a) in der Aufsicht ohne Deckglas; b) im Längsschnitt mit Deckglas; c) Bild der gefüllten Kammer unter dem Mikroskop; d) Auszählung der Erythrozyten (nur die rot markierten Zellen) [15; 198]

Zähllokular: spezielles Mikroskop-Okular für die Zellzählung in der Zählkammer; z.B. nach SAHLI mit in 16, nach METZ mit in 4 gleiche Quadrate unterteiltem Quadratfeld.

Zählrohr: Gerät für Nachweis, Analyse ionisierender Strahlung; z.B. das ↗GEIGER*-MÜLLER* Rohr.

zäkal: das ↗Zäkum betreffend.

Zäkokolon: der Blinddarm (Caecum) samt angrenzendem Colon ascendens.

Zäkum: der Blinddarm (↗Caecum).

Zäkumentzündung: ↗Typhlitis.

Zäkumkarzinom: ↗Darmkarzinom im Bereich des Zäkums. Bricht frühzeitig in die Nachbarschaft ein.

Zäpfchen: 1) ↗Suppositorium. **2)** ↗Uvula (Gaumen-Z.).

Zahnanlage: Vorstufe des Zahnes.

Zahnbein: ↗Dentin.

Zahnbelag: grauweiße, schmierige Auflagerung auf der freiliegenden Zahnoberfläche; besteht aus Sekreten u. Zellen der Mundhöhle, Nahrungsresten, Mikroorganismen, ist sehr wahrscheinlich Karies-begünstigend.

Zahnbettschwund: Schwund des Parodontiums, ↗Parodontose.

Zahndurchbruch, Zahnen: ↗Dentition.

Zahnextraktion: instrumentelle Entfernung eines Zahnes aus der Kieferalveole; meist wegen konservativ nicht zu behebender Zahnfäule, Erkrankung des Zahnhalteapparates, als kieferorthopädische Maßnahme.

Zahnfäule: ↗Zahnkaries.

Zahnfleisch: ↗Gingiva.

Zahnfleischentzündung: ↗Gingivitis.

Zahngranulom: ↗Granuloma apicale.

Zahnhalskaries: ↗Zahnkaries am Schmelz-Zement-Übergang; wird begünstigt durch Gingivitis-bedingten Zahnbelag.

Zahnkaries: Zahnfäule; Zerstörung der Zahnhartsubstanzen durch ein nicht gegebenes Gleichgewicht zwischen Abbau (Demineralisation) u. Aufbau (Remineralisation) des Zahnschmelzes in Anwesenheit säurebildender Bakterien, die der Schmelzoberfläche anhaften. Substrat für die Säurebildung sind Kohlenhydrate, v.a. Zucker. Begünstigt wird die Z. v.a. durch mangelhafte Mundhygiene u. die Entstehung von Plaque.

Zahnradphänomen: durch erhöhten Muskeltonus bedingtes ruckartiges (»sakkadierendes«) Nachgeben einer passiv bewegten Gliedmaße (Störung der reziproken Antagonisteninnervation) bei extrapyramidalen Krankheiten (v.a. Parkinsonismus).

Zahnregulierung: kieferorthopädische Behandlung von Zahnstellungs- u. Kieferanomalien.

Zahnschmelz, Enamelum, Substantia adamantina: das mantelförmig die Zahnkrone umgebende durchsichtige »Email« (härtestes Körpergewebe).

Zahnstein: den Zähnen aufsitzende harte Ablagerung der Calciumsalze des Speichels, vermengt mit Nahrungsresten, Mikroorganismen. Begünstigt, am Zahnfleischsaum (= supragingival) gelegen, die Entwicklung der Zahnkaries.

Zahnwechsel: ↗Dentitio.

Zahnzyste: von Zahn(anlagen) ausgehende Kieferzyste.

Zange: zangenartiges Instrument mit je nach Verwendungszweck verschieden geformten Branchen (= Maulteilen), z.B. als Biopsie-, Hohlmeißel-, Fremdkörper-, Uterus-, Steinfaß-, Zahnzange. – Auch Kurzbez. für die »Entbindungs-« oder »Geburtszange« bzw. für die Zangenentbindung (»Forceps«).

Zangenentbindung, -geburt: Geburtsbeendigung mit Hilfe der geburtshilflichen Zange unter Nachahmung des natürlichen Geburtsmechanismus.

Zapfen(zelle), Cellula optica coniformis: Sinneszelle des Neuroepithels der Netzhaut des Menschen (s.a. Photorezeptoren). Diese Zellen (insgesamt als »Zapfenapparat« bezeichnet) sind in geringerer Zahl als die Stäbchen vorhanden, am dichtesten in der Fovea centralis; vermitteln – mit erheblich schnellerer Reaktion (aber höherer Reizschwelle) als die Stäbchenzellen – das scharfe Helligkeitssehen (Zapfensehen) u. das Farbensehen.

Zecken, Ixodides: blutsaugende, durch ihren Biß zahlreiche Krankheiten übertragende Parasiten (weltweit über 800 bekannte Arten). In Mitteleuropa werden v.a. die ↗Lyme-Borreliose u. die ↗Früh(jahr)-Sommer-(Meningo-) Enzephalitis übertragen (meist durch Ixodes ricinus = Holzbock).

Zeckenenzephalitis: durch Zeckenbiß übertragene Enzephalitis; i.e.S. die Nordasiatische (= Russische) u. die Zentraleuropäische (↗Frühjahr-Sommer-Enzephalitis); Prophylaxe: Schutzimpfung in gefährdeten Gebieten.

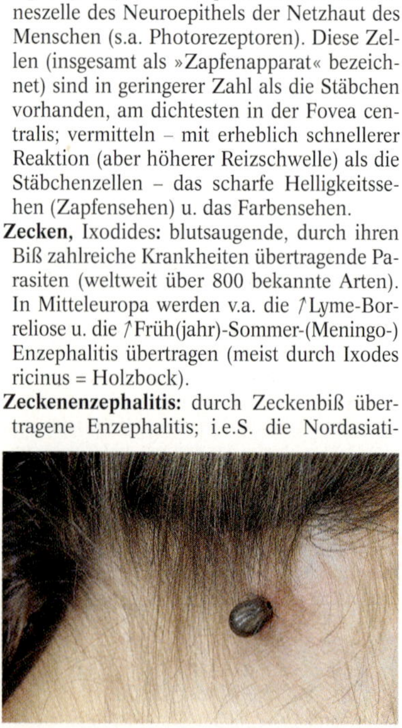

Mit Blut vollgesogene **Zecke** [85]

Zeckenfleckfieber: durch Zecken übertragene Rickettsiosen.

Zeckenrückfallfieber: durch Zecken übertragenes ↗Rückfallfieber.

Zedern(holz)öl: das z.B. für Immersionsmikroskopie benutzte Oleum Ligni Cedri.

Zehen: ↗Digiti pedis, ↗Hallux.

Zehenbrand: Gangrän der Zehen infolge arterieller Durchblutungsstörung der unteren Gliedmaßen; v.a. bei Diabetes mellitus, als Raucherbein.

Zehrflechte: ↗Lupus vulgaris.

Zeichensprache: als sog. Taubstummensprache die Daktylophasie.

Zein: minderwertiges pflanzl. Eiweiß (Prolamin-Gruppe), v.a. im Kleber von Mais (Zea mays), Anw. u.a. als Lebensmittelüberzug.

-zele, -cele, -kele: Wortteil Hernie, Prolaps, Zyste (z.B. ↗Entero-, Zysto-, Hydrozele).

Zell-: s.a. Zyt(o)-, Zellular-.

Zellaggregation: ↗Agglomeration.

Zellantigene: antigene Bestandteile der Zelle, v.a. der Zelloberfläche, des Zellkerns, der Zellmembran.

Zellatmung: innere ↗Atmung.

Zellatypie: s.u. Atypie.

Zellauswanderung: ↗Emigration, Diapedese; s.a. Migrations…

Zelldiagnostik: ↗Zytodiagnostik.

Zelle, Cellula: die kleinste lebensfähige Einheit des Tier- u. Pflanzenreiches; ein sich selbst regulierendes offenes, mit seiner Umgebung durch permanenten Stoffaustausch in einem Fließgleichgewicht stehendes System mit eigenem Stoffwechsel, Vermehrungsfähigkeit (Zellteilung, Zellzyklus) u. gerichteter Erregbarkeit. Ihr Leib (Zytosoma) ist umgeben von der Zellmembran (bei Bakterien auch von einer Zellwand). Das Innere besteht aus Zytoplasma (Ort des Glucosestoffwechsels u. der Fettsäuresynthese) u. Organellen (z.B. Zellkern, Mitochondrien, Lysosomen, Ribosomen [bzw. Polysomen], endoplasmatisches Retikulum, GOLGI* Apparat, Zentriolen, Mikrotubuli); ↗Abb. – **Z., dendritische:** ↗dendritische Zellen. – **Z., diploide:** Z. mit doppeltem Chromosomensatz (Diploidie), die normale Körperzelle; Gegensatz: haploide Z. u. polyploide Z. (mit nur einfachem [↗Gamet] oder mit mehr als 2 Chromosomensätzen. – **Z., haploide:** s.u. Z., diploide. – **Z., monoklonale:** jede Tochterzelle eines ↗Zellklons. – **Z., mononukleäre:** Z. mit ei-

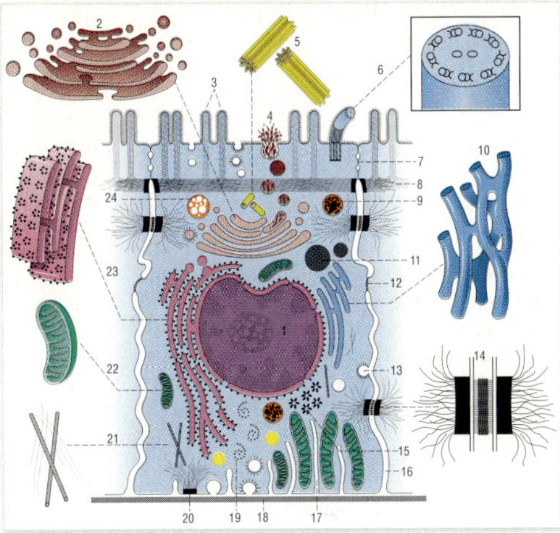

Zelle: schematische Darstellung einer Epithelzelle mit den wichtigsten Organellen u. typischen Oberflächendifferenzierungen. Einige der Zellbestandteile, die im Schnittpräparat zweidimensional erscheinen, sind zum besseren Verständnis dreidimensional u. vergrößert herausgezeichnet. 1 = Kern mit Hetero- (dunkel) u. Euchromatin (heller) sowie Nucleolus; 2 = GOLGI* Apparat; 3 = Mikrovilli (mit Glykokalix); 4 = Sekretgranulum (mit Exozytose); 5 = Zentriolen; 6 = Kinozilie; 7 = Zonula occludens; 8 = terminales Netz mit Zonula adhaerens; 9 = Lysosom; 10 = glattes endoplasmatisches Retikulum (glattes ER); 11 = Peroxisom (ein Zytosom); 12 = Verbindung (»gap junction«); 13 = klathrinbedeckte Endozytosefigur; 14 = Desmosom; 15 = Glykogen; 16 = Interzellularspalt; 17 = Einfaltung des basalen Labyrinths; 18 = Lamina densa der Basallamina; 19 = Polysomen; 20 = Hemidesmosom; 21 = Mikrotubuli u. Keratinfilamente; 22 = Mitochondrium; 23 = rauhes endoplasmatisches Retikulum (rauhes ER); 24 = multivesikulärer Körper [473]

nem einzigen u. ungelappten Zellkern (↑Monozyt, Lymphozyt) im Gegensatz zur polynukleären u. zur polymorphkernigen. – **Z., motorische:** die multipolare Pyramidenzelle der motorischen Hirnrinde am Pyramidenbahnursprung u. die Motoneurone des Rückenmarks u. der Hirnnervenkerne. – **Z., polymorphkernige:** ↑Granulozyt. – **Z., polyploide:** s.u. Z., diploide. – **Z., sensible** bzw. **sensorische:** Z. im Dienste der Sinnessysteme.

Zellfarbstoff: ↑Pigment.

Zellfraktionierung: Auftrennung von Zellgemischen nach Zellgröße (z.B. durch Säulenchromatographie), -schwere (durch differentielle Zentrifugation; z.B. mit Zellseparator), -dichte (z.B. Dichtegradienten-Sedimentation), optischen Eigenschaften (Zellfraktionator), bioelektrischen Oberflächeneigenschaften (Zellelektrophorese).

Zellfusionierung: Zellverschmelzung.

Zellkern, Karyon, Nucleus: die größte Organelle der Zelle (Eukaryoten); ist gegen das Zytoplasma abgegrenzt durch die Kernmembran (poröse, Stoffaustausch ermöglichende Doppelmembran). Enthält Erbgut in Form der DNS, die bei der Mitose u. Meiose als sichtbare Chromosomen erkennbar wird, u. das Kernkörperchen (Nucleolus). – Regelwidrigkeiten bezüglich Form, Größe etc. kommen vor (↑Kernatypie). – s.a. Kern..., Karyo..., Nucl(eo)..., Nukl(eo)...

Zellklon, -stamm: eine genetisch einheitliche, aus einer bestimmten Zelle durch mitotische Zellteilungen hervorgegangene Zellpopulation (↑Klon); s.a. monoklonal.

Zellmembran, Plasmalemm: die jede tierische Zelle umgebende u. deren inneres Milieu aufrechterhaltende, elastisch verformbare, lichtmikroskopisch nicht erfaßbare Membran (enthält u.a. Lipide, Eiweißkörper).

Zellmigration: Wanderung von Körperzellen, allgemein infolge ↑Chemotaxis; z.B. das Auswandern (Emigration) aus der Blutbahn bzw. das Einwandern (Immigration) von Phagozyten in einen Entzündungsherd.

Zellplasma: ↑Zytoplasma.

Zellpolymorphie: Vielgestaltigkeit der Zellen eines Zellverbandes; u.U. Hinweis auf Malignität; s.a. Anisozytose.

Zellproliferation: Zellwucherung; Überwiegen der Zellvermehrungs- über die -verlustrate; z.B. bei Regeneration, Entzündung.

Zellseparator: Gerät (Zentrifuge) zur kontinuierlichen Trennung einzelner Zellfraktionen aus dem Blut des Spenders (u. zur Retransfusion der übrigen Blutbestandteile); vgl. Plasmapherese; v.a. zur Gewinnung HLA-kompatibler Thrombo- u. Leukozyten (Thrombozyto- bzw. Leukopherese).

Zellstoff: ↑Cellulose. – Ferner aus Holz, Stroh, Baumwolle durch chemische Aufbereitung gewonnenes Halbfertigprodukt für die Herstellung von Zellwolle (Viskose) u. Verbandmaterial (als ligninfreier »hochgebleichter Verbandzellstoff«).

Zellteilung: Bildung zweier Tochterzellen aus einer Mutterzelle; erfolgt unter identischer

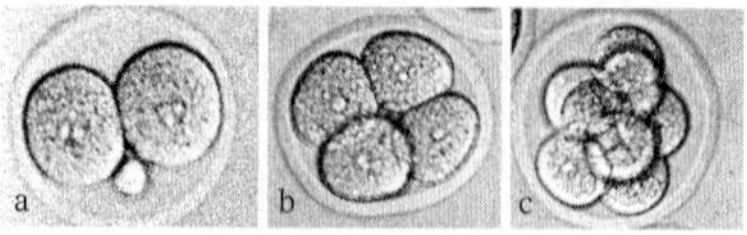

Zellteilung eines Mäuseembryos in vitro: (a) 2-Zellstadium mit einzelnem Polkörperchen, (b) 4-Zellstadium, (c) 8-Zellstadium. Die Zona pellucida ist noch intakt. (Original: M. MOLLS, München) [27]

Verdoppelung (Reduplikation) aller für die Vererbung verantwortlichen Strukturen u. unter Verteilung der Organellen (Chromosomen, Zentriolen bzw. Plastiden etc.) auf die Tochterzellen. – s.a. Mitose, Meiose.

Zellteilungsindex: Prozent- oder Promillezahl der Zellen einer Zellpopulation, die sich zum Beobachtungszeitpunkt in Teilung befinden.

Zelltherapie: Injektion fetaler oder juveniler Zell- oder Gewebssuspensionen in physiologischer Lösung; gefriergetrocknete Zellpräparate sind seit 1988 in der BRD verboten (Gefahr schwerer anaphylaktischer Reaktionen); s.a. Frischzellentherapie.

Zelltrümmer: ↗Detritus.

zellulär, cellularis: eine Zelle betreffend, zellvermittelt. – **z. Immunität:** zellvermittelte Immunität.

Zellulitis: ↗Cellulitis.

Zellulo...: s.u. Cellulo...

Zellumbildung: ↗Metaplasie.

Zellverband: kleinere, organisierte Zellpopulation; *path* abgegrenzte Gruppe bösartiger Zellen in einer Gewebsflüssigkeit (»Plaque«, »Plaquard«) oder bei infiltrierendem Wachstum (»Cluster«).

Zellvermehrungsrate, -teilungsrate: die – allgemein fast konstante – prozentuale Zellvermehrung eines Gewebes pro Zeiteinheit. – vgl. Zellproliferation.

Zellwand: bei Bakterien die der Zellmembran außen anliegende Schicht (mit Murein-Polymeren etc.).

Zellzyklus: der Lebenszyklus einer Zelle; mit – sehr langer – Intermitose u. mit M-Phase (↗**M**itose; Meiose). – ↗Zytostatika greifen je nach Wirkweise in bestimmte Phasen des Z. ein.

Zementstaub: Mischung von Kalk mit Tonerde, Kieselsäure u. Eisenoxid (z.T. auch Quarzsand, Thomasschlackenmehl) als Baumaterial. Verursacht u.U. Hauterkrankungen (»Zementdermatose«; als Ätzgeschwüre, Ekzem), Lungenfibrose mit Asthma, Zementstaublunge sowie durch seinen Chromatgehalt eine Chromallergie (Berufskrankheit bei Maurern).

Zen...: s.a. Cen..., Ken...

Zenti...: Maßeinheiten-Wortteil (Kurzzeichen: c) mit der Bedeutung des 10^{-2}fachen (= $\frac{1}{100}$).

zentr...: s.a. centr...

zentral, centralis: im Mittel-, Kernpunkt gelegen; *anat* das Zentralnervensystem betreffend. – **z. Venendruck,** ZVD: der Blutdruck in beiden Hohlvenen u. den Venae brachiocephalica u. subclavia; entspricht weitgehend dem im re. Herzvorhof.

Zentralarterienverschluß: eine plötzliche (embolische oder thrombotische) Lichtungsverlegung der Arteria centralis retinae mit schlagartiger, irreversibler Erblindung dieses Auges.

Zentralganglion: 1) jedes der ↗Basalganglien. **2)** ↗Ganglion coeliacum.

Zentralisation des Kreislaufs: in der Schock-Klassifikation das 1., aus Volumenmangel oder (bakterio)toxischer Wirkung resultierende, einem kompensierten ↗Schock entsprechende Stadium; mit Engstellung der Widerstandsgefäße als Sicherungsmaßnahme für die Durchblutung lebenswichtiger Organe.

Zentralkanal: ↗Canalis centralis (des Rückenmarks).

Zentralnervensystem, ZNS: s.u. Nervensystem.

zentralnervös: das Zentralnervensystem (ZNS) betreffend, ZNS-bedingt.

Zentralstar: angeborene Katarakt in Linsenmitte.

Zentralstrahl, Hauptstrahl: der Röntgenstrahl vom Mittelpunkt des Brennflecks senkrecht zur Röhrenachse im Zentrum des Nutzstrahlenbündels.

Zentralvene: Vena centralis, z.B. des Leberläppchens, der Netzhaut.

Zentralvenenthrombose: Thrombose der Netzhautzentralvene. Fundusbild: dicke, geschlängelte Netzhautvenen, flächenhafte oder streifige Blutungen (Apoplexia retinae), später weißliche Degenerationsherde, Papillenödem, Sekundärglaukom.

zentrifugal: vom Zentrum, ZNS wegführend. – **z. Nerven:** vom ZNS peripherwärts leitende (= efferente, für Efferenzen zuständige), d.h. motorische oder sekretorische Nerven.

Zentrifugation: Auftrennung suspendierter Teilchen mit Hilfe der Zentrifugalkraft.

Zentrifuge: (Trenn-)Schleuder; ein sich in einer Kammer zwecks mechanischer Trennung von Partikel-Flüssigkeits-Gemischen mittels Zentrifugalkraft schnell drehender Rotor

(Metallkörper) mit Behältnis für die Aufnahme des durch Zentrifugation zu trennenden Gemisches; z.B. als kleine »Labor-Z.«, mittelgroße »Kühl-Z.« (mit elektrisch gekühlter Rotorkammer), große Ultrazentrifuge (mit Vakuumpumpe u. Kühleinrichtung).

Zentriol, Zentralkörperchen, Centriolum: aus Mikrotubuli bestehendes Zellorganell im Zentroplasma. In der Mitose ist das Z. Ansatzpunkt der polaren Fasern des Spindelapparates. – Beim Spermium Entwicklung zu dessen Kopfscheibe bzw. Querscheibe (von der der Achsenfaden ausgeht).

zentripetal: zum Zentrum bzw. ZNS hinführend. – vgl. zentrifugal. – **z. Nerven:** in Richtung ZNS leitende (= afferente), für ↑Afferenzen zuständige, d.h. sensible bzw. sensorische Nerven.

Zentroblast: unreife B-Lymphozyten-Vorstufe in Keimzentren der Lymphknoten.

Zentromer, Kinetochor: Körperchen als Bewegungszentrum an der Einschnürung des Chromosoms.

Zentrozyt: der aus dem Zentroblasten hervorgehende B-Lymphozyt der Keimzentren der Lymphknoten.

Zentrum: von Nervenzellen gebildete Funktionseinheit im Nervensystem für die Aufnahme der von afferenten Leitungsbahnen zugeleiteten Erregungen (sog. Projektionszentrum). – **Z., akustisches:** Hörzentrum. – **Z., kortikales:** Hirnrindenfeld. – **Z., motorisches:** motorischer Kortex. – **Z., sensibles:** die Körperfühlsphäre.

Zephalgie: ↑Kopfschmerz; s.a. Cephalaea.

zephal(o)...: Wortteil »Kopf«; s.a. cephal(o)..., kephal(o)...

Zephalosporine: ↑Cephalosporine.

Zephalozele: ↑Enzephalozele.

Zer: ↑Cerium.

Zeramid: ↑Ceramid; s.a. Ganglioside.

Zerealien: ↑Cerealien.

zerebellar, cerebellaris: das Kleinhirn (↑Cerebellum) betreffend. – **z. Symptome:** ↑Kleinhirnzeichen.

Zerebellum: ↑Cerebellum; s.a. Kleinhirn...

zerebral, cerebralis: das Gehirn, i.e.S. das ↑Großhirn (= Cerebrum) betreffend; s.a. Zerebral..., Hirn... – **z. Ischämie:** ↑Hirnischämie.

Zerebralarteriensklerose, zerebrale Gefäßsklerose: die Arteriosklerose der Hirngefäße u. ihre Folgezustände (z.B. Apoplexie, Enzephalomalazie, Hirnatrophie). Führt z.B. zu Schwindel, Leistungsminderung, Pseudobulbärparalyse, Parkinsonismus, Durchgangssyndromen, evtl. Demenz.

Zerebralkoma: Coma cerebrale, s.u. Coma.

Zerebralparese, infantile, zerebrale Kinderlähmung: Störungen der sensomotorischen Funktion im frühen Kindesalter als Folge einer intrauterin (z.B. durch infektiöse Embryofetopathie), während der Geburt (z.B. Asphyxie) oder im Neugeborenenalter (z.B. Kernikterus) durchgemachten Schädigung des Zentralnervensystems. Je nach Lokalisation des Schadens werden unterschieden: a) spastische Hemiplegie (= Halbseitenlähmung), b) spastische Diplegie (LITTLE* Syndrom; v.a. Beine u. Rücken gelähmt), c) spastische Tetraplegie (= »doppelseitige Halbseitenlähmung«), d) Athetosis duplex (Unmöglichkeit, gezielte Bewegungen durchzuführen), e) Dystonie (Muskeltonusstörungen: Hypertonus wechselt mit Atonie, f) Ataxie-Syndrom (Balance-Störungen, Tremor, Nystagmus). – Oft sind weitere Symptome feststellbar: Sprach-, Perzeptions-, Seh- u. Hörstörungen; geistige Retardierung; Krampfbereitschaft (Mehrfachbehinderung). Grundlage der Therapie ist die frühkindliche krankengymnastische Entwicklungsbehandlung, wobei verschiedene Methoden gebräuchlich sind (z.B. nach BOBATH, VOYTA, KABAT).

Zerebralsklerose: i.e.S. ↑Zerebralarteriensklerose.

zerebro...: Wortteil »Großhirn« (↑Cerebrum, Telencephalon, Gehirn). – **Zerebro...:** s.u. Cerebro...

Zerebrose: ↑Galaktose.

Zerebrosid: ↑Cerebrosid.

zerebrospinal, cerebrospinalis: Hirn u. Rückenmark betreffend.

zerebrovaskulär: die Hirnblutgefäße betreffend. – **z. Insuffizienz:** Hirndurchblutungsmangel; als ↑Hirnischämie, transitorisch-ischämische Attacke, Hirnapoplexie (↑Apoplexia cerebri); v.a. bei Lichtungseinengung der Hirngefäße (Aa. carotis, basilaris, cerebri..., vertebralis) einschließlich der Ischämie bei entsprechendem Anzapfsyndrom.

Zerebrum: ↑Cerebrum, Großhirn.

Zerfallskette, -reihe: die sich bei radioaktivem Zerfall langlebiger Muttersubstanzen ergebende Folge der radioaktiven Nuclide.

Zerfallskoma: das endogene, »echte« ↑Leberkoma, v.a. infolge akuter (nekrotisierender) Hepatitis, Pilzvergiftung. Symptome: Fötor, Rubinikterus, Lacklippen, akut auftretende Spidernävi, Palmarerythem, Flapping-Tremor, Tachykardie, Kreislaufhypotonie, hohe Bilirubin- u. Transaminasenwerte.

Zerfallsrate: die in einem radioaktiven Nuclid

pro Zeiteinheit umgewandelte Anzahl der Kerne.

Zerfallsreihe: ↗Zerfallskette.

Zerkarie: ↗Cercaria.

Zerklage: ↗Cerclage.

Zeroid...: s.u. Ceroid...

Zerrung: ↗Distorsion.

Zerstreuungsglas, -linse: ↗Konkavlinse (zur Myopie-Korrektur).

Zerumen, Cerumen: das Ohrenschmalz als gelblich-bräunliche, fettige Absonderung der Glandulae ceruminosae des äußeren Gehörgangs.

Zeruminalpfropf: Ansammlung von ↗Zerumen im äußeren Gehörgang. Bei vollständigem Gangverschluß Schwerhörigkeit, bei Trommelfellkontakt evtl. reflektorischer Schwindel, pulsierende Ohrgeräusche.

zervikal, cervicalis: den Hals bzw. Halsteil eines Organs (↗Cervix) betreffend; s.a. Zervikal..., Zervix..., Hals... – **z. Plattenepitheldysplasie:** ↗CIN.

Zervikalganglion: ↗Ganglion cervicale.

Zervikalplexus: ↗Plexus cervicalis.

Zervikalschleim: ↗Zervixschleim.

Zervikalsegmente: die 8 Segmente des Halsmarks (= Pars cervicalis medullae spinalis); i.w.S. die von diesen innervierten Dermatome.

Zervikalsyndrom, Halswirbelsäulen-Syndrom: durch Halswirbelsäulenerkrankungen, -verletzungen bzw. Schleudertrauma der HWS bedingtes Vertebralsyndrom. Als akutes (durch Bandscheibenprolaps, Subluxation der Atlantookzipitalgelenke), v.a. aber als chronisches Z. (führt zu dumpfen Schmerzen in der unteren Körperhälfte, evtl. Beinschwäche, Blasenstörungen). Nach dem Irritationsort bezeichnet z.B. als C-8-Syndrom (Reizung der Spinalwurzel C 8; führt zu ellenseitiger Funktionsstörung der kleinen Muskeln u. Sensibilitätsstörung).

Zervikobrachialsyndrom: durch Nervenreizzustände u. Durchblutungsstörungen, evtl. auch Lähmungen im Hals-Schulter-Arm-Bereich gekennzeichnetes ↗Zervikalsyndrom infolge Irritation/Schädigung des Plexus cervicalis/brachialis u. der örtlichen Blutgefäße (einschließlich ihrer sympathischen Geflechte); ↗Abb.

Zervikoskopie: die Endoskopie des Gebärmutterhalses.

Zervix: Hals, Halsteil (↗Cervix); i.e.S. der Gebärmutterhals, ↗Cervix uteri; s.a. Zervik..., Kollum...

Zervixamputation: operative Teilentfernung des Gebärmutterhalses (meist als Portioamputation), z.B. zur Bereinigung von Schleimhautunregelmäßigkeiten (vgl. Konisation) oder als Teilvorgang einer Prolaps-Operation.

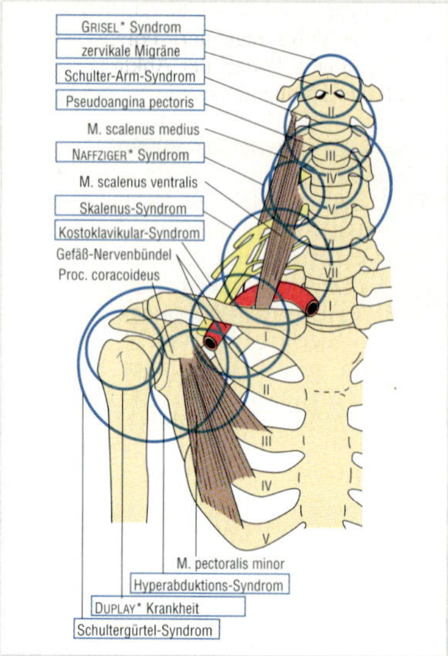

Die wichtigsten **Zervikobrachialsyndrome** [307]

Zervixcerclage: operative Faden-, Bandumschlingung der Cervix uteri bei Zervixinsuffizienz.

Zervixdilatation: die physiologische, wehenbedingte Erweiterung bzw. die künstliche Aufdehnung des Zervikalkanals.

Zervixdysplasie: ↗CIN.

Zervixerosion: Portioerosion; meist als Erosio falsa s. simplex (= ↗Ektopia portionis).

Zervixhöhlenkarzinom: das tiefe Zervixkarzinom (= zentrales Wandkarzinom) als Sonderform des ↗Kollumkarzinoms oberhalb des – klinisch oft lange unauffälligen – äußeren Muttermundes.

Zervixinsuffizienz: Schwäche des Gebärmutterverschlußmechanismus mit Gefahr der vorzeitigen Zervixeröffnung u. damit eines Abortus. Wird korrigiert durch Isthmorrhaphie (außerhalb der Schwangerschaft), ↗Zervixcerclage.

Zervixkappe: Okklusivpessar als Portiobedeckung (Portiokappe).

Zervixkarzinom: ↗Kollumkarzinom, ↗Zervixhöhlenkarzinom.

Zervixkonisation: ↗Konisation.

Zervixpolyp: breitbasiger oder gestielter (evtl. bis in die Vulva ragender) Polyp der Zervixschleimhaut. Bedarf der Abklärung (Ausschluß eines Malignoms).

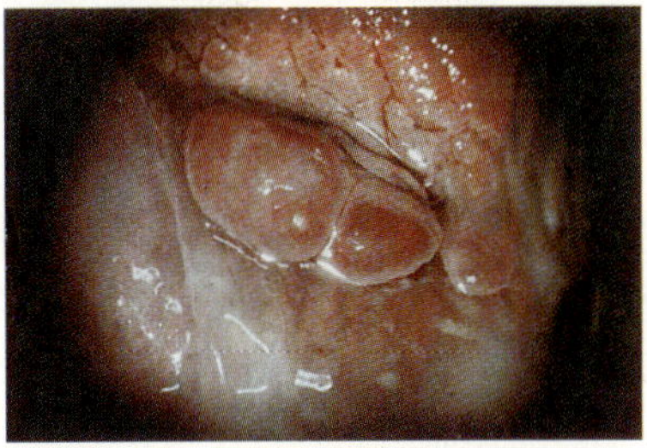

Zervixpolyp (Spekulumbefund) [345]

Zervixriß: vom äußeren Muttermund ausgehender – meist geburtstraumat. – Einriß der Cervix uteri.

Zervixschleim: von Zylinderzellen des Endometriums des Gebärmutterhalses unter Einfluß der Ovarialhormone gebildete schleimige alkal. Absonderung; wird kurz vor dem Eisprung (= präovulatorisch) in maximaler Menge produziert u. ist dann glasklar, fadenziehend (»spinnbar«; ↑Farnkrautphänomen, ↑Spinnbarkeitstest) u. für Spermien am besten durchgängig.

Zervixumschlingung: ↑Zervixcerclage.

Zervizitis: ↑Endometritis cervicis.

Zestoden: die Bandwürmer, ↑Cestoda.

Zeugungsfähigkeit: ↑Potentia generandi; vgl. Impotenz (Impotentia generandi).

Zeugungsorgane: ↑Genitalapparat.

ZE-Virus: Virus der **Z**ecken**e**nzephalitis.

ZF: **z**ystische **F**ibrose (↑Mukoviszidose).

Zidovudin, Azidothymidin, AZT: 3'-Azidodesoxythymidin; vom Thymidin abgeleitete ↑antiretrovirale Substanz, die bei ↑AIDS angewendet wird.

Ziegenpeter: ↑Mumps.

Ziehl*-Neelsen* Färbung: Standardfärbemethode für säurefeste Stäbchen (v.a. Mycobacterium tuberculosis).

Zielmotorik: ↑Willkürmotorik für zielhafte (auf Erreichen eines bestimmten Punktes gerichtete) Bewegungen = Zielbewegungen.

Zielzelle, Targetzelle: Zelle mit einem spezifischen, auf bestimmten Oberflächeneigenschaften (z.B. Rezeptor, Antigen) basierenden Angriffspunkt, z.B. für Viren, T-Lymphozyten, Antikörper.

Zieve* Syndrom: akute hämolytische Anämie u. Pankreatitis mit cholestatischer Fettleber (u. mit von Gelbsucht begleiteter Hepatose) oder mit Leberzirrhose u. Hyperlipidämie beim Alkoholiker.

Zigaretten...: s.u. Nicotin...

zikatriziell: narbig, durch eine Narbe (Cicatrix) bedingt.

ziliar, ciliaris: die Wimpern (Cilia) bzw. den Ziliarkörper (↑Corpus ciliare) betreffend. – **z. Injektion:** Ziliarhyperämie, s.u. Gefäßinjektion.

Ziliarkörper: ↑Corpus ciliare.

Ziliarkörperentzündung: ↑Cyclitis; s.a. Zyklokeratitis.

Ziliarmuskeldurchtrennung: Durchtrennung des Musculus ciliaris durch Einschnitt in den Ziliarkörper zur Senkung des Augeninnendruckes.

Ziliarmuskellähmung, Zykloplegie: ↑Akkommodationslähmung.

Ziliarneuralgie: Neuralgie der Ziliarnerven; in Augapfel u. Orbita, evtl. in die Umgebung ausstrahlende Schmerzen, z.B. bei Horton* Syndrom.

Ziliarotomie: operative Durchtrennung des Plexus ciliaris bei durch ↑Ziliarmuskeldurchtrennung nicht beeinflußbarem Glaukom.

Ziliarreflex: die physiologische ↑Miosis bei der Akkommodation.

Zilie: Wimper, Flimmerhaar (↑Cilia).

Zimmerpflege: ↑Bereichspflege.

Zincum: ↑Zink.

Zingiber officinale: Ingwer [Zingiberaceae]. – Der Wurzelstock (Rhizoma Zingiberis) enthält ätherisches Öl (Gingeröl) u. Scharfstoffe wie Gingerole; Anw. z.B. als Carminativum, Stimulans bei Appetitlosigkeit, Geschmacksträger in Lebensmitteln, Getränken.

Zink, Zincum, Zn: »unedles« Schwermetall; essentielles Spurenelement; beim Menschen wichtig für Wachstum u. Reifung, Kohlenhydrat-, Lipid-, Protein-, Porphyrin-, DNS-, RNS- u. Hormon-Stoffwechsel (im Insulin enthalten), Säure-, Basen-, Enzym-Haushalt (als Metalloprotein, Aktivator). Der Bedarf wird im allgemeinen durch die Nahrung gedeckt.

Zinkleimverband: halbsteifer – an empfindl. Hautstellen gepolsterter – Kompressionsverband aus handelsüblichen Zinkleimbinden oder aus Mullbinden, die nach Anlegen mit erwärmter Gelatina Zinci bestrichen werden (**»gestrichener Z.«**). – Bei Unterschenkelvarikose (auch als Unna* Pastenschuh) u. -thrombose.

Zinkoxid: ZnO; wenig lösliches, schwach al-

Z

kal. Pulver; Anw. z.B. in Zinkpaste, -salbe, -schüttelmixtur u. anderen Hautmitteln (auf der Haut gut deckend, austrocknend, adstringierend, entzündungswidrig), als Zn-Kautschuk-Pflaster (Collemplastrum Zinci), als bakteriostatisch, anästhesierend u. antiphlogistisch wirksamer Zusatz in zahnmedizinischen Mitteln.

Zinkpaste, Pasta Zinci: Salbe mit ↗Zinkoxid.

Zinksalbe, Unguentum Zinci: Externum aus Zinkoxid u. Wollwachsalkoholsalbe (1 + 9).

Zinkstaublunge: Pneumokoniose durch Zink- u. Zinkoxidstaub.

Zinnstaublunge, Stannose: Metallstaublunge nach chronischer Inhalation von Zinn, Zinnoxydul u. -oxid, v.a. in der Glasindustrie.

Zipperlein: ↗Podagra.

Zirbel(drüse): ↗Corpus pineale.

zirkadianer Rhythmus, 24-Stunden-Rhythmus: endogen gesteuerte, sämtliche biologischen Funktionen betreffende Rhythmizität, die durch die Tagesschwankungen geophysikalischer Umweltfaktoren i.S. von Zeitgeberwirkungen synchronisiert wird (normalerweise synchron mit dem Tag-Nacht-Wechsel). Funktioniert auch bei Ausschaltung aller Zeitinformation zunächst unverändert; ist geprägt durch Wendestunden (gegen 3 bzw. 15 Uhr) mit stärkstem Parasympathiko- bzw. Sympathikotonus, vormittäglichem Aufwärmungsaffekt (Frische- u. Wachheitsgefühl; mit Anstieg der Kern- u. Absinken der Gliedmaßentemperatur), abendlichem Entwärmungsaffekt (Gefühl wohliger Behaglichkeit u. Schläfrigkeit; mit Sinken der Kerntemperatur).

zirkulär, circularis: kreisförmig.

Zirkulärverband: Bindenverband aus einfachen Kreisgängen (Zirkeltouren).

Zirkulation: kreisende Bewegung, *physiol, kard* als ↗Blutkreislauf (s.a. Mikrozirkulation). – **Z., extrakorporale:** extrakorporaler ↗Kreislauf.

Zirkulationsstörung: Blutkreislaufstörung, i.e.S. als ↗Regulationsstörung.

zirkumskript: umschrieben, begrenzt. – vgl. diffus.

Zirkumzision: operative Umschneidung durch einen Zirkelschnitt; i.e.S. die – aus rituellen oder hygienisch-prophylaktischen Gründen vorgenommene – Beschneidung (Vorhaut- = Präputiumumschneidung u. deren teilweise Entfernung).

zirrhös: ↗zirrhotisch.

Zirrhose: ↗Cirrhosis; s.a. Leberzirrhose.

Zirrhoseenzephalopathie: Hirnveränderungen bei Leberzirrhose. Anfangs Gliose ohne sichtbare Funktionsstörung; später leichte Psychosyndrome mit Bewegungsarmut, Amimie, Zittern, Lidflattern, Myoklonien, Parästhesien; schließlich – bei Versagen des Pfortaderkreislaufs – portalsystemische Enzephalopathie durch Ammoniak-Eiweiß-Vergiftung (Stupor, zwanghaftes Schlafbedürfnis, Muskelatrophie, Flapping-Tremor, Stand-, Gangunsicherheit, Polyneuropathie).

zirrhotisch: bindegewebig verhärtet (↗Cirrhosis).

zirzinär, circinatus: kreisförmig.

Zisterne: ↗Cisterna.

Zisternentyp: Metastasierung (v.a. in die Lunge) über Cisterna chyli u. Ductus thoracicus in die Blutbahn.

Zitr...: s.u. Citr...

Zitronensäurezyklus: ↗Citratzyklus.

Zitterlähmung: ↗PARKINSON* Krankheit.

Zittern: ↗Tremor; s.a. faszikuläre Zuckungen.

Zn: ↗**Zin**k.

ZNS: ↗**Z**entral**n**erven**s**ystem.

zökal; Zökum...: ↗zäkal, Zäkum..., Zäko...

Zöl...: Wortteil »Bauch(höhle)« (griech. = koilia); ↗Coel..., Koil...

Zöliaka, Arteria coeliaca: der ↗Truncus coeliacus.

Zöliakie, glutenbedingte Enteropathie: meist bereits im Kleinkindalter manifeste chronische Verdauungsinsuffizienz infolge Unverträglichkeit von Gliadin; Form der einheimischen Sprue (mit Dünndarmzottenatrophie u. Malabsorption). Symptome: u.a. großer Bauch, Appetitlosigkeit, voluminöse, übelriechende Stühle. Therapie: glutenfreie Diät.

Zölioskopie: Endoskopie einer Körperhöhle, i.e.S. die ↗Laparo- u. ↗Kuldoskopie.

Zöliozentese: Bauchhöhlenpunktion.

zön...: Wortteil »gemeinsam«.

Zönästhesie: das auf dem unbewußten Registrieren propriozeptiver Empfindungen im Eingeweidebereich basierende, eng mit der Körperfühlsphäre verknüpfte Gefühl für die eigene körperliche Existenz = »vitale Leibempfindung« (allgemein als mehr oder minder vorhandenes Wohlbehagen).

Zollinger*-Ellison*(-Strøm*) Syndrom: gut- oder bösartiges Neoplasma der Delta-Zellen des Pankreas mit vermehrter Gastrinproduktion (Gastrinom) u. mit in schneller Folge auftretenden, z.T. atypisch gelegenen peptischen Geschwüren infolge massiver Hyperazidität des Magensaftes.

Zona: *(griech. zone = Gürtel)* **1)** Bezirk, Gegend (s.a. Zone, Zonula, Stratum). – **Z. basa-**

lis: das kurz als Basalis bezeichnete Stratum basale endometriale, die Regenerationszone für die menstruell weitgehend abgestoßene Gebärmutterschleimhaut; vgl. Funktionalis. – **Z. fasciculata:** Bündelschicht; dickste Schicht der Nebennierenrinde; sondert Glucocorticoide u. Androgene ab. – **Z. gelatinosa:** im Rückenmark der an das Hinterhorn anschließende Ursprungsbereich der hinteren Spinalnervenwurzel; enthält Zellen des Eigenapparates. Wichtiger Umschaltbereich der Schmerzimpulsleitung. – **Z. glomerulosa:** Knäuelschicht; die Außenschicht der Nebennierenrinde; sondert Mineralocorticoide ab. – **Z. haemorrhoidalis:** oberster Abschnitt des Afterkanals. – **Z. intermedia:** als »weiße Z.« die mittlere Afterkanalzone zwischen Z. haemorrhoidalis u. cutanea (Hautzone); mit unverhorntem Plattenepithel (analog dem Lippenrot); sehr schmerzempfindlich. – **Z. pellucida:** vom Epithel des Sekundärfollikels des Eierstocks auf die Eizelle (Ovocytus) ausgeschiedene Eihülle = Oolemm. – **Z. reticularis:** Innenschicht der Nebennierenrinde; bildet gleiche Hormone wie die darüberliegende Z. fasciculata. **2) Z. ignea:** ↑Zoster; als **Z. ophthalmica** der ↑Zoster ophthalmicus, als **Z. otica** der ↑Zoster oticus.

zonal(is): gürtelförmig.

Zone: ↑Zona. Auch Bez. für umschriebene, morphologisch, funktionell, pathogenetisch etc. relevante Körper-, Organ- oder Gewebebezirke; z.B. Triggerzone, erogene Z., reflexogene Z.

Zonula: (latein.) kleine gürtelförmige Zone. – **Z. ciliaris:** Strahlenzone; der von kollagenen Fasern der Fortsätze des Strahlenkörpers (Corpus ciliare) gebildete Aufhängeapparat der Augenlinse.

Zooanthroponosen, Anthropozoonosen: bei Tier u. Mensch vorkommende Infektions- oder Invasionskrankheiten; i.e.S. die vom Tier auf den Menschen übertragenen (vgl. Zoonosen); z.B. Tollwut, Katzenkratzkrankheit, Maul- u. Klauenseuche, Ornithose, Milzbrand, Salmonellose, Tuberkulose, Erysipeloid, Listeriose, Tularämie, Leptospirosen, Mikrosporie, Trichophytie, Fasciolosis u.a. Wurmkrankheiten.

Zoonosen: Tierseuchen; i.e.S. Oberbegriff für Zooanthropo- u. Anthropozoonosen (d.h. für Krankheiten, die vom Tier auf den Menschen u. umgekehrt übertragen werden = Diplonosen).

Zoospermie: Vorhandensein beweglicher, d.h. lebensfähiger Spermien im ↑Sperma.

Zoster, Herpes zoster, Zona: die Gürtelrose; akute Hautkrankheit als Rezidiv (Reaktivierung des Virus) bzw. Reininfektion einer Infektion mit ↑Varicella-Zoster-Virus bei verminderter Immunität (z.B. maligne Erkrankungen, immunsuppressive Therapie, aber auch natürliches Nachlassen der Immunität im Alter); meist in Form eines einseitigen, auf das Versorgungsgebiet eines Spinalnervs beschränkten bläschenförmigen Ausschlags (Exanthem) auf rotem Grund, hervorgerufen durch Befall des entsprechenden Spinalganglions; ↑Abb. Begleitet von gel. äußerst schmerzhaften Neuralgien des betroffenen Bereichs, die z.T. – wie auch Fieber, Appetitlosigkeit, Gliederschmerzen u. Brennen am Ort des späteren Auftretens – als Vorboten (Prodromi) vorkommen, aber auch noch nach Abklingen der Hauterscheinungen bestehenbleiben können. Am häufigsten im Brustkorb- (= Z. intercostalis) u. Lendenbereich sowie als Z. ophthalmicus u. Z. oticus. – **Z. generalisatus:** Z., der die ganze Körperdecke u. die inneren Organe einschließlich des Gehirns erfaßt; bei zu Kachexie führenden Krankheiten sowie unter immunsuppressiver u. zytostatischer Therapie. – **Z. haemorrhagicus:** Z. mit blutigem Blaseninhalt. – **Z. necroticans:** Schwerstform des Z. mit dunkelbraun-rotem Schorf nach Nekrotisierung des Blasengrundes. – **Z. ophthalmicus:** Z. des 1. Trigeminusastes (Ramus ophthalmicus). Beginnt mit heftigen, halbseitigen Kopfschmerzen u. prallem Lidödem; nach etwa 1 Wo. Bläschenausschlag an Stirn, Nasenwurzel, behaarter Kopfhaut; oft auch Konjunktivitis, Hornhautbeteiligung (= Z. corneae). – **Z. oticus:** Z. mit Ausbreitung im Gebiet der Hirnnerven VII u. VIII (evtl. auch V, IX u. X); mit typischen Schmerzen, Bläschen im Ohr- u. angrenzenden Gesichtsbereich, evtl.

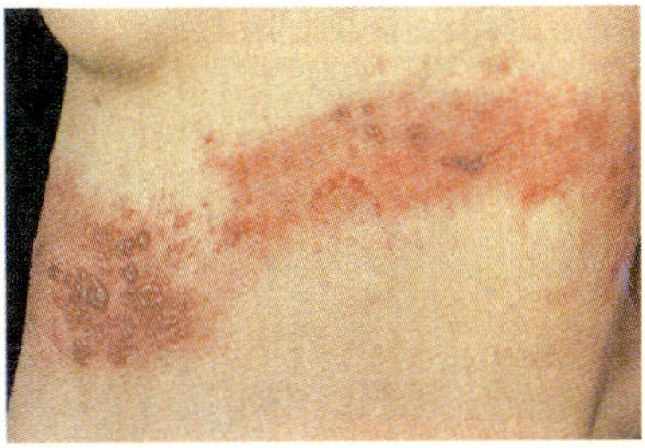

Thorakaler **Herpes zoster** (H. Rasokat, Universität Köln) [83]

auf Gaumen, Zunge übergreifend; oft auch Hör-, Vestibularis-, Geschmacksstörung, Fazialislähmung, Trigeminusausfälle. – **Z., symptomatischer:** Z. bei Leukämie, Karzinom etc.

Zosterneuralgie: auch nach Abklingen der Hauterscheinungen einer Gürtelrose (Zoster) noch mindestens 4–6 Wochen lang anhaltende Schmerzen im betroffenen Bereich, die sehr hartnäckig sein u. lange fortbestehen können.

Zostervirus: ↑Varicella-Zoster-Virus.

Zotten: ↑Villi; vgl. Mikrovilli.

Zottenatrophie: Atrophie der Villi intestinales des Dünndarms, z.B. bei ↑Zöliakie.

Zottengelenk: Gelenk mit Vergrößerung der Synovialzotten.

Zottenhaut: ↑Chorion.

Zucker: Rohr- u. Rübenzucker, i.w.S. Bez. für Kohlenhydrate, v.a. für Mono-, Oligosaccharide; s.a. Glucose, Blut-, Harnzucker.

Zuckerausscheidung, renale: ↑Glucosurie.

Zuckerbelastung: s.u. Blutzuckerbelastungsprobe, Galaktose-, Glucosebelastung, Glucosetoleranztest; auch als Fructosebelastung.

Zuckerkrankheit: ↑Diabetes mellitus.

Zuckerspiegel: Blutzuckerspiegel (s.u. Blutzucker).

Zuckung: Muskelkontraktion mit – im Unterschied zum ↑Tetanus – nachfolgender Erschlaffung. – **Z., faszikuläre:** s.u. faszikulär.

zuführend: ↑afferens, afferent. – **z. Darmschlinge:** der orale Schenkel einer Darmanastomose, i.e.S. der einer Gastroenterostomie.

Zufütterung: ↑Beikost.

Zuggurtung: Osteosynthese als adaptierende Fixierung von Knochenfragmenten mit Hilfe von Drahtschlingen (Matratzennaht oder Schlingenführung um Knochennägel, Spickdrähte).

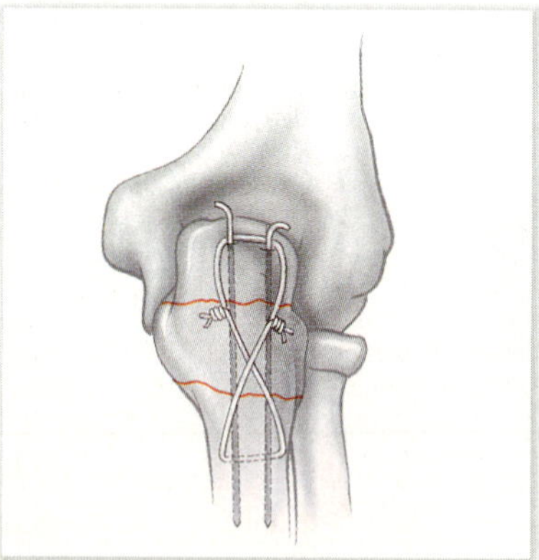

Zuggurtung einer Olekranonfraktur [201]

Zugsalbe: durch Hautreizung eine örtliche Mehrdurchblutung (Hyperämie) u. dadurch die abgrenzenden Entzündungsvorgänge z.B. eines Furunkels begünstigende (= »zusammenziehende«) Salbe.

Zugverband: **1)** ↑Extensionsverband. **2)** Verband mit Zugsalbe.

Zunge: ↑Lingua; s.a. Glosso..., Zungen... – **Z., belegte:** s.u. Zungenbelag.

Zungenatrophie (glatte): Abflachung der Zungenpapillen mit Verlust der Sekundärpapillen; z.B. als MÖLLER*-HUNTER* Glossitis, bei Eisenmangelanämie, Achylie.

Zungenbälge: ↑Folliculi linguales.

Zungenbändchen: ↑Frenulum linguae.

Zungenbein: ↑Os hyoideum.

Zungenbelag: meist grau-weißlicher Belag des Zungenrückens infolge ungenügender mechan. Reinigung beim Kauakt; tritt auf z.B. bei ungenügender Nahrungsaufnahme, Breikost, Stomatitis. – Bräunlicher Z. (»verbrannte Zunge«) bei Urämie, Bauchtyphus.

Zungenbrennen: ↑Glossodynie.

Zungenentzündung: ↑Glossitis.

Zungenkarzinom: maligner Tumor (↑Plattenepithelkarzinom) der Zunge, überwiegend bei Männern. Lokalisation meist am Zungenrand, seltener am Zungenrücken oder Zungengrund. Ätiologie u. Risikofaktoren: chron. Entzündung, straffe Narben, Leukoplakie, Tabakkonsum (Pfeifenraucher!), humane Papilloma-Viren (HPV). Symptome: harte Knoten oder strangförmige Verhärtungen, später tiefe Ulzerationen.

Zungenkrampf: Krampf der Zungenmuskulatur; z.B. bei Chorea, Epilepsie.

Zungenröte: abnorm intensiv rote Zunge, u. zwar mit Papillenatrophie (↑MÖLLER*-HUNTER* Glossitis) oder mit Schwellung der Zungenpapillen (↑Erdbeerzunge) oder ohne Papillenveränderungen (z.B. bei Leberzirrhose, Vitamin-B_2-Mangel [Magenta-Zunge]); leuchtend rot bei Polyzythämie.

Zusammenballung: **1)** ↑Agglutination. **2)** ↑Agglomeration.

Zusatzblutung: Blutung (↑Metrorrhagie) außerhalb der Menstruation, z.B. ↑Zwischenblutung.

Zusatzstoffe: den Lebensmitteln zugesetzte Fremdstoffe, z.B. Farbstoffe (für »Schönung«), Konservierungsmittel; ferner Mineralstoffe, Spurenelemente, Vitamine, Aminosäuren etc.

ZVD: ↗zentraler **V**enen**d**ruck.

ZVK: zentraler ↗**V**enen**k**atheter.

Zwangsbehandlung: Behandlung eines Erkrankten gegen seinen Willen. In der BRD nur ausnahmsweise zulässig, z.B. nach dem Gesetz zur Bekämpfung der Geschlechtskrankheiten, im Rahmen der Seuchenbekämpfung.

Zwangshaltung: durch Schmerz oder hirnorganisch (v.a. extrapyramidal) bedingte Haltungsanomalie.

Zwangshandlung: ↗Anankasmus; z.B. Zähl-, Waschzwang.

Zwangspolyurie: vermehrte Ausscheidung eines wenig konzentrierten (»niedrig gestellten«) Harns als Versuch des Organismus, die anfallenden harnpflichtigen Stoffe trotz ungenügender Konzentrationsfähigkeit der Niere auszuscheiden; z.B. in der polyurischen Phase der Schockniere.

Zwangsunterbringung: die in § 1906 BGB geregelte Unterbringung in der geschlossenen Abteilung eines Krankenhauses gegen den Willen des Patienten bei angenommener Selbst- oder Fremdgefährdung. Normalerweise ist für jede Z. die Genehmigung des Vormundschaftsgerichtes erforderlich. Diese ist wiederum von einem psychiatrischen Gutachten abhängig. Ohne entsprechende Genehmigung ist eine Z. nur zulässig, wenn ein Aufschub mit Gefahr für den Betroffenen oder seine Umgebung verbunden ist.

Zweidrittelmilch: Milchmischung aus ⅔ Kuhmilch u. ⅓ Wasser für die künstliche Säuglingsernährung; angereichert mit Kohlenhydraten (7–8%; 4–5% Zucker, 2–3% Polysaccharide).

zweieiig, dizygot: aus 2 Zygoten hervorgegangen; z.B. z. ↗Zwillinge.

Zweig: ↗Ramus.

Zweigläserprobe: Urinuntersuchung, bei welcher die 1. Urinportion diagnostisch den unteren (Harnröhre), die 2. den oberen Harnwegen (Niere, Harnleiter, Blase) zugeordnet wird.

Zweiphasenmethode: orale Kontrazeption mit Östrogengaben in der 1., Östrogen- u. Gestagengaben in der 2. Zyklusphase (sog. Sequenzpräparate); s.a. Ovulationshemmer.

Zweistärkenglas: ↗Bifokalglas.

Zweitimpfung: ↗Revakzination; s.a. Booster-Effekt.

zweizeitig: in 2 zeitlich getrennten Phasen vorgehend; z.B. z. Operation.

Zwerchfell: Atemmuskel zwischen Brust- u. Bauchhöhle, ↗Diaphragma.

Zwerchfellatmung: der durch Zwerchfellkontraktion zustandekommende Anteil an der Einatmung (etwa ⅔ des Atemvolumens).

Zwerchfellhernie: s.u. Hernia; s.a. Hiatushernie.

Zwerchfellhochstand: Stand der Zwerchfellkuppe bei Atemmittellage oberhalb der hinteren Bereiche der 10. Rippe. Einseitig z.B. bei Zwerchfellähmung, Relaxatio diaphragmatica u. bei gleichseitigen Lungen-Pleura-Erkrankungen (z.B. Atelektase, Schrumpfung, nach Lungenresektion), doppelseitig z.B. bei Adipositas, im letzten Schwangerschaftsdrittel, bei raumforderndem Prozeß im oberen Bauchhöhlenbereich. Führt zu Einschränkung der Zwerchfellatmung, breitem u. tiefem Thorax, Aortenkonfiguration des Herzens.

Zwerchfellkrampf: Krampf der Zwerchfellmuskulatur; tonisch z.B. bei Tetanus, klonisch bei ↗Singultus.

Zwerchfell-Lähmung: angeborene oder erworbene (krankhafte oder artifizielle), teilweise oder vollständige, dauerhafte oder vorübergehende, zentrale (z.B. bei Poliomyelitis) oder periphere (bei Phrenikuslähmung, nach Phrenikusausschaltung, -exhairese) Lähmung des ↗Diaphragmas.

Zwerchfelltiefstand: Stand der Zwerchfellkuppen bei Atemmittellage unterhalb der hinteren Bereiche der 10. Rippe. Einseitig z.B. bei einer ausatmungsbehindernden Ventilstenose großer Bronchien (einschließlich Fremdkörperaspiration), doppelseitig (u. mit abgeflachten Kuppen, eingeschränkter Bewegung), konstitutionell bei allgemeiner Asthenie, bei chronischem Bronchialasthma u. chronischem Emphysem.

Zwergwuchs, Nanosomie: Bez. für ausgeprägten ↗Minderwuchs.

Zwillinge, Gemini, Gemelli: 2 sich gleichzeitig in der Gebärmutter entwickelnde Keimlinge. **1) Z., eineiige,** EZ: von 1 Zygote abstammende, erbgleiche u. gleichgeschlechtige Z. **2) Z., zweieiige,** ZZ: von 2 Zygoten abstammende, daher erbverschiedene, einander nicht »wie ein Ei dem anderen« ähnelnde Z., die gleich- oder verschiedengeschlechtig sind.

Zwirn: reißfestes, nichtresorbierbares Nahtmaterial aus gedrehten (u. gefärbten) Seiden-, Leinen-, Kunstfaserfäden; v.a. für auf Zug beanspruchte Nähte. Fäden sind zur Vermeidung einer Fremdkörperreaktion nach ca. 8 Tagen zu ziehen.

Zwischen...: s.a. Inter...

Zwischenblutung: ↗Mittelblutung.

Zwischenhirn: ↗Diencephalon.

Zwischenhirnsyndrome: vielfältige Syndrome bei verletzungs-, entzündungs-, neoplasmabedingter Störung des Zwischenhirns.

Zwischenstoffwechsel: ↗Intermediärstoffwechsel.

Zwischenwirbelscheibe: ↗Discus intervertebralis; s.a. Bandscheiben...

Zwischenwirt: tierischer Organismus, der bestimmten Entwicklungsstadien (Larve, Jugendform) heteroxener Parasiten als zusätzl. Wirt dient, z.B. für weitere Metamorphose, Vermehrung.

Zwischenzelle: interstitielle Zelle, i.e.S. die LEYDIG* Hodenzwischenzelle u. die interstitielle Eierstockzelle.

Zwitter: s.u. Hermaphroditismus.

Zwölffingerdarm: ↗Duodenum. – s.a. Duoden...

Zwölffingerdarmgeschwür: ↗Ulcus duodeni.

Zyanop(s)ie: Blausehen; Chromatopsie, bei der alle Gegenstände bläulich erscheinen; häufig nach Star-Operation.

Zyanose, Blausucht: bläuliche Verfärbung der Haut u. Schleimhäute infolge relativer Vermehrung »sauerstoffarmen« Blutes, d.h. reduzierten Hämoglobins im Kapillarblut; i.w.S. auch durch Vorhandensein abnormer (dunkler) Hämoglobinverbindungen wie Met-, Sulfhämoglobin. – **Z., graue:** zentrale Z. mit grauem Kolorit. – **Z., periphere:** Z. der Kreislaufperipherie bei ↗Ischämie (z.B. bei Endangiitis obliterans) oder venöser Stase (z.B. bei Varikose, Thrombose, Einflußstauung) oder deren Kombination; s.a. Akrocyanosis. – **Z., schwarze:** tiefe Z. bei Pulmonalsklerose. – **Z., zentrale:** Z. mit allgemeiner ↗Hypoxie bei Gasaustauschstörung in der Lunge (= »pulmonale Z.«), bei zentralem Rechts-links-Shunt (s.a. Mischzyanose), bei vermindertem Sauerstoff-Partialdruck der Atemluft, bei Herzinsuffizienz u./oder Kreislaufversagen (↗Schock, Myokardinfarkt; meist als graue Z.); Haut relativ wärmer als bei peripherer Z.; bei Chronizität häufig auch Trommelschlegelfinger, -zehen, Uhrglasnägel, Polyglobulie. Angeboren v.a. bei Methämoglobinämie, einschlägigen Herzfehlern (»blue baby«).

zyanotisch: mit Zyanose einhergehend.

zygomaticus: (latein.) zum Jochbogen gehörend; z.B. Os zygomaticum (= Jochbein).

Zygote: aus der Vereinigung zweier Gameten hervorgehende (meist diploide) Zellen.

Zyklamat: ↗Natriumcyclamat.

Zyklektomie: operative Teilentfernung des Ziliarkörpers, z.B. bei Iristumor.

zyklisch: **1)** einen ↗Zyklus betreffend, periodisch auftretend. **2)** eine Ringverbindung **(zyklische Verbindung)** betreffend, deren Strukturformel zumindest eine geschlossene Ringstruktur, z.B. einen Benzolring, aufweist.

Zyklitis: ↗Cyclitis.

zykl(o)...: Wortteil »Kreis«, »kreisförmig«, »Ziliarkörper«; s.a. cycl(o)...; s.a. zyklisch.

Zyklodialyse: die operative Ziliarkörperablösung von der Sklera zur Kammerwasserableitung aus der vorderen Augenkammer in den Suprachoroidalraum bei Glaukom.

Zyklodiathermie: Stichelung des Ziliarkörpers; führt zu dessen teilweiser Verödung u. damit zu verminderter Kammerwasserbildung; bei fortgeschrittenem Glaukom.

Zyklokeratitis: mit ↗Cyclitis kombinierte ↗Keratitis.

Zyklus: **1)** gesetzmäßig-stetiger, sich kreisförmig schließender Verlauf von Ereignissen. – **Z., vegetativer:** die umweltgesteuerte Rhythmik vegetativer Funktionen im ↗zirkadianen Rhythmus. **2) Z., menstrueller** oder **weiblicher:** ↗Menstruationszyklus, Genitalzyklus; vgl. Zyklusstörungen. – **Z., anovulatorischer:** s.u. anovulatorisch. – **Z., ovulatorischer:** biphasischer Z. (mit ↗Ovulation). – **Z., uteriner:** ↗Menstruationszyklus. – **Z., zervikaler:** zyklusbedingte Zervixveränderungen; Spinnbarkeit u. Farnkrautphänomen in der Follikel-, Sekreteindickung u. -trübung in der Gelbkörperphase.

zyklusgerechte Hormonbehandlung: die einen normalen Menstruationszyklus bezweckende Verabfolgung ausreichender Östrogen- u. Gestagendosen in einer dem natürlichen Zyklus entsprechenden zeitlichen Verteilung.

Zyklusstörungen: Störungen des ↗Menstruationszyklus; als Rhythmus- = Tempoanomalien die Oligomenorrhö bzw. Polymenorrhö, als Intensitätsstörungen = Typusanomalien die Hypo- bzw. Hypermenorrhö; ferner Zusatzblutungen im biphasischen Z. (prämenstruelle Frühblutung bei Corpus-luteum-Insuffizienz, postmenstruelle Spätblutung bei verzögerter Gelbkörperrückbildung), Mittel- u. Zwischenblutung; als dysfunktionelle Blutung, Follikelpersistenzblutung, ↗Amenorrhö, anovulatorischer Zyklus.

Zylinder: **1)** ↗Harnzylinder. **2)** ↗Zylinderlinse.

Zylinderepithel: Epithel aus hohen Zellen (= »hochprismatisches E.«); u. zwar als **einschichtiges Z.** (Zellen in einer Schicht nebeneinander; z.B. im Stratum basale der Epidermis; im Magen-Darm-Kanal, ↗Abb.),

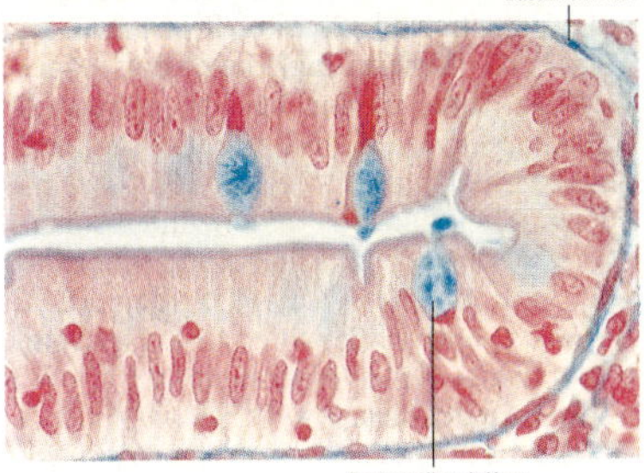

Einschichtiges Zylinderepithel des Dünndarms (Histologie) [472]

mehrschichtiges Z. (mit sich gegenseitig verformenden Zellen in 2–3 Schichten übereinander; z.B. im Bindehautsack, in der männl. Harnröhre), **mehrzeiliges Z.** (mit unterschiedlicher Höhe der – nicht immer die Oberfläche erreichenden – Zellen u. verschiedener Höhenlage der Zellkerne; z.B. im Samenleiter, in den Atemwegen).

Zylinderlinse: optische Linse mit Zylinderflächen (evtl. mit 1 Zylinder- u. 1 Kugelfläche: »Plan-Z.«). Dient u.a. als Zylinderglas zur Korrektur des Astigmatismus.

Zylindrom, Spiegler* Tumor, Endothelioma cutis, Naevus epithelioma-cylindromatus: meist multipel auftretender (= Zylindromatose), runder, hautfarben bis rötlicher Tumor v.a. im Bereich der Kopfhaut mit spiegelnder, unbehaarter Oberfläche. Sehr großes Z.: ↗Turbantumor; maligne Entartung extrem selten.

Zylindrurie: Ausscheidung von ↗Harnzylindern.

zyst...: Wortteil (Harn-)Blase, Zyste; s.a. cyst...

Zystadenokarzinom: ↗Cystadenocarcinoma.

Zystadenom: ↗Cystadenoma.

Zystalgie: Blasenneuralgie. – Als selbständiges Krankheitsbild die funktionelle ödematöse Zervikozystalgie v.a. älterer Frauen mit Symptomen der Blasenneurose, z.T. mit Blasenhalspolypen.

Zyste, Kystom: durch eine Gewebskapsel abgeschlossener, ein- oder mehrkammeriger Gewebshohlraum mit dünn- oder dickflüssigem Inhalt; als echte Zyste ausgekleidet mit Epithel. – **Z., falsche:** zystisches Gebilde mit primär nur bindegewebiger Kapsel ohne Epithelauskleidung.

Zystein: ↗Cystein.

Zystektasie: **1)** Ausweitung der Harnblase durch Wandüberdehnung, v.a. bei mechanischem Hindernis im Blasenhals; vgl. Blasenatonie. **2)** ↗Cholezystektasie.

Zystektomie: operative Entfernung der Harnblase, z.B. bei bösartiger Geschwulst, Beutelblase; abschließend (oder vorbereitend) Harnleiter-Darm-Anastomosierung.

Zystenleber: die – meist erbliche – angeborene »polyzystische Leber« infolge Fehlentwicklung intrahepatischer Gallengänge in den Portalfeldern; auch solitäre Formen (Leberzyste). Häufig mit gleichen Veränderungen in Nieren, Pankreas vergesellschaftet.

Zystenlunge: i.e.S. die ↗Wabenlunge.

Zystenniere: die polyzystische Nierendegeneration.

Zystikus: ↗Ductus cysticus.

Zystikusstein: Gallenstein im ↗Ductus cysticus.

Zystikusverschluß: Gallengangsverschluß im Zystikusbereich; s.a. Gallenblasenempyem, -hydrops. Führt bei Steinleiden (Cholelithiasis) zu Steinkolik.

Zystin...: s.u. Cystin...

zystisch: in Form einer Zyste, mit Zystenbildung einhergehend; z.B. zystische Fibrose (↗Mukoviszidose).

Zystitis, Cystitis: Entzündung der Harnblasenschleimhaut, evtl. mit Beteiligung tieferer Wandschichten u. des paravesikalen Bindegewebes u. des Peritonealüberzuges (= Para- bzw. Perizystitis). Infektionsweg: urethrogen-aszendierend (z.B. bei Gonorrhö, nach Harnblasenkatheterismus), deszendierend (bei Pyelonephritis, Erregerausscheidung durch die Niere), hämatogen-lymphogen (bei Fokalinfekt, Parametritis etc.); die Entwicklung wird begünstigt durch Kälteschäden, Fremdkörper, Harnstauung; Erreger: meist Escherichia coli, seltener Staphylo-, Strepto-, Gonokokken, Mykobakterien, Trichomonaden. Kardinalsymptome: ↗Pollakisurie, ↗Strangurie, evtl. Bakteri-, Py-, Hämaturie. – **C. acuta:** meist infektiöse, aber auch allergische oder strahlenbedingte (= radiogene) Z. mit Rötung u. ödematöser Schwellung der Blasenmukosa, v.a. des Blasenhalses, Trigonums u. der Blasenrückwand, gefolgt von Epithelabschilferung, Leukozytenauswanderung, (Mikro-)Hämaturie; meist rasch abklingend, evtl. aber zu Beginn schwerere Zystitisformen. – **C. chronica:** langzeitig u. in Schüben (= rezidivierend) verlaufende Z., meist auch tiefere Schichten der Blase betreffend; z.B. bei chronischer Harnstauung, Pyelonephritis. Schleimhaut samtartig verdickt, evtl. mit

Blutextravasaten, Pigmentierungen, Belägen, Geschwüren, Leukoplakien. Evtl. zu Schrumpfblase führend.

Zystizerkose, Cysticercosis: Befall durch Finnen von Taenia solium (↗Cysticercus cellulosae), selten durch einen anderen »Blasenwurm«. Die Übertragung erfolgt durch Schmierinfektion oder infizierte Nahrung; ferner diaplazentar. – Symptome (oft fehlend): organspezifische Zeichen sowie rheumatoide Beschwerden, Knotenbildungen v.a. in Bindegewebe u. Skelettmuskeln, evtl. in Auge, Myokard u. Großhirn.

Zystizerkus: ↗Cysticercus.

Zystizitis: Entzündung des Ductus cysticus.

zysto...: Wortteil »Blase«, »Harnblase« (↗Blasen...).

Zystodynie: Harnblasenschmerz; s.a. Zystalgie.

Zystographie: Röntgenkontrastdarstellung der Harnblase nach Einbringen eines negativen oder positiven Kontrastmittels mittels Harnblasenkatheter in die entleerte Blase. Das Kontrastbild **(Zystogramm)** dient der Diagnostik von z.B. Megazystis, Schrumpfblase, Tumoren, vesikoureteralem Reflux. – Modifiziert als Miktions-, Rücklauf-, Urethrozystographie. – Nutzbar auch das Zystogramm im Rahmen der Ausscheidungsurographie.

Zystom, Kystom: ↗Cystoma.

Zystopyelitis: gleichzeitige oder nachgeordnete, auf- oder absteigende Entzündung der Harnblase u. des Nierenbeckens (s.a. Zystitis, Pyelitis, Pyelozystitis); oft mit Beteiligung des Nierenparenchyms (= Zystopyelonephritis).

Zystopyelonephritis: s.u. Zystopyelitis.

Zysto(r)rhagie: Blutung der Harnblase, z.B. bei Blasentumoren, Verletzungen etc.

Zystoskop, Blasenspiegel: Endoskop für die Besichtigung des Harnblaseninnern (↗Zystoskopie), in besonderer Ausführung auch des Blasenhalsabschnitts; auch als Laser-Z. mit der Möglichkeit der transurethralen Tumorresektion (↗TUR).

Zystoskopie, Blasenspiegelung: Endoskopie der – mit Wasser gefüllten u. entfalteten – Harnblase mittels Zystoskop für diagnostische u. therapeutische Zwecke; d.h. z.B. für Inspektion, Blauprobe, Biopsie, Blasenhalsmessung, Ureterkatheterismus (u. retrograde Pyelographie) bzw. für Nierenbeckenspülung, Harnleiterdehnung, Schlingenkatheteranwendung, Applikation von Radionucliden, operative Eingriffe (z.B. Tumorexzision, Elektro- bzw. Laserkoagulation u. Resektion, Stein- u. Fremdkörperentfernung, Elektroresektion eines Blasenhalsadenoms).

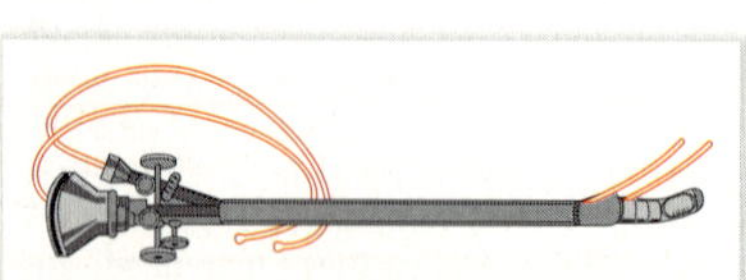

Doppelläufiges Ureter**zystoskop** [105]

Zystospasmus, -spasmie: »Blasenkrampf«; als isoliertes Geschehen oder bei Spastik des Harntraktes (↗Urospasmie); z.B. bei Zystitis, Spasmophilie, »Kaltfußdysurie«.

Zystourethrographie: ↗Urethrozystographie (s.a. Zystographie); i.e.S. die Miktions-Z. = MZU (mit Erstellung eines Miktionsurogramms).

Zystourethroskopie, Panendoskopie: beim Mann die Inspektion der inneren Harnröhrenmündung (»Blasenhals«) u. der Gebilde der hinteren Harnröhre (Prostata, Samenhügel) in Ergänzung einer ↗Zystoskopie; erfolgt mit spez. Zystoskop (Urethrozystoskop).

Zystozele, Blasenhernie, -bruch: Vorfall (Prolaps) der Harnblase in einen Bruchsack (bei Leisten-, Schenkelhernie). – **Z., vaginale:** Einstülpung der Harnblase in die vordere Scheidenwand (evtl. mit Vorfall bis in den Scheideneingang u. weiter); meist als Sekundärgeschehen bei Scheiden-, Uterusprolaps. Führt zu Streßinkontinenz, Blasenentleerungsstörung, Zystitis.

Zytidin, Cytidin: ein Ribonucleosid aus Cytosin u. D-Ribose.

Zytochrom: ↗Cytochrom.

Zytodiagnostik: mikroskopische Untersuchung von Zell(verbänd)en im Abstrich-, Punktionsmaterial von Körpergeweben (s.a. Biopsie, Feinnadelbiopsie) bzw. im Zellausstrich von Körperflüssigkeiten (ggf. als Zentrifugat) v.a. zur Früherkennung von Krankheiten (Tumoren, Entzündungen etc.).

zytohormonale Funktionsdiagnostik: mikroskopische Zelluntersuchung des auf Sexualhormone mit typischen morphologischen Veränderungen reagierenden Scheidenepithels, z.B. – unter Mitbeachtung des Zervixfaktors – zur Abklärung von Zyklusstörungen (v.a. Amenorrhöen) bzw. zur Austestung von Hormonen.

Zytokine: Oberbegriff für zahlreiche körpereigene Substanzen (Peptide), die von aktivierten T-Zellen u. anderen Zellen während der natürlichen u. spezifischen Immunantwort freigesetzt werden. Die Z. haben vielfältige Funktionen; sie sind wichtig für Reparaturmechanismen von Gewebeschäden u. wirken für viele Zellen als Wachstumsfaktoren. Zu den Z. gehören u.a. ↗Interleukine (IL), Interferone, Wachstumsfaktoren. Z. werden zunehmend therapeutisch angewendet: z.B. G-CSF bei Knochenmarkaplasie infolge Chemotherapie, Interferone (IFN-α) bei Haarzellenleukämie u. Tumoren.

Zytolemm: äußere Zellmembran = Plasmalemm.

Zytologie, Zellenlehre: die Wissenschaft u. Lehre vom Bau u. von den Funktionen der Zelle. – Auch Jargonbez. für ↗Zytodiagnostik.

Zytolyse: Zelltod, bei dem die Zelle durch Einwirkung hydrolytischer Enzyme weitgehend aufgelöst wird. – vgl. Zytorrhexis, Hämolyse.

Zytomegalie(-Syndrom), Cytomegalia infantum: eine intrauterin (durch diaplazentare Infektion), aber auch nach der Geburt auftretende Virusinfektion (Virus der Herpesgruppe) v.a. des frühen Kindesalters, bei der große intranukleäre Einschlußkörper in Epithelzellen auftreten; je nach Hauptlokalisation werden ein (spino)zerebraler, hepatischer, gastrointestinaler, pulmonaler, Speicheldrüsen- u. ein generalisierter Typ unterschieden.

zytopathisch, zytopathogen: zellschädigend.

Zytopathologie: Zellpathologie; stützt sich auf elektronenmikroskopische u. zytophotometrische Untersuchung erkrankter Zellen.

Zytopenie: Zellzahlverminderung (im peripheren Blut), z.B. ↗Erythro-, Leuko-, Granulo-, Lympho-, Mono-, Thrombozytopenie.

zytophil: mit besonderer Zuneigung (Affinität) zu Zellen (»zellaffin«).

Zytoplasma, Zellplasma: die konzentrierte, wäßrige Proteinlösung (Protoplasma) im Inneren der Zelle; ist durchsetzt von Zellorganellen (z.B. Mitochondrien, Ribosomen) u. wird stabilisiert durch Neuro-, Tono-, Myofibrillen; das Z. ist u.a. Ort des Glucosestoffwechsels, der Fettsäure- u. Porphyrinbiosynthese, der Aktivierung von Aminosäuren u. deren Übertragung auf die t-RNS, des Abbaus von Aminosäuren u. Pyrimidinen.

zytoplasmatisch: das ↗Zytoplasma betreffend.

Zytoplast: Zelle, deren Kern künstlich entfernt wurde. – Der isolierte Kern (»Karyoplast«) wird z.B. zur Kerntransplantation verwendet.

Zytorrhexis: Zellzerfall in Trümmer als Form des Zelltodes; vgl. Zytolyse.

Zytosin: ↗Cytosin.

Zytoskelett, Zellskelett, Cytoskeleton: Stütz- u. Bewegungsapparat im Zytoplasma aller eukaryotischen Zellen; besteht aus verschiedenen Systemen von Strukturproteinen mit der gemeinsamen Fähigkeit zur Selbstassoziation, d.h. durch Aneinanderlagerung (Polymerisation) von Proteinuntereinheiten dünne Proteinfasern (Filamente) u. feine, das Zytoplasma strukturierende Netzwerke zu bilden. Unterschieden werden 3 zytoplasmatische Filamentsysteme (Mikrotubulus-, Intermediär-, Aktinfilamentsystem) u. 2 membrangebundene Filamentnetzwerke (Spektrin-, Laminsystem); ↗Abb.

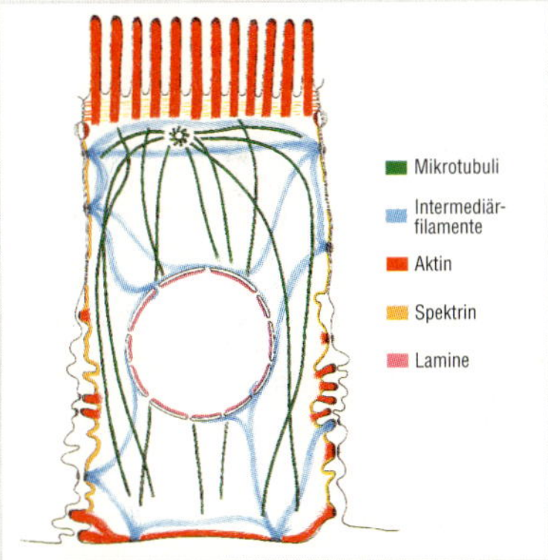

Verteilung des **Zytoskeletts** am Beispiel der Darmepithelzelle [27]

Zytoskopie: ↗Zytodiagnostik.

Zytosoma, Zellkörper: die extranukleären Zellbestandteile (Zytoplasma u. Organellen) mit Ausnahme der Zellfortsätze; bei der Nervenzelle als »Perikaryon« bezeichnet.

Zytostatika: Substanzen zur Behandlung maligner Erkrankungen, die den Eintritt der Zellkern- u./oder Zellplasmateilung (Karyo- bzw. Zytokinese) verhindern oder erheblich verzögern bzw. ihren Ablauf unterbrechen oder stören. Da Z. außer Tumorzellen mehr oder weniger ausgeprägt auch gesunde, v.a. sich schnell teilende Zellen (Knochenmark, Keimdrüsen, Magen-Darm-Schleimhaut, Haare) angreifen, sind sie mit z.T. schweren Nebenwirkungen behaftet. Die Einteilung erfolgt i.d.R. aufgrund des Wirkmechanismus in ↗Antimetaboliten, Alkylanzien, zytostatisch wirkende ↗Antibiotika, Mitosehemmer. – s.a. Polychemotherapie.

zytotoxisch: zytolytisch, zellvergiftend, -schädigend. – **z. Faktor:** das von aktivierten T-Lymphozyten freigesetzte, auf Zielzellen toxisch wirkende ↗Lymphokin. – **z. Zellen:** immunkompetente Zellen, die ohne Komplement über direkten Kontakt zur Zytolyse bestimmter Zielzellen führen. Es sind dies außer sensibilisierten T-Lymphozyten v.a. K(= **K**iller)-Lymphozyten oder NK-Lymphozyten, Monozyten u. Makrophagen.

Zytotoxizitätstest: in der Transplantations- u. Tumorimmunologie der In-vitro-Nachweis einer zellulären u./oder humoralen Immunreaktion an bestimmten Zielzellen.

Anhang

Quellenverzeichnis der Abbildungen, Schemata und Tabellen

[1] ADAC – Das Lexikon der Gesundheit; München 1996

[3] G. ADLER: Morbus Crohn – Colitis ulcerosa; Berlin 1993

[5] ALLOLIO/SCHULTE: Praktische Endokrinologie; München 1996

[7] Anatomical Atlas of Chinese Acupuncture Points; Jinan, China 1982

[9] TH. AXENFELD/H. PAU: Lehrbuch u. Atlas der Augenheilkunde, 12. Aufl.; Stuttgart 1980

[10] H. BAILEY: Chirurgische Krankenuntersuchung, 6. Aufl.; München 1974 – **[11]** 7. Aufl.; 1983

[13] BARTELS/BARTELS: Physiologie, 2. Aufl.; München 1983 –**[14]** 4. Aufl.; 1991 – **[15]** 5. Aufl.; 1995

[18] G. BAUMANN in Chirurgie der Gegenwart, Bd. 5; München 1978

[21] BECKER/WITTE in Chirurgie der Gegenwart, Bd. 5; München 1978

[22] K. BECKH in Hexal Lexikon Gastroenterologie; München 1995

[23] H. BEGEMANN: Praktische Hämatologie, 8. Aufl.; Stuttgart 1982

[26] A. BENNINGHOFF: Anatomie, Bd. 1, 14. Aufl.; München 1985 – **[27]** Bd. 1, 15. Aufl.; 1994 – **[28]** Bd. 2, 13./14. Aufl.; 1985 – **[29]** Bd. 2, 15. Aufl.; 1994 – **[30]** Bd. 3, 13./14. Aufl.; 1985

[31] BENNINGHOFF/GOERTTLER: Lehrbuch der Anatomie des Menschen, Bd. 1, 10. Aufl.; München 1968 – **[32]** Bd. 2, 12. Aufl.; 1979 – **[33]** Bd. 3, 8. Aufl.; 1967

[37] Berchtold/Hamelmann/Peiper: Arbeitsbuch Chirurgie, Bd. 1; München 1982

[39] BERCHTOLD/HAMELMANN/PEIPER/TRENTZ: Chirurgie, 3. Aufl.; München 1994

[43] BERNBECK/SINIOS: Vorsorgeuntersuchungen des Bewegungsapparates im Kindesalter; München 1975

[45] BIEMER in Therapie d. Gegenw. 11 (1977) 874

[47] R. BIRKNER: Das typische Röntgenbild des Skeletts; München 1977 – **[48]** 3. Aufl.; 1996

[49] BLIEMEISTER/BROLL/BRUCH: Chirurgie; München 1996

[53] BÖCKER/DENK/HEITZ: Pathologie; München 1997

[55] U. BORCHARD: Pharmakologie der b-Rezeptorenblocker; Aesopus Verlag 1983

[59] G. BRANDT in B. BREITNER: Chirurgische Operationslehre, Bd. 4/2; München 1959

[60] BRAUN//FALCO/PLEWIG/WOLFF: Dermatologie u. Venerologie, 3. Aufl.; Berlin 1984 – **[61]** 4. Aufl.; 1996

[63] B. BREITNER: Chirurgische Operationslehre, Bd. IV; J. R. Siewert: Chirurgie des Abdomens 2, 2. Aufl.; München 1989

[65] F. BROSER: Topische u. klinische Diagnostik neurologischer Krankheiten, 2. Aufl.; München 1981

[70] BÜCHNER/GRUNDMANN: Spezielle Pathologie, Bd. 1, 5. Aufl.; München 1975 – **[71]** Bd. 2, 5. Aufl.; 1974

[75] H. BURCHARDI: Akute Notfälle, 2. Aufl.; Stuttgart 1985

[77] CARL/WANNER in Chirurgie der Gegenwart, Bd. 6; München 1978

[79] CHRISTOPHERS/STÄNDER: Praxis der Haut- u. Geschlechtskrankheiten, 4. Aufl.; München 1986

[81] M. CLARA: Das Nervensystem des Menschen, 3. Aufl.; Leipzig 1959

[82] M. CLARA: Entwicklungsgeschichte des Menschen, 6. Aufl.; Leipzig 1966

[83] CLASSEN/DIEHL/KOCHSIEK: Innere Medizin; München 1991 – **[84]** 3. Aufl.; 1994 – **[84a]** 4. Aufl.; 1998

[85] CLASSEN/DIEHL/KOCH/KOCHSIEK/-PONGRATZ/SCRIBA: Differentialdiagnose; München 1998

[88] DAVIDSON/HYDE/SITTMAN: Intensivkurs: Biochemie; München 1996

[89] DAVISON/NEALE: Klinische Psychologie, 3. Aufl.; München 1988

[91] DEETJEN/SPECKMANN: Physiologie; München 1992 – **[92]** 2. Aufl.; 1994

[93] DELBRÜCK/HAUPT: Rehabilitationsmedizin; München 1996

[94] L. DEMLING: Der kranke Magen; München 1970

[96] Deutscher Ärztekalender 1981; München

[105] Döderlein/Mestwerdt/Göltner: Gynäkologie u. Geburtshilfe; München 1973
[106] G. Döring in Klinik der Frauenheilkunde u. Geburtshilfe, Bd. 3; München 1965 – **[107]** Bd. 5; 1983
[111] D. Eberhagen: Klinische Chemie u. Hämatologie, 3. Aufl.; München 1973
[112] Eckert/Häring/Satter/Zwank: Fibrinklebung; München 1986
[114] Feige/Rempen/Würfel/Caffier/Jawny: Frauenheilkunde; München 1997
[115] H. Feneis: Anatomische Bildnomenklatur, 5. Aufl.; Stuttgart 1982
[129] Gauer/Kramer/Jung: Physiologie des Menschen; Bd. 10, 3. Aufl.; München 1980 – **[130]** Bd. 12
[138] Gauer/Kramer/Jung: Physiologie des Menschen; München 1972 – **[138]** Bd. 10, 3. Aufl.; 1980 – **[140]** Bd. 12; 1972
[145] P. Georgi: Infektionskrankheiten für Heilpraktiker; München 1998
[148] Gerok/Blum: Hepatologie, 2. Aufl.; München 1995
[149] Gerok/Hartmann/Pfreundschuh/Philipp/Schuster/Seybrecht (Hrsg.): Klinik der Gegenwart (Handbuch der Medizin im Lose-Blatt-System), 2 Bde.; München
[151] C. Goecke: Arbeitsbuch Gynäkologie; München 1983
[153] C. Goecke: Kleine Gynäkologie; München 1972
[154] Gölz/Mayr/Bauer: HIV u. AIDS, 2. Aufl.; München 1995
[155] K. Golenhofen: Original-Prüfungsfragen mit Kommentar GK1, 3. Aufl.; Weinheim 1985
[156] K. Golenhofen: Physiologie; München 1997
[162] H. E. Grewe: Dringliche Chirurgie beim Säugling u. Kind; Stuttgart 1959
[163] J. Grifka: Naturheilverfahren; München 1995
[166] F. Grosse//Brockhoff: Pathologische Physiologie, 2. Aufl.; Berlin 1969
[168] E. Grundmann: Spezielle Pathologie, 7. Aufl.; München 1986 – **[169]** Farbatlas; 1986
[172] J. Haase: Arbeitsbuch Physiologie, Bd. 3, 2. Aufl.; München 1984
[173] M. H. Haber u.a. (Hrsg.): Farbatlas mikroskopischer Harnanalytik; München 1983 (©1981 American Society of Clinical Pathologists, Inc.)
[176] W. Hadorn: Vom Symptom zur Diagnose, 3. Aufl.; Basel 1965
[183] T.U. Hausamen: Erkrankungen des Verdauungstraktes; München 1984
[185] Heberer/Köle/Tscherne: Chirurgie, 5. Aufl.; 1986
[186] Heberer/Rau/Löhr: Aorta u. große Arterien; Berlin 1966
[188] F. Heckner: Praktikum der mikroskopischen Hämatologie, 6. Aufl.; München 1986 – **[189]** 7. Aufl.; 1991 – **[190]** 9. Aufl.; 1997
[191] E. Heidemann: Therapieschemata: Onkologie u. Hämatologie, 3. Aufl.; München 1996
[192] P. Heinrich: Gefäßchirurgie; München 1976
[193] S. Heldenstedt in Chirurgie der Gegenwart, Bd. 2; München 1974
[197] Hennemann/Voss: Hämatologische Erkrankungen; München 1981
[198] N. Henning: Klinische Laboratoriumsdiagnostik, 3. Aufl.; München 1966
[199] Hepp/Scheidel: Nahtmaterialien u. Nahttechniken in der operativen Gynäkologie; München 1985
[201] P. Hertel (Hrsg.): Traumatologie 3. Schulter u. obere Extremität (Chirurgische Operationslehre, Bd. X), 2. Aufl.; München 1991
[202] Hertle/Pohl: Urologische Therapie; München 1993
[207] Heyll: Definitionen CFS in Med. Klinik 92 (1997) 221–227 (Nr. 4)
[215] Hollender/Lehnert/Wanke: Akute Pankreatitis; München 1983
[216] A. M. Holschneider: Elektromanometrie des Enddarms, 2. Aufl.; München 1983
[217] M. Holzmann: Klinische Elektrokardiographie, 5. Aufl.; Stuttgart 1965
[218] J. H. Holzner: Arbeitsbuch Pathologie, Bd. 1, 3. Aufl.; München 1980 – **[219]** Bd. 1, 4. Aufl.; 1984 – **[220]** Bd. 2, 4. Aufl.; 1985 – **[221]** Bd. 3, 4. Aufl.; 1985
[223] Horstkotte/Loogen: Erworbene Herzklappenfehler; München 1987
[229] L. Jäger: Klinische Immunologie u. Allergologie, Teil I; Stuttgart 1976
[234] Jawetz/Melnick/Adelberg: Medizinische Mikrobiologie, 5. Aufl.; Berlin 1980
[235] J. Jawny: persönliche Mitteilung 1998
[236] Johannsen/Bonck: Integriertes Sicherheitssystem für Arzneimittel aus Plasma in Die gelben Hefte 37 (1997) 161–171
[239] R. Jung in Handbuch der inneren Medizin, Bd. 5/I, 4. Aufl.; Berlin 1953

[240] Jungermann/Möhler: Biochemie; Berlin 1984
[241] H. Junghanns in Klinik der Gegenwart, Bd. 9; München 1982
[242] H. Junghanns: Nomenclatura Columnae Vertebralis; Stuttgart 1977
[247] P. Karlson: Kurzes Lehrbuch der Biochemie, 12. Aufl.; Stuttgart 1984
[248] Karlson/Gerok/Gross: Pathobiochemie, 2. Aufl.; Stuttgart 1982
[249] H. Kasper: Ernährungsmedizin u. Diätetik, 5. Aufl.; München 1985
[250] Kauffmann/Moser/Sauer: Radiologie; München 1996
[252] W.-D. Keidel: Kurzgefaßtes Lehrbuch der Physiologie, 6. Aufl.; Stuttgart 1985
[258] Kirschnick/Wald: Pflegeleitfaden; München 1997
[260] Klemm in Med. Klin. 64 (1969) 870
[262] G. Klima: Schilddrüsen-Sonographie; München 1989
[263] Klinik der Frauenheilkunde u. Geburtshilfe, Band 4: Künzel/Wulf: Schwangerschaft I, 3. Aufl.; München 1992 – [264] Band 6: Künzel/Wulf: Geburt I, 3. Aufl.; 1996 – [265] Band 10 ; H. Schmidt/Matthiesen: Allg. gynäkologische Onkologie, 3. Aufl.; 1991 – [266] Band 12: G. Bastert: Spezielle gynäkologische Onkologie II, 3. Aufl.; 1996
[268] Köhler/Zimmer: Grenzen des Normalen u. Anfänge des Pathologischen im Röntgenbilde der Skelette; Stuttgart 1956
[275] D. Krebs (Hrsg.): Reproduktion. Störungen in der Frühgravidität (Klinik der Frauenheilkunde u. Geburtshilfe, Bd. 3), 2. Aufl.; München 1985
[279] Kremer/Dobrinski: Sonographische Diagnostik, 4. Aufl.; München 1994
[280] Kremling/Lutzeyer/Heintz: Gynäkologische Urologie u. Nephrologie, 2. Aufl.; München 1982
[281] V. Krsti'c: Die Gewebe des Menschen u. der Säugetiere; Berlin 1978
[282] F. Krück: Pathophysiologie, Pathobiochemie. 2. Aufl.; München 1994
[283] Krück/Kaufmann/Bünte/Gladtke/Tölle (Hrsg.): Therapie-Handbuch, 3. Aufl.; München 1989
[284] Krupp/Sweet/Jawetz/Biglieri: Physician's Handbook, 14. Aufl.; Los Altos 1966
[286] Künzel/Wulf in Klinik der Frauenheilkunde u. Geburtshilfe, Bd. 5, 2. Aufl.; München 1986
[287] Künzel/Wulf: Frühgeburt; München 1997
[295] Landthaler/Tilgen/Braun//Falco: Malignes Melanom in: Therapie-Handbuch (Stand Mai 1994); München 1994
[298] R. Lanz in Chirurgie der Gegenwart, Bd. 4a; München 1976
[305] Leiber/Olbert: Die klinischen Eponyme; München 1968
[306] Leiber/Olbrich: Die klinischen Syndrome, 5. Aufl.; München 1972 – [307] 6. Aufl.; 1981
[308] Leiber: Die klinischen Syndrome, Hrsg. von Adler/Burg/Kunze/Pongratz/Schinzel/ Spranger, 8. Aufl.; München 1996
[312] Lexikon Angiologie/Kardiologie; München 1992
[314] K. Lindner: Lehrbuch der Augenheilkunde; München 1952
[315] H. Lippert: Anatomie, 4. Aufl.; München 1983
[316] H. Lippert: Lehrbuch der Anatomie, 2. Aufl.; München 1990
[317] H. Lippert: SI-Einheiten in der Medizin, 2. Aufl.; München 1978
[320] V. v. Loewenich: Das gesunde u. das kranke Neugeborene. In: Käser/Friedberg/Ober/Thomsen/Zander (Hrsg.): Gynäkologie u. Geburtshilfe, Band II/2, Schwangerschaft u. Geburt; Stuttgart 1981
[321] Lohmann/Schubert/Schubert: Symptome u. Diagnostik innerer Krankheiten, 3. Aufl.; München 1984
[322] K. Lüders in Med. Klin. Prax. 78 (1983) 706
[337] G. Mehrle: Augenheilkunde für Krankenpflegeberufe, 5. Aufl.; München 1991
[345] W. Mestwerdt in Klinik der Frauenheilkunde u. Geburtshilfe, Bd. 8, 2. Aufl.; München 1988
[346] O. Metz in Kinderärztl. Praxis 53 (1985) 259
[349] Mischo/Kelling/Zeidler: Innere Medizin u. Krankenpflege; München 1989
[351] MSD-Manual der Diagnostik u. Therapie, 5. Aufl.; München 1993
[352] S. Müller: Hexal Memomed; München 1998
[357] H. Müller/Vahl u. H. Schliack in Dt. Ärztebl. 82 (1985) 2630
[362] E. Mutschler: Arzneimittelwirkungen, 7. Aufl.; Stuttgart 1996
[364] Nasemann/Sauerbrey: Lehrbuch der Hautkrankheiten u. venerischen Infektionen, 4. Aufl.; Berlin 1981

[365] K. Neubert in Z. Anat. 114 (1950)
[371] P. Ostendorf (Hrsg.): Hämatologie (Innere Medizin der Gegenwart, Bd. 8); München 1990
[372] Ostendorf/Seeber: Hämatologie – Onkologie; München 1997
[373] Ostler/Dawson/Okumoto: Color Atlas of Infectious and Inflammatory Diseases of the External Eye; München 1987
[380] F. PETERS: Gutartige Erkrankungen der Brust; München 1992
[385] Pitzen/Rössler: Kurzgefaßtes Lehrbuch der Orthopädie, 15. Aufl.; München 1984 – **[386]** 16. Aufl.; 1989
[389] Werkfoto Fa. Produkte für Medizin GmbH, Köln
[391] G. Rassner: Atlas der Dermatologie u. Venerologie, 2. Aufl.; München 1983
[392] G. Rassner: Dermatologie. Lehrbuch u. Atlas, 5. Aufl.; München 1997
[393] Rassner/Steinert: Dermatologie. Lehrbuch u. Atlas, 4. Aufl.; München 1992
[394] nach Reichart/Jamieson: Heart and heart lung transplantation – orthotopic and heterotopic techniques; Percha 1990
[407] J. Ring: Angewandte Allergologie, 2. Aufl.; München 1992
[408] Rössler/Rüther: Orthopädie, 17. Aufl.; München 1997
[411] nach P. Safar: Wiederbelebung-Herz-Lunge-Gehirn; Stuttgart 1984
[412] R. Sauer: Strahlentherapie u. Onkologie für Technische Assistenten in der Medizin, 2. Aufl.; München 1993 – **[413]** 3. Aufl.; 1997
[414] Sauer/Wilmanns: Internistische Therapie maligner Erkrankungen; 2. Aufl.; 1985 – **[415]** 3. Aufl.; München 1991
[416] Sautter/Straub/Turss/Rossmann: Atlas des Augenhintergrundes, 3. Aufl.; München 1984
[418] R. Schandry: Psychophysiologie; München 1981
[422] W. Scheid: Lehrbuch der Neurologie, 5. Aufl.; Stuttgart 1983
[428] Schiller/Cockel/Hunt: Farbatlas der gastrointestinalen Endoskopie; München 1987
[431] M. Schirmer: Einführung in die Neurochirurgie, 6. Aufl.; München 1984 – **[432]** 7. Aufl.; 1989
[433] M. Schirmer: Neurochirurgie, 8. Aufl.; München 1994
[435] E. u. F.W. Schmidt: Grundfragen der Enzymdiagnostik; Mannheim 1970
[436] H. Schmidt/Matthiesen (Hrsg.): Allgemeine gynäkologische Onkologie (Klinik der Frauenheilkunde u. Geburtshilfe, Bd. 10), 3. Aufl.; München 1991
[437] H. Schmidt/Matthiesen (Hrsg.): Spezielle gynäkologische Onkologie I (Klinik der Frauenheilkunde u. Geburtshilfe, Bd. 11), 3. Aufl.; 1991
[438] Schmidt/Matthiesen/Bastert: Gynäkologische Onkologie, 5. Aufl.; Stuttgart 1995
[439] Schmidt/Thews: Physiologie des Menschen, 22. Aufl.; Berlin 1985
[440] J. Schmidtke in Med. Klin. 71 (1976) 1351
[441] Schnitzlein/Murtagh: Imaging Anatomy of the Head and Spine, 2. Aufl.; München 1990
[443] Schröder/Oppermann: Pädiatrische Sonographie; München 1997
[444] K.H. Schütte: Biologie der Spurenelemente; München 1965
[446] Schütz/Caspers/Speckmann: Physiologie, 16. Aufl.; München 1982
[447] Schütz/Rothschuh: Bau u. Funktionen des menschlichen Körpers, 17. Aufl.; München 1982
[455] H. P. R. Seeliger: Taschenbuch der medizinischen Bakteriologie; München 1978
[456] Seeliger/Schröter: Medizinische Mikrobiologie, 2. Aufl.; München 1990
[457] P. Sefrin: Notfalltherapie im Rettungsdienst, 3. Aufl.; München 1985
[466] C.-S. So: Der Herzinfarkt im Elektrokardiogramm; München 1972
[468] J. Sobotta: Atlas der Anatomie des Menschen, Bd. 1, 18. Aufl.; München 1982 – **[469]** Bd. 2, 18. Aufl.; 1982 – **[470]** Bd. 2, 19. Aufl.; 1988
[471] Sobotta/Becher: Atlas der Anatomie des Menschen, Bd. 2, 16. Aufl.; München 1965
[472] Sobotta/Hammersen: Histologie, 3. Aufl.; München 1985
[473] Sobotta: Histologie, Hrsg. von U. Welsch, 5. Aufl.; München 1997
[475] Speckmann/Wittkowski: Bau u. Funktionen des menschlichen Körpers, 18. Aufl.; München 1994

[483] STINGL/BSTEH: Frauenheilkunde u. Geburtshilfe, 5. Aufl.; München 1980

[486] C. STRUVE: Sonographie des Abdomens, 5. Aufl.; München 1994

[487] G. STÜTTGEN: Die normale u. pathologische Physiologie der Haut; Stuttgart 1965

[488] SZAKAL/GIERINGER/KOSCO/TEW: Isolated dendritic cells: cytochemical antigen localization. Nomarski, SEM, and TEM morphology in J. Immunol. 134 (1985) 1349–1359

[490] Therapie-Handbuch, Hrsg. von Domschke/Hohenberger/Meinertz/Reinhardt/Tölle/Wilmanns, 4., fortlaufend aktualisierte Aufl.; München

[491] L. THOMAS: Eiweiß-Elektrophorese; München 1981

[492] G. TÖNDURY: Angewandte u. topographische Anatomie, 3. Aufl.; Stuttgart 1965

[493] TH. V. UEXKÜLL: Lehrbuch der Psychosomatischen Medizin, 5. Aufl.; München 1996

[494] UHLICH/BUCHBORN in Klinik der Gegenwart, Bd. 10; München 1974

[495] K.-O. VORLAENDER: Immunologie; Stuttgart 1980 – **[496]** 2. Aufl.; 1983

[497] K.-O. VORLAENDER: Praxis der Immunologie; Stuttgart 1976

[498] VOSBERG in Dtsch. Med. Wschr. 107 (1982) 5

[499] VOSSSCHULTE/KÜMMERLE/PEIPER/WELLER: Lehrbuch der Chirurgie, 7. Aufl.; Stuttgart 1982

[500] G. WANGERIN: Notfälle in der Zahnmedizin, Wandtafel; München 1991

[507] WHEATER/BURKITT/DANIELS: Funktionelle Histologie; München 1979 – **[508]** 2. Aufl.; 1987

[509] L. WICKE: Atlas der Röntgenanatomie, 3. Aufl.; München 1985

[510] L. WICKE: Röntgen-Anatomie, 5. Aufl.; München 1995

[511] G.H. WILLITAL: Definitive chirurgische Erstversorgung, 4. Aufl.; München 1982

[512] WIRTZFELD/BAEDEKER: Rhythmusstörungen des Herzens, 2. Aufl.; München 1976

[513] F. WOITINAS: Blutungs- u. Thrombosekrankheiten; München 1983

[516] WOLFF/WEIHRAUCH: Internistische Therapie 1996/1997, 11. Aufl.; München 1996

[518] ZANDER/BALTZER: Erkrankungen der Vulva; München 1986

[520] ZEECK/SCHRÖDER/KRONE: Arbeitsbuch Chemie, Bd. 2, 2. Aufl.; München 1983

[522] R. X. ZITTEL: Differentialdiagnose chirurgischer Erkrankungen; München 1968

Zusammenstellung häufig gebrauchter Präfixe (Vorsilben, Vorsatzwörter) latein. (l) u. griech. (g) Ursprungs

a.-	l =	weg (→ ab)
	g =	Alpha privativum (Verneinung)
ab-	l =	von, ab-, weg-
abs-	l =	assimiliertes ab-
acc-	l =	assimiliertes ad-
ad-	l =	zu, nach, bis (zu)
aff-	l =	assimiliertes ad-
ag-	l =	assimiliertes ad-
akantho-	g =	spitz
akro-	g =	an den Enden
aktino-	g =	strahlig, Strahlen-
allo-	g =	(körper)fremd artgleich: aus unbelebtem Stoff
ambi-	l =	beid- (→ amphi-)
amblyo-	g =	stumpf, schwach
amphi-	g =	beid (→ ambi-), ringsum
an-	g =	Alpha privativum (→ a-)
ana-	g =	hinauf-
andro-	g =	männlich
aniso-	g =	ungleich
ankylo-	g =	gekrümmt
ante-	l =	vor (→ pro-)
anti-	g =	gegen (→ contra-)
ap-	l =	assimiliertes ad-
ar-	l =	assimiliertes ad-
argyro-	g =	Silber...
as-	l =	assimiliertes ad-
auto-	g =	selbst. eigen
bary-	g =	schwer
bathy-	g =	tief
bio-	g =	Lebens-
brachy-	g =	kurz
brady-	g =	langsam
chloro-	g =	(blaß)grünlich
chromo-	g =	farbig, Farb-
circa-	l =	um- (zeitlich)
circum-	l =	(rings)herum (peri-, amphi-)
cis-	l =	diesseitig
col-, com-, con-	l =	assimiliertes com = cum (sym-)
contra-	l =	gegen(über) (→ anti-)
de-	l =	von...weg, herab-
des-	l =	de vor Vokalen
di-	g =	de vor Vokalen
dia-	g =	durch-, zwischen- (→ trans)
dis-	l =	auseinander, entzwei
	g =	zweimal, doppelt
dolicho-	g =	schmal
dys	g =	miß-, un-, schwierig
e-	l =	aus (→ ex)
eff-	l =	assimiliertes ex
ek(to)-	g =	draußen (→ extra-)
em-, en-	g =	hinein, innen (→ in-, intra-)
enantio-	g =	spiegelbildlich
en(do)-, en(to)-	g =	innerhalb, binnen (→ intra-, in-)
eph-, epi-	g =	darauf, über...hin (→ super-, supra-)
eu-	g =	gut
ex-	l =	aus, heraus
exo-, extra-	g =, l	außen, außerhalb
glyko-	g =	süß
gynaeko-	g =	weiblich, beim Weibe
haph-	g =	Greifen, Berührung
haplo-	g =	einfach
helio-	g =	Sonnen-
hemi-	g =	halb (→ semi-)
hetero-	g =	verschieden; vgl. xeno-
hidro-	g =	Schweiß-
hoio-	g =	ganz
homoio-	g =	ähnlich, gleichartig
hygro-	g =	feucht, Flüssigkeits-

hyper-	g =	über(mäßig), Überfluß (→ super-)
hypno-	g =	Schlaf-
hypselo-	g =	hoch hinauf
iatro-	g =	ärztlich
idio-	g =	eigen(tümlich)
im-, in-	l =	innen-, hinein- (→ endo); sog. in privativum (→ an-)
infra-	l =	unter(halb); (→ sub-, hypo-)
inter-	l =	zwischen (→ dia-)
intra-	l =	innerhalb (→ endo-)
intro-	l =	hinein (→ em-, en-)
iso-	g =	gleich(artig), Zwillings-
juxta-	l =	nahe...bei, neben (→ para-)
kako-	g =	häßlich
kalo-	g =	schön
kata-	g =	hinab (→ de-)
kerato-	g =	Horn-
koilo-	g =	hohl
kryo-	g =	Kälte-, Frost-
krypto-	g =	verbogen
leio-	g =	glatt
lepto-	g =	dünn
leuko-	g =	weiß
lipo-	g =	Fett-
litho-	g =	Stein-
makro-	g =	groß
mega(lo)-	g =	groß
meio-	g =	kleiner, weniger
melano-	g =	schwarz
meso-	g =	mitten
meta-	g =	danach (→ post-) auf „ortho" folgend
mikro-	g =	klein
mono-	g =	einzeln, allein
myo-	g =	Muskel-
myxo-	g =	Schleim-
neo-	g =	neu
nulli-	l =	kein
ob-	l =	gegen (...hin), nach... hin
oc-, of-, op-	=	assimiliertes ob-
oligo-	g =	wenig, selten, gering
onko-	g =	Geschwulst-; Haken (uncus)
opto-		Seh-, Gesichts-
ortho-	g =	richtig, gerade
oxy-	g =	scharf, spitz
opistho-	g =	rückwärts (→ retro-)
pachy-	g =	dick
palaeo-	g =	alt
para-	g =	neben, entlang; auf „meta" folgend, „ortho" gegenüber
pel-	l =	assimiliertes per-
penta-	g =	fünf
per-	l =	durch, hindurch; übermäßig (→ dia-; hyper-)
peri-	g =	(her)um (→ circum-)
phaeo-	g =	braun
physo-	g =	Luft-
phyto-	g =	Pflanzen
plagio-	g =	schief
platy-	g =	flach, platt
pleio-	g =	mehr
plesio-	g =	nahe
pneum-	g =	Atem-, Luft-
poikilo-	g =	mannigfaltig, bunt
polio-	g =	grau
pollakis-	g =	oft
poly-	g =	viel
post-	l =	hinter-, nachher (→ meta-)
prae-	l =	vor (→ pro-)
praeter	l =	außer-, entgegen
pro-	g =	vor (räumlich, zeitlich; → prae-)
	l =	für
pros-	g =	hinzu (→ ad-)
proso-	g =	vorwärts
prot(o)-	g =	vorderster, erster, wichtigster
pseudo-	g =	falsch, scheinbar
psychro-	g =	Kälte-
ptyalo-	g =	Speichel
pyo-	g =	Eiter-
re-	l =	zurück, wieder-
retro-	l =	zurück-, hinter (→ opistho-)
rhodo	g =	rot
sapro-	g =	faulig
Schizo-	g =	Spalt-

se-	l = ab-, auseinander- (→ dia-)
semi-	l = halb
sesqui-	l = anderthalbfach
sklero-	g = hart
steato-	g = Fett- (→ lipo-)
steno-	g = eng, schmal
stheno-	g = kräftig
sub-	l = minder-, unter (→ hypo-)
super-	l = über(mäßig) (→ hyper)
supra-	l = oberhalb
sym-, syn-	g = mit (→ con-)

tele-	g = fern
tetra-	g = vier
thermo-	g = Wärme-
thymo-	g = Seelen-, Gemüts-
trit-	g = dritt-
xantho-	g = gelb
xeno-	g = fremd, artfremd
xero-	g = trocken
zyano-	g = bläulich
zymo-	g = Ferment-
zyto-	g = Zell-

Inkubationszeiten

Adenoviren-Infektionen	7–11 Tg
AIDS s. HIV-Infektion	
Alastrim s. Variola	
Amoebiasis (Amöbenruhr)	1–3 Wo
Anthrax s. Milzbrand	
Aspergillose	verschieden, abhängig von äußeren Faktoren
Balantidiasis	unsicher
Bang* Krankheit	5–30 Tg; evtl. Monate
Bartonellose	15–40 Tg
Bazillenruhr s. Dysenterie	
Blastomykose, Nordamerik.	1–4 Wo
Brucellosis s. Bang* Krankheit	
Botulismus	6–72 Std (max. 14 Tg)
Candidosis	2 Tg (nach Überschreiten d. Toleranzgrenze)
Chagas* Krankheit	5–14 Tg
Cholera asiatica	Stunden–5 Tg
Choriomeningitis lymphocytaria	5–10 Tg
Coxsackie-Viren-Infektionen	2–14 Tg
Dengue-Fieber	2–8 Tg
Dermatophytien	3–16 Tg
Diphtherie	2–5 Tg
Donovanosis s. Granuloma venereum	
Dysenterie	1–7 Tg
Dyspepsie-Coli-Enteritis	3–12 Tg
Einschlußkörperchenkonjunktivitis beim Neugeborenen/Erwachsenen	5–10 Tg 7–19 Tg
Encephalitis epidemica	2–10 Tg
Erysipeloid s. Rotlauf	
Erythema infectiosum	7–14 Tg
Exanthema subitum	3–17 Tg
Fleckfieber, klassisches	10–14 Tg
Fleckfieber, murines	6–14 Tg
Fleckfieber, Felsengebirgsfieber	3–12 Tg
Frambösie	einige Wo
Fünftagefieber s. Wolhyn. Fieber	
Gelbfieber	3–6 Tg
Gilchrist* Krankheit s. Blastomykose, Nordamerik.	
Gonorrhö	2–5 Tg
Granuloma venereum (im Amerikanischen G. inguinale)	7–28 Tg
Hepatitis infectiosa	2–6 Wo
Serumhepatitis	4–25 Wo
Herpangina	2–6 Tg
Histoplasmose	5–10 Tg
HIV-Infektion	2–6 Wo
Influenza	wenige Std. –3 Tg
Kala-Azar	wenige Wo–Monate
Katzenkratzkrankheit:	
bis Primäraffekt	3–20 Tg
bis Lymphadenitis	weitere 10–30 Tg
Keuchhusten	7–21 Tg
Kokzidioidomykose	wenige Tg–3 Wo
Kokzidiose	6–10 Tg
Lambliasis	6–15 Tg
Leishmaniasis s. Kala-Azar	
Leishmaniasis, kutane	14–21 Tg (evtl. Monate)
Lepra	Monate–Jahre
Leptospirosen (s.a. Weil* Krankheit)	2–30 Tg
Lymphopathia venerea	7–35 Tg
Malaria	
M. quartana (Malariae-Malaria)	15–30 Tg
M. tertiana (Vivax-Malaria)	8–27 Tg; evtl. Monate
M. tropica (Falciparum-Malaria)	8–25 Tg
Ovale-Malaria	4–15 Tg
Masern	7–14 Tg
Maul- u. Klauenseuche	3–6 Tg
Meningitis epidemica (s.a. Choriomeningitis)	1–4 Tg

Milzbrand	2–5 Tg
Mononukleose, infektiöse	7–21 Tg; bis 7 Wo
Mumps	12–25 Tg
Mykoplasma-Pneumonie	12–14, evtl. 21 Tg
Ornithose	7–14 Tg
Pappataci-Fieber	3–6 Tg
Parainfluenza (typenverschieden)	1–5 Tg
Paratrachom s. Einschlußkörperchenkonjunktivitis	
Paratyphus	1–10 Tg
Parotitis epidemica s. Mumps	
Pertussis s. Keuchhusten	
Pfeiffer* Drüsenfieber s. Mononukleose	
Pest	3–5 (evtl. 10) Tg
Pferdeenzephalomyelitis (WEE)	5–10 Tg
Pocken s. Variola	
Poliomyelitis acuta ant.	7–14 Tg
Psittakose	7–14 Tg
Q-Fieber (Coxiellosis)	14–21 Tg
Rabies s. Tollwut	
Rattenbißkrankheit:	
Sodoku	2–12 Tg; evtl. Wochen
Haverhill-Fieber (Streptobacillus moniliformis)	1–22 Tg
Reiter* Krankheit	6–10 Tg; evtl. länger
Rifttalfieber	5–6 Tg
Röteln	14–21 Tg
Roseola infantum s. Exanthema subitum	
Rotlauf	1–5 Tg
Rotz	4–8 Tg
Rückfallfieber	5–7 Tg
Ruhr s. Dysenterie, Amoebiasis	
Scharlach	2–5 Tg
Schlafkrankheit	14–21 Tg
Sodoku s. Rattenbißkrankheit	
Sporotrichose	1 Wo u. länger
Synzytialviren-Infektion, respirator. (Schnupfen bzw. Bronchiolitis)	5 Tg
Syphilis	14–28 Tg
Tetanus	2–50 u. mehr (meist 5–10) Tg
Tollwut	10–60 Tg; max. 2 J
Toxoplasmose	3 Tg (oft aber primäre Latenz)
Trachom	5–7 Tg (bei künstl. Infektion)
Trichomoniasis	4–7, max. 50 Tg
Trypanosomiasis s. Schlaf-, Chagas* Krankheit	
Tsutsugamushi-Fieber	6–21 Tg
Typhus abdominalis	7–14 Tg
Ulcus molle	1–2 Tg
Variola, Variola vera (Pocken)	8–18 Tg
Variola minor (Alastrim)	14–15 Tg
Varizellen	14–21 Tg
Virusgrippe s. Influenza	
Viruspneumonie	1–5 Tg
Virusschnupfen	1–4 Tg
Weil* Krankheit	2–20 Tg
Windpocken s. Varizellen	
Wundstarrkrampf s. Tetanus	
Zeckenbißfieber	
Indisch-Afrikan.	5–7 Tg
Nordasiat.	2–7 Tg

Tg = Tage; Wo = Wochen; Mo = Monate; J = Jahre

Meldepflichtige Krankheiten

die in der Bundesrepublik Deutschland gemäß Bundesseuchengesetz der Gesundheitsbehörde anzuzeigenden übertragbaren Krankheiten.

I. Zu melden ist der Krankheitsverdacht, die Erkrankung sowie der Tod an:

1. Botulismus
2. Cholera
3. Creutzfeld*-Jakob* Krankheit
4. Enteritis infectiosa:
   a) Salmonellose
   b) übrige Formen einschließlich mikrobiell bedingter Lebensmittelvergiftung
5. Fleckfieber
6. Lepra
7. Milzbrand
8. Ornithose
9. Paratyphus A, B u. C
10. Pest
11. Pocken
12. Poliomyelitis
13. Rückfallfieber
14. Shigellenruhr
15. Tollwut
16. Tularämie
17. Typhus abdominalis
18. virusbed. hämorrhagischem Fieber

II. Zu melden ist die Erkrankung sowie der Tod an:

1. angeborener
   a) Listeriose
   b) Lues
   c) Toxoplasmose
   d) Zytomegalie sowie
   e) Rötelnembryopathie
2. Brucellose
3. Diphtherie
4. Gelbfieber
5. Leptospirose
   a) Weil* Krankheit
   b) übrige Formen
6. Malaria
7. Meningitis/Enzephalitis:
   a) Meningokokken-Meningitis
   b) andere bakterielle Meningitiden
   c) Virus-Meningoenzephalitis
   d) übrige Formen
8. Q-Fieber
9. Rotz
10. Trachom
11. Trichinose
12. Tuberkulose, aktive Form
   a) der Atmungsorgane
   b) der übrigen Organe
13. Virushepatitis (Hepatitis A, Hepatitis B, nicht bestimmbare u. übrige Formen)
14. anaerober Wundinfektion:
   a) Gasbrand/Gasödem
   b) Tetanus

III. Zu melden ist der Tod an:

1. Influenza (Virusgrippe)
2. Keuchhusten
3. Masern
4. Puerperalsepsis
5. Scharlach

IV. Zu melden ist jeder Ausscheider von

1. Choleravibrionen
2. Salmonellen
   a) S. typhi
   b) S. paratyphi A, B u. C
   c) übrige
3. Shigellen

In Bayern besteht seit dem 21. 3. 1966 eine Meldepflicht für enterohämorrhagische Escherichia – coli – Ausscheider (EHEC).

V. Zu melden ist die Verletzung eines Menschen durch ein tollwutkrankes oder -verdächtiges Tier sowie die Berührung eines solchen Tieres oder Tierkörpers.

Seit dem 1. Januar 1990 sind dem Bundesgesundheitsamt alle Erkrankungsfälle zu melden, die auf „akute oder chronische Einwirkungen gefährlicher Stoffe oder Zubereitungen zurückgehen, oder bei denen ein solcher Zusammenhang vermutet wird".

Zur Meldung sind verpflichtet

1) der behandelnde oder sonst hinzugezogene Arzt bzw. – Abs. V betreffend – auch der Tierarzt

2) jede sonstige mit der Behandlung oder der Pflege des Betroffenen berufsmäßig beschäftigte Person

3) die zugezogene Hebamme

4) auf Seeschiffen der Kapitän

5) die Leiter von Pflege-, Justizvollzugsanstalten, Lagern, Sammelunterkünften u. ähnl. Einrichtungen

Berufskrankheiten-Verordnung

Nr.	Berufskrankheiten
1	**durch chemische Einwirkungen verursachte Krankheiten**
11	Metalle u. Metalloide:
1101	Erkrn. durch Blei(-Verbindungen)
1102	Erkrn. durch Quecksilber(-Verbindungen)
1103	Erkrn. durch Chrom(-Verbindungen)
1104	Erkrn. durch Cadmium(-Verbindungen)
1105	Erkrn. durch Mangan(-Verbindungen)
1106	Erkrn. durch Thallium(-Verbindungen)
1107	Erkrn. durch Vanadium(-Verbindungen)
1108	Erkrn. durch Arsen(-Verbindungen)
1109	Erkrn. durch Phosphor(-Verbindungen)
1110	Erkrn. durch Beryllium(-Verbindungen)
12	Erstickungsgase:
1201	Erkrn. durch Kohlenmonoxid
1202	Erkrn. durch Schwefelwasserstoff
13	Lösemittel, Schädlingsbekämpfungsmittel (Pestizide) u. sonstige chemische Stoffe:
Nr.	**Berufskrankheiten**
1301	Schleimhautveränderungen, Krebs oder andere Neubildungen der Harnwege durch aromatische Amine
1302	Erkrn. durch Halogenkohlenwasserstoffe
1303	Erkrn. durch Benzol oder seine Homologe
1304	Erkrn. durch Nitro- oder Aminoverbindungen des Benzols oder seiner Homologe oder ihrer Abkömmlinge
1305	Erkrn. durch Schwefelkohlenstoff
1306	Erkrn. durch Methylalkohol (Methanol)
1307	Erkrn. durch organische Phosphorverbindungen
1308	Erkrn. durch Fluor(-Verbindungen)
1309	Erkrn. durch Salpetersäureester
1310	Erkrn. durch halogenierte Alkyl-, Aryl- oder Alkylaryloxide
1311	Erkrn. durch halogenierte Alkyl-, Aryl- oder Alkylarylsulfide
1312	Erkrn. der Zähne durch Säuren
1313	Hornhautschädigungen des Auges durch Benzochinon
2	**durch physikalische Einwirkungen verursachte Krankheiten**
21	mechanische Einwirkungen:
2101	Erkrn. der Sehnenscheiden oder des Sehnengleitgewebes sowie der Sehnen- oder Muskelansätze, die zur Unterlassung aller Tätigkeiten gezwungen haben, die für die Entstehung, die Verschlimmerung oder das Wiederaufleben der Krankheit ursächlich waren oder sein können
2102	Meniskusschäden nach mindestens dreijähriger regelmäßiger Tätigkeit unter Tage
2103	Erkrn. durch Erschütterung bei Arbeit mit Druckluftwerkzeugen oder gleichartig wirkenden Werkzeugen oder Maschinen
2104	vibrationsbedingte Durchblutungsstörungen an den Händen, die zur Unterlassung aller Tätigkeiten gezwungen haben, die für die Entstehung, die Verschlimmerung oder das Wiederaufleben der Krankheit ursächlich waren oder sein können
2105	chronische Erkrn. der Schleimbeutel durch ständigen Druck
2106	Drucklähmungen der Nerven
2107	Abrißbrüche der Wirbelfortsätze
2108	bandscheibenbedingte Erkrankungen der Lendenwirbelsäule durch langjähriges Heben oder Tragen schwerer Lasten oder durch langjährige Tätigkeiten in extremer Rumpfbeugehaltung, die zur Unterlassung aller Tätigkeiten gezwungen haben, die für die Entstehung, die Verschlimmerung oder das Wiederaufleben der Krankheit ursächlich waren oder sein können
2109	bandscheibenbedingte Erkrankungen der Halswirbelsäule durch langjähriges Tragen schwerer Lasten auf der Schulter, die zur Unterlassung aller Tätigkeiten gezwungen haben, die für die Entstehung, die Verschlimmerung oder das Wiederaufleben der Krankheit ursächlich waren oder sein können
2110	bandscheibenbedingte Erkrankungen der Lendenwirbelsäule durch langjährige, vorwiegend vertikale Einwirkung von Ganzkörperschwingungen im Sitzen, die zur Unterlassung aller Tätigkeiten gezwungen haben, die für die Entstehung, die Verschlimmerung oder das Wiederaufleben der Krankheit ursächlich waren oder sein können
2111	erhöhte Zahnabrasionen durch mehrjährige quarzstaubbelastende Tätigkeit
22	Druckluft:

Nr.	Berufskrankheiten
2201	Erkrn. durch Arbeit in Druckluft
23	Lärm:
2301	Lärmschwerhörigkeit
24	Strahlen:
2401	Grauer Star durch Wärmestrahlung
2402	Erkrn. durch ionisierende Strahlen
3	**durch Infektionserreger oder Parasiten verursachte Krankheiten sowie Tropenkrankheiten**
3101	Infektionskrankheiten, wenn der Versicherte im Gesundheitsdienst, in der Wohlfahrtspflege oder in einem Laboratorium tätig oder durch eine andere Tätigkeit der Infektionsgefahr in ähnlichem Maße besonders ausgesetzt war
3102	von Tieren auf Menschen übertragbare Krankheiten
3103	Wurmkrankheit der Bergleute, verursacht durch Ankylostoma duodenale oder Strongyloides stercoralis
3104	Tropenkrankheiten, Fleckfieber
4	**Erkrankungen der Atemwege u. der Lungen, des Rippenfells u. Bauchfells**
41	Erkrankungen durch anorganische Stäube:
4101	Quarzstaublungenerkrankung (Silikose)
4102	Quarzstaublungenerkrankung in Verbindung mit aktiver Lungentuberkulose (Siliko-Tuberkulose)
4103	Asbeststaublungenerkrankung (Asbestose) oder durch Asbeststaub verursachte Erkrankung der Pleura
4104	Lungenkrebs – in Verbindung mit Asbeststaublungenerkrankung (Asbestose), – in Verbindung mit durch Asbeststaub verursachter Erkrankung der Pleura oder – bei Nachweis der Einwirkung einer kumulativen Asbestfaserstaub-Dosis am Arbeitsplatz von mindestens 25 Faserjahren (25×10^6 [(Fasern/m^3) × Jahre])
4105	durch Asbest verursachtes Mesotheliom des Rippenfells, des Bauchfells oder des Perikards
4106	Erkrankungen der tieferen Atemwege u. der Lungen durch Aluminium oder seine Verbindungen
4107	Erkrankungen an Lungenfibrose durch Metallstäube bei der Herstellung oder Verarbeitung von Hartmetallen
4108	Erkrankungen der tieferen Atemwege u. der Lungen durch Thomasmehl (Thomasphosphat)
4109	bösartige Neubildungen der Atemwege u. der Lungen durch Nickel oder seine Verbindungen
4110	bösartige Neubildungen der Atemwege u. der Lungen durch Kokereirohgase
42	Erkrankungen durch organische Stäube:
4201	exogen-allergische Alveolitis
4202	Erkrankungen der tieferen Atemwege u. der Lungen durch Rohbaumwoll-, Rohflachs- oder Rohhanfstaub (Byssinose)
4203	Adenokarzinome der Nasenhaupt- u. Nasennebenhöhlen durch Stäube von Eichen- oder Buchenholz
43	obstruktive Atemwegserkrankungen:
4301	durch allergisierende Stoffe verursachte obstruktive Atemwegserkrankungen (einschließlich Rhinopathie), die zur Unterlassung aller Tätigkeiten gezwungen haben, die für die Entstehung, die Verschlimmerung oder das Wiederaufleben der Krankheit ursächlich waren oder sein können
4302	durch chemisch-irritativ oder toxisch wirkende Stoffe verursachte obstruktive Atemwegserkrankungen, die zur Unterlassung aller Tätigkeiten gezwungen haben, die für die Entstehung, die Verschlimmerung oder das Wiederaufleben der Krankheit ursächlich waren oder sein können
5	**Hautkrankheiten**
5101	schwere oder wiederholt rückfällige Hauterkrankungen, die zur Unterlassung aller Tätigkeiten gezwungen haben, die für die Entstehung, die Verschlimmerung oder das Wiederaufleben der Krankheit ursächlich waren oder sein können
5102	Hautkrebs oder zur Krebsbildung neigende Hautveränderungen durch Ruß, Rohparaffin, Teer, Anthrazen, Pech oder ähnliche Stoffe
6	**Krankheiten sonstiger Ursache**
6101	Augenzittern der Bergleute

Erläuterungen zu 1101–1110, 1201 u. 1202, 1303–1309:
Ausgenommen sind Hauterkrankungen. Diese gelten als Krankheiten im Sinne dieser Anlage nur insoweit, als sie Erscheinungen einer Allgemeinerkrankung sind, die durch Aufnahme der schädigenden Stoffe in den Körper verursacht werden, oder gemäß Nummer 5101 zu entschädigen sind.

Notfälle

Lebensrettende Maßnahmen

Ein Notfall liegt vor bei **schwerer Verletzung, akutem, lebensbedrohlichem Erkrankungszustand** oder bei **Vergiftung.** Ohne sofortige Hilfeleistung sind erhebliche gesundheitliche Schäden oder der Tod des Patienten zu befürchten.

1. Beurteilung

Erst überlegen, dann handeln!

Fragen: Um welche Art Notfall handelt es sich?

- Schwere Verletzung (z.B. nach Verkehrsunfall)?
- Akuter lebensbedrohlicher Erkrankungszustand?
- Vergiftung?
- Herz-Kreislauf-Stillstand?

2. Sofortmaßnahmen

a) Absicherung

(Hilfsperson)

- Bei **Verkehrsunfall** *sofort* **Absicherung der Unfallstelle** nach den entsprechenden Vorschriften: Warndreieck! Ohne Absicherung besteht die Gefahr der Massenkarambolage!
- Bei allen anderen Notfällen Beseitigung von Umständen, die eine Hilfeleistung gefährden oder verhindern!

b) Notruf

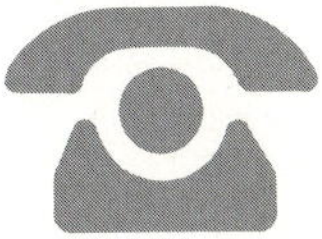

Genaue Angaben:

- Eine Hilfsperson verständigt den Notarzt.
- **Wo** ist es passiert? (Straße, Hausnummer, Stockwerk, Name des Mieters, evtl. örtliche Besonderheiten)
- **Was** ist passiert? (Anzahl der Verletzten!)
- **Wie** ist der Zustand des/der Patienten? (z. B. bewußtlos, möglicher Kreislaufstillstand, Vergiftung)
- **Wer** ist der Melder? (Telefonnummer für Rückfragen des Rettungsdienstes angeben!)

3. Lebensrettende Maßnahmen

a) Bergung

Der Patient muß so schonend wie möglich in eine Position gebracht werden, die lebensrettende Maßnahmen erlaubt!

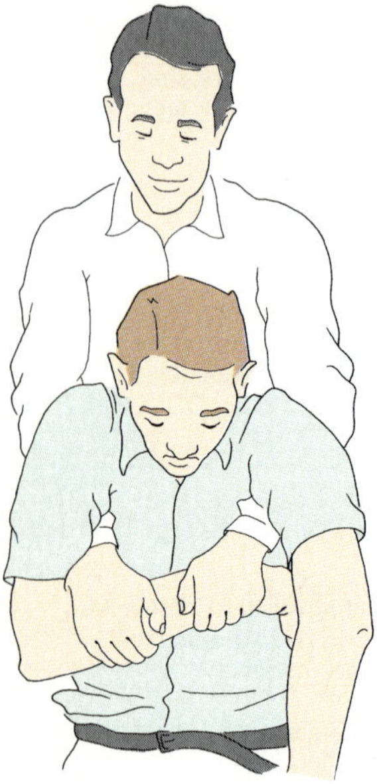

Bergung eines sitzenden Patienten mit Rautek* Handgriff

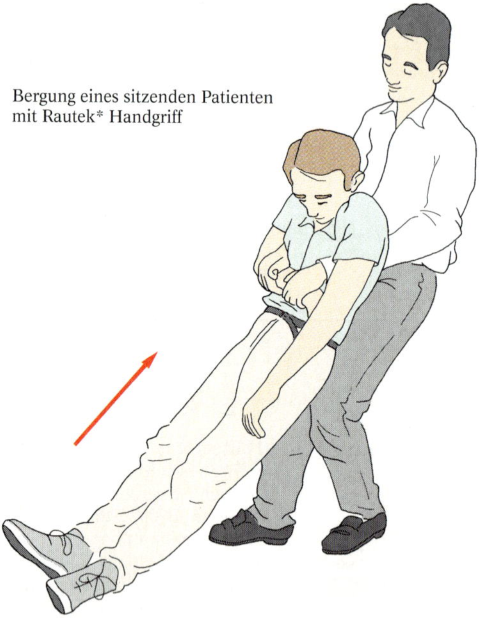

b) Lagerung

Die Lagerung eines Notfallpatienten richtet sich nach seinem Zustand unter Berücksichtigung möglicher Komplikationen.

Dazu sind folgende Fragen zu beantworten:

- **Bewußtlosigkeit** *bei Spontanatmung?* (evtl. ohne äußere erkennbare Ursache)
- **Schock?**
- **Atemnot?**
- **Wirbelsäulenverletzung** möglich?
- **Blutungen** aus größeren Gefäßen?
- **Herz-Kreislauf-Stillstand?**
- **Vergiftung?**

Bewußtlosigkeit (bei erhaltener spontaner Atmung, evtl. ohne äußerlich erkennbare Ursache)

> Bei Bewußtlosigkeit Entfernung möglicher Atemhindernisse, Entfernung von Zahnprothesen.
> **Stabile Seitenlagerung!**

Stabile Seitenlagerung

Einzelschritte

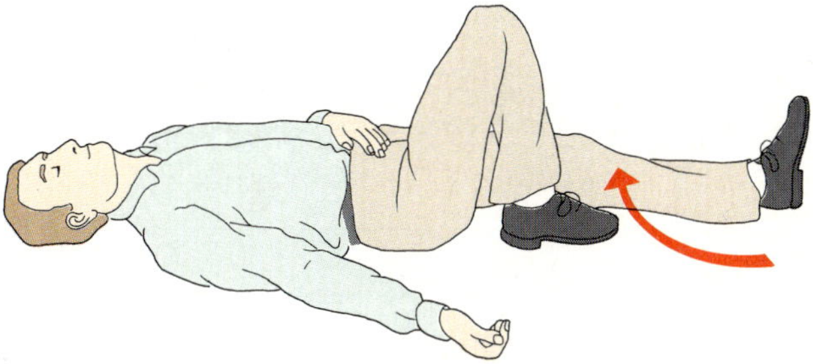

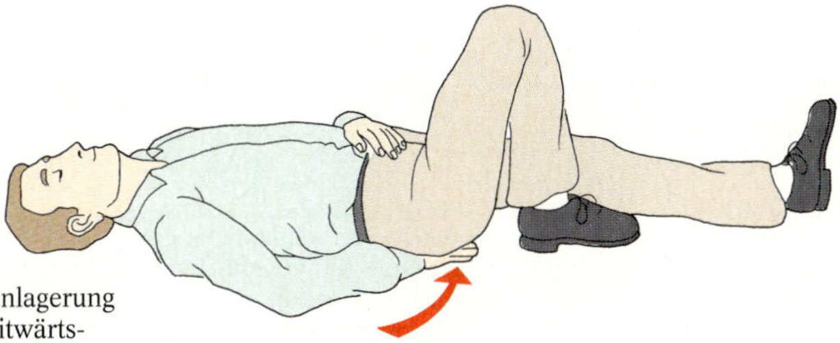

Die stabile Seitenlagerung erfolgt durch Seitwärtsdrehung des auf dem Rücken liegenden Patienten mit angewinkeltem Bein zur Seite der Drehung hin.

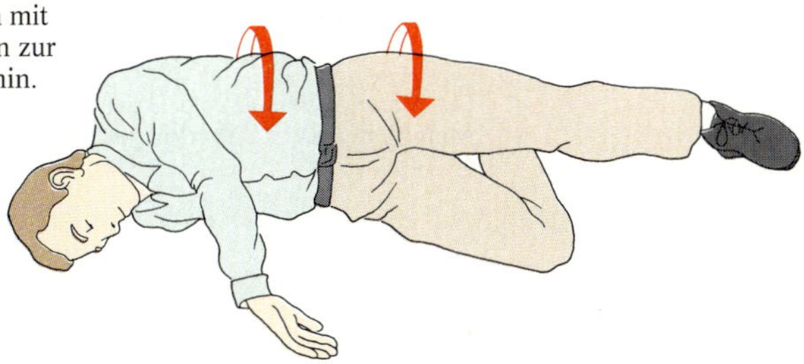

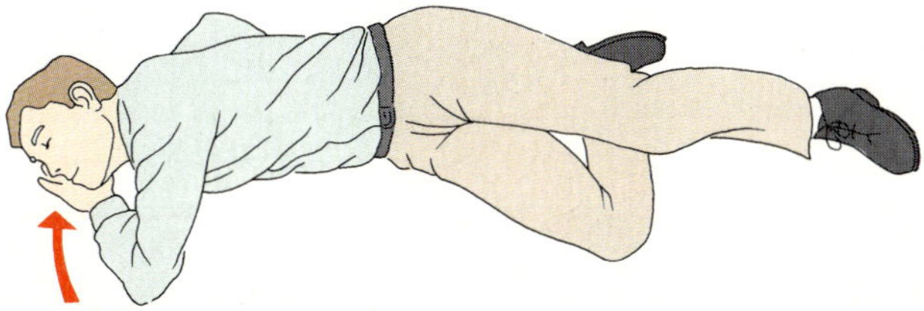

Schock

(Schockzeichen: Blässe, Schweißausbruch, fliegender hoher Puls, Unruhe. Ursache: absoluter oder relativer Blutvolumenmangel)

> Bei Schock **Oberkörper tief,** Beine hoch, bestehende Blutungen in dieser Position komprimieren!

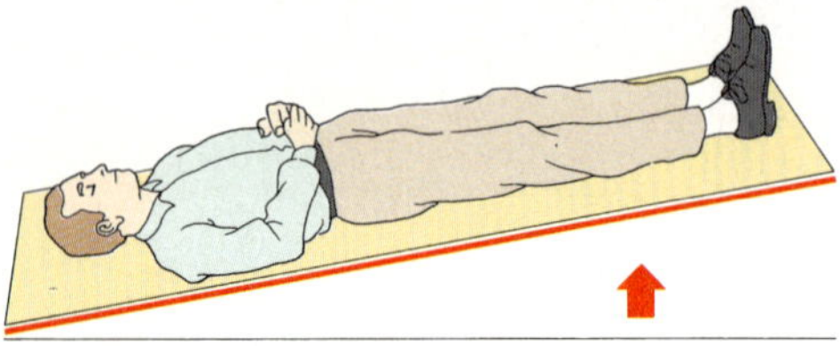

Lagerung bei Schock

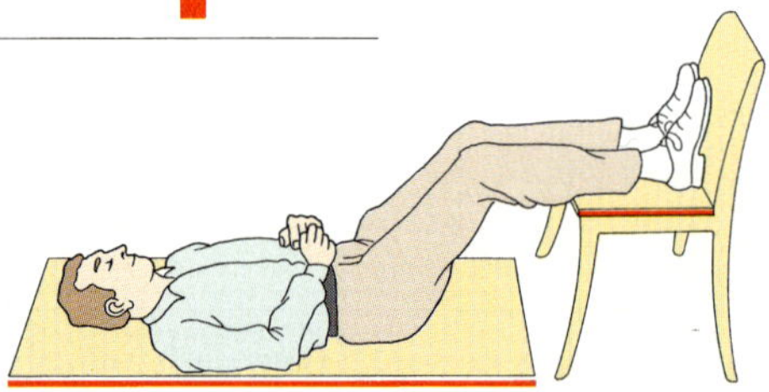

Atemnot

Zeichen der Atemnot: bläuliche Lippen und Wangen, ziehende bis schnappende Atmung, hochgradige Erregung bei erhaltenem Bewußtsein.
Ursache: Atemwegsverlegung, Asthmaanfall, Brustverletzung, Herzanfall u. a.

> Bei Atemnot Versuch der Beseitigung des Atemhindernisses, **Oberkörper hochlagern!**

Lagerung bei Atemnot

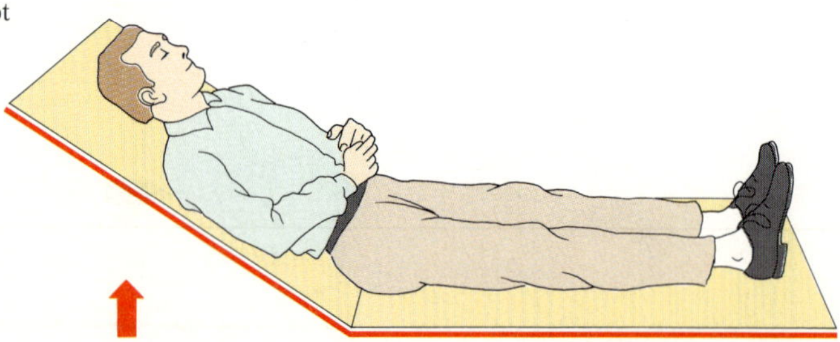

Wirbelsäulen-verletzung

Der Verdacht auf eine Verletzung der Wirbelsäule ergibt sich aus dem entsprechenden Unfallereignis (Sturz aus großer Höhe u.ä.). Symptome: Bei erhaltenem Bewußtsein werden Schmerzen im Bereich der Wirbelsäule, u.U. auch ein Verlust der Gefühlsempfindung in den Beinen angegeben.

Bei Wirbelsäulenverletzung **Flachlagerung,** keine Drehbewegungen gegen die Körperachse!

Lagerung bei Wirbelsäulen-verletzungen

(Transport nur in waagrechter Lage)

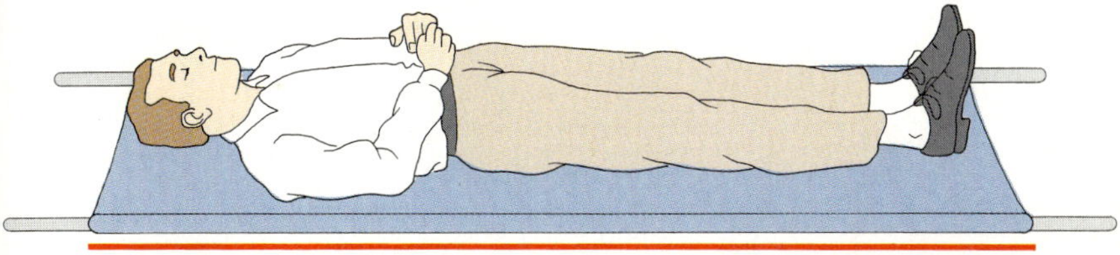

Blutungen

Starke Blutungen – vor allem spritzende (arterielle) Blutungen – sind immer lebensgefährlich und müssen sofort abgedrückt werden. Für alle Blutungen gilt: **Schocklagerung!** Bei gleichzeitig bestehender Bewußtlosigkeit mit erhaltener Spontanatmung wird versucht, eine annähernd stabile Seitenlagerung in Oberkörpertieflage zu erreichen, evtl. durch Unterpolstern der Unterkörperpartie mit Decken.

Alle spritzenden Blutungen werden **vor der Blutungsstelle,** d.h. zum Herzen hin **abgedrückt** oder mit Kompressionsverband versorgt.

Kompressionspunkte großer Gefäße

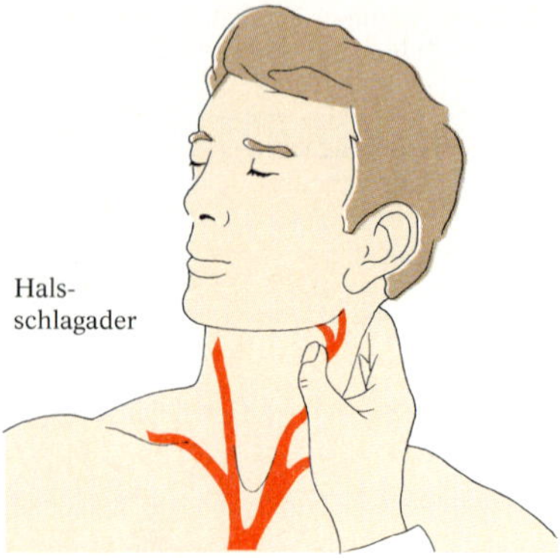

Hals-
schlagader

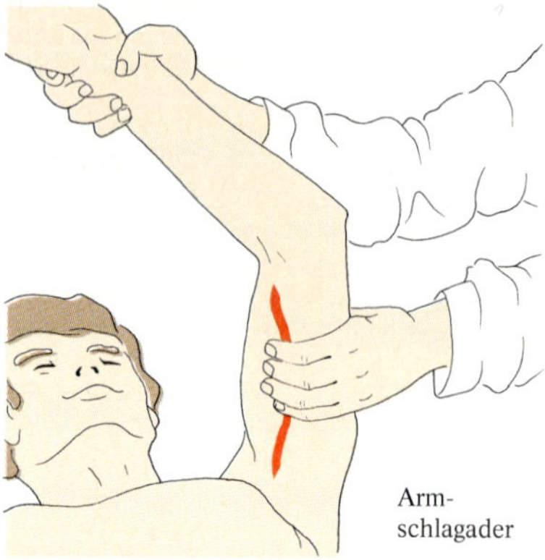

Arm-
schlagader

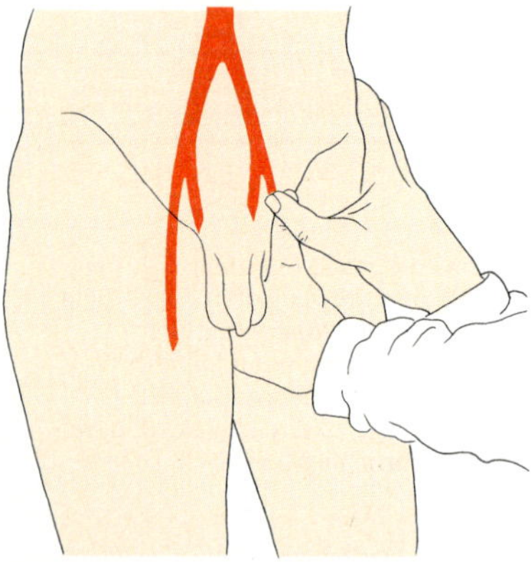

Schenkelschlagader

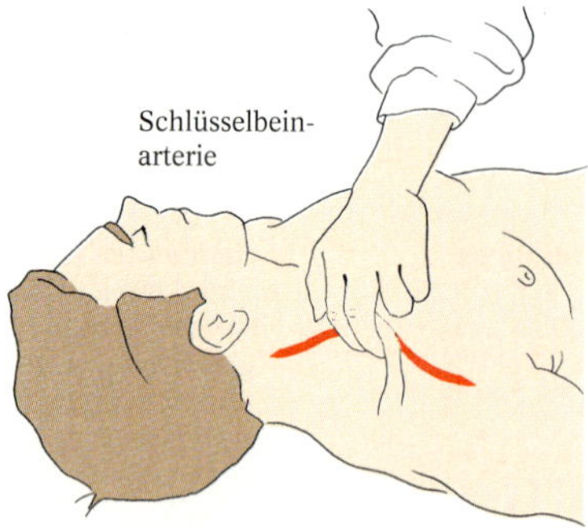

Schlüsselbein-
arterie

Eine Extremität darf wegen der Gefahr einer Schädigung von Gefäßen und Nerven nur dann abgebunden werden, wenn die Wunde trotz Druckverband sprudelnd weiterblutet.

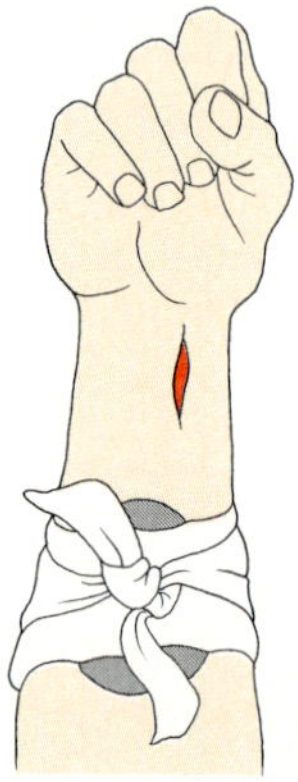

Kompression
mit
Druckverband
am Unterarm

Herz-Kreislauf-Stillstand

Zeichen des Kreislaufstillstands (s. a. Stichwort Reanimation im Textteil des Lexikons, dort Schema)

- Bewußtlosigkeit
- Fehlender Puls der Hals- und Schenkelschlagader und der Pulsader (immer auf beiden Seiten prüfen!)
- Blaßgraue Verfärbung von Haut und Lippen
- Atemstillstand oder nur vereinzeltes Schnappen
- Weite Pupillen

Auch **bei Unsicherheit** sind sofort **Wiederbelebungsmaßnahmen** einzuleiten!
Wenige Minuten entscheiden über Tod oder Leben des Patienten.

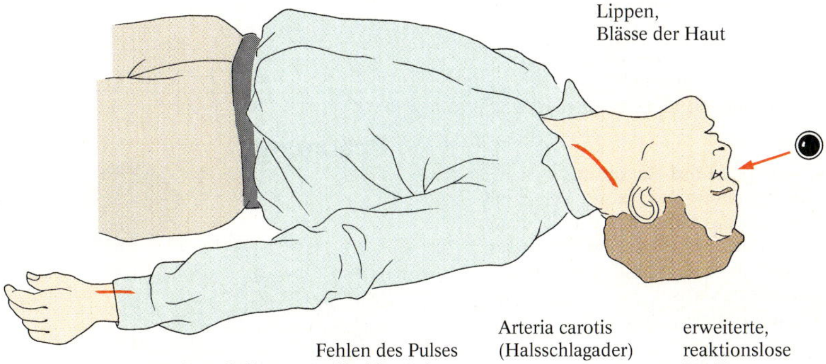

Maßnahmen

ABC-Schema der Herz-Lungen-Wiederbelebung (kardiopulmonale Reanimation) nach SAFAR.

Ⓐ	Atemwege freimachen!	=	E	**a**irways
Ⓑ	Beatmen!	=	E	**b**reathing
Ⓒ	Kreislauf (Herzmassage)!	=	E	**c**irculation

Wiederbelebungsmaßnahmen sind nur auf **hartem Untergrund** sinnvoll (Brett oder Fußboden).

Ⓐ Atemwege freimachen!

Erbrochenes, Fremdkörper usw. werden mit einem Taschentuch o. ä. aus dem Mund entfernt.

Atemwege frei!

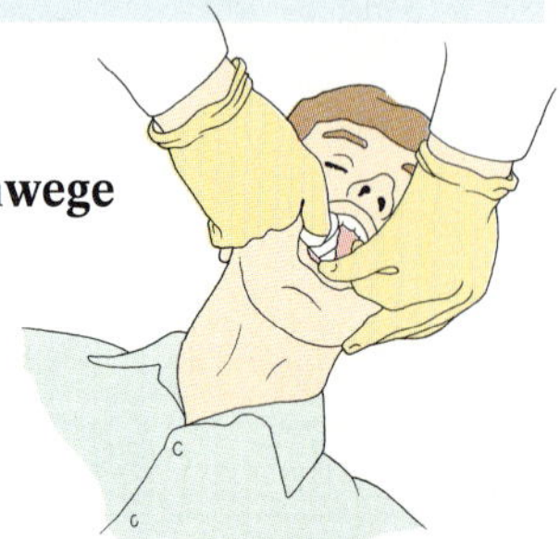

Ⓑ Beatmen

Beatmung ist bei Kreislaufstillstand **nur sinnvoll in Kombination mit Herzmassage !**

Beatmung!

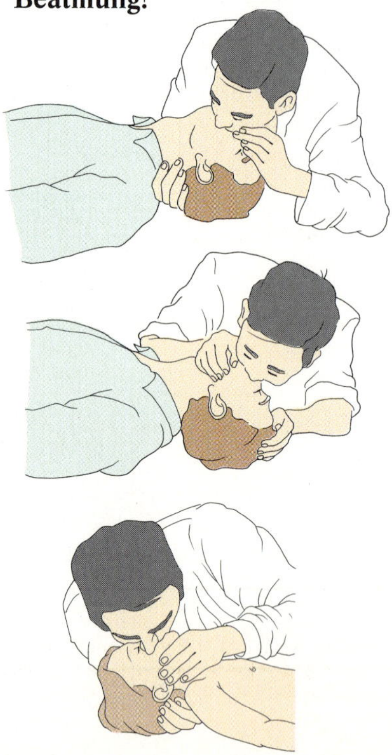

Mund-zu-Mund-Beatmung
Überstreckung des Halses, Verschluß der Nase des Patienten, Einblasen der ausgeatmeten Luft des Helfers in den Mund des Patienten. Der Patient atmet passiv aus.
Frequenz 10–12/Min.

Mund-zu-Nase-Beatmung
Überstreckung des Halses, Verschluß des Mundes durch den Helfer. Einblasen der ausgeatmeten Luft des Helfers in die Nase des Patienten.

Beatmung bei Säuglingen
Bei Säuglingen umschließt der Mund des Helfers Nase und Mund des Kindes (bei Atemwegsverschluß evtl. auch vorher Abklopfen des Rückens bei hängendem Oberkörper).
Frequenz der Atemstöße ca. 30/Min.

Ⓒ Kreislauf = Circulation

Herzmassage!

Die äußere **Herzmassage ohne Beatmung** ist **zwecklos!** Die Herzmassage wird bei **Beatmung nicht unterbrochen!**

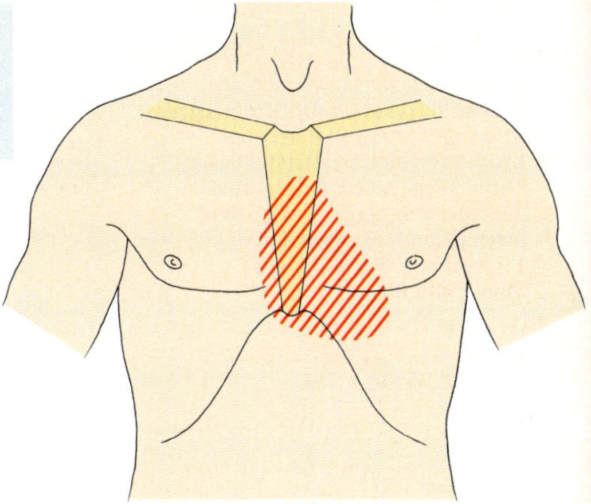

Die **Herzmassage** erfolgt über dem **unteren Drittel des Brustbeins.**

Technik der äußeren Herzmassage
Sie geschieht durch den Druck des rechten Handballens auf das Brustbein, wodurch dieses 3 bis 5 cm gegen die Wirbelsäule gedrückt wird. Die Kompressionen erfolgen mit einer **Frequenz von 80–100/Min.** Bei zwei Helfern nach jeder **5. Kompression 1 × beatmen!**

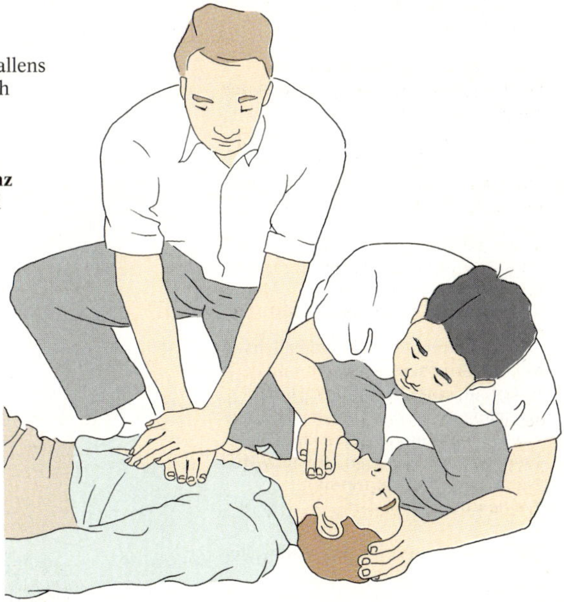

Die Wiederbelebung kann auch durch **einen Helfer** erfolgen! Dann in der Folge **15 Kompressionen – zwei Beatmungen.**

Wiederbelebung bei Säuglingen und Kleinkindern

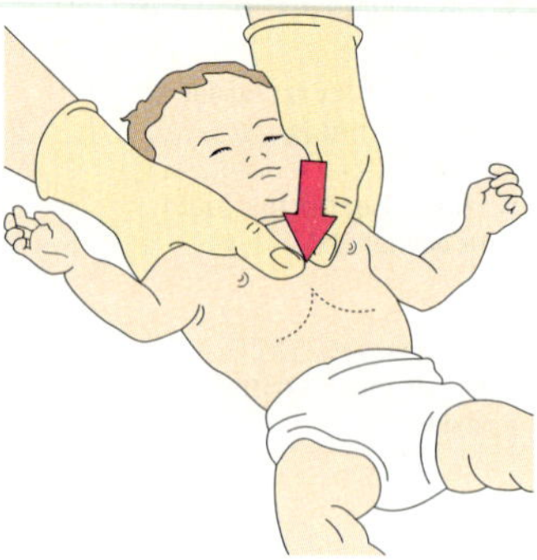

Beide Daumen unterhalb einer Vergbindungslinie zwischen den Brustwarzen auf das Brustbein legen, wobei die restlichen Finger den Brustkorb von hinten umschließen. Daumen ca. 2,5 cm tief eindrücken mit einer Frequenz von **120/Min. Nach jeder 5. Kompression 1 × beatmen. Atemhub etwa 1 Mundvoll Luft.**

oder

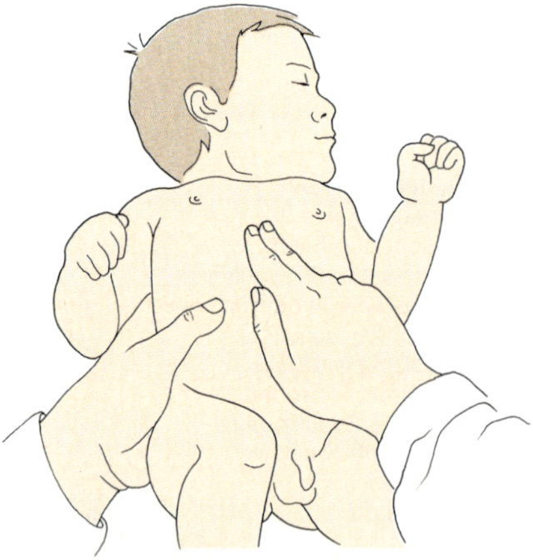

Herzmassage mit Zeige- und Mittelfinger!

Der Säugling liegt dabei auf dem Rücken. Die linke Hand umgreift den Rücken des Kindes.

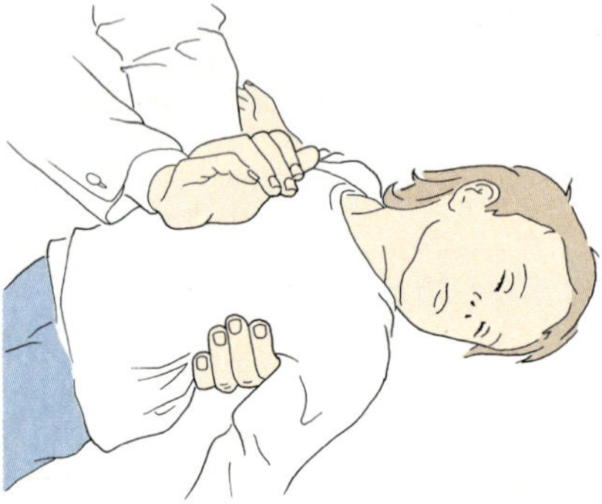

Herzmassage beim Kleinkind

Druck des rechten Daumenballens auf das Brustbein 1 Fingerbreit unterhalb einer Verbindungslinie zwischen den Brustwarzen. Die linke Hand umfaßt den Rücken des Kindes. Frequenz der Massage: **100–120/Min. Nach jeder 5. Kompression 1 × beatmen!**

(Bei allen drei Positionen wird weiter beatmet!)

Die Wiederbelebungsmaßnahmen werden so lange durchgeführt, bis sie vom Notarzt oder anderen Fachkräften fortgesetzt werden können!